GEO Themenlexikon

GEO Themenlexikon

in 20 Bänden

Band 10

Medizin und Gesundheit

Diagnose, Heilkunst, Arzneien

Gew–Ohr

Herausgeber
Peter-Matthias Gaede, GEO
Bibliographisches Institut & F. A. Brockhaus AG

Redaktionsleitung Gabriele Gassen (BIFAB) und Michael Schaper (GEO)

A–Z-Teil
Projektleitung Ulrike Emrich
Realisation Michael Venhoff (Redaktionsgruppe LOOP) unter Mitarbeit von Brigitte Esser (Bildredaktion), Elke Eßmann, Andreas Held, Dr. Birgit Schreiber
Autoren Dr. Karsten Becker, Martina Braun, Dr. Gabriele Enslein, Birgit Gabriel, Prof. Dr. Reinhard Hackenberg, Dr. Joachim Hahn, Dr. Christiane Heineck, Prof. Dr. Lutz Hesse, Dr. Marianne Hofbeck, Dr. Andreas Hommes, Dr. Gisela Hommes, Dr. Christof Huhn, Ursula Illig, Dr. Claudia Kraus, Prof. Dr. Kurt Malberg, Dr. Maria Neef, Iulia Olshausen, Bärbel Peetrons, Pamela Perona, Dr. Markus Pflips, Viola Rahmig, Dagmar Reiche, Dr. Iris Schleicher, Dr. Hans Stannigel, Dr. Uwe Walter, Dr. Charlotte Willers
Grafik und Karten Dipl.-Ing. (FH) Jörg Radtke

GEO Dossier
Redaktion Jens Schröder; Assistenz: Christian Meyer, Christoph Scheuermann, Dirk Schneider
Schlussredaktion Jan Pust, Hannelore Koehl (Assistenz)
Bildredaktion Christian und Susanne Gargerle
Technische Realisation Rainer Droste
Kartografie GEO-Kartografie

Layout Horst Bachmann, Barbara Exner, Sigrid Hecker, Tatjana Lorenz
Einband und Umschlag glas ag, Seeheim-Jugenheim
Herstellung Constanze Sonntag

Bibliografische Information der Deutschen Nationalbibliothek
Die Deutsche Nationalbibliothek verzeichnet diese Publikation in der Deutschen Nationalbibliografie; detaillierte bibliografische Daten sind im Internet über http://dnb.ddb.de abrufbar.

Satz A–Z Satztechnik, Mannheim
Druck und Bindung MOHN Media Mohndruck GmbH, Gütersloh
Printed in Germany

ISBN-10: Gesamtwerk 3-7653-9420-3 ISBN-13: Gesamtwerk 978-3-7653-9420-1
ISBN-10: Band 10 3-7653-9430-0 ISBN-13: Band 10 978-3-7653-9430-0

Abbildung auf dem Einband Akupunktur: International Center für Photography/ Getty Images, München

Gesamtübersicht

Bände 1 bis 3	**Unsere Erde** Länder, Völker, Kulturen
Bände 4 und 5	**Astronomie** Planeten, Sterne, Galaxien
Bände 6 bis 8	**Naturwissenschaften und Technik** Begriffe, Methoden, Zusammenhänge
Bände 9 bis 11	**Medizin und Gesundheit** Diagnose, Heilkunst, Arzneien
Bände 12 und 13	**Psychologie** Denken, Fühlen, Handeln
Band 14	**Philosophie** Ideen, Denker, Visionen
Bände 15 und 16	**Religionen** Glauben, Riten, Heilige
Bände 17 bis 19	**Geschichte** Epochen, Menschen, Zeitenwenden
Band 20	**Atlas zur Geschichte** Epochen, Menschen, Zeitenwenden

Hinweise für den Leser

- Die Bände 9, 10 und 11 des GEO Themenlexikons präsentieren das medizinische Wissen in enzyklopädisch umfassender Gesamtschau; dabei dienen sie auch als »Übersetzungshilfe« zwischen Patient und Arzt.

- Das dreibändige Lexikon enthält rund 12 000 Artikel aus allen Bereichen der Medizin, einschließlich Naturheilkunde, Gesundheitslehre und Hygiene. Ausführliche Sonderartikel widmen sich zentralen Themen wie etwa Entwicklung des Kindes, Heilpflanzen oder Umwelt- und Zivilisationskrankheiten. Etliche Artikel werden in den GEO Dossiers vertieft durch ausgewählte Reports und Reportagen.

- Ein klares Verweissystem sorgt für die Verzahnung zwischen Lexikon und GEO Dossier: Von den Lexikonartikeln führen Verweise zu den vertiefenden Informationen in den GEO-Reportagen. Umgekehrt leiten Verweise im GEO Dossier zu denjenigen Einträgen im Lexikon, die Hintergrundfakten zum journalistischen Bericht sowie Anregungen zur weiteren Lektüre enthalten. So kann man bequem zwischen Fakten und Interpretation, zwischen Lexikon und Reportage hin- und herspringen.

- Alle Daten, Fakten und Zusammenhänge wurden mit äußerster Akribie und in Zusammenarbeit mit zahlreichen namhaften Experten erarbeitet und auf den neuesten Stand gebracht. Dennoch kann es zu Varianzen bei Daten, Fakten und wissenschaftlichen Schlussfolgerungen kommen, denn die Forschung ist zum einen ständig in Bewegung, zum anderen kann sie zu durchaus unterschiedlichen Sichtweisen führen. Lexikografische wie journalistische Sorgfalt gebieten es, dies wertungsfrei abzubilden.

ab Seite 11 **A–Z-Teil Gesundheit**

Sonderartikel

- Hausapotheke 602
- häusliche Krankenpflege 610
- Heilpflanzen 622
- Impfung 706
- Krankenhaus 794

ab Seite 385 **GEO Dossier:**

Mediziner in Not 994
Der Sieg über die Schmerzen 1012
Auf dem Weg zum Techno sapiens 1024
Im Labor der Organ-Designer 1044
Von den Leichen lernen 1054
Geboren zum Lebenretten 1058
Das Gerüst des Lebens 1070
Ein Fenster zum Magen 1086

Gewebe, Verband von Zellen und der dazugehörigen Zwischenzellsubstanz, die eine gleichartige Entwicklung (Differenzierung) durchlaufen haben und definierte Funktionen erfüllen.

Unterschieden werden vier Grundtypen: Epithelgewebe, Binde- und Stützgewebe, Muskelgewebe und Nervengewebe. – Weitere Abb. S. 554

Gewebeentnahme, Gewinnung einer Zellgewebsprobe vom Lebenden (→Biopsie) oder Toten (Nekropsie) zu diagnostischen Zwecken.

Gewebeunverträglichkeit, Histoinkompatibilität, Unverträglichkeit des Spendergewebes mit dem Gewebe des Empfängers bei Transplantationen. Die Gewebeunverträglichkeit beruht auf einer fehlenden Übereinstimmung der Antigene des →HLA-Systems auf der Oberfläche der Gewebezellen und/oder der Blutgruppenantigene (→Blutgruppe). →Transplantatabstoßung.

Gewebeverträglichkeit, Histokompatibilität, Verträglichkeit des Spendergewebes mit dem Gewebe des Empfängers, die bei Transplantationen gewährleistet sein muss. Voraussetzung für die Gewebeverträglichkeit ist die Übereinstimmung der Antigene des →HLA-Systems (Histokompatibilitätsantigene) auf der Oberfläche der Gewebezellen sowie der Blutgruppenantigene (→Blutgruppe).

Gewichtsreduktion, Verringerung des Körpergewichts. Die Gewichtsreduktion entsteht beim Gesunden, wenn die Energiezufuhr geringer als der Energiebedarf des Körpers ist (negative Energiebilanz). Dies kann bei einer Verminderung der Energiezufuhr oder Steigerung des Energieverbrauchs des Organismus auftreten. Eine Gewichtsreduktion kann aber auch als ungewollte Begleiterscheinung von Erkrankungen, z.B. des Magen-Darm-Traktes, bei Krebserkrankungen, hormonellen Störungen und, bei Kindern, auch infolge von Herzfehlern, auftreten oder Folge von Appetitlosigkeit sein, z.B. nach einer schweren Infektionserkrankung oder bei psychischen Erkrankungen. Die Gewichtsreduktion als therapeutische Maßnahme wird bei →Fettsucht eingesetzt. Sie erfolgt in der Regel durch eine Reduktion der Energiezufuhr mit der Nahrung. Hierfür gibt es zahlreiche Diäten, wobei diejenigen zu bevorzugen sind, die dem Körper alle wichtigen Nährstoffe zuführen und durch die das Gewicht langsam, aber stetig verringert wird (Reduktionskost, →Diät). Da Übergewicht in 95% der Fälle Folge einer falschen Ernährungsweise in Kombination mit Bewegungsmangel ist, sollte eine langfristige Verhaltensänderung der Ernährungsgewohnheiten kombiniert mit körperlichem Training angestrebt werden. Unterstützt werden kann die diätetische Therapie insbesondere in der Anfangsphase durch Appetitzügler (→Schlankheitsmittel). Bei massivem Übergewicht werden zur Gewichtsreduktion auch operative Verfahren wie z.B. die Verkleinerung des Magens durchgeführt. – Abb. S. 554

Gewöhnung, Toleranzentwicklung, Wirkungsverlust eines Medikaments oder einer Droge. Mit zunehmender Behandlungsdauer spricht der Körper auf den Wirkstoff weniger bzw. nicht mehr an (z.B. Nitrat-Toleranz, →Nitropräparate) oder der Wirkstoff wird in der Leber schneller abgebaut und verweilt so weniger lange im Körper. Der Gewöhnung kann mit einer Dosissteigerung, einem Wirkstoffwechsel oder einer Therapiepause begegnet werden. Die Entstehung einer Gewöhnung kann zur →Sucht führen.

Gewöhnung, Habituation, Schwächerwerden bzw. Ausbleiben einer Reaktion auf einen wiederholt dargebotenen Reiz.

Gewürze, Teile bestimmter Pflanzen mit charakteristischem Aroma, die frisch, getrocknet oder gefroren zur Geschmacksverbesserung in Nahrungsmitteln verwendet werden. Einige Gewürze haben außerdem gesundheitsfördernde Wirkung: Ingwer, Paprika, Zimt und Piment fördern die Speichel- und Magensaftsekretion, Anis und Kümmel die Gallensaftausschüttung, Kümmel auch die Hemmung der Darmmotorik. Chili, Paprika, Pfefferminze und Senf regen die Herztätigkeit und Durchblutung an, Anis, Fenchel, Kümmel, Pfefferminze sowie Thymian wirken entkrampfend und schleimlösend, Liebstöckel, Bohnenkraut und Majoran verdauungsfördernd. Zitronenmelisse und Minze können bei Kopfschmerzen und Übelkeit helfen.

GI, Abk. für →**g**lykämischer **I**ndex.

Giardiasis, Lamblienruhr, Infektionskrankheit durch Darmparasiten, die weltweit vorkommt und mit Durchfällen einhergehen kann. Der Darmparasit **Giardia lamblia** gehört zu den Geißeltierchen (Flagellaten) und wird in Zystenform über verunreinigte Nahrung (z.B. Salate) aufgenommen. Da der Erreger jedoch die Darmwand nicht durchdringen kann, zeichnet sich die Giardiasis durch einen weniger gefährlichen Verlauf aus. Etwa 1–2 Wochen nach Ansteckung kann es zu einem Krankheitsbild mit chronischen Durchfällen kommen, wobei der Stuhlgang infolge einer gestörten Fettverdauung oft massig, breiig oder salbig ist (so genannter Fettstuhl). Ist die Erkrankung durch eine Laboruntersuchung des Stuhls diagnostiziert, kann sie durch Antiparasitenmittel rasch beseitigt werden.

Gicht, Urikopathie, Störung des Purinstoffwechsels, die zu krankhaften Veränderungen in Gelenken und Organen führt. Gicht tritt als →metabolisches Syndrom häufig gleichzeitig mit Übergewicht, Fettstoffwechselstörungen, Diabetes mellitus und Bluthochdruck auf.

Binde- und Stützgewebe

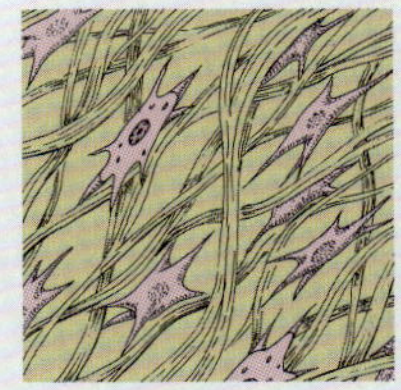

Bindegewebe (hier: lockeres kollagenes Bindegewebe)

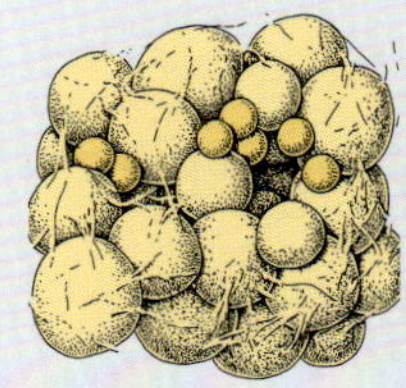

Fettgewebe

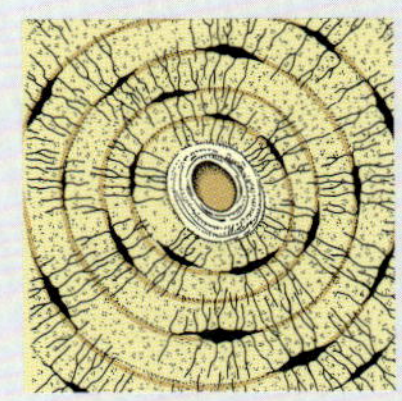

Knochengewebe

Muskelgewebe

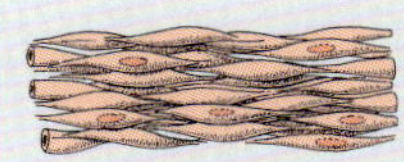

glatte Muskelfasern

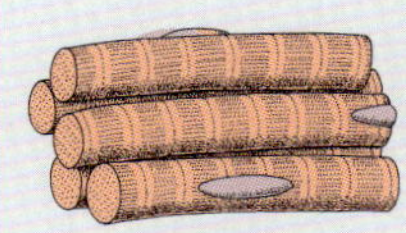

quer gestreifte Skelettmuskelfasern

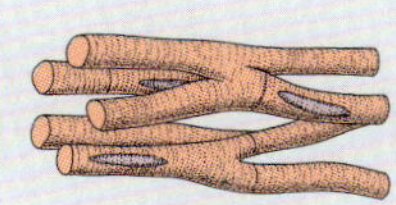

quer gestreifte Herzmuskelfasern

103197

Gewebe.
Verschiedene Binde- und Stützgewebe sowie glattes und quer gestreiftes Muskelgewebe

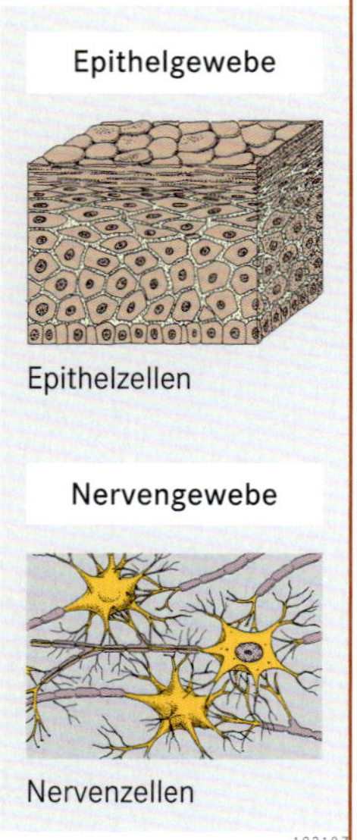

Gewebe. Epithel- und Nervengewebe

■ **Ursache** Die **primäre Gicht** betrifft fast ausschließlich Männer, wobei die Veranlagung vererbt ist, der Ausbruch der Krankheit jedoch in hohem Maße von der Ernährung abhängt. Länger dauernde reichliche Zufuhr von Purinen, deren Stoffwechselendprodukt die Harnsäure ist, führt dazu, dass mehr Harnsäure im Körper vorhanden ist, als über die Nieren ausgeschieden werden kann (→Hyperurikämie). Die Harnsäuresalze (Urate) lagern sich v.a. in den Gelenken, seltener in den Nieren ab und führen dort zu typischen Entzündungsreaktionen. Demgegenüber wesentlich seltener ist die **sekundäre Gicht,** v.a. als Folge eines erhöhten Zelluntergangs (etwa bei einer Leukämie).

■ **Befund** Typischerweise kommt es nach Feierlichkeiten mit reichlichem Genuss von Alkohol und purinhaltigen Speisen in der Nacht erstmalig und meist völlig überraschend zu einem **akuten Gichtanfall** mit stark schmerzhafter Schwellung, Rötung und Überwärmung eines Gelenks **(Arthritis urica),** meist des Großzehengrundgelenks **(Podagra).** Im Blut finden sich neben dem unterschiedlich stark erhöhten Harnsäurespiegel allgemeine Entzündungszeichen. Eine Gelenkpunktion ermöglicht den mikroskopischen Nachweis der Uratkristalle, ist aber aufgrund des typischen klinischen Bildes selten nötig. Im weiteren Verlauf wechseln akute Gichtanfälle und symptomfreie Intervalle ab. Unbehandelt entwickelt sich nach 5–15 Jahren durch die häufigen Entzündungsreize eine **chronische Gicht** mit zunehmenden Gelenkzerstörungen und knotenförmigen Ablagerungen von Harnsäurekristallen in Weichteilen nahe der Gelenkoberfläche. Diese charakteristischen Gichttophi finden sich besonders an Finger- und Zehengelenken sowie im Bereich des Ohrknorpels. Zusätzlich ist in allen Stadien die Entwicklung einer **Gichtniere** (Gichtnephropathie) möglich. Dabei kommt es durch Uratablagerungen im Nierenmark zur Nierenbeckenentzündung, chronischem Nierenversagen und gehäuftem Auftreten von Nierensteinen.

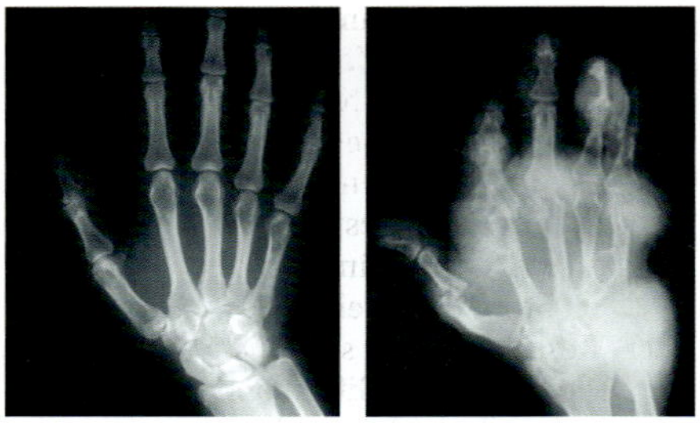

Gicht. Röntgenaufnahme einer gesunden Hand (links) im Vergleich mit der Hand eines langjährig Erkrankten (rechts). Knochen und Gelenke sind teilweise zerstört.

■ **Behandlung** Im akuten Anfall wirken neben →Gichtmitteln kühlende Umschläge mit Alkohol und eine Ruhigstellung des betroffenen Gelenks unterstützend. Um weiteren Anfällen vorzubeugen, wird als meist lebenslange Dauertherapie die Harnsäurebildung mit Allopurinol gehemmt. Wichtig sind daneben auch eine Umstellung der Ernährung und die Gewichtsreduktion. Bei der wünschenswerten Gewichtsabnahme muss auf drastische Fastenkuren verzichtet werden, da dadurch der Harnsäurespiegel erhöht wird. Auch extreme körperliche Anstrengung oder Unterkühlung können Gichtanfälle auslösen.

Gichtmittel, Wirkstoffe zur Behandlung der →Gicht. Man unterscheidet den akuten Gichtanfall und die beschwerdefreie Zeitspanne, wobei unterschiedliche Wirkstoffe zur Anwendung kommen.

■ **Medikamente zur Behandlung eines akuten Gichtanfalls** Der einzige Wirkstoff, der die Reaktionskette, die zu einem Gichtanfall führt, unterbrechen kann, ist das **Colchicin.** Bei der Einnahme von Colchicin können auch bei therapeutischer Dosierung Durchfälle auftreten. Weitere Nebenwirkungen, die häufiger auftreten, sind Bauchkrämpfe, Übelkeit und Erbrechen. Colchicin darf nicht bei Frauen im gebärfähigen Alter, während Schwangerschaft und Stillzeit eingesetzt werden. Auch Männer müssen bei Kinderwunsch bis drei Monate nach Therapieende warten. Weitere Wirkstoffe, die zur Behandlung eines akuten Anfalls eingesetzt werden, sind →Kortikoide und →Prostaglandinsynthesehemmer.

■ **Vorbeugung während der beschwerdefreien Zeitspanne** Um den Harnsäurespiegel im Blut niedrig zu halten und einen Gichtanfall zu vermeiden, ist es wichtig, eine Diät einzuhalten. Als Medikamente werden v.a. zwei Wirkstoffe eingesetzt: **Benzbromaron** erhöht die Harnsäureausscheidung (so genanntes Uri-

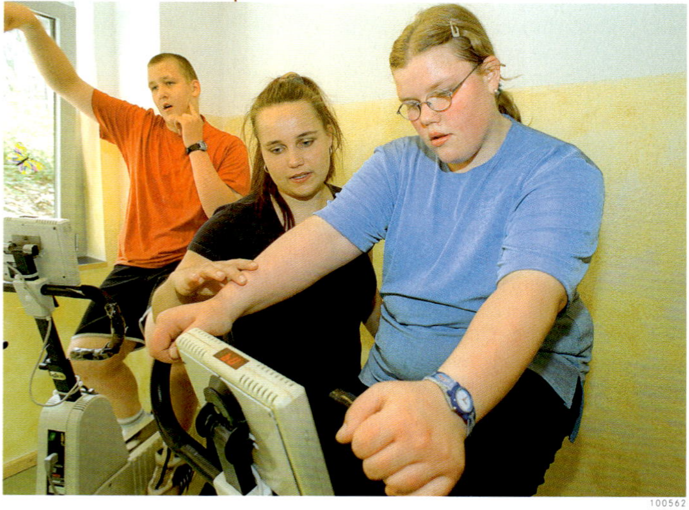

Gewichtsreduktion. Immer mehr Kinder leiden unter Übergewicht. Langfristige Erfolge bei der Gewichtsreduktion lassen sich nur durch gesunde Ernährung und sportliches Training erreichen.

kosurikum), **Allopurinol** verhindert die Bildung von Harnsäure (so genanntes Urikostatikum). Als häufigste Nebenwirkungen treten Magen-Darm-Störungen und Hautreaktionen (Jucken, Hautrötungen, Nesselsucht) auf. Bei beiden Substanzen besteht zu Beginn der Behandlung die Gefahr eines akuten Gichtanfalls.

Gift, Stoff, der in einer bestimmten Dosis oder Konzentration schädliche Wirkungen auf Lebewesen hat. Gifte können Funktionsstörungen, Gesundheitsschäden oder auch den Tod verursachen. Sie sind in der Natur weit verbreitet. Zahlreiche Tiere, Pflanzen oder Mikroorganismen bilden Gifte, die als **Toxine** bezeichnet werden. Auch viele Mineralien und chemische Produkte sind giftig. Die Giftigkeit eines Stoffes hängt von vielen Faktoren ab, z. B. von aufgenommener Dosis, Art, Dauer und Häufigkeit der Aufnahme, Löslichkeit des Stoffes und Entgiftungsfähigkeit des Organismus. Zur Behandlung bestimmter Vergiftungen stehen spezielle **Gegengifte** (Antidote) zur Verfügung. Diese Substanzen schwächen die Wirkung eines Giftes ab oder heben sie auf. Dies kann durch Umwandlung des Giftstoffs in eine ungefährliche Substanz erreicht werden, durch Verdrängung des Gifts von seinem Wirkungsort oder durch Blockieren der Aufnahme des Gifts in die Blutbahn. Als Gegengifte wirken auch Antiseren (z. B. gegen Schlangenbisse) oder Antitoxine (z. B. gegen Wundstarrkrampf), die meist von immunisierten Tieren gewonnen werden.

Gifte lassen sich nach ihrer Herkunft in pflanzliche Gifte (z. B. Atropin), tierische Gifte (z. B. Bufotenin), Umweltgifte (z. B. Quecksilber, Pestizide), gewerbliche Gifte (z. B. Blei, Benzol) und Genussgifte (z. B. Alkohol, Nikotin) einteilen. Auch nach dem Organ, das bei einer Vergiftung ausschließlich oder hauptsächlich betroffen ist, können Gifte unterschieden werden. **Reiz- oder Ätzgifte** reizen bei Kontakt die Haut oder Schleimhäute von Augen, Atemwegen oder Magen-Darm-Trakt und führen hier zu einer Entzündung. Hierzu gehören u. a. Laugen, Säuren, Nitrose-Gase und Schwermetalle. **Blutgefäßgifte** schädigen besonders die kleinen Blutgefäße (Kapillaren); ein typischer Vertreter ist das Arsenik. **Blutgifte** wie z. B. Benzol stören die Bildung von Blutzellen im Knochenmark oder schädigen die Blutzellen, besonders die roten Blutkörperchen, direkt. Zu diesen gehören Anilin, Nitrobenzol und Kohlenoxid. **Lebergifte** führen zu Gelbsucht, Leberverfettung und/oder Leberschrumpfung (Zirrhose), so z. B. Tetrachlorkohlenstoff, Alkohol und Amanitin aus Knollenblätterpilzen. **Herzgifte,** z. B. chlorierte Kohlenwasserstoffe, führen zu einer Schädigung des Herzmuskels. **Nierengifte** können Nierenentzündungen oder ein Nierenversagen mit Versiegen der Harnausscheidung hervorrufen. Auf diese Weise schädigt z. B. Quecksilber den Organismus. **Nervengifte** können auf verschiedene Weise wirken. Strychnin z. B. führt zu einer Übererregung des Zentralnervensystems und damit zu

Gicht Ernährungstipps

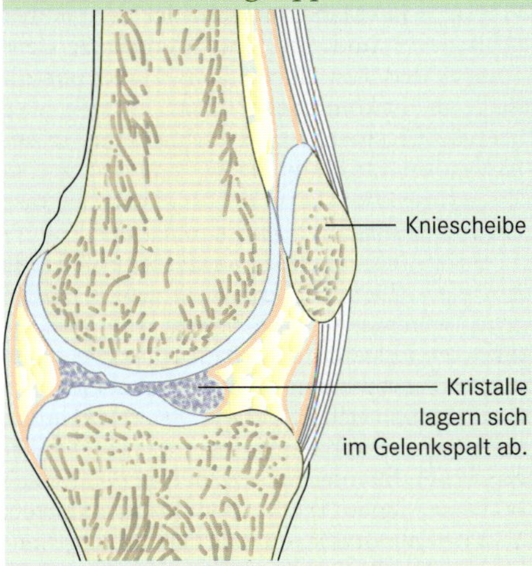

Die geeignete Ernährung bei Gicht und Harnsäuresteinen entspricht im Wesentlichen den durch die Deutsche Gesellschaft für Ernährung herausgegebenen Empfehlungen für eine bedarfsgerechte ovo-lactovegetabile Kost. Wichtig ist eine purinarme Ernährung, da die mit der Nahrung aufgenommenen Purine die Harnsäurebildung steigern. Insbesondere sollte auf Innereien, Wild, Sardinen und Fleischextrakte verzichtet werden. Fleisch, Wurst oder Fisch dürfen nur in kleinen Portionen gegessen werden (100-150 g pro Tag). Bei Geflügel sollte man die purinreiche Haut vor dem Verzehr entfernen. Tierisches Eiweiß wird besser in Form von Milch, Milchprodukten oder Eiern zugeführt. Meiden sollte man außerdem Hülsenfrüchte, Spinat und sehr fettreiche Nahrungsmittel (z. B. Mayonnaise). Alkohol (insbesondere Rotwein, Weizenbier) sollte überhaupt nicht getrunken werden, da er die Harnsäureausscheidung hemmt. Um der Bildung von Harnsäuresteinen (im Bild Ablagerung von Harnsäurekristallen im Kniegelenk) vorzubeugen, muss eine ausreichend hohe Flüssigkeitszufuhr von mindestens 2 l täglich sichergestellt sein. Eine allmähliche Normalisierung des Körpergewichtes bei Übergewicht führt meist zu einer Senkung des Harnsäurespiegels. Strenge Fastenkuren sind jedoch zu vermeiden, da diese den Harnsäurespiegel erhöhen.

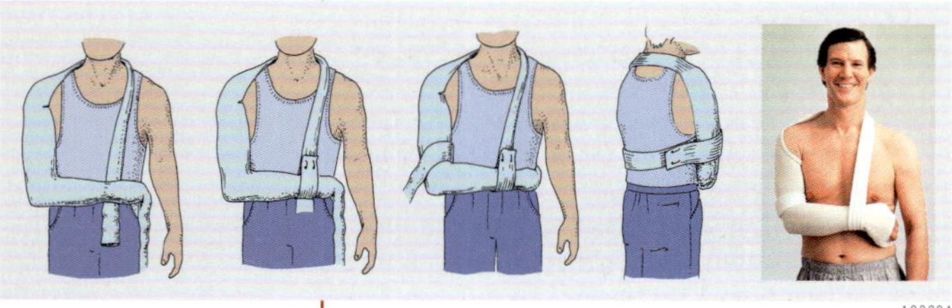

Gilchrist-Verband. Durch die Fixierung der Hand am Oberkörper werden Schulter und Oberarm ruhig gestellt.

Krämpfen. Benzin, Alkohol oder technische Lösungsmittel können eine Lähmung des Atem- und/oder Kreislaufzentrums herbeiführen und verursachen dadurch Bewusstlosigkeit. Zu Nervenschäden (→Polyneuropathie) führen Gifte wie Alkohol, Acrylamid oder Trikresylphosphat. Von besonderer Bedeutung sind Gifte, die als **Karzinogene** bösartige Tumoren verursachen (z. B. Arsen, Nitrosamine), als **Mutagene** Mutationen auslösen (z. B. Zytostatika) oder die **teratogen** wirken, d. h. Fehlbildungen am Ungeborenen hervorrufen (z. B. Contergan®).

Giftinformationszentren als Beratungsstellen bei Vergiftungen sind meist spezielle Abteilungen einer Uniklinik oder große Krankenhäuser, z. B. Landesberatungsstelle für Vergiftungserscheinungen und Embryonaltoxikologie in Berlin: Tel. 030-19240 (Stand Jan. 2005).

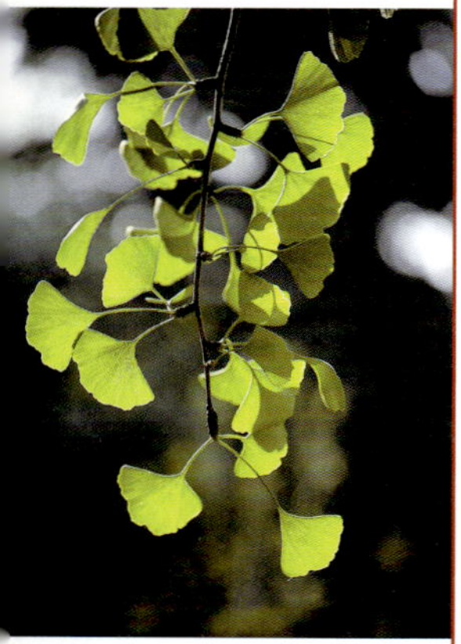

Ginkgo. Der Zweig eines Ginkgo biloba, die einzige heute noch existierende Art der Ginkgogewächse

GIFT, Teil des Embryonentransfers bei der →In-vitro-Fertilisation.

Giftpflanzen, Pflanzen, deren Inhaltsstoffe nach Aufnahme durch den Menschen (oder durch Tiere) Vergiftungserscheinungen bis hin zum Tode auslösen können. Ob Pflanzen als Giftpflanzen oder →Heilpflanzen wirken, ist oft von der Dosis abhängig. Grundsätzlich können alle Teile einer Pflanze toxisch sein. Die **Giftstoffe,** die sie enthalten, sind chemisch und in ihrer Wirkungsweise sehr unterschiedlich. Bisher wurden über 20 verschiedene Giftstoffgruppen identifiziert, darunter Alkaloide, Glykoside, Saponine und Bitterstoffe. Beispiele für Giftpflanzen, die in der Medizin auch als Heilpflanzen Verwendung finden oder fanden, sind Eisenhut, Fingerhut, Maiglöckchen oder Tollkirsche. Auch Garten- und Zimmerpflanzen wie Goldregen, Oleander, Weihnachtsstern und Dieffenbachie können giftig sein. Kinder und Tiere sind von diesen Arten fern zu halten. Giftpflanzen können eine Reihe unterschiedlicher **Vergiftungserscheinungen** hervorrufen: Magen-Darm-Störungen, Erbrechen und Übelkeit treten sehr häufig auf. Schwere Vergiftungserscheinungen sind Störungen des Herz-Kreislauf- und des zentralen Nervensystems, die bis hin zur tödlichen Atemlähmung reichen können.

Gilbert-Krankheit, →Meulengracht-Krankheit.

Gilchrist-Verband, Verband zur Ruhigstellung der Schulter und des Oberarms bei Verletzungen im Bereich des Schultergürtels (z. B. Schulterverrenkung, Bruch des Oberarmkopfs). Der Arm wird in ein langes Stück Schlauchmull eingeführt, das schulternahe Ende des Schlauchs um den Nacken geführt und in einer Schlaufe um das Handgelenk befestigt. Das handnahe Ende wird um den Rumpf geschlungen und schlaufenförmig am ellenbogennahen Oberarm mit Sicherheitsnadeln fixiert.

Gingiva, Zahnfleisch (→Zahnhalteapparat).

Gingiva|rezession, →Zahnbetterkrankungen.

Gingivitis, Zahnfleischentzündung (→Zahnbetterkrankungen).

Ginkgo, Ginkgo biloba, Baum, dessen Blätter für Arzneimittel genutzt werden. Inhaltsstoffe sind Flavonoide und Terpenlaktone (Ginkgolide und Bilobalid), die die Durchblutung fördern und Nervenzellen schützen.

■ **Anwendung** Es werden ausschließlich Fertigpräparate aus Ginkgoextrakt eingesetzt, v. a. bei Hirnleistungsstörungen mit den Symptomen Ohrensausen, Schwindel und Kopfschmerzen sowie bei peripheren Durchblutungsstörungen, z. B. in den Füßen. Darreichungsformen sind Tabletten, Dragees, Säfte oder Tropfen, die sich hinsichtlich Wirkstoffkonzentration und -zusammensetzung oft erheblich unterscheiden.

■ **Nebenwirkungen** In seltenen Fällen können Störungen der Kreislaufregulation, Magen-Darm-Beschwerden, allergische Hautreaktionen oder Venenentzündungen auftreten.

Gịnseng, Panax ginseng, Pflanze, deren Wurzel in der traditionellen chinesischen und der modernen »westlichen« Medizin Verwendung findet. Weißer und Roter Ginseng stammen von der gleichen Pflanze, werden aber nach der Ernte unterschiedlich verarbeitet. Inhaltsstoffe sind Saponine, die eine allgemeine Steigerung der physischen und psychischen Leistungsfähigkeit bewirken können.

■ **Anwendung** Wurzelextrakte werden als Fertigarzneimittel (Dragees, Kapseln, Säfte) oder Teeaufguss eingenommen. Mögliche Indikationen sind Müdigkeits- und Schwächegefühl sowie ein Nachlassen der Leistungs- und Konzentrationsfähigkeit v. a. im Alter. Auch während der Erholungsphase nach einer Erkrankung (Rekonvaleszenz) können Ginsengpräparate zur Stärkung verwendet werden.

■ **Nebenwirkungen** Bei langzeitiger hoher Dosis können Durchfall, Schlaflosigkeit und Blutdrucksteigerung auftreten.

Gipsbett, Gipsliegeschale, aus Gipsbinden hergestellte Liegeschale zur Behandlung von Erkrankungen der Wirbelsäule (z. B. Wirbelsäulendeformierungen, instabile Brüche, entzündliche Prozesse) und zur Ruhigstellung vor und nach einer Operation. Die Gipsbinden werden auf den Rücken des in Bauchlage liegenden Betroffenen aufmodelliert. Nach dem Festwerden wird die Schale abgenommen, nach völliger Trocknung gepolstert und mit Querleisten versehen.

Gipsverband, fester Stützverband zur Ruhigstellung von Knochen und Gelenken nach Knochenbrüchen, Operationen oder bei Entzündungen. Zur schrittweisen Korrektur von Fehlstellungen des Skeletts (z. B. Fußdeformitäten, Wirbelsäulenverkrümmung) werden **redressierende Gipsverbände** eingesetzt. Mit so genannten **Quengelgipsen** lassen sich durch Kontrakturen blockierte Gelenke dehnen. Alternativen zum Gipsverband bieten Stützverbände aus Kunststoff (→Cast).

▪ **Gipsarten** Ein **geschlossener Gips** (Rundgips, zirkulärer Gips; →Unterschenkelbruch) umschließt den gesamten Umfang der Gliedmaße und stellt normalerweise mindestens zwei Gelenke ruhig. Beim **Gehgips** sind an den geschlossenen Gipsverband Gehflächen montiert. Er wird eingesetzt, wenn der Kranke das betroffene Bein wieder belasten darf. Der **gespaltene Gipsverband,** bei dem ein geschlossener Gips nachträglich durchgehend längs gespalten und ein Gipsstreifen entfernt wird, kommt bei frischen Knochenbrüchen zum Einsatz, bei denen mit einer Weichteilschwellung zu rechnen ist. Dann können auch **Gipsschienen** oder **-schalen** angelegt werden, die nur einen Teil der Gliedmaße umfassen. Bei Wunden oder Entzündungen wird die betreffende Stelle entweder mit Schienen oder einem Bügel überbrückt **(Brückengips)** oder eine Aussparung in den Gipsverband geschnitten **(Fenstergips).** Zur Ruhigstellung der Wirbelsäule eignen sich **Rumpfliegeschalen** (Rückenschale) oder ein **Gipskorsett.**

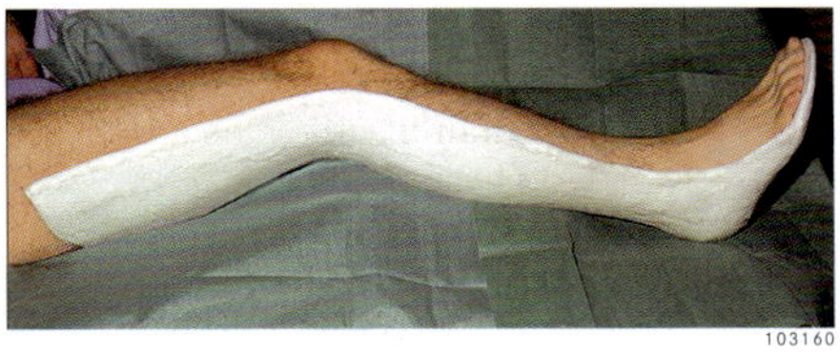

Gipsverband. Oberschenkelgipsschienen werden angelegt, wenn z. B. nach einer Operation das Bein ruhig gestellt werden muss, die entsprechende Operationswunde aber nicht bedeckt werden darf.

▪ **Anwendung des Gipsverbandes** Für medizinische Gipsverbände werden vorgefertigte Binden oder Longetten angeboten, die nur noch eingeweicht, aufgelegt und modelliert werden müssen. Der Gipsverband wird nicht direkt auf die Haut aufgetragen, sondern die Haut muss geschützt und druckempfindliche Körperstellen gepolstert werden. Die feuchten Gipsbinden sind circa 5–10 Min. modellierbar. Nach 30 Min. ist der Gips abgebunden, aber erst nach 24–48 Std. durchgetrocknet und voll belastbar. Die Ruhigstellung erfolgt, außer bei redressierenden Gipsverbänden, in der Funktionsstellung der Gelenke, um bleibenden Fehlstellungen vorzubeugen. Für die Gipsabnahme wird der Gipsverband mit einer speziellen, oszillierenden Gipssäge aufgefräst.

Wichtig bei der Gipsbehandlung ist das tägliche mehrmalige Durchbewegen der nicht ruhig gestellten Gelenke, was der Betroffene zunächst unter Anleitung, dann selbstständig durchführen kann. Dadurch werden auch die Muskeln gestärkt, die nicht vom Gipsverband eingeschlossen sind.

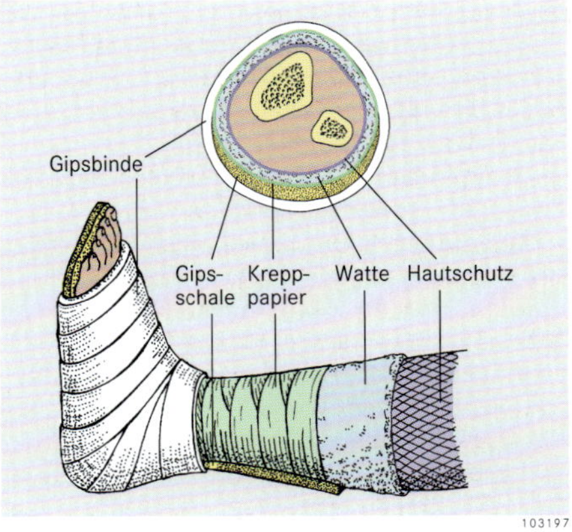

Gipsverband. Aufbau eines Gipsverbandes mit fünf verschiedenen Schichten

Bei Warnzeichen wie Schmerzen, Engegefühl, Missempfindungen, Veränderung der Hautfarbe, Schwellungen und Bewegungsstörungen in der betroffenen Körperpartie sollte sofort der Arzt informiert werden.

Glandula, →Drüse.

Glans, Eichel, eichelförmiges Ende von Penis oder Klitoris. Die **Glans clitoridis** wird durch die Vereinigung der beiden Schwellkörper gebildet (→Klitoris), die **Glans penis** vom vorderen Abschnitt des Harnröhrenschwellkörpers.

Glasauge, →Kunstauge.

Glasgow-Koma-Skala, Skala zur Einteilung von →Schädel-Hirn-Traumen.

Glasknochenkrankheit, Osteogenesis imperfecta, erbliche Erkrankung mit erhöhter Knochenbrüchigkeit. Die Röhrenknochen der Betroffenen wachsen zwar nahezu auf normale Länge, bleiben aber viel zu dünn. Durch den gestörten Knochenaufbau verbiegen die Knochen und sind sehr zerbrechlich. Mit zunehmendem Alter lässt die Knochenbrüchigkeit meist nach. In schwersten Fällen haben die Kinder bereits bei der Geburt zahlreiche Knochenbrüche und Deformierungen und sterben nach kurzer Zeit. Begleitstörungen wie z. B. Zahndefekte oder Blaufärbung der Lederhaut des Auges sind möglich. Da die Ursache der Erkrankung nicht behandelt werden kann, steht an erster Stelle die Vermeidung von Knochenbrüchen durch Einschränken risikoreicher Aktivitäten. Bereits entstandene Frakturen und Knochendeformitäten werden chirurgisch, orthopädisch und orthopädietechnisch versorgt.

Glaskörper, Corpus vitreum (→Auge).

Glaskörperablösung, teilweise oder vollständige Abhebung des Glaskörpers im Auge von der dahinterliegenden Netzhaut. Zur Glaskörperablösung kommt es v. a. bei starker Kurzsichtigkeit, bei Erkrankungen der Netz- und Aderhaut oder im Rahmen des Alterungsprozesses. Der Betroffene kann eine Trübung des Sehvermögens, manchmal in Form eines Ringes, bemerken. Auch Lichtblitze und Mouches volantes (»fliegende Mücken«, die bei Augenbewegungen durch das Gesichtsfeld schweben) sind charakteristisch. Da die Gefahr einer nachfolgenden →Netzhautablösung besteht, die zur Blindheit führen kann, muss der Kranke sich regelmäßigen augenärztlichen Kontrollen unterziehen.

Glaskörperblutung, Einblutung in den Glaskörper des Auges aus umgebenden Strukturen. Ursachen sind häufig Netzhautrisse und -ablösungen, Risse von Gefäßen der Netz- und Aderhaut bei Arteriosklerose und Bluthochdruck, Netzhauterkrankungen bei Diabetes mellitus, Blutgerinnungsstörungen oder Verletzungen. Die Einblutung wird vom Kranken als plötzlich auftretender »Schwarm von schwarzen Mücken« oder als »Rußregen« wahrgenommen. Oft kommt es zum plötzlichen und schmerzlosen Gesichtsfeldausfall. Die Blutungsquelle kann durch Augenspiegelung oder Ultraschalluntersuchung bestimmt werden. Wenn die Blutung sich nicht auflöst oder es wiederholt blutet, kann eine operative Entfernung des Glaskörpers (Vitrektomie) erforderlich sein.

Glaskörperentzündung, Einwanderung von Entzündungszellen des Blutes in den Glaskörper des Auges. Sie tritt auf bei Entzündungen benachbarter Strukturen des Auges (Uveitis, Chorioretinitis), nach Verletzungen oder selten auch durch Keimverschleppung auf dem Blutweg bei Allgemeininfektionen. Glaskörperentzündungen gehen mit starker Trübung des Glaskörpers, Sehverschlechterung, Schatten- und Schneegestöbersehen einher. Bakterielle Entzündungen führen zu einem eitrigen **Glaskörperabszess,** der auf die Netzhaut übergreifen und so zur Erblindung führen kann. Die Behandlung hängt von der Ursache ab und umfasst die Anwendung von Antibiotika oder Antimykotika, in schweren Fällen auch eine operative Entfernung des Glaskörpers (Vitrektomie).

Glaubersalz, →Abführmittel.

Glaukom, →grüner Star.

Gleichgewicht, *Physiologie:* die Balance von Zufuhr und Verbrauch von Stoffwechselprodukten zur Aufrechterhaltung stabiler Verhältnisse, etwa von Aufnahme und Verbrauch von Nährstoffen, Auf- und Abbauprozessen im Stoffwechsel oder Zufuhr und Verbrauch von Energie.

Gleichgewichtsorgan, Vestibularapparat, Teil des Innenohrs, der die Sinneszellen für den Gleichgewichtssinn enthält. Die Informationen des Gleichgewichtsorgans dienen zusammen mit Informationen der Augen und der Tiefensensibilität der Orientierung im Raum und der Aufrechterhaltung von Kopf- und Körperhaltung in Ruhe und bei Bewegungen. Das Gleichgewichtsorgan umfasst den Vorhof, den Bogengangapparat sowie den ableitenden VIII. Hirnnerv (→Schnecke).

■ **Vorhof** (Vestibulum, Vestibulum labyrinthi ossei): Der Vorhof ist das Zentrum des knöchernen Labyrinths und ist mit einer Flüssigkeit, der Perilymphe, gefüllt. Er enthält membranöse Strukturen, die als **großes Vorhofsäckchen** (Utriculus) und **kleines Vorhofsäckchen** (Sacculus) bezeichnet werden und mit einer anderen Flüssigkeit, der Endolymphe, gefüllt sind. In Utriculus und Sacculus befindet sich jeweils ein **Sinnesfeld** (Makula), das im Utriculus horizontal, im Sacculus vertikal liegt. Die Sinneszellen der Makula haben Härchen, die in eine gallertige Schicht ragen, die **Statholithenmembran,** auf der feine Kalziumkarbonatkristalle (Statolithen = Otholithen, Gehörsand oder Gleichgewichtssteinchen) liegen. Bei Beschleunigung in vertikaler oder horizontaler Richtung kommt es zu einer Verschiebung der Membran und damit zu einer Verbiegung der Sinneshärchen. Die Verarbeitung dieser Signale im Zentralnervensystem ruft Empfindungen wie »Fallen«, »Bremsen« oder »Steigen« hervor.

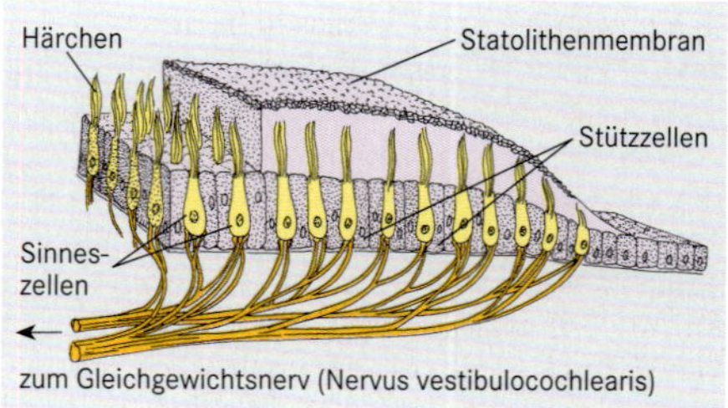

Gleichgewichtsorgan. Aufbau der Makula. Bei Bewegungen verbiegen sich die feinen Härchen der Sinneszellen in entsprechender Richtung. Das Gehirn verarbeitet die dabei erzeugten Nervenimpulse zu einem Bewegungseindruck.

■ **Bogengangapparat** Der Bogengangapparat enthält drei **knöcherne Bogengänge** (Canales semicirculares), die alle am Vorhof beginnen und enden. Sie stehen etwa im rechten Winkel zueinander in den drei Raumebenen und enthalten drei mit Endolymphe gefüllte **häutige Bogengänge** (Ductus semicirculares). Im erweiterten Abschnitt jedes Bogengangs, der **Ampulle,** liegen Härchen tra-

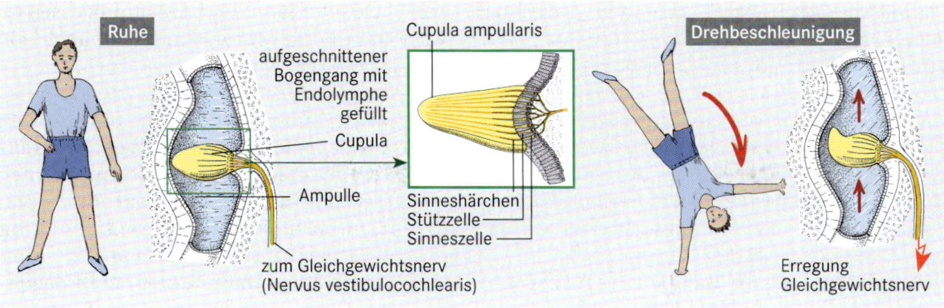

Gleichgewichtsorgan. Bogengangapparat im Innenohr. Bei Drehbewegungen des Kopfes erfolgt eine Auslenkung der Cupula ampullaris. Dadurch wird ein entsprechender Nervenimpuls ausgelöst und im Gehirn zu einer räumlichen Orientierung verarbeitet.

gende Sinneszellen, die auf Drehbewegungen reagieren. Die Sinneszellen sind von Stützzellen umgeben, ihre Härchen ragen in eine gallertige und kuppelförmige Masse, die **Cupula ampullaris.** Durch eine Drehbewegung des Kopfes oder des ganzen Körpers erfolgt eine Auslenkung der Endolymphe und damit der Cupula ampullaris, was zu einem Zug an den darin eingebetteten Härchen führt und an den entsprechenden Sinneszellen einen Impuls auslöst.

■ **Leitungsbahnen des Gleichgewichtsorgans** Von den Sinneszellen werden die Erregungsimpulse zunächst an Nervenzellen weitergeleitet, die im inneren Gehörgang liegen. Ihre Fasern bilden den **Gleichgewichtsnerv** (vestibulärer Anteil des VIII. Hirnnervs), der die Informationen an zahlreiche Hirngebiete (Rückenmark, Kleinhirn, Thalamus und Hirnnervenkerne) weiterleitet. Über diese Verbindungen werden die Erregungen des Gleichgewichtsorgans mit dem Bewegungssystem verknüpft und so über das Einstellen von Muskelspannung und Muskelbewegungen die Stellung des Kopfes, des Körpers und der Augen den jeweiligen Erfordernissen in Ruhe, bei Lagewechsel oder Bewegung angepasst.

Gleichgewichtsprüfungen, Vestibularisprüfungen, Verfahren zur Überprüfung der Leistungsfähigkeit des Gleichgewichtsorgans. Dabei wird geklärt, ob vorliegende Beschwerden (→Schwindel und Gleichgewichtsstörungen) tatsächlich auf einer Störung des Gleichgewichtsorgans beruhen und wodurch diese verursacht werden. Neben der Erhebung der Schwindelanamnese werden Koordinationsprüfungen und Nystagmusprüfungen durchgeführt.

■ **Koordinationsprüfungen** (Abweichreaktionen): Diese Tests werden in der Regel mit geschlossenen Augen durchgeführt, um eine Sichtkontrolle als Koordinationshilfe auszuschließen. So wird der zu Untersuchende gebeten, auf beiden Beinen stehend die Arme nach vorn zu strecken **(Romberg-Versuch),** geradeaus zu gehen (Überprüfung der **Gangabweichung**), auf der Stelle zu marschieren **(Tretversuch nach Unterberger)**, den vom Körper weggestreckten Finger zur Nase zu führen **(Finger-Nase-Zeigeversuch)** oder beim beidseitigen Armheben die Fingerspitzen des Arztes zu treffen **(Zeigeversuch).** Abweichungen (Fallneigung, Gangabweichung, Drehung) sprechen dabei für eine Störung des →Gleichgewichtsorgans.

■ **Nystagmusprüfungen** Hierunter fallen verschiedene Untersuchungsverfahren zur Überprüfung und Klassifizierung des rhythmischen Augenzitterns (→Nystagmus). Die **Frenzel-Brille** macht wegen der starken Gläser eine Fixation des Auges unmöglich und gestattet aufgrund der Vergrößerung und Beleuchtung eine besonders gute Beobachtung des Nystagmus.

Bei der **Elektronystagmografie** registrieren an den Schläfen angelegte Elektroden Potenzialverschiebungen zwischen Hornhaut und Netzhaut. Damit wird die grafische Dokumentation der Nystagmusdauer und der Nystagmusschläge möglich. Bei der **Lageprüfung** wird versucht, durch Veränderung der Lage (Sitzen, Liegen, Kopfdrehen) einen Nystagmus auszulösen; bei der **Drehprüfung** (rotatorische Prüfung) werden beide Gleichgewichtsorgane erregt, womit einseitige Funktionsstörungen erkennbar werden. Der zu Untersuchende wird mit dem um 30° nach vorn gebeugten Kopf auf einem Drehstuhl bewegt. Nach dem Anhalten werden die Dauer, die Schlagzahl und die Richtung des auftretenden Nystagmus überprüft. Die Spülung des äußeren Gehörgangs mit kaltem bzw. warmem Wasser **(kalorische Prüfung)** löst auch beim Gesunden einen Nystagmus aus; Seitendifferenzen haben jedoch immer einen Krankheitswert.

Gleichgewichtssinn, Sinnessystem, das die Kontrolle der Körperstellung im Raum, der Körperhaltung und einzelner Körperteile zueinander gewährleistet. Die Informationen für den Gleichgewichtssinn werden im Zentralnervensystem verarbeitet und stammen von den Sinneszellen im →Gleichgewichtsorgan, von Rezeptoren in Muskeln und Sehnen (→Tiefensensibilität) und von den Augen. Lage- und Drehsinn gehören ebenfalls zum Gleichgewichtssinn.

Gleichgewichtsstörungen, →Schwindel und Gleichgewichtsstörungen.

Gleichstromtherapie, →Galvanisation.

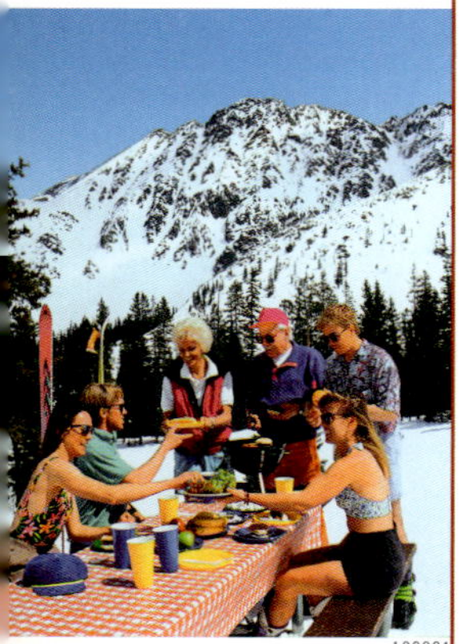

Gletscherbrand. Sonnenbäder im Schnee sind wegen der verstärkten Sonneneinstrahlung mit Vorsicht zu genießen.

Gleithoden, Form des →Hodenhochstands.

Gletscherbrand, umgangssprachliche Bezeichnung für einen starken →Sonnenbrand mit ausgedehnter Blasenbildung, der nach intensiver Sonnenbestrahlung (evtl. verstärkt durch die Spiegelung von Eis und Schnee) auftreten kann. Oft besteht beim Gletscherbrand zusätzlich eine Entzündung der Horn- und Bindehaut des Auges.

Gliazelle, →Neuroglia.

Glioblastom, Astrozytom Grad IV, bösartiger Hirntumor, der meist im Großhirn vorkommt. Er tritt bevorzugt im 40.–55. Lebensjahr auf und zeigt ein sehr schnelles Wachstum. Bei Auftreten der ersten Krankheitserscheinungen wie Persönlichkeitsveränderungen, Lähmungen oder Missempfindungen ist der Tumor oft schon weit fortgeschritten. Die Beschwerden verschlechtern sich schnell, später treten Zeichen einer →Hirndrucksteigerung hinzu. Die Behandlung besteht in einer möglichst radikalen Operation und anschließender Bestrahlung, manchmal kombiniert mit Chemotherapie.

Gliome, Gruppe von →Hirntumoren.

Globuli, kugelförmige Arzneizubereitungen. In der →Homöopathie werden sie als Zucker enthaltende Streukügelchen häufig zur Behandlung von Kindern eingesetzt.

Globulin, Sammelbegriff für eine Gruppe kugelförmiger Eiweißstoffe, zu denen die meisten Eiweiße der Zellen und Körperflüssigkeiten gehören. Im Blutplasma gibt es vier Untergruppen (→Plasmaproteine).

Globussyndrom, Globusgefühl, permanent oder nur zeitweise auftretendes Empfinden, es stecke ein Kloß im Rachen, verbunden mit dem Gefühl, wiederholt schlucken zu müssen. Meist ist das Globussyndrom psychisch bedingt, es kann aber auch durch körperliche Erkrankungen wie z. B. Schilddrüsenvergrößerung, Seitenstrangangina, Speiseröhrendivertikel oder -krebs hervorgerufen werden.

Glomerulo|nephritis, beidseitige entzündliche Nierenerkrankung, die zunächst an den Nierenkörperchen (Glomeruli) abläuft. Sie führt dort zu einer Schädigung der Filtermembran, wodurch Eiweiß und Blut im Harn ausgeschieden werden. Eine Glomerulonephritis kann kurz und heftig **(akute Glomerulonephritis)**, rasch fortschreitend **(rapid progressive Glomerulonephritis)** oder langsam bzw. schleichend **(chronische Glomerulonephritis)** verlaufen und ist häufig die Ursache für ein chronisches →Nierenversagen.

■ **Ursache** Die Vorgänge im Einzelnen sind bei den meisten Glomerulonephritiden nicht geklärt, bekannt sind jedoch verschiedene zugrunde liegende Mechanismen, bei denen immer das →Immunsystem beteiligt ist. Die weitaus größte Gruppe ist dadurch gekennzeichnet, dass sich →Immunkomplexe bilden, die an den Glomeruli Entzündungsreaktionen verursachen. Diese Antigen-Antikörperkomplexe können z. B. nach einer Streptokokkenangina durch gegen Bakterienantigene gebildete Antikörper entstehen und an den Nierenkörperchen hängen bleiben. Oder es werden Autoantikörper gegen Strukturen der Glomeruli selbst gebildet und die Komplexe lagern sich dementsprechend dort ab. Weitere Formen der Glomerulonephritis werden über aktivierte T-Zellen oder Komplement verursacht.

Es existieren eine Vielzahl verschiedener Glomerulonephritiden, die sich diesen Mechanismen unterordnen lassen, aber im Einzelnen sehr unterschiedlich verlaufen, unterschiedliche mikroskopisch sichtbare Veränderungen zeigen, verschieden behandelt werden und sich hinsichtlich der Prognosen unterscheiden. Auf der anderen Seite kann eine Glomerulonephritis vorwiegend als Nierenerkrankung **(primäre Glomerulonephritis)** oder als **sekundäre Glomerulonephritis** begleitend bei Systemerkrankungen wie z. B. der →Kollagenose, dem Goodpasture-Syndrom, dem Alport-Syndrom oder der IgA-Nephritis (weltweit häufigste Glomerulonephritis) ablaufen, wobei wiederum das breite Spektrum der Verlaufsformen abgedeckt werden kann.

■ **Befund** Häufig haben die Betroffenen keine subjektiven Beschwerden, es können jedoch auch die Symptome eines Nierenversagens oder →nephrotischen Syndroms auftreten. Je nach Verlaufsform können Eiweißverlust (→Proteinurie) oder Blutverlust (→Hämaturie) über die Niere im Vordergrund stehen, häufig sind auch erhöhter Blutdruck und verminderte Urinmenge.

■ **Behandlung** Je nach Typ wird Bettruhe und die genaue Überwachung von Flüssigkeitszufuhr und -ausscheidung empfohlen und die Grunderkrankung behandelt (z. B. Antibiotika bei bakterieller Infektion). Evtl. werden blutdrucksenkende Mittel oder Medikamente verabreicht, die die Immunreaktion beeinflussen (Kortikoide, Immunsuppressiva). Bei Nierenversagen kann eine Blutwäsche (→Nierenersatzverfahren) notwendig werden.

Glomerulopathie, Oberbegriff für Nierenerkrankungen unterschiedlicher Ursache, die mit Veränderungen an den Nierenkörperchen einhergehen, z. B. →Glomerulonephritis.

Glomerulosklerose, krankhafte Veränderung der Nierengefäße mit narbigem Umbau der Nierenkörperchen als Folge verschiedener Nierenerkrankungen. Die diabetische Glomerulosklerose ist eine Folge des →Diabetes mellitus.

Glomerulus, Glomerulum, kleines Gefäß- oder Nervenknäuel (Mehrzahl: Glomeruli). Im engeren Sinne bezeichnet Glomerulus das kleine Arteriolenknäuel in der Nierenrinde mit zuführender und wegführender Arteriole, das zusammen mit der zweiblättrigen Bowman-Kapsel das Nierenkörperchen bildet (→Niere).

Glomus, Gefäß- oder Nervenknäuel. Ein wichtiges Glomus ist z. B. das **Glomus caroticum,** eine knotige Ansammlung parasympathischer Nervenzellen (Paraganglion) in der Nähe der Teilungsstelle der gemeinsamen Halsschlagader in innere und äußere Halsschlagader (Karotisgabel). Das Glomus caroticum ist, zusammen mit anderen Rezeptoren, an der Regulation von Atmung und Blutdruck beteiligt (→Karotissinusreflex).

Glomustumoren, Angiomyoneurome, von einem Gefäß- oder Nervenknäuel (Glomus) ausgehende Geschwülste. **Zentrale Glomustumoren** nehmen ihren Ausgang von hormonproduzierenden, dem vegetativen Nervensystem zugehörigen Zellen (Paraganglien) der Schädelbasis oder des Mittelohres. Sie verursachen pulssynchrone Ohrgeräusche, Gleichgewichtsstörungen und eine zunehmende Ertaubung. Sie können in die Paukenhöhle oder Schädelbasis einbrechen, eine bösartige Entartung ist selten. Die Tumoren werden operativ entfernt. Bei den **peripheren Glomustumoren** handelt es sich um kleine, gutartige, bläuliche Geschwülste, die ihren Ausgang von Glomusorganen, also in der Unterhaut liegenden Gefäßgebilden, nehmen. Sie finden sich bevorzugt unter den Finger- und Zehennägeln und sind druckschmerzhaft.

Glossa, →Zunge.

Glossitis, Entzündung der Zunge, bei der häufig auch die Schleimhaut von Wangen und Gaumen am Entzündungsgeschehen beteiligt ist. Die Glossitis tritt auf bei einem Mangel an Eisen (Plummer-Vinson-Syndrom) oder den Vitaminen A, C und insbesondere B_{12} (Hunter-Glossitis) im Rahmen einer Anämie. Auch ein Diabetes mellitus, allgemein entzündliche Erkrankungen oder allergische Reaktionen können zugrunde liegen. Zu den typischen Krankheitszeichen gehören z. B. Zungenbrennen, Schmerzen, Geschmacksstörungen und Empfindungsstörungen; die Zunge ist meist stark gerötet. Bei der Therapie steht an erster Stelle die Behandlung der Grunderkrankung; scharfe Speisen und Getränke sowie Nikotin sollten gemieden werden. Mundspülungen, z. B. mit Salbeitee oder Teebaumöl, werden oft als lindernd empfunden.

Glottis, die Strukturen im Kehlkopf, die die Stimmritze begrenzen und zur Stimmbildung beitragen. Dazu gehören Stellknorpel, Stimmbänder, Kehlkopfmuskeln, Taschenfalten und Stimmfalten. Im engeren Sinne auch Bezeichnung für die Stimmritze selbst (→Kehlkopf).

Glottisödem, →Kehlkopfödem.

Glue-sniffing, →Schnüffeln.

Glukagon, Eiweißhormon, dessen Wirkung einen Anstieg des Blutzuckerspiegels zur Folge hat. Glukagon ist der Gegenspieler des →Insulins. Es fördert den Abbau von Glykogen, der tierischen Reservestärke in der Leber, die Neubildung von →Glukose, den Eiweißabbau in den Muskeln und die Fettspaltung im Fettgewebe. Aufgrund des erhöhten Eiweißabbaus führt Glukagon zu einer Abnahme der Muskelmasse und des Körpergewichts sowie zu einer Steigerung der Harnsäure-, Kreatinin- und Harnstoffbildung. Das Glukagon wird in der Bauchspeicheldrüse in den A-Zellen der Langerhans-Inseln gebildet, wenn im Hungerzustand oder nach einer kohlenhydratarmen Mahlzeit die Versorgung des Organismus mit Glukose nicht mehr gewährleistet ist.

Glukokortikoide, →Kortikoide.

Glukose, Traubenzucker, Dextrose, Einfachzucker mit zentraler Bedeutung für den Energiestoffwechsel des menschlichen Organismus. Glukose kann entweder in freier Form oder gebunden in Zweifachzuckern (z. B. im Haushaltszucker oder Milchzucker) sowie in Mehrfachzuckern wie Stärke oder Zellulose vorliegen. Er kann nur von Pflanzen mithilfe von Licht aus Kohlendioxid und Wasser aufgebaut werden. Dem menschlichen Organismus wird er entweder direkt durch Aufnahme pflanzlicher Nahrung oder indirekt über tierische Produkte zugeführt und durch einen aktiven Transportmechanismus über die Darmwand aufgenommen. Aus dem Dünndarm wird die Glukose über das Pfortaderblut zur Leber transportiert. Dort erfolgen die verschiedenen Umbau- und Abbauprozesse der Glukose, die Glukoseneubildung und der Abbau von Glukosespeichersubstanzen mit dem Ziel, ausreichend Energie für die einzelnen Körperzellen zur Verfügung zu stellen, d. h. einen ausreichend hohen Blutzuckerspiegel aufrechtzuerhalten. In den einzelnen Zellen wird der Traubenzucker bei Energiebedarf unter Entstehung einer energiereichen Verbindung (Adenosintriphosphat, ATP) abgebaut, die der Zelle für chemische Reaktionen oder Transportprozesse zur Verfügung steht. Liegt kein Energiebedarf vor, wird Traubenzucker in der Leber oder der Skelettmuskulatur in die Speichersubstanz Glykogen umgebaut und abgelagert. Diese Form der Umwandlung ist aber nur in geringem Umfang möglich, sodass bei weiterer Zufuhr von Glukose der Überschuss in Fett umgewandelt und als Energiereserve in der Leber oder im Fettgewebe gespeichert wird. Der Glukosestoffwechsel wird im Wesentlichen von den Hormonen Insulin, Glukagon und Adrenalin beeinflusst, wobei dem Insulin eine zentrale Rolle zukommt. Nur unter seinem Einfluss kann Glukose in die Zelle aufgenommen und verwertet werden.

Traubenzucker dient dem Körper als rasch verfügbarer Energielieferant. Das Gehirn, das Nierenmark und die roten Blutkörperchen sind ausschließlich auf Glukose als Energie-

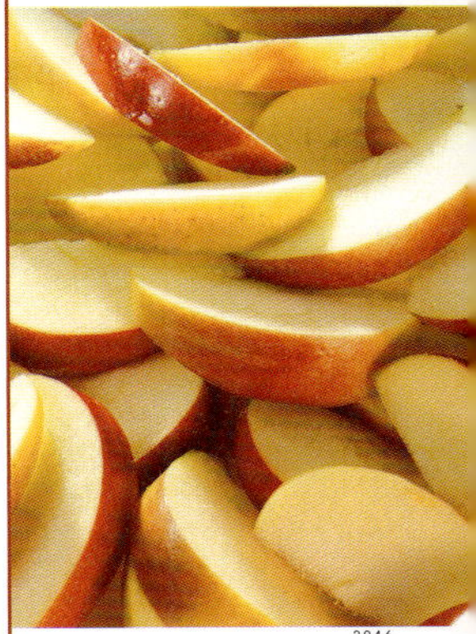

3046

Glukose. Süße Obstsorten, wie Äpfel, Trauben oder Bananen sind gute Lieferanten für die Energie spendende Glukose.

quelle angewiesen, während die übrigen Organe auch andere Energie spendende Substanzen verwerten können.

Glukosetoleranztest, oraler, Abk. **OGT,** Untersuchung der Fähigkeit der Bauchspeicheldrüse, Insulin zu produzieren. Sie wird bei Verdacht auf →Diabetes mellitus und andere Störungen des Zuckerstoffwechsels geprüft. Der Test wird gewöhnlich morgens nüchtern begonnen. Es wird ein Nüchternblutzucker bestimmt, anschließend muss der Betroffene ein Glas sehr zuckerhaltigen Sirup trinken. Über die nächsten Stunden wird durch eine Reihe von Blutabnahmen gemessen, wie stark der Blutzucker ansteigt und wie schnell es der Bauchspeicheldrüse gelingt, den Zucker aus der Blutbahn zu entfernen.

Glukosurie, Harnzucker, Ausscheidung von Glukose im Urin. Sie tritt ab einer Blutzuckerkonzentration von 180 mg/dl auf und lässt sich mittels eines einfachen Streifentests im Urin nachweisen. Ursache ist ein Überschreiten der →Zuckerschwelle der Niere. Die Glukosurie ist meist Zeichen eines →Diabetes mellitus, kommt jedoch vorübergehend auch in der Schwangerschaft, bei Gehirnerschütterung, Schlaganfall, Kohlenmonoxidvergiftung sowie nach Verzehr großer Mengen leicht verdaulicher Kohlenhydrate vor. Eine Glukosurie macht keinerlei Beschwerden. Ein »positiver Zucker« im Urin ist daher oft ein Zufallsbefund bei Routineuntersuchungen und sollte immer Anlass für eine gründliche ärztliche Untersuchung sein, um eine ernsthafte Erkrankung auszuschließen bzw. einen Diabetes mellitus frühzeitig zu erkennen und zu behandeln.

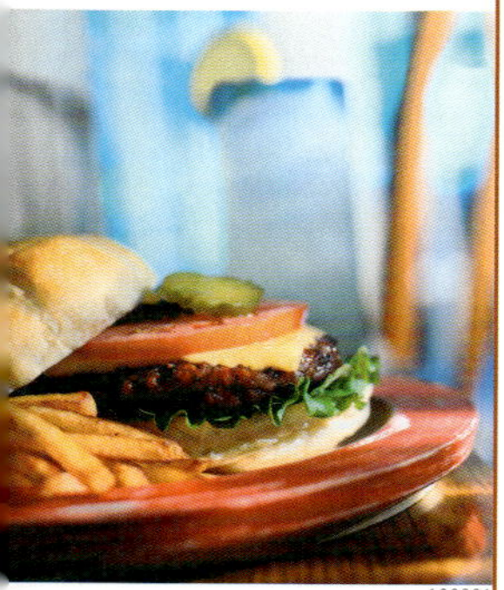

100001

Glutamat.
Der Geschmacksverstärker Glutamat wird vor allem bei der Herstellung von Fast Food und Fertigprodukten verwendet.

Glutamat, Salz der Aminosäure Glutaminsäure. Glutamat ist ein wichtiger Überträgerstoff des Zentralnervensystems (Neurotransmitter) und Vorstufe des hemmenden Überträgerstoffes Gammaaminobuttersäure (GABA). Es vermittelt die Übertragung von Reizen, z. B. Schmerzsignalen, von Nerven aus den Randgebieten des Körpers auf die Nervenzellen des Rückenmarks und ist an den Gehirnfunktionen des Lernens und Sehens beteiligt. In der Lebensmittelherstellung dient Glutamat als →Geschmacksverstärker.

Gluten, Klebereiweiß, Getreideeiweiß, das für die Backfähigkeit des Mehles verantwortlich ist. Gluten ist in den Getreidearten Weizen, Dinkel, Grünkern, Roggen, Gerste und Hafer sowie den daraus hergestellten Lebensmitteln wie Teigwaren, Keksen, Bier und panierten Speisen enthalten. Liegt eine Unverträglichkeit gegenüber Gluten vor (→Zöliakie), muss eine glutenfreie Diät eingehalten werden.

Glutenunverträglichkeit, →Zöliakie.

Glycerol, →Glyzerin.

Glykämie, Zuckergehalt des Blutes; auch kurz für →Hyperglykämie.

glykämischer Index, Abk. **GI,** prozentuales Maß dafür, wie stark ein kohlenhydrathaltiges Lebensmittel den Blutzucker, verglichen mit Traubenzucker (= 100), ansteigen lässt. Verschiedene Untersuchungen zeigen, dass eine Kost mit niedrigem glykämischem Index günstige Auswirkungen auf Insulinausschüttung, Blutzucker- und Plasma-Fett-Profile hat, sowie kurzfristig das Sättigungsgefühl verlängern kann. Aus diesem Grund wird seit einiger Zeit der Einsatz von Diäten mit niedrigem glykämischem Index bei Zivilisationskrankheiten wie Diabetes mellitus oder Übergewicht gefordert.

Glykogenosen, Glykogenspeicherkrankheiten, Gruppe erblicher Glykogenstoffwechselstörungen, die den →Enzymopathien zugerechnet werden. Durch Enzymdefekte wird Glykogen nicht oder nur ungenügend in Glukose umgewandelt und in vielen Organen, v. a. in Leber, Nieren, Herz und Muskulatur, gespeichert. Dabei werden je nach betroffenem Enzym mehrere Typen unterschieden. Bei manchen Formen bringt eine Diät Besserung, ansonsten können bisher nur die Symptome wie Hypoglykämie und Erhöhung des Harnsäurespiegels behandelt werden.

Glykoside, wirksame Inhaltsstoffe der →Heilpflanzen.

Glyzerin, Glycerol, klare, sirupartige Flüssigkeit von süßem Geschmack. Glyzerin ist ein einfacher Alkohol und Bestandteil aller natürlichen Fette. Es wird als →Abführmittel, aber auch als Hautpflegemittel eingesetzt.

Gnathoschisis, eine →Gesichtsspalte.

GnRH, Abk. für **Gonadotropin-releasing-Hormon,** Hypothalamushormon, das für die Ausschüttung des luteinisierenden Hormons (→LH) und des follikelstimulierenden Hormons (→FSH) verantwortlich ist. Es ist damit für die weibliche und männliche Sexualfunktion wichtig.

GnRH-Analoga, Substanzen, die das natürliche GnRH an den Rezeptorstellen der Zellen verdrängen und somit dessen Wirkung unterdrücken. Sie führen dadurch zu einer Unterdrückung der Östrogenproduktion. GnRH-Analoga werden als →Krebsmittel bei hormonrezeptorpositiven Tumoren (v. a. Mamma-, Gebärmutter- und Prostatakarzinom) eingesetzt.

Goldhämmerfüllung, zahnärztliche Füllung, bei der reines Gold in dünnen Lagen oder Kügelchen als »Stopfgold« in die Zahnhöhle gedrückt oder gehämmert wird. Goldhämmerfüllungen werden v. a. bei kleinen, einflächigen Füllungsflächen (meist Zahnhalsfüllungen) verwendet und sind heute weitgehend durch zahnfarbene Kunststofffüllungen (→Füllungswerkstoffe) ersetzt.

Golferellenbogen, →Epikondylitis.

Gonaden, →Keimdrüsen.

Gonadendosis, Menge ionisierender Strahlung, die z. B. bei Röntgenuntersuchungen oder einer Strahlentherapie von den Keimdrüsen aufgenommen wird und zu Fruchtbarkeitsstörungen und Schädigung des Erbgutes führen kann. Bei Röntgenaufnahmen von Becken, Hüfte und Oberschenkel ist die Strahlenbelastung der Geschlechtsorgane besonders hoch, deshalb ist hierbei ein **Gonadenschutz** erforderlich. Dies ist eine Abdeckungsvorrichtung aus Strahlen absorbierendem Material, meist Blei, mit dem die Gonadendosis auf ein Minimum herabgesetzt werden kann. Zum Einsatz kommen z. B. Bleischürzen, Hodenschutzkapseln oder Ovarialschutzplatten für die Eierstöcke.

Gonaden|dysgenesie, Fehlentwicklung der Keimdrüsen, die unterentwickelt sind (Gonadendysgenesie im engeren Sinn) oder völlig fehlen **(Gonadenagenesie).** Verspätete, unvollständige oder ganz ausbleibende Pubertätsentwicklung mit Unfruchtbarkeit ist meist die Folge. Eine Gonadendysgenesie kommt beim →Turner-Syndrom vor; außerdem als **XY-Gonadendysgenesie** mit männlichem Kerngeschlecht, aber weiblichen, fehlenden oder männlichen Geschlechtsorganen in unterschiedlicher Ausprägung, ähnlich wie bei anderen Formen der →Zweigeschlechtlichkeit.

Gonado|tropine, gonadotrope Hormone, zusammenfassende Bezeichnung für die durch Steuerung von →Hypothalamushormonen freigesetzten Hormone der Hypophyse →FSH, →Choriongonadotropin und →LH.

Gonadotropin-releasing-Hormon, Abk. →GnRH.

Gon|arthritis, →Kniegelenkentzündung.

Gon|arthrose, →Kniegelenkarthrose.

Gonioskopie, Untersuchung des Kammerwinkels in der vorderen Augenkammer mittels eines speziellen Instruments (Gonioskop) und einem →Spaltlampenmikroskop. Die Methode findet Anwendung bei Verdacht auf eine Abflussstörung des Kammerwassers oder Schädigungen im Bereich des Kammerwinkels, wie sie bei verschiedenen Formen des grünen Stars vorkommen.

Gonokokken|konjunktivitis, Gonoblennorrhö, Augenbindehautentzündung, die durch Gonokokken, zur Gattung der →Neisseria gehörige Bakterien, bedingt ist.

■ **Ursache und Befund** Auf dem Geburtsweg können die Gonokokken von der mit Gonorrhö (Tripper) infizierten Mutter auf den Säugling übertragen werden. 2 bis 4 Tage nach der Geburt kommt es zu einer meist beidseitigen Bindehautentzündung mit Rötung und blutig-eitriger Absonderung. Erwachsene infizieren sich durch Schmierinfektion und entwickeln eine meist einseitige Bindehautentzündung. In beiden Fällen besteht die Gefahr der Hornhauteinschmelzung mit nachfolgender dauerhafter Sehbehinderung.

■ **Behandlung** Wenn nur ein Auge befallen ist, wird das andere durch einen Verband vor einem Übergreifen der Infektion geschützt. Die Augen werden in kurzen Zeitabständen gespült, anschließend wird eine Antibiotikalösung eingetropft, außerdem müssen Antibiotika eingenommen werden. Zur Vorbeugung einer Gonokokkenkonjunktivitis des Säuglings kann nach der Geburt 1 %ige Silbernitratlösung (Credé-Prophylaxe) in die Augen eingetropft werden.

Gonorrhö, →Tripper.

gonosomal, ein Geschlechtschromosom betreffend; Ggs. autosomal (→Chromosom).

Goodpasture-Syndrom [gʊdˈpɑːstʃə-], seltene Autoimmunerkrankung mit Beteiligung von Lunge und Nieren. Durch →Autoantikörper gegen Bestandteile der Lungenbläschen und der Nierenkörperchen entwickelt sich eine chronische Entzündung der kleinsten Blutgefäße in diesen Organen. Es treten wiederholt z. T. schwere Lungenblutungen mit Atemnot auf. Von größerer Bedeutung sind jedoch die Veränderungen an den Nieren. Es entwickelt sich eine rasch fortschreitende →Nierenentzündung mit Eiweiß und Blut im Urin. Die Diagnose wird durch Antikörpernachweis, eine Röntgenaufnahme des Brustkorbes und eine Lungen- und/oder Nierenbiopsie gestellt. Die Behandlung erfolgt durch →Plasmapherese und durch die hoch dosierte Gabe von Immunsuppressiva (u. a. Kortikoide) zur Dämpfung des Immunsystems.

GOT, eine →Transaminase.

GPT, eine →Transaminase.

Graaf-Follikel, sprungreifer Tertiärfollikel im Eierstock, dessen Überreste nach dem Eisprung zum Gelbkörper werden (→Oogenese).

Grading [greɪdɪŋ, engl.], feingewebliche Bestimmung des Differenzierungsgrades eines bösartigen Tumors. Der **Differenzierungsgrad** beschreibt die Anpassung des Tumorgewebes an das ihn umgebende Ausgangsgewebe hinsichtlich ihrer Struktur und Funktion: Ein hoher Differenzierungsgrad bedeutet, dass das Tumorgewebe seinem Ursprungsgewebe sehr ähnlich ist. Daneben werden die einzelnen Zellen z. B. auf Kernatypien oder Mitosezahlen überprüft. Grundsätzlich gelten weniger differenzierte Tumoren als bösartiger; sie wachsen schneller und setzen früher Tochtergeschwülste. Das Grading hat Bedeutung für Prognose und Therapie und dient, ebenso wie die Ausdehnung des Tumors (→Staging), als Grundlage für die →Tumorklassifikation.

Graft-versus-Host-Reaktion, →Transplantat-Anti-Wirt-Reaktion.

Gramfärbung, wichtigste mikrobiologische Färbemethode zur Unterscheidung von Bakterien aufgrund unterschiedlichen Zellwandaufbaus. Nach Anfärbung und Jodbeizung entsteht ein blau-violetter Farbkomplex, der nach Einwirkung von Alkohol bei **grampositiven** Bakterien in der Zellwand verbleibt, jedoch bei **gramnegativen** Bakterien wieder abgegeben wird. Um die entfärbten gramnegativen Bakterien darstellen zu können, werden sie zumeist rot gegengefärbt. Die Gramfärbung ist schnell durchführbar und kann ergänzende, richtungweisende Hinweise über Erreger von Krankheiten geben.

Erstmaßnahmen bei Grand-Mal-Anfall

Beobachter eines Grand-Mal-Anfalls können den Betroffenen vor Verletzungen schützen, indem sie einen unsanften Sturz verhindern. Die Beine oder Arme dürfen nicht zu fest gehalten werden; Kleidung, die die Atmung behindert, wird entfernt. So bald wie möglich sollte der Bewusstlose in die stabile Seitenlage gebracht werden, um zu verhindern, dass er Speichel oder Erbrochenes einatmet. Wenn er erbrochen hat, wird der Mund ausgewischt. Der früher übliche Zungenkeil wird nicht mehr verwendet. Dauert der Anfall länger als einige Minuten, muss ein Status epilepticus befürchtet werden. Ein Notarzt sollte in jedem Fall schnellstens verständigt werden.

Grand-Mal-Anfall [grãˈmal-, französ.], **tonisch-klonischer Krampfanfall,** epileptischer Krampfanfall, der mit typischen Bewegungsabläufen und vorübergehendem Bewusstseinsverlust einhergeht (→Epilepsie). Dem Anfall kann eine **Aura** vorangehen, z. B. ein Wärme- oder Beklemmungsgefühl, das von der Magengegend zum Hals aufsteigt. Der Betroffene stürzt bewusstlos zu Boden, wobei er oft einen Schrei ausstößt **(Initialschrei).** Die folgende **tonische Phase** dauert meist nur einige Sekunden und ist gekennzeichnet durch eine anhaltende Anspannung der Muskulatur, die zu einer Überstreckung der Gliedmaßen führt. Der Betroffene atmet nicht mehr, das Gesicht verfärbt sich blau, die Pupillen sind weit und lichtstarr. In der sich anschließenden **klonischen Phase** treten rhythmische, rasch aufeinander folgende Zuckungen am ganzen Körper auf, dabei kommt es oft zu unwillkürlichem Urin- und Stuhlabgang. Nach wenigen Minuten hören die Zuckungen auf, es schließt sich eine längere Schlafphase an **(Terminalschlaf).** Der Kranke erinnert sich später nicht an den Anfall.

Obwohl es nicht so aussieht, sind diese Anfälle für den Betroffenen meist ohne unmittelbare schädliche Folgen. Die größte Gefahr besteht in Verletzungen, die durch den Sturz auftreten, oder in Knochenbrüchen (z. B. an den Wirbelkörpern) durch die Muskelanspannung. Rückblickend kann bei einer unklaren Bewusstlosigkeit auf einen Grand-Mal-Anfall geschlossen werden, wenn eine Bissverletzung an der Zunge (Zungenbiss) vorliegt. Gefährlich sind ungewöhnlich lange Krampfphasen (→Status epilepticus), die zu Dauerschäden am Gehirn infolge Sauerstoffmangels führen können, sowie Lungenentzündungen durch das Einatmen von Erbrochenem.

Granulate, Pulver, die mithilfe von Bindemitteln zu kleinen Körnchen verarbeitet wurden. Als Medikament sind Granulate besser einzunehmen und exakter zu dosieren als Pulver.

Granulation, 1) *Zytologie:* mikroskopisch sichtbare körnige Struktur einer Zelle. Die eingelagerten Körnchen (Granula) enthalten meist Speicher- oder Sekretstoffe und können aufgrund ihrer unterschiedlichen Anfärbbarkeit unterschieden werden.

2) *Pathologie:* mit bloßem Auge sichtbare körnige Struktur eines Organs (z. B. Leber, Milz, Niere) oder einer Gewebeneubildung (Granulationsgewebe).

Granulationsgewebe, weiches, gefäß- und zellreiches Gewebe, das sich im Rahmen der Wundheilung (→Wunde) bildet.

Granulom, zell- und gefäßreiches Bindegewebsknötchen, das als Gewebereaktion auf äußere Reize oder durch Infektionen und Entzündungen entsteht und eine für die Erkrankung typische Struktur aufweist. Das Granulom bildet sich durch überschießendes Wachstum von Granulationsgewebe, das im Wesentlichen aus spezialisierten weißen Blutkörperchen (z. B. Lymphozyten, Makrophagen, Histiozyten) und jungen Bindegewebszellen (Fibroblasten) besteht. Es kann auch zu echten Geschwülsten überleiten, z. B. bei der Lymphogranulomatose (Hodgkin-Krankheit).

Auch bei einigen Infektionskrankheiten kommen Granulome vor, z. B. bei rheumatischem Fieber (Aschoff-Knötchen), Tuberkulose (Tuberkel), Lepra (Lepraknoten), Syphilis (Gummen) und bei Wurminfektionen wie der in den Tropen vorkommenden Bilharziose. Weitere Beispiele sind das →Fremdkörpergranulom und das Zahngranulom (→Wurzelspitzengranulom).

Granulo|penie, Form der →Leukopenie.

Granulo|po|ese, Bildung von Granulozyten (→Blutbildung).

Granulozyten, Blutkörperchen aus der Gruppe der weißen Blutkörperchen (Leukozyten). Die Granulozyten machen circa 60–75 % aller →Leukozyten aus und übernehmen vielfältige Aufgaben im →Immunsystem. Sie werden nach ihrer Anfärbbarkeit in neutrophile, eosinophile und basophile Granulozyten eingeteilt. Diese Gruppen können wiederum nach ihrem Alter unterschieden werden. Die Bildung der Granulozyten, die Granulopoese, erfolgt zusammen mit den anderen Blutzellen aus einer gemeinsamen Stammzelle im Knochenmark (→Blutbildung). Mit einem Zelldurchmesser von 10–17 μm sind Granulozyten deutlich größer als Erythrozyten und zeigen im Zellinneren Körnchen (Granula).

■ **Neutrophile Granulozyten** Die neutrophilen Granulozyten (Neutrophile, kleine

Fresszellen) stellen etwa 95 % aller Granulozyten. Das sind ca. 50–70 % aller Leukozyten (stabkernige Neutrophile: 3–5 %, segmentkernige Neutrophile: 50–65 %). Sie weisen mit chemisch neutralen Farbstoffen schwach anfärbbare Granula auf. Die Neutrophilen halten sich nach ihrer Reifung im Knochenmark für nur 6–8 Std. im Blut auf, bevor sie zu den Geweben wandern. Im Rahmen der unspezifischen Immunabwehr sind sie zur Beseitigung von Bakterien, Viren und Pilzen fähig (Phagozytose); bei akuten bakteriellen Infektionen findet man vermehrt Granulozyten im Blut, bei viralen Infektionen, z. B. Masern, Röteln, Grippe, sinkt die Zahl der Granulozyten.

■ **Basophile Granulozyten** Die basophilen Granulozyten (Basophile, Blutmastzellen) stellen maximal 2 % der Leukozyten. Sie zeigen mit basischen Farbstoffen blau anfärbbare Granula, die z. B. Histamin enthalten. Die Basophilen verlassen die Blutbahn und siedeln sich im Interstitium als →Mastzellen an. Sie dienen der Abwehr von Parasiten und sind auch an allergischen Reaktionen beteiligt. Ihre Zahl im Blut ist z. B. bei Schilddrüsenunterfunktion oder Stress erhöht.

■ **Eosinophile Granulozyten** Circa 1–4 % aller Leukozyten sind eosinophile Granulozyten (Eosinophile). Ihre Granula sind mit dem roten Farbstoff Eosin anfärbbar. Eine erhöhte Anzahl findet man v. a. bei allergischen Reaktionen, eine Abnahme z. B. unter hoch dosierter Therapie mit Kortikoiden.

Granulozyten-koloniestimulierender Faktor, G-CSF [Abk. für engl. granulocytes colony stimulating factor], in Monozyten und Knochenmark gebildeter Wachstums- und Reifungsfaktor, der die Bildung von Granulozyten aus deren Vorläuferzellen fördert. Gentechnisch hergestellte Präparate dienen der Mobilisation von Stammzellen aus dem Knochenmark ins Blut, um diese dann für eine →Knochenmarktransplantation entnehmen zu können.

Der Granulozyten-koloniestimulierende Faktor wird auch zur Beschleunigung der Granulozytenerholung nach Chemotherapie eingesetzt, wodurch intensivere Therapien durchgeführt werden können.

Granulozyto|penie, Form der →Leukopenie.

Granulozytopoese, Form der Leukopoese (→Blutbildung).

Granulozytose, Form der →Leukozytose.

grauer Star, Katarakt, Oberbegriff für Erkrankungen, die mit einer Trübung der Augenlinse einhergehen. Zwei häufige Formen sind der **Rindenstar,** der die Linsenkapsel, und der **Kernstar,** der den Linsenkern betrifft und häufig bei Kurzsichtigen vorkommt.

■ **Ursache** Die **angeborene Form** ist erblich bedingt oder Folge einer (Virus-)Infektion der Mutter während der Schwangerschaft (z. B. Röteln). Die häufigste **erworbene Katarakt** ist der so genannte **Altersstar** (Cataracta senilis). Begleitend kann eine Linsentrübung auch bei anderen Augenerkrankungen vorkommen, so z. B. bei grünem Star oder Netzhautablösung. Weitere mögliche Ursachen sind Augenverletzungen, v. a. Augenprellungen **(Kontusions-**

grauer Star Operation als ambulanter Routineeingriff

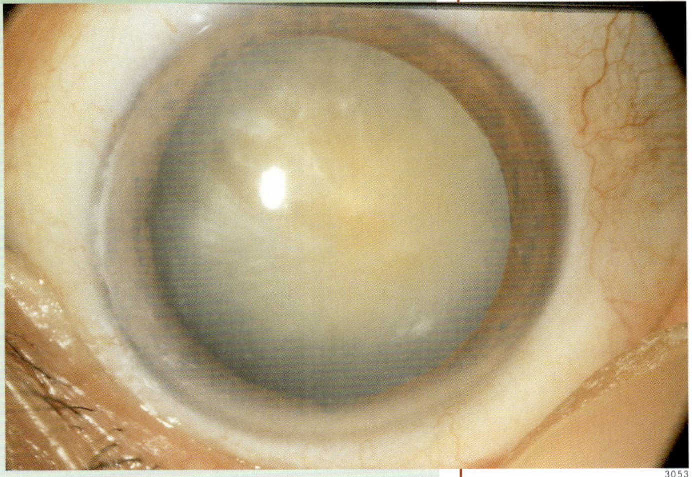

3053

Zwar stellt der graue Star weltweit die häufigste Erblindungsursache dar, in den westlichen Zivilisationsländern ist diese Gefahr heute allerdings äußerst gering. Die Staroperation ist zu einem ambulanten Routineeingriff geworden; allein in Deutschland werden jährlich etwa 150 000 solche Operationen durchgeführt. In den ersten beiden Wochen danach sind größere körperliche Anstrengungen, Drücken oder Pressen zu vermeiden. In diesem Zeitraum sollte man es auch vermeiden, dass Wasser oder Seife in das Auge gelangen. Wegen der Infektionsgefahr muss auf Sauna und Schwimmbad verzichtet werden. Zur Vorbeugung sind regelmäßig Augentropfen einzuträufeln, die Antibiotika und Kortikoide enthalten. Zusätzlich wird das Auge medikamentös weitgestellt. Nach circa 4–6 Wochen kann dann die neue Brille angepasst werden. Fahren Sie selbst erst dann wieder Auto, wenn Ihr Augenarzt es Ihnen erlaubt. Häufiger bildet sich bei der extrakapsulären Methode postoperativ ein so genannter Nachstar, eine Eintrübung der im Auge verbliebenen hinteren Linsenkapsel, die meist durch eine Laserbehandlung entfernt werden kann. (Im Bild reifer Altersstar [Cataracta matura]. Die vollständig eingetrübte Linse ist mit bloßem Auge zu erkennen.)

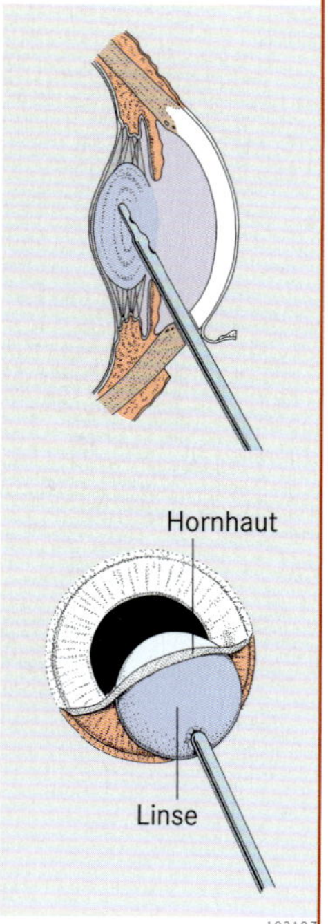

grauer Star.
Bei der extrakapsulären Linsenentfernung (oben) wird nur das vordere getrübte Linsenmaterial beseitigt. Bei der intrakapsulären Staroperation (unten) wird dagegen die Linse als Ganzes entfernt.

star), starke Wärmeeinwirkung **(Wärmestar),** Diabetes mellitus, Starkstromunfälle **(Blitzstar),** verschiedene Haut- und Muskelerkrankungen sowie ionisierende Strahlen **(Strahlenstar).** Der **Feuerstar** durch Einwirkung von Infrarotstrahlen, eine früher häufige Berufserkrankung von Glasbläsern und Arbeitern an Hochöfen, ist durch das Tragen von Schutzbrillen heute selten geworden.

■ **Befund** Der Erkrankte bemerkt eine über Jahre langsam fortschreitende Sehverschlechterung, nimmt Nebelschleier wahr, Farben und Konturen verschwimmen. Bei allen Starformen ist das Dämmerungssehen besser als das Sehen im Hellen, denn bei weiter Pupille kann der Kranke an der Trübungsstelle vorbeisehen. Starke Lichteinstrahlung jedoch bricht sich diffus in der getrübten Linse und erzeugt so eine Blendung. Beim Kernstar tritt eine Kurzsichtigkeit auf, die dazu führen kann, dass Alterssichtige plötzlich wieder ohne Brille lesen können. Die Diagnose des grauen Stars erfolgt mit Spaltlampenuntersuchung bei weitgestellter Pupille. Eine fortgeschrittene Linsentrübung ist auch ohne technische Geräte erkennbar.

■ **Behandlung** Bei Allgemeinerkrankungen kann die Katarakt durch eine Behandlung des Grundleidens aufgehalten, doch nicht rückgängig gemacht werden. Bisher ist es nur durch die Methoden der Staroperation möglich, eine Besserung des grauen Stars zu erreichen, wobei zwei Verfahren zur Auswahl stehen:

Bei der **extrakapsulären Linsenextraktion** werden die vordere Linsenkapsel und das getrübte Linsenmaterial nach Verflüssigung des Linsenkerns durch Ultraschallwellen **(Phakoemulsifikation)** entfernt, die hintere Linsenkapsel bleibt stehen. Das Verfahren ist heute am gebräuchlichsten, aber mit dem Risiko der Ausbildung eines so genannten Nachstars, einer Trübung des verbleibenden Teils der Linsenkapsel, behaftet. Der Nachstar kann mittels Lasertherapie behandelt werden.

Die Entfernung der Linse als Ganzes **(intrakapsuläre Linsenextraktion)** zieht als Spätkomplikation oft eine Netzhautablösung nach sich und wird nur in speziellen Fällen durchgeführt, z. B. bei chronischen Entzündungen. Bei beiden Verfahren wird als Ersatz eine Kunststofflinse eingesetzt; alternativ kann die fehlende Brechkraft durch Kontaktlinsen oder, nach beidseitiger Staroperation, mit einer Starbrille ausgeglichen werden. Im Anschluss an die Operation ist eine intensive Nachbehandlung nötig. Die Kataraktoperation ist die weltweit am häufigsten durchgeführte Operation.

graue Substanz, Substantia grisea, Bereiche von Gehirn und Rückenmark, die im Schnittpräparat grau erscheinen und überwiegend Nervenzellkörper und Gliazellen enthalten. Die graue Substanz hebt sich deutlich von der aus Nervenfaserbündeln bestehenden weißen Substanz ab. Im Gehirn bildet sie die Großhirnrinde (Cortex cerebri) und in der Tiefe des Großhirns liegende Anhäufungen von Nervenzellen, die als Kerne bezeichnet werden, u. a. Basalganglien und Thalamuskerne. Im Rückenmark ist sie so aufgeschichtet, dass sie im Querschnitt schmetterlingsförmig erscheint.

Gravida, schwangere Frau.

Gravidität, →Schwangerschaft und Geburt.

Grenzstrang, →vegetatives Nervensystem.

Grenzstrangblockade, →Sympathikusblockade.

Grenzstrangdurchtrennung, →Sympathektomie.

Grimmdarm, Abschnitt des →Darms.

Grimmdarmkrebs, bösartige →Darmtumoren im Bereich des Kolons, am häufigsten als →kolorektales Karzinom.

grippaler Infekt, eine →Erkältungskrankheit.

Grippe, Influenza, Virusgrippe, akute virale Infektionskrankheit mit hohem Fieber.

■ **Ursache** Erreger sind →Grippeviren meist des Typs A. Sie werden durch Tröpfcheninfektion übertragen. Etwa alle 1–3 Jahre tritt die Grippe massenhaft in einem begrenzten Gebiet (Epidemie) auf, alle 12–24 Jahre in großen Teilen eines Landes oder sogar weltweit (Pandemie).

■ **Befund** Erste Krankheitszeichen können sich bereits nach wenigen Stunden, aber auch erst nach Tagen zeigen. Es kommt plötzlich zu hohem Fieber bis 40 °C, oft mit Schüttelfrost, schwerem Krankheitsgefühl, Kopf- und Gliederschmerzen, Augenbrennen und Schmerzen beim Atmen. Begleitend können auch eine Bindehautentzündung, Lippenbläschen (Herpes labialis) sowie ein scharlachartiger oder bläschenförmiger Hautausschlag auftreten. Bei Entzündungen der Atemwege klagt der Betroffene über Halsschmerzen und Heiserkeit sowie hartnäckigen trockenen Husten. Trotz des hohen Fiebers ist der Puls verlangsamt. Jüngere Menschen überstehen die Grippe meist ohne größere Komplikationen innerhalb von circa 1 Woche, die Erholungszeit kann mehrere Wochen betragen. Bei älteren oder abwehrgeschwächten Personen entwickeln sich oft zusätzliche bakterielle Infektionen (Superinfektionen), die dann das Krankheitsbild bestimmen. Hierzu gehören v. a. die Lungenentzündung **(Grippepneumonie)** und die Herzmuskelentzündung **(Grippemyokarditis),** die häufig keine typischen Symptome zeigen und zunächst unerkannt bleiben. Weitere Komplikationen sind Mittelohrentzündung, Meningitis, Nervenentzündung, Darmentzündung sowie Erkrankungen der Nieren und der Harnwege. Auch tödliche Verläufe kommen vor.

■ **Behandlung** Bettruhe ist für einige Tage erforderlich, um den Kreislauf zu entlasten und Komplikationen vorzubeugen. Neben einfachen Hausmitteln können →virushemmende Mittel eingesetzt werden. Wegen drohender komplikationsreicher bakterieller Infektionen empfiehlt es sich, einen Arzt aufzusuchen. Wirksame Maßnahmen zur Vorbeugung sind die Grippeschutzimpfung (→Impfung) sowie das Meiden größerer Menschenansammlungen bei Epidemien.

Grippeviren, Influenzaviren, Erreger der Grippe, die zur Gruppe der Myxoviren gehören. Grippeviren sind von einer Membran umhüllt, in die Eiweißmoleküle eingelagert sind. Diese Eiweiße fungieren als →Antigene und sind die Grundlage für die Einteilung der Grippeviren in drei Typen. **Typ A** ist verantwortlich für die meisten seuchenhaften Ausbreitungen der Grippe, **Typ B** verursacht nur sporadische Einzelerkrankungen bzw. kleine örtliche Krankheitsausbrüche, **Typ C** ist zurzeit nicht von Bedeutung. Das Virus des Typs A verändert ständig seine Eiweißstruktur auf der Virushülle, was zu immer neuen Antigenvarianten des Typs A führt, auf die sich die menschliche Immunabwehr dann neu einstellen muss. Die maßgeblich beteiligten Antigene der Virushülle werden als Kriterien für die Einteilung in Subtypen nach dem **H-N-System** verwendet (N für das Enzym Neuraminidase und H für Hämagglutinin). Gegen die H- und N-Antigene werden spezifische Antikörper gebildet, was bei der Grippeschutzimpfung ausgenutzt wird.

Größenwahn, ein →Wahn.

Großhirn, größter Abschnitt des Gehirns, der Sitz des Verstandes, des Gedächtnisses, des Bewusstseins und von willkürlichen Funktionszentren ist. Das Großhirn stülpt sich über Mittelhirn und Zwischenhirn und wird durch eine Längsfurche in zwei Hälften (Hemisphaeria cerebri) unterteilt, die die meisten Leistungen des Großhirns gleichberechtigt erbringen. Nur in der Tiefe sind die beiden Großhirnhälften durch ein breites, quer verlaufendes Fasersystem, den Balken (Corpus callosum), miteinander verbunden.

■ **Aufbau** An der äußeren Oberfläche des Großhirns liegt die **Großhirnrinde** (Cortex cerebri, Kortex, Hirnrinde, Hirnmantel). Sie erscheint im Schnittpräparat grau und besteht v.a. aus Nervenzellen (circa 10^{11}) und Gliazellen, die in 5–6 Schichten angeordnet und miteinander vernetzt sind. Zur Oberflächenvergrößerung ist sie in Windungen (Gyri) gelegt, zwischen denen tiefe Furchen (Sulci) bestehen. Innerhalb der Großhirnrinde liegt die **weiße Substanz.** Sie besteht überwiegend aus Nervenfaserbündeln mit unterschiedlicher Funktion: Projektionsbahnen verbinden das Großhirn mit anderen Abschnitten des Körpers, Kommissurenbahnen die beiden Großhirnhälften (der Balken ist die größte Kommissurenbahn) und Assoziationsbahnen die verschiedenen Hirnbezirke innerhalb der Großhirnhälften. In der Tiefe des Großhirns, inmitten der weißen Substanz, liegen Ansammlungen von Nervenzellen, die wie die

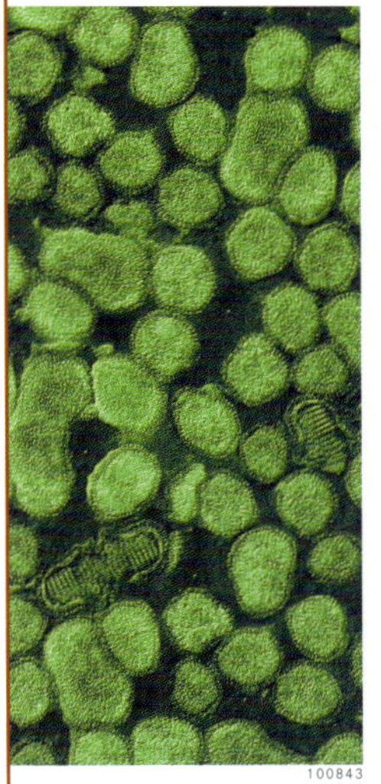

100843

Grippeviren. Influenzaviren des Typs A, die bei Mensch und Tier die Grippe verursachen

Grippe Schutzimpfung zur Vorbeugung

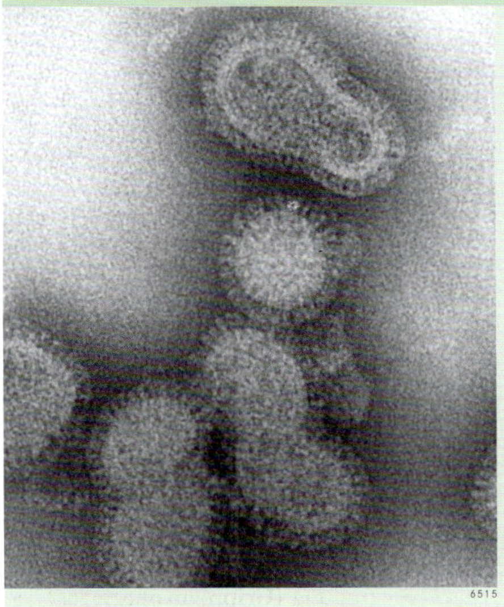

6515

Regelmäßig tritt im Winter die nächste Grippewelle auf. Durch eine Schutzimpfung kann man sich mit hoher Wahrscheinlichkeit vor einer Ansteckung schützen. Diese Schutzimpfung wirkt jedoch nur gegen die echte Grippe und nicht gegen eine Erkältung. Entsprechend der weltweit aktuell verbreiteten Influenza-Viren (Bild), wird von der WHO (Weltgesundheitsorganisation) jährlich eine geeignete Antigenkombination als Impfstoff empfohlen. Daher hilft die Impfung nur, wenn sie jedes Jahr neu erfolgt. Nach den Empfehlungen der Ständigen Impfkommission (STIKO) sollten sich folgende Personengruppen im Herbst impfen lassen: Menschen über 60 Jahre oder mit einer erhöhten gesundheitlichen Gefährdung aufgrund eines Grundleidens, Bewohner von Alters- oder Pflegeheimen sowie Personen, die einem erhöhten Risiko ausgesetzt sind (z.B. medizinisches Personal, Menschen in Einrichtungen mit umfangreichem Publikumsverkehr). Ihr Nutzen steht weit über den eventuellen Nebenwirkungen: Eine Impfung mildert den Krankheitsverlauf und senkt das Risiko für schwere, mitunter tödliche Komplikationen. Lebensgefährlich kann eine Grippeimpfung für Menschen mit einer Allergie gegen Hühnereiweiß sein, denn dieses ist in den meisten Impfstoffen enthalten.

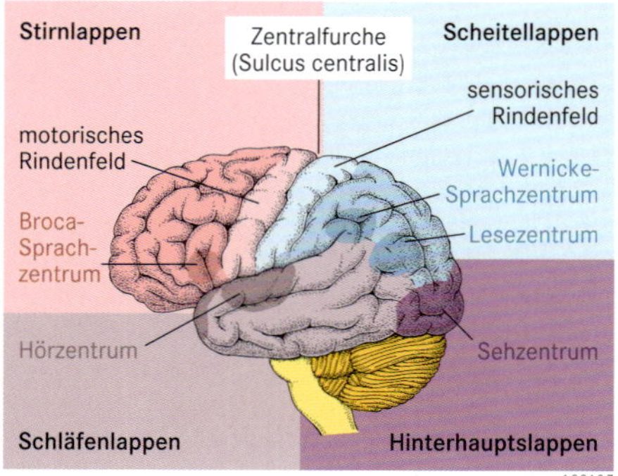

Großhirn. Die Großhirnrinde wird in vier Hirnlappen des Großhirns unterteilt, denen wichtige Funktionszentren zugeordnet sind; diese werden auch als Rindenfelder bezeichnet.

Großhirnrinde grau erscheinen und als **Kerne** bezeichnet werden. Zu ihnen gehören u. a. die Basalganglien, die wichtige Koordinationszentren für willkürliche und unwillkürliche Muskelbewegungen darstellen.

■ **Funktionszentren und Hirnlappen** Die Großhirnrinde wird in vier Hirnlappen unterteilt, die jeweils unterschiedliche Funktionszentren beinhalten. Funktionszentren werden meist durch Ansammlungen von Nervenzellen gebildet, die als **Rindenfelder** bezeichnet werden. Dabei dienen motorische Rindenfelder der Steuerung von Bewegungen der Skelettmuskulatur, sensorische Rindenfelder verarbeiten Sinneseindrücke, die zum Großhirn geleitet werden. Assoziationsfelder verknüpfen die Impulse verschiedener Rindenfelder miteinander. Der paarige **Stirnlappen** (Lobus frontalis, Frontallappen) liegt in der vorderen Schädelgrube und beherbergt das Broca-Sprachzentrum sowie Funktionszentren für Kurzzeitgedächtnis, Handlungsplanung und Motivation. In der vorderen Zentralwindung (Gyrus praecentralis) des Stirnlappens liegt außerdem das motorische Rindenfeld. Die ableitenden Nervenfasern aus diesem Bereich verlaufen in einem Bündel, der Pyramidenbahn, zum Rückenmark. In der hinteren Zentralwindung (Gyrus postcentralis), die zum Bereich des **Scheitellappens** (Lobus parietalis, Parietallappen) gehört, liegt das sensorische Rindenfeld, das für die Wahrnehmung und Speicherung von Eindrücken der Oberflächen- und Tiefensensibilität zuständig ist. Projektionsbahnen führen diesem Rindenfeld Impulse zu. Im Grenzbereich von Scheitel- und Schläfenlappen befinden sich ein Zentrum für Sprachverständnis, das Wernicke-Sprachzentrum, und das Lesezentrum. Der **Schläfenlappen** (Lobus temporalis, Temporallappen) beherbergt in einem Rindenfeld das Hörzentrum und andere Rindenfelder für akustische Reize. Der **Hinterhauptslappen** (Lobus occipitalis, Okzipitallappen) liegt in der hinteren Schädelgrube, in ihm befindet sich das Sehzentrum der Rinde.

Großwuchs, deutlich überdurchschnittliches Längenwachstum; der Betroffene überragt 90 % der Gleichaltrigen. Die sehr ausgeprägte Form des Großwuchses, bei der die Betroffenen größer sind als 97 % ihrer Altersgenossen, wird **Hochwuchs** genannt.

■ **Ursache** Ist die ganze Familie sehr groß, kann ein gutartiger familiärer Großwuchs vermutet werden. Andere erbliche Ursachen eines Großwuchses müssen jedoch ausgeschlossen werden. So führt z. B. das →Marfan-Syndrom typischerweise zum Großwuchs, ebenso wie eine Reihe hormoneller Störungen durch eine Überfunktion der Schilddrüse, der geschlechtshormonbildenden Anteile der Nebennierenrinde oder der Hypophyse mit vermehrter Ausschüttung des Wachstumshormons. Ursache kann auch die Fettsucht sein, die allerdings nur zu einer Wachstumsbeschleunigung im Kindesalter, aber nicht zu einer gesteigerten Endgröße führt.

■ **Befund** Die Diagnose des Großwuchses wird durch Vergleich der Kindsgröße mit den Alters- und Geschlechtsgenossen unter Berücksichtigung der elterlichen Körpergröße

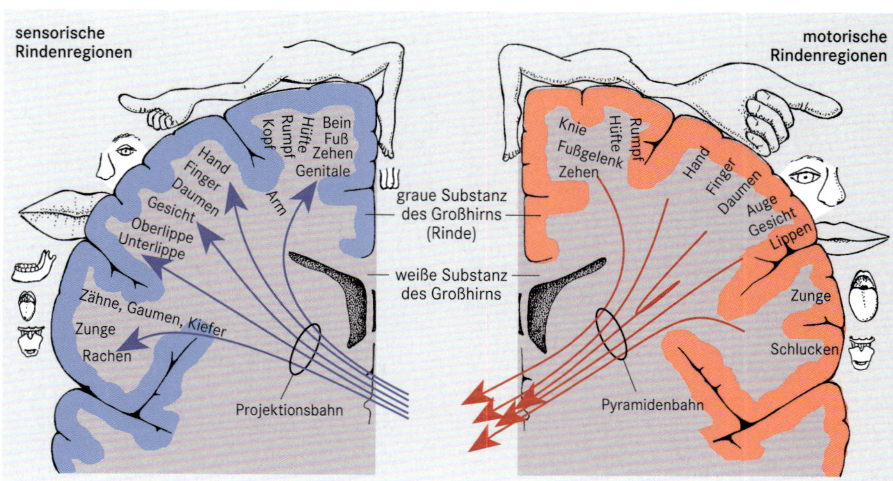

Großhirn. Repräsentation von Körperregionen im sensorischen Rindenfeld und im motorischen Rindenfeld (sensorischer und motorischer Homunkulus). Empfindliche Regionen sind größenmäßig überrepräsentiert.

gestellt. Im Rahmen der Diagnostik ist es wichtig, herauszufinden, ob ein echter Großwuchs oder lediglich ein vorzeitiger Eintritt des Pubertätswachstumsschubs vorliegt. Hierzu wird zusätzlich zur genauen Körperlängenmessung anhand einer standardisierten Röntgenaufnahme der Mittelhandknochen das Knochenalter bestimmt. Durch Hormonbestimmung im Blut können die von der Drüsenfunktion abhängigen Ursachen ausgeschlossen werden.

▪ **Behandlung** Liegt keine behandelbare Grundkrankheit vor oder ist ihre ursächliche Behandlung nicht möglich, so kann durch Geschlechtshormone eine beschleunigte Knochenreifung und damit ein vorzeitiger Schluss der Wachstumszonen der Knochen erreicht werden, falls die zu erwartende Endgröße der Betroffenen problematisch zu werden droht. Diese Therapie erfolgt in Spezialambulanzen.

Grubenkrankheit, →Hakenwurmkrankheit.

Grünblindheit, eine →Farbenfehlsichtigkeit.

Grundimmunisierung, Basisimpfung (→Impfung).

Grundregulation, *Naturheilkunde:* Modell zur Erklärung der Körperfunktionen v.a. der Funktionen des Zwischenzellgewebes. Dieses besteht aus Bindegewebszellen, Blutgefäßen, Lymphgefäßen und Nervenzellen sowie kurz- und langkettigen Molekülen (z.B. Kollagen, Elastin, Proteoglykane). Diese Funktionseinheit – die Grundsubstanz (Grundsystem) – sorgt demnach für die Zufuhr von Nährstoffen, den Abtransport der Stoffwechselendprodukte und ist der Ort der Entzündungsvorgänge und Abwehrfunktionen.

Das Grundsystem soll das Milieu, in dem die Organzellen optimal arbeiten können, schaffen. Krankheiten der Organzellen sollen entstehen, wenn die Grundsubstanz verändert oder geschädigt ist. Solche Schädigungen sollen u.a. durch Ablagerung von Schwermetallen und Arzneistoffen, Mangel an Nährstoffen (z.B. Vitamine, Spurenelemente), Eiweißüberernährung oder bei chronischen Entzündungen (→Herd) auftreten. Das System der Grundregulation postuliert ferner einen Informationsaustausch im gesamten Grundsystem u.a. über die Nervenendigungen, die in der Grundsubstanz enthalten sind, sowie über Änderungen der elektrischen Ladung der Zwischenzellflüssigkeit. Die Grundregulation soll dadurch als gesamte Körpereinheit reagieren können. So dient die Theorie der Grundregulation zur Erklärung der therapeutischen Wirkungen von naturheilkundlichen Verfahren, die mit kleinsten Reizen auf den gesamten Organismus einwirken können, z.B. die Homöopathie, Neuraltherapie oder Akupunktur.

Grundumsatz, Ruheumsatz, durchschnittliche Energiemenge, die ein Mensch zur Aufrechterhaltung seines Grundstoffwechsels, wie Herz-Kreislauf-Arbeit, Transportprozesse an Zellmembranen, Neubildung von Körpereiweiß und Aufrechterhaltung seiner Körpertemperatur benötigt. Der Grundumsatz wird bei völliger Ruhe, d.h. im Liegen, 12 Std. nach der letzten Nahrungsaufnahme, leicht bekleidet, bei einer Raumtemperatur von 20 °C oder über eine indirekte Methode bestimmt. Er ist abhängig von Alter, Geschlecht (bei Männern höher als bei Frauen), Körperoberfläche und Hormonhaushalt. Eine Steigerung erfolgt u.a. bei Schilddrüsenüberfunktion, Fieber, Tumoren, bei Frauen während der Menstruation und Schwangerschaft; eine Absenkung z.B. bei Schilddrüsenunterfunktion. Der durchschnittliche Grundumsatz beträgt etwa 5 800–7 500 kJ bzw. 1 400–1 800 kcal pro Tag. Zusammen mit dem Arbeitsumsatz ergibt er den →Energiebedarf.

grüner Star, Glaukom, Oberbegriff für Augenerkrankungen, deren gemeinsame Kennzeichen eine typische Form der Sehnervenschädigung und des Gesichtsfeldausfalls sind. Meistens ist der Augeninnendruck erhöht. Besteht ein Glaukom lange Zeit unerkannt, tritt eine Schädigung des Sehnervs mit fortschreitenden Gesichtsfeldausfällen bis hin zur Blindheit ein. In den Industrieländern zählt der grüne Star zu den häufigsten Erblindungsursachen. Man unterscheidet das **primäre Glaukom** mit den Unterformen Engwinkel- und Weitwinkelglaukom, das **sekundäre Glaukom** und das **angeborene, kongenitale Glaukom** (Buphthalmus). Verfahren zur Diagnosestellung sind die Beurteilung des Sehnervenkopfes, die Messung der Nervenfaserdicken, die Augeninnendruckmessung, z.B. mittels →Applanationstonometer, Inspektion der vorderen Augenkammer einschließlich der Abflussstrukturen im Kammerwinkel (Gonioskopie) und Gesichtsfeldprüfung. Da viele Medikamente bei grünem Star nicht eingenommen werden dürfen, ist es wichtig, dem Augenarzt Auskunft über andere Erkrankungen und die dafür einzunehmenden Medikamente zu geben.

▪ **Engwinkelglaukom (Winkelblockglaukom)** Bei dieser Erkrankung ist die Augenvorderkammer so flach, dass die vorgewölbte Regenbogenhaut den Abfluss des Kammerwassers durch den Kammerwinkel behindert. Häufig ist dies bei Weitsichtigen der Fall, die einen zu kurzen Augapfel und infolgedessen einen engen Kammerwinkel haben.

▪ **Befund** Wenn der Kammerwasserabfluss vollständig blockiert ist, entwickelt sich rasch ein **Glaukomanfall.** Er kündigt sich mit leichter Sehverschlechterung und dem Sehen farbiger Ringe an. Schließlich treten stärkste Schmerzen am Auge auf, die Sehverschlechterung nimmt bedrohlich zu und ist begleitet von Übelkeit und Erbrechen. Beim **chroni-**

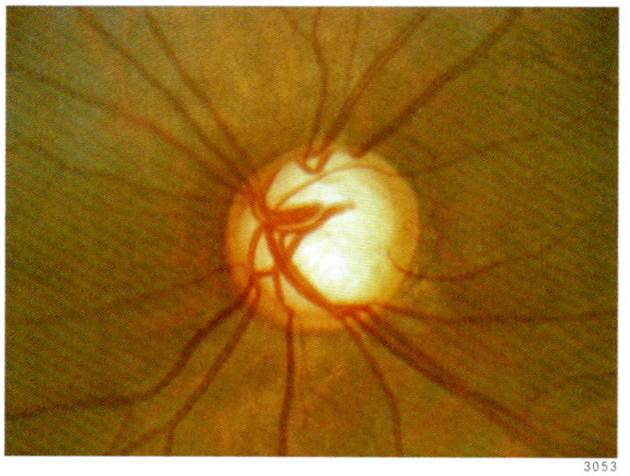

3053

grüner Star. Fortgeschrittene Sehnervenatrophie durch ein Glaukom. Die Blutgefäße sind gestaut.

schen Winkelblockglaukom schwankt der Augeninnendruck stark; während der Druckspitzen sieht der Kranke Ringe und Nebelschleier und hat Kopfschmerzen. Es kann sich jederzeit ein Glaukomanfall entwickeln, weshalb auch die chronische Form dringend behandlungsbedürftig ist.

■ **Behandlung** Das Engwinkelglaukom erfordert eine operative Behandlung, die einen Abflussweg für das Kammerwasser schafft. Dies erfolgt durch Entfernung eines kleinen Stückchens der Regenbogenhaut, eine basale Iridektomie. Dadurch wird eine direkte Verbindung zwischen Hinter- und Vorderkammer geschaffen und die Blockade umgangen. Während des Glaukomanfalls ist diese Operation nicht möglich; es muss zuerst der Augeninnendruck gesenkt werden. Dies erreicht man durch Medikamente, die die Pupille verengen und die Neubildung von Kammerwasser hemmen.

■ **Weitwinkelglaukom (Glaucoma simplex)** Bei dieser Form des grünen Stars ist der Kammerwinkel normal weit, es besteht jedoch ein Missverhältnis zwischen Produktion und Abfluss des Kammerwassers. Lange Zeit haben Betroffene keine Beschwerden. Deshalb wird der Arzt oft erst im Spätstadium aufgesucht, wenn große Gesichtsfeldausfälle bestehen, die Sehverschlechterung aber bereits irreparabel ist.

■ **Behandlung** Das Weitwinkelglaukom wird nach Möglichkeit medikamentös behandelt, meist mit Betablockern, die mehrmals täglich in die Augen getropft werden. Bei bestimmten Erkrankungen (z.B. Asthma bronchiale oder bestimmte Herzrhythmusstörungen) dürfen diese Tropfen jedoch nicht angewandt werden. In diesem Fall oder wenn die medikamentöse Behandlung keine Besserung bringt, wird eine Operation durchgeführt. Bei der **Trabekulektomie** wird das Kammerwasser unter der Bindehaut abgeleitet, damit es dort von den Blutgefäßen aufgenommen werden kann. Mit der **Lasertrabekulotomie** (Lasertrabekuloplastik) werden künstliche, oberflächliche Entzündungsherde im Bereich der Gewebsbündel (Trabekel) des Kammerwinkels gesetzt, die vernarben, das Trabekelwerk straffen und so den Abfluss verbessern. Eine Verminderung der Kammerwasserproduktion wird durch die **Zyklokryothermie** oder **Zyklofotokoagulation** erreicht. Hierbei wird ein Teil des Drüsengewebes des Ziliarkörpers zerstört, das für die Kammerwasserproduktion zuständig ist.

■ **Sekundäres Glaukom** Diese Form des grünen Stars kann auftreten nach Prellungen oder Verätzungen des Augapfels, als Folge von Entzündungen (v.a. Iridozyklitis), bei fortgeschrittenem Diabetes mellitus oder lang dauernder, hoch dosierter Kortikoidbehandlung. Je nach Ursache kommt es unterschiedlich rasch zu Gesichtsfeldausfällen und Sehnervschädigung, manchmal kann auch eine akute Verlegung des Kammerwinkels (z.B. infolge einer Augenoperation) zu einem Glaukomanfall führen. Im Vordergrund steht die Therapie des Grundleidens sowie die Senkung des Augeninnendrucks.

■ **Buphthalmus (Hydrophthalmus)** Diese angeborene Vergrößerung des Augapfels entsteht durch eine Fehlbildung der Winkel in der vorderen Augenkammer, die zu einer Abflussbehinderung des Kammerwassers mit nachfolgendem Druckanstieg im Auge führt. Von Geburt an leiden die Säuglinge unter Lichtscheu und Augentränen, die Hornhaut ist vergrößert und geschwollen. Unbehandelt kann der Buphthalmus zu Erblindung führen und muss deshalb sehr frühzeitig operiert werden. Durch spezielle Operationsverfahren, die **Goniotomie** und die **Trabekulotomie,** wird das im Kammerwinkel befindliche embryonale Gewebe, das den Abfluss verhindert, eingeschnitten, sodass eine Abflussmöglichkeit entsteht.

Früherkennung des grünen Stars

Die häufigste Form des grünen Stars, das Weitwinkelglaukom, verursacht über lange Zeit hinweg keine Beschwerden. Um das Entstehen dieser Krankheit rechtzeitig zu entdecken, wird empfohlen, ab einem Lebensalter von 40 Jahren mindestens alle drei Jahre eine Messung des Augeninnendrucks durch den Augenarzt vornehmen zu lassen. Bei Risikopatienten sollte diese Vorsorgeuntersuchung jedes Jahr erfolgen. Risikofaktoren sind Alter über 65 Jahre, starke Kurzsichtigkeit, gehäuftes Auftreten in der Familie, Diabetes mellitus und längere Kortisonbehandlungen.

Grünholzfraktur, Knochenbruch im Kindesalter, bei dem die noch sehr kräftige und elastische Knochenhaut (Periost) nicht zerreißt, sondern die Bruchstelle zumindest teilweise noch umschließt – vergleichbar mit dem Bruch eines grünen Astes. Bei der Grünholzfraktur zeigt sich meist keine oder nur eine sehr geringe Verschiebung der Bruchenden. Zur Behandlung genügt meist eine Ruhigstellung im Gips für circa 2–4 Wochen, bei Knickbildung am Bruch muss vorher eingerenkt werden.

Grünschwäche, eine →Farbenfehlsichtigkeit.

Grützbeutel, Atherom, Zyste der Oberhaut im Bereich der Haarfollikel. Der Grützbeutel ist kugelförmig, druckelastisch, kann sehr groß werden (Apfelsinengröße), tritt einzeln oder zu mehreren auf und ist mit teigigem Material (Hornzellmassen) gefüllt. Der **echte Grützbeutel** entsteht als Abschnürung aus Teilen der Oberhaut, eine zentrale Pore fehlt. Er kommt v.a. im Kopfhaarbereich und am Hodensack vor. Der **falsche Grützbeutel** entsteht durch eine Ansammlung von Talg, hat eine zentrale Öffnung und kommt im Gesicht, am Körperstamm und am Hoden vor. Falls der Grützbeutel als störend empfunden wird, kann er operativ entfernt werden.

Guedel-Tubus, →Tubus.

Guillain-Barré-Syndrom [gi'jã ba're-], entzündliche Erkrankung des peripheren Nervensystems, die in ihrer klassischen Form mit symmetrischen, von den Beinen aufsteigenden und rückbildungsfähigen Lähmungen einhergeht.

■ **Ursache** Der Entstehungsmechanismus ist noch nicht geklärt; es besteht eine Entzündung der peripheren Nerven, Nervenwurzeln und/oder Spinalganglien, die vermutlich durch eine fehlgeleitete Immunantwort gegen körpereigene Bestandteile (Autoimmunreaktion) entsteht.

■ **Befund** Am häufigsten ist das **akute Guillain-Barré-Syndrom** (idiopathische Polyradikulitis), das durch von den Füßen aufsteigende Lähmungen und evtl. Missempfindungen gekennzeichnet ist und sich innerhalb weniger Tage auf den ganzen Körper ausbreiten kann. Eine gefürchtete Komplikation ist die Atemlähmung, es können auch lebensgefährliche Herzrhythmusstörungen auftreten. 2 bis 6 Wochen nach Beginn tritt eine allmähliche Besserung ein, etwa 60 % der Betroffenen werden wieder vollständig gesund. Nur selten tritt ein akutes Guillain-Barré-Syndrom wiederholt auf. Beim **chronischen Guillain-Barré-Syndrom** (chronisch-entzündliche demyelinisierende Polyneuropathie) entwickelt sich eine über mehrere Monate zunehmende, symmetrisch verteilte Schwäche, oft auch von Empfindungsstörungen und Schmerzen begleitet. Die Prognose der Erkrankung ist meist günstig. **Sonderformen** des Guillain-Barré-Syndroms können zu Hirnnervenausfällen (z.B. Augenmuskel- oder Gesichtslähmung) oder Störungen des vegetativen Nervensystems führen.

■ **Behandlung** Entzündungshemmende Medikamente (Kortikoide) sind bei der chronischen Form hilfreich, hoch dosierte Immunglobuline können auch beim akuten Guillain-Barré-Syndrom wirksam eingesetzt werden. Manchmal wird das Blutplasma ausgetauscht (Plasmapherese). Das akute Guillain-Barré-Syndrom kann vorübergehend eine künstliche Beatmung oder einen Herzschrittmacher erforderlich machen.

Gummikeil, →Beißkeil.

Gürtelrose, Zoster, virale Hauterkrankung mit meist gürtelförmiger Ausbreitung.

■ **Ursache** Nach einer Windpockenerkrankung verbleiben die Viren (Varizella-Zoster-Viren) in den Spinalganglien der Nervenwurzeln nahe des Rückenmarks. In höherem Alter, bei Abwehrschwäche oder außergewöhnlichem psychischem und körperlichem Stress werden die Viren reaktiviert und wandern über die Nervenbahnen zu dem von den Nervenwurzeln versorgten Hautgebiet.

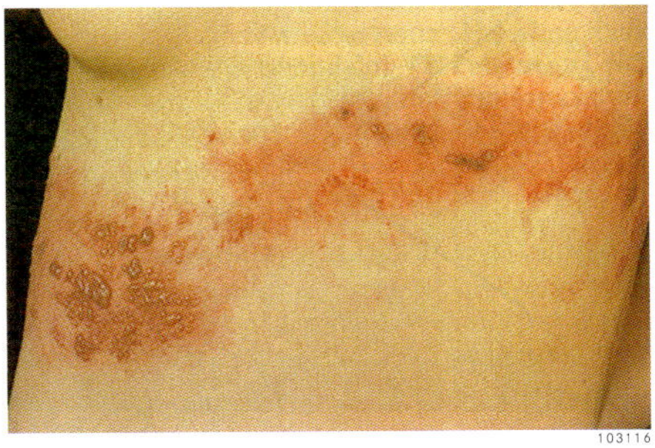

Gürtelrose. Die typische gürtelförmige Ausbreitung der Hautveränderung im Bereich des Brustkorbs gibt der Krankheit ihren Namen.

■ **Befund** Die Krankheit beginnt mit heftigen, brennenden Schmerzen und Gefühlsstörungen, wobei am häufigsten ein gürtelförmiges Hautgebiet im Bereich des Brustkorbs, seltener des Bauches oder der Hüfte betroffen ist. Oft erst einige Tage später entstehen dort gruppiert stehende, kleine Bläschen auf gerötetem Grund. Diese platzen und heilen meist narbenlos ab. Bei stark abwehrgeschwächten Menschen kann die Erkrankung auf andere Organe übergreifen, z.B. auf das Gehirn und seine Häute. Eine häufige Form der Erkrankung ist der Befall des fünften Gehirnnervs (Nervus trigeminus) mit Schmerzen im Gesichtsbereich. Wenn sich der Stirnast dieses Nervs entzündet, sind oft Sehnerv, Horn- und Regenbogenhaut des Auges in Mitleidenschaft gezogen. Dieses Krankheitsbild heißt **Zoster ophthalmicus** und kann zu dauerhaften Sehstörungen führen. Seltener kommt es zum **Zoster oticus** im Bereich des Ohres, der Taubheit und eine einseitige Lähmung der Gesichtsmuskulatur (Fazialisparese) nach sich ziehen kann.

■ **Behandlung** Bei der unkomplizierten Gürtelrose können örtliche Maßnahmen (schmerzbetäubende, austrocknende Lösungen oder Puder) ausreichen; oft kommen aber →virushemmende Mittel zum Einsatz. Da der Bläscheninhalt ansteckend ist, sollten sich Erkrankte von abwehrgeschwächten Erwachsenen und Kindern, die noch keine Windpocken hatten, fern halten.

Guss, physiotherapeutisches Verfahren, bei dem ein Wasserstrahl eine Reizung durch Kälte, Wärme oder Druck ausübt. Über die Haut wirkt der Guss auf den Kreislauf, das Nervensystem und den Stoffwechsel und trägt zur allgemeinen Kräftigung bei. Der Guss ist ein wichtiger Bestandteil der →Kneipp-Kur. Beim **einfachen Guss** (Kneippguss) wird mit fließendem Wasser ein gleichmäßiger Wassermantel auf der Haut erzeugt. Außen beginnend wird der Wasserstrahl zum Herzen hin geführt. Nach circa 1 Min. treten Hautrötung und ein Wärmegefühl auf. Die Güsse erfolgen meist mit kaltem Wasser (10–12 °C) oder als ein- bis zweimaliger **Wechselguss,** der stets mit warmem Wasser (38 °C) beginnt und mit kaltem Wasser endet. **Heißgüsse** werden mit gerade noch verträglichen Temperaturen durchgeführt. Beim **Blitzguss** wird der Wasserstrahl mit Druck angewendet, sodass zum Temperaturreiz, ähnlich wie bei einer Wassermassage, noch ein mechanischer Reiz hinzukommt.

Die Güsse werden außerdem nach ihrem Anwendungsgebiet unterschieden. Beispielsweise wird beim **Nackenguss** v. a. zur Kopfschmerzbehandlung der Nacken sanft mit kaltem Wasser überspült und beim **Rückenguss** beginnt die Wasserbestrahlung (kalt) meist an den Fersen und wird abschnittsweise über Gesäß und Rücken mit Einschluss der Hände fortgeführt. Beim **Vollguss** wird kaltes oder warmes Wasser mit dem Schlauch unter nur mäßigem Druck auf den ganzen Körper gebracht (beginnend auf der Körperrückseite an den Füßen, hoch zum Rücken, über die Arme und wieder zurück, dann entsprechend auf der Körpervorderseite). Dementsprechend unterscheidet man den Ober-, Unter-, Knie-, Schenkel- oder Armguss.

Das sollte man bei Gyrasehemmern beachten

Bei einer Behandlung mit Gyrasehemmern sind 2 Std. Abstand zur Einnahme von Magensäure bindenden Präparaten und Eisenpräparaten einzuhalten. Gyrasehemmer dürfen nicht bei Epilepsie, in Schwangerschaft und Stillzeit angewandt werden. Die Behandlung von Kindern und Jugendlichen in der Wachstumsphase ist nicht angezeigt, da Gyrasehemmer hier Knorpelschäden verursachen können. Durch die Einnahme von Gyrasehemmern kann die Reaktionsfähigkeit beeinträchtigt werden. Während der Behandlung muss ein längerer Aufenthalt in der prallen Sonne wegen möglicher Hautreaktionen vermieden werden.

gutartig, benigne, meist in Verbindung mit Tumoren verwendete Bezeichnung der biologischen Eigenschaften wie Wachstums- und Ausbreitungsverhalten und den damit verbundenen Auswirkungen auf den Organismus. Ist ein →Tumor 2) gutartig, so bedeutet dies, dass er im Gegensatz zu →bösartigen Tumoren nicht infiltrierend (wohl aber verdrängend) wächst und keine Tochtergeschwülste setzen kann. Falls es die Lokalisation erlaubt, kann er chirurgisch entfernt werden. Das Wiederauftreten einer gutartigen Geschwulst nach vollständiger Entfernung ist selten.

Guthrie-Test ['gʌθrɪ-], **Guthrie-Hemm-Test,** Teil der Untersuchung des Neugeborenen zur Früherkennung angeborener Stoffwechselstörungen, mit dem erhöhte Phenylalanin-Spiegel im Blut entdeckt werden können, wie sie insbesondere für die →Phenylketonurie typisch sind. Die Untersuchung wird im Rahmen der →Kinderfrüherkennungsuntersuchungen bei allen Neugeborenen durchgeführt. Die Untersuchung erfolgt durch eine Blutabnahme meist aus der Ferse. Als Guthrie-Test wird z. T. auch die Gesamtheit der bei dieser Untersuchung getesteten Krankheiten bezeichnet: die angeborene Schilddrüsenunterfunktion, die Galaktosämie und die – in einigen Bundesländern mit getestete – Ahornsirupkrankheit.

Gynäkologie, →Frauenheilkunde.

Gynäkomastie, Vergrößerung der männlichen Brust, ein- oder doppelseitig auftretend. Die **unechte Gynäkomastie** ist bedingt durch eine Ansammlung von Fettgewebe, die **echte Gynäkomastie** durch Vermehrung des Drüsengewebes bei hormonellen Störungen. Häufige Ursachen sind Basedow-Krankheit, Akromegalie, Leberzirrhose und Tumoren. Auch Medikamente, z. B. die beim Prostatakrebs durchgeführte Östrogentherapie, können eine Gynäkomastie hervorrufen. Während der →Pubertät kommt es bei circa 50 % der Jungen zur vorübergehenden Schwellung der Brustdrüsen (Pubertätsmakromastie).

Gyrasehemmer, Chinolone, Gruppe von Antibiotika mit identischer chemischer Struktur und gleichem Wirkungsspektrum, die bakterienabtötend wirken und das für den Stoffwechsel der Bakterien wichtige Enzym Gyrase hemmen, z. B. Norfloxacin, Ciprofloxacin, Ofloxacin und Nalidixinsäure.

■ **Anwendungsgebiete** Gyrasehemmer werden bei Harnwegsinfektionen, Infektionen der Atemwege, der Haut und des Bauchraumes eingesetzt.

■ **Nebenwirkungen** Wie bei allen Antibiotika können Magen-Darm-Störungen und allergische Reaktionen auftreten. Hautreaktionen entwickeln sich besonders bei zusätzlicher Einwirkung von Sonnenlicht. Selten kommt es zu Nierenschäden oder Störungen im Zentralnervensystem (z. B. Kopfschmerzen, Unruhe, Depressionen).

Gyrus, wulstartige Erhebung auf der Oberfläche von Großhirn oder Kleinhirn, die auch als Hirnwindung bezeichnet wird.

Haar, Pilus, fadenförmiger Oberflächenfortsatz aus verhornten Zellen. Ein Haar besteht aus dem über die Oberhaut hinausragenden **Haarschaft** (Scapus pili) und der bis in die Unterhaut reichenden **Haarwurzel** (Radix pili), die sich an ihrem Ende zur **Haarzwiebel** (Bulbus pili) verdickt (→Haut). Die älteren Haarzellen werden von jüngeren Haarzellen in Richtung Oberfläche geschoben, wobei sie durch Einlagerung von Keratin zunehmend verhornen. Über die **Haarpapille,** einen in die Haarzwiebel hineinreichenden blutgefäßführenden Bindegewebskegel, wird das wachsende Haar mit Nährstoffen versorgt. Umgeben ist das Haar im Wurzelbereich von drei Wurzelscheiden, die Ausstülpungen der Oberhaut darstellen. Die beiden inneren Wurzelscheiden bilden den **Haarfollikel,** der von der bindegewebigen Wurzelscheide, dem **Haarbalg,** umfasst wird. Eine bis mehrere **Talgdrüsen** (Haarbalgdrüsen) geben ihr Sekret entlang des Haars an die Hautoberfläche ab. Um die Haarwurzel sind Nervenzellfortsätze (Dendriten) geschlungen, die als Berührungsrezeptoren fungieren. Von der Hautoberfläche zum Haarbalg zieht ein Muskel, der **Musculus arrector pili,** der auf bestimmte Reize hin das Haar aufzurichten vermag (Gänsehaut).

Haare dienen v.a. der Wärmeregulation (durch die Vergrößerung der Verdunstungsfläche für den Schweiß). Die **Haarfarbe** wird von der Menge der eingelagerten Pigmente, v.a. Melanin, bestimmt und kann von hellblond/silbergrau bis schwarzbraun/schwarz variieren. Bei angeborenem Mangel an Melanin (Albinismus) bleiben die Haare weiß. Im Alter ergrauen die Haare aufgrund einer verminderten Melaninproduktion.

Haarausfall, Effluvium, Defluvium, vorübergehender oder andauernder Haarverlust, der zum Zustand der Haarlosigkeit (Alopezie) führen kann. Ein Erwachsener verliert circa 70–100 Haare am Tag. Dieser Verlust wird durch das Haarwachstum von 0,4 mm täglich und den natürlichen Regenerationszyklus ausgeglichen. Ist der Haarverlust größer, spricht man von Haarausfall. Er ist irreversibel, wenn es zur Zerstörung und Vernarbung der Haarfollikel kommt, etwa nach Verletzungen, Verbrennungen, tiefen Infektionen oder vernarbenden Entzündungen (z.B. bei Lupus erythematodes, Sklerodermie). Für die Diagnostik des Haarausfalls kann eine Haarzählung sinnvoll sein. Am Tag der Haarwäsche und den darauffolgenden 4 Tagen werden die ausgefallenen Haare gezählt und wenn möglich nach abgebrochenen und mit Haarwurzel ausgegangenen Haaren unterschieden. Die Bestimmung des Haarwurzelstatus (→Haaruntersuchungen) sowie die Untersuchung von Kopfschuppen auf Keime geben weitere Auskünfte über die Ursachen. Außerdem sind die Erhebung der Vorgeschichte, die körperliche Untersuchung sowie Laboruntersuchungen sinnvoll, um innere Krankheiten, Mangelzustände oder Infektionen auszuschließen. Je nach Befallmuster werden verschiedene Formen unterschieden:

■ **Diffuser Haarausfall** Eine verminderte Haardichte am gesamten Kopf kann bei Säuglingen, nach einer Schwangerschaft oder im Alter vorkommen, aber auch durch Medikamente (z.B. Zytostatika, Schilddrüsenmedikamente, Gerinnungshemmer, Betablocker, Blutfettsenker), Stoffwechselstörungen (z.B. Schilddrüsenfunktionsstörungen), Eisenmangel, Zinkmangel, chronische Infektionskrankheiten oder Vergiftungen (z.B. mit Quecksilber, Thallium oder Arsen) ausgelöst werden.

■ **Haarausfall im Schläfen- und Scheitelbereich** Hierzu zählt als häufigste Form der Haarausfall beim Mann, der zur Glatze führen kann **(androgenetische Alopezie)** und 5% der Männer bereits vor dem 20. Lebensjahr betrifft. Der Verlust der Kopfhaare beginnt an der Stirnhaargrenze, es bilden sich die so genannte hohe Stirn, die Geheimratsecken bzw. die Stirnglatze aus. Der Haarausfall schreitet im Scheitelbereich fort, sodass oft nur noch ein hufeisenförmiger Haarkranz bestehen bleibt. Im Extremfall bildet sich eine Vollglatze. Ursache ist eine erbliche Überempfindlichkeit der Haarfollikel gegenüber männlichen Geschlechtshormonen (Androgenen). Eine medikamentöse Behandlung ist mit den Wirkstoffen Minoxidil (örtlich) oder Finasterid (Einnahme) möglich, muss jedoch lebenslang durchgeführt werden.

■ **Haarausfall im Scheitelbereich** Diese Form kommt bei Frauen vor und kann zur **androgenetischen Alopezie** führen. Für die Behandlung stehen verschiedene Tinkturen zur Verfügung. Bei Nachweis erhöhter Androgene im Blut ist eine weiterführende Diagnostik und die Einnahme von Antiandrogenen erforderlich.

■ **Haarausfall im Stirn- und Scheitelbereich** Hierzu gehört der mechanisch bedingte Haarausfall durch kontinuierlichen Zug an den Haarwurzeln, am häufigsten durch »Pferdeschwanz«-Frisuren oder durch exzessives Bürsten der Haare.

■ **Kreisrunder Haarausfall** Der wichtigste Vertreter ist die **Alopecia areata,** eine relativ häufige Erkrankung, die oft akut einsetzt und meist in Schüben verläuft. Spontanheilungen treten bei geringer Ausprägung in circa 30% auf. Als Ursache werden Autoimmunmechanismen vermutet. Oft sind Kinder und junge Menschen betroffen, Männer häufiger als Frauen. Meist treten ein oder mehrere runde bzw. ovale, scharf begrenzte, haarlose Areale am behaarten Kopf auf. Prinzipiell können alle Körperhaare bis hin zur vollständigen Haarlosigkeit betroffen sein. Für die Behand-

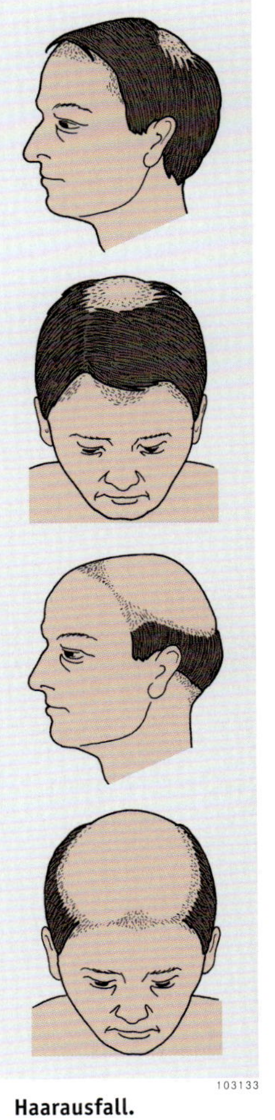

103133

Haarausfall. Androgenetischer Haarausfall des Mannes

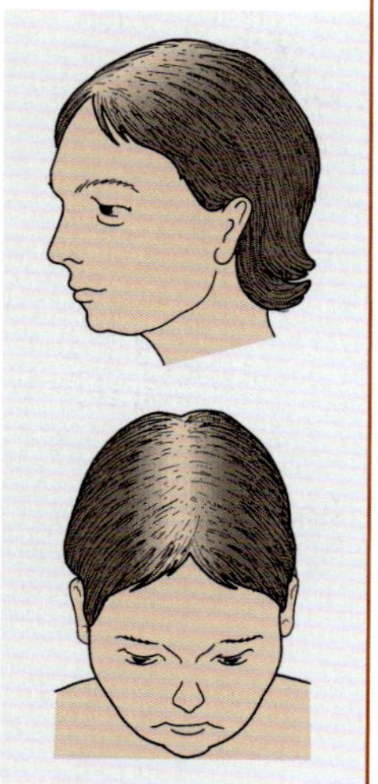

Haarausfall. Androgenetischer Haarausfall der Frau; er macht sich insbesondere im Scheitelbereich bemerkbar.

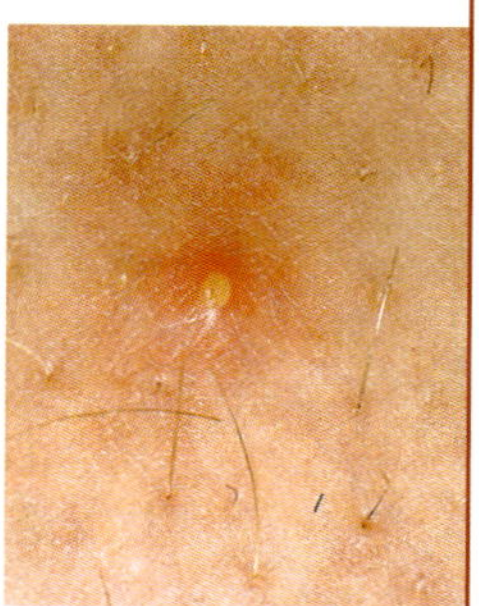

Haarbalgentzündung. Um ein Haar herum bildet sich eine kleine Pustel.

lung stehen zahlreiche Ansätze zur Verfügung, die alle letztlich Immuntherapien darstellen.

Die **Trichotillomanie,** der so genannte Haarrupf-Tic, ist eine psychische Störung, bei der die Haare zwanghaft ausgerissen werden. Auch →Haarkrankheiten können zu Haarausfall führen.

Haarbalgentzündung, Follikulitis, oberflächliche Entzündung des Haarbalges, meist ausgelöst durch eine bakterielle Infektion mit Staphylococcus aureus. Begünstigend wirken mangelnde Hygiene, eine Vorschädigung der Haut (z. B. bei einem Ekzem), eine Grunderkrankung wie Diabetes mellitus sowie der häufige Kontakt mit sehr fettigen Substanzen (z. B. Schmierstoffe im Beruf). Die Haarbalgentzündung kann am gesamten Körper außer an Handflächen und Fußsohlen auftreten. Dabei zeigen sich eine oder mehrere gelblich grüne Pusteln um ein Haar herum. Bei einer Ausbreitung der Entzündung im Gewebe kann sich aus einer Haarbalgentzündung ein →Furunkel entwickeln. Eine besonders schwer verlaufende Form stellt die →Bartflechte bei Männern dar. Die Haarbalgentzündung neigt zu Rückfällen. Die Behandlung besteht bei bakterieller Ursache in der Anwendung örtlicher oder auch innerlich eingenommener Antibiotika.

Haargefäße, zusammenfassende Bezeichnung für →Blutkapillaren und Lymphkapillaren (→Lymphbahnen).

Haarkrankheiten, Veränderungen in der Behaarungsintensität (Trichose), der Struktur und Farbe der Haare, die erblich, hormonell, medikamentös oder durch Erreger bedingt sind, aber auch ohne erkennbaren Grund auftreten.

Für die Diagnose einer Haarerkrankung sind außer der körperlichen Untersuchung des Betroffenen, der genauen Familienanamnese und allgemeiner Laboruntersuchungen, z. B. zur Erkennung einer Hormonstörung, spezielle Haaruntersuchungen, Haarzählung bei Haarausfall sowie die Überprüfung des Haares und der Kopfhaut auf Krankheitserreger erforderlich.

■ **Behaarungsintensität** Eine verminderte Körperbehaarung **(Hypotrichose)** kommt selten vor, meist ist sie angeboren und tritt oft zusammen mit anderen angeborenen Fehlbildungen oder Stoffwechselanomalien auf. Eine verminderte Behaarung des Kopfes durch Haarausfall kann sehr unterschiedliche Ursachen haben und zur Haarlosigkeit führen. Eine vermehrte Körperbehaarung **(Hypertrichose)** infolge übermäßigen Haarwachstums bei ansonsten geschlechtstypischem Behaarungsmuster wird v. a. von Frauen als störend empfunden, hat jedoch nicht immer Krankheitswert. Die Hypertrichose kann umschrieben auf einem Muttermal auftreten, aber auch generalisiert den ganzen Körper betreffen. Die generalisierte Form kann sich infolge von Stoffwechselerkrankungen (z. B. Schilddrüsenunterfunktion), manchen Krebsleiden oder nach Einnahme bestimmter Medikamente (z. B. Kortikoide, manche Epilepsie- oder Blutdruckmedikamente) entwickeln. Als weitere Störung der Behaarungsintensität kann bei Frauen außerdem eine auffällige Vermehrung und Verdickung der Haare sowie ein männliches Behaarungsmuster (Hirsutismus) bis hin zur Vermännlichung (Virilisierung) auftreten. Die Therapie der vermehrten Behaarung richtet sich nach der zugrunde liegenden Ursache. Ist diese nicht behandelbar, bleibt nur die kosmetische Entfernung der störenden Haare. Eine dauerhafte Entfernung der Haare ist eingeschränkt möglich. Hierfür stehen die Elektroepilation und die gepulste Blitzlampe zur Verfügung.

■ **Strukturveränderungen** Strukturveränderungen der Haare können durch kosmetische Maßnahmen entstehen, z. B. durch zu massives Kämmen und Bürsten, durch zu häufiges Haarewaschen, Färben und Bleichen, durch Dauerwellen oder zu heißes Fönen. Zu den wichtigsten dieser traumatisch bedingten Haarveränderungen gehört die **Trichorrhexis nodosa.** Am Haarschaft von Kopf- und Barthaaren finden sich in Abständen kleine, hellgraue Knötchen, an denen das Haar leicht abknickt und anschließend bricht. Auch der Haarspliss **(Trichoptilosis),** die längliche Aufsplitterung des Haares an seinem freien Ende, geht mit einer erhöhten Brüchigkeit des Haares einher. Weiterhin treten brüchige Haare bei schlechter Verwertung der Nahrung (Malabsorption) oder allgemeiner Auszehrung auf. Die traumatisch bedingten Haarveränderungen bilden sich meist nach Ausschalten des schädigenden Faktors zurück.

Zu den angeborenen Veränderungen der Haarstruktur zählen **Spindelhaare** (Monilethrix), bei denen der Haarschaft abwechselnd kolbenartige Verdickungen und Einschnürungen aufweist, sodass die Haare an den verdünnten Stellen leicht abbrechen. Als **Ringelhaare** bezeichnet man Haare, bei denen pigmentierte und durch erhöhten Luftgehalt im Haarschaft pigmentarme Abschnitte miteinander abwechseln, sodass das Haar hell und dunkel geringelt erscheint. Die Aufspaltung der Haare heißt **Trichoschisis** und entsteht durch mechanische bzw. chemische Beanspruchung oder im Rahmen erblicher Erkrankungen wie der Fischschuppenkrankheit. **Eingewachsene Haare** treten meist bei Männern im Bartbereich auf. Sie entstehen durch zu häufiges Rasieren, können jedoch infolge einer entsprechenden Veranlagung auch an anderen Körperstellen vorkommen. Ursache ist ein Hornpfropf in der Mündung des Haarfollikels, sodass das Haar nicht herauswachsen kann, sondern sich unter der Hautoberfläche einrollt. Für die meisten genannten Haarveränderungen gibt es keine Behandlung. Ist der Auslöser bekannt, muss er gemieden werden.

■ **Farbveränderungen** Die häufigste krankhafte Farbveränderung ist das vorzeitige Ergrauen der Haare; es kann z. B. bei einer Überfunktion der Schilddrüse oder bei bestimmten Formen der Blutarmut auftreten.

■ **Erregerbedingte Erkrankungen** Zu den wichtigsten erregerbedingten Haarerkrankungen gehören die durch Bakterien oder Pilze ausgelöste Bartflechte, Pilzerkrankungen wie Erbgrind und Mikrosporie sowie die bakteriell bedingte Haarbalgentzündung.

■ **Siehe auch**
→Albinismus · Bartflechte · Behaarung · Enthaarung · Erbgrind · Haarausfall · Haarbalgentzündung · Haaruntersuchungen · Hirsutismus · Hormonbehandlung · Infektion · Mikrosporie · Schilddrüsenüberfunktion · Therapie · Virilisierung

Haaruntersuchungen, mikroskopische bzw. chemische Analyse des Körperhaars oder seiner Wurzeln.

■ **Haarwurzelstatus** (Trichogramm): Bei verschiedenen Erkrankungen der Haare, insbesondere Haarausfall, gibt die lichtmikroskopische Untersuchung der Haarwurzeln Aufschluss über die Ursache und ermöglicht eine gezielte Behandlung. Dazu werden an zwei verschiedenen Stellen der Kopfhaut, meist im Stirn- und im Nackenbereich, mit einer Klemme Büschel von 50–60 Haaren mit einem schnellen, festen Ruck ausgezupft und anschließend unter dem Mikroskop untersucht. Normalerweise befinden sich mindestens 80 % der Haare in der Wachstumsphase (Anagenphase), circa 1 % in der Übergangsphase (Katagenphase) und höchstens 20 % in der Ruhephase (Telogenphase). Weiterhin dürfen auch in einem normalen Haarwurzelstatus bis zu 10 % der Haare abgebrochen sein (glatte Bruchfläche), bei bis zu 2 % der Haare können Verformungen im Wurzelbereich auftreten.

■ **Haaranalyse** Dieses laborchemische Verfahren kann zur Erkennung von Schwermetallbelastungen (z. B. Blei, Kadmium, Arsen) oder zum Nachweis von Drogenkonsum (z. B. Kokain) herangezogen werden. Zur Bestimmung eines Mangels oder Überschusses an Mineralien oder Spurenelementen (z. B. Magnesium, Natrium) ist dieses Verfahren jedoch nicht geeignet.

Vor einer Bestimmung des Haarwurzelstatus dürfen die Haare 5 Tage lang nicht gewaschen werden, da das Ergebnis sonst verfälscht wird.

Haarzelle, **1)** *Anatomie:* Sinneszelle mit feinen Härchen am freien Ende. Haarzellen sind für das Hören von Bedeutung und befinden sich im →Corti-Organ in der Schnecke des Innenohrs.

2) *Hämatologie:* Lymphozyt mit haarartigen Zellausläufern, der typisches Merkmal der Haarzellenleukämie, einem seltenen, langsam fortschreitenden Blutkrebs, ist (→Non-Hodgkin-Lymphom).

Hackenfuß, eine →Fußdeformität.

Haem|arthros, blutiger Gelenkerguss. Zu einem Haemarthros kommt es bei Verletzungen mit einer Kapsel-Band-Zerreißung, Gelenkprellung, Gelenkverrenkung oder einem Gelenkbruch. Daneben kann er bei einer Störung der Blutgerinnung wie der →Bluterkrankheit auch spontan auftreten. Ein Haemarthros muss sofort ärztlich behandelt werden, weil er sonst eine Gelenkzerstörung zur Folge haben kann.

Haemophilus, Gattung von Stäbchenbakterien, die sich auf Schleimhäuten aufhalten. Medizinisch bedeutsam ist v. a. **Haemophilus influenzae** als Erreger lebensbedrohlicher Entzündungen der Hirnhäute (Meningitis), die überwiegend bei ungeimpften Kindern auftreten. Weiterhin werden Mittelohr-, Nasennebenhöhlen- und Kehlkopfentzündungen sowie Infektionen der Atemwege verursacht. Deshalb wird für Kinder im Kleinkindalter die Durchführung einer Schutzimpfung empfohlen. Der Nachweis des Erregers aus Blut und Nervenwasser ist meldepflichtig. **Haemophilus ducreyi** verursacht den weichen →Schanker, eine Geschlechtskrankheit, **Haemophilus aegypticus** ist für eine häufig auftretende Augenbindehautentzündung in den Tropen verantwortlich. Der früher als **Haemophilus vaginalis** bezeichnete Erreger, der vermehrten Scheidenausfluss verursachen kann, wird heute der Gattung Gardnerella zugeordnet.

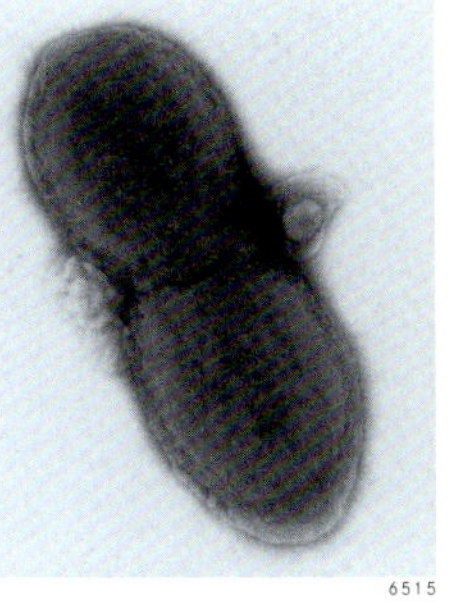
6515

Haemophilus. Haemophilus influenzae (Zellgröße 1,5 × 0,7 µm)

Haferzellkarzinom, →Bronchialkarzinom.

Haftschale, →Kontaktlinse.

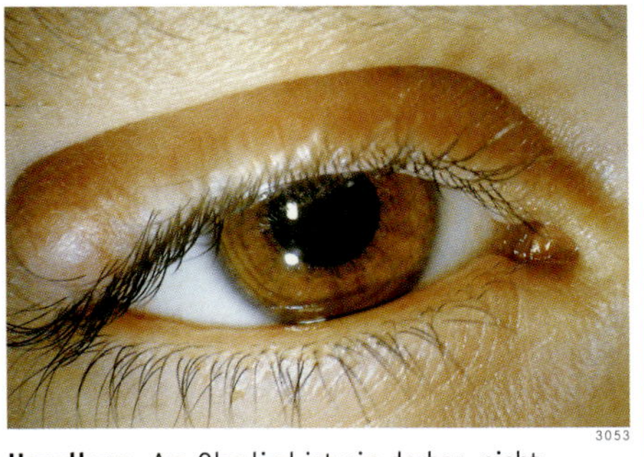
3053

Hagelkorn. Am Oberlied ist ein derber, nicht druckempfindlicher Knoten zu erkennen, der durch einen Sekretstau von Lidranddrüsen bedingt ist.

Hagelkorn, Chalazion, chronische Entzündung der Talgdrüsen (Meibom-Drüsen) im Ober- oder Unterlid des Auges. Das Hagelkorn entsteht durch Sekretstau, wenn die Ausführungsgänge der Drüsen z. B. bei Entzündungen verschlossen sind. Nicht immer lässt sich die Ursache finden. Am Augenlid entwickelt sich ein harter, nicht verschiebbarer Knoten von der Größe eines Traubenkerns bis zu einer Haselnuss. Anders als das Gerstenkorn ist das Hagelkorn kaum schmerzhaft. Meist wird es operativ (in Lokalanästhesie) entfernt und die Wunde mit einem antibiotischen Augensalbenverband versorgt. Kleine Hagelkörner können mitunter auch von selbst abheilen, allerdings neigt die Entzündung dazu, an anderer Stelle wiederzukehren.

Hakenbein, Knochen der Handwurzel (→Hand).

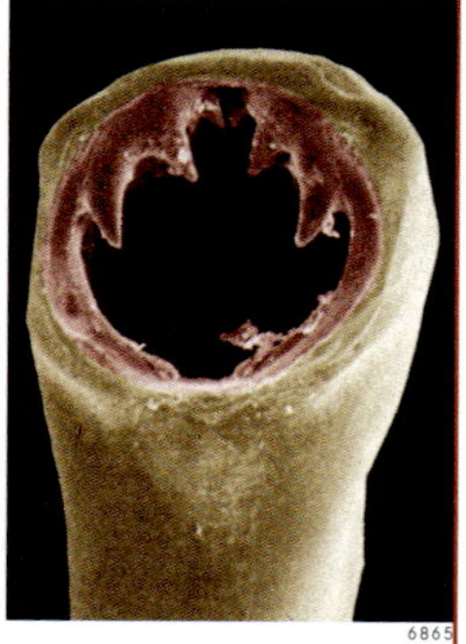

Hakenwurmkrankheit. Mit den Zähnen bohrt sich der Hakenwurm Ancylostoma duodenale in die Darmwand.

Hakenwurmkrankheit, Ankylostomiasis, Grubenkrankheit, chronische Erkrankung infolge massiven Befalls des Dünndarms mit Fadenwürmern, die vorwiegend in tropischen und subtropischen Ländern, aber auch im Berg- und Tunnelbau gemäßigter Zonen vorkommen.

■ **Ursache** Die infektiösen Larven der Gattung **Ancylostoma duodenale** (Hakenwurm), im indopazifischen Raum auch **Ancylostoma ceylonicum,** oder **Necator americanus** bohren sich meist unbemerkt durch die Haut oder werden über verunreinigtes Wasser oder Nahrung verschluckt. Sie dringen in den Blutkreislauf ein, von wo sie sich über Herz, Lunge, Bronchien, Luft- und Speiseröhre schließlich in den Magen-Darm-Trakt vorarbeiten und sich als blutsaugende Parasiten an der Schleimhaut des Dünndarms festhaken.

■ **Befund** An der Eintrittsstelle der Larven in die Haut sind Juckreiz und die Bildung von Papeln zu beobachten. Während der Lungenpassage der Larven können Halsbeschwerden und Husten auftreten. Beim Massenbefall treten im Anschluss Fieber, blutige Stühle und schwerste Blutarmut auf. Der gefährliche, unter Umständen tödliche Befall über Jahre ist durch Magen-Darm-Beschwerden, Fieber und zunehmende Blutarmut gekennzeichnet. Folgen des kontinuierlichen Blut- und Eiweißverlusts über den verletzten Darm sind v. a. eine ausgeprägte Blutarmut und Gewichtsverlust mit allgemeiner Schwäche und kontinuierlicher Leistungsabnahme, Störungen der Immunabwehr und der körperlichen Entwicklung bei Kindern und Jugendlichen.

■ **Behandlung** Die Identifizierung der Erreger durch Nachweis von Wurmeiern im Stuhl bietet die Voraussetzung zur Einnahme von →Parasitenmitteln. Eine wichtige prophylaktische Schutzmaßnahme bei Gefährdung ist das Tragen von festem Schuhwerk.

Halbkrone, Art des →Zahnersatzes.

Halbseitenblindheit, Hemianopsie, halbseitiger Ausfall des Gesichtsfeldes eines oder beider Augen durch Schädigung der Sehbahn. Verschiedene Formen der Halbseitenblindheit weisen auf unterschiedliche Schädigungsorte hin.

Bei der häufigen **homonymen Halbseitenblindheit** sind an beiden Augen Anteile des Gesichtsfeldes eingeschränkt, und zwar an einem Auge der zur Nase hin gelegene und am anderen Auge der zur Schläfe hin gelegene Bereich. Bei dieser Form ist die →Sehbahn hinter der Sehnervenkreuzung (Chiasma opticum) betroffen. Liegt die Störung im Bereich des Chiasmas selbst, z. B. bei Tumoren der Hypophyse (Hypophysenadenom), tritt eine **bitemporale heteronyme Halbseitenblindheit** (Scheuklappenblindheit) auf, die an beiden Augen die zur Schläfe hin liegenden Anteile des Gesichtsfeldes betrifft.

Auch bei der **binasalen heteronymen Halbseitenblindheit** liegt eine Schädigung im Bereich des Chiasmas vor, sie betrifft an beiden Augen die zur Nase hin liegenden Anteile des Gesichtsfeldes.

Halbseitenlähmung, Lähmung der Muskulatur einer Körperhälfte, die vollständig (Hemiplegie) oder unvollständig (Hemiparese) sein kann. Typischerweise tritt die Halbseitenlähmung nach einem →Schlaganfall auf, wobei die Lähmungen dann an der dem Schädigungsort im Großhirn gegenüberliegenden Körperseite lokalisiert sind.

Halbwertzeit, Zeitspanne, nach der ein Kennwert (Radioaktivität, Konzentration) auf die Hälfte seines Ausgangswerts abgesunken ist. Bei Medikamenten ist die Halbwertzeit die Zeit, in der die Hälfte des Wirkstoffs vom Körper ausgeschieden oder abgebaut ist. Sie ist u. a. abhängig von Alter, Körpergewicht sowie Leber- und Nierenfunktion, sodass diese Parameter bei der Dosierung eines Medikaments berücksichtigt werden müssen.

Hallux, erste Zehe bzw. Großzehe (→Fuß).

Hallux malleus, eine →Hammerzehe.

Hallux valgus, Fehlstellung der Zehen, bei der die Großzehe im Grundgelenk zur Fußaußenseite abknickt und sich unter oder über die anderen Zehen legt.

Es scheint eine erbliche Veranlagung zu bestehen, da die Krankheit familiär gehäuft auftritt. Auch die Schuhmode (spitzer Vorderteil und hoher Absatz) begünstigt die Entwicklung. Der H. v. tritt immer zusammen mit einem Spreizfuß (→Fußdeformitäten) auf. Durch die Fehlstellung der Großzehe steht das Mittelfußköpfchen vor, sodass der Ballen vorspringt, schmerzt und Hühneraugen bildet. Eine Schleimbeutelentzündung kann entstehen und es droht der verstärkte Verschleiß des Großzehengrundgelenks (Arthrose). Bei beginnendem H. v. kann das nächtliche Tragen von Schienen, tagsüber von Filz- oder Gummieinlagen oder orthopädischen Schuhen gegen die Beschwerden helfen. Allerdings ist die fortschreitende Fehlstellung der Großzehe nicht aufzuhalten. Dauerhafte Beschwerdefreiheit wird nur durch eine Operation erreicht.

Halluzination, ausgeprägte Sinnestäuschung, die vom Betroffenen akut meist nicht als irreal erkannt werden kann. Halluzinationen treten auf bei schweren psychischen Störungen, bei manchen organischen Hirnerkrankungen, aber auch während eines Alkoholentzugdelirs, unter Hypnose oder nach Einnahme bestimmter Drogen, v. a. →Halluzinogene. Gelegentliche flüchtige Halluzinationen während des Einschlafens oder des Aufwachens im Grenzbereich vom Wach- zum Schlafzustand haben meist keinen Krankheitswert. Halluzinationen können sämtliche Sinne betreffen. Am häufigsten sind **akustische Halluzinationen** mit Hören von Stimmen, die sich teilweise direkt an den Betroffenen richten. Bei **optischen Halluzinationen** werden tatsächlich nicht vorhandene Personen, Tiere, Gegenstände oder komplexe Szenen wahrgenommen. Weitere Formen sind **olfaktorische Halluzinationen** (Geruchshalluzinationen), **gustative Halluzinationen** (Geschmackshalluzinationen) und **haptische Halluzinationen** (vermeintliche Hautsensationen wie Berührung, Stiche, Elektrisieren).

Halluzinogene, Stoffe, die v. a. optische und akustische Sinnestäuschungen hervorrufen und oft als Suchtmittel verwendet werden. Zu den klassischen Halluzinogenen zählen u. a. Haschisch und Marihuana (→Cannabis), →LSD und Meskalin.

Halo, 1) *Physik:* Lichterscheinung als Folge von Lichtbrechung und -spiegelung, die sich als ringförmiger Hof um Lichtquellen oder beleuchtete Körper zeigen kann.

2) *Anatomie:* kreisförmiger Saum um verschiedene Strukturen, z. B. als Ring um die Augen, als Warzenhof, als Pustelhof oder als Randsaum um einen Tumor (im Ultraschallbild).

3) *Augenheilkunde:* krankhafter **(Halo glaucomatosus)** oder altersbedingter **(Halo senilis)** Bezirk um die Sehnervpapille.

Hals, Cervix, Zervix, Collum, 1) *Anatomie:* Teil einer Struktur von halsartiger Form (→Collum 2).

2) *Anatomie:* Körperabschnitt zwischen Kopf und Schultergürtel. Der Hals enthält u. a. Teile von Luftröhre, Speiseröhre und Rachen, sein hinterer Abschnitt wird als Nacken bezeichnet. Knöcherne Strukturen sind die sieben Halswirbel und das Zungenbein, unter dem sich der aus mehreren gegeneinander beweglichen Knorpeln bestehende Kehlkopf befindet. Die Halsmuskeln stützen und bewegen den Kopf und verbinden die Wirbelsäule mit der Schädelbasis sowie anderen Strukturen wie Zungenbein, Kehlkopfknorpel, Mundboden, Brustbein und Schlüsselbein untereinander. Einzelne Halsmuskeln wirken auch bei der Einatmung mit. Man unterteilt sie in zwei Gruppen, die durch Speise- und Luftröhre in vordere und hintere Halsmuskeln getrennt sind. Zu den **vorderen Halsmuskeln** gehören u. a. das Platysma (Halshautmuskel), der Musculus sternocleidomastoideus (Kopfwender) und die Zungenbeinmuskeln. Zu den **hinteren Halsmuskeln** gehören die Treppenmuskeln, die direkt vor der Wirbelsäule liegenden tiefen Halsmuskeln (prävertebrale Halsmuskeln) und die hinter der Wirbelsäule liegenden Nackenmuskeln, die ebenfalls in eine tiefe und eine oberflächliche Schicht eingeteilt werden.

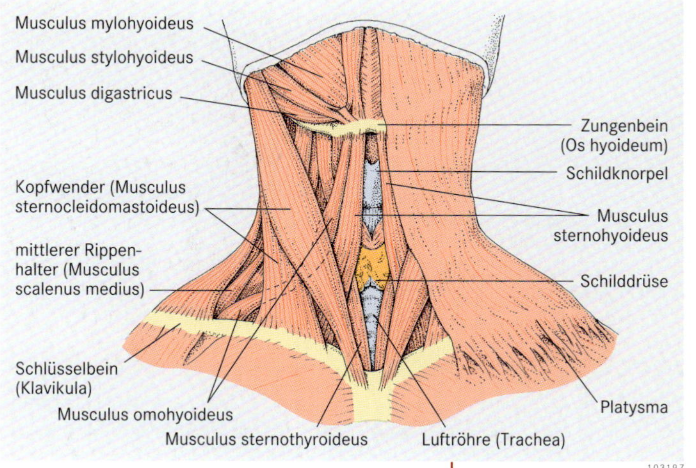

Hals 2). Vordere Halsmuskulatur; auf der rechten Halsseite ist das Platysma entfernt. Die Zungenbeinmuskulatur fixiert das Zungenbein.

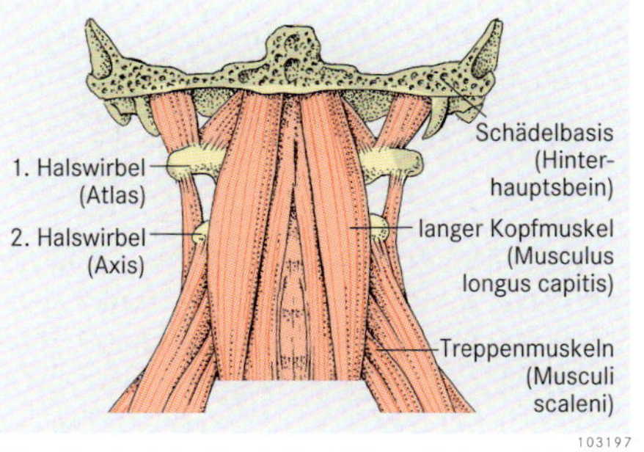

Hals 2). Ansicht der tiefen Halsmuskeln und der tiefen Nackenmuskeln (hinter der Wirbelsäule, größtenteils verdeckt) von vorn, nach Entfernung der Halseingeweide

Halsentzündung, umgangssprachlich für →Rachenentzündung oder →Mandelentzündung.

Halsfistel, →Halszyste.

Halskrawatte, Hilfsmittel zum Ruhigstellen, Entlasten und Warmhalten der Halswirbelsäule. Gebrauchsfertige Halskrawatten sind aus Schaumstoff und der Hals- und Kopfform angepasst, besitzen Klettverschlüsse und einen Baumwollüberzug. Angewendet werden sie z. B. nach einem →HWS-Schleudertrauma.

Hals-Nasen-Ohren-Heilkunde, Abk. **HNO, Oto|rhino|laryngologie,** medizinisches Fachgebiet, das sich mit der Behandlung

Halsschmerzen und Schluckprobleme: Halsschmerzen

Beschwerden	Wahrscheinliche Ursachen	Erste Maßnahmen
Halsschmerzen und **trockener Hals;** oft mit Schluckstörungen, Räusperzwang, trockenem Husten	Trockene Schleimhäute, z. B. bei trockener Raumluft, Hormonstörungen (z. B. →Östrogenmangel), →Sjögren-Syndrom 1), →Rachenentzündung	Ausreichende Luftfeuchtigkeit, reichliche Flüssigkeitszufuhr. Bei anhaltenden Beschwerden Arztbesuch
Halsschmerzen und **Heiserkeit**	Überlastung der Stimmbänder bei Vielsprechern, →Rachenentzündung, →Kehlkopfentzündung	Stimme schonen (wenig sprechen). Bei anhaltenden Beschwerden Arztbesuch
Halsschmerzen und **anhaltende Heiserkeit, Reizhusten**	→Kehlkopftumoren	Hals-Nasen-Ohren-Arzt aufsuchen
Halsschmerzen und **Mundgeruch,** evtl. Schluckbeschwerden, **Brennen** im Mund	→Mundentzündung, →Rachenentzündung	Reichlich trinken. Bei anhaltenden Beschwerden Arztbesuch

Halsschmerzen und Schluckprobleme: Schluckbeschwerden mit Fieber

Beschwerden	Wahrscheinliche Ursachen	Erste Maßnahmen
Schluckstörungen und **Halsschmerzen** sowie Fieber, Kopf- und Gliederschmerzen, **Ohrenschmerzen, Husten, geschwollene Mandeln,** Lymphknotenschwellung	→Erkältungskrankheiten, →Luftröhrenentzündung, →Bronchitis, →Mandelentzündung, →Pfeiffer-Drüsenfieber	Schmerzstillende Lutschbonbons. Bei anhaltenden Beschwerden oder hohem Fieber Arztbesuch
Schluckbeschwerden, Halsschmerzen, geschwollene, **gerötete Mandeln,** hohes Fieber, **Schüttelfrost, Hautausschlag**	→Scharlach	Hausarzt rufen
Schluckbeschwerden, Halsschmerzen, Fieber, **geschwollene Mandeln mit grauweißen Belägen, bellender Husten, süßlicher Mundgeruch**	→Diphtherie	Sofort Hausarzt rufen, da es sich um eine lebensbedrohliche Krankheit handelt
Schluckbeschwerden, ein- oder beidseitig **vor den Ohren schmerzhafte Schwellung**	→Speicheldrüsenentzündung, →Mumps	Arztbesuch
Schluckbeschwerden, Fieber, Krankheitsgefühl, **Schmerzen bei Berührung der Schilddrüse**	Schilddrüsenentzündung (→Thyreoiditis)	Arztbesuch

von Erkrankungen der Ohren, Nase und Mundhöhle, des Rachens und Kehlkopfes, der oberen Luft- und Speiseröhre, der Kopfspeicheldrüsen sowie des Halses mit Ausnahme von Schilddrüse und Nebenschilddrüsen befasst. Eng verwandt sind die →Phoniatrie und →Pädaudiologie.

Hals|phlegmone, flächenhafte, nicht abgegrenzte, eitrige Entzündung der Halsregion. Die Halsphlegmone kann sich entlang der bindegewebigen Hüllen (Faszien) des Halses bis in den Mittelfellraum (→Mediastinum) ausbreiten. Häufig entwickelt sie sich als Komplikation von Kehlkopf- oder Luftröhrenverletzungen, gelegentlich aber auch bei einer schweren →Mandelentzündung oder Entzündungen der Zähne. Mögliche Beschwerden sind eine schmerzhafte Bewegungseinschränkung des Kopfes oder des Kiefers, Kehlkopfschwellungen mit Atemnot, Gefäßverschlüsse durch eine Gerinnselbildung, aber auch Gefäßblutungen. Die Behandlung stützt sich auf eine hoch dosierte Antibiotikagabe, evtl. müssen die Mandeln operativ entfernt werden. Je nach Ausbreitung der Halsphlegmone wird der Eiter operativ nach außen abgeleitet.

Halsrippe, angeborene Entwicklungsstörung, bei der sich an einem oder mehreren Halswirbelkörpern Rippen ausbilden. Die stummelähnliche Rippe entsteht meist nur einseitig am 7. Halswirbel, selten auch am 4. bis 6. Halswirbel. Manchmal treten weitere Fehlbildungen des Skeletts auf. Die Halsrippe kann besonders beim Sport durch Druck auf Nerven und Gefäße Empfindungs- oder Durchblutungsstörungen im Arm (→Schultergürtel-Kompressionssyndrom) verursachen und wird dann operativ entfernt.

Halsschlagadern, Arteriae carotis, Karotis, paarig angelegte Arterien, die beidseits am Hals verlaufen und Hals und Kopf mit Blut versorgen. Die Halsschlagadern (Arteria carotis communis sinistra und dextra) entspringen links aus dem Aortenbogen, rechts aus dem Truncus brachiocephalicus. Beide Arterien ziehen kopfwärts und teilen sich jeweils in der Karotisgabel am oberen Kehlkopfrand in die äußere und innere Halsschlagader (Arteria carotis externa und interna). An dieser Stelle liegt der **Karotissinus** mit Rezeptoren, die an der Regulation von Blutdruck und Atmung beteiligt sind. Die äußere Halsschlagader versorgt u. a. Kehlkopf, Mundhöhle, Schilddrüse, Kaumuskulatur, Teile der harten Hirnhaut und das Gesicht. Die innere Halsschlagader versorgt u. a. Auge, Stirn, Teile der harten Hirnhaut und große Teile des Gehirns. Die Halsschlagadern werden auch als **Karotiden** bezeichnet.

Halsschmerzen und Schluckprobleme, Beschwerden bei Erkrankung des Rachens, des Kehlkopfes, der Speiseröhre und der übrigen Halsweichteile, die v. a. bei zahlreichen Infektionskrankheiten auftreten. Feucht-warme

Halswickel und ausreichende Flüssigkeit lindern die Beschwerden ebenso wie die Anwendung von →Mund- und Rachentherapeutika. Geschwächte und schwer kranke Betroffene müssen noch am gleichen Tag ärztlich untersucht werden, damit Komplikationen, z.B. eine bakterielle Infektion, rechtzeitig erkannt und behandelt werden können. Jede Form von neu auftretenden Schluckproblemen muss sofort ärztlich abgeklärt werden. Bei einer Schlucklähmung besteht die Gefahr der Einatmung von Nahrung oder Sekret.

Halsschmerzmittel, →Mund- und Rachentherapeutika.

Halsvene, Sammelbezeichnung für mehrere Venen, die das Blut aus dem Kopf- und Halsbereich sammeln, v.a. die drei paarigen Drosselvenen. Die vordere Drosselvene (Vena jugularis anterior) und die äußere Drosselvene (Vena jugularis externa) liegen oberflächlich, die innere Drosselvene (Vena jugularis interna) liegt tiefer. Letztere entsteht aus dem Zusammenfluss der Venen der Schädelhöhle (Sinus durae matris) und vereinigt sich im Venenwinkel mit der Vena subclavia zur Vena brachiocephalica (→Venen).

Halswickel, →Wickel und Auflagen.

Halswirbelsäule, Teil der →Wirbelsäule.

Halswirbelsäulenbruch, Halswirbelsäulenfraktur, Abk. **HWS-Fraktur,** meist verletzungsbedingte, teilweise oder komplette Knochendurchtrennung im Bereich der Halswirbel (→Wirbelbruch). Es besteht die Gefahr einer Mitverletzung des Hals-Rückenmarks mit Entwicklung einer Querschnittslähmung bis hin zur Atemlähmung. Als **Densfraktur** wird der Bruch des zapfenförmigen Fortsatzes des 2. Halswirbels (Dens axis) bezeichnet.

■ **Ursache** Zu einem Halswirbelsäulenbruch kann es bei Überbeugung oder Überstreckung der Halswirbelsäule durch direkte oder indirekte Gewalteinwirkung kommen, evtl. auch als Folge einer Schleuderbewegung der Halswirbelsäule bei Auffahrunfällen (→HWS-Schleudertrauma).

■ **Befund** Brüche ohne Verschiebung der Bruchenden verursachen oft nur wenig Beschwerden. Meist leiden die Betroffenen jedoch unter Schmerzen und einem Instabilitätsgefühl im Nackenbereich, das durch Abstützen des Kopfes mit beiden Händen gelindert werden kann. Evtl. kommen bei einer Mitverletzung des Rückenmarks Lähmungen oder Gefühlsstörungen dazu. Klagt ein Verletzter über Nackenschmerzen, muss immer an einen Halswirbelsäulenbruch gedacht werden.

■ **Behandlung** Unnötige Bewegungen müssen unbedingt vermieden werden, der Kopf sollte unter gleichmäßigem Zug in leichter Rückwärtsbeugung gehalten und der Verletzte möglichst in Rückenlage gebracht werden. Zum Transport wird eine Halsstütze angelegt. Die weitere Behandlung in der Klinik erfolgt je nach Art des Bruches. Eine einfache Ruhigstellung kann mit einem Gipsverband, einer Crutchfield-Extension oder durch einen Halo-Fixateur erfolgen. Bei instabilen Brüchen oder Beteiligung des Halsmarkes wird eine Operation mit Entlastung des Rückenmarks und Stabilisierung des Bruches durch eine →Osteosynthese durchgeführt.

Halswirbelsäulen-Schleudertrauma, →HWS-Schleudertrauma.

Halswirbelsäulensyndrom, →HWS-Syndrom.

Halszyste, angeborener, mit Flüssigkeit gefüllter Hohlraum im Halsbereich. Die Halszyste ist häufig mit einem röhrenförmigen Verbindungsgang **(Halsfistel)** kombiniert. Dieser führt nach außen an die Körperoberfläche oder zu anderen inneren Strukturen des Halses. Die Halszyste ist ein Überbleibsel embryologischer Strukturen und liegt seitlich (laterale Halszyste) oder mittig (mediane Halszyste) des Halses. Die Diagnose wird mittels Ultraschall und evtl. durch Darstellung mit Röntgenkontrastmittel gestellt. Die **laterale Halszyste** (branchiogene Zyste, Kiemengangzyste) kann sich durch wiederholte entzündli-

Halsschmerzen und Schluckprobleme: Schluckbeschwerden ohne Fieber

Beschwerden	Wahrscheinliche Ursachen	Erste Maßnahmen
Ausgeprägte Schluckbeschwerden, **Atemnot, Heiserkeit,** evtl. Übelkeit, Kollaps	Zuschwellen des Rachens, z.B. nach Insektenstich oder bei →Allergie auf Nahrungsmittel	Notarzt rufen
Schluckprobleme **bei Säuglingen,** evtl. mit Erbrechen	Zu hastiges Trinken, Fehlbildungen im Nasen-Rachen-Raum (→Gesichtsspalten), →Magenpförtnerverengung	Bei hastigem Trinken Sauger mit kleinem Loch verwenden, Kind häufig aufstoßen lassen. Sonst Kinderarzt aufsuchen
Schluckprobleme, weil **Kauen nicht möglich** ist	Zahnprothese passt nicht, →Mundentzündung, Erkrankung der Kiefergelenke, →Trigeminusneuralgie	Nahrung zerkleinern, sorgfältige Mundpflege. Arzt- bzw. Zahnarztbesuch
Schluckprobleme und **Engegefühl im Hals,** Kloß- oder Druckgefühl im Hals, evtl. Atemnot	Psychisch (z.B. bei Stress), Schilddrüsenvergrößerung (→Struma), Tumor	Arztbesuch, wenn die Ursache nicht klar ersichtlich ist
Schluckstörung, häufiges **Verschlucken,** evtl. **Sprachstörung**	Schlucklähmung, z.B. nach Kopfverletzung, neurologische Erkrankung, z.B. →Schlaganfall, →amyotrophe Lateralsklerose	Sofort Neurologen aufsuchen

che Rötung oder schmerzhafte Schwellungen bemerkbar machen. Ganz selten entwickelt sich örtlich eine bösartige Geschwulst (branchiogenes Karzinom). Im Falle einer Entzündung wird mit einem Antibiotikum behandelt, anschließend die Halszyste operativ entfernt. Die **mediane Halszyste** liegt unterhalb des Zungenbeines (→Zyste). Besteht eine Verbindung zu diesem, kann sich die Zyste beim Schlucken auf und ab bewegen. Auch sie sollte zusammen mit Teilen des Zungenbeines operativ entfernt werden.

Halteapparat, Gesamtheit der ein Organ in seiner Position haltenden Bänder.

Haltung, Körperhaltung, im Stehen, Gehen und Sitzen eingenommene Stellung des Körpers.

Die aufrechte Haltung wird im Wesentlichen durch die Form der Wirbelsäule bestimmt und aktiv durch Muskelkraft sowie passiv durch den stabilisierenden Bänderapparat erhalten. Da zwischen diesen Kräften ein dauernder Wechsel besteht, ist die Haltung immer nur eine Momentaufnahme. Die Schwierigkeit besteht in der Abgrenzung vom Normalen zum Krankhaften, da die Streubreite der Formabweichungen sehr groß ist und keine Kriterien vorhanden sind, mit denen die Grenze genau festgelegt werden könnte. Deshalb spielt zur Beurteilung neben der Form die Funktion, also Beweglichkeit der Wirbelsäule, eine maßgebliche Rolle.

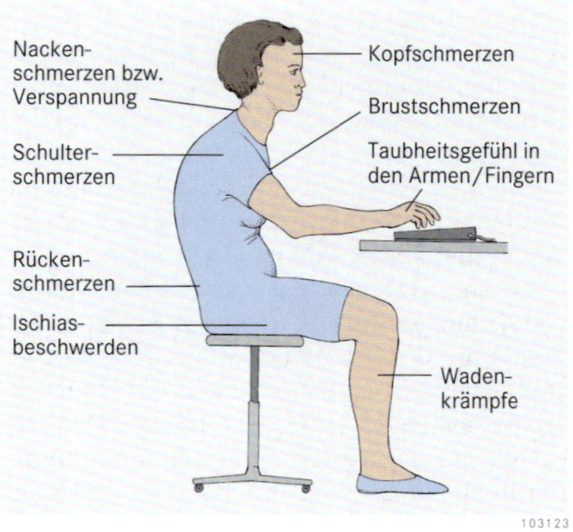

Haltung. Regelmäßige Fehlhaltung, etwa an einem Computerarbeitsplatz, führt früher oder später fast zwangsläufig zu körperlichen Beschwerden.

Die häufigsten Fehlhaltungen sind der Rundrücken, das Hohlkreuz, der Hohlrundrücken und der Flachrücken. Sie werden häufig auch als **Haltungsstörungen** (Haltungsanomalien) bezeichnet, obwohl sie meist keine oder wenig Auswirkungen haben und durch Muskeltraining ausgeglichen werden können. Ursachen können Schwäche der Muskulatur und des Stützgewebes sowie schlechte Gewohnheiten sein. Mit der **kompensatorischen Haltungsabweichung** wird versucht, Fehlstellungen, v.a. der Beine und des Beckens, durch Gegenkrümmung auszugleichen. Sind diese Fehlhaltungen anfangs noch korrigierbar, werden sie bei längerem Bestehen fixiert, sind also nicht mehr aktiv auszugleichen. Fehlformen als **Folge krankhafter Prozesse** an den Wirbeln (z.B. bei Tumoren) können unterschiedlich stark ausgeprägt sein.

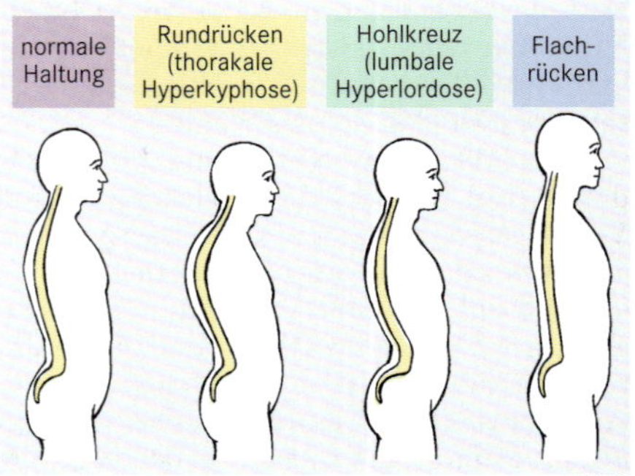

Haltung. Verschiedene Haltungsformen

- **Hohlrücken** (Hohlkreuz): Die Krümmung des Rückens im Lendenbereich (Lordose) ist verstärkt ausgebildet, das Becken kippt nach vorn. Diese Form ist fast immer kombiniert mit einer verstärkten Brustkyphose (Hohlrundrücken).
- **Hohlrundrücken** Bei dieser Form der Haltung ist Krümmung des Rückens im Brustbereich (Kyphose) und im Lendenbereich (Lordose) ist verstärkt ausgebildet. Das Becken kippt nach vorn, der Bauch wölbt sich vor, der Brustkorb wird eingezogen und die Schultern neigen sich nach vorn. Der Hohlrundrücken ist häufig durch eine »schlaffe Haltung« bedingt und kann dann problemlos aufgerichtet werden. Er kann jedoch auch durch angeborene Formfehler oder Wirbelfehlbildungen und Muskeldystrophie verursacht sein.
- **Rundrücken** Bei dieser Form ist die Krümmung der Brustwirbelsäule nach hinten (Kyphose) verstärkt ausgebildet und reicht evtl. bis in den Bereich der Lendenwirbelsäule. Der Rundrücken ist meist krankhaft und kann durch angeborene Formfehler oder Wirbelfehlbildungen sowie Krankheiten (z.B. →Scheuermann-Erkrankung, →Bechterew-Krankheit, Knochentuberkulose) verursacht sein. Der Altersrundrücken entsteht durch eine →Osteoporose; eine knickförmige Kyphose **(Spitzbuckel)** durch den keilartigen Zusammenbruch eines oder mehrerer Wirbelkörper, z.B. nach Wirbelbrüchen oder Tumoreinbrüchen.
- **Flachrücken** Die Krümmung sowohl der Brust- als auch der Lendenwirbelsäule ist abgeflacht, das Becken steilgestellt. Der Flach-

rücken kann z. B. bei der →Scheuermann-Erkrankung auftreten.

Haltungsanomalie, 1) *Orthopädie:* Haltungsstörung, →Haltung.

2) *Geburtshilfe:* zusammenfassende Bezeichnung für verschiedene Formen gestreckter Haltung (Deflexionshaltung) des kindlichen Kopfes während einer Geburt in Schädellage. Gegenüber der normalen Hinterhauptslage (→Kindslage) ist bei einer Haltungsanomalie der für den Geburtsverlauf maßgebliche Kopfumfang vergrößert und dadurch die Geburt (wie bei den →Lageanomalien) erschwert. Der Rücken des Kindes ist in den meisten Fällen nach hinten (zur Wirbelsäule der Mutter) gerichtet. Unterschieden werden Vorderhaupts-, Stirn- und Gesichtslage.

■ **Befund** Bei der **Vorderhauptslage** (Scheitellage) ist die Streckung am geringsten ausgeprägt, zuerst tritt der Scheitel des Kindes in den Geburtskanal ein. Bei reifen Kindern kommt es zu Verzögerungen des Geburtsverlaufs (protrahierte Geburt). Bei der **Stirnlage** ist der Kopfumfang am größten. Die **Gesichtslage** (Kinnlage) geht mit der größten Streckung des kindlichen Kopfes einher. Der Kopfumfang ist jedoch kleiner als bei der Stirnlage. Ist das Kinn des Kindes nach vorn gewandt, spricht man von einer **mentoanterioren Stellung,** ist das Kinn nach hinten gewandt, handelt es sich um eine **mentoposteriore Stellung.**

■ **Behandlung** Bei einer Vorderhauptslage wird zunächst abgewartet, ob sich das Kind spontan dreht. Wegen des größeren Kopfumfangs wird ein Dammschnitt durchgeführt. Bei einer Gefährdung des Kindes wird die Geburt mithilfe der Saugglocke beendet. Bei einer Stirnlage ist fast immer ein Kaiserschnitt notwendig. Hat das Kind eine Gesichtslage eingenommen, ist nur bei der mentoanterioren Einstellung eine normale Geburt möglich, jedoch sehr schwierig. Es sollte ein Kaiserschnitt erfolgen.

Haltungsstörungen, Haltungsfehler (→Haltung).

Häm|agglutination, Erythrozytenagglutination, sichtbare Verklumpung der roten Blutkörperchen (Erythrozyten). Eine Hämagglutination entsteht durch die →Antigen-Antikörper-Reaktion zwischen den Antigenen auf der Oberfläche der Erythrozyten und dagegen gerichteten Antikörpern im Blut. Die Hämagglutination macht man sich z. B. bei der Blutgruppenbestimmung und vielen anderen Laboruntersuchungen zunutze. Sie kann im Körper jedoch auch als unerwünschte Reaktion bei einem →Transfusionszwischenfall infolge der Verabreichung einer unpassenden Blutkonserve auftreten. Stoffe, die eine Hämagglutination verursachen, werden als **Hämagglutinine** bezeichnet. Dazu zählen neben den Blutgruppenantikörpern auch Proteine aus der Hülle von Viren (z. B. bei Masern-, Mumps- und Rötelnviren) oder Lektine (Gruppe pflanzlicher Eiweiße).

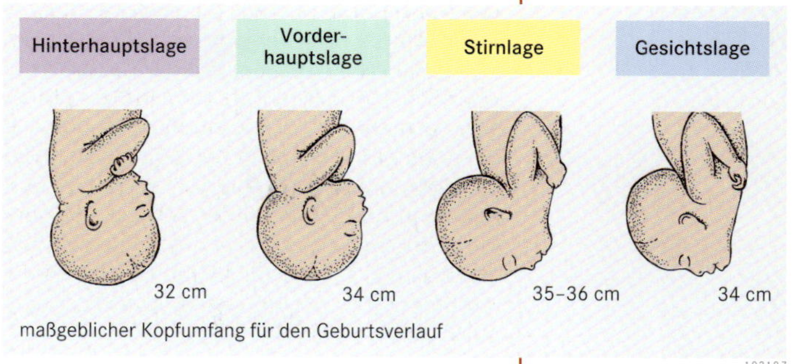

Haltungsanomalie 2). Normale Hinterhauptslage (links) und die verschiedenen Haltungsanomalien des kindlichen Kopfes bei Eintritt in den Geburtskanal. Die Beugung des Kopfes beim Eintritt in das kleine Becken bleibt aus, sodass Scheitel, Stirn oder Gesicht vorangehen.

Hamamelis, Hamamelis virginiana, Zaubernuss, baumartiger Strauch, dessen Blätter und Rinde medizinisch verwendet werden. Inhaltsstoffe sind Gerbstoffe, ätherisches Öl und Flavonoide. Zubereitungen aus Hamamelis wirken entzündungshemmend und als →adstringierende Mittel, außerdem wird die Zirkulation im venösen Blutsystem positiv beeinflusst.

■ **Anwendung** Umschläge oder Salben werden bei leichten Hautverletzungen sowie Entzündungen der Haut und Schleimhäute eingesetzt, bei Hämorrhoiden Salben oder Zäpfchen, bei Venenerkrankungen auch Teezubereitungen aus Blättern und Rinde. Nebenwirkungen sind bei bestimmungsgemäßem Gebrauch keine bekannt.

Häm|angi|ektasie, dauerhaft bestehende Erweiterung von Blutgefäßen, z. B. als →Hämangiom oder →Teleangiektasie.

Häm|angio|endotheliom, ein →Hämangiosarkom.

Hämangiom, Blutschwamm, Adergeschwulst, gutartige Neubildung von Blutgefäßen in Haut, Schleimhäuten und inneren Organen. Ein Hämangiom mit hohem Bindegewebsanteil heißt **Hämangiofibrom.** Ein **Hämangioosteom** tritt im Knochen, v. a. in Wirbelsäule und Schädel, auf und kann zu spontanen Knochenbrüchen führen. Das Auftreten zahlreicher Hämangiome **(Hämangiomatose)** kann Symptom bei verschiedenen Erbkrankheiten sein (z. B. →Sturge-Weber-Syndrom, →Hippel-Lindau-Syndrom). Die beiden häufigsten Hämangiome der Haut sind das kavernöse Hämangiom und das senile Hämangiom.

■ **Kavernöses Hämangiom** Gutartige Neubildung von Blutgefäßen in der Haut mit großen, unregelmäßig geformten, blutgefüllten Hohlräumen. Das kavernöse Hämangiom ist meist schon bei Geburt vorhanden oder tritt in den ersten Lebenstagen auf.

■ **Befund** Das kavernöse Hämangiom wird je nach betroffener Hautschicht in verschiedene Formen unterteilt: Ein ganz in der Haut gelegenes **(kutanes)** kavernöses Hämangiom zeigt sich als oberflächliche Erhebung mit sattroter Farbe. Liegt es z. T. auch im Unterhautgewebe **(kutan-subkutanes kavernöses Hämangiom)**, ist nur der zentrale Teil als scharf begrenzte, sattrote Erhebung sichtbar, am Rand ist ein bläulicher Schimmer des tiefer gelegenen Anteils erkennbar. Handelt es sich um ein nur im Unterhautfettgewebe liegendes **(subkutanes)** kavernöses Hämangiom, erscheint es als bläulich schimmernde Erhebung und lässt sich evtl. als weiche, schwammartig ausdrückbare Geschwulst tasten.

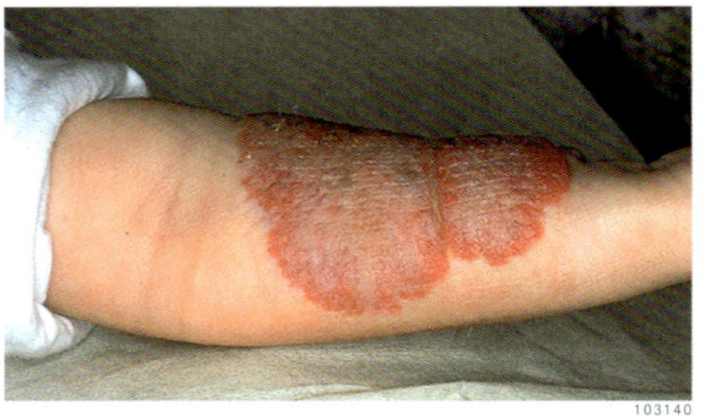

103140

Hämangiom. Das kavernöse Hämangiom kann eine beträchtliche Größe annehmen. Oft ist es schon bei der Geburt vorhanden.

■ **Behandlung** Die kavernösen Hämangiome wachsen im ersten Lebensjahr meist deutlich. Danach kommt es gewöhnlich zu keiner weiteren Größenzunahme; bis zur Pubertät bilden sich über 80 % spontan zurück. Maßnahmen zur Behandlung sind im Einzelfall zu überprüfen. Je nach Größe, Wachstumstendenz, Sitz, Anzahl und Komplikationen (Blutungen) stehen unterschiedliche Methoden zu Verfügung, die z. B. Abwarten, Lasertherapie, Operation oder Kortisongabe umfassen.

■ **Seniles Hämangiom** (seniles Angiom) Harmlose Gefäßneubildung mit stecknadelkopf- bis erbsgroßen, blauroten Knötchen, vorwiegend am Rumpf und im Gesicht an Nase und Kinn. Die senilen Hämangiome treten einzeln oder zu mehreren auf, kommen schon im 4. Lebensjahrzehnt vor und werden mit zunehmendem Alter immer häufiger. Eine Therapie ist nicht erforderlich.

Häm|angio|sarkom, seltene, sehr bösartige Geschwulst der Blutgefäße. Bei den Hämangiosarkomen handelt es sich meist um **Hämangioendotheliome,** welche von den Deckzellen der kleinen Blutgefäße ausgehen. Sie treten vorwiegend in Leber und Schilddrüse auf und neigen zu einer starken Metastasierung. Die Behandlung besteht in einer radikalen operativen Entfernung. Die Prognose ist meist ungünstig.

Häm|arthros, blutiger →Haemarthros.

Ham|artom, durch Fehlentwicklung von Keimgewebe bedingte geschwulstartige Wucherung ohne eigenständige Wachstumstendenz, die direkt nach der Geburt oder im Kindes- bzw. Jugendalter erkennbar wird. Es kommt v. a. in Haut, Lunge und Leber vor, z. B. als Feuermal. Entartung zu einem bösartigen Tumor **(Hamartoblastom)** ist selten.

Hämatemesis, →Bluterbrechen.

Hämatobilie, →Gallengangsblutung.

Hämato|chyl|urie, Ausscheidung von Blut und Lymphe (Chylus) mit dem Harn infolge Platzens von erweiterten Lymphgefäßen der Harnblase. Eine Hämatochylurie kommt v. a. bei Erkrankungen durch Fadenwürmer vor (→Filariose).

hämatogen, dem Blut entstammend, unter Beteiligung des Blutes entstanden.

Hämatokrit, Abk. **HK,** der (prozentual angegebene) Volumenanteil der festen Blutbestandteile an der Gesamtblutmenge. Durch Zentrifugieren einer ungerinnbar gemachten Blutprobe in einem speziellen Röhrchen wird der Volumenanteil der Erythrozyten (96 % der festen Blutbestandteile) ermittelt. Der Hämatokrit (Normwerte, in % × 0,01: Männer 0,41–0,51, Frauen 0,36–0,46) steigt z. B. bei einem längeren Aufenthalt in größeren Höhen an, weil vermehrt rote Blutkörperchen gebildet werden (→Blutbild).

Hämatologie, Gebiet der →inneren Medizin.

Hämatom, →Bluterguss.

Hämatometra, Blutansammlung in der Gebärmutterhöhle durch Verschluss von Gebärmutterhals oder Scheideneingang. Eine Hämatometra entsteht durch eine fehlende Abflussmöglichkeit für das Periodenblut, z. B. bei angeborenen Fehlbildungen der Scheide, oder für den Wochenfluss nach einer Entbindung, z. B. bei ungenügend gedehntem Muttermund nach Kaiserschnitt. Die Gebärmutter ist häufig vergrößert und es treten wehenartige Schmerzen auf. Im Wochenbett kann eine Entzündung der Gebärmutterschleimhaut entstehen, da der Wochenfluss immer Bakterien enthält. Zur Behandlung wird der Gebärmutterhals aufgedehnt, evtl. muss eine Ausschabung der Gebärmutter vorgenommen werden. Bei Entzündungen werden Antibiotika gegeben.

Hämato|myelie, Einblutung ins Rückenmark, die zum Querschnittssyndrom führen kann. Meist ist die Hämatomyelie durch eine Verletzung bedingt, seltener durch Arteriosklerose oder Gerinnungsstörungen.

Hämato|perikard, →Herzbeuteltamponade.

Hämato|peritoneum, Ansammlung von Blut in der Bauchhöhle, z. B. nach Verletzung innerer Organe, bei Krebserkrankung oder Tuberkulose.

Hämato|pleura, Einblutung in den Pleuraspalt (→Pleuraerguss).

Hämato|pneumo|perikard, →Herzbeuteltamponade.

Hämato|poese, →Blutbildung.

Hämatorrhö, →Blutsturz.

Hämato|salpinx, Blutansammlung in einem oder beiden Eileitern. Eine Hämatosalpinx entsteht z. B. nach Eileiterschwangerschaft oder Eileiterentzündungen, bei →Endometriose der Eileiter und nach Rückstau von Menstruationsblut aufgrund eines Verschlusses in den inneren Geschlechtsorganen.

Hämato|thorax, →Pleuraerguss.

Hämaturie, Erythrozyturie, Harnblutung, krankhafte Ausscheidung von roten Blutkörperchen mit dem Urin. Bei einer **Makrohämaturie** ist das Blut bereits mit bloßem Auge sichtbar (ab circa 1 ml Blut pro Liter Urin), eine **Mikrohämaturie** (5–10 rote Blutkörperchen pro ml Urin) dagegen lässt sich nur mit speziellen Tests erfassen (Teststreifen, mikroskopische Beurteilung des Urins). Eine geringe Anzahl roter Blutkörperchen kann auch beim Gesunden im Urin vorhanden sein. Häufige Ursachen sind Tumoren, Harnsteine oder Entzündungen von Nieren, Harnleitern oder Blase; seltener führt eine erhöhte Blutungsneigung oder die Einnahme gerinnungshemmender Medikamente zur Hämaturie. Nicht jede Verfärbung des Harns ist durch eine Hämaturie bedingt (→Urin). In jedem Fall muss die Ursache ärztlich abgeklärt werden, damit eine ernsthafte Erkrankung frühzeitig erkannt und behandelt werden kann.

Hammer, eines der drei Gehörknöchelchen (→Ohr).

Hammerzehe, Zehendeformität, bei der die Zehenendgelenke gebeugt und gleichzeitig die Zehengrundgelenke gestreckt sind. An der Großzehe wird die Hammerzehe auch als **Hallux malleus** bezeichnet. Ebenso wie Krallenzehen treten Hammerzehen meist bei Spreizfuß oder anderen →Fußdeformitäten auf. Die Betroffenen klagen über starke Schmerzen, an den Zehen entstehen durch den vermehrten Druck Schwielen und Hühneraugen. Im Frühstadium können Spreizfußeinlagen eine Schmerzlinderung bewirken. Meist bringt aber nur eine Operation eine dauerhafte Beseitigung der Beschwerden.

Hämo|bilie, →Gallengangsblutung.

Hämoccult®, häufigste Stuhluntersuchung zum Nachweis von nicht sichtbarem (okkultem) Blut im Stuhl. Der Hämoccult® wird eingesetzt zur Früherkennung von Darmkrebs (→Krebsfrüherkennung) und bei Verdacht auf Blutungen aus dem Magen-Darm-Trakt, z. B. aufgrund eines Magengeschwürs oder Darmpolypen. Zur Durchführung des Hämoccult® werden Testbriefe verwendet.

Auf der einen Seite des Testbriefes trägt der Betroffene auf die Felder mit einem Spatel Proben aus verschiedenen Stuhlabschnitten auf. Im Labor wird die andere Seite des Testbriefs mit einer Testlösung beträufelt, die sich bei Kontakt mit dem roten Blutfarbstoff verfärbt (positives Testergebnis). Durch bestimmte Medikamente und Nahrungsmittel kann ein falsch positives Ergebnis vorgetäuscht werden. Dies ist daher kein eindeutiger Nachweis einer Magen-Darm-Erkrankung und erfordert eine sorgfältige weitere Untersuchung.

Hämo|chromatose, chronische Krankheit, bei der es durch eine gesteigerte Eisenaufnahme aus dem Magen-Darm-Trakt zur Eisenablagerung in Organen kommt. Betroffen sind v. a. Männer über 40 Jahre. Hämochromatose und →Hämosiderose werden unter dem Begriff der Eisenspeicherkrankheiten zusammengefasst.

■ **Ursache** Es handelt sich wahrscheinlich um eine autososmal-rezessiv vererbte Stoffwechselstörung.

■ **Befund** Die Symptome sind durch die Einlagerung des überschüssigen Eisens in den Geweben bedingt. Häufig kommt es zu einer Milzvergrößerung, zur Vernarbung der Bauchspeicheldrüse mit einem schwer einstellbaren Diabetes mellitus und zu einer dunklen Hautpigmentierung **(Bronzediabetes).** Später wird die Leber bindegewebig umgebaut (Leberzirrhose) und es treten Schädigungen des Herzmuskels und Gelenkschmerzen auf. Im Blut finden sich stark erhöhte Konzentrationen von Eisen und dessen Speicherstoffen.

■ **Behandlung** Die einzig wirksame Therapie besteht in der Entfernung des Eisens durch regelmäßige Aderlässe (circa alle 1–2 Monate). Setzt diese Behandlung früh genug ein, ist die Prognose gut. Familienangehörige von Erkrankten sollten auf das Vorliegen einer Hämochromatose untersucht werden, damit durch rechtzeitige Behandlung Komplikationen vermieden werden können. Eine neue Studie lässt vermuten, dass das regelmäßige Trinken schwarzen Tees die Eisenaufnahme im Magen-Darm-Trakt hemmen und damit evtl. die Zahl der erforderlichen Aderlässe senken kann.

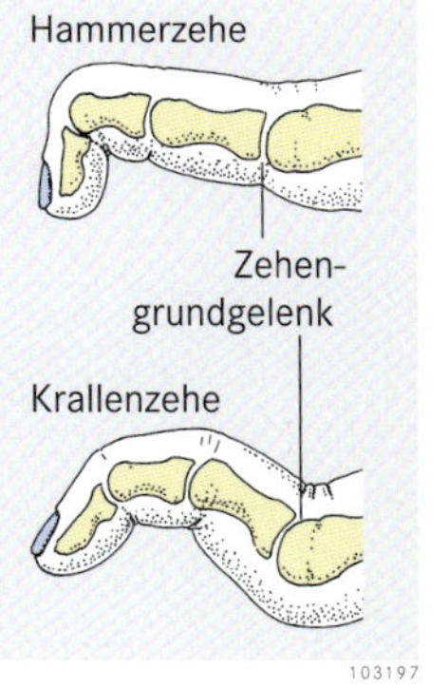

Hammerzehe. Hammer- und Krallenzehe mit Abwinkelung der Zehenendgelenke

Hämo|dialyse, umgangssprachlich **Dialyse,** Blutreinigungsverfahren bei akutem oder chronischem Nierenversagen, bei dem die mangelnde oder fehlende Entgiftungsfunktion durch eine »künstliche Niere« außerhalb des Körpers ersetzt wird. Die Hämodialyse gehört damit zu den extrakorporalen →Nierenersatzverfahren.

■ **Durchführung** Zur längerfristigen Hämodialyse wird fast immer ein Brescia-Cimino-Shunt (Cimino-Fistel) angelegt, der (meist am Unterarm) eine Arterie mit einer Vene verbindet, wodurch Letztere sich stark ausweitet und deshalb einfach punktiert werden kann. Das Blut wird außerhalb des Körpers mittels einer Pumpe an einem System von Kunststoffmembranen vorbeigeführt, an deren anderer Seite gegenläufig eine Salzlösung (Dialysat) vorbeifließt. Durch den Konzentrationsunterschied diffundieren die auszuscheidenden

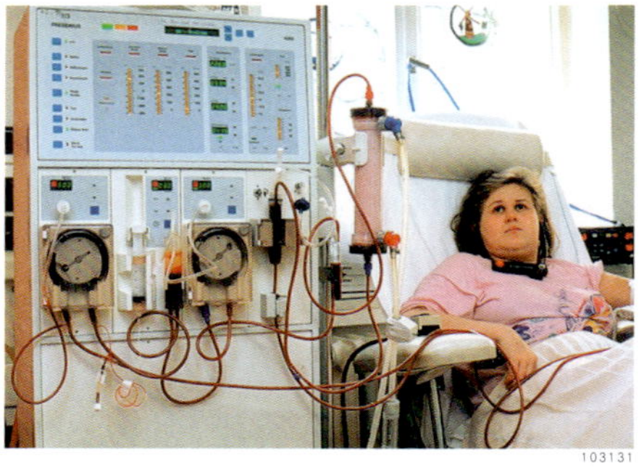

Hämodialyse. Dialysepflichtige Patienten müssen in der Regel dreimal pro Woche an den Dialysator angeschlossen werden.

Körpergifte in das Dialysat, zusätzlich wird aktiv Wasser abgepresst. Das gereinigte Blut wird über einen zweiten Zugang oberhalb des ersten im gleichen Blutgefäß in den Kreislauf zurückgeleitet.

Für eine Hämodialyse sind große Mengen an Wasser nötig: Bei einem durchschnittlichen Blutfluss von 500 ml/Min sind mit mindestens 120 l Flüssigkeit pro Dialyse zu rechnen. Es sind circa drei Dialysebehandlungen pro Woche über 3–5 Std. erforderlich.

■ **Komplikationen** Durch den Flüssigkeitsentzug können Kreislaufstörungen mit Blutdruckabfall und Übelkeit auftreten. Dies ist weitgehend vermeidbar, wenn der Betroffene sich zwischen den Dialyseterminen an die Diätvorgaben hält. Wegen des schnellen Abfalls der Salzkonzentration (v. a. Natrium und Kalium) im Blut kann es zu Muskelkrämpfen

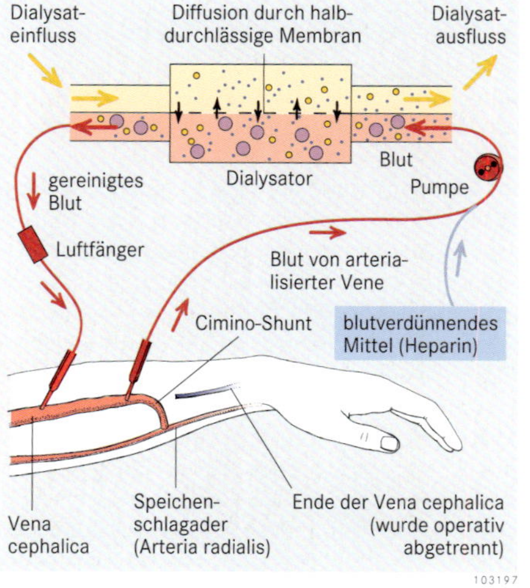

Hämodialyse. Arterielles Blut wird in den Dialysator gepumpt. Dort diffundieren so genannte harnpflichtige Substanzen, die beim Gesunden über den Harn ausgeschieden werden, über eine Membran in eine Dialysatlösung. Das gereinigte Blut wird anschließend wieder in den arteriellen Blutkreislauf zurückgepumpt.

kommen. Der Shunt kann sich infizieren, mit der Gefahr einer Abszessbildung oder Blutvergiftung, oder es können sich örtliche Blutgerinnsel bilden, obwohl der Shunt während der Dialyse mit Heparin durchspült wird. Er kann dadurch dauerhaft unbrauchbar werden und muss durch einen neuen ersetzt werden. Selten sind Unverträglichkeitsreaktionen gegen Substanzen in der verwendeten Membran.

Weitere Komplikationen sind weniger durch die Hämodialyse als durch die zugrunde liegende Nierenerkrankung bedingt. Häufig ist ein starker, schwer erträglicher Juckreiz. Es kommt zu Gelenk- und Knochenbeschwerden und, u. a. durch die erhöhte Kalziumkonzentration im Blut, zu verstärkter Arteriosklerose und Einlagerung von z. T. sehr großen Kalkherden in die Muskulatur. Typisch ist auch eine Blutarmut und – aufgrund der Diät – häufig eine Stuhlverstopfung.

Hämo|dilution, Blutverdünnung durch die Infusion von Plasmaersatzmitteln, die das Volumen des Blutplasmas vergrößern. Dadurch verbessern sich die Fließeigenschaft des Blutes und damit die Organdurchblutung und es verringert sich die Gefahr einer Gefäßverstopfung. Die Hämodilution wird v. a. bei großem Blutverlust, aber auch beim Nierenversagen oder zur Verbesserung der Durchblutung, z. B. nach einem Hörsturz, eingesetzt. Unmittelbar vor Operationen kann die Hämodilution eine Eigenblutspende ermöglichen. Dazu wird dem Patienten Blut entnommen und der Volumenverlust durch ein Plasmaersatzmittel ausgeglichen. Während der Operation verliert der Patient das verdünnte, erythrozytenärmere Blut und bei Bedarf kann das zuvor gewonnene Blut zurücktransfundiert werden.

Hämo|dynamik, Lehre von der Bewegung des Blutes im Gefäßsystem. Die Hämodynamik befasst sich mit Faktoren wie Blutdruck und -volumen, Fließeigenschaft des Blutes (Viskosität), Gefäßwandelastizität und Strömungswiderstand. Sie umfasst auch die mathematische und strömungsphysikalische Betrachtung und Beurteilung des Herz-Kreislauf-Systems.

Hämo|filtration, außerhalb des Körpers stattfindendes Verfahren zur Blutentgiftung. Die Hämofiltration wird v. a. in der Intensivmedizin bei Nierenversagen und Vergiftungen angewandt und gehört zu den →Nierenersatzverfahren. Es werden die in den Nierenkörperchen stattfindenden Vorgänge nachgeahmt, indem aus dem Blut ein an Schlackenstoffen reiches Filtrat abgepresst wird. Hierzu wird das kontinuierlich entnommene Blut durch eine Membran gedrückt und das dabei gewonnene flüssigkeits- und teilchenreiche Filtrat entfernt. Dieses wird durch eine Infusionslösung ersetzt, die aus Flüssigkeit und Salzen besteht. Das gereinigte Blut kann dem Betroffenen über eine Vene wieder zugeleitet werden.

Hämo|globin, Abk. **Hb,** roter Blutfarbstoff, der sich v.a. in den roten Blutkörperchen (Erythrozyten) befindet, wo seine Hauptaufgaben die Bindung und der Transport von Sauerstoff sind. Daneben transportiert Hämoglobin Kohlendioxid und ist aufgrund seiner Fähigkeit, Wasserstoffionen zu binden, an der Regulation des Säure-Basen-Haushalts beteiligt. Zusammen mit den →Erythrozyten durchläuft es deren Erneuerungsprozess.

■ **Hämoglobinformen** Hämoglobin ist ein zusammengesetzter Eiweißkörper mit dem Eiweißanteil Globin und dem Farbstoffanteil Häm, welches das für die Sauerstoffbindung notwendige Eisen enthält. Das normale, mit Sauerstoff beladene Hämoglobin wird als **Oxi-Hämoglobin** bezeichnet. Der Sauerstoff ist sehr locker an das Hämoglobin gebunden und kann im Gewebe leicht wieder abgegeben werden. Das **Methämoglobin** (Hämiglobin) entsteht normalerweise nur in geringem Umfang ($\leq$ 1 % des Hämoglobin) durch Oxidation des Eisens und gibt gebundenen Sauerstoff nicht wieder ab. Es fällt vermehrt z.B. nach Aufnahme bestimmter Medikamente oder von nitrithaltigem Wasser an (Methämoglobinämie). **Carboxi-Hämoglobin** (CO-Hb) entsteht durch Bindung von Kohlenmonoxid, das den Sauerstoff verdrängt (→Kohlenmonoxidvergiftung). Fehlerhafte Formen des Hämoglobins können angeboren sein oder z.B. auf vitaminmangel- oder eisenmangelbedingten Störungen der Hämoglobinbildung beruhen (→Hämoglobinopathie).

■ **Normalwerte** Die normale Menge im Blut beträgt bei Männern 14–18 g/dl, bei Frauen 12–16 g/dl. Erhöht ist das Hämoglobin z.B. bei einer Vermehrung der Erythrozyten oder bei Austrocknung des Körpers, erniedrigt u.a. in der Schwangerschaft und bei Blutarmut (Anämie).

Hämo|globinopathie, Sammelbegriff für vererbte Krankheiten, bei denen der Organismus fehlerhaften und damit qualitativ minderwertigen roten Blutfarbstoff (Hämoglobin) herstellt. Dadurch ist die Überlebenszeit der roten Blutkörperchen verkürzt und es kommt zu deren chronischem Abbau (→Hämolyse). Als Folge leiden die Betroffenen an einer Blutarmut (→Anämie).

Es sind etwa 300 verschiedene Formen der Hämoglobinopathie bekannt: Die häufigsten sind die →Sichelzellenkrankheit und →Thalassämien. Die Symptome der Hämoglobinopathie sind die einer Anämie: Schon bei leichten Belastungen können Müdigkeit, Schwäche, Herzrasen und Luftnot auftreten. Die Diagnose erfolgt durch eine Untersuchung des Blutbildes im Mikroskop und der Struktur des Blutfarbstoffs mithilfe elektrophoretischer bzw. chromatografischer Verfahren.

Hämo|globinurie, krankhafte Ausscheidung von rotem Blutfarbstoff (Hämoglobin) mit dem Urin. Ursache ist fast immer ein akuter, vermehrter Blutzerfall (Hämolyse), v.a.

Hämodialyse Ernährungsrichtlinien für Betroffene

Da Dialysepatienten kaum oder keinen Urin ausscheiden, muss die tägliche Trinkmenge so bemessen werden, dass eine tägliche Gewichtszunahme von 1 kg nicht überschritten wird. Dies ist auch wichtig, um das Herz-Kreislaufsystem nicht unnötig durch große Volumenschwankungen des Körpers zu belasten. Um das Durstgefühl nicht weiter zu steigern, sollte auf salzige Speisen und süße Getränke verzichtet werden. Statt Salz verwendet man besser Kräuter und Gewürze. Durch die reduzierte Urinausscheidung und die nachlassende Nierenfunktion kommt es zur Erhöhung des Kalium- und Phosphatspiegels im Blut. Daher müssen kalium- und phosphatreiche Nahrungsmittel (z.B. Nüsse, Haferflocken, Trockenobst, Gemüse- und Obstsäfte, Bananen, Kartoffelfertigprodukte) gemieden werden. Dagegen sollte man auf eine eiweißreiche Ernährung achten, da der Eiweißbedarf bei Dialysepatienten gesteigert ist. Der Eiweißbedarf sollte zu zwei Dritteln aus biologisch hochwertigem Eiweiß wie Fleisch, Fisch (Bild), Eiern, Milch und Milchprodukten bestehen. Da eiweißreiche Nahrungsmittel aber häufig viel Phosphat enthalten, kann die Einnahme von Phosphatbindern nötig werden. Einen genauen Diätplan erhalten die Patienten in den Dialysezentren, weitere Hilfestellung bieten Selbsthilfegruppen an.

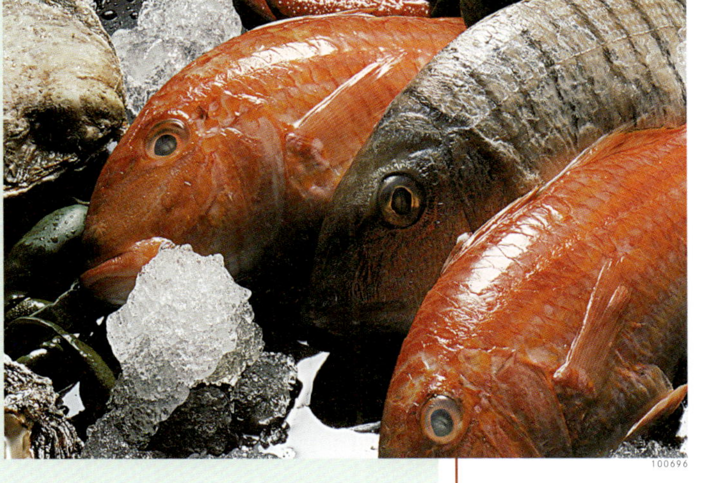

100696

nach Blutübertragung (Transfusion) von blutgruppenfremdem Blut oder bei hämolytischen →Anämien. Seltener ist sie Folge einer →Autoimmunkrankheit, z. B. als Kälte- oder Wärme-Hämoglobinurie, oder einer Allergie, z. B. auf Arzneimittel. Nach Vergiftungen durch Arsen, Schwefelwasserstoff, Schlangengift und andere Giftstoffe, aber auch bei Malaria und Gelbfieber, kann es zur toxischen Hämoglobinurie kommen.

Hämolyse, natürlicher oder krankhafter Abbau roter Blutkörperchen (Erythrozyten) durch Zerstörung der Zellmembran. Die Hämolyse findet v. a. in Milz, Leber und dem Blutgefäßsystem statt.

■ **Ursache** Eine **physiologische Hämolyse** erfolgt nach einer durchschnittlichen Lebensdauer der →Erythrozyten von circa 120 Tagen, dann werden sie mechanisch zerstört. Eine **krankhaft erhöhte Hämolyse** kann verschiedene Ursachen haben: Die Lebenszeit der Erythrozyten kann aufgrund von Membrandefekten, z. B. bei einer Kugelzellanämie, verkürzt oder der rote Blutfarbstoff fehlerhaft aufgebaut sein (→Hämoglobinopathie). Auch eine mechanische Zerstörung der Erythrozyten bei Herzklappenfehlern oder -prothesen, Verbrennungen, schweren Infektionen, Antikörperbildung im Rahmen von Autoimmunerkrankungen oder Transfusionen sowie Vergiftungen können eine Hämolyse hervorrufen. Werden vom Körper nicht mehr ausreichend neue Erythrozyten nachgebildet, entsteht eine hämolytische →Anämie.

■ **Befund** Hinweis auf eine krankhafte Hämolyse ist brauner Urin als Zeichen einer Ausscheidung von rotem Blutfarbstoff und dessen Abbauprodukten über die Niere. Im Blut finden sich eine erniedrigte Blutfarbstoffkonzentration und eine erhöhte Zahl junger roter Blutkörperchen. Betroffene mit länger andauernder Hämolyse leiden häufig an Gallensteinen. Fällt im Rahmen einer **akuten Hämolyse** in kurzer Zeit eine große Menge an freiem Blutfarbstoff an, kann Nierenversagen die Folge sein. Die **hämolytische Krise,** d. h. ein akuter Blutkörperchenzerfall bei hämolytischen Anämien, ist ein Notfall, da der Mangel an Sauerstoffträgern unter Umständen die ausreichende Sauerstoffversorgung der Gewebe gefährdet.

■ **Behandlung** Bei angeborenen Formen, aber auch bei der wiederholt auftretenden, antikörpervermittelten Hämolyse wird häufig die Milz entfernt. Dadurch kann der Verlauf erheblich abgemildert werden. Bei wiederkehrender Immunhämolyse kann durch Kortikoide das Immunsystem unterdrückt werden.

Hämolysin, Substanz, die eine Auflösung der roten Blutkörperchen (Hämolyse) verursacht. Es werden zwei Formen unterschieden: **Immunhämolysine** sind komplementbindende Antikörper, die sich an Antigene auf der Oberfläche von roten Blutkörperchen binden. Die daraus resultierende Aktivierung des →Komplementsystems führt zu deren Zerstörung. Ursachen sind z. B. Blutgruppenunverträglichkeit (Transfusionszwischenfall, Morbus hämolyticus neonatorum) oder Autoimmunkrankheiten (immunhämolytische Anämie). **Hämolysegifte** zerstören die Membran der roten Blutkörperchen direkt. Hierzu zählen bakterielle Enzyme wie Streptolysin oder Staphylolysin, tierische Substanzen wie Schlangen- oder Bienengifte, grenzflächenaktive Substanzen wie Seifen, Detergenzien und die pflanzlichen Saponine sowie verschiedene Chemikalien. In seltenen Fällen können Inhaltsstoffe verschiedener Medikamente als Hämolysegifte wirken.

hämolytische Krise, Form der →Hämolyse.

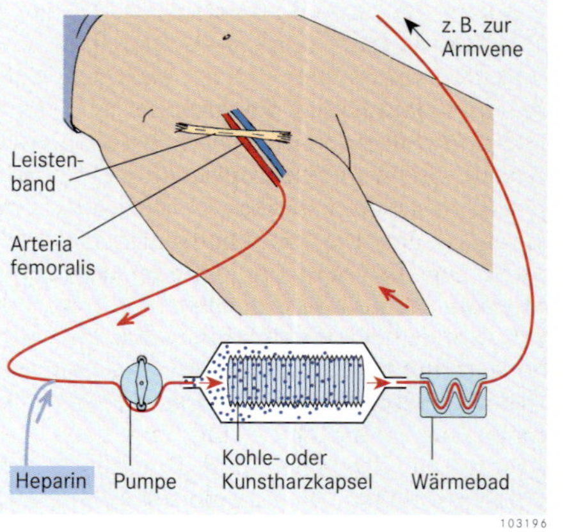

Hämoperfusion. Im Unterschied zur Hämodialyse wird bei der Hämoperfusion das Blut nicht über eine Membran, sondern über Aktivkohle oder Kunstharz gereinigt.

hämolytisch-urämisches Syndrom, Abk. **HUS, Gasser-Syndrom,** schwere hämolytische Anämie mit akuter Zerstörung roter Blutkörperchen. Diese →Anämie tritt meist im Kindesalter auf, häufig nach Infektion mit einem bakteriellen Durchfallerreger, insbesondere bei einer →EHEC-Infektion.

■ **Befund** Die Betroffenen sind schwer krank. Etwa 5–10 Tage nach einer Durchfallerkrankung setzt die Krankheit plötzlich ein und äußert sich mit Blässe, Bewusstseinsstörung, verminderter Urinausscheidung, Bluthochdruck, geschwollenen Händen und Füßen sowie Blutungszeichen. Typisch sind mikroskopisch sichtbare Bruchstücke der roten Blutkörperchen (Fragmentozyten) sowie Blutplättchenmangel, ein Verbrauch von Gerinnungsfaktoren und dadurch unkontrollierte Blutgerinnung und der Verschluss kleiner Blutgefäße. Die Leistungsfähigkeit der Nieren kann bis zu deren Versagen absinken.

■ **Behandlung** Eine ursächliche Therapie gibt es nicht. Rote Blutkörperchen und Gerinnungsfaktoren müssen durch Blutpräparate ersetzt werden, eine Dialyse sollte frühzeitig begonnen werden. Bei rechtzeitiger Intensivversorgung überleben die meisten Patienten die Krankheit ohne Folgeschäden.

Hämoperfusion, Blutreinigungsverfahren, das nur bei wenigen Vergiftungen, z. B. mit organischen Lösungsmitteln, Insektiziden, Salizylaten oder Pilzgiften angewendet wird. Bei der Hämoperfusion wird das Blut aus einem großen Blutgefäß (z. B. der Arteria femoralis) in eine Kapsel mit einem Kohle- oder Kunstharzkern geleitet, an den sich die Giftstoffe binden. Das gereinigte Blut wird durch ein Wärmebad und anschließend über eine Vene zurück in den Körper geleitet.

Hämo|philie, →Bluterkrankheit.

Hämoptoe, →Bluthusten.

Hämoptyse, →Bluthusten.

Hämorrhagie, starke →Blutung.

hämorrhagisches Fieber, Gruppe schwerer Viruskrankheiten, die mit Fieber und spontanen Blutungen einhergehen. Sie treten fast ausschließlich in den tropischen und subtropischen Gebieten Afrikas, Asiens und Südamerikas auf. Die Krankheitserreger werden durch Stechmücken, Zecken oder den direkten Kontakt mit infizierten Personen oder Tieren übertragen. Zu den hämorrhagischen Fiebern gehören z. B. das →Gelbfieber, das →Ebola-Fieber und das →Lassa-Fieber. Gemeinsame Symptome sind hohes Fieber, Schmerzen, Erbrechen und Durchfall sowie Blutungszeichen. Die Behandlung beschränkt sich auf die Linderung der Krankheitszeichen und deren Folgen und besteht in der Gabe fiebersenkender Mittel und Schmerzmittel, Flüssigkeitsersatz und evtl. Bluttransfusionen.

Hämorrhoiden, knotenförmige Erweiterungen der gemischt arteriell-venösen Gefäßknäuel im Analkanal.

■ **Ursache** Hämorrhoiden entstehen durch Blutrückstau in die Blutgefäße des Analrings. Hierzu kommt es durch starkes Pressen beim Stuhlgang (z. B. aufgrund chronischer Verstopfung), bei vorwiegend sitzender Tätigkeit und in der Schwangerschaft.

■ **Befund** Dem Betroffenen fallen v. a. hellrote Blutungen am Ende des Stuhlganges auf, die z. T. tropfend oder spritzend sind. Auch Juckreiz, Brennen oder Nässen sind häufige Beschwerden, selten treten dumpfe Schmerzen auf. Symptome und Ausprägung variieren je nach Stadium: Im **Stadium I** sind Hämorrhoiden nur leicht vorgewölbt und nicht sicht- oder tastbar. Im **Stadium II** sind Knoten tastbar, die beim Pressen nach außen hervortreten, sich bei Entlastung aber wieder zurückziehen. Im **Stadium III** bleiben die Hämorrhoiden außerhalb der Analöffnung, können jedoch mit dem Finger noch zurückgeschoben werden, im **Stadium IV** ist dies nicht mehr möglich. Durch die Spannung im Schließmuskel können die Hämorrhoidalknoten eingeklemmt und von der Blutversorgung abgeschnitten werden, was Geschwüre und Entzündungen zur Folge hat. Auch Blutgerinnsel können entstehen, die unter heftigen, plötzlich einsetzenden Schmerzen die Blutgefäße verstopfen. Der dauerhafte Vorfall von Hämorrhoiden kann das Ausstülpen der gesamten Analwand nach sich ziehen. Da Hämorrhoiden in direkter Verbindung mit arteriellen Gefäßen stehen, kann es im Stadium III und IV zu bedrohlichen Blutungen kommen. Diese können bis zu einem Blutverlust von 500–1 000 ml unbemerkt bleiben, da sich zunächst die Enddarmampulle mit Blut füllt. Weniger auffällige Blutungen führen über einen längeren Zeitraum zu Blutarmut. Die Diagnose wird mittels einer Tastuntersuchung des Mastdarms und Spiegelung des Analkanals (Proktoskopie) gestellt.

■ **Behandlung** Begleitende Entzündungen und Schwellungen, die für einen Großteil der Beschwerden verantwortlich sind, können durch Salben oder Zäpfchen (→Hämorrhoidenmittel) behandelt werden.

Zusätzlich erfolgt bei Hämorrhoiden des Stadiums I–II eine Verödung (Sklerosierung, Infrarotkoagulation). Ab Stadium III wird eine **Hämorrhoidektomie** durchgeführt. Dabei werden die Hämorrhoiden abschnittsweise vom Schließmuskel gelöst und abgetragen, nachdem die versorgenden Blutgefäße unterbunden wurden. Als Komplikation kann es nach der Operation zu Blutungen und sehr selten zu einer eingeschränkten Kontrolle über

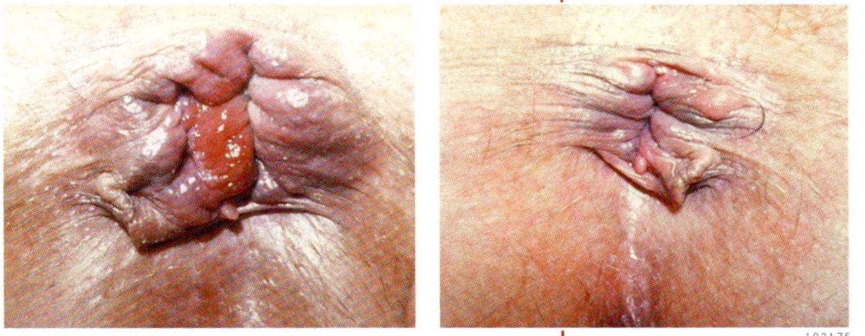

Hämorrhoiden. Entzündlich geschwollene Hämorrhoiden (links). Im rechten Bild ist ein deutlicher Rückgang der Entzündung nach zweiwöchiger Salbenbehandlung zu erkennen.

Zivilisationskrankheit Hämorrhoiden

Bewegungsarmut und chronische Verstopfung begünstigen das Entstehen von Hämorrhoiden. Deshalb ist es entscheidend, für einen weichen Stuhlgang zu sorgen, der den Druck auf den Analkanal vermindert. Dazu gehören eine ballaststoffreiche Ernährung mit viel Gemüse und Obst, die Vermeidung blähender Speisen und eine hohe Flüssigkeitszufuhr. Bei anhaltender Verstopfung können Quellmittel, z. B. Weizenkleie oder Leinsamen, Abhilfe schaffen. Bei langer sitzender Tätigkeit sollte für eine ausgleichende körperliche Bewegung gesorgt werden, um dem Blutstau, der durch die Abknickung in der Hüfte entsteht, entgegenzuwirken.

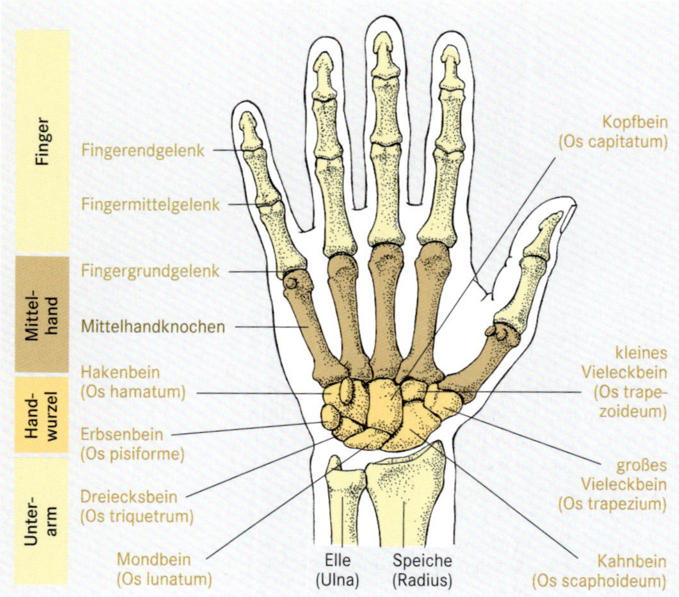

Hand. Linkes Handskelett, vom Handrücken aus betrachtet

die Stuhlentleerung (Stuhlinkontinenz) oder einer Enge im Afterbereich kommen.

Hämorrhoidenmittel, Medikamente, die als Zäpfchen oder Salbe bei Beschwerden eingesetzt werden, die durch →Hämorrhoiden bedingt sind. Hämorrhoidenmittel enthalten meist mehrere Arzneistoffe. Häufig findet man →Lokalanästhetika wie Benzocain oder Polidocanol zur Linderung des Juckreizes, Zinksalze zur Sekretbindung und Austrocknung sowie →Gerbstoffe zur Entzündungs- und Sekretionshemmung. Außerdem werden Bismutsalze, Blutegelextrakt (Hirudin), Heparin, Hamamelisextrakt und Glukokortikoide (→Kortikoide) verwendet. Als Nebenwirkungen können örtlich allergische Reaktionen auftreten.

Hämo|siderose, vermehrte Eisenablagerung in Organen bei erhöhtem Eisenangebot im Blut. Dieses kann bedingt sein durch erhöhte Eisenzufuhr mit Nahrung, Tabletten, Infusionen oder Bluttransfusionen, durch überschüssiges Eisen, welches bei Krankheiten mit ineffektiver Erythrozytenbildung nicht verwertet werden kann (z. B. Thalassämie), oder durch Freisetzung von Eisen beim Zerfall roter Blutkörperchen (z. B. hämolytische Anämie). Hämosiderose und →Hämochromatose werden unter dem Begriff der Eisenspeicherkrankheiten zusammengefasst.

Hämostase, 1) *Physiologie:* Beendigung einer Blutung durch →Blutstillung und →Blutgerinnung.

2) *Pathologie:* meist örtlich begrenzte Verringerung der Blutzirkulation, z. B. nach Vergiftungen oder Schock.

Hämostyptika, →blutungsstillende Mittel.

Hämo|thorax, Hämatothorax; Form des →Pleuraergusses.

Hand, Manus, an den Unterarm anschließender Abschnitt des Arms. Es werden drei Bereiche unterschieden: Handwurzel, Mittelhand und Finger. Die Außenseite der Hand wird als **Handrücken** (Dorsum manus), ihre Innenseite als **Handteller** (Handfläche, Palma manus) bezeichnet.

■ **Handwurzel** (Carpus): Die Handwurzel ist der Abschnitt der Hand zwischen Unterarm und Mittelhand. Die acht **Handwurzelknochen** (Ossa carpi, Karpalia) sind untereinander durch Bänder verbunden und in zwei Reihen angeordnet. Die Gelenke zwischen den einzelnen Handwurzelknochen sowie zwischen Handwurzelknochen und Mittelhandknochen sind stark verzahnt und straff und praktisch unbeweglich.

■ **Mittelhand** (Metacarpus): Sie ist der Abschnitt zwischen Handwurzel und Fingern. Die fünf **Mittelhandknochen** (Ossa metacarpi) sind Röhrenknochen. Während die Verbindungen zu den Handwurzelknochen fast unbeweglich sind, bilden sie mit den Fingern zwar straffe, aber bewegliche Gelenke.

■ **Finger** (Digiti manus): Die fünf Finger tragen den Fingernagel und bestehen aus zwei bzw. drei knöchernen **Gliedern** (Phalangen). An der Fingerbeere weist die Haut Hautleisten und viele Berührungsrezeptoren für das Tastgefühl auf. Die Fingerend- und Fingermittelgelenke sind Scharniergelenke, die Beugung und Streckung zulassen. Die Grundgelenke mit den Mittelhandknochen sind bei den Fingern 2–5 Eigelenke, die sowohl Beugung und Streckung als auch seitliche Bewegungen erlauben. Der Daumen ist mit der Handwurzel über ein Sattelgelenk verbunden, das es auch er-

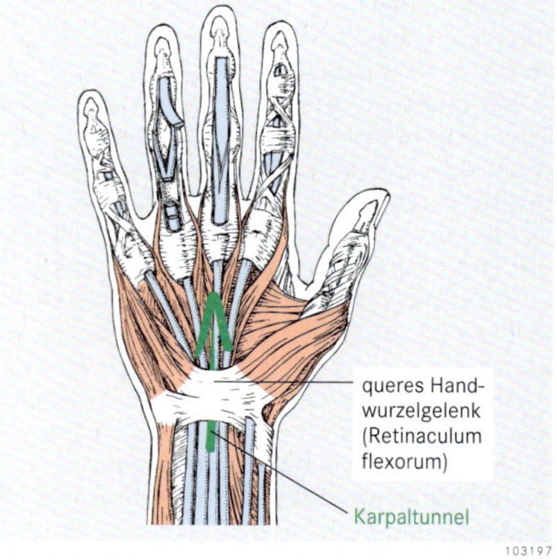

Hand. Muskeln und Sehnen der Hohlhand. Zwischen Handwurzelknochen und dem quer verlaufenden Handwurzelband (Retinaculum flexorum), das den Karpaltunnel bildet, ziehen Beugesehnen für die Finger sowie der Mittelnerv (Nervus medianus) nach vorn.

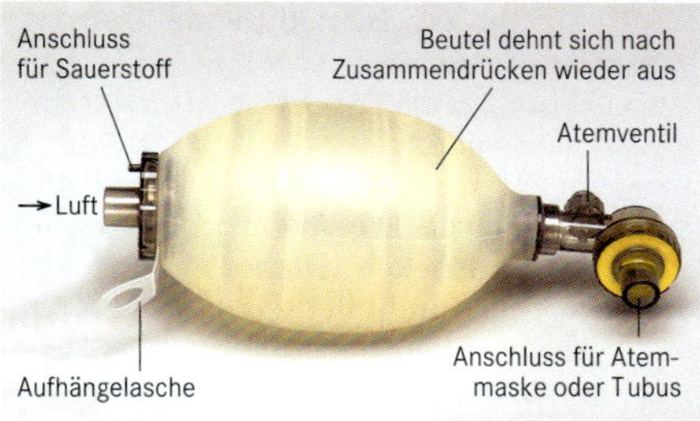

Handbeatmungsbeutel. Laerdal®-Beatmungsbeutel; er wird auf eine Beatmungsmaske oder einen Beatmungsschlauch aufgesteckt.

möglicht, den Daumen den anderen Fingern gegenüberzustellen.

■ **Muskulatur** Nur einige Muskeln, die die Finger bewegen, sind auf die Hand beschränkt, der Großteil beginnt am Unterarm oder im unteren Teil des Oberarms und setzt meist über lange Sehnen an Hand und Fingern an. Die Sehnen von Beuge- wie Streckmuskeln werden durch Bänder in ihrer Position gehalten. Auf der Handinnenseite bildet ein solches Band das Dach des Karpaltunnels. Sehnenscheiden aus Bindegewebe mit einem Flüssigkeitsfilm an der Innenseite ermöglichen das reibungslose Gleiten der Sehnen.

Bei einer Lähmung von Nerven, die die aus dem Armbereich kommenden Muskeln versorgen, treten charakteristische Handstellungen auf, z.B. Krallenhand, Fallhand und Schwurhand. Die kurzen Eigenmuskeln von Daumen und kleinem Finger bilden den Daumenballen (Thenar) und den Kleinfingerballen (Hypothenar).

Handbeatmungsbeutel, Gerät, mit dem Luft in die Lunge eines nicht selbstständig oder nur ungenügend atmenden Patienten gepumpt werden kann. Der Handbeatmungsbeutel besteht aus einem Kunststoffbeutel, der sich nach jedem Zusammendrücken wieder von selbst ausdehnt. Er wird entweder auf eine Beatmungsmaske oder einen Beatmungsschlauch (Tubus) aufgesteckt. Um die Sauerstoffversorgung des Patienten zu verbessern, kann ein Sauerstoffschlauch angeschlossen werden. Häufig benutzte Handbeatmungsbeutel sind der Ambu®- und der Laerdal®-Beutel.

Handbruch, Handfraktur, knöcherne Verletzung eines oder mehrerer Handwurzel-, Mittelhand- oder Fingerknochen.

■ **Knochenbrüche der Handwurzel** Der **Kahnbeinbruch** (Skaphoidfraktur, Navikularfraktur) ist der häufigste Handwurzelbruch nach Sturz auf die überstreckte Hand. Es zeigt sich eine Schwellung, schmerzhafte Bewegungseinschränkung im Handgelenk und umschriebener Druckschmerz in der Tabatière (bei Streckung und Abspreizen des Daumens auftretende Vertiefung zwischen Speichenende und Daumen). Manchmal ist der Bruch bei der ersten Röntgenaufnahme nicht zu sehen, sodass diese nach 10 Tagen wiederholt werden muss. Das Handgelenk wird für 6–12 Wochen im Gipsverband ruhig gestellt. Bei stärkeren Verschiebungen der Gelenke ist eine Operation (→Osteosynthese) erforderlich. Häufigste Komplikation ist die Entwicklung eines Falschgelenks (Pseudarthrose). Ein Bruch der **übrigen Handwurzelknochen** entsteht beispielsweise bei einem Sturz auf die überstreckte Hand, ist aber vergleichsweise selten.

■ **Knochenbrüche der Mittelhand** Sie entstehen meist durch einen Schlag oder Sturz auf die Hand. Unverschobene Brüche werden durch eine Ruhigstellung im Gipsverband für 3–4 Wochen behandelt, bei verschobenen Brüchen muss eine Operation mit Fixierung durch Bohrdrähte oder kleine Platten vorgenommen werden. Sonderformen sind der **Bennett-Bruch** und der **Rolando-Bruch,** bei denen der erste Mittelhandknochen gebrochen und der Daumen im Daumensattelgelenk verrenkt ist. Ursache ist ein Sturz auf den abgespreizten, gebeugten Daumen. Aufgrund der Verrenkung erfolgt die Behandlung häufig operativ mit anschließender Ruhigstellung in einem Gipsverband für circa 5 Wochen.

■ **Knochenbrüche der Finger** Bei Brüchen der Endglieder reicht oft eine Ruhigstellung für 1–2 Wochen, Brüche von Grund- oder Mittelgliedern werden 3–4 Wochen im Gips behandelt. Bei Fehlstellungen ist eine operative Korrektur notwendig.

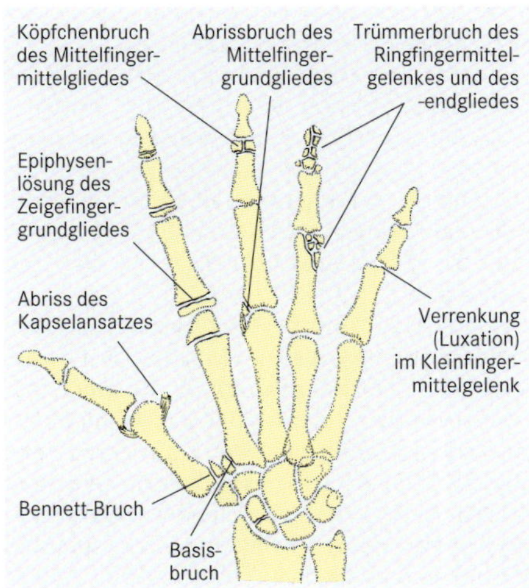

Handbruch. Übersicht über die verschiedenen Lokalisationen von Handfrakturen

Händedesinfektion, Form der →Desinfektion.

Hand-Fuß-Mund-Krankheit, Infektion mit Coxsackie-Viren, die v.a. Kinder unter 10 Jahren betrifft. Etwa 4–8 Tage nach der Ansteckung treten an Händen und Füßen sowie auf

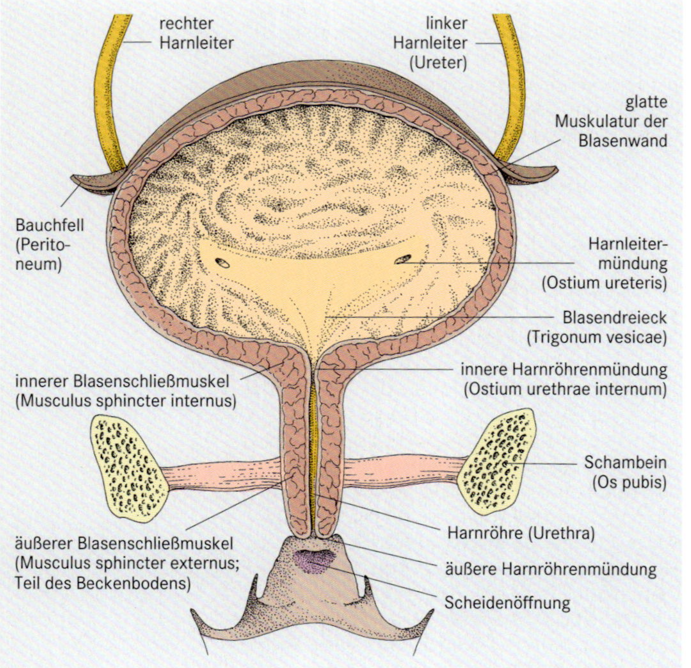

Harnblase.
Harnblase der Frau von vorn. Die kräftige Muskelschicht der Harnblase stellt zusammen mit der Beckenbodenmuskulatur den Verschluss der Blase sicher.

der Mundschleimhaut circa 1–3 mm große Bläschen auf, typischerweise mit einem roten Saum. Der Bläscheninhalt ist ansteckend. Gelegentlich bestehen auch ein allgemeines Krankheitsgefühl und Fieber. Die Erkrankung heilt ohne spezielle Therapie nach 8–10 Tagen folgenlos aus.

Handgelenk, Articulatio manus, bewegliche Verbindung zwischen Hand und Unterarm, die aus zwei Anteilen besteht.

Das unterarmnahe Handgelenk **(Articulatio radiocarpalis)** zwischen der hinteren Reihe der Handwurzelknochen und der Speiche des Unterarms ist ein Eigelenk, das Beugung und Streckung sowie seitliche Bewegungen erlaubt. Das untere Ende der Elle ist nur indirekt über eine Knorpelscheibe mit ihm verbunden.

Der andere Anteil **(Articulatio mediocarpalis)** besteht aus den verzahnten, fast unbeweglichen, gelenkigen Verbindungen zwischen den beiden Reihen der Handwurzelknochen. Im weiteren Sinne werden auch Gelenke zwischen den einzelnen Handwurzelknochen, zwischen Handwurzel- und Mittelhandknochen, zwischen den nebeneinander liegenden Mittelhandknochen und das Daumenwurzelgelenk zum Handgelenk gezählt.

Handgreifreflex, ein →Primitivreflex.

Handphlegmone, flächenhafte eitrige Entzündung der Hand; im engeren Sinn die **Hohlhandphlegmone**, z. T. auch die Sehnenscheidenphlegmone oder das →Panaritium. Die Handphlegmone ist gekennzeichnet durch eine äußerst schmerzhafte Hohlhandschwellung mit Krallenstellung der Finger und Schwellung des Handrückens. Die Behandlung erfolgt chirurgisch mit Eröffnung des Eiterherdes, um den Eiter abfließen zu lassen. Weiterhin erfolgt Ruhigstellung, Spülung und Antibiotikagabe. Als Komplikation kann es aufgrund der geringen Dehnbarkeit der Haut der Hohlhand bei starker Entzündungsreaktion und Schwellung zu Durchblutungsstörungen und Gewebszerstörung (Nekrose) kommen.

Hand-Schüller-Christian-Krankheit, →Langerhans-Zellhistiozytose.

Handwurzel, Teil der →Hand.

Handwurzelkanal, →Karpaltunnel.

Handwurzelverrenkung, Handwurzelluxation, Verschiebung der Knochen im Bereich der Handwurzel mit Verlust des Kontaktes der Gelenkflächen. Dabei kann es gleichzeitig zu einem Bruch der Handwurzelknochen (→Handbruch) kommen. Ursache ist ein Sturz auf die Hand. Die Behandlung besteht im Einrenken des Gelenks und Ruhigstellung im Gipsverband für circa 4 Wochen. Liegt ein verschobener Knochenbruch vor oder ist ein einfaches Einrenken nicht möglich, ist eine Operation erforderlich.

Hangover [ˈhæŋəʊvə, engl.], die über die Dauer der erwünschten Wirkung von Schlaf- und Beruhigungsmitteln sowie von ionisierenden Strahlen hinaus anhaltenden unerwünschten Nebenwirkungen.

Hantavirus-Infektion, Infektionskrankheit, die mit →hämorrhagischem Fieber, Beteiligung der Nieren und damit Gefahr eines Nierenversagens einhergeht. Das Hantavirus wird von Mäusen oder Ratten übertragen. Eine Ansteckung erfolgt über die Inhalation infektiöser Ausscheidungen, wobei besonders Land- und Waldarbeiter sowie Jäger und Soldaten gefährdet sind.

Haptene, Gruppe von →Antigenen.

Harn, →Urin.

Harnabflussstörung, →Harnstauung im Bereich der ableitenden Harnwege oder →Harnverhalt.

Harnabgang, Entleerung von Urin, willkürlich als →Miktion, unkontrolliert krankheitsbedingt bei →Harninkontinenz.

Harnableitung, Ausleitung des Urins aus dem Körper. Die **natürliche Harnableitung** erfolgt über die ableitenden Harnwege (→Harnsystem); ist der Harnabfluss gestört, kann der Urin durch eine **künstliche Harnableitung** entleert werden.

Diese wird vorübergehend als →Blasenkatheter oder dauerhaft in Form einer →Harnleiter-Darm-Anastomose, →Nephrostomie, →Zystostomie oder einer →Blasenplastik angelegt.

Harnblase, Vesica urinaria, Cystis, Blase, muskuläres Hohlorgan des Harnsystems mit einem Fassungsvermögen von etwa 300–500 ml. Die Harnblase liegt im kleinen

Becken direkt hinter der Symphyse, ihr Dach wird von Bauchfell bedeckt, der hintere Teil grenzt bei der Frau an Scheide und Gebärmutter (→Geschlechtsorgane), beim Mann an den Mastdarm (→Geschlechtsorgane). An der Harnblase unterscheidet man Blasenscheitel (Blasenspitze), Blasenkörper, Blasengrund (Blasenboden) und Blasenhals, aus dem die Harnröhre hervorgeht.

Die **Schleimhaut** der Harnblase besteht aus einem Übergangsepithel (→Epithel), welches vor dem aggressiven Harn schützt. Sie ist gefaltet und nur im hinteren, unteren Blasenanteil völlig glatt; diese Region zwischen den Mündungsstellen von Harnleitern und Harnröhre wird als Blasendreieck (Trigonum vesicae) bezeichnet.

Die **Muskelschicht** der Harnblase besteht aus stark durchflochtener glatter Muskulatur, die in ihrer Gesamtheit als Musculus detrusor (Detrusor [vesicae]) bezeichnet wird und, wenn sie sich zusammenzieht, die Blasenentleerung (→Miktion) bewirkt. Die Muskulatur bildet zusammen mit Muskeln des Beckenbodens auch das Verschlusssystem der Harnblase. Zu den Harnleitern hin wird die Harnblase dadurch abgedichtet, dass Muskelfasern der Harnleiter deckelartig in die Blasenwand einstrahlen und die Harnleiter schräg von hinten oben in die Harnblase eintreten, ein Stück innerhalb der Blasenwand verlaufen und somit bei steigendem Druck zusammengedrückt werden. Versagt dieser ventilähnliche Verschlussmechanismus, so kann es zu einem Rückfluss von Harn in Harnleiter und Nieren und zu aufsteigenden Infekten kommen. Die Mündung der Harnröhre zur Harnblase hin wird von Fasern der glatten Harnblasenmuskulatur verschlossen, die in ihrer Gesamtheit auch als innerer Blasenschließmuskel (Musculus sphincter vesicae internus) bezeichnet werden und willkürlich nicht beeinflussbar sind. Der äußere Blasenschließmuskel (Musculus sphincter vesicae externus; auch als Harnröhrenschließmuskel bzw. Musculus sphincter urethrae bezeichnet) ist willkürlich beeinflussbar; er wird von Fasern eines Muskels des Beckenbodens (Musculus transversus perinei profundus) gebildet.

Harnblasendruckmessung, diagnostisches Verfahren der →Urodynamik.

Harnblasenentfernung, →Zystektomie 2).

Harnblasenentleerung, →Miktion.

Harnblasenentzündung, →Blasenentzündung.

Harnblasenkarzinom, →Blasenkarzinom.

Harnblasenspiegelung, →Blasenspiegelung.

Harnblasenstein, →Harnstein.

Harnblasentuberkulose, Form der →Tuberkulose.

Harnblutung, →Hämaturie.

Harndrang, Reiz zur Harnblasenentleerung, der normalerweise durch eine erhöhte Spannung der Blasenmuskulatur bei voller Harnblase ausgelöst wird. Ist die Harnblase

Harndrang

Beschwerden	Wahrscheinliche Ursachen	Erste Maßnahmen
Häufiger Harndrang, **große Urinmenge, viel Durst,** evtl. hohe Trinkmenge, Müdigkeit	→Diabetes mellitus, →Nebenschilddrüsenüberfunktion, →Diabetes insipidus	Arztbesuch
Häufiger Harndrang und evtl. **Harnträufeln**	→Harninkontinenz, vergrößerte Prostata (→Prostataadenom), Blasen- und Harnröhrengeschwülste, akutes →Nierenversagen	Arztbesuch
Häufiger Harndrang bei Einnahme von **Medikamenten**	Erwünschte oder unerwünschte Wirkung von Medikamenten, z. B. von →harntreibenden Mitteln, Theophyllin (→Asthmamittel)	Rücksprache mit dem Arzt bei zu starkem Harndrang (v. a. nachts) oder Zeichen von Austrocknung
Häufiges nächtliches Wasserlassen, evtl. mit **Beinschwellungen,** die nachts geringer werden	→Herzinsuffizienz	Arztbesuch
Häufiges, verstärktes nächtliches Wasserlassen, starker **Durst, übermäßige Flüssigkeitszufuhr**	→Diabetes mellitus, Nierenkrankheiten, →Diabetes insipidus, Alkoholkrankheit, psychische Ursachen	Arztbesuch zur Abklärung der Ursache
Vermehrter Harndrang, **Schmerzen und Brennen beim Wasserlassen,** Abgeschlagenheit, **Fieber,** evtl. Rückenschmerzen, Blut im Urin	→Blasenentzündung, Nierenbeckenentzündung (→Pyelonephritis)	Wärmflasche, viel trinken, Temperatur messen. Bei anhaltenden Beschwerden, Fieber oder Rückenschmerzen Arztbesuch
Vermehrter Harndrang, nur **kleine Urinmenge, leichte Unterbauchschmerzen**	→Reizblase	Arztbesuch ratsam zur weiteren Abklärung
Vermehrter Harndrang, **Schmerzen beim Wasserlassen und Ausfluss beim Mann,** Stuhldrang, schmerzhafte Stuhlentleerung, evtl. Fieber	→Prostataentzündung	Urologen aufsuchen

Harnentleerungsbeschwerden

Beschwerden	Wahrscheinliche Ursachen	Erste Maßnahmen
Vermehrter **Harndrang, verzögertes Wasserlassen,** nur geringe Urinmenge, evtl. Harnträufeln, schwacher Harnstrahl	→Harninkontinenz, vergrößerte Prostata (→Prostataadenom)	Arztbesuch
Vermehrte **Schmerzen und Harndrang, Schmerzen und Brennen beim Wasserlassen, Abgeschlagenheit, Fieber,** evtl. Blut im Urin, Rückenschmerzen	→Blasenentzündung, Nierenbeckenentzündung (→Pyelonephritis)	Wärmflasche, viel trinken, Temperatur messen. Bei anhaltenden Beschwerden, Fieber oder Rückenschmerzen Arztbesuch
Schmerzen und Brennen beim Wasserlassen, Juckreiz, evtl. auch schleimig-eitriger **Ausfluss**	→Tripper, →Harnröhrenentzündung, Entzündung im Genitalbereich	Reichlich trinken. Arztbesuch, da evtl. Geschlechtskrankheit. Bis zum Arztbesuch kein Geschlechtsverkehr
Schmerzen beim Wasserlassen und Ausfluss beim Mann, Stuhldrang, schmerzhafte Stuhlentleerung, evtl. Fieber	→Prostataentzündung	Sofort Urologen aufsuchen

nicht vollständig entleert, kommt es nach kurzer Zeit zu erneutem Harndrang. Ursächlich hierfür kann eine Blasenentzündung, eine Abflussbehinderung durch eine vergrößerte Prostata oder eine Schwangerschaft sein. Auch vermehrte Flüssigkeitsaufnahme, harntreibende Mittel, Kälteeinwirkung und seelische Erregung verursachen einen vermehrten, aber schmerzlosen Harndrang. Vermehrter Harndrang und Schmerzen beim Wasserlassen **(Dysurie)** sind immer Zeichen einer ernst zu nehmenden Blaseninfektion. Krankhaft vermehrten Harndrang bezeichnet man als **Pollakisurie,** vermehrtes nächtliches Wasserlassen als **Nykturie.**

Harn|eiweiß, →Proteinurie.

Harnentleerungsbeschwerden, Symptome, die eine gestörte Harnentleerung beschreiben, z. B. die →Dysurie, der vermehrte oder nächtliche →Harndrang (Nykturie, Pollakisurie) oder auch die →Harninkontinenz.

Harnfistel, normalerweise nicht vorhandener Verbindungsgang, durch den Urin aus den Harnwegen entweder zur Körperoberfläche **(äußere Harnfistel)** oder zu einem Hohlorgan **(innere Harnfistel)** gelangt. Eine Harnfistel kann auch operativ zur künstlichen Harnableitung angelegt werden.

Harngrieß, fein granulierte, steinartige Gebilde, die mit bloßem Auge zu erkennen sind und wie Grieß aussehen. Harngrieß ist die Vorstufe von →Harnsteinen.

Harn|inkontinenz, Urininkontinenz, Blaseninkontinenz, Unvermögen, den Urinabgang zu kontrollieren. Bei Kindern wird die Harninkontinenz als →Einnässen bezeichnet. Bei der Harninkontinenz Erwachsener handelt es sich um ein häufiges Problem v. a. älterer Menschen, von dem Frauen öfter betroffen sind als Männer. Es werden drei Schweregrade unterschieden: **Grad I:** Urinabgang nur in aufrechter Haltung bei starkem Husten, Niesen oder Lachen; **Grad II:** Urinabgang in aufrechter Haltung bei leichter körperlicher Belastung (Treppensteigen, Laufen, Tragen); **Grad III:** Urinabgang im Stehen und im Liegen auch ohne Belastung.

■ **Ursache und Behandlung** Als Auslöser einer Harninkontinenz kommen Harnwegsinfektionen, Harnblasenüberdehnungen (bedingt durch ein Abflusshindernis), Verletzungen oder Fehlbildungen von Harnblase oder Harnröhre, Blasenfisteln, Schrumpfblase, eine Beckenbodensenkung (besonders bei Frauen nach mehreren Geburten) oder eine Schädigung des Rückenmarks infrage. Je nach Ursache und Ausprägung wird die Harninkontinenz in verschiedene Formen eingeteilt:

■ **Stressinkontinenz** (Belastungsinkontinenz): Dabei kommt es v. a. in körperlichen Belastungssituationen zum unwillkürlichen Harnabgang. Bedingt ist diese Form durch einen unzureichenden Blasenverschlussmechanismus, dem eine Schwäche der Beckenbodenmuskulatur nach mehreren Geburten oder Östrogenmangel in den Wechseljahren zugrunde liegen kann. Insbesondere bei leichten Formen führt konsequent durchgeführte Beckenbodengymnastik zur Besserung. Ein bestehender Östrogenmangel kann mit Hormonpräparaten behandelt werden. Schlägt diese Behandlung nicht an, kann eine Operation nötig werden.

■ **Dranginkontinenz** (Urge-Inkontinenz): Hierbei kommt es zu plötzlichem, starkem Harndrang mit direkt folgendem Urinabgang, sodass der Betroffene die Toilette nicht mehr rechtzeitig erreichen kann. Ursachen können Störungen der Nervenstrukturen sein, die den Harnblasenverschluss steuern, außerdem Blasenentzündungen, Steinleiden oder eine Vergrößerung der Vorsteherdrüse (Prostata). Auch psychische Ursachen sind nicht auszuschließen.

Die nicht medikamentöse Therapie besteht v. a. darin, die Trink- und Miktionsgewohnheiten zu ändern (z. B. alle 2–3 Std. etwas trinken und regelmäßig 30 Min. später zur Toilette gehen, auch wenn kein Harndrang besteht). Medikamentös werden je nach Ursache v. a. Schmerzmittel oder krampflösende Medikamente (Muskelrelaxanzien) verordnet.

■ **Reflexinkontinenz** (neurogene Inkontinenz, neurogene Blase): Ist die Verbindung zwischen dem für die Steuerung der Blase verantwortlichen Zentrum im Gehirn und dem im unteren Rückenmark liegenden Blasenreflexzentrum gestört, entleert die Blase nur noch reflektorisch. Der Betroffene hat kein Gefühl mehr für den Füllungszustand der Blase und kann deshalb die Entleerung nicht mehr willkürlich steuern. Diese Form tritt z. B. bei Querschnittslähmung auf. Die Behandlung besteht in regelmäßig vorgenommenem Einführen eines →Blasenkatheters und der Gabe krampflösender Medikamente.

■ **Überlaufinkontinenz** (Ischuria paradoxa): Sie führt zu ständigem Harntröpfeln bei gefüllter Blase, die nicht willkürlich entleert werden kann. Ursache ist häufig eine Verengung des Blasenausgangs (z. B. durch Prostatavergrößerung, einen Blasenstein oder eine Harnröhrenverengung durch Narbenzug), seltener eine gestörte Nervenversorgung der Blase. Die Harnblase ist überdehnt, kann sich aber nicht mehr zusammenziehen. Daher werden immer nur sehr kleine Urinportionen entleert. Bei maximaler Füllung »läuft die Blase über«. Die Inkontinenz besteht Tag und Nacht gleichbleibend. Die Behandlung erfolgt, wenn möglich, durch die operative Erweiterung des Blasenausgangs oder durch eine medikamentöse Therapie.

■ **Extraurethrale Inkontinenz** In diesem Fall fließt der Harn über Gewebegänge außerhalb von Blase und Harnröhre ab, z. B. einen normalerweise nicht vorhandenen Verbindungsgang zwischen Blase und Scheide, Darm oder Hautoberfläche (→Blasenfistel). Die Behandlung besteht im operativen Verschluss des Verbindungsgangs.

Harnkonkrement, →Harnstein.

Harnkonzentration, **1)** *Biochemie:* Anzahl der gelösten, osmotisch wirksamen Teilchen im Harn.

2) *Physiologie:* Mengenanteil von Stoffwechselprodukten im Harn.

Harnkristalle, schwer lösliche Mineralsalze wie z. B. Kalksalze (Kalziumkarbonate), Salze der Harnsäure (Urate) oder der Oxalsäure (Oxalate), die bei hoher Konzentration im Urin ausfallen und zur Bildung von →Harnsteinen führen.

Harnleiter, Ureter, paarige, etwa 4 mm dicke und 30 cm lange Röhre zwischen Nierenbecken und Harnblase. Die Wand des Harnleiters hat drei Schichten: außen eine bindegewebige Schicht (Adventitia), in der Mitte die spiralig angeordnete glatte Muskulatur, die den Urin in peristaltischen Wellen in die Blase drückt, sowie innen eine Schleimhaut aus Übergangsepithel (→Epithel). Jeder Harnleiter hat drei physiologische Engstellen, an denen bevorzugt abgegangene Harnleitersteine eingeklemmt werden: am Abgang des Harnleiters aus dem Nierenbecken, an der Kreuzung mit den gemeinsamen Beckenarterien (Arteriae iliacae communes) und in der Harnblasenwand (→Harnsystem). Die beiden Harnleiter münden in die →Harnblase.

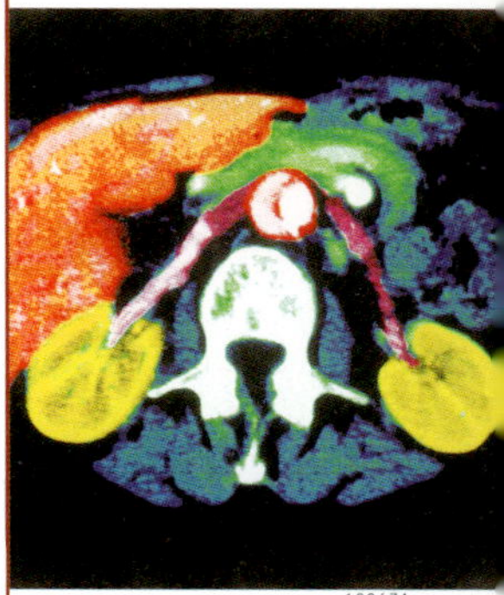

100674

Harnleiter. Computertomografische Aufnahme der Nieren und Harnleiter

Harninkontinenz Ein peinliches Problem

Harninkontinenz ist ein seelisch stark belastendes Problem, da sie die Gesellschaftsfähigkeit des Betroffenen deutlich beeinträchtigt. Viele Betroffene fürchten, unangenehm aufzufallen, und ziehen sich zurück. Um eine größtmögliche Unabhängigkeit und Bewegungsfreiheit zu erhalten, sollten alle Behandlungsmöglichkeiten ausgeschöpft werden, bevor Dauerkatheter oder Windeln eingesetzt werden. Der Besuch einer Selbsthilfegruppe kann beim Umgang mit der Harninkontinenz helfen und beugt Isolierungstendenzen vor. Personen, die unter einer Harninkontinenz leiden, trinken häufig zu wenig, um die Harnproduktion (und damit vermeintlich auch ihr Problem) zu verringern. Die Folgen sind Austrocknung, Infektionen und Hautprobleme im Genitalbereich durch den stark konzentrierten Urin. Auf den Genuss von größeren Mengen Kaffee, Schwarztee oder Cola sollte verzichtet werden, da diese harntreibend wirken. Gut zur Flüssigkeitszufuhr geeignet sind dagegen Früchte- und Kräutertees, Mineralwasser und verdünnte Fruchtsäfte. Auch eine gesunde bal-

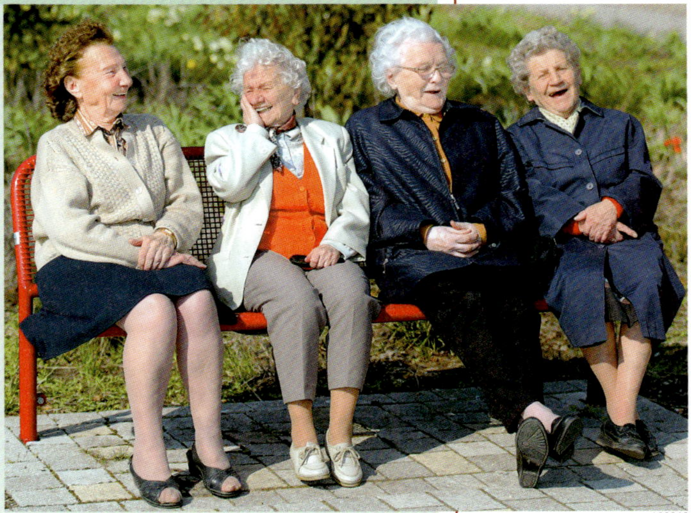

100562

laststoffreiche Ernährung ist hilfreich, da Störungen bei der Stuhlentleerung (Verstopfung) zu großem Druck im Bauchraum führen und eine bestehende Schwäche des Beckenbodens verstärken können.

Harnleiter-Darm-Anastomose, Ureteroenteroanastomose, operativ geschaffene Verbindung zwischen Harnleiter (Ureter) und einem Darmabschnitt. Dies kann z. B. das Colon sigmoideum **(Ureterosigmoidostomie)** sein. Die Harnleiter-Darm-Anastomose dient der künstlichen Harnableitung; weitaus häufiger wird hierfür eine →Blasenplastik angelegt.

Harnleiter|ektopie, Ureterektopie, angeborene Fehlbildung, bei welcher der Harnleiter nicht in die Harnblase mündet, sondern z. B. in die Scheide, den Gebärmutterhals oder den Samenleiter. Dadurch kommt es zur ständigen Entleerung kleiner Harnmengen (→Harnträufeln).

Harnleiterenge, Ureterstenose, Harnleiterstriktur, angeborene oder erworbene Einengung der Harnleiterlichtung. Ursache können Verletzungen oder Entzündungen des Harnleiters, die zur Narbenbildung führen, eine retroperitoneale →Fibrose, ein Krampf der Harnleitermuskulatur oder eine Harnleiterkolik infolge eines Harnsteins sein. Eine Verengung des Harnleiters an seinem Abgang aus dem Nierenbecken **(Ureterabgangsstenose)** ist meist durch ein so genanntes aberrierendes Unterpolgefäß der betroffenen Niere, welches den Harnleiter überkreuzt, bedingt. Die Betroffenen leiden unter Schmerzen im Nierenlager, die durch einen Harnrückstau ins Nierenbecken bedingt sind und zu einer sackförmigen Erweiterung des Nierenhohlsystems führen können. Behandelt wird je nach Ursache mit entzündungshemmenden oder krampflösenden Medikamenten. Bei narbenbedingter Harnleiterenge oder bei einer Ureterabgangsstenose muss die Engstelle operativ aufgeweitet oder entfernt werden (→Nierenbeckenplastik). Wird die Harnleiterenge durch einen verklemmten Harnleiterstein verursacht, wird dieser medikamentös aufgelöst oder zertrümmert (→Lithotripsie).

Harnleiterentzündung, Ureteritis, akute oder chronische, häufig bakteriell verursachte Gewebereaktion des Harnleiters, die als fortgeleitete Infektion bei Blasen- oder Nierenbeckenentzündung oder nach Entfernung eines Harnleitersteins auftritt.

Harnleiterfistel, normalerweise nicht vorhandener Verbindungsgang, durch den Urin aus dem Harnleiter entweder zur Körperoberfläche **(äußere Harnleiterfistel)** oder zu einem Hohlorgan **(innere Harnleiterfistel)** gelangt. Eine Harnleiterfistel kann angeboren sein, bei entzündlichen Darmerkrankungen sowie bei fortgeschrittenen Tumorerkrankungen und als Komplikation nach Operationen auftreten oder operativ zur künstlichen Harnableitung angelegt werden (→Harnleiter-Darm-Anastomose).

Harnleiterkatheterisierung, →Ureterenkatheterisierung.

Harnleiterkolik, krampfartiges, äußerst schmerzhaftes Zusammenziehen der Harnleitermuskulatur, das z. B. durch einen im Harnleiter eingeklemmten →Harnstein verursacht wird. Die Schmerzen können im rechten oder linken Mittelbauch beginnen und strahlen häufig in die Leiste oder das äußere Genitale aus. Behandelt wird mit krampflösenden Medikamenten.

Harnleitermündungsinsuffizienz, Uretermündungsinsuffizienz, ungenügende Verschlussfähigkeit des Harnleiters an seiner Mündungsstelle in die Harnblase. Eine Harnleitermündungsinsuffizienz kann auch beidseitig vorkommen und begünstigt den →vesiko-ureteralen Reflux sowie das Aufsteigen von Infektionen aus Harnröhre und Harnblase in das Nierenbecken. Sie kann angeboren oder Folge einer →Schrumpfblase sein.

Harnleiterplastik, Ureteroplastik, operative Wiederherstellung oder Ersatz eines krankhaft veränderten Harnleiters oder seiner Anteile. Meist liegen Verengungen des oberen Abschnitts vor, die im Rahmen einer →Nierenbeckenplastik behoben werden. Häufig sind auch Veränderungen an der Einmündungsstelle in die Harnblase, wobei der Harnleiter entweder an anderer Stelle eingepflanzt wird **(Ureterozystostomie)** oder ein Teil der Harnblase in einen Harnleiter umgewandelt und mit dem natürlichen Ureter verbunden wird (Boari-Plastik).

Harnleiter|resektion, Ureterektomie, operative Entfernung des Harnleiters.

Harnleiterstriktur, →Harnleiterenge.

Harnleiterverletzung, Ureterverletzung, Gewebeläsion eines, manchmal auch beider Harnleiter durch Gewalteinwirkung von außen. Bei kleinen Einrissen der Harnleiterwand wird ein biegsames Kunststoffrohr eingelegt, das den Urinfluss in die Blase sichert (→Ureterenkatheterisierung). Bei größeren Harnleiterverletzungen ist dagegen eine operative Rekonstruktion des Harnleiters erforderlich.

Harnorgane, Organe des →Harnsystems.

harnpflichtige Substanz, Stoff, der über die Nieren ausgeschieden werden muss, da er sonst Vergiftungserscheinungen im Körper hervorruft, z. B. die Stoffwechselendprodukte Harnstoff, Kreatinin und Harnsäure.

Harnretention, →Harnverhalt.

Harnröhre, Urethra, Abschnitt der ableitenden Harnwege, der den Urin von der Harnblase nach außen führt. Die Harnröhre ist zum Schutz vor dem aggressiven Harn mit Übergangsepithel ausgekleidet (→Epithel). Verschlossen wird die Harnröhre durch den Harnröhrenschließmuskel (Musculus sphincter urethrae; äußerer Schließmuskel der →Harnblase), der aus Fasern eines Beckenbodenmuskels (Musculus transversus perinei profundus) gebildet wird.

Die **männliche Harnröhre** (Urethra masculina) ist circa 20–25 cm lang und mündet an der Eichel (Glans penis) nach außen. Sie dient zugleich als Samenweg und wird daher auch Harn-Samenröhre genannt (→Geschlechtsorgane). Die **weibliche Harnröhre** (Urethra feminina) ist nur etwa 3–5 cm lang, sie mündet im Scheidenvorhof nach außen.

Harnröhrenabriss, eine →Harnröhrenverletzung.

Harnröhrenenge, Urethralstenose, Harnleiterstriktur, Verengung der Harnröhrenlichtung, die zu Harnentleerungsstörungen und zum Rückstau von Urin in die Harnblase und ins Nierenbecken führen kann. Eine Harnröhrenenge kann angeboren (Harnröhrenklappe, Harnröhrenspalte) oder Folge von Harnröhrentumoren, Harnsteinen oder eines Narbenzugs nach Entzündung oder Verletzung sein. Typischer Befund sind Harnträufeln, ein sehr dünner Harnstrahl und die unvollständige Blasenentleerung mit Urinrückstau in Harnblase und Nierenbecken. Außerdem treten wiederholt Harnwegsinfektionen auf. Die Engstelle muss operativ aufgeweitet oder entfernt werden, bei wiederholten Infektionen ist eine medikamentöse Behandlung mit Antibiotika angezeigt.

Harnröhrenentzündung, Urethritis, Gewebereaktion der Harnröhre, die durch Bakterien (z.B. Chlamydien), Viren oder Pilze, chemische Reizstoffe (Intimsprays, vaginale Empfängnisverhütungsmittel), Kälte oder Nässe ausgelöst ist. Sie kann auch begleitend bei Allgemeinerkrankungen (Diabetes mellitus, Reiter-Krankheit), als Allergie oder auf dem Boden einer Harnröhrenverengung oder eines Harnröhrendivertikels entstehen. Bei der Geschlechtskrankheit →Tripper tritt sie als **Urethritis gonorrhoica** auf. Ausfluss, Juckreiz in der Harnröhre, Schmerzen und Brennen beim Wasserlassen, häufiger Harndrang und Blut im Urin sind typische Symptome. Behandelt wird mit lokalen Wärmeanwendungen (Wärmflasche, Heizkissen), bei bakterieller Harnröhrenentzündung sind Antibiotika angezeigt, wobei der Partner mit untersucht und behandelt werden sollte, um eine gegenseitige Ansteckung beim ungeschützten Geschlechtsverkehr zu vermeiden. Von Vorteil ist eine reichliche Flüssigkeitszufuhr (circa drei Liter pro Tag).

Harnröhrenfistel, normalerweise nicht vorhandener Gang, der von der Harnröhre aus bei der Frau zur Scheide oder zur Körperoberfläche, beim Mann zur Haut des Penis oder des Hodensacks führt. Eine Harnröhrenfistel kann angeboren oder Folge von Verletzungen, chronischen Entzündungen (z.B. des Darms oder Tuberkulose), fortgeschrittenen Tumoren oder einer Strahlentherapie sein. Sie wird chirurgisch entfernt und ihre Einmündungsstelle verschlossen. Operativ angelegt (→Urethrostomie) dient sie der künstlichen Harnableitung.

Harnröhrenklappe, angeborene Schleimhautfalte in der Harnröhre beim männlichen Geschlecht. Die Diagnose wird meist schon vor der Geburt gestellt, da im Ultraschall beidseitige Harnstauungsnieren des Kindes und eine zu geringe Fruchtwassermenge auffallen. Zur Behandlung wird die Harnröhrenklappe im Rahmen einer Harnröhren- und Blasenspiegelung geschlitzt bzw. operativ entfernt.

Harnröhrenpolyp, gutartige gestielte, manchmal auch breitbasige Wucherung in der Harnröhreninnenwand. Symptome sind Blut im Urin, Abschwächung des Harnstrahls und evtl. Harnentleerungsstörungen mit Harnrückstau in Harnblase und Nierenbecken. Der Harnröhrenpolyp wird mittels einer Schlingenelektrode chirurgisch abgetragen.

Harnröhrenprolaps, Urethralprolaps, Heraustreten der Harnröhrenschleimhaut aus der äußeren Harnröhrenöffnung. Ein Harnröhrenprolaps betrifft fast ausschließlich junge Mädchen oder ältere Frauen. Hinweis auf einen Harnröhrenprolaps sind Schmierblutungen, Schleimhautgeschwüre in der Harnröhre, häufiger Harndrang und Schmerzen beim Wasserlassen. Die Behandlung besteht in der operativen Entfernung.

Harnröhrenspalte, angeborene Fehlbildung der Harnröhre, bei welcher die Harnröhre an der falschen Stelle mündet. Die Ursache ist nicht gesichert; diskutiert werden u.a. eine erbliche Veranlagung, Umwelteinflüsse und die Einnahme von Hormonpräparaten in den ersten Schwangerschaftswochen.

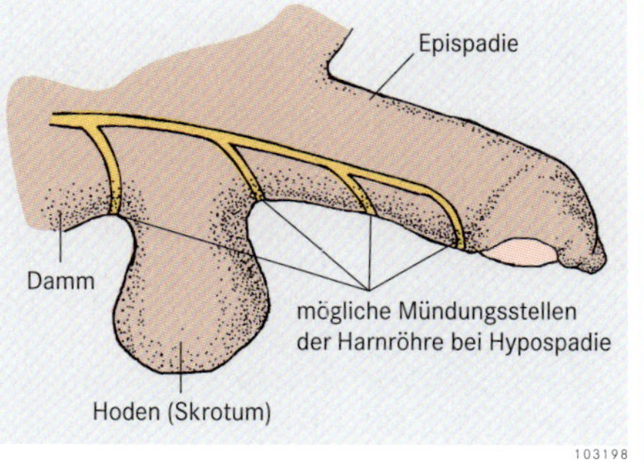

Harnröhrenspalte. Bei der Epispadie mündet die gespaltete Harnröhre auf der Oberseite des Penis. Bei der Hypospadie liegt die Harnröhrenöffnung zwischen Hodensack und Eichel.

- **Epispadie** (obere Harnröhrenspalte): Bei dieser seltenen Form liegt ein unvollständiger oder fehlender Verschluss der vorderen Harnröhrenwand vor, häufig kombiniert mit einer →Spaltblase. Bei Jungen wird die Harnröhre rinnenförmig am Rücken des typischerweise kurzen Penis sichtbar; Harnentleerungsstörungen sind umso ausgeprägter, je weiter die Harnröhrenmündung zum körpernahen Penisabschnitt hin verlagert ist. Bei Mädchen findet sich eine Spaltung der Klitoris und fast immer eine Harninkontinenz, da der Verschlussmechanismus an der Harnblase beeinträchtigt ist. Die Fehlbildung muss operativ korrigiert werden.

■ **Hypospadie** (untere Harnröhrenspalte): Die Harnröhrenspalte ist die häufigste Fehlbildung der äußeren männlichen Genitalien, bei Mädchen sehr selten. Neben der Fehlmündung der Harnröhrenöffnung zwischen Hodensack und Eichel ist der Penis oft zur Unterseite hin gekrümmt, verkürzt und verdreht. Die Vorhaut bildet typischerweise eine »Schürze«, ist also an der Unterseite nicht zusammengewachsen. Typisches Kennzeichen einer Harnröhrenspalte ist, dass der Urin nicht im Strahl entleert werden kann. Auch Erektionsstörungen und das vermehrte Auftreten von Harnwegsinfektionen sind charakteristisch. Sofern die Harnröhre nahe der Eichel mündet und keine weiteren Komplikationen auftreten, ist keine besondere Behandlung erforderlich. In den übrigen Fällen sollte eine operative Korrektur möglichst noch vor dem dritten Lebensjahr erfolgen.

Harnröhrenstriktur, →Harnröhrenenge.

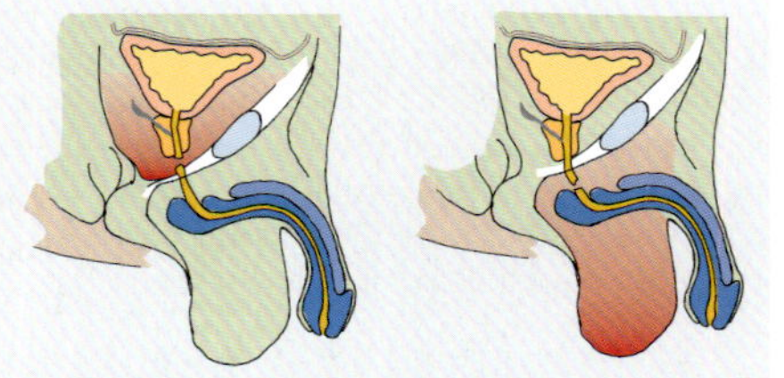

Harnröhrenverletzungen. Bei Abriss der Harnröhre oberhalb des Beckenbodens (weiß) ist die Vorsteherdrüse nach oben verlagert. Bei Abriss der Harnröhre unterhalb des Beckenbodens kommt es häufig zu ausgedehnten Blutergüssen in den Hodensack (rot).

Harnröhrenverletzungen, Ein- oder Abreißen (auch Quetschung) der Harnröhre, oft als Folge eines Schambein- oder Beckenbruchs bzw. eines Sturzes aus großer Höhe auf den Damm.

Es bestehen Schmerzen in der Unterbauch- und Dammregion und es kommt zu Blut im Urin und Harnverhalt. Sichtbare Prellmarken und Blutergüsse im Genitalbereich weisen auf eine Verletzung hin. Die Behandlung hängt vom Ausmaß der Harnröhrenverletzungen ab. Bei einem Harnröhreneinriss ist oft nur eine vorübergehende Harnableitung (→Zystostomie) bis zur spontanen Wundheilung erforderlich; ein Harnröhrenabriss muss dagegen operativ versorgt werden. Eine mögliche Komplikation ist v.a. die narbige →Harnröhrenenge. Beim Mann können außerdem Erektionsstörungen auftreten.

Harnsäure, stickstoffhaltige chemische Verbindung, die mit dem Harn ausgeschieden wird und zu den harnpflichtigen Substanzen gehört. Sie ist ein Abbauprodukt des Nukleinsäurestoffwechsels und gelangt sowohl aus den im Körper zugrunde gegangenen Zellen als auch mit der Nahrung (insbesondere Fleisch und Fisch) in den Urin. Harnsäure ist nur schwer in Wasser löslich und kristallisiert in Form ihrer Salze (Urate) im Harn aus. Diese Kristalle können krankhaft abgelagert werden und an der Bildung von Harnsteinen beteiligt sein. Ein erhöhter Harnsäurespiegel im Blut (Normalwert im Blutserum: 2,0–7,0 mg/dl) kommt bei →Gicht und verstärktem Zellabbau, z.B. nach Strahlentherapie, vor.

Harnsepsis, →Urosepsis.

Harnstauung, vermehrte Urinansammlung in Niere und Harnleiter aufgrund einer Abflussbehinderung. Eine Harnstauung kann durch Verlegung der Harnleiterlichtung durch einen Harnstein oder einen Tumor bedingt sein. Zugrunde liegen können auch narbige Schrumpfungen der Harnleiterinnenwand nach Entzündungen oder Veränderungen der Muskulatur der ableitenden Harnwege. Da der erhöhte Druck in den ableitenden Harnwegen zu einer sackartigen Erweiterung des Nierenbeckens und damit zur Druckschädigung des Nierengewebes mit dauerhafter Schädigung der Niere (Harnstauungsniere, Hydronephrose) führen kann, müssen die Ursachen beseitigt werden. Harnsteine können zertrümmert (→Lithotripsie), notfalls auch operativ entfernt werden. Letzteres gilt auch für Tumoren. Bei Narbenzug im Harnleiter wird die Engstelle entfernt, bei Verkrampfung bzw. Erschlaffung der Muskulatur helfen oft Medikamente.

Harnstein, Harnkonkrement, steinartiges Gebilde in den Nieren oder ableitenden Harnwegen. Harnsteine entstehen durch Ausfällung von Salzen, die normalerweise im Urin gelöst sind. Diese Mineralsalze können sich bei einem bestimmten Säuregehalt des Urins als feine Kristalle absetzen und schließlich zu größeren Steinen zusammenlagern, die manchmal das gesamte Nierenbecken ausfüllen **(Ausgussstein).** Rund 80% aller Harnsteine bestehen aus Kalksalzen wie Kalziumphosphat, Kalziumoxalat oder Kalziumkarbonat und sind auf dem Röntgenbild sichtbar, während Harnsteine aus Harnsäure (Uratsteine), Zystin oder Xanthin nur auf einer Röntgenkontrastmittelaufnahme (Urografie) oder bei einer Ultraschalluntersuchung zu erkennen sind.

■ **Ursache** Die Entstehung von Harnsteinen wird begünstigt durch Entzündungen der Niere und der ableitenden Harnwege, angebo-

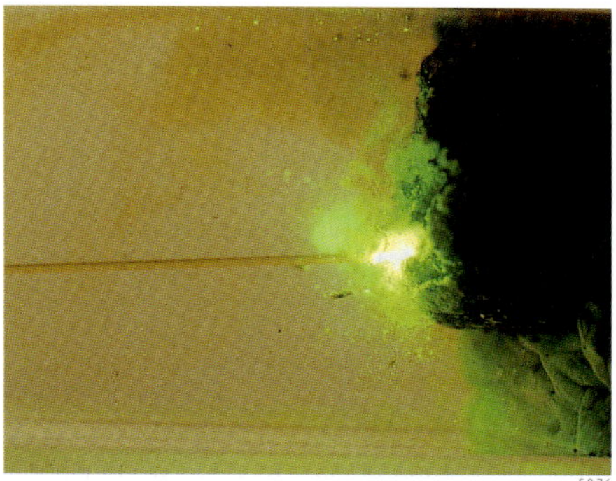

Harnstein. Mithilfe einer laserinduzierten Stoßwelle wird ein Harnleiterstein zertrümmert.

rene oder erworbene Harnabflussstörungen (z. B. Harnröhren- oder Harnleiterenge), Stoffwechselstörungen (z. B. Gicht, Diabetes mellitus) und eine Überfunktion der Nebenschilddrüse. Auch der übermäßige Genuss von Nahrungsmitteln, die viel Oxalsäure oder Purine enthalten (z. B. Spinat, Nüsse, Kakao, Rhabarber), fördert ihre Bildung.

■ **Befund** Die meisten Harnsteine bleiben unbemerkt. Sie verursachen erst Beschwerden, wenn sie sich im Nierenbecken oder im Harnleiter verklemmen. Dies führt zu →Nierenkoliken mit heftigen, krampfartigen Schmerzen, die in den Unterbauch ausstrahlen und häufig mit Übelkeit und Erbrechen einhergehen. Zusätzlich können gesteigerter Harndrang und Schmerzen beim Wasserlassen oder Harnentleerungsstörungen auftreten. Wichtiger Hinweis auf einen Harnstein sind Blutbeimengungen im Urin.

Harnsteine können, auch wenn sie keine Beschwerden verursachen, zu Komplikationen führen. So kommt es häufig zu Nierenbeckenentzündungen und zum Rückstau von Urin ins Nierenbecken mit Druckschädigung des Nierenkelchsystems (Hydronephrose). Auch bakterielle Infektionen der Niere mit der Gefahr einer lebensbedrohlichen Keiminvasion in die Blutbahn oder Harnleiterverengung durch Narbenbildung sind mögliche Komplikationen.

■ **Behandlung** In rund 80 % der Fälle gelingt es, den Harnstein mithilfe größerer Flüssigkeitsmengen in Kombination mit krampflösenden Medikamenten und mechanischer Erschütterung (Hüpfen) auszuschwemmen oder medikamentös aufzulösen (Chemolitholyse). Führt dies nicht zum Erfolg, wird versucht, den Stein durch Stoßwellen zu zertrümmern (→Lithotripsie) bzw. operativ zu entfernen.

Harnstoff, stickstoffhaltiges Endprodukt des Eiweißstoffwechsels. Der gut wasserlösliche Harnstoff wird in der Leber aus Ammoniak gebildet, ins Blut abgegeben und über die Nieren ausgeschieden. Er gehört zu den harnpflichtigen Substanzen und fällt beim Um- und Abbau von Eiweißen und deren Bausteinen, den Aminosäuren, an. Die Ausscheidung über die Niere ist bei Niereninsuffizienz vermindert, sodass erhöhte Mengen Harnstoff im Blutserum gefunden werden (Normwert im Blutserum: 15–55 mg/dl); bei schweren Lebererkrankungen findet man erniedrigte Harnstoffwerte.

Harnsystem, Harntrakt, Gesamtheit aller Organe, die der Bildung und Ausscheidung von Urin dienen. Unterschieden werden die harnbildenden Teile der Niere und die ableitenden Harnwege, zu denen Nierenkelche, Nierenbecken, Harnleiter, Harnblase und Harnröhre, manchmal auch die Sammelrohre der →Niere gezählt werden. Die Wand der harnableitenden Organe besitzt glatte Muskulatur und wird innen zum Schutz vor dem aggressiven Harn von einem Übergangsepithel ausgekleidet. – Abb. S. 598

Harnträufeln, unwillkürlicher tropfenweiser Abgang von Urin. Häufige Ursache ist eine Vergrößerung der Vorsteherdrüse.

So lassen sich Harnsteine vermeiden

Bei Patienten, die einmal einen Harnstein hatten, ist das Risiko einer erneuten Steinbildung sehr hoch. Die wichtigste Vorbeugungsmaßnahme ist reichliche Flüssigkeitszufuhr. Die Urinausscheidung sollte 2 Liter pro Tag betragen. Größere Flüssigkeitsverluste sind zu vermeiden bzw. sofort auszugleichen. Bei kalkreichen Steinen empfiehlt es sich, weitgehend auf Milch und Milchprodukte zu verzichten. Bei Oxalatsteinen sollten Kakao, Spinat, rote Bete, Rhabarber und schwarzer Tee gemieden werden; bei Harnsäuresteinen Fleisch, Innereien, Kaffee und Alkohol. Letzterer senkt den pH-wert des Urins, steigert die Harnsäureproduktion und fördert somit die Steinbildung.

harntreibende Mittel, Diuretika, Medikamente, die eine vermehrte Harnausscheidung herbeiführen. Sie lassen sich nach ihrem Wirkmechanismus in zwei Gruppen unterteilen.

■ **Förderung der Wasser- und der Salzausscheidung** Zur Gruppe der **Saluretika** oder **Natriuretika,** die sowohl die Wasser- als auch die Salzausscheidung fördern, gehören verschreibungspflichtige Medikamente wie z. B. Hydrochlorothiazid und Xipamid (Thiazide), Furosemid und Piretanid (Schleifendiuretika), Triamteren und Amilorid (kaliumsparende Diuretika) sowie Spironolacton. **Thiazide** greifen in einem Bereich der Nierenkanälchen am distalen Tubulus ein und führen durch eine deutliche Mehrausscheidung von Natrium und Chlorid sowie eine leichte Zunahme der Kaliumausscheidung zu einer vermehrten Ausscheidung von Wasser. **Schleifendiuretika** sind die am stärksten wirksamen harntreibenden Mittel. Sie wirken ebenfalls auf einen bestimmten Teil des Nierenkanälchensystems (Henle-Schleife). Sie verursachen

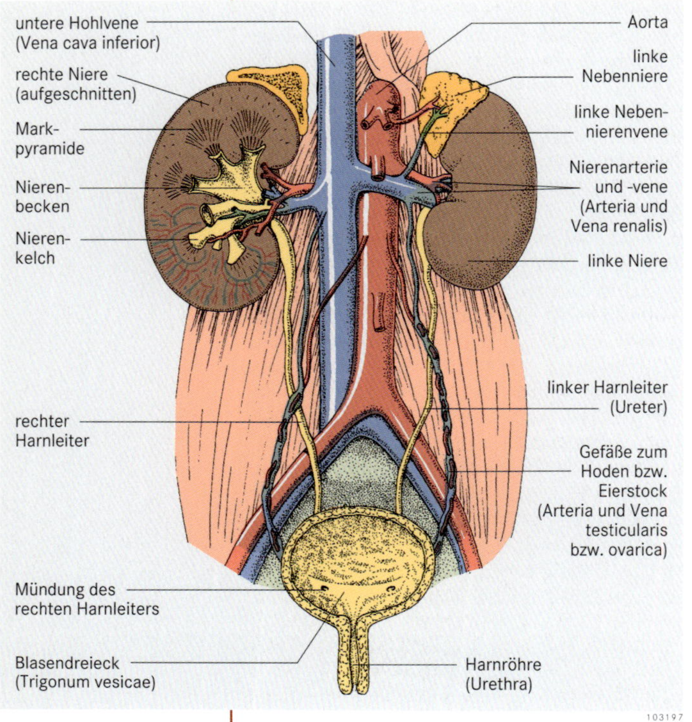

Harnsystem. Nieren und ableitende Harnwege bilden das Harnsystem, das der Produktion und Ausscheidung des Urins dient.

eine Mehrausscheidung von Natrium, Chlorid, Kalium, Kalzium und Magnesium und damit auch Wasser. **Kaliumsparende Diuretika** vermindern die Kaliumausscheidung und führen zu einer leicht erhöhten Ausscheidung von Natrium, Chlorid und damit Wasser. Ähnlich wirkt auch der **Aldosteronantagonist** Spironolacton, der die Wirkung des →Aldosterons auf die Nieren hemmt.

▪ **Anwendungsgebiete** Harntreibende Mittel werden bei Bluthochdruck, Herzschwäche und zur Ausschwemmung von Wasseransammlungen (Ödemen) eingesetzt.

▪ **Nebenwirkungen** Alle harntreibenden Mittel können Störungen im Wasser- und Elektrolythaushalt bewirken. Der Flüssigkeitsverlust kann zu Blutdruckabfall, Schwindel und – besonders bei den Schleifendiuretika – zu erhöhter Thromboseneigung führen. Schleifendiuretika und Thiazide bewirken einen Verlust an Kalium und können damit alle unerwünschten Wirkungen einer →Hypokaliämie hervorrufen. Sie greifen an verschiedenen Stellen in den Stoffwechsel ein und können zu erhöhtem Insulinbedarf, erhöhten Blutfettwerten und erhöhten Harnsäurespiegeln führen. Kaliumsparende Diuretika erzeugen als gefährlichste Nebenwirkung eine Ansammlung von Kalium im Körper, sodass sich eine →Hyperkaliämie entwickeln kann. Besonders gefährdet sind Kranke mit eingeschränkter Nierenfunktion. Weiterhin sind durch einen Magnesiummangel Übelkeit, Erbrechen oder Beinkrämpfe möglich. Spironolacton kann ebenfalls eine Hyperkaliämie hervorrufen. Darüber hinaus wurden Stimmveränderungen, bei Frauen Menstruationsstörungen und eine vermehrte männliche Behaarung (Hirsutismus), bei Männern das Wachstum der Brustdrüsen (Gynäkomastie) beobachtet.

▪ **Förderung der Wasserausscheidung** Zu dieser Gruppe gehören verschiedene Heilpflanzen und ihre Extrakte. Die wirksamen Inhaltsstoffe sind z. B. ätherische Öle, Saponine oder Flavonoide. Häufig eingesetzt werden Wacholderbeeren, Birkenblätter, Schachtelhalmkraut, Orthosiphonisblätter oder Brennnesselkraut. Sie werden v. a. bei Harnwegsinfektionen als unterstützende Durchspülungstherapie verwendet. Eine lang dauernde oder zu hoch dosierte Anwendung von Wacholderbeeren kann zu Nierenschäden führen.

Harnuntersuchungen, Oberbegriff für verschiedene diagnostische Methoden zur Beurteilung des Urins. Harnuntersuchungen werden als wichtiges Hilfsmittel zur Erkennung z. B. von Stoffwechselkrankheiten oder Erkrankungen der ableitenden Harnwege genutzt. Dabei wird der nach Möglichkeit als →Mittelstrahlurin oder unter sterilen Bedingungen (z. B. aus einem Katheter) gewonnene →Urin zunächst nach Aussehen und Geruch beurteilt. Zu den einfachen Untersuchungsmethoden gehört der **Urin-Streifenschnelltest** zum Nachweis von Leukozyten, Eiweiß, Blut, Nitrit und Glukose im Urin. Auf den Feldern des etwa fingerlangen Teststreifens sind trockene chemische Stoffe aufgebracht, die mit dem Urin reagieren und sich je nach Befund verfärben. Der Streifen wird kurz in den Urin eingetaucht, sodass alle Felder benetzt sind. Nach einer vom Hersteller angegebenen Wartezeit können die Testfelder mit der Farbskala auf dem Behälter verglichen werden. Auch die **bakteriologische Untersuchung** mittels Eintauchverfahren ist einfach durchzuführen.

Durch Zentrifugieren von Urin reichern sich die festen Bestandteile im **Urinsediment** an und werden mikroskopisch untersucht. Dabei können rote und weiße Blutkörperchen, Bakterien, Hefen, Kristalle, Schleimhautzellen der Harnblase oder normalerweise der Niere entstammende Harnzylinder sowie bei Männern gelegentlich Spermien gesehen werden. Normaler Urin ist sehr arm an festen Bestandteilen.

Mit den Methoden der **Zytologie** (Zellkunde) können abnorme Zellen (z. B. Krebszellen) identifiziert werden. Die Bestimmung des **spezifischen Uringewichts** gibt Hinweise auf die Funktion der Nieren und auf den Zustand des Wasser- und Salzhaushalts des Körpers (→Uringewicht, spezifisches). Alle Untersuchungsergebnisse werden als **Urinstatus** zusammengefasst.

Harnverfärbungen, →Urin.

Harnvergiftung, Urämie, lebensbedrohliches Krankheitsbild, bei dem es zur Anhäufung von Schlackenstoffen (harnpflichtigen Substanzen) im Körper mit entsprechenden Vergiftungserscheinungen kommt. Ausgelöst wird eine Harnvergiftung durch akutes oder chronisches →Nierenversagen.

Harnverhalt, Harnretention, Ischurie, Unvermögen, die volle Harnblase zu entleeren bei normaler Nierenfunktion und freier Durchgängigkeit der Harnleiter.

■ **Ursache** Meist liegt eine Verlegung von Blase oder Harnröhre zugrunde, die bedingt ist durch eine Vergrößerung der Vorsteherdrüse, Harnsteine, Blasentumoren oder Narbenzug nach Entzündungen. Seltener sind Störungen der Nervenversorgung in der Blase bei Rückenmarksverletzungen oder Bandscheibenvorfall bzw. die Einnahme bestimmter Medikamente, v.a. solcher zur örtlichen Betäubung oder Schmerzmittel. Auch psychische Ursachen (Angst, Scham) oder Harnröhrenverletzungen kommen als Auslöser in Betracht.

■ **Befund** Entsteht ein Harnverhalt über einen kurzen Zeitraum, treten aufgrund der Harnblasenüberdehnung starke, manchmal kolikartige Schmerzen auf und es besteht erheblicher Harndrang. Entwickelt sich der Harnverhalt über einen längeren Zeitraum, können Beschwerden völlig fehlen. Folge v.a. eines länger bestehenden Harnverhalts ist ein Harnrückstau in die ableitenden Harnwege und die Niere mit Erweiterung des Nierenbeckenkelchsystems bzw. Druckschädigung des Nierengewebes (Hydronephrose).

■ **Behandlung** Um die überfüllte Harnblase zu entleeren und die dadurch bedingten Schmerzen zu lindern, wird der Urin zunächst mithilfe eines →Blasenkatheters abgeleitet. Anschließend wird versucht, die zugrunde liegende Erkrankung bzw. Störung zu beseitigen.

Harnwege, Teil des →Harnsystems.

Harnwegsinfekt, HWI, meist bakteriell bedingte Entzündung der ableitenden Harnwege. Sind Harnröhre (→Harnröhrenentzündung), Harnblase (→Blasenentzündung) oder Harnleiter (→Harnleiterentzündung) betroffen, wird von einem **unteren Harnwegsinfekt** gesprochen; die Entzündung von Nierenbecken und Nierengewebe wird als **oberer Harnwegsinfekt** bezeichnet.

Harnzucker, →Glukosurie.

Harnzwang, Strangurie, heftiger, meist schmerzhafter Drang zum Wasserlassen. Es werden nur sehr kleine Urinportionen entleert. Ein Harnzwang tritt häufig bei Entzündungen der Harnröhre oder Harnblase auf.

Hartmann-Operation, chirurgische Entfernung von Mastdarm und unterem Dickdarm mit vorübergehender Anlage eines künstlichen Darmausgangs. Die Hartmann-Operation wird als Notfalleingriff bei Entzündungen oder bösartigen Erkrankungen des unteren Dickdarms durchgeführt, wenn Komplikationen wie z.B. Darmverschluss oder Durchbruch vorliegen. Der betroffene Darmanteil wird entfernt, der von oben kommende Darmstumpf durch die Bauchdecke ausgeleitet (→Darmausgang, künstlicher) und der Stumpf des Mastdarms verschlossen. Nach Abschluss des Heilungsprozesses im Bauchraum kann nach circa 4–6 Monaten der künstliche Ausgang entfernt und die Durchgängigkeit des Darms wieder hergestellt werden.

Haschisch, →Cannabis.

Hasenscharte, umgangssprachlich und veraltet für Lippenspalte (→Gesichtspalten).

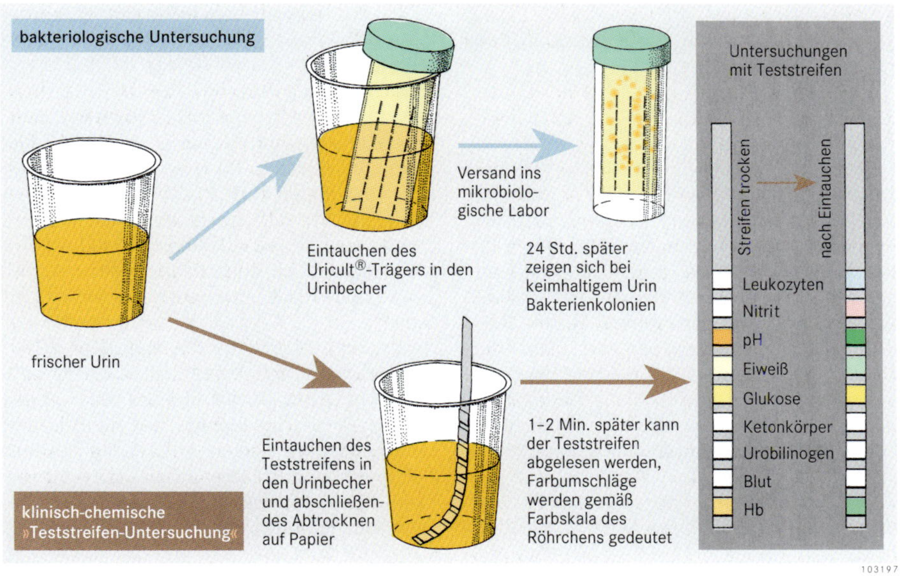

Harnuntersuchungen. Einfache Urinuntersuchungen in Praxis und Labor (pH = pH-Wert, Hb = Hämoglobin = roter Blutfarbstoff). Hierzu zählen insbesondere der Urin-Streifentest und die bakteriologische Untersuchung.

Hashimoto-Thyreo|iditis, Form der →Thyreoiditis.

H_2-Atemtest, Wasserstoff-Exhalationstest, Nachweismethode für eine gestörte Aufnahme von Kohlenhydratbausteinen (Einfachzuckern) aus dem Dünndarm. Bei dem Test wird eine Lösung mit 50 g des betreffenden Einfachzuckers (Laktose, Laktulose, Fruktose oder Glukose) getrunken. Liegt wie bei der →Laktoseintoleranz eine Aufnahmestörung im Dünndarm vor, so gelangt der Zucker in den Dickdarm, wo er von Bakterien abgebaut wird. Dabei entsteht Wasserstoff, der über die Darmschleimhaut ins Blut gelangt und in der Ausatemluft nachweisbar ist.

Haupthistokompatibilitätskomplex, →MHC.

Hauptschlagader, →Aorta.

Hausapotheke, siehe Sonderartikel Seite 602.

Hausgeburt, Hausentbindung, Entbindung in der häuslichen Umgebung der Gebärenden →Schwangerschaft und Geburt.

häusliche Krankenpflege , siehe Sonderartikel Seite 610

Hausstauballergie, Form der →Allergie.

Haustren, Ausbuchtungen des Grimmdarms (→Taenia 1).

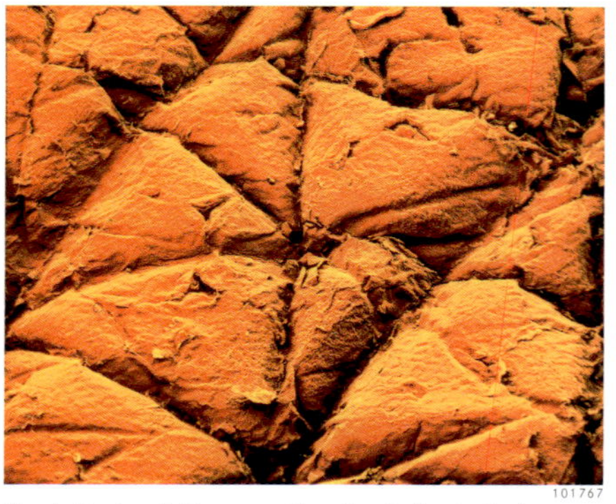

101767

Haut. Rasterelektronenmikroskopische Aufnahme menschlicher Hautoberfläche

Haut, Derma, äußere Deckschicht des Körpers. Mit einer Fläche von 1,5–2 m² und einem Gewicht von bis zu 10 kg beim Erwachsenen ist die Haut das größte Organ des menschlichen Körpers. An den Körperöffnungen geht sie in die Schleimhaut über. Zu den **Hautanhangsgebilden** zählen Haare, Nägel und Hautdrüsen (Schweißdrüsen, Talgdrüsen, Brustdrüsen). Zwei Hauttypen werden unterschieden: die **Leistenhaut** an Handflächen und Fußsohlen, die weder Haare noch Talgdrüsen besitzt, und die **Felderhaut** der übrigen Körperregionen.

■ **Hautschichten** Die Haut besteht aus drei Schichten, der Ober-, Leder- und Unterhaut.

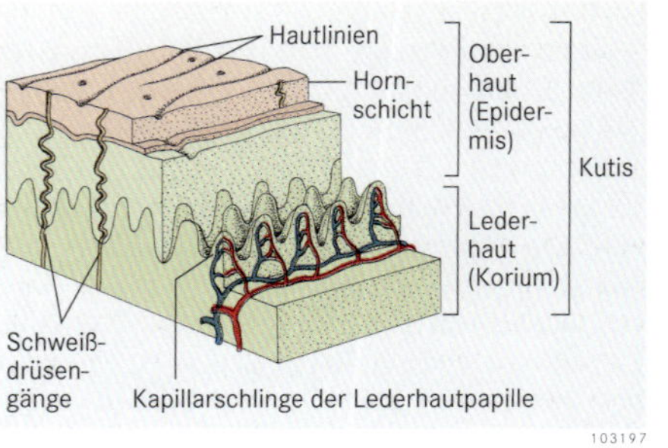

103197

Haut. Aufbau der unbehaarten Haut (Leistenhaut). Die Unterhaut ist nicht abgebildet.

■ **Oberhaut** (Epidermis): Sie ist gefäßlos und besteht aus vielen Lagen flacher Zellen. Die unterste Lage wird als **Keimschicht** (Basalschicht) bezeichnet. Ihre Zellen teilen sich laufend und werden in Richtung Oberfläche verschoben. Im Laufe dieses Vorgangs sterben die Zellen ab, wobei die Zellbestandteile mehr und mehr durch den Hornstoff Keratin, aus dem auch Nägel und Haare bestehen, ersetzt werden (Verhornung). Die an der Oberfläche liegende **Hornschicht** besteht schließlich nur noch aus solchen abgestorbenen, verhornten und miteinander verbackenen Zellen, die sich ständig abschuppen. An mechanisch stark beanspruchten Stellen (z. B. Handflächen und Fußsohlen) ist die Hornschicht dicker als an weniger beanspruchten Stellen. Bestimmte Zellen der Keimschicht, die **Melanozyten,** bilden außerdem den Farbstoff Melanin, der ebenfalls in die Hornschicht transportiert wird und tiefer gelegene Schichten gegen UV-Licht schützt (→Hautfarbe).

■ **Lederhaut** (Korium): Sie ist von variabler Dicke (an Hand- und Fußsohlen bis zu 2,4 mm, an Augenlidern und Penis etwa 0,3 mm) und besteht aus festem und elastischem Bindegewebe, das in zwei Schichten angeordnet ist. Die obere Schicht besteht überwiegend aus lockerem Bindegewebe mit fein angeordneten elastischen Fasern. Über **Papillen,** zapfenförmig ausgerichteten Strängen aus dem Gerüsteiweiß Kollagen, ist sie mit der Oberhaut verzahnt. Im Gegensatz zur Felderhaut sind die Papillen in der Leistenhaut reihenförmig angeordnet und bilden so die **Hautleisten,** die für das betreffende Individuum charakteristisch sind (Fingerabdruck). Die Reißfestigkeit der Haut beruht auf der unteren Schicht der Lederhaut, die überwiegend aus Bindegewebe besteht, das von Bündeln aus Kollagenfasern durchzogen ist. Die Lederhaut enthält außerdem zahlreiche Blut- und Lymphgefäße, etwas Fettgewebe, Haarfollikel, Nerven, Talgdrüsen sowie die Ausführgänge von Schweißdrüsen. Oberhaut und Lederhaut zusammen werden als **Kutis** (Cutis) bezeichnet.

■ **Unterhaut** (Subkutis, Subcutis): Sie besteht aus lockerem Bindegewebe, in das – je nach Körperstelle und Körperbau – unterschiedliche Mengen von Fettzellen traubenförmig eingelagert sind. In Abhängigkeit von Anlage, Geschlecht, Alter, Tätigkeit und Beanspruchung variiert ihre Dicke. Sie dient als Verschiebeschicht der Haut zu darunterliegenden Strukturen wie Muskeln oder Knochen. Die Unterhaut ist nur gering durchblutet, weshalb dort Medikamente injiziert werden, bei denen eine langsame Aufnahme ins Blut gewünscht wird. Bevorzugte Stellen für die Injektion in die Unterhaut (subkutane Injektion) sind Oberschenkelvorderseite und die Haut um den Nabel.

■ **Aufgaben der Haut** Die Haut fungiert zum einen als Barriere gegenüber Einflüssen von außen, zum anderen als selektive Verbindung mit der Umgebung. Dabei übernimmt sie unterschiedliche Aufgaben.

■ **Schutz** Die feste Hornschicht, die reißfeste Lederhaut und die Fettpolster der Unterhaut schützen vor mechanischer Schädigung, z. B. Stoß, Schlag oder Reibung. Bei Sonneneinstrahlung wird vermehrt der vor UV-Licht schützende Farbstoff Melanin gebildet. Schweiß und Talg bilden einen Schutzfilm auf der Haut, den Säureschutzmantel mit einem pH-Wert von 5–6, der neben der Hornschicht eine Barriere gegen Bakterien darstellt. Die Einwirkung anderer schädigender Stoffe (z. B. Säuren und Laugen) wird durch die Hornschicht und den fettigen Talg abgeschwächt.

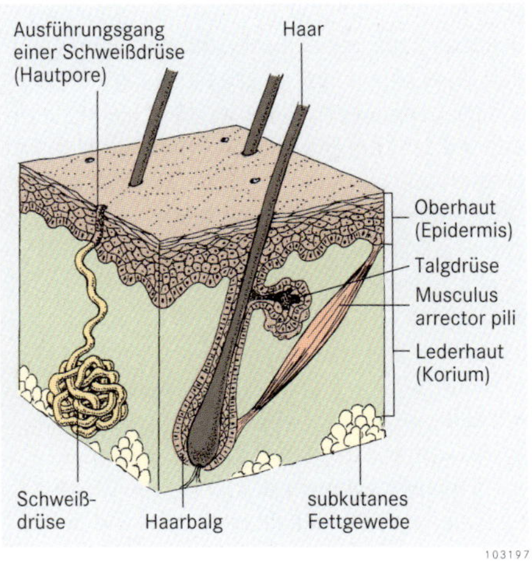

Haut. Aufbau der Felderhaut. Im Gegensatz zur Leistenhaut ist sie behaart.

■ **Sinneswahrnehmung** Die Haut kann mechanische Reize wie Druck, Vibration oder Tastempfindungen über spezielle →Berührungsrezeptoren, Temperatur- und Schmerzreize über frei in der Haut liegende Nervenendigungen aufnehmen. Die dadurch hervorgerufenen Impulse werden über ableitende Nervenfasern an das Zentralnervensystem, also Rückenmark und Gehirn, geleitet. Im Rückenmark findet die Verarbeitung der Impulse in Form unbewusster Reflexe statt, in der Großhirnrinde erfolgt die bewusste Wahrnehmung des Reizes sowie der möglicherweise erfolgten Reflexreaktion, deren emotionale Bewertung und Integration ins Gedächtnis.

■ **Wasserhaushalt** Über die Schweißsekretion und die Hautdurchblutung ist die Haut an der Regulation des Wasserhaushalts beteiligt. Ständig verdunstet über die Haut Wasser, ohne dass es der Mensch bemerkt. Über diese Hautatmung werden täglich 500–800 ml Wasser abgegeben, bei Bedarf kann die Wasserabgabe durch Schwitzen auf circa 2 l pro Tag erhöht werden. Mit dem Schweiß werden auch geringe Mengen an Salzen ausgeschieden.

■ **Temperaturregulation** Mittels Veränderung des Durchmessers zuführender Blutgefäße wird die Hautdurchblutung reguliert. Eine hohe Durchblutung vergrößert die Fläche, an der Wärme abgegeben oder aufgenommen werden kann. Außerdem wirkt das unterschiedlich dicke Fettgewebe der Unterhaut isolierend.

■ **Stoffaustausch** Die Aufnahme von Stoffen über die Haut (z. B. Wirkstoffe in Salben) spielt an der unverletzten Haut eine eher untergeordnete Rolle, wohingegen die Ausscheidung bestimmter Substanzen wie Kochsalz, Ammoniak oder Harnstoff über den Schweiß je nach Ausmaß des Schwitzens auch klinisch relevant sein kann (z. B. bei Fieber).

■ **Kommunikation** Erröten, Erbleichen oder Bildung einer Gänsehaut spiegeln Zustandsformen des Nervensystems oder Befindlichkeit des Betroffenen wider.

Hautabschürfung, →Abschürfung.

Hautallergie, Hautveränderungen aufgrund einer →Allergie.

Hautanästhesie, **1)** *Therapie:* lokale Betäubung der Haut durch Umspritzung mit Lokalanästhetika vor kleinen operativen Eingriffen.

2) *Neurologie:* aufgehobenes Schmerz-, Temperatur- und Berührungsempfinden der Haut aufgrund einer Erkrankung des Nervensystems.

Hautatmung, Perspiration, vom Menschen nicht bemerkter Verlust von Wasser über die Haut. Die Hautatmung dient in erster Linie der Regulation der Körpertemperatur und ist ein Teilvorgang der gesamten, nicht bemerkten Wasserabgabe über Haut und Atemwegsschleimhaut **(Perspiratio insensibilis).** Diese beträgt circa 500–800 ml pro Tag. Demgegenüber wird die wahrgenommene Schweißsekretion (→Schweiß) als **Perspiratio sensibilis** bezeichnet (bis 2 l pro Tag).

Hautatrophie, Rückbildung der Haut und ihrer Anhangsgebilde mit Ausdünnung von

Fortsetzung S. 606

Hausapotheke

Hausapotheke

Inhalt einer Hausapotheke

Häufig benötigte Arznei-, Verband- und Pflegemittel können individuell zusammengestellt und in einem abschließbaren Arzneimittelschrank aufbewahrt werden. Die Notwendigkeit einer Hausapotheke wird kontrovers diskutiert, jedoch ereignet sich rund ein Drittel aller Unfälle im Haushalt, sodass hier Mittel zur Durchführung Erster Hilfe besonders dringend benötigt werden. Die Zusammenstellung einer Hausapotheke sollte je nach Bedarf erfolgen und im Einzelnen mit einem Arzt oder Apotheker besprochen werden. Die Hausapotheke muss für Kinder und Haustiere unerreichbar sein und die Aufbewahrung von Arzneimitteln in einer kühlen und trockenen Umgebung gewährleisten. An der Innenseite der Tür sollte eine Liste mit Notfalladressen wie z. B. Arzt, Notarzt, Notrufzentrale, Vergiftungszentrale angebracht sein. Eine Übersicht über Maßnahmen der Ersten Hilfe sollte außerdem griffbereit liegen.

■ **Steriler Verbandmull** Kompressen bestehen aus einem mehrfach gefalteten dünnen Flies. Sie werden zur Abdeckung frischer Wunden benötigt, um eine Verunreinigung zu verhindern und die Wunde zu schützen. Die gebräuchlichsten Größen sind 7,5 cm × 7,5 cm und 10 cm × 10 cm. Die Kompressen sind einzeln oder zu je zwei steril verpackt. Ist die Verpackung geöffnet, wird das Material nach kurzer Zeit unsteril. Übriggebliebenes Material kann noch als unsteriler Mull verwendet werden.

■ **Unsteriler Mull** Wird zum Abpolstern und zur Abdeckung dickerer Salbenauftragungen verwendet. Gebräuchlichste Größe ist die Packung mit 100 dünnen Schichten von 10 cm × 10 cm.

■ **Mullbinden** Mithilfe von Mullbinden wird eine Wundabdeckung fixiert oder ein Salbenverband hergestellt. Die Größe 8 cm × 5 m ist ausreichend, elastische Mullbinden sind etwas teurer, passen sich jedoch der jeweiligen Körperform besser an.

■ **Heftpflaster** Hautfreundliches Pflaster wird zur Fixierung einer Wundabdeckung verwendet, auch das Ende einer Mullbinde kann hiermit festgeklebt werden.

■ **Wundschnellverbände** Diese benötigt man zur Abdeckung kleiner Wunden. Es gibt sie aus hautfreundlichem Material, sodass sie sich schmerzarm entfernen lassen. Allergiker sollten hypoallergenes Pflaster verwenden, Kinder tröstet man mit bunt gemusterten Pflastern.

■ **Elastische Binden** Diese sind meist 10 cm breit und werden überwiegend zum Stützen der Gelenke und des Bandapparates, z. B. bei Zerrungen, oder seltener anstelle von Kompressionsstrümpfen, z. B. bei Krampfaderleiden, verwendet. Um ein Verrutschen zu vermeiden, ist eine Seite häufig mit Klebematerial versehen. Dann empfiehlt sich vorher das Anlegen einer gut passenden Schlauchbinde, um die Haut zu schonen. Elastische Binden dürfen nicht zu fest gewickelt werden, da sonst die Gefahr eines Blut- und Lymphstaus besteht.

■ **Verbandklammern** Diese dienen der Befestigung von elastischen Binden. Ist die Unterlage zu dünn, können die Häkchen die darunterliegende Haut verletzen. Ersatzweise können Binden auch mit Heftpflaster befestigt werden.

■ **Verbandschere** Diese ist leicht gebogen und besitzt zwei stumpfe Enden, von denen das untere breit und rund ausläuft. Bei geöffneter Schere führt man die breite untere Spitze unter den Verband und schneidet diesen auf. So ist gewährleistet, dass die Haut nicht verletzt wird.

■ **Pinzette** Mithilfe der feinen, spitz zulaufenden Enden einer Splitterpinzette können fest sitzende Splitter leicht entfernt werden.

■ **Unsterile Einmalhandschuhe** Diese müssen in jedem Haushalt vorhanden sein. Sie schützen den Hilfeleistenden bei der Versorgung blutender Wunden vor Ansteckung bei Erkrankungen wie Hepatitis oder Aids.

■ **Heiß-Kalt-Kompressen** Sie sind in verschiedenen Größen erhältlich. Sie enthalten ein in Kunststoff eingeschweißtes Gel, das je nach Bedarf angewärmt oder im Eisfach gekühlt werden kann. Inzwischen gibt es auch Materialien, die in der Mikrowelle erhitzt werden können. Heiße Kompressen müssen sorgfältig auf ihre Temperatur geprüft und evtl. mit einem Tuch umwickelt werden, damit die Haut keine Verbrennungsschäden erleidet. Eiskompressen sollten immer nur für wenige Minuten aufgelegt werden, weil sie die Durchblutung der Haut unterbinden und ein Kälteschaden auftreten kann. Kühlende Kompressen werden bei Zerrungen, Verstauchungen und Blutergüssen, Kopfschmerzen, Migräne, gelegentlich auch bei Entzündungen, jedoch dann nur auf Anordnung des Arztes, aufgelegt. Wärmekompressen sind angenehm bei Muskelverspannungen.

■ **Fieberthermometer** Sie sind als Quecksilberthermometer, als preiswerte digitale Messgeräte sowie als Infrarot-Fieberthermometer (Ohrthermometer) erhältlich. Die teureren Ohrthermometer ermöglichen das Fiebermessen im äußeren Gehörgang innerhalb weniger Sekunden; sie sind daher v. a. bei Kindern und unruhigen Erwachsenen sehr nützlich.

■ **Holz-Mundspatel** Sie sind bei der Untersuchung des Rachens hilfreich. Man benutzt sie, um die herausgestreckte Zunge herunterzudrücken und den Rachen auf Entzündungen zu untersuchen. Man kann mit ihnen jedoch auch Salben auf die Haut auftragen, ohne diese mit den Fingern zu verunreinigen.

■ **Inhalator** Ein einfacher Inhalator besteht aus einem Kunststoffbehälter zur Aufnahme von Flüssigkeit und einer darübergesetzten Maske. Mit ihm werden Arzneimittel verdampft, die bei Erkältungen Erleichterung bringen. Der Behälter wird mit heißem Wasser gefüllt und es werden je nach Bedarf ätherische Öle oder vom Arzt verordnete Zusatzstoffe hinzugefügt. Der Patient legt sein Gesicht dicht über die Maske, aus der der Wasserdampf austritt, und atmet den angereicherten Wasserdampf ein. Bei Kleinkindern wird das Gesicht nur locker vor die Maske gehalten.

■ **Wund-Desinfektionsmittel** Diese Mittel, z. B. Betaisodona®-Lösung oder Kodan®, finden bei der Erstversorgung von kleineren offenen Verletzungen wie Schürfwunden Anwendung. Wer eine Jodallergie hat, sollte nur jodfreie Mittel verwenden.

■ **Antiallergika** Mittel gegen Allergien als Gel, z. B. Fenistil®-Gel, werden bei Sonnenbrand und Insektenstichen angewendet. Ein großflächiger Sonnenbrand sowie Brandblasen dürfen nicht mit Gel eingerieben werden und müssen stattdessen sofort ärztlich versorgt werden.

■ **Brand- und Wundgel** Dieses darf nur auf geschlossenen Brandverletzungen und nur auf kleinen Verletzungen angewendet werden. Brandwunden müssen zuvor längere Zeit unter Wasser gekühlt werden. Größere und offene Brandwunden nach Verbrennungen oder Verbrühungen müssen sofort steril abgedeckt und ärztlich versorgt werden.

■ **Kamille-Lösung** Diese wird als Konzentrat für desinfizierende und heilende Umschläge und zum Inhalieren verwendet und muss in dunklen Flaschen aufbewahrt werden. Aufgüsse aus Kamillenblüten sind ebenfalls wirksam. Manche Menschen reagieren allergisch auf Kamille und sollten auf deren Anwendung verzichten.

■ **Schmerztabletten** Einfache Analgetika, z. B. Paracetamol 500 mg, Acetylsalicylsäure

Hausapotheke
Verbandmaterial und Weiteres
1 Päckchen steriler Verbandmull, 1 Päckchen unsteriler Mull, 2–3 Mullbinden, hautfreundliches Heftpflaster
1 Packung Wundschnellverband in verschiedenen Größen, einzeln steril verpackt, 2 elastische Binden, 10 cm breit
Einige Verbandklammern, Verbandschere, Splitterpinzette, Einmalhandschuhe (unsteril), Fieberthermometer, einige Holz-Mundspatel
Heiß-Kalt-Kompresse, Wärmflasche, evtl. 1 Kinder-Wärmflasche mit Überzug aus Frottee, einfacher Inhalator
Medikamente
Wund-Desinfektionsmittel, z. B. Betaisodona-Lösung® oder Kodan®
Mittel gegen Allergie als Gel, z. B. Fenistil®
Brand- und Wundgel
Kamillelösung für Umschläge und zum Inhalieren
1 Packung einfache Schmerztabletten, z. B. Paracetamol 500 mg, Aspirin® 500 mg oder Ibuprofen 200 mg
Hustenstillende Tropfen, z. B. Prospan®
Mittel gegen Erkältungskrankheiten, z. B. toxi loges®, Gripp-Heel®, Echinacin, Eukalyptus-Öl
Fiebersenkende Mittel für Kinder, z. B. Viburcol®, Paracetamol-Zäpfchen entsprechend dem Alter der Kinder oder Paracetamol-Saft
Salbe oder Gel gegen Prellungen
Mittel gegen Magen-Darm-Beschwerden, z. B. Iberogast®
Medikamente, die vom Arzt verordnet wurden und regelmäßig eingenommen werden

Hausapotheke

Hausapotheke

(Aspirin®) 500 mg oder Ibuprofen 200 mg, werden bei einfachen Schmerzen und Fieber vorübergehend angewendet. Tritt keine Besserung ein, muss ein Arzt aufgesucht werden.

■ **Hustenmittel** Hustenstillende Tropfen, z. B. Prospan®, Bronchicum®, lindern den Hustenreiz.

■ **Mittel gegen Erkältungskrankheiten** Es können homöopathische und pflanzliche Mittel Verwendung finden, z. B. toxi loges®, Gripp-Heel®, Echinacin oder Eukalyptusöl. Diese Substanzen unterstützen den Körper in seiner natürlichen Abwehrreaktion und sind bei bestimmungsmäßigem Gebrauch frei von Nebenwirkungen.

■ **Fiebersenkende Mittel** Für Kinder eignen sich nicht alle Substanzen. Sie sollten entsprechend dem Alter der Kinder vorrätig sein. Spezielle Mittel, z. B. Viburcol®, Paracetamol-Zäpfchen, werden gegeben, wenn die Kinder nicht schlucken können, erbrechen oder sehr erschöpft sind. Paracetamol-Saft kann individuell dosiert werden, wenn die Kinder nicht erbrechen.

■ **Mittel gegen Prellungen** Salben oder Gel mit Heparin oder Hirudoid (Blutegelextrakt) als Inhaltsstoff wirken kühlend und abschwellend.

■ **Mittel gegen Magen-Darm-Beschwerden** Ein einfaches Mittel, wie z. B. Iberogast®, hilft gegen Magendruck, Übelkeit und Aufstoßen und kann bei einfachen Magenverstimmungen oder leichten Magen-Darm-Infektionen angewendet werden.

Aufbewahrung von Medikamenten

Auf dem Medikament sollte der Name desjenigen, für den es verschrieben wurde, die zu behandelnde Krankheit, die Dosierung sowie das Anbruchdatum vermerkt werden. Auf besondere Lagerungs- und Aufbewahrungsvorschriften wird außen auf der Packung mit einem Standardtext hingewiesen. Enthält die Packung keinen Lagerungshinweis, sollte das Medikament dennoch kühl und trocken aufbewahrt und bei Reisen in extreme Klimazonen der Arzt oder Apotheker um Rat gefragt werden. Ein Verfallsdatum ist dann aufgedruckt, wenn das Medikament weniger als 3 Jahre haltbar ist, sonst ist das aufgedruckte Datum das Mindesthaltbarkeitsdatum. Alle Dosen und Tuben sollten stets sorgfältig verschlossen werden, um ein Austrocknen und eine Erregerbesiedlung zu vermeiden. Generell sind Cremes, Gelees, Pasten, Salben und Zäpfchen sowie Tropfen, Säfte und Emulsionen besonders empfindlich und verderben schneller als Tabletten, Dragees und Kapseln.

Alkoholhaltige Medikamente, die eingenommen werden müssen, enthalten den Warnhinweis: »Enthält Ethanol (... Vol.-%)«, da ab einer bestimmten Alkoholkonzentration (0,5 g pro Einzeldosis) bestimmte Risikogruppen oder Kinder das Medikament nicht oder nur eingeschränkt anwenden dürfen. Andere Warnhinweise, die für das individuelle Risiko des einzelnen Patienten gelten, werden nicht gegeben, da in jedem einzelnen Fall der Arzt prüfen muss, welche Risiken für den Betroffenen bestehen. Auch frei verkäufliche Medikamente sind nicht ohne Risiko. Beipackzettel enthalten ausführliche Informationen und sollten immer gelesen und zusammen mit dem Medikament aufbewahrt werden.

Entsorgung von Medikamenten

Nach Ablauf des Verfallsdatums darf das Medikament nicht mehr verwendet werden. Angebrochene Augentropfen müssen bereits nach 4 Wochen weggeworfen, Reste von Augentropfen, Augensalben und Antibiotika nach Beendigung der Behandlung sofort entsorgt werden. Aussortierte Medikamente dürfen nicht in den Hausmüll gegeben werden, da der Entsorgende für evtl. auftretende Schäden haftet, die durch solche Medikamente verursacht werden können, z. B. wenn spielende Kinder diese Medikamente einnehmen und deshalb erkranken. Apotheken nehmen nicht mehr benötigte oder abgelaufene Medikamente zurück.

■ **Siehe auch**

→ Desinfektion · Erkältungsmittel · Fieber · Fiebermittel · Fieberthermometer · Hautmittel · Hustenmittel · Kompressionsverband · Mund- und Rachentherapeutika · Pflaster · Schmerzmittel · Schnupfenmittel · Verbände · Verbandstoffe · Wundbehandlungsmittel

Rechte Seite:
Eine Wärmflasche sollte in keiner Hausapotheke fehlen. Warme Auflagen helfen bei krampfartigen Schmerzen und Muskelverspannungen.

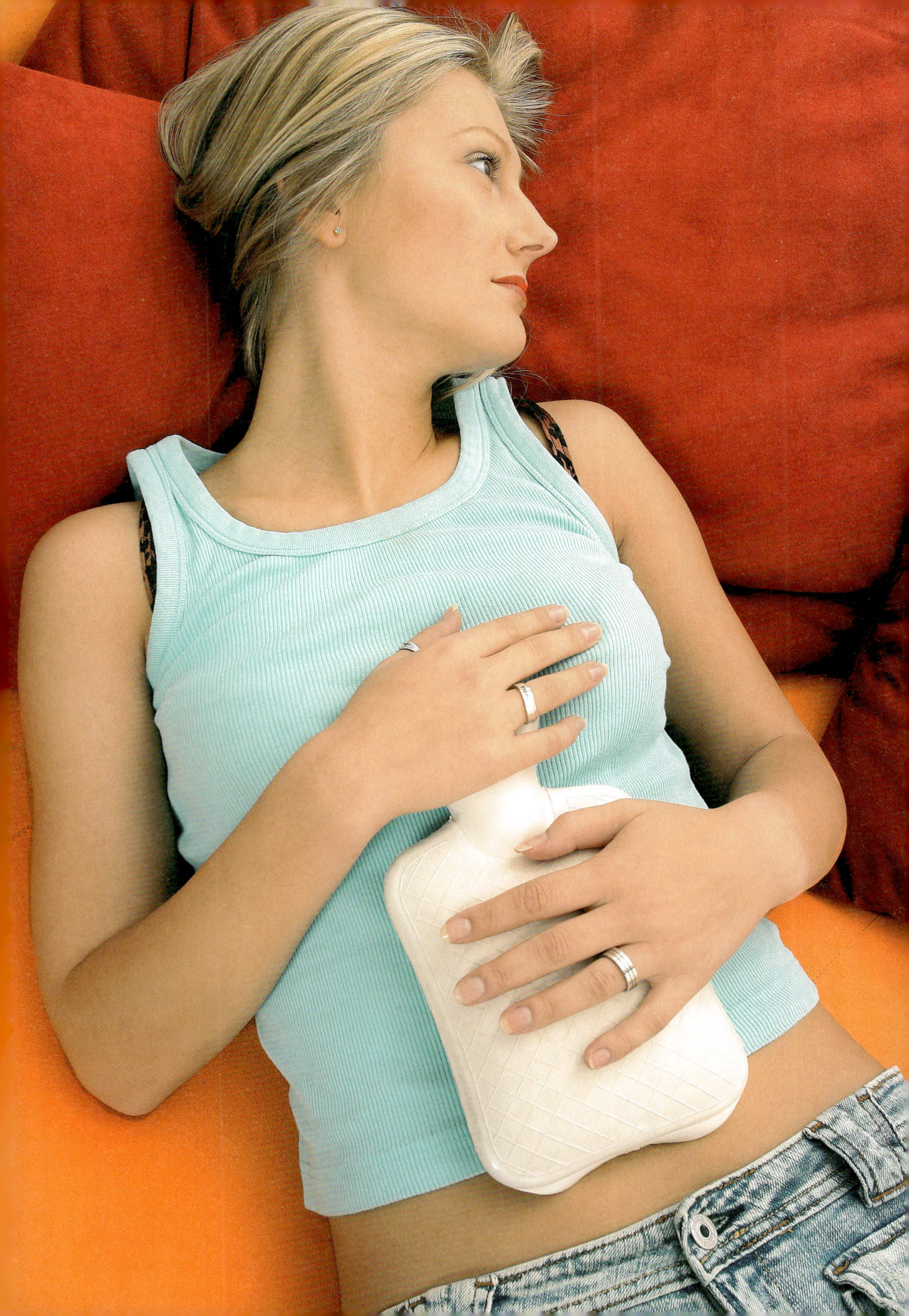

Hautausschlag: Rötung oder Flecken, meist ohne Fieber

Beschwerden	Wahrscheinliche Ursachen	Erste Maßnahmen
Trockene, gerötete, schuppende Hautstellen, starker Juckreiz, Kratzspuren, besonders in den Gelenkbeugen	→Neurodermitis	Hautarzt aufsuchen
Rosafarbene bis bräunliche, rundliche Hautflecken mit geringem Juckreiz, evtl. leicht **schuppend**	Seborrhoisches →Ekzem, →Hautpilzerkrankungen	Hautarzt aufsuchen
Flächenhafte Rötung oder gerötete Flecken und Knötchen der Haut **nach Sonneneinwirkung,** evtl. Bläschen, Juckreiz, Schmerzen	→Sonnenbrand, Sonnenallergie, Hautveränderung nach Einnahme von Medikamenten (toxische →Lichtdermatose)	Mit kühlendem Gel einreiben. Bei starken Entzündungszeichen, Fieber und Schmerzen Arztbesuch
Rote bis bräunliche, punktförmige Hautflecken, v. a. an den Unterschenkeln	→Hautblutungen	Arztbesuch
Gerötete Flecken, **Entzündungsherde** an Kopf oder Körper, **starker Juckreiz,** evtl. **sichtbare Gänge** oder Quaddeln	Parasitenbefall (→Läusebefall, →Krätze)	Arztbesuch, da der Parasitenbefall ansteckend ist
Flächenhafte, **scharf abgegrenzte Rötung** der Haut mit **Schwellung und Schmerzen,** evtl. Fieber, Schüttelfrost, Hautblasen	→Wundrose, →Venenentzündung	Betroffenen Körperteil ruhig stellen, hochlagern. Hausarzt aufsuchen bzw. rufen, da evtl. eine antibiotische Behandlung erforderlich ist
Nach Zeckenbiss (nicht immer erinnerlich!) **fleck- bis ringförmige Rötung** an der Bissstelle, zentrifugale Ausbreitung	Erythema migrans (Wanderröte, →Erythem)	Arztbesuch, da eine antibiotische Behandlung erforderlich ist
Flächige Hautrötungen (evtl. eher fliederfarben) **an unbekleideten Hautstellen** (Gesicht, Arme), evtl. Schuppung, Papeln oder weinerlicher Gesichtsausdruck	→Kollagenosen (z. B. →Lupus erythematodes, Dermatomyositis [→Polymyositis])	Hautarzt aufsuchen
Rote oder weiße, **stark juckende, erhabene Hautflecken** (→Quaddel), evtl. auch Kollapsneigung, Übelkeit, Atemnot, Schweißausbrüche	→Nesselsucht, oft im Rahmen einer →Allergie oder Medikamentenunverträglichkeit, evtl. bis hin zum anaphylaktischen →Schock gehend	Arztbesuch. Bei Allergieschock sofort Notarzt rufen. Betroffenen ständig beobachten, Beine hochlagern

Hautausschlag: Gerötete Flecken mit Fieber

Beschwerden	Wahrscheinliche Ursachen	Erste Maßnahmen
Gerötete, unregelmäßige, z. T. zusammenlaufende Flecken (**zuerst hinter den Ohren,** dann von oben nach unten ausbreitend), hohes Fieber, **Bindehautentzündung, Schnupfen, Husten**	→Masern	Bettruhe, Fieber messen und evtl. senken. Evtl. Hausarzt rufen. Bei Krämpfen, Bewusstseinsstörungen, starken Kopfschmerzen – den Anzeichen einer Gehirnentzündung (→Enzephalitis) – sofort Arzt rufen
Feinfleckiger Hautausschlag, **Lymphknotenschwellung im Kieferwinkel, Mandelentzündung,** Fieber, evtl. »Himbeerzunge«	→Scharlach, →Pfeiffer-Drüsenfieber	Sofortiger Arztbesuch, da die Erkrankung evtl. antibiotisch behandelt werden muss
Stecknadelkopfgroße, einzelne Flecken, Hautausschlag beginnt im Gesicht, **Lymphknotenschwellung im Nacken,** leichtes Fieber	→Röteln	Arztbesuch ratsam (Erkrankung ist für das Ungeborene nicht geimpfter Schwangerer gefährlich!)
Bis münzgroße **ringförmige, teils landkartenartige Flecken,** v. a. an den Armen, **Rötung der Wangen,** leichtes Fieber	→Ringelröteln	Keine besonderen Maßnahmen nötig
Gerötete Flecken am ganzen Körper, **gerötete Handinnenflächen und Fußsohlen,** hohes Fieber, **Lymphknotenschwellung,** betrifft nur Säuglinge und Kleinkinder	→Kawasaki-Syndrom	Sofort Kinderarzt aufsuchen, da Herzbeteiligung möglich

Fortsetzung von S. 601

Leder- und Oberhaut. Die Hautatrophie kann angeboren oder z. B. im Alter oder im Rahmen einer Nervenschädigung erworben sein.

Hautausleitungsverfahren, *Naturheilkunde:* Sammelbegriff für Methoden zur Entfernung von körpereigenen Schlackenstoffen über die Haut, z. B. das →Schröpfen, das →Kantharidenpflaster, das →Baunscheidt-Verfahren, die →Sauna und Ausleitungsverfahren der →Humoralpathologie.

Hautausschlag, Exanthem, Ausschlag, Verfärbungen und Oberflächenveränderungen der äußeren Haut, die meist plötzlich mit oder ohne Beschwerden (Jucken, Nässen, Brennen), einzeln oder in größerer Zahl und über größere Flächen verteilt zum Vorschein kommen. Ein Hautausschlag kann sich aus verschiedenen Grundelementen wie Rötung, Papeln oder Bläschen zusammensetzen. Er tritt bei verschiedenen Hauterkrankungen wie →Ekzemen, →Neurodermitis, →Herpes, →Hautpilz-

Hautausschlag: Pusteln und Bläschen oder Blasen		
Beschwerden	**Wahrscheinliche Ursachen**	**Erste Maßnahmen**
Zuerst **gerötete Flecken,** dann **Bläschen und Pusteln,** auch auf behaartem Kopf und Schleimhäuten, **starker Juckreiz,** Fieber	→Windpocken	Arztbesuch ratsam. Kratzen vermeiden
Gruppierte Bläschen auf gerötetem Grund, meist **an Lippen oder Genitalien,** Juckreiz und Schmerzen	→Herpes-simplex-Infektion	Bei erstmaligem Auftreten Arztbesuch ratsam
Rötung und Schwellung der Haut, **Bläschen, Schmerzen in einem fest umschriebenen Bereich,** z. B. vom Rücken halbkreisförmig nach vorn ziehend	→Gürtelrose	Befallene Hautpartien trocken halten. Sofortiger Arztbesuch, um späteren →Nervenschmerzen vorzubeugen
Rötung und Schwellung der Haut, v. a. an den Händen, **Bläschen, Nässen, Schuppung**	→Kontaktekzem durch aggressive Reinigungsmittel oder Allergene	Hautarzt aufsuchen. Auslöser meiden
Juckende, teils **eitrige Pusteln,** oft mit Rötung und Schwellung der Haut	Bakterielle →Hautentzündung	Arztbesuch, da die Infektion ansteckend ist. Kratzen vermeiden
Blasen und Pusteln auf leicht gerötetem Grund, **honiggelbe Krusten,** häufig bei Kindern im Gesicht	→Eiterflechte	Arztbesuch, da die Erkrankung ansteckend ist. Kratzen vermeiden
Kleine, rote Pickelchen auf stark geröteter, nässender Haut, häufig **im Windelbereich**	→Candidamykose, →Windelausschlag	Arztbesuch ratsam. Windeln häufig wechseln, Luft an den Po lassen
Blasen auf unveränderter oder geröteter Haut, nach dem Aufplatzen nässende Hautstellen und Krusten	Blasen bildende Hauterkrankungen (→Pemphigus, →Pemphigoid), →Porphyrie	Arztbesuch
Schwellung der Lippen oder Augenlider, gelegentlich mit Atemnot (durch Zuschwellen der Stimmritze)	→Quincke-Ödem, z. B. nach Medikamenteneinnahme oder nach Insektenstich	Sofortiger Arztbesuch. Bei Atemnot Notarzt rufen. Betroffenen mit erhöhtem Oberkörper lagern

Hautausschlag: Schuppung		
Beschwerden	**Wahrscheinliche Ursachen**	**Erste Maßnahmen**
Gerötete, mit **silbrig weißen Schuppen** belegte, bis handtellergroße **Herde,** besonders am Kopf, an Ellbogen und Knien	Schuppenflechte (→Psoriasis)	Hautarzt aufsuchen
Runde bis ovale, **randbetonte, rote bis bräunliche, schuppende Herde,** oft mit Juckreiz	→Hautpilzerkrankungen	Hautarzt aufsuchen
Schuppende, nässende, krustenbelegte, gerötete Hautstellen **im Gesicht** oder am **behaarten Kopf** bei Säuglingen oder Kleinkindern	→Milchschorf	Arztbesuch
Runde bis ovale, **kleieartig schuppende Flecken** von bräunlicher oder weißer Färbung, v. a. Brust-, Rückenmitte, Schultern	→Kleienpilzflechte	Arztbesuch

erkrankungen, bei allergischen Krankheitsbildern wie →Nesselsucht oder →Arzneimittelexanthem, als Begleiterscheinung innerer Krankheiten (z. B. →Porphyrie) sowie bei Infektionskrankheiten auf. Besonders typisch für Letztere sind Kinderkrankheiten.

Die Behandlung richtet sich nach der Ursache, zusätzlich werden bei Bedarf juckreizstillende Mittel in Form von Salben, Lotionen, Pudern, Bädern oder Umschlägen angewandt.

Hautblutung, Blutung aus Gefäßen in die Haut und Schleimhäute. Ursache können Verletzungen oder eine erhöhte Blutungsneigung (→Gerinnungsstörungen) sein. **Petechien** sind punktförmige, stecknadelkopfgroße Hautblutungen und werden bei Blutplättchenmangel, z. B. infolge von Chemotherapien, oder bei schwerer Infektion wie Meningokokkensepsis beobachtet (→Thrombopenie). Unter **Purpura** versteht man kleinflächige, einem fleckförmigen Ausschlag ähnelnde, meist symmetrische Einblutungen v. a. an den unteren Extremitäten bei gesteigerter →Blutungsneigung. Sie kommt in verschiedener Ausprägung vor und ist Kennzeichen unterschiedlicher Erkrankungen, z. B. der →Waldenström-Krankheit, des →Schoenlein-Henoch-Syndroms oder der →Werlhof-Krankheit. Die **Sugillation** ist eine flächenhafte, bis 3 cm große, die **Ekchymose** (Suffusion) eine größere, ebenfalls flächenhafte Hautblutung. Das **Hämatom** (→Bluterguss) ist die ausgeprägteste Form einer Hautblutung, die meist tiefer geht und sich in die Haut vorwölbt. Im Gegensatz zu Hautrötungen verblassen Hautblutungen nicht unter dem Druck eines Glasspatels.

Hautcreme, →Creme.

Hautdesinfektion, Form der →Desinfektion.

Hautemphysem, krankhafte Ansammlung von Luft oder Gas im Unterhautzellgewebe. Es findet sich eine schmerzlose, unter so genanntem Schneeballknirschen wegdrückbare Schwellung. Die häufigste Ursache ist eine spontane oder verletzungsbedingte Eröffnung lufthaltiger Organe, z. B. wenn eine gebrochene Rippe die Lunge durchsticht. Ein Hautemphysem ist auch eine mögliche Kom-

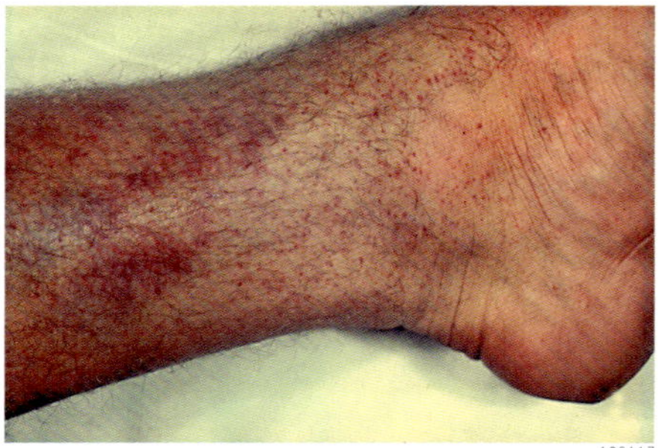

Hautblutung. Purpura am Fuß, wie sie bei verschiedenen Krankheiten vorkommen kann. Sie ist durch kleine Einblutungen in der Haut charakterisiert.

plikation nach operativer Eröffnung einer Körperhöhle, nach Luftfüllung von Körperhöhlen bei einer Endoskopie oder von Infektionen mit Gas bildenden Erregern.

Hautentzündung, entzündliche Reaktion der Haut mit unterschiedlichen Ursachen.

■ **Ursache** Chemische Reizstoffe wie Säuren, Laugen oder Reinigungsmittel, aber auch physikalische Ursachen wie Hitze oder Kälte, Sonnenbestrahlung oder ionisierende Strahlen lösen in entsprechender Konzentration oder Einwirkzeit bei jedem Menschen eine Hautentzündung aus; bei Personen mit Neigung zu Allergien reichen auch geringe Mengen (→Kontaktekzem). Hautentzündungen sind darüber hinaus häufig durch Infektionen mit Bakterien, Pilzen oder Viren bedingt.

■ **Befund** Eine Hautentzündung kann an jeder Stelle des Körpers auftreten, häufig sind jedoch die Hände betroffen. Anfangs finden sich meist Hautrötungen, Schwellungen sowie Bläschen oder Blasen an einer oder mehreren Hautstellen. Es kann Fieber auftreten und das Allgemeinbefinden beeinträchtigt sein. Nach dem Platzen der Blasen entstehen nässende Stellen, auf denen sich später Krusten bilden. Anschließend schuppt sich die Haut und die Entzündung heilt ab. Eine Hautentzündung ist oftmals schmerzhaft oder juckt stark.

■ **Behandlung** Sofern der Auslöser bekannt ist, muss er unbedingt gemieden werden. Meist werden Hautentzündungen kurzfristig äußerlich mit Kortikoiden behandelt. Nässt die Haut stark, werden desinfizierende feuchte Umschläge verwendet, um eine zusätzliche bakterielle Infektion zu vermeiden. Ist der gesamte Körper betroffen, wird innerlich mit Kortikoiden und evtl. Antibiotika behandelt.

Hautersatz, Abdeckung von Hautdefekten nach Unfällen oder Verbrennungen. Der **vorübergehende Hautersatz** mit speziellen Folien aus Kunststoff oder Körpergewebe dient zur Vorbeugung von Flüssigkeits- oder Eiweißverlusten sowie von Infektionen. Zum **dauerhaften Hautersatz** wird eine →Hautplastik durchgeführt.

Hauterscheinung, →Effloreszenz.

Hautfaltendicke, Maß zur Beurteilung der Körperfettmasse. Über- bzw. Unterernährung führen zu einer Veränderung der Menge an Speicherfett, das sich zu 50–70% im Unterhautfettgewebe befindet. Mithilfe eines speziellen Messgerätes (Kaliper) wird bei der Vier-Hautfalten-Methode an vier festgelegten Körperstellen die Hautfaltendicke gemessen. Der Nachteil der Methode ist die geringe Messgenauigkeit und Reproduzierbarkeit, insbesondere bei verschiedenen Untersuchern.

Hautfarbe, Färbung der menschlichen Haut. Die Hautfarbe wird v.a. von der Menge der in die Oberhaut eingelagerten Pigment- bzw. Farbstoffe wie Melanin oder Karotin bestimmt, hängt aber auch von der Hautdicke und Stärke der Durchblutung ab. Grundsätzlich sind die Innenflächen von Hand und Fuß am geringsten pigmentiert, bei Hellhäutigen die Augenlider, Brustwarzen und Geschlechtsteile meist am stärksten. Melanin wird in Zellen der Oberhaut, den Melanozyten, gebildet. Beeinflusst wird die Melaninproduktion durch Einwirkung von UV-Licht. Muttermale oder Sommersprossen sind örtlich begrenzte Überpigmentierungen der Haut, weiter gehende Veränderungen der Melaninbildung liegen z.B. bei Albinismus (erbliche Störung der Melaninbildung) oder bei der Bronzehautkrankheit (Addison-Krankheit) vor.

Hautflora, Form der →Bakterienflora.

Hautgrieß, Milien, stecknadelkopfgroße, perlenartige Zysten, die mit Hornzelllamellen ausgefüllt sind. Sie bilden sich in den Haarfollikeln oder Ausführungsgängen von Schweißdrüsen und treten bevorzugt an den unteren Augenlidern, in der Jochbein- und Schläfenregion und an der Stirn auf. Eine Behandlung ist nicht erforderlich, aus kosmetischen Gründen können sie jedoch eröffnet und der Inhalt ausgedrückt werden.

Hautjucken, →Juckreiz.

Hautkeime, umgangssprachliche Bezeichnung für Hautbakterien (→Bakterienflora).

Hautknoten und Hautschwellungen, fühlbare und sichtbare Veränderungen auf oder unter der Hautoberfläche.

Hautkrankheiten, Dermatosen, krankhafte Veränderung der Haut und ihrer Anhangsorgane Haare, Hautdrüsen und Nägel. Ein Übergreifen auf andere Organe ist möglich (z.B. bei Hautkrebs).

■ **Ursache** Grundsätzlich können äußere von inneren Ursachen unterschieden werden. Weiterhin gibt es eine Reihe von Hautkrankheiten, deren Ursachen bislang nicht bekannt sind.

Zu den vorwiegend äußeren Ursachen gehören Infektionen durch tierische Parasiten, Pilze, Bakterien oder Viren sowie chemische

Hautkrankheiten
→ GEO **Dossier**
Die Macht der Pflanzen, Bd. 11

Hautknoten und Hautschwellungen

Beschwerden	Wahrscheinliche Ursachen	Erste Maßnahmen
Weicher, verschieblicher Knoten unter der Haut	Gutartige →Fettgeschwulst	Harmlos, evtl. Arztbesuch
Bräunlicher, scharf begrenzter Knoten, evtl. behaart, brombeerartige Oberfläche	→Muttermal, →Alterswarze	Besuch beim Hautarzt ratsam, da Hautkrebs ausgeschlossen werden muss
Braunschwarzer, ungleichmäßig und unscharf begrenzter Knoten, evtl. juckend oder blutend	→Melanom	Hautarzt aufsuchen
Harter, schmerzloser, rötlicher Knoten mit warziger Kruste, v. a. an Händen und Gesicht	→Spinaliom	Hautarzt aufsuchen
Wachsartiges Knötchen mit feinen Äderchen, später Geschwulst mit Randwall, leicht blutend, v. a. im Gesicht	→Basaliom	Hautarzt aufsuchen
Weicher, sattroter, schwammartiger Knoten, meist bei Säuglingen	→Hämangiom	Arztbesuch ratsam, da der Blutschwamm oft noch wächst
Schmerzhafter, geröteter Knoten mit Eiterbildung	→Haarbalgentzündung	Arztbesuch. Bei →Furunkel an der Nase oder Oberlippe sofortiger Arztbesuch
Druckschmerzhafte, rote oder blaurote bis braune Knoten, v. a. an den Schienbeinen	Erythema nodosum (→Erythem)	Temperatur messen, Arztbesuch
Plötzlich auftretende schmerzhafte Schwellung im Bereich eines **Muskels**	→Muskelfaserriss	Kühlen, Muskel schonen, evtl. Arztbesuch
Blauroter, bei Erwärmung juckender Fleck mit teigiger Schwellung, v. a. an Händen, Unterschenkeln oder Füßen	→Frostbeule	Betroffenen Körperteil warm halten, warme Bäder. Evtl. Arztbesuch
Schwellung, Rötung und Überwärmung eines umschriebenen Hautbereiches, **Schmerzen,** evtl. Fieber, Krankheitsgefühl	→Wundrose, →Abszess, →Phlegmone, →Karbunkel (v. a. im Nacken)	Temperatur messen. Sofortiger Arztbesuch
Plötzlich auftretende Schwellung beim Pressen oder Husten, weich und eindrückbar, meist an der Leiste, auch am Nabel oder Oberschenkel	→Bruch 2)	Arztbesuch

Substanzen wie Kontaktstoffe im Beruf und Haushalt, Nahrungsmittel und Medikamente. Diese lösen häufig eine Allergie aus. Auch mechanische oder thermische Einflüsse sowie Strahlen können von außen schädigend einwirken.

Körpereigene Ursachen sind z. B. eine von der Norm abweichende Talgproduktion, Erbanlagen und Autoimmunreaktionen durch Zerstörung körpereigener Gewebe. Auch Störungen im Hormongleichgewicht (Hirsutismus, Chloasma), Allgemeinerkrankungen oder innere Krankheiten (verschiedene Kinderkrankheiten, Porphyrien) sowie Fehl- und Neubildungen (Muttermal, Linsenfleck, Feuermal) und Gewebewucherungen im Sinne gut- oder bösartiger Geschwülste können zugrunde liegen.

■ **Befund** Je nach zugrunde liegender Hautkrankheit zeigen sich mehr oder weniger typische Hautausschläge, z. B. silbrig schuppende Herde auf gerötetem Grund bei der Schuppenflechte. Zusätzlich können Veränderungen an Haaren und/oder Nägeln und als Allgemeinsymptome Juckreiz, Schmerzen oder Fieber auftreten. Die Diagnose einer Hautkrankheit ergibt sich oft bereits aus der Beurteilung von Farbe, Form, Anordnung und Ausbreitung der einzelnen Hauterscheinungen. Weitere Anhaltspunkte liefert die Vorgeschichte (Anamnese), die einerseits erbliche Erkrankungen in der Familie berücksichtigt, andererseits auch Hinweise auf den Krankheitsverlauf und mögliche Auslöser gibt. Evtl. folgen Untersuchungen wie z. B. Abstrich, Allergietest oder mikroskopische Untersuchung der Haut nach einer Gewebeentnahme.

■ **Behandlung** Die Behandlung erfolgt häufig nur äußerlich mit Cremes, Umschlägen, Lotionen oder Bädern. In anderen Fällen muss zusätzlich eine innere Behandlung, z. B. mit Antibiotika oder Kortikoiden, durchgeführt werden, einige Erkrankungen sprechen auf eine Lichttherapie (UV-Bestrahlung) an. Manche Hautkrankheiten sind nur durch ein operatives Vorgehen zu behandeln, z. B. Hautgeschwülste. Auslösende Faktoren müssen gemieden werden.

■ **Siehe auch**

→ Akne · Allergien · Arzneimittelexanthem · Dekubitus · Ekzem · Flechten · Grützbeutel · Gürtelrose · Hautausschlag · Hautkrebs · Hautpilzerkrankungen · Hauttuberkulose · Hautveränderungen · Herpes · Infektion · Kleienpilzflechte · Knötchenflechte · Kontaktekzem · Krätze · Kupferfinne · Läusebefall · Melanom · Muttermal · Neurodermitis · Pemphigus · Psoriasis · Röschenflechte · Sebostase · Sonnenbrand · Strahlenschäden · Talgdrüse · Tumor · Verbrennung · Warzen · Weißfleckenkrankheit

Fortsetzung S. 614

häusliche Krankenpflege

häusliche

Begriffsdefinition und Entwicklung

Die häusliche Krankenpflege umfasst Betreuung und Versorgung von kranken, alten oder behinderten Menschen in der häuslichen Umgebung. Sie kann von Laien, z. B. Angehörigen, Bekannten oder Freunden und von professionell tätigen Personen durchgeführt werden.
Der Bedarf an ambulanter Krankenpflege wächst. Die Lebenserwartung steigt, es gibt immer mehr betagte Menschen, die oft an mehreren Krankheiten gleichzeitig leiden und Hilfe und Unterstützung bei den täglichen Verrichtungen wie der Körperpflege, Ernährung oder Haushaltsführung benötigen. Nach dem Gesundheitsstrukturgesetz gilt der Grundsatz »ambulante vor stationärer Pflege«. Dadurch werden viele, noch pflegebedürftige Patienten frühzeitig aus dem Krankenhaus entlassen. Auch durch die Zunahme ambulanter Untersuchungen und Eingriffe ist der Bedarf an häuslicher Pflege gestiegen.

Der Pflegebedürftige

In der Pflege und Betreuung hilfebedürftiger Menschen herrscht eine ganzheitliche Sichtweise vor, bei der Körper und Psyche und der Mensch mit seinem sozialen Umfeld betrachtet werden. Entsprechend sind in der Pflege nicht nur die körperlichen Bedürfnisse des Hilfebedürftigen zu berücksichtigen, sondern auch dessen geistige und soziale Anliegen wie der Wunsch nach Information, Selbstbestimmung, z. B. des Tagesablaufes, und nach Kommunikation. Zu berücksichtigen ist immer die Tatsache, dass der Hilfebedürftige das Hausrecht besitzt und jeder Tätigkeit in seiner Wohnung zustimmen muss. Fachkräfte und andere (fremde) Helfer sind damit Gäste, die mit dem Vertrauen und dem Eigentum des Hilfebedürftigen sorgfältig umgehen sollten.

Maßnahmen

■ **Grundpflege** Das Spektrum an Hilfestellungen für pflegebedürftige Personen ist sehr groß und von den Vorerkrankungen, dem Lebensalter und den vorhandenen Fähigkeiten des Betroffenen abhängig. Häufig benötigen alte oder behinderte Menschen Hilfe bei der Führung des Haushaltes. Der Pflegende muss z. B. die Reinigung der Wohnung, Einkaufen, Botendienste und die Zubereitung der Nahrung übernehmen, wobei bestimmte Erkrankungen eine spezielle Diät erfordern.
Besondere Bedeutung hat die Körperpflege. Sie dient nicht nur der Reinigung, sondern auch dem Erkennen und Verhüten von zusätzlichen Erkrankungen und fördert das allgemeine Wohlbefinden. Ein Bad oder eine Dusche regen den Kreislauf an und sollten der Wäsche im Bett oder am Waschbecken vorgezogen werden. Viele Pflegebedürftige sind ganz oder teilweise inkontinent. Dann ist eine gründliche Intimtoilette zur Vermeidung von Wundwerden und anderen Erkrankungen wie Pilzinfektionen besonders wichtig. Bei bettlägerigen Personen, die sich nicht selbst bewegen können, ist zur Vermeidung von Druckgeschwüren oft ein zweistündliches Umlagern notwendig. Hierbei ist auf eine natürliche Stellung der Gelenke zu achten, um bleibenden Fehlstellungen vorzubeugen.

■ **Aktivierende Pflege** Bei allen Verrichtungen ist zu beachten, dass der Hilfebedürftige mit einbezogen wird und vorhandene Fähigkeiten und Fertigkeiten gefordert und gefördert werden. So kann der Verfall verlangsamt und evtl. eine Verbesserung sowie größere Selbstständigkeit erreicht werden. Bei Bettlägerigen ist es wichtig, dass alle Gelenke mehrmals täglich – nach Absprache mit dem Physiotherapeuten – durchbewegt werden. Um Komplikationen der Bettlägerigkeit vorzubeugen, sollte der Pflegebedürftige möglichst immer wieder das Bett verlassen, sich in einen Sessel setzen oder umherlaufen.

■ **Medizinische Maßnahmen** Durch die verkürzten Krankenhausaufenthalte und technischen Neuerungen benötigen viele Pflegebedürftige über die reine Grundversorgung hinaus auch medizinische Betreuung. Manche Maßnahmen darf nur der Arzt durchführen, andere werden nach Verordnung des Arztes von ausgebildeten Fachkräften erledigt. Viele Tätigkeiten wie das Spritzen von Insulin werden von Krankenpflegefachkräften oder von dem Laienpfleger nach einer Einweisung, z. B. durch den Hausarzt oder

Pflegedienst, durchgeführt. Fast immer erhält der Pflegebedürftige Medikamente, die von der Pflegeperson verabreicht oder vorbereitet werden. Dabei ist es wichtig, dass das richtige Medikament in der richtigen Dosierung verabreicht wird und Verwechslungen ausgeschlossen werden. Der günstige Zeitpunkt muss ebenso eingehalten werden wie die richtige Art der Verabreichung.

■ **Psychische Betreuung** Gespräche sind notwendiger Bestandteil der Pflege. Häufig benötigen Pflegebedürftige Aufmunterung und Zuspruch. Wichtig ist der Erhalt der sozialen Kontakte, etwa durch ein Telefon am Bett und durch Radio- und Fernsehgeräte oder Zeitungen. Eine Krankheit oder der zunehmende körperliche und geistige Verfall sind schwierige Situationen, in denen der Pflegebedürftige die Unterstützung anderer Menschen braucht. Besonders viel Geduld und Verständnis sind bei der Pflege von verwirrten Personen nötig. Die Wünsche von Sterbenden, auch hinsichtlich geistlichen Beistandes, sollten erfüllt werden.

■ **Beobachtung** Zum Erkennen möglicher Gefahren, Erkrankungen und Fortschritte ist die sorgfältige Beobachtung der Körperfunktionen und des Verhaltens des Pflegebedürftigen durch den Pflegenden von großer Bedeutung. Wichtig sind insbesondere der Zustand der Haut und Veränderungen von Beweglichkeit, Bewusstseinszustand oder Ausscheidungen. Alle Beobachtungen sollten sorgfältig notiert und dem Hausarzt oder einer Pflegefachkraft mitgeteilt werden.

■ **Hygiene** Da der Hilfsbedürftige die Keime in der vertrauten häuslichen Umgebung gewohnt ist, sind normalerweise keine besonderen Maßnahmen notwendig. Desinfektionsmittel kommen nur bei ansteckenden Krankheiten oder zum Schutz des Gepflegten bei einer Abwehrschwäche zum Einsatz. Das Krankenzimmer sollte täglich möglichst feucht gereinigt werden. Vor allen Tätigkeiten am Pflegebedürftigen, Zubereitung der Nahrung und nach dem Umgang mit Ausscheidungen sind die Hände gründlich zu waschen. Ausscheidungen (z. B. Urin, Kot, Erbrochenes) und infizierte Materialien erfordern besondere Hygiene und evtl. gesonderte Entsorgung, um eine Verschleppung von Krankheitserregern zu verhindern. Zum Selbstschutz ist möglicherweise das Tragen von Einmalhandschuhen notwendig.

Räumliche Gegebenheiten

In den meisten Wohnungen oder Häusern sind Umbauten notwendig, um die Pflege zu erleichtern bzw. die Selbstständigkeit der pflegebedürftigen Person möglichst lange zu gewährleisten.

■ **Krankenzimmer** Bei überwiegend bettlägerigen Personen sollte das hellste Zimmer ausgewählt werden, optimal ist eine Süd- oder Südostlage. Die Nähe zum Bad und zur Küche ist wünschenswert. Der Pflegebedürftige sollte sich in Rufnähe befinden und der Kontakt mit der Familie und anderen Menschen ermöglicht werden – so ist ein improvisiertes Krankenlager im Wohnzimmer evtl. für den Betroffenen besser, als isoliert im gut ausgebauten Dachgeschoss zu liegen. Das Zimmer sollte zumindest morgens und abends gut durchgelüftet werden, ohne dass Zugluft entsteht. Die ideale Raumtemperatur beträgt 18–20 °C.

■ **Krankenbett** Das Krankenbett ist der wichtigste Einrichtungsgegenstand im Krankenzimmer. Moderne Krankenbetten sind fahrbar und elektrisch in der Höhe und für verschiedene Liegepositionen verstellbar, was rückenschonendes Arbeiten und einfaches Ein- und Aussteigen des Hilfsbedürftigen ermöglicht. Hilfreich ist ein Stecklaken, das quer über das Betttuch gespannt wird und bei Bedarf schnell getauscht werden kann.

■ **Hilfsmittel** Zu der Vielzahl von Hilfsmitteln für die Versorgung von Pflegebedürftigen gehören Nachttische mit ausklappbarem Tisch, Roll- und Nachtstühle, Bettgitter, spezielle Trinkgefäße, Lagerungshilfsmittel, Badewannenlifter und Gehhilfen. Pflegedienste, Sanitätshäuser oder der Hausarzt können beraten, welche Hilfsmittel im konkreten Fall sinnvoll sind. In der häuslichen Umgebung sind Pflegeziele häufig mit Fantasie und Improvisation auch ohne kostspielige Hilfen zu erreichen.

■ **Badezimmer** Wichtig ist die Sicherheit des Hilfsbedürftigen und der Pflegeperson. Für Ba-

häusliche Krankenpflege

häusliche…

dewannen und Duschen ist ein rutschfester Boden notwendig. Haltegriffe an Badewanne und Toilette, evtl. eine Toilettensitzerhöhung, ermöglichen auch gehbehinderten und unsicheren Menschen möglichst lange Selbstständigkeit. Badewannenlifter oder Duschsitze erleichtern die Körperpflege, Rollstuhlfahrern können klappbare Spiegel bei der täglichen Hygiene helfen.

Der Pflegende

Nur wenn die Pflegeperson ihre eigenen Bedürfnisse nicht vernachlässigt, kann sie auf Dauer gute Pflege leisten. Die Pflegebedürftigkeit eines Familienmitgliedes bringt für alle gravierende Veränderungen mit sich. Ängste um den Verlust des Angehörigen, die Umstellung der Familienroutinen im Hinblick auf die Pflege, finanzielle Sorgen, eine mögliche Rollenumkehr (z. B. bei Pflege der Eltern) und Konflikte um Zeit und Aufmerksamkeit treten nicht selten auf.

■ **Rückenschonendes Arbeiten** Durch eine falsche Belastung der Wirbelsäule, zu häufiges und falsches Sitzen sowie Bewegungsmangel treten als häufigste Beschwerden von Pflegenden Rücken- und Gelenkbeschwerden auf. Wichtig ist deshalb die richtige Arbeitshaltung, ausreichende Betthöhe und genügend Raum zum Arbeiten. Als Ausgleichssport eignen sich Radfahren, Laufen oder Rückenschwimmen sowie Ausgleichs- und Entspannungskurse.

■ **Hobbys** Der Pflegende sollte eigene Interessen beibehalten und Hobbys pflegen, um Kraft für den Alltag zu sammeln. Auch die Teilnahme an Selbsthilfegruppen für pflegende Angehörige kann für das psychische Wohlbefinden vorteilhaft sein. Bei allen Beanspruchungen der Pflege, v. a. der Langzeitpflege, sollte der Pflegende seine eigenen Grenzen erkennen und wenn notwendig rechtzeitig Hilfe von außen suchen.

Hilfen

■ **Finanzielle Hilfe** Laut Pflegeversicherung kann jeder Versicherte bei Pflegebedürftigkeit Pflegegeld beantragen, dessen Höhe von der Pflegestufe abhängt. Die Einordnung in die Pflegestufe übernimmt der medizinische Dienst der Krankenkassen. Daneben können Pflegebedürftige noch einen zusätzlichen Betreuungsbeitrag in Anspruch nehmen, falls dies medizinisch erforderlich ist. Auch die Kosten für eine Ersatzpflegekraft oder Kurzzeitpflege in einer stationären Einrichtung für längstens vier Wochen pro Jahr sowie Beiträge zur Rentenversicherung für pflegende Angehörige übernimmt die Pflegeversicherung. Zusätzlich können Zuschüsse für notwendige Änderungen in der Wohnung des Pflegebedürftigen und für Pflegehilfsmittel zum Verbrauch gewährt werden. Besteht die Pflegebedürftigkeit nur kurzfristig, kann die Krankenkasse auf Verordnung des Hausarztes die Kosten der Pflege für höchstens 28 Tage übernehmen.

■ **Sachleistungen** Anstatt des Pflegegeldes kann der Pflegebedürftige auch die Pflegesachleistung, bei der die Pflegekasse die Grundpflege und hauswirtschaftliche Versorgung durch geeignete Pflegepersonen bezahlt, oder eine Kombination aus Geld- und Sachleistung wählen. Sanitätshäuser, Krankenkassen oder Sozialstationen verleihen Pflegehilfsmittel wie Betten, Nachtstühle oder Nachttische. Für verschiedene Bereiche des täglichen Lebens kann professionelle Hilfe in Anspruch genommen werden, etwa für die hauswirtschaftliche Versorgung oder durch »Essen auf Rädern«.

■ **Beratung** Wird Pflegegeld gewährt, muss je nach Pflegestufe alle drei oder sechs Monate ein professioneller Pflegedienst zur Beratung herangezogen werden. Bei allen Problemen, die im Zusammenhang mit der Pflege von kranken und pflegebedürftigen Menschen auftreten, sollten Pflegefachkräfte etwa der Sozialstationen, der Hausarzt oder sonstige Fachkräfte konsultiert werden. Dies gilt auch für die Anschaffung von Hilfsmitteln. Selbsthilfegruppen von pflegenden Angehörigen geben Gelegenheit zum Gedankenaustausch und gegenseitiger Hilfe.

■ **Siehe auch**

→ Altenpflege · Alterskrankheiten · Alzheimer-Demenz · Dekubitus · Demenz · Inkontinenz · Krankenpflege · Mobilisation · Palliativmedizin · Parkinson-Krankheit · Pflege · Prophylaxe

Rechte Seite:
Der Bedarf an Hilfsmitteln zur häuslichen Versorgung alter und kranker Menschen wächst angesichts der steigenden Lebenserwartung an.

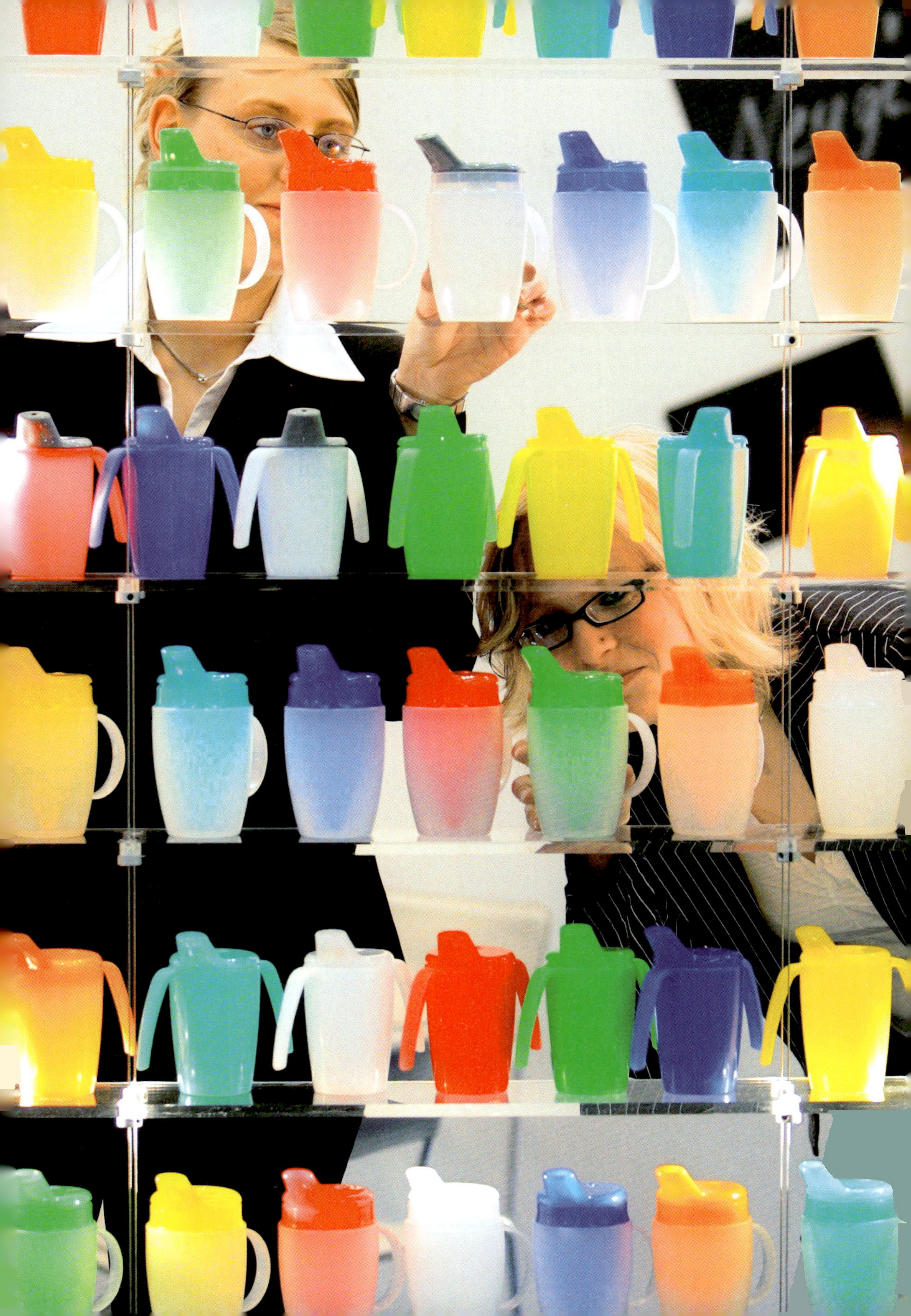

Fortsetzung von S. 609

Hautkrebs, bösartige Neubildung der Haut. Die wichtigsten Formen des Hautkrebses sind das →Basaliom, das →Spinaliom und das →Melanom. Sehr viel seltener sind Geschwülste, die nicht vom Epithel, sondern z. B. von Schweißdrüsen, Talgdrüsen oder Haarfollikeln ausgehen. Basaliom und Spinaliom treten erst im höheren Lebensalter auf, das Erkrankungsrisiko wird durch UV-Bestrahlung erhöht. Außerdem spielen erbliche Veranlagung sowie andere Vorschädigungen der Haut (z. B. chronischer Reiz der Lippenhaut durch Pfeifenrauchen beim Stachelzellkarzinom) bei der Entstehung eine Rolle. Die Häufigkeit des Hautkrebses hat in den letzten Jahren stark zugenommen.

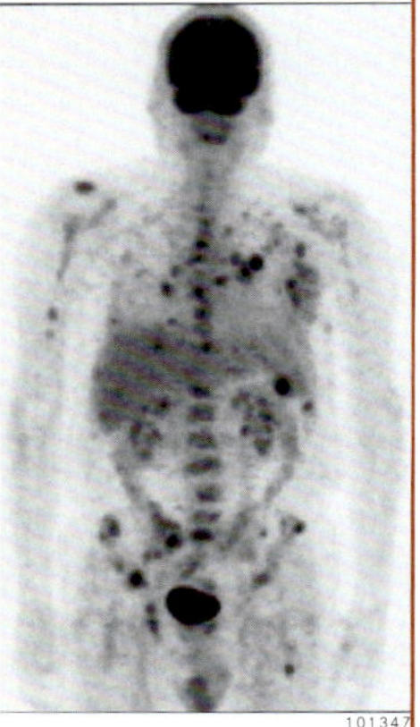

Hautkrebs.
Die Positronenemissionstomografie zeigt Metastasen eines malignen Melanoms in Knochen, Lunge, Leber und Lymphknoten.

Hautmittel, Dermatika, Mittel zur äußerlichen (externen) Behandlung von Hauterkrankungen, zum Schutz oder zur Pflege der Haut. Dabei werden die Arzneimittel direkt auf die erkrankten Hautstellen aufgetragen, was gegenüber der innerlichen (systemischen) Therapie den Vorteil hat, dass die Wirkstoffe am Erkrankungsherd eine höhere Konzentration erreichen und es zu weniger allgemeinen Nebenwirkungen kommt.

■ **Salbengrundlagen** Sie haben als Träger- und meist auch Verdünnungssubstanz des Wirkstoffs entscheidenden Einfluss auf die Eindringtiefe und damit die Wirksamkeit von Hautmitteln. Als **feste Grundstoffe** saugen →Puder (z. B. Zinkoxid oder Talkum) Sekrete von der Hautoberfläche auf und wirken austrocknend, sind also bei sehr trockener Haut ungeeignet. Ebenso wenig empfehlenswert ist ihre Anwendung bei offenen Wunden und stark nässenden oder stark schwitzenden Hautbereichen, da sich hier aus Puder, Wundsekret bzw. Schweiß kleine Klumpen bilden, die die Haut noch zusätzlich reizen. **Flüssige Grundstoffe** wie Wasser oder Alkohol wirken durch Verdunstung kühlend, entzündungshemmend und juckreizmildernd. Bei häufigem Gebrauch führen sie zu einer Austrocknung der Haut. **Fettige Grundstoffe** wie Vaseline, Lanolin oder Silikon behindern die Wärme- und Feuchtigkeitsabgabe der Haut, wodurch sie aufweicht und Wirkstoffe tief eindringen können. Sie sind geeignet zur Behandlung schuppender und chronisch trockener Hauterkrankungen. Bei akut nässenden Entzündungsprozessen und stark fettender Haut dürfen sie nicht verwendet werden.

Um für jeden Hauttyp ein optimal angepasstes Mittel zu erhalten, können aus den Grundstoffen weitere Salbengrundlagen kombiniert werden: Eine Mischung aus Puder und Fettsalbe ergibt eine →Paste, aus Puder und Flüssigkeit eine →Schüttelmixtur, aus Fettsalbe und Flüssigkeit, je nach Anteil der Grundstoffe, eine →Emulsion oder →Creme.

■ **Wirkstoffe** →Antibiotika, →Pilzmittel, →Parasitenmittel und →virushemmende Mittel werden gegen erregerbedingte Hauterkrankungen, →Psoriasismittel bei Schuppenflechte eingesetzt. →Aknemittel, →juckreizstillende Mittel und Horn auflösende Substanzen wie Harnstoff oder Salizylsäure führen zur Ablösung von Schuppen, Warzen oder erkrankten Nägeln, →Antiseptika desinfizieren infizierte Hautbereiche. Einer der wich-

Hautpilzerkrankungen Hartnäckige Begleiter

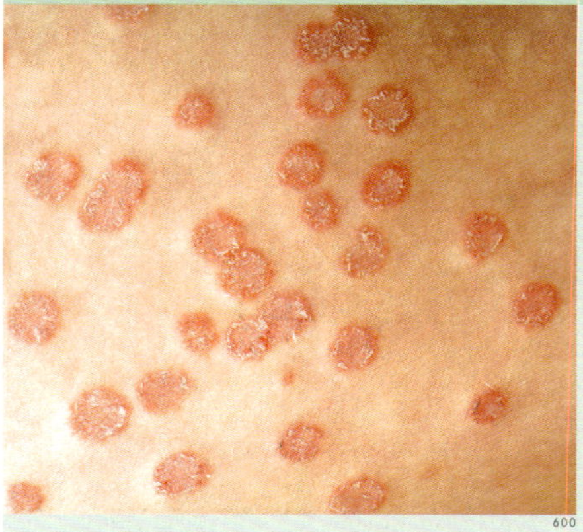

Bei Hautpilzkrankheiten in feuchten Hautbezirken (Arm- und Leistenbeugen, Genitalbereich) ist es hilfreich, weiche Tücher zur Trockenlegung der Region einzulegen und diese häufig zu wechseln. An Fußpilz Erkrankte sollten die Zehenzwischenräume trocken halten sowie luftiges Schuhwerk und Baumwollsocken tragen, die ausgekocht werden können. Direkt auf der Haut getragene Kleidung muss regelmäßig gewechselt und bei mindestens 60 °C gewaschen werden. Bei bereits bestehenden Pilzinfektionen und temperaturempfindlicher Wäsche ist ein entsprechendes Wäschedesinfektionsmittel anzuwenden. Füße und Schuhe können mit pilzwirksamem Puder behandelt werden. Übliche Übertragungswege sind zu meiden, z. B. durch das Tragen von Plastiksandalen in Saunen oder Gemeinschaftsduschen. In Schwimmbädern empfiehlt sich die Benutzung der Sprühanlagen mit pilzabtötender Flüssigkeit. Haustiere sollten regelmäßig vom Tierarzt untersucht und gegebenenfalls antimykotisch behandelt werden, da pilzinfizierte Haustiere eine häufige Ansteckungsquelle sind. Liegedecken und andere Textilien infizierter Tiere sollten bei 90 °C gewaschen oder desinfiziert werden. Gegenstände wie Kämme und Bürsten oder Möbel können mit einem pilzabtötenden Desinfektionsmittel eingesprüht werden.

Hautpilzerkrankungen: Erreger und Befund

Dermatophyten	
Tinea pedis	Fußpilz der Zehen- oder Fingerzwischenräume; Haut gerötet, schuppend, schmerzhafte Einrisse, starker Juckreiz
Tinea corporis (Dermatophytose, Pilzflechte)	Ganzer Körper betroffen; scheibenförmige, relativ scharf begrenzte, gerötete und schuppende Herde mit dunklem, z. T. erhabenem Randwall
Tinea capitis	Befall des behaarten Kopfes. **Oberflächlich:** leichte Rötung und feine, trockene Schuppung; rundliche, haarlose Areale, Haare wachsen nach. **Tiefe Entzündung:** rundliche, eiternde und nässende, oft krustig belegte, schmerzhafte Herde mit derber Knotenbildung und Einschmelzungen; Haare fallen aus, meist ohne nachzuwachsen; gestörtes Allgemeinbefinden
Favus	Graugelbe, gedellte, fest aufsitzende Schuppen am behaarten Kopf (→Erbgrind)
Mikrosporie	Auf der Kopfhaut rundliche Herde mit kleieförmiger Schuppung und abbrechenden Haaren; an Gesicht und Körper rundliche, deutlich randbetonte, schuppende Herde (→Mikrosporie)
→Bartflechte	Infektion der Haarfollikel im Bartbereich mit Pusteln und Bläschen
→Nagelpilz	Infektion meist der Zehennägel mit Veränderung der Farbe und Beschaffenheit
Hefepilze (v. a. Candida albicans)	
Interdigitaler Soor	Fußpilz der Zehenzwischenräume, kaum von Tinea pedis zu unterscheiden
Candida intertrigo	Bereiche, wo Haut auf Haut liegt, mit geröteten, nässenden, offenen Stellen, oft mit feiner Schuppung am Rand
→Candidamykose der Schleimhäute	Weiße, schwer abwischbare Beläge; häufig bei Immunschwäche oder Behandlung mit Antibiotika
Soorparonychie	Befall der Nägel, eher am Nagelwall beginnend
Pityriasis versicolor	Runde bis ovale, teils zusammenfließende, kleieartig schuppende Flecken, Depigmentierung (→Kleienpilzflechte)
Schimmelpilze	
Onychomykose	Sehr seltene Infektion der Nägel

tigsten Wirkstoffe in der Behandlung von allergischen und entzündlichen Hauterkrankungen ist das Kortison mit seinen Abkömmlingen. Die als **Glukokortikoide** (→Kortikoide) bezeichnete Substanzgruppe wird häufig eingesetzt, bei schweren allergischen Reaktionen ist sie sogar lebensnotwendig. Bei kurzfristiger äußerlicher Anwendung muss nicht mit Nebenwirkungen gerechnet werden, bei über Monate und Jahre hinweg durchgeführter äußerlicher Anwendung kommt es allerdings zu Hautschäden wie Dünnerwerden der Haut, Gefäßerweiterungen (Teleangiektasien), Schwund des Unterhautfettgewebes und Hautdehnungsstreifen.

■ **Zusatzstoffe** Hierzu gehören Emulgatoren, die die Vermischung fettlöslicher und wasserlöslicher Substanzen verbessern, Stabilisatoren, die die vermischten Substanzen dauerhaft zusammenhalten, Konservierungsstoffe und Geruchsstoffe. Menschen mit empfindlicher Haut sollten auf Hautmittel mit Duft- und Konservierungsstoffen verzichten.

Hautnaht, chirurgische Verbindung der Hautränder nach einer Verletzung oder Operation (→Nahttechniken). Sie erfolgt möglichst spannungsfrei, da es sonst bei Schwellungen zu Durchblutungsstörungen kommen kann. Fäden bzw. Klammern müssen meist wieder entfernt werden.

Hautödem, Anasarka, Hautwassersucht, Ansammlung wässriger Flüssigkeit in und unter der Haut in größeren Bereichen des Körpers, die sich als schmerzlose Schwellung der betroffenen Partien zeigt. Die Flüssigkeitsansammlung (→Ödem) ist oft lagerungsabhängig und tritt entsprechend der Schwerkraft in den unteren Körperpartien auf. Es bilden sich aber auch Gesichts- und insbesondere Lidödeme, da sich in dem hier besonders lockeren Unterhautgewebe leicht Flüssigkeit einlagert. Das Hautödem ist meist durch Erkrankungen des Herzens oder der Nieren bedingt. Die Behandlung erfolgt entsprechend der Grunderkrankung.

Hautpilzerkrankungen, Dermatomykosen, Epidermomykosen, Oberbegriff für Infektionskrankheiten der Haut, Haare oder Nägel durch Pilze verschiedener Gattungen. Die Übertragung kann von Mensch zu Mensch, vom Tier auf den Menschen oder auch über infizierte Gegenstände (z. B. Handtücher) erfolgen. Meist betreffen Hautpilzerkrankungen nur begrenzte Körperregionen und sind harmlos.

■ **Ursache** Meist werden Hautpilzerkrankungen durch Dermatophyten ausgelöst, seltener durch Hefepilze oder Schimmelpilze (→Mykosen).

■ **Befund** Bei der **Interdigitalmykose,** der häufigsten Pilzerkrankung überhaupt, sind neben den Zwischenräumen der Finger v. a. die der Zehen befallen (»Fußpilz«), gelegentlich übergreifend auf Fußsohlen oder Handinnenflächen. **Trichomykosen** breiten sich auf der behaarten Haut, meist des Bartes, aus und können bei Störung des Abwehrsystems Abszesse bilden, der Favus als Sonderform befällt die Kopfhaut. **Onychomykosen** entstehen an den Nägeln (→Nagelpilz).

Zur Diagnosestellung werden Schuppen aus einem erkrankten Hautbezirk abgeschabt und mikroskopisch untersucht oder eine Pilzkultur angelegt.

■ **Behandlung** Je nach Pilzart und befallener Körperregion stehen unterschiedliche Spezialpräparate (→Pilzmittel) zur äußerlichen oder innerlichen Anwendung zur Verfügung.

Hautplastik, operative Verschiebung oder Verpflanzung von Hautanteilen zur Deckung von Defekten oder narbig verzogenen Hautbezirken.

■ **Hautlappenplastik** Bei dieser Form der Hautplastik werden die Blutgefäße des entsprechenden Hautgebietes erhalten oder an der Empfängerstelle wieder angenäht. Man unterscheidet dabei v. a. fünf Verfahren.

■ **Z-Plastik** Hautnaht, die einen Längengewinn bringt. Sie wird häufig am Finger angewandt und dient der Vermeidung oder Beseitigung von Dauerverkürzungen (Kontrakturen) durch Narbenschrumpfung. Durch z-förmige Einschnitte werden dreieckige Lappen gebildet und diese wieder vernäht.

■ **V-Y-Plastik** Zur Deckung an einer Fingerkuppe kann ein Hautlappen v-förmig mobilisiert und durch eine y-förmige Naht verschlossen werden.

■ **Verschiebelappenplastik** Die Deckung eines Haut- oder Weichteildefekts geschieht durch gerade Verschiebung von Haut aus der unmittelbaren Nachbarschaft.

■ **Schwenklappenplastik** Bei dieser Technik werden Defekte durch Drehen von Hautanteilen aus der direkten Nachbarschaft nach halbkreisförmiger Schnittführung gedeckt. Diese Form wird v. a. im Bereich des Gesäßes und Kopfes durchgeführt.

■ **Fernlappenplastik** Hierbei wird Haut und subkutanes Fettgewebe fern vom Ursprungsort zur Deckung von Gewebe benutzt. Beim **Stiellappen** wird eine Gewebsbrücke zur Entnahmestelle belassen, um die Durchblutung des Transplantats zu gewährleisten. Die Verbindung wird nach circa 2–4 Wochen durchtrennt. Für größere Defekte besteht die Möglichkeit des **myokutanen Lappens,** bei dem auch der Muskel geschwenkt wird (z. B. nach Brustamputation), oder der **freien Lappentransplantation** (meist Haut mit darunterliegendem Fett- und Muskelgewebe). Dabei werden die Gefäße an die ortsständigen Strukturen angeschlossen.

■ **Hauttransplantation (Hautverpflanzung)** Hierbei wird freie Haut verpflanzt, die vollständig von ihrer Entnahmestelle gelöst ist. Die Blutversorgung muss vom Grund der Wunde aus erfolgen.

■ **Spalthaut** (Spalthauttransplantat): Sie besteht aus den oberflächlichen Schichten der Haut (0,2–0,5 mm); die Entnahme erfolgt meist vom Oberschenkel oder Gesäß des Betroffenen. Wird aus dem Spalthautlappen mittels einer Messerwalze ein Hautgitter angefertigt, spricht man von einem **Maschentransplantat** (Mesh-Transplantat, Mesh-Graft), welches bis auf das Dreifache seiner Größe gedehnt werden kann. Das Hautgitter wird auf die Wunde gelegt, mit den Wundrändern vernäht und mit einem Verband fixiert.

■ **Mischhauttransplantat** Kleine Inseln aus Eigenhaut werden in vorher gestanzte Löcher eines Fremdhauttransplantats eingebracht und überwachsen diese. Nach dem Einwachsen wird die Fremdhaut abgestoßen. Dieses Verfahren wird v. a. zur Deckung großflächiger Defekte, wie sie bei Verbrennungen vorkommen, angewendet.

■ **Vollhautlappen** Dieser umfasst alle Hautschichten; typische Entnahmestellen sind Leistenbeuge, Unter- oder Oberarm. Die Entnahmestelle wird mit Spalthaut bedeckt, das Transplantat locker angenäht und mit einem Druckverband fixiert.

Hautröte, →Erythem.

Hautschrift, Dermografismus, sichtbare Reaktion der Haut auf eine mechanische Reizung (z. B. Ziehen eines Striches mit dem Fingernagel oder einem Stift). Bei der **roten Hautschrift,** einer normalen Hautreaktion, kommt es nach 15–20 Sek. zu einer lebhaften Rötung durch eine Gefäßerweiterung, bei der **weißen Hautschrift** bildet sich innerhalb des Hautdruckstrichs eine Weißfärbung durch Gefäßverengung. Eine derartige Reaktion tritt als typisches Merkmal bei Neurodermitis auf, aber auch bei familiär bedingter Überempfindlichkeit der Haut und der Schleimhäute (Atopie). Weiterhin gibt es die **urtikarielle Hautschrift,** bei der nach 3–5 Min. eine quaddelartige Schwellung in dem gezogenen Hautstrich entsteht. Zu dieser Reaktion kommt es bei psychovegetativen Störungen oder bei Nesselsucht.

Hautschutzsalben, Hautpflegemittel unterschiedlicher Zusammensetzung, die dank

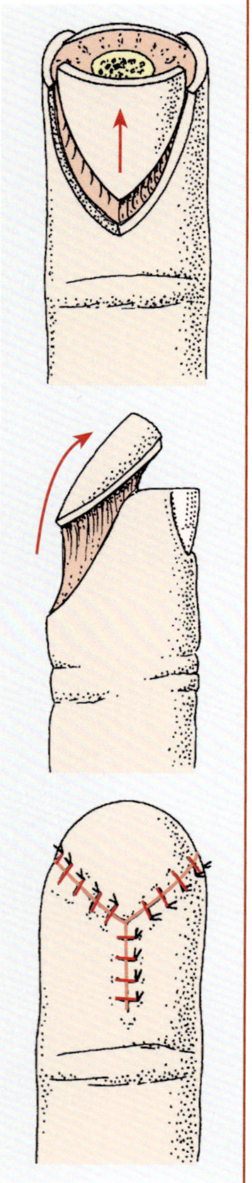

103107

Hautplastik.
Bei der V-Y-Plastik wird ein Hautlappen v-förmig ausgeschnitten und anschließend y-förmig vernäht.

Hautschutzsalben

Art	schützt vor
Öl-in-Wasser-Emulsion	Ölen und fettlöslichen Schadstoffen
Emulsion mit eingearbeiteten Feststoffen	fett- und wasserlöslichen Schadstoffen
Wasser-in-Öl-Emulsion, Salbe auf Silikonölbasis	wasserlöslichen Schadstoffen

eines Barriereeffekts empfindliche Haut vor schädigenden Einflüssen schützen können und z. B. dann eingesetzt werden, wenn Handschuhe aus unterschiedlichen Gründen nicht getragen werden können.

Hautspannung, Hautturgor, die aus dem Flüssigkeitsgehalt der Zellen und dem Gewebswiderstand resultierende Grundspannung der Haut. Sie ist vermindert bei Flüssigkeitsverlusten oder mangelnder Flüssigkeitszufuhr; die Haut trocknet dadurch aus und wird schlaff. Um die Hautspannung zu untersuchen, wird mit zwei Fingern eine Hautfalte (z. B. am Handrücken) abgehoben und wieder losgelassen. Während sich bei normaler Hautspannung die Falte sofort wieder glättet, bleibt sie bei einer Austrocknung einige Sekunden bestehen. Eine vermehrte Spannung der Haut tritt bei Wasseransammlung im Gewebe (Ödem) auf. Beim Eindrücken der Haut bleibt dabei eine Delle zurück, die sich nur langsam ausgleicht.

Hauttest, auf der Haut durchgeführter Allergietest (→Allergie).

Hauttransplantation, Hautverpflanzung (→Hautplastik).

Hauttuberkulose, Oberbegriff für verschiedenartige Veränderungen an der Haut, die bei einer Infektion durch Tuberkulosebakterien (→Tuberkulose) hervorgerufen werden: Die **primäre Hauttuberkulose** entsteht direkt nach dem Erstkontakt mit dem Erreger an der Eintrittsstelle als Hautgeschwür mit Schwellung eines Lymphknotens im Abflussgebiet der Haut. Sie kommt eher selten vor, da die Erstansteckung mit den Bakterien am häufigsten durch eine Tröpfcheninfektion über die Atemwege erfolgt. Bei der **postprimären Hauttuberkulose** bleibt nach dem Ausbruch der Tuberkulose ein bakterienhaltiger, abgekapselter Herd im Körper zurück und es kann später zu einer Reaktivierung der Erreger kommen, die z. B. über die Blutbahn zur Haut gelangen. Diese Hauttuberkulose geht mit Bildung von braunroten, warzen- oder knotenförmigen Veränderungen in der Haut einher, die sich vergrößern, ineinander übergehen, nach außen aufbrechen und vernarben können. Unbehandelt nimmt diese Form einen chronischen Verlauf und entwickelt sich zum **Lupus vulgaris** (Hautwolf), der nach langjährigem Verlauf zu tief reichenden Gewebszerstörungen und lepraartigen Verstümmelungen führen kann.

Bei abwehrgeschwächten älteren Menschen kann es ausgehend von infizierten Lymphknoten meist am Hals zu einem schmerzlosen, kugelig vorgewölbten **Skrophuloderm** (Schwindbeule) kommen, das nach außen unter Entleerung von Eiter aufbricht. Oft entstehen Fisteln oder Geschwüre, die Abheilung erfolgt über typische eingezogene Narben.

Hauttumoren, sämtliche Geschwülste der Haut. Zu den **gutartigen** Hauttumoren gehören →Muttermale, →Fibrome, →Grützbeutel, aber auch →Warzen und →Akanthome. Zu den **Hautkrebsvorstufen** zählen das Xeroderma pigmentosum (→Xerodermie), die aktinische →Keratose und die →Bowen-Krankheit. **Bösartige** Hauttumoren (→Hautkrebs) stammen fast immer vom Hautepithel ab.

Hautturgor, →Hautspannung.

Hautveränderungen, Veränderungen der Hautfarbe, der Oberflächenbeschaffenheit oder der Hautdicke (→Hautausschlag, →Hautknoten und Hautschwellungen). Jede **Farbänderung der Haut** gibt bereits erste Hinweise auf die zugrunde liegende Störung. Eine Entzündung ruft eine Rötung hervor, eine gestörte Sauerstoffversorgung lässt die Haut blass oder bläulich erscheinen. Gelbfärbung deutet auf eine vermehrte Bildung von Bilirubin hin, braune oder schwärzliche Verfärbung auf einen bereits länger bestehenden örtlichen Sauerstoffmangel. Die blauen Flecken nach einem Sturz, die wenig später in allen Regenbogenfarben leuchten, sind harmlos. Weniger harmlos sind spontane Hautblutungen oder ungewöhnlich lang anhaltende Blutungen nach kleinen Verletzungen (→Blutungsneigung).

Mit zunehmendem Alter wird die Haut dünner und empfindlicher und verliert ihre Elastizität. Dünne Haut bedarf der sorgfältigen Pflege, da sie besonders empfänglich für Infektionen mit Bakterien und Pilzen ist. Bei Bettlägerigen bilden sich sehr leicht Druckgeschwüre (→Dekubitus).

Verhornungsstörungen der Haut, die zu vermehrter **Schuppenbildung** führen, finden sich häufig bei Grundkrankheiten wie Leukä-

Hautplastik
→ GEO **Dossier**
Im Labor der Organ-Designer, Bd. 10

Hautveränderungen: Farbänderungen am gesamten Körper

Beschwerden	Wahrscheinliche Ursachen	Erste Maßnahmen
Blässe der Haut	→Anämie	Arztbesuch
Gelbfärbung von Haut und **Schleimhäuten,** v. a. Augenbindehäuten, meist auch Juckreiz	→Gelbsucht (z. B. bei →Hämolyse, Störung des Gallenabflusses, →Hepatitis, →Neugeborenengelbsucht)	Sofortiger Arztbesuch, da die Erkrankung ansteckend sein kann
Schmutzig braungraue Hautfarbe, Uringeruch, meist Juckreiz	→Nierenversagen	Arztbesuch
Dunkle Pigmentierung der gesamten Haut, evtl. besonders in Hautfalten	→Nebennierenrindenunterfunktion, →Eisenspeicherkrankheiten	Arztbesuch

Hautveränderungen: Dünne und trockene oder unreine Haut		
Beschwerden	**Wahrscheinliche Ursachen**	**Erste Maßnahmen**
Trockene und dünne Haut sowie **Haarausfall**	→Schilddrüsenunterfunktion	Arztbesuch
Trockene, dünne Haut, evtl. **Juckreiz** oder **erhöhte Verletzungsanfälligkeit**	Alterserscheinungen, →Stoffwechselkrankheiten, →Durchblutungsstörungen, Langzeitbehandlung mit →Kortikoiden	Hautpflege, Verletzungen vermeiden. Arztbesuch ratsam
Trockene Haut, **stehende Hautfalten,** evtl. Durst, Fieber, Verwirrtheit	Zeichen der Austrocknung (Exsikkose; →Dehydratation)	Reichlich trinken. Mit Säugling oder Kleinkind oder bei Verwirrtheit sofortiger Arztbesuch
Pusteln, Pickel, Mitesser, Rötung und **Schwellung**, v. a. im Gesicht, an Dekolleté und Rücken	→Akne	Besuch beim Hautarzt ratsam
Rötung, erweiterte Hautgefäße, Schwellung, Papeln und **Pusteln,** meist im Gesicht	→Kupferfinne	Hautarzt aufsuchen

Hautveränderungen: Farbänderungen an bestimmten Stellen		
Beschwerden	**Wahrscheinliche Ursachen**	**Erste Maßnahmen**
Hell- bis dunkelbrauner, scharf begrenzter Fleck, evtl. behaart	→Muttermal	Besuch beim Hautarzt ratsam
Braunschwarzer, ungleichmäßig und **unscharf begrenzter,** neu entstandener **Fleck,** evtl. juckend oder blutend	→Melanom	Hautarzt aufsuchen
Anfangs **bläulich rote,** später **blasse Streifen,** v. a. an Bauch, Gesäß und Oberschenkeln	→Schwangerschaftsstreifen, Kortisonbehandlung, →Cushing-Syndrom 2)	Sofern nicht in der Schwangerschaft auftretend, Arztbesuch
Rote oder **blaurote Flecken,** besonders im Bereich von Kreuzbein, Gesäß, Fersen **nach längerem Liegen**	Wundliegen (→Dekubitus)	Betroffenen häufig umlagern, Hautpflege. Arztbesuch ratsam
Flächenhafte, **scharf abgegrenzte Rötung** der Haut mit **Schwellung und Schmerzen,** evtl. Fieber, Schüttelfrost, Hautblasen	→Wundrose, →Venenentzündung	Körperteil ruhig stellen, hoch lagern. Hausarzt aufsuchen bzw. rufen, da evtl. eine antibiotische Behandlung erforderlich ist
Nach Zeckenbiss (nicht immer erinnerlich!), **fleck- bis ringförmige Rötung** an der Bissstelle, zentrifugale Ausbreitung	Erythema migrans (Wanderröte, →Erythem)	Arztbesuch, da eine antibiotische Behandlung erforderlich ist
Blasse oder **bläulich verfärbte Gliedmaße** mit marmorierter Haut	→Durchblutungsstörungen	Gliedmaße tief lagern, warm halten. Sofortiger Arztbesuch
Blasse Finger oder **Zehen**, Schmerzen, anschließend **Rötung** oder **Blaufärbung,** Kribbeln, Taubheitsgefühl	→Raynaud-Syndrom	Arztbesuch
Blaufärbung v. a. der Lippen, aber auch der Fingerspitzen und/oder Finger und Zehen	→Zyanose (z. B. durch Sauerstoffmangel bei Lungenerkrankungen, Herzerkrankungen)	Betroffenen leicht erhöht lagern, Hausarzt rufen. Bei starker Atemnot oder Benommenheit Notarzt rufen
Weiße, unregelmäßige Hautflecken ohne weitere Beschwerden	→Weißfleckenkrankheit	Hautarzt aufsuchen
Rote bis bräunliche, punktförmige bis **fleckförmige Hautflecken,** v. a. an den Unterschenkeln	→Hautblutungen	Arztbesuch
Schwärzliche Verfärbung von Zehen	→AVK, →Thrombangiitis obliterans	Arztbesuch

mie, Tumoren sowie chronischen Nieren- oder Leberkrankheiten und sind in diesem Zusammenhang als Zeichen einer allgemeinen Stoffwechselstörung zu werten. Schuppenflechte (→Psoriasis) und →Neurodermitis sind chronische Hauterkrankungen. Die bekannteste Form **unreiner Haut** ist die →Akne.

Hautverpflanzung, Hauttransplantation (→Hautplastik).

Hautwassersucht, →Hautödem.

Hb, Abk. für →Hämoglobin.

HBV, Abk. für **H**epatitis-**B**-**V**irus (→Hepatitis).

HCG, Abk. für **h**umanes →**C**horion**g**onadotropin.

HDL [Abk. für engl. **h**igh-**d**ensity **l**ipoprotein], ein →Lipoprotein.

Headgear, Kopfgestell (→Kieferorthopädie).

Head-Zone, bestimmtes Hautareal (→Dermatom).

Heberden-Arthrose, degenerative Erkrankung der Fingerendgelenke, in deren Verlauf sich Fehlstellungen und Verformungen entwickeln (→Arthrose). Auffällig sind die knötchenförmigen Schwellungen an der Basis

Hautveränderungen: Schuppung und Rötung, Blasenbildung, Blutungen

Beschwerden	Wahrscheinliche Ursachen	Erste Maßnahmen
Gerötete, mit **silbrig weißen Schuppen** belegte, bis handtellergroße **Herde,** besonders am Kopf, an Ellbogen und Knien	Schuppenflechte (→Psoriasis)	Hautarzt aufsuchen
Trockene, gerötete, schuppende Hautstellen, starker Juckreiz, Kratzspuren, besonders in den Gelenkbeugen	→Neurodermitis	Hautarzt aufsuchen
Schuppende Hautrötung am ganzen Körper, oft starker Juckreiz, evtl. auch Schüttelfrost, Fieber, Krankheitsgefühl	→Erythrodermie, z. B. als Medikamentennebenwirkung	Hautarzt aufsuchen. Bei beeinträchtigtem Allgemeinbefinden oder Fieber sofortiger Arztbesuch
Rötung oder **bläulich rote Verfärbung** der Haut **mit Blasenbildung** und **starken Schmerzen** nach Hitze- bzw. Kälteeinwirkung	→Verbrennung, Erfrierung (→Kälteschaden)	Bei Verbrennung Körperteil unter fließendes kaltes Wasser halten, bis Schmerz nachlässt. Bei Erfrierung Körperteil vorsichtig erwärmen. Arztbesuch bzw. Notarzt rufen
Blasen auf unveränderter oder geröteter Haut, nach dem Aufplatzen der Blasen nässende Hautstellen und Krusten	→Pemphigus, →Pemphigoid, akute intermittierende →Porphyrie	Arztbesuch
Rötung der gesamten Haut mit Blasenbildung, Haut lässt sich wie ein nasses Handtuch abschieben, oft **Beteiligung der Schleimhäute** (Mund, Augen, After), starkes Krankheitsgefühl	Medikamentös oder bakteriell (staphylogen) bedingtes →Lyell-Syndrom	Notarzt rufen, da es sich um eine lebensgefährliche Erkrankung handelt
Blutergüsse nach geringfügigen Verletzungen, evtl. Gelenkeinblutungen mit schmerzhaftem, geschwollenem Gelenk oder Auftreten punktförmiger Hautblutungen	→Blutungsneigung, →Bluterkrankheit, Medikamentennebenwirkung (z. B. Prostaglandinsynthesehemmer, Kortikoide, Krebsmittel)	Arztbesuch

der Fingerendglieder (Heberden-Knoten), die erbsengroß werden können, keine Anzeichen für Entzündungen zeigen und in fortgeschrittenen Stadien meist schmerzfrei sind. Die Heberden-Arthrose tritt bei Frauen häufiger als bei Männern auf und ist vermutlich genetisch bedingt.

Heber|einlauf, →Darmeinlauf.

Hecheln, Atemtechnik, die während der Pressphase einer Geburt zur Anwendung kommt. Die Gebärende atmet während der Presswehen mit geöffnetem Mund mehrmals schnell hintereinander flach ein und aus. In den Wehenpausen wird wieder normal geatmet. Die Hechelatmung dient der Druckentlastung des kindlichen Kopfes beim Verlassen des Geburtskanals.

Hefe, einzelliger Pilz, der sich ungeschlechtlich durch Sprossung oder Spaltung vermehrt. Hefezellen sind etwas kleiner als rote Blutkörperchen. Mittels spezieller Enzyme können Hefen zuckerhaltige Substrate in Abwesenheit von Sauerstoff schnell zu Alkohol und Kohlendioxid verarbeiten (Gärung). Daher werden in der Lebens- und Genussmittelindustrie **Gärhefen,** meist Vertreter der Gattung Saccharomyces, zur Herstellung von Bier und Wein und als Backhefe eingesetzt. Wichtig sind Hefen auch in der Biotechnologie.**Futterhefen** bzw. **Nährhefen** weisen einen großen Eiweiß- und Vitamingehalt auf. Sie werden durch Belüftung zu starkem Wachstum angeregt und dienen nach Reinigung und Trocknung als Futter- bzw. Nahrungszusatz. Auch in der Medizin finden Hefen Verwendung, z. B. als **Faex medicinalis** nach Durchfällen zur Regenerationsförderung der natürlichen Darmbakterien, in diätischen Präparaten und in der Naturheilkunde. Einige Vertreter der Hefen, z. B. Candida, Trichosporon und Cryptococcus, verursachen den Verderb von Nahrungsmitteln und Erkrankungen (→Mykosen) beim Menschen.

Heilanzeige, →Indikation.

Heilerde, sterilisiertes, fein gepulvertes Gemisch, das größtenteils aus Aluminiumsilikat besteht. Als Heilerde werden z. B. Ton, Lehm oder pulverisierte Moorerde mit wechselnder Zusammensetzung verwendet. Ihre Wirkung beruht in erster Linie auf der Fähigkeit, Krankheitserreger und deren Giftstoffe zu binden, aber auch die Pufferkapazität der basischen Mineralstoffe spielt eine Rolle. Heilerde wird innerlich bei Magen-Darm-Störungen (z. B. bei Übersäuerung des Magens) und äußerlich bei Hautleiden, Entzündungen und als Gesichtsmaske in der Kosmetik eingesetzt.

Heilfasten, →Fasten.

Heilgymnastik, Krankengymnastik (→Physiotherapie).

Heilklima, therapeutisch wirksames Klima (→Klimatherapie).

Heilkräuter, →Heilpflanzen.

Heilkunde, Lehre und Wissenschaft von der Entstehung, Bekämpfung und Heilung von Krankheiten. Aus den im Verlauf der Menschheitsgeschichte gewonnenen Erkenntnissen entwickelten sich zahlreiche Fachgebiete mit einer Vielzahl von →Therapien. Die Ausübung der Heilkunde ist nahezu weltweit nur besonders dazu ermächtigten Personen gestattet, die unbefugte Ausübung meist strafbar.

Heilnahrung, spezielle Krankenkost, die in ihrer Zusammensetzung der Stoffwechsellage bei verschiedenen Erkrankungen und Funktionsstörungen von Magen, Darm, Leber, Niere oder Herz angepasst ist. Als **Säuglingsheilnahrung** wird sie bei Mangel- oder Fehlernährung, bei Milchunverträglichkeit, entzündlichen Erkrankungen oder chronischen Infekten des Magen-Darm-Traktes eingesetzt.

Heilpflanzen, siehe Sonderartikel Seite 622.

Heilpraktiker, gesetzlich geschützte Berufsbezeichnung für Personen, die die staatliche Erlaubnis haben, die Heilkunde ohne ärztliche Bestallung auszuüben. Der Heilpraktiker hat – wie der Arzt – Sorgfalts-, Aufklärungs- und Aufzeichnungspflicht.

▪ **Voraussetzungen** Nach dem Heilpraktiker-Gesetz müssen Heilpraktiker die amtliche Überprüfung bestanden und ihre Praxis bei ihrem zuständigen Gesundheitsamt angemeldet haben. Darüber hinaus müssen sie das 25. Lebensjahr vollendet haben und ein einwandfreies polizeiliches Führungszeugnis vorweisen.

Zur Behandlung von Versicherten der gesetzlichen Krankenkasse auf Krankenschein ist der Heilpraktiker nicht zugelassen, jedoch werden Behandlungskosten von den meisten privaten Krankenkassen, Beihilfen und privaten Zusatzversicherern übernommen.

▪ **Einschränkungen** Der Heilpraktiker darf die meisten Behandlungs- und Untersuchungsmethoden ausüben, ihm sind jedoch auch einige Tätigkeiten verboten. Hierzu gehören die Behandlung meldepflichtiger Krankheiten (z. B. Masern, Mumps und Geschlechtskrankheiten), Geburtshilfe, Untersuchung und Behandlung primärer Geschlechtsorgane, die Leichenschau und Ausstellung von Totenscheinen, das Verordnen verschreibungspflichtiger Medikamente, die Ausübung der Zahnheilkunde sowie die Anwendung von Röntgenstrahlen.

Heilquellen, →Heilwasser hervorbringende Wasserquellen.

Heilschlaf, durch Arzneimittel, suggestive Maßnahmen oder elektrische Reizung des Schlafzentrums im Gehirn herbeigeführter Schlaf. Der Heilschlaf wird meist als Schlafkur von mehreren Tagen bis Wochen in einer Klinik durchgeführt und nur zu wichtigen Verrichtungen wie Mahlzeiten, Darmentleerung und Körperhygiene kurzfristig unterbrochen. Er soll z. B. bei psychischen Erkrankungen Erregungszustände dämpfen und die Stoffwechselaktivität herabsetzen. Der Heilschlaf ist ein umstrittenes Verfahren.

Heilung, Wiederherstellung des Gesundheitszustandes nach Verletzung oder Ablauf einer Krankheit. Bei der **Restitutio ad integrum** wird der Ausgangszustand wieder vollständig erreicht, bei der **Defektheilung** nur teilweise wiederhergestellt, es verbleibt ein körperlicher oder funktioneller Restschaden.

Heilverfahren, →Therapie.

Heilwasser, natürliches Quellwasser, das dem Arzneimittelgesetz unterliegt und nachweisbar heilend, lindernd, krankheitsverhütend, gesundheitserhaltend oder gesundheitsfördernd wirkt. Heilwasser hat entweder einen bestimmten Gehalt an Mineralstoffen oder mindestens 20 °C natürliche Temperatur.

Heimdialyse, ein →Nierenersatzverfahren.

Heimlich-Handgriff, Maßnahme der →Ersten Hilfe.

Heimpflege, stationäre Unterbringung alter, kranker und gebrechlicher Menschen in Einrichtungen, in denen sie versorgt und bei Bedarf gepflegt werden (Altenheim, Pflegeheim; →Altenpflege).

Heiserkeit, Veränderung der Stimme, die rau, knarrend, gepresst, leise oder klanglos ist. Sie kann bis zur totalen Stimmlosigkeit führen. Meist ist eine Entzündung des Ra-

Heiserkeit

Beschwerden	Wahrscheinliche Ursachen	Erste Maßnahmen
Plötzlich auftretende Heiserkeit, die **einige Stunden bis Tage** anhält; anhaltendes Schreien bei Kindern	→Kehlkopfentzündung, Einatmung von Reizgasen oder Allergenen, Kehlkopfverletzungen (Prellung, Würgen)	Stimme schonen, reichlich trinken. Nach Verletzung oder Einatmung von Reizgasen sofortiger Arztbesuch
Ausgeprägte Heiserkeit, **bellender Husten** bei einem Kind, häufig abends oder nachts auftretend	→Pseudokrupp	Temperatur messen, Kind beruhigen, am geöffneten Fenster atmen lassen. Falls keine Besserung, Hausarzt rufen
Leichte Heiserkeit, **Schluckbeschwerden,** Halsschwellung, hohes Fieber, schlechter Allgemeinzustand bei einem Kind	→Epiglottitis	Sofort Hausarzt rufen, da lebensbedrohliche Erkrankung
Anhaltende Heiserkeit, evtl. zusätzlich Räusperzwang, **Hustenreiz, Fremdkörpergefühl,** Vergrößerung des Halsumfanges	Chronische →Kehlkopfentzündung, →Stimmlippenknötchen, →Kehlkopfpolyp, →Larynxkarzinom, →Schilddrüsentumoren, Rauchen, Bestrahlungsfolge	Hals-Nasen-Ohren-Arzt aufsuchen
Anhaltende Heiserkeit und leicht ermüdbare, **raue Stimme**	Einseitige Stimmbandlähmung (→Kehlkopflähmung), z. B. nach Schilddrüsenoperation	Hals-Nasen-Ohren-Arzt aufsuchen

chens oder des Kehlkopfes bei einer Erkältung die Ursache, aber auch Überanstrengung der Stimmbänder und falsche Sprech- oder Atemtechnik können zugrunde liegen. Anhaltende Heiserkeit sollte immer durch einen Arzt abgeklärt werden, weil sie erstes Anzeichen bei bösartigen →Kehlkopftumoren sein kann.

heiße Rolle, Wärmebehandlung, bei der fest zusammengerollte, mit fast kochendem Wasser durchtränkte Frotteetücher über die betroffene Körperregion gerollt werden. Die heiße Rolle wird bei chronischen Leber-Galle-störungen sowie Beschwerden der Muskeln und Gelenke angewendet.

Heißhunger|essen, Form der psychogenen →Essstörungen.

Heißluftbad, Schwitzbad, bei dem heiße, trockene Luft von 40–80 °C den ganzen Körper oder einzelne Körperteile umgibt. Das Heißluftbad regt den Stoffwechsel und die Hauttätigkeit an (→Sauna). Es beeinflusst günstig rheumatische Erkrankungen, Gicht, Nervenleiden, Lähmungserscheinungen und bestimmte Nierenerkrankungen, bei denen eine Schweißabsonderung angebracht ist.

Das **Dampfbad** ist ein Schwitzbad in 35–50 °C heißer Luft, die mit Wasserdampf gesättigt wird. Es kann entweder als Dampfdusche, Vollbad, Teilbad sowie als Kopfdampfbad zur Inhalation ätherischer Öle bei Atemwegserkrankungen angewendet werden. Der Dampf wirkt schmerzstillend, der Stoffwechsel wird gesteigert, die Muskeln entspannen sich und die Haut wird besser durchblutet. Kalte Güsse, Frottieren und Massagen steigern die Wirkung. Das Dampfbad lindert chronisch-entzündliche Erkrankungen, Verschleißerscheinungen des Bewegungsapparates sowie Bronchialkatarrh.

Da Schwitzbäder Herz und Kreislauf belasten, sollte bei entsprechenden Erkrankungen vorher ein Arzt befragt werden.

Heizbett, →Wärmebett.

Helicobacter pylori, Bakterium der Gattung Helicobacter, das als häufige Ursache für die →Ulkuskrankheit, →Magenschleimhautentzündung und wahrscheinlich auch das →Magenkarzinom entdeckt worden ist. Der Infektionsweg ist noch nicht endgültig geklärt. Sicher ist, dass Nahrung, die mit Helicobacter pylori enthaltenden Fäkalien verunreinigt ist, eine Infektion auslösen kann, vermutet wird auch eine Übertragung von Mensch zu Mensch. Die Durchseuchung nimmt mit dem Lebensalter zu. Ein Nachweis ist mittels feingeweblicher und mikrobiologischer Untersuchung einer bei der Magenspiegelung gewonnenen Gewebeprobe, durch den Nachweis von Helicobacter-pylori-spezifischen Antigenen in einer Stuhlprobe oder durch den →Urease-Schnelltest möglich.

Helio|dermatitis, →Sonnenbrand.

Heliosis, Sonnenstich (→Hitzeschäden).

Heliotherapie, Form der →Klimatherapie.

Helix, *Anatomie:* Teil der →Ohrmuschel.

HELLP-Syndrom, seltene, lebensbedrohliche Form einer →Gestose.

Helminthiasen, →Wurmkrankheiten.

Hemeralopie, →Tagblindheit. Hemeralopie wird oft unkorrekt für Nachtblindheit verwendet.

Hemi|an|algesie, 1) *Neurologie:* aufgehobenes Schmerzempfinden einer Körperhälfte.

2) *Therapie:* Herbeiführen der Schmerzunempfindlichkeit nur einer Körperhälfte durch eine Spinalanästhesie (→Leitungsanästhesie) in Seitenlage mit verringerter Dosierung des betäubenden Medikaments.

Hemi|anästhesie, Aufhebung des Berührungs-, Schmerz- und Temperaturempfindens einer Körperhälfte, z. B. nach Schlaganfällen.

Hemi|anopsie, →Halbseitenblindheit.

Hemi|ataxie, Koordinationsstörung, die nur an einer Körperhälfte in Erscheinung tritt, z. B. bei Schädigungen des Kleinhirns (→Ataxie).

Hemi|atrophie, halbseitiger Gewebsschwund, z. B. der fortschreitende Schwund einer Gesichtshälfte **(Hemiatrophia faciei progressiva),** dessen Ursache noch ungeklärt ist. Betroffen sind dabei Haut, Fettgewebe und häufig auch die Muskeln und Knochen, sodass es zu einer völligen Entstellung kommen kann.

Hemi|gastrektomie, →Magenresektion.

Hemihyp|ästhesie, vermindertes Berührungs-, Schmerz- und Temperaturempfinden einer Körperhälfte, z. B. nach Schlaganfall.

Hemihyper|ästhesie, Überempfindlichkeit für Berührungs-, Schmerz- und Temperaturreize auf einer Körperhälfte.

Hemikranie, 1) *Neurologie:* auf eine Seite beschränkte Kopfschmerzen, die am häufigsten bei der →Migräne vorkommen.

2) *Geburtshilfe:* Entwicklungsstörung des Ungeborenen mit teilweisem Defekt von Schädeldach und Gehirn.

Hemi|laminektomie, halbseitige Entfernung des hinteren Teils eines oder mehrerer Wirbelbögen zur Freilegung des Wirbelkanals. Eine Hemilaminektomie wird z. B. bei Operation eines Bandscheibenvorfalls oder Rückenmarkstumors durchgeführt, um einen besseren Überblick über das Operationsgebiet zu erzielen. Nur selten wird statt der Hemilaminektomie eine **Laminektomie** mit operativer Entfernung des ganzen Wirbelbogens und Dornfortsatzes durchgeführt, da sie zu Instabilitäten der Wirbelsäule führt.

Hemi|paralyse, →Hemiplegie.

Hemi|parese, eingeschränkte Kraftentfaltung der Muskulatur einer Körperhälfte (inkomplette Halbseitenlähmung) →Lähmung.

Fortsetzung S. 626

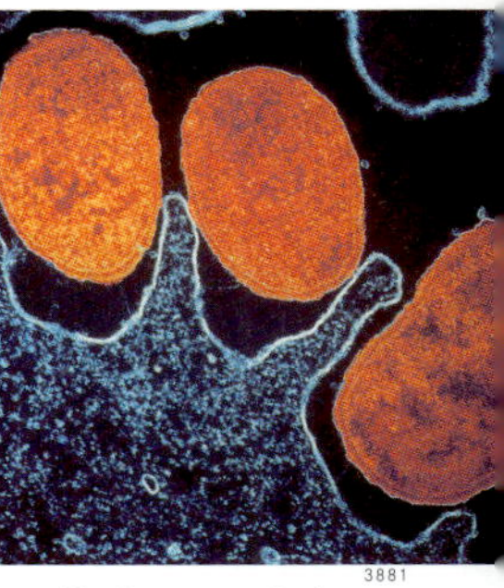
3881

Helicobacter pylori. Die Bakterienzellen (rot) lagern sich an der Oberfläche von Epithelzellen im Magen an; die Infektion führt zur Entzündung der Magenschleimhaut.

Heilpflanzen

Heilpflanzen

Heilpflanzen
→ GEO Dossier
Auf der Suche nach dem Qi, Bd. 11

Heilpflanzen
→ GEO Dossier
Die Macht der Pflanzen, Bd. 11

Pflanzenheilkunde

Arzneipflanzen (Heilkräuter) gehören zu den ältesten Arzneimitteln überhaupt und werden aufgrund ihrer wirksamen Inhaltsstoffe zur Behandlung von Beschwerden und Krankheiten eingesetzt. Ursprünglich wurden sie in der Kräutermedizin verwendet, wobei zunächst der gesamte Wirkstoffkomplex der Pflanze genutzt wurde. Später isolierten Chemiker aus Pflanzen Reinsubstanzen wie das 1806 aus der Mohnkapsel gewonnene Morphin. Im nächsten Schritt wurden die isolierten Substanzen chemisch abgewandelt, um ihre Wirksamkeit oder Verträglichkeit zu verbessern. Ein bekanntes Beispiel ist der Wirkstoff des Aspirins, die chemisch synthetisierte Acetylsalicylsäure, für welche die Salicylsäure der Weidenrinde Wegbereiter war. Mit dem Bestreben, aus möglichst allen Heilpflanzen Reinsubstanzen zu gewinnen und diese ebenso wie chemisch hergestellte Stoffe exakt zu untersuchen, entwickelte sich aus der Kräutermedizin die wissenschaftlich fundierte Pflanzenheilkunde (Phytotherapie). Mit der zunehmenden Herstellung von Verbindungen, für die es in der Natur kein Vorbild gab und die gezielt zur Bekämpfung bestimmter Krankheiten eingesetzt wurden, nahm der Stellenwert der Heilpflanzen in der Medizin zunächst ab. In den letzten Jahren gewinnen pflanzliche Arzneimittel (Phytopharmaka, herbal medicinal products [offizielle EU-Bezeichnung seit 2000]) jedoch wieder an Bedeutung. Ursache ist neben dem anhaltenden Trend zu einer »natürlichen« Lebensführung und der Furcht vor möglichen Nebenwirkungen synthetischer Medikamente auch eine verstärkte Forschungsarbeit auf diesem Gebiet. Nicht nur in der Bevölkerung besitzen sie eine zunehmende Akzeptanz – etwa drei Viertel der Bevölkerung verwenden laut Umfragen Naturheilmittel. Auch Ärzte, insbesondere Allgemeinmediziner, verschreiben oder empfehlen pflanzliche Arzneimittel. In Europa nimmt Deutschland für Phytotherapeutika mit einem Marktvolumen von über 2 Mrd. Euro einen Spitzenplatz ein.

Zubereitung und Handelspräparate

Das Herstellungsverfahren eines Phytopharmakons kann – ausgehend von der Frischpflanze – eine Reihe von Produktionsschritten durchlaufen, an deren Ende die getrocknete Pflanze oder Teile von ihr (Droge), der Extrakt oder die Fertigarznei mit standardisiertem Wirkstoff- bzw. Extraktgehalt in einer bestimmten Darreichungsform stehen. Frischpflanzen werden in Wasser eingeweicht und ausgepresst. Diese Pflanzensäfte werden durch Pasteurisieren oder andere Verfahren haltbar gemacht. Getrocknete Pflanzen werden meist durch Extraktion aufbereitet. Wässrige Drogenauszüge erhält man durch heißen Aufguss (Infus, z. B. bei der Teezubereitung) oder durch Einweichen in kaltem Wasser (Mazerat, auf diese Art können pflanzliche Schleimstoffe gelöst werden). Das Auskochen von Pflanzenteilen ist ein Verfahren, um Inhaltsstoffe aus harten Materialien wie Holz, Wurzeln oder Rinde zu extrahieren (Dekokt). Werden alkoholische Extraktionsmittel verwendet, liegen die Wirkstoffe oft in höherer Konzentration vor als in einem wässrigen Auszug. Mit einem öligen Extraktionsmittel lassen sich fettlösliche Wirkstoffe, durch Destillationsverfahren ätherische Öle oder Lösungen leicht flüchtiger Substanzen gewinnen. Apotheken und Drogerien bieten pflanzliche Arzneimittel in verschiedenen Formen an. Pflanzliche Drogen, d. h. die getrockneten Pflanzen ohne weitere Aufbereitung, werden meist für Teeaufgüsse verwendet. Einfache galenische Zubereitungen enthalten pflanzliche Extrakte (oft als wässrige oder alkoholische Auszüge) mit den Wirkstoffen in ihrer natürlichen Zusammensetzung (z. B. Baldriantinktur). Arzneimittelspezialitäten dagegen besitzen eine gleich bleibende Zusammensetzung und sind in einer abgabefertigen Verpackung erhältlich. Aus einer Reihe von Pflanzen werden Reinsubstanzen isoliert, die nach einer möglichen chemischen Abwandlung in den Handel gelangen (z. B. Atropin). Diese isolierten Pflanzeninhaltsstoffe oder nachgeahmte synthetisierte Naturstoffe gelten jedoch laut Arzneimittelbehörden nicht als Phytopharmaka. Oft werden die Auszüge mehrerer Pflanzenarten mit ähnlichem oder sich ergänzendem Wirkspektrum zu einem Kombinationspräparat gemischt. Phytopharmaka werden in allen handelsüblichen Darreichungsformen angeboten.

Gleich bleibende Qualität

Da Art, Menge und Zusammensetzung der Wirkstoffe nachweislich die Wirksamkeit von Phytopharmaka beeinflussen, müssen sie die Anforderungen des Arzneimittelgesetzes erfüllen, also – wie chemisch-synthetische Mittel auch – die Kriterien der allgemein gültigen Arzneimittelprüfung. Als Nachweis für Qualität, Wirksamkeit und Unbedenklichkeit zulassungspflichtiger Arzneien muss der Hersteller klinische Studien durchführen oder anderes wissenschaftliches Material vorlegen. Die Arzneimittelwirkung muss dabei jederzeit wiederholbar sein. Qualitätssicherung und Standardisierung sind bei pflanzlichen Heilmitteln mit ihrem komplizierten Wirkstoffgefüge sehr wichtig, im Vergleich zu synthetisch hergestellten Medikamenten unter Umständen auch sehr viel schwieriger. So wird das pflanzliche Ausgangsmaterial beeinflusst durch die natürliche Variation der Pflanzenart, die verwendeten Pflanzenteile, den Standort, die Anbau- und Erntebedingungen sowie die Art der Trocknung und des Extraktionsverfahrens.
Traditionelle Zubereitungen (meist Teemischungen, Tinkturen, Aufgüsse, Säfte oder Sirupe) müssen lediglich vereinfachte Regelungen erfüllen; ein wissenschaftlicher Wirksamkeitsnachweis wird nicht gefordert. Homöopathische Arzneien unterliegen einer Registrierungs-, aber keiner Zulassungspflicht.

Inhaltsstoffe und Anwendungsgebiete

Die Wirksamkeit eines pflanzlichen Arzneimittels ist meist von einem Gemisch von Wirkstoffen abhängig, die sich unterschiedlichen Wirkstoffgruppen mit charakteristischen Eigenschaften zuordnen lassen:

- **Alkaloide** Stickstoffverbindungen, die meist auf das Nervensystem wirken und z. T. rauschähnliche Zustände hervorrufen können. Sie dienen als Arzneistoffe bei unterschiedlichen Heilanzeigen (z. B. bei Nervenschmerzen, Herzrhythmusstörungen); der Einsatz kann wegen ihrer oft giftigen Wirkung allerdings schon in kleinen Dosen problematisch sein. Vorkommen z. B. in Eisenhut, Tollkirsche.
- **Glykoside** Inhaltsstoffe aus Zuckerbestandteilen, die z. T. die Kontraktionskraft des Herzens fördern (z. B. bei Herzschwäche). Bei zu hoher Dosierung besteht Vergiftungsgefahr. Vorkommen z. B. in Fingerhut, Maiglöckchen.
- **Saponine** Substanzen mit Glykosidbindung, die gegen Mikroben, schleimlösend oder harntreibend wirken und eine Ödembildung verhindern können (z. B. bei Venenschwäche). Einige wirken durch die Zerstörung der roten Blutkörperchen als Gifte. Vorkommen z. B. in Efeu, Ginseng.
- **Ätherische Öle** Gemische aus verschiedenen flüchtigen, fettlöslichen Stoffen mit aromatischem Geruch. Sie fördern Schleimauswurf, Durchblutung und Magensaftsekretio; außerdem wirken sie oft antibiotisch sowie harn- und galletreibend. Einsatz z. B. bei Atemwegs- und Hauterkrankungen, Vorkommen z. B. in Kamille, Minze.
- **Schleimstoffe** Kohlenhydrate mit unterschiedlichem Aufbau, die eine zähflüssige Schicht auf den Schleimhäuten bilden und dadurch reiz-, husten- und schmerzlindernd wirken; werden bei Atemwegserkrankungen bzw. Husten eingesetzt. Vorkommen z. B. in Eibisch, Isländisches Moos.
- **Bitterstoffe** Bitter schmeckende Verbindungen mit unterschiedlichem chemischem Aufbau, die die Speichel- und Magensaftsekretion verstärken und so die Verdauung verbessern (z. B. bei Magen-Darm-Erkrankungen). Vorkommen z. B. in Enzian, Wermut.
- **Gerbstoffe** Substanzen, die Kollagen vernetzen und dadurch auf den Schleimhäuten eine dünne Membran bilden können. Sie besitzen eine gegen Mikroben gerichtete sowie entzündungs- und sekretionshemmende Wirkung. Zubereitungen wirken oft als adstringierende Mittel. Vorkommen z. B. in Bärentraube, Eiche.
- **Kumarine** Gruppe fettlöslicher Substanzen. Bestimmte Kumarinverbindungen wirken krampflösend, Kumarin selbst wirkt blutgerinnungs-

Heilpflanzen

Heilpflanzen

hemmend (Vitamin-K-Antagonist) sowie gegen Entzündungen. Bei Kumarinen wurden lichtsensibilisierende, giftige und krebserzeugende Eigenschaften nachgewiesen. Vorkommen z. B. in Bischofskraut, Waldmeister.

■ **Flavone, Flavonoide** Gruppe z. T. gelb gefärbter Pflanzenstoffe mit meist milden, langsamen arzneilichen Wirkungen (z. B. als herzwirksame, durchblutungsfördernde, harntreibende Mittel). Vorkommen z. B. in Ginkgo, Weißdorn.

■ **Isoprenoide (Terpene, Terpenoide)** Stoffe, die aus wiederkehrenden Moleküleinheiten aufgebaut sind. Unterschiedlichste Wirkstoffe können Isoprenoidstruktur besitzen, so z. B. entzündungshemmende Substanzen und schleimlösende Wirkstoffe, Bitterstoffe, Glykoside, Saponine und ätherische Öle.

Viele Heilpflanzen haben eine milde Wirkung, die erst nach einer längeren Anwendungsdauer eintritt. Sie wirken eher regulierend und sind bei bestimmungsgemäßer Anwendung meist nebenwirkungsarm oder -frei. Im Gegensatz dazu besitzen einige pflanzliche Arzneien oder Reinstoffpräparate eine stärkere Wirksamkeit, dann aber auch häufig zahlreiche und starke Nebenwirkungen. In Abhängigkeit von Dosis und Anwendungsdauer können Befindlichkeitsstörungen, allergische Reaktionen aber auch Vergiftungserscheinungen bis hin zum Tode auftreten. Auch krebserregende sowie erbgut- und fruchtschädigende Eigenschaften wurden bei einigen Wirkstoffen nachgewiesen.

Pflanzliche Präparate sind meist nicht oder nicht ausschließlich zur Behandlung schwerer Erkrankungen geeignet. Sie werden vielmehr bei leichten Gesundheitsstörungen, zur Unterstützung von Therapien oder bei einigen chronischen Krankheiten eingesetzt.

Bewertung pflanzlicher Heilmittel

Phytopharmaka gelten laut Gesetz als »Arzneimittel der besonderen Therapierichtungen«. Basis als Beleg für Nutzen- und Risikoeinschätzung ist »Erfahrungsmaterial, das nach wissenschaftlichen Methoden aufbereitet ist«. Dazu dienen auch so genannte Monografien zu vielen Phytotherapeutika, die bis 1995 von einem Expertengremium des damaligen Bundesgesundheitsamtes (»Kommission E«), daneben auch von der WHO und der ESCOP (European Scientific Cooperative On Phytotherapy) zusammengestellt und veröffentlicht wurden und werden. Diese enthalten, ähnlich einem Medikamentenbeipackzettel, alles Wissen zur jeweiligen Droge: ihre Beschreibung, Wirkungen und Indikationen, unerwünschte und Wechselwirkungen sowie empfohlene Dosierung.

Das Angebot an pflanzlichen Heilmitteln ist inzwischen stark angewachsen, Qualität und Wirksamkeit der einzelnen Präparate sind oft sehr unterschiedlich. Anhaltspunkte für die Beurteilung eines Phytopharmakons bieten bestimmte Angaben auf seiner Verpackung, deren Grundlage oft die oben genannten Monografien sind. Zur Inhaltserklärung gehören die Bestandteile, exakte Dosierungsangaben, genaue Bezeichnung des Extraktes (pflanzliches Ausgangsmaterial, Trocken- oder Fluidextrakt) und evtl. Normierung auf einen wirksamkeitsbestimmenden Inhaltsstoff oder Standardisierung auf einen Vergleichsextrakt. Ein zugelassenes Phytopharmakon trägt eine Zulassungsnummer und zeichnet sich durch eindeutige Aussagen über das Anwendungsgebiet aus.

Bei pflanzlichen Arzneien im Nachzulassungsverfahren, bei denen der Wirksamkeitsnachweis noch nicht erbracht ist, sind die Angaben oft unklarer und umfassen zahlreiche Anwendungsmöglichkeiten. Solche Arzneimittel tragen evtl. eine Registriernummer. Traditionelle Heilmittel sind gekennzeichnet durch allgemeine Aussagen, wie »traditionell angewendet ...«, »zur Stärkung des ...«, »zur Besserung des Befindens« oder »zur Vorbeugung gegen ...«

Vor einer Eigenbehandlung sollte in jedem Fall ein Gespräch mit einem Arzt oder Apotheker stehen, der über Risiken informieren und bei der Auswahl beraten kann.

■ **Siehe auch**

→ bioaktive Stoffe · Eisenhut · Fingerhut · Ginkgo · Ginseng · Herzglykoside · Kamille · Naturheilkunde · Öle · Pfefferminze · Pflanzenheilkunde · Phytoöstrogene · Rosskastanie · Salbei · Thymian · Tollkirsche · Weißdorn

Rechte Seite:
Die Ringelblume (Calendula officinalis L.) wurde im 12. Jh. von der Ordensfrau Hildegard von Bingen als Heilpflanze zur Haut- und Wundbehandlung entdeckt.

XIX, 4.

142. Compositae. 14. Calenduleae.

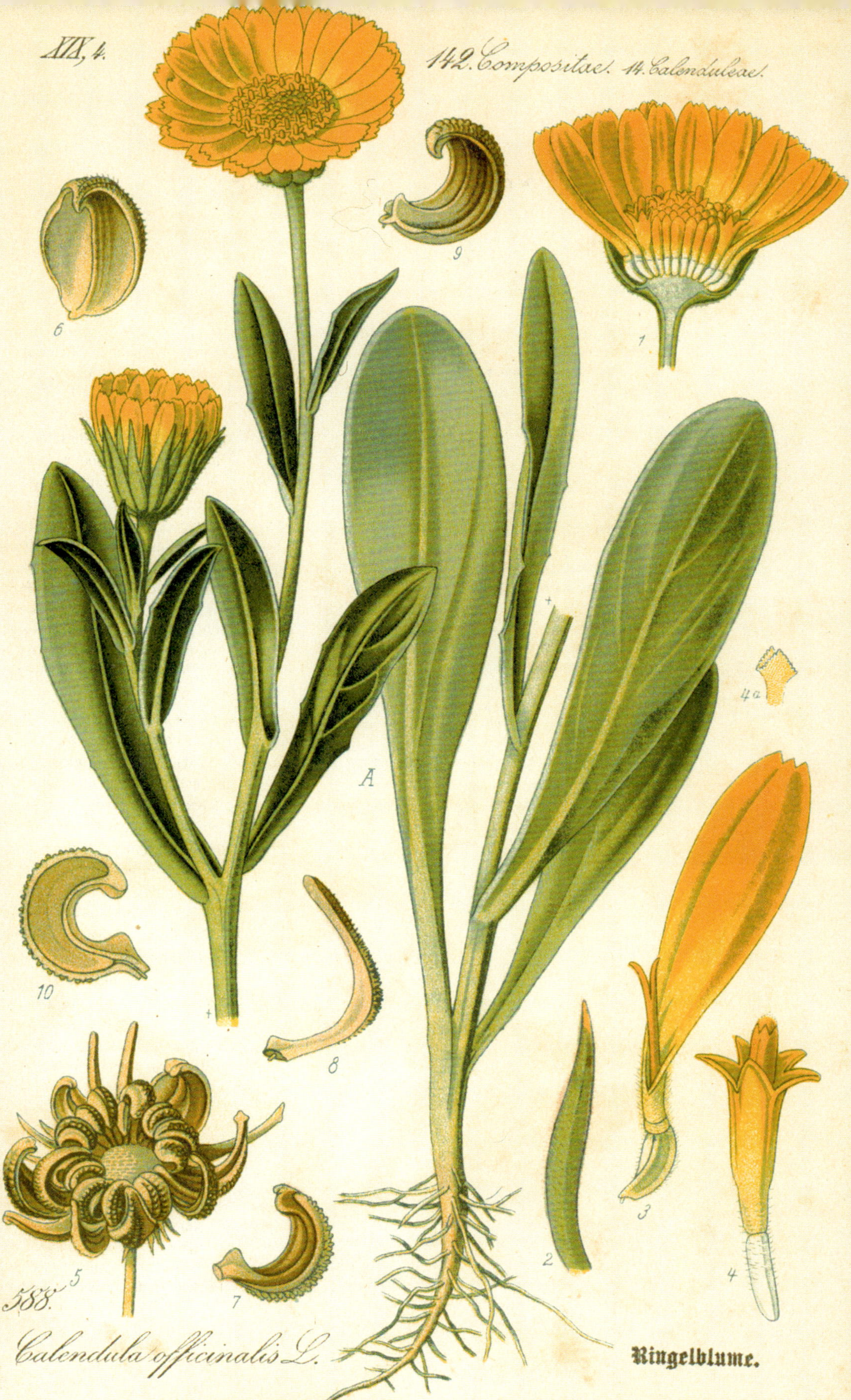

588.

Calendula officinalis L.

Ringelblume.

Fortsetzung von S. 621

Hemi|plegie, Hemiparalyse, vollständige →Lähmung einer Körperhälfte, z. B. nach Schlaganfall.

Hemisphäre, eine Hälfte von Kleinhirn oder Großhirn. Rechte und linke Kleinhirnhemisphäre **(Hemisphaerium cerebelli)** werden durch den wurmförmigen Mittelteil des Kleinhirns getrennt. Zwischen der rechten und linken Großhirnhemisphäre **(Hemisphaerium cerebri)** verläuft eine tiefe Längsfurche, an deren Grund sich der Balken befindet, dessen Nervenfasern die Hemisphäre miteinander verbinden.

Hemisphär|ektomie, Kortikektomie, operative Entfernung einer Großhirnhälfte mit Erhalt tieferer Strukturen (Hypothalamus, Dienzephalon, Stammganglien). Sie wird zur Behandlung einer seltenen Form der Gehirnentzündung bei Kindern, der so genannten Rasmussen-Enzephalitis, durchgeführt.

Hemmung, →Inhibition.

Hemmungshormon, →Hypothalamushormone.

Hemmungsmissbildung, Fehlbildung des Neugeborenen durch einen Stillstand der normalen Entwicklung von Körperteilen oder Organen während der Embryonalzeit. Hemmungsmissbildungen können durch vererbte Faktoren und/oder Einflüsse von außen entstehen (z. B. Folsäuremangel während der Frühschwangerschaft). Zu den Hemmungsmissbildungen gehören z. B. das Offenbleiben der →Gesichtsspalten, der fehlende Verschluss der Wirbelbögen (→offener Rücken), Defekte der Herzscheidewände (→Herzfehler) sowie das vollständige Fehlen von Gliedmaßen oder Organen.

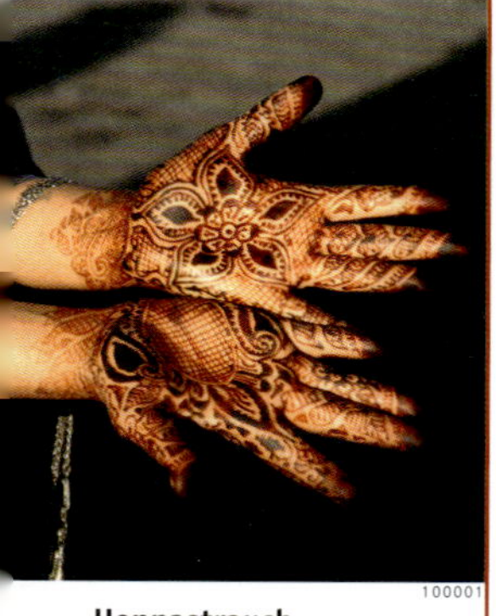

Hennastrauch. Die Bemalung der Hände mit Henna ist bei orientalischen Hochzeitszeremonien seit Jahrhunderten Pflicht.

Henle-Schleife, Abschnitt des Tubulusapparats der →Niere.

Hennastrauch, Lawsonia inermis, Strauch, aus dessen Zweigen und Blättern der Farbstoff Henna gewonnen wird. Zusätzlich enthält er Flavonoide und Gerbstoffe, die gegen Mikroorganismen und als →adstringierende Mittel wirken.

■ **Anwendung** Bei Infektionen und Entzündungen der Haut wird ein Aufguss aus zerkleinerten Blättern zubereitet. Traditionell wird Henna auch bei Amöbenruhr und Magen-Darm-Geschwüren sowie zur Pflege und zum Färben von Haaren und Haut eingesetzt. Nebenwirkungen sind keine bekannt.

Hepar, →Leber.

Heparin, Hemmstoff der Blutgerinnung. Heparin ist ein körpereigener Stoff, der in Lunge, Leber, Thymusdrüse, Milz und in bestimmten Mastzellen vorkommt. Heparine werden in der Medizin auf vielfältige Weise verwendet.

Es gibt inzwischen mehrere Formen von Heparinen. Das **Standard-Heparin** ist ein hochmolekulares Heparin mit rasch einsetzender, aber nur kurzer Wirksamkeit, sodass es mehrmals täglich verabreicht werden muss. **Niedermolekulare Heparine** haben eine längere Wirkungsdauer und müssen nur einmal täglich gegeben werden; die Blutungsgefahr ist geringer als bei Standard-Heparin. **Heparinoide** sind halbsynthetische Stoffe mit heparinähnlicher Wirkung, die nur als Salbenbestandteil zur äußerlichen Anwendung verwendet werden.

■ **Örtliche Anwendung** Am **Auge** wird Standard-Heparin bei Verbrennungen und Verätzungen, Blutungen und Thrombosen in der Bindehaut eingesetzt. **Äußerlich** werden Standard-Heparin oder Heparinoide zur Behandlung von Blutergüssen, Venenentzündungen und zur Narbenpflege verwendet.

■ **Systemische Anwendung** Zur Hemmung der Blutgerinnung im ganzen Körper wird Standard-Heparin oder niedermolekulares Heparin intravenös oder in das Unterhautfettgewebe (subkutan) gespritzt. Um einer Blutgerinnselbildung (Thrombose, Embolie) vorzubeugen, wird eine **prophylaktische (low-dose) Heparinisierung** durchgeführt, bei der meist niedermolekulares Heparin ins Unterhautfettgewebe gespritzt wird. Anwendungsgebiete sind z. B. längere Bettlägerigkeit, Operationen, Ruhigstellung eines Beins in einem Gipsverband oder eine erhöhte Thromboseneigung.

Die **therapeutische** oder **Vollheparinisierung** ist Bestandteil der Behandlung von Gefäßverschlüssen. Um bereits bestehende Gerinnsel wieder aufzulösen, wird Standard-Heparin in hoher Dosierung intravenös gespritzt. Um eine gleichmäßige Dosierung zu gewährleisten, werden dazu elektronische Infusionspumpen eingesetzt. Diese Form der Behandlung wird bei Herzinfarkt, Venenthrombose oder Lungenembolie eingesetzt. Durch die hohe Dosierung sind Nebenwirkungen hier häufiger als bei der vorbeugenden Anwendung.

■ **Nebenwirkungen** Es können z. B. Gewebsreaktionen an der Injektionsstelle, Blutungen und allergische Reaktionen (→HIT) auftreten.

Hepatektomie, operative Entfernung der Leber bei einer Lebertransplantation.

Hepatikotomie, operative Eröffnung des Hauptgallengangs zur Entfernung von Gallensteinen oder Einlage einer Dränage.

Hepatitis, Leberentzündung, akute oder chronische Entzündung der Leber als Folge einer Infektion oder durch chronische Gifteinwirkung.

■ **Akute Hepatitis** Die Erkrankung wird meist durch Viren verursacht, die insbesondere das Lebergewebe in Mitleidenschaft ziehen (→Virushepatitis). Aber auch andere Viren (z. B. das Epstein-Barr-Virus), Bakterien, Parasiten, bestimmte Arzneimittel und chronischer Alkoholmissbrauch sind mögliche Ursachen.

■ **Befund** Es kommt zu Abgeschlagenheit, erhöhter Temperatur, Appetitlosigkeit, Übelkeit, Erbrechen, Durchfall und Bauchschmerzen. Meist hat der Hepatitiskranke Gelbsucht und starken Juckreiz, dunklen Urin sowie hellen, graugelben Stuhl infolge der entzündungsbedingten Gallenstauung. Die Diagnose erfolgt durch Blut- und Stuhluntersuchung.

■ **Behandlung** Eine ursächliche Therapie der Virushepatitis ist derzeit nicht möglich. Andere Formen lassen sich durch Antibiotika oder Medikamente gegen Parasiten behandeln. Bei allen Formen von Hepatitis tragen schonende Maßnahmen wie Bettruhe, leicht verdauliche Kost und warme Bauchwickel dazu bei, eine möglichst rasche Regeneration der Leber zu erreichen. Besonders wichtig ist das Weglassen schädigender Substanzen, v. a. von Alkohol und nicht dringend benötigten Arzneimitteln. Während z. B. die Hepatitis A und E sowie die alkoholbedingte akute Hepatitis bei absoluter Alkoholabstinenz vollständig ausheilen, besteht bei anderen virusbedingten Formen (Hepatitis B, C und D) das erhöhte Risiko eines chronischen Verlaufs. Eine mögliche Frühkomplikation ist der plötzliche massive Leberzelluntergang, der ein lebensbedrohliches Leberkoma zur Folge haben kann (fulminanter Verlauf); die einzige Behandlungsmöglichkeit besteht hier in einer Lebertransplantation.

■ **Chronische Hepatitis** Eine länger als 6–12 Monate bestehende Entzündung der Leber mit zwei, je nach Verlauf und Gewebsveränderungen, unterschiedlichen Formen. Ursache ist eine Virushepatitis, eine Autoimmunhepatitis, chronischer Alkohol- oder Medikamentenmissbrauch oder bestimmte Stoffwechselerkrankungen.

■ **Chronisch-persistierende Hepatitiden** entwickeln sich aus einer nicht ausgeheilten Virushepatitis (B, C oder D). Durch konsequente Leberschonung (wie bei der akuten Hepatitis) lässt sich meist eine Ausheilung erzielen. Der Übergang in die chronisch-aggressive Form ist selten.

■ **Chronisch-aggressive Hepatitiden** können direkte Folge einer nicht ausgeheilten Virushepatitis (B, C oder D) sein oder auch durch ein Autoimmungeschehen ausgelöst werden (→Autoimmunhepatitis). Durch die starke Leberzellzerstörung sind die für die chronisch aggressive Hepatitis typischen Beschwerden generell stärker ausgeprägt und insbesondere bei der Autoimmunform tritt meist deutliche Gelbsucht auf. Manche der Betroffenen haben typische →Leberhautzeichen, z. B. Rötung der Handinnenflächen oder so genannte Lebersternchen. Im Blut bleiben die Leberenzyme und der Gallenfarbstoff (Bilirubin) erhöht.

Zur Sicherung der Diagnose ist eine Leberbiopsie erforderlich. Je nach Grundkrankheit werden bestimmte Medikamente verordnet (z. B. α-Interferon bei der Virushepatitis, Immunsuppressiva bei Autoimmunhepatitis). Wichtig ist auch hier die größtmögliche Schonung der Leber. Trotzdem geht die Erkrankung bei circa 50 % der Betroffenen in die lebensbedrohliche Leberzirrhose über. Auch besteht ein erhöhtes Risiko, ein Leberzellkarzinom zu entwickeln.

hepatodigestive Anastomose, chirurgisch hergestellte Verbindung zwischen Leber und Magen-Darm-Trakt. Bei einer **Hepatogastrostomie** werden Leber und Magen, bei der **Hepatoenterostomie** Leber und Darm, bei der **Hepatocholangioenterostomie** Leber, Gallenwege und Darm miteinander verbunden. Die **Hepatojejunostomie** bezeichnet speziell die Verbindung zwischen Leber und oberem, auf den Zwölffingerdarm folgenden Dünndarmabschnitt (Jejunum). Eine hepatodigestive Anastomose wird notwendig nach Leberteilentfernungen oder bei operativ nicht entfernbarem Gallenblasen- oder Gallengangskrebs, um die Galle wieder in den Magen-Darm-Trakt abzuleiten.

hepato|lentikuläre Degeneration, →Wilson-Krankheit.

Hepatologie, Teilbereich der Gastroenterologie und damit der inneren Medizin, der sich mit Aufbau und Funktion sowie der Diagnose und Behandlung von krankhaften Prozessen der Leber und Gallenwege befasst.

Hepatom, gut- oder bösartige Geschwulst, die von den Leberzellen ausgeht (→Lebertumoren).

Hepato|megalie, Vergrößerung der Leber, die häufig Begleiterscheinung verschiedener Leberkrankheiten ist.

Hepato|pathie, Sammelbegriff für Erkrankungen der Leber und der Gallenwege (→Leberkrankheiten).

hepato|renales Syndrom, rasch fortschreitender Funktionsverlust der Niere bis zum lebensbedrohlichen Nierenversagen infolge einer schweren Lebererkrankung.

Hepatosplenomegalie, gleichzeitige Vergrößerung von Leber (→Hepatomegalie) und Milz (→Splenomegalie).

hepatozellulär, die Leberzellen betreffend, von ihnen ausgehend.

Herbstfieber, japanisches, Fort-Bragg-Fieber, Bushy-Creek-Fieber, akute fieberhafte Erkrankung, die durch Bakterien der Gattung Leptospira (→Leptospirose) verursacht wird und in Japan, Australien und den USA vorkommt. Sie ist durch eine Rötung der Schienbeinvorderfläche und einen zweigipfligen Fieberanstieg gekennzeichnet und zeigt bei frühzeitiger Antibiotikaeinnahme einen günstigen Verlauf.

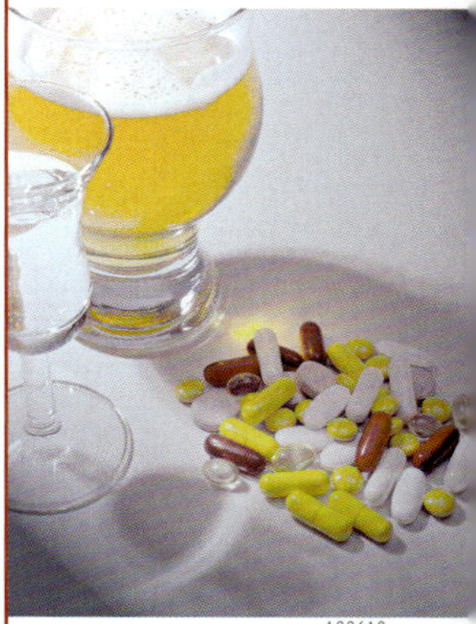

100619

Hepatitis.
Medikamenten- und Alkoholmissbrauch können Auslöser für eine Hepatitis sein.

Herd, Fokus, chronisches Reizzentrum innerhalb des Körpers. Von einem Herd können Krankheitsreaktionen oder Funktionsausfälle in zugeordneten Körperabschnitten, aber auch im Gesamtorganismus ausgehen.

■ **Ursache** Meist handelt es sich um Bakterienabsiedlungen an einer Stelle, die vom Körper aufgrund anatomischer Gegebenheiten oder unzureichender körpereigener Abwehrfunktion nicht wirksam bekämpft werden können.

Herde finden sich v. a. an den Mandeln (Tonsillitis), den Zahnwurzeln und den Nasennebenhöhlen. Als Herd können auch krankhaft veränderte Gewebebezirke wie Tumoren oder Narbengewebe auftreten, die in der Naturheilkunde als **Störfeld** bezeichnet werden.

■ **Befund** Unklare Allgemeinbeschwerden wie Müdigkeit, Verstimmung, Kopfschmerz und erhöhte Temperatur sowie Fernsymptome wie Gelenk- und Muskelrheumatismus, Herzinnenhaut- und Nierenentzündung oder Hautausschläge werden auf Herde zurückgeführt. Durch Tumoren oder Narben verursachte Herde im Gehirn machen sich z. B. durch epileptische Anfälle bemerkbar. Der Herd selbst ver-ursacht oft nur geringe oder gar keine Beschwerden, sodass eine Herddiagnostik mit systematischer Suche, z. B. mittels Röntgenuntersuchungen, nicht immer zum Erfolg führt.

■ **Behandlung** Das chronische Reizzentrum wird möglichst operativ entfernt (Herdausräumung, Fokalsanierung). Bei weniger ausgeprägten Krankheitssymptomen bzw. harmloserer Ursache können zur Herdsanierung auch naturheilkundliche Maßnahmen (→Neuraltherapie, →Autonosodentherapie) oder Heilkräuter und homöopathische Arzneien zur Anwendung kommen.

Die Folgen des Heroinkonsums

Die gesundheitlichen, psychischen und sozialen Auswirkungen von Heroin sind enorm. Problematisch sind insbesondere das hohe Ansteckungsrisiko für Aids durch gebrauchte Spritzen sowie die Beschaffungskriminalität. Eine Therapie der Heroinabhängigkeit macht ein umfangreiches Behandlungsprogramm aus medizinischen, psychotherapeutischen und sozialtherapeutischen Maßnahmen nötig; die Rückfallquote ist enorm. Modellprojekte mit der ärztlich kontrollierten Abgabe von Ersatzdrogen oder auch Heroin selbst laufen in einigen Ländern.

Herdanfall, fokaler Krampfanfall (→Epilepsie).

Herdausräumung, Fokalsanierung (→Herd).

Herddiagnostik, Diagnostik eines →Herdes.

Herddosis, minimale Energiedosis, die bei einer radiologischen Bestrahlung vom Zielgewebe, z. B. einer bösartigen Geschwulst, aufgenommen wird (→Strahlendosis).

Herd|enzephalitis, embolische, Form der →Enzephalitis.

Herdglomerulitis, →Herdnephritis.

Herdinfektion, Fokalinfektion (→Herd).

Herdnephritis, Herdglomerulitis, herdförmig begrenzte Entzündung der Nierenkörperchen (→Glomerulonephritis). Sie wird durch Erreger meist länger andauernder bakterieller Infektionskrankheiten ausgelöst, die auf dem Blutweg in die Niere gelangen.

Heredität, →Erblichkeit.

Heredo|ataxie, spinozerebelläre, →Friedreich-Ataxie.

Hering-Regel, Prinzip zur Beurteilung der Wirksamkeit verabreichter Mittel in der →Homöopathie.

Hermaphroditismus, →Zweigeschlechtlichkeit.

Hernie, →Bruch 2).

Heroin, Diacetylmorphin, Diamorphin, synthetisch hergestelltes Opiat, das im Körper in Morphin umgewandelt wird. Aufgrund seiner guten Fettlöslichkeit kann Heroin leicht die →Blut-Hirn-Schranke passieren, was zu einem schnellen Konzentrationsanstieg im Gehirn und dem dafür typischen »Kick« führt. Heroin greift an den Opiatrezeptoren im Gehirn an und löst einen euphorischen Zustand aus. Das Suchtpotenzial ist hoch; das anfänglich erreichte Glücksgefühl weicht der körperlichen Abhängigkeit (→Sucht). Obwohl Heroin auch geraucht oder geschnupft werden kann, erfolgt die Zufuhr meist als intravenöse Injektion. Bei einer Überdosierung wird das Atemzentrum so stark gehemmt, dass eine Atemlähmung bis hin zum Atemstillstand erfolgen kann. Heroin untersteht dem Betäubungsmittelgesetz und darf nicht verschrieben werden.

Herp|angina, bei Kleinkindern vorkommende Mandelentzündung (Angina tonsillaris) mit Fieber, Schluckbeschwerden und Bläschenbildung an Rachen und Gaumen. Erreger ist das Coxsackie-Virus. Die Krankheit heilt folgenlos ab.

Herpes, Kurzwort für →Herpesviren und →Herpes-simplex-Infektionen.

Herpes|enzephalitis, durch Herpes-simplex-Viren hervorgerufene, schwere Verlaufsform der Gehirnentzündung (Enzephalitis). Die Herpesenzephalitis tritt beim ersten Kontakt mit dem Virus auf, Eintrittspforte für den Erreger ist die Nase. Nach einem schleichenden Beginn mit unspezifischen Beschwerden wie Abgeschlagenheit oder Übelkeit treten nach einigen Tagen epileptische Krampfanfälle, Wesensveränderungen und schließlich Bewusstseinsstörungen bis hin zum Koma auf. Die Herpesenzephalitis verursacht typische Veränderungen im EEG, es muss jedoch bereits bei Verdacht mit virushemmenden Mitteln behandelt werden. Trotz dieser Therapiemöglichkeit führt sie nicht selten zum Tod und Überlebende können Dauerschäden zurückbehalten.

Herpes-simplex-Infektion, durch das weit verbreitete Herpes-simplex-Virus (HSV) hervorgerufene Erkrankung. HSV 1 ist meist für den Lippenherpes verantwortlich, HSV 2 verursacht Infektionen an den Schleimhäuten der Geschlechtsorgane.

■ **Ursache** Die sich in Haut- und Schleimhautbläschen Erkrankter befindenden Viren können von Mensch zu Mensch durch kleinste Verletzungen der Haut und Schleimhaut übertragen werden. Die Durchseuchung der Bevölkerung ist mit 90 % hoch, wobei die Ansteckung **(Primärinfektion)** häufig bereits im Kleinkindalter erfolgt. Das Virus verbleibt oft über das ganze Leben in bestimmten Teilen der Nerven, den Ganglien. Seine Reaktivierung **(Rezidive)** durch Sonnenlichteinstrahlung, vorausgehende fieberhafte Infekte, psychischen Stress, Abwehrschwäche, die Menstruation oder hormonelle Störungen führt zu den typischen Krankheitserscheinungen.

■ **Befund** Die Primärinfektion mit HSV geht fast immer ohne Krankheitssymptome einher, sehr selten können Beschwerden auftreten, z. B. bei Säuglingen oder Menschen mit einer Abwehrschwäche. Dies kann sich in ausgedehnten Entzündungen der Mundschleimhaut und Lippen, der Augenhornhaut oder der Genitalien äußern, manchmal auch in einem den ganzen Körper befallenden Ekzem. Als schwerstes Krankheitsbild können lebensbedrohliche Entzündungen des Gehirns (→Herpesenzephalitis) auftreten. Bei örtlichen Rezidiven verspürt der Betroffene zunächst Juckreiz und Spannungsgefühl, dann treten die charakteristischen gruppierten Bläschen auf gerötetem Grund auf, die zu Krusten eintrocknen und nach circa einer Woche narbenlos abheilen. Meist sind die Lymphknoten im Abflussgebiet der befallenen Haut geschwollen. Ort des Auftretens sind überwiegend Lippen (Herpes labialis), Scheide oder männliches Glied (Herpes genitalis). Der Verlauf ist meist komplikationslos, es kommt aber zu häufigen Rückfällen am gleichen Ort. Zu bleibenden Sehstörungen durch Geschwür- und Narbenbildung kann hingegen der Herpes corneae an der Hornhaut des Auges führen.

■ **Behandlung** In milden Fällen sind lokale Maßnahmen ausreichend. Zusätzlich stehen →virushemmende Mittel zur Verfügung.

Herpesviren, Gruppe von Viren, die beim Menschen verschiedene entzündliche, ständig wiederkehrende Erkrankungen auslösen können. Diese sind oft mit der Bildung kleiner, stecknadelkopfgroßer, mit klarer Flüssigkeit gefüllter Bläschen auf Haut und Schleimhäuten verbunden. Zu den Herpesviren gehören das Herpes-simplex-Virus, das die typische →Herpes-simplex-Infektion hervorruft, das Varicella-Zoster-Virus, Erreger von →Windpocken und der →Gürtelrose, das Zytomegalievirus, Auslöser der →Zytomegalie, und das Epstein-Barr-Virus, welches das →Pfeiffer-Drüsenfieber verursacht.

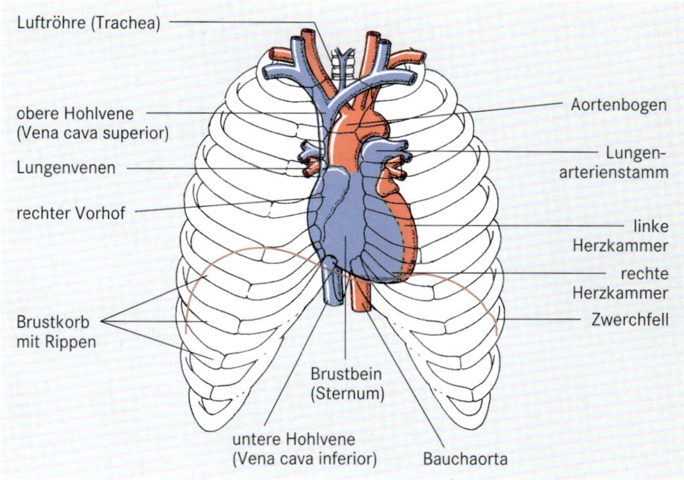

Herz. Lage im Mittelfellraum; zu etwa zwei Dritteln liegt das Herz links vom Brustbein.

Hertoghe-Zeichen, Fehlen der seitlichen Partien der Augenbrauen, z. B. bei →Neurodermitis.

Herxheimer-Jarisch-Reaktion, →Jarisch-Herxheimer-Reaktion.

Herz, Cor, Kardia, muskuläres Hohlorgan, das als zentrale Kreislaufpumpe die Transportvorgänge in allen Blutgefäßen antreibt. Das gesunde Herz ist etwa so groß wie die Faust des betreffenden Menschen und wiegt beim Erwachsenen circa 300 g.

■ **Lage des Herzens** Das Herz liegt im Mittelfellraum (Mediastinalraum) und wird vorn vom Brustbein, hinten von der Speiseröhre, an den Seiten von den Lungen umgeben. Etwa zu zwei Dritteln liegt das Herz links vom Brustbein, zu einem Drittel rechts davon. Die Längsachse des Herzens (Herzachse) ist geneigt, sie geht von rechts oben hinten nach

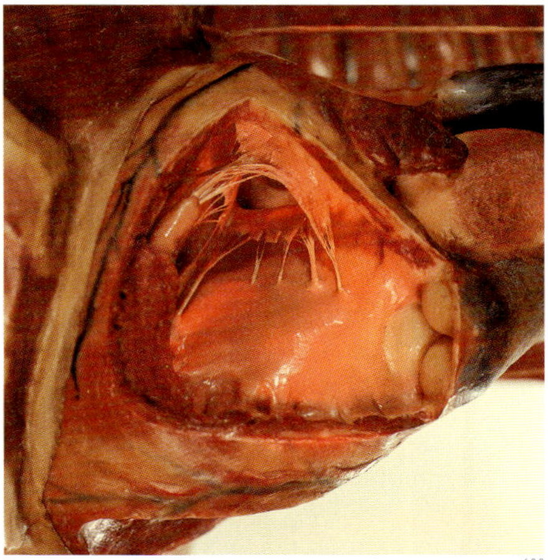

Herz. Herz mit Herzkammer und Herzklappe

links unten vorn. Die Herzspitze (Apex cordis) ist bei der Kontraktion des Herzmuskels durch die Brustwand zu tasten (Herzspitzenstoß).

■ **Herzhöhlen** Durch die →Herzscheidewand und ein als Herzskelett bezeichnetes Gerüst aus Bindegewebe ist das Herz in vier Herzhöhlen unterteilt, deren Ein- und Ausgänge durch die Herzklappen verschließbar sind. Dazu zählen der rechte und linke **Herzvorhof** (Vorhof, Atrium cordis dextrum und sinistrum) sowie die rechte und linke **Herzkammer** (Kammer, Ventriculus cordis dexter und sinister, Herzventrikel, Ventrikel). In den rechten Herzvorhof münden die aus dem Körper kommende untere und obere Hohlvene sowie der Stamm der Herzvenen. Aus der rechten Herzkammer geht der Gefäßstamm der Lungenarterien (Truncus pulmonalis) hervor, der der Lunge sauerstoffarmes Blut zuführt. Dieses wird in der Lunge mit Sauerstoff angereichert (→Atmung 2) und gelangt aus den vier Lungenvenen in den linken Vorhof. Die linke Herzkammer schließlich treibt das Blut über die Aorta in den Körper.

■ **Herzwand** Die Herzhöhlen werden von der Herzwand umschlossen, die aus drei Schichten besteht. Die **Herzinnenhaut** (Endokard) ist eine weniger als 1 mm dünne und glatte Haut. Sie liegt einem elastischen Bindegewebe auf, kleidet die Vorhöfe und Kammern aus und bildet durch Verdopplung die Herzklappen. Der **Herzmuskel** (Myokard) hat drei miteinander verflochtene Schichten, deren Fasern z. T. spiralförmig angeordnet sind. Im Bereich der Herzkammern verlaufen die Muskelfasern in der äußeren Schicht schräg, in der mittleren ringförmig und in der inneren Schicht längs. An der linken Herzkammer, die die größte Pumpleistung erbringen muss, ist der Herzmuskel circa 8–11 mm dick, an der rechten Herzkammer circa 2–4 mm. Die Vorhofmuskulatur ist weniger als 1 mm dick und besteht aus nur zwei Schichten. Das Herzmuskelgewebe ist wie die Skelettmuskulatur quer gestreift, nimmt jedoch eine Zwischenstellung zwischen Skelettmuskulatur und glatter Muskulatur ein: Die flechtwerkartig verzweigten Herzmuskelzellen haben meist nur einen zentral liegenden Zellkern und sind durch Glanzstreifen untereinander verbunden. Diese gewährleisten die Erregungsausbreitung in den Herzmuskelzellen. Die **Herzaußenhaut** (Epikard) stellt die äußerste Schicht der Herzwand dar und ist am Herzmuskel fixiert. Sie bildet gleichzeitig das innere Blatt des **Herzbeutels** (Perikard), dessen beide Blätter an den Eintrittspforten der großen Gefäße ineinander übergehen. Zwischen den beiden Blättern befindet sich eine klare Flüssigkeit, die vom inneren Blatt, der Herzaußenhaut, abgesondert wird und die Reibung zwischen beiden Blättern reduziert. Das äußere, bindegewebige Blatt ist mit Zwerchfell und Brustfell (Pleura) verwachsen und fixiert das Herz im Mittelfellraum.

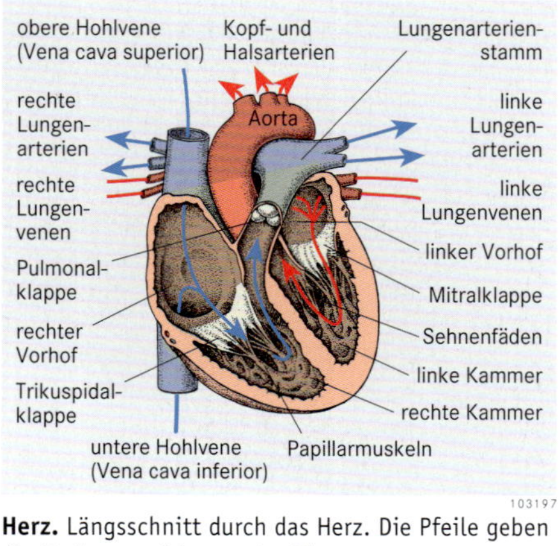

Herz. Längsschnitt durch das Herz. Die Pfeile geben die Strömungsrichtung des Blutes an.

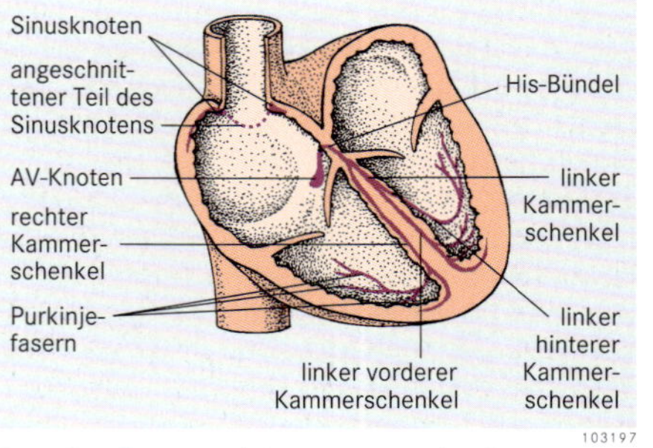

Herz. Das Erregungsleitungssystem des Herzens. Schematische Darstellung von Sinusknoten, AV-Knoten, His-Bündel, Kammer-Schenkeln und Purkinje-Fasern

■ **Funktion des Herzens** Das Herz arbeitet autonom, d. h., es erregt sich in periodischen Abständen selbst (Herzautonomie). Diese Nervenimpulse werden immerwährend umgesetzt in Muskelaktionen, also rhythmische Abfolgen von Anspannung (Kontraktion) und Erschlaffung der Herzmuskulatur, wodurch Blut in die Hauptschlagader (Aorta) und den Gefäßstamm der Lungenarterien (Truncus pulmonalis) gepumpt wird. Dabei sorgen die vier →Herzklappen für einen gleichmäßigen Blutstrom und hindern das Blut am Zurückfließen in Vorhöfe bzw. Kammern.

Von der Aorta zweigen die Herzkranzarterien (→Herzkranzgefäße) ab, die den Herzmuskel mit sauerstoffreichem Blut versorgen.

■ **Erregungsleitungssystem** (Reizleitungssystem): Die regelmäßige Kontraktion des Herzmuskels wird durch das Erregungsleitungssystem des Herzens gewährleistet, dessen spezialisierte Herzmuskelzellen Erregungen bilden und weiterleiten können und so die autonome Herztätigkeit ermöglichen. Der **Sinusknoten,** der an der Wand des rechten Vorhofs liegt, wird von Nervenästen des vegetativen Nervensystems beeinflusst und gibt beim Erwachsenen in Ruhe eine Frequenz von circa 70 Impulsen/Min. vor (Sinusrhythmus). Da er die schnellste Eigenfrequenz aller Erregungsbildungszentren besitzt, bestimmt er die Herzfrequenz und wird deshalb auch als Schrittmacher oder primäres Reizbildungszentrum des Herzens bezeichnet. Die Erregungen breiten sich über die Vorhofmuskulatur aus und erreichen den **AV-Knoten** (Atrioventrikularknoten) am Boden des rechten Vorhofes, der die Erregung leicht verzögert weiterleitet, sodass der Vorhof vor der Kammer erregt wird. Der AV-Knoten hat eine Eigenfrequenz von 40–60 Schlägen/Min. und wird als sekundäres Reizbildungszentrum bezeichnet. Bei funktionierendem Sinusknoten wird die Impulsabgabe des AV-Knotens unterdrückt und setzt nur als →Ersatzrhythmus ein, wenn der Sinusknoten ausfällt. Die Erregung wird vom AV-Knoten über das **His-Bündel,** das vom AV-Knoten zur Kammerscheidewand zieht, die **Kammer-Schenkel** (Tawara-Schenkel, Schenkel), die **Purkinje-Fasern** und die Glanzstreifen an die Muskelzellen der Herzkammern weitergeleitet. Die Herzkammern bilden das tertiäre Reizbildungszentrum, das mit einer Frequenz von 30–40 Entladungen/Min. arbeitet, aber erst einsetzt, wenn die vorgeschalteten Reizbildungszentren ausgefallen sind oder die Erregungsleitung unterbrochen ist.

■ **Herzaktion** (Herzzyklus): Diese besteht aus sich periodisch abwechselnder, circa 0,15 Sek. dauernder Kontraktionsphase **(Systole)** und circa 0,7 Sek. langer Erschlaffungsphase **(Diastole).** Jede Herzaktion geht einher mit charakteristischen Druck- und Volumenveränderungen, mit akustischen (z. B. als Herzton wahrnehmbaren), mechanischen (z. B. Herzspitzenstoß) und bioelektrischen (im EKG erkennbaren) Phänomenen.

Es wird unterschieden zwischen Vorhof- und Kammerzyklus, wobei deren Aktionen exakt aufeinander abgestimmt sind, um eine optimale Blutauswurfleistung zu ermöglichen. Die Vorhofaktion beginnt circa 0,12–0,20 Sek. vor der Kammeraktion, sodass am Ende der Kammerdiastole aktiv Blut in die Kammern gepresst wird. Die Kammeraktion lässt sich in vier Phasen einteilen: In der **Anspannungsphase** der Kammersystole sind die Kammern mit Blut gefüllt, auf das durch zunehmende Anspannung der Herzmuskulatur Druck ausgeübt wird. Dadurch schließen sich die Segelklappen; die Verankerung der Segel an den Papillarmuskeln verhindert dabei ein »Zurückschlagen« in den Vorhof (Segelklappen und Taschenklappen sind geschlossen). In der **Austreibungsphase** drückt das Blut durch den hohen Druck die Taschenklappen auf und wird in die Aorta bzw. den Truncus pulmonalis ausgeworfen und damit in den Lungen- und Körperkreislauf gepumpt. Aus jeder Kammer werden pro Herzschlag beim gesunden Menschen in Ruhe etwa 70 ml Blut ausgetrieben **(Schlagvolumen).** Gegen Ende der Austreibungsphase schließen die Taschenklappen wieder, weil der Druck in den Schlagadern höher wird als in der Kammer. Ist die Systole beendet, beginnt die Kammerdiastole. In der **Entspannungsphase** erschlafft die Kammermuskulatur, gleichzeitig ist der Druck in der Kammer rückläufig, alle Klappen sind geschlossen. Ist der Kammerdruck unter den Vorhofdruck gesunken, beginnt die **Füllungsphase.** Dann öffnen sich die Segelklappen, sodass Blut aus den Vorhöfen durch die geöffneten Segelklappen in die Kammern strömt. Die Kontraktionen der Vorhöfe sind dabei nur von geringer Bedeutung. Die Füllungsphase endet mit dem Schließen der Segelklappen, die nächste Systole beginnt.

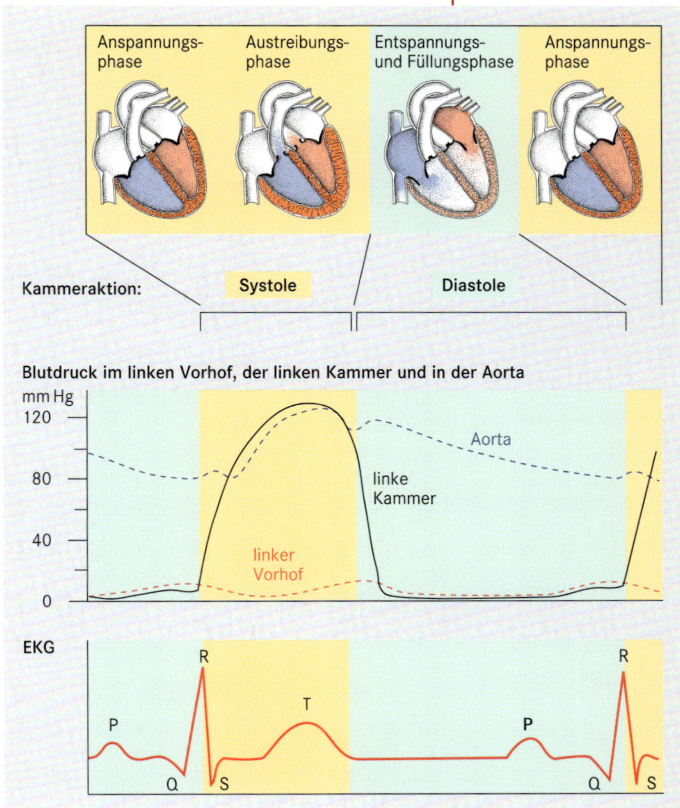

Herz.
In der oberen Grafik sind die vier Phasen der Herzaktion dargestellt. Unten ist der Verlauf des Blutdrucks und der EKG-Kurve während Systole und Diastole wiedergegeben.

Herzanfall, Herzattacke, plötzliches Auftreten von Herzbeschwerden mit Engegefühl, Herzschmerzen, Herzklopfen oder -rasen, Luftnot und Blutdruckveränderungen. Ursache kann eine Verkrampfung oder Verengung der Herzkranzgefäße (→Angina pectoris), eine akute Blutdruckerhöhung oder ein

Herzbeschwerden: Herzschmerzen

Beschwerden	Wahrscheinliche Ursachen	Erste Maßnahmen
Heftiger Schmerz in der Brust, in die linke Schulter und den linken Arm ausstrahlend, oft mit Beklemmungsgefühl, Atemnot, Herzschlagunregelmäßigkeit, Todesangst und Unruhe, Schwitzen, Übelkeit, evtl. Erbrechen, Schwäche	Herzanfall (→Angina pectoris) bei koronarer Herzkrankheit (→KHK), →Herzinfarkt	Betroffenen mit leicht erhöhtem Oberkörper lagern, beruhigen. Falls vorhanden, Gabe von 2 Hüben Nitrospray (→Nitropräparate) unter die Zunge, evtl. nach 10 Min. wiederholen. Wenn kein Notfallmedikament vorhanden oder Besserung ausbleibt, Notarzt rufen. Bis zum Eintreffen des Arztes Betroffenen fortlaufend beobachten, bei Herz-Kreislauf-Stillstand →Wiederbelebung
Brennende, dumpfe, nicht ausstrahlende **Herzschmerzen,** evtl. Fieber	→Herzmuskelentzündung, →Herzbeutelentzündung	Arztbesuch
Herzstechen, Herzschmerzen, **innere Unruhe, gedrückte Stimmung,** meist bei jüngeren Menschen	→Herzbeschwerden, funktionelle, →Depression 3)	Arztbesuch zum Ausschluss einer organischen Herzerkrankung

Herzbeschwerden: Langsamer Herzschlag

Beschwerden	Wahrscheinliche Ursachen	Erste Maßnahmen
Langsamer, evtl. zusätzlich **unregelmäßiger Herzschlag**	Bei trainierten Sportlern normal, verschiedene →Herzrhythmusstörungen mit Bradykardie oder Bradyarrhythmie, →Herzkrankheiten, →Herzfehler, →Schilddrüsenunterfunktion, nach Infekten	Arztbesuch. Bei plötzlich eingetretener Störung oder zusätzlichen Beschwerden (z. B. Schwindel, Brustschmerzen) Hausarzt rufen
Langsamer Herzschlag **bei Einnahme von Medikamenten**	Medikamentennebenwirkung, z. B. von →Herzglykosiden, →Betablockern	Rücksprache mit dem Arzt
Langsamer Herzschlag **bei Herzschrittmacher**	Fehlfunktion des →Herzschrittmachers	Sofort Internisten bzw. Kardiologen aufsuchen

→Herzinfarkt sein. Auch Herzrhythmusstörungen mit Extrasystolen können als Herzanfall empfunden, aber auch Beschwerden der Nachbarorgane (z. B. Lunge, Speiseröhre) als Herzanfall fehlgedeutet werden.

Herzangst, *Kardiologie:* →Herzbeschwerden, funktionelle.

Herzarbeit, Arbeitsleistung des Herzens, die pro Herzschlag aufgewendet werden muss, um Blut in den Kreislauf zu pumpen. Das Herz muss genügend Druck erzeugen, um ein ausreichendes Volumen Blut gegen den Gefäßwiderstand zu verschieben (Druck-Volumen-Arbeit) und das Blut auf eine entsprechende Geschwindigkeit zu beschleunigen (Beschleunigungsarbeit). Die Herzarbeit steigt mit einer Erhöhung des Herzschlagvolumens und/oder der Herzfrequenz (→Herzminutenvolumen).

Herzasthma, Asthma cardiale, anfallsartige Atemnot durch Verengung der Atemwege als Folge einer Blutstauung im Lungenkreislauf. Dem Herzasthma liegt meist eine Linksherzschwäche (→Herzinsuffizienz) zugrunde. Die leichteste Form ist die oft von Hustenreiz begleitete Kurzatmigkeit bei Belastung **(Belastungsdyspnoe),** später besteht Kurzatmigkeit auch in Ruhe **(Ruhedyspnoe).** Typischerweise treten die Beschwerden nachts bei flacher Lagerung des Oberkörpers auf. Der Betroffene sitzt aufrecht **(Orthopnoe),** ist unruhig, hat schwere Atemnot und Husten mit rötlich-bräunlich gefärbtem Auswurf. Aus Herzasthma und schwerer Linksherzinsuffizienz kann sich ein lebensbedrohliches →Lungenödem entwickeln. Die medikamentöse Therapie zielt auf eine Verbesserung der Herzleistung und entspricht der Behandlung bei Herzinsuffizienz.

Herzattacke, →Herzanfall.

Herzautonomie, vom Herzen selbst ausgehender und unabhängiger Antrieb der Herztätigkeit.

Herzbeschwerden, Missempfindungen in der Herzgegend. Herzbeschwerden äußern sich in allgemeiner Mattigkeit, dem Gefühl der Leistungsminderung, einem Organgefühl (beunruhigende Feststellung, dass man ein Herz hat) und einem erhöhten Ruhebedürfnis. Herzbeschwerden sind meist Folge einer vegetativen Fehlsteuerung und hängen stark vom seelischen Befinden ab. Besonders häufig treten sie im Jugendalter, mit Beginn der Wechseljahre sowie bei Überforderung auf. Länger andauernde Herzbeschwerden und →Herzschmerzen bedürfen der Klärung durch den Arzt.

Herzbeschwerden, funktionelle, meist anfallsartig auftretende Herzbeschwerden wie Schmerzen in der Brust, Herzstolpern und -jagen (Tachykardie), denen keine Organkrankheit zugrunde liegt, sondern eine →Phobie.

Herzbeutelentzündung, Perikarditis, Entzündung des Herzbeutels, die oft mit Fieber und Entzündung anderer Schichten des Herzens einhergeht. Eine Herzbeutelentzündung mit Erguss wird als **Pericarditis exsudativa,** eine ohne Erguss als **Pericarditis sicca** bezeichnet.

■ **Ursache** Die Herzbeutelentzündung kann durch Erreger, überwiegend Viren, verursacht sein oder im Rahmen einer Autoimmunerkrankung (z. B. Lupus erythematodes) auftreten. Sie kann auch als Komplikation einer anderen Erkrankung (z. B. Herzinfarkt, Brustfellentzündung) oder durch Stoffwechselentgleisung (z. B. Urämie) entstehen. In 70 % der Fälle bleibt die Ursache jedoch unklar **(idiopathische Perikarditis).**

▪ **Befund** Zu Beginn leidet der Betroffene an allgemeiner Schwäche, Atemnot, Schweißneigung, zunehmendem Beklemmungsgefühl in der Brust beim Liegen und er hat oft lage- und atemabhängige Schmerzen hinter dem Brustbein. Beim Abhören des Herzens mit dem Stethoskop ist bei der Pericarditis sicca typischerweise ein knarrendes, reibendes Geräusch wahrzunehmen (Perikardreiben), das durch das Aneinanderreiben der entzündeten Blätter des Herzbeutels entsteht. Häufig bildet sich im Folgestadium ein entzündlicher Erguss im Herzbeutel, die Schmerzen klingen dann ab. Da der Herzbeutel nur wenig dehnbar ist, werden die Herzhöhlen eingeengt, in ausgeprägten Fällen bis hin zu einer →Herzbeuteltamponade. Die Herzhöhlen fassen weniger Blut, was eine verminderte Auswurfleistung und damit eine Herzinsuffizienz zur Folge hat. Das Perikardreiben ist in diesem Stadium verschwunden, die Herztöne sind wegen des Ergusses nur noch leise hörbar. Die Diagnostik erfolgt durch körperliche Untersuchung, EKG, Röntgen, Herzultraschall und Laboruntersuchungen. Als Komplikation kann sich besonders bei einer tuberkulösen Herzbeutelentzündung eine **Pericarditis constrictiva** ausbilden, bei der das Herz regelrecht eingeschnürt wird (→Panzerherz).

▪ **Behandlung** Im Vordergrund stehen Bettruhe und Schmerzbekämpfung sowie eine entzündungshemmende Behandlung mit Antiphlogistika oder Kortikoiden. Im Fall einer bakteriellen Herzbeutelentzündung werden Antibiotika eingesetzt. Bei ausgeprägtem Erguss ist eine entlastende Punktion des Herzbeutels (Perikardpunktion) erforderlich. Eine idiopathische Perikarditis heilt meist folgenlos nach 4–6 Wochen ab, die Heilungsaussichten einer Herzbeutelentzündung mit bekannter Ursache hängen v. a. von der jeweils zugrunde liegenden Erkrankung ab.

Herzbeutelerguss, Perikarderguss, Ansammlung von Flüssigkeit im Herzbeutel als Begleiterscheinung entzündlicher Herzerkrankungen (z. B. bei Herzbeutelentzündung) oder bösartiger Tumorerkrankungen (z. B.

Herzbeschwerden: Schneller Herzschlag (Herzrasen)

Beschwerden	Wahrscheinliche Ursachen	Erste Maßnahmen
Schneller Herzschlag **bei Fieber oder körperlicher Belastung,** nach hohem Kaffee-, Tee-, Zigarettenkonsum	Normale Reaktion des Körpers	Bei anhaltend schnellem Puls Arztbesuch
Ständig schneller und evtl. **unregelmäßiger Herzschlag,** evtl. Zittern, Schwindel, Atemnot	Verschiedene →Herzrhythmusstörungen mit Tachykardie oder Tachyarrhythmie, →Herzkrankheiten, →Herzfehler, →Schilddrüsenüberfunktion, Blutarmut (→Anämie)	Arztbesuch. Bei plötzlich eingetretener Störung oder zusätzlichen Beschwerden (z. B. Schwindel, Brustschmerzen) Hausarzt rufen
Anfälle von starkem Herzklopfen mit Schwindel, Unruhe, evtl. auch Bewusstseinsstörungen	Stressreaktion, anfallsweises Herzrasen (paroxysmale supraventrikuläre Tachykardie; →Herzrhythmusstörungen), Unterzuckerung (→Hypoglykämie)	Betroffenen beruhigen, kaltes Wasser trinken lassen. Evtl. Traubenzucker geben. Bei ausbleibender Besserung Hausarzt rufen. Immer Arztbesuch zur Abklärung der Ursache
Herzklopfen und/oder Herzjagen bei **Einnahme von Medikamenten**	Medikamentennebenwirkung, z. B. von →Asthmamitteln, →Blutdruckmitteln	Puls mehrmals vor und nach Medikamenteneinnahme kontrollieren. Rücksprache mit dem Arzt
Herzjagen, **hochroter Kopf,** anfallsweises Herzklopfen, **Kopfschmerzen,** evtl. Schweißausbrüche, Blässe, Unruhe, Angst, Zittern, Schwäche, Übelkeit, Erbrechen, Brustschmerz	Akuter krisenhafter →Bluthochdruck, selten →Phäochromozytom	Falls der Betroffene Notfallmedikamente mit sich führt, diese verabreichen. Betroffenen mit erhöhtem Oberkörper lagern und Notarzt rufen. Bis dahin Betroffenen fortlaufend beobachten, evtl. Blutdruck messen

Herzbeschwerden: Unregelmäßiger Herzschlag (Herzstolpern)

Beschwerden	Wahrscheinliche Ursachen	Erste Maßnahmen
Unregelmäßiger, schneller Herzschlag, **Atemnot,** oft Blaufärbung der Lippen, **Husten, Ödeme,** Schwäche	→Herzinsuffizienz	Betroffenen mit erhöhtem Oberkörper lagern, beruhigen. Notarzt rufen. Bis zum Eintreffen des Arztes Betroffenen nicht allein lassen
Unregelmäßiger Herzschlag, **Herzstolpern bzw. Aussetzer,** meist Verschlimmerung bei körperlicher Belastung	Verschiedene →Herzrhythmusstörungen mit Arrhythmie oder Extrasystolen, →Herzkrankheiten, →Herzfehler, →Schilddrüsenüberfunktion	Arztbesuch. Bei plötzlich eingetretener Störung oder zusätzlichen Beschwerden (z. B. Schwindel, Brustschmerzen) Hausarzt rufen
Herzstolpern und unregelmäßiger Herzschlag **bei Einnahme von Medikamenten**	Medikamentennebenwirkung, z. B. von →Blutdruckmitteln, →Antiarrhythmika, →Herzglykosiden, →Asthmamitteln	Puls mehrmals vor und nach Medikamenteneinnahme kontrollieren. Rücksprache mit dem Arzt

Brust- oder Lungenkrebs). Als Komplikation kann eine →Herzbeuteltamponade auftreten. Das Herz wird durch eine →Punktion von der Flüssigkeit entlastet.

Herzbeuteltamponade, Perikardtamponade, Ansammlung von Flüssigkeit im Herzbeutel (Perikard) bei Entzündungen oder Verletzungen mit Behinderung der Herzaktion. Blut im Herzbeutel wird als **Hämatoperikard** bezeichnet, Blut und Luft (z. B. durch eine offene Verletzung des Brustkorbs) als **Hämatopneumoperikard.** Durch den starken Druck von außen kann sich das Herz nicht ausreichend mit Blut füllen und dieses staut sich in die Hohlvenen und den Körper zurück. Sichtbares Zeichen sind die prall gefüllten Venen am Hals. Es kommt aufgrund der behinderten Pumpfunktion des Herzens zum Absinken des Blutdrucks, Schwindel, Schweißausbruch, Atemnot und evtl. zum Schock. Ist die Herzbeuteltamponade nicht sehr ausgeprägt, wird nur die auslösende Erkrankung behandelt. In schweren Fällen muss die Flüssigkeit im Herzbeutel durch eine Punktion entfernt werden. Verletzungen des Herzens oder des Herzbeutels werden so schnell wie möglich operiert.

Herzchirurgie, Kardiochirurgie, medizinisches Fachgebiet, das sich mit der Erkennung von chirurgischen Erkrankungen, Verletzungen und Fehlbildungen des Herzens, der herznahen Gefäße, des Mediastinums und der Lunge sowie deren operativer Behandlung, Vorsorge und Nachsorge befasst. Zur Herzchirurgie gehören z. B. die operative Korrektur von Herzfehlern und Gefäßanomalien, die Einpflanzung von Herzschrittmachern, Eingriffe an den Herzkranzgefäßen oder Herztransplantationen.

Herzdekompensation, Versagen der Anpassungs- und Ausgleichsmechanismen bei chronischer →Herzinsuffizienz.

Herzdilatation, krankhafte Erweiterung der Herzinnenräume bzw. Vergrößerung des gesamten Herzens mit nachfolgend eingeschränkter Pumpleistung. Je nach betroffener Herzkammer werden **Linksherzdilatation** und **Rechtsherzdilatation** unterschieden.

■ **Ursache** Eine Herzdilatation kann sich im Rahmen einer chronischen Druckbelastung oder einer chronischen Volumenbelastung aus einer →Herzhypertrophie entwickeln. Aber auch Erkrankungen, die zum Untergang von Herzmuskelgewebe führen (z. B. koronare Herzerkrankung, Herzinfarkt, Herzmuskelentzündung) oder eine Kardiomyopathie kommen als Ursache infrage.

■ **Befund und Behandlung** Es bestehen Zeichen der jeweils zugrunde liegenden Erkrankung. Darüber hinaus kommt es zur Funktionseinschränkung der betroffenen Herzhälfte (→Herzinsuffizienz). Im EKG lässt sich die Herzdilatation häufig durch einen →Schenkelblock erkennen. Zur weiteren Diagnostik dienen Herzultraschall sowie eine Röntgenaufnahme des Brustkorbes. Die Therapie richtet sich nach der Grunderkrankung und es wird die bestehende Herzinsuffizienz behandelt.

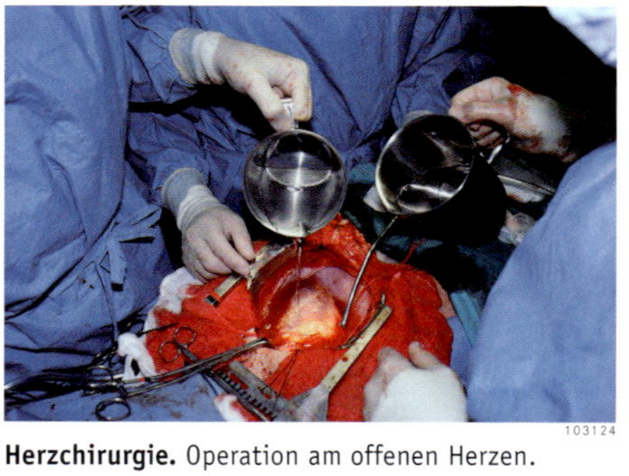

103124

Herzchirurgie. Operation am offenen Herzen. Solche Eingriffe werden z. B. bei angeborenen Herzfehlern oder Herztransplantationen vorgenommen.

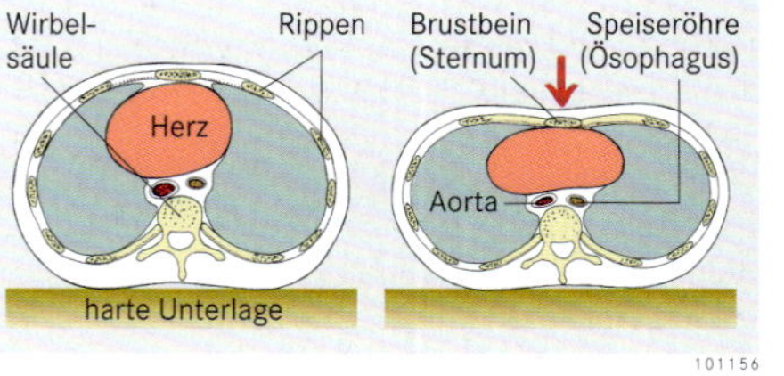

101156

Herzdruckmassage. Bei der Herzdruckmassage wird der Brustkorb circa 3–5 cm tief eingedrückt. Dabei kommt es auch zur Kompression des Herzens.

Herzdruckmassage, Herzmassage, Notfallmaßnahme bei Herzstillstand zur Aufrechterhaltung eines minimalen Blutkreislaufs. Durch rhythmische Kompressionen des Brustkorbs und damit des Herzens wird eine minimale Durchblutung zur Sauerstoffversorgung lebenswichtiger Organe aufrechterhalten, die durch die Atemspende ergänzt wird (→Wiederbelebung).

■ **Bei Erwachsenen** setzt der Helfer einen Handballen auf das untere Drittel des Brustbeins (2–3 Finger breit über dem Schwertfortsatz), die andere Hand obenauf. Mit gestreckten Armen wird der Brustkorb 80- bis 100-mal pro Minute 3–5 cm tief zusammengedrückt. Nach jeder Kompression Druck vollständig lockern, damit wieder Blut in das Herz einströmen kann. Der Handballen bleibt jedoch immer in Kontakt mit dem Brustkorb.

■ **Bei Kindern** liegt der Druckpunkt in der Mitte des Brustbeins (Verbindungslinie zwischen den Brustwarzen). Der Brustkorb wird mit einer Hand 100-mal pro Minute 2–3 cm tief zusammengedrückt. Bei Säuglingen liegen beide Daumen auf der Mitte des Brustbeins, die anderen Finger umfassen

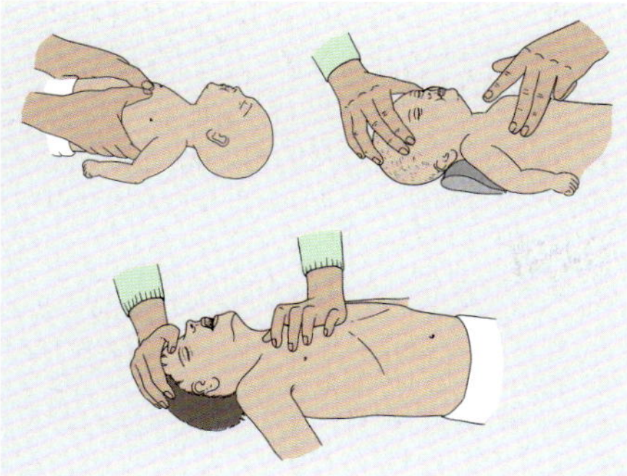

Herzdruckmassage. Die Herzdruckmassage wird bei Neu- und Frühgeborenen brustumfassend durchgeführt, bei Säuglingen mit zwei Fingern (oben) und bei Kleinkindern ab zwei Jahren mit einer Hand (unten).

den Brustkorb von hinten. Die Herzdruckmassage kann auch mit Zeige- und Mittelfinger einer Hand ausgeführt werden (Frequenz 100–120/Min.).

Herzentzündung, Karditis, Oberbegriff für infektiöse oder andere entzündliche Erkrankungen des Herzens. Dazu zählen die →Herzbeutelentzündung (Perikarditis), →Herzmuskelentzündung (Myokarditis), Entzündung der Herzinnenhaut (→Endokarditis) oder aller drei Wandschichten **(Pankarditis)**. Zu einer Pankarditis kann es z.B. bei →rheumatischem Fieber kommen.

Herzfehler, Herzvitium, Vitium cordis, angeborene oder erworbene krankhafte Veränderungen des Herzens, der herznahen großen Gefäße (Aorta und Lungenarterie) oder der Herzklappen. Beeinträchtigungen der Herzklappenfunktion, ob angeboren oder erworben, bedeuten entweder, dass die Klappe sich nicht ganz öffnen kann **(Stenose)**, sie sich nicht vollständig schließt **(Insuffizienz)** oder eine Kombination von beidem **(kombiniertes Vitium)**. Die Diagnose eines Herzfehlers wird durch Abhören des Herzens (Herzgeräusche), Röntgenuntersuchungen (Vergrößerung des Herzens) und EKG gestellt; als weitere Untersuchungen dienen Herzultraschall, Phonokardiografie oder auch Herzkatheteruntersuchungen. Für Betroffene besteht ein erhöhtes Risiko, an einer infektiösen Entzündung der Herzinnenhaut (Endokarditis) zu erkranken. Vor operativen Eingriffen wird daher vorbeugend bei fast allen Herzfehlern eine antibiotische →Endokarditisprophylaxe durchgeführt.

■ **Erworbene Herzfehler** Sie finden sich v.a. an den Klappen des linken Herzens und sind fast immer Folge einer Entzündung von Herzinnenhaut und Herzklappen, meist nach →rheumatischem Fieber.

■ **Verengte Herzklappen** (Herzklappenstenose): Durch die verengte Öffnung müssen die vorgeschalteten Herzabschnitte zum Durchpressen des Blutes einen höheren Druck aufbringen. Übersteigt dies die Leistungsfähigkeit des Herzens, entsteht eine Herzinsuffizienz.

Von besonderer Bedeutung ist die **Mitralklappenstenose,** die den Einstrom des Blutes aus dem linken Vorhof in die linke Herzkammer behindert und daher die häufigste Ursache für eine Lungenstauung mit Rechtsherzinsuffizienz (→Herzinsuffizienz) ist. Bei den Betroffenen bestehen typischerweise gerötete Wangen (»Mitralbäckchen«) sowie eine bläuliche Verfärbung der Lippen (Lippenzyanose). Die Vorhoferweiterung führt zu Vorhofflimmern mit der Gefahr einer Blutgerinnselbildung und arteriellen Embolie (Schlaganfall). Die etwas seltenere **Aortenklappenstenose,** die durch Entzündungen mit nachfolgenden Verwachsungen, aber auch arteriosklerotisch

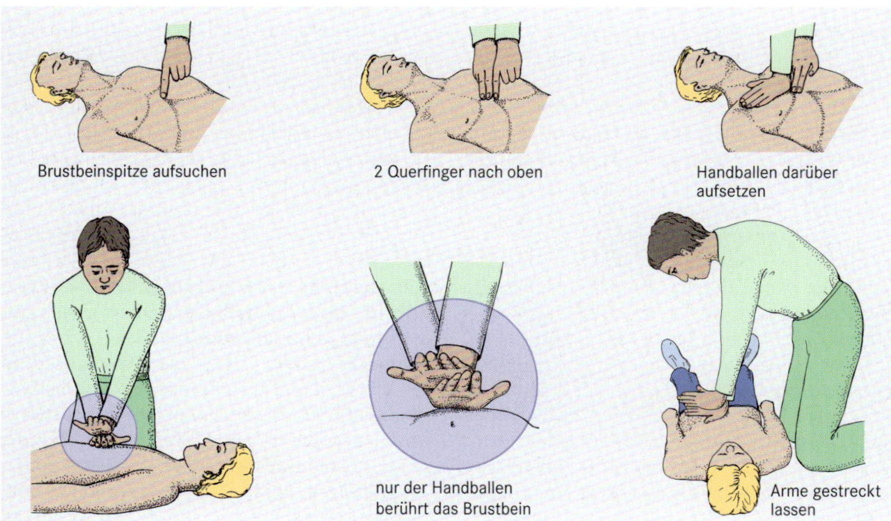

Herzdruckmassage. Steht nur ein Helfer zur Verfügung, werden mit gestreckten Armen 15 Kompressionen des Brustkorbs durchgeführt, danach zweimal beatmet.

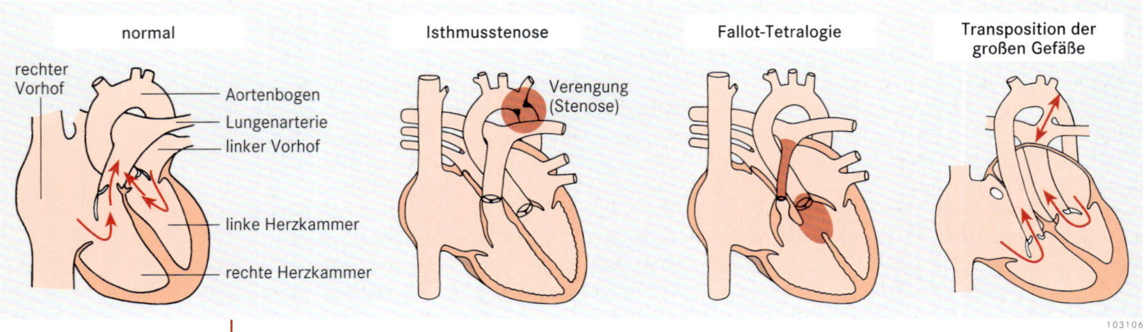

Herzfehler.
Übersicht über verschiedene angeborene Herzfehler. Sie müssen chirurgisch behandelt werden.

bedingt sein kann, behindert den Ausstrom des Blutes aus der linken Herzkammer und führt so zur Belastung der linken Herzkammer bis hin zur Linksherzinsuffizienz. Neben schneller Ermüdbarkeit, Schwindel, Brustschmerzen und v. a. bei Belastung auftretenden, kurz dauernden Anfällen von Bewusstlosigkeit (Synkopen) besteht ein erhöhtes Risiko, am plötzlichen Herztod zu sterben. Die **Trikuspidalklappenstenose** verhindert den Einstrom des Blutes aus dem rechten Vorhof in die rechte Kammer; sie ist selten und tritt nach einem rheumatischen Fieber immer zusammen mit einer Mitral- oder Aortenstenose auf.

Eine Herzklappenstenose kann operativ durch eine Herzklappensprengung, bei der die miteinander verwachsenen Anteile der Klappe getrennt werden, oder durch operativen Ersatz der defekten Klappe (→Herzklappenprothese) behandelt werden.

■ **Undichte Herzklappen** (Herzklappeninsuffizienz): Bedingt durch den unvollständigen Schluss der Herzklappe fließt nach jedem Herzschlag Blut durch die undichte Klappe zurück (Pendelblut), sodass die vorgeschalteten Herzabschnitte mit zusätzlichem Flüssigkeitsvolumen belastet werden. Mögliche Ursachen sind Entzündungsprozesse, der Riss von Sehnenfäden oder Papillarmuskeln oder die Zerstörung von Teilen der Herzklappe.

Am häufigsten ist die **Mitralklappeninsuffizienz,** in einem Drittel der Fälle in Kombination mit einer Mitralklappenstenose. Charakteristische Beschwerden sind Leistungsminderung, Brustschmerzen, Herzklopfen und belastungsabhängige Atemnot; bei Vorhofflimmern können sich Blutgerinnsel bilden, was die Gefahr einer Embolie erhöht. Zusätzlich kommt es durch die vermehrte Pumparbeit der linken Herzkammer zur Linksherzinsuffizienz. Bei der **Aortenklappeninsuffizienz** muss infolge des Blutrückflusses das linke Herz ein großes Blutvolumen mit großer Kraft in den Kreislauf pumpen. Es kann diese zusätzliche Belastung sehr lange ausgleichen, sodass es erst spät zu einer Linksherzinsuffizienz mit belastungsabhängiger Atemnot, Leistungsminderung und auch Brustschmerzen kommt. Eine **Trikuspidalklappeninsuffizienz** ist selten, meist durch Erweiterung oder Druckbelastung des rechten Vorhofes bedingt, und führt infolge der erhöhten Blutmenge, die das rechte Herz zu bewältigen hat, zu einer Rechtsherzinsuffizienz mit entsprechenden Beschwerden. Eine **Pulmonalklappeninsuffizienz** ist ebenfalls selten und entsteht durch eine Lungenstauung oder eine pulmonale Hypertonie.

Die Herzklappeninsuffizienz kann operativ durch einen Herzklappenersatz behandelt werden. Einen Sonderfall der Herzklappenfehler stellt der **Mitralklappenprolaps** (Mitralsegelprolaps, Klicksyndrom) dar, der meist bei Frauen auftritt und in ausgeprägten Fällen zu einer Mitralinsuffizienz führen kann. Dabei wölben sich ein oder beide Segel der Mitralklappe während der Kammersystole in den linken Vorhof vor. Er bereitet in aller Regel keine Beschwerden und wird oft nur zufällig entdeckt. Bestehen Schwindel- und Schwächegefühl, Kollapsneigung, Brustschmerzen oder Herzrhythmusstörungen, spricht man von einem **Mitralklappenprolaps-Syndrom.**

■ **Angeborene Herzfehler** Sie sind die häufigsten angeborenen Entwicklungsstörungen und treten als genetischer Defekt oft gemeinsam mit anderen Fehlbildungen auf (z. B. beim Down-Syndrom); Ursache ist meist eine Kombination aus Erb- und Umweltfaktoren. Fehlbildungen am Herzen führen zu veränderten Druckverhältnissen im Herzen und damit in vielen Fällen zu anderem Fließverhalten des Blutes durch den Lungen- und Körperkreislauf. Unter diesem Gesichtspunkt werden drei Gruppen von angeborenen Herzfehlern unterschieden:

■ **Herzfehler ohne Verbindung zwischen Körper- und Lungenkreislauf** Gemeinsam ist diesen Fehlbildungen die Druckbelastung der vorgeschalteten Herzabschnitte. Am häufigsten ist die **Pulmonalstenose,** also eine Verengung am Übergang zwischen rechter Herzkammer und Lungenarterie. Ist sie stark ausgeprägt, so führt sie aufgrund der gedrosselten Lungendurchblutung zu Atemnot. Die **Aortenklappenstenose** ist in ihren Auswirkungen auf das Kreislaufsystem mit der erworbenen Aortenklappenstenose vergleichbar.

Bei der **Aortenisthmusstenose** (Aortenkoarktation) tritt die Enge erst im Verlauf des Aortenbogens auf, und zwar nach dem Abgang der großen Arterien, die Kopf und Arme versorgen. Dies führt zu einer erheblichen Blutdruckdiskrepanz zwischen oberer und unterer Körperhälfte. Liegt die Enge vor dem Abgang des Ductus Botalli (kindlicher Typ), so erfolgt die Durchblutung der unteren Körperhälfte durch das rechte Herz über den Ductus, was schon im Säuglingsalter zu schwerster dekompensierter Rechtsherzinsuffizienz führt. Liegt die Enge hinter dem Abgang des Ductus Botalli (Erwachsenentyp), so fallen die Betroffenen oft erst im Schul- oder Erwachsenenalter durch Nasenbluten, kalte Füße und Wadenschmerzen und den hohen am Arm gemessenen Blutdruck auf.

▪ **Herzfehler mit Blutfluss aus dem Körper- in den Lungenkreislauf** (Links-rechts-Shunt): Fehlbildungen dieser Gruppe führen dazu, dass der Druck im Lungenkreislauf größer wird als im Körperkreislauf und sich die Fließrichtung des Blutes durch den Kurzschluss umkehrt (Shuntumkehr, Eisenmenger-Reaktion). Dieser vermehrte Blutfluss von rechts nach links, unter Umgehung der Lunge, bedeutet eine nicht mehr beeinflussbare Linksherzbelastung und Sauerstoffunterversorgung des Körpers. Die Behandlung richtet sich daher immer darauf, dieses Geschehen zu verhindern.

Die häufigste Fehlbildung aus dieser Gruppe – und gleichzeitig mit Abstand der häufigste angeborene Herzfehler überhaupt – ist der **Ventrikelseptumdefekt** (VSD). Hier besteht ein Loch in der Scheidewand (Septum) zwischen beiden Herzkammern, durch welches das Blut von der linken in die rechte Kammer strömt. Beim **Vorhofseptumdefekt** (Atriumseptumdefekt, ASD) besteht ein unvollständiger Verschluss der Scheidewand zwischen linkem und rechtem Vorhof des Herzens. Bei kleineren Defekten kann in beiden Fällen zunächst abgewartet werden, da sich diese Verbindungen häufig in den ersten Lebensjahren noch verschließen. Ein weiterer Kurzschluss zwischen Körper- und Lungenkreislauf entsteht bei **fehlendem Verschluss des Ductus Botalli** nach der Geburt. Helfen Medikamente nicht, diesen normalen Prozess zu starten, wird der Ductus in den ersten Lebenstagen durchtrennt.

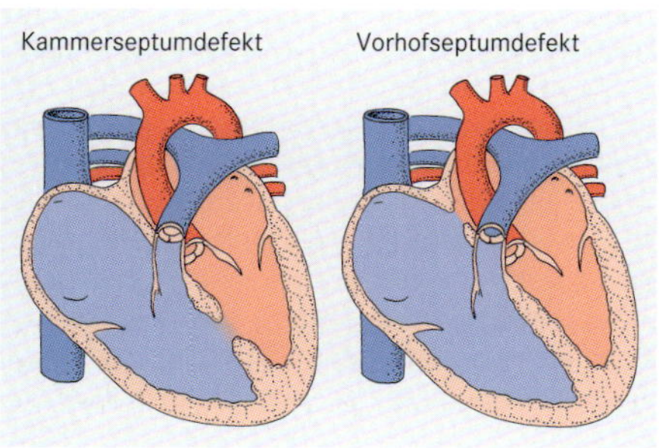

Herzfehler. Beim Kammerseptumdefekt (Ventrikelseptumdefekt) strömt das Blut durch ein Loch in der Kammerscheidewand von der linken in die rechte Herzkammer. Beim Vorhofseptumdefekt besteht eine Verbindung zwischen den beiden Vorhöfen.

▪ **Herzfehler mit Blutfluss aus dem Lungen- in den Körperkreislauf** (Rechts-links-Shunt): Diese sehr komplexen Fehlbildungen führen zu einer verminderten Lungendurchblutung und damit einer Sauerstoffunterversorgung des Körpers (Zyanose).

Die beiden häufigsten zyanotischen Herzfehler sind die **Fallot-Tetralogie** und die **Transposition der großen Arterien** (TGA), bei der die Aorta aus der rechten Herzkammer, die Lungenarterie aus der linken Herzkammer entspringt. Das sauerstoffreiche Blut wird dadurch wieder in die Lunge, das sauerstoffarme in den Körper gepumpt. Ein Austausch findet nur statt über die embryonalen Kurzschlüsse zwischen den beiden Vorhöfen (Foramen ovale) und den beiden großen Arterien (Ductus Botalli). In beiden Fällen sind umfangreiche, mit großem Risiko belastete Operationen erforderlich.

Herzflattern, zusammenfassende Bezeichnung für das Vorhof- und das Kammerflattern (→Herzrhythmusstörungen).

Herzflimmern, unregelmäßige und unkoordinierte Herzmuskeltätigkeit, bedingt durch eine schnelle, unkoordinierte und unregelmäßige Abfolge von Vorhof- oder Kammererregungen mit über 350 Herzkontraktionen/Minute (→Herzrhythmusstörungen). Die Herztätigkeit geht dabei ohne effektive Auswurfleistung einher. Das **Vorhofflimmern** findet sich häufig bei Herzinsuffizienz und koronarer Herzkrankheit. Es wird medikamentös oder durch elektrische →Kardioversion behandelt. Gelegentlich kann ein Herzschrittmacher notwendig werden. Das **Kammerflimmern** entspricht funktionell einem Herz-Kreislauf-Stillstand und muss durch sofortige →Wiederbelebung behandelt werden.

Herzfrequenz, Zahl der Herzschläge pro Minute. Die Herzfrequenz beträgt beim erwachsenen Menschen in körperlicher Ruhe circa 70 Schläge/Min., beim Neugeborenen circa 140 Schläge/Min. Sie ist u. a. abhängig von Alter, Geschlecht und Trainingszustand und erhöht sich bei Aufregung, Nervosität oder körperlicher Anstrengung. Störungen der Herzfrequenz werden als →Herzrhythmusstörungen bezeichnet.

Herzgeräusche, krankhafte Schallphänomene des Herzens, die auf einen gestörten Blutfluss hinweisen. Herzgeräusche entstehen

z. B., wenn sich das Blut durch eine verengte Herzklappe pressen muss oder sich bei einer nicht dicht schließenden Herzklappe durch den Blutrückfluss Wirbel bilden. Bei Kindern und Jugendlichen finden sich oft belanglose Herzgeräusche, die als akzidentelle Herzgeräusche bezeichnet werden. Herzgeräusche werden durch das Abhören des Herzens mit einem Stethoskop festgestellt. Ist das Geräusch während der Phase, in der die Herzkammern das Blut auswerfen, hörbar, heißt es **Systolikum,** tritt es während der Erschlaffungsphase auf, nennt man es **Diastolikum.** Zur Einordnung von Herzgeräuschen ist es wichtig, ob sie sich während der Herzaktion ändern und an welchem Punkt des Brustkorbes sie am lautesten gehört werden können (Punctum maximum). Nimmt das Herzgeräusch vom Beginn bis zum Ende des Geräuschintervalls kontinuierlich an Lautstärke und Intensität ab, heißt es **Decrescendogeräusch,** nimmt es zu, **Crescendogeräusch.** Ist das Herzgeräusch so laut, dass es mit bloßem Ohr ohne Zuhilfenahme eines Stethoskops gehört werden kann, wird es als **Distanzgeräusch** bezeichnet.

Herzgewicht, medizinisch wichtige Zustandsgröße des Herzens. Das Herzgewicht beträgt beim Erwachsenen normalerweise circa 300 g. Ein erhöhtes Herzgewicht ist bei Leistungssportlern normal, ansonsten ein Symptom verschiedener Herzerkrankungen. Wird das kritische Herzgewicht von circa 500 g überschritten, besteht die Gefahr, dass der Herzmuskel nicht mehr ausreichend mit Sauerstoff versorgt werden kann (→Herzhypertrophie).

Herzglykoside, Digitalisglykoside, pflanzliche Wirkstoffe zur Behandlung von Herzmuskelschwäche (Herzinsuffizienz). Durch Herzglykoside kann das schwache Herz ökonomischer arbeiten, da die Schlagkraft gestärkt wird, während sich gleichzeitig die Herzfrequenz erniedrigt. Eine Reihe von Pflanzen enthalten Herzglykoside, so z. B. Fingerhut (Digitoxin, Digoxin), Maiglöckchen, Oleander und Adonisröschen. In den rezeptpflichtigen Medikamenten werden fast immer die reinen Wirkstoffe **Digitoxin** und **Digoxin** und deren Abwandlungen (Acetyldigoxin, Methyldigoxin bzw. Metildigoxin) eingesetzt. Herzglykoside haben eine geringe therapeutische Breite; sie dürfen keinesfalls zu hoch dosiert werden, sonst kommt es zu Vergiftungserscheinungen. Als Nebenwirkungen bzw. Vergiftungssymptome treten allergische Hautreaktionen, Benommenheit, Kopfschmerzen, Übelkeit, Erbrechen, Herzrhythmusstörungen, Sehstörungen (Gelbsehen, Augenflimmern), Verwirrtheit oder auch Halluzinationen auf. Erster Schritt der Behandlung ist, die weitere Medikamenteneinnahme zu stoppen. Zur Beseitigung lebensbedrohlicher Herzrhythmusstörungen werden zunächst Medikamente eingesetzt, darüber hinaus kann eine vorübergehende Implantation eines Herzschrittmachers oder auch eine Defibrillation bzw. Kardioversion erforderlich sein. Die Wirkung von Herzglykosiden kann durch harntreibende Mittel oder Missbrauch von Abführmitteln verstärkt werden, ebenso durch eine Reihe verschreibungspflichtiger Medikamente.

Herzhypertrophie, Zunahme der Herzmuskelmasse und des Herzgewichts durch Vergrößerung der Herzmuskelzellen bei unveränderter Anzahl. Je nach betroffener Herzkammer werden **Linksherzhypertrophie** und **Rechtsherzhypertrophie** unterschieden. Überschreitet das Herz durch eine zunehmende Herzhypertrophie das »kritische Herzgewicht« von 500 g, kann der verdickte Herzmuskel nicht mehr ausreichend mit Blut versorgt werden, und es treten Zeichen der Minderdurchblutung (v. a. Brustschmerzen) bis hin zum Absterben von Herzmuskelzellen (Herzinfarkt) auf. Die Leistungsfähigkeit des Herzens vermindert sich (→Herzinsuffizienz).

Muss die Herzkammer ständig gegen einen hohen Blutdruck arbeiten, z. B. bei Klappenverengungen oder Bluthochdruck, entsteht eine **Druckhypertrophie** aller Wandabschnitte der Kammer. Bei einer **Volumenhypertrophie** muss die Herzkammer ein erhöhtes Blutvolumen bewältigen, z. B. weil eine Herzklappe undicht ist und das weiter gepumpte Blut in die Kammer zurückfließt. In diesem Fall entsteht neben der Wandverdickung auch eine Erweiterung der Herzkammer (Dilatation). Die Herzhypertrophie kann auch erblich bedingt sein. Der Betroffene leidet an den jeweiligen Beschwerden der Grundkrankheit, die Herzhypertrophie selbst verläuft eher ohne Symptome. Es zeigen sich Veränderungen im EKG, Herzultraschall und in der Röntgenaufnahme des Brustkorbes. Wichtig ist die Therapie der Grunderkrankung, da es sonst zu Komplikationen kommt.

Herzinfarkt
→ GEO **Dossier**
Die Heilkraft der Bewegung, Bd. 11

Herzinfarkt, Myokardinfarkt, durch plötzliche Sauerstoffminderversorgung verursachter, umschriebener Gewebsuntergang des Herzmuskels. Bei circa der Hälfte der Betroffenen führt ein Herzinfarkt innerhalb der ersten Stunden bzw. Tage zum Tod. Männer erleiden häufiger einen Herzinfarkt als Frauen, wobei sich die Geschlechtsverteilung in den letzten 20 Jahren von 5 : 1 auf etwa 2 : 1 verschoben hat. Auch das Hauptrisikoalter beginnt immer früher; bei Männern tritt der Herzinfarkt oft schon vor dem 40. Lebensjahr auf. Frauen sind meist erst nach den Wechseljahren betroffen, wenn die Produktion des gefäßschützenden Geschlechtshormons Östrogen allmählich zurückgeht.

■ **Ursache** Zugrunde liegt der Verschluss oder eine hochgradige Einengung einer oder mehrerer Herzkranzarterienäste, zumeist als Komplikation einer Arteriosklerose. Bei jüngeren Patienten kann als auslösender Mechanismus auch ein Vasospasmus, also eine Verkrampfung eines Herzkranzgefäßes zugrunde liegen. Folge der Durchblutungsstörungen ist eine unzureichende Sauerstoffversorgung des Herzmuskels im Versorgungsbereich des betroffenen Gefäßes. Das Herzmuskelgewebe beginnt bereits nach 20–30 Min. abzusterben und innerhalb von 6 Std. ist das minderversorgte Muskelgewebe irreparabel geschädigt (Nekrose des Herzmuskels). Wird der Herzinfarkt überlebt, so bildet sich eine feste Narbe, die sich jedoch nicht mehr wie das ursprüngliche Muskelgewebe zusammenziehen und deshalb keine Pumpfunktion erfüllen kann.

Risikofaktoren sind wie bei der koronaren Herzkrankheit Fettstoffwechselstörungen, Bluthochdruck, Diabetes mellitus, Zigarettenrauchen, Übergewicht und ein erhöhter Fibrinogenspiegel im Blut, der zu vermehrter Gerinnungsneigung führt. Bewegungsmangel und hektische Lebensweise fördern ebenfalls die Entstehung. Auslöser sind nicht selten plötzliche Kraftanstrengungen oder Stresssituationen, die zu einem erhöhten Blutdruck und vermehrtem Sauerstoffbedarf auch des Herzmuskels führen. In den frühen Morgenstunden (circa 2–3 Uhr nachts) treten Infarkte gehäuft auf, was mit Konzentrationsschwankungen von Hormonen und Blutgerinnungsstoffen zusammenhängt. Auch ein Kreislaufkollaps oder eine Lungenembolie können einen Herzinfarkt zur Folge haben.

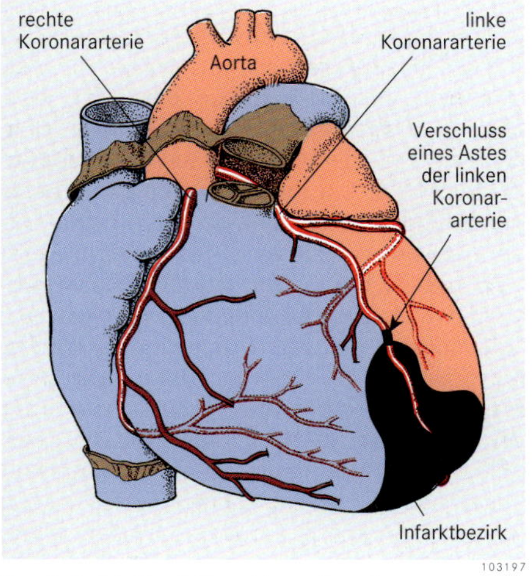

Herzinfarkt. Durch Verschluss einer Koronararterie stirbt das von dieser Arterie versorgte Herzmuskelgewebe ab.

Je nach betroffener Herzhälfte werden **Linksherzinfarkt** und **Rechtsherzinfarkt** unterschieden, wobei die rechte Herzkammer nur selten und dann meist zusammen mit Anteilen der linken Herzkammer betroffen ist, z. B. beim **Hinterwandinfarkt.** Am häufigsten tritt ein **Vorderwandinfarkt** auf, der durch den Verschluss eines Astes der linken Koronararterie entsteht und die linke Herzkammer betrifft. Der Herzinfarkt kann alle Wandschichten des Herzmuskels betreffen **(transmuraler Infarkt)** oder nur die Innenschicht **(Schichtinfarkt)**.

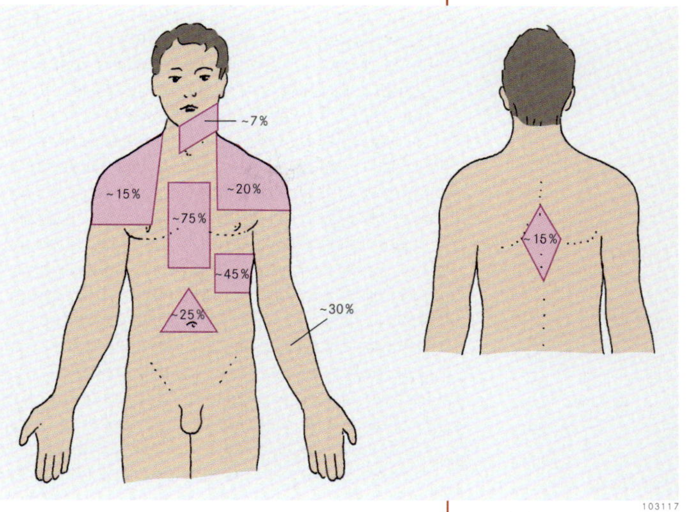

Herzinfarkt. Schmerzzonen beim Herzinfarkt

Befund Wichtigstes Anzeichen für einen Herzinfarkt sind plötzlich auftretende, anhaltend starke Schmerzen hinter dem Brustbein (Vernichtungsschmerz) und meist im linken Arm. Der Schmerz kann jedoch auch in Bauch, Schulterblätter oder Unterkiefer ausstrahlen. Er lässt sich mit Nitroglycerin, einem bei Angina-pectoris-Anfällen im Allgemeinen gut wirksamen Medikament, nicht oder nur geringfügig bessern. Meist besteht Todesangst und ein Engegefühl in der Brust (Angina pectoris), häufig als Gefühl, von einer Eisenspange umklammert zu werden. Der Betroffene ist unruhig, kaltschweißig und leidet unter Atemnot. Die Gesichtsfarbe ist blass bzw. fahlgrau. Übelkeit und Erbrechen treten häufiger bei Frauen auf, während kalter Schweiß auf Stirn und Oberlippe typischerweise eher bei Männern vorkommt. Im Falle eines ausgedehnten Herzinfarkts kann ein plötzlicher Kreislaufzusammenbruch mit Bewusstlosigkeit auftreten. Bei 15–20 % der Betroffenen treten nur wenig oder gar keine Schmerzen auf **(stummer Infarkt).** Dies ist besonders bei Zuckerkranken und älteren Menschen der Fall. Bei Letzteren kann sich der Herzinfarkt auch in Verwirrtheit äußern, bedingt durch die mangelnde Blutversorgung des Gehirns. Nicht selten sind sich häufende oder immer länger anhaltende Anfälle von Angina pectoris Vorboten eines drohenden Herzinfarktes. Besteht auch nur der geringste Verdacht, dass ein Herzinfarkt vorliegen könnte, ist sofort der Notarzt zu rufen, da die Überlebenschancen umso höher sind, je früher der

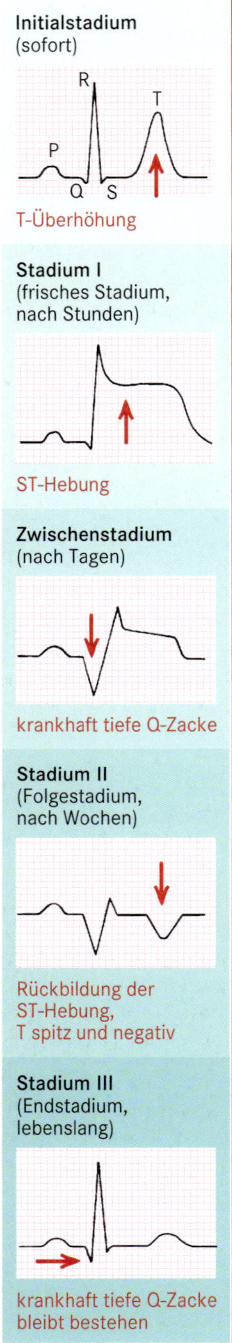

Herzinfarkt.
EKG-Veränderungen bei Herzinfarkt im zeitlichen Verlauf. Das EKG ist für die Diagnostik des Herzinfarkts entscheidend.

Betroffene die Klinik erreicht und die intensivmedizinische Behandlung beginnt.

Maßgeblich für die Diagnose eines Herzinfarkt ist das Elektrokardiogramm (Ruhe-EKG), das bei Vorliegen eines Herzinfarkt in den meisten Fällen typische Veränderungen zeigt. In den ersten Stunden nach dem Herzinfarkt kann es jedoch noch unauffällig sein und muss deshalb nach 6–12 Std. wiederholt werden. Stirbt Herzmuskelgewebe ab, so werden bestimmte Enzyme aus dem Zellinneren der zerfallenden Herzmuskelzellen ins Blut freigesetzt. Die krankhafte Erhöhung ihrer Konzentration gibt Hinweise auf den zeitlichen Verlauf und Schweregrad des Herzinfarkts. Am frühesten reagiert Troponin T, das einzige ausschließlich im Herzmuskel vorkommende Enzym. Es wird daher in Form eines Schnelltests eingesetzt, der bereits wenige Stunden nach dem Infarkt positiv ist. Ebenfalls zur Frühdiagnostik des Herzinfarkts geeignet ist die Bestimmung der herzmuskelspezifischen Kreatinphosphokinase (CK-MB) und der Myoglobinkonzentration im Blut. Um das Ausmaß des Herzinfarkts und somit des funktionsgestörten Herzmuskelgewebes einschätzen zu können, wird möglichst frühzeitig zusätzlich zum EKG eine Ultraschall- oder eine Röntgenuntersuchung der Herzkranzgefäße durchgeführt.

■ **Komplikationen** Das abgestorbene Herzmuskelgewebe ist nicht mehr funktionsfähig. Eine starke Beeinträchtigung der Pumpfunktion mit Herzversagen, Kammerflimmern oder ein Riss in der Herzwand können die Folge sein. Ein großer Teil der Betroffenen verstirbt an den Komplikationen des Herzinfarkts, und zwar überwiegend noch vor Aufnahme in der Klinik. Häufigste Todesursache sind Herzrhythmusstörungen, der gefährlichste Zeitraum sind die ersten 72 Std. nach dem Herzinfarkt. Zu den Frühkomplikationen zählen der Reinfarkt (erneuter Gefäßverschluss nach erfolgreicher Auflösung des Blutgerinnsels), die Linksherzinsuffizienz, ein Bluthochdruck, ein Herz-Kreislauf-Versagen, Herzrhythmusstörungen und – bei ausgedehntem Herzinfarkt – eine Herzwandruptur (Riss in der Herzwand).

Insbesondere nach einem Hinterwandinfarkt kann es zum Abriss des muskulären Halteapparats der Segelklappe im linken Herzen (Mitralklappe) kommen (Papillarmuskelabriss). Ein Wiederauftreten von Angina-pectoris-Anfällen in unmittelbarem zeitlichem Zusammenhang mit dem Herzinfarkt (Postinfarktangina) findet sich bei circa 20 % der Betroffenen. Noch mehrere Wochen nach einem meist großen Herzinfarkt kann ein Postmyokardinfarktsyndrom auftreten.

Spätkomplikationen sind überwiegend Folge einer ungenügenden Pumpleistung des Herzens oder des narbigen Umbauprozesses im Infarktgebiet. Gibt das geschädigte Muskelgewebe dem Druck von innen nach, so entsteht eine Aussackung, die als Herzwandaneurysma bezeichnet wird. Hier bilden sich häufig Blutgerinnsel, die arterielle Embolien und Infarkte im Bereich des Gehirns, der inneren Organe oder der Extremitäten hervorrufen können.

■ **Behandlung** Ziel ist die umgehende Wiederherstellung der Durchblutung, um die Ausdehnung des Herzinfarkts möglichst zu begrenzen. Wichtige Erstmaßnahmen sind sofortige Ruhelagerung des Betroffenen mit erhöhtem Oberkörper. Außerdem muss er beruhigt und von beengender Kleidung befreit werden. Da Acetylsalicylsäure (Aspirin®) die Sterblichkeit senken kann, wird empfohlen, bereits vor Eintreffen des Notarztes eine Tablette (500 mg) einzunehmen. Unter ärztlicher Aufsicht werden dann Sauerstoff, Schmerz- und Beruhigungsmittel verabreicht, der Betroffene wird sofort in ein Krankenhaus transportiert.

Die weitere Behandlung erfolgt auf der Intensivstation unter kontinuierlicher Überwachung. Wenn möglich wird sofort eine Herzkatheteruntersuchung einschließlich einer kathetergestützten Rekanalisation durchgeführt oder es werden Medikamente zur Auflösung des Blutgerinnsels verabreicht. Selten wird eine Bypassoperation am offenen Herzen erforderlich; sie ist als Notfalloperation mit hohen Risiken behaftet. Um weiteren Gefäßverschlüssen vorzubeugen, erhält der Patient Medikamente zur Blutverdünnung oder Verhinderung des Verklebens der Blutplättchen sowie solche, die die Sterblichkeit senken können (Betarezeptorenblocker, ACE-Hemmer). Beim lebensbedrohlichen Kammerflimmern wird neben der Wiederbelebung eine Defibrillation durchgeführt, um die unkoordinierten Herzmuskelkontraktionen in gezielte Kontraktionen umzuwandeln. Zusätzlich werden Lidocain und die Herzleistung verbessernde Katecholamine (Dopamin, Dobutamin) gegeben.

Frühestens ab dem 2. Tag wird die strenge Bettruhe über 1–3 Wochen stufenweise gelockert. Die frühe Mobilisation ist wichtig, um den durch Bettlägerigkeit entstehenden Komplikationen wie Beinvenenthrombose und Lungenembolie vorzubeugen. Nach 2–3 Tagen kann der Kranke in der Regel auf eine internistische Normalstation verlegt werden. Häufig erfolgt nach dem Krankenhausaufenthalt eine Anschlussheilbehandlung, in der der Genesende lernt, sein Leben nach dem Infarkt zu gestalten. Regelmäßige Kontrolluntersuchungen (EKG bzw. Belastungs-EKG) durch den Hausarzt sind unerlässlich. Meist wird nach überstandenem Infarkt eine medikamentöse Therapie weitergeführt.

■ **Vorbeugung** Um einem (Zweit-)Infarkt vorzubeugen, müssen die Risikofaktoren be-

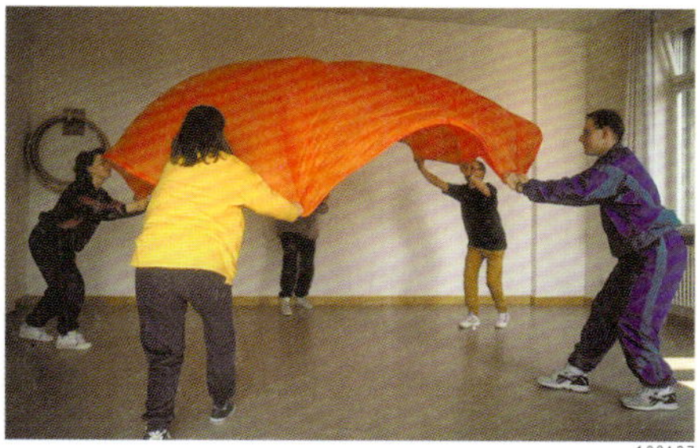

103127

Herzinfarkt. In Koronarsportgruppen wird die körperliche Belastbarkeit behutsam gesteigert und daneben der Austausch mit anderen Betroffenen gefördert.

hoben bzw. vermindert werden. Eine bestehende Fettstoffwechselstörung wird durch fettreduzierte und cholesterinarme Ernährung behandelt, insbesondere gilt es, die LDL-Cholesterinwerte zu senken. Oft muss die Ernährungsumstellung medikamentös mit Lipidsenkern unterstützt werden. Sofern erforderlich, wird eine Gewichtsreduktion angestrebt, das Rauchen muss unbedingt eingestellt werden. Bluthochdruck oder erhöhte Blutzuckerwerte bei Diabetes mellitus werden durch Diät und/oder Medikamente normalisiert. Mäßige Bewegung unter ärztlicher Überwachung, z.B. in einer ambulanten Koronarsportgruppe, ist für die meisten Betroffenen zu empfehlen. Ebenfalls unter ärztlicher Betreuung kann langfristig mit mäßigem Ausdauersport begonnen werden, da körperliche Bewegung die Bildung von neuen Kapillaren und damit von Umgehungskreisläufen am Herz fördert.

■ **Siehe auch**

→Angina pectoris · Angioplastie · Arteriosklerose · Bluthochdruck · Bypass · Diabetes mellitus · Diagnose · EKG · Fettstoffwechselstörungen · Fettsucht · Fibrinolytika · Herzkatheteruntersuchung · Herzultraschall · KHK · Koronarangiografie · Koronarstent · Lysetherapie · Rauchen · Risikofaktoren · Therapie

Herzinnenhautentzündung, →Endokarditis.

Herzinsuffizi|enz, Herzversagen, Herzschwäche, Myokardinsuffizienz, Unvermögen des Herzens, das zur Versorgung des Körpers erforderliche Blutvolumen zu befördern **(Vorwärtsversagen, forward failure)** und den venösen Rückstrom aufzunehmen **(Rückwärtsversagen).** Je nach der betroffenen Herzkammer spricht man von **Linksherzinsuffizienz** (bzw. Linksherzversagen) oder **Rechtsherzinsuffizienz,** sind beide Herzhälften betroffen, von Globalherzinsuffizienz. Treten die Beschwerden bei einer Herzinsuffizienz innerhalb von Min. bis Std. auf, handelt es sich um eine **akute Herzinsuffizienz,** eine Notfallsituation, bei welcher der Betroffene Symptome des kardiogenen →Schocks 3) zeigt. Entwickeln sie sich langsam innerhalb von Wochen bis Monaten, liegt eine **chroni-**

Herzinfarkt Psychische Probleme als Nachwirkung

Unmittelbar nach einem Herzinfarkt fallen viele Menschen in eine Depression, da das Ereignis ihr Leben grundlegend erschüttert hat und sie Angst haben, beruflich, familiär und im allgemeinen Leben ihre bisherige Leistung nicht mehr erbringen zu können. Doch durch diese Belastung wird der Gesundungsprozess in Mitleidenschaft gezogen: Wie Untersuchungen gezeigt haben, sind Patienten, die nach einem Herzinfarkt an Depressionen leiden, stärker gefährdet, wieder eine organische Herzerkrankung zu bekommen. Bei diesen Patienten sollten die psychologische Betreuung und eine psychotherapeutische Behandlung Teil des Rehabilitationsprogramms sein. Der Patient sollte zudem so schnell wie möglich wieder aktiv in sein familiäres Leben und sein Berufsleben zurückgeführt werden und sich im Rahmen von Gruppentherapien seiner Risikofaktoren bewusst werden und diese vermeiden lernen. Da Stress das Risiko eines erneuten Herzinfarktes erhöht, sollte die Rehabilitation auch dazu genutzt werden, Entspannungstechniken wie

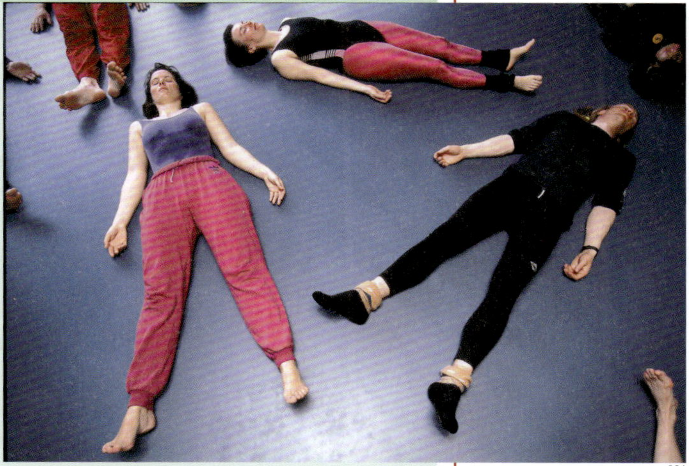

904

z. B. autogenes Training (Bild) sowie Strategien zur Stressbewältigung zu erlernen. Ist der ausgeübte Beruf mit einem hohen Maß an Stress verbunden, muss über eine Reduktion der Arbeitszeit, eine Versetzung oder eine Umschulung nachgedacht werden.

sche **Herzinsuffizienz** vor. Diese kann lange durch Gegenregulierung von Herz und Kreislauf ausgeglichen werden, sodass sich klinisch keine oder nur unwesentliche Symptome zeigen (kompensierte Herzinsuffizienz). Erst bei einer Herzdekompensation kommt es zu Beschwerden. Der Schweregrad einer Herzinsuffizienz wird nach der Skala der New York Heart Association in vier Stadien eingeteilt **(NYHA-Klassifikation).**

Herzinsuffizienz: NYHA-Klassifikation

Stadium	Beschwerden
I	Keine Beschwerden bei normaler Belastung, aber Nachweis einer beginnenden Herzerkrankung durch (apparative) Untersuchungen
II	Leichte Beschwerden bei normaler Belastung, mäßige Leistungsminderung
III	Erhebliche Leistungsminderung bei normaler Belastung
IV	Atemnot in Ruhe (Ruhedyspnoe)

■ **Ursache** Einer Herzinsuffizienz liegen meist Bluthochdruck, eine ungenügende Funktion der Herzkranzgefäße (Herzinfarkt, koronare Herzkrankheit), Herzrhythmusstörungen oder Herzklappenschäden zugrunde. Auch Erkrankungen des Herzmuskels (z. B. Entzündungen) oder eine mechanische Behinderung der Kontraktions- oder Entfaltungsfähigkeit des Herzens (z. B. Herztamponade) sowie andere Erkrankungen wie Blutarmut, zu geringes zirkulierendes Blutvolumen, Fieber, Schilddrüsenüberfunktion oder Blutvergiftung können zu einer Herzinsuffizienz führen. Eine akute Rechtsherzinsuffizienz entsteht am häufigsten durch eine Lungenembolie mit plötzlichem Druckanstieg im Lungenkreislauf, aber auch als Folge einer akuten Linksherzinsuffizienz. Alle Lungenerkrankungen, die eine Erhöhung des Blutdruckes in der Lunge hervorrufen, können eine chronische Rechtsherzinsuffizienz auslösen.

■ **Befund** Typische Beschwerden sind v. a. bedingt durch Blutstau vor der betroffenen Herzkammer. Bei einer Linksherzinsuffizienz staut sich das Blut in den Lungenkreislauf zurück, Hauptsymptome sind daher Atemnot bei Belastung (Belastungsdyspnoe) und im Liegen (Orthopnoe), bläuliche Lippen (Zyanose) und Reizhusten mit rötlich bräunlich gefärbtem Auswurf (Herzasthma); in der Folge kommt es zu einem →Lungenödem. Bei der Rechtsherzinsuffizienz staut sich das venöse Blut im Körperkreislauf mit lagerungsabhängigen →Ödemen (Anasarka) v. a. an Knöcheln und Unterschenkeln, Stauung der Halsvenen und später auch der Organe in Bauch- und Brusthöhle (z. B. Stauungsleber, Bauchwassersucht, Herzbeutelerguss). Da im Liegen die Ödeme leichter ausgeschwemmt werden, kommt es bei beiden Formen der Herzinsuffizienz zu gehäuftem nächtlichem Wasserlassen (Nykturie). Generell sind die Betroffenen nur eingeschränkt leistungsfähig und rasch ermüdbar. Die Diagnose erfolgt durch EKG, Herzultraschall und eine Röntgenaufnahme des Brustkorbs, evtl. auch durch Herzkatheteruntersuchung, Myokardszintigrafie, CT oder eine Herzmuskelbiopsie.

■ **Behandlung** Neben der Therapie der Ursachen werden in erster Linie entwässernde Medikamente (Diuretika), Digitalis, Nitrate, Kalziumantagonisten und ACE-Hemmer verordnet, bei fortgeschrittener Herzinsuffizienz evtl. auch blutverdünnende Mittel. Körperliche Schonung, evtl. sogar strenge Bettruhe, ist wichtig. Dabei werden zur Entlastung der Atmung der Oberkörper hoch- und die Füße tiefgestellt (Herzbettlage). Weitere Allgemeinmaßnahmen sind Einschränkung der Flüssigkeitszufuhr, kochsalzarme Ernährung, Verzicht auf Alkohol und Nikotin und – falls erforderlich – eine langsame, aber konsequente Gewichtsreduktion. In schwersten Fällen ist eine Herztransplantation oder die Implantation von mechanischen Unterstützungssystemen in speziellen Zentren möglich.

Herzjagen, Tachykardie, eine →Herzrhythmusstörung.

Herzkatheteruntersuchung, Angiokardiografie, Röntgenkontrastdarstellung der Herzinnenräume, der großen Gefäßstämme und der Herzkranzgefäße mittels eines über ein Blutgefäß in das Herz vorgeschobenen

Herzinsuffizienz

	Häufige Ursachen	Erscheinungsbild	Gemeinsames Erscheinungsbild
Linksherzinsuffizienz	Bluthochdruck, Herzklappenfehler (v. a. des linken Herzens), koronare Herzkrankheit, Herzinfarkt, Rhythmusstörungen	■ Atemnot bei Belastung, evtl. auch in Ruhe ■ Rasselgeräusche über der Lunge, Husten ■ Lungenödem, Blausucht durch verminderten Sauerstoffgehalt ■ Einsatz der Atemhilfsmuskulatur (Zwischenrippenmuskeln)	■ eingeschränkte Leistungsfähigkeit, Schwäche und Ermüdbarkeit ■ häufiges, auch nächtliches Wasserlassen ■ schneller Herzschlag bei Belastung, Herzrhythmusstörungen ■ Herzvergrößerung, Wasseransammlung im Herzbeutel und im Brustfell ■ niedriger Blutdruck (im Spätstadium)
Rechtsherzinsuffizienz	Linksherzinsuffizienz, Herzklappenfehler (v. a. des rechten Herzens), Lungenerkrankungen	■ gestaute, erweiterte Halsvenen ■ Wassereinlagerungen in Bauch, Unterschenkel, Fuß ■ Gewichtszunahme ■ Leber- und Milzvergrößerung ■ Magenbeschwerden	

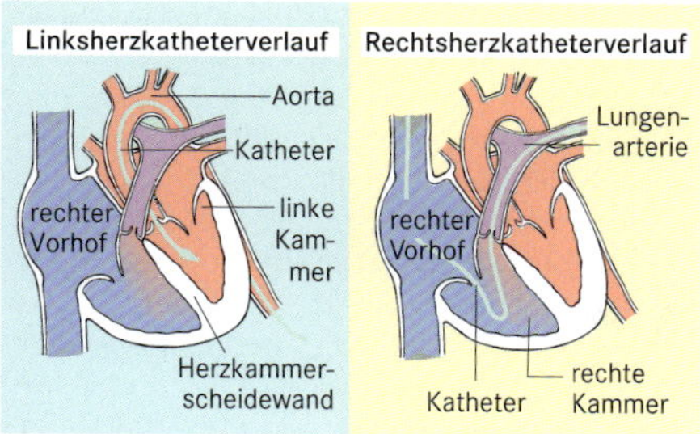

Herzkatheteruntersuchung. Katheterverlauf bei der Links- und Rechtsherzkatheteruntersuchung. Der dünne, biegsame Katheterschlauch wird über ein Blutgefäß in das Herz vorgeschoben.

dünnen Schlauches. Über diesen lassen sich Kontrastmittel oder Medikamente einspritzen (z.B. zur Auflösung von Blutgerinnseln), Druck-, Sauerstoffsättigungs- und Temperaturmessfühler in die Herzkammern und großen Gefäße einführen sowie Blutproben für Blutgasanalysen entnehmen.

Außerdem können mittels Zangen Gewebeproben entnommen werden (Herzmuskelbiopsie) sowie Spezialgeräte zur Aufdehnung von Engen (→Angioplastie) oder Drahtröhrchen (Stents) zur Gefäßdehnung und kleine Schirmchen oder Spiralen (Coils) zum Verschluss krankhafter Gefäßverbindungen eingebracht werden, wodurch in vielen Fällen eine große Herzoperation aufgeschoben oder ganz unnötig werden kann.

Die Herzkatheteruntersuchung dient insbesondere der Diagnostik angeborener Herzfehler, der Kontrolle von Operationsergebnissen bei Herzfehlern und der Blutversorgung des Herzmuskels über die Herzkranzgefäße (Herzkranzgefäßdarstellung, Koronarangiografie) sowie der Überprüfung der Herzmuskelfunktion, z.B. nach Herzinfarkt. Darüber hinaus können die Blutdrücke und die Sauerstoffsättigung in den Herzabschnitten direkt gemessen werden.

■ **Durchführung** Der zu Untersuchende muss acht Stunden nüchtern sein. Die Herzkatheteruntersuchung ist nur wenig schmerzhaft, erfordert aber längeres stilles Liegen, weshalb manchmal ein Schlafmittel gegeben wird. Der Patient liegt flach auf dem Rücken und wird bis auf beide Leistenbeugen wie für eine Operation abgedeckt. Die Leisten werden gründlich desinfiziert. Mit einer sehr feinen Nadel wird die Leistenbeuge zunächst lokal betäubt, anschließend werden mit dickeren Nadeln (dem Einführbesteck) die Leistenvene und/oder -arterie angestochen. Durch diese Nadel wird der Herzkatheter hindurchgefädelt und bis zum Herzen vorgeschoben. Über diesen wird unter gleichzeitiger Röntgendurchleuchtung Kontrastmittel eingespritzt, es werden Druck- und Sauerstoffmessfühler in die Herzhöhlen eingeführt oder Blutproben aus den einzelnen Herzabschnitten abgenommen. Bei der **Linksherzkatheteruntersuchung** (Lävokardiografie) werden linker Vorhof und linke Herzkammer, Stamm der Hauptschlagader (Aorta) und – bei entsprechender Indikation – Herzkranzgefäße **(Koronarangiografie)** dargestellt.

Für die **Rechtsherzkatheteruntersuchung** (Dextrokardiografie) wird der Herzkatheter über eine Vene zum rechten Herzen vorgeschoben. Es gelingt die Darstellung des rechten Vorhofes, der rechten Kammer und der Lungenschlagader. Eine Sonderform der Rechtsherzkatheteruntersuchung ist die **Pulmonaliskatheteruntersuchung,** die in der Intensivmedizin zur Therapiesteuerung stark herzschwacher Patienten verwendet wird. Mit einem Spezialkatheter, dem Swan-Ganz-Katheter, der in die Lungenschlagader vorgeschoben wird, können hierbei gleichzeitig der Blutdruck vor dem linken und dem rechten Herzen, außerdem die minütliche Pumpleistung des Herzens (Herzminutenvolumen) gemessen werden. Diese drei Daten lassen eine recht genaue Beurteilung des Funktionszustandes des Herzens zu.

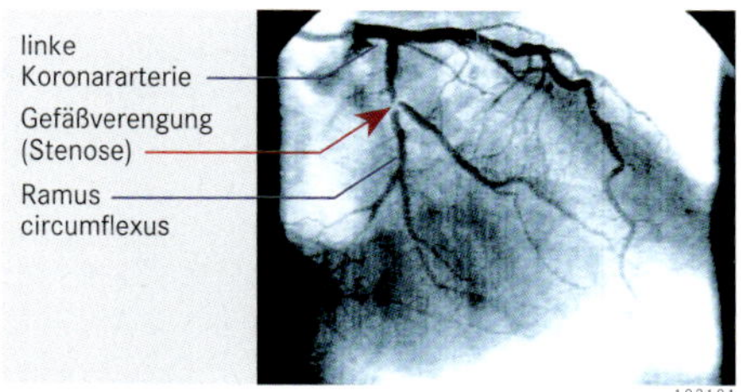

Herzkatheteruntersuchung. Herzkranzgefäßdarstellung bei schwerer koronarer Herzkrankheit. Man erkennt den fast völligen Verschluss eines Astes (Ramus circumflexus) der linken Herzkranzarterie.

Im Anschluss an die Herzkatheteruntersuchung werden die Punktionsstellen mit einem Druckverband versorgt. Der Patient muss wenigstens 8 Std. still auf dem Rücken liegen, um das Risiko von Nachblutungen zu verringern.

■ **Komplikationen** Zu den möglichen Komplikationen gehören Blutungen aufgrund von Verletzungen des Herzens oder der Gefäße, Infektionen, der Verschluss (Thrombose) des anpunktierten Blutgefäßes, Herzrhythmusstörungen, allergische Reaktionen auf das verwendete Kontrastmittel und, bei der Koronarangiografie, ein Herzinfarkt.

Herzklappen, Verdoppelungen der Herzinnenhaut, die zwischen Herzvorhöfen und Herzkammern sowie zwischen Herzkammern und abführenden Gefäßen liegen. Sie sorgen für einen gleichmäßigen Blutstrom und hindern wie Ventile das Blut am Zurückfließen in die Vorhöfe bzw. Kammern, weswegen sie

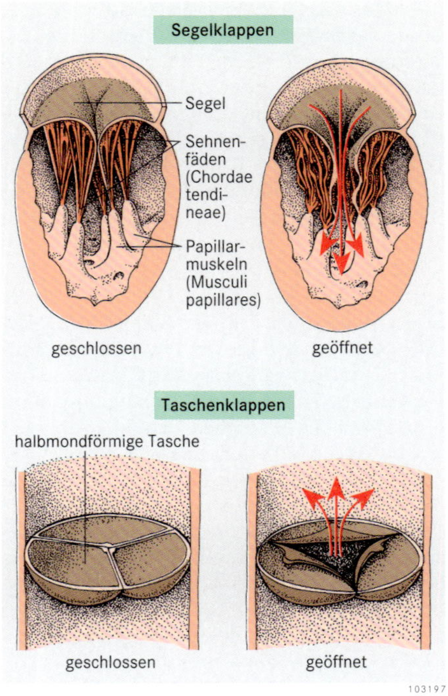

Herzklappen. Segelklappen und Taschenklappen im Vergleich. Segelklappen liegen zwischen Vorhof und Kammer, Taschenklappen in den Ausflussbahnen der Kammern.

auch als Herzventile bezeichnet werden. Sie sind am Herzen in einer Ebene, der so genannten Klappen- oder Ventilebene, angeordnet (→Herz) und werden ihrer Form nach in Segel- und Taschenklappen unterteilt.

▪ **Segelklappen** (Atrioventrikularklappen, AV-Klappen): Diese Klappen liegen zwischen Herzvorhöfen und Herzkammern. Die Basis eines Segels ist am Herzskelett, einem Gerüst aus Bindegewebe an der Vorhof-Kammer-Grenze, befestigt. Über Sehnenfäden sind die freien Ränder eines Segels an den kegelförmigen Papillarmuskeln (Musculi papillares) befestigt, die ein Zurückschlagen der Segel in die Vorhöfe verhindern. Das Öffnen der Segelklappen erfolgt durch das aus den Vorhöfen in die Kammern strömende Blut, sie schließen bei entsprechendem Blutdruck in den Kammern. Weil die Segelklappe zwischen rechtem Vorhof und rechter Kammer drei Segel hat, wird sie als **Trikuspidalklappe** bezeichnet. Die Segelklappe zwischen linkem Vorhof und linker Kammer wird als **Mitralklappe** bezeichnet, weil ihre zwei Segel das Aussehen einer Mitra (Bischofsmütze) haben.

▪ **Taschenklappen** (Semilunarklappen, Valvulae semilunares): Die napfförmigen Taschenklappen liegen an den Ausflussbahnen der Kammern. Sie sind am Außenrand mit der Herzwand verwachsen und zeigen an der Spitze eine knopfförmige Bindegewebsverdickung. Sie schließen bei ausreichendem Blutdruck in den Arterien. Die **Aortenklappe** verhindert, dass Blut aus der Aorta in die linke Kammer zurückfließt. Die **Pulmonalklappe** unterbindet den Blutrückfluss aus dem gemeinsamen Gefäßstamm der Lungenarterien.

Herzklappenentzündung, →Endokarditis.

Herzklappenersatz, →Herzklappenprothese.

Herzklappenfehler, ein →Herzfehler.

Herzklappen|insuffizi|enz, ein →Herzfehler.

Herzklappenplastik, Valvuloplastik (→Herzoperationen).

Herzklappenprothese, Ersatz der natürlichen Herzklappe durch eine Klappe aus Metall, Kunststoff oder biologischem Material. Sie wird eingesetzt bei fortgeschrittenen, komplizierten oder kombinierten Herzklappenfehlern (Insuffizienz und Stenose), wenn eine medikamentöse Behandlung keinen Erfolg bringt.

Künstliche Herzklappen haben einen Ventilmechanismus, der den Blutfluss nur in eine Richtung zulässt. Bei der **Kippscheibenprothese** wird durch den Druck des Blutes die Scheibe bis zu 80° gekippt, sodass ein ausreichender Blutfluss gewährleistet ist. Fließt das Blut zurück, schlägt auch die Scheibe zurück und verschließt die Öffnung. Bei der **Doppelflügelklappe** übernehmen die beiden Flügel den Verschluss der Öffnung. Ähnlich funktioniert auch die **Kugelprothese,** bei der eine Kunststoffkugel in einem Metallkäfig die Ventilfunktion übernimmt. Bei den **Bioprothesen** handelt es sich üblicherweise um eine aufwendig präparierte Herzklappe vom Schwein, die konserviert und auf einen Rahmen aufgezogen wird, der zum Einnähen der Klappe dient. Künstliche Herzklappen erfordern die lebenslange Einnahme von Mitteln zur Blutgerinnungshemmung (Antikoagulanzien), der Nachteil biologischer Klappen liegt in ihrer begrenzten Haltbarkeit (circa zehn Jahre).

Herzklappensprengung, eine →Herzoperation.

Herzklappenstenose, Verengung einer Herzklappe (→Herzfehler).

Herzklopfen, Palpitation, subjektive Wahrnehmung einer beschleunigten oder verstärkten Herztätigkeit. Herzklopfen ist meist harmlos (z.B. bei körperlicher oder psychischer Belastung), kann aber auch auf eine organische Erkrankung (z.B. →Herzrhythmusstörungen) hinweisen.

Herzkontusion, →Herzprellung.

Herzkrankheiten, alle Erkrankungen oder Veränderungen, die sich entweder innerhalb des Herzens abspielen oder dessen Funktion beeinflussen. Sie können angeboren, erworben, entzündlich oder nicht entzündlich bedingt sein.

Herzklappenprothese
→ GEO **Dossier**
Im Labor der Organ-Designer, Bd. 10

Herzkrankheiten
→ GEO **Dossier**
Ohne Risiken und Nebenwirkungen, Bd. 11

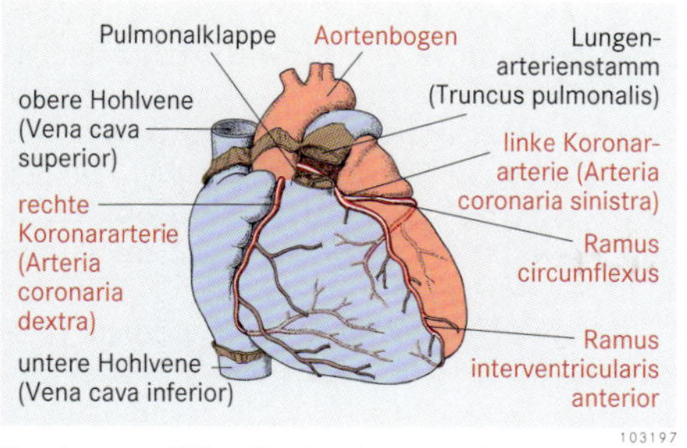

Herzkranzgefäße. Die Herzkranzarterien versorgen den Herzmuskel mit sauerstoffreichem Blut.

Funktionelle Veränderungen beruhen überwiegend auf einer Störung des vegetativen Nervensystems, sind ohne organische Ursache, gutartig und meist rückbildungsfähig. Herzrhythmusstörungen sind ebenfalls häufig harmlos, können in schweren Fällen jedoch zum plötzlichen Herztod (→Herztod, plötzlicher) führen.

Zu den organischen Veränderungen zählen die angeborenen Herzfehler wie Defekte in der Scheidewand der Vorhöfe, der Herzkammern oder der Herzklappen, aber auch erworbene Herzklappenfehler, Kardiomyopathien, Herztumoren oder die koronare Herzkrankheit (KHK), in deren Folge es zum Herzinfarkt kommen kann. Viele Erkrankungen des Herzens führen sofort oder schleichend zu einer Herzschwäche. Im Rahmen einer Linksherzinsuffizienz kann ein lebensbedrohliches Lungenödem auftreten.

■ **Siehe auch**

→Endokarditis · Fallot-Tetralogie · Herzbeschwerden, funktionelle · Herzbeutelentzündung · Herzbeutelerguss · Herzbeuteltamponade · Herzentzündung · Herzfehler · Herzinfarkt · Herzinsuffizienz · Herzmuskelentzündung · Herzrhythmusstörungen · Herzsyndrom, hyperkinetisches · Herztumoren · Kardiomyopathie · KHK · Lungenödem · rheumatisches Fieber

Herzkranzarterien, →Herzkranzgefäße.

Herzkranzgefäßdarstellung, →Herzkatheteruntersuchung.

Herzkranzgefäße, Koronargefäße, Blutgefäße, die den Herzmuskel mit Blut versorgen bzw. das vom Herzen verbrauchte Blut abführen. Die Herzkranzarterien gehen direkt von der Aorta ab, umschließen mit ihren Verzweigungen die beiden Herzhälften wie einen Kranz und versorgen das Herz mit sauerstoffreichem Blut. Die **rechte Herzkranzarterie** (Arteria coronaria dextra) versorgt den rechten Vorhof, die rechte Kammer, die Herzhinterwand und einen kleinen Teil der Herzscheidewand. Die **linke Herzkranzarterie** (Arteria coronaria sinistra) teilt sich in zwei Äste (Ramus circumflexus und Ramus interventricularis anterior), welche den linken Vorhof, die linke Kammer und den überwiegenden Teil der Herzscheidewand versorgen.

Die venösen Gefäße verlaufen etwa parallel zu den Arterien, vereinigen sich zu immer größeren Gefäßen und münden als große Sammelvene (Sinus coronarius) an der Rückseite des Herzens in den rechten Vorhof.

Herzkranzgefäßverengung, →Koronarstenose.

Herzkranzgefäßverkalkung, →Koronarsklerose.

Herz-Kreislauf-Krankheiten, Gesamtheit aller krankhaften Veränderungen des Herzens, der Blutgefäße und des Kreislaufsystems. Dazu gehören Herzkrankheiten, Arteriosklerose, Venenerkrankungen und Veränderungen des Blutdrucks, v.a. im Sinne eines Bluthochdrucks. Die Herz-Kreislauf-Krankheiten gehören in den Industrienationen zu den häufigsten Ursachen für vorzeitige Todesfälle und Invalidität, was u.a. auf Stress, Lebensangst, ungesunde Ernährung mit mangelnder Bewegung, unzureichenden Schlaf sowie Genuss- und Arzneimittelmissbrauch zurückgeführt wird. Im Jahr 2002 starben in Deutschland rund 394000 Menschen (47% der Todesfälle) aufgrund von Herz-Kreislauf-Krankheiten.

Herz-Kreislauf-Stillstand, →Kreislaufstillstand.

Herz-Kreislauf-System, →Blutkreislauf.

Herz-Kreislauf-Versagen, →Kreislaufstillstand.

Herz-Lungen-Maschine, Gerät, das meist bei offenen Herzoperationen eingesetzt wird und vorübergehend die Funktion von Herz und Lunge übernimmt. Über Kanülen, die in beide Hohlvenen eingelegt werden, wird sauerstoffarmes (venöses) Blut vor dem Eintritt in das Herz zur Herz-Lungen-Maschine geleitet

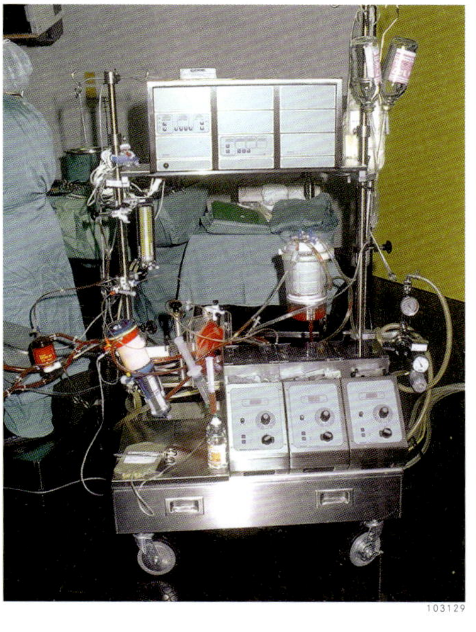

Herz-Lungen-Maschine. Die Herz-Lungen-Maschine übernimmt während einer Operation (z.B. am offenen Herzen) die Aufgaben von Herz und Lunge.

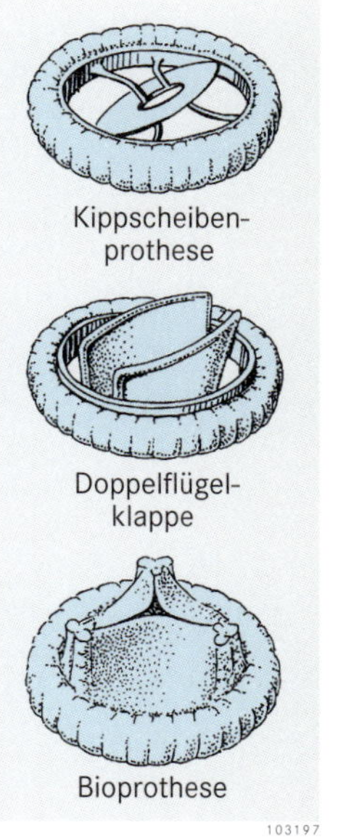

Herzklappenprothese. Verschiedene Prothesenmodelle

Herz-Kreislauf-Krankheiten

→ GEO **Dossier**
Die Heilkraft der Bewegung, Bd. 11

und im Oxygenator mit Sauerstoff angereichert. Das nun sauerstoffreiche (arterialisierte) Blut wird durch eine Pumpe in eine große Schlagader (Aorta) zurückgeführt. Während einer Operation lässt sich so künstlich der große Blutkreislauf ausreichend aufrechterhalten.

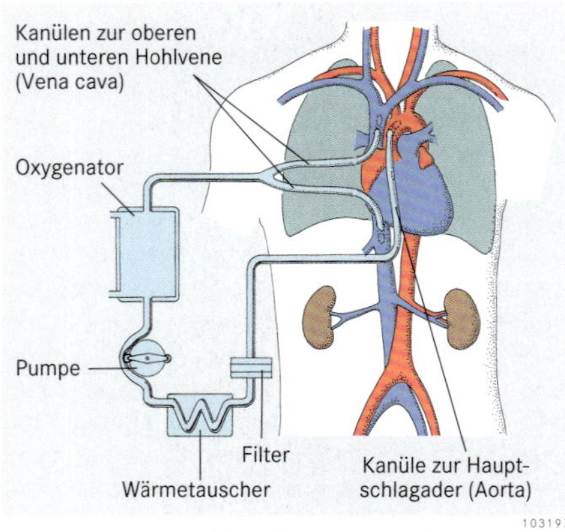

Herz-Lungen-Maschine. Über Kanülen in der Hauptschlagader wird sauerstoffarmes Blut in den Oxygenator geleitet, dort mit Sauerstoff angereichert und in die Aorta zurückgepumpt.

Herzmassage, →Herzdruckmassage.

Herzmedikamente, Kardiaka, herzwirksame Mittel wie z.B. die verschreibungspflichtigen →Herzglykoside, →Nitropräparate, →Kalziumantagonisten, →ACE-Hemmer, →Betablocker und →Antiarrhythmika, aber auch rezeptfreie pflanzliche Heilmittel, die Extrakte aus →Weißdorn, Meerzwiebel, →Maiglöckchen und Adonisröschen enthalten.

Herzminutenvolumen, Abk. **HMV,** Blutmenge, die das Herz pro Minute ausstößt. Berechnet wird das Herzminutenvolumen als Produkt der Blutmenge, die das Herz bei jeder Kontraktion auswirft (Schlagvolumen), und der Herzschlagfrequenz. In Ruhe beträgt das Herzminutenvolumen beim Erwachsenen 4–5 Liter, unter Belastung steigt es an. Das Herzminutenvolumen ist ein Kriterium für die Beurteilung der Herzleistung. Beim sportlich Trainierten kann es bis auf 30 Liter ansteigen. Ab einer Herzschlagfrequenz von circa 200 ist kaum noch eine Steigerung des Herzminutenvolumens möglich, da die für die Kammerfüllung nötige Zeit in der Erschlaffungsphase des Herzmuskels (Diastole) fehlt und damit das Schlagvolumen abnimmt. Das Herzminutenvolumen kann bei der →Herzkatheteruntersuchung ermittelt werden.

Herzmuskel, Muskel des →Herzens.

Herzmuskelbiopsie, Art der →Biopsie.

Herzmuskelentzündung, Myokarditis, akute oder chronische Entzündung der Muskelschicht des Herzens.

■ **Ursache** Eine Herzmuskelentzündung kann im Rahmen einer Infektion mit Bakterien (Diphtherie, Scharlach) oder Viren (Zytomegalie, Grippe) auftreten oder Folge eines rheumatischen Fiebers sein. Auch manche Medikamente, z.B. bestimmte Antibiotika, können das Herz schädigen und eine Herzmuskelentzündung auslösen.

■ **Befund** Allgemeine Schwäche, Leistungsminderung, Fieber, Gliederschmerzen, Atemnot, Herzschmerzen, Herzrhythmusstörungen oder eine neu aufgetretene Herzinsuffizienz weisen auf eine Herzmuskelentzündung hin. Die Beschwerden sind jedoch sehr unterschiedlich und können manchmal ganz fehlen. Ein plötzlicher Herztod ohne Warnzeichen ist ebenfalls möglich. Die Diagnose wird durch Blutuntersuchungen, EKG, Röntgen und Herzultraschall gesichert.

■ **Behandlung** Die Therapie besteht in der Bekämpfung von Herzinsuffizienz und Herzrhythmusstörungen. Oft wird mit blutgerinnungshemmenden Mitteln behandelt, bei einer bakteriell bedingten Herzmuskelentzündung ist eine ursächliche Therapie mit Antibiotika möglich. In schweren Fällen kann bei fortschreitender Herzinsuffizienz eine Herztransplantation erforderlich sein.

Herzmuskelnekrose, Myokardnekrose, abgestorbenes Herzmuskelgewebe. Ursache sind Durchblutungsstörungen (koronare Herzkrankheit, Herzinfarkt) oder Entzündungen des Herzmuskels. Das abgestorbene Gewebe wird abgebaut und durch Bindegewebe ersetzt. Es verbleibt eine Narbe (Herzmuskelschwiele). Ausgedehnte Narben können zur Bildung eines →Herzwandaneurysmas führen.

Herzmuskelriss, Myokardruptur, Herzruptur, Zerreißen der Herzwand nach einem Herzinfarkt oder einer schweren Brustkorbverletzung. Ein Einriss der Herzkammerwand (Ventrikelruptur) führt durch die Blutung in den Herzbeutel zu einer →Herzbeuteltamponade mit nachfolgendem Herzversagen. Einzige Behandlungsmöglichkeit ist die sofortige Operation.

Herzmuskelschaden, Myokardschaden, Schädigung von Herzmuskelzellen als Folge von Durchblutungsstörungen (→KHK, →Herzinfarkt) oder einer →Herzmuskelentzündung.

Herzoperationen, chirurgische Eingriffe am Herzen oder an den herznahen Gefäßen. Herzoperationen sind bei den verschiedensten Herzerkrankungen angezeigt. Die Eröffnung des Brustkorbs wird als **Thorakotomie** bezeichnet. Bei Herzoperationen wird der Schnitt meist über dem Brustbein gemacht, sodass der Zugang zum Herzen eine Längsspaltung des Brustbeins erfordert. Die Mehrzahl der Eingriffe muss am stillgelegten oder eröffneten Herzen durchgeführt werden. Der

Blutkreislauf wird in dieser Zeit von einer →Herz-Lungen-Maschine aufrechterhalten. Für Operationen am offenen Herzen wird ein vorübergehender Herzstillstand künstlich herbeigeführt (→Kardioplegie), sodass das Herz auch eine mehrstündige Operation ohne Schädigung übersteht. Als Komplikation kann nach einer Herzoperationen ein →Postkardiotomiesyndrom auftreten.

■ **Herzfehler** Sowohl angeborene als auch erworbene Herzfehler werden operativ behandelt. Bei bestimmten angeborenen Fehlbildungen wird ein chirurgischer Eingriff an den herznahen Blutgefäßen durchgeführt (→Blalock-Operation). Sind die Herzklappen verengt, so wird eine operative Durchtrennung der narbig verwachsenen Klappen **(Herzklappensprengung, Kommissurotomie)** durchgeführt. Die Klappe kann auch mittels Ballonkatheter aufgedehnt, eine irreversibel geschädigte Klappe durch eine →Herzklappenprothese ersetzt werden. Als **Herzklappenplastik** (Valvuloplastik) bezeichnet man herzchirurgische Eingriffe am Herzklappensystem, die einer Verbesserung der Funktion undichter Herzklappen dienen und bei denen der Defekt durch körpereigenes Gewebe oder künstliches Material verschlossen wird. So wird z. B. bei der **Anuloplastik** ein erweiterter Mitralklappenring durch Raffung oder Aufsteppen eines Teflonringes verengt.

■ **Mangeldurchblutung** Besteht eine Verengung oder ein Verschluss von Herzkranzarterien mit ausgeprägter Durchblutungsstörung des Herzmuskels, kann die Engstelle durch eine →Angioplastie beseitigt oder ein →Bypass angelegt werden.

■ **Herzrhythmusstörungen** Insbesondere bei hochgradigem AV-Block wird zur Aufrechterhaltung einer regelmäßigen Schlagfolge ein →Herzschrittmacher implantiert.

■ **Herzbeutelveränderung** Bei einem Panzerherz (d. h. schwielig umgebautem Herzbeutel mit Kalkeinlagerungen) wird der krankhaft veränderte Herzbeutel komplett entfernt **(Perikardektomie).** Im Falle eines chronischen oder wiederkehrenden Herzbeutelergusses wird zur Flüssigkeitsentlastung eine **Perikardfensterung** durchgeführt, bei der eine Verbindung zwischen Herzbeutel und Brusthöhle hergestellt wird. Dadurch kann Flüssigkeit aus dem Herzbeutel abgeleitet werden, die ansonsten das Herz einengt und in seiner Pumpfunktion beeinträchtigt.

■ **Herzinsuffizienz** Bei sehr schweren, lebensbedrohlichen Herzerkrankungen, z. B. hochgradiger Herzinsuffizienz, kommt als letztmögliche Maßnahme eine →Herztransplantation oder die Implantation von Unterstützungssystemen in Betracht.

Herzpalpitation, →Herzklopfen.

Herzprellung, Herzkontusion, Schädigung des Herzens durch Einwirkung stumpfer Gewalt auf den Brustkorb (→Brustkorbverletzung). Der Betroffene leidet unter Schmerzen in der Herzgegend, Herzschwäche und Herzrhythmusstörungen. Eine schwere Komplikation ist der Herzinfarkt. Daher ist eine sofortige intensivmedizinische Beobachtung erforderlich.

Herzpunktion, Form der →Punktion.

Herzrasen, Tachykardie, eine →Herzrhythmusstörung.

Herzrhythmusstörungen, Sammelbegriff für alle Störungen der Frequenz oder der Regelmäßigkeit des Herzschlags. Herzrhythmusstörungen können funktionell oder organisch bedingt, harmlos oder krankhaft sein. Von einer **Bradykardie** spricht man, wenn die Herzfrequenz unter 60 Schlägen/Min. liegt, was bei sehr trainierten Sportlern oft ohne Krankheitswert vorkommt. Als **Tachykardie** (Herzjagen, Herzrasen) wird ein zu schneller Herzrhythmus mit mehr als 100 Schlägen/Min. bezeichnet, wobei dies unter körperlicher Belastung, Stress oder bei Fieber eine normale Reaktion des Körpers ist. Eine Herzrhythmusstörung mit unregelmäßigem Herzschlag wird als **Arrhythmie** bezeichnet, je nach Ursprung als Sinusarrhythmie bzw. Vorhofarrhythmie oder Kammerarrhythmie. Beim Gesunden steigt die Herzfrequenz zum Ende der Einatmung an und fällt zum Ende der Ausatmung ab, was als **respiratorische Arrhythmie** bezeichnet wird. Bei der **Bradyarrhythmie** ist der Herzschlag langsam und unregelmäßig, bei der **Tachyarrhythmie** schnell und unregelmäßig. Außerhalb des regulären Grundrhythmus des Herzens (vorzeitig oder verspätet) auftretende Herzschläge werden als **Extrasystolen** bezeichnet.

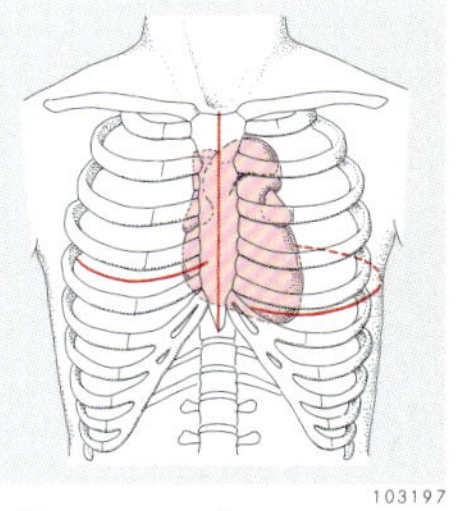
103197

Herzoperationen. Schnittführung bei Eingriffen am Herzen (rote Linien). Zur Eröffnung des Brustkorbs wird ein Längsschnitt über dem Brustbein angelegt; je nach Eingriff müssen auch horizontale Inzisionen durchgeführt werden.

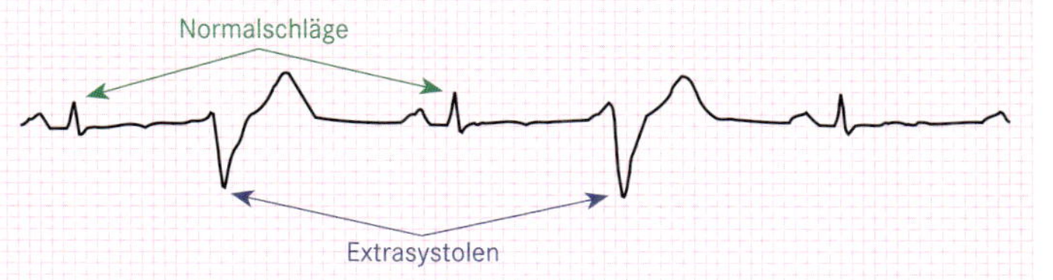

103110

Herzrhythmusstörungen. Bei Kammerextrasystolie wechseln Extrasystolen regelmäßig mit einem normalen Herzschlag ab.

■ **Ursache** Beim Gesunden ist der Herzrhythmus durch den Sinusrhythmus bestimmt. Herzrhythmusstörungen entstehen als Folge verschiedener Grunderkrankungen, die die Erregungsbildung oder Erregungsleitung des Herzens stören. Zu diesen Grunderkrankungen zählen v. a. Herzmuskelschädigungen, z. B. bei koronarer Herzkrankheit (KHK), nach Herzinfarkt, durch Kardiomyopathien sowie bei vermehrter Belastung des Herzens (z. B. bei erhöhtem Druck und bei Herzfehlern). Vergiftungen (Nikotin, Koffein), Überdosierung von Medikamenten (Digitalis, Antiarrhythmika), Verschiebungen im Elektrolythaushalt oder eine Schilddrüsenüberfunktion können ebenfalls zu Herzrhythmusstörungen führen. Auch psychovegetative Ursachen spielen eine Rolle.

■ **Befund** Herzrhythmusstörungen können sich durch Herzklopfen, Herzrasen oder Herzstolpern bemerkbar machen. Auch Schwindel, Anfälle von kurz dauernder Bewusstlosigkeit (Synkopen), vorübergehende Seh- und Sprachstörungen sowie Herzschmerzen können auftreten. Die Diagnose wird durch ein EKG gesichert. Neben dem Ruhe-EKG sind oft ein Langzeit-EKG und ein Belastungs-EKG erforderlich.

■ **Formen** **Bradykarde Herzrhythmusstörungen** können im Sinusknoten entstehen. Die **Sinusbradykardie** geht mit einem verlangsamten Herzschlag einher. Beim **Tachykardie-Bradykardie-Syndrom** kommt es zum Wechsel zwischen zu schnellem und zu langsamem Herzschlag. Ist die Überleitung der Impulse vom Sinusknoten auf die Vorhöfe gestört, spricht man von einem SA-Block (sinuatrialen Block). Überleitungsstörungen von den Vorhöfen auf die Kammern im Bereich des AV-Knotens werden als **atrioventrikuläre Blockierung** (AV-Block) bezeichnet. Nach der Ausprägung werden SA- und AV-Block in drei Grade eingeteilt. Blockierungen der Erregungsleitung zwischen den Kammern führen zum Schenkelblock. Beim bradykarden Vorhofflimmern ziehen sich die Vorhöfe sehr schnell, die Herzkammern jedoch (infolge gestörter Überleitung) nur langsam zusammen.

Tachykarde Herzrhythmusstörungen werden in supraventrikuläre (über bzw. vor den Herzkammern entstehend) und ventrikuläre Herzrhythmusstörungen (in den Herzkammern entstehend) unterteilt. Bei der **Kammertachykardie** kommt es zu einem schnellen Herzschlag aufgrund meist anfallsweise auftretender Kammererregungen mit einer Frequenz von 100–220/Min. Die **Sinustachykardie** ist durch einen regelmäßigen, aber schnellen Sinusrhythmus gekennzeichnet und kann z. B. durch eine Schilddrüsenüberfunktion verursacht werden. Die paroxysmale supraventrikuläre Tachykardie wird häufig durch Wiedereintritt der Erregung in den AV-Knoten (Reentry) ausgelöst und tritt anfallsweise auf. Beim Vorhofflimmern kann es bei Überleitung eines Teils der Erregungen auf die Herzkammern zu schneller, aber völlig unkoordinierter Herzschlagfolge kommen (absolute Arrhythmie). Beim langsameren Vorhofflattern mit einer Frequenz zwischen 220 und 300 Schlägen/Min. wird meist jeder zweite Schlag auf die Kammern übertragen. Bei der Vorhoftachykardie wird jede Erregung übertragen und das Herz schlägt mit einer Frequenz zwischen 120 und 240/Min. **Präexzitationssyndrome** (z. B. Wolff-Parkinson-White-(WPW-) und Lown-Ganong-Levine-Syndrom) entstehen durch zusätzliche Erregungsleitungsbahnen zu den Herzkammern, die zu vorzeitiger Kammererregung führen. **Vorhofextrasystolen** (supraventrikuläre Extrasystolen, SVES) entstehen im Vorhofbereich und erzeugen Extraschläge im Herzrhythmus. Zu den ventrikulären Herzrhythmusstörungen gehören die **Kammerextrasystolen** (ventrikuläre Extrasystolen, VES, Extraschläge), die im Herzkammerbereich entstehen und Extraschläge im Grundrhythmus erzeugen, ferner Kammerflimmern und Kammerflattern mit Kreislaufstillstand.

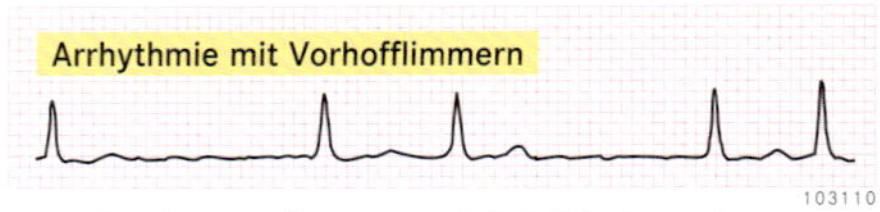

Herzrhythmusstörungen. EKG-Bild einer absoluten Arrhythmie bei Vorhofflimmern. Es ist kein regelmäßiger Rhythmus feststellbar.

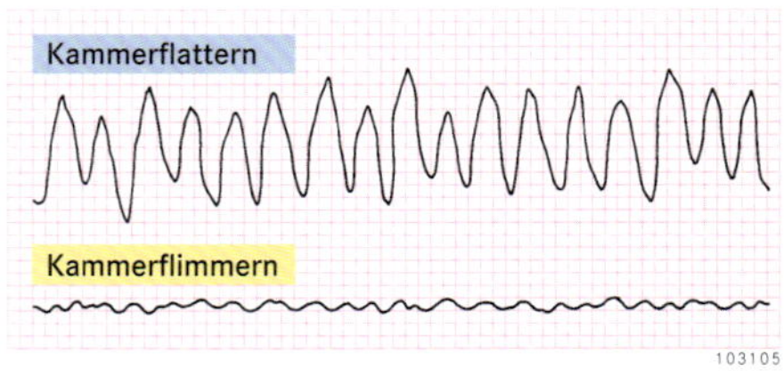

Herzrhythmusstörungen. Beim Kammerflattern kommt es zu schnellen und regelmäßigen Kontraktionen. Das Kammerflimmern ist ebenfalls von sehr schnellen, allerdings asynchronen Schlägen gekennzeichnet.

Angeborene Formen der Herzrhythmusstörungen sind das erbliche Jervell-Lange-Nielsen- und das Romano-Ward-Syndrom. Beide führen zu einer Verlängerung der QT-Zeit im EKG, was auch als QT-Syndrom bezeichnet wird.

■ **Behandlung** An erster Stelle steht die Therapie der Grunderkrankung. Ist dies nicht möglich oder nicht ausreichend, werden Antiarrhythmika eingesetzt. Bei einigen Formen mit zu schnellem und unregelmäßigem Herzschlag kann die Struktur des Herzens, von der die Herzrhythmusstörungen ausgehen, über einen Herzkatheter durch gezielte Anwendung von elektrischem Strom zerstört werden. Herzrhythmusstörungen mit zu langsamem oder aussetzendem Herzschlag können durch die Einpflanzung eines Herzschrittmachers behandelt werden. Die Therapie von Kammerflattern und Kammerflimmern besteht in der Defibrillation mit Elektroschocks und Wiederbelebung.

■ **Siehe auch**

→ Adams-Stokes-Anfall · Antiarrhythmika · Belastungs-EKG · Defibrillation · EKG · Herzflattern · Herzflimmern · Herzfrequenz · Herzschrittmacher · Karotissinussyndrom · Katheterablation · Mobitz-Block · Schenkelblock · Sick-Sinus-Syndrom · Sinusknoten · Sinusrhythmus · Therapie · Wenckebach-Periodik

Herzruptur, →Herzmuskelriss.

Herzscheidewand, Septum cardiale, Herzseptum, Trennwand zwischen den beiden Herzvorhöfen und den beiden Herzkammern. Die **Kammerscheidewand** (Ventrikelseptum, Kammerseptum, Septum interventriculare) hat einen dünneren oberen Abschnitt aus Bindegewebe und einen dicken unteren muskulären Anteil. Die **Vorhofscheidewand** (Vorhofseptum, Septum interatriale) ist dünn und hat eine ovale Grube. Einige angeborene Herzfehler beruhen auf Störungen in der Entwicklung dieser Trennwände, z. B. der Ventrikelseptumdefekt (→Herzfehler).

Herzschlag, 1) *Kardiologie:* →Herztod, plötzlicher.

2) *Physiologie:* Kontraktion der Herzmuskulatur in der Systole der Herzaktion.

Herzschlagvolumen, Schlagvolumen, Blutmenge, die während einer Kontraktion des Herzmuskels (Systole) von der linken oder rechten Herzkammer ausgeworfen wird. Beim Erwachsenen beträgt das Herzschlagvolumen in Ruhe circa 80 ml.

Herzschmerzen, Schmerzen hinter dem Brustbein, die v. a. bei →Angina pectoris, →Herzinfarkt und →Herzbeutelentzündung auftreten.

Herzschonkost, Diät, die eine übermäßige Belastung des kranken Herzens verhindern soll. Die Nahrungsaufnahme wird auf ca. sechs kleine Portionen pro Tag aufgeteilt, die Gesamtenergiemenge sollte 8 500 Kilojoule täglich nicht überschreiten. Bei Übergewicht sollte versucht werden, durch konsequente Ernährungsumstellung das Gewicht zu reduzieren. Der Alkoholkonsum muss eingeschränkt, das Rauchen ganz eingestellt werden.

▪ **Flüssigkeit** Menschen, die an Herzschwäche mit Ödembildung leiden, müssen die tägliche Flüssigkeitszufuhr auf maximal 1 bis 1,5 Liter einschränken.

▪ **Kochsalz (Natriumchlorid)** Um nicht unnötig Flüssigkeit im Körper zu binden, sollten sowohl Speisen als auch Mineralwasser nicht übermäßig viel Kochsalz enthalten. Bei schwerer Herzinsuffizienz mit ausgeprägten Wassereinlagerungen ist eine streng natriumarme Ernährung (unter 1 g Natrium pro Tag) erforderlich, bei weniger ausgeprägten Formen genügt meist eine Beschränkung auf 3–5 g Natrium.

▪ **Eiweiß** Sofern kein Nierenleiden vorliegt, sind 1,5–2 g Eiweiß pro Kilo Körpergewicht empfehlenswert. Milch- und Pflanzenprodukte und magerer Fisch sind günstiger als Fleisch und Wurstprodukte.

▪ **Kohlenhydrate** Die Mahlzeiten sollten reich an verdaulichen Kohlenhydraten, arm an Ballaststoffen und frei von blähenden Bestandteilen sein.

▪ **Fett** Insbesondere nach Herzinfarkt oder bei einer koronaren Herzkrankheit ist eine fettreduzierte Kost mit einem Fettanteil unter 30 % erforderlich. Besonders gesättigte tierische Fette wie Schweinefett (Speck, Schmalz), fetter Fisch, Butter oder Rindertalg sollten gemieden werden. Ungesättigte pflanzliche Fette und magerer Fisch sind günstig.

▪ **Vitamine und bioaktive Stoffe** Zum Zellschutz und Schutz der Blutgefäße ist eine ausreichende Zufuhr von Frischkost und schonende Zubereitung von Gemüse erforderlich.

Herzschrittmacher, Schrittmacher, Pacer, Pacemaker, Gerät zur Aufrechterhaltung einer regelmäßigen Schlagfolge des Herzens bei →Herzrhythmusstörungen, insbesondere bei höhergradigem AV-Block. Der Herzschrittmacher besteht aus einem kleinen, batteriebetriebenen Impulsgenerator, dessen elektrische Impulse sich über Elektroden, die über eine Vene ins Herz vorgeschoben und dort verankert werden, auf die Herzmuskulatur übertragen und dort eine regelmäßige Kontraktion und somit einen regelmäßigen Herzschlag herbeiführen. Der Herzschrittmacher übernimmt die Aufgabe des Sinusknotens, der beim Gesunden als natürlicher Schrittmacher die Erregungsbildung steuert (→Herz).

▪ **Temporäre Herzschrittmacher** (passagere Herzschrittmacher): Sie werden nur für einen befristeten Zeitraum und in Notfallsituationen angelegt, z. B. bei kurzzeitiger Verlangsamung des Herzschlages oder zur Überbrückung, bis ein dauerhafter Herzschrittmacher eingesetzt wird. Die Elektroden werden über eine größere Vene mithilfe eines Katheters eingeführt, der Impulsgeber liegt außerhalb des Körpers. Der Kranke muss Bettruhe einhalten, um eine Verschiebung der Sonde in der rechten Herzkammer zu vermeiden.

▪ **Permanente Herzschrittmacher** Sie werden operativ in lokaler Betäubung oder Vollnarkose in eine Hauttasche, meist im Bereich des rechten Brustmuskels, eingesetzt. Die Elektroden für die Impulsübermittlung werden über die Schlüsselbeinvene und die obere Hohlvene in das rechte Herz vorgeschoben und dort verankert. Meist werden **Demand-Schrittmacher** (Bedarfsschrittmacher) implantiert. Diese stimulieren das Herz nicht in regelmäßigen Abständen, sondern registrieren die Eigenerregung des Herzens und geben nur dann einen Impuls, wenn nach einer festgesetzten Zeit keine Eigenerregung erfolgt ist. Kaum noch verwendet werden **Stand-by-Schrittmacher,** die von der Kammer gesteuert werden und deren Impulse bei normaler Herzfrequenz in die nicht erregbare Phase der Herzmuskulatur fallen, die also nur bei einem Absinken der Herzfrequenz wirksam werden. Der **Einkammerschrittmacher** hat nur eine Sonde in Vorhof oder Kammer. Durch einen

Herzschrittmacher
→ GEO **Dossier**
Auf dem Weg zum Techno sapiens, Bd. 10

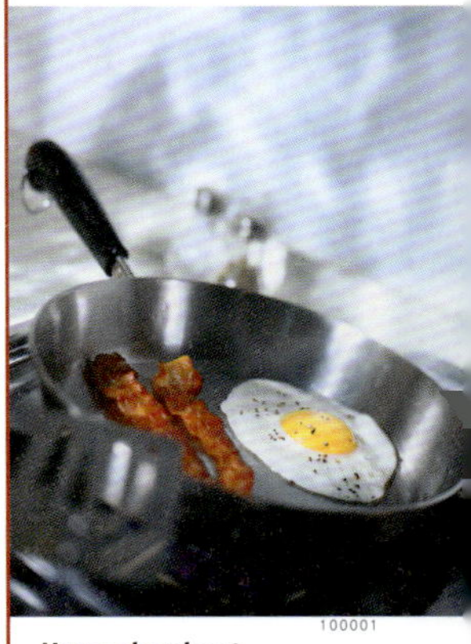

Herzschonkost.
Tierische Fette und tierisches Eiweiß sollten herzkranke Patienten nur in Maßen zu sich nehmen.

Herzschrittmacher Sicherheitshinweise für Träger

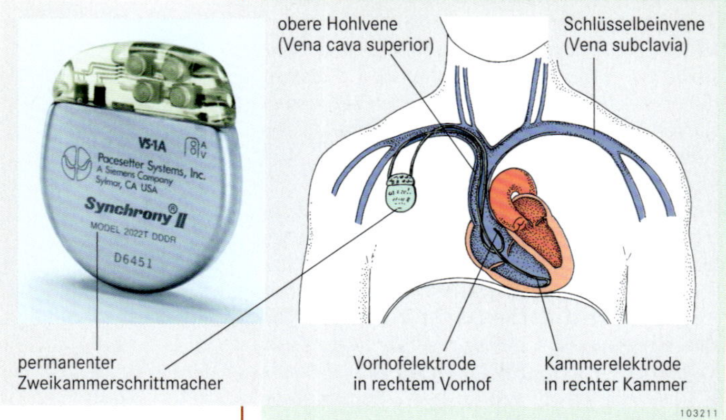

Träger eines Herzschrittmachers können heute ein ganz normales Leben ohne Einschränkungen führen. Viele Patienten werden sogar durch die Schrittmachertherapie belastbarer als vorher. Vorsicht ist jedoch in einigen speziellen Situationen geboten. So sollten Mobiltelefone möglichst weit entfernt vom Schrittmachergerät getragen werden, auf keinen Fall in der Brusttasche. Die Nähe von laufenden Motoren ist zu vermeiden, hier können störende elektromagnetische Felder entstehen. Sicherheitshalber sollten beim Einkaufen vorhandene Diebstahlsicherungsanlagen (z. B. hinter den Kassen und am Ein- und Ausgang) zügig durchquert werden, und man sollte nicht in dem Bereich stehen bleiben. Vibrierende Haushaltsgeräte wie z. B. Bohrmaschinen können bestimmte Gerätetypen durcheinanderbringen, ebenso einige medizinische Apparate wie Mikrowellen- oder Diathermiegeräte. Schrittmacherträger sollten im Allgemeinen nicht kernspintomografisch untersucht werden; röntgen – auch im Computertomografen – ist dagegen unbedenklich. Ebenso ist die Durchleuchtung am Flughafen zu vermeiden. Jeder Träger eines Herzschrittmachers erhält einen Schrittmacherausweis mit allen wichtigen Daten, den er immer bei sich tragen muss.

Zweikammerschrittmacher mit je einer Sonde in Vorhof und Kammer lassen sich Vorhöfe und Kammern zeitlich koordiniert anregen, damit die Vorhofaktionen zur Kammerfüllung beitragen. Inzwischen gibt es Herzschrittmacher, die eine zu schnelle Kammeraktion (Kammertachykardie) selbstständig erkennen können und durch die Abgabe von Elektroschocks (→Defibrillation) behandeln. Diese Systeme werden als automatic implantable cardioverter defibrillator, kurz **AICD**, bezeichnet.

Herzschwäche, →Herzinsuffizienz.

Herzseptum, →Herzscheidewand.

Herzstillstand, Versagen der Pumpfunktion des Herzens mit unmittelbar folgendem →Kreislaufstillstand.

Herzstolpern, spürbare Herzschläge außerhalb des Grundrhythmus (→Herzrhythmusstörungen).

Herzstromkurve, →EKG.

Herzsyndrom, hyperkinetisches, vegetative Regulationsstörung mit Herz-Kreislauf-Beschwerden, die durch ein Überwiegen des Sympathikusnervs bedingt ist. Der Herzschlag ist bereits in Ruhe erhöht und steigt bei körperlicher Belastung überschießend an. Der Blutdruck ist leicht erhöht; oft ist die Differenz zwischen systolischem und diastolischem Wert (Blutdruckamplitude) vergrößert. Das hyperkinetische Herzsyndrom kommt insbesondere bei jungen Erwachsenen vor und ist oft von psychischen Veränderungen, Angst und Unruhe begleitet.

Herztamponade, →Herzbeuteltamponade.

Herztod, plötzlicher, Sekundenherztod, Herzschlag, Herzversagen mit Todeseintritt innerhalb kürzester Zeit. Zugrunde liegt meist eine koronare Herzkrankheit mit Durchblutungsstörungen der Herzmuskulatur oder ein Herzinfarkt, seltener eine Kardiomyopathie oder, besonders bei jungen, sportlichen Menschen, eine unerkannte Herzmuskelentzündung. Diese Erkrankungen können zu einem Pumpversagen, zu →Herzrhythmusstörungen (Kammerflimmern, AV-Block) oder einem Herzstillstand (Asystolie) führen. Es muss sofort die →Wiederbelebung eingeleitet werden.

Herztöne, Schallphänomene, die bei der Herztätigkeit durch Schwingungen der Herzklappen oder durch Kontraktion des Herzmuskels hervorgerufen und auf die Brustwand übertragen werden. Dort sind sie mit bloßem Ohr oder beim Abhören mit dem Stethoskop wahrnehmbar. Alle sonstigen vom Herzen ausgehenden Schallphänomene sind meist krankhaft und werden als Herzgeräusche bezeichnet. Am gesunden Herzen lassen sich zwei Herztöne unterscheiden, die beide innerhalb der Kontraktionsphase (Systole) des Herzmuskels liegen. Der **erste Herzton** wird durch das Anspannen der Kammermuskulatur und die resultierende Schwingung des Blutes (Anspannungston) sowie durch den Schluss der Segelklappen zwischen den Vorhöfen und Kammern hervorgerufen. Der **zweite Herzton** ist lauter als der erste Herzton und wird vom Schluss der Taschenklappen zwischen der linken Kammer und der Aorta bzw. der rechten Kammer und der Lungenschlagader am Ende der Systole hervorgerufen (Klappenschlusston). Bei Jugendlichen ist ein **dritter Herzton** physiologisch; er wird durch die Vibration des Herzmuskels während der Füllungsphase (Diastole) erzeugt. Bei Erwachsenen ist dieser Ton krankhaft und oft Zeichen für eine Herzmuskelschwäche (Herzinsuffizienz). Ein weiterer **vierter Herzton** ist auf die Vorhofkontraktion am Ende der Diastole zurückzuführen; er ist physiologisch bei Jugendlichen, krankhaft beim Erwachsenen.

Herztransplantation, operative Übertragung des gesunden Herzens eines Organspenders auf einen Menschen mit unheilbarer Herzkrankheit, z. B. bei Kardiomyopathie mit schwerer Herzinsuffizienz oder koronarer Herzkrankheit. Inzwischen werden bei irreversiblen Lungenerkrankungen mit Herzversagen auch kombinierte Herz-Lungen-Transplantationen durchgeführt. Eine Indikation zur Herztransplantation besteht, wenn die medikamentöse Therapie oder andere operative Eingriffe versagen, der Empfänger nicht älter als 65 Jahre alt ist, gesunde übrige Organe besitzt und er und sein familiäres Umfeld der Herztransplantation motiviert gegenüberstehen. In Deutschland werden circa 500 Herztransplantationen jährlich durchgeführt, obwohl wesentlich mehr Patienten einer Herztransplantation bedürfen. Ursache ist der Mangel an Spenderherzen. Die durchschnittliche Wartezeit beträgt 12–18 Monate, 20–30 % der Patienten versterben währenddessen. Als Überbrückung bis zum Erhalt eines geeigneten Spenderherzens kann ein →Kunstherz die Funktion v. a. der linken Herzkammer unterstützen. Aufgrund des Spendermangels konzentriert sich die Forschung zum einen auf die Weiterentwicklung des Kunstherzens als dauerhaften Herzersatzes, zum anderen auf das **Xenotransplantat,** d. h. ein von Tieren (genetisch veränderten Schweinen) stammendes Spenderherz.

■ **Technik** Bei der **orthotopen Herztransplantation** wird das Spenderherz anstelle des erkrankten Herzens implantiert, das kranke Herz unter Einsatz der →Herz-Lungen-Maschine entfernt (mit Ausnahme der Vorhofstümpfe). Bei der nur bei bestimmten Herzfehlern durchgeführten **heterotopen Herztransplantation** wird das Spenderherz an anderer Stelle, evtl. auch im »Huckepackverfahren«, an die großen Gefäßstämme angeschlossen und das kranke Herz verbleibt im Körper des Empfängers. Hier besteht zusätzlich die Gefahr der Gerinnselbildung im verbliebenen Herz, was eine lebenslange Behandlung mit gerinnungshemmenden Mitteln erforderlich macht.

■ **Immunsuppression** Wie bei jeder →Transplantation muss das Immunsystem des Organempfängers lebenslang mit Medikamenten (→Immunsuppressiva) unterdrückt werden, um eine Abstoßungsreaktion zu verhindern. Die herkömmliche Medikation besteht aus Ciclosporin, Tacrolismus, Azathioprin und meist auch Kortikoiden. Unmittelbar nach der Operation werden Antikörper gegen Abwehrzellen infundiert.

■ **Überwachung** Nach der Operation wird die Leistungsfähigkeit des Herzens regelmäßig mittels EKG und Herzultraschall geprüft. In den ersten drei postoperativen Monaten treten akute Abstoßungsreaktionen in circa 90 % der Fälle auf. Um diese rechtzeitig zu diagnostizieren, werden wöchentlich kleine Gewebeproben entnommen. Um diese den Patienten belastenden Biopsien zu vermeiden, werden in jüngster Zeit Schrittmacher eingesetzt, die per Telemetrie Hinweise auf eine mögliche Abstoßungsreaktion liefern.

■ **Prognose** Die 5-Jahres-Überlebensrate hat sich in den letzten Jahren auf circa 75–80 % erhöht; die Herztransplantation gilt somit als etabliertes Therapieverfahren. Die meisten Transplantationspatienten sterben an Infektionen, Abstoßungsreaktionen folgen an zweiter Stelle.

Herztumoren, seltene Geschwülste, die im Herzen entstehen (primäre Herztumoren) oder als Absiedelung (Metastase) eines anderen Tumors in den Herzmuskel einwachsen. Metastasen treten etwa 100-mal häufiger als primäre Herztumoren auf und kommen v. a. bei Brust- und Bronchialkrebs vor. Unter den primären Herztumoren sind die gutartigen wesentlich häufiger als die bösartigen (meist Sarkome). Der häufigste gutartige Herztumor ist das Myxom, eine gefäßreiche Geschwulst, die bevorzugt vom Vorhofseptum in den linken Vorhof hineinwächst, selten aber auch in der Herzkammer entsteht und meist Frauen betrifft.

■ **Befund** Es können Beschwerden wie Atemnot, Herzrhythmusstörungen, Durchblutungsstörungen (durch mit dem Blutstrom verschlepptes Tumorgewebe oder Blutgerinnsel) oder auch kurz dauernde Anfälle von Bewusstlosigkeit auftreten. Insbesondere bei bösartigen Herztumoren zeigen sich Gewichtsverlust, Fieber, Blutarmut sowie ein Herzbeutelerguss mit der Gefahr einer Herzbeuteltamponade. Die Diagnostik eines Herztumors stützt sich auf Herzultraschall, Röntgenaufnahmen des Brustkorbs, evtl. auch Computertomogramm oder Kernspintomografie sowie eine Herzkatheteruntersuchung.

■ **Behandlung** Abhängig von der Lokalisation können gutartige Herztumoren operativ entfernt werden. Die Therapie bösartiger Herztumoren (z. B. Chemotherapie oder Strahlentherapie) richtet sich nach der Art des Tumors. Eine Heilung bösartiger Herztumoren ist nicht möglich.

Herzultraschall, Echokardiografie, Ultraschallkardiografie, UKG, Untersuchung des Herzens mit einem Ultraschallgerät.

■ **Untersuchung über die Brustwand** Bei diesem Verfahren wird der Ultraschallkopf außen auf den Brustkorb aufgesetzt. Die ein- oder zweidimensionale **Echokardiografie** dient der Darstellung von Funktion und von Herzklappen, Herzhöhlen und Herzwänden sowie der Beurteilung der Pumpfunktion. Auch ein Herzbeutelerguss kann damit festgestellt werden. Mit der **Farb-Doppler-Echokardiografie** lassen sich Geschwindigkeit und Richtung des Blutstromes durch das Herz in verschiedenen Farben darstellen, sodass eine Aussage über die Schwere von angeborenen oder erworbenen Herzfehlern möglich ist.

■ **Untersuchung durch die Speiseröhre** Die **transösophageale Echokardiografie** ist ein Verfahren, bei dem der Schallkopf in die Speiseröhre eingeführt wird. Auf diese Weise können besonders die Vorhöfe, die Aorten- und Mitralklappe sowie der Anfangsabschnitt der Aorta beurteilt werden. Der Untersuchte muss nüchtern sein.

Herzuntersuchungen, verschiedene diagnostische Methoden zur Erkennung und Differenzierung von Herzkrankheiten sowie deren Verlaufskontrollen. Bereits die körperliche Untersuchung lässt Krankheitszeichen wie z. B. Einflussstauung, Wassereinlagerung, Bauchwassersucht oder Zyanose erkennen. Ebenfalls zur körperlichen Untersuchung zählen das Abhören (Auskultation) und das Beklopfen (Perkussion) des Brustkorbs. Dann erst folgen Funktionsuntersuchungen wie →EKG und →Belastungs-EKG, →Herzultraschall oder eine →Herzkatheteruntersuchung. Die Röntgenaufnahme des Brustkorbs (→Röntgen-Thorax) ermöglicht Aussagen über Herzgröße und -form. Nuklearmedizinische Untersuchungen wie die →Szintigrafie dienen zur bildhaften Darstellung der Herzmuskelaktivität und Beurteilung der Herzleistung.

Herzventrikel, Herzkammer (→Herz).

Herzversagen, →Herzinsuffizienz.

Herzvitium, →Herzfehler.

Herzvorhof, eine Herzhöhle (→Herz).

Herzwand|aneurysma, nicht rückbildungsfähige, bindegewebige Aussackung der Herzkammerwand. Das Herzwandaneurysma kann mehrere Zentimeter groß werden und tritt v. a. nach einem Vorderwandinfarkt im Bereich der Spitze der linken Herzkammer auf. Das Aneurysma selbst verursacht keine Beschwerden. Durch die Unbeweglichkeit des narbig veränderten Herzabschnitts schränkt es jedoch die Herzfunktion ein, begünstigt die Bildung von Blutgerinnseln und erhöht nachfolgend die Emboliegefahr. Als Komplikation kann es zu Herzrhythmusstörungen bis hin zum plötzlichen Herztod kommen und das Herzwandaneurysma kann reißen, sodass Blut in den Herzbeutel fließt und zu einer Herzbeuteltamponade führt. Das Herzwandaneurysma kann mittels Herzultraschall lokalisiert werden. Die Behandlung erfolgt mit blutverdünnenden Medikamenten, um der Gerinnselbildung vorzubeugen. Eine operative Abtragung des Herzwandaneurysmas ist nur selten erforderlich.

Herzzeitvolumen, Abk. **HZV,** Blutmenge, die von der linken oder der rechten Herzkammer pro Zeiteinheit ausgeworfen wird (→Herzminutenvolumen).

Herzzyklus, Herzaktion (→Herz).

Hetero|phorie, latentes, d. h. verborgenes Schielen, das in geringer Ausprägung auch bei Gesunden (circa 70 % der Bevölkerung) vorkommt und bei größerer Abweichung zu Doppelbildern führen kann. Heterophorie entsteht durch Störungen des Augenmuskelgleichgewichts. Durch äußere und innere Einflüsse (Alkoholgenuss, allgemeine Erschöpfung, fieberhafte Erkrankung, Gehirnerschütterung) kann aus einer Heterophorie manifestes Schielen werden. Die Diagnose erfolgt durch einen Abdecktest. Sofern Beschwerden bestehen, ist eine Brillenkorrektur (z. B. Prismenbrille), evtl. eine Schieloperation erforderlich.

Heterotransplantat, Xenotransplantat, verpflanztes Gewebe oder Organ eines artfremden Spenders (z. B. Schwein) bei einer →Transplantation.

Heuschnupfen, Heufieber, Pollinosis, Überempfindlichkeitsreaktion der Nasenschleimhäute bei Pollenallergie (→Allergie).

Hexenmilch, milchähnliche Flüssigkeit, die sich auf Druck aus der Brustdrüse des Neugeborenen entleeren kann. Sie entsteht durch den Einfluss mütterlicher Geschlechtshormone während der Schwangerschaft. Die Absonderung von Hexenmilch ist harmlos, dauert nur wenige Tage und bedarf keiner Behandlung.

Hexenschuss, akute Lumbago, plötzlich auftretende, stechende Schmerzen im Lendenbereich, die manchmal über den Ischiasnerv bis in das rechte oder linke Bein ausstrahlen (→Ischiassyndrom). Der Hexenschuss tritt oft nach bestimmten Bewegungen (z. B. Bücken, Heben einer schweren Last) auf, kann aber auch durch Kälte, Nässe oder Zugluft ausgelöst werden. Neben dem Schmerz führen die einseitigen Muskelspannungen zur Zwangshaltung des Rumpfs. Zu den Ursachen des Hexenschusses gehören Verschleißerscheinungen der Wirbelsäule und der Bandscheiben, die zu Störungen der Bewegungsabläufe führen. Lindernd wirken alle durchblutungsfördernden Maßnahmen wie Wärme, Massage, Fango- oder Moorpackungen und Schwitzkuren. Blockierungen der Wirbelgelenke lassen sich durch →Chirotherapie lösen.

Hexenschuss
→ GEO **Dossier**
Das Gerüst des Lebens, Bd. 10

H_2-Exhalationstest, →H_2-Atemtest.

HHL, Abk. für **1)** *Geburtshilfe:* →Hinterhauptslage.
2) *Anatomie:* Hypophysenhinterlappen (→Hypophyse).

Hiatushernie, häufigste Form des Zwerchfellbruches mit teilweiser oder kompletter Verlagerung des Magens in den Brustkorb.

■ **Ursache und Einteilung** Um den Durchtritt der Speiseröhre zum Magen zu ermöglichen, bildet die straffe Muskelplatte des Zwerchfells an dieser Stelle eine Lücke, die nur mit Bindegewebe gefüllt ist (Hiatus oesophageus). Durch einen anlage- oder altersbedingten Verlust der Bindegewebselastizität sowie durch erhöhten Druck im Bauchraum, z.B. durch verstärkte Bauchpresse bei chronischer Verstopfung, chronischem Husten oder Schwangerschaft, kommt es zur Aufweitung dieser Zwerchfelllücke. Die häufigste Form ist mit circa 90% die **axiale Hernie** (Gleithernie), bei der der Magenmund (Kardia) und der Magenfundus zeitweise oder ständig oberhalb des Zwerchfells liegen.

Bei der selteneren **paraösophagealen Hernie** liegen Speiseröhre und Magenmund an normaler Stelle im Brust- bzw. Bauchraum, aber der Magenfundus drängt sich neben der Speiseröhre in den Brustraum. Gelegentlich gelangen auch Dickdarm, Milz, großes Netz oder Dünndarm in den Brustraum. Zusätzlich kommen Mischformen vor. Von einem **Upside-down-Magen** (Thoraxmagen) spricht man, wenn sich der gesamte Magen in den Brustraum verlagert und, da die untere Speiseröhre am Zwerchfell festgewachsen ist, »auf dem Kopf« steht.

■ **Befund** Gleithernien bereiten meist keine Beschwerden und werden oft zufällig entdeckt. Mitunter tritt durch Rückfluss des sauren Mageninhaltes eine Entzündung der Speiseröhre auf.

Paraösophageale Hernien führen zu Völlegefühl, Druckgefühl in der Herzgegend, Schluckbeschwerden oder Luftnot. Da hier der Übergang von Speiseröhre und Magen nicht betroffen ist, fließt fast nie Mageninhalt in die Speiseröhre zurück. Je nachdem, welches Organ in den Brustraum verlagert ist, drohen jedoch sehr unterschiedliche, teilweise lebensgefährliche Komplikationen wie Magen- oder Speiseröhreneinklemmung mit Abschnüren der Blutzufuhr oder Stieldrehung des Magens (Magenvolvulus).

Die Diagnose wird durch eine Magenspiegelung (Gastroskopie) oder eine röntgenologische Magenuntersuchung (Magen-Darm-Passage) gestellt.

■ **Behandlung** Gleithernien bedürfen meist keiner Therapie. Tritt eine →Speiseröhrenentzündung auf, wird diese entsprechend behandelt. Nur selten ist eine Operation erforderlich. Paraösophageale Hernien dagegen werden auch dann operiert, wenn sie keine Beschwerden verursachen. Der Magen wird hierbei entweder am Zwerchfell (→Fundopexie) oder an der Bauchdecke befestigt (Gastropexie).

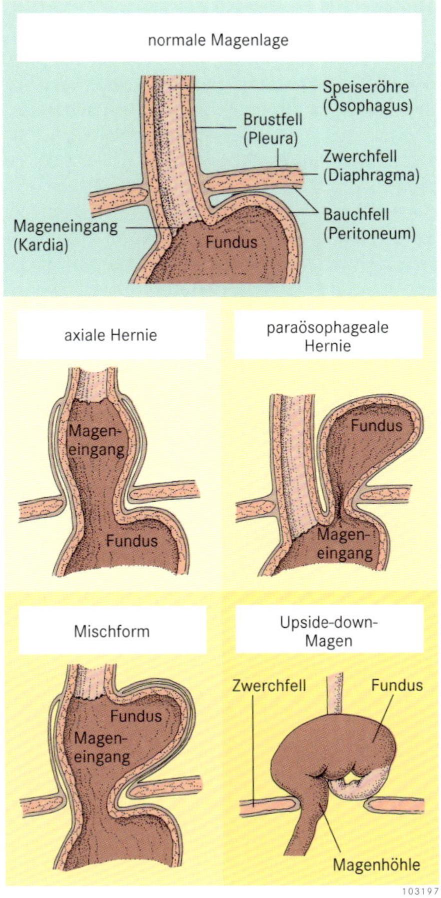

Hiatushernie. Normale Magenlage und verschiedene Formen der Hiatushernie. Der Magen ist aufgrund des Zwerchfellbruches mehr oder weniger in den Brustkorb verlagert.

Hiatus|insuffizienz, ungenügender Verschlussmechanismus im Bereich des Durchtritts der Speiseröhre durch das Zwerchfell. Mögliche Folgen sind Verlagerung von Bauchorganen in den Brustraum (→Hiatushernie) und →Speiseröhrenentzündungen durch Rückfluss von saurem Mageninhalt.

Hib, Abk. für →Haemophilus **i**nfluenzae Typ **b**.

Hidradenitis, Entzündung der Schweißdrüsen. **Hidradenitis suppurativa:** →Schweißdrüsenabszess.

High-density-Lipoprotein, ein →Lipoprotein.

Hildegard-Medizin, naturheilkundliche Heilverfahren, die nach der Benediktinernonne Hildegard von Bingen benannt sind. Die

Hildegard-Medizin gründet sich auf ein christliches Weltbild, das die Entstehung von Krankheiten aus einer gestörten Beziehung des Menschen zu Gott heraus erklärt. Stofflicher Ausdruck ist eine Störung des harmonischen Zusammenspiels der Körpersäfte; Heilung sei nur durch die Rückbesinnung auf Gott und durch den Willen Gottes möglich. In der Hildegard-Medizin gelangen v. a. →Heilpflanzen, Edelsteine (→Edelsteintherapie) sowie Ausleitungsverfahren der →Humoralpathologie zur Anwendung. Diese Methoden werden ergänzt durch maßvolle und gesunde Ernährung auf der Grundlage von Dinkelgetreide sowie Fasten als religiöse Übung mit Heilwirkung.

Hilum, Hilus, vertiefte Stelle an der Oberfläche eines Organs, wo Ausführungsgänge, Gefäße und Nerven ein- bzw. austreten, z. B. **Hilum pulmonis:** →Lungenhilus, **Hilum renale** (Nierenhilus): →Niere, **Hilum splenicum** (Hilum lienis): →Milz.

Himbeerzunge, häufiges Krankheitszeichen bei →Scharlach.

Hinken

Beschwerden	Wahrscheinliche Ursachen	Erste Maßnahmen
Hinken und **Schmerzen** in einem Bein mit Schweregefühl, **verkürzter Gehstrecke,** Kältegefühl	Durchblutungsstörung (→AVK)	Arztbesuch
Hinken und **Schmerzen und Reiben** in einem Gelenk	→Arthrose	Arztbesuch
Hinken, **Schmerzen und Schwellung** und/oder **Hitzegefühl** in einem Gelenk	→Arthritis	Gelenk ruhig stellen, kühlen; bei anhaltenden Beschwerden Arztbesuch
Hinken und **Schmerzen nach Implantation** eines künstlichen Hüftgelenks	Lockerung der Prothese	Bein nicht mehr belasten, Arzt rufen
Hinken und **Schmerzen im Rücken** mit Ausstrahlung in ein Bein	→Hexenschuss	→Stufenbettlagerung, Wärmflasche. Wenn keine Besserung eintritt, Hausarzt rufen

Hinken, asymmetrische Gangstörung, die ein unharmonisches Gangbild verursacht. Beidseitiges Hinken verursacht einen watschelnden Gang. Je nach Ursache werden verschiedene Formen unterschieden:

■ **Verkürzungshinken** Infolge einer größeren Beinlängendifferenz oder einer einseitigen Bewegungseinschränkung im Knie- oder Hüftgelenk neigt sich der Oberkörper beim Gehen zum verkürzten Bein hin.

■ **Schonhinken** (Schmerzhinken): Schmerzen, z. B. in der Hüfte oder im Knie, veranlassen den Betroffenen, die Belastung der erkrankten Gliedmaße zu vermeiden. Ursache für die Schmerzen können sowohl Gelenke, Knochen oder Muskeln als auch Sehnen, Haut oder Gefäße sein. Der Betroffene neigt sich beim Gehen auf die kranke Seite.

■ **Versteifungshinken** Eine künstliche oder erworbene Versteifung im Hüft-, Knie- oder Fußgelenk behindert den Gang in unterschiedlichem Ausmaß.

■ **Lähmungshinken** Bei schlaffer Lähmung fehlt die Kontrolle über die Gliedmaße, was sich in schlaksigen, an Marionetten erinnernden Bewegungen zeigt. Der spastische Gang dagegen wirkt steif und verkrampft und ist oft mit einer Einwärtsdrehung der Gliedmaßen verbunden. Der Gang eines halbseitig Gelähmten nach Schlaganfall zeigt sich durch kreisende Bein- und fehlende Mitbewegung des Armes der betroffenen Seite. Andere periphere Lähmungen verursachen ebenfalls typische Gangbilder: Steppergang bei Peronäuslähmung, Hackengang bei Lähmung der Wadenmuskulatur, Hüfthinken bei Schwächung oder Lähmung der Hüftmuskulatur. Wenn der Betroffene das erkrankte Bein belastet, kippt das Becken zur Gegenseite (→Trendelenburg-Zeichen).

Hinterhauptsbein, Os occipitale, Knochen des Hirnschädels. Die Innenseite des Hinterhauptsbeins bildet den Großteil der hinteren Schädelgrube. Durch ein Loch im Hinterhauptsbein (großes Hinterhauptsloch, Foramen magnum) treten das Rückenmark und seine Häute aus dem Schädelbereich aus. Auf der Unterseite des Hinterhauptsbeins befinden sich Ansatzstellen für die gelenkige Verbindung mit dem ersten Halswirbel (Atlas) →Schädel.

Hinterhauptslage, eine →Kindslage.

Hinterhauptslappen, Teil des →Großhirns.

Hinterhirn, Teil des Rautenhirns (→Gehirn).

Hinterhorn, Teil des →Rückenmarks.

Hinterstrang, Teil des →Rückenmarks.

Hinterstrang|ataxie, sensible →Ataxie.

Hinterwandinfarkt, Form des →Herzinfarkts.

Hippel-Lindau-Syndrom, erbliche Erkrankung, bei der Adergeschwülste (Angiome) an der Netzhaut des Auges, oft auch im Kleinhirn und Rückenmark vorkommen. Der Betroffene hat häufig gleichzeitig ein Feuermal im Gesicht und Zysten in Nieren, Bauchspeicheldrüse und Leber. Je nach Lokalisation treten Schmerzen im Bereich des Hinterkopfes, Schwindel, Erbrechen oder Gang- und Sehstörungen auf. Die Symptome zeigen sich häufig erst im jungen Erwachsenenalter. Die Angiome werden operativ oder durch eine Strahlenbehandlung entfernt.

Hippocampus, anatomisch ein Teil des Großhirns, in seiner Funktion Bestandteil des →limbischen Systems.

hippokratischer Eid, dem griechischen Wanderarzt und Begründer der wissenschaftlichen Heilkunde Hippokrates zugeschriebener ärztlicher Eid, der die Grundsätze ärztlicher Ethik festlegt und in abgewandelter Form noch heute gilt.

Hippotherapie, →Reittherapie.

Hirn, →Gehirn.

Hirn|abszess, intrazerebraler Abszess, eitrige, bakterielle Gehirnentzündung (→Enzephalitis) mit Gewebeeinschmelzung. Die Erreger wandern meist von entzündlichen Herden in der Nähe des Gehirns (z.B. Mittelohrentzündung) ein, aber auch offene Schädel-Hirn-Verletzungen oder neurochirurgische Operationen können Ursache sein.

Krankheitserscheinungen wie Kopfschmerzen, Fieber, Lähmungen, Sprachstörungen, Bewusstseinsstörungen, Übelkeit und epileptische Anfälle treten 1–2 Wochen nach einer Lokal- oder Allgemeininfektion, manchmal aber auch noch nach Jahren auf. Der Entzündungsherd wird operativ ausgeräumt, begleitend wird ein geeignetes Antibiotikum eingesetzt. Oft ist eine vollständige Heilung möglich, trotz optimaler Behandlungsbedingungen können aber auch Todesfälle oder bleibende Schäden die Folge sein.

Hirn|aneurysma, Gehirnarterienaneurysma, örtlich umschriebene Erweiterung der Gehirnarterien, v.a. an der Unterseite des Gehirns, meist bedingt durch eine angeborene Gefäßwandschwäche. In der Mehrzahl verursachen Hirnaneurysmen über lange Zeit keine Beschwerden. Wenn sie sehr groß sind, können sie (je nach Lage) unterschiedliche neurologische Krankheitserscheinungen besonders der Augen (Doppelbilder, Augenmuskellähmungen) oder phasenweise auftretende Kopfschmerzen hervorrufen. Lebensgefährlich ist das – oft im 4. oder 5. Lebensjahrzehnt erfolgende – Einreißen des Gefäßes, das zu einer →Subarachnoidalblutung oder intrazerebralen Blutung (→Schlaganfall) führt.

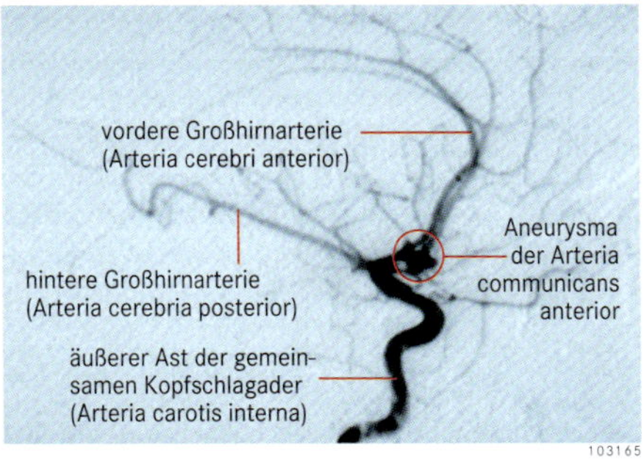

Hirnaneurysma. Im Röntgenbild (Angiografie) ist das Aneurysma als deutliche Ausbuchtung der Arteria communicans anterior zu erkennen.

Hirnanhangsdrüse, →Hypophyse.

Hirn|arteriosklerose, →Arteriosklerose der hirnversorgenden Blutgefäße.

Hirn|atrophie, umschriebener oder allgemeiner Schwund des Gehirngewebes (z.B. bei Alkoholkrankheit, Anorexia nervosa, Kortikoidbehandlung, →Alzheimer-Demenz).

Hirnbiopsie, Art der →Biopsie.

Hirnblutung, Oberbegriff für Einblutungen in das Schädelinnere. Gefäßanomalien, Bluthochdruck oder Gerinnungsstörungen können zu einer Hirnmassenblutung (→Schlaganfall) oder →Subarachnoidalblutung führen. Letztere kann auch durch Kopfverletzungen (→Schädel-Hirn-Trauma) bedingt sein, ebenso wie Blutungen zwischen Schädeldecke und harter Hirnhaut (→Epiduralblutung) oder unter die harte Hirnhaut (→Subduralblutung).

Hirndruck, innerhalb der Schädelhöhle herrschender (intrakranieller) Druck. Er beträgt in den Gehirnkammern beim Gesunden 3–15 mm Hg, kurzzeitig, z.B. beim Pressen, kann es zu Druckspitzen bis 60 mm Hg kommen.

Hirndruckmessung, Methode zur Diagnose und Verlaufskontrolle einer Hirndrucksteigerung. Bei der **epiduralen Messung** wird ein Messfühler über ein Bohrloch in der Schädeldecke in den Epiduralraum zwischen harter Hirnhaut und Schädelknochen eingebracht. Die **intraventrikuläre Messung** erfolgt mittels eines in eine Gehirnkammer (Hirnventrikel) vorgeschobenen Katheters.

Hirndrucksteigerung, intrakranielle Druckerhöhung, krankhafter Anstieg des Druckes innerhalb der Schädelhöhle.

■ **Ursache** Die **akute Volumenzunahme** des Gehirns ist z.B. durch Hirnschwellung nach schweren Kopfverletzungen und akuten Entzündungen oder durch ausgedehnte Blutungen bedingt; eine langsam zunehmende, **chronische Hirndrucksteigerung** entwickelt sich oft im Rahmen eines Hirntumors oder einer Abflussstörung des Nervenwassers. Da sich das Gehirn aufgrund des Schädelknochens nicht ausdehnen kann, kommt es zu Gewebequetschung und Durchblutungsstörungen; bei Verlagerung des Gehirns werden wichtige Hirnanteile eingeklemmt.

■ **Befund** Zunehmende Kopfschmerzen sind erstes Anzeichen, im weiteren Verlauf treten Übelkeit, Erbrechen, Schluckauf, Lähmungen und psychische Veränderungen wie Unruhe, Antriebslosigkeit und Gedächtnisstörungen auf. Sehstörungen, einseitige Pupillenerweiterung und Augenmuskellähmungen sind Zeichen einer Hirnnervenschädi-

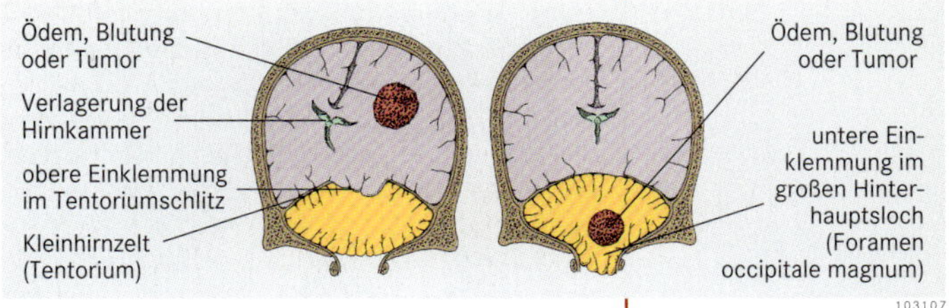

Hirndrucksteigerung. Das Schädelinnere ist in einem Längsschnitt dargestellt. Eine Volumenzunahme führt zur Verschiebung von Hirnanteilen nach unten (Einklemmung) und Druckschädigung von Hirngewebe. Bei der oberen Einklemmung werden Anteile des Großhirns durch eine natürliche Öffnung in das aus harter Hirnhaut bestehende Kleinhirnzelt (Tentoriumschlitz) gepresst, bei der unteren Einklemmung verlagern sich Kleinhirnanteile durch das große Hinterhauptsloch nach unten.

gung. Wird die Hirndrucksteigerung nicht behoben, können Bewusstseinsstörungen bis hin zum tiefen Koma, irreversible Hirnschäden und schließlich der Tod die Folge sein. Bei der akuten Hirndrucksteigerung entwickeln sich die Krankheitserscheinungen rasch, während bei der chronischen Hirndrucksteigerung über einen längeren Zeitraum meist psychische Veränderungen im Vordergrund stehen.

■ **Behandlung** Bei fortgeschrittener Symptomatik müssen die Erkrankten v. a. aufgrund des drohenden Atemstillstands auf einer Intensivstation versorgt werden. Solange keine Operation möglich ist, erfolgt die Therapie mit entwässernden Medikamenten und Kortikoiden, die eine weitere Zunahme des Hirnödems verhindern sollen. Notfallmaßnahmen zur raschen Senkung des Drucks sind die →Schädeltrepanation oder bei Nervenwasserabflussstörungen die Liquordränage, d. h. die Ableitung des Nervenwassers über einen Schlauch. Blutungen müssen ausgeräumt werden, die Behandlung der Grunderkrankung erfolgt oft erst, wenn sich der Zustand des Betroffenen stabilisiert hat.

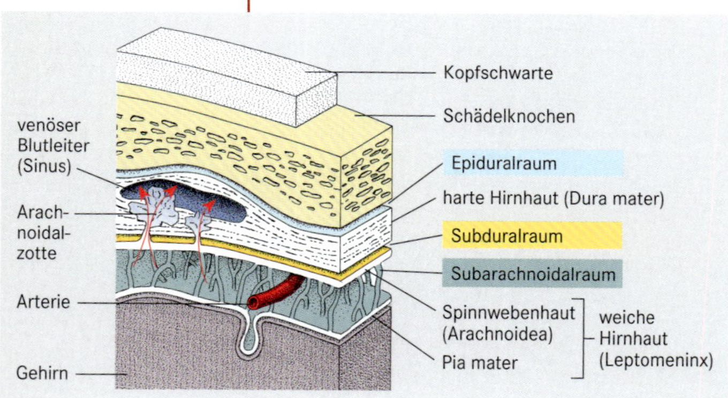

Hirnhäute.
Aufbau der Hirnhaut

Hirndurchblutungsstörung, zerebrovaskuläre Insuffizienz, unzureichende Blutversorgung des Gehirns, die durch Störungen des Blutflusses innerhalb des Hirngefäßsystems verursacht ist.

■ **Ursache** **Arterielle Hirndurchblutungsstörungen** entstehen durch einen Verschluss oder eine Verengung der das Gehirn versorgenden Schlagadern einschließlich der Halsschlagader und der Wirbel- und Schädelbasisarterie. Ursachen sind →Arteriosklerose, verschleppte Blutgerinnsel (→Embolie) und entzündliche Gefäßveränderungen. Eine überschießende Engstellung der Hirnarterien tritt als Folge einer Blutung zwischen den Hirnhäuten (Subarachnoidalblutung) auf. **Venöse Hirndurchblutungsstörungen** kommen ganz überwiegend als →Sinusvenenthrombose vor. **Hirnblutungen** sind häufig Folge einer Gefäßzerreißung. Innerhalb des Hirngewebes (intrazerebrale Hirnblutung) treten sie z. B. bei Bluthochdruck (hypertensive Massenblutung), bei Tumoren, Hirnverletzungen, als Folge eines →Schlaganfalls oder ohne erkennbare Ursache (spontane Hirnblutung) auf. Einblutungen zwischen den Schichten der weichen und harten Hirnhaut und des Schädelknochens (Subdural- bzw. Epiduralhämatom) gehören nicht zu den Hirndurchblutungsstörungen im engeren Sinne, können aber durch Ausüben von Druck auf das Gehirn eine entsprechende Symptomatik auslösen.

■ **Befund** Die Symptome sind abhängig von dem betroffenen Gefäßgebiet und können von Taubheitsgefühlen über leichte Bewusstseinsstörungen und Lähmungen bis hin zum plötzlichen Tod reichen. Bei flüchtigen Hirndurchblutungsstörungen verschwinden die neurologischen Ausfälle innerhalb von Tagen bis Wochen wieder vollständig, anhaltende Hirndurchblutungsstörungen führen zum Absterben des entsprechenden Hirngewebes. Symptome wie bei einer Hirndurchblutungsstörung können auch auftreten, wenn die Blutversorgung des Gehirns aufgrund von Kreislaufstörungen (z. B. bei niedrigem Blutdruck, hohem Blutverlust) nicht mehr gewährleistet ist. Die Anzeichen einer Hirndurchblutungsstörung sind immer ernst zu nehmen, auch wenn sie nur vorübergehend auftreten. Meist sind flüchtige Durchblutungsstörungen des Gehirns Vorboten eines Schlaganfalls.

■ **Behandlung** Sie richtet sich nach Ursache und Befund. Insbesondere bei vorübergehenden Hirndurchblutungsstörungen sind vorbeugende Maßnahmen wichtig (z. B. Vermeiden von Risikofaktoren wie Rauchen, Verabreichung von →blutverdünnenden Mitteln). Blutgerinnsel können evtl. medikamentös aufgelöst werden, als operative Maßnahme kommt z. B. eine →Thrombenarteriektomie der Halsschlagader infrage.

Hirn|embolie, Verschluss einer Schlagader des Gehirns durch ein mit dem Blutstrom verschlepptes Blutgerinnsel, der zu einer →Hirndurchblutungsstörung führt.

Hirnerschütterung, →Schädel-Hirn-Trauma.

Hirnerweichung, →Enzephalomalazie.

Hirnhäute, Meningen, bindegewebige Hüllen, die das Gehirn umschließen. Sie sind durch schmale, z. T. mit Liquor gefüllte Spalträume voneinander getrennt und überziehen als Rückenmarkshäute auch das Rückenmark (→Liquorräume).

■ **Harte Hirnhäute** Die **Dura mater** (Pachymeninx) bildet die äußere Hülle und besteht aus straffem Bindegewebe. Sie hat zwei Schichten, anatomisch Blätter genannt, die im Hirnbereich (Dura mater encephali) über weite Strecken miteinander verwachsen, im Rückenmarksbereich (Dura mater spinalis) getrennt sind. Wo die beiden Blätter auseinander weichen, bilden sie Kanäle, die venöses Blut führen (Hirnblutleiter, Sinus durae matris). Daneben trennt die Dura einzelne Hirnteile voneinander ab, als Großhirnsichel z.B. die Großhirnhälften, als Kleinhirnsichel die Kleinhirnhälften oder als Kleinhirnzelt (Tentorium cerebelli) das Kleinhirn vom Großhirn.

■ **Weiche Hirnhäute** (Leptomenix): Sie wird gebildet von Arachnoidea und Pia mater. Die bindegewebige **Arachnoidea** (Spinnwebenhaut) ist fast gefäßlos und liegt der Dura innen an. Feine Fasern der Arachnoidea spannen sich durch den Subarachnoidalraum, den Spalt zwischen Arachnoidea und der Pia mater, und bewirken zusammen mit dem umgebenden Liquor eine stoßsichere Aufhängung des Gehirns in der Schädelhöhle. Im Bereich der Hirnblutleiter stülpen sich knopfförmige Wucherungen der Arachnoidea (Arachnoidalzotten) in den venösen Raum vor, resorbieren den Liquor und leiten ihn in das Venensystem ab. Die gefäßreiche **Pia mater** bedeckt die Oberfläche von Gehirn und Rückenmark (Pia mater encephali und spinalis) und bildet in ihren Blutkapillargeflechten den Liquor.

Hirnhautentzündung, →Meningitis.

Hirninfarkt, verminderte Blutversorgung mit Sauerstoffnot, die zu einem Schlaganfall führt.

Hirnkontusion, →Schädel-Hirn-Trauma.

Hirnleistungsschwäche, →Demenz.

Hirnmassenblutung, →Schlaganfall.

Hirnnerven, Nervi craniales, zwölf paarweise auftretende Nervenfaserbündel, die am Hirnstamm aus dem Gehirn austreten und den Kopf- und Halsbereich, einen Großteil der inneren Organe sowie die Sinnesorgane versorgen. Sie sind Teil des peripheren Nervensystems, also der außerhalb von Gehirn und Rückenmark liegenden Nervenzellen und Nervenbahnen. Die Hirnnerven werden in der Reihenfolge ihres Austritts aus der Schädelbasis durchnummeriert und nach ihrer Funktion eingeteilt in sensorische (I, II, VIII), ausschließlich dem Willen unterworfene motorische (IV, VI, XI, XII) und gemischte Hirnnerven mit sensorischen und motorischen Leistungen (III, V, VII, IX, X).

Hirnnervenlähmung, Ausfall eines oder mehrerer Hirnnerven infolge einer Schädigung der peripheren Nervenbahnen **(periphere Hirnnervenlähmung),** der Hirnnervenkerngebiete im Hirnstamm **(nukleäre Hirnnervenlähmung)** oder übergeordneter Zentren im Großhirnbereich **(supranukleäre Hirnnervenlähmung).** Der Ausfall der die Augenmuskeln versorgenden Hirnnerven führt zu Störungen der Pupillenmotorik und/oder der Blickbewegungen. Sehr häufig ist eine Lähmung der Gesichtsmuskulatur (→Fazialislähmung). Schädigungen des Nervus trigeminus können neben einer Beeinträchtigung der Empfindung (→Trigeminusneuralgie) auf der betroffenen Gesichtsseite zu Kaumuskellähmung führen. Kombinierte Hirnnervenlähmungen kommen bei der Bulbärparalyse oder beim Hirnnervensyndrom vor.

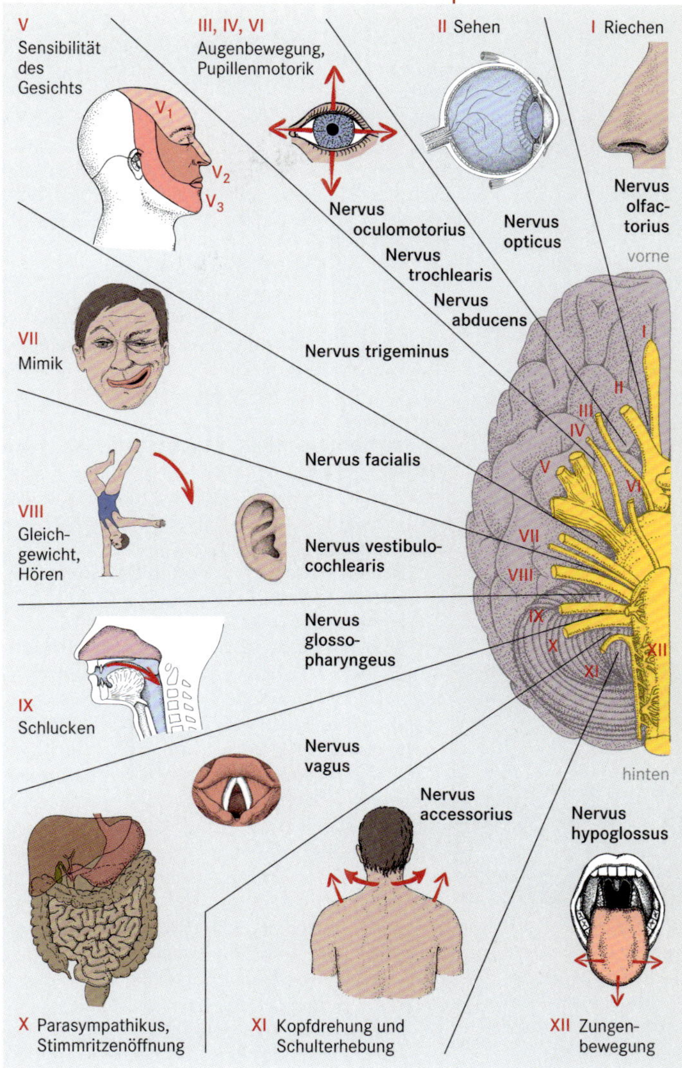

Hirnnerven. Die zwölf Hirnnerven und ihre wichtigsten Funktionen (Hirnansicht von unten)

Hirnödem, Anschwellung des Gehirns durch Einlagerung von Wasser in die Zellen und/oder in den Zwischenzellenraum. Die besondere Gefahr besteht in einer kritischen →Hirndrucksteigerung mit allen ihren Folgen. Verschiedene Erkrankungen können zum Hirnödem führen, so z.B. Schädel-Hirn-Verletzungen, Gehirn- oder Hirnhautentzündungen, Hirnabszess, ausgedehnte Schlaganfälle oder Hirnblutungen, Hirntumoren oder -metastasen, Verschlusshydrozephalus oder bestimmte Gifte und Medikamente. Die Vorbeugung und Behandlung eines Hirnödems erfolgt mit entwässernden Medikamenten wie z.B. Glyzerin oder hoch dosierten Kortikoiden, bei man-

Die häufigsten Hirnstammsyndrome

	Ort des Krankheitsprozesses	Lokalisation der Symptome, bezogen auf den Ort des Krankheitsprozesses	
		Gleiche Seite	Gegenseite
Weber-Syndrom	Mittelhirn	Augenmuskellähmung (Nervus oculomotorius)	Halbseitenlähmung
Wallenberg-Syndrom	verlängertes Rückenmark (Medulla oblongata)	Empfindungs- und Schweißsekretionsstörung, Kaumuskellähmung, Gaumensegellähmung, Augenzittern, Gang- und Koordinationsstörungen	Störung von Schmerz- und Temperaturempfinden bei erhaltener Berührungs- und Tiefensensibilität
Millard-Gubler-Syndrom	Brücke	Gesichtslähmung (Nervus facialis)	Halbseitenlähmung

frühkindlicher Hirnschaden
→ GEO **Dossier** Tiere als Therapeuten, Bd. 11

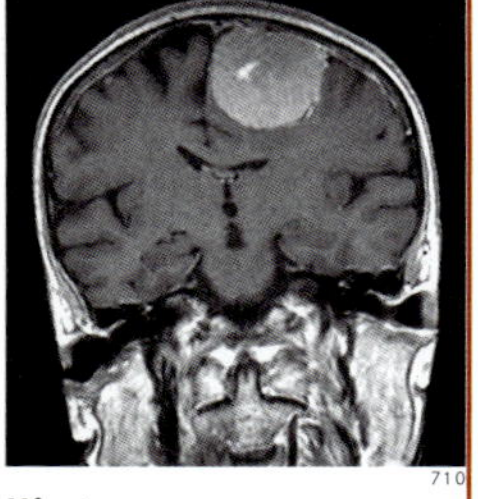

Hirntumoren. Kernspintomografische Darstellung eines von den Hirnhäuten ausgehenden Tumors (kreisförmige Aufhellung) mit Verdrängung des Hirnhautgewebes nach unten und zur Gegenseite

gelndem Effekt kann eine →Schädeltrepanation nötig werden.

Hirnoperation, stereo|taktische, →Gehirnoperationen.

hirnorganisches Psychosyndrom, Abk. **HOPS,** psychische Veränderungen, z. B. Gedächtnisstörungen, emotionale Störungen oder Halluzinationen, als Zeichen einer Gehirnkrankheit.

Hirnprellung, →Schädel-Hirn-Trauma.

Hirnpunktion, →Punktion.

Hirnschädel, →Schädel.

Hirnschaden, frühkindlicher, Schädigung des Zentralnervensystems zwischen dem 6. Schwangerschaftsmonat und dem 3.–6. Lebensjahr. Häufigste Ursache ist Sauerstoffmangel während oder unmittelbar nach der Geburt; daneben können auch Hirnblutungen, schwere Neugeborenengelbsucht mit Kernikterus, Schädel-Hirn-Verletzungen, Hirn- oder Hirnhautentzündungen und Schädigungen während der Schwangerschaft verschiedene Hirnfunktionen dauerhaft beeinträchtigen. Die Folgen reichen von Verhaltensauffälligkeiten über eine →minimale zerebrale Dysfunktion bis zu schweren spastischen Lähmungen (→Zerebralparese, infantile) und Epilepsie.

Hirnschlag, →Schlaganfall.

Hirnschrittmacher, →Tiefenhirnstimulation.

Hirnsklerose, tuberöse, Bourneville-Pringle-Syndrom, tuberöse Sklerose, seltenes, unterschiedlich stark ausgeprägtes Krankheitsbild, das meist im ersten Lebensjahr mit Hauterscheinungen (helle, blattförmige Flecken) und häufig mit Krampfanfällen beginnt. Mit verschiedenen Untersuchungsmethoden können Hirnveränderungen (v. a. Knötchen, Geschwülste) nachgewiesen werden. Später können gutartige Hauttumoren (→Talgdrüsenadenom) und verschiedene Tumoren innerer Organe auftreten. Die tuberöse Hirnsklerose geht mit zunehmender geistiger Behinderung einher. Ursache ist ein Gendefekt, der meist als Neumutation, seltener familiär auftritt (autosomal-dominante →Vererbung).

Hirnstamm, Truncus cerebri, Stammhirn, unterster Gehirnabschnitt, der nach Abtragen von Groß- und Kleinhirn verbleibt. Der Hirnstamm ist der entwicklungsgeschichtlich älteste Teil des Gehirns und umfasst Mittelhirn, Brücke und verlängertes Mark (→Gehirn). Er enthält u. a. das Atemzentrum, Zentren für Herzkreislaufsystem und das Auslösen von Schlucken, Niesen und Erbrechen sowie einige Hirnnervenkerne.

Hirnstammsyndrom, Stammhirnsyndrom, neurologisches Krankheitsbild mit einer typischen Konstellation von Symptomen, die durch einen im Hirnstamm lokalisierten Krankheitsprozess (z. B. Verschluss einer Kleinhirnarterie oder Tumor) bedingt sind.

Hirnstrombild, →EEG.

Hirntod, →Tod.

Hirntumoren, gut- oder bösartige Geschwülste, die ihren Ausgangspunkt im Hirngewebe haben. Im weiteren Sinne werden auch Hirnmetastasen und Tumoren der Blutgefäße oder Hirnhäute dazu gerechnet. Zwei Drittel der Hirntumoren sind gutartig; bösartige Hirntumoren überwiegen beim männlichen, gutartige beim weiblichen Geschlecht.

Die Hirntumoren werden nach ihrem histologischen Befund eingeteilt (→Tumorklassifikation). Eine große Gruppe von Hirntumoren ist die der Gliome, die vom Hüll- und Stützgewebe des Nervensystems (Gliazellen) ausgehen und sowohl gut- als auch bösartig sein können. Dazu gehören die Astrozytome, Oligodendrogliome und Medulloblastome.

Eine Besonderheit der bösartigen Hirntumoren ist, dass sie nur sehr selten Tochterge-

Hirntumoren durch Handys?

Bisher konnten zwar einige Hinweise, aber kein Nachweis für den Zusammenhang zwischen dem Entstehen von Hirntumoren und Elektrosmog gefunden werden. So steigt bei einer therapeutischen Bestrahlung der Kopfregion (z. B. wegen eines Augentumors) das Risiko eines späteren Hirntumors. Mobilfunkgegner machen geltend, dass sowohl der häufige Gebrauch von Handys als auch die zunehmende Zahl von Funkmasten eine zukünftige Zunahme von Hirntumoren speziell bei Kindern zur Folge haben können. Das Problem, hier eine klare wissenschaftliche Aussage zu treffen, liegt in der langen Zeit zwischen Einwirkung der Strahlen und dem möglichen Auftreten von Erkrankungen. Bis dahin gilt die Empfehlung, möglichst wenig mit dem Handy am Ohr zu telefonieren und eine Freisprechanlage zu benutzen.

schwülste außerhalb des Zentralnervensystems setzen. Die Heilungsaussichten hängen wesentlich davon ab, wo sich der Tumor befindet, wie schnell er wächst und ob und wann er Hirnregionen schädigt. So können oberflächlich sitzende Geschwülste meist leichter operiert werden als tief sitzende; bei schnell wachsenden Hirntumoren ist das Risiko einer lebensgefährlichen Blutung erhöht.

Manche Hirntumoren sind typisch für bestimmte Altersgruppen. So treten im Kindes- und Jugendalter gehäuft Astrozytome I. Grades, →Medulloblastome oder →Ependymome auf. In den mittleren Altersgruppen (20.–50. Lebensjahr) sind höhergradige Astrozytome, Oligodendrogliome, Hämangioblastome oder Metastasen aus anderen Organen typisch, bei den über 50-Jährigen eher →Meningeome, →Hypophysenadenome oder →Glioblastome.

■ **Befund** Typisches frühes Krankheitszeichen sind **Kopfschmerzen,** die von Tag zu Tag oder Woche zu Woche zunehmen, den ganzen Kopf betreffen, beim Aufwachen am stärksten sind und häufig mit Übelkeit und Erbrechen einhergehen. Ebenfalls zu den Frühsymptomen zählen **psychische Veränderungen** wie erhöhte Reizbarkeit oder labile Stimmungslage, besonders im Vorderlappen liegende Hirntumoren führen zu Persönlichkeitsveränderungen. **Epileptische Anfälle** treten häufig auf und sind manchmal die erste Krankheitserscheinung. Oft erst im weiteren Verlauf kommt es je nach Lokalisation des Hirntumors zu verschiedenen neurologischen Ausfällen wie z. B. Lähmungen, Störungen der Berührungs-, Temperatur- oder Schmerzempfindung, Hirnnervenausfällen oder Sprachstörungen. Bei Kleinhirntumoren treten relativ früh Kopfschmerzen und später die typischen →Kleinhirnzeichen, wie z. B. Koordinationsstörungen, auf.

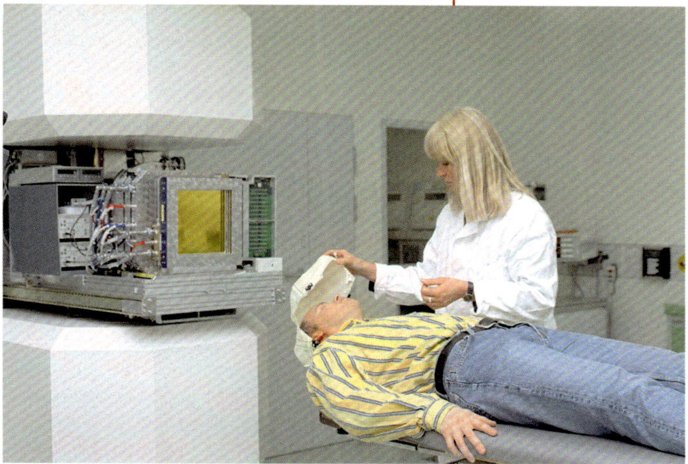

101715

Hirntumoren. Hirntumortherapie mit Ionenstrahlen; dabei wird der Kopf des Patienten mit einer individuell angefertigten Maske fixiert.

■ **Behandlung** Kann der Tumor ohne Beeinträchtigung lebenswichtiger Zentren entfernt werden, wird er operiert (→Gehirnoperationen). Im Anschluss oder als Alternative bieten sich Bestrahlung oder Chemotherapie an. Epileptische Anfälle und Hirndrucksteigerung müssen entsprechend den für sie geltenden Behandlungsmaßstäben medikamentös bzw. operativ behandelt werden.

Hirnvenen, →Gehirnkreislauf.

Hirnvenenthrombose, →Sinusvenenthrombose.

Hirnverletzung, →Schädel-Hirn-Trauma.

Hirschsprung-Krankheit, angeborenes →Megakolon.

Hirsutismus, bei Frauen auftretende Vermehrung und Verdickung der Haare im Sinne eines männlichen Behaarungsmusters ohne sonstige Zeichen einer Vermännlichung.

Hirntumoren: Häufigste Tumortypen

Histologischer Tumortyp	Ausgangszellen	Malignitätsgrad, Verlauf, Prognose
Astrozytome Grad I–II	Gliazellen	Gutartig bis mäßig bösartig, langsam wachsend, nach OP relativ gute Prognose
Astrozytome Grad III	Gliazellen	Bösartig, schlechte Prognose
Astrozytom Grad IV (Glioblastom)	Gliazellen	Sehr bösartig, rasch wachsend, sehr schlechte Prognose
Oligodendrogliom	Gliazellen	Gutartig bis mäßig bösartig, langsam wachsend, nach OP relativ gute Prognose, aber häufig Rezidive
Medulloblastom	Embryonales Gewebe	Sehr bösartig mit früher Metastasierung innerhalb des ZNS, schlechte Prognose
Ependymom	Ventrikelwände	Meist gutartig, aber häufig Rezidive
Meningeom	Hirnhäute	Gutartig, langsam wachsend, nach OP gute Prognose
Hypophysentumor	Hypophyse	Gutartig, seltener bösartig; nach OP und Bestrahlung Heilung möglich
Neurinom	Markscheiden	Gutartig, langsam wachsend, nach OP gute Prognose
Angiom	Blutgefäße	Gutartig, evtl. Schwindel und Hörgeräusche als Kind, später epileptische Anfälle; manchmal Hirnblutung als erstes Krankheitszeichen; gute Prognose nach operativer Entfernung; OP-Risiko: Blutung
Hämangioblastom	Blutgefäße	Bösartig, heftige Kopfschmerzen, Übelkeit, Nüchternerbrechen; gute Prognose nach Operation

■ **Ursache** Hirsutismus kann durch eine vermehrte Bildung männlicher Geschlechtshormone (Androgene), z. B. bei hormonproduzierenden Tumoren der Nebennierenrinde oder der Eierstöcke, auftreten. Auch nach Einnahme bestimmter Medikamente, z. B. von Anabolika im Doping, von Androgenen und Glukokortikoiden kann sich ein Hirsutismus entwickeln. Der bei normalem Androgenspiegel auftretende Hirsutismus ist wahrscheinlich durch eine anlagebedingte Überempfindlichkeit der Hormonrezeptoren der Haarfollikel bedingt.

■ **Befund** Es kommt zu einem vermehrten Wachstum pigmentierter Haare an Oberlippe (Damenbart), Kinn, Brust, Oberschenkelinnenseiten sowie zwischen Bauchnabel und Schambehaarung. Bilden sich zusätzlich männliche sekundäre Geschlechtsmerkmale aus, spricht man von →Virilisierung.

■ **Behandlung** Die der Hormonstörung zugrunde liegende Ursache wird, sofern möglich, behandelt. Es werden Medikamente, die die Wirkung der männlichen Geschlechtshormone an den Erfolgsorganen hemmen (Antiandrogene) eingesetzt; störende Haare können epiliert werden.

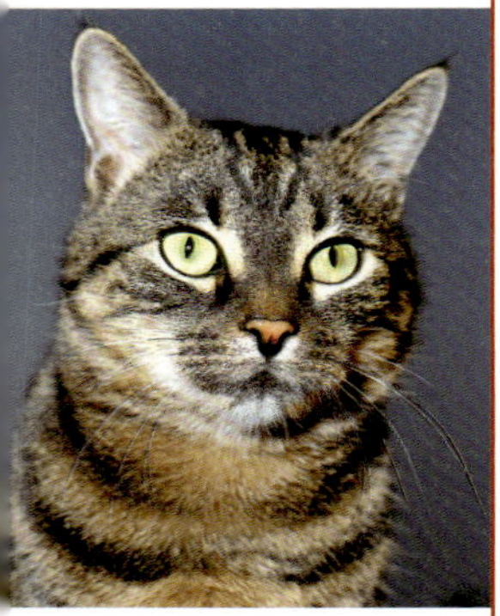

Histamin. Die Histaminausschüttung bei einer Katzenhaarallergie kann Hautrötungen oder auch Asthma verursachen.

Hirudin, blutgerinnungshemmender und antibiotischer Wirkstoff aus der Speicheldrüse von Blutegeln. Das Hirudin wird als Salbenbestandteil, z. B. bei Venenentzündungen und Blutergüssen, verwendet.

His-Bündel, Teil des Erregungsleitungssystems des →Herzens.

Histamin, körpereigenes Hormon, das beim Menschen in allen Körpergeweben vorkommt und v. a. in spezialisierten weißen Blutkörperchen, Mastzellen und basophilen Granulozyten gespeichert wird. Es gehört zu der Gruppe der natürlich vorkommenden →Amine und ist als Überträgerstoff (Mediator) an zahlreichen Reaktionen im Körper beteiligt. Histamin ist der wichtigste juckreizerzeugende Stoff. Die verschiedenen Wirkungen werden von den Histaminrezeptoren (H_1-, H_2-Rezeptoren) in den Zielgeweben, an die das Histamin bindet, vermittelt. Dabei kommt es zu verschiedenen Effekten: In der Lunge führt die Freisetzung von Histamin zur Kontraktion der Bronchialmuskulatur (z. B. beim Asthma). Im Magen ist Histamin über die H_2-Rezeptoren an der Regulierung der Säureabsonderung beteiligt, im Darm verstärkt es die Darmbewegung. Die Wirkung des Histamins auf Herz und Kreislauf besteht in einer Verengung der großen Blutgefäße, einer Erweiterung der kleinen Blutgefäße mit Hautrötung, Steigerung der Gefäßdurchlässigkeit und Veränderung der Herzleistung. Eine wesentliche Rolle spielt es bei der →Allergie, wo es Gefäßerweiterung, Hautrötung, Quaddelbildung und Juckreiz verursacht. Der Histaminschock ist eine lebensbedrohliche Reaktion infolge Erweiterung der Kapillaren (Haargefäße) nach krankhafter Freisetzung körpereigenen Histamins, z. B. bei Verbrennungen und schweren allergischen Reaktionen (anaphylaktischer →Schock 3).

Histiozytom, hartes →Fibrom.

Histiozytose, Sammelbegriff für eine heterogene Gruppe z. T. schwer oder tödlich verlaufender Krankheiten, denen eine unkontrollierte Vermehrung von Bindegewebsfresszellen in Blut und Bindegeweben gemeinsam ist. Die Ursache der meisten Formen ist unbekannt. Klassifiziert werden sie nach Befall der Zelllinien und Verlauf: Einen guten oder variablen Verlauf nehmen meist die Erkrankungen der dendritischen Zellen (z. B. →Langerhans-Zellhistiozytose) sowie die Erkrankungen der Makrophagen. Um bösartige Erkrankungen handelt es sich beim Befall der Monozytenreihe, die unter dem Bild einer akuten myeloischen →Leukämie erscheinen, sowie beim Befall der histiozytären Zelllinie.

Histo|inkompatibilität, →Gewebeunverträglichkeit.

Histokompatibilität, →Gewebeverträglichkeit.

Histologie, Lehre vom Feinbau der Körpergewebe. In der Histologie werden Gewebeproben mithilfe spezieller Mikroskope untersucht. Dabei werden mittels besonderer Aufbereitungsmethoden die zu untersuchenden Strukturen sichtbar gemacht. Die Proben werden entweder als Frischpräparate aufbereitet und in ungefärbtem Zustand bzw. mit einfachen Färbemethoden untersucht, oder es kommen Feinschnittpräparate aus dem entwässerten und gehärteten Gewebe in einer Dicke von 5 bis 15 µm, z. B. als Gefrierschnitt oder als Paraffinschnitt, zur Anwendung. Diese Schnitte werden mit zellspezifischen Farben so gefärbt, dass sich nicht nur die Bestandteile der einzelnen Zellen, sondern auch die verschiedenen Gewebearten eines Schnittes charakteristisch darstellen.

Die Histologie ist eng verwandt mit der Zytologie, bei der einzelne Zellen mikroskopisch beurteilt werden (→Zytologiediagnostik). Beide Verfahren dienen der Identifikation und Klassifikation von Krankheiten, v. a. Tumoren. Die **Histopathologie** als Lehre von den krankhaften Veränderungen der Gewebe ist ein wichtiger Bestandteil der →Pathologie.

Histoplasmose, Pilzinfektion, die primär die Lunge befällt und bei abwehrgeschwächten Menschen zu schweren Krankheitsbildern führen kann. Der Erreger Histoplasma capsulatum ist in Nord- und Südamerika sowie Afrika ein natürlicher Bewohner des Erdbodens und kommt in Vogelkot vor. Er gehört zu den obligat pathogenen Pilzen, die auch bei primär Gesunden Erkrankungen hervorrufen können. Die Ansteckung erfolgt über das Einatmen von Pilzsporen. Diese vermehren sich in der Lunge und verursachen Gewebswucherungen (Granulome), wobei die Erkrankten oft keine Beschwerden haben. Im Fall einer Keimreaktivierung jedoch kann fortschreitend Lungengewebe zerstört werden. Eine afrikanische Variante der Histoplasmose geht mit Granulomen der Haut einher. Bei Menschen mit Abwehrschwäche (z.B. Aids) können sich die Erreger beider Erkrankungsvarianten über die Blutbahn auf den gesamten Organismus ausbreiten (Systemmykose) und so zu einer lebensbedrohlichen Krankheit führen. Die Behandlung ist schwierig und erfordert oft eine Kombination von →Pilzmitteln, gelegentlich müssen die Granulome operativ entfernt werden.

HIT, Abk. für **heparininduzierte Thrombozytopenie,** durch das blutgerinnungshemmende Mittel Heparin hervorgerufenes immunvermitteltes Syndrom, das mit einem Mangel an Blutplättchen (Thrombozyten) und mit thrombotischen Ereignissen einhergeht. Die thrombotischen Ereignisse können zum Verlust von Extremitäten führen und darüber hinaus lebensbedrohend sein. Eine HIT tritt in bis zu 5% der Fälle bei Patienten auf, die mit hochmolekularem Heparin behandelt werden. Bei der Behandlung mit niedermolekularem Heparin sind es weniger als 1%. Die frühe Thrombozytopenie (HIT I) tritt innerhalb von 4 Tagen auf und nimmt nur selten schwere Ausmaße an. Sie führt nicht zu Thrombosen und erfordert keinen Abbruch bzw. keine Umstellung der Behandlung mit Heparin. Die heparininduzierte Thrombozytopenie II (HIT II) tritt typischerweise 5–10 Tage nach Gabe von Heparin mit einem Abfall der Thrombozyten in Erscheinung, der mit oder ohne Thrombose einhergeht. In diesem Fall muss die Heparingabe sofort beendet werden. Die gerinnungshemmende Behandlung muss mit anderen Medikamenten fortgeführt werden. Patienten mit HIT II in der Vorgeschichte dürfen nicht mit Heparin behandelt werden.

Hitzekrämpfe, ein →Hitzeschaden.

Hitzepickel, Miliaria, Schweißfriesel, hirsekorngroße, wasserhelle Bläschen, die besonders bei Kindern nach starkem Schwitzen auftreten. Sie entstehen durch Verlegung des Ausführungsganges der kleinen Schweißdrüsen der Haut bei starkem Schweißfluss und sind harmlos. Die Behandlung besteht in austrocknenden Maßnahmen, z.B. Anwendung von Hautpuder oder Zinklotion, sowie dem Tragen luftiger Kleidung.

Hitzeschäden, Oberbegriff für Erkrankungen durch Störungen des Wärmehaushaltes bei hohen Umgebungstemperaturen.

■ **Hitzekollaps** (Hitzeerschöpfung): Es handelt sich um einen Kreislaufzusammenbruch infolge Überhitzung und mangelnder Flüssigkeitszufuhr ohne wesentliche Erhöhung der Körpertemperatur. Der Betroffene klagt über starken Durst und Mundtrockenheit. Die Haut ist gerötet und mit Schweiß bedeckt, es kommt zu Schwindel, Kopfschmerzen, Sehstörungen und Schwäche. Um die Blutzirkulation zu verbessern, sollte sich der Betroffene flach hinlegen, wenn möglich die Beine leicht hochlagern und viel trinken. Um einen Übergang in den Hitzschlag zu verhindern, kann der Körper mit kalten Tüchern langsam abgekühlt werden.

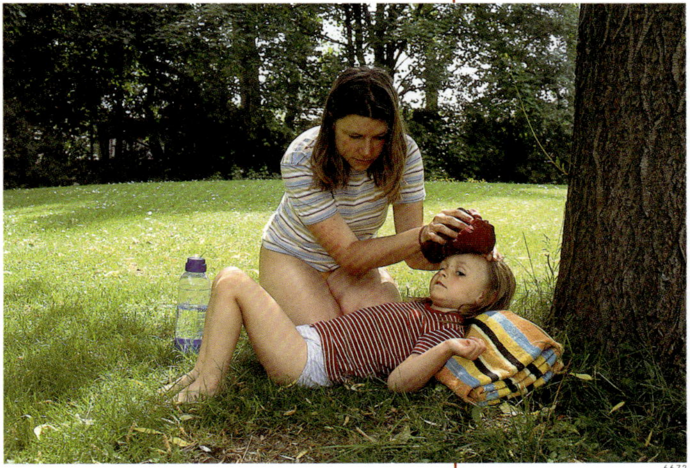

6672

Hitzeschäden. Wichtigste Sofortmaßnahmen bei einem Hitzschlag sind Abkühlung des Körpers mit kalten Tüchern, Getränke und flache Lagerung.

■ **Hitzschlag** Der menschliche Organismus wird durch einen Wärmestau geschädigt, der durch extreme Wärmezufuhr von außen bei gleichzeitiger Behinderung der Wärmeabgabe (z.B. wenn die Außentemperatur die Körpertemperatur bei hoher Luftfeuchtigkeit übersteigt) entsteht. Der Betroffene klagt über Kopfschmerzen, Schwindel und Erbrechen, Puls und Atmung sind beschleunigt, die Haut ist trocken, gerötet und heiß, im späteren Verlauf grau und bläulich. Die Körpertemperatur steigt auf über 40°C an, es drohen Krämpfe, Bewusstlosigkeit, Schock und Kreislaufversagen. Wichtigste Maßnahme ist die Abkühlung des Körpers mit kalten Tüchern oder kaltem Wasser. Dabei sollte der Betroffene flach gelagert werden mit leicht erhöhten Beinen.

■ **Hitzekrämpfe** Bei schwerer Arbeit unter hohen Umgebungstemperaturen führt der Verlust von Flüssigkeit und Mineralstoffen durch starkes Schwitzen zu Muskelkrämpfen (z.B. bei Hochofenarbeitern). Allgemeine Warnzeichen können Kopfschmerzen, Reizbarkeit und Übelkeit sein. Die Behandlung besteht in einer ausreichenden Flüssigkeits- und Mineralzufuhr durch Getränke oder Infusionen.

■ **Sonnenstich** (Heliosis, Insolation): Direkte intensive Sonneneinstrahlung, v.a. auf den unbedeckten Kopf und Nacken, führt oft erst mit einer zeitlichen Verzögerung (z.B. in der Nacht) zu starken Kopfschmerzen, Übelkeit, Schwindel und Kollaps als Zeichen einer

Hirnhautreizung. Der Betroffene muss in den Schatten gebracht und mit erhöhtem Kopf gelagert werden. Dieser wird zur Abkühlung mit feuchten und kühlen Tüchern umschlungen. Außerdem erhält der Betroffene ausreichend zu trinken.

Hitzewallung, Symptom der →Wechseljahre.

Hitzschlag, ein →Hitzeschaden.

HIV [Abk. für engl. human immundeficiency virus], **humanes Immundefizienzvirus,** Virus, das langfristig →Aids verursacht.

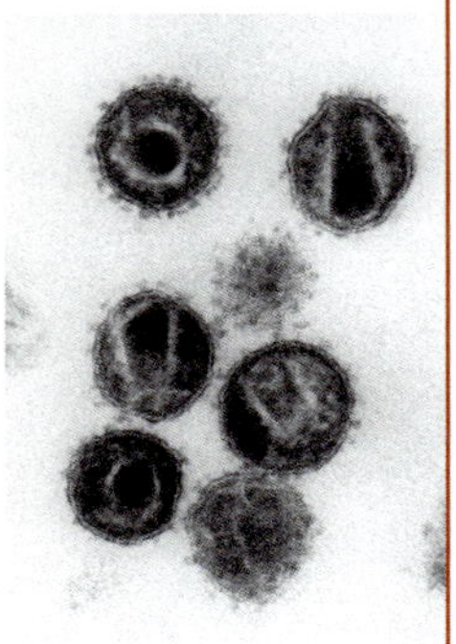

HIV. Mikroskopische Aufnahme der HI-Viren (Durchmesser 120–140 nm)

HIV-Test, Blutuntersuchungen v.a. auf Antikörper gegen das humane Immundefizienz-Virus Typ 1 und Typ 2 (→Aids).

HIV-Therapie, Behandlung einer HIV-Infektion sowie der dadurch entstehenden Begleiterkrankungen.

■ **Therapieprinzipien** Da die HIV-Infektion trotz intensiver Forschung bis heute noch nicht geheilt werden kann, ist eine HIV-Therapie darauf ausgerichtet, ein Fortschreiten der Krankheit zu verhindern bzw. zu verlangsamen und die Lebensqualität der Patienten so weit wie möglich zu erhalten oder zu verbessern. Eine wichtige Voraussetzung für eine erfolgreiche Therapie ist neben einer gesunden Lebensführung und Ernährung auch die →Compliance 2) des Patienten, ohne die die notwendige große Disziplin über Jahre hinweg, die z.B. für die regelmäßige Medikamenteneinnahme notwendig ist, nicht erreicht werden kann. Die medikamentöse Therapie sollte zeitig beginnen. Ziel ist die Reduktion der Zahl der Viren, sodass das Immunsystem möglichst wenig geschädigt wird. Ein weiteres Ziel ist die Prophylaxe bzw. Behandlung opportunistischer Infektionen. Neben der medizinischen Behandlung ist auch die psychosoziale Betreuung der Infizierten von großer Wichtigkeit.

■ **Durchführung** Die zur Verfügung stehenden Medikamente greifen an zwei verschiedenen Wirkungsorten an (→Aids): **Reverse-Transkriptase-Hemmer** verhindern, dass das virale Erbgut zu menschlicher DNA umgeschrieben wird. Dies ist aber eine Voraussetzung für den Einbau in die menschliche DNA und damit für die Vermehrung der Viren. Die Reverse-Transkriptase-Hemmer lassen sich wiederum in zwei Gruppen unterteilen: **Nukleosidanaloga** (z.B. Zidovudin, Didanosin, Zalcitabin, Adefovir) ähneln den Bausteinen der DNA und werden statt dieser in die DNA eingebaut. **Nichtnukleosidische Hemmstoffe** (z.B. Delavirdin, Nevirapin, Emivirin) heften sich an die reverse Transkriptase und hemmen sie dadurch. **Protease-Hemmer** (z.B. Indinavir, Saquinavir, Ritonavir) hemmen ein Eiweiß spaltendes Enzym des HIV und verhindern dadurch direkt die Produktion neuer Viren. In einer modernen HIV-Therapie werden drei oder mehr Medikamente aus allen drei Substanzgruppen miteinander kombiniert, um die häufigen Resistenzentwicklungen zu verzögern. Oft treten bei Aidskranken wegen des geschwächten Immunsystems Infektionen auf. Die Vorbeugung und Behandlung dieser opportunistischen Infektionen beeinflusst maßgeblich die Lebensqualität und Lebenserwartung. Deren Bekämpfung durch zusätzliche Medikamentengabe ist daher ein wichtiger Teil der HIV-Therapie

■ **Nebenwirkungen** Gewichtsverlust, Schüttelfrost, Fieber, Kopfschmerzen, Benommenheit, Durchfall, Magenschleimhautentzündung bis hin zu Magen-Darm-Blutungen, Bauchspeicheldrüsenentzündung, Leber- und Nierenfunktionsstörungen sowie Blutbildveränderungen und Fettstoffwechselstörungen können infolge einer HIV-Therapie auftreten. Eine engmaschige ärztliche Kontrolle ist daher notwendig.

■ **Aussichten** Die Wirksamkeit der HIV-Therapie hat sich in den letzten Jahren von Grund auf verändert und zu einer wesentlich höheren Lebenserwartung geführt. Die Palette der zugelassenen Substanzen konnte deutlich erweitert werden, was aufgrund der schnellen Resistenzbildung des Virus von großer Bedeutung ist. Kombinationspräparate haben die Zahl der einzunehmenden Tabletten reduzieren können. Fortschritte in der HIV-Therapie verspricht man sich auch von künftigen Medikamenten, die verhindern, dass das Virus seine Zielzellen erkennt und daran andockt. Doch nicht nur an der Entwicklung neuer Medikamente, sondern auch an der eines Impfstoffes wird gearbeitet, was sich aufgrund der großen Wandlungsfähigkeit des Erregers jedoch schwierig gestaltet.

HK, Abk. für →Hämatokrit.

H-Ketten-Krankheit, Krankheitsbild, bei dem Teile der Immunglobuline, die so genannten H-Ketten (schwere Ketten), überschießend gebildet werden. Die häufigste Form ist die Alphakettenkrankheit (mediterranes Lymphom), die im Mittelmeerraum bei jüngeren Erwachsenen auftritt.

HLA-Gen-Komplex, →MHC.

HLA-System [HLA Abk. für engl. **h**uman **l**eucocyte **a**ntigen system]: Gruppe von Gewebeantigenen, die für die Regulation der Immunantwort mitverantwortlich sind und sich besonders gut auf Leukozyten (weißen Blutkörperchen) nachweisen lassen, obwohl sie auf fast allen Körperzellen vorhanden sind. Die Informationen für die Herstellung dieser Proteine liegen auf bestimmten Genen. Im Wesentlichen handelt es sich bei den Antigenen des HLA-Systems um →MHC. Die HLA-Antigene spielen eine große Rolle bei der Abstoßungsreaktion von Transplantaten; daher wird bei der Gewebetypisierung auf eine Übereinstimmung im HLA-System von Organspender und -empfänger geachtet, die am ehesten bei nahen Verwandten zu erwarten ist. Auch einige Krankheiten sind mit dem Auftreten bestimmter Typen von HLA-Antigenen assoziiert. Das HLA-System wird auch bei Vaterschaftsgutachten verglichen.

HMV, Abk. für →**H**erz**m**inuten**v**olumen.

HNO, Abk. für →**H**als-**N**asen-**O**hren-Heilkunde.

Hochdruck, →Hypertonie.

Hochdruckkrankheit, →Bluthochdruck.

Hochfrequenztherapie, spezielle Form der Wärmebehandlung, bei der sich im Körpergewebe elektromagnetische Energie in Bewegungsenergie und damit Wärme umwandelt. Für therapeutische Zwecke werden hauptsächlich die drei Wellenbereiche Kurzwelle, Dezimeterwelle und Mikrowelle eingesetzt.

Hochvolttherapie, Megavolttherapie, Form der →Strahlentherapie mit hochenergetischer Photonen-, Elektronen- oder seltener Neutronen- und Protonenstrahlung. Der Vorteil der Photonenbestrahlung (Gamma- und ultraharte Röntgenstrahlen) liegt in der relativ hohen Tiefendosis, wodurch auch tief liegende bösartige Geschwülste erreicht werden können.

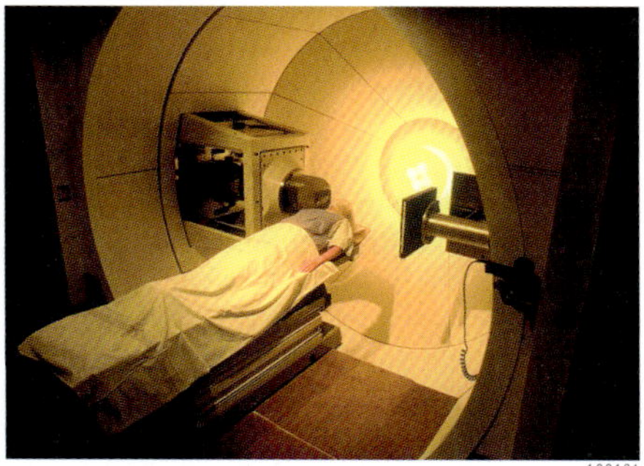

103121

Hochvolttherapie. Protonenbeschleuniger bei der Bestrahlung eines bösartigen Hirntumors. Der Protonenstrahl kann sehr präzise eingestellt werden. Dadurch kann das Tumorgewebe mit hoher Dosis belastet, das umliegende gesunde Gewebe dagegen weitgehend geschont werden.

Höckernase, Formfehler der →Nase.

Hockstellung, typische Körperhaltung bei Kindern mit Herzfehlern, die mit einer eingeschränkten Sauerstoffversorgung des Körpers einhergehen (v.a. bei der Fallot-Tetralogie). Die Hockstellung wird nach körperlicher Anstrengung eingenommen, um durch eine Erhöhung des Drucks im Bauchraum einen vermehrten Rückstrom von venösem Blut zum Herz zu bewirken und damit die Lungendurchblutung zu verbessern. Dies wiederum begünstigt die Sauerstoffaufnahme und -versorgung des Körpers.

Hoden, Testis, Orchis, paariges, etwa pflaumengroßes inneres Geschlechtsorgan

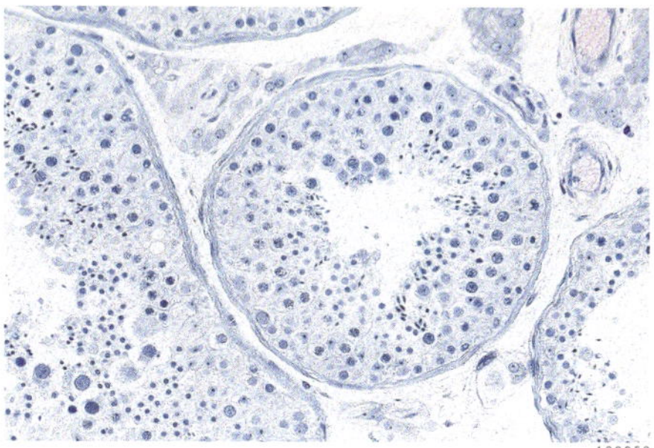

100859

Hoden. In den Samenkanälchen differenzieren sich die Vorläuferzellen von außen nach innen zu reifen Spermien.

des Mannes. Die Hoden sind im Hodensack (Skrotum), einer von lockerem Bindegewebe durchzogenen Hauttasche, elastisch aufgehängt (→Geschlechtsorgane). Sie wandern vorgeburtlich zusammen mit den versorgenden Gefäßen in den Hodensack (Deszensus, Descensus testis). Die Hoden sind von bindegewebigen Scheidewänden (Septen) in kleine Hodenläppchen (Lobuli testis) unterteilt und enthalten in ihrem System aus gewundenen und gestreckten Hodenkanälchen (Samenkanälchen, Tubuli seminiferi) das Keimepithel, das aus Keimzellen in verschiedenen Reifestadien und aus Stützzellen besteht. Zwischen den Hodenkanälchen liegen gruppenweise angeordnet die Leydig-Zwischenzellen, die männliche Sexualhormone (v.a. Testosteron) produzieren.

Hoden|agenesie, ein- oder beidseitiges Fehlen der Hodenanlage beim männlichen Geschlecht.

Hoden|aplasie, fehlende oder mangelhafte Ausbildung eines oder beider Hoden bei vorhandener Organanlage.

Hoden|atrophie, Schrumpfung und bindegewebiger Umbau des Hodengewebes, wodurch die Bildung männlicher Samenzellen (Spermien) vermindert oder ganz aufgehoben wird. Die Folge ist eine starke Einschränkung der Zeugungsfähigkeit bis hin zur vollständigen Unfruchtbarkeit. Die Hodenatrophie gehört zu den natürlichen Alterungsvorgängen. Weitere Ursachen sind schwere Krankheiten wie bösartige Tumoren, chronischer Alkoholmissbrauch, der Verschluss des Samenleiters, eine Strahlenschädigung des Hodens sowie ein gestörter Hodenabstieg während der Entwicklung des Kindes (→Hodenhochstand).

Hodenbruch, Form des →Bruchs 2).

Hoden|ektopie, →Hodenhochstand.

Hodenentfernung, Orchiektomie, operative Entnahme eines oder beider Hoden (→Kastration).

Hodenentzündung, Orchitis, entzündliche Gewebereaktion eines oder beider Hoden. Sie entsteht meist infolge von Allgemeininfektionen, wobei Krankheitserreger (z.B. bei

Mumps oder Tuberkulose) auf dem Blutweg in den Hoden gelangen. Eine Hodenentzündung kann auch durch Verletzungen oder durch gegen das eigene Hodengewebe gerichtete Autoantikörper ausgelöst werden. Die Betroffenen leiden unter starken Schmerzen, die oft auch in den Rücken ausstrahlen. Der Hoden ist geschwollen, der Hodensack gerötet und überwärmt. Meist besteht zusätzlich hohes Fieber. Neben Bettruhe und Hochlagerung des Hodens ist eine Kühlung mit Eisbeuteln angezeigt. Außerdem wird mit entzündungshemmenden Medikamenten und evtl. Antibiotika behandelt. Ohne Behandlung kann eine Hodenentzündung zur Zeugungsunfähigkeit führen.

Hodenhochstand, Kryptorchismus, Maldescensus testis, Ausbleiben der regelrechten Wanderung des Hodens in den Hodensack. Betroffen sind etwa drei von hundert männlichen Neugeborenen. Während der ersten Monate senkt sich bei einem Teil der Säuglinge der Hoden noch spontan, sodass am Ende des ersten Lebensjahres bei weniger als 1 % ein Hodenhochstand besteht. Die Verlagerung des Hodens in den Hodensack muss bis zum Ende des zweiten Lebensjahres abgeschlossen sein, da sonst die Spermienproduktion permanent gestört sein kann und die Wahrscheinlichkeit für die Entstehung eines bösartigen Hodentumors um ein Vielfaches erhöht ist.

▪ **Ursache** Neben Anomalien des Samenstranges oder Leistenkanals können auch Störungen der Hormonproduktion (sowohl der Mutter während der Schwangerschaft als auch des Kindes) zugrunde liegen. Zusätzlich wird eine erbliche Veranlagung vermutet.

▪ **Befund** Je nach Lage des Hodens variieren die Symptome, der Hodensack ist ein- oder beidseitig leer. Der **Bauchhoden** (Abdominalhoden) verbleibt im Bauchbereich und kann nur mittels einer Ultraschalluntersuchung lokalisiert werden. Der **Leistenhoden** (Inguinalhoden) ist in der Leiste fixiert und dort zu tasten. Lässt sich der Hoden in den Hodensack herunterstreichen, spricht man vom **Gleithoden,** wenn der Hoden bei nachlassendem Druck unmittelbar in seine alte Position im Leistenkanal zurückfedert. Der **Pendelhoden** (Wanderhoden) bleibt im Hodensack liegen und gleitet nur nach Reizung des Hodenhebermuskels (Musculus cremaster), z. B. durch Kälte, in den Leistenkanal hinauf, kann von dort aus aber problemlos wieder in seine ursprüngliche Lage zurückgebracht werden. Bei der seltenen **Hodenektopie** bleibt der Hoden an unüblichen Stellen wie auf der Sehnenplatte der Bauchmuskulatur, innen am Oberschenkel, am Damm oder im Gliedschaft liegen.

▪ **Behandlung** Während ein Pendelhoden nicht die Zeugungsfähigkeit beeinträchtigt und nicht behandlungsbedürftig ist, müssen alle Formen vor Ende des zweiten Lebensjahres zunächst medikamentös mit Gonadotropin-Nasenspray behandelt werden. Versagt diese Therapie, erfolgt eine Operation, bei der der Hoden in den Hodensack verlagert und dort fixiert (Orchidopexie) wird. Eine Hodenektopie muss immer operativ behandelt werden.

Hodeninsuffizienz, Störung der Spermien- und/oder der Hormonbildung im Hoden. Für eine Hodeninsuffizienz kommen zahlreiche Ursachen infrage, z. B. eine Hodenentzündung bei Mumps, Wasserbruch, Hodenhochstand, Leberzirrhose oder eine Überproduktion von männlichen Geschlechtshormonen in der Nebennierenrinde (adrenogenitales Syndrom). Folgen einer Hodeninsuffizienz sind Impotenz, Unfruchtbarkeit und Libidoverlust. Der Befund kann mithilfe eines →Spermiogramms gestellt werden.

Hodenkanälchen, →Hoden.

Hodenkarzinom, spezielle Form eines bösartigen Keimzelltumors (Teratokarzinom); Form des →Hodentumors.

Hodenkrebs, bösartige →Hodentumoren.

Hodenluxation, Verlagerung des Hodens und des Nebenhodens aus seiner natürlichen Lage; meist durch Unfall oder Sportverletzung bedingt.

Hodenprellung, durch stumpfe Gewalteinwirkung (Stoß, Schlag) verursachte Quetschung des Hodens. Bei einer starken Hodenprellung kommt es zu erheblichen Hodenschmerzen und meist ausgedehnten Blutungen in den Hodensack, der sich dadurch bläulich verfärbt und anschwillt. Während als Behandlungsmaßnahme bei leichter Hodenprellung eine Hochlagerung und Kühlung (z. B. mit Eisbeuteln) des Hodens ausreicht, muss bei schweren Prellungen das Organ operativ freigelegt und der Bluterguss entfernt werden. Bei schweren Prellungen besteht die Gefahr einer Schädigung des Hodengewebes und Zeugungsunfähigkeit.

Hodensack, →Hoden.

Hodensackentzündung, Skrotitis, Entzündung des Hodensacks, die als Begleiterkrankung bei einer Hoden- oder Nebenhodenentzündung auftreten, durch mangelnde Hygiene, Inkontinenz oder durch eine äußere Verletzung bedingt sein kann.

Hodensackkrebs, →Skrotalhautkarzinom.

Hodentorsion, Stieldrehung des Hodens um die eigene Achse, die ein dramatisches Krankheitsbild erzeugt. Betroffen sind in erster Linie Säuglinge, Jugendliche und junge Männer, meist als Folge einer anlagebedingten abnormen Beweglichkeit des Hodens. Typischer Hinweis sind plötzliche, meist nachts einsetzende, stärkste Schmerzen im betroffenen Hoden. Diese strahlen in den Unterbauch und die Leistenregion aus und gehen häufig mit Übelkeit und Erbrechen einher. Der betreffende Hoden steht höher als der der Gegenseite. Typisch ist eine Verstärkung der Schmerzen durch Anhebung des Hodens. Als Sofortmaßnahme ist eine Kühlung mit Eisbeuteln sinnvoll. Der Betroffene muss möglichst schnell operiert werden, da die Unterbrechung der Hodendurchblutung bereits nach wenigen Stunden zum Absterben von Hodengewebe mit nachfolgender Unfruchtbarkeit führt. Bei rechtzeitiger Behandlung kann der Hoden und damit meist auch die Fruchtbarkeit erhalten werden.

Hodentumoren, sämtliche Geschwülste des Hodens. Hodentumoren sind fast immer bösartig; nur etwa 5% werden zu den gutartigen Tumoren gerechnet, z.B. Adenome, Fibrome und das Hodenteratom bei Kindern.

Die bösartigen Hodentumoren (Hodenkrebs) gehen meist von den Keimzellen aus. Dabei handelt es sich in 40% der Fälle um ein vom Keimgewebe des Hodens ausgehendes **Seminom,** in 30% um ein **Teratom** oder ein **Teratokarzinom** und in weiteren 20% um ein **Embryonalzellkarzinom** (von allen Keimblattanteilen der Embryonalzellen ausgehend). Betroffen sind überwiegend junge Männer zwischen dem 20. und 40. Lebensjahr. Obwohl diese Tumoren nur rund 1–2% aller bösartigen Tumoren beim Mann ausmachen, zählen sie in dieser Altersgruppe zu den häufigsten Krebserkrankungen. Die Ursache ist nicht geklärt, als Risikofaktor gilt jedoch der →Hodenhochstand.

■ **Befund** Kennzeichnend für einen Hodentumor ist die langsam fortschreitende, schmerzlose Schwellung des Hodens, die oft lange Zeit unbemerkt bleibt. Erst wenn ein Schweregefühl im Hoden dazukommt, werden die Betroffenen aufmerksam. Bei der ärztlichen Untersuchung ist der Tumor als derber, schmerzloser Knoten zu tasten. Weiteren Aufschluss geben die Ultraschalluntersuchung, Blutuntersuchungen, Computertomogramm und evtl. eine Knochenszintigrafie.

■ **Behandlung** Der Tumor muss operativ entfernt werden. Da 2–5% der bösartigen Hodentumoren beidseitig auftreten, wird auch am anderen Hoden Gewebe zur feingeweblichen Untersuchung entnommen. Die weitere Behandlung (Strahlen- oder Chemotherapie) richtet sich nach dem Ergebnis dieser Untersuchung und dem Ausbreitungsstadium des bösartigen Tumors. Der Verlauf der Erkrankung hängt von Tumorart und -stadium ab. Die durchschnittliche 5-Jahres-Überlebensrate beträgt 70–90%.

Sowohl der Hodentumor selbst als auch seine Behandlung können die Fruchtbarkeit des Patienten stark einschränken. Deshalb besteht die Möglichkeit, vor der Behandlung Samen einzufrieren (Spermatokryokonservierung) und danach zur Befruchtung zu verwenden.

Hodenveränderungen, schmerzlose oder schmerzhafte Abweichung von der normalen Größe, Form und/oder Farbe von Hoden oder Hodensack. Bei den schmerzhaften Hodenveränderungen (→Genitalbeschwerden und -veränderungen) handelt es sich nicht selten um hochakute Krankheitsbilder, die einer sofortigen, z.T. operativen Behandlung bedürfen, z.B. die →Hodentorsion oder der eingeklemmte Leistenbruch (→Bruch 2). Schmerzen und Schwellungen des Hodens müssen immer ärztlich abgeklärt werden, da es sich um eine Entzündung (→Hodenentzündung, →Nebenhodenentzündung) oder einen Hodenkrebs (→Hodentumoren) handeln kann. Harmlos hingegen ist der meist linksseitig auftretende →Krampfaderbruch oder der →Wasserbruch.

Hodgkin-Krankheit: Stadieneinteilung gemäß der Ann-Arbor-Klassifikation

Stadium	Befallener Körperabschnitt und Lymphknoten
I (IA/IB)[1)]	Einzelne Lymphknotenregion
II (IIA/IIB)[1)]	Zwei oder mehr Lymphknotenregionen auf der gleichen Zwerchfellseite
III (IIIA/IIIB)[1)]	Lymphknotenregionen auf beiden Zwerchfellseiten + Befall eines extralymphatischen Organs + Milzbefall
IV	Diffuser Befall eines extralymphatischen Organs

1) A: ohne unspezifische Allgemeinsymptome, B: mit mindestens einem der B-Symptome Gewichtsverlust, Fieber oder Nachtschweiß

Hodgkin-Krankheit ['hɔdʒkɪn-], **Hodgkin-Lymphom, Lymphogranulomatose,** meist die Lymphknoten befallende bösartige Erkrankung. Diese Form des Lymphknotenkrebses ist relativ häufig, betroffen sind v.a. Menschen im jungen und mittleren Erwachsenenalter.

■ **Ursache** Der Grund für die Entstehung einer Hodgkin-Krankheit ist unklar, ein Zusammenhang mit bestimmten Viren wird diskutiert. Ebenso ist unbekannt, von welcher Mutterzelle der Tumor ausgeht; vermutet wird eine Lymphknotenzelle. Betroffen sind v.a. die Lymphknoten, insbesondere im Halsbereich, aber auch andere Organe wie Leber, Knochenmark oder Lunge.

■ **Befund** Unspezifische Allgemeinsymptome, z.B. Müdigkeit, Leistungsabfall, Gewichtsverlust oder Juckreiz, sowie wiederholte Fieberschübe ohne eindeutigen Infektionsherd können die ersten Anzeichen sein und zur Verdachtsdiagnose führen (→B-Symptomatik). Häufig tritt eine schmerzlose, teils massive Vergrößerung der Halslymphknoten auf. Die exakte Diagnose erfolgt durch den mikroskopischen Nachweis charakteristischer, großer Zellen (Hodgkin- und Sternberg-Reed-Zellen) in der Gewebeprobe eines betroffenen Lymphknotens sowie durch weitere bildgebende Verfahren. Das mikroskopische Bild gibt Hinweise auf den Grad der Bösartigkeit (Grading), dabei werden vier Verlaufsformen unterschieden. Das Staging teilt die Hodgkin-Krankheit nach dem Grad ihrer Ausbreitung gemäß der Ann-Arbor-Klassifikation ebenfalls in vier Stadien ein. Diese sind für die Auswahl der Therapieform von Bedeutung.

■ **Behandlung** In frühen Stadien führt eine großflächige Strahlentherapie zur Heilung, in fortgeschrittenen Stadien wird mit einer kombinierten Strahlen- und Chemotherapie behandelt.

Insgesamt ist die Heilungsaussicht gut bis sehr gut. Eine mögliche Langzeitkomplikation ist die Entstehung eines Zweitkrebses Jahre nach Behandlungsabschluss.

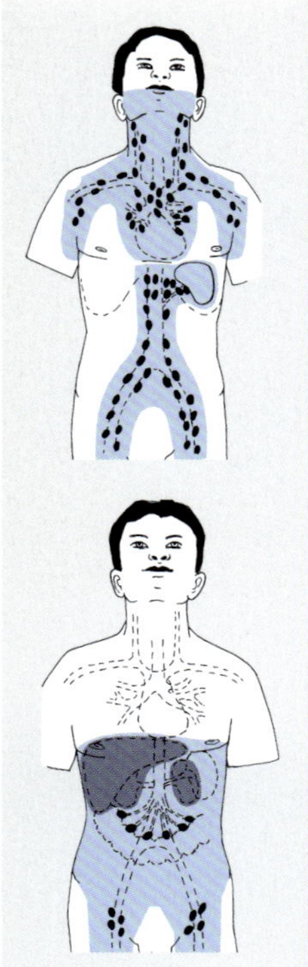

103205

Hodgkin-Krankheit. Bestrahlungsfelder bei malignen Lymphomen. Das »obere Mantelfeld« schließt alle oberhalb des Zwerchfells gelegenen Lymphknoten ein. Das »umgekehrte y-Feld« mit Milzstiel bestrahlt die Lymphknoten unterhalb des Zwerchfells (oben). Das »abdominelle Bad« schließt alle Lymphknoten unterhalb des Zwerchfells bis zu den Leisten ein. Nieren und Leber werden ausgespart (unten).

Höhenangst, eine →Angststörung.

Höhenkollaps, Form der →Höhenkrankheit.

Höhenkoller, Form der →Höhenkrankheit.

Höhenkrankheit, Bergkrankheit, Gesundheitsstörungen, die beim ungewohnten Aufenthalt in Höhen ab etwa 2 500 m auftreten können. Entscheidend ist die tägliche Schlafhöhe, nicht die am Tage erreichte Maximalhöhe.

■ **Ursache** Mit der Abnahme des Luftdrucks und des Sauerstoffgehaltes der Atemluft in zunehmender Höhe sinkt die Sauerstoffsättigung des Blutes, es kommt zu einem Sauerstoffmangel, wovon das Gehirn am empfindlichsten betroffen ist.

■ **Befund** Erste Anzeichen wie Vertiefung der Atmung, Beschleunigung des Pulses und Erhöhung des Blutdrucks zeigen sich bereits bei 2 000–3 000 m Höhe **(Höhenumstellung)**. In größeren Höhen kommt es zur Abnahme der körperlichen Leistungsfähigkeit und des Konzentrationsvermögens, ferner zu Lufthunger, Atembeschwerden, Reizbarkeit, Kopfschmerzen, Übelkeit, Erbrechen und Schwindel (Höhenschwindel). Angst oder Euphorie mit Selbstüberschätzung und Leichtsinn **(Höhenrausch, Höhenkoller)** vermindern die Einschätzung der Lage. In sehr großen Höhen ab etwa 5 000 m kommt es zu Erstickungsgefühlen und Bewusstseinstrübungen, weiter zu einem Lungenödem mit akuter Atemnot, Herzrasen, Schleimhautblutungen bis hin zu Krämpfen und Bewusstlosigkeit **(Höhenkollaps)** mit Gefahr des Höhentodes bei circa 7 000–8 000 m. Die Höhenkrankheit tritt besonders leicht bei schnellem Einsetzen der Luftdruckverminderung, z. B. im Flugzeug, ein. Bei raschem Aufstieg in große Höhen tritt außerdem eine Ausdehnung der Darmgase ein. Der aufgeblähte Darm drängt das Zwerchfell nach oben und behindert Atmung und Kreislauf. Spannungen im Trommelfell können sich zu starken Ohrenschmerzen bis hin zu Blutungen aus dem Mittelohr und Flüssigkeitsansammlung steigern, v. a. wenn die Tube (Verbindung zwischen Mittelohr und Rachen) verlegt ist. Auch heftige Zahnschmerzen können auftreten.

■ **Behandlung** Treten Symptome der Höhenkrankheit auf, ist der rasche Abstieg oder Abtransport in tiefere Regionen wichtig. Zusätzlich kann eine Verabreichung von Sauerstoff mittels Atemmaske notwendig sein. Durch einige Atemzüge verschwinden die Symptome schlagartig.

Hohlfuß, →Fußdeformitäten.

Hohlhandphlegmone, →Handphlegmone.

Hohlkreuz, →Haltung.

Hohlnägel, →Nagelkrankheiten.

Hohlorgan, Organ, das einen Hohlraum bildet, z. B. die Gallenblase.

Hohlrücken, →Haltung.

Hohlrundrücken, →Haltung.

Hohlvene, große, klappenlose Vene, die sauerstoffarmes Blut zum rechten Herzvorhof führt. Die obere Hohlvene (Vena cava superior) sammelt Blut aus der oberen Körperhälfte, von Kopf, Hals, Armen sowie Brustwand, die untere Hohlvene (Vena cava inferior) transportiert das Blut aus Beinen, Rumpf und Bauchorganen (→Blutkreislauf).

Hohlwarze, unter das umgebende Hautniveau eingezogene Brustwarze. Bei starker Ausprägung ist das →Stillen erschwert oder unmöglich. Die Hohlwarze ist meist angeboren. Bildet sich eine Hohlwarze im höheren Lebensalter neu aus, muss an ein →Mammakarzinom gedacht werden.

Holunder, Sambucus nigra, Strauch, dessen Blüten in der Medizin verwendet werden. Inhaltsstoffe sind ätherisches Öl, Flavonoide, Glykoside sowie Schleim- und Gerbstoffe. Zubereitungen aus Holunderblüten wirken vermutlich schweißtreibend und steigern die Sekretion in den Bronchien.

■ **Anwendung** Holunderblüten werden getrocknet und als Teeaufguss gegen Husten, Bronchitis und fieberhafte Erkältungen getrunken. Holunder ist Bestandteil von Fertigtees bzw. -teemischungen. Die frischen Blüten und die Rinde werden auch in der Homöopathie genutzt. Nebenwirkungen sind keine bekannt.

Holzbock, →Zecken.

Homans-Zeichen, Hinweis auf eine →Thrombose der tiefen Beinvenen.

homolateral, ipsilateral, gleichseitig, auf der gleichen Seite gelegen, dieselbe (Körper-)Seite betreffend.

Homöo|pathie, Heilverfahren, das von dem deutschen Arzt Samuel Hahnemann (* 1755, † 1843) begründet ist und ein eigenständiges medizinisches System mit einem umfassenden Konzept von Gesundheit, Krankheit und Heilung darstellt. Die theoretischen Grundlagen sind nach wie vor umstrit-

Homöopathie
→ GEO **Dossier**
Heilen mit dem Nichts?, Bd. 11

ten; trotzdem ist die Homöopathie als Therapieprinzip in der ärztlichen Weiterbildungsordnung verankert und dort mit einer Zusatzbezeichnung geschützt.

■ **Prinzip** Grundlage ist das Ähnlichkeitsgesetz, das besagt, dass diejenige Substanz, die bei einem gesunden Menschen bestimmte Symptome hervorruft, diese Symptome bei einem kranken Menschen heilen kann: »Ähnliches werde durch Ähnliches geheilt« (Similia similibus curentur). Das Vermögen einer homöopathischen Arznei, in verschiedenen Regionen des Menschen zugleich Symptome hervorzurufen, begründete Hahnemann mit der Annahme einer immateriellen »Lebenskraft«, die als dynamisches Ordnungsprinzip den Körper zu seinen Lebensäußerungen befähigen soll. Treffen auf diese äußere oder innere Reize, reagiert sie als Einheit in allen Strukturen und ruft so Symptome in vielen oder allen Bereichen hervor. Umgekehrt kann der »Lebenskraft« durch eine gezielte Anregung (homöopathische Arznei) ein Überwinden von unterschiedlichen Beschwerden ermöglicht werden. Nach Ansicht der klassischen Homöopathie sind Symptome nicht die Erkrankung selbst, sondern die Antwort des dynamischen Organismus auf einen Reiz. Die therapeutische Konsequenz ist demnach, dass sich ein Homöopath an den individuellen Symptomen orientieren muss, um das passende und damit heilende Arzneimittel (Simile) zu finden.

Ein wichtiges Werkzeug, um die passende Arznei aufzufinden, ist die homöopathische Anamnese, bei der durch Beobachtung und Befragung des Patienten alle Befindlichkeitsstörungen im körperlichen und seelischen Bereich genau hinterfragt werden. Zur Bewertung der gesammelten Symptome nach ihrer Bedeutsamkeit (Hierarchisierung) werden diese in den Arzneimittellehren und Symptomenverzeichnissen nachgeschlagen (Repertorisation). Als besonders wichtig gelten die geistig-seelischen, ursächlichen und allgemeinen Symptome, weniger bedeutsam sind die lokalen Symptome (z.B. Steifigkeit des Knies bei Kniearthrose). Ist das gesuchte Arzneimittel gefunden, wird dieses je nach Erkrankung einmal oder mehrmals verabreicht und die Reaktionsweise auf das verabreichte Arzneimittel beurteilt.

Gemäß der Homöopathie unterliegt der Heilungsverlauf bestimmten Gesetzmäßigkeiten, anhand derer die positive oder negative Wirkung einer homöopathischen Arznei (aber auch jeder anderen Therapie) beurteilt werden kann. Nach Ansicht der Homöopathie versucht die »Lebenskraft«, den krankmachenden Reiz möglichst fern von den lebenswichtigen Organen (z.B. Gehirn und Herz) und möglichst weit vom Körperzentrum entfernt zu halten. Entsprechend ist ein Krankheitsverlauf positiv zu bewerten, wenn sich die Symptome während der Behandlung nach außen bewegen, also in eine Hauterscheinung verwandeln (Hering-Regel). Darüber hinaus sollen frühere Erkrankungen, die unterdrückend behandelt wurden, wieder kurzzeitig aufflackern können. Dies wertet die Homöopathie als positives Zeichen, da die Lebenskraft nun wieder imstande ist, sich mit diesen Störungen auseinander zu setzen. Als prognostisch günstig wird auch die so genannte Erstverschlimmerung gesehen, bei der die bereits vorhandenen Beschwerden vorübergehend zunehmen.

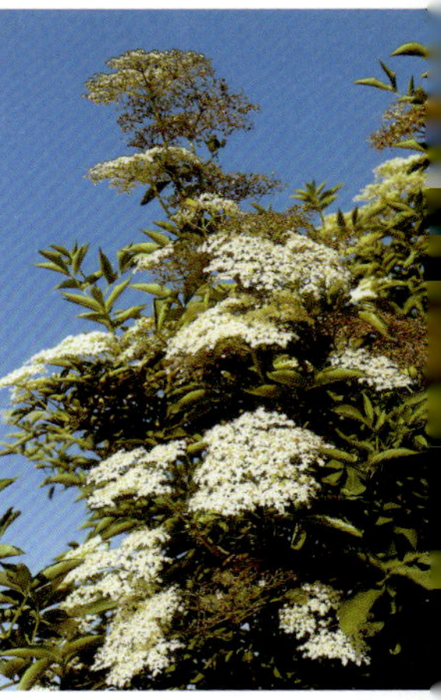

Holunder

Anwendungsgebiete der Homöopathie sind alle Erkrankungen, bei denen noch ein Selbstregulationsvermögen des Organismus besteht. Die Wirkung einer homöopathischen Arznei soll u.a. durch die gleichzeitige Einnahme von Kaffee oder die Anwendung pfefferminz- oder kampferhaltiger Arzneien, Bäder und Zahnpasta sowie durch starke elektromagnetische Felder (z.B. Computertomografie) gestört oder aufgehoben werden können (Antidotierung).

■ **Arzneimittel-Potenzierung** Dieses spezielle Verfahren zur Herstellung homöopathischer Arzneien beruht auf der Vorstellung, dass die Wirksamkeit homöopathischer Arzneien bei immer höherer Verdünnung und nach einem speziellen Schüttelverfahren zunimmt. Der Grad der Verdünnung wird dem entsprechenden Krankheitsbild und der erkrankten Person angepasst. Unterschieden werden Lösungen, die rein rechnerisch kein Molekül der verdünnten Substanz mehr enthalten (Hochpotenzen), und Lösungen, in denen noch Moleküle der Wirksubstanz enthalten sind (Tiefpotenzen). Der hochkomplizierte Vorgang des Schüttelns des Lösungsmittels mit der Wirksubstanz, währenddessen sich das Wirkprinzip der Lösung des Arzneistoffs »gedächtnisartig« einprägt, und zwar auch dann, wenn die Wirksubstanz nicht mehr nachweisbar sei, wird von Homöopathen als

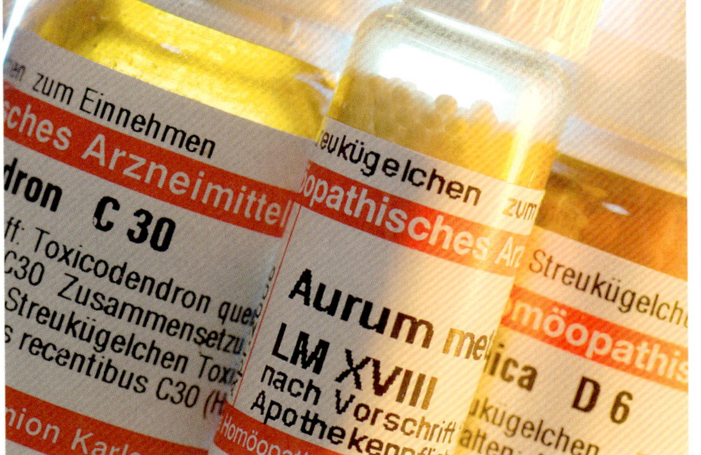

100619

Homöopathie. Homöopathen stehen über 3500 Arzneimittel in Form von Globuli (Streukügelchen) oder Tropfen für die Behandlung ihrer Patienten zur Verfügung.

wesentlicher Schritt der Zubereitung homöopathischer Arzneilösungen angesehen. Homöopathische Arzneien unterliegen dem Arzneimittelgesetz im Sinne einer Registrierungspflicht (aber keinem Zulassungsverfahren) und der Apothekenpflicht. Sie werden in flüssiger (Dilution) und in fester Form als Tabletten oder Streukügelchen (Globuli) abgegeben. Einige homöopathische Arzneimittel sind – meist als Tiefpotenzen – verschreibungspflichtig, hierzu gehören u. a. giftige Arzneien und Substanzen, die unter das Betäubungsmittelgesetz fallen.

■ **Arzneimittelprüfung** Die homöopathische Arzneimittelprüfung stellt eine wichtige Methode zur Auffindung arzneilich wirksamer Substanzen dar. Die zu prüfenden Arzneien werden in der Homöopathie ausschließlich gesunden Menschen verabreicht. Tierversuche sind nicht geeignet, da die seelischen Veränderungen nach der Arzneimitteleinnahme beim Tier nicht feststellbar sind. Sämtliche seelischen und körperlichen Symptome sollen von den Prüflingen genauestens aufgeschrieben werden. Alle durch die Arzneimittelprüfungen erhaltenen Symptome werden in Arzneimittellehren (Materia medica homoeopathica) zusammengestellt. In einem homöopathischen Arzneimittelbild werden lediglich die nach der Häufigkeit ihres Auftretens, Besonderheit und anderen Kriterien typischen Symptome zusammengefasst. Der homöopathische Arzneimittelschatz umfasst heute über 3 500 Arzneimittel aus dem Mineral-, Pflanzen-, Mikroben- und Tierreich sowie aus Chemikalien, die im HAB (Homöopathisches Arzneimittelbuch) genau beschrieben und aufgelistet sind.

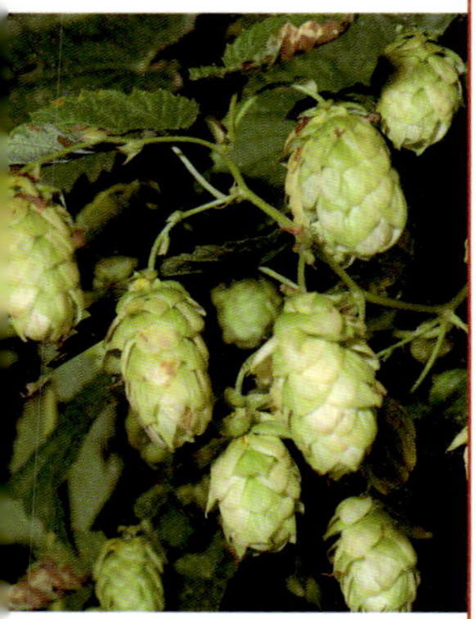

Hopfen.
Hopfen wird nicht nur bei der Bierherstellung, sondern auch in Schlaf- und Beruhigungsmitteln verwendet.

Homöo|siniatrie, naturheilkundliche Richtung, die Methoden der →Homöopathie und →Akupunktur miteinander kombiniert. Das Vorhandensein druckschmerzhafter Punkte auf der Haut **(Weihe-Druckpunkte)** soll auf die Wirksamkeit bestimmter homöopathischer Arzneien hinweisen. Es sind insgesamt 266 dieser Punkte bekannt, wovon circa 109 Punkte Akupunkturpunkten entsprechen. Andererseits soll die Einspritzung homöopathischer Arzneien in Akupunkturpunkte **(Injektionsakupunktur)** neben ihrer spezifischen Arzneiwirkung auch eine Beeinflussung des Akupunkturpunktes selbst und somit innerer Organe und ihrer Funktionen bewirken.

Homöo|stase, durch Selbstregulation erzielter Gleichgewichtszustand eines biologischen Systems. Die Homöostase eines Organismus wird durch den ständigen Auf- und Abbau seiner Bestandteile, also den Stoffwechsel, gewährleistet und lässt sich an der Konstanz messbarer Größen ablesen. Durch spezielle Anpassungsmechanismen z. B. des Kreislaufs und der Atmung ist der menschliche Organismus bestrebt, das körperliche und seelische Gleichgewicht trotz der Einwirkung äußerer Störfaktoren zu erhalten. Dies geschieht mithilfe von Regelmechanismen, an denen v. a. das Hormon- und das Nervensystem beteiligt sind. Eine verminderte Anpassungsfähigkeit führt zu einer Störung der Homöostase und verursacht Krankheiten.

Homo|toxikologie, naturheilkundliche Lehre, die postuliert, dass alle Krankheiten durch Einwirken menschenwirksamer Gifte (Homotoxine) verursacht sind. Diese Homotoxine können von außen in den Körper eindringen (z. B. Viren, Bakterien, Schadstoffe) oder im Stoffwechsel des Körpers entstehen (Ernährung, Abbauprodukte) und lösen Krankheitssymptome als von der Körperabwehr sinnvoll und zweckmäßig eingesetzte Vorgänge aus. Die Homotoxikologie versucht, die körpereigene Abwehr durch »biologische Arzneimittel« zu unterstützen und die Selbstheilungskräfte des Organismus zu aktivieren. Eine Besserung oder Heilung kann über akute Symptome (z. B. Entzündungen, Fieber, Hautausschläge, Durchfall) ablaufen, um die Gifte zur Ausscheidung zu bringen. Die Homotoxikologie ist wissenschaftlich nicht belegt.

Hopfen, Humulus lupulus, krautige, rankende Pflanze, deren weibliche Blütenstände (»Hopfenzapfen«) als Aromalieferant bei der Bierherstellung, aber auch in der Medizin verwendet werden. Hopfenzapfen enthalten Bitterstoffe, ätherisches Öl, Gerbstoffe und Flavonoide.

■ **Anwendung** Sie werden als Schlaf- und Beruhigungsmittel in Aufgüssen und Abkochungen eingesetzt. Hopfen ist auch Bestandteil einer Vielzahl von Fertigarzneimitteln, oft in Kombination mit Baldrian oder anderen pflanzlichen Beruhigungsmitteln. Seine Dosierung ist häufig jedoch so gering, dass eine Wirkung fraglich erscheint. Nebenwirkungen sind nicht bekannt.

HOPS, Abk. für →**h**irn**o**rganisches **P**sycho**s**yndrom.

Hordeolum, →Gerstenkorn.

Hörempfindungsstörung, →Schwerhörigkeit.

Hören, Wahrnehmung auf das Ohr treffender Schallwellen und deren Verarbeitung im Gehirn. Die Schallwellen werden von der Ohrmuschel aufgenommen und durch den äußeren Gehörgang zum Trommelfell geleitet. Sie versetzen das Trommelfell in Schwingungen, die auf die Gehörknöchelchen und von diesen auf das ovale Fenster übertragen werden (→Ohr). Die Schwingungen durchlaufen als Wanderwellen die (als Perilymphe bezeichnete) Flüssigkeit in der Schnecke des Innenohrs, zunächst die Scala vestibuli (Vorhoftreppe) bis zur Spitze der Schneckenspirale und schließlich die Scala tympani (Paukentreppe), bevor sie am runden Fenster verebben. Das Amplitudenmaximum der Wellen

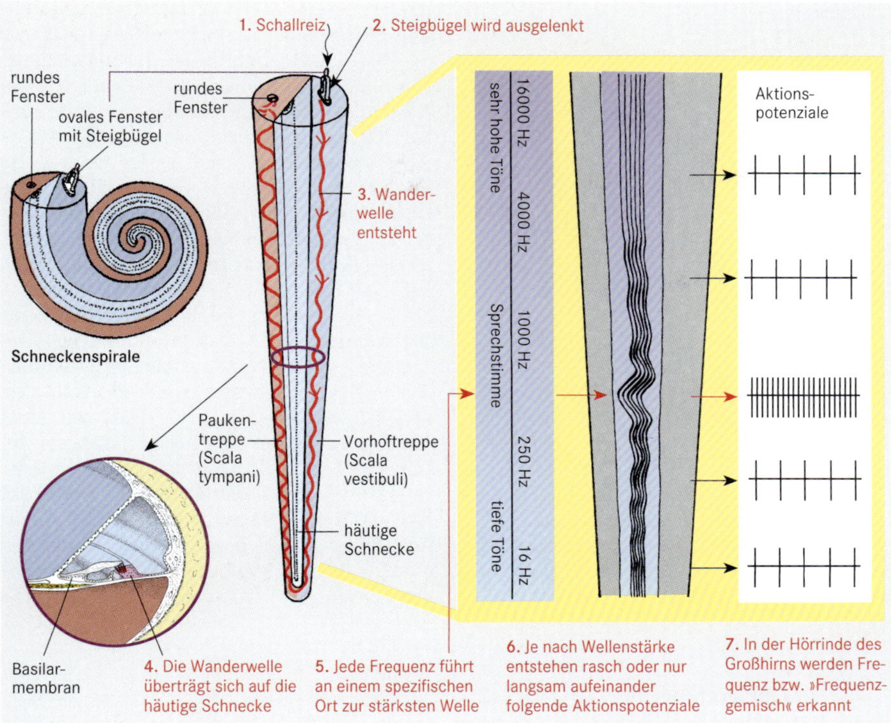

Hören. Schema des Hörens nach der so genannten Wanderwellentheorie. Die Schneckenspirale ist in der Bildmitte zur Verdeutlichung lang gestreckt dargestellt.

liegt bei hohen Frequenzen näher am Steigbügel, bei niedrigen Frequenzen näher an der Schneckenspitze. Durch die Wanderwellen wird die Basilarmembran in der zwischen Scala vestibuli und Scala tympani gelegenen häutigen Schnecke ebenfalls ausgelenkt. Die Auslenkung führt zu Scherbewegungen zwischen den Härchen des Sinnesepithels (Corti-Organ) und der aufliegenden Membrana tectoria (→Schnecke). Auf Verbiegungen ihrer Härchen reagieren die Sinneszellen mit der Bildung von Aktionspotenzialen, welche dann über Nervenfasern weitergeleitet werden. Die einzelnen Nervenfasern vereinigen sich zum →Hörnerv, der die Impulse zum Gehirn leitet. Im Gehirn werden die Impulse in den drei paarigen Hörzentren verarbeitet, die im Schläfenlappen des Großhirns liegen und enge Verbindungen zu den Sprachzentren unterhalten. In den beiden primären Hörzentren werden die akustischen Informationen verarbeitet, sodass das so genannte Richtungshören möglich wird, die sekundären Hörzentren sind das akustische Erinnerungsfeld, in den tertiären werden akustische Eindrücke bewusst.

Hörgerät, elektronisches Gerät zur Verbesserung des Hörvermögens bei Schwerhörigkeit. Das Hörgerät besteht aus einem Mikrofon, einem Verstärker und einem Lautsprecher. Die Schallwellen werden so verstärkt, dass der Schwerhörige sie wieder verstehen kann. Es werden zwei Gerätetypen unterschieden: Das »Hinter-dem-Ohr-Gerät« **(HdO-Gerät)** wird hinter dem Ohr oder im Brillenbügel **(Hörbrille)** getragen. Das »Im-Ohr-Gerät« **(IO-Gerät)** wird im Ohr platziert und kann farblich angepasst werden. Beim HdO-Gerät ist das Ohrpassstück, welches im äußeren Gehörgang sitzt, durch einen Schlauch mit dem Verstärkersystem verbunden. Die IO-Geräte sind wesentlich kleiner und füllen die Ohrmuschel aus, die CIC-Geräte (Complete in [the] Canal) sitzen komplett im Gehörgang.

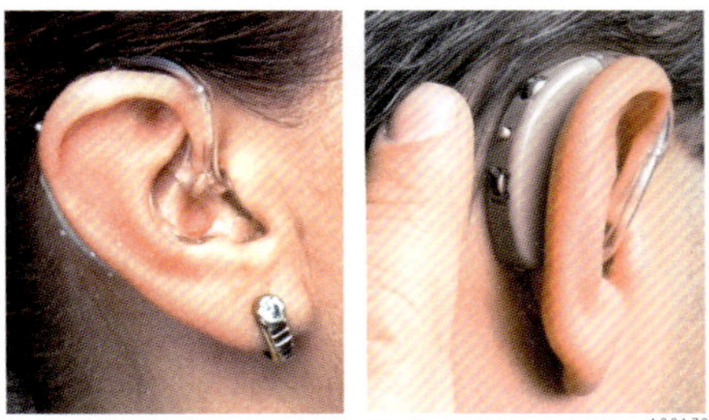

Hörgerät. HdO-Gerät mit platziertem Ohrpassstück (links). Die Position des Gerätes hinter dem Ohr ist in der rechten Abbildung zu erkennen.

Bei hochgradig ausgeprägter Schwerhörigkeit, die auf einer Schädigung des Innenohres beruht, verbessern **Cochlea-Implantate** das Hörvermögen; diese kommen insbesondere bei Kleinkindern zur Anwendung. Hierzu wird eine Elektrode operativ in die Schnecke (Cochlea) eingesetzt, ein am Ohr sitzendes Mikrofon

Hörgerät
→ GEO **Dossier**
Auf dem Weg zum Techno sapiens, Bd. 10

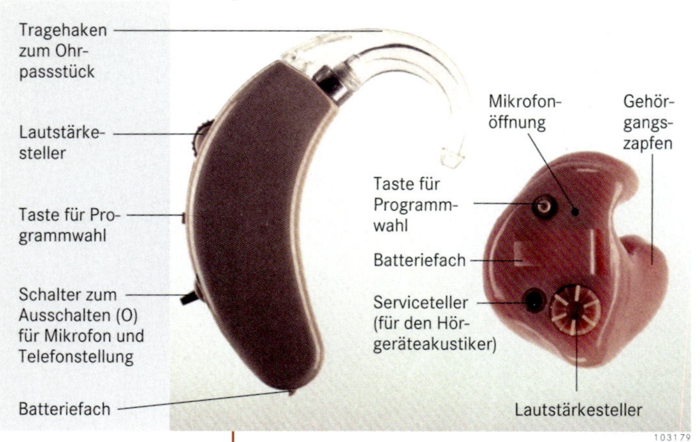

Hörgerät. HdO-Geräte (links) werden hinter dem Ohr getragen; die kleinen IO-Geräte (rechts) passen dagegen in den äußeren Gehörgang.

leitet die Sprache zu. Durch die erzeugten elektrischen Impulse wird der intakte Hörnerv gereizt und der Höreindruck erzeugt.

Ein Hörgerät sollte bereits bei beginnender Schwerhörigkeit angepasst werden, da eine Verständigung dann noch möglich ist und es oft mehrere Monate Übung bedarf, bis ein Betroffener den Umgang mit seinem Hörgerät erlernt hat.

Hormonbehandlung, Einnahme von körpereigenen oder ähnlich gebauten, synthetischen Wirkstoffen zur Regulation von Stoffwechselvorgängen.

Wenn der Körper nicht genügend eigene Hormone produziert, werden die körpereigenen durch künstlich hergestellte Hormone ergänzt (**Substitutionstherapie**), so bei der Insulinbehandlung des Diabetikers oder bei der Ersatzbehandlung bei Schilddrüsenunterfunktion. Eine besondere Bedeutung hat die Hormonbehandlung der Frau mit Östrogenen und Gestagenen während der Wechseljahre. Die Hormonsubstitution lindert zwar die typischen Beschwerden wie Hitzewallungen oder Schlafstörungen und schützt vor Osteoporose, geht jedoch mit einem vermehrten Auftreten von Herz-Kreislauf-Erkrankungen, Schlaganfällen, Lungenembolien und Brust- und Gebärmutterkrebs einher. Deshalb sollte diese Behandlung nur nach gründlicher Abwägung des Verhältnisses zwischen Risiko und Nutzen und zeitlich begrenzt erfolgen.

→Hormonpräparate können auch für eine medikamentöse Behandlung (**Pharmakotherapie**) eingesetzt werden, wie z. B. Kortikoide bei entzündlichen Erkrankungen oder Adrenalin bei einem Herz-Kreislauf-Stillstand. Weibliche Geschlechtshormone dienen der hormonellen →Empfängnisverhütung und Behandlung von Zyklusstörungen, Unfruchtbarkeit oder einer drohenden Fehlgeburt. Bei der Krebsbehandlung insbesondere von Brust-, Gebärmutter- und Prostatakrebs kann das Wachstum von hormonabhängigen Krebszellen durch den Entzug dieser Hormone verhindert werden. Dies gelingt durch chirurgische Entfernung von Hormondrüsen oder eine medikamentöse Unterdrückung mit anderen Hormonen (Antihormonen). Neben diesen Anwendungsbereichen werden Hormone auch zum **Doping** im Leistungssport eingesetzt.

Hormondrüsen, anatomisch abgegrenzte Strukturen, die körpereigene Wirkstoffe – die Hormone – in den Blutkreislauf abgeben. Dieser Vorgang wird als innere oder endokrine Sekretion definiert, weshalb die Hormondrüsen auch als endokrine Organe bzw. endokrine Drüsen bezeichnet werden. Über den Blutstrom erreichen die Hormone ihre jeweiligen Zielzellen mit den entsprechenden Bindungsstellen (→Hormonrezeptoren). Die Funktion der verschiedenen Hormondrüsen des Menschen wird von übergeordneten Zentren gesteuert. Höhere Zentren des Nervensystems beeinflussen den Hypothalamus im Zwischenhirn, der Hypothalamus reguliert die Hormonfreisetzung der Hypophyse und deren Hormone wiederum steuern nachgeordnete Hormondrüsen.

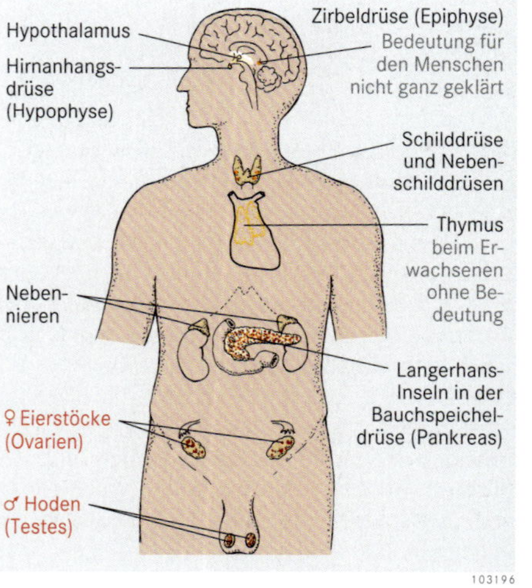

Hormondrüsen. Die wichtigsten Bildungsorte von Hormonen

Hormone, körpereigene Wirkstoffe, die schon in geringen Mengen den Stoffwechsel, das Wachstum und die Fortpflanzung von Lebewesen beeinflussen. Hormone werden meist von spezialisierten Zellen gebildet und in die Blutbahn abgegeben (Ausnahme: Gewebshormone). Um in den Zellen der Zielorgane ihre Wirkung zu entfalten, müssen sie an Hormonrezeptoren, spezielle Strukturen auf der Oberfläche oder innerhalb der Zellen, binden. Nachfolgend werden entweder chemische Reaktionen innerhalb der Zelle in Gang gesetzt oder Gene im Zellkern aktiviert und damit die Bildung neuer Eiweißstoffe angeregt. Da die Hormone nicht an die Körperumgebung abgegeben werden, sondern nur innerhalb des Körpers wirken, werden sie auch als Inkrete bezeichnet. Sie werden bei Bedarf aus inaktiven Vorstufen gebildet, in einem bestimmten Rhythmus oder kontinuierlich freigesetzt. In jedem Fall unterliegen sie Kontroll- und Regelungsmechanismen, die zum einen von übergeordneten Zentren ausgeübt werden und zum anderen darauf beruhen, dass die Hormone ihre eigene Bildung fördern oder hemmen können (positive oder negative Rückkopplung). Der Abbau von Hormonen erfolgt v. a. in der Leber. Die verschiedenen Hormone werden nach ihrem Bildungsort, ihrer chemischen Struktur und ihrem Wirkort eingeteilt und bezeichnet.

■ **Bildungsort** **Neurosekretorische Hormone** werden von Nervengewebe gebildet; dazu gehören z. B. die Hypothalamushormone. **Glanduläre Hormone** werden von speziellen Hormondrüsen wie z. B. dem Hypophysenvorderlappen, der Schilddrüse, der Nebenniere oder der Bauchspeicheldrüse produziert. Bezeichnungen wie Schilddrüsenhormone oder Nebennierenhormone kennzeichnen bei solchen Hormonen den Bildungsort. **Gewebshormone** (aglanduläre Hormone) wie Gastrin oder Prostaglandine werden in Geweben gebildet, die nicht primär der Hormonproduktion dienen. Im Gegensatz zu den anderen Hormonen wirken sie direkt oder indirekt nach Transport über die Blutbahn auf die Gewebe, in denen sie gebildet wurden.

■ **Chemische Struktur** Hormone können die unterschiedlichsten chemischen Strukuren aufweisen. **Aminosäureabkömmlinge** stammen von einer Aminosäure ab, z. B. das Schilddrüsenhormon Thyroxin von der Aminosäure Thyrosin, **Proteohormone** bzw. **Peptidhormone** wie das Insulin bestehen aus Eiweißen oder langen Peptidketten. Das Grundgerüst sämtlicher **Steroidhormone** ist das Steroid Cholesterin, zu ihnen gehören u. a. Kortisol und Testosteron. Andere Hormone, z. B. Prostaglandine, leiten sich von ungesättigten Fettsäuren ab.

■ **Wirkort** Übergeordnete Zentren der Hormonregulation sind der Hypothalamus im Zwischenhirn und die daran gekoppelte Hypophyse. Die Releasinghormone aus dem Hypothalamus wirken auf die Produktion von Hormonen des Hypophysenvorderlappens fördernd, die Inhibiting-Hormone hemmend. Aus dem Hypophysenvorderlappen freigesetzte Hormone (glandotrope Hormone) wirken auf andere Hormondrüsen im Körper und werden in zusammengesetzten Begriffen als -trope Hormone bezeichnet. Beispielsweise wirkt ACTH auf die Nebennierenrinde, TSH auf die Schilddrüse. Diese Hormondrüsen wiederum setzen periphere Hormone frei, die entsprechende Zielzellen im Körper beeinflussen.

Die »Zuständigkeitsbereiche« der Hormone können in fünf Kategorien unterteilt werden, wobei sich diese überlappen: 1. Wachstum und Entwicklung von Organen und Körpergeweben, 2. Bioregulation, d. h. Schaffen und Erhalten optimaler Bedingungen für die Gewebefunktionen, 3. Bioenergien, also Sicherstellen, dass für die Körperfunktionen ausreichende und angemessene Energieressourcen zur Verfügung stehen, 4. Biointegration, d. h. Bereitstellen von »Kommunikationsverbindungen«, um verschiedene Körperaktivitäten zu koordinieren, sowie 5. Reproduktion, also Sicherstellen, dass Individuum und Spezies überleben. – Abb. S. 672

■ **Siehe auch**

→ ACTH · ADH · Adrenalin · Androgene · Bauchspeicheldrüse · FSH · Gestagene · Glukagon · Hormonbehandlung · Hormone · Hormonpräparate ·

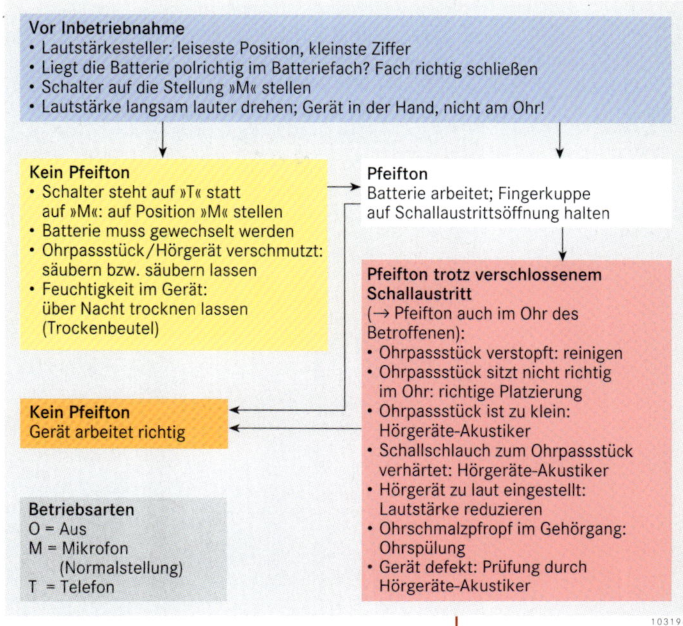

Hörgerät. Wie eine Brille muss auch ein Hörgerät exakt angepasst werden. Dazu führt der Hörgeräteakustiker eine Funktionsprüfung durch.

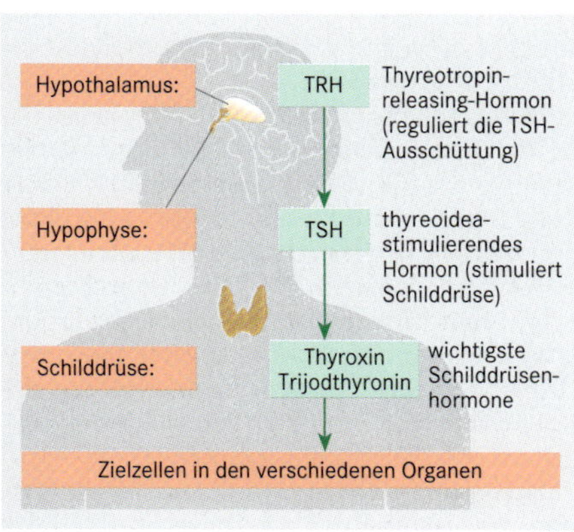

Hormondrüsen. Vereinfachte Darstellung der Steuerung der Hormonfreisetzung am Beispiel der Schilddrüsenhormone Thyroxin und Trijodthyronin

Hormonrezeptor · Hypophyse · Hypothalamushormone · Insulin · Kalzitonin · Kortikoide · LH · Melatonin · Nebenniere · Nebenschilddrüse · Noradrenalin · Östrogene · Oxytozin · Parathormon · Progesteron · Prolaktin · Schilddrüsenhormone · Sexualhormone · Testosteron · TSH · Wachstumshormon · Zirbeldrüse

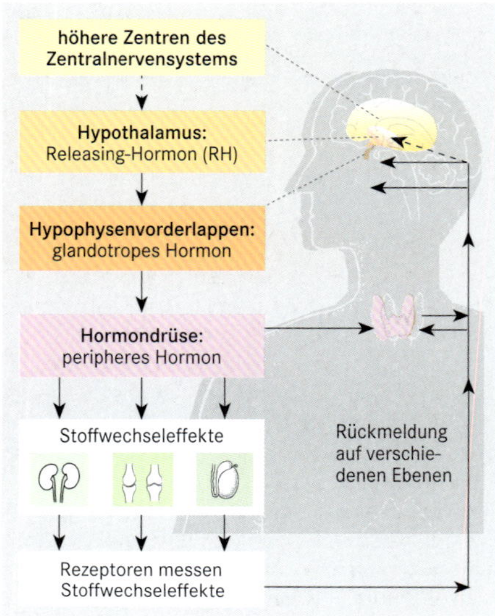

Hormone. Schema der Hormonregulation. Erst die peripheren Hormone lösen Stoffwechselreaktionen aus. Durch verschiedene Rückkoppelungsmechanismen wird sichergestellt, dass so viele Hormone, wie benötigt, gebildet werden.

Hormonpräparate, Medikamente, die als Wirkstoffe körpereigene Hormone oder deren Abwandlungen enthalten oder Stoffe, die der Wirkung körpereigener Hormone entgegenwirken **(Antihormone).**

■ **Östrogene** Diese weiblichen Geschlechtshormone werden eingesetzt bei Östrogenmangel in den Wechseljahren oder infolge fehlender oder nicht ausreichend funktionsfähiger Eierstöcke, bei Menstruation mit kolikartigen Unterleibsschmerzen sowie beim Ausbleiben der Regelblutung; dann in Kombination mit Gestagenen. Als Wirkstoffe werden Östriol, konjugierte Östrogene, Estradiolvalerat und Ethinylestradiol verwendet. Als Nebenwirkungen können z. B. Übelkeit, Spannungsgefühl in den Brüsten, Wassereinlagerung ins Gewebe und Gewichtszunahme auftreten; es besteht ein erhöhtes Thromboserisiko.

■ **Antiöstrogene** Clomifen wird bei Frauen mit unerfülltem Kinderwunsch eingesetzt, deren Monatszyklen ohne Eisprung erfolgen. Weitere Antiöstrogene wie Tamoxifen oder Aromatasehemmer gehören zur Standardtherapie des Mammakarzinoms (→Krebsmittel), werden z. B. bei Brustkrebs verwendet. Als Nebenwirkungen können Kopfschmerzen, Hitzewallungen, Appetitlosigkeit und Spannungsgefühl in den Brüsten auftreten.

■ **Gestagene** Diese Hormonpräparate werden – teilweise in Kombination mit Östrogenen – verwendet bei zu häufigen Regelblutungen, schmerzhafter Menstruation, Beschwerden in den Tagen vor der Menstruation, gutartigen Wucherungen der Gebärmutterschleimhaut (Endometriose), als empfängnisverhütende Mittel (→Empfängnisverhütung), bei hochdosierter Einmalgabe als Notfallkontrazeptivum und als →Krebsmittel. Wirkstoffe sind z. B. Desogestrel, Gestoden, Levonorgestrel, Lynestrol, Medroxyprogesteron, Norethisteron, Norgestimat und Norgestrel. Mögliche Nebenwirkungen sind z. B. Kopfschmerzen, Übelkeit, Erbrechen, Gewichtszunahme, Spannungsschmerzen in der Brust.

■ **Antigestagene** Diese können zum Abbruch einer Frühschwangerschaft dienen (→Mifepriston).

■ **Androgene** Diese männlichen Geschlechtshormone mit Testosteron und seinen Abwandlungen als Wirkstoff werden bei Männern mit Androgenmangel und Unfruchtbarkeit infolge verminderter Spermienzahl eingesetzt, bei Frauen bei nicht mehr operablem Brustkrebs. Nebenwirkungen treten besonders bei Frauen und Kindern auf und äußern sich in einer →Virilisierung; bei Männern vergrößert sich die Prostata.

■ **Antiandrogene** Cyproteronacetat wird bei Männern gegen Prostatakrebs eingesetzt, bei Frauen zur Behandlung von schwerer Akne oder Haarausfall sowie von Hirsutismus. Nebenwirkungen treten in Abhängigkeit von der Dosierung auf. Bei beiden Geschlechtern können Müdigkeit und Mangel an sexuellem Verlangen auftreten. Bei Männern kommt es nicht selten zu einer Vergrößerung der Brustdrüsen (Gynäkomastie) und Hemmung der Spermienproduktion mit Gefahr der Unfruchtbarkeit. Frauen können Menstruationsstörungen entwickeln.

■ **Hypothalamushormone** Einige →Hypothalamushormone wirken fördernd, andere hemmend auf nachgeschaltete Stellen. Daher kann mittels der Gabe solcher Steuerhormone eine hormonelle Funktionsprüfung bestimmter Organe wie der Schilddrüse, Nebennierenrinde oder Geschlechtsorgane erfolgen. Geschlechtshormonfreisetzende Steuerhormone (Gonadoliberine) werden zur Behandlung von Fruchtbarkeitsstörungen, deren Abwandlungen als →Krebsmittel eingesetzt.

■ **Hypophysenhormone** Das adrenokortikotrope Hormon findet Verwendung in der Diagnostik von Störungen der Nebennierenrindenfunktion (→ACTH-Test). Hormone mit Wirkung auf die Geschlechtsdrüsen, wie z. B.

das follikelstimulierende Hormon, werden zur Behandlung weiblicher und auch männlicher Unfruchtbarkeit eingesetzt. Das →Wachstumshormon dient der Behandlung einer speziellen Form des Minderwuchses. →Oxytozin führt zu Gebärmutterkontraktionen und wird daher zur Weheneinleitung und bei Wehenschwäche eingesetzt. Der Adiuretin-Abkömmling Desmopressin wird unterstützend zur Behandlung bei Bettnässen gegeben. Die Antihormone Bromocriptin und Lisurid hemmen die Freisetzung von Prolaktin und werden beispielsweise zum Abstillen, als →Parkinsonmittel und bei Fruchtbarkeitsstörungen angewendet.

■ **Kalzitonin** Neben menschlichem, hauptsächlich in der Schilddrüse gebildetem →Kalzitonin findet auch Lachs-Kalzitonin Anwendung bei verschiedenen Formen eines überhöhten Blutkalziumspiegels und Krankheiten mit gesteigertem Knochenumbau und dadurch verursachten Schmerzen (z. B. →Osteoporose, Knochenmetastasen). Als Nebenwirkungen können sich allergische Reaktionen, Übelkeit und Erbrechen sowie eine kurz anhaltende Hautrötung mit Hitzegefühl unmittelbar nach der Injektion einstellen.

■ **Glukagon** Dieses Hormonpräparat erhöht den Blutzuckerspiegel und wird bei Unterzuckerung eingesetzt. Bei zu hoher Dosierung treten als Nebenwirkungen ein erhöhter Blutzuckerspiegel und Herzrhythmusstörungen auf.

Hormonrezeptor, Rezeptor an der Oberfläche (Membranrezeptor) oder im Inneren einer Zelle (intrazellulärere Rezeptor), der durch die Anlagerung von Hormonen aktiviert wird und dadurch bestimmte Folgereaktionen innerhalb der Zelle auslöst.

Wasserlösliche Hormone, z. B. Aminosäureabkömmlinge und Peptidhormone, können nicht durch die Wasser abweisende Zellmembran hindurchtreten und binden ausschließlich an membranständigen Hormonrezeptoren (Membranrezeptoren) an der Oberfläche von Zellen. Die dadurch aktivierten →Rezeptoren vermitteln die Bildung oder Freisetzung von second messenger (etwa: sekundäre Boten; entsprechend werden die beteiligten Hormone als first messenger bezeichnet). Beispielsweise wird durch Aktivierung des Enzyms Adenylatzyklase der second messenger cAMP (zyklisches Adenosinmonophosphat) gebildet, der seinerseits Enzyme, u. a. Proteinkinasen, zu aktivieren vermag. **Fettlösliche Hormone,** z. B. Steroidhormone oder Schilddrüsenhormone, vermögen dagegen die Zellmembran zu passieren und verbinden sich direkt mit einem Rezeptor im Zytoplasma oder am Zellkern. Der Komplex aus Hormon und intrazellulärem Hormonrezeptor aktiviert bestimmte Gene im Zellkern, die über die Herstellung von Eiweißen (Proteinbiosynthese), beispielsweise von Enzymen, die von dem Hormon gesteuerten Stoffwechselvorgänge einleiten.

Hormontherapie, →Hormonbehandlung.

Horner-Syndrom, gemeinsames Auftreten von zwei bzw. drei Krankheitszeichen als Ausdruck einer lokalen Schädigung von Nervenbahnen des sympathischen Nervensystems. Eine einseitige Lähmung der beiden Muskeln, die für Lidanhebung und Pupillenverengung zuständig sind, führt auf der Seite der Schädigung zu einer Pupillenverengung (Miosis) und einem Herabhängen des Augenlides (Ptosis). Durch die resultierende Verengung des Lidspalts entsteht der Eindruck, als ob das Auge in den Augapfel zurückgesunken wäre, was als scheinbarer Enophthalmus bezeichnet wird. Die Sympathikusschädigung tritt z. B. im Rahmen wirbelsäulennaher Prozesse auf (z. B. Tumor der Lungenspitze).

Hörnerv, Nervus acusticus, Nervus cochlearis, sensorischer Nerv, der im Rahmen des Hörvorgangs entstehende Impulse an das Gehirn weiterleitet. Zusammen mit dem Gleichgewichtsnerv bildet er den VIII. Hirnnerv (Nervus vestibulocochlearis). Der Hörnerv besteht aus Nervenfaserbündeln, die der Schnecke im Innenohr entspringen. Er nimmt Information über Schallreize in Form der Aktionspotenziale von den Haarzellen des Corti-Organs, dem Sinnesepithel für das →Hören in der häutigen Schnecke, auf und leitet sie zum primären Hörzentrum.

Hornhaut, 1) *Anatomie:* lichtdurchlässige, gefäßlose Schicht im vorderen Abschnitt des Augapfels (→Auge).

2) *Dermatologie:* verdickte Hornschicht der →Haut. Tritt als normaler Prozess infolge von Belastung als **Schwiele** (Kallus), krankhaft als **Hyperkeratose** auf.

Hornhautdegeneration, erworbene (durch Infektion, Entzündung oder Verletzung) oder vererbte Störung von Funktion, Struktur und Transparenz der Augenhornhaut. Eine sehr häufige und harmlose Form der Hornhautdegeneration ist der im Rahmen des normalen Alterungsprozesses bei über 50-Jährigen entstehende Greisenbogen (**Arcus senilis**), ein grauer, die Regenbogenhaut umgebender Ring oder Halbring. Er entsteht durch Einlagerung von Abbauprodukten des Stoffwechsels und beeinträchtigt das Sehen nicht. Andere Formen, z. B. die **erbliche Hornhautdegeneration,** gehen mit Sehschärfeminderung oder Verlust des Sehvermögens einher. Behandlung der Wahl ist hier die Hornhauttransplantation.

Hornhautentzündung, Keratitis, entzündliche Veränderung der Hornhaut des Auges, oft in Verbindung mit einer Bindehautentzündung (→Keratokonjunktivitis).

■ **Ursache** Sehr häufig entsteht eine Hornhautentzündung durch Austrocknung

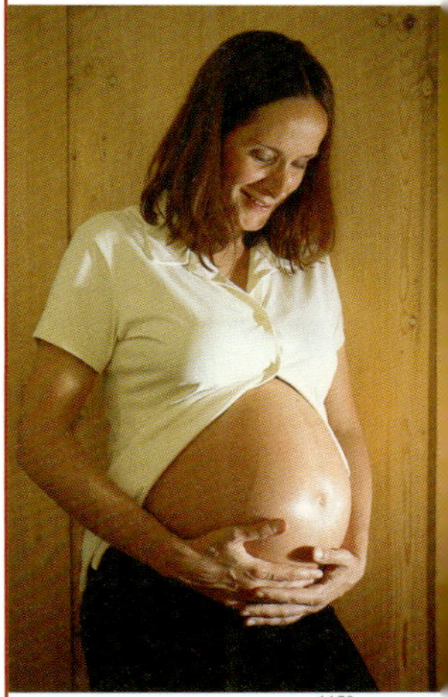

Hormonpräparate. Antiöstrogene Hormonpräparate werden eingesetzt, um Frauen mit Kinderwunsch zu einer Schwangerschaft zu verhelfen.

des Auges bei fehlendem oder unvollständigem Lidschluss (z.B. Fazialislähmung, Lagophthalmus) oder bei mangelnder Tränensekretion (Keratitis sicca). Auch eine Infektion mit Bakterien, Pilzen oder Viren kann zu einer Hornhautentzündung führen. Herpes-simplex-Viren sind die Erreger der oberflächlichen Keratitis dendritica, die sich innerhalb weniger Tage in eine die tiefen Schichten betreffende Keratitis disciformis umwandeln kann. Das Varizellen-Zoster-Virus verursacht z.T. komplikationslose und oberflächliche, manchmal auch sehr langwierige und chronische Hornhautentzündungen (Zoster ophthalmicus). Ebenso treten Hornhautentzündungen nach übermäßiger UV-Bestrahlung (so genannte Schneeblindheit), Verletzungen der Hornhautoberfläche, Einwirkung bestimmter Medikamente oder ätzender Chemikalien auf.

■ **Befund** Typisch für die Keratitis dendritica sind Lichtscheu, Fremdkörpergefühl, Schmerzen, Rötung des Augapfels und starkes Augentränen. Die Keratitis disciformis ist außerdem von einer deutlichen Sehverschlechterung begleitet. Diese wird hervorgerufen durch eine Hornhauttrübung oder durch Einsprossung von Blutgefäßen in den über der Pupille liegenden Bereich der Hornhaut. Eine bakterielle Hornhautentzündung kann innerhalb weniger Stunden zu einem Ulcus serpens cornea (→Hornhautgeschwür) oder sogar zum Hornhautdurchbruch führen. Typisch für die bakterielle Hornhautentzündung ist neben Schmerz, Bindehautreizung, Lichtscheu und Augentränen eine Eiteransammlung in der Vorderkammer (Hypopyon). Als mögliche Komplikation kann sich ein Hornhautgeschwür oder eine Narbe entwickeln. Zur Diagnose führen u.a. die Untersuchung mit der Spaltlampe sowie Abstriche von Hornhaut und Bindehaut.

■ **Behandlung** Jede Hornhautentzündung bedarf frühzeitiger ärztlicher Behandlung wegen der Gefahr der Narbenbildung mit dauerhafter Herabsetzung des Sehvermögens und des Übergreifens der Entzündung auf das Augeninnere. Je nach Ursache werden virostatische, antibiotische oder gegen Pilze wirksame Augentropfen oder -salben eingesetzt. Neben der lokalen Anwendung von Antibiotika direkt am Auge kann bei bakterieller Keratitis auch eine Antibiotikatherapie über das Blutsystem erforderlich sein. Entzündungs- und schmerzhemmende Medikamente ergänzen die Behandlung. Wenn die Regenbogenhaut mitbefallen ist – eine häufige Komplikation –, muss die Pupille zur Schonung der inneren Augenmuskeln medikamentös erweitert werden. Das Zimmer wird abgedunkelt, durch Tragen einer dunklen Sonnenbrille können die Augen zusätzlich geschont werden.

Hornhauterosion, oberflächliche Schädigung der Hornhaut des Auges, hervorgerufen z.B. durch Verletzung oder UV-Strahlen (Solarium, Schweißen, starkes Sonnenlicht am Meer oder Gletscher). Die Hornhauterosion verursacht ein Fremdkörpergefühl und eine Rötung des Auges, oft bestehen lokal starke Schmerzen, Lichtscheu, Tränenfluss und Lidkrampf. Es besteht die Gefahr einer Infektion, weshalb vorbeugend desinfizierende oder antibiotikahaltige Augensalben oder Heilsalben (z.B. Bepanthen® Augensalbe) in den Bindehautsack eingebracht werden.

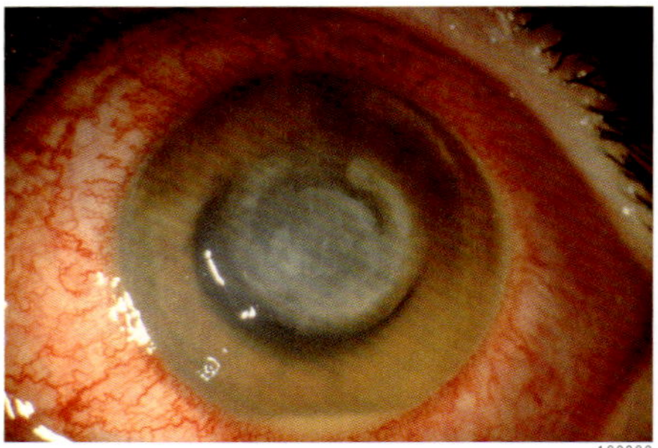

100900

Hornhautgeschwür. Eiterspiegel in der Vorderkammer des Auges bei Hornhautentzündung. Das Auge ist stark gereizt, die Blutgefäße sind erweitert.

Hornhautgeschwür, Ulcus corneae, Defekt der Augenhornhaut, meist als Folge einer Entzündung oder eines Entropiums. Typische Beschwerden sind Tränenträufeln, Lidkrampf und Schmerzen. **Hornhautrandgeschwüre** treten oft nach einer Bindehautentzündung und bei älteren Menschen auf; sie heilen meist unter Narbenbildung ab. **Geschwüre der Hornhautmitte** entstehen bei fehlendem Lidschluss, so z.B. bei Fazialislähmung (Keratitis e lagophthalmo). Das **Ulcus rodens corneae** ist wahrscheinlich Folge einer Entzündung der kleinen Gefäße und kann die ganze Hornhaut zerstören. **Infektiöse Hornhautgeschwüre** können durch Viren, Bakterien, Einzeller oder Pilze hervorgerufen werden. Besonders schwer verläuft das durch Bakterien verursachte Hornhautgeschwür **(Ulcus serpens).** Unbehandelt dehnt es sich in Tiefe und Breite aus, bricht nicht selten in das Augeninnere durch und hinterlässt Narben, die das Sehvermögen dauerhaft beeinträchtigen.

Hornhautkrankheiten, Erkrankungen und Formveränderungen der Hornhaut (Kornea) des Auges, die je nach Sitz das Sehvermögen beeinträchtigen können. Die Hornhaut kann angeboren abnorm klein **(Mikrokornea)** oder abnorm groß **(Megalokornea)** sein. Beim angeborenen →Keratokonus läuft die Hornhaut kegelförmig spitz zu. **Hornhauttrübungen** können als Folge anderer Hornhautkrankheiten auftreten bzw. durch Verätzung oder Einlagerung von Medikamenten (z.B. Chloroquin) verursacht sein. Auch manche angeborenen oder erworbenen Stoffwechselstörungen (z. B. Gicht oder Urämie) führen zu Hornhauteinlagerungen und -trübungen. Bei randständigem Sitz beeinträchtigen die Hornhauttrübungen das Sehvermögen kaum, bei zentralem Sitz können sie es praktisch aufheben. Darüber hinaus werden →Hornhautentzündung, →Hornhautgeschwür, →Hornhautdegeneration und →Hornhauterosion unterschieden.

Hornhautreflex, 1) *Neurologie:* **Blinzelreflex, Kornealreflex,** reflektorischer Lidschluss durch Berührung der Augenhornhaut (mit einem Wattebausch). Ein fehlender Hornhautreflex ist krankhaft und weist auf eine Schädigung des 5. Hirnnervs (Nervus trigeminus), des 7. Hirnnervs (Nervus facialis) oder im Hirnstamm hin.

2) *Augenheilkunde:* Lichtreflex auf der Hornhaut, der z. B. beim Hornhautgeschwür unterbrochen ist oder beim grünen Star nur matt reflektiert.

Hornhauttransplantation, Hornhautübertragung, Keratoplastik, vollständiger oder teilweiser operativer Ersatz der Hornhaut des Auges zur Besserung oder Wiederherstellung des Sehvermögens bei Hornhauttrübung, -narben, -tumoren oder bei Keratokonus. Der Ersatz durch die Spenderhornhaut erfolgt in ganzer Dicke **(penetrierende Hornhauttransplantation)** oder schichtbegrenzt **(lamellierende Hornhauttransplantation).** Als Spenderhornhaut wird Hornhaut von lebenden Menschen oder konservierte Leichenhornhaut verwendet. Das Transplantat wird

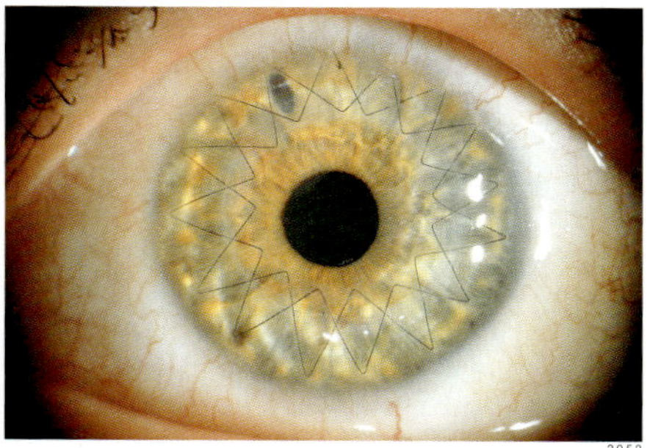
3053

Hornhauttransplantation. Das Transplantat wird mit einer zickzackförmigen, doppelläufigen Naht fixiert.

meist gut vertragen. Kommt es dennoch zu einer Abstoßung, was auch nach Jahren möglich ist, so kündigt sie sich durch Minderung der Sehschärfe, lokale Schmerzen, Lichtscheu und Rötung des Auges an. Es wird dann versucht, das Transplantat durch medikamentöse Unterdrückung der Abstoßungsreaktion zu erhalten.

Hornzellen, flache Zellen in der Oberhaut, die vollständig mit dem Eiweißstoff Keratin gefüllt und daher verhornt sind (→Haut).

Hörprüfung, Oberbegriff für Untersuchungsverfahren zur Feststellung von Ursache, Art und Schweregrad einer Hörstörung.

■ **Klassische Hörprüfung** Bei der **Hörweitenprüfung** (Sprachabstandsprüfung) werden in der Regel Zahlwörter in Flüstersprache oder Umgangssprache aus unterschiedlichen Entfernungen gesprochen und müssen von dem zu Untersuchenden wiederholt werden. Beide Ohren können auch getrennt überprüft werden.

■ **Stimmgabelprüfung** Beim **Rinne-Versuch** wird die schwingende Stimmgabel so lange auf den Warzenfortsatz aufgesetzt, bis der Untersuchende sie nicht mehr hört, um dann vor das Ohr gehalten zu werden. Der Gesunde hört jetzt erneut den Ton, da die Tonübertragung über den Knochen schlechter ist als über die Luft. Beim **Weber-Versuch** wird die Stimmgabel auf die Schädelmitte aufgesetzt. Der einseitig Schwerhörige hört den Ton in einem Ohr besser als in dem anderen. Beide Versuche erlauben auch die Differenzierung zwischen einer Schallleitungsschwerhörigkeit und einer Schallempfindungsschwerhörigkeit (→Schwerhörigkeit). Der Verdacht auf eine mangelnde Beweglichkeit der Gehörknöchelchenkette kann mit dem **Gellé-Versuch** bestätigt werden. Ein Ballon wird auf das Ohr aufgesetzt und zusammengedrückt, wobei sich der Druck auf das Trommelfell erhöht. Dadurch sollte der Ton einer zuvor auf den Schädelknochen aufgesetzten Stimmgabel beim Gesunden unterschiedlich laut gehört werden.

■ **Audiometrische Hörprüfung** Bei der **Tonaudiometrie** werden Töne unterschiedlicher Höhe und Lautstärke erzeugt und der Prüfperson über Kopfhörer (Luftleitung) oder Schallgeber zugeführt, der auf dem Knochen hinter der Ohrmuschel aufgesetzt wird (Knochenleitung). Es können beide Ohren gemeinsam oder getrennt untersucht werden.

Sobald der Prüfling einen Ton hört, muss er einen Knopf drücken oder ein Zeichen geben. Die von der Prüfperson gehörten Töne werden dann in einem Audiogramm grafisch dargestellt, in dem die Frequenz gegen die Lautstärke aufgetragen wird. Besitzt der Betroffene bei Knochenleitung ein besseres Hörvermögen als bei Luftleitung, ist die Ursache des Hörverlusts im Mittelohr zu suchen. Sind Luft- und Knochenleitung ähnlich stark beeinträchtigt, so liegt der Schaden im Innenohr. Mithilfe von Spezialtests, z. B. dem Fowler-Test (→Rekruitment 2), Langenbeck-Test oder SISI-Test, kann zwischen einer Schädigung des Innenohres oder der Hörbahn im Gehirn differenziert werden. Im Unterschied zur Tonaudiometrie werden bei der **Sprachaudiometrie** Worte erzeugt, um das Sprachverständnis zu überprüfen. Mit dem frühzeitigen Erkennen von Hörverlusten befasst sich die **Kinder-**

audiometrie. Zu den Verfahren gehören die Auslösung von Reflexen oder Bewegungen durch Töne. Ältere Kinder können gebeten werden, auf das Hören des Tones im Spiel zu reagieren.

Bei der **objektiven Audiometrie** werden die elektrischen Aktivitäten, die beim Hören zum Gehirn weitergeleitet werden, mit dem Elektroenzephalogramm (EEG) registriert. Mithilfe der elektronischen Datenverarbeitung gelingt es, die durch das Hören hervorgerufenen Potenzialschwankungen der Hirnrinde (electric response audiometry, ERA) oder des Hirnstamms (brainstem evoked response audiometry, BERA), aber auch anderer Hirnabschnitte zu isolieren. Bei der Erfassung der **otoakustischen Emissionen** (OAE) werden Schallwellen, die die Haarzellen des Innenohres selbst produzieren, mit sehr empfindlichen Mikrofonen registriert.

Blutreinigung hilft bei Hörsturz

Ein neues, aber viel versprechendes Verfahren ist die so genannte H.E.L.P.-Apherese (Heparin-induzierte extrakorporale LDL-Präzipitation). Hierbei wird dem Patienten aus der Armvene kontinuierlich Blut entnommen. Dieses wird dann außerhalb des Körpers mit einem speziellen Reinigungsverfahren von Stoffen befreit, die den Blutfluss in den Gefäßen behindern bzw. die Gerinnung des Blutes fördern, wie LDL-Cholesterin, Lipoprotein a und Fibrinogen. Dadurch verbessert sich die Durchblutung in den kleinen Gefäßen des Innenohres und die Hörfähigkeit wird sehr rasch wiederhergestellt. Die H.E.L.P.-Apherese sollte möglichst bald nach dem Hörsturz durchgeführt werden.

Hörschwelle, →Schall.

Hörstörungen, Dysakusis, veränderte akustische Wahrnehmung. Das Spektrum umfasst vermindertes Hörvermögen (Hypakusis, →Schwerhörigkeit), aufgehobenes Hörvermögen (Anakusis, →Taubheit), krankhaft verstärktes Hören **(Hyperakusis),** das z.B. bei einer Fazialisparese oder bei psychiatrischen Krankheitsbildern vorkommt, und fehlerhaftes Hören **(Parakusis).** Bei der Parakusis werden die Paracusis loci (die Schallquelle wird räumlich falsch eingeordnet), die Paracusis duplicata (Doppelhören, **Diplakusis;** der Ton wird im kranken Ohr höher gehört, dadurch entsteht der Eindruck zweier Töne) und die Paracusis Willisii (bei leichtem Lärm wird besser verstanden) unterschieden.

Bei Hörstörung muss zwischen Störungen, die das äußere Ohr, Mittelohr und Innenohr betreffen, und solchen, die auf eine Störung der Gehirnfunktion zurückzuführen sind (zentrale Hörstörung), unterschieden werden. Jede Hörstörung sollte ärztlich abgeklärt werden, weil eine ernsthafte Erkrankung zugrunde liegen kann. Weitere Ursachen: →Ohrgeräusche.

Hörstummheit, →Agnosie.

Hospitalismus
→ GEO **Dossier**
Tiere als Therapeuten, Bd. 11

Hörsturz, plötzlich auftretende, meist einseitige Schwerhörigkeit bis hin zum völligen Hörverlust.

■ **Ursache** Als Auslöser werden Durchblutungsstörungen im Innenohr diskutiert. Diese können durch Herzerkrankungen, Blutdruckschwankungen, Erkrankungen der Halswirbelsäule, Virusinfekte oder allergische Reaktionen hervorgerufen werden. Häufig finden sich in der Krankengeschichte vorausgegangene psychische Belastungen (Stress). Einem neueren Erklärungsversuch nach ist der Hörsturz keine Krankheit an sich, sondern ein Symptom, das bei verschiedenen Erkrankungen auftreten kann.

■ **Befund und Behandlung** Die Betroffenen bemerken den plötzlich auftretenden, meist einseitigen Hörverlust, ein Ohrgeräusch kann hinzukommen. Mit der Hörprüfung wird die Schallempfindungsstörung (→Schwerhörigkeit) nachgewiesen. Die Therapie besteht in einer Infusionsbehandlung mit einem durchblutungsfördernden Medikament und Kortikoiden.

Horton-Krankheit, Form der →Riesenzellarteriitis.

Horton-Neuralgie, →Clusterkopfschmerz.

Hörzentrum, Areal in der Großhirnrinde für die Verarbeitung akustischer Signale (→Hören).

Hospitalismus, Sammelbegriff für alle durch die Besonderheiten eines Krankenhaus- oder Heimaufenthalts verursachten Schäden bei einem Menschen. Als **infektiöser Hospitalismus** werden Infektionen und die davon ausgehenden Folgen bezeichnet, welche durch krankenhausspezifische, gegen viele Antibiotika unempfindliche Erreger verursacht werden. Überwiegend wird der Begriff jedoch gleichbedeutend mit **psychischem Hospitalismus** gebraucht. Damit werden die negativen psychischen Folgen einer Langzeitunterbringung in Krankenhäusern und Heimen mit einem oft zwangsläufigen Mangel an menschlicher Zuwendung umschrieben. Besonders bei Kindern kann der psychische Hospitalismus zu tief greifenden Entwicklungsstörungen führen.

Host-versus-Graft-Reaktion, →Transplantatabstoßung.

HOT, Abk. für **h**ämatogene **O**xidations**t**herapie (→Oxidationstherapie, hämatogene).

HPV, Abk. für **h**umane **P**apilloma**v**iren (→Warzenviren).

H_1-Rezeptorenblocker, Medikamente, die die Wirkung des körpereigenen Botenstoffs Histamin am H_1-Rezeptor hemmen.

■ **Anwendungsgebiete** Wirkstoffe mit stärker dämpfender Wirkung (z.B. Diphenhydramin, Doxylamin, Promethazin) werden als →Schlafmittel oder bei Schwindel und Erbrechen (→Antiemetika) verwendet. →Allergiemedikamente, als Tablette bzw. Kapsel eingenommen, enthalten z. B. die Wirkstoffe Astemizol, Terfenadin, Dimetinden, Bamipin, Azelastin (auch als Nasenspray erhältlich), Cetirizin oder Loratadin. Äußerlich – in Salben- oder Gelform – werden wegen ihrer juckreizstillenden Wirkung z. B. Dimetinden, Diphenhydramin und Bamipin eingesetzt. In Augentropfen oder Nasensprays wird Levocabastin eingesetzt, das aufgrund seiner örtlichen Anwendung rasch Beschwerdelinderung bei Heuschnupfen bringt und kaum Nebenwirkungen verursacht.

■ **Nebenwirkungen** Bei der Einnahme und großflächiger Anwendung von Salbe oder Gel können Reaktionsfähigkeit und Aufmerksamkeit vermindert sein sowie Müdigkeit auftreten. Verstärkt wird diese Wirkung bei gleichzeitigem Alkoholkonsum oder zusätzlicher Verwendung anderer Schlaf- und Beruhigungsmittel. Bei neueren H_1-Rezeptorenblockern (z. B. Terfenadin, Cetirizin, Loratadin) ist diese Wirkung nur schwach. Weiterhin können Magen-Darm-Störungen oder Mundtrockenheit auftreten.

H_2-Rezeptorenblocker, →Ulkustherapeutika.

Hufeisenniere, angeborene Nierenfehlbildung, bei der rechte und linke Niere im unteren Bereich durch eine Gewebebrücke u-förmig miteinander verwachsen sind. Eine Hufeisenniere kann zu Funktionsstörungen der Niere führen und erhöht das Risiko für Nierenentzündung, Entstehung von →Harnsteinen und Harnstauung. Beschwerden können durch den Druck der Hufeisenniere auf Blutgefäße und Nerven ausgelöst werden.

Huflattich, Tussilago farfara, krautige Pflanze, deren Blätter Flavonoide, Schleim- und Gerbstoffe sowie in geringem Maß Alkaloide enthalten.

■ **Anwendung** Die Blätter des Huflattichs werden als Teeaufgüsse gegen Hustenreiz und Heiserkeit sowie bei Schleimhautentzündungen im Bereich von Mund, Rachen und Atemwegen angewendet.

■ **Nebenwirkungen** Aufgrund der enthaltenen Alkaloide können Schädigungen der Leber auftreten. In Tierversuchen wurde eine krebserregende Wirkung nachgewiesen. Daher ist die Anwendung in Bezug auf Dosierung und Dauer (6 Wochen im Jahr) beschränkt. Während der Schwangerschaft und Stillzeit sollten keine Zubereitungen aus Huflattichblättern eingenommen werden. Auch sollte auf die Anwendung der Blütenstände und Wurzeln verzichtet werden.

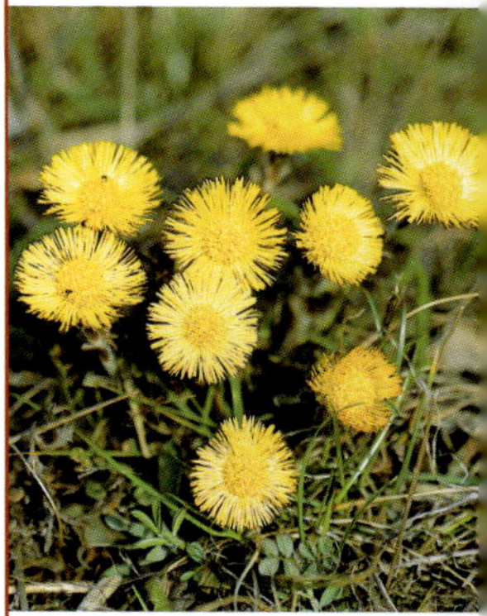

Huflattich.
Blütenstände

Hüft|arthroplastik, operativer Ersatz eines Hüftgelenks (→Arthroplastik).

Hüftbein, →Becken.

Hüftdysplasie, angeborene Unterentwicklung der Hüftgelenkspfanne. Es besteht die Gefahr, dass der Hüftkopf aus der Pfanne herausspringt (Luxation). Die Hüftdysplasie ist die häufigste angeborene Skelettfehlentwicklung und betrifft Mädchen sechsmal häufiger als Jungen. Die Ursache ist unbekannt, erbliche Faktoren spielen jedoch sicher eine Rolle. Eine Behinderung der Abspreizung des Oberschenkels und eine Asymmetrie der Gesäß- und Oberschenkelfalten können auftreten. Die Diagnose wird meist bei der Ultraschalluntersuchung der Hüfte gestellt, die für alle Neugeborenen innerhalb der ersten Lebenswoche empfohlen wird.

Die Behandlung erfolgt in Abhängigkeit von der Befundschwere durch breites Wickeln oder Spreizhosen, bei denen durch das Abspreizen der Beine in Beugestellung der Kopf des Oberschenkelknochens in der Hüftgelenkpfanne zentriert wird. Dadurch wird die Ausbildung einer normalen Gelenkpfanne gefördert. Der Säugling kann jedoch noch immer strampeln. Die Dauer der Therapie hängt vom Alter des Kindes und dem Schweregrad der Hüftdysplasie ab und beträgt zwischen 6 Wochen und 6 Monaten. In schweren Fällen kann eine Extensionsbehandlung (→Overhead-Extension) mit anschließender Fixierung der Hüftgelenke mit Schienen oder Gipsverbänden durchgeführt werden, der sich später eine operative Korrektur der Hüftgelenkpfanne anschließen kann.

Hüftdysplasie
→ GEO **Dossier**
Das Gerüst des Lebens, Bd. 10

Hüfte, 1) *Anatomie:* **Coxa,** seitlicher Körperabschnitt zwischen dem oberen Rand des Beckens und dem Ansatz des Oberschenkels.

2) *Anatomie:* zusammenfassende Bezeichnung für das →Becken und das →Hüftgelenk.

Hüftgelenk, Articulatio coxae, Gelenk zwischen Hüftbein und Oberschenkelknochen. Die drei Einzelknochen des Hüftbeins –

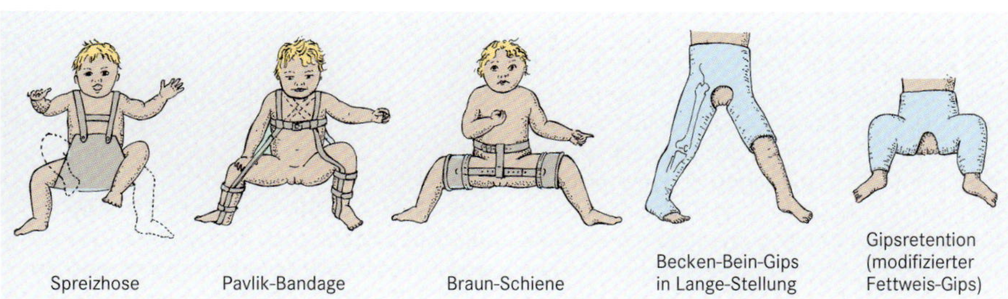

Hüftdysplasie.
Verschiedene Formen der Behandlung. Bei leichten Fällen genügt eine Spreizhose. Nur bei ausgeprägter Hüftdysplasie ist ein Gipsverband notwendig.

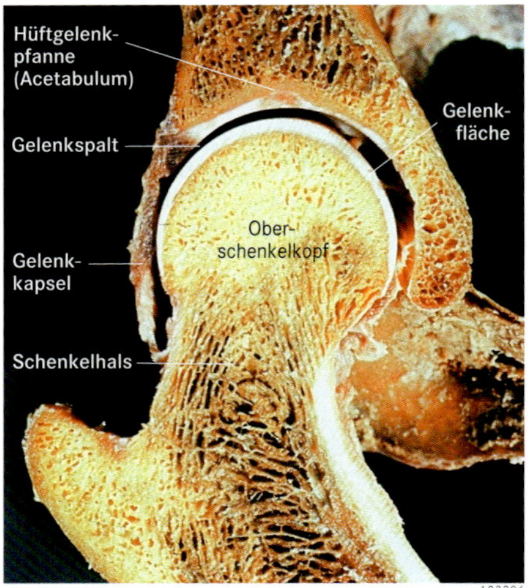

Hüftgelenk. Schnitt durch das Hüftgelenk (anatomisches Präparat). Der kugelförmige Oberschenkelkopf wird von der Hüftgelenkpfanne umfasst.

Darmbein, Sitzbein und Schambein (→Becken) – bilden an der Stelle, an der sie y-förmig zusammenstoßen, die napfähnlich vertiefte Hüftgelenkpfanne (Acetabulum). Der halbkugelige Kopf des Oberschenkelknochens wird von der Hüftgelenkpfanne zu zwei Dritteln seiner Oberfläche umfasst und durch die Gelenkkapsel sowie einen straffen Bandapparat in seiner Lage gesichert.

Hüftgelenk|arthrose, Koxarthrose, chronische, schmerzhafte Erkrankung des Hüftgelenks, bedingt durch den Verschleiß von Knorpel- und Knochengewebe (→Arthrose).

■ **Ursache** Die Ursache der **primären Hüftgelenkarthrose** ist unbekannt. Sie wird begünstigt durch Übergewicht, bestimmte Sportarten und Schwerarbeit. Häufigste Ursache für die **sekundäre Hüftgelenkarthrose** ist die Hüftdysplasie, aber auch andere kindliche Hüfterkrankungen (z.B. Perhes-Krankheit) können zu einer Arthrose führen.

■ **Befund** Die Betroffenen klagen über Schmerzen in der Leisten- und Gesäßregion, die oft in Oberschenkel und Knie ausstrahlen. Das Hüftgelenk ist in seiner Beweglichkeit eingeschränkt und der Betroffene hinkt. Das Röntgenbild zeigt typische Anzeichen für den Verschleiß des Gelenks.

■ **Behandlung** Zur Therapie gehören Krankengymnastik und Bäder, zur medikamentösen Behandlung Schmerzmittel und Antirheumatika, die auch direkt in das Gelenk eingespritzt werden können. Bei jüngeren Betroffenen mit sekundärer Hüftgelenkarthrose können Operationen durchgeführt werden, die v.a. dazu beitragen, das Hüftgelenk so lange wie möglich zu erhalten. Bei Älteren werden meist künstliche Hüftgelenke (→Arthroplastik) eingesetzt.

Hüftgelenkentzündung, Koxarthritis, Koxitis, akute oder chronische Entzündung des Hüftgelenks.

■ **Ursache und Einteilung** Die **Coxitis fugax** tritt v.a. bei kleinen Kindern oft plötzlich und ohne erkennbare Ursache oder einige Wochen nach einer Infektionserkrankung auf. Sie zählt zu den reaktiven Arthritiden, die begleitend zu Allgemeininfektionen bestehen und bei Ruhe und Entlastung nach einigen Tagen folgenlos abklingen. Bei der bakteriellen Hüftgelenkentzündung **(Coxitis infectiosa)** dringen Krankheitserreger entweder von einem benachbarten Infektionsherd oder seltener durch eine offene Verletzung in das Hüftgelenk ein und lösen die Entzündungsreaktion aus. Die rheumatische Hüftgelenkentzündung **(Coxitis rheumatica)** hat ihren Ursprung in einer Entzündung der Gelenkinnenflächen, die durch eine Immunreaktion gegen das eigene Körpergewebe besteht (z.B. bei der →rheumatoiden Arthritis). Auch mechanische Reize bei Inkongruenz von Hüftkopf und Hüftpfanne (z.B. bei Hüftgelenkluxation, Hüftdysplasie) und Arthrose können entzündliche Reaktionen auslösen.

■ **Befund und Behandlung** Die Hüfte schmerzt, ist überwärmt und gerötet. Der Betroffene nimmt eine Schonhaltung ein und hinkt, um die erkrankte Seite zu entlasten. Bei chronischem Verlauf droht eine Hüftkontraktur durch Kapselschrumpfung. Die Diagnostik erfordert neben Bluttests eine Röntgenaufnahme der Hüfte. An erster Stelle steht die Therapie der Grunderkrankung.

Hüftgelenks|arthrodese, →Hüftgelenkversteifung.

Hüftgelenkverrenkung, Hüftgelenkluxation, Oberschenkelverrenkung, Ausku-

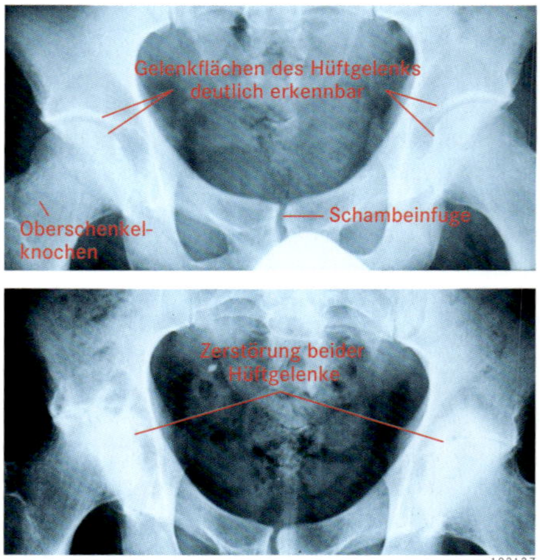

Hüftgelenkarthrose. Die Röntgenaufnahmen zeigen die fortlaufende Zerstörung beider Hüftgelenke innerhalb von drei Jahren.

gelung des Hüftgelenkkopfes aus der Hüftgelenkspfanne.

Angeborene Hüftgelenkverrenkungen entstehen aufgrund einer Abflachung der Hüftgelenkspfanne (→Hüftdysplasie). **Unfallbedingte Hüftgelenkverrenkungen** sind häufig verursacht durch Verkehrsunfälle oder einen Sturz aus großer Höhe. Der Betroffene hat starke Schmerzen, das Bein liegt in Fehlstellung und ist im Hüftgelenk bewegungsunfähig. Ein Röntgenbild gibt Aufschluss über die Art der Hüftgelenkverrenkung und evtl. vorliegende zusätzliche Verletzungen. Da gleichzeitig die das Hüftgelenk versorgenden Gefäße geschädigt sein können, muss das Gelenk möglichst schnell in Narkose eingerichtet werden, um ein Absterben des Hüftkopfes (Hüftkopfnekrose) zu verhindern.

Hüftgelenkversteifung, Unbeweglichkeit des Hüftgelenks infolge von Erkrankungen (→Gelenkversteifung 1) oder durch einen operativen Eingriff (Arthrodese). Letztere wird heute aufgrund der Möglichkeit des künstlichen Gelenkersatzes (→Arthroplastik) kaum noch durchgeführt.

Hüftkopfepiphysenlösung, Epiphysiolysis capitis femoris, Erkrankung des Jugendlichen, bei der sich der Hüftkopf in der Wachstumsfuge vom Schenkelhals löst und abgleitet. Die Betroffenen leiden unter belastungsabhängigen Hüft- oder Knieschmerzen. Die Diagnose kann mit einem Röntgenbild gestellt werden. Die Behandlung muss meist operativ erfolgen.

Hüftkopfnekrose, juvenile, →Perthes-Krankheit.

Hühnerauge, meist schmerzhafte, bis zu einigen Zentimetern große Verdickung der Hornhaut mit einem bis in die Unterhaut reichenden Dorn an Zehen und Fußsohle (Clavus). Ein Hühnerauge entsteht infolge wiederholter Druckbelastung knochennaher Hautpartien v. a. durch zu enges Schuhwerk sowie bei Fuß- und Zehendeformitäten (z. B. Hallux valgus). Die Schmerzhaftigkeit wird durch den Druck des Hornzapfens auf die nervenreiche Knochenhaut, gelegentlich auch durch Entzündungen hervorgerufen. Das Hühnerauge wird mittels erweichender Hühneraugenpflaster, in besonders hartnäckigen Fällen auch chirurgisch entfernt.

Hühnerbrust, Kielbrust, Pectus carinatum, Pectus gallinatum, Fehlbildung des Brustkorbs mit vorspringendem Brustbein und Eindellungen der Brustkorbseiten. Die Hühnerbrust ist entweder angeboren oder Folge einer Rachitis und tritt öfter zusammen mit Fehlhaltungen der Wirbelsäule auf. Da die Hühnerbrust keine Beschwerden verursacht, ist eine operative Therapie nicht angezeigt; sie wird allenfalls aus kosmetischen Gründen durchgeführt.

Humangenetik, 1) Vererbungslehre des Menschen als Spezialgebiet der Genetik. Für die Humangenetik von Bedeutung sind Erkenntnisse über das Wechselspiel zwischen Erbfaktoren und Einflüssen der Umwelt bei der Entwicklung von Individuen. Neben den Mechanismen der Weitergabe genetischer Merkmale beim Menschen (→Vererbung) befasst sich die Humangenetik mit den Ursachen genetisch bedingter Krankheiten und der genetischen Beratung. In das Gebiet der Humangenetik gehören auch Fragen der Geschlechtsbestimmung, der Stammes- bzw. Familiengeschichte sowie Vaterschaftsgutachten und die →Gentherapie.

2) medizinisches Fachgebiet, das sich mit der Erkennung und Behandlung genetisch bedingter Krankheiten des Menschen sowie der prä- und postnatalen Beratung und Unterstützung von Patienten und ihren Familien befasst.

human immunodeficiency virus, Abk. →HIV.

human leucocyte antigen system, engl. für →HLA-System.

Humanmedizin, wissenschaftliche und praktische Medizin, die sich mit dem Menschen beschäftigt.

Humerus, Knochen des →Oberarms.

Humoral|pathologie, Säftelehre, Erklärungsmodell, das eine fehlerhafte Mischung und Verschlackung der Körpersäfte als Voraussetzung für das Entstehen von Erkrankungen ansieht. Grundlage ist die Lehre von den vier Körpersäften Blut, Schleim, gelbe und schwarze Galle. Die **ableitende Therapie** basiert auf der Vorstellung, dass durch bestimmte Behandlungen wie ansteigende Arm- oder Fußbäder Entzündungsstoffe, gestaute Körpersäfte, Blut und Energie umverteilt und zur Haut umgeleitet werden können. Darüber hinaus werden bei der **ausleitenden Therapie** diese Körpersäfte und -schlacken vermehrt zur Ausscheidung aus dem Körper gebracht, insbesondere durch Verfahren wie →Aderlass, →Blutegeltherapie, →Baunscheidt-Verfahren oder das →Schröpfen.

Hundebandwurm, Erreger der →Echinokokkose.

Hungeratrophie, Form der →Atrophie.

Hunger|azidose, Übersäuerung des Blutes bei fehlender Kohlenhydratzufuhr. Dies bedingt nach 1–2 Tagen die Verbrennung von Fettsäuren, wobei →Ketonkörper entstehen, die zu einer Azidose führen.

Hungerödem, Flüssigkeitsansammlung in den Gewebespalten aufgrund von Eiweißmangel und dadurch bedingtem erniedrigtem onkotischen Druck.

Hungerosteopathie, →Osteopathie 1).

Hungerstuhl, typische Veränderung der Stuhlkonsistenz bei absolutem Nahrungsmangel (→Protein-Energie-Unterversorgung).

Humoralpathologie
→ GEO **Dossier**
Von den Leichen lernen, Bd. 10

Husten: Trockener Husten

Beschwerden	Wahrscheinliche Ursachen	Erste Maßnahmen
Hustenanfall mit **Blaufärbung der Lippen** und evtl. ziehende Einatmung bei einem Kind	Einatmen eines Fremdkörpers	Kind bäuchlings in Kopfhängelage bringen, kräftig zwischen die Schultern klopfen. Wenn Fremdkörper nicht ausgespuckt wird, Notarzt rufen und Bemühungen fortsetzen
Hustenreiz, Räusperzwang mit **Kratzen im Hals** und **Schluckstörungen** und/oder Heiserkeit	→Rachenentzündung, →Kehlkopfentzündung	Bei anhaltenden Beschwerden oder Fieber und/oder Schüttelfrost Arztbesuch
Husten mit **Brennen und Wundsein hinter dem Brustbein** sowie allgemeinen Erkältungssymptomen	→Luftröhrenentzündung, beginnende →Bronchitis, beginnender →Keuchhusten	Temperatur messen. Bei schlechtem Allgemeinzustand oder Fieber Arztbesuch
Bellender, trockener Husten mit **Heiserkeit bei Kindern,** meist im Rahmen einer Erkältung abends oder nachts auftretend	→Pseudokrupp	Kind beruhigen, am geöffneten Fenster atmen lassen. Bessert sich der Zustand nicht, Hausarzt oder Kinderarzt rufen

Husten mit Auswurf

Beschwerden	Wahrscheinliche Ursachen	Erste Maßnahmen
Husten und **gelber oder gelbgrüner Auswurf,** oft mit süßlichem Geruch, evtl. Fieber	Bakterielle Infektion der Atemwege	Arztbesuch
Monatelang bestehender Husten mit **viel,** evtl. eitrigem **Auswurf,** besonders **morgens,** ›Brummen‹ in der Brust	Chronische →Bronchitis, →Bronchiektasien	Arztbesuch
Anfallsartiger Husten mit **zähem, glasig weißem Schleim,** Atemnot, pfeifende Ausatmung	→Bronchialasthma	Arztbesuch, bei schwerer oder anhaltender Atemnot Hausarzt rufen
Husten und **Atemnot** besonders **bei flacher Lagerung,** Blaufärbung der Lippen, **schaumig roter Auswurf,** evtl. Kollapsneigung, Herzrasen, Unruhe und Todesangst	→Herzasthma, akutes →Lungenödem, z. B. bei →Herzinfarkt, →Herzmuskelentzündung, →Lungenentzündung, Nierenerkrankung	Arztbesuch, bei neu aufgetretenen Beschwerden oder schwerer Atemnot Notarzt rufen. Betroffenen leicht erhöht lagern und beruhigen
Schmerzen beim Atmen, hohes Fieber, Husten und **gelber, gelbgrüner oder blutiger Auswurf,** häufig auch Schüttelfrost, Mundgeruch, evtl. Atemnot	→Lungenentzündung	Betroffenen mit erhöhtem Oberkörper lagern, Temperatur messen, Auswurf für weitere Untersuchung aufheben, Hausarzt rufen
Husten und **rotbrauner oder blutiger Auswurf,** evtl. Nachtschweiß und Brustschmerzen	Schwere →Bronchitis, →Lungenentzündung, →Bronchialkarzinom, →Lungeninfarkt, →Gerinnungsstörungen, →Tuberkulose, →Herzinsuffizienz	Auswurf für weitere Untersuchung aufheben, Arztbesuch
Bei Kindern: **Hustenanfälle** mit Atemnot durch **große Mengen zähen Schleims,** häufige Erkältungen, Verdauungsbeschwerden, Gedeihstörung	→Mukoviszidose	Arztbesuch

HUS, Abk. für →**h**ämolytisch-**u**rämisches **S**yndrom.

Husten, heftige Ausatmung gegen die zunächst geschlossene, dann plötzlich geöffnete Stimmritze, die der Entfernung von Schleim, Staub oder Fremdkörpern aus den Atemwegen dient.

Hustenreiz und Räusperzwang sind häufig Zeichen einer beginnenden oder abklingenden Erkältung. Trockene Raumluft verstärkt die Beschwerden ebenso wie langes und lautes Sprechen. Gelegentlich steckt auch eine ernsthafte Erkrankung von Rachen, Kehlkopf oder Magen bzw. Speiseröhre dahinter. Anhaltender und produktiver Husten (mit Auswurf) sind immer Zeichen einer schweren Erkrankung und bedürfen der Abklärung durch den Arzt. Plötzliche Hustenanfälle bei einem (Klein-) Kind deuten auf das Verschlucken von kleinen Gegenständen oder Nahrung (z. B. Erdnüssen) hin, die »in die falsche Kehle« gelangt sind. Es besteht Erstickungsgefahr!

Hustenmittel, zusammenfassende Bezeichnung für hustenreizstillende und hustenlösende Mittel. Beide Formen sollten nicht gleichzeitig eingenommen werden, können aber über den Tag verteilt werden (morgens und mittags ein hustenlösendes Mittel, abends einen Hustenstiller).

■ **Hustenreizstillende Mittel** (Antitussiva, Hustenblocker): Wirkstoffe, die den Husten dämpfen und bei trockenem Reizhusten eingesetzt werden. Dazu gehören Kodein, Dihydrocodein, Pentoxyverin, Clobutinol, Dextromethorphan. Viele dieser Stoffe blockieren die den Hustenreflex übertragenden Nervenbahnen im Gehirn. Als Nebenwirkungen können Konzentrationsschwäche und Verstopfung auftreten.

Eine pflanzliche Alternative bieten Spitzwegerich- und Eibischextrakte. Außerdem stehen Lutschpastillen mit Emser Salz oder Auszügen aus Isländischem Moos zur Verfügung.

■ **Hustenlösende Mittel** (Expektoranzien, schleimlösende Mittel): Wirkstoffe, die fest sitzenden Schleim in den Atemwegen lösen und verflüssigen **(Sekretolytika, Mukolytika)** oder seinen Transport nach außen durch Anregung der Tätigkeit der Flimmerhärchen erleichtern **(Sekretomotorika).** Ihre Wirkung ist maßgeblich von einer ausreichenden Flüssigkeitszufuhr abhängig, die selbst einen schleimverflüssigenden Effekt ausübt (2–3 l täglich). Als Wirkstoffe stehen Acetylcystein (ACC), Bromhexin und Ambroxol zur Verfügung. Aus der Gruppe der ätherischen Öle werden Eukalyptus-, Thymian-, Fenchel-, Anis- und Pfefferminzöl eingesetzt. Diese wirken gleichzeitig keimhemmend und finden in Einreibungen und Inhalationen oder Kapseln zum Einnehmen Verwendung. Weitere pflanzliche Wirkstoffe sind Efeublätter- oder Primelwurzelextrakt.

Es treten keine wesentlichen Nebenwirkungen auf, speziell pflanzliche Wirkstoffe können jedoch Allergien auslösen.

Hustenreflex, Reflex, der dem Schutz der Atemwege vor Einatmung von Fremdkörpern und zur Sekretentfernung dient. Wenn die Bronchialschleimhaut gereizt wird, melden Nervenfasern dies zu einem Reflexzentrum im Hirnstamm. Die Reflexantwort besteht in tiefer Einatmung, Verschluss von Stimmritze und Kehldeckel, Kontraktion von Ausatemmuskeln und Bauchmuskulatur. Der Fremdkörper wird mit einem kräftigen Ausatmungsstoß, der die Stimmritze aufsprengt, zurückgeschleudert.

Hustentee, →Brusttee.

Hutchinson-Gilford-Syndrom, →Progerie.

HVL, Abk. für **H**ypophysen**v**order**l**appen (→Hypophyse).

HVL-Stimulationstest, Untersuchung zur Bewertung der Funktion des Hypophysenvorderlappens.

■ **Durchführung** Es werden vier Hormone (Insulin, CRH, TRH, LHRH) gespritzt, die normalerweise eine Ausschüttung hypophysärer Hormone provozieren. Beim Gesunden kommt es nach einer anfänglichen Hypoglykämie (Unterzuckerung) zu einem Anstieg von Kortisol, ACTH, TSH, FSH, LH und Wachstumshormon im Blut. Diese Reaktion wird durch Blutentnahmen vor sowie 15, 30, 60, 90 und 120 Min. nach der Injektion getestet. Bei Funktionsstörungen der Hypophyse ist die Reaktion abgeschwächt oder aufgehoben.

HWI, Abk. für →**H**arn**w**egs**i**nfekt.

HWK, Abk. für **H**als**w**irbel**k**örper (→Wirbelsäule).

HWS, Abk. für **H**als**w**irbel**s**äule (→Wirbelsäule).

HWS-Schleudertrauma, Abk. für **Halswirbelsäulen-Schleudertrauma, HWS-Distorsion, Peitschenschlagverletzung,** Verletzung der Halswirbelsäule mit Weichteil-, Gelenkkapsel- und Bänderschädigung. Häufig sind leichtere Verletzungen, jedoch sind auch Nervenwurzelschädigungen, Bänderrisse sowie →Halswirbelsäulenbrüche möglich.

■ **Ursache** Das HWS-Schleudertrauma entsteht durch plötzliche starke Beugung und anschließende starke Überstreckung der Halswirbelsäule, z. B. bei Auffahrunfällen.

■ **Befund** Meist treten Beschwerden erst mit einer Verzögerung von einigen Stunden auf. In schweren Fällen klagt der Betroffene jedoch bereits unmittelbar nach dem Unfallereignis über Nackenschmerzen in Ruhe und bei Bewegung, die evtl. in den Kopf ausstrahlen, Übelkeit und Schwindel bis hin zum Gefühl, den Kopf nicht halten zu können, und Schluckbeschwerden. Verletzungen der Nervenwurzeln können Kribbeln und Taubheitsgefühl in Armen und Beinen verursachen. Im weiteren Verlauf können sich die Beschwerden weiter verstärken und zu Schulter- und Armschmerzen, Sehstörungen, Druck auf den Ohren, allgemeiner Schwäche sowie Stimmungsveränderungen bis hin zur Depression führen.

■ **Behandlung** Bis zur Klärung durch eine Röntgenaufnahme entspricht die Erstbehandlung der eines Halswirbelsäulenbruchs. Der radiologische Befund korreliert jedoch häufig nicht mit dem Ausmaß der Beschwerden. Steht die Diagnose fest, muss der Betroffene zur Entlastung der Halswirbelsäule kurzfristig eine Halskrawatte tragen und sich während dieser Zeit schonen. Gelegentlich sind im Anschluss Krankengymnastik und physiotherapeutische Maßnahmen erforderlich. Bis zum völligen Ausheilen eines HWS-Schleudertraumas vergehen bei einem leichten HWS-Schleudertrauma einige Wochen, in schweren Fällen können Beschwerden über mehrere Jahre und sogar lebenslang bestehen.

HWS-Syndrom, Abk. für **Halswirbelsäulensyndrom, Zervikalsyndrom,** Krankheitsbild mit vielfältigen Beschwerden, die von degenerativen Veränderungen im Bereich der Halswirbelsäule ausgelöst werden.

■ **Ursache** Ausgangspunkt sind meist Verschleißerscheinungen der Wirbelkörpergelenke und Bandscheiben im Halsbereich. Auch Knochenspornbildung und die Blockierung von Wirbelgelenken mit Verminderung der normalen Beweglichkeit können zugrunde liegen.

■ **Befund** Es treten Nackenschmerzen, Bewegungseinschränkungen der Halswirbelsäule bis hin zu einem akuten Schiefhals, Verspannungen der Nackenmuskulatur und Ausfallerscheinungen von Nerven auf. Bei Irritationen der in der Nähe verlaufenden Spinalnerven strahlen die Symptome wie Kribbeln und Taubheitsgefühl bis in die Hände und Finger aus (→Schulter-Arm-Syndrom). Häufig bestehen Kopfschmerzen, Ohrensausen, Schwindel und Sehstörungen. Je nach betroffenem Nerv können Schwitzen einer Handfläche oder sogar Herzrhythmusstörungen hinzutreten. Nicht immer besteht beim HWS-Syndrom ein krankhafter Röntgenbefund. Erst bei chronischen Formen werden die degenerativen Veränderungen sichtbar.

■ **Behandlung** Beim akuten HWS-Syndrom werden Schmerzmittel und →Rheumamittel, auch als Injektionen in die Halswirbelsäulenmuskulatur, eingesetzt. Eine Halskrawatte sorgt für Entlastung, Ruhigstellung und Wärme, sollte aber nicht länger als einige Tage getragen werden, da sonst eine zunehmende Schwäche der Muskulatur mit Chronifizierung der Beschwerden verursacht wird. Nach dem Abklingen der akuten Schmerzen können eine physikalische Therapie, lockernde und dehnende Krankengymnastik sowie gelegentliche Bindegewebsmassagen dazu beitragen, ein erneutes Auftreten des Krankheitsbildes zu verhindern. Operative Maßnahmen werden nur in Ausnahmefällen (z. B. bei einem Bandscheibenvorfall) durchgeführt.

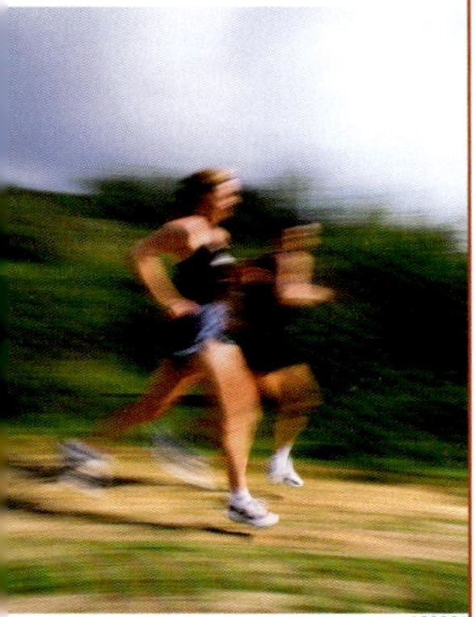
100001

Hyaluronsäure. Eine Behandlung mit Hyaluron kann bei Arthrose schmerzlindernd wirken und zum Erhalt der Bewegungsfähigkeit beitragen.

HWZ, Abk. für →Halbwertzeit.

Hyaluronsäure, hochvisköses Glukosamin, das v. a. in der Gelenkflüssigkeit (→Gelenke), aber auch in Knorpel, Bindegewebe, Glaskörper und anderen Körpergeweben vorkommt. Hyaluronsäure wird seit einigen Jahren zur Behandlung der →Arthrose eingesetzt, wobei sie direkt ins Gelenk injiziert wird. Außerdem wird Hyaluronsäure zum Unterspritzen von Falten und Lippen angewandt. Aufgrund ihrer Fähigkeit, Wasser zu binden, kommt es dabei zu einer Volumenzunahme (und damit Glättung) des Gewebes.

Hyd|arthrose, →Gelenkerguss.

Hydrạmnion, Polyhydramnion, seltenes Krankheitsbild mit vermehrter Bildung von Fruchtwasser während der Schwangerschaft (> 2 000 ml).

■ **Ursache** In 25–30 % liegt eine Fehlbildung des Kindes vor. Am häufigsten sind Fehlbildungen am Zentralnervensystem (z. B. offener Rücken oder fehlende Anlage des Gehirns) oder im Bereich von Speiseröhre und Zwölffingerdarm. Außerdem kann ein Hydramnion bei einer Blutgruppen-Unverträglichkeit, Infektionskrankheiten oder Diabetes mellitus der Mutter auftreten.

■ **Befund** Die Schwangere klagt über vermehrte Beschwerden und eine nicht der Schwangerschaftsdauer entsprechende starke Zunahme des Bauchumfangs. Häufig kommt es zu einem vorzeitigen Blasensprung und/oder vorzeitigen Wehen und somit zu einer Frühgeburt. Das Hydramnion ist im Ultraschallbild zu erkennen.

■ **Behandlung** Soweit möglich, sollte die Grunderkrankung behandelt werden. Ist das Kind bereits geburtsreif oder aufgrund einer schweren Fehlbildung nicht lebensfähig, wird die Geburt medikamentös eingeleitet. Bei einem unreifen Kind können wehenhemmende Medikamente verabreicht und ein Teil des Fruchtwassers durch eine Punktion abgelassen werden.

Hydro|blepharon, →Lidödem.

Hydrocele, →Wasserbruch.

Hydrocẹphalus, →Hydrozephalus.

Hydrokolloịdverband, steriler, bakteriendichter, selbstklebender Folienverband, der mit quellfähigen Stoffen beschichtet ist. Diese können unter Bildung einer gelartigen Substanz Wundsekret aufnehmen. Das entstehende Gel bildet eine Blase unter der Folie. Der Verband wird dann gewechselt, wenn diese Blase Wundgröße erreicht hat. Ein Hydrokolloidverband wird bei Wunden mit mäßiger Sekretion und einsetzender Neubildung von Gewebe verwendet, z. B. bei der Behandlung von Beingeschwüren.

Hydrokortison, →Kortisol.

Hydro|nephrose, →Harnstauung.

Hydroph|thalmus, angeborener →grüner Star.

Hydrops, krankhafte Ansammlung von Flüssigkeit in einer Körperhöhle, im weiteren Sinne auch im zwischengeweblichen Raum (→Ödem). Ursache eines Hydrops ist entweder eine Stoffwechselstörung, die zur Fehlregulation des Wasser-Elektrolyt-Haushalts führt, oder eine örtliche Störung der Flüssigkeitsverteilung, wie sie bei Entzündungsreaktionen vorkommt. Ein →Gelenkerguss wird als **Hydrops articularis** bezeichnet, eine Wasseransammlung im freien Bauchraum als **Hydrops abdominis** (→Aszites).

Hydro|salpinx, Ansammlung wässriger Flüssigkeit in einem oder beiden Eileitern durch entzündliche Verklebungen an beiden Enden der Eileiter.

Hydrotherapie, →Wasseranwendung.

Hydrothọrax, →Pleuraerguss.

Hydrozele, →Wasserbruch.

Hydrozẹphalus, Wasserkopf, Erweiterung der mit Nervenwasser (Liquor) gefüllten Hohlräume des Gehirns. Eine Vergrößerung der im Gehirn liegenden Kammern (Hirnventrikel) wird als **Hydrocephalus internus** bezeichnet. Betrifft sie den Raum zwischen mittlerer und innerer Hirnhaut, die das Gehirn umgeben (Subarachnoidalraum), spricht man von **Hydrocephalus externus.** Der **Hydrocephalus communicans** bezeichnet eine Erweiterung sowohl der Hirnventrikel als auch des Subarachnoidalraumes bei erhaltenem Liquorfluss zwischen beiden Räumen.

■ **Ursache** Mehrere Faktoren können einzeln oder in Kombination verantwortlich sein. Der **Hydrozephalus mit Hirndrucksteige-**

rung ist entweder durch gesteigerte Nervenwasserproduktion oder verminderten Abfluss von Nervenwasser bedingt. So findet sich eine gesteigerte Erzeugung von Nervenwasser z. B. bei Tumoren, die Liquor produzieren, wohingegen eine Abflussstörung zwei mögliche Ursachen hat. Einerseits kann der freie Fluss des Nervenwassers innerhalb der Hohlräume durch mechanische Hindernisse verlegt sein, andererseits kann eine Störung der Ableitung des Nervenwassers ins Blut über den Subarachnoidalraum vorliegen. Häufig sind solche Störungen z. B. nach Meningitis oder Hirnblutung, die zur Verklebung der Hirnhäute führen. Der Verschlusshydrozephalus tritt auch oft infolge von Tumoren auf, die in eine Gehirnkammer wachsen oder diese durch ihr Wachstum verdrängen.

Eine Sonderform ist der Normaldruckhydrozephalus, bei dem zwar einmalige Druckmessungen einen Normaldruck ergeben, kontinuierliche Messungen aber rhythmisch wiederkehrende, nur kurz andauernde Anstiege des Hirndrucks nachweisen. Er kommt v. a. bei älteren Menschen vor und hat seine Ursache in einer verzögerten Liquorresorption oder ist Folge einer vorangegangenen Erkrankung (z. B. Subarachnoidalblutung oder Meningitis).

Beim **Hydrozephalus ohne Hirndrucksteigerung** sind die Liquorräume, durch Hirnschwund bedingt, erweitert.

■ **Befund** Abgesehen von der Sonderform des Hydrozephalus ohne Hirndrucksteigerung geht der Hydrozephalus prinzipiell mit einer akuten oder chronischen →Hirndrucksteigerung einher. Bei Säuglingen und Kleinkindern sind die Schädelnähte noch nicht fest miteinander verwachsen, weshalb als Folge der Drucksteigerung eine krankhafte Vergrößerung des Schädels resultiert, oft besteht gleichzeitig eine geistige und/oder körperliche Behinderung.

Auch der Normaldruckhydrozephalus führt, langsamer zwar als die anderen Formen, zu einem irreversiblen Hirnschwund, wenn keine rechtzeitige Behandlung erfolgt. Für einen Normaldruckhydrozephalus ist die Kombination von Gangstörung, mäßiger Ausprägung einer Demenz und Harninkontinenz charakteristisch.

■ **Behandlung** Mit einem in die inneren Hirnräume vorgeschobenen Schlauchsystem (Ventrikelshunt) wird der Liquor über eine **interne Dränage** in die obere Hohlvene, den rechten Herzvorhof oder den Bauchraum abgeleitet.

Wenn abzusehen ist, dass eine künstliche Ableitung nur vorübergehend nötig ist, kann sie auch nach außen **(externe Dränage)** erfolgen. Seltener ist die ursächliche Behandlung möglich, z. B. durch Operation eines Tumors oder einer Fehlbildung.

Hygiene und Umweltmedizin, medizinisches Fachgebiet, das sich mit der Erhaltung und Förderung der Gesundheit und den Auswirkungen von Klimafaktoren, Strahlung, Schad- und Fremdstoffen in Umwelt und Nahrung auf die Gesundheit sowie der Verhütung und Bekämpfung der dadurch entstehenden Krankheiten beschäftigt (→Umwelt- und Zivilisationskrankheiten). Hygiene und Umweltmedizin entwickeln Maßnahmen, die Wohlergehen und Leistungsfähigkeit des Menschen fördern. Dazu gehören u. a. Epidemiologie und Bekämpfung von Infektionskrankheiten (→Infektionsprophylaxe) sowie der sachgerechte Umgang mit Nahrungsmitteln, Trink- und Abwasser. Die **Arbeits- und Sozialhygiene** befasst sich mit dem Einfluss von Gesellschaft und Arbeit auf die Gesundheit des Einzelnen. So werden z. B. die psychischen und körperlichen Auswirkungen von Arbeitslosigkeit oder Stress am Arbeitsplatz untersucht und Maßnahmen zur Verbesserung entwickelt (→Arbeit). Im Teilbereich der **Krankenhaushygiene** geht es um die Ursache, Übertragung und Verhütung von →Krankenhausinfektionen. Aufgabe ist die Organisation der dazu notwendigen Maßnahmen, z. B. Überprüfung der hygienischen Verhältnisse in einem Krankenhaus und Verbesserungen, z. B. bei →Desinfektion oder →Sterilisation 2), Kontrolle der Abfallentsorgung, Schulung des Personals und Beratung bei baulichen Maßnahmen.

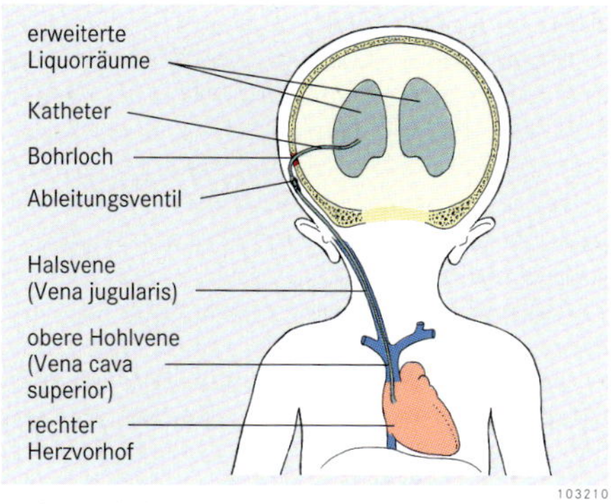

Hydrozephalus. Bei einem Neugeborenen mit Hydrozephalus kann der Liquor über einen mit einem Ventil verschließbaren Katheterschlauch in den rechten Herzvorhof abgeleitet werden.

Hygrom, Wassergeschwulst, Geschwulst, die durch Flüssigkeitsansammlung infolge einer akuten oder chronischen Entzündung bevorzugt an Schleimbeuteln und Sehnenscheiden entsteht. Häufige Ursachen sind Tuberkulose, rheumatische Erkrankungen sowie übermäßige Belastung.

Hymen, →Jungfernhäutchen.

Hymenal|atresie, harmlose angeborene Fehlbildung, bei der die natürliche Öffnung des Jungfernhäutchens fehlt.

■ **Befund** Beschwerden treten meist erst in der Pubertät beim Einsetzen der Periode auf. Charakteristisch sind zunehmende Unterbauchschmerzen, teilweise verbunden mit Übelkeit und allgemeinem Krankheitsgefühl, die in mehr oder weniger regelmäßigen Abständen entsprechend dem Menstruationszyklus auftreten. Das Menstrualblut kann nicht abfließen und staut sich in der Scheide bis in die Gebärmutter, manchmal sogar bis in die Eileiter zurück. Das aufgestaute Blut kann bei einer Tastuntersuchung vom Mastdarm aus gefühlt oder durch eine Ultraschalluntersuchung erkannt werden.

■ **Behandlung** In kurzer Narkose und unter gleichzeitiger Gabe von Antibiotika wird das Jungfernhäutchen gespalten, das Blut kann abfließen.

Hyp|akusis, →Schwerhörigkeit.

Hyp|albuminämie, Form der →Hypoproteinämie.

Hyp|algesie, eine →Sensibilitätsstörung.

Hyp|ästhesie, eine →Sensibilitätsstörung.

Hyperaktivität, übersteigerter Drang nach motorischer Aktivität. Die Hyperaktivität ist ein Hauptsymptom des →hyperkinetischen Syndroms, kommt aber auch bei verschiedenen psychiatrischen Erkrankungen vor.

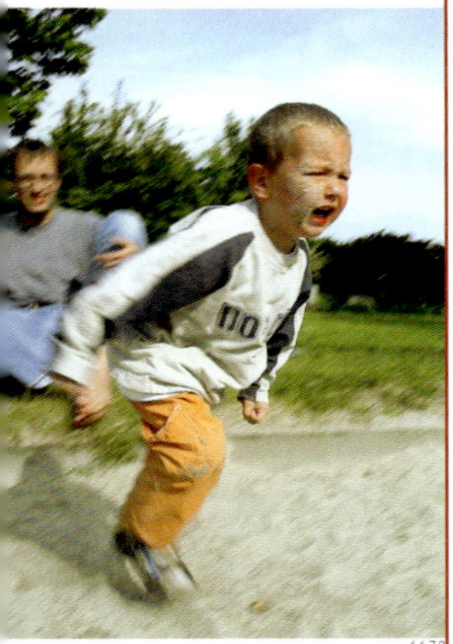

Hyperaktivität. Hyperaktiven Kindern fällt die Kontrolle über ihre Emotionen schwer. Gefühle wie Wut und Trauer drücken sie impulsiv aus.

Hyper|akusis, Form der →Hörstörungen.

Hyper|aldosteronismus, →Aldosteronismus.

Hyper|algesie, eine →Sensibilitätsstörung.

Hyper|ämie, vermehrte Blutansammlung in einem Organ oder Körperareal. Ursachen sind ein erhöhter Blutzufluss, z. B. nach Gefäßweitstellung bei Muskelarbeit oder einer Entzündung, oder ein verminderter Blutabfluss. An der Haut wird die Hyperämie als Rötung sichtbar.

Hyper|ästhesie, eine →Sensibilitätsstörung.

Hyper|azidität, Hyperchlorhydrie, Magenübersäuerung, vermehrter Salzsäuregehalt des Magensaftes durch gestörte Salzsäureproduktion (→Magen). Zahlreiche Faktoren können zugrunde liegen, z. B. erhöhte Alkoholzufuhr, übermäßige Magendehnung bei Magenausgangsverengung, Medikamente und Stress. Folge der Hyperazidität ist eine Begünstigung von Magen- und Zwölffingerdarmgeschwüren (→Ulkuskrankheit).

Hyper|bilirubinämie, erhöhte Konzentration des Bilirubins (→Gallenfarbstoffe) im Blut, wodurch es zur →Gelbsucht kommen kann.

Hyper|chlorhydrie, →Hyperazidität.

Hyper|cholesterin|ämie, Form der →Hyperlipoproteinämie.

Hyper|chylie, vermehrte Ausschüttung von Magensaft, z. B. bei emotionaler Erregung wie Stress und Ärger.

Hyper|emesis, unstillbares, heftiges Erbrechen. Eine Hyperemesis tritt häufig im ersten Drittel der Schwangerschaft auf und wird als Hyperemesis gravidarum (→Gestose) bezeichnet. Komplikationen sind Störungen des Flüssigkeits- und Elektrolythaushaltes durch den Verlust von salzsäurehaltigem Magensaft, Austrocknung (Exsikkose), starke Gewichtsabnahme und Risse in der Speiseröhrenschleimhaut (→Mallory-Weiss-Syndrom).

Hyper|ergie, erhöhte Reizantwort bzw. Empfindlichkeit eines Gewebes oder Organismus gegenüber bestimmten Antigenen (→Allergie).

Hyperglykämie, krankhaft erhöhte Konzentration des Blutzuckers.

Hypergonadismus, gesteigerte hormonelle Aktivität der männlichen oder weiblichen Keimdrüsen mit vermehrter Ausschüttung von Sexualhormonen und verstärkter Ausbildung sekundärer Geschlechtsmerkmale. Der Hypergonadismus ist fast immer durch hormonbildende Tumoren bedingt.

Hyperhidrose, verstärkte Schweißbildung (→Schwitzen und Wärmeempfindlichkeit).

Hyperhydratation, Hyperhydration, Überwässerung, Überschuss an Körperwasser. Da der Wasserhaushalt eng mit dem Natriumhaushalt verbunden ist, wird je nach dem Natriumgehalt im Blut zwischen einer hypotonen (Natrium erniedrigt), isotonen (Natrium normal) und hypertonen (Natrium erhöht) Hyperhydratation unterschieden.

■ **Ursache** Bei der **hypotonen Hyperhydratation** kommt es z. B. infolge eines akuten oder chronischen Nierenversagens, übermäßigen Trinkens von salzarmem Wasser oder intensiver Magenspülungen zu einer Überwässerung des Körpers ohne Anstieg des Natriums. Anteilsmäßig ist dadurch das Natrium erniedrigt, wodurch zum Ausgleich der Konzentrationsunterschiede Wasser entlang des Konzentrationsgefälles in die Körperzellen einströmt (die Zellen schwellen an). Von einer **isotonen Hyperhydratation** spricht man, wenn z. B. durch eine Herzschwäche oder eine Leberzirrhose vermehrt Körperwasser eingelagert wird. Dadurch vermehrt sich das Gesamtvolumen bei gleich bleibendem Verhältnis von Wasser zu Natrium. Bei der **hypertonen Hyperhydratation** kommt es z. B. durch Trinken von Meerwasser oder der Infusion von Salzlösungen zu einem Anstieg des Natriums und infolgedessen zu einem Wasserausstrom entlang des Konzentrationsgefälles aus den Zellen in den Extrazellularraum. Folge ist u. a. ein »Austrocknen« der roten Blutkörperchen, welche somit nicht mehr genügend Sauerstoff transportieren können. Dies führt zu einem Sauerstoffmangel des Körpers (»innere Erstickung«). Eine hypertone Hyperhydratation ist jedoch selten.

■ **Befund** Gewichtszunahme und Wassereinlagerungen (Ödeme), Abgeschlagenheit, Atemnot und Herzklopfen sind typische Befunde aller Formen. Die Haut ist prall-glänzend, durch leichten Druck entstehen Dellen. Verwirrtheit, Bewusstseinsstörungen und Krampfanfälle können Folge der Schwellung bzw. der »Austrocknung« der Gehirnzellen sein.

■ **Behandlung** Neben der Behandlung der Grunderkrankung ist eine Einschränkung der Flüssigkeitszufuhr und der Salzaufnahme mit der Nahrung erforderlich. In vielen Fällen muss auch ein harntreibendes Medikament eingenommen werden, um ein drohendes Lungenödem zu vermeiden (z. B. bei Herzschwäche).

Hyper|insulinismus, →Insulinismus.

Hyperkaliämie, Erhöhung des Kaliumspiegels im Blut auf Werte über 5,5 mmol/l. Der Normalwert liegt bei 3,6–4,8 mmol/l.

■ **Ursache** Am häufigsten wird eine Hyperkaliämie durch die Einnahme von Medikamenten, z. B. harntreibenden und blutdrucksenkenden Mitteln, oder durch chronisches Nierenversagen hervorgerufen. Seltenere Ursachen sind ein erhöhter Zelluntergang durch Auflösung von roten Blutkörperchen (→Hämolyse), Verletzung oder Tumorzerfall und Übersäuerung des Blutes (→Azidose).

■ **Befund** Die Symptome ähneln denen bei Kaliummangel. Der Betroffene klagt über Kribbelgefühle der Haut, im weiteren Verlauf kommt es zur Muskelschwäche bis hin zu Lähmungen sowie Herzrhythmusstörungen, die lebensbedrohlich werden und zum Herzstillstand führen können. Blutuntersuchung und EKG sichern die Diagnose.

■ **Behandlung** Je nach Höhe des Kaliumspiegels im Blut, dem klinischen Befund und den Begleiterkrankungen kann das Absetzen ursächlicher Medikamente und der Verzicht auf kaliumreiche Lebensmittel wie z. B. Obst, Gemüse, Säfte schon genügen. Gelegentlich ist eine medikamentöse Behandlung erforderlich. In schweren Fällen können auch intensivmedizinische Maßnahmen notwendig werden.

Hyperkalzämie, Erhöhung des Kalziumspiegels im Blut auf Werte über 2,8 mmol/l. Der Normalwert liegt bei 2,3–2,6 mmol/l. Das vermehrt anfallende Kalzium wird über den Urin ausgeschieden.

■ **Ursache** In 60–70 % der Fälle ist die Hyperkalzämie durch bösartige Tumoren (mit und ohne Knochenmetastasen), in 20–25 % der Fälle durch eine Überfunktion der Nebenschilddrüsen (Hyperparathyreoidismus) verursacht. Selten liegen eine Vitamin-D-Vergiftung, die Einnahme →harntreibender Mittel oder ein vermehrter Knochenabbau zugrunde.

■ **Befund** Oft wird ein erhöhter Blutkalziumspiegel nur zufällig entdeckt, da er meist keine Symptome verursacht. Bei zunehmender Hyperkalzämie können Muskelschwäche, Appetitlosigkeit, Übelkeit, Erbrechen und Verstopfung, Herzrhythmusstörungen und vermehrtes Wasserlassen auftreten. In Geweben und Organen, z. B. in Nieren, Augen und Gelenkknorpeln, lagert sich Kalk ab.

Steigt die Kalziumkonzentration auf über 3,5 mmol/l, kommt es zu dem lebensbedrohlichen Krankheitsbild einer **hyperkalzämischen Krise.** Dabei werden massive Harnmengen ausgeschieden und es kommt zu extremem Durst, Erbrechen, Austrocknungserscheinungen, Fieber und Bewusstseinsstörungen. Es drohen Koma und Herzstillstand. Eine intensivmedizinische Behandlung ist schnellstmöglich erforderlich.

■ **Behandlung** Im Vordergrund steht die Behandlung der Grundkrankheit und das Absetzen auslösender Medikamente. Bei symptomloser Hyperkalzämie mit geringgradiger Erhöhung des Kalziumspiegels führen eine kalziumarme Diät mit Verzicht auf Milch und Milchprodukte sowie ausreichende Flüssigkeitszufuhr zu einer Normalisierung des Blutkalziums. Ist die Hyperkalzämie tumorbedingt, wird auch eine medikamentöse Behandlung erforderlich.

Hyperkalzi|urie, übermäßige Ausscheidung von Kalzium im Urin, meist bei der →Hyperkalzämie.

Hyperkapnie: zu hoher Kohlensäure- bzw. Kohlendioxidgehalt des Blutes. Häufigste Ursachen sind Atemstörungen und schwere Lungenerkrankungen.

Hyperkeratose, über die Norm verdickte Hornschicht der Haut, bedingt durch vermehrte Bildung oder verminderte Abstoßung der Hornzellen. Die Hyperkeratose kann den ganzen Körper betreffen oder nur auf bestimmte Bereiche beschränkt sein. Sie kann im Rahmen von Hautkrankheiten (z. B. Fischschuppenkrankheit) oder als Reaktion auf mechanische Reize wie Druck oder Reibung auftreten. Die so entstandenen Schwielen oder »Hühneraugen« lassen sich durch Bäder, Salizylpflaster oder harnstoffhaltige Salben aufweichen und abtragen. Bei Hyperkeratose im Rahmen von Hauterkrankungen muss, soweit möglich, die Grunderkrankung behandelt werden.

Schwielen und Hühneraugen an den Füßen sind oft ein Zeichen dafür, dass das Schuhwerk nicht passt oder der Fuß infolge einer Fußdeformität falsch belastet wird. In letzterem Fall sollte der Arzt aufgesucht werden, da möglicherweise eine Behandlung erforderlich ist.

Hyperkinese, krankhafte Steigerung der Bewegungsaktivität. Die Hyperkinese kann sowohl bei neurologischen Erkrankungen als spontane, überschießende Motorik mit unwillkürlich ablaufenden Bewegungen (z. B. bei Chorea Huntington) als auch bei mit Bewe-

hyperkinetisches Syndrom
→ GEO Dossier
Tiere als Therapeuten, Bd. 11

gungsunruhe einhergehenden psychischen Störungen auftreten.

hyperkinetisches Syndrom, ADHS, Aufmerksamkeitsdefizit-Hyperaktivitätssyndrom, Verhaltensstörung bei Kindern, gekennzeichnet durch ziellose Überaktivität und motorische Unruhe, verkürzte Aufmerksamkeitsspanne und mangelhafte Impulskontrolle. Es betrifft Kinder jenseits des 4. Lebensjahres, Jungen neunmal häufiger als Mädchen, und muss definitionsgemäß mindestens sechs Monate anhalten. Psychologen schätzen, dass circa 4 % aller Kinder davon betroffen sind. In seltenen Fällen tritt das hyperkinetische Syndrom auch im Erwachsenenalter auf.

■ **Ursache** Es wird vermutet, dass mehrere Auslöser eine Rolle spielen. Ein Zusammenhang mit psycho-sozialen Faktoren gilt als sehr wahrscheinlich, eine minimale Funktionsstörung des Gehirns wird ebenso als Ursache diskutiert. Außerdem gibt es Hinweise auf erbliche Faktoren sowie auf einen Zusammenhang mit Unverträglichkeitsreaktionen auf Nahrungsmittelzusätze (v.a. Phosphat) oder echte Nahrungsmittelallergien.

■ **Befund** Hauptsymptome sind Aufmerksamkeitsprobleme, Konzentrationsschwäche, Hyperaktivität, Impulsivität und Störungen des Sozialverhaltens wie z.B. Aggressivität. Nicht selten bestehen Teilleistungsschwächen. Neurologisch zeigt sich mitunter ein Mangel an →Dopamin im Gehirn. Mithilfe von Beurteilungsskalen kann der Schweregrad der Störung bestimmt werden.

■ **Behandlung** Die Behandlung erfordert ein therapeutisches Gesamtkonzept, das aus einer medikamentösen Behandlung mit Psychopharmaka sowie heilpädagogischen und verhaltenstherapeutischen Maßnahmen besteht. Allgemein gilt, dass die medikamentöse Therapie nur als Basis für weitere pädagogische Maßnahmen dienen kann bzw. diese ermöglichen soll. Wichtig sind Anleitungen zur Verhaltenssteuerung und Selbstkontrolle. Ebenso wenig darf das soziale Umfeld des Kindes vernachlässigt werden. Vielfach wird eine phosphatarme oder hypoallergene Diät empfohlen, deren Wirksamkeit aber nicht hinreichend belegt ist.

Hyperkortizismus, →Nebennierenrindenüberfunktion.

Hyperlipoproteinämie, Hyperlipidämie, Fettstoffwechselstörung mit Erhöhung aller oder einzelner Blutfette. Die Grenzen für einen erhöhten Blutfettspiegel werden nicht einheitlich angegeben; als sicher zu hoch gelten Blutcholesterinwerte über 250 mg/dl **(Hypercholesterinämie)** und Triglyzeridwerte über 200 mg/dl **(Hypertriglyzeridämie).** Bei etwa 20 % der Deutschen können über diese Grenzwerte erhöhte Blutfette festgestellt werden. Die Erhöhung wird als Risikofaktor für Gefäßerkrankungen wie Herzinfarkt, Schlag-

hyperkinetisches Syndrom Umstrittene Behandlung mit Ritalin

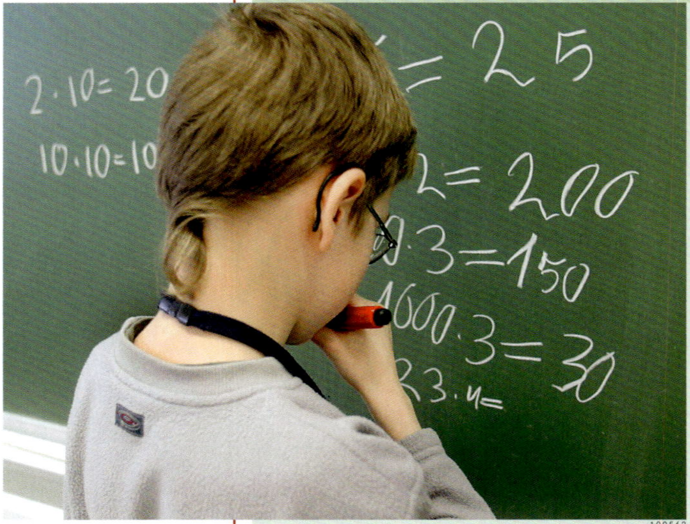

100562

Häufig wird bei Kindern, die unter dem hyperkinetischen Syndrom leiden, Ritalin eingesetzt, das in den meisten Fällen zu einer raschen Besserung führt und den Betroffenen wie auch seine Umwelt spürbar entlastet.

Ritalin hat jedoch keine ursächliche Heilwirkung, da die Erscheinungen nach Absetzen des Medikaments wieder auftreten. Die Wirkungsweise beruht auf dem Wirkstoff Methylphenidat, der die Produktion von Dopamin anregt. Unter der Behandlung kann es zu einem großen Gewichtsverlust, Ticks, Krampfanfällen, Gefühls- und Wahrnehmungsstörungen kommen. Auch Nebenwirkungen wie Schlafstörungen, Appetitminderung oder Herz-Kreislaufstörungen, nicht zuletzt auch das Abhängigkeitspotenzial, sind allerdings nicht unerheblich. Da Ritalin auch bei bestimmungsgemäßem Gebrauch das Reaktionsvermögen verändern kann, ist ein gewisses Gefahrenpotenzial im Straßenverkehr nicht auszuschließen. Langfristig auftretende Nebenwirkungen sind Reizbarkeit und Nervosität. Über Sicherheit und Effektivität einer Langzeitanwendung von Ritalin bei Kindern liegen keine Daten vor. Ritalin sollte daher nur angewandt werden, wenn die Symptome sehr auffällig sind. In besonders schweren Ausnahmefällen können auch Antidepressiva und Neuroleptika verabreicht werden.

anfall und die periphere arterielle Verschlusskrankheit angesehen.

■ **Ursache** Eine Hyperlipoproteinämie kann angeboren sein **(primäre Fettstoffwechselstörung)** und kommt in dieser Form bei etwa 3 % der Bevölkerung vor. Häufiger sind jedoch die **sekundären Fettstoffwechselstörungen**, die sich auf Ernährungsfehler (zu fettreiche Ernährung), übermäßigen Alkoholkonsum oder Grunderkrankungen wie Diabetes, Unterfunktion der Schilddrüse, Fettsucht oder bestimmte Nierenerkrankungen zurückführen lassen. Auch einige Medikamente wie die Antibabypille können den Blutfettspiegel erhöhen.

■ **Befund** Meist verursacht eine Hyperlipoproteinämie keine Beschwerden und wird zufällig im Rahmen anderer Untersuchungen oder aufgrund von Folgeerscheinungen (z. B. Durchblutungsstörungen am Herzen oder im Gehirn) festgestellt. Bei sehr hohem Blutfettspiegel können rötlich gelbe Hautknoten entstehen. Zur Diagnose werden nach einer 12-stündigen Phase der Nüchternheit die Konzentrationen der Triglyzeride, des Cholesterins sowie der Fett-Eiweiß-Verbindungen im Blut wie die Fraktion der HDL (High-density Lipoproteins) und der LDL (Low-density Lipoproteins) bestimmt.

■ **Behandlung** Bei mäßig erhöhten Blutfettwerten besteht der erste Behandlungsschritt in einer fett- und cholesterinarmen Diät, wobei Rauchen und Alkohol gemieden und auf vermehrte körperliche Bewegung geachtet werden sollte. Bestehendes Übergewicht sollte reduziert werden. Führt dies nicht zur Normalisierung der Werte oder sind die Blutfette stark erhöht, wird eine medikamentöse Therapie durchgeführt. In seltenen, sehr schweren Fällen können Blutfettbestandteile in dialyseähnlichen Verfahren aus dem Blut entfernt werden. Die Behandlung einer bestehenden Grunderkrankung bessert in der Regel die Blutfettwerte.

Hypermenorrhö, eine →Menstruationsstörung.

Hypermetropie, →Weitsichtigkeit.

Hypermotilität, Überbeweglichkeit, krankhaft gesteigerte Beweglichkeit; im engeren Sinn bezogen auf die unwillkürlichen Muskelbewegungen, z. B. des Darms.

Hypernatriämie, erhöhte Natriumkonzentration im Blut mit Werten über 150 mmol/l. Der Normalwert liegt bei 135–145 mmol/l. Eine Hypernatriämie kommt nur bei fehlendem Durstreiz vor, z. B. bei Kleinkindern, alten Menschen, Schwerkranken sowie bei Infusionstherapien und einigen seltenen Hormonstörungen. Meist liegt gleichzeitig ein Wassermangel vor (hypertone →Dehydratation) und die Betroffenen haben Kreislaufstörungen, Austrocknungszeichen und andere Zeichen des Volumenmangels. Zur Behandlung wird viel Tee mit Zucker gegeben oder, wenn Trinken nicht möglich ist, eine Infusion mit 5%iger Traubenzuckerlösung.

Hypernephrom, →Nierenkarzinom.

Hyper|odontie, Hyperdontie angeborene Überzahl von Zähnen. Die häufigste Form der Hyperodontie ist der **Mesiodens,** ein überzähliger Zahn im Gebiet der Oberkieferschneidezähne, der in den meisten Fällen nicht in die Mundhöhle durchbricht. Dieser kann Durchbruchsstörungen, Fehlstellungen der benachbarten Zähne oder eine Zahnlücke verursachen und wird daher operativ entfernt.

Hyperopie, →Weitsichtigkeit.

Hyperpara|thyreoidismus, →Nebenschilddrüsenüberfunktion.

Hyperpathie, Krankheitsbild mit Überempfindlichkeit gegenüber Sinnesreizen. Reize geringer Intensität werden gar nicht wahrgenommen; wird jedoch ein erhöhter Schwellenwert überschritten, so ist das Empfinden verstärkt, lang anhaltend und schmerzhaft. Die Hyperpathie kann durch eine nur teilweise oder komplette Zerstörung von Nervengewebe, z. B. im Zwischenhirn durch einen Schlaganfall, entstehen.

Hyperpigmentierung, umschriebene oder allgemeine Pigmentvermehrung der Haut, die zu einer dunkleren Färbung führt. Hyperpigmentierung können angeboren sein wie z. B. Muttermale, aber auch im Laufe des Lebens entstehen wie z. B. das Chloasma oder Sommersprossen. Nach Verletzungen, Kontakt mit chemischen Substanzen, als Strahlenfolge (UV-Licht, ionisierende Strahlung), als Folge eines chronischen mechanischen Reizes auf die Haut (z. B. im Bereich von Gürteln) oder nach Entzündungen können vorwiegend umschriebene Hyperpigmentierungen entstehen. Flächenhafte Hyperpigmentierungen entwickeln sich bei verschiedenen allgemeinen Erkrankungen, z. B. bei einer Überfunktion der Schilddrüse, bei chronischen Infektionskrankheiten oder bei chronischem Nierenversagen. Auch nach Einnahme bestimmter Medikamente werden Hyperpigmentierungen beobachtet.

Hyperpituitarismus, →Hypophysenvorderlappenüberfunktion.

Hyperplasie, Vergrößerung von Geweben oder Organen durch Zunahme der Zellzahl bei gleich bleibender Zellgröße, auch als numerische Hypertrophie bezeichnet. Dabei gleichen die neu gebildeten Zellen in Aufbau und Funktion dem normalen Gewebe, in dem sie entstehen. Eine Hyperplasie wird durch vermehrte Leistungsanforderung oder hormonelle Stimulation verursacht. Der Körper versucht z. B., einen chronischen Sauerstoffmangel durch eine Hyperplasie des Knochenmarks, der Bildungsstätte der Sauerstoff transportierenden roten Blutkörperchen, auszugleichen.

Hyperprolaktin|ämie, erhöhte Konzentration des Hypophysenvorderlappenhormons Prolaktin im Blut. Zu den Ursachen zählen insbesondere das →Prolaktinom, ein Hypophysentumor, aber auch Nebenwirkungen einiger Medikamente, z. B. Dopaminantagonisten. Bei der Frau führt die Hyperprolaktinämie zur Milchabsonderung und Hemmung des Eisprungs, beim Mann zu Impotenz und Hypogonadismus.

Hyperprotein|ämie, Erhöhung des Gesamteiweißes im Blut auf Werte über 82 g/l. Die **absolute Hyperproteinämie** beruht auf einer Vermehrung von Immunglobulinen, meist verbunden mit einer veränderten Bluteiweißzusammensetzung (Dysproteinämie) oder Ausscheidung unwirksamer Eiweiße (Paraproteinämie). Sie kommt v. a. bei chronischen Entzündungen wie der Leberzirrhose vor sowie bei einigen seltenen Erkrankungen wie dem Plasmozytom, der Waldenström-Krankheit und dem malignen Lymphom. Eine **relative Hyperproteinämie** beruht auf einer Verminderung des Plasmavolumens, z. B. bei Flüssigkeitsmangel. Die Diagnose erfolgt durch →Elektrophorese.

Hyperreflexie, →Reflexsteigerung.

Hypersalivation, Ptyalismus, Sialorhoe, krankhaft vermehrter Speichelfluss (bis zu 12 l täglich), z. B. bei Parkinson-Krankheit, Botulismus und bestimmten Mundkrankheiten.

Hypersensibilität, →Überempfindlichkeit.

Hypersensitivitäts|vaskulitis, entzündliche, durch eine Überempfindlichkeitsreaktion (Allergie) ausgelöste Erkrankung der Blutgefäße.

■ **Ursache** Am häufigsten wird die Hypersensitivitätsvaskulitis durch Medikamente (z. B. Antibiotika, Ovulationshemmer, Zytostatika, Rheumamittel) verursacht; seltener, und dann v. a. bei Kindern, ist sie eine Spätreaktion auf einen viralen oder bakteriellen Infekt (→Schoenlein-Henoch-Syndrom).

■ **Befund** Im **Frühstadium** sind überwiegend kleine und kleinste Arterien der Finger und Zehen betroffen. Hier kommt es zu fleckigen, bläulichen Hautverfärbungen, stecknadelförmigen Einblutungen (Petechien) und vereinzelten Blasenbildungen. Meist beginnt die Erkrankung plötzlich, häufig mit begleitenden Gelenk- und Muskelschmerzen sowie allgemeinen Entzündungszeichen (z. B. Fieber, Abgeschlagenheit). Im **Spätstadium** können umschriebene, kleine Gewebsuntergänge (Nekrosen) bei einer ausgeprägten Entzündungsreaktion auftreten. Werden die Gefäße der inneren Organe in den Entzündungsprozess mit einbezogen, treten die Symptome der entsprechenden Organschädigung auf (z. B. Nierenversagen, Herzinfarkt). Es kommt zum raschen körperlichen Verfall des Betroffenen. Die Prognose in diesem Stadium ist schlecht, während die Hypersensitivitätsvaskulitis im Frühstadium bei rechtzeitiger Ausschaltung der auslösenden Ursache häufig spontan ausheilt.

■ **Behandlung** Medikamente, die die Hypersensitivitätsvaskulitis auslösen können, müssen sofort abgesetzt werden. Evtl. ist es notwendig, die allergische Reaktion medikamentös zu unterdrücken sowie bei einem akuten Gefäßverschluss Blutgerinnsel aufzulösen.

Hyper|somnie, →Schlafsucht.

Hyper|spermie, Ejakulatvolumen über 7 ml (→Spermiogramm).

Hyper|splenismus, Überaktivität der Milz, die zu vermehrter Speicherung und beschleunigtem Abbau von Blutzellen in der Milz führt. Diese ist vergrößert (Splenomegalie). Ein Hypersplenismus ist oft Folge einer Leberzirrhose oder Leukämie. Bis zu einem gewissen Grad kann der Verlust an Blutzellen durch eine vermehrte Arbeit des Knochenmarks kompensiert werden. Ist diese Reserve erschöpft, kommt es zur Blutarmut. Die Betroffenen leiden an Müdigkeit, Schwindel, Blässe, erhöhter Infektanfälligkeit und erhöhter Blutungsneigung (häufiges Nasenbluten oder Zahnfleischbluten). Die Diagnose erfolgt durch das Spritzen radioaktiv markierter Blutkörperchen in die Blutbahn und anschließender Messung der Aktivität von Milz und Leber (Isotopenuntersuchung). Darüber hinaus kann die Entnahme einer Gewebeprobe aus dem Knochenmark erforderlich sein.

Hyper|telorismus, Schädelanomalie mit vergrößertem Augenabstand und verbreitertem Nasenrücken.

Hypertension, →Hypertonie.

Hypertensions|enzephalopathie, Hypertensionssyndrom, lebensbedrohliche Erkrankung des Gehirns, die im Rahmen bestimmter Nierenerkrankungen auftritt. Die Nierenerkrankung führt zu Bluthochdruck und reflektorischer Engstellung der Hirngefäße, wodurch nachfolgend ein chronischer Sauerstoffmangel des Gehirngewebes und ein Hirnödem entstehen. Die Hypertensionsenzephalopathie geht mit Zeichen der →Hirndrucksteigerung, epileptischen Krampfanfällen, Koma und krankhaft verringerter Urinbildung einher.

hypertensive Krise, plötzliche Entgleisung eines →Bluthochdrucks, die lebensgefährliche Komplikationen auslösen kann.

Hyperthermie, Überwärmung, Erhöhung der Körpertemperatur über den Normalwert, ohne dass wie beim →Fieber eine Sollwerterhöhung im Temperaturzentrum des Zwischenhirns erfolgt. Verursacht wird sie durch zu starke Wärmebildung bzw. -zufuhr bei zu geringer Wärmeabgabe. Eine **künstliche Hyperthermie** wird durch gezielte physikalische Maßnahmen von außen erreicht, z. B.

mithilfe von Decken oder als lokale Erwärmung mit Ultraschall. Sie wird z. B. als →Wärmebehandlung angewandt. Als Überwärmungstherapie – meist in Kombination mit anderen Therapieformen – wird sie gelegentlich zur Behandlung bestimmter bösartiger Tumoren, bei denen eine erhöhte Temperaturempfindlichkeit angenommen wird, eingesetzt.

Die **maligne Hyperthermie** ist eine akute Komplikation der Narkose (→Narkose-Hyperthermie-Syndrom). Die **transitorische Hyperthermie** tritt nur für einen kurzen Zeitraum auf und betrifft überwiegend Frühgeborene. Ursache ist eine zu geringe Flüssigkeitszufuhr. Bei der **zentralen Hyperthermie** handelt es sich um eine Störung der Temperaturregulierung des Zwischenhirns bei intakter →Temperaturregulation im Körper.

Hyperthermiebehandlung, →Wärmebehandlung.

Hyper|thyreose, →Schilddrüsenüberfunktion.

Hypertonie, Hochdruck, Hypertension, Hypertonus, gesteigerter Druck innerhalb eines Organ- oder Blutgefäßsystems oder erhöhter Anspannungszustand der Muskulatur, z. B. arterielle Hypertonie (→Bluthochdruck), erhöhter Druck in den Lungengefäßen (→pulmonale Hypertonie), in der Pfortader (→Pfortaderhochdruck); im weiteren Sinne die →Hirndrucksteigerung.

Hyper|trichose, eine →Haarkrankheit.

Hyper|triglyzerid|ämie, Form der →Hyperlipoproteinämie.

Hyper|trophie, Vergrößerung von Geweben oder Organen durch Zunahme der Zellgröße bei gleich bleibender Zellzahl.

Hyper|urikämie, erhöhte Harnsäurekonzentration im Blut, die entweder durch Überproduktion oder durch verminderte Ausscheidung bedingt ist und zur →Gicht führen kann.

■ **Ursache** Die **primäre Hyperurikämie** ist durch erbliche Störungen im Purinstoffwechsel bedingt. Die seltenere **sekundäre Hyperurikämie** entsteht durch vermehrte Harnsäurebildung infolge Zellzerfalls (z. B. bei Leukämie, Tumoren, Zytostatikatherapie) oder durch verminderte Harnsäureausscheidung über die Nieren (z. B. bei Nierenerkrankungen, Nulldiät, bestimmten Medikamenten).

■ **Befund** Ein erhöhter Harnsäurespiegel (> 7 mg/dl) verursacht zunächst keine Beschwerden. Symptome treten erst auf, wenn es zu Ablagerungen der Harnsäurekristalle in den Gelenken und damit zu einem akuten Gichtanfall kommt.

■ **Behandlung** Da jede Hyperurikämie zu Gelenkbeschwerden und Nierenschäden führen kann, muss die Ernährung auf purinarme Kost (ohne Innereien, wenig Fleisch, Wurst, Fisch) umgestellt werden; Übergewicht sollte abgebaut werden. Wichtig ist eine hohe Flüssigkeitszufuhr ohne Kaffee und Alkohol. Bei einer Harnsäurekonzentration von ≥ 9 mg/dl oder symptomatischer Hyperurikämie (Gicht) erfolgt eine Therapie mit →Gichtmitteln.

Hypervaskularisation, im Übermaß vorhandene Gefäße; häufig bei bösartigen Tumoren.

Hyperventilation, organisch oder psychisch bedingte gesteigerte Atmung.

■ **Ursache** Eine Hyperventilation tritt bei den meisten Krankheiten mit einem Sauerstoffmangel (Lunge, Herz) auf. Ein normaler Sauerstoffgehalt des Blutes findet sich bei Erkrankungen des Gehirns, Stoffwechselentgleisungen oder bei Fieber. Auch Schmerzen können eine Hyperventilation auslösen, ebenso psychischer Druck.

■ **Befund** Bei der psychogen bedingten Hyperventilation kommt es durch vermehrtes Abatmen von Kohlendioxid zur →Alkalose. Bei starker Ausprägung der Hyperventilation kann es zu einer **Hyperventilationstetanie** mit Muskelkrämpfen und einer charakteristischen Pfötchenstellung der Hände kommen. Meistens finden sich nur Vorstadien einer Tetanie, wobei die Betroffenen – neben Atemnot – über Kribbeln in den Händen, Fingern, gelegentlich auch Lippen sowie Schwindel, Druck im Hals (»Kloßgefühl«) und untypischen Herzbeschwerden klagen.

■ **Behandlung** Es muss immer die zugrunde liegende Erkrankung behandelt werden. Da eine psychogene Hyperventilation nicht gefährlich ist, genügt hier eine Beruhigung des Betroffenen. Zur Erhöhung des Kohlendioxidspiegels im Blut kann eine Rückatmung der eigenen Ausatemluft durch eine locker vor das Gesicht gehaltene Plastiktüte oder über die eigenen, vor das Gesicht gehaltenen Hände durchgeführt werden.

Hypervitaminose, Sammelbegriff für Krankheitserscheinungen, die durch übermäßige Vitaminzufuhr bedingt sind. Eine Hypervitaminose ist nur bei den fettlöslichen Vitaminen A, D, E und K möglich, da diese anders als wasserlösliche Vitamine bei übermäßiger Zufuhr nicht über die Niere ausgeschieden, sondern im Körper gespeichert werden.

■ **Ursache** Hypervitaminose entstehen meist durch Überdosierung mit Vitaminpräparaten.

■ **Befund** Bei einer Überdosierung von Vitamin A kann es akut zu Übelkeit, Erbrechen, Kopfschmerz und Schwindel kommen. Besteht die Hypervitaminose über einen längeren Zeitraum, können trockene Haut und Schleimhäute, Haarausfall, Knochenhautschwellungen, Blutungen, neurologische und psychische Störungen auftreten. Eine schädigende Wirkung auf das ungeborene Kind wird diskutiert. Vorsichtshalber wird Schwangeren empfohlen, den Verzehr von Leber, die relativ viel Vitamin A enthält, zu meiden. Eine Über-

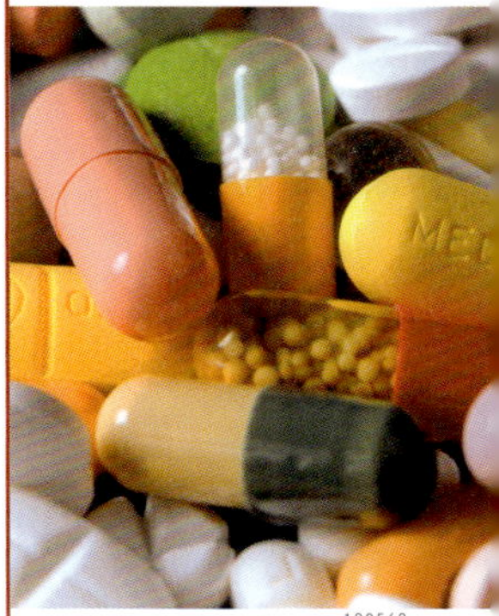

100562

Hypervitaminose. Die Einnahme von Vitaminpräparaten kann bei Überdosierung gesundheitsschädliche Wirkung zeigen.

dosierung von Vitamin D kann zur Entkalkung der Knochen und in extremen Fällen zu Kalkeinlagerungen in »weiche« Gewebe, z. B. Herz, Gefäße, Lunge und Niere, führen. Eine Vitamin-K-Überdosierung ist sehr selten. Bei sehr hohen Dosen von Vitamin E werden Übelkeit, Erbrechen, Schwindel, Erschöpfung und Muskelschwäche beobachtet. Die Symptome bilden sich nach Einschränken der Vitaminzufuhr fast immer zurück.

Hypervolämie, Erhöhung der zirkulierenden Blutmenge, die durch eine zu geringe Ausscheidung (z. B. bei Nierenerkrankungen) oder eine zu hohe Flüssigkeitszufuhr bedingt sein kann; Ggs. Hypovolämie.

Hyphaema, →Vorderkammerblutung.

Hypnose, Behandlungstechnik, bei der der Betroffene durch Suggestion in einen Zustand tiefster Entspannung versetzt wird und eine Veränderung des Bewusstseinszustandes eintritt. Die Willensbildung ist stark herabgesetzt und es besteht ein besonderer Kontakt zum Hypnotiseur, dessen Anweisungen auch nach der Hypnose befolgt werden (Suggestion). Gegen den Willen des Betroffenen ist eine Hypnose nicht durchführbar.

Die **oberflächliche Hypnose** ist dem Wachzustand ähnlich und kann in der psychotherapeutischen Behandlung eingesetzt werden. Die **tiefe Hypnose** führt zu einem schlafähnlichen Zustand oder zu echtem Schlaf und wird z. B. zur Hypnotherapie u. a. bei Schmerzen oder akuter Angst und Unruhe oder als →Heilschlaf genutzt, um Selbsthilfekräfte bei seelisch Kranken freizusetzen. Zur Aufdeckung früherer seelisch erschütternder oder konfliktreicher Erlebnisse, z. B. bei einer Neurose, kann die Hypnose mit dem Ziel eingesetzt werden, über das Wiedererleben dieser Ereignisse eine Verarbeitung zu erreichen.

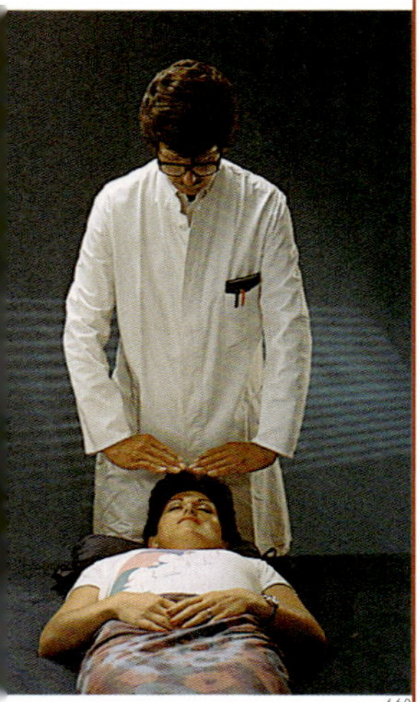

660

Hypnose.
Die Hypnose kann im Rahmen einer psychotherapeutischen Behandlung zur Traumabewältigung eingesetzt werden.

Hypnotika, →Schlafmittel.

Hypo|aldosteronismus, →Aldosteronmangel.

Hypo|chondrium, →Bauch.

Hypo|chylie, verminderte Magensaftbildung. Meist fehlen nur einzelne Bestandteile des Magensaftes, z. B. die Salzsäure oder das Eiweiß spaltende Enzym Pepsin.

Hyp|odontie, angeborenes Fehlen von Zähnen, am häufigsten der Weisheitszähne, der oberen seitlichen Schneidezähne oder der zweiten kleinen Backenzähne. Fehlt eine größere Anzahl, spricht man von Oligodontie, fehlen alle Zähne, handelt es sich um eine Anodontie.

Hypo|gastrium, →Bauch.

Hypo|glykämie, Unterzuckerung, Blutzuckerspiegel unterhalb des altersentsprechenden Normwertes, beim Erwachsenen unter 50 mg/dl.

■ **Ursache** Eine Hypoglykämie kann z. B. durch Lebererkrankungen, Insulin produzierende Tumoren oder übermäßigen Alkoholgenuss bei unzureichender Nahrungsaufnahme bedingt sein. Am häufigsten tritt sie jedoch bei Diabetes mellitus infolge Überdosierung von Insulin oder blutzuckersenkenden Tabletten sowie nach ungewohnten körperlichen Anstrengungen auf.

■ **Befund** Die Betroffenen bekommen Heißhunger, werden unruhig und zittern. Ihre Haut ist blass und schweißig. Innerhalb weniger Minuten kann sich mit psychischen Störungen, Bewusstseinstrübungen bis zum Koma und neurologischen Ausfällen wie etwa Lähmungen ein hypoglykämischer Schock entwickeln. Die Diagnose wird durch Blutzuckerbestimmung gestellt.

■ **Behandlung** Bei rechtzeitiger Glukosegabe bilden sich die Symptome typischerweise innerhalb weniger Minuten zurück. Ist der Betroffene bei Bewusstsein, kann z. B. Glukoselösung getrunken werden, bei Bewusstseinstrübung ist eine Infusion erforderlich. Zeigt ein Diabetiker die Symptome einer beginnenden Hypoglykämie, sollte er schnellstmöglich Traubenzucker oder zuckerhaltige Getränke zu sich nehmen. Ist der Betroffene nicht mehr ansprechbar, kann von Angehörigen eine Glukagon-Fertigampulle gespritzt werden, die gefährdete Diabetiker stets bei sich tragen sollten.

Hypo|gonadismus, unvollkommene oder fehlende Ausbildung oder Rückbildung der Geschlechtsmerkmale infolge einer fehlenden oder unzureichenden Produktion von Geschlechtshormonen in den Keimdrüsen (Gonaden).

■ **Ursache** Der Hypogonadismus kann angeboren oder erworben sein. Unterschieden werden der **primäre Hypogonadismus,** bei dem die Keimdrüse selbst geschädigt ist, und der **sekundäre Hypogonadismus,** bei dem infolge einer Schädigung der keimdrüsenstimulierenden Hypophyse nicht oder nicht ausreichend Geschlechtshormone produziert werden. Eine Messung der keimdrüsenstimulierenden Hormone im Blut erlaubt die Zuordnung zu einer der beiden Formen.

■ **Befund** Ein Hypogonadismus äußert sich vor der Pubertät oder beim angeborenen Hypogonadismus als Ausbleiben oder Verzögerung des Pubertätseintritts, bei Mädchen durch Ausbleiben der Monatsblutung. Bei späterer Schädigung können sich primäre und sekundäre Geschlechtsmerkmale zurückbilden und sexuelle Störungen wie Impotenz und fehlende Libido sowie der Fruchtbarkeit einstellen.

■ **Behandlung** Die fehlenden Geschlechtshormone werden medikamentös ersetzt. Diese Therapie kann die Sexualfunktion wiederherstellen, verleiht jedoch insbesondere beim primären Hypogonadismus keine Empfängnis- bzw. Zeugungsfähigkeit.

Hypohydratation, →Dehydratation.

Hypokaliämie, erniedrigte Kaliumkonzentration im Blut mit Werten kleiner als 3,6 mmol/l. Der Normalwert liegt bei 3,6–4,8 mmol/l.

■ **Ursache** Am häufigsten wird eine Hypokaliämie durch unkontrollierten Gebrauch von Abführmitteln oder die Behandlung mit harntreibenden Mitteln (Diuretika) hervorgerufen. Auch Erbrechen, Durchfall oder bestimmte Hormonstörungen (z. B. →Aldosteronismus) können zugrunde liegen.

■ **Befund** Hypokaliämie führt zu einer Schwäche der Skelettmuskulatur und zu Herzrhythmusstörungen. Außerdem wird die Darmbeweglichkeit beeinträchtigt und die bereits bestehende Verstopfung verstärkt. Die Diagnose wird durch eine Blutuntersuchung und ein Elektrokardiogramm (EKG) gestellt.

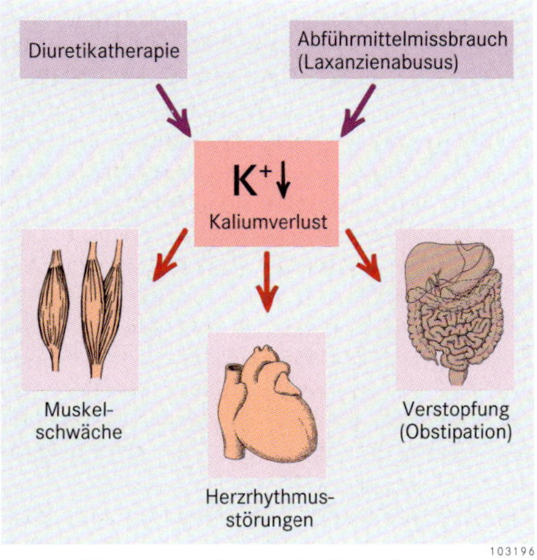

Hypokaliämie. Ursachen und Folgen eines Kaliummangels

■ **Behandlung** Oft führt der Verzehr kaliumreicher Nahrungsmittel, z. B. Bananen und Trockenobst, zum Erfolg. Ist die Verabreichung von Kaliumpräparaten notwendig, sollten sie mit viel Flüssigkeit eingenommen werden, weil sie die Schleimhäute des Magen-Darm-Trakts angreifen.

Hypokalzämie, erniedrigte Kalziumkonzentration im Blut mit Werten kleiner als 2,3 mmol/l. Der Normalwert liegt bei 2,3–2,6 mmol/l.

■ **Ursache** Vitamin-D-Stoffwechselstörungen, Parathormonmangel oder Tumoren, die das Hormon Kalzitonin produzieren, sind häufigste Ursachen. In der Pubertät, Schwangerschaft und Stillzeit ist der Kalziumbedarf erhöht und wird durch die Nahrung oft nicht gedeckt. Auch bestimmte harntreibende Mittel können eine Hypokalzämie hervorrufen.

■ **Befund** Die **akute Hypokalzämie** verursacht eine gesteigerte Erregbarkeit von Nerven und Muskeln (→Tetanie) mit Pelzigkeitsgefühl und Kribbeln der Haut (meist um den Mund) sowie Muskelkrämpfen mit typischer Spitzfußstellung und »Pfötchenstellung« der Hände. Auch Krampfanfälle sind möglich. Der **chronische Kalziummangel** zeigt sich in einer trockenen, rissigen Haut, Haarausfall, Querrillen an den Nägeln und krankhaften Veränderungen der Knochen mit Verbiegung v. a. belasteter Knochen, Gangstörungen und Schmerzen (→Knochenerweichung).

■ **Behandlung** Bei akuter Hypokalzämie kann die intravenöse Gabe von Kalzium notwendig werden. Die Behandlung der chronischen Hypokalzämie besteht in einer kalziumreichen Diät, z. B. reichlich Milch und Milchprodukte, sowie evtl. in der Verordnung von Kalziumpräparaten und Vitamin D.

Hypokinese, Hypokinesie, mangelnde Bewegung bzw. Mitbewegung. So kommt es bei bestimmten neurologischen Störungen (z. B. Parkinson-Syndrom, Tumoren im Stirnhirnbereich) zu Einschränkungen der Muskelbeweglichkeit. Auch die umschriebene Minderung oder Verlangsamung der Bewegungen der Herzwand aufgrund einer eingeschränkten Kontraktionsfähigkeit oder die verminderte Kindsbewegung im Mutterleib werden als Hypokinese bezeichnet.

Hypokortizismus, →Nebennierenrindenunterfunktion.

Hypolipoproteinämie, Hypolipidämie, erniedrigte Konzentration der an Eiweiße gebundenen Blutfette (Lipoproteine). Bei der angeborenen **primären Hypolipoproteinämie** handelt es sich um seltene familiäre Erkrankungen, bei denen meist eine bestimmte Lipoproteinkomponente fehlt oder nur in geringer Konzentration vorhanden ist. Bei der **sekundären Hypolipoproteinämie** bestimmt eine verminderte Bildung von Lipoproteinen, wie sie z. B. bei Leberschäden zu finden ist, das Krankheitsbild. Verminderte Aufnahme, z. B. beim Malabsorptionssyndrom, oder ein verstärkter Verbrauch, z. B. bei Schilddrüsenüberfunktion, sind weitere Ursachen für eine sekundäre Hypolipoproteinämie.

Hypomagnesiämie, Erniedrigung des Magnesiumspiegels im Blut unter 0,7 mmol/l. Der Normalwert liegt bei 0,7–1,1 mmol/l.

■ **Ursache** Hypomagnesiämie kann durch Mangelernährung, v. a. bei Alkoholmissbrauch, bei erhöhtem Magnesiumbedarf (z. B. in der Schwangerschaft), bei verminderter Magnesiumaufnahme durch Erbrechen oder Durchfall sowie bei erhöhter Harnausscheidung entstehen. Häufig besteht gleichzeitig ein Kalziummangel (Hypokalzämie).

■ **Befund** Eine leichte Hypomagnesiämie äußert sich häufig durch Beinschmerzen mit Wadenkrämpfen und Müdigkeit. Stärkere Hypomagnesiämie verursacht Muskelkrämpfe (Tetanien), Darmkrämpfe, Herzrhythmusstörungen und in schweren Fällen Bewusstseinsstörungen bis hin zum Koma sowie Krampfanfälle des Gehirns. Meist lässt sich die Diagnose bereits aus den vorliegenden Symptomen ableiten. Gelegentlich ist eine Bestimmung der Magnesiumkonzentration im Serum erforderlich.

■ **Behandlung** Eine magnesiumreiche Ernährung mit Obst, Gemüse und Nüssen oder eine Behandlung mit Magnesiumsalzen ist in der Regel erfolgreich. Selten ist eine intravenöse Magnesiumgabe erforderlich.

Hypomanie, leichte Form der →Manie.

Hypomenorrhö, eine →Menstruationsstörung.

Hypo|mimie, verringerte mimische Bewegungs- und Ausdrucksfähigkeit als charakteristische Krankheitserscheinung der Parkinson-Krankheit oder als Nebenwirkung mancher Medikamente (Neuroleptika).

Hypophyse: Einzelne Hormone und ihre wichtigsten Funktionen

Hormon	Zielgewebe bzw. -zellen	Funktionen
Hormone, die untergeordnete Hormondrüsen steuern		
ACTH	Nebennierenrinde	Steuert die Abgabe von Glukokortikoiden und Androgenen
TSH	Schilddrüse	Steuert die Abgabe von Thyroxin (T_4) und Trijodthyronin (T_3)
FSH	Gonaden (Eierstock bzw. Hoden)	Frau: Eizellreifung, Abgabe von Östrogenen und anderen Sexualhormonen Mann: Spermienreifung
LH	Gonaden (Eierstock bzw. Hoden)	Frau: Eisprung, Gelbkörperbildung, Bildung von Progesteron Mann: Testosteronbildung
Hormone, die direkt auf Zielzellen wirken		
STH	Körperzellen	Längenwachstum und Entwicklung; Steuerung des Eiweiß- und Kohlenhydratstoffwechsels
Prolaktin	Zellen der Brustdrüse	Stimulation des Brustdrüsenwachstums und der Muttermilchproduktion
MSH	Melanozyten	Stimulation der Melanozyten; wahrscheinlich auch an der Modulation bestimmter Vorgänge im Nervensystem beteiligt (z. B. Temperaturregelung)

Hypo|natriämie, erniedrigter Natriumspiegel im Blut mit Werten unter 130 mmol/l. Der Normalwert liegt bei 135–145 mmol/l. Der Natriumhaushalt ist eng mit dem Wasserhaushalt verknüpft. So kommt eine Hyponatriämie z. B. gleichzeitig mit Wasserüberschuss (hypotone →Hyperhydratation), aber auch bei Unterwässerung (hypotone →Dehydratation) vor. Ein echter Natriummangel entsteht meist durch Gabe von harntreibenden Mitteln, die zu vermehrter Natriumausscheidung führen. Auch bei starkem Erbrechen, Durchfall, starkem Schwitzen, Schilddrüsenunterfunktion sowie u. a. bei Salzmangelsyndrom und Nierenfunktionsstörungen kann es zu Verteilungsstörungen oder Verlust von Natrium kommen. Ein relativer Natriummangel durch Wasserüberschuss kommt z. B. bei Herzinsuffizienz und Leberzirrhose vor. Er äußert sich in niedrigem Blutdruck, beschleunigtem Herzschlag, Muskelkrämpfen und Teilnahmslosigkeit.

Hypopara|thyreoidismus, →Nebenschilddrüsenunterfunktion.

Hypo|pharynx, →Rachen.

Hypopharynxtumoren, →Rachentumoren.

Hypophyse, Hirnanhangsdrüse, Glandula pituitaria, etwa kirschgroßes Gebilde an der Basis des Gehirns, das durch Ausschüttung von Hormonen eine zentrale Stellung in der Steuerung vieler Organfunktionen wahrnimmt. Sie liegt im Zentrum der Schädelbasis, geschützt in einer grubenartigen Vertiefung (Fossa hypophysialis) im Türkensattel des Keilbeins (→Schädel). Über den **Hypophysenstiel** (Infundibulum) ist sie mit dem Hypothalamus verbunden, dem obersten Zentrum des Hormonsystems und wichtigstem Hirngebiet für die Regelung wichtiger Zustandsgrößen des Organismus. Die Hypophyse besteht aus zwei Abschnitten – Hypophysenhinterlappen und -vorderlappen –, die sich nach ihrem Aufbau und ihrer Funktion unterscheiden.

■ **Hypophysenhinterlappen (HHL)** Dieser ist ein anatomisches und funktionelles Anhängsel des Hypothalamus, also Teil des Gehirns, und wird daher auch als **Hirnteil** oder **Neurohypophyse** bezeichnet. Die Hormone des Hypophysenhinterlappens werden von spezialisierten Nervenzellkörpern (Kerngebieten) des Hypothalamus gebildet und wandern in den Fortsätzen dieser Nervenzellen über den Hypophysenstiel zum Hypophysenhinterlappen, wo sie gespeichert und bei Bedarf ins Blut abgegeben werden. Zu den wichtigsten Hormonen des Hypophysenhinterlappens gehören Oxytozin und ADH. Oxytozin löst an der geburtsbereiten Gebärmutter die Wehen aus und fördert während der Stillperiode den Milchfluss. ADH (antidiuretisches Hormon, Adiuretin, Vasopressin) reduziert die Wasserausscheidung über die Nieren und ist daher entscheidend an der Regulation des Flüssigkeitsvolumens im Körper beteiligt.

■ **Hypophysenvorderlappen (HVL)** In diesem **Drüsenteil** oder **Adenohypophyse**, der circa 75 % des Gewichts der Hypophyse ausmacht, werden Hormone, die untergeordnete Hormondrüsen steuern, und Hormone, die direkt auf Zielzellen wirken, gebildet und freigesetzt. Die Ausschüttung der Hormone des Hypophysenvorderlappens wird von Hormonen des Hypothalamus reguliert.

Hypophysen|adenom, gutartige Geschwulst des Vorderlappens der Hypophyse. Durch die Raumforderung kann es zu einer →Hypophysenvorderlappenunterfunktion sowie zu Doppelbildern und zum Ausfall des seitlichen Gesichtsfeldes auf jedem Auge kommen, durch die vermehrte Hormonproduktion aber auch zu Symptomen einer →Hypophysenvorderlappenüberfunktion.

Hypophysenhinterlappen, →Hypophyse.

Hypophysenkrankheiten, alle Erkrankungen oder Veränderungen, die sich innerhalb des Hypothalamus-Hypophysen-Systems abspielen. Die Hypophysenkrankheiten im eigentlichen Sinne betreffen den Hypophysenvorderlappen, im weiteren Sinne auch den Hinterlappen (z. B. zentraler →Diabetes insipidus).

■ **Ursache** Der häufigste Grund hypophysärer Störungen sind Tumoren, insbesondere →Hypophysenadenome, seltener und dann insbesondere bei Jüngeren →Kraniopharyngeome. Oft produzieren Adenome Hormone und verursachen damit eine →Hypophysenvorderlappenüberfunktion. Verschiedene Ursachen wie Entzündungen, Verletzungen, Blutungen oder Autoimmunerkrankungen können zu einer teilweisen oder vollständigen Gewebszerstörung mit →Hypophysenvorderlappenunterfunktion führen.

■ **Befund** Die Symptomatik ist zum einen bedingt durch die Art der überproduzierten oder fehlenden Hormone, zum anderen durch die von Tumoren lokal ausgelösten Verdrängungserscheinungen (z. B. →Hirndrucksteigerung, Gesichtsfeldausfälle). Viele Geschwülste lassen sich im Röntgenbild, Computer- oder Kernspintomogramm des Schädels darstellen.

■ **Behandlung** Abhängig von der zugrunde liegenden Störung kommen die medikamentöse Therapie mit Hormonen und anderen Medikamenten oder die operative Entfernung bzw. Bestrahlung von Tumoren zum Einsatz.

Hypophysentumoren, Geschwülste der Hypophyse. Ungefähr 10 % aller Hirntumoren sind Hypophysentumoren, davon circa 2/3 →Hypophysenadenome und circa 1/3 →Kraniopharyngeome.

Hypophysenuntersuchungen, verschiedene diagnostische Methoden zur Erkennung und Differenzierung von Krankheiten der Hypophyse. Ergeben Anamnese und körperliche Untersuchung den Verdacht auf eine Erkrankung der Hypophyse, folgen **Blut- und Urinuntersuchungen** im Labor, da die meisten Hypophysenkrankheiten mit Veränderungen der Hormonspiegel einhergehen. Die endokrine **Funktionsdiagnostik** (z. B. →HVL-Stimulationstest) hat dabei einen hohen Stellenwert. Größere Adenome des Hypophysenvorderlappens verursachen oft Auffälligkeiten im konventionellen **Röntgenbild** des Schädels; **Computertomografie** oder **Kernspintomografie** geben nicht nur Aufschluss über Lokalisation und Größe eines Tumors, sondern dienen auch der Verlaufskontrolle unter einer Therapie. Die **Untersuchung der Augen** soll Einschränkungen der Sehschärfe und des Gesichtsfelds aufdecken, da Tumoren der Hypophyse nicht selten auf die Sehbahn drücken.

Hypophysenvorderlappen, →Hypophyse.

Hypophysenvorderlappen|insuffizienz, →Hypophysenvorderlappenunterfunktion.

Hypophysenvorderlappenüberfunktion, Hyperpituitarismus, erhöhter Blutspiegel eines oder mehrerer Hypophysenvorderlappenhormone.

■ **Ursache** Die Hypophysenvorderlappenüberfunktion ist meist bedingt durch gutartige, hormonproduzierende Tumoren (Adenome), am häufigsten durch →Prolaktinome.

■ **Befund** Die Symptomatik hängt von den vermehrt produzierten Hormonen ab. Bei einem Überschuss an **Prolaktin** kommt es bei Frauen zu Zyklusstörungen, Unfruchtbarkeit, Brustwachstum und Milchfluss, bei Männern zu Libidostörungen und Brustschmerzen. Wird vermehrt **Wachstumshormon** (STH) ausgeschüttet, entwickelt sich bei Kindern ein Riesenwuchs, bei Erwachsenen eine →Akromegalie. Eine Überproduktion von **ACTH** führt zum zentralen →Cushing-Syndrom 2). Zusätzlich können durch Druck des Tumors auf das umliegende Hypophysengewebe Symptome einer (teilweisen) →Hypophysenvorderlappenunterfunktion und durch Druck auf den Sehnerv Doppelbilder und eine Einschränkung des Gesichtsfeldes resultieren. Durch eine Hormonbestimmung im Blut lässt sich eine Hypophysenvorderlappenüberfunktion spezifizieren, radiologische Untersuchungen geben Aufschluss über die Lokalisation der Geschwulst.

■ **Behandlung** Der Tumor wird operativ entfernt, bei einem Prolaktinom kann auch eine medikamentöse Hemmung der Hormonproduktion erzielt werden.

Hypophysenvorderlappenunterfunktion, Hypopituitarismus, Hypophysenvorderlappeninsuffizienz, Unterfunktion des Hypophysenvorderlappens mit eingeschränkter oder fehlender Produktion einer oder mehrerer Hypophysenvorderlappenhormone (FSH, LH, TSH, ACTH, STH, Prolaktin, MSH).

■ **Ursache** Ursächlich liegt der Hypophysenvorderlappenunterfunktion eine plötzliche (akute) oder langsame (subakute, chronische) Zerstörung des Hypophysenvorderlappens durch Tumoren, neurochirurgische Eingriffe, Blutungen, Verletzungen, Entzündungen (z. B. Tuberkulose, Syphilis) oder Autoantikörper zugrunde. Eine Sonderform ist das **Sheehan-Syndrom,** das durch Sauerstoffmangel der Mutter unter der Geburt ausgelöst wird.

■ **Befund** Je nach Ursache beginnt die Erkrankung rasch oder schleichend, wobei die Ausprägung der Symptome von Art und Ausmaß des Hormonausfalls abhängt. Vorkommen können Zeichen der Hoden- oder Eierstockunterfunktion mit Abnahme der Schambehaarung, Libidoverlust, Impotenz und Ausbleiben der Menstruation. Betroffene klagen über Müdigkeit, Kälteintoleranz und Verlust von Eigeninitiative und Leistungsfähigkeit als Zeichen der Schilddrüsenunterfunktion. Später treten Symptome der Nebennierenrindenunterfunktion wie z. B. Muskelschwäche sowie alabasterfarbene Blässe durch Mangel an melanozytenstimulierendem Hormon (MSH) hinzu. Bei Kindern kommt es zu Wachstumsstörungen, die Pubertät verzögert sich oder bleibt aus. Typisch ist die Trias aus Blässe, ausdruckslosem Gesicht und fehlender Sekundärbehaarung. Der klinische Verdacht lässt sich durch einen →HVL-Stimulationstest bestätigen. Weiteren Aufschluss geben Röntgen, Computertomografie oder Kernspintomografie des Schädels.

▪ **Behandlung** Wenn möglich, wird die Ursache beseitigt, z.B. durch Tumorentfernung oder -bestrahlung. Zudem ist eine meist lebenslange Hormonsubstitution erforderlich (Kortikoide, Schilddrüsen-, Geschlechtshormone). Durch Infekte, Magen-Darm-Erkrankungen, Operationen, Unfälle oder Medikamente kann die Hypophysenvorderlappenunterfunktion in ein lebensgefährliches **hypophysäres Koma** übergehen. Deshalb müssen Betroffene stets einen Notfallausweis bei sich tragen und schon bei geringen Anlässen ihren Arzt konsultieren, da der Hormonbedarf in solchen Fällen häufig erhöht ist und ausgeglichen werden muss.

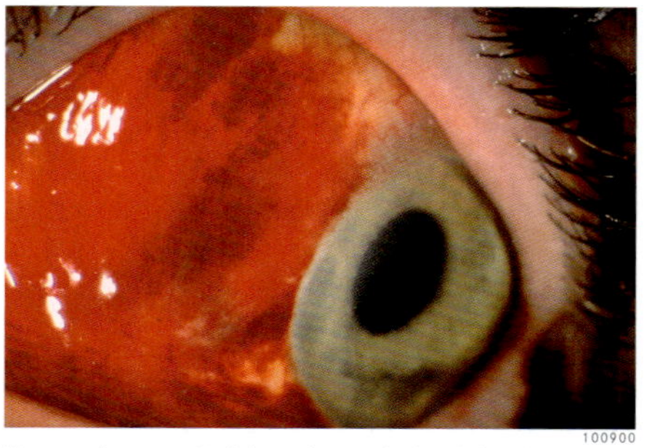
100900

Hyposphagma. Infolge eines Bluthochdrucks ist es zur flächenhaften Blutung unter die Bindehaut des Auges gekommen.

Hypo|plasie, angeborene, unvollkommene Ausbildung eines Organs oder Organsystems.

Hypoprotein|ämie, verminderter Eiweißgehalt im Blut (< 60 g/l). Ursachen sind z.B. länger dauernde vermehrte Eiweißausscheidung (Proteinurie) bei bestimmten Nierenerkrankungen, Eiweißmangelernährung, unzureichende Eiweißsynthese bei Leberzirrhose, gesteigerter Eiweißabbau bei Tuberkulose oder starker Eiweißverlust infolge großflächiger Verbrennungen. Eine relative Hypoproteinämie ergibt sich z.B. bei Überwässerung (Hyperhydratation). Die Verminderung, insbesondere des Albumins **(Hypalbuminämie),** kann zu Gewebsschwellungen (Ödemen) führen. Die Diagnose erfolgt mittels →Elektrophorese.

Hypo|pyon, Eiteransammlung am Boden der Vorderkammer des Auges, zu der es nach durchbohrenden Verletzungen oder bei bakteriellen Entzündungen im Augeninneren kommen kann.

Hyporeflexie, verminderte Auslösbarkeit von Muskeldehnungsreflexen; einseitig bei lokalen Schädigungen der peripheren Nerven (z.B. →Polyneuropathie), generalisiert bei Bewusstseinsstörungen oder altersbedingten Veränderungen.

Hyposensibilisierung, Desensibilisierung, Behandlungsmethode bei →Allergien, die durch Verabreichung stark verdünnter Allergenextrakte, die nach und nach die Allergiebereitschaft des Körpers senken.

Hyposmie, →Riechstörungen.

Hyposomnien, →Schlafstörungen.

Hypospadie, →Harnröhrenspalte.

Hypo|spermie, Ejakulatvolumen von weniger als 2 ml (→Spermiogramm).

Hypo|sphagma, flächenhafte Blutung unter die Augenbindehaut, z.B. bei Bluthochdruck, Diabetes mellitus, Blutgerinnungsstörungen, Verletzungen, starkem Husten oder Pressen (Presswehen). Das Hyposphagma heilt nach 1–2 Wochen ab. Die Ursache muss abgeklärt werden, v.a. wenn wiederholt Hyposphagma auftreten oder wenn die Blutung nicht vollständig resorbiert wird.

Hyposthenurie, geringes Uringewicht (→Uringewicht, spezifisches).

Hypotension, →Hypotonie.

Hypothalamus, unterster Abschnitt des Zwischenhirns, der körperliche und emotionale Vorgänge steuert und als Bindeglied zwischen Nervensystem und Hormonsystem fungiert. Der Hypothalamus wird über Nerven aus höheren Hirnzentren gesteuert und reguliert über Nerven und Hormone Funktionen der Körperperipherie. Besondere Bedeutung hat die Kontrolle der Hormonfreisetzung aus der →Hypophyse, die über den Hypophysenstiel direkt mit dem Hypothalamus verbunden ist. Der Hypothalamus reguliert Körpertemperatur, Wasserhaushalt, Hormonspiegel sowie Nahrungs- und Flüssigkeitsaufnahme und koordiniert den Schlaf-Wach-Rhythmus und verschiedene Kreislauffunktionen. Über den Hypothalamus sind viele emotional belastende Situationen wie Angst, Wut oder Aggressionen mit körperlichen Reaktionen verknüpft, z.B. mit Blutdruckanstieg, Erröten, Erblassen oder erhöhter Herzfrequenz.

Hypothalamushormone, Botenstoffe, die im Hypothalamus gebildet werden. Die meisten Hypothalamushormone beeinflussen indirekt Stoffwechselvorgänge, indem sie die Hormonausschüttung aus dem Vorderlappen der →Hypophyse steuern. **Freisetzungshormone** (Releasinghormone, RH, Releasingfaktoren, Liberine) regen die Hormonausschüttung aus dem Hypophysenvorderlappen an, **Hemmungshormone** (Inhibitinghormone, IH, Statine) hemmen sie. Einige Hypothalamushormone, wie Oxytozin und ADH, steuern Stoffwechselvorgänge auf direktem Weg.

Hypothalamushormone

Freisetzungshormone	Zielhormone
CRH	ACTH
GnRH	FSH, LH
PRH	Prolaktin
TRH	TSH
GHRH	STH
Hemmungshormone	**Zielhormone**
GHIH	STH
PIH	Prolaktin
GnIH	FSH, LH

Hypothermie, →Unterkühlung.

Hypothyreose, →Schilddrüsenunterfunktion.

Hypotonie, Hypotension, Hypotonus, herabgesetzter Druck innerhalb eines Organsystems oder ein verminderter Anspannungszustand der Muskulatur. Im engeren Sinne wird unter Hypotonie ein zu niedriger Blutdruck verstanden **(arterielle Hypotonie).** Dieser liegt vor, wenn der systolische (obere) Blutdruckwert bei wiederholten Messungen weniger als 105–100 mm Hg beträgt.

▪ **Ursache** Bei der sehr häufigen **primären Hypotonie** (idiopathische Hypotonie, essenzielle Hypotonie) ist die Ursache nicht zu finden, die **sekundäre Hypotonie** (symptomatische Hypotonie) ist Folge einer anderen Erkrankung oder Störung. Ursachen können Herzschwäche, ein Mangel an Blutvolumen, hormonelle Faktoren, Störungen der neurogenen Kreislaufregulation, Bettlägerigkeit oder Nebenwirkungen von Medikamenten sein. Eine Sonderform ist die **orthostatische Dysregulation,** die beim Lagewechsel vom Liegen zum Stehen auftritt.

▪ **Befund** Allen Formen ist eine Minderdurchblutung der peripheren Organe gemein. Betroffene klagen häufig über Abgeschlagenheit und verminderte Leistungs- und Konzentrationsfähigkeit. Schwindel mit Schwarzwerden vor den Augen, v. a. beim Aufstehen oder längerem Stehen, und kurze Bewusstlosigkeiten sind möglich. Nicht selten treten depressive Verstimmungen, Frösteln, Blässe und Stiche oder ein Beklemmungsgefühl in der Herzgegend auf. Die orthostatische Dysregulation wird durch Blutdruckmessen oder die Prüfung der Kreislauffunktion mit dem →Schellong-Test festgestellt.

▪ **Behandlung** Neben der Behandlung der Grunderkrankung ist nur in schweren Fällen eine medikamentöse Therapie nötig. Hierzu zählen Medikamente, die zu einer Gefäßengstellung führen oder das sympathische Nervensystem stimulieren (→sympathikusbeeinflussende Mittel). Kommt es zur Ohnmacht, sollte der Betroffene flach auf den Rücken gelagert und die Beine gestreckt nach oben angehoben werden. Die primäre Hypotonie und die orthostatische Dysregulation sind harmlose Störungen und durch einfache Maßnahmen zur Förderung der Durchblutung und »Training« der Blutdruckregulation häufig zu bessern, z. B. durch Wechselduschen, Bürstenmassagen und regelmäßige Bewegung. Abrupte Lagewechsel sind zu vermeiden.

hypotonisch mit oder bei erniedrigtem Spannungszustand bzw. Druck. Der Begriff kann sich z. B. auf die Muskelspannung, aber auch auf den Blutdruck oder den Augeninnendruck beziehen.

Hypotonus, →Hypotonie.

Hypotrichose, eine →Haarkrankheit.

Hypotrophie, Verkleinerung von Geweben oder Organen durch Abnahme der Zellgröße bei gleich bleibender Zellzahl. Ursache ist entweder eine verminderte Beanspruchung oder eine Mangelversorgung.

Hypoventilation, Minderbelüftung der Lungenbläschen durch unzureichende Atemtätigkeit. Durch den ungenügenden Austausch der Atemgase fällt der Sauerstoffpartialdruck im arteriellen Blut ab, gleichzeitig steigt der Kohlendioxidpartialdruck an. Ursachen können eine schmerzbedingte Schonatmung (z. B. nach Operationen oder Verletzungen), Störungen des Atemzentrums oder Behinderungen der Atemmuskulatur und der Atemwege (z. B. bei Lähmungen, Lungenerkrankungen) sein.

Hypo|vitaminose, →Vitaminmangelsyndrome.

Hypo|volämie, Verminderung der zirkulierenden Blutmenge, die durch Blutungen und Flüssigkeitsverluste über Haut, Magen-Darm-Trakt oder Niere bzw. durch zu geringe Flüssigkeitszufuhr bedingt sein kann; Ggs. Hypervolämie.

Hypoxämie, herabgesetzter Sauerstoffgehalt im Blut, der mit einer Verminderung des Sauerstoffpartialdrucks (→Hypoxie) einhergehen kann. Eine Hypoxämie entsteht z. B. bei schwerer Blutarmut, Höhenkrankheit oder durch eine arteriell-venöse Kurzschlussverbindung (Shunt), z. B. bei Herzfehlern.

Hypoxie, Erniedrigung des Sauerstoffpartialdrucks im arteriellen Blut auf Werte unter 70 mm Hg bzw. Sauerstoffunterversorgung in einzelnen Körperregionen oder im Gesamtorganismus. Als Ursachen für eine Erniedrigung des Sauerstoffpartialdruckes im arteriellen Blut kommen Störungen der Atmung, z. B. bei chronischen Lungenerkrankungen, oder Durchblutungsstörungen der Lunge, z. B. bei Lungenembolie, in Betracht. Eine Sauerstoffunterversorgung im Gewebe kann bei Durchblutungsstörungen oder durch Zellgifte auftreten. Eine Hypoxie des Gesamtorganismus äußert sich durch Angst und Unruhe, Atemnot, Zyanose, zu schnellen Herzschlag und Verwirrtheit, eine regionale Sauerstoffunterversorgung bei Durchblutungsstörungen durch Schmerzen.

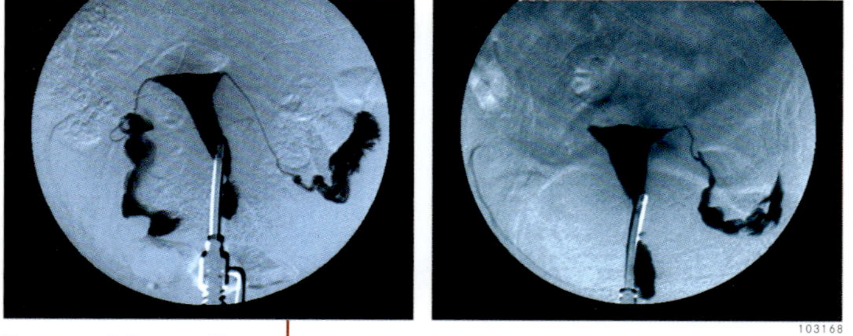

Hysterosalpingografie. Normalbefund der Gebärmutter mit beiden Eileitern (links). Die rechte Röntgendarstellung wurde nach Entfernung des rechten Eileiters angefertigt.

Hysterektomie, Uterusexstirpation, operative Entfernung der Gebärmutter. Sie kann erforderlich werden bei Krebsgeschwülsten der Gebärmutter und Eierstöcke, großen und schnell wachsenden, gutartigen Myomen, ausgedehnter Endometriose, Gebärmuttersenkung oder nicht zu beherrschender Blutung in der Nachgeburtsperiode.

■ **Durchführung** Die Hysterektomie ist sowohl über einen Bauchschnitt **(abdominale Hysterektomie)**, von der Scheide aus **(vaginale Hysterektomie)** und unter Einsatz einer Bauchspiegelung **(laparoskopische Hysterektomie)** durchführbar. Die beiden Letzteren bieten den Vorteil, dass sich die Patientinnen nach der Operation schneller erholen. Weitere Vorteile sind die kleineren Wunden. Nachteilig wirkt sich aus, dass bei der vaginalen Operation der Bauchraum nicht ganz einsehbar ist und die Gebärmutter nicht zu stark vergrößert sein darf.

■ **Komplikationen** Bei beiden Formen kann es durch Verwachsungen zu Harnleiterverengungen kommen. Nachblutungen sowie Verletzungen der Nachbarorgane sind ebenfalls möglich. Am Scheidenstumpf kann sich ein Bluterguss bilden oder Wundflüssigkeit ansammeln. Vaginales Wundsekret entleert sich noch bis zu 2 Wochen nach der Operation. Körperliche Belastungen wie schweres Heben und Tragen oder Sport sind zunächst zu meiden. In Absprache mit dem Arzt können ab dem 10. Tag Gymnastik, evtl. →Beckenbodengymnastik, Schwimmen oder Radfahren sinnvoll sein.

Hysterie, frühere Bezeichnung für die →Konversionsstörung.

Hystero|pexie, →Gebärmutteroperationen.

Hystero|salpingektomie, operative Entfernung von Gebärmutter und Eileitern.

Hystero|salpingo|grafie, Röntgenkontrastdarstellung der Gebärmutterhöhle und der Eileiter, die v. a. im Rahmen der Sterilitätsdiagnostik durchgeführt wird. Fehlbildungen der Gebärmutter, Verklebungen und Myome in der Gebärmutterhöhle können dargestellt und die Eileiter auf Durchlässigkeit geprüft werden. Bei entferntem Eileiter ist dieser auf dem Röntgenbild ebenso wenig zu sehen wie bei einem Verschluss in der Nähe des Eileiterabgangs von der Gebärmutter.

■ **Durchführung** Eine Schwangerschaft muss sicher ausgeschlossen sein, außerdem Entzündungen von Scheide, Gebärmutter, Eileiter oder Eierstöcken. Meist in Kurznarkose wird ein spezieller Trichter auf den Muttermund aufgesetzt und das Kontrastmittel unter Durchleuchtung über einen Schlauch in die Gebärmutter geleitet. Die entscheidenden Stadien werden mit Röntgenaufnahmen dokumentiert. Bei normal durchlässigen Eileitern fließt das Kontrastmittel in die Bauchhöhle ab, wo es vom Bauchfell resorbiert und dann über die Niere ausgeschieden wird. Nach der Untersuchung sollen 3–4 Std. Bettruhe eingehalten werden.

■ **Komplikationen** Es können Keimverschleppung mit Bauchfellentzündung oder Wiederaufflammen einer chronischen Eileiter- und Eierstockentzündung, kontrastmittelbedingte Reizerscheinungen des Bauchfells, Kontrastmittelallergie und vaginale Blutungen auftreten.

Hystero|skopie, Spiegelung der Gebärmutterhöhle (→Endoskopie).

HZV, Abk. für →Herzzeitvolumen.

i. a., Abk. für →intraarteriell.

IABP, Abk. für **i**ntra**a**ortale →**B**allonge-gen**p**ulsation.

iatrogen, durch ärztliche Einwirkung verursacht.

Ibuprofen, ein →Prostaglandinsynthesehemmer.

i. c., Abk. für →intrakutan.

Ich-Störung, Störung des Ich-Erlebens mit subjektiv verminderter oder aufgehobener Abgrenzung zwischen der eigenen Person gegenüber der Umwelt: Der Betroffene glaubt z. B., andere könnten seine Gedanken lesen, eigene Gedanken würden von anderen eingegeben oder das eigene Handeln sei fremdgesteuert. Ebenso können Depersonalisationen, wie das Erleben der eigenen Person als völlig fremd, oder Derealisationen, wie das plötzliche Verkennen der Wirklichkeit (Umgebung), Ausdruck einer Ich-Störung sein. Ich-Störungen kommen besonders häufig bei Schizophrenie vor und gelten als ein Leitsymptom dieser psychischen Erkrankung.

Ich|thyose, →Fischschuppenkrankheit.

ICP, Abk. für **i**ntra**c**ranial **p**ressure (→Hirndruck).

ICR, Abk. für **1)** *Anatomie:* **Intercostalraum, Interkostalraum,** Spalt zwischen zwei Rippen (→Brustkorb).

2) *Histologie:* **Intercellularraum, Interzellularraum,** Abk. **IZR,** Raum zwischen den Zellen des Organismus, der mit Grundsubstanz aus Eiweißen und Kohlenhydraten sowie Fasern und Gewebeflüssigkeit ausgefüllt ist.

ICSI, Verfahren bei der →In-vitro-Fertilisation.

Icterus, →Gelbsucht.

Icterus gravidarum, →Schwangerschaftsgelbsucht.

Icterus neonatorum, →Neugeborenengelbsucht.

Idealgewicht, Körpergewicht, das bei einer gegebenen Körpergröße mit dem geringsten Krankheitsrisiko und der höchsten Lebenserwartung einhergeht. Es kann mithilfe der →Broca-Formel ermittelt werden.

Ideenflucht, Denkstörung, die durch einen beschleunigten, sprunghaften Gedankenablauf mit dauernd wechselnden Zielen und Einfällen sowie wirren, nicht nachvollziehbaren Assoziationsketten gekennzeichnet ist. Der Betroffene fällt durch ständiges Reden auf, wobei kaum ein Gedanke zu Ende gedacht wird. Ideenflucht kommt häufig vor bei Manie und Hypomanie, Alkohol- und Drogeneinfluss oder bei organischen Hirnerkrankungen.

idiopathisch, selbstständig und unabhängig von anderen Störungen, d. h. ohne erkennbare Ursache entstanden bzw. Ursache nicht nachgewiesen.

I. E., Abk. für **internationale Einheit,** Maß für die Wirksamkeit von Enzymen, Antibiotika oder Hormonen.

Ig, Abk. für **Immunglobuline,** →Antikörper.

Ikterus, →Gelbsucht.

Ile|itis, Dünndarmentzündung im Bereich des Krummdarms (→Crohn-Krankheit, →Enteritis).

Ileo|ileostomie, Vernähung zweier Abschnitte des unteren Dünndarms (Ileum). Die Ileoileostomie wird entweder nach der Entfernung eines Darmabschnittes zur Wiedervereinigung der Stümpfe oder zur Umgehung von Engstellen durchgeführt.

Ileo|jejunostomie, Jejunoileostomie, Vernähung des oberen Dünndarms (Jejunum) mit einem weiter unten gelegenen Anteil des Dünndarms (Ileum). Eine Ileojejunostomie wird z. B. nach Teilentfernung oder zur Umgehung eines Dünndarmabschnittes durchgeführt.

Ileo|kolitis, meist chronische Entzündung am Übergang vom unteren Dünndarmabschnitt (Ileum) zum Dickdarm (Kolon). Der entzündliche Prozess kann, wie bei der →Crohn-Krankheit, vom Ileum ausgehen oder als Dickdarmentzündung auf den Dünndarm übergreifen (z. B. →Colitis ulcerosa).

Ileo|kolostomie, Vernähung eines Abschnittes des unteren Dünndarms (Ileum) mit dem Dickdarm (Kolon). Die am häufigsten durchgeführte Form ist die Verbindung mit dem quer verlaufenden Dickdarmanteil **(Ileotransversostomie),** oft nach Entfernung eines Darmabschnitts aufgrund eines bösartigen Tumors.

Ileorektostomie, Ileoproktostomie, Vernähung des unteren Dünndarms (Ileum) mit dem Mastdarm (Rektum). Eine Ileorektostomie wird z. B. nach einer vollständigen Entfernung des Dickdarms durchgeführt.

Ileoskopie, Spiegelung des Krummdarms (Ileum), →Endoskopie.

Ileostoma, →Darmausgang, künstlicher.

Ileotransversostomie, →Ileokolostomie.

Ileozökalresektion, chirurgische Entfernung des unteren Dünndarm- und oberen Dickdarmabschnittes.

Ileozökaltumor, Schwellung im rechten Unterbauch, die auf krankhaften Prozessen im Bereich des Krummdarms (Ileum) und Blinddarms (Zäkum) beruht (z. B. Crohn-Krankheit, Appendizitis, bösartige Geschwulst).

Ileozökalvolvulus, Drehung des Darms um seinen Gefäßstiel (Gekröse) im Bereich des unteren Krummdarms (Ileum) und des Blinddarms (Zäkum). Der Ileozökalvolvulus führt durch die Strangulation der Blutversorgung zu einem Darmverschluss (→Ileus) mit dem entsprechenden klinischen Bild und muss rasch operiert werden. Er tritt meist im Säuglingsalter auf.

Ile|um, →Darm.

Ileum|ausschaltung, →Darmausschaltung.

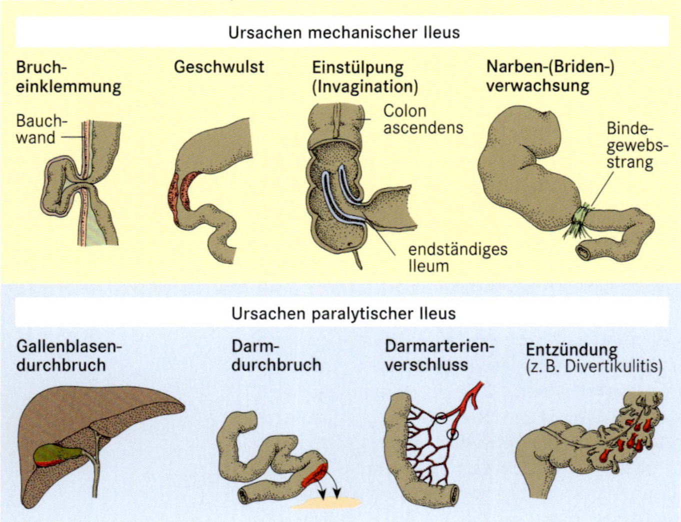

Ileus.
Häufige Ursachen des mechanischen Darmverschlusses (oben) sowie der Darmlähmung (paralytischer Ileus, unten)

Ile|us, lebensbedrohliches Krankheitsbild mit Unterbrechung der Dünn- oder Dickdarmpassage durch ein mechanisches Hindernis mit der Folge eines **Darmverschlusses** (mechanischer Ileus) oder einer **Darmlähmung** (paralytischer Ileus).

■ **Ursache** Der **mechanische Ileus** entsteht bei einer Verengung der Darmlichtung v. a. durch gut- oder bösartige Geschwülste sowie durch Druck oder Narbenzug von außen, z. B. aufgrund von Verwachsungen (Bridenoder auch Adhäsionsileus). Auch die bei Säuglingen und Kleinkindern auftretende Einstülpung eines Darmabschnittes in einen anderen (→Invagination) führt unbehandelt zu einem mechanischen Ileus. Besonders gefährlich ist der Strangulationsileus, bei dem zusätzlich die Blutversorgung der Darmwand durch eine Abschnürung der Darmgefäße unterbrochen ist. Ein **paralytischer Ileus** tritt v. a. bei Entzündungen (z. B. Bauchspeicheldrüsenentzündung oder Bauchfellentzündung) sowie als Reaktion auf Verletzungen des Bauchraums durch Unfälle oder ausgedehnte Operationen auf. In seltenen Fällen wird er durch Gallen- oder Nierenkoliken bzw. Gallenblasen- und Darmdurchbrüche, Stoffwechselentgleisungen oder durch einen Darmarterienverschluss ausgelöst. Auch eine Überdosierung von Psychopharmaka kann zu einer Darmlähmung führen.

■ **Befund** Gemeinsame Befunde beider Ileusformen sind Übelkeit und Erbrechen (evtl. Stuhlerbrechen) sowie der durch Stuhl- und Windverhalt aufgetriebene Bauch. Bei sehr hohem Dünndarmverschluss können Stuhl und Winde noch abgehen. Durch den Einstrom von erheblichen Mengen an Verdauungssäften in das Darminnere und deren fehlende Wiederaufnahme in den Körper kommt es bei beiden Formen zum Kreislaufzusammenbruch aufgrund von Flüssigkeitsmangel (Volumenmangelschock). Für den mechanischen Ileus sind krampfartige Bauchschmerzen und beim Abhören mit dem Stethoskop »metallische« Darmgeräusche typisch. Beim paralytischen Ileus hat der Betroffene meist nur ein Druckgefühl im Bauch und keine Darmgeräusche (so genannte »Totenstille«). Die Diagnose wird durch eine Röntgenaufnahme des Bauchraumes gesichert.

■ **Behandlung** Ein mechanischer Ileus erfordert stets eine rasche operative Beseitigung der Engstelle. Beim paralytischen Ileus richtet sich die Behandlung nach der Grunderkrankung. Liegt eine Bauchfellentzündung oder ein Arterienverschluss zugrunde, ist eine operative Versorgung erforderlich. Ansonsten kann der Darm mit verschiedenen Maßnahmen so lange entlastet werden, bis durch Besserung der Grunderkrankung die Darmtätigkeit wieder einsetzt. Der Betroffene wird vorübergehend künstlich ernährt, bekommt Medikamente, die die Darmbewegungen anregen und der Mageninhalt wird über eine Sonde abgeleitet. Die Heilungsaussichten sind abhängig von der Ursache. Beim Verschluss durch Verwachsungen oder gutartige Tumoren sind sie nach sofortiger Operation gut, bei fortgeschrittenen bösartigen Erkrankungen oder Darmlähmung durch Bauchfellentzündung sowie bei sehr spät einsetzender Behandlung ist das Krankheitsbild mit einer erheblichen Sterblichkeit belastet.

Ili|itis, Entzündung des Darmbeins (Os ilium).

Iliosakralgelenk, Iliosakralfuge, Gelenk zwischen Darmbein und Kreuzbein (→Becken).

Illicium verum, Sternanis.

i. m., Abk. für **i**ntra**m**uskulär.

Imbezillität, mittelgradige →Intelligenzminderung.

Immaturität, Unreife des Neugeborenen mit Fehlen der Reifezeichen (→Reifung).

Immediatprothese, herausnehmbarer →Zahnersatz.

Immobilisierung, Ruhigstellung von Körperteilen oder des gesamten Körpers entweder als Behandlungsmaßnahme oder unwillkürlich als Schonhaltung bei Schmerzen.

immun, unempfindlich gegenüber Krankheitserregern (→Immunität).

Immun|antwort, Abwehrreaktion des Körpers auf den Kontakt mit einem spezifischen Antigen (→Immunsystem).

Immundefekt, Immuninsuffizienz, Immunmangelkrankheit, Defektimmunopathie, geschwächte oder fehlende Abwehr des Organismus mit erhöhter Anfälligkeit für Infektionen. Eine reduzierte Immunabwehr im Alter und vorübergehende Immunschwäche nach Kinderkrankheiten (z. B. Masern oder Windpocken) sind als normal zu betrachten.

■ **Ursache** **Angeborene** (primäre) **Immundefekte** entstehen meist durch Entwicklungsstörungen der noch nicht ausgereiften, pluripotenten Stammzellen im Knochenmark. Hierzu gehören z. B. der schwere kombinierte Immundefekt, die →Gammaglobulin-Mangelkrankheit Typ Bruton und der angeborene →Immunglobulinmangel. Außerdem gibt es Störungen der unspezifischen Abwehr im →Immunsystem (angeborene Defekte der Fresszellen oder im Komplementsystem). **Erworbene** (sekundäre) **Immundefekte** entstehen durch Zerstörung der Abwehrzellen und Antikörper bzw. deren Verlust im Rahmen von Erkrankungen, z. B. Virusinfektionen (v. a. →Aids), bösartigen Erkrankungen wie Leukämie oder Hodgkin-Krankheit, Nierenerkrankungen (nephrotisches Syndrom) oder durch therapeutische Maßnahmen wie z. B. Behandlung mit →Immunsuppressiva, Zytostatika (→Krebsmittel) oder Strahlentherapie.

■ **Befund** Es besteht eine erhöhte, oft lebensbedrohliche Anfälligkeit für Infektionen, oft auch mit sonst nur wenig aggressiven Keimen. Außerdem treten gehäuft bestimmte Tumoren wie z. B. bösartige Lymphome oder gutartige Warzen auf. Je nachdem, welcher Teil des Immunsystems geschwächt oder ausgefallen ist, zeigen sich verschiedene Symptome. Bei einem **Defekt der B-Zellen** mit Antikörpermangel treten vorwiegend bakterielle Infektionen auf, bei einem **T-Zelldefekt** v. a. Infektionen durch Viren, Pilze und Protozoen. Bei einem **schweren kombinierten Immundefekt** (B- und T-Zelldefekt) besteht eine Agammaglobulinämie, außerdem fehlen Lymphknoten und Mandeln, der Thymus ist unterentwickelt. Die Infektanfälligkeit tritt bereits in den ersten Lebensmonaten auf, oft besteht zusätzlich eine Störung der körperlichen Entwicklung. Die Kinder überleben das erste Lebensjahr meist nicht.

■ **Behandlung** Wenn möglich, wird bei einem erworbenen Immundefekt die Grunderkrankung behandelt. Bei B-Zelldefekten werden die fehlenden Immunglobuline regelmäßig ersetzt. Bei schweren angeborenen Immundefekten kommt eine Knochenmarktransplantation infrage.

Immunglobuline, →Antikörper.

Immunglobul|inmangel, angeborene oder erworbene Verminderung von Immunglobulinen (→Antikörper) im Blutserum und in Körpersekreten. Dabei können einzelne Klassen oder die Konzentration aller Immunglobuline vermindert sein. Durch den Immunglobulinmangel kommt es zu einer Abwehrschwäche gegenüber viralen und bakteriellen Infekten.

Ein **angeborener Immunglobulinmangel** kann sich als Mangel einzelner Immunglobulinklassen oder als →Gammaglobulin-Mangelkrankheit äußern. Der IgA-Mangel als häufigster Immundefekt führt bei einer Verminderung oder sogar völligem Fehlen von IgA in Blutserum und Körpersekreten zu gehäuften Infektionen der Atemwege und des Magen-Darm-Traktes, häufig treten eine Atopie oder Autoimmunerkrankungen auf. Manchmal verläuft er auch symptomlos. Der seltene IgM-Mangel ist ein Immundefekt mit verminderter Konzentration von IgM im Blutserum bei normaler Konzentration der anderen Immunglobuline. Es treten vermehrt bakterielle Infektionen auf. Beim Hyper-IgM-Syndrom besteht eine normale oder erhöhte Konzentration von IgM im Blutserum bei gleichzeitiger Verminderung von IgG und IgA. Ein **erworbener Immunglobulinmangel** entsteht durch einen starken Verlust von Eiweißen über die Niere (nephrotisches Syndrom) oder den Darm, kann aber auch durch eine verminderte Produktion von Antikörpern (z. B. durch →Immunsuppressiva) bedingt sein. Die Behandlung aller Formen besteht in regelmäßiger Gabe der fehlenden Immunglobuline.

Immunhyperthyreose, →Basedow-Krankheit.

Immun|insuffizienz, →Immundefekt.

Immunisierung, Vorgang, durch den ein Lebewesen unempfindlich gegenüber Krankheitserregern wird. Bei der **aktiven Immunisierung** bildet der Organismus in der Auseinandersetzung mit Krankheitskeimen die Antikörper selbst, bei der **passiven Immunisierung** werden dem Organismus die Antikörper als Immunserum zugeführt (→Impfung).

Immunität, angeborene oder erworbene Fähigkeit des Organismus, Krankheitserreger durch körpereigene, spezifische Antikörper bzw. Immunzellen zu bekämpfen. Die **angeborene Immunität** ist von einem vorhergehenden Kontakt mit dem Erreger unabhängig und unspezifisch. Bei der **erworbenen Immunität** entwickelt der Erkrankte während der Infektion spezifische Antikörper gegen den Erreger, die ihn vor einer erneuten Erkrankung durch den gleichen Erreger schützen. Einige (v. a. virusbedingte) Infektionskrankheiten hinterlassen eine **lang andauernde Immunität.**

Immunkoagulopathie, Blutgerinnungsstörung, die auf einer Hemmung bestimmter Gerinnungsfaktoren durch Antikörper beruht. Die Bindung der Antikörper an die Gerinnungsfaktoren blockiert deren Wirkung; häufig betroffen sind die Faktoren V, VIII, IX und XIII (→Blutgerinnung). Eine Immunkoagulopathie kann bei Frauen nach der Entbindung als Reaktion auf Arzneimittel oder bei Patienten mit Störungen des Immunsystems (z. B. Penicillinallergie, Asthma, Lupus erythematodes) auftreten. Bei der Bluterkrankheit (Hämophilie A) können sich gegen den therapeutisch gegebenen Gerinnungsfaktor VIII Antikörper bilden, die zu einer Immunkoagulopathie führen (Hemmkörperhämophilie).

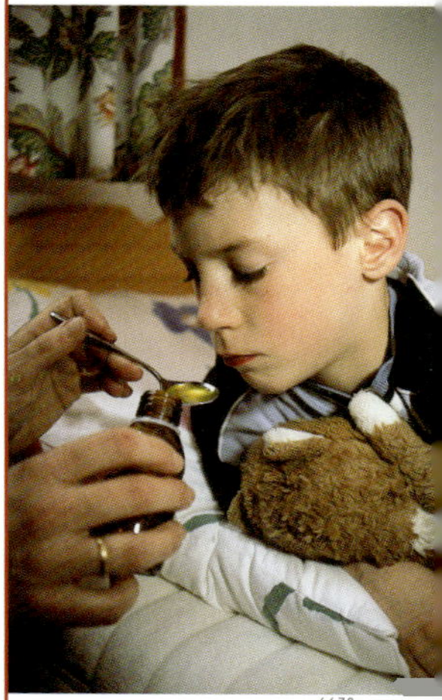
6672

Immunisierung.
Kinder trainieren ihr Immunsystem durch häufige Infekte, bis zu zwölf pro Jahr gelten als „normal".

Immunkomplex, Antigen-Antikörper-Komplex, Verbindung von Antigenen und Antikörpern. Die Bildung von Immunkomplexen bei der →Antigen-Antikörper-Reaktion ist ein normaler Vorgang der Immunantwort (→Immunsystem), der zur Aktivierung des Komplementsystems und zur Phagozytose der Immunkomplexe führt. Ist das Verhältnis zwischen Antigenen und den dagegen gebildeten Antikörpern ausgeglichen, so bilden sich große, unlösliche Komplexe, die rasch eliminiert werden.

Überwiegen entweder Antigene oder Antikörper, so bilden sich kleinere, lösliche Komplexe, die im Blut zirkulieren, in das Gewebe eindringen und dort zu zahlreichen Schädigungen führen können (→Immunkomplexkrankheiten).

Immunkomplexkrankheiten, Krankheiten, die durch die Ablagerung von im Blut zirkulierenden Antigen-Antikörper-Komplexen entstehen. Diese lagern sich in den Wänden der Blutgefäße ab, lösen dort einen Entzündungsprozess aus und führen dadurch zu Krankheitserscheinungen.

Immunkomplexkrankheiten können **akut** durch Zufuhr von Fremdantigenen ausgelöst werden, z. B. bei der →Serumkrankheit. Der **chronische** Verlauf ist durch die ständige Neubildung von Immunkomplexen gekennzeichnet, z. B. hervorgerufen durch Autoantigene (körpereigene Substanzen, die vom Körper fälschlich als fremd erkannt werden). Sie sind an Autoimmunkrankheiten wie der rheumatoiden Arthritis (→Rheuma) oder dem →Lupus erythematodes beteiligt. Zu den Immunkomplexkrankheiten gehören auch manche Formen der →Glomerulonephritis, →Gefäßentzündung oder →Endokarditis.

Immunkomplexpurpura, →Schoenlein-Henoch-Purpura.

Immunkrankheiten, Immunopathien, Krankheit, bei der Mechanismen der Immunreaktion verändert sind. Zu den Immunkrankheiten zählen z. B. →Immundefekte, →Autoimmunkrankheiten, →Immunkomplexkrankheiten oder auch →Allergien.

Immunmangelkrankheit, →Immundefekt.

Immunmodulation, Immuntherapie, zusammenfassende Bezeichnung für verschiedene Verfahren zur Beeinflussung des Immunsystems: zur Anregung und Stärkung durch →Immunstimulanzien, im weiteren Sinne auch durch Impfung, sowie zur gezielten Schwächung durch →Immunsuppressiva oder eine →Ganzkörperbestrahlung (bei Autoimmunkrankheiten und nach Transplantationen).

Immunologie, Lehre von den Abwehrmechanismen des →Immunsystems.

Immunopathien, →Immunkrankheiten.

Immunreaktion, Reaktion zwischen Antigen und Immunzellen oder zwischen Antigen und Antikörper im lebenden Organismus (→Immunsystem) oder in Testsystemen. Die Immunreaktion im Organismus ist die Voraussetzung für eine Immunantwort.

Immunserum, Antiserum, Blutserum mit Antikörpern gegen ein bestimmtes Antigen (monospezifisches Antiserum) oder mehrere Antigene (polyspezifisches Antiserum). **Heterologes Immunserum** wird aus tierischem Blut gewonnen, z. B. von Pferden, Rindern oder Schafen nach deren Immunisierung (Bildung von Antikörpern durch wiederholten Kontakt zum Antigen). **Homologes Immunserum** wird aus Blut von Menschen gewonnen, die nach Kontakt mit Bakterien, Viren, Giften, fremden Blutgruppenantigenen oder Lymphozyten (weißen Blutkörperchen) Antikörper gegen diese gebildet haben. Ein Immunserum enthält aufgrund der vielen verschiedenen Immunantworten eine Reihe unterschiedlicher →Antikörper.

Als Impfserum wird Immunserum zur passiven Immunisierung (→Impfung) genutzt. Tierische Immunseren werden z. B. gegen Botulismus (Lebensmittelvergiftung durch Bakteriengiftstoffe), Diphtherie, Gasbrand oder Schlangengifte, menschliches Immunserum in Form gereinigter Antikörper z. B. bei der Bekämpfung von Tetanus, Tollwut, Masern, Mumps, Röteln oder Hepatitis B verwendet (Immunglobulin vom Menschen, Hyperimmunglobulin). Der Einsatz wird eingeschränkt durch die Bildung von Antikörpern gegen Bestandteile des körperfremden Serums und eine hohe Abbaurate im Organismus. Im Rahmen der Labordiagnostik dienen Immunseren z. B. zur Bestimmung von Blutgruppen und zur Identifizierung von Krankheitserregern.

Immunstimulanzien, Wirkstoffe, die das körpereigene Abwehrsystem stärken. Immunstimulanzien werden zur Vorbeugung oder zur Zusatzbehandlung akuter Krankheiten eingesetzt. Es stehen Wirkstoffe aus vielen Bereichen zur Verfügung: Pflanzenextrakte aus Echinacea (Purpursonnenhut), Mistel und Thuja, Präparate aus Mikroorganismen, homöopathische Arzneimittel und Thymusextrakte. Substanzen, die nur bei speziellen Krankheiten angezeigt sind, sind z. B. →Interferone. Als Nebenwirkungen können Unverträglichkeitsreaktionen bzw. Allergien auftreten, besonders auf Thymusextrakte, die als Spritze verabreicht wurden.

Immunsuppressiva, Medikamente, die das Immunsystem und die von ihm ausgehenden Abwehrreaktionen unterdrücken. Sie finden nach Organverpflanzungen Anwendung, um eine Abstoßung des übertragenen Organs zu verhindern. Weitere Einsatzgebiete sind manche Anämien und →Autoimmunkrankheiten. Verwendung finden Glukokortikoide (→Kortikoide), Zytostatika wie Methotrexat und Azathioprin (→Krebsmittel), außerdem Ciclosporin (Cyclosporin). Allgemeine Nebenwirkungen aller Immunsuppressiva sind bei längerer Therapie erhöhte Infektanfälligkeit und ein erhöhtes Krebsrisiko. Hauptnebenwirkungen des Ciclosporins sind Leber- und Nierenschäden, Bluthochdruck, verstärkte Körperbehaarung und Zahnfleischwucherungen.

Immunsystem, Abwehrsystem, Gesamtheit aller Gewebe, Zellen und Zellprodukte, deren Hauptaufgabe darin besteht, körperfremde Substanzen (Antigene) zu beseitigen. Neben der Infektabwehr tragen Zellen des Immunsystems zur Wundheilung bei, sind an der Beseitigung zugrunde gegangener Zellen beteiligt und dienen zum Schutz vor Entartung von Körperzellen. Zum Immunsystem gehören eine Reihe **äußerer Schutzbarrieren,** die als Teil der natürlichen, unspezifischen Immunabwehr das Eindringen von Mikroorganismen verhindern.

Ein weiterer wichtiger Teil sind die **lymphatischen Organe,** die als Abwehrzellen →Lymphozyten enthalten. Als primäre lymphatische Organe werden Knochenmark und Thymus bezeichnet, da in ihnen die Bildung der Lymphozyten stattfindet (→Blutbildung). Milz, Lymphknoten, lymphatisches Gewebe des Darms und der lymphatische Rachenring mit Rachen-, Zungen- und Gaumenmandeln werden als sekundäre lymphatische Organe bezeichnet. Diese sind sozusagen die »Arbeitsplätze« der Lymphozyten, in denen sie ausgebildet werden, bestimmte Antigene zu erkennen. Auch die weitere Vermehrung der Abwehrzellen findet hier statt.

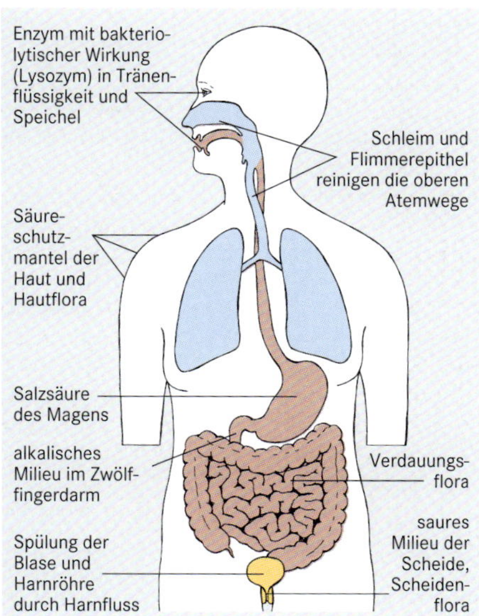

Immunsystem. Die äußeren Schutzbarrieren des menschlichen Körpers. Sie verhindern das Eindringen bzw. die Vermehrung von Mikroorganismen.

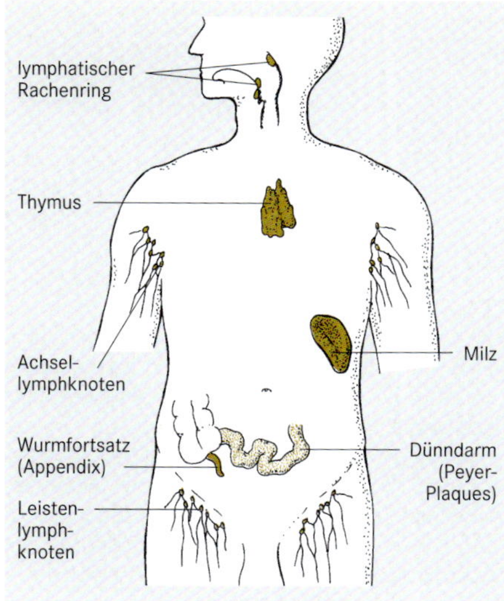

Immunsystem. Die lymphatischen Organe des Körpers. Die Lymphozyten werden in Knochenmark und Thymus gebildet, ihre Wirkung entfalten sie in Milz, Lymphknoten sowie im lymphatischen Rachenring und Darmgewebe.

Die **Zellen** des Immunsystems gehören zu den weißen Blutkörperchen (Leukozyten). Es werden eine Reihe verschiedener Zelltypen mit unterschiedlichen Funktionen unterschieden, die sich alle von pluripotenten Stammzellen des Knochenmarks ableiten. Die sich aus den Myeloblasten entwickelnden weißen Blutzellen gehören zum unspezifischen Abwehrsystem, während sich aus den Lymphoblasten die zum spezifischen Abwehrsystem gehörenden Lymphozyten und die natürlichen Killerzellen entwickeln.

Immunsystem
→ GEO **Dossier**
Die Heilkraft der Bewegung, Bd. 11

■ **Verschiedene Formen der Immunabwehr** Zum **unspezifischen Abwehrsystem** gehören neben weißen Blutkörperchen und natürlichen Killerzellen auch Eiweißstoffe, die sich gegen Krankheitserreger richten können (z. B. Zytokine wie Interferon oder Tumor-Nekrose-Faktor), Enzyme (z. B. Lysozym), das →Komplementsystem sowie die äußeren Schutzbarrieren. Das unspezifische Abwehrsystem ist nicht gegen eine bestimmte Sorte von Erregern gerichtet, sondern als breite, sofort einsetzende Reaktion angelegt, die Eindringlinge nicht immer erkennen und vollständig vernichten kann. Sie schützt den Organismus bis zum Einsetzen der spezifischen Abwehrreaktion.

Das **spezifische Abwehrsystem** besteht aus →Lymphozyten (T-Zellen, B-Zellen) und den von Plasmazellen, einer Unterart der B-Zellen, gebildeten →Antikörpern. Es richtet sich jeweils gegen spezielle Antigene, welche dadurch sehr gezielt bekämpft werden können. Die spezifische Abwehr setzt erst nach einigen Tagen ein, besitzt aber Gedächtnisfunktion, sodass bei einem erneuten Kontakt mit dem gleichen Erreger bis zum Einsetzen der Abwehrreaktion viel weniger Zeit vergeht.

An beiden Formen der Abwehr sind sowohl im Thymus heranreifende T-Lymphozyten

Immunsystem: Die vier Teilsysteme der Immunabwehr

	Zelluläre Abwehr	Humorale Abwehr
Spezifische Abwehr	T-Zellen: ▪ T-Helferzellen ▪ T-Suppressorzellen ▪ Zytotoxische T-Zellen ▪ T-Gedächtniszellen	Antikörper (produziert von Plasmazellen)
Unspezifische Abwehr	▪ NK-Zellen ▪ Makrophagen (Fresszellen) ▪ Neutrophile Granulozyten	▪ Komplementsystem ▪ Zytokine ▪ Lysozym

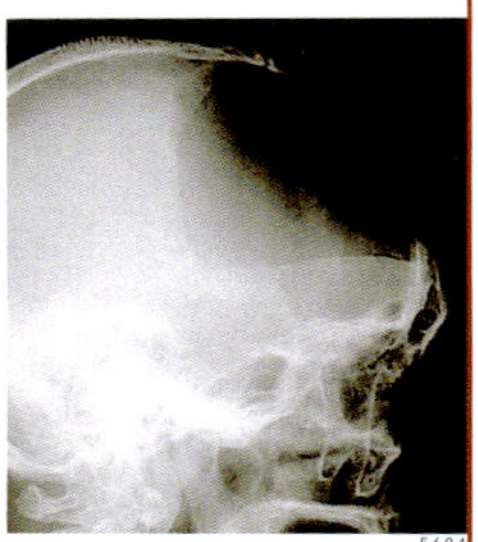

Implantat. Unfallbedingter Defekt an der Schädelkalotte (Röntgenaufnahme)

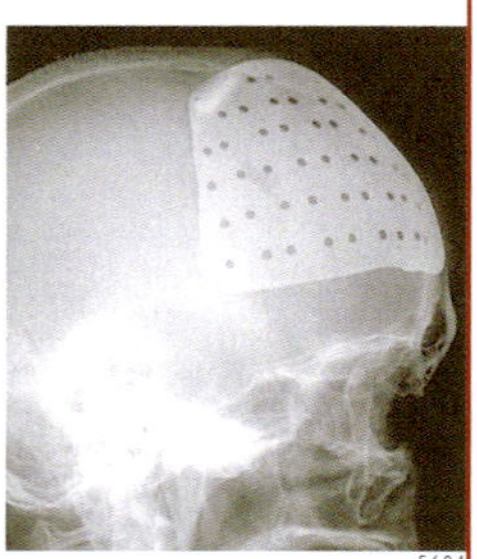

Implantat. Der Defekt in der Schädelkalotte mit Titanimplantat (Röntgenaufnahme). Titan eignet sich aufgrund seiner hohen Gewebeverträglichkeit und Korrosionsbeständigkeit hervorragend für solche Implantate.

(zelluläre Abwehr) als auch im Knochenmark heranreifende B-Lymphozyten, die von ihnen gebildeten Antikörper und Interleukine (IL) **(humorale Abwehr)** beteiligt.

▪ **Ablauf der Immunreaktion** Dringen trotz äußerer Schutzbarrieren Krankheitserreger in den Körper ein, werden sie zunächst aufgrund ihrer Antigene als fremd erkannt. Die **Makrophagen** arbeiten dabei als so genannte antigenpräsentierende Zellen, d.h., sie bieten die entsprechenden Bakterienantigene anderen Immunzellen zur Erkennung als fremd an. Diese wird durch **MHC-Proteine** (→MHC) vermittelt. **T-Helferzellen** locken dann durch Ausschüttung von Interleukinen u.a. **B-Zellen** an. Diese verwandeln sich in **Plasmazellen** und produzieren Antikörper, die zu dem Antigen passen, wie ein Schlüssel in ein Schloss. Diese spezifischen Immunglobuline passen nur für diese Antigene und binden sich daran. Dadurch wird das →Komplementsystem aktiviert, welches den Erreger beschädigt. Das lockt Fresszellen (neutrophile Granulozyten, Makrophagen), aber auch zytotoxische T-Zellen an, welche die Bakterientrümmer beseitigen.

Beim ersten Kontakt mit einem spezifischen Antigen werden zunächst verstärkt Antikörper vom Typ IgM, anschließend IgG produziert (Primärantwort). Bei wiederholtem Kontakt mit einem Antigen erfolgt die Immunantwort durch die **B-Gedächtniszellen** weitaus schneller und effektiver (Boostereffekt), wobei vermehrt und über einen längeren Zeitraum IgG gebildet wird (Sekundärantwort). Aus den T-Helferzellen gehen langlebige **T-Gedächtniszellen** hervor, die bei erneutem Kontakt mit dem gleichen Antigen die Produktion weiterer spezifischer T-Zellen rasch in Gang bringen.

▪ **Virusinfektion** Da Viren nicht über einen eigenen Proteinsyntheseapparat verfügen, können sie sich nur in den von ihnen befallenen Zellen vermehren, indem sie von diesen virale Eiweißmoleküle produzieren lassen. Da sie sich innerhalb der körpereigenen Zellen aufhalten, sind sie mit den oben beschriebenen Immunmechanismen nicht zu erkennen. Die Erkennung virusinfizierter Körperzellen gelingt jedoch mithilfe des MHC-Komplexes der Klasse I. Eine virusbefallene Körperzelle zeigt in den meisten Fällen das an den MHC-Komplex gebundene Hüllprotein des Virus an ihrer Zelloberfläche.

Die **zytotoxische T-Zelle** (T-Killerzelle) kann dieses erkennen, sich an die befallene Körperzelle binden und Enzyme (Perforine) produzieren, die die Zellmembran durchlöchern. Dadurch stirbt die Zelle mitsamt den enthaltenen Viruspartikeln ab. Dieser Vorgang wird als Lyse bezeichnet. Auf dieselbe Art werden auch entartete Tumorzellen unschädlich gemacht.

Sind nach erfolgreicher Abwehr einer Infektion alle eingedrungenen Erreger beseitigt, haben die **T-Suppressorzellen** die Aufgabe, das Abwehrgeschehen zu bremsen, damit es nicht zu einer überschießenden Immunreaktion kommt (→Autosensibilisierung). T-Suppressorzellen und zytotoxische T-Zellen tragen an ihrer Oberfläche das Oberflächenmolekül CD8, T-Helferzellen das Molekül CD4. Sie werden deshalb auch als **CD8-Zellen** bzw. **CD4-Zellen** bezeichnet. Dies ist besonders bei einer HIV-Infektion (→Aids) von Bedeutung, da dieses Virus sich an das CD4-Molekül anheftet und somit insbesondere die T-Helferzellen von der Infektion betroffen sind.

Immuntherapie, →Immunmodulation.

Immun|thrombozytopenie, →Werlhof-Krankheit.

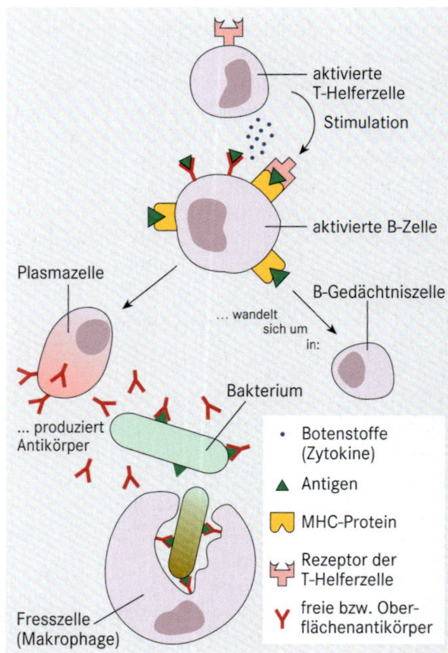

Immunsystem. T-Helferzellen stimulieren B-Zellen, die sich in Plasmazellen verwandeln und spezifische Antikörper gegen das Bakterium bilden. Die Antikörper binden sich an die Bakterienoberfläche und lösen dadurch die Vernichtung des Krankheitserregers aus. Beim nächsten Kontakt mit denselben Bakterien erfolgt die Immunantwort viel schneller, weil sie in den so genannten B-Gedächtniszellen abgespeichert ist.

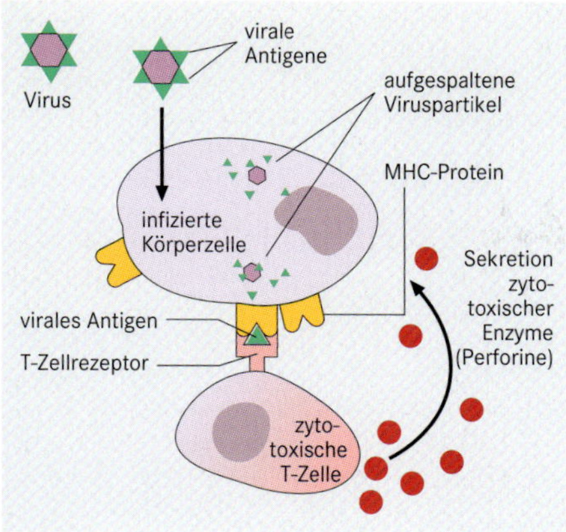

103197

Immunsystem. Eine zytotoxische T-Zelle bekämpft eine virusinfizierte Körperzelle. Die T-Zelle produziert Enzyme (Perforine), die die Zellmembran durchlöchern und die Körperzelle auf diese Weise einschließlich der enthaltenen Viruspartikel abtöten.

Immuntoleranz, Ausbleiben einer Immunantwort auf ein bestimmtes Antigen bei normaler Immunantwort auf andere Antigene. Gegen körpereigene Gewebe besteht normalerweise eine Immuntoleranz. Geht diese verloren, so kommt es zu →Autoimmunkrankheiten. Eine **natürliche Immuntoleranz** entsteht bereits im Fetus bei noch nicht voll ausgebildetem Immunsystem. Zugeführte Antigene werden als körpereigen akzeptiert. Der Organismus wird ein Leben lang das in diesem Lebensabschnitt zugeführte Antigen tolerieren, also keine Antikörper dagegen bilden. Zur **erworbenen Immuntoleranz** kann es bei voll ausgebildetem Immunsystem kommen, wenn dem Organismus (z. B. im Rahmen einer Hyposensibilisierung) über längere Zeit hinweg sehr geringe Mengen Antigen oder aber kurzfristig große Mengen Antigen zugeführt werden.

Immunvaskulitis, durch eine Überempfindlichkeitsreaktion gegen körpereigene oder von außen zugeführte Substanzen ausgelöste →Gefäßentzündung v. a. der mittleren und kleinen Arterien.

Immunzellen, Abwehrzellen, Zellen, die an der Immunantwort beteiligt sind.

Impetigo, →Eiterflechte.

Impfkalender, →Impfplan.

Impfkomplikation, →Impfung.

Impfpflicht, →Impfzwang.

Impfplan, Impfkalender, Zusammenstellung aller für Säuglinge, Kinder und Jugendliche empfohlenen Impfungen. In Deutschland wird der aktuelle Impfplan von der »ständigen Impfkommission am Robert-Koch-Institut« (STIKO), Berlin, herausgegeben.

Impfreaktion, normale Reaktion des Organismus auf eine →Impfung.

Impfschaden, →Impfung.

Impfschutz, Immunität des Organismus gegen bestimmte Krankheitserreger, die durch eine Impfung herbeigeführt wird. – Tabelle S. 704

Impfserum, →Immunserum.

Impfstoffe, →Impfung.

Impfung, siehe Sonderartikel Seite 706.

Impfzwang, Impfpflicht, gesetzlich angeordnete Pflicht, sich immunisieren zu lassen. Die obersten Landesgesundheitsbehörden können →Impfungen verbindlich vorschreiben, wenn eine übertragbare Krankheit als Epidemie oder in besonders bösartiger Form auftritt. Das Grundrecht auf körperliche Unversehrtheit kann dadurch eingeschränkt werden. Eine Freistellung vom Impfzwang erfolgt ausnahmsweise, wenn Impfpflichtige nicht ohne Gefahr für Leib oder Gesundheit geimpft werden können.

Implantat, Fremdmaterial, das für eine bestimmte Zeit oder auf Dauer in den menschlichen Körper eingebracht wird und eine Körperfunktion unterstützen oder wieder herstellen soll. Hierzu wird immer totes, meist künstliches (Kunststoff, Metall), seltener tierisches Material (z. B. Knochenspan) verwendet. Viele Implantate werden dauerhaft eingesetzt, z. B. künstliche Herzklappen, künstliche Hüft- oder Kniegelenke, Herzschrittmacher und Zahnimplantate, einige jedoch auch nur vorübergehend (Platten, Schrauben oder Drähte zur Behandlung von Knochenbrüchen).

Implantat
→ GEO **Dossier**
Im Labor der Organ-Designer, Bd.10

Implantation, **1)** *Therapie:* Einbringen biologischen oder künstlichen Fremdmaterials in den Körper (→Implantat) oder Wiedereinsetzen eines durch Unfall herausgeschlagenen Zahnes (Reimplantation).

2) *Gynäkologie:* Einnistung der befruchteten Eizelle in die Gebärmutter.

Impotentia generandi, Zeugungsunfähigkeit, Unfähigkeit, Nachkommen zu zeugen. Ursache sind entweder →Unfruchtbarkeit oder →Erektionsstörungen.

Impfplan für Säuglinge, Kinder und Jugendliche[1)]

Alter	Impfung gegen
Ab 1. Lebensmonat:	1. Hepatitis B **(HB)**
Ab 3. Lebensmonat:	1. Diphtherie, Tetanus, Pertussis **(DPT)** 1. Haemophilus influenzae Typ b **(Hib)** 1. inaktivierte Poliomyelitis-Vakzine **(IPV)**
Ab 4. Lebensmonat:	2. DPT bzw. DPT-Hib
Ab 5. Lebensmonat:	3. DPT, 3. Hib, 2. HB, 2. IPV
Ab 12.–15. Lebensmonat:	4. DPT, 4. Hib, 3. HB, evtl. 3. IPV 1. Masern, Mumps, Röteln **(MMR)** 1. Windpocken
Ab 16.–24. Lebensmonat:	2. MMR, 2. Windpocken
Ab 6. Lebensjahr:	Tetanus-Diphtherie-Auffrischimpfung (**Td** = mit reduziertem Diphtherietoxoidgehalt)
11.–15. Jahr:	IPV-Auffrischimpfung Td-Auffrischimpfung HB und MMR für ungeimpfte Jugendliche

1) nach STIKO

Impfschutz: Indikations- und Auffrischimpfungen für Erwachsene[1)]

Erkrankung	Kategorie	Impfindikationen
Cholera	R	Auf Verlangen des Ziel- oder Transitlandes; nur im Ausnahmefall
Diphtherie	S, A	Auffrischimpfung, wenn die letzte Impfung der Grundimmunisierung bzw. die letzte Auffrischimpfung länger als 10 Jahre zurückliegt
FSME	I, B, R	Aufenthalte und Reisen in Gefährdungsgebiete; FSME-Risikogebiete in Deutschland werden vom Robert-Koch-Institut veröffentlicht
Gelbfieber	R, B	Reisen in Gelbfieber-Infektionsgebiete (tropisches Afrika und Südamerika)
Haemophilus influenzae Typ b (Hib)	I	Personen mit fehlender Milz
Hepatitis A (HA)	I, B, R	Gefährdete Personen (z. B. medizinisches Personal, homosexuell aktive Männer), Aufenthalt in Gebieten mit hoher Durchseuchung
Hepatitis B (HB)	I, B, R	Gefährdete Personen (→Virushepatitis); nach Verletzungen mit evtl. erregerhaltigen Gegenständen; Neugeborene von Müttern mit positiver Hepatitis-B-Serologie (HBsAg); Patienten mit häufigen Dialysen oder Bluttransfusionen; Aufenthalte in Gebieten mit hoher Prävalenz
Influenza (Grippe)	S, I, B	Personen über 60 Jahre, Personen mit erhöhter gesundheitlicher Gefährdung infolge eines Grundleidens, bei Epidemien oder in Einrichtungen mit hohem Publikumsverkehr
Masern	B	Ungeimpfte Personen in Kindereinrichtungen
Meningokokken-Infektionen	I, B, R	Aufenthalte in Gebieten mit hoher Prävalenz; besonders gefährdete Personen, z. B. aufgrund von Immundefekten oder Laborpersonal
Mumps	B	Ungeimpfte Personen in Kindereinrichtungen
Pertussis (Keuchhusten)	B	Ungeimpfte Personen in Kindereinrichtungen
Pneumokokken-Infektionen	S, I	Personen über 60 Jahre, Personen mit erhöhter gesundheitlicher Gefährdung infolge eines Grundleidens; Frühgeborene
Poliomyelitis (Kinderlähmung)	S, I, A, B	Personen mit fehlender oder unvollständiger Grundimmunisierung; medizinisches Personal mit erhöhtem Risiko (Labor, Kinderneurologie, Asylheime); bei Reisen in Länder mit Infektionsrisiko; Aussiedler und Asylbewerber aus Gebieten mit hoher Prävalenz, die in Gemeinschaftsunterkünften leben
Röteln	I, B	Ungeimpfte Personen in Einrichtungen der Geburtshilfe, Säuglings- und Kinderpflege; seronegative Frauen mit Kinderwunsch
Tetanus (Wundstarrkrampf)	S, A, I	Auffrischimpfung (alle 10 Jahre); nach Verletzungen
Tollwut	B, R	Nach Kontakt mit tollwutverdächtigen Tieren, bei besonderer Gefährdung vorbeugend (z. B. Tierärzte, Jäger oder bei Reisen in Gefährdungsgebiete)
Tuberkulose		Die Impfung mit dem derzeit verfügbaren BCG-Impfstoff wird nicht empfohlen
Typhus	R	Reisen in Gefährdungsgebiete
Windpocken (Varizellen)	I, B	Seronegative, ungeimpfte 12- bis 15-jährige Jugendliche; seronegative, besonders gefährdete Personen (z. B. Kinder mit Leukämie, bösartigen Tumoren, schwerer Neurodermitis oder Personal im Gesundheitsdienst); seronegative Frauen mit Kinderwunsch; seronegative, besonders gefährdete Personen im Gesundheitsdienst

1) (nach STIKO) Kategorie S = Standardimpfung mit allgemeiner Anwendung (Regelimpfungen), A = Auffrischimpfungen, I = Indikationsimpfungen für Risikogruppen bei individuell erhöhtem Expositions-, Erkrankungs- oder Komplikationsrisiko sowie auch zum Schutz Dritter, B = Impfungen aufgrund eines erhöhten beruflichen Risikos, R = Reiseimpfungen.

Impotenz, →Erektionsstörung.

Impression, Einbuchtung in Organen oder anderen Körperteilen. Sie kann natürlichen Ursprungs sein, z. B. als Vertiefung an der Innenseite der Schädelknochen, oder verletzungsbedingt auftreten.

Impressionsfraktur, Form des →Knochenbruchs.

Impulsiv-Petit-Mal [-pəti'mal, französ.], Form der Epilepsie, bei der Krampfanfälle erstmals in der Pubertät auftreten. Sie geht einher mit heftigen Zuckungen von Schultern und Armen, die jeweils nur 2–3 Sek. dauern. Die Betroffenen stürzen nicht, ihnen fallen jedoch häufig Gegenstände aus den Händen. Das Bewusstsein ist nur leicht getrübt. Die Anfälle treten besonders morgens auf und können von Grand-Mal-Anfällen gefolgt sein. Im Gegensatz zu anderen altersgebundenen Krampfanfällen kann zu einem hohen Prozentsatz Anfallsfreiheit durch medikamentöse Behandlung erzielt werden, auch Spontanheilungen kommen gelegentlich vor.

In|aktivitäts|atrophie, Form der →Atrophie.

in|apparent, nicht in Erscheinung tretend, stumm, symptomlos; Ggs. apparent.

In|appetenz, →Appetitlosigkeit.

Incisio, →Inzision.

Incus, Amboss, ein Gehörknöchelchen im Mittelohr (→Ohr).

Indikation, Heilanzeige, Grund zur Verordnung und Durchführung einer bestimmten Untersuchungs- oder Behandlungsmaßnahme im Interesse des Betroffenen. Eine Behandlungsnotwendigkeit ergibt sich aus der Art, der Schwere und dem Wissen über Verlauf und drohende Komplikationen einer Erkrankung, hängt aber auch vom Betroffenen, seinen Wünschen, seinem Alter und von möglichen Begleiterkrankungen ab.

Bei der **absoluten Indikation** ist eine Behandlung zwingend erforderlich (z. B. Operation bei akuter Blinddarmentzündung). Bei Gefährdung des Lebens muss auch gegen den Willen des Betroffenen (z. B. bei Selbstmordgefahr) bzw. ohne dessen Einwilligung (z. B. bei Bewusstlosigkeit) behandelt werden **(vitale Indikation).**

Liegt nur eine bedingte Gefährdung des Betroffenen vor oder verspricht ein Heilverfahren nur bedingt Erfolg, spricht man von **relativer Indikation.**

Individualprophylaxe, →zahnärztliche Prophylaxe.

indiziert, angezeigt, erforderlich, ratsam (→Indikation).

indolent, schmerzlos, unempfindlich oder gleichgültig gegenüber Schmerzen; auch im Sinne von gleichgültig, stumpf, unbeeindruckbar.

Indometacin, ein →Prostaglandinsynthesehemmer.

Induration, krankhafte Verhärtung und Verdichtung von Gewebe oder Organen durch Vermehrung des Bindegewebes, z. B. die Induratio penis plastica (→Penisfibromatose).

Infantilismus, Stehenbleiben auf einer kindlichen Entwicklungsstufe.

Beim **physischen Infantilismus** haben der Gesamtorganismus (z. B. beim →Minderwuchs) oder einzelne Organe (z. B. →Hypogonadismus) die altersgemäße Ausprägung nicht erreicht. Die Ursachen sind vielfältig, z. B. genetische Defekte, frühe schwere Erkrankungen, Hormonstörungen.

Ein physischer Infantilismus ist oft mit einem **psychischen Infantilismus** verbunden, der durch kindliche Denk- und Verhaltensmuster beim Erwachsenen auffällt. Dieser kann aber auch isoliert, als Folge einer seelisch-geistigen Entwicklungsstörung bestehen. Eine schwer einzugrenzende Sonderform des psychischen Infantilismus ist der **sexuelle Infantilismus** mit der Unfähigkeit, eine erwachsene, partnerschaftliche sexuelle Beziehung einzugehen.

Die Behandlung des physischen Infantilismus richtet sich nach der zugrunde liegenden organischen Erkrankung. Beim psychischen Infantilismus wird bei subjektivem Leidensdruck eine Psychotherapie verordnet.

Infarkt, plötzlicher, umschriebener Gewebeuntergang infolge akuten Sauerstoffmangels durch Unterbrechung der Blutzufuhr in das betroffene Gebiet. Verursacht wird ein Infarkt v. a. durch →Embolie, →Thrombose, →Arteriosklerose oder Gefäßabklemmung.

Infarkt|ikterus, Gelbfärbung der Haut infolge vermehrten Anfalls des Farbstoffs Bilirubin nach ausgedehntem →Lungeninfarkt mit Blutung. Er entsteht durch den Abbau von aus roten Blutkörperchen freigesetztem Farbstoff zum gelbbraunen Gallenfarbstoff Bilirubin.

Infarktpleuritis, Brustfellentzündung im Rahmen eines Lungeninfarktes (→Pleuritis).

Infarktpneumonie, →Lungenentzündung, die sich infolge eines Lungeninfarktes entwickelt hat.

Infekt, 1) →Infektion.

2) mild verlaufende Infektionskrankheit (→Erkältungskrankheiten).

Infektallergie, Überempfindlichkeitsreaktion auf Infektionserreger oder Teile davon. Eine Infektallergie kann sich als →Allergie vom Soforttyp oder vom Spättyp äußern.

Infektanämie, Form der →Anämie, die meist bei chronischen Entzündungen auftritt und durch eine vorübergehende Eisenverwertungsstörung verursacht wird.

Infektiologie, Infektionslehre, Lehre von der Entstehung, dem Erkennen, der Verhütung und Behandlung von →Infektionskrankheiten. Sie berührt den gesamten Bereich der Medizin, insbesondere das Fachgebiet der →Mikrobiologie und Infektionsepidemiologie.

Infektion, Ansteckung, Übertragung, Haftenbleiben, Eindringen und Vermehrung von Mikroorganismen im menschlichen Körper. Ob klinische Symptome auftreten, hängt von den krank machenden (pathogenen) Eigenschaften des Erregers und den Abwehrkräften des infizierten Menschen ab (→Infektionskrankheiten).

■ **Entstehung** Voraussetzung für die Entstehung einer Infektion ist eine Infektionsquelle. Von dieser aus werden die Erreger über unterschiedliche Infektionswege direkt oder indirekt auf den Menschen übertragen (→Infektionskette).

■ **Infektionstypen** Bleibt die Infektion auf die Eintrittsstelle des Mikroorganismus beschränkt, handelt es sich um eine **lokale Infektion.** Ein typisches Beispiel dafür sind Wundinfektionen. Bei **generalisierten Infektionen** hingegen dringen die Erreger bis ins Gefäßsystem vor und ziehen den gesamten Organismus in Mitleidenschaft. **Obligate Infektionen** werden durch Mikroorganismen verursacht, die bei nahezu jedem nichtimmunen Menschen krankheitserregend sind, **opportunistische Infektionen** betreffen hingegen Menschen mit einer Abwehrschwäche. Die →Krankenhausinfektion ist ein typisches Beispiel.

■ **Ausbreitungsformen** Obligate Infektionen können sich unter Umständen rasch von Mensch zu Mensch ausbreiten. Die Folge

Fortsetzung S. 710

Impfung

Impfung

Vorbeugung durch Impfungen

Die Schutzimpfung (Vakzination) beruht auf dem Prinzip, dass mit dem vorbeugenden Einbringen von Impfstoffen eine künstliche Immunität gegenüber Krankheitserregern erzeugt wird. Damit bieten Impfungen einen effektiven und nebenwirkungsarmen Schutz gegen eine Reihe von ansteckenden Krankheiten. Zudem gelingt es, damit Infektionskrankheiten auszurotten; dafür müssen allerdings weltweit genügend Menschen geimpft sein. Ein Beispiel dafür sind die Pocken, die erfolgreich eliminiert werden konnten. Die zunehmende Impfmüdigkeit birgt die Gefahr, dass die so genannte Durchimpfung sinkt und sich damit bestimmte Infektionskrankheiten wieder verstärkt ausbreiten.

Impfstoffe werden jeweils spezifisch auf die Erreger bzw. die von ihnen gebildeten Giftstoffe zugeschnitten. Gegen den – meist durch eine Injektion – in den Körper gelangten Impfstoff werden vom Immunsystem Antikörper gebildet. Damit kann der Organismus dann bei einer Infektion mit dem echten Erreger effizient und schnell reagieren. Allerdings lässt die Erinnerung an den Impfstoff nach einiger Zeit nach, weshalb Auffrischimpfungen angezeigt sind. Die Zeitabstände variieren je nach Impfung. Deshalb sollte man den Impfstatus vom Hausarzt regelmäßig überprüfen lassen.

Verschiedene Wege zum Impfschutz

Bei der aktiven Immunisierung werden auf den Impfling Antigene übertragen, z. B. abgeschwächte Krankheitserreger, gegen die sein Immunsystem spezifische Antikörper bildet. Die Grundimmunisierung erfolgt je nach Impfstoff mit einer bis vier Impfstoffgaben in bestimmten Abständen. Der Impfschutz kann durch eine erneute Vakzination (Auffrischungsimpfung) schnell wiederhergestellt werden, wenn die Antikörpermenge nach längerer Zeit nachlässt. Diese Sekundärantwort des Immunsystems wird Booster-Effekt genannt und ist auf die nach dem ersten Kontakt mit einem Antigen erfolgende Bildung spezifischer Gedächtniszellen zurückzuführen, die schnell auf geringe Mengen eines Antigens reagieren können.

Nachteil der aktiven Impfung ist, dass der Körper für die Antikörperbildung einige Tage bis Wochen braucht. Um diese Zeit ohne Impfschutz zu überbrücken, kann eine passive Immunisierung durchgeführt werden, z. B. nach einer möglichen Ansteckung durch Zeckenbisse in Gefährdungsgebieten der Frühsommer-Meningoenzephalitis (FSME). Dabei werden vorgefertigte Abwehrstoffe, so genannte Immunseren, verabreicht, die spezifische Antikörper gegen bestimmte Erreger oder Giftstoffe (Toxine) enthalten. Eine passive Immunisierung kann auch durchgeführt werden, wenn eine aktive Immunisierung nicht verfügbar oder nicht möglich ist, z. B. bei Immundefekten. Da die zugeführten Antikörper wieder abgebaut werden, hält der Schutz allerdings nur maximal drei Monate an. Ist sowohl ein sofortiger als auch dauerhafter Schutz erforderlich, können bei einer Simultanimpfung auch passive und aktive Immunisierung kombiniert werden. So wird z. B. nach einer offenen Verletzung zum Schutz vor Wundstarrkrampf eine Tetanus-Simultanimpfung durchgeführt, wenn kein ausreichender Impfschutz besteht. Auch gegen Virushepatitis B (HB) z. B. bei Neugeborenen infizierter Mütter oder Tollwut nach Kontakt mit evtl. infizierten Tieren kommt eine Simultanimpfung zum Einsatz.

Bei der aktiven Immunisierung werden abgeschwächte oder abgetötete Impfstoffe verwendet. So enthalten Lebendimpfstoffe vermehrungsfähige Krankheitserreger, die in ihrer Wirkung abgeschwächt sind und z. B. gegen Masern, Mumps und Röteln gegeben werden. Totimpfstoffe enthalten abgetötete Krankheitserreger (z. B. gegen Keuchhusten, Hepatitis A und B), deren Antigene oder deren entschärfte Giftstoffe (Toxoidimpfstoffe, z. B. gegen Wundstarrkrampf, Diphtherie).

Vor allem bei Säuglingen und Kindern wird mit Kombinationsimpfstoffen gleichzeitig gegen mehrere Erreger bzw. deren Toxine geimpft. Das erspart den Kindern einige Injektionen und macht weniger Arztbesuche notwendig. Es gibt mittlerweile seit einigen Jahren sogar Sechsfachkombinationen, bei denen mit einer einzigen Injektion gegen Diphterie, Keuchhusten, Wundstarrkrampf, Kinderlähmung, Hepatitis B und Infektionen mit dem Erreger Haemophilus influenzae geimpft werden kann. Seit vielen Jahren bewährt hat sich auch eine Dreifachimpfung gegen Masern, Mumps und Röteln.

Empfohlene Impfungen

In Deutschland sind Impfungen keine Pflicht. Allerdings werden von der ständigen Impfkommission (STIKO) am Robert-Koch-Institut in Berlin Empfehlungen ausgesprochen und in einem Impfkalender zusammengefasst, der ständig auf dem neuesten Stand gehalten wird. Die Impfungen werden im Impfausweis (Impfpass) genau dokumentiert – neben dem Impfstoff werden auch Chargennummer und Datum eingetragen. Dies ist als Gedächtnisstütze wichtig, aber auch bei Komplikationen.

Kinder sollten ab dem 3. Lebensmonat geimpft werden, da die Abwehrstoffe, die der Säugling während der Schwangerschaft von der Mutter bekommt, dann abgebaut sind. Empfohlen werden im ersten Lebensjahr Impfungen zum Schutz gegen Diphterie (D/d), Pertussis (aP), Tetanus (T), Haemophilus influenzae Typ b (Hib), Hepatitis B (HB) und Poliomyelitis (IPV). Ab Ende des 1. Lebensjahrs kommen noch Masern, Mumps und Röteln (MMR) hinzu. Seit Mitte 2004 hat die STIKO auch eine Schutzimpfung gegen Windpocken (Varizellen), vorzugsweise im 2. Lebensjahr, in ihre Empfehlungen aufgenommen. Für Erwachsene werden zusätzlich Impfungen gegen den Grippevirus (Influenza) und Pneumokokken empfohlen. Je nach Art der Impfung müssen bis zum vollständigen Impfschutz eine bis vier Injektionen in bestimmten Abständen gegeben werden, die dem Impfkalender zu entnehmen sind.

Nicht geimpft werden sollten Personen mit akuten, behandlungsbedürftigen Erkrankungen. Die Impfung muss dann bis frühestens zwei Wochen nach vollständiger Genesung verschoben werden. Vorsicht ist geboten, wenn bei einer früheren Impfung ausgeprägte Impfreaktionen aufgetreten sind. Liegt eine Allergie gegen Bestandteile des Impfstoffes vor, muss die Impfung unterbleiben, ebenso bei Immunerkrankungen. Während der Schwangerschaft sollten nur dringend indizierte Impfungen durchgeführt werden. Insbesondere bei Lebendimpfstoffen gegen Gelbfieber, Masern, Mumps, Röteln und Windpocken besteht sonst die Gefahr, Schädigungen des Ungeborenen zu riskieren. Wurde eine Impfung zu einem Zeitpunkt durchgeführt, an dem die Schwangerschaft noch nicht bekannt war, ist das allerdings keine Indikation für einen Schwangerschaftsabbruch. Chronische Erkrankungen sind in der Regel kein Hinderungsgrund für Impfungen; in manchen Fällen werden Schutzimpfungen dann sogar besonders empfohlen.

Bei Fernreisen müssen rechtzeitig Schutzimpfungen in die Wege geleitet werden, die vom Ein- oder Durchreiseland vorgeschrieben sind. Zusätzlich sollte erwogen werden, die von der WHO empfohlenen Impfungen durchzuführen. Auch der generelle Impfschutz muss aufgefrischt werden. Es ist deshalb sinnvoll, dass sich der Betroffene spätestens 6 Wochen vor Reiseantritt bei einem Arzt, Gesundheitsamt oder Tropeninstitut über notwendige Schritte informiert.

Impfreaktionen und -komplikationen

Sowohl durch die Impfstoffe selbst als auch die Trägerstoffe können Impfreaktionen auftreten. Meist innerhalb der ersten drei Tage nach der Impfung kann es zu Rötung, Schwellung und Schmerzhaftigkeit der Injektionsstelle kommen. Auch erhöhte Temperaturen, grippeähnliche Beschwerden mit Krankheitsgefühl und Kopfschmerzen sowie Magen-Darm-Beschwerden wie Appetitlosigkeit, Übelkeit und Durchfall können auftreten. Diese Reaktionen sind Zeichen der normalen Auseinandersetzung des Organismus mit dem Impfstoff und klingen in der Regel rasch und ohne Folgen wieder ab. Seltener treten allergische Erscheinungen als Reaktion auf den Impfstoff oder auf Hilfsstoffe im Präparat auf.

Impfkomplikationen kommen selten vor. Man versteht darunter Erkrankungen, die über eine

Impfung

Impfung

normale Impfreaktion hinausgehen. So kann sich nach einer Tuberkulose-Impfung an der Impfstelle ein Impfgeschwür, ein Abszess oder auch eine Lymphgefäßentzündung ausbilden. Diese Komplikationen treten überwiegend bei Abwehrschwäche auf. Nach einer FSME-Impfung können entzündliche Nervenerkrankungen aktiviert werden. Im Rahmen des sich entwickelnden Fiebers kann es bei verschiedenen Impfungen zu einem Fieberkrampf kommen.
Impfschäden sind – sehr selten auftretende – bleibende Schäden. Ist der Impfschaden durch eine öffentlich empfohlene Schutzimpfung entstanden, so ist er meldepflichtig und das jeweilige Bundesland haftet für die Entschädigung.

Pro und Kontra

Der britische Arzt Edward Jenner (* 1749, † 1823) läutete 1796 mit seinem Impfversuch mit Kuhpockenlymphe die Ära der Vakzination ein, nachdem schon seit längerer Zeit die Variolation, also Impfung mit Menschenpocken, in Indien, China und der Türkei gebräuchlich war. So erfolgreich Jenner mit der ersten Impfung war, hatte er im Folgenden immer wieder Misserfolge und schwere Nebenwirkungen zu verzeichnen. Seitdem prallen bis heute immer wieder die Meinung der Befürworter und der Impfgegner aufeinander. Verstehen die einen Impfungen als wirksames Mittel, gefährliche Krankheiten zu vermeiden und auszurotten, und argumentieren sie, dass deren mögliche Nebenwirkungen größer sind als die der Impfung, sehen die anderen die möglichen Gefahren der Impfung selbst sowie des Unterdrückens der Krankheiten. Insbesondere Eltern sind sich unsicher, ob die potenziellen Nebenwirkungen und bleibenden Schäden die möglichen Vorteile einer Schutzimpfung bei ihrem Kind rechtfertigen, zumal die Krankheiten dank besserer Hygiene und Ernährung in den Industrienationen nur noch selten auftreten und schwere Verläufe und Komplikationen eher rar sind. Andererseits zeigt sich in den letzten Jahren, dass aufgrund steigender Impfmüdigkeit und damit nachlassendem Impfschutz ansteckende Krankheiten wieder zunehmen.

Ein weiteres Argument der Impfgegner sind die in den Impfstoffen – neben den Bakterien, Viren oder Toxinen – enthaltenen Bestandteile. So wird vermutet, dass Substanzen von den zur Züchtung verwendeten Tierorganen, Krebszellen oder befruchtete Hühnereier in den menschlichen Organismus übertragen werden und dort allergische oder sonstige unerwünschte Reaktionen auslösen können. Bei gentechnisch hergestellten Impfstoffen ist dieses Risiko zwar geringer, dafür liegen dazu noch keine Langzeituntersuchungen vor.
Um den Impfstoff haltbar zu machen, werden verschiedene chemische Stoffe zugesetzt. So werden zur Hemmung der Erregervermehrung Formaldehyd, Chloroform und Polysorbate, als Bindemittel Aluminiumhydroxid und -phosphat und gegen bakterielle Verunreinigungen Antibiotika oder Thiomersal zugegeben. Letzteres ist eine quecksilberhaltige Verbindung, die zu akuten Vergiftungen führen kann, allerdings in Deutschland kaum noch verwendet wird.
Ein weiterer Aspekt ist die Kombinationsimpfung. Hat sie aufgrund der verminderten Injektionshäufigkeit u. a. den Vorteil, dass die Menge der zugeführten Zusatzstoffe vermindert ist, halten Impfgegner dagegen, dass mit dieser Form der Impfung Kinder einer Situation ausgesetzt werden, die im Normalfall nicht vorkommt. So würden sie nie an mehreren Kinderkrankheiten gleichzeitig leiden, weshalb die mit der Impfung parallel herbeigeführte Immunität evtl. nicht so groß ist wie diejenige, die der Organismus nach durchgemachter Krankheit entwickeln würde. Bekannt ist bisher auch nicht, wie sich die Impfung des Einzelnen sowie die Durchimpfung der Bevölkerung auf lange Sicht auswirkt. Tatsache jedoch ist, dass die Komplikationsrate von Impfungen geringer ist als die der Nebenwirkungen der entsprechenden Krankheiten.

■ Siehe auch

→ Antigen · Antikörper · Diphtherie · Gedächtniszellen · Haemophilus influenzae · Immunserum · Immunsystem · Keuchhusten · Kinderlähmung · Masern · Mumps · Reisen · Röteln · Wundstarrkrampf

Rechte Seite:
Der britische Arzt Edward Jenner führte 1796 die erste Pockenschutzimpfung mit Kuhpockenlymphe erfolgreich durch (Farblithografie, um 1900).

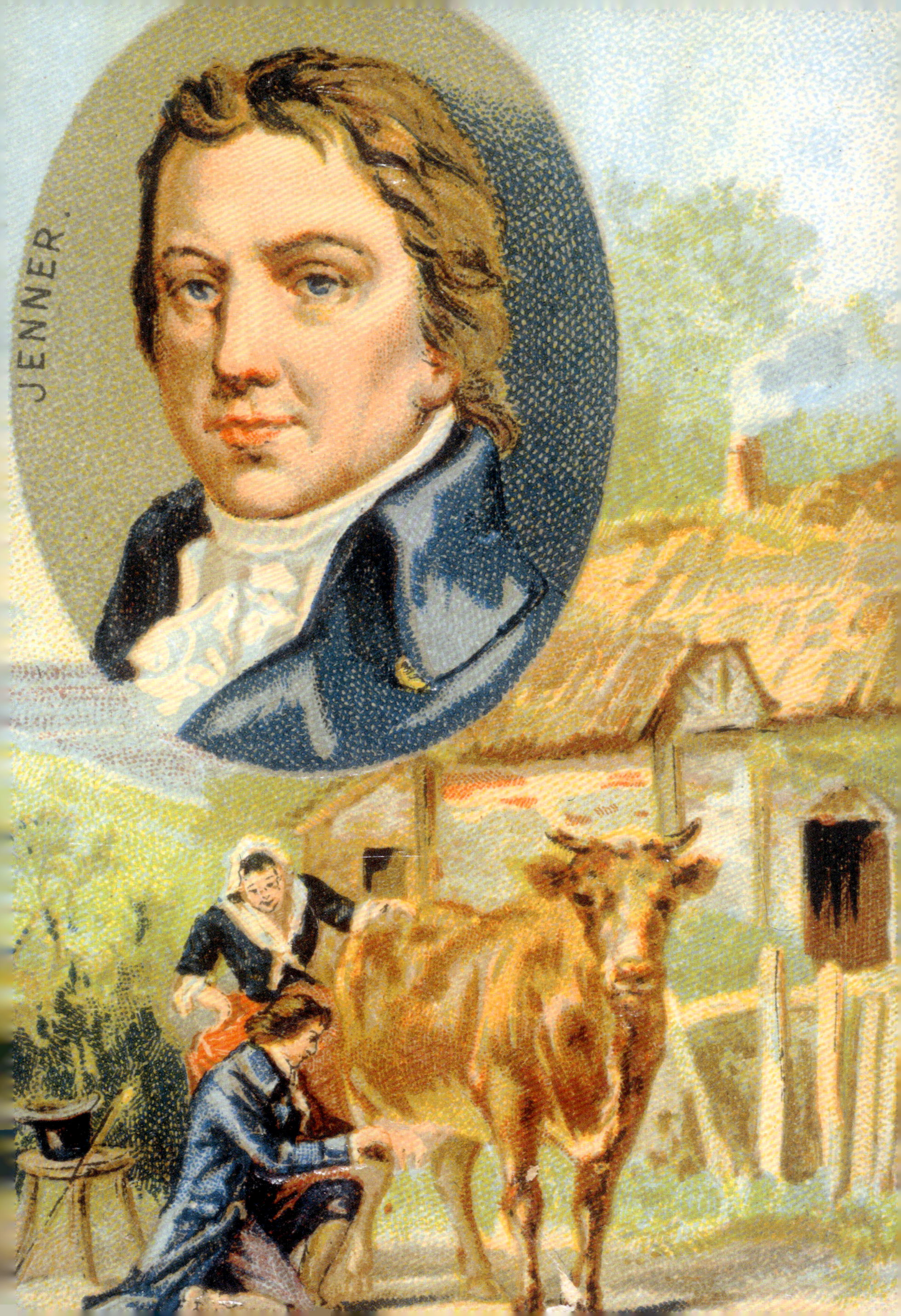
JENNER.

Fortsetzung von S. 705
ist eine zeitlich und örtlich begrenzte Häufung von Infektionskrankheiten, d.h. eine **Epidemie,** z.B. Grippe-, Cholera- oder Pestepidemien. Breitet sich eine Epidemie über einen gesamten Kontinent oder sogar weltweit aus, spricht man von einer **Pandemie** (z.B. Aids). Bei einer **Endemie** ist der Erreger in einer bestimmten Region weit verbreitet und ständig vorhanden. In diesem Fall erkranken in der Hauptsache Kinder und Zugereiste, während ältere Einheimische immun sind.

Infektionsabwehr, Mechanismen, die den Organismus vor Infektionen schützen (→Immunsystem).

Infektionsherd, →Herd.

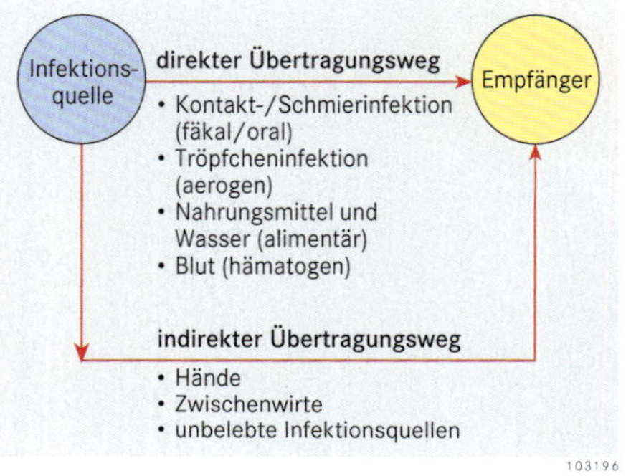

Infektionskette. Mögliche Infektionswege. Prinzipiell wird ein direkter und ein indirekter Übertragungsweg unterschieden.

Infektionskette, Infektkette, Weg des Erregers einer Infektion. Zur Infektionskette gehören die Infektionsquelle, der eigentliche Übertragungsweg und der Empfänger, der wiederum Infektionsquelle sein kann. Die **Infektionsquelle** (Erregerreservoir) ist der Ursprung einer Infektion, von dem aus Erreger gestreut werden. Grundsätzlich lassen sich belebte (Menschen, Tiere) und unbelebte Infektionsquellen (z.B. Wasser, Nahrungsmittel, Abfall, Luft, Körperflüssigkeiten, Geräte, Textilien) voneinander unterscheiden. Bei den **Übertragungswegen** (Infektionswegen) stehen Kontakt- oder Schmierinfektionen (z.B. durch Händeschütteln) sowie Infektionen durch Nahrungsmittel oder Wasser im Vordergrund. Ein Erreger kann von einem Wirt auf einen anderen Wirt der gleichen Art (z.B. von Mensch zu Mensch) übertragen werden. Andere Erreger werden von Wirbeltieren übertragen und lösen beim Menschen die Zoonosen (z.B. Tollwut, Katzenkratzkrankheit, Ornithose) aus. Krankheitsübertragende Arthropoden (Gliederfüßer, z.B. Insekten) werden Vektoren genannt. Beispiele sind Anophelesmücken (Malaria), Zeckenarten (Borreliosen, FSME, Gelbfieber), Läuse (Fleck-, Rückfallfieber).

Infektionskrankheiten, übertragbare Krankheiten, die durch das Eindringen von Würmern oder Mikroorganismen wie Bakterien, Viren, Pilzen oder Protozoen verursacht werden. Zweit- und Mischinfektionen sind häufig, z.B. bakteriell verursachte Lungenentzündung bei Virusgrippe.

■ **Krankheitsentstehung und -verlauf** Einfluss haben die Eigenschaften des Erregers, wie z.B. Eindringvermögen, Übertragbarkeit, Fähigkeit zur Krankheitsauslösung (Pathogenität), Aggressivität oder Vermehrungsfähigkeit. Aber auch Eigenschaften des Wirtsorganismus wie Abwehrlage (Immunität) und Empfänglichkeit bzw. Unempfänglichkeit (Basisimmunität) sind von großer Bedeutung.

■ **Übertragungswege** Als Eintrittspforten der Keime dienen meist Lunge oder Verdauungstrakt, seltener Haut und Schleimhäute. Grundsätzlich wird unterschieden zwischen **endogenen Infektionen,** bei denen der Erreger aus der körpereigenen Flora des Kranken stammt (z.B. wenn eigene Darmbakterien bei einem Darmdurchbruch in den Körper gelangen), und **exogenen Infektionen,** bei denen der Erreger aus der Umgebung kommt (→Infektionskette). Wenn der Erreger nur von Mensch zu Mensch übertragen werden kann, spricht man von einer **Anthroponose** (z.B. Masern); in diesem Fall ist der Mensch das einzige Reservoir des Erregers. Erkrankungen, die bei Tieren und Menschen auftreten und wechselseitig übertragbar sind, werden zusammenfassend als **Zoonosen** bezeichnet.

■ **Ablauf einer Infektion** Jede Infektion verläuft in mehreren Stadien. In der **Invasionsphase** dringt der Krankheitserreger in den Organismus ein und vermehrt sich nach einigen Stunden bis Tagen. Die **Inkubationszeit,** d.h. die Zeit bis zum ersten Auftreten von Krankheitszeichen, hängt von der Geschwindigkeit ab, mit der sich die jeweiligen Erreger vermehren. Die **Phase des Krankseins** ist durch das Auftreten von Symptomen gekennzeichnet. In der **Überwindungsphase** tritt die Genesung ein, die Erreger werden aus dem Körper entfernt. Bei einigen Keimen gelingt dies nicht; sie können sich in eine »Körpernische« zurückziehen, ohne Krankheitserscheinungen hervorzurufen. Dies kann mit einer Dauerausscheidung des Erregers verbunden sein, wodurch die Infektion an andere weitergegeben wird. Einige (v.a. virusbedingte) Infektionskrankheiten hinterlassen eine lang andauernde Immunität. Dabei hat der Erkrankte spezifische Abwehrmechanismen (Antikörper, Immunzellen) gegen den Erreger gebildet, die diesen bei erneutem Eindringen sofort erkennen und körpereigene Abwehrmechanismen zur Vernichtung des Erregers aktivieren. Daher erkranken v.a. Kinder an den so genannten Kinderkrankheiten, während Erwachsene durch eine frühere Erkrankung immun sind.

■ **Befund** Die typischen, aber unspezifischen Leitsymptome von Infektionen treten meist nicht alle gemeinsam auf, manchmal ist nur eine Veränderung im Blut richtungweisend für den Arzt. Der Verlauf des →Fiebers kann wertvolle Hinweise geben. So weisen z. B. Typhus, Malaria oder bakterielle Abszesse charakteristisch verlaufende Fieberkurven auf. Ausschläge der Haut (Exanthem) und der Schleimhaut (Enanthem) sind bei Kinderkrankheiten oft so typisch, dass für den Arzt die Blickdiagnose genügt. Weiche, gut verschiebliche und druckschmerzhafte Lymphknotenschwellungen unter dem Kinn treten bei sehr vielen Infektionen auf. Andere Leitsymptome sind z. B. Halsschmerzen, Husten, Durchfall und Erbrechen.

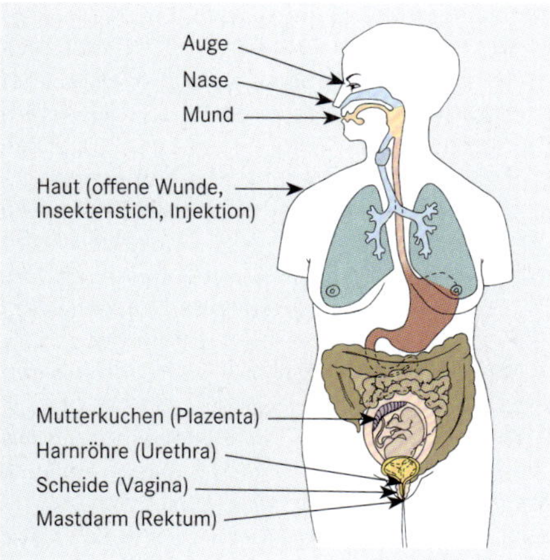

Infektionskrankheiten. Die verschiedenen Eintrittspforten für Mikroorganismen in den menschlichen Körper. Die Keime können dabei aus der körpereigenen Flora stammen (z. B. wenn Bakterien aus der Darmflora in die Harnröhre gelangen) oder aus der Umgebung (z. B. bei Infektion mit Viren eines Grippekranken).

▪ **Behandlung** Infektionskrankheiten werden meist mit Medikamenten behandelt, die die jeweiligen Erreger abtöten oder an der Vermehrung hindern (→virushemmende Mittel, →Antibiotika, →Parasitenmittel, →Pilzmittel, →Wurmmittel). Neben individuellen Vorkehrungen zur Blockierung der Übertragungswege (→Infektionsprophylaxe) sind übergreifende bevölkerungspolitische Maßnahmen wie z. B. Reihenimpfungen, Gesundheitsaufklärung und Reinhaltung von Trinkwasserquellen von großer Bedeutung. Ferner dienen vom Gesetzgeber geschaffene Grundlagen wie das Infektionsschutzgesetz, das eine Meldepflicht und seuchenspezifische Maßnahmen bei bestimmten Infektionskrankheiten vorschreibt, der Verhütung und Bekämpfung von Infektionskrankheiten.

Infektionslehre, →Infektiologie.

Infektionsprophylaxe, vorbeugende Maßnahmen zur Verhütung einer Infektion. Neben →Impfungen und der vorbeugenden Einnahme von Medikamenten bei Infektionsgefahr gehören hierzu alle Vorkehrungen zur Blockierung der Übertragungswege (→Hygiene und Umweltmedizin).

▪ **Isolierung** Kranke werden nach dem Infektionsschutzgesetz einer **strikten Isolierung** (z. B. auf Infektionsstationen) unterzogen, wenn auch nur der Verdacht auf sehr ansteckende oder gefährliche Erkrankungen wie Gelbfieber, Cholera oder Diphtherie besteht. Eine **Schutzisolierung** kann demgegenüber für Menschen mit erworbenem oder angeborenem →Immundefekt erforderlich sein. In beiden Fällen dürfen die Kranken ihr Zimmer nicht oder nur in Schutzanzügen verlassen, alle Besucher und Krankenhausmitarbeiter müssen sich vor bzw. nach Betreten des Zimmers desinfizieren, Schutzkittel und Handschuhe tragen.

Die wichtigsten im Krankenhaus durchgeführten infektionsvorbeugenden Maßnahmen sind die Händedesinfektion (→Desinfektion) und die →Sterilisation 2).

▪ **Organisation und Überwachung** Es existiert in jedem Krankenhaus ein internes Gremium mit Fachleuten **(Hygienekommission),** das die vom Berliner Robert-Koch-Institut vorgegebenen und ständig erneuerten »Richtlinien für Krankenhaushygiene und Infektionsprävention« umsetzt.

infektiös, ansteckend, ansteckungsfähig.

Infektiosität, Ansteckungsfähigkeit von Mikroorganismen wie Viren, Bakterien oder Pilzen. Sie hängt ab von der Fähigkeit zur Anhaftung, dem Grad der Übertragbarkeit, der Vitalität und Widerstandskraft sowie dem Eindringungs- und Vermehrungsvermögen des Erregers. Die Infektiosität ist z. B. gering beim HIV, weil nur wenige Übertragungswege existieren und das Virus wenig überlebensfähig ist. Sehr infektiös sind die Erreger vieler Kinderkrankheiten. Die Infektiosität ist ein Faktor der →Kontagiosität.

Infektkette, →Infektionskette.

inferior, eine →Richtungsbezeichnung.

Infertilität, bei der Frau das Unvermögen, eine Schwangerschaft auszutragen, beim Mann die →Unfruchtbarkeit.

Infiltrat, Gesamtheit der in normales Gewebe eingedrungenen oder eingebrachten körpereigenen oder -fremden Zellen, Gewebe, Flüssigkeiten und sonstigen Substanzen. Das Infiltrat kann z. B. aus Blut, Tumorzellen, Krankheitserregern oder Medikamenten bestehen. Auch der durch das Eindringen der Substanzen veränderte Gewebebezirk wird als Infiltrat bezeichnet, z. B. Lungeninfiltrat.

Infiltrationsanästhesie, →Lokalanästhesie.

Infiltrationstherapie, Behandlungsverfahren, bei dem Arzneimittel in das Gewebe eingespritzt werden (→Quaddeln, →Neuraltherapie).

infiltrierendes Wachstum, eindringen-

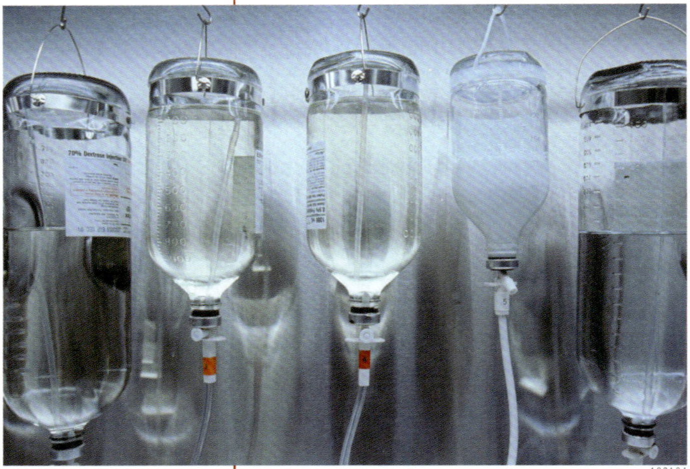

Infusionslösungen. Tropfflaschen mit verschiedenen Infusionslösungen, die je nach Krankheitsbild neben der Flüssigkeit u. a. auch Volumenersatzstoffe, Nährstoffe, Elektrolyte und Arzneistoffe enthalten.

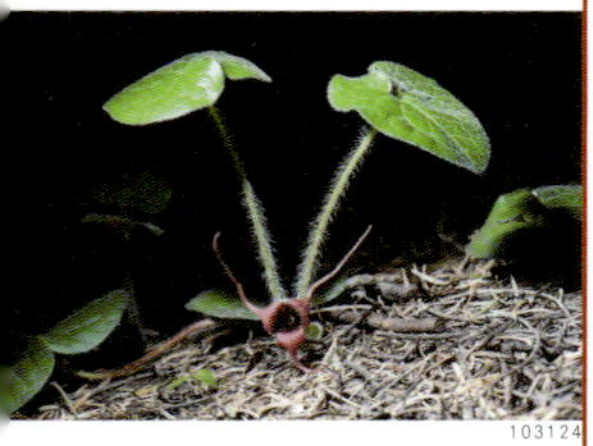

Ingwer. Ingwer enthält ätherische Stoffe, die die Speichel-, Magensaft- und Gallensekretion fördern und die Peristaltik anregen.

des Wachstumsverhalten eines →bösartigen Tumors.

Inflammation, →Entzündung.

Influenza, →Grippe.

Infraktion, unvollständiger →Knochenbruch.

Infraorbitalneuralgie, →Trigeminusneuralgie.

Infrarottherapie, Wärmebehandlung durch die Bestrahlung mit langwelligem Licht, zu Heilzwecken v. a. mit Infrarot-A-Strahlen (Wellenlängen von 780 bis 1 400 nm). Bei der Infrarottherapie dringt die Strahlung nur wenige Millimeter in die obere Hautschicht ein und wird dann als Wärme in tiefere Körperschichten weitergeleitet. Sie wird v. a. bei Erkrankungen im Hals-Nasen-Ohren-Bereich, Hautkrankheiten, rheumatischen Krankheiten und bei Verschleißerkrankungen des Bewegungsapparates eingesetzt.

Infusion, umgangssprachlich **Tropf,** langsame, tropfenweise Zufuhr von Flüssigkeit, Nähr- oder Arzneistoffen unter Umgehung des Verdauungssystems. Üblicherweise wird eine Infusion über eine Venenkanüle in die Blutbahn gegeben; weitere Möglichkeiten sind Infusionen unter die Haut (subkutan) oder in einen Knochen (intraossär). Je nach Erfordernis werden **Kurzinfusionen** (bis 3 Std., oft Arzneimittel) oder **Dauerinfusionen** (mehrere Stunden bis ganztägig, z. B. parenterale Ernährung) eingesetzt.

Infusionsbesteck, Infusionssystem, Verbindungsteile zwischen dem Infusionsbehälter und dem Zugang zum Blutgefäßsystem mit Einstichdorn, der in die Infusionsflasche gesteckt wird, und einer Tropfkammer. Der Kunststoffschlauch mit dem Anschlusssystem zur Kanüle trägt eine Rollenklemme, über die sich die Infusionsgeschwindigkeit regulieren lässt.

Infusionslösungen, sterile Lösungen, die zur parenteralen Anwendung bestimmt sind, d. h. unter Umgehung des Magen-Darm-Traktes verabreicht werden. Dazu gehören Lösungen zum **Volumenersatz,** z. B. bei Blutverlust, die Dextrane, Gelatine oder Stärke enthalten. Infusionslösungen zur **parenteralen Ernährung** enthalten verschiedene Kombinationen aus Aminosäuren, Kohlenhydraten, Elektrolyten und Fetten, die genau auf den Einzelfall abgestimmt werden können. Reine **Elektrolytlösungen** dienen als Flüssigkeitsersatz, dem Ersatz spezieller Elektrolyte oder als Träger für Arzneistoffe.

Infusionspumpe, Infusionsgerät, Pumpensystem, das bei Anschluss an ein Infusionsbesteck eine konstante Einlaufgeschwindigkeit und somit exakte Dosierung von Medikamenten in der Infusionslösung sicherstellt.

Infusionssystem, →Infusionsbesteck.

Inguinalherni|e, Leistenbruch (→Bruch 2).

Inguinalhoden, →Hodenhochstand.

Ingwer, Zingiber officinale, Gewürz- und Heilpflanze, deren Wurzel ätherisches Öl und scharf schmeckende Substanzen enthält, die die Speichel- und Magensaftabgabe steigern und die Darmbewegung anregen.

■ **Anwendung** Tinkturen werden gegen Appetitlosigkeit, Dyspepsie und Übelkeit getrunken. Ingwer ist auch Bestandteil einiger Fertigpräparate, z. B. Kapseln oder Tropfen, die gegen »Reisekrankheit« oder Wetterfühligkeit eingesetzt werden.

Nebenwirkungen sind nicht bekannt. Ingwer sollte nicht bei Schwangerschaftserbrechen genommen werden.

Inhalation, Einatmen von Dämpfen, Gasen oder feinster in Gas (z. B. Luft) zerstäubter fester oder flüssiger Teilchen. Die Inhalation dient z. B. der Vorbeugung oder Therapie von Atemwegserkrankungen oder als spezielle Form der Medikamentengabe.

Gase werden über die Lunge verabreicht, z. B. Narkosegase, Sauerstoff bei Atemstörungen oder Lachgas zur Schmerztherapie. Verwendet werden dürfen nur so genannte medizinische Gase höchster Reinheit. Zur Vorbeu-

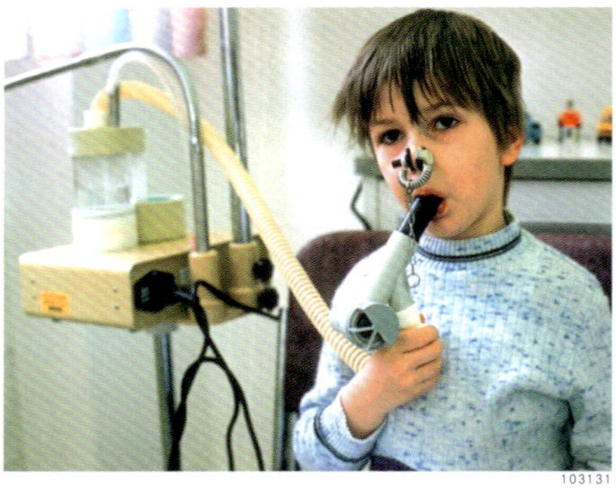

Inhalation. Inhalationen mit schleimlösenden und/oder bronchienerweiternden Medikamenten gehören für Kinder mit chronischen Atemwegserkrankungen zum Alltag.

gung einer Lungenentzündung oder um bei Erkrankungen der oberen Atemwege Sekrete zu lösen, wird Wasser in Form von **Dampf** inhaliert; zugesetzt sein können z. B. Salze, ätherische Öle oder Medikamente. Klassisches Hausmittel zur Inhalation ist das Kamillendampfbad. Zur Behandlung von Atemwegserkrankungen werden staub- oder nebelartig verteilte, feste oder flüssige Arzneimittel eingeatmet (**Aerosole**); verwendet werden z. B. Dosieraerosole oder treibgasfreie Pulverinhalatoren. Außerdem werden Aerosole aus Flüssigkeit durch Düsenvernebler oder Ultraschallvernebler erzeugt. Beim Ultraschallvernebler wird das Wasser in Schwingungen versetzt, sodass sich an der Oberfläche feine Tröpfchen abscheiden.

Entscheidend für den Effekt einer Inhalation ist die Tröpfchengröße. Sie bestimmt die Eindringtiefe und damit den Wirkungsort. Die Größe der Tröpfchen wird in Mikrometer angegeben.

Inhalationsallergie, Überempfindlichkeitsreaktion gegen Allergene in der Atemluft (→Allergie).

Inhalationsnarkose, eine →Narkose.

Inhalationsnarkotika, →Narkosegase.

Inhalationstrauma, Schädigung der Atemwege durch Einatmen heißer Dämpfe, Flammen oder Reizgase, die v. a. beim Verbrennen von Kunststoffen entstehen. Das Hauptsymptom eines Inhalationstraumas ist eine zunehmende, starke Atemnot kombiniert mit Hustenreiz und Heiserkeit. Durch den Sauerstoffmangel kommt es häufig zu einer Bewusstseinsstörung. Abgebrannte Haare in der Nase des Betroffenen sowie rußiger Auswurf können auf ein Inhalationstrauma hinweisen. Der Betroffene muss sofort ärztlich versorgt und auf einer Intensivstation behandelt werden, da die Gefahr eines →Lungenödems besteht, das bis zu 72 Std. nach dem Inhalationstrauma auftreten kann.

Inhalator, Gerät, das Gase, Dämpfe oder Aerosole erzeugt, die zur Behandlung von Atemwegserkrankungen eingeatmet werden (→Inhalation).

Inhibitinghormon, Hemmungshormon (→Hypothalamushormone).

Inhibition, Hemmung, Abschwächung, Aufhebung oder Blockierung eines Vorgangs oder Reaktionsablaufs. Über diesen Mechanismus wirken viele Arzneimittel. So können Enzyme und die von ihnen gesteuerten biochemischen Reaktionen gehemmt, die Erregungsleitung inhibiert oder auch Rezeptoren so blockiert werden, dass die natürlichen (aktivierenden) Wirkstoffe nicht mehr daran binden können (konkurrierende oder kompetitive Hemmung).

Initialblutung, →Menarche.

Initialdosis, →Dosis.

Initialschrei, unwillkürlich ausgestoßener Schrei zu Beginn eines großen epileptischen Anfalls (→Grand-Mal-Anfall), der durch Anspannung von Atemmuskulatur und Stimmritze entsteht.

Initialsymptom, erstes Krankheitszeichen einer Erkrankung.

Inhalation: Verschiedene Inhalate und ihre Anwendung

Inhalat	Tröpfchengröße	Wirkungsort	Anwendung
Dampf	> 30 µm	Mund-Nasen-Rachen-Raum bis zum Kehlkopf	Erkältungen, Schnupfen
Aerosol	10–30 µm	Luftröhre, Bronchien	Bronchitis, Asthma bronchiale
Nebel	< 10 µm	Bis zu den Alveolen	Zur Anfeuchtung der Atemluft bei Personen, die durch den offenen Mund atmen

Injektion, 1) *Augenheilkunde:* **Gefäßinjektion, kapilläre Injektion,** Sichtbarwerden der Blutgefäße im Auge durch die vermehrte Durchblutung bei einer Augenentzündung.

2) *Therapie:* Einspritzen von Arzneimitteln in den Körper mithilfe einer Spritze und einer Hohlnadel (Kanüle). Komplikationen können aufgrund von Unverträglichkeitsreaktionen oder einer falschen Injektionstechnik auftreten (→Injektionsschaden). Je nach Gewebe, in das die Injektion erfolgt, werden verschiedene Injektionsarten unterschieden.

Bei der **intrakutanen Injektion** (i. c.-Injektion, intradermale Injektion) wird die Injektionsflüssigkeit in die Lederhaut gespritzt, wodurch eine Quaddel entsteht. Die i. c.-Injektion erfolgt bei bestimmten Schutzimpfungen, bei der Neuraltherapie und bei Allergietests. Wird die Injektionslösung in die Unterhaut (Subkutis) gespritzt, spricht man von einer **subkutanen Injektion** (s. c.-Injektion). So werden z. B. Insulin und Heparin subkutan in-

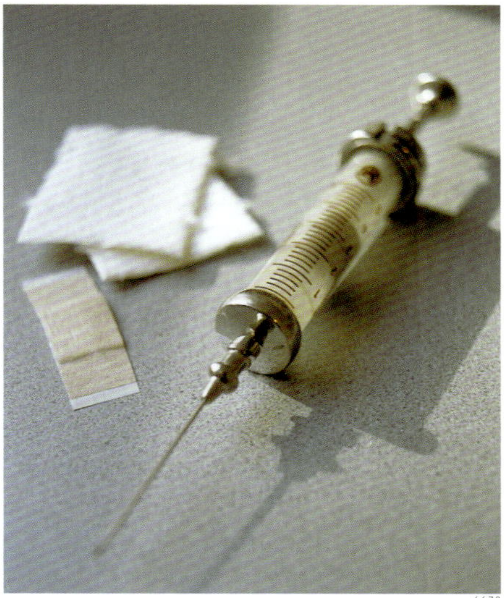

6672

Injektion 2). Injektionsspritze mit Hohlnadel

jiziert. Die **intramuskuläre Injektion** (i. m.-Injektion) erfolgt in einen Skelettmuskel, meist in die Gesäß-, Oberschenkel- oder Oberarmmuskulatur. Die i. m.-Injektion kommt bei der Verabreichung von Medikamenten, v. a. von Depotpräparaten, und bei Impfungen zum Einsatz. Bei der **intravenösen Injektion** (i. v.-Injektion) wird das Arzneimittel direkt in eine Vene gespritzt, insbesondere wenn eine schnelle Wirkung des Medikamentes notwendig ist. Die **intraarterielle Injektion** (i. a.-Injektion) erfolgt in eine Arterie zur Verabreichung mancher Medikamente, Kontrastmittel oder bei bestimmten Untersuchungen.

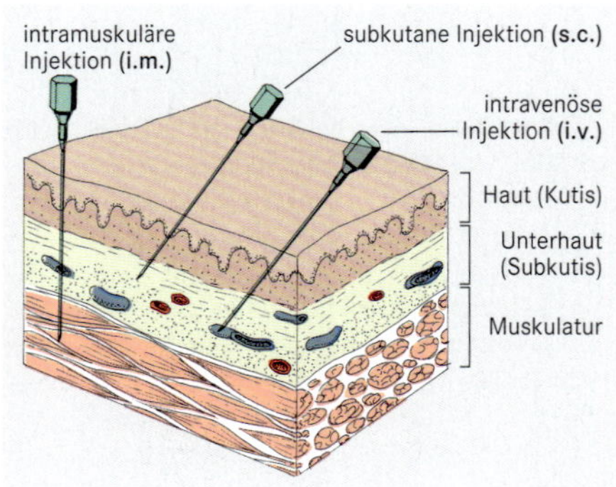

Injektion 2). Die häufigsten Injektionsarten. Je nach Eindringtiefe wird zwischen subkutaner, intramuskulärer und intravenöser Injektion unterschieden.

Injektions|akupunktur, →Homöosiniatrie.

Injektionslösungen, flüssige, sterile Medikamente, die direkt in den Körper gespritzt werden. Die Menge beträgt maximal 20 ml, sonst spricht man von →Infusionslösungen.

Injektionsnarkose, eine →Narkose.

Injektionsnarkotika, →Anästhetika.

Injektionsschaden, unmittelbar oder mittelbar auf Fehler bei der Durchführung einer →Injektion 2) zurückzuführender Schaden. Dabei kann es sich um Fehler bei der Wahl des Arzneimittels (z. B. Verwechslung, Mischung unverträglicher Stoffe, Nichtbeachtung von Risiken beim Patienten) oder Fehler bei der Injektionstechnik (z. B. unsterile Handhabung, Injektion einer nur zur intramuskulären Injektion bestimmten Substanz in eine Vene) handeln. Die häufigsten Schäden sind Bluterguss, →Spritzenabszess, allergische Reaktionen bis hin zum Schock, aber auch Nervenlähmungen (v. a. des Ischiasnervs) und Serumhepatitis.

Injektionsspritze, umgangssprachlich **Spritze,** medizinisches Instrument zum Einspritzen von Flüssigkeiten oder Gasen in den Körper. Die Injektionsspritze besteht aus einem Zylinder mit einem luftdicht eingepassten, beweglichen Kolben und einem konisch zulaufenden Adapter für die Injektionskanüle. Es werden überwiegend steril verpackte Einmalspritzen aus Kunststoff verwendet, die in unterschiedlicher Größe angeboten werden. Spritzen zum mehrmaligen Gebrauch bestehen aus einem Glaszylinder mit einem Konus und einem Kolben aus Metall.

Injizieren, eine →Injektion 2) vornehmen.

Inkarzeration, →Einklemmung 1).

Inkompatibilität, Unverträglichkeit, **1)** *Biochemie:* Unvereinbarkeit bzw. Nicht-Übereinstimmen von aufeinander treffenden Substanzen oder Molekülen; Ggs. Kompatibilität. Die Inkompatibilität von Blutgruppen oder Geweben führt zu Komplikationen bei der Bluttransfusion (→AB0-Inkompatibilität, →Rhesusunverträglichkeit) bzw. Transplantation von Geweben (→Gewebeunverträglichkeit).

2) *Pharmakologie:* wechselseitige →Wirkung gleichzeitig eingenommener Arzneistoffe, was zur Unwirksamkeit oder auch zur Bildung giftiger Substanzen mit unerwünschten Begleiterscheinungen (→Nebenwirkungen) führen kann.

Inkontinenz, zusammenfassende Bezeichnung für →Harninkontinenz und →Stuhlinkontinenz.

Inkubationszeit, Zeitraum zwischen Ansteckung mit einem Krankheitserreger und Krankheitsausbruch bei Infektionskrankheiten. Die Inkubationszeit ist für viele Erreger charakteristisch und reicht von wenigen Tagen (z. B. bei einer Virusgrippe) über Wochen (z. B. Mumps) bis hin zu Monaten oder selten auch Jahren (z. B. bei Lepra). Während der Inkubationszeit vermehrt sich der Keim im Körper, es sind jedoch noch zu wenige Erreger vorhanden, um körperliche Beschwerden zu verursachen.

Inkubator, **1)** *Kinderheilkunde:* →Brutkasten.

2) *Bakteriologie:* →Brutschrank.

Inlay, →Einlagefüllung.

Innenband, Band an der Innenseite eines Gelenks, z. B. des →Kniegelenks oder des →Fußknöchels.

Innenknöchel, →Fußknöchel.

Innenmeniskus, →Meniskus.

Innenohr, Labyrinth, Teil des Ohres, der im Felsenbein des Schädels liegt. Das Innenohr besteht aus der Schnecke, dem Vorhof und den drei senkrecht aufeinander stehenden Bogengängen (→Schnecke). In der Schnecke befinden sich die Sinnesrezeptoren für das Gehör, in Vorhof und Bogengängen die Sinnesrezeptoren für den Gleichgewichtssinn.

Anatomisch gesehen hat das Innenohr zwei Anteile. Zum einen das **knöcherne Labyrinth,** das mit einer eiweißarmen, klaren Flüssigkeit (Perilymphe) gefüllt ist, zum anderen das **häutige Labyrinth,** das zwischen den Gängen des knöchernen Labyrinths liegt und mit der Endolymphe gefüllt ist.

Innenohrentzündung, Labyrinthitis, entzündliche Innenohrerkrankung; sie tritt

u. a. als Folge einer Mittelohrentzündung, eines Cholesteatoms, einer Verletzung oder nach einer Mittelohroperation auf. Als Sonderfall wird unter einer **Bogengangsfistel** (Labyrinthfistel, circumscripte Labyrinthitis) die umschriebene Entzündung des Innenohres mit einem Defekt des Bogenganges verstanden. Zu den Krankheitszeichen gehören Schwindel, Übelkeit, Erbrechen, zunehmende →Schwerhörigkeit bis hin zum völligen Hörverlust sowie Ohrgeräusche. Zur Behandlung werden Antibiotika und durchblutungsfördernde Infusionen verabreicht. Bei einer akuten →Mittelohrentzündung wird das Trommelfell durch einen Schnitt eröffnet (→Parazentese), gegebenenfalls muss der Warzenfortsatz operativ ausgeräumt werden (→Mastoidektomie). Operativ entfernt werden muss ein →Cholesteatom und evtl. das gesamte Innenohr, wenn sich eine Hirnhautentzündung entwickelt.

Innenohrschwerhörigkeit, →Schwerhörigkeit.

Innenrotation, Drehung einer Gliedmaße nach innen (→Gelenke). Die Innenrotation wird in Winkelgrad gemessen und gibt, zusammen mit der Beweglichkeit in den anderen Ebenen, Auskunft über die Funktionsfähigkeit eines Gelenks. Eine Sonderform der Innenrotation ist die →Pronation.

innere Medizin, medizinisches Fachgebiet, das sich mit Vorbeugung, Diagnose, konservativer (nicht operativer) und intensivmedizinischer Behandlung sowie Rehabilitation von Erkrankungen der Atmungsorgane **(Pneumologie, Pulmonologie)**, des Herzens, Kreislaufs und der Gefäße **(Kardiologie, Angiologie)**, der Verdauungsorgane **(Gastroenterologie)**, der Nieren und ableitenden Harnwege **(Nephrologie)**, des Stoffwechsels und Hormonsystems **(Endokrinologie)**, des Blutes, der blutbildenden Organe und des Lymphsystems **(Hämatologie)** sowie sonstigen bösartigen Erkrankungen (→Onkologie) beschäftigt. Neben diesen Teilgebieten umfasst die innere Medizin auch Allergologie, Immunologie, Rheumatologie und beschäftigt sich mit Infektionskrankheiten, Vergiftungen, Erkrankungen des Alters **(Geriatrie)** sowie psychosomatischen Krankheitsbildern.

Innervation, Versorgung eines Organs, Körpergebiets oder Gewebes mit Nerven.

Inotropie, Beeinflussung der Kontraktionskraft des Herzmuskels. Wird die Kontraktionskraft gesteigert, ist die Wirkung **positiv inotrop**, wird sie gesenkt, **negativ inotrop.**

INR [Abk. für engl. **i**nternational **n**ormalized **r**atio], international gebräuchliche Kenngröße zur Angabe der Gerinnungszeit des Blutes bei der Behandlung mit Gerinnungshemmern. Meist werden dabei Werte zwischen 2,5 und 4,5 angestrebt.

Insektenschutzmittel, Repellent, natürlicher oder chemischer Stoff, der zum Schutz vor Insekten auf die Haut aufgetragen wird. Zu den Insektenschutzmitteln gehören z. B. ätherische Öle aus Nelken, Zimt, Lavendel oder Zitrusfrüchten, aber auch synthetisch hergestellte Substanzen wie Dimethylphtalat oder Diäthyltoluamid. Sie können allergische Reaktionen auslösen.

Insektenstich, Stich von Bienen, Wespen, Hornissen, Mücken, Stechfliegen, Läusen, Flöhen und Wanzen sowie Biss von Ameisen entweder mit stechenden bzw. beißenden Mundwerkzeugen oder mit einem Giftstachel. Der Stich dient den Insekten entweder zur Verteidigung oder zur Ernährung (Blutsaugen). Die Stiche oder Bisse als solche sind im Allgemeinen harmlos, aber dann gefährlich, wenn Erreger von Infektionskrankheiten (z. B. Malaria) übertragen werden oder eine Allergie gegen Insektengifte (v. a. Bienen und Wespen) besteht.

■ **Befund** Das eingebrachte Gift kann sehr unterschiedliche Wirkungen entfalten, die u. a. von der individuellen Giftempfindlichkeit, vom Ort des Einstichs und der Jahreszeit (am meisten Gift im Frühjahr) abhängen. An der Stichstelle kommt es zu Rötung, Quaddelbildung und schmerzhafter Schwellung, die an weichen Körperstellen Handtellergröße erreichen kann. Todesfälle durch einen einzigen Bienenstich kommen in seltenen Fällen bei kleinen Kindern und geschwächten Personen vor, wenn die Biene direkt in Lymph- oder Blutbahnen des Kopfes sticht. Ein Stich in die Rachen- und Kehlkopfschleimhaut kann zum Anschwellen der Kehlkopfspalte und damit zu lebensbedrohlicher Atemnot führen, die nur durch einen Luftröhrenschnitt beseitigt werden kann. 30–40 Stiche können bereits schwere Krankheitszeichen auslösen, mehr als 500 Stiche gelten für einen Erwachsenen als tödlich. Dasselbe gilt grundsätzlich für Wespen- und Hornissenstiche; eine besondere Gefährlichkeit der Hornissenstiche ist nicht bewiesen.

Bei Vergiftungen mit Bienen-, Wespen- oder Hornissengift kann es zu Herz-Kreislauf-Störungen, Schwindel, Schweißausbruch, bläulicher Verfärbung des Gesichts, Kopfschmerzen, Übelkeit und Erbrechen, Krämpfen oder Lähmungen kommen. Bei bestehender Allergie gegen Insektengifte kann schon ein einziger Stich lebensbedrohliche Reaktionen auslösen.

■ **Behandlung** Bei harmlosen Insektenstichen werden juckreizstillende Salben aufgetragen oder die Stichstelle mit alkoholischen Lösungen betupft und die betroffene Stelle gekühlt. Ein Stachel wird sofort entfernt, damit aus der an ihm hängenden Giftblase kein weiteres Gift in den Körper gelangt. Stärkere Symptome sollten von einem Arzt therapiert werden. Bei Stichen im Kopfbereich und bei Atemnot oder Vergiftungserscheinungen muss der Notarzt gerufen werden! Personen

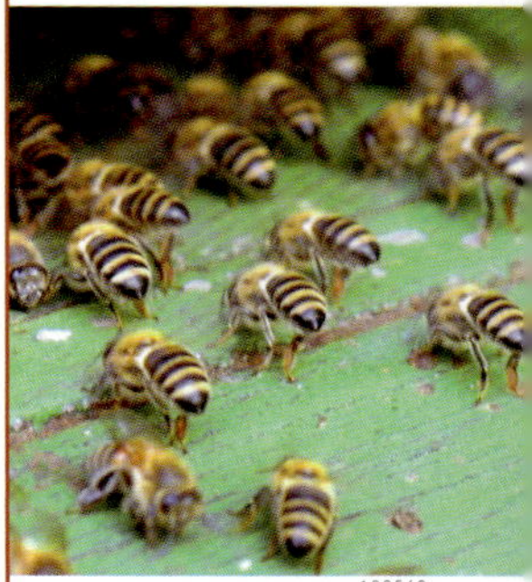

100562

Insektenstich. Bienen stechen nur in Notwehr. Ihre Stiche sind ungefährlich, wenn keine Allergie gegen ihr Gift besteht.

	Zentraler Ansatz	Seitlicher Ansatz	Randständiger Ansatz	Insertio velamentosa
Befund	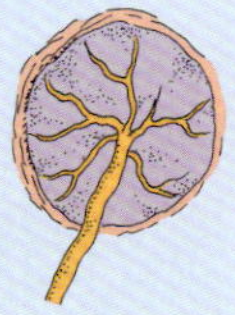	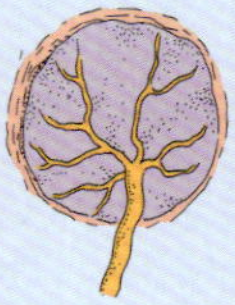	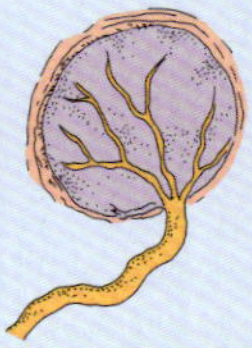	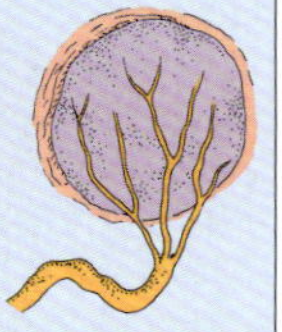
Häufigkeit	68 %	21 %	10 %	1 %

Insertio 1). Die verschiedenen Arten des Nabelschnuransatzes

mit **Insektengiftallergie** müssen sofort behandelt werden; evtl. wird eine Desensibilisierung versucht (→Allergie). Insektengiftallergiker sollten immer ein Gegenmittel mitführen und dieses nach einem Stich sofort injizieren!

Inselzell|adenom, gutartiger, hormonproduzierender Tumor der Langerhans-Inseln der Bauchspeicheldrüse. Je nach gebildetem Hormon werden verschiedene Formen unterschieden (z. B. Insulinom, Gastrinom, Glukagonom). Alle zählen zu den →Apudomen.

Insemination, Einbringen von Sperma in die Gebärmutterhöhle im Rahmen einer künstlichen Befruchtung. Das durch Masturbation gewonnene Sperma wird mit einem speziellen Instrument in die Gebärmutter eingespritzt oder mittels einer Gummikappe (Portiokappe) vor den in die Scheide hineinragenden Teil des Gebärmutterhalses (Portio) gebracht. Die Insemination wird durchgeführt bei Unfruchtbarkeit durch Störungen der Schleimproduktion des Gebärmutterhalses (z. B. durch frühere Operationen) sowie bei verringerter Anzahl an bewegungsfähigen Samenzellen oder Erektionsstörungen beim Mann. Bei der **homologen Insemination** wird die Frau mit den Samenzellen ihres Ehemannes befruchtet, das Kind ist somit ehelich. Bei der **quasi-homologen Insemination** wird bei einer unverheirateten Frau der Samen ihres Lebenspartners in die Gebärmutter eingebracht. Wird eine verheiratete Frau mit dem Samen eines anderen Mannes befruchtet, spricht man von einer **heterologen Insemination.** Sie ist ethisch und juristisch problematisch und wird deshalb nur in Ausnahmefällen und mit Zustimmung aller Beteiligten durchgeführt.

Insẹrtio, 1) *Geburtshilfe:* Ansatzstelle der Nabelschnur am Mutterkuchen (Plazenta). Es wird zwischen **zentraler, seitlicher** und **randständiger Insertio** unterschieden; ist die Nabelschnur an den Eihäuten statt an der Plazenta angewachsen, spricht man von einer **Insertio velamentosa.** Bei der Insertio velamentosa besteht beim Blasensprung die Gefahr starker Blutungen aus dem kindlichen Kreislauf.

2) *Anatomie:* Ansatz eines Muskels oder einer Sehne.

3) *Genetik:* durch Einbau eines zusätzlichen Bausteins (Nukleotid) entstehende →Genmutation.

in situ, am Ort, in natürlicher Lage im Körper. Ein Carcinoma in situ z. B. ist eine Krebsgeschwulst, die noch auf den Ort der Entstehung beschränkt ist.

Insolation, 1) *Dermatologie:* Sonnenbestrahlung.

2) *Notfallmedizin:* Sonnenstich (→Hitzeschäden).

Insomnie, eine →Schlafstörung.

Inspektion, →Untersuchung.

Inspiration, eine Phase der →Atmung 2).

Instillation, Einträufelung, tropfenweises Einbringen von Flüssigkeiten, v. a. flüssiger Arzneimittel, in den Körper (z. B. in die Blutbahn, in Körperhöhlen oder Hohlorgane). Als Instillation wird z. B. die Verabreichung von Augen-, Nasen- oder Ohrentropfen, aber auch die tropfenweise verabreichte Infusion bezeichnet.

Insuffiziẹnz, Unvermögen, Schwäche oder reduzierte Leistung eines Organs.

Insulin, blutzuckersenkendes Hormon aus dem Inselapparat (Langerhans-Zellen) der Bauchspeicheldrüse. Es steigert die Durchlässigkeit der Zellmembranen (v. a. Muskelgewebe und Fettgewebe) für Glukose, sodass diese vermehrt in die Zellen einströmt. Darüber hinaus steigert Insulin den Ab- und Umbau von Glukose in Leber- und Muskelzellen und stimuliert Fettsynthese und Proteinbiosynthese (anabole Wirkung). Gegenspieler sind Glukagon, Katecholamine, Glukokortikoide, Wachstumshormone und Schilddrüsenhormone.

Beim →Diabetes mellitus besteht ein Insulinmangel, der mit gentechnisch hergestelltem menschlichem Insulin behandelt wird. Insulin würde im Magen-Darm-Trakt gespalten und muss daher ins Unterhautfettgewebe gespritzt werden. Geeignete Stellen sind der vordere und seitliche Oberschenkel, die Bauchwand unterhalb des Nabels und das Gesäß. Diese Stellen müssen systematisch gewechselt wer-

Insulindosis beachten!

Insuline sind in zwei Konzentrationen im Handel, die auf keinen Fall verwechselt werden dürfen: 40 I.E./ml (vorwiegend für Einmalspritzen) und 100 I.E./ml (vorwiegend für Insulinpens). Insuline müssen bei einer Temperatur von +2 bis +8 °C im Kühlschrank aufbewahrt werden; das gerade benutzte Fläschchen kann ohne Wirkungsverlust 3–4 Wochen bei Zimmertemperatur gelagert werden (Anbruchdatum auf die Flasche schreiben!). Der im Gebrauch befindliche Insulinpen darf nicht im Kühlschrank gelagert werden, da sich in ihm Luftblasen bilden können. Alle Lösungen, die Verzögerungsinsuline enthalten, müssen vor dem Aufziehen und Spritzen durchmischt werden (Flasche rollen, Pen kippen). Zu viel aufgezogene Insulineinheiten oder Luftblasen niemals in Stechampullen zurückspritzen, sondern wegwerfen.

Insulin: Einteilung nach der Wirkdauer		
Art	**Wirkungseintritt**	**Wirkdauer**
Normalinsulin	15–30 Min.	4–8 Std.
Intermediärinsuline	30–90 Min.	12–24 Std.
Langzeitinsuline	3–4 Std.	ca. 24 Std.

den. Die Dosierung einer Insulintherapie wird in internationalen Einheiten (I.E.) angegeben.

■ **Verschiedene Arten von Insulin** Sie werden nach Wirkdauer und Zusammensetzung eingeteilt. **Normalinsulin** (Altinsulin) hat die kürzeste Wirkdauer und ist das einzige, das bei extrem hohen Blutzuckerwerten unter ständiger Überwachung auch intravenös verabreicht wird. **Verzögerungsinsuline** (Depotinsuline) sind Insuline, die bei der Herstellung so verändert wurden, dass ihre Wirkung verzögert einsetzt und dafür länger anhält. Es werden dabei Intermediärinsuline und Langzeitinsuline unterschieden. **Mischinsuline** sind Kombinationen aus Normal- und Verzögerungsinsulin mit einem Anteil von Normalinsulin zwischen 10 und 50 %.

■ **Verschiedene Formen der Insulintherapie** Bei der **konventionellen Insulintherapie** wird ein Mischinsulin vor dem Frühstück und vor dem Abendessen gespritzt. Der Tagesablauf und die Mahlzeiten müssen an das Wirkprofil des Insulins angepasst werden. Werden Mahlzeiten ausgelassen oder verschieben sich diese, besteht die Gefahr einer Unterzuckerung.

Bei der **intensivierten konventionellen Insulintherapie** wird nach dem Basis-Bolus-Konzept vorgegangen. Eine Basalrate (Grunddosis), die circa die Hälfte des Insulintagesbedarfs abdeckt, wird meist abends in Form eines Langzeitinsulins gespritzt. Zusätzlich wird 15–20 Min. vor den Hauptmahlzeiten sofort verfügbares Altinsulin als Bolus gespritzt. Die Dosierung dieser extra Insulingaben richtet sich nach dem unmittelbar davor bestimmten Blutzuckerwert und dem Broteinheitengehalt der bevorstehenden Mahlzeit. Der Zuckerkranke ist so in seinem Tagesablauf und bezüglich seiner Mahlzeiten flexibler, muss aber gut geschult sein und mit dem häufigen Spritzen gut zurechtkommen.

Bei der **Insulinpumpentherapie** wird Insulin über eine Insulinpumpe injiziert. Dieses automatische Infusionssystem ermöglicht eine andauernde Insulinzufuhr über einen unter der Haut liegenden Katheter, der mit einer außerhalb des Körpers liegenden Pumpe verbunden ist. Es wird ständig eine niedrige Basalrate an Normalinsulin zugeführt; vor den Mahlzeiten ruft der Zuckerkranke zusätzlich eine größere Menge Normalinsulin als Bolus ab. Diese Zusatzdosis ist wiederum abhängig vom zuvor bestimmten Blutzuckerwert und dem Broteinheitengehalt der bevorstehenden Mahlzeit. Durch dieses Vorgehen lässt sich eine besonders gute Blutzuckereinstellung erreichen.

■ **Nebenwirkungen** Als Nebenwirkungen einer Insulintherapie können Allergien oder eine →Insulinresistenz gegenüber den tierischen Insulinen und – bei Überdosierung – eine Unterzuckerung (→Hypoglykämie) auftreten.

Insulinismus, Hyperinsulinismus, gesteigerte Insulinbildung bei Erkrankungen der Bauchspeicheldrüse (z. B. Insulinom) sowie kompensatorisch bei verminderter Ansprechbarkeit der Zielzellen auf Insulin (→Diabetes mellitus). Der Insulinismus kann zu Unterzuckerung (→Hypoglykämie) führen.

Insulinlipodystrophie, lokaler Abbau des Unterhautfettgewebes am Ort häufiger Insulininjektionen. Deshalb sollte die Injektionsstelle regelmäßig gewechselt werden (→Insulin).

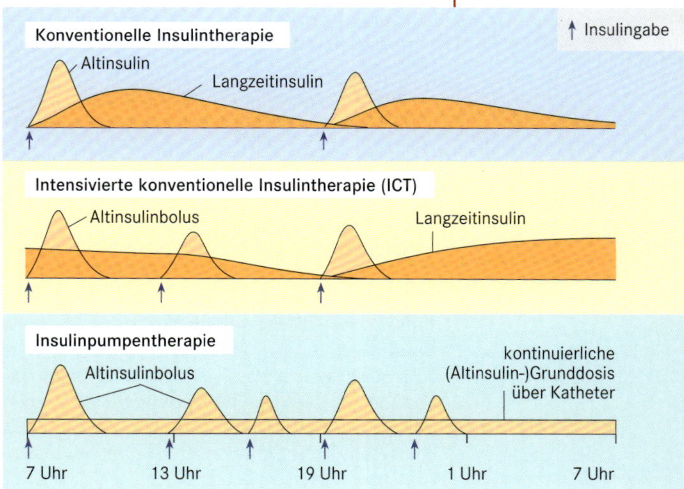

Insulin. Verschiedene Formen der Insulintherapie. Die intensivierte konventionelle Insulintherapie gilt heute als Standard.

Insulinom, meist gutartiger, von Zellen der Bauchspeicheldrüse ausgehender Tumor, der das Hormon Insulin produziert und den →Apudomen zugerechnet wird. Der Überschuss an Insulin führt zu ständig wiederkehrenden Unterzuckerungen mit Heißhungeranfällen und feuchter, kaltschweißiger Haut (→Hypoglykämie). Betroffene klagen häufig über Schwindel und Müdigkeit, nicht selten besteht eine Gewichtszunahme aufgrund der Essattacken. Die Behandlung besteht in der operativen Entfernung des Tumors. Präoperativ oder bei Inoperabilität kann eine medikamentöse Hemmung der Insulinproduktion versucht werden. Selten ist eine →Zytostatikatherapie angezeigt.

Insulinpen, Hilfsmittel für das Einspritzen von Insulin unter die Haut. Der Insulinpen enthält eine Patrone mit einem Insulinvorrat. Die gewünschte Insulinmenge wird über einen

Dosierknopf eingestellt und per Knopfdruck über eine feine Nadel injiziert.

Insulinpumpe, →Insulin.

Insulinresistenz, Verminderung der Insulinwirkung. Eine Insulinresistenz kann hervorgerufen werden durch eine verstärkte enzymatische Spaltung von Insulin, eine Beeinträchtigung der Bindung des Hormons an die Zielzellen bzw. dessen Aufnahme in die Zellen oder die Bindung von Insulin an Insulinantikörper. Eine Insulinresistenz durch verminderte Insulinempfindlichkeit der Zielzellen tritt z. B. als Vorstadium eines Diabetes mellitus Typ 2 auf. Eine Insulinresistenz durch Insulinantikörper kann bei Typ-1-Diabetikern entstehen, die aus dem Pankreas von Tieren (z. B. Schweinen oder Rindern) gewonnene Insuline spritzen. Der Organismus bildet Antikörper gegen das fremde Insulin, wodurch ein Mehrbedarf an Insulin mit täglichen Insulindosen über 100 I. E. resultiert. Die Bildung von Insulinantikörpern ist bei Gabe von Humaninsulin seltener.

Insulinschock, massive Unterzuckerung des Körpers nach Insulingabe, die zum Kreislaufversagen führen kann.

Insult, plötzlich eintretendes Ereignis, Anfall, z. B. der →Schlaganfall (apoplektischer Insult).

Intelligenz
→ GEO Dossier
Das motorische Genie, Bd. 9

Intelligenz, je nach zugrunde liegendem theoretischen Verständnis unterschiedlich definierte Dimension der Persönlichkeit, die den Menschen befähigt, sich in bisher unbekannten Situationen zurechtzufinden und neu auftretende Probleme kreativ zu lösen. In der Praxis, also insbesondere im Umgang mit kindlichen Lernschwierigkeiten, hat sich die Unterteilung in kulturbedingte und kulturunabhängige, biologische Intelligenzleistungen bewährt. Zur ersten Gruppe gehören Faktoren wie sprachliche Fähigkeiten, allgemeines Wissen und Rechengewandtheit, zur zweiten Gruppe räumliche Vorstellungskraft, Auffassungsgeschwindigkeit, Gedächtnis und schlussfolgerndes Denken. Es stehen unterschiedliche →Intelligenztests zur Verfügung.

Intelligenzminderung, geistige Behinderung, geistige Entwicklungsverzögerung, geistige Retardierung, Oligophrenie, angeborene oder erworbene Verringerung der Intelligenz.

Ursächlich für eine Intelligenzminderung sind Erkrankungen mit Chromosomenanomalien (z.B. Down-Syndrom, Turner-Syndrom), Stoffwechselstörungen, Schädigungen in der Schwangerschaft durch Alkohol oder Infektionen, Komplikationen während der Geburt (z.B. Sauerstoffmangel) oder Erkrankungen nach der Geburt bis zum dritten Lebensjahr. In vielen Fällen kann mit intensiver und frühzeitiger pädagogischer Förderung (z. T. in heilpädagogischen Einrichtungen), Logopädie und Krankengymnastik die Lebensperspektive der Betroffenen deutlich verbessert werden. Für die Einteilung der Intelligenzminderung werden Intelligenzquotienten zugrunde gelegt:

- **Leichte Intelligenzminderung** (Debilität, leichte Oligophrenie): Die Betroffenen haben einen Intelligenzquotienten von 50 bis 69. Sie besuchen meist eine Sonderschule, können bei guter Förderung aber auch die Hauptschule abschließen, einen Beruf ausüben und sich (weitgehend) selbst versorgen. Ehe und Kindererziehung werden mit kontinuierlicher Beratung und Begleitung von außen bewältigt.
- **Mittelgradige Intelligenzminderung** (Imbezillität, mittelgradige Oligophrenie): Die Betroffenen haben einen IQ von 35 bis 49 und ein realitätsbezogenes Denken mit geringem Abstraktionsvermögen, wobei das Gedächtnis oft erstaunlich gut ist. Die Sprache ist einfach. Die Betroffenen besuchen Schulen für geistig Behinderte, bedürfen der Hilfe bei der Lebensbewältigung und haben eine deutliche Schreib- und Leseschwäche.
- **Schwere Intelligenzminderung** (schwere Oligophrenie): Es liegt ein IQ von 20 bis 34 vor, die sprachlichen Fähigkeiten reichen zur Verständigung meist nicht aus.
- **Schwerste Intelligenzminderung** (schwerste Oligophrenie): Der IQ liegt unter 20. Im günstigsten Fall können die Betroffenen grundlegende Anweisungen verstehen und einfache Forderungen formulieren.

Intelligenzquotient, Abk. **IQ,** ungenaues Maß zur Quantifizierung von Intelligenz. Der Intelligenzquotient eines Menschen errechnet sich nach folgender Formel: IQ = (Intelligenzalter : Lebensalter) × 100. Der Intelligenzquotient setzt also Intelligenzalter und tatsächliches Lebensalter in Relation zueinander. Das Intelligenzalter umschreibt dabei die Fähigkeit eines Probanden, einen →Intelligenztest, den der Durchschnitt einer bestimmten Altersgruppe zu lösen imstande ist, ebenfalls richtig zu lösen. Da die Einbeziehung des Intelligenzalters nur in der von einer steigenden Intelligenz gekennzeichneten Entwicklungsphase sinnvoll ist, gilt im Erwachsenenalter das Konzept des **Abweichungs-Intelligenzquotienten.** Dieser erfasst die Abweichung der Testleistung eines Probanden von der in seiner Altersgruppe zu erwartenden, durchschnittlichen Leistung, welche immer mit 100 gleichgesetzt wird.

Intelligenztest, psychologischer Test zur Messung der Intelligenz. Er besteht aus mehreren Teilen, die verschiedene Facetten der Intelligenz prüfen (z. B. Sprachgeschick, mathematische Intelligenz, Abstraktionsvermögen, Schnelligkeit, Konzentrationsvermögen).

Obwohl Intelligenztests immer besser und komplexer werden, ist ihre Aussagefähigkeit beschränkt und ihr Einsatz deshalb in vielen Bereichen umstritten. Zentrales Problem ist die Schwierigkeit, Intelligenz überhaupt korrekt und umfassend zu definieren. Fehlerquellen sind unerkannte bildungs-, kultur- oder schichtabhängige Testelemente, welche einen Teil der Probanden begünstigen und andere benachteiligen, tagesaktuelle Minderleistungen des Probanden am Testtag, Grad der Vertrautheit des Probanden mit sich in unterschiedlichsten Tests wiederholenden Strukturelementen und Qualifikation des Untersuchers.

Intensivmedizin, Gebiet der Medizin, das sich mit der Überwachung, Pflege und Behandlung von Patienten mit lebensbedrohlichen Erkrankungen befasst. Das Ziel ist die Wiederherstellung der Funktion lebenswichtiger Organe. Die Untersuchungs- und Behandlungsmethoden werden von Fachärzten der Anästhesie, Chirurgie, Herz-, Kinder-, Neuro- und plastischen Chirurgie sowie der inneren Medizin, Kinderheilkunde und Neurologie durchgeführt.

Intensivtherapie, Behandlung von Patienten mit lebensbedrohlichen Krankheiten in speziell dafür ausgestatteten Krankenhausabteilungen (Intensivstationen). Der pflegerische Aufwand geht über das normale Maß weit hinaus. Die Behandlung erfolgt unter Einsatz bestmöglicher räumlicher, personeller und apparativer Maßnahmen und unter Anwendung aller therapeutischen Möglichkeiten. Erkrankungen, die eine intensivmedizinische Betreuung erfordern, sind z. B. ein Herzinfarkt, Vergiftungen, schwere Verbrennungen, Bewusstlosigkeit und Koma sowie bedrohliche Atemprobleme.

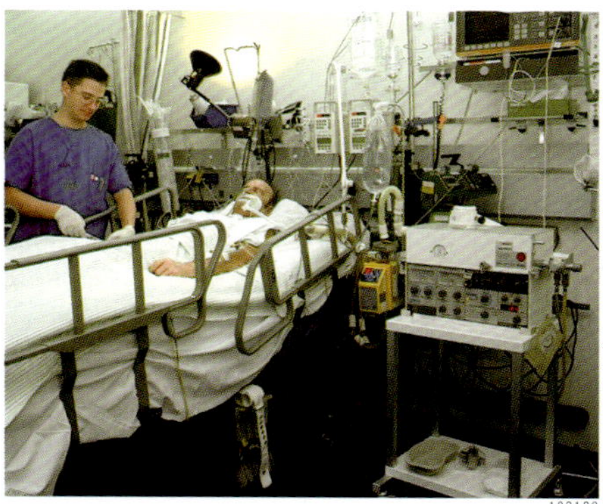

103129

Intensivtherapie. Patient auf einer Intensivstation mit Beatmungsgerät und massivem Einsatz verschiedener Medikamente. Neben dem hohen apparativen Aufwand sind auch besondere pflegerische Maßnahmen notwendig.

Interdentalkaries, Approximalkaries, →Karies an den einander benachbarten, sich meist berührenden Zahnflächen, wo die Zahnreinigung erschwert ist.

Interdigitalmykose, Form der →Hautpilzerkrankungen.

Interferenztherapie, Form der Elektrotherapie, bei der vier auf die Haut aufgebrachte

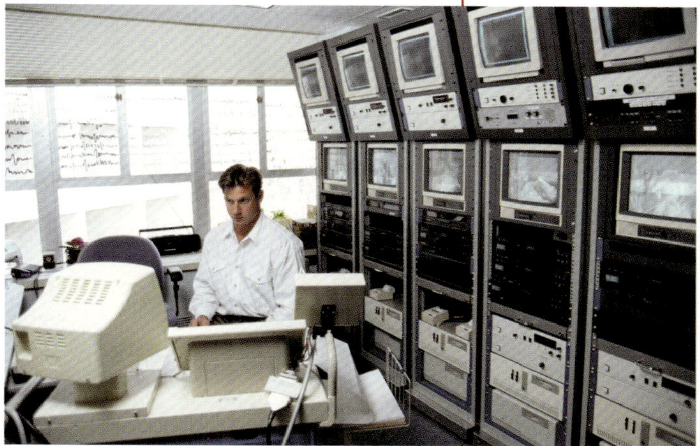

103124

Intensivtherapie. Zur Intensivtherapie auf Intensivstationen gehört auch eine Zentrale mit Monitoren zur Überwachung von Herzschlag, Blutdruck und Atmung sowie der Patientenzimmer.

Elektroden mit sich überlagernden Wechselströmen unter Schonung der Haut im Körpergewebe Wechselströme mit niedrigerer Frequenz erzeugen. Die Interferenztherapie wird zur Bekämpfung von Durchblutungsstörungen und von Schmerzen bei rheumatischen Erkrankungen oder Sportverletzungen eingesetzt.

Interferone, Oberbegriff für körpereigene Eiweißstoffe, die als Immunantwort von virusinfizierten, aber auch von anderen Zellen gebildet und abgegeben werden. Interferone wirken wachstumshemmend auf Viren, Bakterien und Krebszellen und stimulieren das körpereigene →Immunsystem. Es werden drei verschiedene Klassen von Interferonen unterschieden, die von unterschiedlichen Zellen gebildet werden. α-Interferone werden von Leukozyten gebildet, β-Interferone von Fibroblasten und γ-Interferone von T-Lymphozyten. Interferone lassen sich heute gentechnisch herstellen und kommen zur Anwendung bei schweren Infektionen mit dem Herpesvirus, chronisch-aggressiver Virushepatitis (infektiöse Leberentzündung), multipler Sklerose und verschiedenen Tumorerkrankungen. Die Interferongabe führt häufig zu Nebenwirkungen wie z. B. grippeähnlichen Beschwerden, seltener sind Übelkeit, Erbrechen und Müdigkeit.

Interimsprothese, herausnehmbarer →Zahnersatz oder →Prothese für Gliedmaßen, die vorübergehend getragen wird, bis nach Abschwellung und abgeschlossener Narbenbildung des Amputationsstumpfes der endgültige prothetische Ersatz angepasst werden kann.

interkostal, zwischen den Rippen gelegen.

Interkostal|neuralgie, Schmerzen entlang eines oder mehrerer Zwischenrippenräume. Ursachen können z. B. Erkrankungen der Rippen oder der Wirbelsäule, Herpes zoster oder Rückenmarkstumoren sein.

Interkostalraum, →Brustkorb.

Interleukine, zu den →Zytokinen gehörende Botenstoffe.

Intensivtherapie
→ GEO **Dossier**
Mediziner in Not, Bd. 10

intermittierend, zeitweilig aussetzend, zwischenzeitlich nachlassend, stark wechselnd.

internationale Einheit, →I. E.

international normalized ratio, →INR.

internus, innen gelegen, tiefer liegend.

Interposition, Zwischenschaltung, Zwischenlagerung, **1)** *Pathologie:* das Dazwischenschieben von Organen zwischen andere Organe (z. B. Darm zwischen Leber und Zwerchfell) oder in einen Defekt.

2) *Chirurgie:* Verfahren mit Zwischenschaltung eines Transplantates oder Implantates, z. B. Kunststoffprothese als Gefäßersatz, Einnaht eines Darmstücks zwischen Speiseröhre und Dünndarm als Ersatzmagen nach Magenentfernung.

3) *Hals-Nasen-Ohren-Heilkunde:* operativer Wiederaufbau der Gehörknöchelchenkette durch Ersatz von defekten oder funktionsuntüchtigen Anteilen.

Interruptio, →Schwangerschaftsabbruch.

Intersexualität, →Zweigeschlechtlichkeit.

Interspinalebene, annähernd kreisförmige, gedachte Ebene in der Beckenmitte. Wenn sich bei einer Geburt der kindliche Kopf in der Interspinalebene befindet, dreht sich das Kind um 90°, sodass der Rücken nach vorn wandert.

Interstitium, Raum zwischen den spezifischen Zellen eines Organs (Parenchym). Das Interstitium enthält Bindegewebe und führt Nerven und Gefäße an die Parenchymzellen des Organs heran. Es wird auch als Zwischenraum oder **interstitieller Raum** bezeichnet.

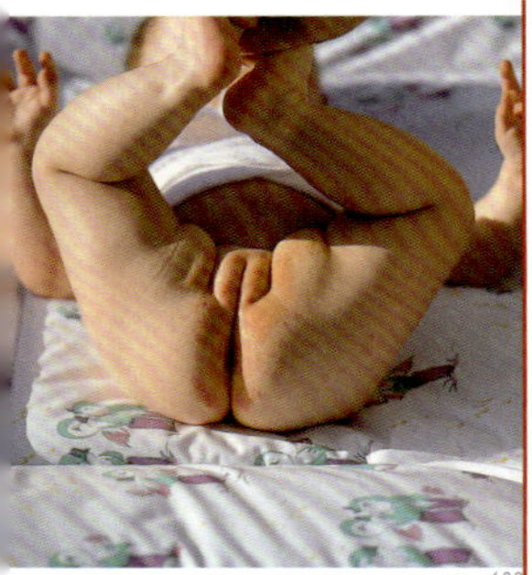

Intertrigo.
Bei Säuglingen verursachen Feuchtigkeit und Wärme in den Windeln häufig eine Windeldermatitis.

Intertrigo, Wundsein in Körperfalten, z. B. in den Zehenzwischenräumen, unter den Brüsten oder in Bauchfalten, das v. a. bei Säuglingen (Windeldermatitis), sehr dicken Menschen oder Diabetikern auftritt. Es wird verursacht durch das Aneinanderreiben von Hautflächen und durch feuchtes Milieu in den Körperfalten, z. B. bei vermehrtem Schwitzen oder Inkontinenz. Die Haut ist gerötet, nässt und juckt. Im weiteren Verlauf kann es zu Infektionen mit Bakterien oder Pilzen kommen. Um einer Intertrigo vorzubeugen, sollten Hautfalten nach jedem Waschen gründlich getrocknet und evtl. mit einem Fön nachgetrocknet werden. Besonders gefährdete Stellen werden nach dem Trocknen sparsam gepudert, wobei der Puder gut zu verteilen ist, damit sich keine Körnchen bilden, die ebenfalls reiben können. Bei stark schwitzenden Personen sind Kompressen, die in die Hautfalten eingelegt werden, besser geeignet.

Intervalloperation, →Operation.

Intervalltherapie, Durchführung einer Behandlung nach einem festgelegten Zeitplan, bei dem sich Phasen mit und ohne Therapie abwechseln. Die Behandlungspausen können z. B. zur Erholung des Behandelten oder zur Überprüfung der Wirksamkeit von Medikamenten notwendig sein.

intestinal, den Darm (Intestinum) betreffend, von ihm ausgehend.

Intestinum, →Darm.

Intima, Kurzbezeichnung für die Tunica intima, die innerste Schicht der Wand von Arterien, Venen oder Lymphgefäßen.

Intimaödem, Vorstufe der →Arteriosklerose.

Intoxikation, →Vergiftung.

Intoxikationspsychose, akute, schwere, psychische Störung mit Symptomen einer →Psychose als Folge einer unmittelbaren Gifteinwirkung (z. B. bei Alkoholexzess, durch Drogen, Pilzgift, stark überdosierte Medikamente).

intra|arteriell, Abk. **i. a.,** in der Arterie gelegen, in die Arterie hinein erfolgend, z. B. eine Injektion.

intrakutan, Abk. **i. c.,** in der Haut gelegen, in die Haut hinein erfolgend, z. B. eine Injektion.

Intrakutannaht, →Nahttechniken.

Intrakutantest, ein Allergietest (→Allergie).

intramuskulär, Abk. **i. m.,** im Muskel gelegen, in den Muskel hinein erfolgend (→Injektion).

intraossär, in den Knochen hinein, innerhalb eines Knochens gelegen.

intraperitoneal, innerhalb des Bauchfells (Peritoneum) bzw. in der Bauchhöhle (Peritonealraum) liegend, in die Bauchhöhle hinein erfolgend.

intra|uterin, in der Gebärmutter (Uterus) liegend oder erfolgend.

Intra|uterin|pessar, →Empfängnisverhütung.

intravasal, intravaskulär, innerhalb eines Blut- oder Lymphgefäßes gelegen, in ein Blutgefäß hinein erfolgend (z. B. eine Injektion).

intravenös, Abk. **i. m.,** in der Vene gelegen, in die Vene hinein erfolgend, z. B. eine Injektion.

Intrazellularraum, von der Zellmembran umgrenzter Raum einer Zelle bzw. die Gesamtheit aller Zellinnenräume, gefüllt mit Intrazellularflüssigkeit (→Körperflüssigkeit).

intrazerebral, im Gehirn (Cerebrum) gelegen, in das Gehirn hinein erfolgend.

Intrinsic-Asthma, nicht allergisch bedingtes →Bronchialasthma.

Intrinsic Factor [- ˈfæktə, engl.], von den Belegzellen der Magenschleimhaut gebildete Eiweißverbindung (Glykoprotein). Der Intrinsic Factor wird benötigt, um das **Vitamin** $\mathbf{B_{12}}$ im Dünndarm aufzunehmen, denn nur in Verbindung mit ihm ist das Vitamin vor dem Abbau durch Darmbakterien geschützt. Kommt es zu einem Mangel an Intrinsic Factor, z. B. nach Magenentfernung (Gastrektomie) oder bei einer bestimmten Form der Magenschleimhautentzündung (Autoimmungastritis), führt dieser wegen des Mangels an Vitamin B_{12} zur perniziösen Anämie (→Perniziosa 1), einer Störung der Blutbildung.

Introitus, Eingang (in ein Hohlorgan); im engeren Sinn **Introitus vaginae,** der Scheideneingang.

Intubation, Einführen eines Beatmungsschlauchs (Tubus) in die Luftröhre (endotracheale Intubation), entweder durch den Mund (orotracheale Intubation) oder die Nase (nasotracheale Intubation). Wird das Ende bis in einen Hauptast der Luftröhre vorgeschoben, spricht man von endobronchialer Intubation Die Intubation hält die Atemwege frei (z. B. bei Verengungen der Luftröhre), dient der künstlichen Beatmung (z. B. während einer Narkose) und verhindert das Eindringen von Flüssigkeit oder Fremdkörpern in die Lunge (Aspiration), z. B. beim Bewusstlosen. Nach einer Intubation können Heiserkeit, Hals- und Schluckbeschwerden auftreten.

Intubationsnarkose, Abk. **ITN,** eine →Narkose.

Inunktion, →Einreibung.

Invagination, Einstülpung eines Darmabschnittes in einen anderen, am häufigsten des unteren Dünndarms in den Dickdarm (→Ileus). Sie führt ohne rechtzeitige Therapie zum Darmverschluss.

■ **Ursachen** Für die Invagination als typische Erkrankung des Säuglings- und Kleinkindesalters gibt es bisher keine befriedigende Erklärung. Vermutet wird, dass heftige Darmbewegungen und die Bildung von großen Lymphknoten in der Darmwand im Rahmen von Magen-Darm-Infekten der Auslöser sein können. Bei älteren Kindern und Erwachsenen entsteht die Invagination häufig im Bereich von krankhaften Veränderungen der Darmwand wie Darmpolypen oder Darmgeschwülsten. Auch das Meckel-Divertikel, ein angeborenes Darmanhängsel, kann zum Ausgangspunkt einer Invagination werden.

■ **Befund** Charakteristisch sind bei Säuglingen plötzlich auftretende, heftige Schreiattacken, bedingt durch kolikartige Bauchschmerzen. Im Verlauf der nächsten Stunden verschlechtert sich der Allgemeinzustand zusehends. Das Kind wird blass und teilnahmslos. Typisch ist der Abgang von blutigem Schleim, der sich entweder bereits in der Windel findet oder bei der rektalen Untersuchung am tastenden Finger. Unerkannt schreitet die Invagination innerhalb weniger Stunden zum völligen Darmverschluss (Ileus) fort. Bei weiterem Bestehen kann es zum Durchbruch der Darmwand und zur Bauchfellentzündung kommen. Die Diagnose wird heute fast immer durch eine Ultraschalluntersuchung gestellt.

■ **Behandlung** In den ersten Stunden kann der eingestülpte Darmabschnitt meist durch einen Kontrastmitteleinlauf oder durch Einpumpen von Luft in den Dickdarm zurückgeschoben und die Invagination so gelöst werden. Ist dies nicht möglich, wird der Bauchraum operativ eröffnet, um die Einstülpung zu beheben. Bei längerem Bestehen sind die betroffenen Darmabschnitte evtl. so sehr geschädigt, dass sie entfernt werden müssen. In den ersten Tagen nach einer behandelten Invagination kommt es bei einem Zehntel der Betroffenen zu einer erneuten Einstülpung.

Invalidität, veraltende Bezeichnung für eine dauerhafte körperliche Behinderung.

Invasion, **1)** *Pathologie:* Eindringen von Krankheitserregern in den Körper oder von Zellverbänden in das umgebende Gewebe.

2) *Pharmakologie:* der Weg des Arzneistoffes von der Einnahme bis zur Wirkung – einschließlich Freisetzung, Aufnahme und Verteilung des Wirkstoffes.

invasiv, eindringend, eingreifend, hineinwachsend; z. B. die **invasive Diagnostik** (Untersuchungsmethoden, bei denen das Eindringen von ärztlichen Instrumenten in den Körper erforderlich ist wie Endoskopie, Herzkatheter), **invasives Wachstum** (wucherndes Hineinwachsen von Tumoren in das umgebende Gewebe oder in Nachbarorgane).

Inversion, Umkehrung, Drehung, z. B. Hodeninversion (Drehung des Hodens um seine Längsachse), Affektinversion (Stimmungsumschwung).

in vitro, im Reagenzglas, d. h. außerhalb des lebenden Organismus erfolgend (bezogen auf wissenschaftliche Versuche). Ggs. in vivo.

In-vitro-Fertilisation, Abk. **IVF,** künstliche Befruchtung einer Eizelle außerhalb des weiblichen Körpers. Sie wird bei Unfruchtbarkeit eines oder beider Partner erforderlich, wenn es durch andere Maßnahmen (z. B. Hormonbehandlung, →Insemination) nicht zur gewünschten Schwangerschaft kommt. Die Eizellen werden aus dem Eierstock der Frau mit einer feinen Punktionsnadel entnommen und außerhalb des Körpers mit dem Sperma befruchtet.

In-vitro-Fertilisation
→ GEO **Dossier**
Geboren zum Lebenretten, Bd. 10

In Deutschland ist die In-vitro-Fertilisation auf ungewollt kinderlose, verheiratete Paare beschränkt. Die Verwendung von Eizellen einer anderen Frau ist nicht gestattet, ebenso nicht das Übertragen eines außerhalb des Körpers befruchteten Eies auf eine andere Frau (Leihmutter).

■ **Embryonentransfer** (ET): Die befruchteten Eizellen werden 48 Std. in einem Kulturmedium gehalten und anschließend in die hormonell auf eine Einnistung vorbereite Gebärmutter bzw. laparaskopisch in den Eileiter (gamete intrafallopian tube transfer, Abk. GIFT) übertragen. Um die Erfolgschancen zu verbessern, werden meist mehrere Eizellen entnommen und befruchtet, in Deutschland dürfen jedoch nicht mehr als drei Embryonen eingepflanzt werden. In der Frühschwangerschaft erhält die Frau Hormone, die die Schwangerschaft aufrechterhalten.

■ **ICSI** (intracytoplasmatische Spermieninjektion): Bei diesem Verfahren werden Samenzellen einzeln und direkt mittels einer feinen Glaspipette in die Eizelle eingespritzt. Anschließend wird ein Embryonentransfer durchgeführt. ICSI ist die Methode der Wahl, wenn die Kinderlosigkeit ihre Ursache in der eingeschränkten Fruchtbarkeit des Mannes hat. Es werden dabei nur wenige Samenzellen benötigt, die aus dem Ejakulat gewonnen werden. Außerdem erlaubt diese Methode die Verwendung von Samenzellen, die operativ aus dem Nebenhoden oder Hoden gewonnen werden (z. B. bei Verschluss des Samenleiters).

Die Erfolgsrate der In-vitro-Fertilisation beträgt circa 25%. Sie bedeutet für das Paar, insbesondere für die Frau, eine hohe psychische Belastung. Die notwendige Hormonbehandlung ist oft mit Nebenwirkungen verbunden. Bei dem heute üblichen Transfer von drei Embryonen kommt es in circa 25% der Fälle zu einer Zwillings- oder Drillingsschwangerschaft, was wiederum eine erhöhte Rate an Schwangerschafts- und Geburtskomplikationen nach sich zieht.

in vivo, im lebenden Organismus stattfindend (bezogen auf wissenschaftliche Versuche). Ggs. in vitro.

Involution, 1) *Physiologie:* Rückbildung eines Organs oder des ganzen Organismus. Sie kann funktionsbedingt sein, z. B. bei der Verkleinerung der Gebärmutter nach der Geburt zur normalen Größe, oder altersbedingt, so z. B. der Knochenabbau während der Wechseljahre (Involutionsosteoporose).

2) *Chirurgie:* operative Umkehr eines Hohlorgansegments, z. B. Dünndarmschlingeninvolution.

Inzidenz, Anzahl neuer Erkrankungsfälle einer bestimmten Krankheit in einem definierten Zeitraum. Die Inzidenz dient in der →Epidemiologie zur Charakterisierung eines Krankheitsgeschehens in einer Bevölkerungsgruppe.

Inzision, Schnitt, Incisio, operativer Einschnitt.

Inzisivus, Schneidezahn (→Gebiss).

Inzisur, Einschnitt, Einbuchtung, Eindellung an Knochen und Organen.

Iod, →Jod.

Ionenaustauscher, gerüstartig aufgebaute anorganische oder organische Feststoffe. Sie enthalten saure oder basische Gruppen, die gegen geladene Teilchen aus Elektrolytlösungen ausgetauscht werden können. Je nach ausgetauschter Ionenart unterscheidet man Kationenaustauscher und Anionenaustauscher. Verwendet werden sie zur Wasserentsalzung oder als Medikament wie z. B. Colestyramin zur Bindung von Gallensäuren (→Blutfettsenker).

Ionendosis, →Strahlendosis.

Ionisationstherapie, 1) *Naturheilkunde:* Behandlungsform, bei der elektrisch aufgeladene Luft eingeatmet wird. Die Ionisationstherapie soll v. a. auf den Kreislauf und das Nervensystem positive Wirkungen haben.

2) *Therapie:* →Iontophorese.

Iontophorese, elektrotherapeutisches Verfahren, bei dem Gleichstrom ausgenutzt wird, um Medikamente verstärkt in die Haut wandern zu lassen (→Galvanisation). Das Medikament muss dazu wasserlöslich sein und als geladenes Teilchen (Ion) vorliegen. Auf die Iontophorese sprechen v. a. oberflächlich lokalisierte Reizzustände an, z. B. der Tennisellenbogen. Als Medikamente eignen sich z. B. Acetylcholin, Salizylat, Adrenalin, Histamin und Bienengift.

ipsilateral, →homolateral.

IQ, Abk. für →Intelligenzquotient.

Iridektomie, operative Entfernung von Teilen der Regenbogenhaut (Iris). Sie wird als Sektoriridektomie durchgeführt (z. B. bei Tumoren) oder als basale Iridektomie unter Erhalt der Pupille und des Pupillenschließmuskels (→grüner Star).

Iridoplegie, →Irislähmung.

Iridotomie, operativer Einschnitt in die Regenbogenhaut des Auges, z. B. zur Herstellung einer Verbindung zwischen vorderer und hinterer Augenkammer zur Druckentlastung bei bestimmten Formen des →grünen Stars oder zur Bildung einer künstlichen Pupille. Sie wird meist als Laseriridotomie durchgeführt.

Irido|zyklitis, Entzündung der Regenbogenhaut (Iris) und des Ziliarkörpers des Auges. Die isolierte Entzündung nur der Regenbogenhaut (Iritis) oder des Ziliarkörpers (Zyklitis) ist selten, fast immer treten sie kombiniert auf.

■ **Ursache** Die Iridozyklitis tritt meist im Rahmen von Allgemein- oder Autoimmunkrankheiten auf, v. a. bei Polyarthritis, Bechterew-Krankheit oder Boeck-Krankheit.

■ **Befund** Sie beginnt mit Lichtscheu, Schleiersehen, Augenschmerzen und Augenrötung. Der Kranke sieht schlechter, weil die Akkommodation durch den in Mitleidenschaft gezogenen Ziliarmuskel gestört und der Glaskörper getrübt ist. Die Pupille ist eng und reagiert träge.

■ **Behandlung** Die Iridozyklitis wird frühzeitig mit entzündungshemmenden Mitteln, meist mit Kortikoiden, behandelt. Ansonsten besteht die Gefahr von Verwachsungen zwischen Regenbogenhaut und Ziliarkörper bzw. der Bildung eines Sekundärglaukoms (→grüner Star) oder einer Katarakt (→grauer Star). Begleitend wird die Pupille zur Ruhigstellung medikamentös weitgestellt; trockene Wärme (Rotlicht) wirkt sich günstig auf den Verlauf aus. Auch bei optimaler Behandlung ist der Verlauf möglicherweise langwierig; bei immer wiederkehrender (rezidivierender) Krankheit

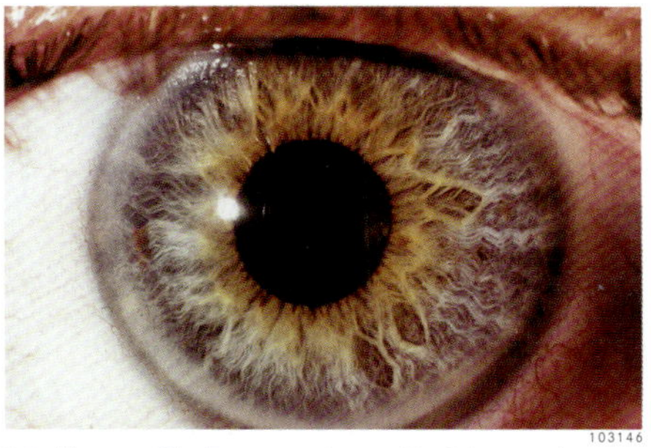

Irisdiagnostik. Das umstrittene Verfahren geht davon aus, dass alle Organe auf der Iris abgebildet sind. Anhand der Farbverteilung, Klarheit und Struktur schließen Irisdiagnostiker auf Erkrankungen des jeweils zugeordneten Organs.

ist eine ausführliche Ursachensuche für die Wahl der Therapie unerlässlich.

Iris, →Auge.

Irisblock, Blockierung des Kammerwasserabflusses am Auge durch Verlegung des Kammerwinkels infolge einer Vorverlagerung der Iriswurzel. Dies führt zunächst zu einem Druckanstieg in der Augenhinterkammer; bei vollständiger Blockade kann es zur akuten und schmerzhaften Erhöhung des Augeninnendrucks (→grüner Star) kommen.

Irisdiagnostik, Augendiagnostik, naturheilkundliches Verfahren, das anhand der Struktur und Farbe der Regenbogenhaut des Auges Hinweise auf die Konstitution und Erkrankung des Betroffenen gewinnen will. Die Iris ist nach Meinung der Irisdiagnostiker ein Reflexfeld des gesamten Körpers. Demnach spiegelt sich jedes Organ in einem bestimmten zugehörigen Feld in der Iris wider. Je nach Erkrankung und Stoffwechsellage sollen verschiedenartige Änderungen der Farbe und Struktur der haarfeinen Fasern der Iris erscheinen. So sollen Aussagen über die Konstitution, frühere Erkrankungen und Verletzungen, Neigung zu bestimmten Krankheiten (Diathesen) sowie akute Erkrankungen möglich sein. Die feineren Strukturen der Iris werden mit einem Irismikroskop mit 10–25-facher Vergrößerung betrachtet. Viele Irisdiagnostiker beurteilen weniger einzelne Zeichen in Bezug auf Organe, sondern bemühen sich um eine Synthese sämtlicher Strukturen im Sinne einer »Systemschau« aus dem Auge. In der Naturheilkunde stellt die Irisdiagnostik ein weit verbreitetes Verfahren dar, das bisher jedoch einer wissenschaftlichen Grundlage entbehrt.

Iriskolobom, Spaltbildung der Regenbogenhaut des Auges. Das Iriskolobom kommt als angeborene Fehlbildung vor (meist nach unten gerichtet) oder als erworbener Defekt, z. B. durch Operation (→Iridektomie), Entzündung oder Verletzung.

Irislähmung, Iridoplegie, Unfähigkeit der Regenbogenhaut (Iris), sich zusammenzuziehen oder zu erweitern. Die Irislähmung entsteht durch Lähmung des Pupillenringmuskels (Musculus sphincter pupillae) und kann Zeichen einer Schädigung des für die meisten Augenmuskeln zuständigen III. Hirnnervs (Nervus oculomotorius) sein, z. B. nach Schädel-Hirn-Trauma oder durch Vergiftung (→Augenmuskellähmung).

Irisschlottern, Zittern der Regenbogenhaut des Auges bei Erschütterung oder Kopfbewegung, verursacht durch mangelhafte Anheftung an die umgebenden Strukturen. Das Irisschlottern findet sich z. B. nach operativer Entfernung der Augenlinse oder bei krankhafter Verlagerung der Linse in die Augenvorderkammer oder den Glaskörperraum (→Linsenluxation).

Iriswinkel, →Kammerwinkel.

Iritis, →Regenbogenhautentzündung.

Irradiation, **1)** *Diagnostik:* Ausstrahlung von Schmerzen über den Bereich des eigentlichen Krankheitsgeschehens hinaus. So ist z. B. für den Herzinfarkt ein Ausstrahlen der Schmerzen in den Bereich der linken Schulter und des linken Arms charakteristisch.

2) *Physiologie:* Ausbreitung einer Nervenerregung.

3) *Traumatologie:* Bildung von Berstungslinien beim Schädelbruch.

Irrigation, Spülung eines Hohlorgans oder einer Körperhöhle. Die am häufigsten durchgeführte Form ist die Irrigation des Restdickdarms nach Anlage eines künstlichen Darmausganges (→Darmausgang, künstlicher). Sie ist nur möglich, wenn der größte Teil des Dickdarms noch erhalten ist (Sigmoidostoma), und ermöglicht eine stuhlgangsfreie Zeit von 24–48 Std. Außerdem reduziert sie die Bildung von Darmgasen und Blähungen. Aus einem Wasserbeutel werden circa 1,5 l körperwarmes Wasser über einen Adapter (Konus) in den

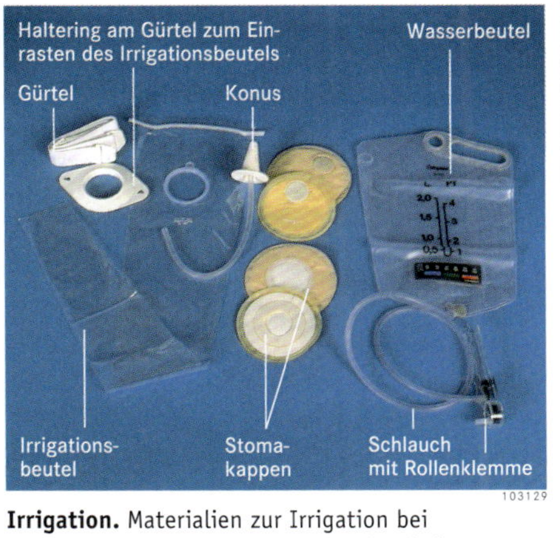

Irrigation. Materialien zur Irrigation bei künstlichem Darmausgang. Der noch erhaltene Dickdarm wird mit circa 1,5 l warmem Wasser gespült, wobei der Stuhl im Irrigationsbeutel aufgefangen wird. Anschließend wird der Darmausgang wieder mit einer Stomakappe verschlossen.

Darm eingebracht. Dies löst eine vollständige Entleerung des Darms aus, der Stuhl wird in einem Beutel aufgefangen, der an einem durch einen Gürtel gehaltenen Haltering befestigt wird. Nach circa 1/2–1 Std. kann der Beutel abgenommen und der Darmausgang mit einer Stomakappe verschlossen werden.

Ischämie, →Blutleere.

Ischämietoleranz, Zeitspanne, die ein Gewebe ohne Blutversorgung überstehen kann, ohne bleibenden Schaden zu nehmen. Die Ischämietoleranz hängt in erster Linie vom Nährstoffbedarf und der Stoffwechselaktivität eines Organs ab. Die kürzeste Ischämietoleranz hat das Gehirn. Ein Herz-Kreislauf-Stillstand führt bereits nach 10 Sek. zur Bewusstlosigkeit, nach 4–5 Min. sterben die ersten Hirnzellen ab und nach etwa 8 Min. tritt der Hirntod (→Tod) ein. Erste Zellen des Herzmuskels sterben circa 30 Min. nach dem Abbruch der Sauerstoffversorgung ab, was zum Herzinfarkt führt.

ischämisch, mit →Blutleere oder Minderdurchblutung einhergehend.

Ischiadikus, Nervus ischiadicus, Ischiasnerv, der längste und dickste Nerv des Menschen. Er entspringt auf der Höhe des Kreuzbeins aus dem Plexus sacralis und zieht im Gesäßbereich schräg abwärts zur Rückseite des Oberschenkels, wo er insbesondere die Beugemuskeln versorgt. Oberhalb der Kniekehle teilt er sich in den Schienbeinnerv (Nervus tibialis) und den Wadenbeinnerv (Nervus peronaeus), die Muskeln und Haut von Unterschenkel und Fuß versorgen.

Ischiadikuslähmung, Lähmung von Muskelgruppen des Ober- und Unterschenkels infolge einer Schädigung des Ischiadikus. Ursachen sind z. B. eine fehlerhafte Injektion am Gesäß, Knochenbrüche an Hüftgelenk und Oberschenkel oder eine Ausrenkung des Hüftgelenks (Hüftgelenksluxation). Der betroffene Fuß kann weder gebeugt noch gestreckt werden, das Bein kann kein Gewicht mehr tragen, der Betroffene nicht mehr gehen, die Muskulatur an Unterschenkel und Fuß schwindet.

Ischialgie, →Ischiassyndrom.

Ischias, 1) *Anatomie:* Kurzform für Nervus ischiadicus (→Ischiadikus).

2) *Neurologie:* umgangssprachlich für →Ischiassyndrom.

Ischiasnerv, →Ischiadikus.

Ischiassyndrom, umgangssprachlich **Ischias,** Erkrankung des Nervus ischiadicus, gekennzeichnet durch von der Lendenwirbelsäule in das Bein der betroffenen Seite ausstrahlende Schmerzen.

Ischiassyndrom
→ GEO **Dossier**
Das Gerüst des Lebens, Bd. 10

■ **Ursache** Am häufigsten kommt es durch Verschleißerscheinungen der Bandscheiben und Wirbelkörper am Übergang von Lendenwirbelsäule und Kreuzbein zu einer Verengung der entsprechenden Zwischenwirbellöcher (→Bandscheibenvorfall). Hier befinden sich die Nervenwurzeln des →Ischiadikus, die bei einer Einengung in diesem Bereich schmerzhaft gereizt werden. Abrupte Bewegungen, Drehungen oder das Heben einer großen Last lösen dann die Schmerzattacke aus. Auslöser sind außerdem Durchnässung und Erkältung, Sitzen auf kalten Steinen, kühle Zugluft. Schwangerschaften oder Tumoren im kleinen Becken können ebenfalls durch Druck auf Fasern des Ischiasnervs ein Ischiassyndrom verursachen. Seltener spielen Nervenentzündungen, Nervenschädigungen durch Diabetes mellitus, rheumatische Erkrankungen oder Verletzungen der Hüfte eine Rolle.

■ **Befund** Die Schmerzen **(Ischialgie)** betreffen v. a. die Lendengegend und strahlen in die Außen- und Rückseite des betroffenen Beins aus (→Nervenschmerz). Taubheitsgefühle und/oder Lähmungen können begleitend auftreten. Eine automatisch eingenommene Schonhaltung führt zu einer schmerzhaften Verspannung in den Muskelsträngen neben der Wirbelsäule und zur Seitwärtsverbiegung der Wirbelsäule (Skoliose) in diesem Bereich. Das Anheben des gestreckten Beines aus der Rückenlage verschlimmert typischerweise die Schmerzen (Lasègue-Zeichen).

■ **Behandlung** Die Hochlagerung der gebeugten Beine (→Stufenbettlagerung) sowie Wärme lindern meist sofort die Beschwerden. Gegen den Reizzustand am Nerv helfen Schmerzmedikamente oder das Spritzen eines örtlichen Betäubungsmittels (Lokalanästhetikum) direkt neben die Nervenwurzel. Wärmeanwendungen und Massagen lösen den begleitenden Muskelhartspann. Auch in die Muskelverhärtungen kann ein Lokalanästhetikum gespritzt werden, um den Teufelskreis aus Schmerz – Verspannung – Schmerz zu unterbrechen. Bleiben die Beschwerden trotz dieser Maßnahmen über Wochen bestehen oder kommt es zu Lähmungen, so muss evtl. die betroffene Bandscheibe operativ entfernt werden. Langfristig ist es wichtig, durch eine Rückenschule möglichst wirbelsäulenschonende Bewegungsabläufe einzuüben und durch gezieltes Muskelaufbautraining die meist unterentwickelte Rücken- und Bauchmuskulatur zu stärken.

ischiorektal, Gesäß (Ischium) und Mastdarm (Rektum) betreffend oder dazu gehörend.

Ischuria paradoxa, Überlaufinkontinenz (→Harninkontinenz).

Ischurie, →Harnverhalt.

Ishihara-Tafeln, →Farbenfehlsichtigkeit.

Isländisches Moos, Cetraria islandica, Flechte, die in der herkömmlichen und anthroposophischen Medizin verwendet wird. Ihre Schleimstoffe haben eine reizlindernde Wirkung. Die bitter schmeckenden Flechtensäuren fördern die Magensaftabsonderung und wirken schwach antibiotisch.

Ischiassyndrom **Warnzeichen beachten**

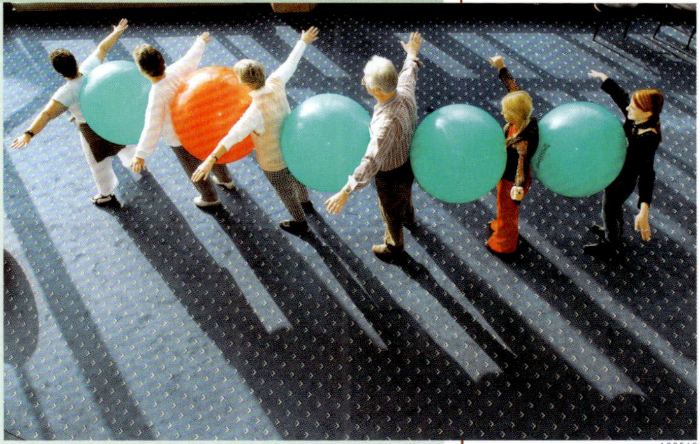

100562

Bei Zunahme der Beschwerden, Hinzutreten von Schwäche oder Gefühlsstörungen (Taubheitsgefühl, »Ameisenlaufen«) im betroffenen Bein sollte baldmöglichst ein Orthopäde, Neurologe oder Neurochirurg aufgesucht werden, da die Beschwerden auch durch zahlreiche andere Erkrankungen wie degenerative Prozesse, Infektionen, Tumoren oder neurologische Erkrankungen ausgelöst worden sein können. Ein plötzlicher Wegfall der Schmerzen kann durch einen so genannten Wurzeltod mit nachfolgenden Lähmungen verursacht werden, die vom Betroffenen wegen der Schmerzerleichterung oft unterschätzt werden. Alarmzeichen für eine unverzügliche Behandlungsbedürftigkeit sind neu auftretende Blasen- und Mastdarmfunktionsstörungen (Harnträufeln und Stuhlinkontinenz), die meist nur durch eine rasch erfolgende Operation behoben werden können. Auch wenn die Schmerzen trotz adäquater Behandlung mehr als vier Wochen andauern oder sich verschlimmern, sollte neben einem allgemeinen Status und der Untersuchung der Wirbelsäule auch eine genaue neurologische Untersuchung durchgeführt werden. Langfristig kann gezieltes Muskeltraining (Bild) helfen, die Wirbelsäule zu schonen und Schmerzen vorzubeugen.

■ **Anwendung** Isländisch Moos wird in Form von Kaltauszügen bei Husten und Bronchitis sowie bei Schleimhautreizungen im Mund- und Rachenraum eingesetzt, ferner gegen Appetitlosigkeit, Darmdruck und Völlegefühl. Extrakte sind in verschiedenen Fertigarzneimitteln enthalten, z.B. in Instanttees und Pastillen gegen Bronchitis oder in Salben gegen Ekzeme und Wunden. Nebenwirkungen treten bei üblicher Dosierung keine auf.

iso|elektrische Linie, →Nulllinie.

Isokorie, gleiche Pupillenweite beider Augen; Ggs. →Anisokorie.

Iso|pathie, naturheilkundliches Verfahren, das eine Krankheit mit denselben Substanzen behandelt, die zu ihrem Ausbruch führen. Das Konzept der Isopathie leitet sich von der →Homöopathie ab, behandelt aber anders als diese nicht »Ähnliches mit Ähnlichem«, sondern »Gleiches mit Gleichem« und beschäftigt sich weniger mit der Gesamtheit des Patienten. Zur Anwendung kommen Extrakte aus Krankheitserregern, Schwermetalle und andere Stoffe in sehr niedriger Dosierung. Bei Allergien kann durch Isopathie angeblich eine Desensibilisierung erreicht werden. Ein eigener Zweig der Isopathie ist die Herstellung von isopathischen Arzneien (→Autonosodentherapie, →Eigenbluttherapie). Eine Sonderform ist die **Tautopathie,** bei der dasselbe Arzneimittel, das eine Arzneimittelkrankheit hervorgerufen hat, dem Betroffenen in homöopathisch aufbereiteter, potenzierter Form verabreicht wird.

Isoprenoide, Wirkstoffe von →Heilpflanzen.

Isopropanol, alkoholisches Desinfektionsmittel, v.a. zur →Desinfektion unverletzter Haut.

Iso|sthenurie, gleichbleibendes →Uringewicht, spezifisches.

Isthmus, Engpass, schmale Verbindung. **Isthmus aortae:** physiologische Engstelle der Aorta am Übergang von Aortenbogen in die Brustaorta. **Isthmus faucium** (Schlundenge, Rachenenge): →Gaumen. **Isthmus glandulae thyroideae:** Gewebsbrücke zwischen den beiden Lappen der Schilddrüse. **Isthmus prostatae:** Mittelteil der Prostata in Harnröhrennähe. **Isthmus uteri:** →Gebärmutter.

Isthmusplastik, chirurgische Erweiterung der großen Körperschlagader (Aorta) bei Verengung am Übergang des Aortenbogens in die absteigende Aorta (Isthmusstenose).

Isthmus|stenose, **1)** *Kardiologie:* Kurzbezeichnung für Aortenisthmusstenose (→Herzfehler).

2) *Neurologie:* Aquäduktstenose, eine angeborene bzw. durch Entzündung oder Tumor erworbene Enge des liquorgefüllten Verbindungskanals zwischen III. und IV. Hirnkammer (→Gehirn).

ITN, Abk. für **In**tubations**n**arkose (→Narkose).

ITP, →Werlhof-Krankheit.

IUP, Abk. für **I**ntra**u**terin**p**essar (→Empfängnisverhütung).

i. v., Abk. für →**i**ntra**v**enös.

IVF, Abk. für →**I**n-**v**itro-**F**ertilisation.

J

Jacketkrone, →Zahnersatz.

Jackson-Epilepsie, einfach fokale Anfälle (→Epilepsie).

Jactatio, →Jaktation.

Jaffé-Lichtenstein-Krankheit, fibröse Dysplasie, Jaffé-Lichtenstein-Osteom, Knochenerkrankung, bei der das Knochenmark durch faseriges Bindegewebe ersetzt wird. Am häufigsten werden die Röhrenknochen befallen, gelegentlich auch Schädel und Becken. Die Krankheit entwickelt sich meist in den ersten zehn Lebensjahren und kann in der Pubertät zum Stillstand kommen. Die Ursache ist unbekannt.

■ **Befund** Die Krankheitszeichen sind nicht spezifisch und ähneln denen anderer Knochenkrankheiten (z. B. Knochentumoren, Chondrom). Es treten Knochenschmerzen und eine zunehmende Verformung der Knochen auf. Die Gefahr für Knochenbrüche ist erhöht. Häufig ist die Jaffé-Lichtenstein-Krankheit kombiniert mit sexueller Frühreife, bräunlichen Pigmentveränderungen der Haut und Störungen der innersekretorischen Drüsen (McCune-Albright-Syndrom).

■ **Behandlung** Die Krankheitsherde werden mithilfe der Kernspintomografie regelmäßig kontrolliert. Bei Gefahr von Knochenbrüchen oder Verformungen werden die Herde operativ entfernt und mit Knochensubstanz wieder aufgefüllt.

Jaktation, Jactatio, rhythmisches Hin-und-her-Werfen des ganzen Körpers oder eines Körperteils, z. B. im Delir. Im Sitzen entspricht dies einem Vor- und Rückbeugen des Oberkörpers (»Pagodenwackeln«). Unter **Jaktation capitis** versteht man eine Verhaltensstörung von Säuglingen und Kleinkindern, meist im Einschlafstadium mit rhythmischem Hin-und-her-Rollen des Kopfes, v. a. bei vernachlässigten, in ihrem Sozialgefüge gestörten Kindern (z. B. Waisenhauskinder). Es handelt sich um eine Selbststimulation des Kindes, bei dem es Beruhigung findet. Tritt die Störung tagsüber und v. a. bei älteren Kindern auf, ist sie möglicherweise krankhaft und sollte von einem Arzt abgeklärt werden.

japanische Enzephalitis, durch Stechmücken übertragene schwere Entzündung des Gehirns mit Verbreitung in Mittelsüd- und Südostasien. Der Erreger gehört zur Gruppe der Flaviviren. Nicht alle Infizierten erkranken. Ebenso kann die Erkrankung nur wie ein leichter grippaler Infekt verlaufen. Bei circa 0,2–1 % der Infizierten entwickelt sich jedoch nach kurzer Inkubationszeit ein akutes Krankheitsbild mit Nackensteife, Benommenheit bis Bewusstlosigkeit, epileptischen Krampfanfällen und Lähmungen, das in 5–30 % der Fälle tödlich verläuft. Bei 20–30 % der Überlebenden bleiben neurologische und/oder psychische Störungen zurück. Eine spezifische Behandlung gibt es nicht. Reisende in Endemiegebiete sollten v. a. in der mückenreichen Regenzeit die nicht ganz nebenwirkungsfreie Schutzimpfung erwägen. Der Impfstoff muss aus dem Ausland bestellt werden, da er in Deutschland nicht hergestellt wird. Vier Impfungen (Tag 0, 7, 14, und nach 1 Jahr) sind notwendig, um einen vollständigen Impfschutz zu erhalten, der dann bis zu vier Jahren anhält.

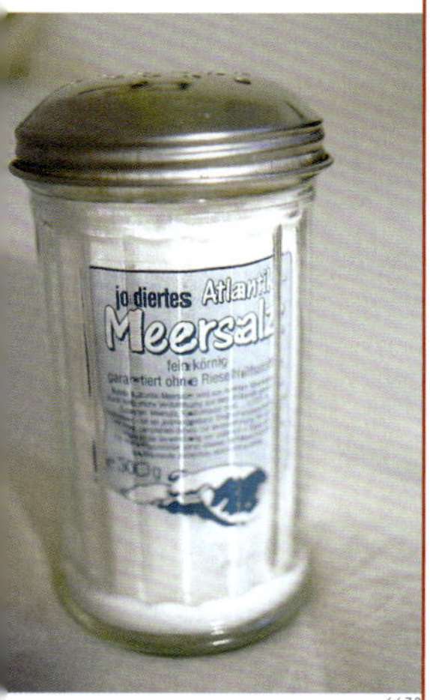

Jod. Jodmangel lässt sich durch den Gebrauch von Meersalz wirksam verhindern.

Jarisch-Herxheimer-Reaktion, Herxheimer-Jarisch-Reaktion, Reaktion des Körpers auf Giftstoffe (Toxine), die durch den Zerfall von Bakterien unter antibiotischer Behandlung frei werden. Sie äußert sich in Fieber (39–40 °C), allgemeinem Krankheitsgefühl sowie einem Hautausschlag.

Jejunitis, akute, infektiöse Dünndarmentzündung im Bereich des Leerdarms (Jejunum). →Enteritis.

Jejuno|ileostomie, →Ileojejunostomie.

Jejuno|jejunostomie, Vernähung (Anastomose) zweier Abschnitte des oberen Dünndarms (Jejunum).

Jejunoskopie, →Endoskopie des Leerdarms (Jejunum).

Jejunostomie, operative Ableitung des oberen Dünndarms (Jejunum) nach außen durch Einnähen des Darms in die Bauchdecke. Die Jejunostomie wird durchgeführt zur künstlichen Ernährung, Entlastung z. B. nach Magenoperationen oder bei operativ nicht entfernbaren Tumoren an Speiseröhre oder Magen.

Jejunum, →Darm.

Jervell-Lange-Nielsen-Syndrom, erbliche Krankheit, die mit Taubheit, bestimmten EKG-Veränderungen (Verlängerung der QT-Zeit) und manchmal lebensbedrohlichen →Herzrhythmusstörungen einhergeht. Bereits im Kleinkindalter besteht eine Neigung zu Ohnmachtsanfällen bei körperlicher oder seelischer Belastung, die zum plötzlichen Herztod durch Kammerflimmern führen können.

Jetlag [ˈdʒɛtlæg], nach Langstreckenflügen auftretende Beschwerden infolge der Zeitverschiebung. Die Verschiebung des gewohnten Tag-Nacht-Rhythmus führt zur Störung zahlreicher Organfunktionen wie der Verdauung und des Schlafs.

Jochbein, Os zygomaticum, Knochen des Gesichtsschädels. Das Jochbein bildet einen Teil der seitlichen Augenhöhlenwand und hat einen seitlich gelegenen Fortsatz, der zusammen mit einem Fortsatz des Schläfenbeins den Jochbogen bildet (→Schädel).

Jochbogenbruch, Jochbogenfraktur, knöcherne Verletzung des Jochbogens. Der Jochbogenbruch kommt isoliert durch direkte Gewalteinwirkung, z. B. Faustschlag, oder in Kombination mit weiteren Verletzungen des Gesichtsschädels vor. Nach Rückgang der Schwellung ist eine Abflachung des seitlichen

Gesichtsreliefs erkennbar. Die Behandlung erfolgt meist durch eine kieferchirurgische Operation.

Jod, chemisches Element mit dem chemischen Symbol I (Kurzbezeichnung von Iod). Jod ist ein lebenswichtiges Spurenelement und muss dem Körper über die Nahrung zugeführt werden. Wird der Körper nicht ausreichend mit Jod versorgt, kann ein →Struma entstehen. Sehr schwerer Jodmangel in der Schwangerschaft führt zu einer →Schilddrüsenunterfunktion mit irreparablen Entwicklungsstörungen beim Kind (Kretinismus). Jod kann Auslöser für allergische Reaktionen wie z.B. Hautausschläge sein. Jod wird außerdem als Desinfektionsmittel zur Wundbehandlung eingesetzt.

Jod|akne, Form der →Akne.

Joddermatitis, entzündliche Hautveränderung als →Kontaktekzem nach lokaler Jodanwendung, z.B. nach Einpinselung mit einer Jodtinktur.

Johanniskraut, Hypericum, Gattung krautiger bis strauchiger Pflanzen, aus der das Tüpfeljohanniskraut (Hypericum perforatum) arzneilich genutzt wird. Seine oberirdischen Teile enthalten Hypericin, ätherisches Öl, Flavonoide und Gerbstoffe. Es wirkt bei äußerlicher Anwendung antibakteriell, entzündungshemmend sowie zusammenziehend.

■ **Anwendung** Bei Angst, depressiven Verstimmungszuständen und nervöser Unruhe können Teezubereitungen oder standardisierte Arzneimittel, z.B. Kapseln oder Dragees, eingenommen werden. Äußerlich wird Johanniskrautöl zur Behandlung von scharfen und stumpfen Verletzungen, Verbrennungen ersten Grades und örtlichen oder diffusen Muskelschmerzen verwendet.

■ **Nebenwirkungen** Vor allem bei hellhäutigen Personen kann bei hohen Dosen und lang andauernder Einnahme eine erhöhte Empfindlichkeit der Haut für Sonnenlicht auftreten.

Juckausschlag, →Prurigo.

Juckflechte, umgangssprachliche Bezeichnung für →Neurodermitis und →Ekzem, z.T. auch →Prurigo.

Juckreiz, Hautjucken, Pruritus, subjektiv lästige, auf die Haut oder Schleimhaut bezogene Sinneswahrnehmung, die entweder örtlich begrenzt oder aber am ganzen Körper vorkommen kann. Juckreiz kann brennenden, stechenden oder kribbelnden Charakter haben und führt fast immer zu Reiben oder Kratzen, wodurch Hauterscheinungen wie Kratzspuren, Krusten oder Hautinfektionen entstehen können. Der Juckreiz wird über die Schmerzrezeptoren der Haut wahrgenommen und über das vegetative Nervensystem zum Gehirn ge-

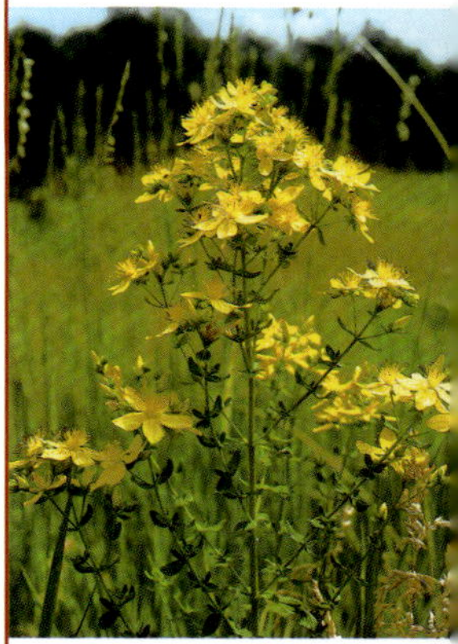

Johanniskraut. Der Extrakt der oberirdischen Pflanzenteile wirkt stimmungsaufhellend.

Juckreiz

Beschwerden	Wahrscheinliche Ursachen	Erste Maßnahmen
Juckreiz am **ganzen Körper**	→Diabetes mellitus, →Leberkrankheiten, →Nierenkrankheiten, →Schilddrüsenüberfunktion, Nervosität; seltener Krebserkrankungen (z.B. Leukämie), psychische Erkrankungen	Arztbesuch
Juckreiz der **Kopfhaut**	Trockene Kopfhaut, →Läusebefall, →Nervosität	Arztbesuch, da Läusebefall ansteckend ist
Juckreiz am **After**	→Hämorrhoiden, →Darmparasiten (z.B. Madenwurm), Pilzinfektion	Arztbesuch
Juckreiz bei **älteren Personen, trockene, spröde Haut**	Alterserscheinung, anlagebedingte Trockenheit der Haut, →Dehydratation	Rückfettende Körperlotion; viel trinken
Juckreiz **besonders nachts im Bett,** sichtbare kleine Gänge zwischen den Fingern, am Nabel, an Brustwarzen und Penisschaft	→Krätze	Arztbesuch
Juckreiz mit **Quaddeln und Rötung**	→Allergie, →Nesselsucht	Bei starken oder anhaltenden Beschwerden Arztbesuch
Juckreiz bei **Kindern** im Rahmen fieberhafter Erkrankungen mit **Hautausschlag**	→Kinderkrankheiten wie Scharlach, Masern, Röteln, Windpocken	Arztbesuch, da ansteckend
Juckreiz, **trockene, gerötete, schuppende Hautstellen, starker Juckreiz, Kratzspuren,** besonders in den Gelenkbeugen	→Neurodermitis	Hautarztbesuch
Juckreiz, **Rötung und Schwellung** der Haut (v.a. an den Händen), **Bläschen, Nässen, Schuppung**	→Kontaktekzem	Hautarztbesuch, Auslöser meiden (sofern bekannt)
Stark juckende, **gruppiert angeordnete, stecknadelkopfgroße, bläulich rote Knötchen,** v.a. an Handgelenken, Unterschenkelstreckseiten	→Knötchenflechte	Hautarztbesuch
Juckreiz und evtl. Hautausschlag nach **Einnahme von Medikamenten**	Medikamentennebenwirkung, v.a. bei →Antibiotika, →Rheumamitteln, →Schmerzmitteln	Rücksprache mit dem Arzt

leitet. An der Verarbeitung dieses Reizes ist auch die Psyche beteiligt.

■ **Ursache** Juckreiz ist ein häufiges, manchmal erstes oder einziges Symptom bei Hautkrankheiten oder Allgemeinerkrankungen. Bei zahlreichen →Infektionskrankheiten sowie bei einer →Allergie ist Juckreiz ein Hauptsymptom. Auch →Genitalbeschwerden und -veränderungen gehen häufig mit Juckreiz einher. Juckreiz kann Ausdruck einer ernsthaften inneren Erkrankung sein. Daher sollte bei anhaltendem Juckreiz unbekannter Ursache ein Arzt aufgesucht werden.

Quälender Juckreiz

Juckreiz ist manchmal das quälendste Symptom einer Krankheit und kann die Lebensqualität erheblich beeinträchtigen. Juckreizlindernd wirkt oft Kühlung mittels eines umwickelten Eisbeutels oder einer kalten Abwaschung. Da Schwitzen den Juckreiz verstärkt, sind überheizte Räume zu meiden, leichte Kleidung und eine leichte Bettdecke zu empfehlen. Ist eine starke Austrocknung der Haut die Ursache für Juckreiz, helfen rückfettende Pflegemaßnahmen wie Anwendung von Ölbädern und häufiges Eincremen. Wegen der austrocknenden Wirkung sind häufiges heißes Duschen und Baden, aggressive Seifen und lange Sonnenbäder zu vermeiden. Manchmal hilft auch das Erlernen von Entspannungstechniken.

■ **Behandlung** Neben der diagnostischen Abklärung stehen juckreizstillende Maßnahmen im Vordergrund (→juckreizstillende Mittel), auch wenn die zugrunde liegende Krankheit dadurch nicht beeinflusst wird. Bei auf bestimmte Körperstellen begrenztem Juckreiz können entsprechende Medikamente als Creme, Gel oder Puder aufgetragen werden. Ist die gesamte Haut betroffen, werden sie auch innerlich angewandt.

juckreizstillende Mittel, Antipruriginosa, Medikamente zur Stillung von →Juckreiz. Äußerlich werden →Lokalanästhetika, kühlende Lotionen und Isoprenalin (→Betamimetika) angewendet. →H_1-Rezeptorenblocker können sowohl äußerlich als auch innerlich angewendet werden. Die innerliche Anwendung ist v. a. bei großflächigem oder sehr starkem Juckreiz sinnvoll. Nebenwirkungen äußerlicher Anwendung können örtliche Unverträglichkeitsreaktionen sein.

Jugulum, Drosselgrube, paarige Grube an der Halsvorderseite oberhalb der Schlüsselbeine. Mitunter auch Bezeichnung für die **Kehlgrube,** die Grube über dem Handgriff des Brustbeins zwischen den beiden Schlüsselbeinen (bzw. zwischen den Sehnen des linken und des rechten Kopfwendermuskels).

Jungfernhäutchen, Hymen, Schleimhautfalte, die den Scheideneingang des Mädchens weitgehend verschließt. Das Jungfernhäutchen reißt beim ersten Geschlechtsverkehr durch den in die Scheide eingeführten Penis oder durch instrumentelle oder manuelle Manipulation ein (Defloration).

juvenil, jugendlich, im Jugendalter auftretend.

juxtaglomulärer Apparat, →Niere.

Kachexie, umgangssprachlich **Auszehrung,** schwere Form der Gewichtsreduktion mit allgemeinem körperlichem Verfall aufgrund von Unterernährung. Kachexie entsteht nach monatelangen Hungerperioden oder als Folge schwerer Krankheiten, z. B. Tumoren oder chronischen Infektionskrankheiten (z. B. Tuberkulose und Aids), bei denen der Energiebedarf des Körpers wesentlich erhöht ist. Eine durch verminderte Nahrungsaufnahme bedingte Kachexie kommt in industrialisierten Ländern nur bei psychischen Störungen vor, z. B. bei Schizophrenie oder Magersucht.

Kadmium, silberweiß glänzendes, weiches und giftiges Schwermetall (chemisches Symbol Cd), das v. a. in den wiederaufladbaren Nickel-Kadmium-Batterien, im Zigarettenrauch und als Nebenprodukt der Zinkgewinnung auftritt. Es gelangt hauptsächlich über den Verdauungstrakt in den Körper, wo es insbesondere in Nieren und Knochen eingelagert wird. Es führt bei sehr starker Belastung zum Nierenversagen und zur Knochenentkalkung, bei einer Aufnahme über längere Zeit auch zu Krebserkrankungen in diesen Organen. In der Schwangerschaft kann es Fehlbildungen des Embryos hervorrufen.

Kahler-Krankheit, →Plasmozytom.

Kahnbein, 1) *Anatomie:* **Os scaphoideum, Skaphoid,** einer der Handwurzelknochen (→Hand).

2) *Anatomie:* einer der Fußwurzelknochen (→Fuß).

Kahnbeinbruch, ein →Handbruch.

Kaiserschnitt, Sectio caesarea, Schnittentbindung, operative Beendigung der Schwangerschaft durch die Eröffnung der Gebärmutter von der Bauchdecke aus. Er wird entweder in Vollnarkose oder rückenmarksnaher Betäubung (Periduralanästhesie, PDA oder Spinalanästhesie) vorgenommen. Ein Kaiserschnitt wird als **Notfallmaßnahme** durchgeführt, wenn Mutter und/oder Kind gefährdet sind und das Kind noch nicht in den Geburtskanal eingetreten ist. Dies ist z. B. der Fall bei einer Verschlechterung der kindlichen Herztöne, die auf einen Sauerstoffmangel schließen lässt. Ein Kaiserschnitt wird **geplant,** wenn die Geburt auf normalem Wege zu risikoreich oder unmöglich ist (z. B. Querlage, Beckenendlage bei Erstgebärenden).

Der Bauch wird unmittelbar oberhalb der Schamhaargrenze eröffnet. Beim so genannten sanften Kaiserschnitt (Misgach-Ladach) wird das darunterliegende Gewebe soweit wie möglich auseinandergeschoben, nicht geschnitten. Danach wird die Gebärmutter eröffnet, das Kind herausgeholt und abgenabelt. Anschließend wird der Mutterkuchen auf demselben Weg entfernt. Der Gebärmutterhals wird durch Einlage spezieller Stifte (Hegarstifte) erweitert, damit der Wochenfluss abfließen kann.

Nach einem Kaiserschnitt sollte die Betroffene für mindestens 12 Monate auf einen Empfängnisschutz achten, da eine noch nicht stabil verheilte Narbe bei einer erneuten Schwangerschaft oder Geburt zu reißen droht.

Kakosmie, Form der →Parosmie.

Kala-Azar, →Leishmaniase der inneren Organe.

Kalendermethode, natürliche Art der →Empfängnisverhütung.

Kalium, Metall mit dem chemischen Symbol K. In der Natur findet sich Kalium nur in Verbindungen als Kaliumoxid oder als Kalimsalz. Es gehört zu den wichtigsten →Mineralstoffen im menschlichen Organismus. Das Kaliumion (K^+) kommt vorwiegend innerhalb der Zellen vor und ist für den →Elektrolythaushalt von entscheidender Bedeutung. Darüber hinaus spielt es eine wichtige Rolle bei der Funktion von Nerven, Muskeln und Herz sowie bei der Aktivierung von Enzymen. Problematisch ist sowohl der Kaliummangel (→Hypokaliämie) als auch die Erhöhung des Kaliumspiegels (→Hyperkaliämie).

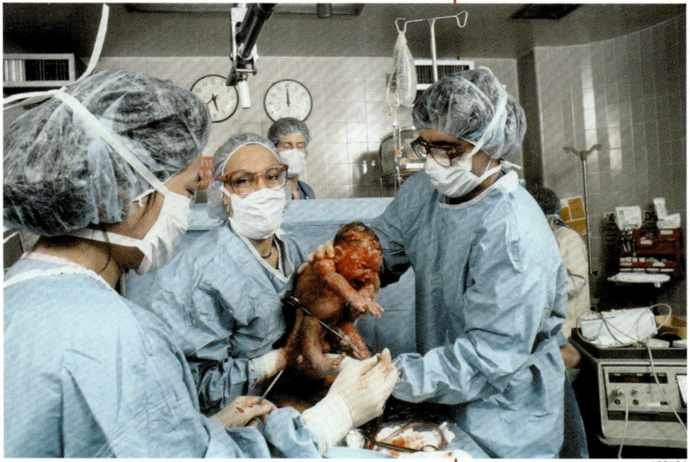

103124

Kaiserschnitt. Ein primärer Kaiserschnitt erfolgt vor oder direkt nach Beginn der Wehentätigkeit. Der sekundäre Kaiserschnitt ist eine Notfallmaßnahme bei Komplikationen während der Geburt, die Mutter und/oder Kind gefährden.

Kaliummangel, →Hypokaliämie.

Kalkablagerung, Kalzinose, umgangssprachlich **Verkalkung,** Ablagerung von Kalziumsalzen in Körpergeweben und -hohlräumen. Im Knochen ist dies ein normaler Vorgang insbesondere während des Wachstums oder bei der Heilung von Knochenbrüchen. Krankhafte Kalkablagerungen finden sich z. B. bei Stoffwechselstörungen in Geweben, bei Gewebszerstörung oder in Tumoranteilen. Zur Kalkablagerung gehört auch die Arterienverkalkung im Rahmen der →Arteriosklerose. In abgelagerten Zell- und Gewebeprodukten kann sich ebenfalls Kalk ansammeln, so z. B. als Gallenstein in eingedickten Drüsensekreten. Ein erhöhter Blutkalziumspiegel (→Hyperkalzämie) führt in verschiedenen, sonst unveränderten Geweben zu Kalkablagerungen. Diese umschriebenen Bezirke finden sich

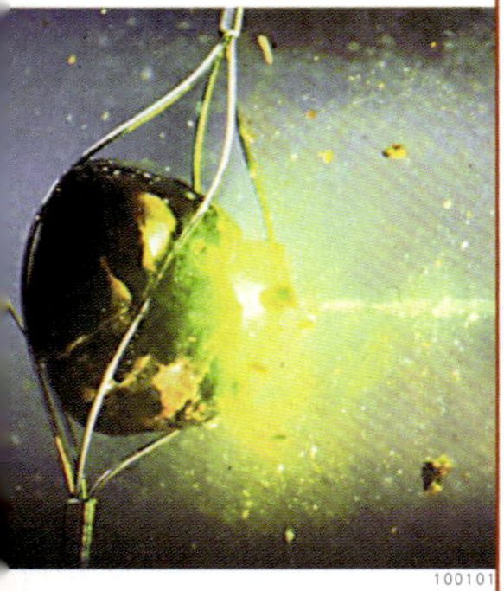

Kalkkonkrement. Zertrümmerung eines Gallensteins durch einen Laserstrahl (Lithotripsie)

bevorzugt in der Unterhaut, Lunge, Niere und Gelenken und werden auch als Kalkmetastasen bezeichnet. Sie treten z. B. beim →Milch-Alkali-Syndrom auf. Alle Kalkablagerungen, die eine bestimmte Größe überschreiten, sind auf Röntgenaufnahmen erkennbar und können in der Krankheitsdiagnostik hilfreich sein. So deuten z. B. gruppierte kleine Kalkablagerungen (Mikroverkalkungen) der Brustdrüse auf das Vorliegen eines Brustkrebses hin, Kalkablagerungen in der Lunge sind oft Zeichen einer abgelaufenen Tuberkulose.

Kalkane|us, →Fersenbein.

Kalkkonkrement, Kalziumsalze enthaltender Stein. Als Kalziumsalze kommen in den Steinen Kalziumphosphat, Kalziumkarbonat, Kalziumsulfat und Kalziumoxalat vor. Bei Steinleiden (Lithiasis) finden sich Kalkkonkremente als krankhafte Veränderungen z. B. in den Harnwegen (Harnsteine), den Gängen der Bauchspeicheldrüse (Pankreassteine), in der Gallenblase (Gallensteine) oder Prostata (Prostatasteine). Normal ist das Vorkommen von Kalkkonkrementen als so genannter Hirnsand in verschiedenen Teilen des Gehirns.

Kalkmetastase, →Kalkablagerung im Gewebe.

Kallus, 1) *Traumatologie:* **Frakturkallus,** zunächst bindegewebiges, später durch Kalkeinlagerung verfestigtes Ersatzgewebe, das bei der sekundären Knochenbruchheilung entsteht und die Bruchenden verbindet. Zur Ausbildung eines Kallus kommt es v. a. bei Instabilität des Bruches, aber auch bei einem breiten Bruchspalt oder bei Entzündungsprozessen im Bruchspalt. Im Röntgenbild ist der Kallus als wolkige Auftreibung um den Bruchspalt sichtbar. Das auch als Reizkallus bezeichnete Gewebe wird in einem über viele Monate andauernden Prozess in Knochengewebe umgewandelt.

2) *Dermatologie:* **Schwiele,** derbe, flächenhaft umschriebene Verdickung der Hornschicht der →Haut durch starke mechanische Beanspruchung oder durch Sonneneinstrahlung (Lichtschwiele). Besonders betroffen sind Hände und Füße. Häufig ist der Kallus berufsbedingt, z. B. die Melkerschwiele an den Daumen.

Kalotte, Kurzbezeichnung für die Schädelkalotte (→Schädel).

Kälteagglutininkrankheit, Erkrankung mit verstärkter Verklumpung und Zerstörung der roten Blutkörperchen (Erythrozyten), die zu einer Blutarmut (Anämie) führt.

■ **Ursache** Die Kälteagglutininkrankheit beruht auf der Bildung von **Kältehämagglutininen.** Das sind →Kälteantikörper, die zur Immunglobulinklasse M gehören. Die meist rasch wieder abklingende **akute Kälteagglutininkrankheit** wird z. B. bei Virusinfektionen oder Mykoplasmen-Pneumonie beobachtet. Die häufigere **chronische Kälteagglutininkrankheit** kann bei bösartigen Erkrankungen des Immunsystems auftreten, z. B. bei bösartigen Lymphomen (→Lymphknotenschwellung), oder auch idiopathisch, d. h. ohne erkennbare Ursache.

■ **Befund** Beschwerden treten vorwiegend bei Temperaturen unter 20 °C auf. Typischerweise zeigen sich dann an den Körperenden wie Fingern, Zehen, Nase und Ohren Blässe und eine bläuliche Verfärbung (Zyanose). Durch die Verklumpung und anschließende Auflösung der roten Blutkörperchen entwickelt sich eine →Anämie, das aus den zerfallenen Blutkörperchen freigesetzte Hämoglobin wird z. T. mit dem Urin ausgeschieden (Kältehämoglobinurie). Die Diagnose einer Kälteagglutininkrankheit erfolgt durch Blutuntersuchungen.

■ **Behandlung** Bei akuten Formen werden Kortikoide gegeben, je nach Ursache auch Zytostatika und Immunsuppressiva. Tritt eine schwere Anämie auf, sind Bluttransfusionen unumgänglich. Jede Art von Kälte ist unbedingt zu vermeiden, da es zum Verschluss der Gefäße mit Absterben des Gewebes kommen kann.

Kälte|allergie, durch Kälte ausgelöste allergische Reaktion. Eine Kälteallergie zeigt sich z. B. in Form von Nesselausschlag, Schwellungen (Ödemen) an Lippen und Zunge, Verkrampfungen der Speiseröhre oder Bronchialasthma bis hin zum Kreislaufkollaps (Kälteschock). Die auslösenden Faktoren sind noch unklar; möglicherweise wird durch Kälte eine Histaminfreisetzung aus den Mastzellen hervorgerufen (→Allergie).

Kälteanästhesie, →Vereisung.

Kälteangi|itis, →Kälteschaden.

Kälteantikörper, krankhafte Antikörper, die erst bei niedrigen Außentemperaturen (4–10 °C) ihre Wirkung entfalten. Kälteantikörper sind Autoantikörper, die sich spezifisch an das auf der Oberfläche von roten Blutkörperchen liegende I-Antigen binden. Sie stören die Blutströmung durch Verklebung der roten Blutkörperchen besonders im Bereich der Körperenden wie Finger oder Zehen. **Kältehämolysine** führen zu einer kältebedingten Auflösung (Hämolyse) der roten Blutkörperchen nach Aktivierung des Komplementsystems. **Kältehämagglutinine** führen zu einer Verklumpung der roten Blutkörperchen. Diese tritt unter Laborbedingungen sichtbar im Reagenzglas bei 0–5 °C ein, wird aber in den Kapillaren des Körpers schon bei Temperaturen unterhalb 20 °C wirksam. Es handelt sich um Antikörper der Immunglobulinklasse M, die unter normalen Bedingungen nur in kleinsten Mengen im Blut vorkommen. In größeren Mengen treten Kältehämagglutinine bei der →Kälteagglutininkrankheit, bei viralen Infektionen, verschiedenen Lebererkrankungen oder der hämolytischen →Anämie auf. **Kryoglobuline** (Kälteglobuline) sind Bluteiweißbestandteile, die im Laborröhrchen bei Temperaturen unter 4 °C ausfallen und das Blut gelartig verändern. Dies führt bei niedrigen Außentemperaturen zu Durchblutungsstörungen infolge einer verminderten Fließfähigkeit des Blutes. Sie sind meist veränderte Immunglobuline, die bei verschiedenen Erkrankungen auftreten, z. B. beim Plasmozytom, rheumatischen Erkrankungen oder Autoimmunkrankheiten.

Kältebehandlung, Kryotherapie, örtlicher Wärmeentzug durch eine kurzzeitige Eisanwendung, die schmerzstillend und entzündungshemmend wirkt, den Flüssigkeitsaustritt aus Blut- und Lymphgefäßen verringert und schmerzhafte Muskelverspannungen günstig beeinflusst. Die Kälte bewirkt eine Gefäßverengung und eine Abnahme der Hautdurchblutung. Dadurch werden im gekühlten Bereich Entzündungsreaktionen verringert und der Zellstoffwechsel wird gedrosselt. Die Kältebehandlung wird nach Operationen, bei Verstauchungen, Prellungen oder Quetschungen angewendet. Außerdem kommt sie bei entzündlichen oder verschleißbedingten Gelenk- und Wirbelsäulenerkrankungen, Weichteilrheumatismus und spastischen Muskelverspannungen zum Einsatz.

Je nach Dauer der Anwendung erreicht die Kälte die Haut, die darunter liegenden Gewebe, Muskeln oder Gelenke. Eine **Kurzzeitkältebehandlung** dauert zwischen 3 und 5 Min., eine **Langzeitkältebehandlung** länger als 5 Min. Sie kann mit Unterbrechungen über mehrere Stunden durchgeführt werden, um auch die tiefer liegenden Gewebeschichten zu erreichen. Für die Kältebehandlung werden **Eisbeutel,** die mit Eiswürfeln und etwas Wasser gefüllt sind, **Kryopacks** oder **eiskalte Frottierhandtücher,** die in Salzwasser getaucht und bei –15 °C eingefroren wurden, verwendet. Eine **Eisabreibung** ist mit Eiswürfeln möglich; einzelne Körperglieder können auch in ein Eiswasserbad getaucht werden, ein Eis-Wasser-Gemisch, das eine Temperatur von circa 1 °C besitzt. In Sprühdosen erhältliche **Kältesprays** wirken sehr schnell schmerzstillend. Eine **Ganzkörperkältetherapie** mit flüssigem Stickstoff oder Kohlendioxid (–180 °C) für 1–2 Min. bewirkt eine starke Kältereizung. Zu den milden Kälteanwendungen gehören kalte Güsse (→Guss) sowie →Wickel und Auflagen. Bei Durchblutungsstörungen, arterieller Verschlusskrankheit oder Empfindungsstörungen darf keine Kältebehandlung durchgeführt werden. Der von einer Kältebehandlung betroffene Hautbereich sollte regelmäßig auf Kälteschäden hin kontrolliert werden, deren erstes Anzeichen eine wächserne Blässe der Haut ist.

Kälteempfindlichkeit, verminderte Toleranz gegenüber niedrigen Temperaturen, die zum Frieren führt. Ursachen einer allgemein erhöhten Kälteempfindlichkeit können niedriger Blutdruck (→Hypotonie), Untergewicht, →Eisenmangel oder eine →Schilddrüsenunterfunktion sein. Eine vorübergehende Kälteempfindlichkeit besteht als Zeichen der Erschöpfung bei Stress oder fehlendem Schlaf. Betrifft die Kälteempfindlichkeit nur eine Extremität, die häufig zusätzlich blass oder bläulich verfärbt ist, so besteht dringender Verdacht auf eine →Durchblutungsstörung.

Kälteschaden, durch niedrige Umgebungstemperaturen hervorgerufene Schädigung des Körpers. Der örtlich begrenzte Kälteschaden wird als Erfrierung bezeichnet, der den gesamten Organismus betreffende als Unterkühlung. Letzterer wird auch kontrolliert bei der offenen Herzchirurgie angewendet.

■ **Erfrierung (Congelatio, Kongelation)** Durch die Kälteeinwirkung kommt es zur Gefäßwandschädigung kleiner und kleinster Schlagadern im Bereich der Haut und der Körperendigungen, am häufigsten an Fingern, Zehen, Nase und Ohren; diese kann dann zum Verschluss der Gefäße und zum Absterben der Haut führen.

■ **Befund** Bei leichten Erfrierungen ist die Haut erst kalt, weiß und gefühllos, später blaurot und äußerst schmerzhaft. Schwillt der erfrorene Körperteil stark an und bilden sich Blasen an der Haut, liegt bereits eine mittelschwere Schädigung vor. Eine schwere Erfrierung ist durch Zerstörung der Haut und evtl. der darunter gelegenen Weichteile (Nekrose) gekennzeichnet. Der betroffene Körperteil ist schwarzblau verfärbt und gefühllos. Bei der so genannten Vereisung können Gliedmaßen bei Berührung abbrechen.

■ **Behandlung** Der erfrorene Körperteil wird langsam wieder erwärmt (z. B. im Wasserbad). Während mittelschwere Erfrierungen narbenlos abheilen, kann bei schwer geschädigten Körperteilen mit ausgedehnten Nekrosen zusätzlich eine Amputation notwendig sein. Besteht gleichzeitig eine Unterkühlung, muss zuerst diese behandelt werden.

■ **Unterkühlung (Hypothermie)** Durch extrem niedrige Umgebungstemperatur (z. B. bei Kälteeinbruch während einer Bergtour, bei Schiffbrüchigkeit, bei einer Übernachtung im Freien) oder bei mangelnder Wärmeregulationsfähigkeit (z. B. bei Schilddrüsenunterfunktion, Bewusstlosigkeit, Frühgeborenen) sinkt die Körperkerntemperatur auf < 35 °C ab. Begünstigt wird eine Unterkühlung durch äußere Faktoren wie Wind, Wasser, Feuchtigkeit und Risikofaktoren wie Durchblutungsstörungen, Bettlägerigkeit, Auszehrung, hohes Lebensalter und Vergiftungen.

■ **Befund** Bei leichterer Unterkühlung (36–34 °C) kommt es zu Muskelzittern und Schmerzen. Puls und Blutdruck sind erhöht, die Haut ist kalt und blass. Es bestehen keine

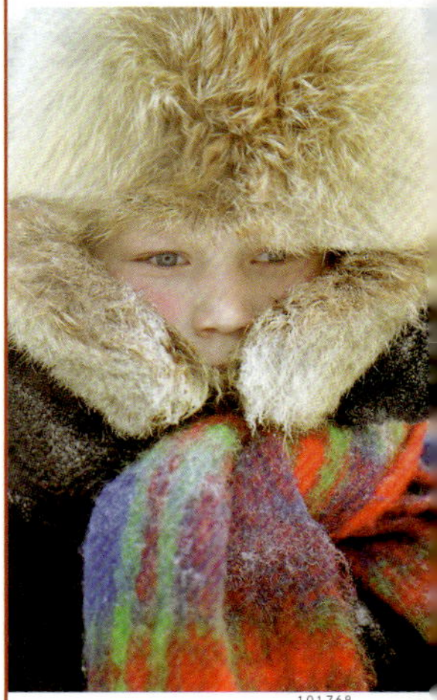

101768

Kälteempfindlichkeit. Ständige Kälteempfindlichkeit kann durch einen zu niedrigen Blutdruck oder Eisenmangel verursacht werden.

Bewusstseinsstörungen. Bei mittelschwerer Unterkühlung (34–27 °C) ist der Puls verlangsamt, es können Herzrhythmusstörungen auftreten. Die Schmerzempfindung ist stark herabgesetzt oder aufgehoben, der Betroffene ist verwirrt und zunehmend schläfrig. Bei einer schweren Unterkühlung (< 27 °C) sind Puls und Atmung kaum mehr feststellbar, es bestehen schwere Bewusstseinsstörungen bis zum Koma (so genannter Scheintod).

Kälteschaden durch Unterkühlung

Wegen der Gefahr eines Kreislaufzusammenbruchs darf die Erwärmung nur langsam (0,5–1 °C pro Std.) und indirekt (Raumtemperatur 26–29 °C, Einnahme warmer Speisen und Getränke, in schweren Fällen warme Infusionen) durchgeführt werden. Eine direkte Erwärmung (z. B. mit Wärmflasche) ist gefährlich, da diese eine Gefäßerweiterung an der Körperoberfläche bewirkt und dadurch den lebenswichtigen Organen im Körperinneren noch mehr Wärme entzogen wird. Das früher gelegentlich propagierte Einreiben mit Schnee ist zu unterlassen, da es zu schweren Gewebeschädigungen führen kann.

■ **Behandlung** Handelt es sich um eine leichte Unterkühlung, wird der Betroffene vorsichtig durch angewärmte Infusionen, Wärmeschutzfolien und evtl. heizbare Tragenauflagen wieder erwärmt. Wichtig ist, dass die Körperlage des Unterkühlten nicht verändert wird: Vermischt sich das kühle Blut aus der Körperperipherie mit dem wärmeren Blut der Körpermitte, kommt es zu einem plötzlichen weiteren Absinken der Körpertemperatur, was zu lebensbedrohlichen Herzrhythmusstörungen führen kann. Bei schweren Unterkühlungen kann bei Kreislaufstillstand neben Maßnahmen zur →Wiederbelebung zur Wiedererwärmung eine Blutwäsche (Hämoperfusion) mit Anwärmung des Blutes erforderlich sein.

Kalziferol, Gruppe von →Vitaminen.

Kalzinose, →Kalkablagerung.

Kalzitonin, Hormon, das hauptsächlich in den C-Zellen der Schilddrüse gebildet wird (Thyreokalzitonin) und den Kalzium- und Phosphatspiegel im Blut senkt. Es hemmt die Freisetzung von Kalzium und Phosphat aus den Knochen, fördert deren Einbau in die Knochen und steigert die Ausscheidung von Phosphat, Kalzium, aber auch von Natrium, Kalium und Magnesium im Urin. Seine Gegenspieler sind das →Parathormon aus den Nebenschilddrüsen und das Vitamin D (Kalziferol). Therapeutisch findet Kalzitonin u. a. Anwendung als Wirkstoff in →Hormonpräparaten und als →Osteoporosemittel.

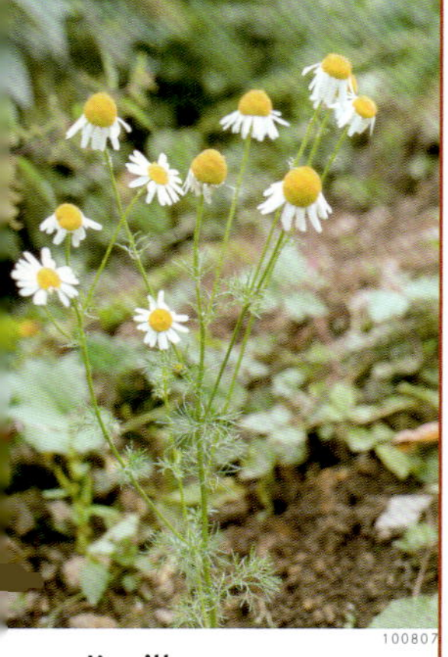

100807

Kamille. Echte Kamille (Matricaria recutita)

Kalzium, silberweißes, sehr weiches Metall mit der chemischen Bezeichnung Ca. Es ist ein wichtiger Baustoff für Gewebe, Knochen sowie Zähne und ist notwendig für die Blutgerinnung und die Funktion von Nerven und Muskeln. Der Kalziumbestand der Knochen kann vom Körper mobilisiert werden, um die Kalziumkonzentration im Blut konstant zu halten. Die Kalziumaufnahme über den Darm wird durch Vitamin D gefördert. Problematisch ist sowohl der Kalziummangel (→Hypokalzämie) als auch der Kalziumüberschuss (→Hyperkalzämie).

Kalziumantagonisten, Kalziumkanalblocker, Gruppe von Wirkstoffen zur Behandlung von Herz-Kreislauf-Erkrankungen. Die wichtigsten Kalziumantagonisten sind Nifedipin, Nitrendipin, Diltiazem und Verapamil. Nifedipin und Nitrendipin haben einen gefäßerweiternden und damit blutdrucksenkenden Effekt, Verapamil und Diltiazem wirken zusätzlich Herzrhythmusstörungen entgegen. Kalziumantagonisten werden bei Bluthochdruck und Herzrhythmusstörungen eingesetzt sowie bei Krankheiten, deren Ursache überwiegend die Verkalkung von Herzkranzgefäßen ist (→KHK, →Herzinsuffizienz). Einige Kalziumantagonisten finden Verwendung in der Behandlung anderer Erkrankungen, z. B. bei Durchblutungsstörungen (Cinnarizin, Flunarizin) und in der Migräneprophylaxe (Flunarizin).

Als Nebenwirkungen können Kopfschmerzen, Schwindel, Wasseransammlungen in den Beinen, Appetitlosigkeit, Übelkeit und Hautrötungen auftreten. Bei Lagewechsel zwischen Sitzen und Stehen kann es zum »Versacken« des Blutes in den Beinen kommen und dadurch zu einem Blutdruckabfall (orthostatische Dysregulation). Kalziumantagonisten können Herzrhythmusstörungen hervorrufen. Die Einnahme von Verapamil kann zu Verstopfung führen, eine Vorbeugung mit ballaststoffreicher Kost oder Lactulose ist daher empfehlenswert. Der Koffeinkonsum sollte während der Einnahme eines Kalziumantagonisten eingeschränkt werden (eine Tasse Kaffee/Tag).

Kalziummangel, →Hypokalzämie.

Kalziumüberschuss, →Hyperkalzämie.

Kamille, Matricaria, Gattung krautiger Pflanzen, aus der die Echte Kamille (Matricaria recutita) arzneilich genutzt wird. Ihre Blüten enthalten u. a. ätherisches Öl, Flavonoide und Schleimstoffe. Die Inhaltsstoffe wirken gegen Bakterien, sind entzündungshemmend, entkrampfend und fördern die Wundheilung.

■ **Anwendung** Echte Kamille wird bei Magen-Darm-Beschwerden oder Halsentzündungen, Husten und Bronchitis eingesetzt. Dabei werden Teezubereitungen getrunken oder deren Dämpfe inhaliert. Äußerlich sind Kamillenbäder oder -umschläge bei Haut- und Schleimhautentzündungen, Entzündungen im Bereich des Afters und der Geschlechtsorgane sowie bei Wunden und Verbrennungen wirksam. Kamillenextrakt ist in zahlreichen Fertigpräparaten enthalten, z. B. in Hautsalben, Magen-Darm-Mitteln oder Wund- und Heilbädern.

■ **Nebenwirkungen** In seltenen Fällen können allergische Reaktionen auftreten. Bei Entzündungen am Auge sollten wegen möglicher Reizungen keine Kamillenzubereitungen verwendet werden.

Kammerblock, →Schenkelblock.

Kammerextrasystole, eine →Herzrhythmusstörung.

Kammerflattern, →Herzflattern.

Kammerflimmern, lebensbedrohliche →Herzrhythmusstörung mit schneller, unkoordinierter und unregelmäßiger Abfolge von Herzkammererregungen, die mit einem Herz-Kreislauf-Stillstand einhergehen.

Kammerseptum, →Herzscheidewand.

Kammertachykardie, eine →Herzrhythmusstörung.

Kammerwasser, klare Flüssigkeit, die die vordere und hintere Augenkammer füllt und der Ernährung von Hornhaut und Linse dient, die nicht durch Blutgefäße versorgt werden, sowie der Formerhaltung des Augapfels. In den Augenkammern erzeugt es den Augeninnendruck, der normalerweise circa 16 mm Hg beträgt. Es wird von den gefäßreichen Fortsätzen des Strahlen- bzw. Ziliarkörpers gebildet und fließt über den Schlemm-Kanal (→Auge) ab. Normalerweise befinden sich Kammerwasserproduktion und -abfluss im Gleichgewicht. Störungen des Abflusses können zu einer Erhöhung des Augeninnendrucks und zum →grünen Star führen.

Kammerwinkel, Iriswinkel, Angulus iridocornealis, spitze Bucht in der vorderen Augenkammer, die zwischen dem Ansatz der Regenbogenhaut und dem Außenrand der Hornhaut liegt (→Auge).

Kampfer, kristalline Substanz, die aus dem Holz und der Rinde des Kampferbaums (Cinnamomum camphora) durch Destillation gewonnen wird. Äußerlich aufgetragen fördert Kampfer die Durchblutung, löst zähflüssiges Sekret in den Bronchien und wirkt schmerzhemmend.

■ **Anwendung** Kampfersalben oder -fluids werden meist als Kombinationspräparate gegen Erkältung und Bronchitis sowie bei Rheuma- und Herzerkrankungen eingesetzt. Kampfer sollte nicht bei Säuglingen und Kleinkindern angewendet oder mit Schleimhäuten in Kontakt gebracht werden.

■ **Nebenwirkungen** Da die Substanz gut von der Haut aufgenommen wird, kann es bei übermäßiger Anwendung zu vergiftungsähnlichen Erscheinungen wie Übelkeit, Erbrechen und Atemschwäche sowie rauschähnlichen Zuständen kommen.

Kantharidenpflaster, in der Naturheilkunde verwendetes Pflaster, das mit dem Extrakt aus einem Käfer (»Spanische Fliege«) beschichtet ist, der den Wirkstoff Cantharidin enthält.

■ **Wirkung** Das Kantharidenpflaster verursacht lokal eine Blasenbildung und soll so dem Körper die mit Abbauprodukten belastete Lymphe entziehen. Daneben kommt es zu einer vermehrten lokalen Durchblutung des Gewebes und Aktivierung des Abwehrsystems. Das Kantharidenpflaster wird als Ausleitungsverfahren (→Humoralpathologie) zur Behandlung u. a. des Schulter-Arm-Syndroms, der Bechterew-Krankheit, der Interkostalneuralgie, einiger Arthrosen und der Mittelohrentzündung eingesetzt.

■ **Durchführung** Das Kantharidenpflaster wird auf die gewünschte Größe zugeschnitten (maximal 6 cm im Durchmesser, am Ohr nur in Briefmarkengröße) und auf die betroffene Hautstelle aufgeklebt. Nach circa 12–16 Std. entsteht die beabsichtigte Blasenbildung. Die Blase wird angestochen, um den Blaseninhalt zu entfernen. Gelegentlich wird der Blaseninhalt auch wieder zurückgespritzt, meist in den Gesäßmuskel.

■ **Risiken** Das Kantharidenpflaster sollte nicht über akut entzündeten Gelenken, in Gelenkbeugen, auf offenen Wunden und unklaren Hautveränderungen, bei akuter Harnblasen- und Nierenentzündung und bei arteriellen Durchblutungsstörungen angewendet werden. Als Nebenwirkung kann selten eine vermehrte Pigmentierung oder Narbenbildung des Hautareals auftreten. Außerdem kann bei vorzeitiger Abnahme des Kantharidenpflasters eine lokale Entzündung entstehen. In höherer Dosierung wirkt Cantharidin nierenschädigend.

Kanzerogene, →Karzinogene.

Kanzerogenese, →Krebsentstehung.

Kapillare, **1)** *Anatomie:* →Blutkapillaren oder Lymphkapillaren (→Lymphbahnen).

2) *Labor:* Glasröhrchen mit geringem Innendurchmesser. Wird eine Kapillare in Flüssigkeit getaucht, steigt diese infolge der Oberflächenspannung an. In der Medizin werden sie z. B. zum Aufsaugen von Blut für die Bestimmung der Blutgase benutzt.

Kaposi-Sarkom, bösartiger, vom Blutgefäßsystem ausgehender Tumor, der an mehreren Stellen bevorzugt Haut und Schleimhäute befällt.

■ **Ursache** Wahrscheinlich handelt es sich um einen virusbedingten Tumor, verantwortlich wird das Herpes-Virus Typ 8 gemacht. Eine Schwächung des Immunsystems begünstigt das Auftreten. So tritt das Kaposi-Sarkom gehäuft bei →Aids auf und verläuft dann besonders aggressiv. Es kommt auch bei Transplantatempfängern unter immunsuppressiver Therapie vor und kann sich manchmal nach Absetzen der Therapie zurückbilden. Seltener tritt es als klassisches Kaposi-Sarkom bei Männern jenseits des 50. Lebensjahres auf, wobei es sich hier meist auf Arme und Beine beschränkt.

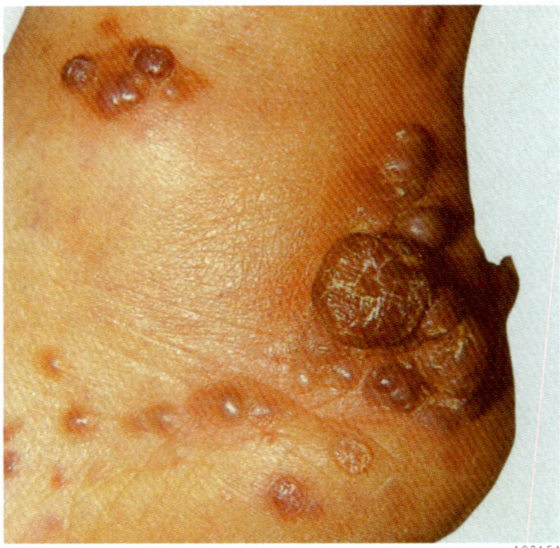

Kaposi-Sarkom. Große Anzahl von Tumoren im Bereich des Fußes. Das früher nur sporadisch auftretende Sarkom wird heute bei Aidskranken häufig beobachtet.

■ **Befund** Das klinische Bild ist variabel und reicht von schmerzlosen, roten bis bräunlichen Flecken über braune Knötchen bis hin zu großen Geschwüren. Bei Aids-Kranken treten die ersten Tumoren nicht selten in der Mundhöhle auf. Es kann zu Wassereinlagerungen und – bei Befall der inneren Organe – zu lebensbedrohlichen Blutungen kommen.

■ **Behandlung** Lokalmaßnahmen wie operative Entfernung einzelner Kaposi-Sarkome, Laserbehandlung oder Bestrahlung stehen im Vordergrund. Eine Chemotherapie wird nur bei ausgedehntem Befall der Haut und bei Befall der inneren Organe durchgeführt. Wegen erhöhter Blutungsgefahr sind Verletzungen und Stöße unbedingt zu vermeiden. Eine konsequente Hautpflege beugt Geschwüren vor.

Kapsel, 1) *Anatomie:* →Capsula.

2) *Pharmakologie:* feste oder flüssige Arzneisubstanz in einer Hülle aus Stärke oder Gelatine, die sich im Magen-Darm-Kanal auflöst.

Kapselblutung, 1) *Neurologie:* Blutung in die innere Gehirnkapsel (Capsula interna). Es handelt sich um eine Hirnmassenblutung, die meist zu einer Halbseitenlähmung führt (→Schlaganfall).

2) *Orthopädie:* Blutung in eine Gelenkkapsel. Spontane Gelenkkapselblutungen treten v.a. bei der Bluterkrankheit, aber auch bei stumpfen Verletzungen auf (→Gelenkerguss). Erste Maßnahmen sind Ruhigstellung und Kühlung des Gelenks und sofortiges Hinzuziehen eines Arztes.

Karbunkel, flächenhafte, eitrige, sehr schmerzhafte Entzündung, die durch Verschmelzen mehrerer Furunkel entsteht. Der Karbunkel entwickelt sich durch eine bakterielle Infektion, meist durch Staphylokokken, und tritt vorwiegend bei Personen mit Abwehrschwäche auf. Karbunkel zeigen sich als bretthartе Schwellung mit wabenartigen, eitrigen Hautdurchbrüchen an mehreren Stellen, bevorzugt im Nacken, aber auch an Rücken und Gesäß. Der Betroffene leidet unter starker Abgeschlagenheit, Fieber mit Schüttelfrost und schmerzhaften Lymphknotenschwellungen. Unbehandelt kann sich eine Blutvergiftung entwickeln. Der Karbunkel wird äußerlich wie ein →Furunkel behandelt, der betroffene Körperteil wird ruhig gestellt, und es müssen Antibiotika eingenommen werden.

Kardia, 1) *Anatomie:* →Magen.

2) *Anatomie:* →Herz.

Kardia|insuffizienz, unzureichender Verschluss des unteren Speiseröhrenschließmuskels mit Rückfluss des sauren Mageninhalts in die Speiseröhre. Folge ist oft eine →Speiseröhrenentzündung.

Kardiaka, →Herzmedikamente.

Kardiakarzinom, bösartige Geschwulst im Bereich des Mageneinganges, entweder von der Speiseröhre (→Ösophaguskarzinom) ausgehend oder als →Magenkarzinom.

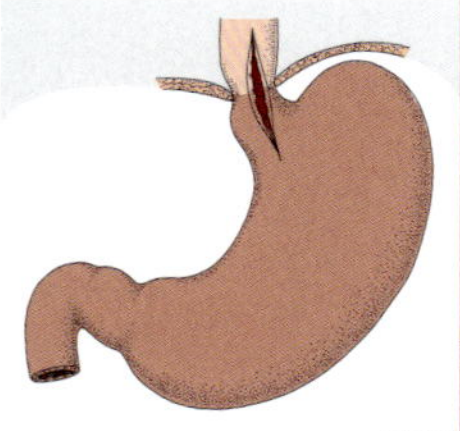

Kardiaplastik. Die Muskulatur wurde am Mageneingang unter Schonung der Schleimhaut längs gespalten.

Kardiaplastik, chirurgisches Verfahren, das bei Engstellen im Bereich des Übergangs von der Speiseröhre in den Magen zum Einsatz kommt. Bei der **Kardiomyotomie** werden die äußeren Wandschichten unter Aussparung der Schleimhaut in Längsrichtung durchtrennt. Häufig wird der Eingriff mit einer →Fundoplicatio kombiniert, um ein Zurückfließen des Mageninhaltes in die Speiseröhre zu vermeiden. Bei der **Kardiektomie** wird die Kardia entfernt. Zur Wiederherstellung der Durchgängigkeit wird die Speiseröhre entweder direkt wieder mit dem Magen verbunden oder ein Darmabschnitt zwischengeschaltet.

Kardiochirurgie, →Herzchirurgie.

Kardio-CT, Untersuchung der Herzkranzgefäße mithilfe der →Computertomografie.

Kardiografie, grafische Darstellung von Abläufen, die mit der Herztätigkeit verbunden sind. Am häufigsten durchgeführt wird das →EKG, bei Ungeborenen erfolgt die Aufzeichnung zusammen mit einer Erfassung der Wehentätigkeit (→CTG).

Kardiologie, Gebiet der →inneren Medizin.

Kardiomegalie, angeborene oder erworbene Vergrößerung des Herzens. Sie kann z.B. bei einer Herzinsuffizienz, als Folge einer Herzhypertrophie oder einer Herzdilatation entstehen und ist im Röntgenbild sichtbar.

Kardiomyopathie, angeborene oder erworbene Erkrankung mit Verdickung des Herzmuskels und/oder Ausweitung der Herzhöhlen, ohne dass andere Herz- oder Gefäßleiden zugrunde liegen. Es wird unterschieden zwischen primärer und sekundärer Kardiomyopathie.

■ **Ursache und Formen** Bei der **primären Kardiomyopathie** spielt Vererbung eine Rolle. Sie wird in vier Formen unterteilt. Die **dilatative** (kongestive) Kardiomyopathie ist durch eine Vergrößerung der linken Herzkammer mit deutlich eingeschränkter Pumpleistung gekennzeichnet. Die **hypertrophische** Kardiomyopathie zeigt eine massive Wandverdickung der linken Herzkammer. Bei der **restriktiven** (obliterative) Kardiomyopathie ist durch bindegewebige Umwandlung der Herzinnenhaut (Endokardfibrose) die Dehnbarkeit der Kammer vermindert und damit die Füllung der Herzkammern verschlechtert. Bei der **arrhythmogenen** rechtsventrikulären Kardiomyopathie ist die elektrische Erregungsleitung des Herzmuskels, die sich ausgehend von Sinusknoten vorwiegend über die Muskulatur des rechten Herzens ausbreitet, gestört. Dadurch kann es zu lebensbedrohlichen Herzrhythmusstörungen kommen.

Sekundäre Kardiomyopathien entstehen als Folgeerkrankung anderer Grundleiden, häufig durch chronischen Alkoholmissbrauch (so genanntes Trinkerherz), aber auch nach Herzmuskelentzündungen, Bindegewebserkrankungen, Stoffwechselerkrankungen, als Komplikation einer Schwangerschaft oder durch Gifteinwirkung.

▪ **Befund** Es können allgemeine Beschwerden wie Leistungsminderung oder rasche Ermüdbarkeit auftreten, aber auch belastungsabhängige Atemnot, Brustschmerzen (Angina Pectoris), Herzklopfen, Schwindel und Anfälle kurz dauernder Bewusstlosigkeit (Synkopen). Es entwickeln sich die Zeichen einer →Herzinsuffizienz. Die Diagnostik der Kardiomyopathie stützt sich auf Herzultraschall, EKG und eine Herzkatheteruntersuchung. Als Komplikationen können tödliche →Herzrhythmusstörungen auftreten, außerdem lebensgefährliche Embolien durch Gerinnsel, die sich in Vorhof oder Kammer gebildet haben.

▪ **Behandlung** An erster Stelle stehen Medikamente zur Therapie der Herzinsuffizienz. Zur Vermeidung von Embolien sind oft blutverdünnende Mittel erforderlich. Bei schweren Herzrhythmusstörungen muss evtl. ein Herzschrittmacher implantiert werden. Ein operativer Eingriff in Form einer Herztransplantation ist oft unvermeidlich, insbesondere bei der dilatativen und der restriktiven Form.

Kardiomyoplastik, dynamische, operatives Verfahren bei schwerster Herzinsuffizienz, bei dem der linke Rückenmuskel um beide Herzkammern gewickelt und von außen elektrisch stimuliert wird, um das kranke Herz beim Pumpen zu unterstützen. Diese Methode bleibt speziellen Zentren vorbehalten.

Kardiomyotomie, →Kardiaplastik.

Kardioplegie, künstlich herbeigeführter, vorübergehender Herzstillstand für Operationen am offenen Herzen. Bei der **ischämischen Kardioplegie** wird die Blutversorgung des Herzmuskels unterbunden. Hierfür wird die Hauptschlagader direkt hinter der Aortenklappe abgeklemmt. Wird das Herz gleichzeitig durch das Einbringen kalter Infusionslösung gekühlt (Hypothermie), verlängert sich die Zeit, die das Herz ohne Sauerstoffversorgung unversehrt überstehen kann, von 10 bis 20 auf circa 30 Min. Bei der **pharmakologischen Kardioplegie** werden die Herzkranzgefäße von einer speziellen Elektrolytlösung durchströmt, deren Zusammensetzung einerseits den Herzstillstand bewirkt, andererseits den Stoffwechselbedarf des Herzmuskels re-

Kardiomyopathie Lebensumstellung nötig

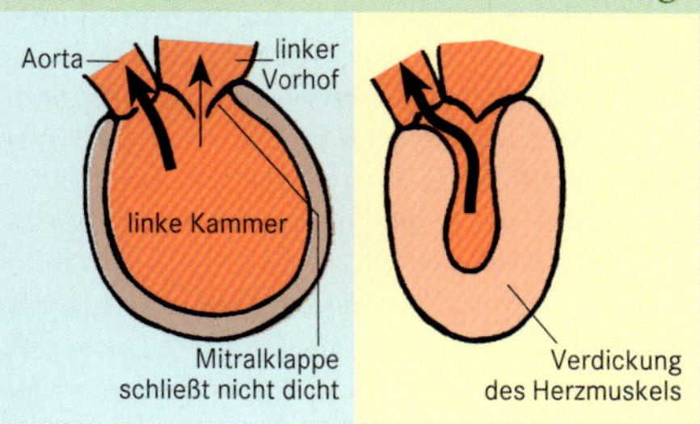

Die Kardiomyopathie ist eine Krankheit, deren Verlauf zwar verlangsamt, aber nicht rückgängig gemacht werden kann. Risikofaktoren wie Alkohol und Nikotin müssen strikt gemieden werden. Beim Essen sollte sparsam gesalzen werden, da Salz Wasser im Körper bindet und es zu Wassereinlagerungen im Gewebe kommen kann. Plötzliche Gewichtszunahme ist ein Warnzeichen dafür. Bei Übergewicht ist eine Gewichtsreduktion erforderlich. Der Kranke muss in der Regel auf sportliche Aktivitäten verzichten und mitunter auch den Beruf wechseln. Probleme können bei Flugreisen, in großen Höhenlagen, bei hohen Temperaturen sowie hoher Luftfeuchtigkeit auftreten. Kurze Flugreisen sind normalerweise unproblematisch und häufig empfehlenswerter als die Benutzung anderer Transportmittel. Lange Flugreisen sind dagegen nicht angeraten. Patienten mit Kardiomyopathie sollten sich jährlich gegen Pneumokokken und Grippe impfen lassen. Da das Risiko für Schwangerschaftskomplikationen und mütterliche Sterblichkeit erhöht ist, muss betroffenen Frauen von einer Schwangerschaft abgeraten werden. Bei einer primären Kardiomyopathie ist eine Untersuchung bisher noch gesunder Familienmitglieder wegen der möglichen familiären Häufung zu empfehlen (im Bild Formen der Kardiomyopathie: Links die dilatative Kardiomyopathie mit Vergrößerung der linken Herzkammer, rechts die hypertrophe Kardiomyopathie mit Verdickung des Herzmuskels).

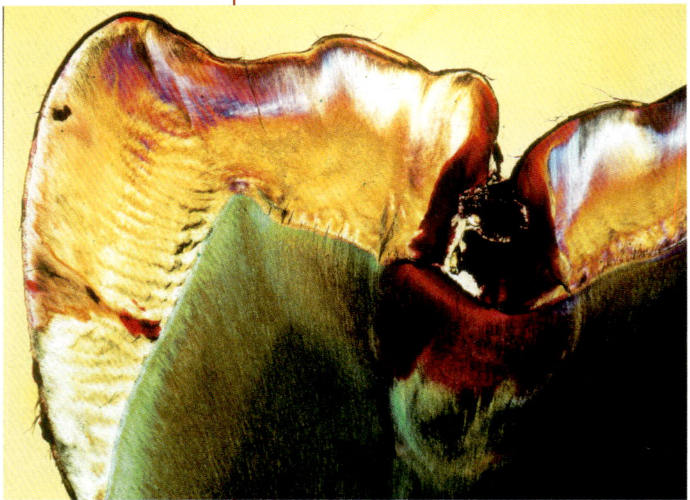

Karies.
Kariöse Zähne, die bereits stark angegriffen sind

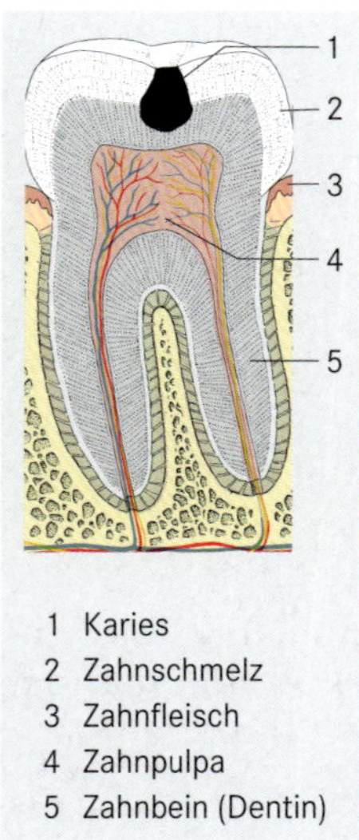

Karies.
Der schwarz dargestellte kariöse Defekt hat bereits das Zahnbein erreicht (Dentinkaries).

duziert. Meist wird dieses Verfahren in Kombination mit der Hypothermie eingesetzt. Dies ermöglicht mehrstündige Operationen am offenen, erschlafften Herzen.

kardiopulmonal, Herz und Lunge betreffend.

Kardio|spasmus, →Achalasie.

Kardio|tokografie, →CTG.

Kardiotomie, 1) *Chirurgie:* operative Öffnung des Herzens.

2) *Chirurgie:* **Kardiomyotomie,** →Kardiaplastik.

kardiovaskulär, Herz und Gefäße, das Kreislaufsystem betreffend.

Kardioversion, elektrisches oder medikamentöses Überführen schneller →Herzrhythmusstörungen in einen normalen Sinusrhythmus. Notwendig wird eine Kardioversion, wenn die Herzleistung durch die Rhythmusstörungen beeinträchtigt ist. Schlägt der Versuch, eine medikamentöse Normalisierung des Herzrhythmus mittels Antiarrhythmika zu erreichen, fehl oder handelt es sich um einen Notfall mit drohendem Herzversagen, wird die Kardioversion in Narkose mittels Stromstößen durchgeführt. Im Gegensatz zur →Defibrillation werden diese jedoch EKG-gesteuert ausgelöst, um das Entstehen von Kammerflimmern zu vermeiden.

Karditis, →Herzentzündung.

Karenz, Enthaltsamkeit, Verzicht, Entbehrung vor Operationen, z. B. die Nahrungskarenz.

Karies, Zahnfäule, Zerstörung von Zahnschmelz und Zahnbein, die mit der Bildung von Zahndefekten (Löchern) beginnt und über die Entzündung und Vernichtung des Zahnmarks zur vollständigen Zerstörung der Zähne führen kann. Die Karies ist die häufigste Zahnerkrankung.

■ **Ursache** Durch ungenügende Mundhygiene bleiben Speisereste auf den Zähnen und in den Zahnzwischenräumen haften. Besondere Bakterienarten, die in der Mundhöhle vorkommen (v. a. Streptococcus mutans), besiedeln die Zähne und bilden den bakteriellen →Zahnbelag. Die Bakterien bauen die Speisereste (v. a. von Kohlenhydraten) ab, wobei Milchsäure entsteht, die zunächst den harten Zahnschmelz angreift. Mit dem Einbruch der Karies in das Zahnbein (Dentinkaries) vollzieht sich ein irreversibler Zerstörungsprozess, der sich unbehandelt bis in das Zahnmark (Pulpa) ausdehnen kann (→Pulpitis).

Die **Fissurenkaries** entsteht an den Schmelzeinziehungen der Backenzähne. Da diese Stellen besonders anfällig für Karies sind, kann man sie vorbeugend versiegeln lassen (→Fissurenversiegelung). Kariesgefährdet sind auch die einander benachbarten Flächen (Interdentalflächen) der Zähne **(Interdentalkaries)** und die Zahnhälse **(Zahnhalskaries).** Die **Bäckerkaries** ist als Berufskrankheit anerkannt, da sie durch ständigen Kontakt mit Mehl- und Zuckerstäuben zustande kommt und v. a. die Zahnhälse befällt. Wenn die Zahnwurzel im Rahmen von Zahnbetterkrankungen nicht mehr von Knochen bedeckt ist, kann eine **Wurzelkaries** entstehen, die schwer zu behandeln ist, da Füllungen hier sehr schlecht halten. Schon die Milchzähne können bei Kleinkindern durch **Flaschenkaries** (Nursing-Bottle-Syndrom) infolge ständigen Nuckelns an einer Flasche mit zuckerhaltigen Getränken zerstört werden.

■ **Befund** Die beginnende Entkalkung (Demineralisation) des Zahnschmelzes zeigt sich durch kreidig-weiße Flecken (so genannte »white spots«). Schreitet die Karies weiter fort und greift das Dentin an, entstehen braune Defekte (Löcher) an den Zähnen, die an versteckten Stellen oft nicht sofort erkennbar sind. Eine zahnärztliche Untersuchung mit Mundspiegel und Sonde und evtl. Röntgenaufnahmen der Zähne sind daher unumgänglich. Die Karies kann schmerzlos sein, aber auch Beschwerden wie kurz anhaltende, ziehende Schmerzen bei Kälte oder Zuckergenuss bis hin zu heftigen, anhaltenden, pulsierenden Schmerzen bei Einbruch der Karies in das Zahnmark verursachen.

■ **Behandlung** Die erkrankte Zahnsubstanz wird ausgebohrt. Zurzeit werden schmerzärmere Behandlungsmöglichkeiten erprobt. Dazu gehört der Einsatz von Lasergeräten und Carisolv, ein neu entwickeltes Gel, das vom Zahnarzt auf die erkrankten Stellen aufgetragen wird und diese aufweicht. Nach der Kariesentfernung und Formgebung des entstandenen Hohlraumes erfolgt die →Zahnfüllung.

Karies lässt sich durch regelmäßige systematische Zahnpflege und richtige Ernährung vermeiden (→zahnärztliche Prophylaxe).

Kariesmittel, Präparate, die der Entstehung von Karies vorbeugen. Das wichtigste

Kariesmittel ist Fluorid. Bei Säuglingen und Kindern verwendet man Tabletten, oft kombiniert mit Vitamin D.

Für Jugendliche und Erwachsene stehen Zahnpasten, Zahngelees und Mundspüllösungen mit Fluoriden zur Verfügung. Nebenwirkungen treten nur bei Überdosierung auf und äußern sich in Schleimhautreizungen. Durch lang dauernde und hoch dosierte Anwendung sind bei Kindern Verfärbungen der Zähne möglich.

kariogen, Karies erzeugend bzw. hervorrufend.

Karminativa, Medikamente gegen Blähungen. Als pflanzliche Präparate haben sich Extrakte aus Anis, Fenchel, Kümmel, Koriander, Pfefferminze, Kamille, Wermut und Melisse bewährt. Daneben gibt es chemische Präparate, die die synthetischen Wirkstoffe Simethicon oder Dimeticon enthalten. Diese reduzieren die Oberflächenspannung wässriger Sekrete, wodurch kleine Gasbläschen zu größeren, besser auszuscheidenden vereinigt werden. Die Wirkung aller Karminativa ist umstritten. Da sie jedoch keine schädlichen Nebenwirkungen haben, ist ihre Anwendung unbedenklich.

Karnitin, Substanz, die vom Körper aus den Aminosäuren Lysin und Methionin gebildet und in manchen, vorwiegend tierischen, Lebensmitteln enthalten ist. Karnitin spielt für den Fettstoffwechsel eine wichtige Rolle, weshalb es als Nahrungsergänzungsmittel zur Gewichtsreduktion angeboten wird. Eine gewichtsreduzierende Wirkung ist aber wissenschaftlich nicht nachweisbar. Erkrankungen, bei denen die Bildung von Karnitin im Körper gestört ist, führen zur Einlagerung von fetthaltigen Verbindungen in Muskeln, Leber, Herz und Nervengewebe mit entsprechenden Funktionsstörungen.

Karotiden, →Halsschlagadern.

Karotin, Farbstoff, der in Abhängigkeit von seiner Umgebung gelb bis dunkelrot erscheint und in allen grünen und anderen Pflanzenteilen vorkommt, besonders reichhaltig z. B. in Kohl, Spinat, Karotten, Hagebutten und Paprika. Von den drei verschiedenen Formen Alpha-, Beta- und Gammakarotin ist das Betakarotin am wichtigsten. Es wird auch als Provitamin A bezeichnet, da es nach Aufnahme in die Zellen des menschlichen Körpers gespalten und in Vitamin A umgewandelt wird. Vitamin A ist Bestandteil des Sehpurpurs in der Netzhaut und außerdem für das Wachstum und die Regenerationsfähigkeit der Haut von Bedeutung (→Vitamine). Der Normwert von Betakarotin im Blutserum ist 40–200 μg/l; er ist z. B. bei Störungen im Fettstoffwechsel erhöht, bei Verdauungsstörungen, Fehlernährung oder Lebererkrankungen erniedrigt.

Karotin|ikterus, ungefährliche Gelbfärbung der Säuglingshaut, v. a. der Handinnenflächen und Fußsohlen, durch Einlagerung von Karotin bei Ernährung mit Karottenbrei oder -saft.

Karotis, →Halsschlagader.

Karotis|aneurysma, →Aneurysma der inneren Halsschlagader (Arteria carotis interna).

Karotis|angiografie, →Arteriografie der Halsschlagadern.

Karotisdissektion, →Dissektion der Halsschlagader.

Karotis|druckversuch, Provokationstest zur Diagnostik des →Karotissinussyndroms.

Karotis-Kavernosus-Fistel, Kurzschlussverbindung zwischen der inneren Halsschlagader (Arteria carotis interna) und des sie im Bereich der Schädelbasis umgebenden venösen Blutleiters (Sinus cavernosus). Sie ist meist Folge eines Schädelbasisbruchs, bei dem nach einer Verletzung oder Zerrung der Halsschlagader arterielles Blut in den Sinus cavernosus übertritt. Dort entsteht eine Druckerhöhung, die zu einem Rückstau des Blutes in den zufließenden Venen führt. Die Diagnose wird mittels Arteriografie und Computertomografie gestellt, die Fistel operativ entfernt.

Karotis|sinus, →Halsschlagader.

Karotis|sinusreflex, Absinken von Blutdruck und Pulsfrequenz bei Erhöhung des Blutdrucks am Karotissinus. Druckrezeptoren senden Signale über den Karotissinusnerv zum Kreislaufzentrum im verlängerten Mark; von dort gehen frequenz- und blutdruckzügelnde Befehle an Herz und Gefäße (→Blutdruckregulation).

Karotis|sinussyndrom, hypersensitiver Karotissinus, reflektorische Verlangsamung des Herzschlages bis hin zum Herzstillstand, ausgelöst durch Druck auf den Karotissinus der Halsschlagader. Bestimmte Kopfbewegungen, v. a. eine Kopfdrehung oder -neigung nach hinten (Rasieren, Autofahren), lösen Schwindel mit Flimmern vor den Augen oder sogar Bewusstlosigkeit aus. Die Diagnose wird durch einen **Karotisdruckversuch** gestellt. Dabei wird die Aufzweigung der Halsschlagader vom Arzt unter EKG-Kontrolle und in Notfallbereitschaft massiert. Fällt die Herzfrequenz um deutlich mehr als 25 %, kann man von einem Karotissinussyndrom ausgehen. Wenn ausgeprägte Beschwerden bestehen, erfolgt die Behandlung durch Implantation eines →Herzschrittmachers.

Karotisstenose, Einengung der Gefäßlichtung der Halsschlagader (Arteria carotis).

■ **Ursache** Fast immer liegt ein chronisch fortschreitender Verschlussprozess bei →Arteriosklerose, seltener ein verschlepptes Blutgerinnsel zugrunde.

■ **Befund** Nicht in jedem Fall ziehen Verengungen der Halsschlagader Durchblutungsstörungen des Gehirns nach sich **(asymptomatische Karotisstenose).** Eine starke Verengung äußert sich in vorübergehenden oder bleibenden Ausfallerscheinungen des zentralen Nervensystems (**symptomatische Karotisstenose,** →Schlaganfall). Als Komplikation ist ein Verschluss von Hirngefäßen durch verschleppte Blutgerinnsel möglich (→Embolie). Die bei hochgradiger Karotisstenose verursachte Beschleunigung und Verwirbelung des Blutstroms kann mithilfe des Stethoskops über dem Gefäß als Geräusch gehört werden. Zur Sicherung der Diagnose kommen Ultraschalluntersuchungen und die →Angiografie zum Einsatz.

Symptome einer Karotisstenose sind immer ernst zu nehmen, auch wenn sie nur vorübergehend auftreten. Meist sind die Zeichen einer flüchtigen Durchblutungsstörung des Gehirns Vorboten eines Schlaganfalls.

■ **Behandlung** Bei der medikamentösen Therapie steht die Verhinderung des Fortschreitens der Arteriosklerose im Vordergrund. Auch eine operative Ausschälung der Engstelle kann durchgeführt werden (→Thrombendarteriektomie).

Karzinogene

Gruppe	Beispiele
Chemische Karzinogene	Bestimmte Bestandteile von Ruß und Teer, →Nitrosamine, einige Zytostatika (→Krebsmittel), Asbest, Schwermetalle (Nickel, Kadmium, Arsen, Chrom)
Pflanzliche Karzinogene	Ätherische Öle (Safrol), Scharfstoffe (Capsaicin), Schimmelpilzgifte (→Aflatoxine)
Strahlung	Ionisierende Strahlung wie Röntgenstrahlen, UV-Strahlen
Mikroorganismen	Spezielle Arten von Viren, z. B. bestimmte humane Papillomviren (HPV)

Karpalgelenk, Articulatio intercarpalis, straffe, gelenkige Verbindung zwischen den Handwurzelknochen einer Reihe.

Karpaltunnel, Canalis carpi, Handwurzelkanal, tunnelartig überdachter Raum auf der Hohlhandseite der Handwurzel. Das Dach des Karpaltunnels wird vom quer verlaufenden Handwurzelband (Retinaculum flexorum) gebildet, der Boden von einer längs verlaufenden Rinne zwischen den Handwurzelknochen (→Hand). Im Karpaltunnel ziehen die Sehnen der langen Fingerbeugemuskeln und der Mittelnerv (Nervus medianus) zu den Fingerspitzen.

Karpaltunnelsyndrom, Medianus-Kompressionssyndrom, chronische Druckschädigung des Nervus medianus in seinem Verlauf an der Innenseite des Handgelenks im Karpaltunnel.

■ **Ursache** Eine Verengung des Karpaltunnels kann infolge falsch zusammengewachsener Knochenbrüche, Sehnenentzündungen, Ablagerungen von Stoffwechselprodukten oder ohne erkennbare Ursache auftreten.

■ **Befund** Zunächst bemerkt der Betroffene Kribbelmissempfindungen an Daumen, Zeige- und Mittelfinger, zusätzlich bestehen Schwellungsgefühl und Schmerzen in Handgelenk, Hand und Fingern. Diese Beschwerden treten oft aus dem Schlaf heraus auf und können bis zu Schulter und Nacken ausstrahlen. Später kommt es zu Taubheitsgefühlen im betroffenen Bereich, Muskelschwäche der Hand und Muskelschwund des Daumenballens (→Medianuslähmung).

■ **Behandlung** Bei leichten Beschwerden kann nächtliche Ruhigstellung mittels einer Armschiene zur Linderung ausreichen. Treten starke Schmerzen, Lähmungen oder Taubheitsgefühle auf, wird das den Karpaltunnel begrenzende Sehnenband operativ gespalten und so der Nerv entlastet. Dieser Eingriff kann ambulant erfolgen.

Karpopedal|spasmen, Verkrampfung von Händen und Füßen als typisches Merkmal einer →Tetanie. Die Betroffenen halten die Hände in der so genannten Pfötchenstellung: Handgelenke und Fingergrundgelenke sind gebeugt, Fingermittel- und -endgelenke gestreckt, die Daumen werden in Streckhaltung an die Hand angepresst.

Karyogramm, →Chromosom.

Karzinogene, Kanzerogene, krebserregende oder krebsfördernde Stoffe. Karzinogene können die Häufigkeit bösartiger Krebsgeschwülste erhöhen oder die Zeit bis zum Auftreten eines Tumors verkürzen. Sie können aber auch zu Tumoren an ungewöhnlichen Stellen führen oder die Anzahl der Geschwülste erhöhen. Am häufigsten sind die Karzinogene im Tabakrauch.

Karzinogenese, →Krebsentstehung.

Karzinoid, Tumor, der v. a. das Hormon Serotonin produziert und den →Apudomen zugerechnet wird. Er ist meist im Magen-Darm-Trakt oder der Lunge lokalisiert. Häufiger Zufallsbefund bei Operationen sind einzelne Karzinoide im Blinddarm, die fast immer gutartig sind. Die meisten anderen Karzinoide können metastasieren und haben dann eine schlechte Prognose. Bei circa 10 % der Erkrankten kommt es zu einem →Karzinoidsyndrom, fast immer ein Zeichen für Tochtergeschwülste in der Leber. Die Behandlung besteht in der operativen Entfernung des Tumors. Ist dies nicht möglich, erfolgt eine medikamentöse Therapie, vorzugsweise mit Hormonhemmern und Zytostatika.

Karzinoidsyndrom, Karzinoidose, Krankheitsbild, das durch krankhaft vermehrte Ausschüttung von Serotonin und ähnlichen Substanzen (Kallikrein, Tachykinin, Prostaglandin) entsteht.

■ **Ursache** Das Karzinoidsyndrom ist überwiegend durch ein →Karzinoid bedingt, kann aber auch bei anderen hormonproduzierenden Tumoren auftreten.

■ **Befund** Wichtiges Leitsymptom ist der **Flush,** eine anfallsweise auftretende Hitzewallung mit Rötung v. a. des Kopfes und Oberkörpers. Diese Attacken treten meist unvermittelt auf, können aber auch durch Stress, Anstrengung, Alkohol oder Essen ausgelöst werden. Sie sind sehr unangenehm, dauern zunächst nur wenige Minuten, in späteren Krankheitsstadien auch länger. Charakteristisch für das Karzinoidsyndrom sind ferner Durchfälle von manchmal mehreren Litern täglich, Bauchschmerzen, Übelkeit und Gewichtsabnahme. Es können auch Luftnot und Rechtsherzbeteiligung (v. a. →Endokardfibrose) sowie entzündliche Hautveränderungen bei Sonneneinstrahlung auftreten. Die Diagnose erfolgt durch den Nachweis von Hydroxyindolessigsäure im Urin.

▪ **Behandlung** Der Tumor muss operativ entfernt werden. Zusätzlich kann die Gabe von Serotonin-Hemmern und Zytostatika notwendig sein.

Karzinom, Carcinoma, Abk. **CA,** bösartige Geschwulst, die von der obersten Zellschicht (Epithelzellen) des Haut-, Schleimhaut- oder des Drüsengewebes ausgeht. Das Karzinom ist die häufigste Form bösartiger Tumoren im Erwachsenenalter. Der Ausdruck wird daher oft ungenau auch als Synonym für →Krebs gebraucht. Karzinome lassen sich hinsichtlich Ursprungsgewebe und Entwicklungsstadium weiter differenzieren.

▪ **Ursprungsgewebe** Das **Plattenepithelkarzinom** geht von der plattenförmigen Deckschicht der Haut oder Schleimhäute aus. Sind die Epithelzellen der Stachelzellschicht betroffen, z. B. von exponierten Hautstellen oder Schleimhäuten des Mundes, der Zunge oder des Rachens bzw. von Penis oder Vulva, spricht man auch von einem →Spinaliom. Auch die Luftröhre oder die Bronchien können von einem Plattenepithelkarzinom befallen werden. Das **Adenokarzinom** (Drüsenkrebs) hat seinen Ursprung in der Deckschicht von Drüsengewebe, entwickelt sich also z. B. bei Brustdrüse, Bauchspeicheldrüse, Magen oder Dickdarm. Bei **undifferenzierten Karzinomen** ist eine histologische Aussage über die Herkunft des Muttergewebes nicht möglich. Bösartige Mischgeschwülste aus Karzinom und →Sarkom werden **Karzinosarkome** genannt. Sie enthalten drüsen- und bindegewebige Anteile und treten v. a. an Gebärmutter und Eierstöcken auf.

▪ **Entwicklungsstadium** Ein **Carcinoma in situ** ist ein Oberflächenkarzinom, d. h. ein sehr frühes Stadium, in dem das bösartige Gewebe die Basalmembran als natürliche Grenze zwischen Deck- und Bindegewebe noch nicht verletzt hat. Zum Zeitpunkt der Diagnose ist diese Form chirurgisch noch sicher heilbar. Ein **Frühkarzinom** hat die Basalmembran bereits durchbrochen, ist in seinem Wachstum allerdings noch auf das Bindegewebe beschränkt. In diesem Stadium sind Tochtergeschwülste

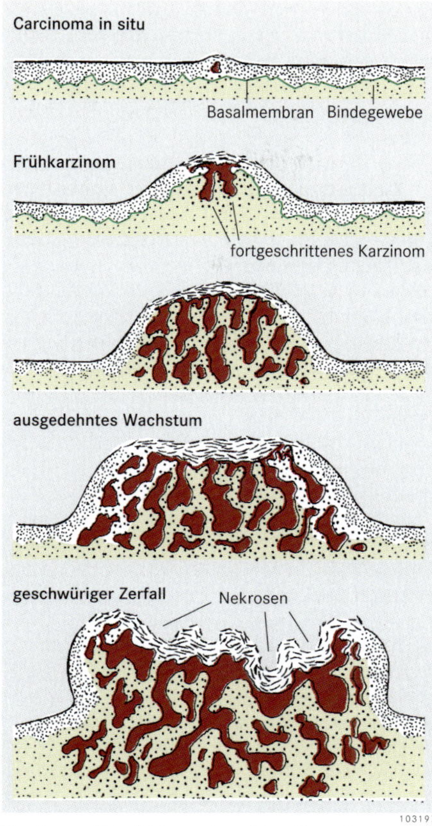

Karzinom. Entwicklung einer bösartigen Geschwulst. Nur die beiden ersten Entwicklungsstadien, das Carcinoma in situ und das Frühkarzinom, können durch alleinige chirurgische Maßnahmen behandelt werden. Bei weiterem Wachstum des Karzinoms ist eine Chemo- und/oder Strahlentherapie notwendig.

(Metastasen) noch selten, sodass eine recht gute Heilungsaussicht durch alleinige chirurgische Maßnahmen besteht. Unbehandelt entwickelt sich jedes Carcinoma in situ und jedes Frühkarzinom zu einem **fortgeschrittenen Karzinom,** das infiltrierend wächst, Metastasen setzt und geschwürig zerfallen kann. Hier müssen neben operativen Maßnahmen häufig Chemo- bzw. Strahlentherapien durchgeführt werden.

Karzinom, bronchioloalverläres, seltene, bösartige Form des Lungenkrebses (→Lungentumoren).

Karzinosarkom, bösartige Mischgeschwulst aus →Karzinom und →Sarkom.

Karzinose, ausgedehnte Besiedlung einer Körperhöhle oder des gesamten Körpers mit Tochtergeschwülsten eines bösartigen Tumors (z. B. →Pleurakarzinose, →Peritonealkarzinose).

Käseschmiere, Vernix caseosa, grauweiße, cremige Substanz auf der Haut des reifen Neugeborenen. Die Käseschmiere besteht aus Talgdrüsensekret, abgeschilferten Hautzellen, Wollhaaren und Cholesterin und dient vermutlich dem besseren Gleiten des Kindes im Geburtskanal. Das Fehlen der Käseschmiere ist ein Zeichen für Übertragung (Überschreiten des Geburtstermins).

Kastration, Entfernung der Keimdrüsen (Hoden bzw. Eierstöcke) durch einen operativen Eingriff. Sie wird z. B. durchgeführt bei einem bösartigen Hoden- oder Prostatatumor oder einer ausgedehnten eitrigen Entzündung des Hodens, die nicht mit Antibiotika beherrschbar ist. Bei einer Kastration **vor Beginn der Pubertät** bilden sich die sekundären Geschlechtsmerkmale wie Schambehaarung, Vergrößerung der Brustdrüsen beim weiblichen bzw. des Kehlkopfes beim männlichen Geschlecht nicht aus. Bei Knaben resultiert daraus die so genannte Kastratenstimme. Aufgrund der verzögerten Epiphysenverknöcherung kommt das Längenwachstum erst verspätet zum Stillstand. Eine Kastration **im Erwachsenenalter** führt zum Verlust der Libido sowie zur →Unfruchtbarkeit. Im weiteren Sinne wird auch ein Ausschalten der Keimdrüsenfunktion durch eine Strahlentherapie (Strahlenkastration) sowie eine gegengeschlechtliche Hormontherapie als Kastration bezeichnet.

katabol, abbauend; Reaktionen des Stoffwechsels betreffend, bei denen Substanzen abgebaut werden (Katabolismus); Ggs. →anabol.

Katabolismus, Dissimilation, Abbau von organismuseigenen organischen Verbindungen wie Kohlenhydrate, Fette und Eiweißstoffe; Ggs. Anabolismus. Der Katabolismus dient der Energiegewinnung für Lebensvorgänge (z. B. für die Muskelarbeit) und der Bereitstellung von Ausgangssubstanzen zur Synthese neuer Verbindungen. Unter aeroben Bedingungen, also bei Anwesenheit von Luftsauerstoff, können organische Verbindungen so weit umgesetzt werden, bis nur noch Kohlendioxid und Wasser übrig bleiben. Steht kein Sauerstoff zur Verfügung (anaerobe Bedingungen), erfolgt der Abbau u. a. durch Gärungsprozesse; der Abbau ist dann unvollständig und liefert weit weniger Energie. Beim Menschen führt die Dissimilation über verschiedene Zwischenstufen letztendlich zur Bildung der Ausscheidungs- und Endprodukte Harnstoff, Wasser und Kohlendioxid.

Katalepsie, starres Verharren in einer eingenommenen, oft unbequemen und unnatürlich anmutenden Körperhaltung. Die Muskelanspannung ist konstant erhöht und bei passiver Bewegung durch eine andere Person verspürt diese typischerweise einen wachsartig wirkenden Widerstand (Flexibilitas cerea). Eine Katalepsie kommt hauptsächlich bei Schizophrenie und organischen Hirnerkrankungen vor.

Kataplasma, →Wickel und Auflagen.

Kataplexie, →Narkolepsie.

Katarakt, →grauer Star.

Katarrh, einfache Form der Schleimhautentzündung, bei der vermehrt dünnflüssiger, zäher und glasiger oder eitriger Schleim gebildet wird. Von Katarrh spricht man v. a., wenn die Atemwege betroffen sind.

Kata|thymie, 1) *Psychologie:* Verfälschungen der Wahrnehmung, Wahrnehmungsverarbeitung und Erinnerung, die durch innere Wunschbilder oder Ängste erzeugt und durch das Gemüt erregende Erlebnisse begünstigt wird.

2) *Psychiatrie:* anfallsartiger Stimmungsumschwung überwiegend in Richtung einer Depression, z. B. bei manisch-depressiver Erkrankung.

Katatonie, psychisches Krankheitsbild mit ausgeprägter Störung der willkürlichen Bewegung, das hauptsächlich bei bestimmten Formen der →Schizophrenie, gelegentlich auch bei Depressionen, schweren Infektionskrankheiten und organischen Hirnerkrankungen vorkommt.

Katecholamine, Katechinamine, Gruppe körpereigener Botenstoffe, deren Bildung von der Aminosäure Tyrosin ausgeht. Zu den Katecholaminen gehören u. a. **Adrenalin, Noradrenalin** und **Dopamin.** Sie dienen als Überträgerstoffe im Nervensystem (Neurotransmitter), v. a. aber im Sympathikusanteil des vegetativen Nervensystems. Impulse des Sympathikus, z. B. als Reaktion auf Stress, veranlassen die Ausschüttung von Adrenalin und Noradrenalin aus Nervenendigungen und aus dem Nebennierenmark. Adrenalin und Noradrenalin tragen insgesamt zu einer Aktivitätssteigerung bei, indem sie den Blutdruck steigern, den Herzschlag beschleunigen und durch den vermehrten Abbau von Fett und Glykogen (den Speicherformen von Kohlenhydraten in Fettgewebe bzw. Muskel und Leber) die Erhöhung des Blutzuckerspiegels und damit die Bereitstellung von Stoffwechselenergie bewirken. Für eine vermehrte Sauerstoffaufnahme vermitteln sie die Weitstellung der Bronchien.

In der Notfallmedizin werden Adrenalin und Noradrenalin als Wirkstoffe eingesetzt, z. B. bei verschiedenen Formen des Schocks oder zur Unterstützung von Wiederbelebungsversuchen. Nebenwirkungen sind u. a. Herzrhythmusstörungen, Angina-Pectoris-Anfälle, Angstzustände, Schwächegefühl, Kopfschmerzen und eine z. T. beträchtliche Steigerung des Blutzuckerspiegels.

Stark erhöhte Werte treten bei bestimmten Tumoren des Nervensystems auf (→Phäochromozytom), eine geringe Erhöhung bei Bluthochdruck, Cushing-Syndrom, akutem Herzinfarkt und Stress. Die Katecholamine können direkt im Blutserum oder alternativ durch Messung ihrer Hauptabbauprodukte

Vanillinmandelsäure und Homovanillinsäure im 24-Stunden-Sammelurin bestimmt werden. Vor der Untersuchung sollte auf Alkohol, Kaffee, Tee, Vitamin B und Bananen verzichtet werden, da diese das Ergebnis verfälschen können.

Katheter, röhren- oder schlauchförmiges Instrument, das für diagnostische oder therapeutische Maßnahmen in Gefäße, Hohlorgane oder Körperhöhlen eingeführt wird. Je nach Anwendungsbereich gibt es verschiedene Kathetertypen. Sie können starr oder flexibel sein und aus Kunststoff, Gummi oder Metall bestehen. Für die Wiederherstellung der Durchgängigkeit eines Gefäßes setzt man →Ballonkatheter ein. Mit dem Herzkatheter lassen sich die Druckverhältnisse im Herzen oder das Schlagvolumen bestimmen (→Herzkatheteruntersuchung). Eine künstliche Harnableitung erfolgt mithilfe eines →Blasenkatheters. In die großen klappenlosen Venen können zentrale Venenkatheter unmittelbar vor das rechte Herz geführt werden (→Venenkatheter, zentraler).

Katheterablation, Behandlung von Herzrhythmusstörungen mit elektrischem Strom im Rahmen einer →EPU.

Kationenaustauscher, →Ionenaustauscher.

Katzenschreisyndrom, Cri-du-chat-Syndrom, Lejeune-Syndrom, angeborenes Fehlbildungssyndrom, dessen auffälligstes Symptom ein katzenartiges Schreien bei Kleinkindern ist. Die Kinder zeigen eine zurückgebliebene geistige und körperliche Entwicklung und Herzfehler. Auffallend sind die Gesichts- und Schädelfehlbildungen, z. B. ein abnorm kleiner Schädel (Mikrozephalus), eine schräge Lidspalte und ein Mondgesicht mit weit auseinander liegenden Augen. Spezielle Fördermaßnahmen können die körperliche und geistige Entwicklung günstig beeinflussen. Gesichts- und Schädelfehlbildungen werden operativ korrigiert.

Kauda, Schwanz, Schweif, Endstück eines Organs oder Körperteils. Gebräuchlich als Kurzbezeichnung für die **Cauda equina** (so genannter Pferdeschweif), das spitz auslaufende Bündel von Nervenfasern am Ende des Rückenmarks (→Nervensystem).

kaudal, caudalis, eine →Richtungsbezeichnung.

Kaudal|anästhesie, Sakral|anästhesie, Sonderform der Periduralanästhesie (→Leitungsanästhesie) zur Blockade der Kreuz- und Steißbeinnerven, die v. a. in der Schmerztherapie und bei Operationen im Bereich des Afters oder der Scheide eingesetzt wird.

Kaudasyndrom, durch Schädigung des Nervenfaserbündels im Wirbelkanal unterhalb des Rückenmarkendes (Cauda equina) bedingte schlaffe Lähmung der Beine, oft mit Blasen- und Mastdarmstörungen. Ursache sind häufig Tumoren oder ein Bandscheibenvorfall. Typischerweise beginnt das Kaudasyndrom wie ein →Ischiassyndrom mit Lendenwirbelsäulenschmerzen, die in ein Bein ausstrahlen, sowie heftigen Schmerzen in der Blase, die beim Husten oder Niesen zunehmen. Im weiteren Verlauf entwickeln sich Empfindungsstörungen in der Analregion und an der Oberschenkelinnenseite (so genannte Reithosenanästhesie), schlaffe Lähmungen der Beine, Blasen- und Mastdarmstörungen sowie Potenzstörungen bei Männern. Das Kaudasyndrom erfordert eine neurochirurgische Operation innerhalb von 6 Std., da sich die Symptome sonst evtl. nicht mehr zurückbilden.

Kaumuskulatur, Muskelgruppe, die den Unterkiefer bewegt. Sie ermöglicht das Beißen, Kauen und Zermahlen der Nahrung und ist an der Lautbildung und am Sprechen beteiligt. Zur Kaumuskulatur gehören vier paarige, am Unterkiefer ansetzende Muskeln: der innere und der seitliche Flügelmuskel, die beide am Keilbein entspringen, der vom Schläfenbein kommende Schläfenmuskel sowie der am Jochbogen entspringende Masseter. Ihre Funktion wird u. a. von Wangen-, Mundboden- und Zungenmuskeln unterstützt. Die Kaumuskulatur wird vom Unterkiefernerv (Nervus mandibularis), einem Ast des Nervus trigeminus, versorgt.

Kausalgie, Brennschmerz, brennender Dauerschmerz, der nach einer Nervenschädigung auftritt. Der quälende Schmerz kann bereits durch eine leichte Berührung oder Hitze- und Kältereize ausgelöst werden.

Kausystem, Kauorgan, Sammelbezeichnung für alle Strukturen, die am Kauvorgang beteiligt sind. Dazu gehören die Zähne und der Zahnhalteapparat, die Kiefergelenke, die Kaumuskulatur und das zentrale Nervensystem. Die Störung einer dieser Strukturen kann sich auf die anderen Teile des Kausystems auswirken.

Kauterisation, Zerstörung von Gewebe durch Brenn- und Ätzmittel oder durch elektrischen Strom. Die Kauterisation war früher ein häufig angewandtes Verfahren zur Behandlung von Hautkrankheiten, wird heute jedoch nur noch bei Operationen eingesetzt, z. B. zur Blutstillung.

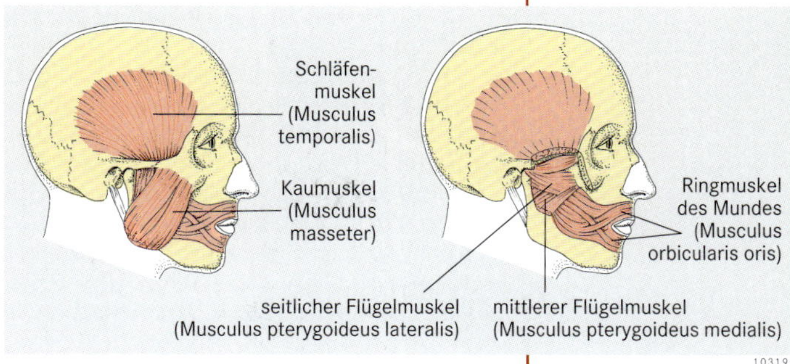

Kaumuskulatur. Musculus temporalis, Musculus masseter sowie Musculus pterygoideus lateralis und medialis bilden die Kaumuskulatur (links oberflächliche, rechts tiefe Schicht). Sie heben und senken den Unterkiefer und schieben ihn vor, zurück und zur Seite.

Kavakatheter, →Venenkatheter, zentraler.

Kava-Kompressionssyndrom, Mutter und Kind betreffende Kreislaufstörung in der Spätschwangerschaft, die durch Druck der Gebärmutter auf die untere Hohlvene entsteht.

■ **Ursache** Durch den Druck verringert sich der Rückstrom des Blutes zum Herzen. Dadurch sinkt die vom Herzen geförderte Blutmenge ab, sodass auch der Mutterkuchen weniger durchblutet und das Ungeborene nicht ausreichend mit Sauerstoff versorgt wird.

■ **Befund und Behandlung** Die Schwangere klagt über Schwindel und Atemnot. Es kommt zum Abfall des Blutdrucks sowie zum Anstieg von Puls- und Atemfrequenz. Wird einer Schwangeren im Liegen schwindelig und schlecht, sollte sie sich auf die linke Seite legen und sich angewöhnen, auch auf der linken Seite zu schlafen.

Kaverne, durch Gewebeeinschmelzung und Abbau des abgestorbenen Gewebes entstandener Hohlraum in festem Körpergewebe oder in einem Organ. Am häufigsten kommen Kavernen in der Lunge bei Tuberkulose vor. Sie können mit Eiter ausgefüllt sein. Weitere Ursachen für die Entstehung von Lungenkavernen sind der Lungeninfarkt und der Zerfall von Tumorgewebe bei Bronchialkarzinom. In anderen Geweben oder Organen entstehen Kavernen z. B. durch Abszesse.

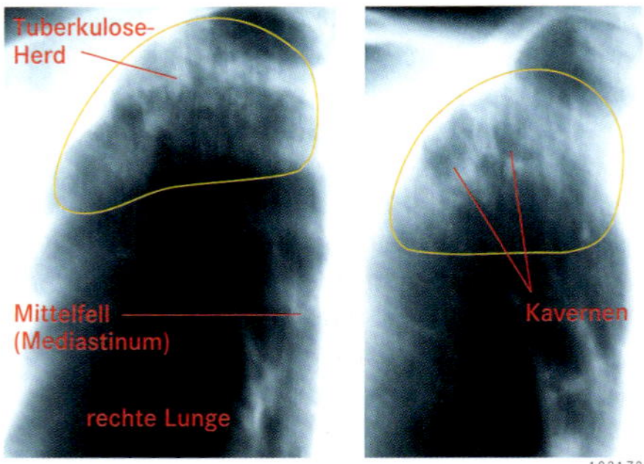

Kaverne. Lungentuberkulose mit Kavernenbildung. Die beiden Schichtaufnahmen zeigen einen Tuberkuloseherd (Tbc-Herd) im rechten Oberlappen. Durch entzündliche Einschmelzung des Lungengewebes bilden sich Hohlräume, deren Wände durch Kalkeinlagerungen im Röntgenbild sichtbar werden.

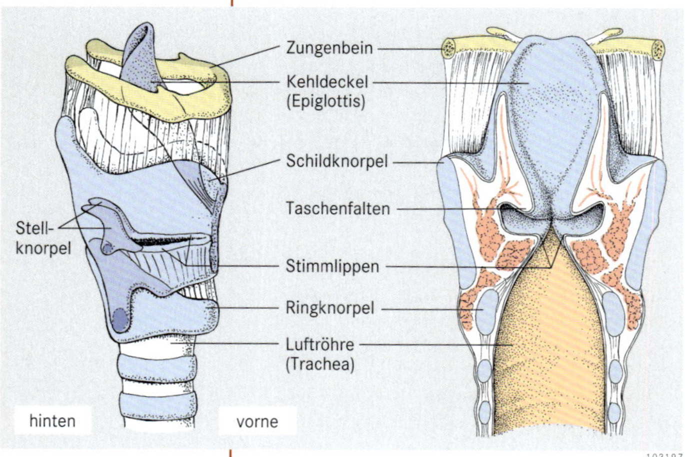

Kehlkopf. Knorpel und Bandstrukturen des Kehlkopfs (links). Längsschnitt, Ansicht von hinten (rechts). Dargestellt ist der Kehldeckel in Mittelstellung, der knorpelige Aufbau des Kehlkopfs und das Zungenbein.

Kavernosus|thrombose, eine →Sinusvenenthrombose.

Kavität, Aushöhlung, die im Körper natürlich vorhanden oder durch eine Krankheit bzw. einen Eingriff entstanden ist. In den Zähnen entstehen sie durch stark fortgeschrittene Karies.

Kawasaki-Syndrom, mukokutanes Lymphknotensyndrom, schwere, hoch fieberhafte, nicht ansteckende Erkrankung des Kleinkindalters mit Befall mehrerer Organsysteme. Der Erkrankungsgipfel liegt zwischen dem 12. und 18. Lebensmonat.

■ **Ursache** Das Kawasaki-Syndrom ist vermutlich eine Autoimmunerkrankung, deren Auslöser unklar ist.

■ **Befund** Charakteristisch ist das etwa fünf Tage andauernde, hohe Fieber sowie eine nicht eitrige Bindehautentzündung, eine Himbeerzunge und Lacklippen, Rötung der Rachenschleimhaut, fleckiger Hautausschlag sowie eine Rötung von Handflächen und Fußsohlen, die sich im Laufe der Erkrankung schälen. Meist tritt eine beidseitige Schwellung der Halslymphknoten auf. Zusätzlich kann eine Gelenk-, Hirnhaut- und Augenmittelhautentzündung entstehen. Eine besonders gefürchtete Komplikation des Kawasaki-Syndroms ist die Entzündung der Herzkranzgefäße nahe der Hauptschlagader, was zu Gefäßaussackungen mit der Folge eines Herzinfarkts führen kann. Die Diagnose kann nur durch Ausschluss anderer Ursachen erfolgen.

■ **Behandlung** Immunglobuline (Gammaglobulin) werden über eine Vene verabreicht. Bis zum vollständigen Rückgang des Fiebers wird hoch dosierte Acetylsalicylsäure (Aspirin®) eingenommen, anschließend langfristig in sehr geringer Dosis. Ein frühzeitiger Behandlungsbeginn verkürzt die Krankheit und senkt das Risiko einer Mitbeteiligung der Herzkranzgefäße erheblich. Mögliche Veränderungen der Herzkranzgefäße werden langfristig mit Ultraschall kontrolliert. Die Prognose ist im Allgemeinen gut.

Kayser-Fleischer-Ring, braun-grüner Ring in der Hornhaut des Auges, der durch Kupfereinlagerung bei der →Wilson-Krankheit entsteht.

Kehlgrube, →Jugulum.

Kehlkopf, Larynx, am Eingang der Luftröhre gelegenes Organ, das zum einen den wesentlichen Beitrag zur Stimmbildung leistet, zum anderen die unteren Luftwege verschließt und damit deren Belüftung regelt. Er ist aus einem röhrenförmigen, beweglichen Knorpelgerüst aufgebaut, das von ansetzenden Muskeln bewegt wird und an der Innenseite von Schleimhaut überzogen ist.

■ **Kehlkopfskelett** Das Skelett des Kehlkopfs erstreckt sich vom Zungengrund bis zur Luftröhre und besteht aus mehreren Knorpeln. Der **Schildknorpel** (Cartilago thyreoidea) ist der größte Knorpel des Kehlkopfs, sein scharfkantiger Vorsprung markiert den Adamsapfel und gibt dem Kehlkopf seine dreieckige Form. Am Oberrand des Schildknorpels sitzt der **Kehldeckel** (Epiglottis), eine Platte aus elastischem Knorpel, die beim Schlucken den Kehlkopfeingang abdeckt und während Ein- und Ausatmung nach oben steht. Der siegelringförmige **Ringknorpel** (Cartilago cricoidea) liegt unterhalb des Schildknorpels und ist durch Gelenke mit diesem verbunden. Die nach hinten gerichtete Verdickung des Ringknorpels bildet die Basis für die zwei **Stellknorpel** (Cartilago arytaenoidea).

■ **Kehlkopfmuskeln** Der Kehlkopf als Ganzes wird von Muskeln bewegt, die an Zungenbein und Kehlkopf ansetzen. Die meisten Kehlkopfmuskeln (Musculi laryngis) liegen im Kehlkopfinneren. Sie bewegen die Knorpel gegeneinander und bestimmen so u. a. die Spannung der Stimmfalten und die Weite der Stimmritze. Sie werden von Ästen des Eingeweidenervs (Nervus vagus) versorgt.

■ **Stimmbildung** (Phonation): An der Stimmbildung beteiligte Strukturen des Kehlkopfs sind Stellknorpel, Stimmbänder, Kehlkopfmuskeln, Taschenfalten und Stimmlippen. Diese Strukturen begrenzen die Stimmritze und werden zusammen als **Glottis** bezeichnet. Die **Stimmlippen** (Stimmfalten, Plicae vocales) und die darüber gelegenen **Taschenfalten** (Plicae vestibulares, falsche Stimmfalten) sind zwei Faltenpaare der Kehlkopfschleimhaut. Die freien, oberen Ränder der Stimmlippen in der Mitte des Kehlkopfinneren werden als **Stimmbänder** (Ligamenta vocale) bezeichnet.

Die Stimmlippen verlaufen von der Innenfläche des Schildknorpels nach hinten zu den beiden Stellknorpeln und geben die **Stimmritze** (Rima glottidis) frei, deren Weite über die Kehlkopfmuskeln verändert werden kann. Zur Stimmbildung werden die Stimmbänder durch einen Luftstrom in Schwingungen versetzt. Die Schwingungsfrequenz und damit die Tonhöhe kann durch eine Spannungsänderung der Stimmbänder angepasst werden, die Lautstärke wird durch die Stärke des Luftstroms reguliert. Fülle und Klangfarbe der Stimme vermittelt die Resonanz in Rachen, Mund- und Nasenhöhle.

Kehlkopfentfernung, Laryngektomie, Kehlkopfresektion, teilweise oder vollständige operative Herausnahme des Kehlkopfes beim Vorliegen einer bösartigen Geschwulst (→Larynxkarzinom).

■ **Chordektomie** Entfernung der Stimmlippe bei bösartigen Tumoren, die keine anderen Strukturen befallen haben. Der Eingriff erfolgt entweder von innen im Rahmen einer Kehlkopfspiegelung oder von außen nach Spaltung des Schildknorpels (Thyreotomie). Anstelle der Stimmlippe entsteht eine Narbe, die Stimmbildung bleibt bei z. T. ausgeprägter Heiserkeit erhalten.

■ **Kehlkopfteilresektion** Dieses Verfahren geht über die reine Stimmlippenentfernung hinaus. Der weitgehende Erhalt einer heiseren Stimme und des Atemweges ist jedoch gegeben.

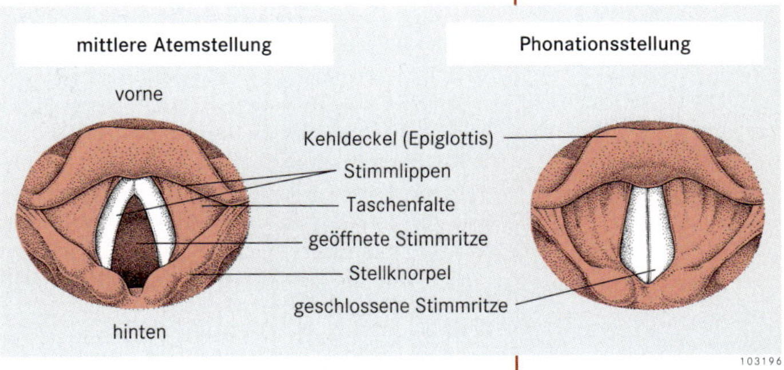

Kehlkopf. die Stimmritze in mittlerer Atemstellung (links) und in Phonationsstellung (rechts), bei der sich die Stimmlippen angenähert haben. Zur Stimmbildung werden die Stimmbänder durch den Luftstrom in Schwingung versetzt.

■ **Laryngektomie** (Totalexstirpation des Kehlkopfes): Hierbei wird der gesamte Kehlkopf vom Zungengrund bis zur Luftröhre entfernt, falls notwendig auch Teile der angrenzenden Organe wie Zunge, Rachen, Schilddrüse oder Luftröhre. Dabei geht die natürliche Stimmbildung verloren (→Ersatzstimme). Der Luft- und Speiseweg werden voneinander getrennt, die Nasenatmung ausgeschaltet. Die Öffnung der Luftröhre wird mit der Halshaut vernäht (→Tracheostoma).

Kehlkopfentzündung, Laryngitis, mit Rötung und Schwellung einhergehende Entzündung der Kehlkopfschleimhaut.

■ **Akute Kehlkopfentzündung** Der plötzlich auftretenden Kehlkopfentzündung liegt meist eine durch Viren hervorgerufene Nasen- oder Rachenschleimhautentzündung zugrunde, sie entsteht aber auch bei Überlastung der Stimme, insbesondere in verrauchter Umgebung, oder bei extrem trockenem, heißem oder kaltem Klima. Seltener lösen Bakterien oder Giftstoffe (Reizgase) eine akute Kehlkopfentzündung aus. Sonderformen sind der →Pseudokrupp, die →Epiglottitis und die reine Stimmbandentzündung.

■ **Befund** Typische Krankheitszeichen sind Heiserkeit bis hin zum Stimmverlust, trockenes Brennen im Hals und Hustenreiz. Bei der Kehlkopfspiegelung zeigen sich gerötete, geschwollene Stimmlippen evtl. mit Schleimauflagerungen.

■ **Behandlung** Im Vordergrund steht die absolute Stimmschonung. Rauchen sowie der Aufenthalt in trockenen, überwärmten Räumen muss vermieden werden. Warme Halswickel und Inhalationen lindern die Beschwerden.

■ **Chronische Kehlkopfentzündung** Die lang andauernde Kehlkopfentzündung entwickelt sich vorwiegend infolge Stimmüberlastung oder Reizung (z. B. durch Nikotin), wobei eine vermehrte Mundatmung bei Behinderung der Nasenatmung und Husten unterstützend wirken.

■ **Befund** Die Krankheitszeichen sind Heiserkeit, Hustenreiz und Fremdkörpergefühl. Die Kehlkopfschleimhaut, insbesondere die Stimmlippen können gerötet und geschwollen, vergröbert oder stark trocken sein. Bei jeder länger als vier Wochen bestehenden Heiserkeit muss der Arzt aufgesucht und ein bösartiger Tumor ausgeschlossen werden.

■ **Behandlung** Im Vordergrund steht auch hier das Vermeiden der auslösenden Reize, die Behandlung der Entzündungen, Inhalationen und Stimmschonung; evtl. kann eine unterstützende logopädische Behandlung sinnvoll sein.

Kehlkopfkrampf, →Stimmritzenkrampf.

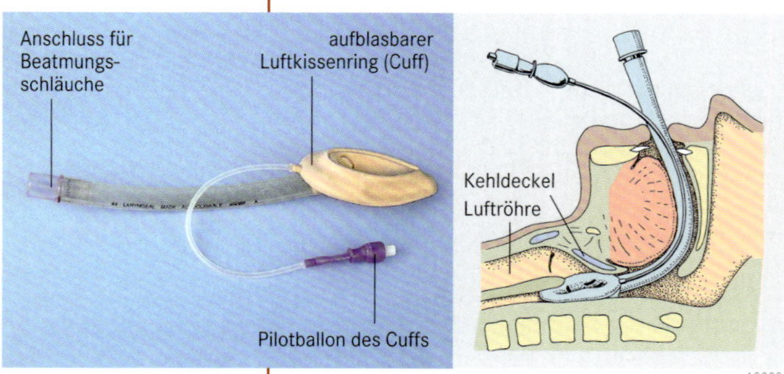

Kehlkopfmaske. Kehlkopfmaske (links) und deren korrekte Lage (rechts). Über den flexiblen Beatmungsschlauch werden die Narkosegase zugeführt.

Kehlkopfkrankheiten, alle Erkrankungen, Störungen oder Veränderungen, die sich am Kehlkopf (Larynx) abspielen oder seine Funktion beeinflussen.

■ **Funktionsstörungen und Fehlbildungen** Dazu gehören der →Stimmritzenkrampf, die →Kehlkopflähmung, das →Kehlkopfödem und die →Kehlkopfverengung.

■ **Entzündungen** Entzündungen der Kehlkopfregion sind die →Kehlkopfentzündung, zu der als Sonderformen die reine Stimmbandentzündung und die →Epiglottitis gezählt werden.

■ **Geschwülste** Hierzu gehören die gutartige →Kehlkopfpapillomatose, die →Stimmlippenknötchen, der →Kehlkopfpolyp und das →Larynxkarzinom.

Kehlkopfkrebs, bösartige →Kehlkopftumoren, häufig als →Larynxkarzinom.

Kehlkopflähmung, Stimmbandlähmung, Laryngoplegie, Funktionsstörung der Stimmbänder mit ein- oder beidseitiger Fehlstellung bzw. Bewegungseinschränkung.

■ **Ursache** Eine Kehlkopflähmung wird meist durch eine Schädigung der Nerven, die die Kehlkopfmuskeln versorgen, hervorgerufen – v. a. im Rahmen von Schilddrüsenoperationen, aber auch nach Halsverletzungen oder infolge von Entzündungen und Tumorerkrankungen. So ist bei der **Rekurrenslähmung** der Nervus laryngeus recurrens (ein- oder beidseitig) geschädigt. Dieser Nerv versorgt u. a. fast die gesamte Kehlkopfmuskulatur. Weniger häufig ist eine direkte Schädigung von Kehlkopfmuskeln (z. B. durch Entzündungen, Vernarbungen nach Strahlentherapie, Verletzungen oder durch Erkrankungen wie →Myasthenia gravis). Betroffen sind insbesondere der Musculus cricoarytenoideus lateralis, der die Stimmritze schließt **(Lateralislähmung),** und der Musculus cricoarytaenoideus posterior, der die Stimmritze öffnet **(Postikuslähmung).** Bei der idiopathischen Kehlkopflähmung ist die Ursache unklar, die erbliche Kehlkopflähmung ist selten.

■ **Befund** Bei einer einseitigen Kehlkopflähmung entwickelt sich eine mehr oder weniger starke Heiserkeit. Je nachdem, welcher Kehlkopfmuskel bzw. Nervenast betroffen ist, kann auch eine Stimmschwäche auftreten. Bei der Kehlkopfspiegelung können charakteristische Stimmlippenstellungen erkannt werden, z. B. eine offene, klaffende Stimmritze bei der Lateralislähmung. Bei der beidseitigen Rekurrenslähmung ist die Stimme häufig gut, es besteht aber Luftnot; oft ist ein pfeifendes Geräusch beim Einatmen (inspiratorischer Stridor) zu hören.

■ **Behandlung** Es sollte immer die Stimme geschont werden und frühzeitig eine logopädische Behandlung einsetzen. Die Gabe abschwellender Medikamente (Kortikoide) kann eine Verbesserung bewirken. Die weitere Therapie richtet sich nach der Grunderkrankung. Bei einer beidseitigen Rekurrenslähmung sind oft ein →Luftröhrenschnitt und das Einbringen einer Sprechkanüle erforderlich. Kommt es im weiteren Verlauf nicht zu einer Wiederherstellung der Nervenfunktion, muss eine operative Erweiterung der Stimmritze durch eine Stimmlippenverlagerung durchgeführt werden, damit der Erkrankte wieder normal atmen kann.

Kehlkopfmaske, Larynxmaske, flexible Kunststoffröhre mit einem löffelähnlichen Ende, die zur Beatmung während einer Vollnarkose eingesetzt wird. Die Kehlkopfmaske wird bis zum Kehlkopf vorgeschoben, wo der aufblasbare Luftkissenring (Cuff) der Maske dafür sorgt, dass sie richtig sitzt und den Kehlkopfeingang verschließt. Das Einführen einer Kehlkopfmaske ist leichter und weniger beeinträchtigend als eine Intubation, sodass sie auch bei geringer Narkosetiefe und ohne Muskelrelaxierung erfolgen kann. Nachteile sind das mögliche Verrutschen während der Operation und mangelnder Verschluss bei hohem Beatmungsdruck, wodurch Mageninhalt in die Lunge gelangen kann.

Kehlkopfödem, Larynxödem, plötzlich auftretende, möglicherweise lebensbedrohende Schwellung der Kehlkopfschleimhaut, meist im Bereich der Glottis (→Kehlkopf, **Glottisödem**).

■ **Ursache** Zugrunde liegen können Allergien (z. B. nach einem Insektenstich), Entzündungen (→Kehlkopfentzündung, →Epiglottitis, →Pseudokrupp, →Diphtherie), Virusinfekte, →Quincke-Ödem, Tumorleiden oder Bestrahlungen.

■ **Befund** Die Betroffenen klagen über Heiserkeit, Husten, Fremdkörpergefühl im Hals und Atemnot bis hin zu Erstickungsanfällen.

■ **Behandlung** Zur Minderung der Schwellung kann der Hals mit einer Eiskrawatte gekühlt werden. Sind bakterielle Entzündungen die Ursache, wird mit Antibiotika therapiert, ansonsten helfen Kortikoide in hohen Dosen. Bei starker Atemnot kann das Einsetzen eines Röhrchens in den Kehlkopf (→Intubation) oder ein →Luftröhrenschnitt und evtl. eine künstliche Beatmung notwendig werden, um die Luftwege freizuhalten. Das beruhigende Einwirken auf den Betroffenen kann lebensrettend sein, da jede Aufregung zur Beschleunigung der Atmung und so zu deutlicher Verstärkung der Atemnot führen kann.

Kehlkopfoperationen, chirurgische Verfahren bei Kehlkopferkrankungen, v. a. die teilweise oder vollständige →Kehlkopfentfernung.

Kehlkopfpapillomatose, Larynxpapillomatose, gutartige, vermutlich durch Viren hervorgerufene Geschwülste der Stimmlippen, die v. a. im Kindesalter auftreten. Erstes Krankheitszeichen ist Heiserkeit. Bei ausgedehnten Tumoren kann es zum Stimmverlust, zu Atemnot oder zum Auftreten eines pfeifenden Atemgeräusches beim Einatmen (inspiratorischer Stridor) kommen. Bei der Kehlkopfspiegelung zeigen sich flache bis blumenkohlartige oder rasenförmig gewachsene Gewebsneubildungen der Stimmlippen, die im Rahmen der Untersuchung operativ entfernt werden können (z. B. mit Laser). Auch das wiederholte Auftupfen ätzender Flüssigkeiten kann zu einer Rückbildung führen. Die Tumoren neigen dazu, bis ins Erwachsenenalter immer wieder aufzutreten. Nach mehrfachen Operationen können Narben entstehen, die die Stimmlippen verziehen und so die Stimmbildung beeinträchtigen. Bei Erwachsenen ist eine bösartige Entartung möglich.

Kehlkopfpolyp, Stimmlippenpolyp, gutartige Geschwulst auf den Stimmlippen.

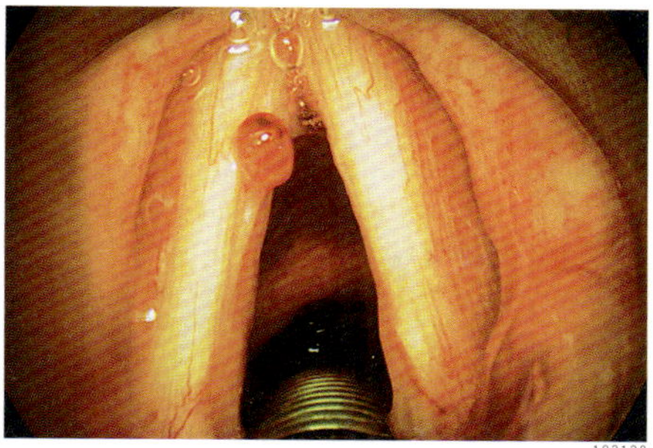

103138

Kehlkopfpolyp. Der gut erkennbare Polyp sitzt direkt auf der Stimmlippe auf.

Der Kehlkopfpolyp entsteht häufig aufgrund einer Stimmüberlastung, bei Rauchern oder nach einer Kehlkopfentzündung. Typischer Befund ist Heiserkeit; bei großen Kehlkopfpolypen kann Atemnot entstehen, wenn der Polyp die Stimmritze verengt oder verschließt. Der Kehlkopfpolyp wird operativ entfernt.

Kehlkopfreflex, *Physiologie:* Verschluss der Stimmritze und gleichzeitiges Husten beim Schlucken, aber auch bei Reizung durch einen Fremdkörper im Kehlkopfbereich, der verhindert, dass dieser in die Luftröhre gelangt.

Kehlkopfresektion, →Kehlkopfentfernung.

Kehlkopfspiegelung, Laryngoskopie, Untersuchungsverfahren zur Beurteilung der inneren Kehlkopfstrukturen.

■ **Indirekte Laryngoskopie** Ein erwärmter gestielter Spiegel wird in den Mund des zu Untersuchenden bis zum Zäpfchen eingeführt; gleichzeitig wird leicht an der Zunge gezogen. Dabei werden im Spiegel der Kehlkopf und der untere Rachenbereich sichtbar.

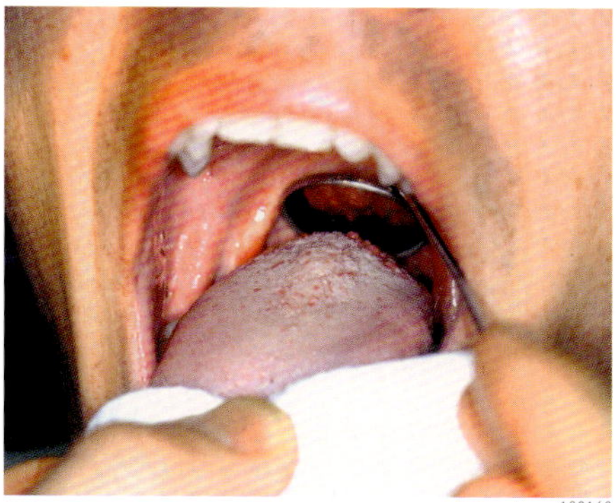

103162

Kehlkopfspiegelung. Bei leicht herausgezogener Zunge wird ein gestielter Spiegel in den Mundraum eingeführt.

Möglich ist auch das Einführen eines starren oder beweglichen, mit einer Lichtquelle ausgestatteten röhrenförmigen Untersuchungsgerätes (Endoskop) in Mund oder Nase, das ein leicht vergrößertes Bild entstehen lässt (indirekte Lupenlaryngoskopie, transnasale flexible Endoskopie). Das Bild auf dem Kehlkopfspiegel kann auch durch ein Mikroskop vergrößert werden (indirekte Mikrolaryngoskopie).

■ **Direkte Laryngoskopie** Hierbei wird in Vollnarkose und unter künstlicher Beatmung das Untersuchungsgerät (Laryngoskop) eingeführt. Das direkte Kehlkopfbild wird mittels eines Mikroskops (direkte Mikrolaryngoskopie, Stützlaryngoskopie) vergrößert.

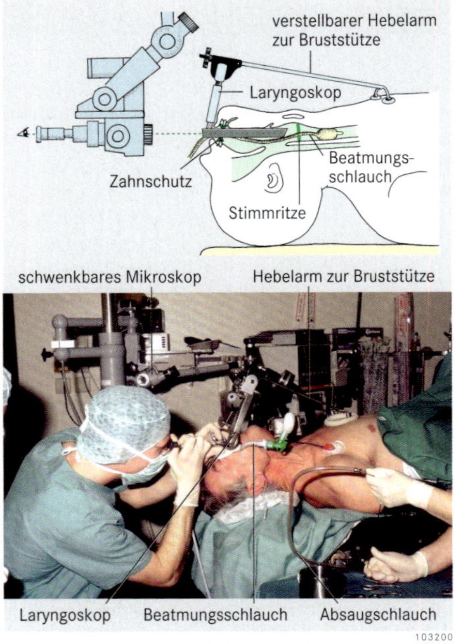

Kehlkopfspiegelung. Direkte Mikrolaryngoskopie. Der Untersucher hat beide Hände frei und kann unter mikroskopischer Kontrolle den unteren Rachenraum, den Kehlkopf und die obere Luftröhre untersuchen, Gewebeproben entnehmen und kleinere gutartige Tumoren entfernen.

Kehlkopftumoren, Larynxtumoren, zusammenfassende Bezeichnung für Geschwülste im Bereich des Kehlkopfes. Zu den **gutartigen** Kehlkopftumoren gehören insbesondere der →Kehlkopfpolyp, das →Stimmlippenknötchen sowie die →Kehlkopfpapillomatose.

Häufigster **bösartiger** Kehlkopftumor ist das →Larynxkarzinom.

Kehlkopfuntersuchungen, diagnostische Methoden zur Erkennung und Differenzierung von Kehlkopfkrankheiten, insbesondere Tumoren. Die wichtigste Kehlkopfuntersuchung ist die →Kehlkopfspiegelung; mithilfe der →Stroboskopie kann insbesondere die Stimmlippenfunktion beurteilt werden.

Kehlkopfverengung, Larynxstenose, Einengung des Kehlkopfes. Die angeborene Fehlbildung ist selten. Häufiger liegen Vernarbungen nach Verletzungen oder das längere Liegen eines Tubus zur künstlichen Beatmung (→Intubation) zugrunde. Auch ein →Kehlkopfödem, Entzündungen oder Tumoren können ursächlich sein. Je nach Ausprägung und Lage der Kehlkopfverengung treten Heiserkeit, pfeifende Geräusche beim Einatmen und Atemnot auf. Bei hochgradigen Verengungen kann eine Tracheotomie notwendig sein, daneben stehen andere komplexe Operationsverfahren zur Verfügung. Die Ursache muss beseitigt werden.

Keilbein, 1) *Anatomie:* **Os sphenoidale,** zentraler Knochen des Hirnschädels. Das Keilbein ist mit allen anderen Hirnschädelknochen verbunden und u.a. an der Bildung der Augenhöhle und der mittleren Schädelgrube beteiligt. Im Keilbeinkörper befindet sich die paarige **Keilbeinhöhle** (Sinus sphenoidalis), eine der →Nasennebenhöhlen. Außerdem enthält das Keilbein den **Türkensattel** (Sella turcica), in dessen Grube die Hypophyse liegt (→Schädel).

2) *Anatomie:* einer der Fußwurzelknochen. Es gibt drei Keilbeine an der Fußwurzel: inneres, mittleres und seitliches Keilbein (→Fuß).

Keilbeinhöhle, →Nasennebenhöhlen.

Keim, 1) *Mikrobiologie:* vermehrungsfähiger Mikroorganismus, z.B. ein Bakterium oder Pilz.

2) *Entwicklungsbiologie:* Embryo.

Keimbläschen, →Embryonalentwicklung.

Keimblätter, Zellschichten, die am Beginn der →Embryonalentwicklung aus der Zellmasse des Embryoblasten entstehen.

Keimdrüsen, Gonaden, zusammenfassende Bezeichnung für die Eierstöcke und die Hoden.

Keimfreiheit, →Asepsis.

Keimreduktion, →Antisepsis.

Keimschädigung, →Fruchtschädigung.

Keimzelle, →Geschlechtszelle.

Keimzelltumoren, Geschwülste, die von Vorläuferzellen der Ei- bzw. Spermazellen ausgehen und an verschiedensten Stellen des Körpers auftreten können. Sie können sowohl gutartig als auch in unterschiedlichem Grade bösartig sein. Aus therapeutischen Gründen unterscheidet man außer nach der Dignität v.a. auch nach der Lage des Tumors: Die meisten →Hodentumoren gehören zu den Keimzelltumoren, z.B. Seminome, Teratome, Teratokarzinome. Ein kleinerer Anteil der →Eierstocktumoren sind ebenfalls Keimzelltumoren, z.B. Dysgerminome und Teratome.

Kelchstein, →Harnstein, der sich im Nierenkelchsystem befindet.

Keloid, →Wulstnarbe.

Kephalgie, →Kopfschmerzen.

Keramik, ein zahnärztlicher →Füllungswerkstoff.

Keratitis, →Hornhautentzündung.

Kerato|konjunktivitis, gleichzeitige Entzündung von Augenhornhaut und -bindehaut.

Durch die anatomische Nachbarschaft zieht eine →Bindehautentzündung oft eine →Hornhautentzündung nach sich und umgekehrt. Typische Beschwerden sind starker Tränenfluss, Lichtscheu, Rötung und Lidkrampf. Sehr häufig und besonders ansteckend ist die durch Viren verursachte **Keratokonjunktivitis epidemica,** die durch direkten Kontakt mit Kranken oder deren Gebrauchsgegenständen übertragen werden kann. Sie beginnt meist einseitig mit erheblicher Schwellung und Rötung der Bindehaut und wässriger Absonderung. Nach 8–10 Tagen zeigen sich die Symptome auch am zweiten Auge. Das Sehvermögen ist herabgesetzt und es besteht die Gefahr einer Mitbeteiligung benachbarter Strukturen wie Regenbogenhaut oder Ziliarkörper (Iridozyklitis). Häufig ist die Entzündung durch das Herpes-simplex-Virus **(Keratokonjunktivitis herpetica)** verursacht; diese zeigt unbehandelt eine sehr schlechte Heilungstendenz und führt zur Bildung dichter Narben. Durch allergische Reaktion auf bestimmte Bakterienbestandteile entsteht die **Keratokonjunktivitis phlyktaenulosa,** bei der sich kleine Knötchen auf der Bindehaut bilden. Die Schneeblindheit bzw. **Keratokonjunktivitis photoelectrica** wird ausgelöst durch UV-Strahlung im Hochgebirge oder durch kurzwellige Strahlung bei Schweißarbeiten ohne Schutzbrille **(Schweißerophthalmie).** Wenn die Tränenabsonderung vermindert ist, entsteht die trockene Keratokonjunktivitis **(Keratokonjunktivitis sicca).** Oft können nur die Symptome, nicht aber die Krankheitsursache bekämpft werden.

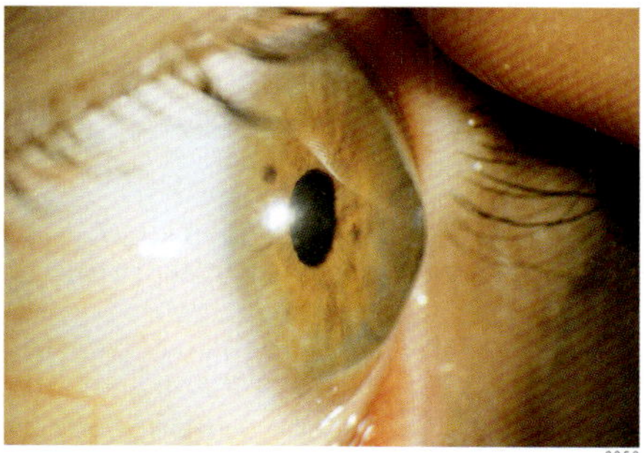

3053

Keratokonus. Die kegelförmige Vorwölbung der Hornhaut ist in der Seitenansicht gut zu erkennen.

Keratokonus, kegelförmige Vorwölbung der Hornhaut des Auges, vermutlich hervorgerufen durch eine Stoffwechselstörung in der Hornhaut. Er tritt auch im Rahmen von Allgemeinerkrankungen, wie z. B. beim Down-Syndrom, beim Marfan-Syndrom oder auch bei der Atopie auf. Er kann ein oder beide Augen betreffen und führt oft zu einer erheblichen Sehverschlechterung, die durch Kontaktlinsen z. T. behoben werden kann. In schweren Fällen ist eine Hornhauttransplantation erforderlich.

Keratolyse, 1) *Dermatologie:* normale oder krankhafte Ablösung der obersten Hautschicht (Hornschicht).

2) *Therapie:* Erweichung der Hornhautschicht durch Lokaltherapeutika (z. B. durch harnstoffhaltige oder salicylsäurehaltige Zubereitungen). Sie dient der Ablösung von Schuppen oder Entfernung von Hornhaut, z. B. bei einer Schuppenflechte oder Hühneraugen.

Kerato|malazie, Hornhauterweichung, v. a. durch Vitamin-A-Mangel, aber auch durch Maserninfektion hervorgerufen. Als Komplikation kann es zu einer Einschmelzung der Hornhaut kommen.

Keratoplastik, →Hornhauttransplantation.

Keratose, angeborene oder erworbene Verhornungsstörung der Haut. Dabei kann es sich um eine Verdickung der Hornschicht (→Hyperkeratose) durch vermehrte Neubildung oder verminderte Abschilferung von Hornzellen handeln oder um eine Störung der Hornschichtqualität (Dyskeratose).

■ **Ursache und Befund** Bei den angeborenen Keratosen kann der ganze Körper betroffen sein (z. B. bei der →Fischschuppenkrankheit) oder nur bestimmte Körperregionen. Zu Letzteren gehören die **Palmoplantarkeratosen,** bei denen Verhornungsstörungen im Bereich von Handflächen und Fußsohlen auftreten, und die **follikulären Keratosen,** bei denen sich spitze Hornkegel in den Haarfollikeln entwickeln. Einige Erkrankungen dieser Gruppe sind harmlos, bei anderen kommt es aufgrund narbiger Abheilung zur Haarlosigkeit in den betroffenen Bereichen. Bei der **Dyskeratosis follikularis** entwickeln sich warzenartige, oft zusammenfließende derbe Papeln in talgdrüsenreichen Regionen der Haut.

Keratosen können mechanisch bedingt sein (z. B. Schwielen oder Hühneraugen) oder durch chemische Substanzen verursacht. Eine wichtige Erkrankung dieser Gruppe ist die **Teerkeratose,** bei der sich nach jahrelangem Kontakt mit Teerprodukten an lichtexponierten Stellen des Körpers sowie am Hodensack kleine derbe Hornpapeln bilden. Die **Arsenkeratose** mit flächenhaften Verhornungen an Handflächen oder Fußsohlen bzw. mit warzenartigen Keratosen im Gesicht, an Hals und Rumpf findet sich bei chronischer Arseneinnahme (Haustrunk bei Winzern).

Nach langjähriger Sonnenbestrahlung entsteht v. a. bei hellhäutigen Personen die **aktinische Keratose** (Lichtkeratose) mit einem Altersgipfel jenseits des 50. Lebensjahres. Sie entwickelt sich häufig flächenhaft auf unbekleideter Haut (z. B. Nase, Stirn, Glatzenregion, Handrücken) und ist gekennzeichnet durch eine deutlich spürbare Rauigkeit der Haut. Oft besteht auch eine Rötung. Teerkeratose, Arsenkeratose und die aktinische Keratose gelten als Krebsvorstufen (Präkanzerosen), bei denen sich ohne Behandlung Hautkrebs entwickeln kann.

■ **Behandlung** Bei den angeborenen Keratosen ist eine ursächliche Behandlung nicht möglich. Eine Besserung der Hauterscheinungen kann durch die äußerliche Anwendung von hornschichtauflösenden Mitteln (harnstoffhaltige oder salicylsäurehaltige Präparate), evtl. Kortikoiden und fetthaltigen Salben erreicht werden. Bei ausgedehntem Befund können Vitamin-A- oder evtl. Kortisonpräparate eingenommen werden. Bei den erworbenen Keratosen muss der auslösende Reiz gemieden werden. Eine Präkanzerose wird bei geringer Ausdehnung operativ entfernt. Bei flächenhafter Ausdehnung erfolgt eine Therapie durch Laserbestrahlung, mit flüssigem Stickstoff (Kryotherapie) oder durch Auftragen eines Zytostatikums in Salbenform.

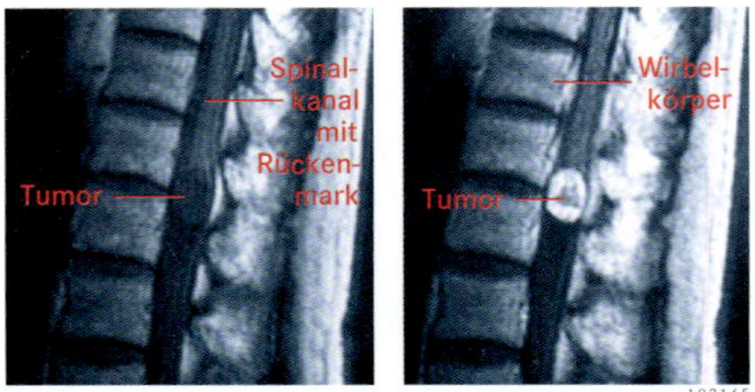

Kernspintomografie. Seitliche Kernspintomografiebilder der unteren Brust- und oberen Lendenwirbelsäule. Links ohne, rechts mit Kontrastmittel. Im Rückenmarkkanal erkennt man auf beiden Bildern einen rundlichen Tumor.

Kernantikörper, antinukleärer Antikörper, Abk. **ANA,** Gruppe von Antikörpern, die sich mit löslichen Kernantigenen verbinden und Immunkomplexe bilden, die im Kreislauf zirkulieren. Diese werden in Organen und Geweben abgelagert und lösen dort eine →Immunkomplexkrankheit aus.

Kern|atypie, von der Norm abweichende Form, Größe und Struktur des Zellkerns. Je nach Ausprägung weist eine Kernatypie auf eine Fehlentwicklung oder bösartige Entartung einer Zelle hin.

Kernig-Zeichen, Krankheitszeichen, das bei Reizungen der Hirnhäute auftritt, z.B. durch eine Meningitis. Der Erkrankte gibt starke Schmerzen an, wenn der Untersucher versucht, das Knie bei gebeugtem Hüftgelenk durchzustrecken.

Kern|ikterus, →Neugeborenengelbsucht.

Kernspin, nuclear magnetic resonance, Abk. **NMR,** Eigendrehimpuls des Atomkerns. Durch die Drehung erzeugt das Elementarteilchen ein kleines elektromagnetisches Feld, d.h., es verhält sich wie ein kleiner Magnet, der sich um seine eigene Achse dreht. Normalerweise sind diese Magnetfelder beliebig verteilt, können jedoch durch ein von außen angelegtes Magnetfeld gleichgeschaltet werden. Auf diesem Prinzip beruht die →Kernspintomografie.

Kernspintomografie, Magnetresonanztomografie, MR-Tomografie, MRT, bildgebendes Verfahren, das aufgrund von Messungen elektromagnetischer Wellen die schichtweise Darstellung des Körpers im Längs- und Querschnitt ermöglicht. Die Kernspintomografie beruht auf dem →Kernspin der Wasserstoffatome im Körper, die im Kernspintomografen an einem starken Magnetfeld ausgerichtet werden. Ein elektromagnetisches Wechselfeld regt die Wasserstoffkerne an, die beim Zurückspringen in ihren ursprünglichen Zustand elektromagnetische Wellen aussenden, die gemessen und mithilfe eines Computers zu Bildern verarbeitet werden. Die Kernspintomografie misst also den Wasserstoff- und damit den Wassergehalt der untersuchten Organe und Organanteile. Sie eignet sich besonders zur Darstellung von geringen Dichteunterschieden im Gewebe und wird daher bevorzugt zur Diagnostik von Weichteilen (z. B. Knorpel) oder bei Erkrankungen des zentralen Nervensystems eingesetzt. Im Unterschied zur Röntgendiagnostik entsteht keine radioaktive Strahlenbelastung, deshalb können auch mehrere Aufnahmen gemacht werden. Die Kernspintomografie darf allerdings nicht bei Personen mit Metall im Körper (z. B. Gelenkersatz, Herzschrittmacher) eingesetzt werden, da es durch die Metallerhitzung zu Verbrennungen und zu Funktionsstörungen des Herzschrittmachers kommen kann.

■ **Durchführung** Alle eisenhaltigen Gegenstände und Scheckkarten müssen vor der Kernspintomografie abgelegt werden – Letztere werden sonst bei Betreten des Untersuchungsraums gelöscht. Die Untersuchungsperson muss sich auf eine Liege legen, die in die Röhre des Kernspintomografen gefahren wird. Diese wird von manchen Menschen als eng und beklemmend empfunden, zumal die Untersuchung circa 20 Min. dauert und recht laut ist. Der Betreffende kann während der Un-

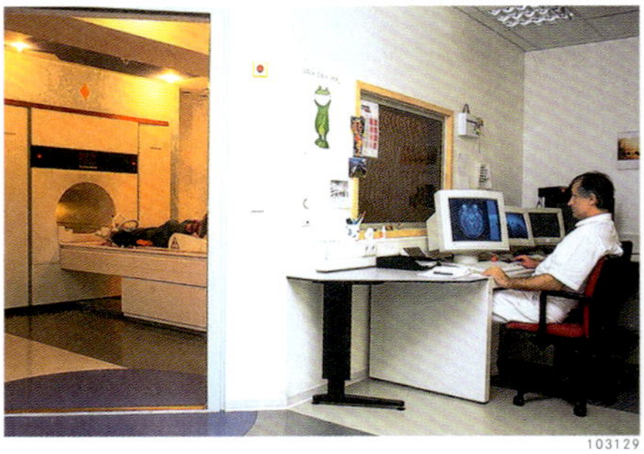

Kernspintomografie. Anfertigung eines Kernspintomogramms. Auf dem Bildschirm kann der Arzt die Bilder während der Untersuchung ansehen und bei Bedarf weitere Aufnahmen veranlassen.

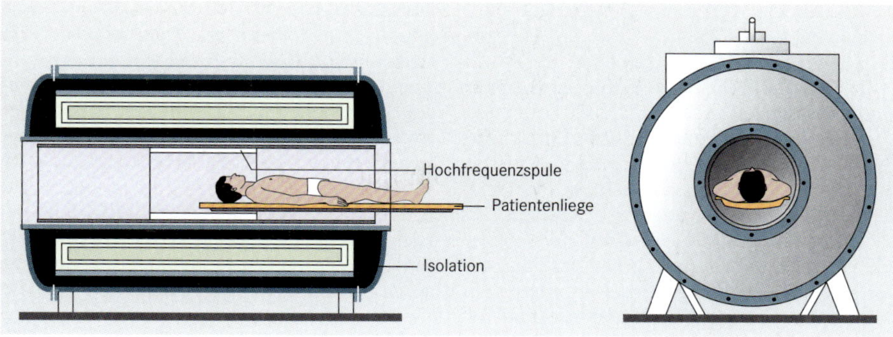

Kernspintomografie. Längsschnitt (links) und Querschnitt (rechts) durch einen Kernspintomografen. Der Patient muss für circa 20 Min. in der Röhre liegen, ohne sich zu bewegen.

tersuchung Musik hören und bekommt eine Ruftaste, mit der er jederzeit medizinisches Personal herbeiholen kann.

Kernstar, Form des →grauen Stars.

Kerntemperatur, Körperkerntemperatur (→Körpertemperatur).

Ketoconazol, Wirkstoff von →Pilzmitteln.

Ketonkörper, Sammelbezeichnung für Acetessigsäure, β-Hydroxybuttersäure und Aceton. Diese drei organischen Verbindungen entstehen in der Leber, z. B. im Hungerzustand (extreme Fastenkuren) oder beim Diabetes mellitus als Folge des erhöhten Fettabbaus. Das aus den anfallenden Fettsäuren entstehende Acetyl-Koenzym A wird nicht vollständig zu Kohlendioxid und Wasser umgewandelt, sondern zu Ketonkörpern, die ins Blut abgegeben werden **(Ketonämie)** und dort eine Ansäuerung (Absinken des pH-Werts) verursachen. Diese als **Ketoazidose** bezeichnete Stoffwechselentgleisung kann im Extremfall zu einem diabetischen Koma mit tiefer Bewusstlosigkeit führen. Die Ketonkörper werden dann in großer Menge im Urin **(Ketonurie)** und mit dem Atem (→Obstgeruch) ausgeschieden.

Keuchhusten, Pertussis, durch das Bakterium Bordetella pertussis bedingte Allgemeinerkrankung im Kindesalter, die über viele Wochen v. a. nachts, zu typischen Hustenanfällen führt. Der Erkrankungsgipfel liegt im Vorschulalter.

■ **Ursache** Keuchhusten ist sehr ansteckend – die Bakterien werden durch Tröpfcheninfektion übertragen. Es entsteht ein lebenslanger Schutz vor erneuter Ansteckung. Säuglinge sind durch die über den Mutterkuchen übertragenen mütterlichen Antikörper nicht vor der Erkrankung geschützt. Gerade in dieser Altersgruppe führt dieser jedoch nicht selten zu potenziell lebensbedrohlichen Atempausen. Die Hustenanfälle werden durch einen vom Bakterium gebildeten Giftstoff (Toxin) ausgelöst, der noch viele Wochen im Körper wirksam ist, auch wenn keine Bakterien mehr nachweisbar sind, also auch keine Ansteckungsgefahr mehr besteht.

■ **Befund** 1–2 Wochen nach der Ansteckung beginnt die Erkrankung wie ein banaler Infekt der Atemwege mit Fieber, Husten und Schnupfen **(katarrhalisches Stadium).** In dieser Phase ist die Ansteckungsgefahr besonders hoch. Erst weitere 1–2 Wochen später treten die ersten Hustenanfälle auf, die in den folgenden etwa vier Wochen an Häufigkeit und Schwere zunehmen. Typisch sind Anfälle mit stakkatoartigem Husten mit Herausstrecken der Zunge, schließlich einer kurzen Atempause, in deren Anschluss der Betroffene geräuschvoll einatmet. Im fortgeschrittenen Stadium treten diese Anfälle 5- bis 50-mal pro Tag und mehr v. a. nachts auf. Nicht selten werden die Hustenattacken von Erbrechen begleitet. In Blutgefäßen des Kopfbereichs kann es infolge eines akuten Druckanstieges während dieser Hustenanfälle zu Einblutungen v. a. in die Bindehaut, seltener auch in die Netzhaut und die Augenlider kommen **(konvulsives Stadium).** Im Verlauf von weiteren 4–6 Wochen lassen Häufigkeit und Intensität der Hustenattacken nach **(Stadium decrementi).**

In seltenen Fällen kann der Keuchhusten eine Lungenentzündung oder eine Gehirnbeteiligung mit Krämpfen, Bewusstlosigkeit und Lähmungen zur Folge haben (Enzephalopathie). Im katarrhalischen Stadium kann durch einen Rachenabstrich der Erreger nachgewiesen werden, später zeigen sich oft typische Veränderungen im Blutbild.

■ **Behandlung** Obwohl die Erkrankung meist erst im konvulsiven Stadium erkannt wird, können Antibiotika den Krankheitsverlauf positiv beeinflussen. Ausreichende Flüssigkeitszufuhr und schleimlösende Mittel können das Abhusten des Schleims erleichtern. Säuglinge mit wiederholten Atempausen müssen evtl. beatmet werden. Die sehr wirkungsvolle Schutzimpfung gegen Keuchhusten wird für alle Kinder im ersten und zweiten Lebensjahr empfohlen. Bei Säuglingen, die Kontakt zu einem Keuchhusten-Kind hatten, kann der Arzt vorsorglich Antibiotika verschreiben. Damit kann evtl. den gefährlichen Atemstillständen vorgebeugt werden.

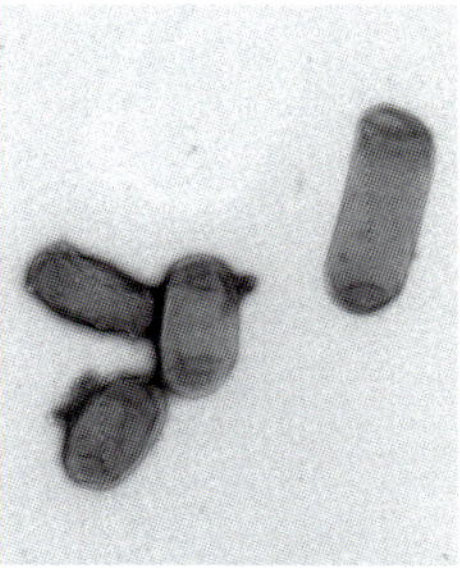

Keuchhusten. Mikroaufnahme des Erregers Bordetella pertussis

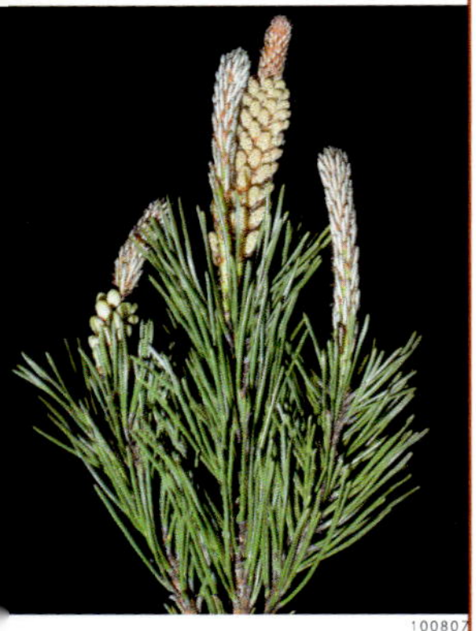

Kiefer 2). Waldkiefer mit männlichen Blütenständen

KG, Abk. für **1)** Krankengymnastik (→Physiotherapie).

2) Körpergewicht.

KHE, Abk. für →Kohlenhydrat-Austauscheinheit.

KHK, Abk. für **koronare Herzkrankheit,** Sammelbegriff für Herzerkrankungen, die durch Einengung oder Verschluss der Herzkranzarterien (Koronararterien) entstehen.

■ **Ursache** Durch fortschreitende →Arteriosklerose oder Verschluss der Herzkranzarterien durch ein Blutgerinnsel kommt es zur Minderdurchblutung (Ischämie) und damit zu einem Sauerstoffmangel im Herzmuskel.

■ **Befund** Hauptsymptom der KHK ist die →Angina Pectoris. Außerdem können Herzschmerzen unterschiedlichen Ausmaßes, Herzrhythmusstörungen (z. B. Herzrasen), Herzinsuffizienz, Herzinfarkt oder ein plötzlicher Herztod in Erscheinung treten. Die Diagnose erfolgt durch ein Ruhe- und v. a. ein Belastungs-EKG sowie Herzultraschall. Zur Einschätzung des Schweregrades der KHK kann eine →Herzkatheteruntersuchung zur Darstellung der Herzkranzgefäße durchgeführt werden. Verengungen der kleinen und kleinsten Seitenäste der Kranzgefäße, auch als **small vessel disease** bezeichnet, entziehen sich der angiografischen Darstellung, können aber infolge der Durchblutungsstörung des Herzmuskels zur Ausbildung zahlreicher kleiner Herzinfarkte führen.

■ **Behandlung** Eine medikamentöse Erweiterung der verengten Herzkranzgefäße erreicht man durch Nitroglyzerin (als Spray oder Zerbeißkapseln). Zur Vorbeugung von Angina-Pectoris-Anfällen – die auch Vorboten eines Herzinfarkts sein können – wird bei nachgewiesener Verengung der Herzkranzgefäße (durch EKG oder Herzkatheteruntersuchung) eine medikamentöse Dauerbehandlung durchgeführt, z. B. mit Acetylsalicylsäure und/oder Clopidrogrel, Betablockern, ACE-Hemmern und Statinen zur Senkung erhöhter Cholesterinwerte (→Blutfettsenker). Eine Änderung des Lebensstils kann langfristig helfen, das Fortschreiten der Erkrankung aufzuhalten und einem →Herzinfarkt vorzubeugen. Dazu zählen Gewichtsreduktion bei Übergewicht, maßvolle und regelmäßige sportliche Betätigung, Stressabbau durch Entspannungsübungen und der Verzicht auf das Rauchen. Je nach Erfolg dieser Maßnahmen und Schweregrad der KHK können zusätzlich Eingriffe wie eine →Angioplastie (PTCA), evtl. mit Einbringen eines →Koronarstents, oder das Anlegen eines →Bypasses erforderlich sein.

Kiefer, 1) *Anatomie:* Knochen des Gesichtsschädels, der den Zahnhalteapparat trägt (→Oberkiefer, →Unterkiefer).

2) *Biologie:* **Pinus sylvestris,** Baum, dessen junge Nadeln und Zweigspitzen u. a. Terpentinöl und ätherisches Öl (Kiefernnadelöl) enthalten. Beide Öle werden zu Heilzwecken genutzt; sie fördern die Durchblutung und wirken sekretlösend sowie schwach keimtötend. Bei Schleimhautentzündungen der Atemwege werden Teeaufgüsse, Sirup oder Tinkturen eingesetzt. Äußerlich verwendet, lindern kiefernölhaltige Salben oder alkoholische Lösungen als Badezusatz Muskel- und Nervenschmerzen. Es können Reizerscheinungen an Haut oder Schleimhäuten auftreten. Bei Asthma bronchiale und Keuchhusten sollte auf kiefernölhaltige Präparate verzichtet werden.

Kieferalveole, →Zahnfach.

Kieferbruch, Verletzung des Ober- oder Unterkieferknochens. Häufig sind Brüche der Gelenkfortsätze im Unterkiefer, Schräg- und Querbrüche des Unterkieferkörpers und des Oberkiefers im Bereich der Frontzähne. Die Hauptursache ist eine Gewalteinwirkung auf das Mittel- und Untergesicht, z. B. bei Verkehrs- und Sportunfällen sowie Schlägereien. Kiefer können auch aufgrund einer Schwächung durch Tumoren, Kieferzysten oder Osteomyelitis brechen. Sichere Zeichen für einen Kieferbruch sind nicht mehr aufeinander passende Zahnreihen sowie ein knöcherndes Reibegeräusch bei Bewegung. Meistens treten auch Blutungen oder Blutergüsse, Druckschmerzen, Schwellungen sowie Funktionsstörungen im Kieferbereich auf. Die Bruchstücke können in die anatomische Ausgangsposition zurückgebracht und mit Schienen oder einer Verdrahtung der Kiefer ruhig gestellt werden. Die Bruchstücke können auch mit Drahtnähten oder Metallplatten chirurgisch fixiert werden (→Osteosynthese).

Kiefergelenk, Articulatio temporomandibularis, Gelenk zwischen dem Unterkieferköpfchen und einer Grube im Schläfenbein. Eine Gelenkscheibe teilt die weite Gelenkhöhle in zwei Teile. Das Kiefergelenk ermöglicht die vielfältigen Bewegungen des Unterkiefers, also Senkung, Hebung, seitliche Verschiebung sowie das Vor- und Zurückschieben.

Kiefergelenkarthrose, chronische Erkrankung des Kiefergelenks mit →Arthrose.

■ **Ursache** Zugrunde liegen können lang bestehende, meist altersbedingte Fehlbelastungen des Kausystems sowie Entzündungen oder Verletzungen.

■ **Befund** Beim Öffnen und Schließen des Mundes entstehen Reibe-, Knack- und Knirschgeräusche (Krepitation). Weitere Befunde sind Störungen der Kieferbewegung sowie eine behinderte Mundöffnung. Außerdem können Kopfschmerzen oder Schmerzen im Kiefergelenk bzw. den Ohren auftreten. Auf dem Röntgenbild sind charakteristische Knochen- und Knorpelveränderungen sichtbar.

■ **Behandlung** Zu hohe Füllungen, nicht passender Zahnersatz oder Zahnfehlstellungen müssen korrigiert werden. Aufbissschienen und evtl. eine kieferorthopädische Behandlung sind weitere Maßnahmen.

Kieferhöhle, →Nasennebenhöhlen.

Kieferklemme, eingeschränkte Fähigkeit, den Kiefer zu öffnen. Sie kann unterschiedlich stark ausgeprägt sein. Bei einer totalen Kieferklemme kann der Mund nur 1–2 mm geöffnet werden. Ursachen sind Erkrankungen des Kiefergelenkes und der Kaumuskulatur sowie Kieferbrüche oder -verrenkungen. Beim Tetanus wird die Kieferklemme durch einen Dauerkrampf der Kaumuskulatur verursacht. Auch bei einem erschwerten Durchbruch der Weisheitszähne kann eine Kieferklemme auftreten.

Kieferorthopädie, zahnmedizinische Fachrichtung, die sich mit der Erkennung und Behandlung von Zahn- und Kieferfehlstellungen befasst. Bei einer kieferorthopädischen Befunderhebung werden neben der gründlichen klinischen Untersuchung Kiefermodelle und Röntgenbilder ausgewertet. Der günstigste Zeitraum für eine kieferorthopädische Behandlung ist die Phase des Zahnwechsels vom Milch- zum Erwachsenengebiss, da sich dann die Stellung und das Wachstum der Kiefer gut beeinflussen lassen. Mit unterschiedlichen Behandlungsansätzen und Apparaturen sollen eine stabile und harmonische Funktion des Gebisses und des gesamten Kausystems sowie ein ästhetisches Optimum erreicht werden. Für die Behandlung kommen fest sitzende oder herausnehmbare kieferorthopädische Geräte infrage.

■ **Herausnehmbare Geräte** Die **Mundvorhofplatte** ist ein Gerät aus Kunststoff, das zwischen den Zähnen und der Lippe bzw. den Wangen (im Mundvorhof) liegt und von der Lippen- und Wangenmuskulatur gehalten wird. Sie soll ungünstige Faktoren wie Daumenlutschen, Zungenpressen oder Mundatmung und daraus resultierende Fehlstellungen der Kiefer und Zähne frühzeitig verhindern. Die **aktive Platte** (so genannte lose Spange) wird im Ober- und Unterkiefer zur Behebung von Zahnfehlstellungen eingesetzt. Mit aktiven Hilfselementen (Federn, Schrauben etc.) können einzelne Zähne oder Zahngruppen bewegt und kann die Kieferform beeinflusst werden. Mit einer **Retentionsplatte** ohne aktive Elemente wird das Ergebnis der Behandlung stabilisiert. Der **Aktivator** liegt als Doppelspange zwischen Ober- und Unterkiefer und wird eingesetzt, um die Lage der Kiefer zueinander zu beeinflussen und dadurch Bissanomalien auszugleichen. Eine weitere Doppelspange ist der **Bionator,** bei dem der Schwerpunkt der Behandlung v.a. auf der Beseitigung von Fehlfunktionen der Mundmuskulatur, insbesondere von Haltungsfehlern der Zunge und Lippen, liegt (Funktionskieferorthopädie).

Die außerhalb des Mundes getragene **Kopf-Kinn-Kappe** dient zur Rückwärtsverlagerung des Unterkiefers v.a. im Kleinkindalter. Das Kinnschild, das mit Gummizügen am Kopf befestigt ist, behindert das Wachstum des Unterkiefers nach vorn und unten je nach Zugrichtung der elastischen Bänder.

■ **Fest sitzende Geräte** Mit fest sitzenden Apparaturen lassen sich umfangreiche Zahnbewegungen durchführen. Bestandteile einer fest sitzenden Klammer sind **Brackets** aus Metall oder Kunststoff, die mit einem speziellen Kleber auf den Frontzähnen befestigt werden. Für die Seitenzähne werden **Bänder** aus Metall einzementiert, die den Zahn umschließen. Brackets und Bänder dienen als Halterung für Drahtbögen verschiedener Stärke, mit deren Hilfe Bewegungen von Einzelzähnen oder Zahngruppen im Kiefer durchgeführt werden. Nach Entfernung der festen Klammer werden für einen längeren Zeitraum Retentionsplatten eingesetzt oder **Retainer** aus dünnem Draht an nicht sichtbaren Stellen auf die Zähne geklebt (meist an der Innenseite der unteren Frontzähne), um das Behandlungsergebnis zu stabilisieren.

Mundhygiene bei kieferorthopädischer Behandlung

Eine besonders gründliche Pflege der Zähne ist beim Tragen von fest sitzenden Behandlungsgeräten wichtig, da sich sonst an den schwer zugänglichen Stellen Speisereste ablagern, die längerfristig Verfärbungen, Entkalkungen und Kariesschäden verursachen. Die Zähne müssen daher nach jedem Essen geputzt werden. Zusätzlich kann eine Munddusche hilfreich sein. Wenn sich Bänder während einer Multibandbehandlung lösen, sollte der Kieferorthopäde sofort aufgesucht werden. Abgesehen von den sonst möglichen unkontrollierten Zahnbewegungen sammeln sich unter den gelockerten Bändern Speisereste, sodass sehr rasch kariöse Defekte an den betroffenen Zähnen entstehen können.

Mithilfe des **Kopfgestells** (Headgear) können die hinteren Backenzähne des Oberkiefers bewegt und kann das Oberkieferwachstum beeinflusst werden. Der Gesichtsbogen besteht aus einem Außenbogen und einem damit fest verbundenen Innenbogen aus Draht, der an den bebänderten ersten hinteren Backenzähnen befestigt wird. Der Außenbogen wird mit elastischen Bändern an Kopf und Nacken befestigt. Je nach Zugrichtung am Außenbogen wirken verschiedene Kräfte auf die Zähne, ohne dass Gegenkräfte im Mund erzeugt werden. Meist möchte man dadurch eine Verschiebung der hinteren Backenzähne nach hinten erreichen, um Platz für die restlichen Zähne zu schaffen.

Kieferspalte, eine →Gesichtsspalte.

Kiefersperre, Bisssperre, Behinderung beim Schließen des Munds, sodass die Zahnreihen nicht miteinander in Kontakt gebracht werden können. Die Kiefersperre tritt hauptsächlich bei Verrenkungen des Kiefergelenkes auf, aber auch bei entzündlichen Erkrankungen und Brüchen im Kieferbereich.

Kieferverrenkung, Kieferluxation, Unterkieferverrenkung, Verlagerung des Gelenkköpfchens des Unterkiefers aus der Gelenkpfanne nach vorn oder zur Seite. Ursachen können ein übermäßig weites Öffnen des Mundes, z. B. beim Gähnen oder langen Offenhalten des Mundes bei der Zahnbehandlung, sowie Gewalteinwirkung durch einen Unfall sein. Bei der **habituellen Kieferverrenkung** liegt eine Erschlaffung der Gelenkkapsel vor. Der Betroffene kann den Kiefer nicht schließen. Bei nur einseitiger Kieferverrenkung ist der Mund schief gestellt und der Unterkiefer weicht zur Gegenseite ab. Zur Behandlung wird der Unterkiefer vom Arzt möglichst schnell durch Druck auf die untere Zahnreihe und Schub nach hinten wieder eingerenkt und evtl. für einige Tage ruhig gestellt. Bei der habituellen Kieferverrenkung gleitet der Unterkiefer häufig von allein wieder zurück.

Kielbrust, →Hühnerbrust.

Kienböck-Krankheit, Lunatummalazie, Mondbein-Nekrose, Zerstörung des Mondbeins durch Absterben des Knochengewebes.

■ **Ursache** Der Grund für die Durchblutungsstörung, die letztlich zum Tod des Knochengewebes dieses Handwurzelknochens führt, ist bislang unbekannt. Wahrscheinlich spielen ständige kleine Verletzungen (chronische Mikrotraumatisierung, z. B. bei längerer Arbeit mit Pressluftwerkzeugen) und angeborene krankhafte Gefäßveränderungen eine Rolle. Der Aufbau und die Stellung des Handgelenks können ebenfalls die Durchblutung der Handwurzelknochen ungünstig beeinflussen.

■ **Befund** Die Betroffenen leiden unter Schmerzen im Mittelhandbereich und einer eingeschränkten Gelenkbeweglichkeit. Im Röntgenbild sind die Veränderungen am Knochen sichtbar.

■ **Behandlung** Unbehandelt bricht das Mondbein zusammen, und die Gelenkveränderungen führen längerfristig zu einer Arthrose des Handgelenks. Eine Therapie im Frühstadium durch Ruhigstellung nimmt mehrere Monate in Anspruch. Bei fortgeschrittener Kienböck-Krankheit kann das kranke Gewebe aus dem Mondbein entfernt und mit Knochensubstanz wieder aufgefüllt werden. Gelenkanomalien werden operativ korrigiert. Bei stärkerer Zerstörung ermöglicht eine operative Gelenkversteifung (Arthrodese) eine schmerzfreie Benutzung der Hand.

Kieselsäure, umgangssprachlich **Kieselerde,** Sauerstoffsäuren des Siliziums. Die Kieselsäure liegt in der Erdkruste v. a. in Form von Silikaten vor (z. B. Bergkristall, Amethyst, Quarzsand). Kleinorganismen und Pflanzen können hohe Mengen von Kieselsäure enthalten (z. B. manche Algenarten, Schachtelhalm). Salze der Kieselsäure sind wichtige Bausteine im Bindegewebe, u. a. von Bändern, Knochen, Knorpel, Haaren und Nägeln. Ein Mangel oder eine Verwertungsstörung kann brüchige Fingernägel, Haarausfall oder Hautjucken verursachen. In der Naturheilkunde werden u. a. kieselsäurehaltige Pflanzen und homöopathische Kieselsäure (Silicea) eingesetzt. Das Anhydrid der Kieselsäure, Siliziumdioxid, spielt bei der Entstehung einer →Quarzstaublunge eine wichtige Rolle.

Killerzellen, Zellen des Abwehrsystems, die andere Zellen zerstören können. Zu den Killerzellen zählen die zytotoxischen T-Zellen, die körpereigene, von Viren befallene Zellen spezifisch erkennen und zerstören, sowie die natürlichen Killerzellen, die als Bestandteil der unspezifischen Abwehr Viruspartikel und Tumorzellen unschädlich machen (→Immunsystem).

Kimmelstiel-Wilson-Syndrom, diabetische Nephropathie, eine Erkrankung in Folge von →Diabetes mellitus.

Kinästhesie, Wahrnehmung von Lage und Bewegung der Körperteile, vermittelt durch Sinnesorgane, die Richtung und Geschwindigkeit von Bewegungen der Gliedmaßen registrieren können (→Tiefensensibilität).

Kindbett, →Wochenbett.

Kindbettfieber, Puerperalfieber, fieberhafte Erkrankungen im Wochenbett.

■ **Ursache** Eine Entzündung der Gebärmutterschleimhaut entsteht durch Bakterien, die in die Geburtswunde ein- und bis in die Gebärmutter vordringen. Schwere Allgemeininfektionen, wie die Blutvergiftung (Puerperalsepsis), entstehen durch das Eindringen der Bakterien in den Blutkreislauf. Eine weitere Ursache kann eine Entzündung der Brust sein.

■ **Befund** Die Frau hat Fieber und Wochenfluss mit üblem Geruch. Die Rückbildung der Gebärmutter ist verzögert. Gelegentlich kann es zum vorzeitigen Versiegen des Wochenflusses kommen.

■ **Behandlung** Durch Medikamente, die die Gebärmutter zum Zusammenziehen anregen, wird die infizierte Schleimhaut schneller abgestoßen. Bei hohem Fieber werden außerdem Antibiotika gegeben. Bei der sehr seltenen Puerperalsepsis kann die Entfernung der Gebärmutter notwendig werden.

Kinderfrüherkennungsuntersuchungen, Programm der gesetzlichen Krankenkassen in Deutschland zur Früherkennung von Krankheiten und Entwicklungsstörungen bei Kindern. Die Untersuchungen umfassen ein Gespräch über die →Entwicklung des Kindes, die körperliche, insbesondere neurologische Untersuchung, die Ermittlung von Körpergewicht, -länge und Kopfumfang, die Beratung über Rachitis- und Kariesprophylaxe sowie Impfempfehlungen. Vor allem in den ersten 6 Monaten kommt der Beurteilung der psychomotorischen Entwicklung besondere Bedeutung zu. Ein wichtiges Kriterium hierfür sind die →Primitivreflexe und →Lagereaktionen.

Kinderheilkunde, Pädiatrie, medizinisches Fachgebiet, das sich mit der Entwicklung und Förderung von Kindern sowie mit der Vorbeugung, Erkennung und Behandlung von Erkrankungen des Kindes- und Jugendalters befasst. Teilgebiete sind u.a. die **Neugeborenenmedizin** (Neonatologie), die sich mit der nachgeburtlichen Anpassung und Entwicklung sowie den speziellen Krankheiten des Neugeborenen beschäftigt, und die Kinderkardiologie, die sich mit der Vorbeugung, Erkennung und Behandlung von Herzerkrankungen bei Kindern befasst. – Abb. S. 754

Kinderkrankengymnastik, gymnastische Übungen, die speziell an den kindlichen Entwicklungsstand angepasst sind (→Physiotherapie). Sie kann schon mit Säuglingen durchgeführt werden, wenn diese z.B. einen Entwicklungsrückstand zeigen, der auf Bewegungsarmut, schwere Erkrankungen oder einen frühkindlichen Hirnschaden zurückgeht. Spezielle Verfahren beruhen auf dem →Bobath-Konzept und der →Vojta-Methode.

Kinderkrankheiten, eine Gruppe sehr ansteckender Infektionskrankheiten, die nach durchgemachter Erkrankung in der Regel einen bleibenden Schutz vor erneuter Ansteckung (Immunität) hinterlassen; dazu zählen Dreitagefieber, Keuchhusten, Kinderlähmung, Masern, Mumps, Ringelröteln, Röteln, Schar-

Kinderfrüherkennungsuntersuchungen

	Zeitraum	Besondere Schwerpunkte	Psychomotorische Entwicklung	Medizinische Vorsorgemaßnahmen
U1	Spätestens 4 Std. nach der Geburt	Verlauf der Geburt, Kindslage, Beurteilung von Kreislauf und Atmung, Feststellung von Geburtsverletzungen und Fehlbildungen	Reifebeurteilung	Vitamin K
U2	3.–10. Tag	Neugeborenen-Basisuntersuchung: Trink- und Schluckstörungen, Anpassungsstörungen (z.B. Neugeborenengelbsucht), Fehlbildungen, →Guthrie-Test, TSH-Test, Geburtsverletzungen, akute Erkrankungen	Neurologische Untersuchung: Muskeltonus, Primitivreflexe und Lagereaktionen, Pupillenreaktion	Evtl. Behandlung von Fehlstellungen der Füße und Hüften
U3	4.–6. Woche	Abklärung von Ernährungsproblemen, Schreiverhalten, Stuhlgang, Ultraschalluntersuchung der Hüfte, körperliche Entwicklung	Kurzzeitige Kopfkontrolle; Kind fixiert bewegte Objekte und folgt ihnen mit den Augen, Reaktion auf laute Geräusche	Rachitis- und Kariesprophylaxe
U4	3.–5. Monat	Fehlhaltungen; Wasserbruch (Hydrozele), Hodenhochstand, Ernährungsstörungen, Hautveränderungen, Muskeltonus, Reflexe	Sichere Kopfkontrolle, Unterarmstütze; Kind führt Gegenstände zum Mund; Antwort-Lächeln, Kopfbewegungen zu einer Schallquelle hin	Beginn der Routineimpfungen
U5	6.–7. Monat	Interesse an der Umgebung; sofortige Hinwendung bei unbekannten Geräuschen, Augenfehlstellungen	Verschwinden der meisten Primitivreflexe und Lagereaktionen; Hand-Fuß-Koordination, Kind dreht sich von der Bauch- in die Rückenlage	Bei Entwicklungsauffälligkeiten krankengymnastische Behandlung (z.B. nach Bobath oder Vojta)
U6	10.–12. Monat	Zahnentwicklung, Verdauung	Primitivreflexe nicht mehr auslösbar; Kind krabbelt, sitzt frei, läuft an einer Hand; Greifen mit Daumen und Zeigefinger (Pinzettengriff); Sprachentwicklung: Silbenketten, erste 2–3 Worte	Vervollständigung der Impfungen
U7	21.–24. Monat	Überprüfung von Gehör und Augen, Gangbild, Deformitäten von Füßen, Beinen oder Wirbelsäule, Sauberkeitsentwicklung	freie Schritte, Sprach- und Sozialentwicklung: Zwei-Wort-Sätze, Ausführen von leichten Aufträgen, selbstständiges Beschäftigen	Abschluss der Routineimpfungen, Fluoridprophylaxe
U8	43.–48. Monat	ausführliche Hör- und Sehprüfung; Urinuntersuchung, Gangbild, Reflexe, Muskeltonus, Tuberkulinprobe	Sprachentwicklung; soziale Kontakte, hüpfen, auf einem Bein stehen, Dreirad fahren; Hände waschen	
U9	60.–64. Monat	Sprachentwicklungstest, Hör- und Sehtest, Verhalten, chronische Erkrankungen; Infektionen, Zahnstatus, Tuberkulinprobe	Hüpfen auf einem Bein, Nachzeichnen, An- und Ausziehen	Impfstatus wird überprüft, evtl. Nachholen versäumter Impfungen
U10/J1	13. Lebensjahr	Pubertätsentwicklung, Haut (Akne), Zähne, Skelettsystem, Motorik, Blutdruck, Cholesterinwerte, Urinuntersuchung, Sinnesorgane	Gesundheits- und Suchtaufklärung, Ernährung	Impfstatus wird überprüft, evtl. Nachholen oder Auffrischen von Impfungen, Strumaprophylaxe

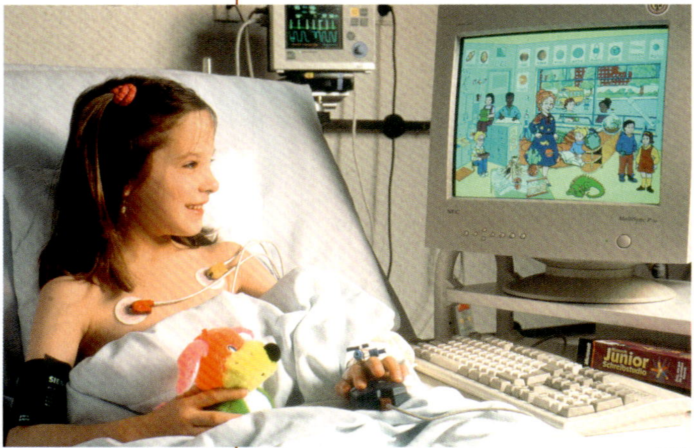

Kinderheilkunde. Die stationäre Behandlung erkrankter Kinder ist schwierig, denn Aufenthalte in Kliniken sind für Kinder und Eltern sehr belastend.

lach und Windpocken. Die Kinderkrankheiten betreffen fast ausschließlich Kinder, weil Erwachsene meist durch eine Infektion im Kindesalter oder durch eine Impfung geschützt sind. Um die z. T. schwerwiegenden Komplikationen zu vermeiden, wird heute gegen eine Reihe von Kinderkrankheiten eine Schutzimpfung empfohlen.

■ **Siehe auch**
→Dreitagefieber · Immunsystem · Impfplan · Impfung · Impfzwang · Keuchhusten · Kinderlähmung · Masern · Mumps · Ringelröteln · Röteln · Scharlach · Windpocken

Kinderlähmung, 1) *Kinderheilkunde:* →Zerebralparese, infantile.

2) *Infektionskrankheiten:* **epidemische spinale Kinderlähmung, Poliomyelitis,** Abk. **PM,** akute Virusinfektion mit Beteiligung des zentralen Nervensystems, die in wenigen Fällen zu schweren Lähmungen führt. Obwohl die Erkrankung (Kurzbezeichnung: Polio) vorwiegend Kinder befällt, ist der Name irreführend, da auch Erwachsene betroffen sein können, falls sie über keinen ausreichenden Impfschutz verfügen. Deutschland gilt heute als kinderlähmungsfrei, weltweit hat die Krankheit in vielen tropischen und subtropischen Regionen (v. a. Afrika und Indien) noch eine erhebliche Bedeutung, weshalb vor Tropenreisen auch der Impfstatus überprüft werden sollte. Die Weltgesundheitsorganisation entwickelte 1998 ein Programm, um den Erreger der Kinderlähmung zu eliminieren.

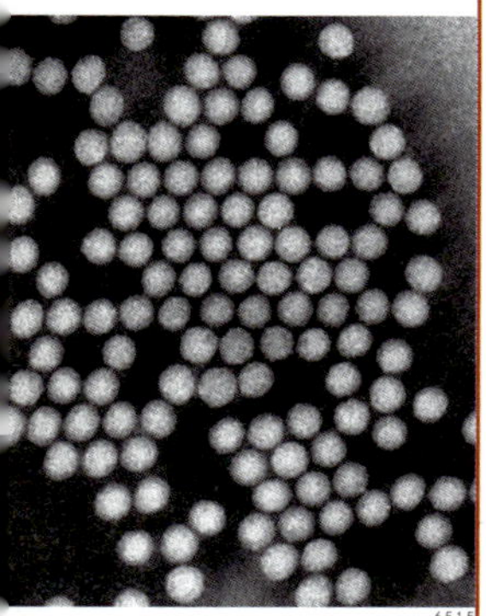

Kinderlähmung 2). Mikroaufnahme von Poliomyelitis-Viren

■ **Ursache** Die Poliomyelitis-Viren werden durch Schmierinfektion (fäkal-oral) übertragen.

■ **Befund** 90–95 % aller Infizierten merken nichts von der Infektion, etwa 5 % der Infizierten zeigen lediglich grippeähnliche Beschwerden. Nur bei weniger als 1 % der Angesteckten kommt es nach einem mehrere Tage dauernden **Vorstadium** mit grippeähnlichen Beschwerden und Durchfall sowie einer anschließenden fieberfreien Phase **(Latenzphase)** zu einem erneuten Fieberanstieg. Es schließt sich das **Lähmungsstadium** mit rasch auftretenden, schlaffen und asymmetrisch verteilten Lähmungen unter Fieberabfall an. Es kommt zum Stillstand der Erkrankung. Gefürchtet und mit hoher Sterblichkeit belastet ist das Übergreifen der Kinderlähmung auf die Hirnnerven oder auf das Atem- und Kreislaufzentrum. In der Mehrzahl der Fälle bilden sich die Lähmungen innerhalb eines Jahres zurück, es können aber auch dauerhafte Schäden zurückbleiben, die zu Deformierungen, Problemen mit der Blutversorgung und Verlangsamung des Knochenwachstums führen können. Selten kommt es nach Jahrzehnten zu einer Zunahme der Lähmungen (Post-Polio-Syndrom).

■ **Behandlung** Eine Behandlung der Ursache ist nicht möglich. Intensive krankengymnastische Maßnahmen zur Erhaltung der Funktionsfähigkeit betroffener Gliedmaßen und Gelenke sind besonders wichtig; Atemlähmungen machen eine längerfristige künstliche Beatmung und intensivmedizinische Maßnahmen notwendig. Eine →Impfung wird für alle Kinder sowie für Erwachsene mit inkomplettem Impfschutz empfohlen. Eine Ansteckung ist auch durch Personen möglich, die kurz vorher eine früher übliche Schluckimpfung mit abgeschwächten Viren (OPV) erhalten haben. Die Poliomyelitisschutzimpfung wird deshalb seit 1998 nur noch mit dem inaktivierten Impfstoff (IPV) durchgeführt. Für nicht geimpfte Personen besteht eine hohe Ansteckungsgefahr.

Kinder- und Jugendpsychiatrie, Gebiet der Medizin, das sich mit der Erforschung, Prävention, Erkennung, nicht operativen Behandlung und Nachsorge psychischer Krankheiten und Störungen sowie psychischer und sozialer Verhaltensauffälligkeiten im Kindes- und Jugendalter befasst. Es gibt zahlreiche Berührungspunkte und Überschneidungen mit der Kinder- und Jugendpsychologie sowie mit der Kinderheilkunde und der Heilpädagogik.

Kinderzahnheilkunde, Pädodontie, Gebiet der Zahnheilkunde, das sich mit der Kariesprophylaxe und der zahnmedizinischen Behandlung von Kindern und Jugendlichen sowie mit den Besonderheiten des Milch- und Wechselgebisses befasst.

Kindsbewegungen, Bewegungen des Ungeborenen im Mutterleib. Sie werden von der erstgebärenden Schwangeren ungefähr ab der 20. Schwangerschaftswoche (SSW), von der Mehrgebärenden bereits ab der 16. SSW wahrgenommen. Die Art der Bewegungen und ihre Lokalisation können auch Hinweise auf Lageanomalien geben. Die Kindsbewegungen zählen zu den späten sicheren Schwangerschaftszeichen.

Kindslage, Geburtslage, Position eines Ungeborenen im Mutterleib. Die Kindslage wird durch Vergleich der Längsachse des Kindes mit der Längsachse der Gebärmutter beschrieben. Man unterscheidet die **Längslage,** die als **Schädellage** (Kopflage, Kopfendlage; circa 96 % aller Geburten) oder als **Beckenendlage** (Steißlage; circa 3 %) vorliegen kann, die **Querlage** (circa 1 %) und die sehr seltene **Schräglage**. Beckenendlage, Quer- und Schräglage zählen zu den →Lageanomalien.

■ **Stellung** Bezeichnung für die Position des kindlichen Rückens innerhalb der Gebärmutter. Bei der **1. Stellung** zeigt der Rücken zur linken Seite der Mutter, bei der **2. Stellung** nach rechts. Der Zusatz »a« wird benutzt, wenn der Rücken des Kindes dabei etwas nach vorn zeigt, »b« bedeutet eine leichte Wendung nach hinten. Als Sonderform gibt es außerdem die dorsoanteriore (Rücken zeigt nach vorn) und die dorsoposteriore (Rücken zeigt nach hinten) Stellung.

■ **Haltung** Bei der Beziehung zwischen Kopf und Rumpf des Kindes ist eine gerade Haltung des Kopfes, die in eine zunehmende Beugung **(Flexionshaltung)** übergeht, normal. Jede Streckung **(Deflexionshaltung)** vergrößert den Kopfumfang und stellt eine →Haltungsanomalie 2) dar.

■ **Einstellung** Bei der Position des vorangehenden Teiles des Kindes im Geburtskanal geht bei den Schädellagen in den meisten Fällen das Hinterhaupt des Kindes voran. In dieser **Hinterhauptslage** (HHL) zeigt der Hinterkopf nach vorn, was als vordere HHL bezeichnet wird. Selten zeigt er dagegen nach hinten (hintere HHL). Bei der **Vorderhaupts-, Stirn- oder Gesichtslage** ist die Geburt erschwert.

Die Kindslage wird im Mutterpass dokumentiert. Aus ihr ergeben sich Hinweise auf den Geburtsverlauf.

Kindspech, Darmpech, Mekonium, zäher, grünschwarzer, noch im Mutterleib gebildeter Darminhalt des Neugeborenen. Das Kindspech wird normalerweise innerhalb der ersten 12–24 Std. nach der Geburt ausgeschieden. Findet sich Kindspech im Fruchtwasser (bei 10–15 % aller Entbindungen), kann dies auf eine Gefährdung des Kindes durch Sauerstoffmangel hinweisen. Dabei besteht zusätzlich die Gefahr, dass das Kindspech bei der Geburt in die Atemwege des Kindes gerät (→Mekoniumaspiration). Bleibt das Kindspech aus, kann im Darmbereich eine Engstelle, ein Verschluss oder eine mangelnde Transportfähigkeit des Darms vorliegen (angeborenes →Megakolon).

Kinesiologie, naturheilkundliches Diagnose- und Therapieverfahren, mit dem von der Stärke verschiedener Muskelgruppen Rückschlüsse auf den Zustand innerer Organe gezogen werden. Beim **Muskeltest** berührt der Untersucher mit der Hand verschiedene Stellen am Körper des Patienten, um mittels des Nachlassens der Muskelanspannung organische oder psychische Störungen im zugeordneten Bereich aufzudecken. Ein als schwach befundener Muskel soll durch bestimmte Behandlungen wieder gestärkt werden. Die Wirksamkeit des Verfahrens ist wissenschaftlich nicht belegt.

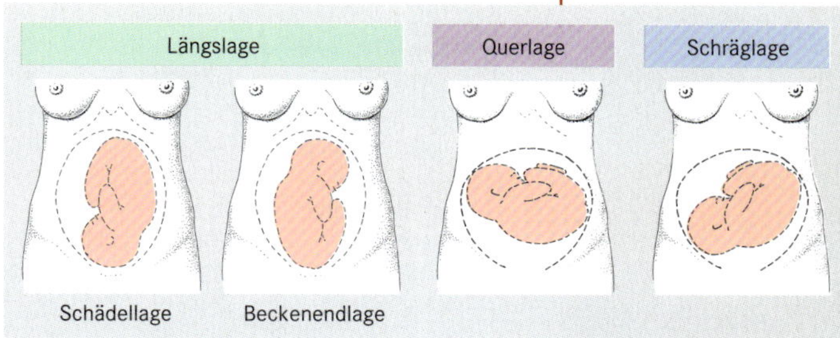

Kindslage. Verschiedene Möglichkeiten der Position des Ungeborenen in der Gebärmutter. Bei Lageanomalien wird versucht, das Kind in die normale Schädellage zu drehen.

Kinesiotherapie, Bewegungstherapie (→Physiotherapie).

Kinetose, →Reisekrankheit.

Kinine, Gruppe von Gewebshormonen, die bei Verletzungen oder durch Bakterieneinwirkung im Blut freigesetzt werden. Kinine werden mithilfe des Enzyms Kallikrein aus einem Vorläufer im Blutplasma gebildet und spielen bei Entzündungsvorgängen eine wichtige Rolle. Sie erhöhen die Gefäßdurchlässigkeit, sodass weiße Blutkörperchen in das umliegende Gewebe einwandern können. Kinine bewirken außerdem eine Blutdrucksenkung durch Erweiterung der kleineren Arterien und Verengung der Venen sowie die Erhöhung der Darmbewegung durch Kontraktion glatter Muskulatur. Sie fördern die Wundheilung und haben Einfluss auf die Resorption von Glukose, Eiweißen und Ionen.

Hauptvertreter der Kinine ist **Bradikinin,** das zusätzlich in der Lunge eine Verengung der Bronchien und in der Gebärmutter ein Zusammenziehen der Muskeln bewirkt. Es ist außerdem an der Schmerzauslösung beteiligt und erhöht die Schmerzempfindung.

Kirlian-Fotografie, alternativmedizinisches Diagnoseverfahren, bei dem ein Entladungsstrom an Händen und Füßen gedeutet wird. Zur Durchführung wird die Haut des Betroffenen elektrisch geerdet und über eine Gegenelektrode eine hohe Spannung angelegt; hierdurch findet eine Funkenentladung von der Hautoberfläche, z. B. der Hände oder Füße, auf ein Fotopapier statt, das sich zwischen Elektrode und Haut befindet. Das Verfahren ist schmerzlos und ungefährlich. Die Funkenentladung zeigt individuell unterschiedliche Muster und Formen, die dem bioenergetischen Feld (Korona) der Untersuchungsperson entsprechen sollen. Die Korona wird in der Naturheilkunde zur Diagnose von Erkrankungen und zum Nachweis von Behandlungserfolgen herangezogen.

Kirschner-Draht-Fixierung, →Osteosynthese.

kissing disease, →Pfeiffer-Drüsenfieber.

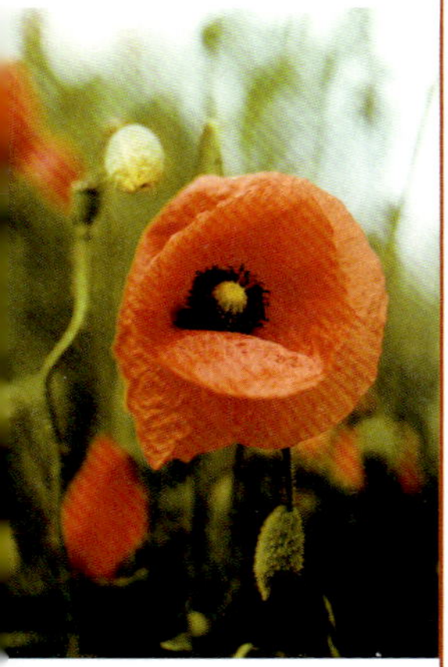

Klatschmohn.
Leuchtend rot blühender Klatschmohn

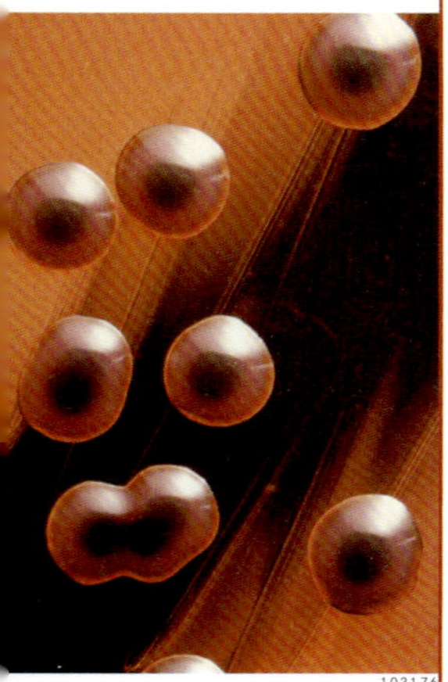

Klebsiella.
Aufnahme (vergrößert) einer Kultur mit Klebsiella pneumoniae. Diese Bakterien können bei infektionsgeschwächten Menschen zur so genannten Klebsiellenpneumonie führen.

Kitzler, →Klitoris.

Klappenstenose, ein →Herzfehler.

Klappenvitium, ein →Herzfehler.

Klatschmohn, Papaver rhoeas, krautige Pflanze, deren Blütenblätter Glykoside und Alkaloide enthalten, welche eine beruhigende und schleimlösende Wirkung besitzen.

■ **Anwendung** Sirup oder Teeaufgüsse werden bei Atemwegserkrankungen, Schlafstörungen sowie als beruhigende und schmerzstillende Mittel eingesetzt. Ihre Wirksamkeit ist jedoch nicht belegt. Nebenwirkungen sind nicht bekannt.

Klatschung, →Massage.

Klaustrophobie, eine →Angststörung.

Klaviertastenphänomen, Krankheitszeichen bei Schultereckgelenksprengung: Das seitliche Schlüsselbeinende steht durch Muskelzug nach oben, kann aber nach unten gedrückt werden und federt beim Loslassen wieder nach oben.

Klavikula, →Schultergürtel.

Klavikulafraktur, →Schlüsselbeinbruch.

Klavikulardrüse, Virchow-Drüse, Lymphknoten hinter dem linken Schlüsselbein an der Einmündung des Ductus thoracicus in den Venenwinkel. Hier können sich Frühmetastasen von Geschwülsten, v.a. des Magen-Darm-Traktes, ansiedeln.

Klebebrücke, ein →Zahnersatz.

Klebereiweiß, →Gluten.

Klebsiella, Gattung gramnegativer, bekapselter Stäbchenbakterien aus der Gruppe der Enterobakterien. Sie können mit und ohne Sauerstoff (fakultativ anaerob) leben. Klebsiella-Arten gehören zur normalen Bakterienflora des Darmtrakts, können aber auch, v.a. bei geschwächten oder älteren Menschen, als lokale Infektionserreger von Bedeutung sein. Klebsiella pneumoniae tritt z.B. als Erreger einer eitrigen Infektion der Atemwege (Bronchopneumonie) und der Harnwege auf. In Krankenhäusern erworbene Klebsiella-Infektionen sind gefährlich, weil die Erreger häufig Resistenzen gegen verschiedene Antibiotika aufweisen.

Klebstoffschnüffeln, →Schnüffeln.

Kleiderlaus, →Läusebefall.

Kleienpilzflechte, Pityriasis versicolor, oberflächliche Pilzinfektion der Haut, die kaum ansteckend ist und normalerweise erst nach der Pubertät auftritt.

■ **Ursache** Erreger ist der Hefepilz Malassezia furfur. Die Kleienpilzflechte tritt v.a. bei reichlicher Schweißproduktion auf, weshalb die Erkrankung vermehrt in feuchtwarmen Klimazonen vorkommt. Außerdem werden Menschen mit Immunschwäche, Diabetes mellitus oder auch Schwangere häufiger befallen.

■ **Befund** In talgdrüsenreichen Hautarealen wie über dem Brustbein und im mittleren Rückenbereich (vordere und hintere Schweißrinne), aber auch an den Schultern treten runde bis ovale, bräunliche oder weißliche Flecken auf, die kleieartig schuppen. Die Diagnose wird anhand des typischen Aussehens, der rötlich-braunen Fluoreszenz unter der →Wood-Lampe und einer mikroskopischen Untersuchung von Hautschuppen aus einem betroffenen Hautareal gestellt.

■ **Behandlung** Die Therapie erfolgt äußerlich mit einem Antimykotikum. In besonders hartnäckigen Fällen kann das Antimykotikum auch als Kapsel eingenommen werden. Die Kleienpilzflechte heilt meist folgenlos ab, wobei die entfärbten Hautstellen noch längere Zeit bestehen bleiben. Rückfälle sind möglich.

Kleinhirn, Zerebellum, Gehirnabschnitt in der hinteren Schädelgrube unterhalb des Hinterhauptslappens des Großhirns (→Gehirn). Das Kleinhirn ist durch auf- und absteigende Nervenbahnen mit dem verlängerten Mark, dem Mittelhirn, dem Großhirn und dem Gleichgewichtsorgan verbunden. Diese Verbindungen ermöglichen die Funktion des Kleinhirns als Zentrum der Bewegungskoordination. Es reguliert die Grundspannung der Muskeln, stimmt Bewegungen aufeinander ab und steuert die Aufrechterhaltung des Gleichgewichts.

Das Kleinhirn besteht aus einem wurmförmigen Mittelteil, dem Kleinhirnwurm (Vermis cerebelli), sowie zwei Kleinhirnhemisphären (Hemisphaeria cerebelli). Wie das Großhirn weist es an seiner Oberfläche Furchen und Windungen auf, die jedoch feiner ausgeprägt sind. Unter einer etwa 1 mm dicken, mehrschichtigen Rinde (Cortex cerebelli) aus grauer Substanz, in der sich v.a. Nervenzellen befinden, liegen die Nervenfasern der weißen Substanz. In die weiße Substanz eingelagert sind Nervenzellanhäufungen, die Kleinhirnkerne, an denen von der Kleinhirnrinde kommende Nervenfasern auf weiterführende Nervenbahnen umgeschaltet werden.

Kleinhirn|abszess, im Kleinhirn lokalisierter →Hirnabszess.

Kleinhirn|agenesie, angeborenes Fehlen des Kleinhirns. Die Kinder sind unfähig, den Kopf zu halten, außerdem treten die für Kleinhirnerkrankungen typischen Krankheitszeichen (→Kleinhirnzeichen) auf.

Kleinhirn|atrophie, Kleinhirndegeneration, Gewebeschwund des Kleinhirns. Die Kleinhirnatrophie kommt z.B. bei der Alkoholkrankheit, bei Ernährungs- und Stoffwechselstörungen und als Begleiterscheinung von Infektionen oder Karzinomen vor. Auch manche Gifte und Medikamente können eine Kleinhirnatrophie hervorrufen.

Kleinhirnbahnen, Nervenfasern im Rückenmark, die Impulse vom Bewegungsapparat zum Kleinhirn weiterleiten.

Kleinhirnblutung, eine Blutung aus den das Kleinhirn versorgenden Blutgefäßen

(→Schlaganfall). Sie führt schnell zum Koma, da der Hirnstamm in der Nähe liegt und mitgeschädigt werden kann.

Kleinhirnbrückenwinkeltumor, Geschwulst im Bereich zwischen Brücke, verlängertem Rückenmark und Kleinhirn. Die Krankheitserscheinungen sind durch Schädigung der in diesem Bereich verlaufenden Hirnnerven bedingt. Es kommt zu Hörverlust, Schwindel, Schmerzen und Empfindungsstörungen im Gesicht, Lähmungen der mimischen Muskulatur und der Augenmuskeln. Meist sind Kleinhirnbrückenwinkeltumoren gutartige Geschwülste, in der Mehrzahl handelt es sich um →Akustikusneurinome. Trotzdem müssen sie operativ entfernt werden, da sie auf die umliegenden Strukturen drücken.

Kleinhirndegeneration, →Kleinhirnatrophie.

Kleinhirninfarkt, Absterben von Kleinhirngewebe infolge einer mangelhaften Durchblutung durch Verschluss einer das Kleinhirn versorgenden Arterie (→Kleinhirnzeichen, →Schlaganfall).

Kleinhirntremor, grobschlägiges Muskelzittern, das bei Kleinhirnschädigungen auftritt. Meist handelt es sich um einen Intentionstremor (→Tremor).

Kleinhirntumoren, sämtliche Geschwülste des Kleinhirns, die v.a. im Kindesalter auftreten.

Häufige und meist **gutartige** Kleinhirntumoren sind z.B. das vom Nervenstützgewebe ausgehende Kleinhirnastrozytom (→Hirntumoren), Gefäßtumoren (v.a. Hämangioblastome) sowie →Kleinhirnbrückenwinkeltumoren; eine **bösartige** Geschwulst ist das →Medulloblastom. Frühes Symptom ist häufig Kopfschmerz, außerdem treten die für Kleinhirnerkrankungen typischen →Kleinhirnzeichen auf.

Kleinhirnzeichen, Kleinhirnsymptome, Krankheitserscheinungen bei Erkrankung des Kleinhirns oder seiner Nervenbahnen.

■ **Ursache** Kleinhirnzeichen treten auf bei entzündlichen Krankheiten (z.B. multiple Sklerose), Schlaganfällen im Bereich der das Kleinhirn versorgenden Blutgefäße, Kleinhirnbrückenwinkeltumoren, Vergiftungen (z.B. Alkohol) oder angeborenen Störungen (z.B. Kleinhirnagenesie).

■ **Befund** Die Bewegungen von Armen und Beinen sind schlecht koordiniert und schießen über das Ziel hinaus, der Gang ist breitbeinig und unsicher mit Fallneigung; im Sitzen schwankt der Rumpf **(Kleinhirnataxie).** Bewegungen und ihre Gegenbewegungen können nicht mehr gut koordiniert in schnellem Wechsel ausgeführt werden **(Dysdiadochokinese).** Bei Zielbewegungen (z.B. →Knie-Hacken-Versuch) tritt ein Zittern auf, das bei Annäherung an das Ziel stärker wird **(Intentionstremor).** Die Augen zittern **(Nystagmus),** das Sprechen ist undeutlich und abgehackt, der Spannungszustand der Muskulatur ist erniedrigt **(Muskelhypotonie).**

Kleinhirnzelt, →Tentorium cerebelli.

Kleinkindkrämpfe, →Blitz-Nick-Salaam-Krämpfe.

Kleinwuchs, →Minderwuchs.

Klicksyndrom, ein →Herzfehler.

Klimakterium, →Wechseljahre.

Klimatherapie, Behandlung von Krankheiten durch Reize, die von Klimafaktoren wie Luft, Wind, Temperatur, Sonnenschein oder Niederschlag hervorgerufen werden. Dabei werden jene Regulationsmechanismen des Körpers gefördert, die eine Anpassung an wechselnde Witterungsbedingungen ermöglichen. Für die Klimatherapie bevorzugte Regionen verfügen über ein besonderes Heilklima. An der Nordseeküste z.B. herrscht ein **Seeklima,** also ein **Reizklima,** das die Regulationsmechanismen trainiert: Der Körper härtet ab, indem sich die Immunabwehr verbessert, der Kreislauf wirtschaftlicher arbeitet und das vegetative Nervensystem günstig beeinflusst wird. Durch die Anpassung an ein **Höhenklima** im Hochgebirge lässt sich z.B. die Schwelle für Sauerstoffmangel heraufsetzen. Dem **Schonklima** mancher Mittelgebirgslagen dagegen fehlen viele Reizfaktoren der Atmosphäre.

Zur Klimatherapie gehören u.a. das Luftbad, die Heliotherapie, der Freiluftnachtschlaf sowie die Bewegungs- und Terrainkur (Herztraining). Das **Luftbad** erfolgt im Schatten bei weniger als 25 °C mit wenig bekleidetem Körper und geringer körperlicher Aktivität, z.B. Atem- oder Bewegungsübungen. Der dabei wirksame Kältereiz, der durch Wind verstärkt werden kann, stimuliert den Stoffwechsel und stärkt bei regelmäßiger Anwendung die Kreislaufregulation. Bei der **Heliotherapie** wird in Hochgebirgsgegenden oder an der See Sonnenlicht zu Heilzwecken bei Hautkrankheiten wie Akne, Ekzemen, Neurodermitis, Schuppenflechte oder Vitiligo angewendet. Auch Atemwegserkrankungen, Depressionen, Knochenerweichung und Osteoporose können günstig beeinflusst werden. Das Sonnenlicht und die Wärme wirken stimmungsaufhellend und entspannend.

Klinefelter-Syndrom, Unterfunktion der männlichen Keimdrüsen aufgrund einer Abweichung der Anzahl der Geschlechtschromosomen. Männer mit Klinefelter-Syndrom besitzen neben dem normalen X- und Y-Chromosom ein oder mehrere zusätzliche X- oder Y-Chromosomen, z.B. XXY; selten sind die Kombinationen XXXY, XXXXY und XXXYY. Diese →Chromosomenanomalie entsteht aufgrund einer Fehlverteilung der Geschlechtschromosomen während der Meiose. Das die Entwicklung des männlichen Geschlechts bestimmende Y-Chromosom kann sich gegenüber der Überzahl der X-Chromosomen nur unzureichend durchsetzen.

Die Hoden sind unterentwickelt, die Hodenfunktion ist gestört. Da keine Spermien gebildet werden, sind die Betroffenen unfruchtbar. Sie zeigen ein männliches Erscheinungsbild, neigen jedoch zu einer vergrößerten Brust (Gynäkomastie), eunuchoiden Proportionen und weiblichem Behaarungstyp. Wachstumsstörungen können zu Riesenwuchs führen. Die Intelligenz ist leicht gemindert. Die Produktion des Sexualhormons Testosteron nimmt mit der Zeit ab, sodass circa ab dem 35. Lebensjahr Potenz und Libido nachlassen. Es kommt vorzeitig zu Osteoporose. Die veränderten Hormonwerte können im Blut und Urin nachgewiesen werden, zur genauen Diagnose ist eine Chromosomenuntersuchung nötig. Ab dem 11.–12. Lebensjahr kann eine Behandlung mit männlichen Geschlechtshormonen die Ausbildung der sekundären Geschlechtsmerkmale während der Pubertät verbessern sowie Potenzstörungen und Knochenprobleme verringern.

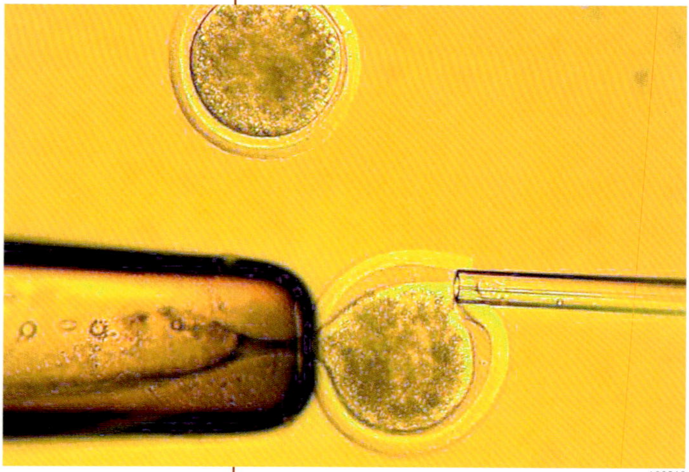

Klon.
Die Aufnahme zeigt die Körperzelle einer Frau, die in eine entkernte Eizelle derselben Spenderin übertragen wird. Daraus kann sich ein geklonter Embryo entwickeln.

100562

Klinik, 1) Krankenhaus.
2) mithilfe diagnostischer Maßnahmen beschriebenes und durch therapeutische Maßnahmen beeinflusstes Erscheinungsbild und Verlauf einer Krankheit.

Klippel-Feil-Syndrom, angeborene Entwicklungsstörung im Bereich der Hals- und Brustwirbelsäule und der Schulter mit knöcherner Verschmelzung mehrerer Halswirbel. Deshalb erscheint der Hals sehr kurz und ist in seiner Beweglichkeit eingeschränkt.

Klistier, Klysma, Einbringen von geringen Flüssigkeitsmengen durch den After in den Mastdarm mit dem Ziel, eine Stuhlentleerung herbeizuführen. Gebräuchlich sind Einmalklistiere mit 100–300 ml Spülflüssigkeit und Mikroklistiere mit 5 ml Flüssigkeit.

Klitoris, Kitzler, weibliches Geschlechtsorgan am vorderen Ende der kleinen Schamlippen. Sie hat – ähnlich dem männlichen Penis – die Fähigkeit zur Erektion und ist reich mit sensiblen Nervenendigungen versorgt. Sie enthält zwei Schwellkörper (Corpora cavernosa clitoridis), die vorn zu einer Verdickung, dem Kitzlerschwellkörper (Glans clitoridis), zusammenlaufen.

Klitoris|hypertrophie, Vergrößerung des Kitzlers bis zum penisartigen Erscheinungsbild. Sie tritt als Folge eines erhöhten männlichen Hormonspiegels auf und kann Hinweis auf eine →Zweigeschlechtlichkeit sein.

Klon, mit einem anderen genetisch identisches Individuum, das z. B. durch ungeschlechtliche Teilung einzelner Zellen oder eines Organismus entstanden ist. Beispiele sind die Bakterienkultur, die aus einem Einzelbakterium hervorgegangen ist, der vegetativ vermehrte Nachkomme einer Pflanze oder auch eineiige Zwillinge. Die künstliche Erzeugung genetisch identischer Nachkommen kann durch Einführen des Zellkerns einer Körperzelle in eine ihres Zellkernes beraubte Eizelle geschehen. Bei dieser Art der **Klonierung (Klonen)** entstehen Individuen, die genetisch identisch mit dem Kernspender sind. Dieses Verfahren wird im Rahmen der →Gentechnologie und bei der Erzeugung →monoklonaler Antikörper angewendet. Bei Säugetieren und Menschen unterscheidet man zwischen reproduktivem und therapeutischem Klonen (beides in Deutschland verboten):

- **Reproduktives Klonen** Herstellung eines genetisch identischen Embryos, der in die Gebärmutter eingepflanzt wird. 1997 wurde mit dieser Methode das erste Klonschaf »Dolly« erzeugt. Angeblich kam Ende 2002 in den USA das erste Klonbaby zur Welt, Anfang 2003 das erste Baby in Europa. Eine Bestätigung, dass es sich wirklich um geklonte Menschen handelt, steht bisher aus. Ein großer Teil der klonierten Tiere wies Missbildungen der Organe und vorzeitige Alterserscheinungen auf.
- **Therapeutisches Klonen** Herstellung eines genetisch identischen Embryos zu Therapiezwecken. Der entstandene Embryo soll dabei nicht ausgetragen werden, sondern dient lediglich zur Gewinnung von →Stammzellen.

Klonus, rhythmische Zuckungen einer Muskelgruppe, ausgelöst durch einen raschen Dehnungsreiz. Kloni können Krankheitszeichen einer Schädigung der motorischen Nervenbahn (Pyramidenbahn) sein. Oft wird einem leichten Klonus keine krankhafte Bedeutung beigemessen, v. a. bei jungen Menschen mit allgemein lebhaften Reflexen.

Klopfschall, →Untersuchung.

Klopfung, →Massage.

Klopfuntersuchung, →Untersuchung.

Klump|fuß, →Fußdeformitäten.

Klumpke-Lähmung, untere →Armplexuslähmung.

Klysma, →Klistier.

KM, 1) *Radiologie:* Abk. für →**K**ontrast**m**ittel.

2) *Anatomie:* Abk. für →**K**nochen**m**ark.

KMT, Abk. für →**K**nochen**m**ark**t**ransplantation.

Knalltrauma, akute Hörschädigung, verursacht durch eine Schallwelle von mehr als 150 dB Stärke und weniger als 2 Millisekunden Dauer. Ein **Explosionstrauma** verursacht eine Schädigung des Innen- und Mittelohres mit einer →Trommelfellverletzung durch eine Schallwelle von mehr als 2 Millisekunden Dauer und mehr als 150 dB. Beim **akuten Lärmtrauma** dauert die Lärmeinwirkung mehrere Minuten und schädigt nur das Innenohr. Beim **akustischen Unfall** ist eine lärmbedingte Innenohrschädigung mit einer Minderdurchblutung des Ohres kombiniert.

■ **Befund** Es kommt zu plötzlich auftretender Schwerhörigkeit auf einem oder beiden Ohren, häufig kombiniert mit einem Ohrgeräusch.

■ **Behandlung** Bei einer sofortigen Therapie mit durchblutungsfördernden Infusionen sind die Heilungschancen gut, soweit das Trommelfell intakt ist. Je später die Behandlung begonnen wird, desto schlechter sind die Ergebnisse. Beim Explosionstrauma bleibt häufig eine Innenohrschwerhörigkeit.

Knaus-Ogino-Methode, →Empfängnisverhütung.

Kneipp-Kur, Behandlungsmethode, die von dem Pfarrer Sebastian Kneipp begründet wurde. Sie beinhaltet eine gesunde Lebensweise, Abhärtung, ausgewogene Ernährung, maßvolle Verteilung von Ruhe und Bewegung (Ordnungstherapie), reichlich Einwirkung von Sonne und Luft, die Verwendung aus der Natur gewonnener Heilmittel (z. B. Tees, Pflanzenauszüge), Wasser- und Lehmanwendungen.

■ **Wirkungen** Durch die Wärme- und Kältereize des Wassers und Lehms mittels Güssen, Packungen und Wickeln kommt es zu einer besseren Durchblutung der Haut und Gefäße und dadurch zu einer Beeinflussung der Körperorgane über die zugehörigen Hautsegmente (→Dermatome). Sorgfältig dosierter Wärmeentzug bewirkt eine allgemeine Steigerung der Stoffwechselvorgänge im Organismus; dabei werden schädliche →Schlackenstoffe verstärkt abgebaut und ausgeschieden.

■ **Anwendung** Um Erkältungen und Ermüdungsgefühle zu vermeiden, folgt jeder Wärmeanwendung eine Kälteanwendung. Sonderanwendungen sind das Taulaufen und Wassertreten, Laufen im Schnee und das Tragen von Kneipp-Strümpfen, die feucht angezogen den Nachtschlaf fördern. Die Kneipp-Kur eignet sich zur Behandlung vieler Zivilisationskrankheiten, insbesondere funktioneller Störungen. Weitere Anwendungsgebiete sind Herz- und Gefäßerkrankungen (z. B. Herzinfarktnachbehandlung, Arteriosklerose, Venenleiden), Nervenerkrankungen (Ischiasbeschwerden), Störungen der Verdauungsorgane, hormonelle Störungen, Gelenk- und Muskelrheumatismus, Rückenschmerzen und Muskelverspannungen.

Knetung, →Massage.

Knickbein, →X-Bein.

Knickfuß, →Fußdeformitäten.

Knie, die von →Kniegelenk und Kniescheibe gebildete Vorwölbung am Bein.

Knie-Ellenbogen-Lage, Stellung für Untersuchungen und Operationen, in der der Betroffene vornübergebeugt kniet und sich auf Ellenbogen und Unterarme aufstützt. Beispielsweise wird eine Darmspiegelung in dieser Lage durchgeführt.

Kniegelenk, Articulatio genus, Scharniergelenk zwischen unterem Ende des Oberschenkelknochens (Femur) und Kopf des Schienbeins (Tibia). Durch seine Form sind Beugung und Streckung möglich, in gebeugtem Zustand zusätzlich geringgradige Ein- und Auswärtsdrehung (Innen- und Außenrotation). Wichtige Teile des Kniegelenks sind die **Menisken,** zwei halbmondförmige Gelenkscheiben aus Faserknorpel, und die Kniegelenkbänder. Das vordere und das hintere

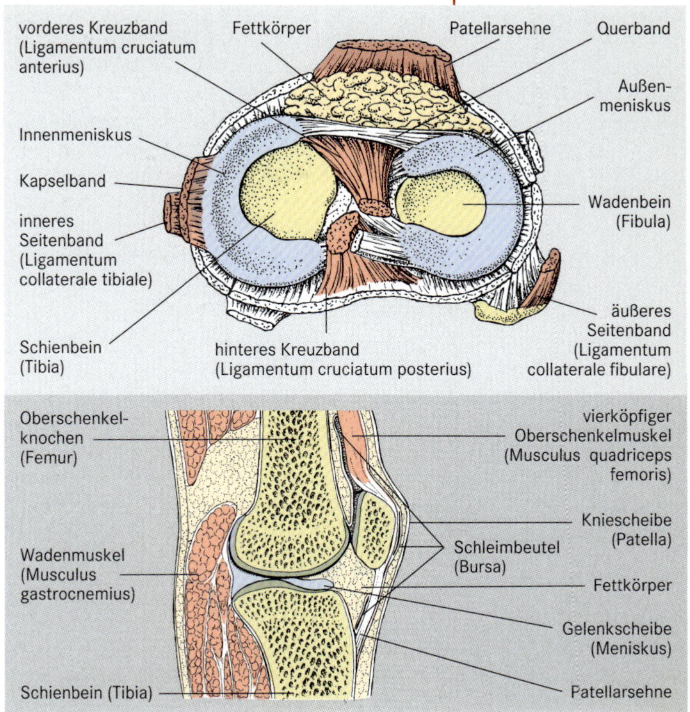

Kniegelenk. Quer- und Längsschnitt durch das Kniegelenk. Die beiden Kreuzbänder (oben jeweils angeschnitten) verlaufen diagonal überkreuzt durch das Kniegelenk. Ein Fettkörper und mehrere Schleimbeutel (Bursa suprapatellaris, praepatellaris, infrapatellaris) reduzieren die Reibung und optimieren die Gelenkmechanik.

Kniegelenk
→ GEO **Dossier**
Im Labor der Organ-Designer, Bd. 10

Künstliches Kniegelenk bei Kniegelenkarthrose

Ein künstliches Gelenk wird bei fortgeschrittener Arthrose sowie erheblichen Schmerzen und Bewegungseinschränkungen eingesetzt, wenn alle anderen Behandlungsoptionen ausgeschöpft sind. Die ersten Knieprothesen wurden Anfang der 1970er-Jahre entwickelt; heute werden jährlich über 150 000 künstliche Gelenke in Deutschland implantiert. Bei circa 90 % der Patienten werden damit gute Langzeitergebnisse in Hinsicht auf Schmerzfreiheit und Beweglichkeit erzielt. Da die künstlichen Gelenke nur etwa 15–20 Jahre halten und man diese nur einmal und dann mit kürzerer Lebensdauer wechseln kann, wird besonders bei jüngeren Menschen der Zeitpunkt der Operation so lange wie möglich aufgeschoben und versucht, zunächst mit nicht operativen Maßnahmen die Symptome zu lindern. Die häufigste Komplikation ist die Lockerung der Prothese. Deswegen sollte eine Überbelastung der Prothese durch Übergewicht, schwere Lasten oder gelenkbeanspruchende Sportarten vermieden werden. Zur Entlastung in der postoperativen Zeit können Unterarmgehstützen verwendet werden. Nach der Operation dauert es in der Regel drei Monate, in seltenen Fällen bis zu einem Jahr, bis ein normales Gehen mit der Prothese möglich ist.

Kniegelenkarthrose

→ GEO **Dossier** Ohne Risiken und Nebenwirkungen, Bd. 11

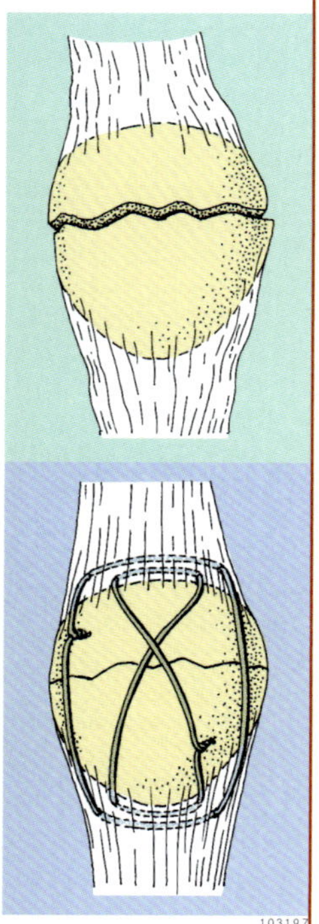

Kniescheibenbruch. Querbruch der Kniescheibe (oben). Die Knochenfragmente werden durch eine Zuggurtung (unten) fixiert.

Kreuzband (Ligamentum cruciatum anterius und posterius) durchziehen das Kniegelenk, überkreuzen sich dabei und verhindern eine Verschiebung der beiden Gelenkanteile nach vorn oder hinten. Der Gelenkkapsel sind mehrere Bänder aufgelagert: das **innere Seitenband** (Innenband, Ligamentum collaterale tibiale), das **äußere Seitenband** (Außenband, Ligamentum collaterale fibulare) sowie das Kniescheibenband (Ligamentum patellae), das die Patellarsehne (Sehne des Musculus quadriceps femoris) ergänzt.

Kniegelenkarthrose, Gonarthrose, chronische, schmerzhafte Erkrankung des Kniegelenks, bedingt durch den Verschleiß von Knorpel- und Knochengewebe (→Arthrose). Die Kniegelenkarthrose tritt v. a. in höherem Lebensalter auf und kann zur völligen Einsteifung des Gelenks führen. Zu den Auslösern gehören die Überbelastung durch Fehlstellungen wie X-Beine oder O-Beine (→O-Bein) sowie Überbeanspruchung, Komplikationen nach Knochenbrüchen, Entzündungen und Stoffwechselerkrankungen (z. B. Gicht, Diabetes mellitus). Die Betroffenen klagen über Schmerzen und Gelenksteife. Neben Krankengymnastik, Schmerztherapie und physikalischer Therapie ist je nach Ursache und Ausmaß auch eine operative Behandlung durch die Implantation eines künstlichen Kniegelenks oder durch eine Korrektur von Fehlstellungen möglich (→Osteotomie).

Kniegelenkarthrotomie, chirurgische Öffnung des Kniegelenks, z. B. zur Implantation eines Gelenkersatzes. In vielen Fällen wird sie heute durch eine Gelenkspiegelung ersetzt.

Kniegelenkentzündung, Gonarthritis, entzündliche Erkrankung im Inneren des Kniegelenks, die durch bakterielle Infektionen, entzündlich-rheumatische Erkrankungen, Allgemeinerkrankungen oder benachbarte Krankheitsprozesse (z. B. Tumoren, Verletzungen) verursacht wird (→Arthritis).

Knie-Hacke-Versuch, neurologische Untersuchungsmethode, mit der die Fähigkeit zur Koordination von Bewegungen geprüft wird. Der Untersuchte wird aufgefordert, eine Ferse zum Knie der anderen Seite zu führen und damit an der Schienbeinkante herunterzufahren. Störungen des Bewegungsablaufs können z. B. auf Kleinhirnschädigungen hinweisen (→Kleinhirnzeichen).

Knielage, eine →Lageanomalie.

Kniescheibe, Patella, Knochen, der in die Patellarsehne (Quadrizepssehne), die Sehne des vierköpfigen Oberschenkelmuskels (Musculus quadriceps femoris), eingelagert ist.

Kniescheibenbruch, Patellafraktur, knöcherne Verletzung der Kniescheibe. Der Kniescheibenbruch entsteht meist durch direkten Sturz auf das Knie. Dieses ist geschwollen und schmerzt, bei einem vollständigen Querbruch ist keine aktive Streckung möglich. Meist liegt auch ein blutiger Gelenkerguss vor. Nicht verschobene Längsbrüche werden in einem Gipsverband für 4–6 Wochen behandelt. Bei verschobenen Längs- und Querbrüchen muss operiert werden. Dabei wird entweder eine Zuggurtung angelegt oder es werden Schrauben (→Osteosynthese) eingebracht.

Kniescheibenverrenkung, Patellaluxation, seitliches Herausrutschen der Kniescheibe aus dem Kniegelenk. Ursache kann eine Fehlentwicklung des Kniegelenks mit abgeflachten Knochenstrukturen sein, die meist eine operative Korrektur erforderlich macht. Eine verletzungsbedingte Kniescheibenverrenkung ist sehr selten. Häufig renkt sich die Kniescheibe von selbst wieder ein, ansonsten muss sie vom Arzt eingerenkt werden. Mithilfe einer Gelenkspiegelung können Begleitverletzungen der Bänder und Formabweichungen des Gelenkes festgestellt werden. Das Kniegelenk wird für circa 3–4 Wochen in einem Gipsverband ruhig gestellt.

Kniescheibe, tanzende, vermehrte Beweglichkeit der Kniescheibe bei einem Kniegelenkerguss, die ertastet werden kann.

Knirscherschiene, →Aufbissschiene.

Knoblauch, Allium sativum, Gewürzpflanze, deren Zwiebeln auch in der Medizin verwendet werden. Knoblauch enthält als Wirkstoffe Alliin und das daraus entstehende Allicin, das verantwortlich für den typischen Geruch ist und gegen Bakterien und Pilze wirkt. Im Knoblauch finden sich auch die Vitamine A, B_1 und C sowie hormonähnliche Substanzen. Knoblauch senkt den Cholesterinanteil im Blut und kann einer Arterienverkalkung (→Arteriosklerose) entgegenwirken.

■ **Anwendung** Es können Teile der frischen Zwiebel (Knoblauchzehen) oder Presssaft eingenommen werden. Angeboten werden auch zahlreiche Fertigpräparate wie Kapseln, Pulver oder Dragees. Therapeutisch werden Zubereitungen auch bei Fieber und Erkältungen, Bronchitis und Husten, Infektanfälligkeit und allgemein zur Stärkung der Abwehrkräfte eingesetzt.

■ **Nebenwirkungen** In seltenen Fällen können Magen-Darm-Beschwerden oder allergische Reaktionen auftreten. Nach der Einnahme kommt es zum typischen Knoblauchgeruch von Haut und Atemluft. Bisher ist es nicht gelungen, geruchlose und gleichzeitig wirksame Präparate herzustellen.

Knöchel, Kurzbezeichnung für die Fuß- oder Handknöchel. Die Fußknöchel werden von Knochenfortsätzen am unteren Ende des Schienbeins (Innenknöchel) und des Wadenbeins (Außenknöchel) gebildet, die Handknöchel von Fortsätzen der unteren Enden von Elle und Speiche.

Knöchelbruch, Malleolarfraktur, Sprunggelenkbruch, knöcherne Verletzung des Innen- und/oder Außenknöchels des Fußes. Ein Knöchelbruch entsteht meist durch ein Umknicken im Sprunggelenk; die Supinationsfraktur durch Umknicken mit dem Fuß nach außen. Der isolierte Bruch eines Knöchels ist häufig mit einer Verletzung der bindegewebigen Bandfuge (Syndesmose) zwischen Schien- und Wadenbein kombiniert. Die Einteilung der Außenknöchelbrüche erfolgt nach Weber. Die **Maisonneuve-Fraktur** ist ein Sonderfall des Weber-C-Bruches mit hohem Bruch des Wadenbeines und Zerreißung der Zwischenknochenhaut. Häufig kommt es auch zu einem gleichzeitigen Bruch von Außen- und Innenknöchel **(bimalleoläre Fraktur).** Ist zusätzlich die Hinterkante des Schienbeins (Volkmann-Dreieck) abgerissen, spricht man von einer **trimalleolären Fraktur.**

Der Verletzte kann das Gelenk nicht mehr bewegen, hat starke Schmerzen und die Knöchelregion ist erheblich angeschwollen. Zur Behandlung werden Weber-A-Brüche in einer Orthese für 4–6 Wochen ruhig gestellt. Auch nicht verschobene Weber-B-Brüche können evtl. so behandelt werden. Alle anderen Bruchformen werden operativ versorgt (Osteosynthese), und zwar möglichst innerhalb von 6–8 Std. Wegen der Gelenkbeteiligung besteht die Gefahr eines vorzeitigen Gelenkverschleißes (Arthrose).

Knöchelödem, →Ödem in der Knöchelgegend.

Knöchelverstauchung, →Sprunggelenkverstauchung.

Knochen, Os, fester, aber elastischer Bestandteil des Skeletts, der aus Knochengewebe besteht. Knochen sind durch die eingelagerten Kalksalze sehr widerstandsfähig gegen Druck, Biegung und Drehung. Die Knochen bilden das

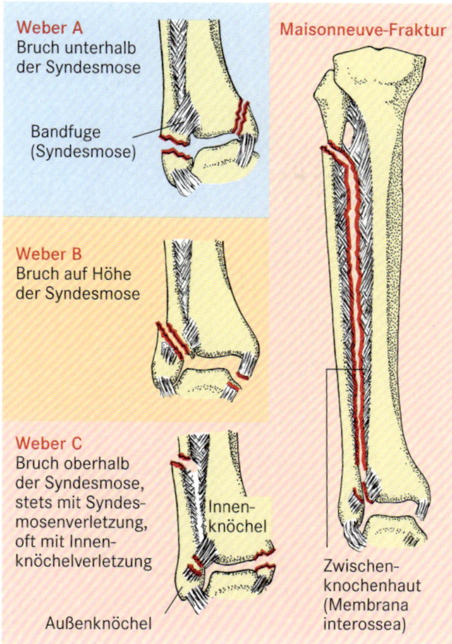

Knöchelbruch. Einteilung der Außenknöchelbrüche nach Weber. Die Maisonneuve-Fraktur ist ein Sonderfall des Weber-C-Bruches; das Wadenbein ist weiter oben gebrochen und die Zwischenknochenhaut zerrissen.

Gerüst des Körpers, an ihnen setzen die Skelettmuskeln an. Im Knochenmark findet die Blutbildung statt. Außerdem schützen z. B. die Schädelknochen den Körper vor schädlichen Einflüssen.

■ **Aufbau und Ernährung der meisten Knochen** Außen überzieht die →Knochenhaut den Großteil des Knochens, nach innen folgen eine harte Knochenrinde (Kompakta, Kortikalis, auch Substantia corticalis bzw. compacta) und ein weiches Gerüst aus zarten Knochenbälkchen (Spongiosa, Substantia spongiosa). Diese Konstruktion macht die Knochen stabil und dennoch leicht. Die Hohlräume zwischen den Knochenbälkchen (Knochenmarkhöhle) werden vom →Knochenmark ausgefüllt. Der Knochen wird auf zwei Wegen mit Blut und Nährstoffen versorgt: Aus der Knochenhaut sprossen winzige Blutgefäße von außen in den Knochen ein, größere Arterien durchbohren die Knochenrinde, ziehen zum Markraum und verzweigen sich dort zu einem Gefäßnetz, das den Knochen von innen versorgt. Beide Systeme sind durch kleine Gefäße miteinander verbunden.

■ **Einteilung** Unterschieden werden nach der Form lange (z. B. Oberarmknochen), platte (z. B. Schulterblatt), kurze (z. B. Handwurzelknochen) und unregelmäßig geformte Knochen (z. B. die Wirbel). Nach der Anordnung des Knochengewebes werden Bälkchen und Lamellenknochen unterschieden.

Knochenabbau, →Osteolyse.

Knochen|atrophie, Knochenschwund, Verlust an Knochengewebe, z. B. bei der →Osteoporose, der →Osteolyse oder der →Sudeck-Krankheit.

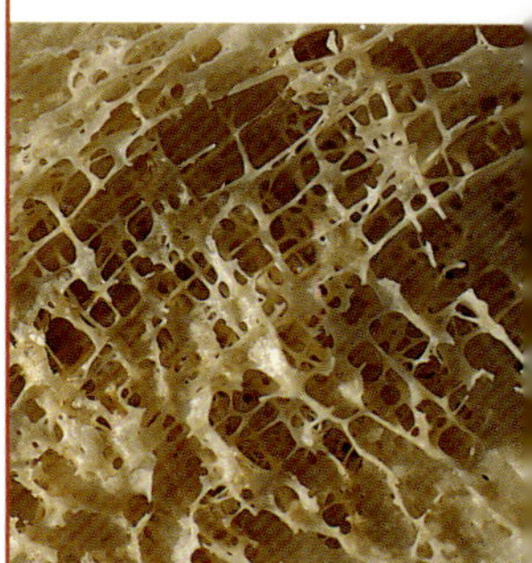

Knochen. Mikroskopische Aufnahme eines Oberschenkelhalsknochens. Deutlich ist die Bälkchenstruktur zu erkennen.

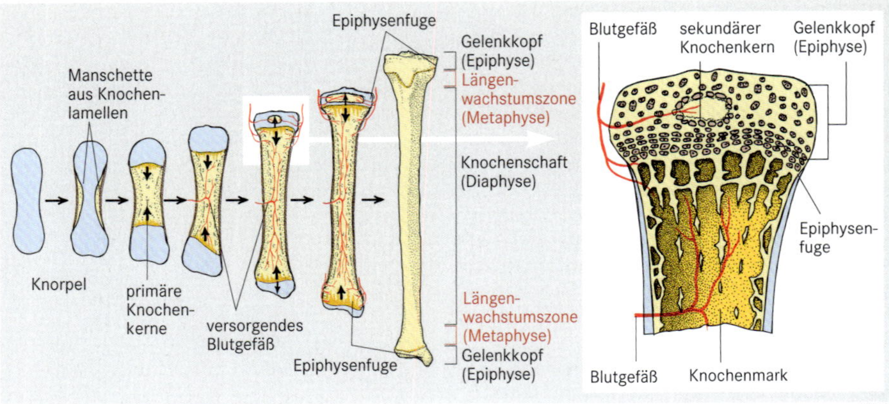

Knochenbildung. Bei der indirekten Knochenbildung wird Knorpelgewebe sukzessive durch Knochengewebe ersetzt. Alles Längenwachstum von Knochen erfolgt auf diese Weise.

Knochenbildung, Osteogenese, Ossifikation, Entstehung von Knochengewebe.

Es gibt drei verschiedene Arten von Zellen, die am Auf-, Um- und Abbau des Knochens beteiligt sind. Die **Osteoblasten** scheiden die Knochengrundsubstanz **(Osteoid)** aus, die hauptsächlich aus kollagenen Fasern und weicher Grundsubstanz ohne mineralische Einlagerungen besteht. Die unverkalkte Knochenmatrix wird durch Einlagerung von Kalziumphosphat und Kalziumkarbonat gehärtet (Mineralisation). Diese kristallisieren entlang der Kollagenfasern der Knochenmatrix aus und bilden eine Höhle um die Osteoblasten. So eingeschlossene, ruhende Knochenzellen werden **Osteozyten** genannt. Sie sind arm an Mitochondrien, nicht mehr teilungsfähig und reich an zytoplasmatischen Fortsätzen, mit denen sie untereinander in Verbindung stehen. Der Knochenaufbau steht in einem dynamischen Gleichgewicht mit dem Knochenabbau durch die vielkernigen und an Mitochondrien reichen **Osteoklasten.** Ständig werden Knochenminerale in die Blutbahn abgegeben und von dort wieder aufgenommen. Dadurch ist der Knochen in der Lage, sich in Umbauphasen des Skeletts, etwa im Wachstum oder in der Heilungsphase nach Knochenbrüchen, den veränderten Anforderungen anzupassen. Auch während der Schwangerschaft werden auf diese Weise Knochenminerale zur Verfügung gestellt.

Während der Embryonalentwicklung befinden sich an den Stellen der späteren Knochen zunächst zusammenhängende Stränge aus embryonalem Bindegewebe. Von diesem Stadium ausgehend gibt es zwei Wege der Knochenbildung: die direkte Knochenbildung (desmale Ossifikation) und die indirekte Knochenbildung (chondrale Ossifikation).

■ **Direkte Knochenbildung (desmale Ossifikation)** Dabei erfolgt die Knochenbildung innerhalb des embryonalen Bindegewebes über eine Anhäufung von Knochen bildenden Zellen, den Osteoblasten. Die von diesen gebildete Grundsubstanz des Knochens verkalkt vor und teilweise nach der Geburt in Form der Knochenbälkchen (Trabekula), die sich netzartig miteinander verbinden und die typische Struktur der Geflechtknochen (Bindegewebsknochen) bilden. Knochen des Schädeldaches, die Mehrzahl der Gesichtsknochen und das Schlüsselbein verknöchern auf diesem direkten Weg.

■ **Indirekte Knochenbildung (chondrale Ossifikation) und Knochenwachstum** Die meisten Knochen des Körpers werden knorpelig vorgebildet und verknöchern erst über einen Umweg. Zunächst entstehen aus den embryonalen Bindegewebssträngen Stäbe aus hyalinem Knorpel. Der Knorpel wird in einem zweiten Entwicklungsabschnitt Stück für Stück durch Knochengewebe ersetzt. Bei dieser Verknöcherung der knorpeligen Zwischenstufe unterscheidet man eine im Knorpelinneren ablaufende Verknöcherung **(enchondrale Ossifikation)** und eine von der Knorpelhaut, dem Perichondrium, ausgehende äußere Verknöcherung **(perichondrale Ossifikation),** die parallel zueinander stattfinden. Das Längenwachstum geschieht durch enchondrale Ossifikation, wobei im Innern des Knorpelstabes ein primärer Knochenkern entsteht, der durch schichtweise Auflösung von Knorpel und Anlagerung von Knochen allmählich größer wird. In einer späteren Phase dringen Blutgefäße auch in die Gelenkköpfe (Epiphysen) ein, wodurch dort sekundäre Knochenkerne entstehen, die (z. T. erst nach der Geburt) die Räume der beiden Gelenkköpfe ausfüllen. Beim Dickenwachstum durch perichondrale Ossifikation bildet sich um den Knochenschaft (Diaphyse) des knorpelig vorgebildeten Skelettstücks eine Hülle aus Osteoblasten, die eine Knochenmanschette erzeugen, während der Knorpel im Innern zunehmend verkalkt. Die perichondrale Knochenmanschette verschmilzt später mit den aus dem Knocheninneren herauswachsenden Knochenkernen. Oberflächennah bildet sich durch weiteren Umbau die sehr dichte Knochenrinde (Kortikalis). Auch durch chondrale Ossifikation entsteht zunächst ein Geflechtknochen, der im Laufe der ersten Lebensjahre unter Belastung durch den stabileren Lamellenknochen ersetzt wird. Dabei bilden sich v.a. im Zentrum größerer Knochen neue Hohlräume, in denen die Knochensubstanz nur in Form von lockeren Bälkchen erhalten bleibt (Schwammknochen bzw. Spongiosa). Dadurch wird Gewicht eingespart und Platz für das Knochenmark geschaffen. Zwischen Gelenkkopf und Knochenschaft bleibt lange Zeit eine Zuwachszone für Knorpel erhalten, die Epiphysenfuge, die erst mit Beendigung des Körperwachstums endgültig durch Knochen ersetzt wird.

Knochenbruch, Fraktur, Kontinuitätsunterbrechung eines Knochens unter Bildung von mindestens zwei Bruchstücken (Fragmenten), die durch einen Bruchspalt voneinander getrennt sind. Eine Sonderform ist die **Infraktion,** bei der sich nur ein Spalt (Fissur), eine Delle (Impression) oder eine Stufe findet, ohne dass der Knochen vollständig durchtrennt ist.

■ **Ursache und Einteilung** Die meisten Knochenbrüche sind verletzungsbedingt **(traumatische Fraktur).** Bei direktem Knochenbruch bricht der Knochen am Ort der Gewalteinwirkung, beim indirekten ist der Ort der Gewalteinwirkung nicht identisch mit dem Ort des Bruches. Je nach Art der Gewalteinwirkung kommt es zu einem **Biegungsbruch** (Flexionsfraktur), wobei sich oft ein Biegungskeil als drittes Fragment loslöst, oder – durch Drehung eines an einem Ende fixierten Röhrenknochens – zu einem **Drehungsbruch** (Spiralbruch, Torsionsfraktur) mit einem spiralförmigen Bruchspalt. Ein **Defektbruch** geht mit Verlust von Knochensubstanz einher. Ein **Stauchungsbruch** (Kompressionsfraktur) entsteht durch Quetschung oder Einwirken einer Druckkraft in Längsrichtung des Knochens. Er entsteht z.B. an Wirbelkörpern durch Sturz auf das Gesäß oder den Kopf. Ist ein langer Röhrenknochen betroffen, kann sich der Knochenschaft in sein gelenkbildendes Endstück (Epiphyse) verkeilen. Bei einer **Extensionsfraktur** wirkt die Gewalt auf eine gestreckte Gliedmaße.

Im Gegensatz zu den verletzungsbedingten Knochenbrüchen treten **Spontanbrüche** z.B. als Ermüdungsbruch durch Dauerbelastung auf. Sie können auch Folge einer veränderten Knochenstruktur wie bei →Osteoporose oder Tumoren des Knochens sein.

■ **Befund** Ein einfacher Bruch liegt vor, wenn der Knochen an einer Stelle in zwei Einzelteile (Fragmente) zerbricht. Beim **Mehrfragmentbruch** handelt es sich um 3–6, beim **Trümmerbruch** um mehr als sechs Fragmente. Bricht der Knochen an zwei Stellen, zwischen denen sich ein größeres Bruchstück befindet, wie dies z.B. durch eine Stoßstangenverletzung verursacht werden kann, spricht man von einem **Stückbruch.**

Eine **Fragmentverschiebung** (Dislokation), die Verschiebung der Bruchenden, kann durch von außen einwirkende Gewalt, Muskelzug an den Fragmenten, falsche Lagerung und zu frühe Bewegung oder Belastung entstehen. Werden Knochenfragmente nach innen verschoben, spricht man von einer **Impressionsfraktur,** z.B. durch Gewalteinwirkung auf den Schädel. Beim **geschlossenen** Knochenbruch ist die Haut über der Verletzung intakt. Beim **offenen** Knochenbruch sind Haut und Weichteile über der Bruchstelle verletzt.

Sichere **Knochenbruchzeichen** sind eine Fehlstellung durch Verschiebung, eine abnorme Beweglichkeit, ein fühl- oder hörbares Knochenreiben (Krepitation) bei Bewegung sowie die bei einem offenen Bruch sichtbaren Knochenteile. Unsichere Knochenbruchzeichen sind Schmerzen, Schwellung, Blutergüsse und eine Störung der Beweglichkeit. Die Diagnose wird durch Röntgenaufnahmen, gelegentlich auch Computertomografie oder mittels anderer bildgebender Verfahren gestellt. Bei jedem Knochenbruch sind Verletzungen von Nerven, Gefäßen, Weichteilen oder inneren Organen möglich.

■ **Behandlung** Der einfache Knochenbruch kann oft durch eine **Ruhigstellung** in einem Gipsverband behandelt werden. Ist der Bruch verschoben, muss er vorher wieder eingerichtet werden. Brüche mit Gelenkbeteiligung, offene Knochenbrüche und stärker verschobene Brüche werden meist operativ versorgt (→Osteosynthese). Beim älteren Menschen wird ein Knochenbruch der Beine meist operiert, um eine frühzeitige Mobilisation zu ermöglichen.

Die Heilungsdauer ist abhängig vom Alter des Betroffenen: Beim Kind heilt der Knochenbruch schneller als beim Erwachsenen. Ferner bestimmen die Lokalisation des Knochenbruchs, die Durchblutung und Begleitverletzungen die Heilungsdauer. Sie schwankt zwischen 2–3 Wochen, z.B. beim Fingerbruch oder bei günstigem Verlauf eines Grünholzbruchs, und drei Monaten, z.B. beim Bruch des Kahnbeins oder des Beckens. Röntgenkontrollen geben Aufschluss über den Fortschritt der Bruchheilung.

Als Komplikation besteht bei offenen Knochenbrüchen die Gefahr der bakteriellen Verschmutzung der Weichteile und des Knochens mit nachfolgender Infektion und →Knochenmarkentzündung. Brüche großer Knochen wie Becken oder Oberschenkelknochen können einen erheblichen, evtl. lebensgefährlichen Blutverlust verursachen. Durch die Schwellung kann es zu einem →Kompartmentsyndrom kommen. Eine verzögerte Knochenbruchheilung oder die Bildung eines →Falschgelenks sind weitere mögliche Komplikationen. Ein Knochenbruch mit Gelenkbeteiligung hat oft

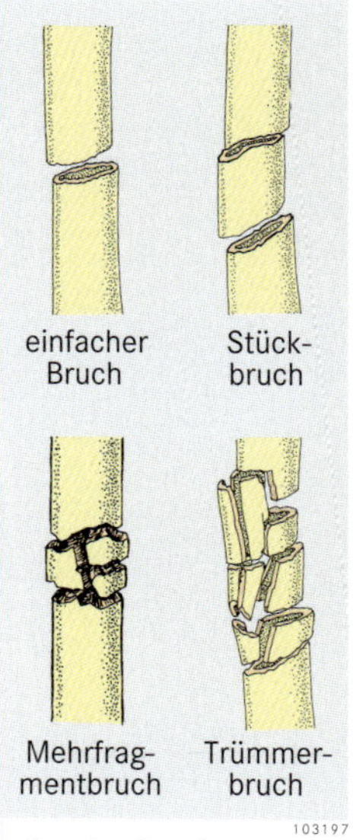

Knochenbruch. Verschiedene Bruchformen

einen vorzeitigen Verschleiß im betreffenden Gelenk (→Arthrose) zur Folge.

Knochenbrüchigkeit, vermehrte Zerbrechlichkeit der Knochen. Sie tritt z. B. als Folge einer →Osteoporose, bei der →Glasknochenkrankheit oder bei Knochenmetastasen auf.

Knochenentzündung, Osteitis, Ostitis, entzündliche Erkrankung des Knochens. Im Unterschied zur →Knochenmarkentzündung geht die Knochenentzündung nicht vom Markraum, sondern von den äußeren Anteilen des Knochens, der Knochenrinde, aus.

■ **Ursache** Die Knochenentzündung kann die Folge von Krankheitserregern (meist Bakterien, selten Viren) sein, aber auch im Rahmen anderer Erkrankungen (z. B. →Paget-Krankheit, →Sarkoidose) oder als **Ostitis condensans** mit vermehrter Knochenverhärtung unbekannter Ursache auftreten.

■ **Befund** Es treten starke Schmerzen auf, die v. a. bei Belastung zunehmen. Auch Abgeschlagenheit und Fieber können sich zeigen.

■ **Behandlung** Wichtig ist die Ruhigstellung und Entlastung des Knochens. Die Infektion wird je nach Krankheitserreger mit entsprechenden Medikamenten (z. B. Antibiotika, Tuberkulostatika) behandelt. Abgestorbenes Gewebe muss operativ entfernt werden.

Knochenerweichung, gestörter Einbau von Mineralstoffen in die Grundsubstanz des Knochens. Aufgrund der dadurch fehlenden Verkalkung bleibt der Knochen weich und verbiegt sich. Beim Kind heißt die Knochenerweichung **Rachitis** (Englische Krankheit), beim Erwachsenen **Osteomalazie.** Die Rachitis tritt in Deutschland kaum noch auf, v. a. aufgrund der bei Säuglingen routinemäßig verordneten →Rachitisprophylaxe. Insbesondere bei kleinen Kindern und älteren Menschen müssen genügend Sonneneinstrahlung und eine ausgewogene Ernährung sichergestellt sein.

■ **Ursache** In den meisten Fällen liegt eine Störung im Vitamin-D-Stoffwechsel vor. Diese kann bedingt sein durch Eiweißmangelernährung, Beeinträchtigung der Nährstoffaufnahme im Magen-Darm-Trakt oder zu wenig UV-Licht, das der Körper zur Bildung von Vitamin D braucht.

Auch bei Nieren- und Leberkrankheiten kann die Bildung von Vitamin D beeinträchtigt sein. Selten sind primär Vitamin-D-unabhängige Störungen wie der →Phosphatdiabetes. In leichter Form kann die Knochenerweichung in der Schwangerschaft und der Stillperiode auftreten.

■ **Befund** Beim Kind kommt es zum verzögerten Verschluss der Schädelnähte oder zur Erweichung der Schädelknochen **(Kraniotabes),** zu Auftreibungen der Knorpel-Knochen-Grenze der Rippen **(rachitischer Rosenkranz)** und zu verzögertem Zahndurchbruch und Neigung zu Karies. Bei Kindern und Erwachsenen resultieren Verformungen des gesamten Skeletts, insbesondere Verbiegungen der Wirbelsäule, Umformung des Beckens und Verkrümmungen der Oberschenkelknochen, meist mit O-Beinen. Die Betroffenen leiden dadurch unter Schmerzen, die v. a. bei Belastung auftreten. Zusätzlich kommt es vorwiegend bei Kindern zu unspezifischen Symptomen wie Unruhe, erhöhter Reizbarkeit und schlaffer Muskulatur; selten treten auch Krampfanfälle auf. Im Röntgenbild sind die typischen Knochenveränderungen gut zu sehen, im Blut sind die Konzentrationen von Kalzium, Phosphat und alkalischer Phosphatase verändert.

■ **Behandlung** Neben der Therapie der Grunderkrankung werden Vitamin-D- und Kalzium-Präparate verordnet. Die Wirbelsäule kann mit einem Korsett stabilisiert werden, Knochenfehlstellungen bedürfen manchmal einer operativen Korrektur. Insbesondere bei kleinen Kindern und älteren Menschen müssen genügend Sonneneinstrahlung und eine ausgewogene Ernährung sichergestellt sein.

Knochenfuge, →Synarthrose.

Knochenhaut, Periost, gelbliche, bindegewebige Hülle, die einen Knochen umgibt und schützt. Die Knochenhaut ist sehr schmerzempfindlich. Sie besteht aus einer äußeren, faserreichen Schicht, mit der sich Sehnen und Bänder reißfest verbinden, sowie einer nerven- und gefäßreichen inneren Schicht, von der aus der Knochen mit Nährstoffen versorgt wird.

Knochenhautentzündung, Periostitis, akute oder chronische Entzündung der Knochenhaut. Sie tritt häufig zusammen mit einer →Knochenmarkentzündung oder →Knochenentzündung auf.

■ **Ursache** Auslöser sind häufig mechanische Reize (z. B. Prellungen, Quetschungen, Überlastung beim Sport). Auch Krankheitserreger, die von anderen Krankheitsherden einwandern (z. B. bei Sehnenscheidenentzündungen) oder direkt durch Verletzungen oder Operationen eindringen, können eine entzündliche Reaktion hervorrufen. Sie können auch über den Blutweg zur Knochenhaut gelangen, z. B. bei Tuberkulose, Syphilis oder Typhus.

■ **Befund** Der Kranke klagt über Schmerzen in Ruhe, bei Berührung und Belastung. Der betroffene Knochenabschnitt ist geschwollen, meist ist die Beweglichkeit eingeschränkt. Bei einer bakteriellen Infektion mit Eiterbildung kann der Eiter durch eine vorhandene Wunde abfließen oder als Weichteilfistel durch die Haut brechen. Im Röntgenbild sind die Veränderungen zu erkennen.

■ **Behandlung** Die Grunderkrankung wird therapiert, der betroffene Bereich ruhig gestellt. Eventuell ist eine chirurgische Ausräumung des Entzündungsherdes notwendig.

Knochenkrankheiten, Erkrankungen oder Fehlbildungen der knöchernen Strukturen des Körpers.

■ **Verletzungen** Gewalteinwirkung oder krankhafte Veränderungen sind die Ursachen für einen Knochenbruch, der an allen knöchernen Elementen des Skeletts auftreten kann. Eine ständige Überbelastung führt zur Ermüdung des Knochengewebes.

■ **Entzündungen** Bakterielle, seltener virale Infektionen lösen Knochen-, Knochenhaut- und Knochenmarkentzündungen aus, die oft gleichzeitig auftreten.

■ **Geschwülste** Sowohl gutartige als auch bösartige Knochentumoren entstehen aus den im Knochen vorhandenen Gewebe- und Zellformen, greifen aus anderen Organen und Geweben auf den Knochen über oder siedeln sich als Knochenmetastasen dort ab.

■ **Störungen des Knochenaufbaus** Zu den Allgemeinerkrankungen, die die Struktur des Knochengewebes beeinträchtigen, gehören die Glasknochenkrankheit, die Marmorknochenkrankheit, die Jaffé-Lichtenstein-Krankheit und die Paget-Krankheit. Durchblutungsstörungen des Knochengewebes führen zum Gewebeuntergang, ein verminderter Einbau von Mineralsalzen ruft Osteodystrophien hervor. Störungen der Auf- und Abbauprozesse führen zu erheblichen Knochendefekten, die oft ein erhöhtes Risiko für spontane Knochenbrüche und Verformungen der Knochen mit sich bringen.

■ **Fehlbildungen** Angeborene Fehlbildungen (z. B. Fußdeformitäten, Dysmelien) treten schon bei Neugeborenen zutage. Auch im späteren Leben, v. a. in den Wachstumsphasen der Kinder und Jugendlichen, können Entwicklungsstörungen des knöchernen Skelettsystems zu Veränderungen der Knochen führen.

■ **Siehe auch**

→ Entzündung · Glasknochenkrankheit · Jaffé-Lichtenstein-Krankheit · Kienböck-Krankheit · Knochenbruch · Knochenentzündung · Knochenerweichung · Knochenhautentzündung · Knochenmarkentzündung · Knochenmarkschwund · Knochennekrose · Knochentumoren · Marmorknochenkrankheit · Osteoblastom · Osteochondrose · Osteoidosteom · Osteolyse · Osteom · Osteoporose · Osteosarkom · Paget-Krankheit · Sudeck-Krankheit

Knochenkrebs, bösartige →Knochentumoren; häufig als →Osteosarkom.

Knochenleitung, Fortleitung des Schalls über den Schädelknochen zum Innenohr, die bei der →Hörprüfung getestet wird.

Knochenmark, Medulla ossium, Substanz zwischen den Spongiosa-Bälkchen eines Knochens. Die Gesamtheit der Zwischenräume zwischen den Knochenbälkchen wird als Knochenmarkhöhle (Cavum medullare, Cavitas medullare, Markraum) bezeichnet. (→Röhrenknochen).

■ **Rotes Knochenmark** (Medulla ossium rubra): Das rote Knochenmark ist der Ort der →Blutbildung und besteht aus retikulärem Bindegewebe, Retikulumzellen und Knochenmarkzellen, also den Stammzellen sowie den Vorstufen von Blutzellen in verschiedenen Reifungszuständen. Es befindet sich beim Erwachsenen in platten Knochen (Rippen, Brustbein, Schulterblätter, Darmbein, Schädeldachknochen), Röhrenknochen und Hand- und Fußwurzelknochen und kann mittels einer Knochenmarkpunktion gewonnen werden. Die Markhöhlen der übrigen Knochen sind nur beim Kind mit rotem Mark gefüllt.

■ **Gelbes Knochenmark** (Fettmark, Medulla ossium flava): Das gelbe Knochenmark besteht v. a. aus Fettzellen und Bindegewebe. Es ist nicht blutbildend und ersetzt im Verlauf der Kindheit das rote Knochenmark der meisten Knochen.

Knochenmark|aplasie, aplastische Anämie (→Knochenmarkschwund).

Knochenmarkausstrich, auf einem Objektträger dünn verteiltes Knochenmark, das mit Spezialfarbstoffen angefärbt wird und so die mikroskopische Diagnose von Knochenmarkerkrankungen ermöglicht.

Knochenmarkbiopsie, →Knochenmarkentnahme.

Knochenmarkdepression, →Panmyelopathie.

Knochenmarkentnahme, Gewinnung von Knochenmarkzellen meist zu diagnostischen Zwecken. Eine typische Form der Knochenmarkentnahme ist die **Knochenmarkpunktion.** Nach örtlicher Betäubung führt der Arzt eine Hohlnadel z. B. in den Beckenknochenrand (Beckenkammpunktion) oder das Brustbein (Sternalpunktion) ein. In der anschließenden Phase der Aspiration saugt er mit einer Spritze das Knochenmark ab. Bei einer **Knochenmarkbiopsie** gewinnt er zusätzlich strukturiertes Gewebe mittels einer Knochenmarkstanze, durch die ein dünner Knochenmarkzylinder entnommen wird. Im Anschluss an die Knochenmarkentnahme wird das gewonnene Zell- und Gewebematerial mikroskopisch untersucht. Knochenmarkentnahmen werden zur Diagnose von bösartigen Krankheiten, insbesondere von Blut- und Lymphknotenkrebs, Knochenmarkschwund, bei bestimmten angeborenen Immun- und Stoffwechselkrankheiten sowie auch im Rahmen einer →Knochenmarktransplantation durchgeführt. Letztere erfolgt in Vollnarkose des Knochenmarkspenders.

Knochenmarkentzündung, Osteomyelitis, Entzündungsprozess im Knochenmark durch eine Infektion des Markraums. Die Knochenmarkentzündung ist meist verbunden mit einer Entzündung der umgebenden Knochenstrukturen.

■ **Ursache und Einteilung** Die **akute Knochenmarkentzündung** kann durch die Verschleppung von Keimen über den Blutweg bei einer Allgemeininfektion (endogene Kno-

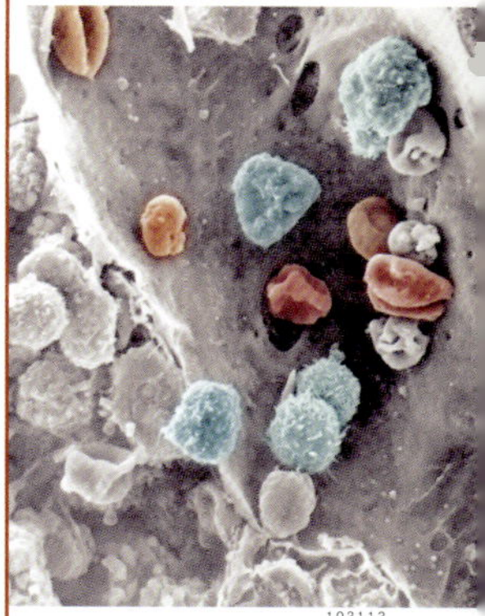

103113

Knochenmark.
In den Hohlräumen des Knochenmarks werden die Blutzellen gebildet (rasterelektronenmikroskopische Aufnahme). Fast alle Öffnungen sind von weißen (blau eingefärbt) oder roten (rot eingefärbt) Blutzellen ausgefüllt, die in Richtung Gefäßsystem wandern.

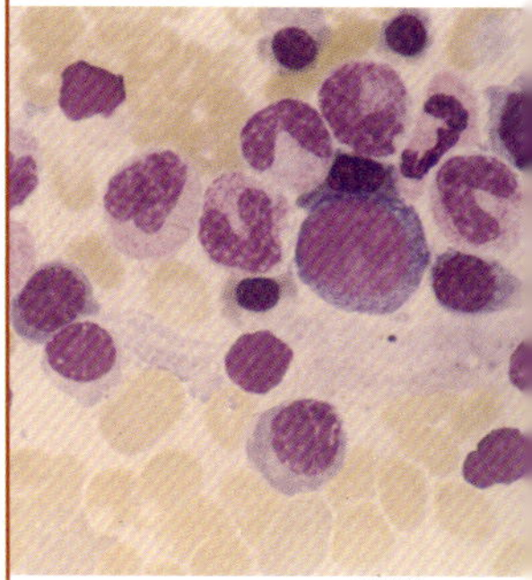

101043

Knochenmarkentnahme.
Die bei der Knochenmarkpunktion gewonnenen Zellen werden im Lichtmikroskop untersucht: Normalbefund mit verschiedenen Entwicklungsstufen der roten und weißen Blutkörperchen sowie der Granulozyten.

chenmarkentzündung), den Einbruch einer Entzündung des benachbarten Gewebes in die Markhöhle oder durch ein Eindringen des Erregers von außen (exogene Knochenmarkentzündung, z. B. bei offenen Knochenbrüchen) entstehen. Oft handelt es sich bei den Krankheitserregern um Staphylokokken. Die Säuglingsosteomyelitis tritt nach einer Nabelschnurinfektion auf, und es besteht eine hohe Gefahr für eine Blutvergiftung. Die **chronische Knochenmarkentzündung** entsteht infolge einer nicht ausgeheilten akuten, meist exogenen Knochenmarkentzündung. **Sonderformen** sind die durch spezifische Krankheitskeime verursachten Infektionen, z. B. durch die Erreger von Tuberkulose, Syphilis, Lepra und Typhus.

■ **Befund** Die Knochenmarkentzündung nimmt je nach Aggressivität des Erregers, Abwehrstärke und Alter des Betroffenen und der Durchblutung der Knochen einen unterschiedlichen Verlauf. Die **akute, eitrige Knochenmarkentzündung** führt zu Fieber, Schüttelfrost und Schmerzen, insbesondere bei einer Gelenkbeteiligung. Der Betroffene nimmt eine schmerzlindernde Schonhaltung ein. Der Bereich des erkrankten Knochens zeigt eine Rötung, Überwärmung, Schwellung und Funktionseinschränkung. Im Markraum bilden sich kleine Abszesse. Die Eiterherde können durch die Knochenhaut treten oder in der Nähe von Gelenken eitrige Gelenkergüsse hervorrufen und schließlich zur Zerstörung des Knochengewebes führen (Sequesterbildung) oder Aussparungen im Knochen (Totenlade) verursachen. Dadurch wächst die Gefahr von spontanen Knochenbrüchen. Außerdem ist die Bildung einer Fistel möglich, über die sich Eiter entleert. Eine Blutvergiftung durch die Aussaat von Krankheitserregern über das Blut kann entstehen. Bei Kindern sind bleibende Fehlstellungen bzw. Gelenkschäden und Wachstumsstörungen möglich. Bei einer **chronischen Knochenmarkentzündung** entstehen gelegentlich auch Fistelkarzinome. Zur Diagnostik dienen Blutuntersuchungen, mikrobiologische Untersuchungen des Wundabstrichs oder einer Punktion, Röntgenaufnahmen sowie evtl. weitere bildgebende Verfahren.

■ **Behandlung** Die Therapie beginnt mit der sofortigen Ruhigstellung (z. B. mithilfe einer Gipsschiene) und Bettruhe. Eine hoch dosierte, intravenöse Antibiotikatherapie wird eingeleitet. Oft ist eine operative Entfernung der Eiterherde und des abgestorbenen Knochengewebes mit anschließender Spülung der Wunde mittels einer Spül-Saug-Dränage oder einer lokalen Antibiotikatherapie notwendig. Heilt eine akute Knochenmarkentzündung nicht richtig aus, treten oft über Jahre hinweg immer wieder entzündliche Schübe auf.

Knochenmarkinsuffizienz, →Knochenmarkschwund.

Knochenmarkpunktion, →Knochenmarkentnahme.

Knochenmarkschwund, Störung der Blut bildenden Zellen im Knochenmark. Eine **Knochenmarkinsuffizienz** führt zu einer deutlich verringerten Zahl der Knochenmarkzellen, wobei die drei Blutzellreihen (rote und weiße Blutzellen, Blutplättchen) in unterschiedlichem Ausmaß betroffen sein können. Bei einer **aplastischen Anämie** (Knochenmarkaplasie) fehlen die blutbildenden Zellen im Knochenmark vollständig. Alle drei Blutzellreihen sind von der Störung betroffen. Der Knochenmarkschwund gehört zu den →Panmyelopathien.

■ **Ursache** Es gibt angeborene Formen des Knochenmarkschwunds wie die →Fanconi-Anämie. Häufiger sind jedoch erworbene Faktoren die Ursache: Virale oder bakterielle Infektionen, Strahleneinwirkung durch Radioaktivitätsunfälle oder eine Strahlentherapie, Chemotherapie, Giftstoffe (z. B. Benzol) können einen Knochenmarkschwund zur Folge haben. Auch Antikörperbildung (z. B. bei Autoimmunerkrankungen), Tumoren des Knochenmarks oder seltene Medikamentennebenwirkungen (z. B. von Chloramphenicol oder Goldmedikamenten) können zugrunde liegen.

■ **Befund** Anzeichen einer Anämie wie Schwäche, Blässe, Herzrasen und Atemnot, einer Granulopenie wie schwere lokale oder generalisierte Infektionen oder eines Blutplättchenmangels (Thrombopenie) wie Hauteinblutungen (Petechien und Hämatome) deuten auf einen Knochenmarkschwund hin. Die Diagnose wird nach dem mikroskopischen Bild von Blut und Knochenmarkausstrich gestellt.

■ **Behandlung** Zunächst werden die Symptome der Krankheit behandelt: Die Blutbildung kann z. B. stimuliert werden mit anabolen Steroiden oder mit gentechnisch hergestellten Wachstumsfaktoren. Bei Blutungsneigung oder schwerer Anämie müssen Blutprodukte übertragen werden. Nur ein geringer Teil der Erkrankungen heilt spontan aus; eine Knochenmarktransplantation kann bei bestimmten Formen zur Heilung führen.

Knochenmarktransplantation, Abk. **KMT,** Übertragung blutbildender Zellen des Knochenmarks von einem Spender auf einen Empfänger. Als vorbereitende Maßnahme (Konditionierung) wird das Empfängerknochenmark durch eine hoch dosierte Chemo- oder Radiochemotherapie zerstört (myeloablative Hochdosistherapie). Die Knochenmarktransplantation dient der Behandlung von angeborenen Erkrankungen des Immunsystems oder der Blutbildung, einer Reihe von Stoffwechselkrankheiten sowie verschiedener bösartiger Erkrankungen.

■ **Formen** Bei der **autologen Knochenmarktransplantation** ist der Empfänger sein eigener Spender: Dazu werden ihm zunächst Knochenmarkstammzellen entnommen und

Knochenmark-transplantation
→ GEO **Dossier**
Geboren zum Lebenretten, Bd. 10

tiefgefroren aufbewahrt – zum Schutz vor der dann anschließenden Hochdosistherapie, die derart intensiv ist, dass das Knochenmark sich nicht spontan erholen würde. Nach der Chemotherapie werden die Knochenmarkzellen zurückgegeben. Diese Behandlung ist nur geeignet für Krebskrankheiten, die nicht vom Knochenmark ausgehen. Die autologe Knochenmarktransplantation wird in Isolationspflege durchgeführt; nach durchschnittlich zehn Tagen wächst das Knochenmark an. Komplikationen sind v. a. Infektionen und Rückfälle der bösartigen Erkrankung.

Bei der **allogenen Knochenmarktransplantation** werden Blutstammzellen einer anderen Person auf den Empfänger übertragen. Als Spender geeignet sind nur Menschen, die bezüglich einer Gruppe von Oberflächenmarkern auf ihren Blutzellen weitgehend mit dem Empfänger identisch sind (→Gewebeverträglichkeit). Die allogene Knochenmarktransplantation wird unter besonderen hygienischen Bedingungen durchgeführt. Nach der Behandlung muss zur Eindämmung der →Transplantat-Anti-Wirt-Reaktion das Immunsystem für mehrere Monate medikamentös unterdrückt werden (→Immunsuppressiva). Komplikationen sind daher insbesondere schwere Infektionen, Leber- und Nierenversagen durch die Medikamente oder Abstoßungsreaktionen. Aber auch Rückfälle bei bösartigen und aplastischen Erkrankungen sowie eine bösartige Zweiterkrankung, z. B. durch die medikamentöse Behandlung, können auftreten. In vielen Fällen entwickelt sich nach Monaten eine Toleranz des neuen Immunsystems gegen den Empfänger, sodass eine dauerhafte Behandlung nicht erforderlich ist.

■ **Transplantatgewinnung** Die Stammzellen werden zunehmend seltener durch →Knochenmarkentnahme gewonnen, sondern immer häufiger durch Stammzellseparation. Hierzu werden mit Wachstumsfaktoren Knochenmarkstammzellen mobilisiert, in das Blut zu wandern, und dort mit einer Maschine selektiv abgesammelt. Die Stammzellseparation ist weniger schmerzhaft als die Knochenmarkentnahme und erfordert keine Narkose, das Transplantat wird möglicherweise vom Empfänger auch besser vertragen und wächst schneller an. Eine dritte Transplantationsquelle v. a. für Empfänger, für die kein gut passendes Knochenmark zur Verfügung steht, ist allogenes Nabelschnurblut.

■ **Transplantation** Die Übertragung erfolgt durch Infusion des Knochenmarks oder der Stammzellen in die Vene; die Knochenmarkzellen siedeln sich in den Knochenmarkhöhlen an und beginnen dort die Bildung von roten und weißen Blutkörperchen und Blutplättchen.

Knochennaht, 1) *Anatomie:* die Schädelnaht (→Schädel).

2) *Chirurgie:* Verfahren zur operativen Behandlung von Knochenbrüchen, bei dem die Knochenfragmente mithilfe einer Drahtnaht fixiert werden.

Knochennekrose, Osteonekrose, Absterben von Knochengewebe aufgrund unterschiedlicher Ursachen.

■ **Ursache** Bei arteriellen Durchblutungsstörungen kommt es zum **Knocheninfarkt.** Die Knochenzellen und das Knochenmark gehen in der Infarktzone zugrunde. Entzündungen, Verletzungen, Strahlenschäden oder Stoffwechselstörungen (z. B. nach langer Kortisontherapie) schädigen direkt die Knochenzellen, sodass diese absterben. **Aseptische Knochennekrosen** entstehen durch Durchblutungsstörungen unbekannter Ursache und treten v. a. bei Kindern und Jugendlichen auf (→Osteochondrosen). Bei einer großen Anzahl von Knochennekrosen bleibt die Ursache unbekannt.

■ **Befund** Der Knocheninfarkt verursacht häufig keine Beschwerden, kann aber auch einen heftigen Schmerz auslösen. Das nekrotische Knochengewebe wird v. a. im Kindesalter in einem langwierigen Reparaturprozess, der mehrere Jahre dauern kann, wieder durch lebendes Gewebe ersetzt, bei Erwachsenen geschieht dies nicht immer. Im Röntgenbild werden Veränderungen erst sichtbar, wenn der Reparaturprozess eingesetzt hat. Das Frühstadium nach einer Durchblutungsstörung kann durch Angiografie, Kernspintomografie und Szintigrafie dargestellt werden.

■ **Behandlung** Neben der Therapie der Grunderkrankung kann evtl. eine chirurgische Ausräumung des abgestorbenen Knochengewebes mit anschließender Auffüllung des Defektes mit Knochenmaterial erfolgen. Zur Förderung der Durchblutung kann auch eine Anbohrung notwendig werden.

Knochenplastik, →Osteoplastik.

Knochenreifung, Prozess der Umwandlung des zunächst knorpelig angelegten Skelettsystems in reife Knochensubstanz im Verlauf von Kindheit und Jugend. In konstanter Reihenfolge bilden sich in den verschiedenen Skelettabschnitten Inseln von Knochenzellen, von denen die Verknöcherung fortschreitet (→Knochenbildung). Im Röntgenbild sind diese als Knochenkerne sichtbar, deren zeitliches Auftreten Rückschlüsse auf das Reifestadium des Skeletts zulässt (Knochenalter). Unter dem Einfluss der mit der Pubertät ansteigenden Bildung von Geschlechtshormonen werden auch die Wachstumszonen des Knochens (Epiphysen) in den Verknöcherungsprozess einbezogen; dadurch kommt es zum Verschluss der Epiphysenfugen und zum Wachstumsstopp.

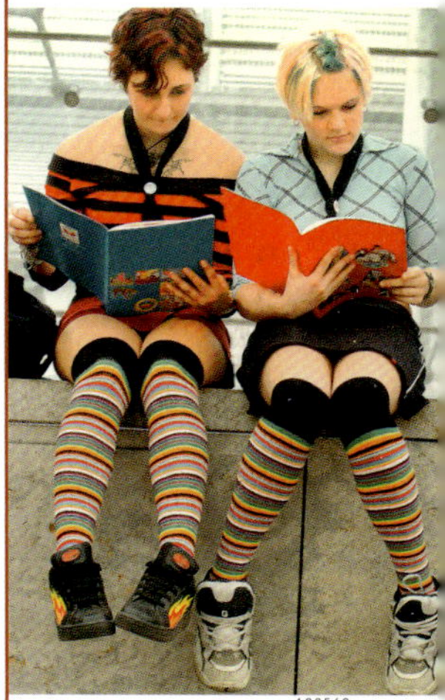

100562

Knochenreifung. Im Laufe der Pubertät wird die Knochernreifung abgeschlossen, das Wachstum kommt zum Stillstand.

Knochenresektion, operative Entfernung von krankem oder überschüssigem Gewebe am Knochen, z. B. bei Knochentumoren.

Knochentumoren: Einteilung nach ihrem Ursprungsgewebe

Ursprungs-gewebe	Gutartige Formen	Bösartige Formen
Knorpel	▪ →Osteochondrom ▪ →Chondrom ▪ →Chondroblastom ▪ Chondromyxoidfibrom	▪ →Chondrosarkom
Knochen	▪ →Osteom ▪ →Osteoidosteom ▪ →Osteoblastom	▪ →Osteosarkom
Knochenmark	▪ Eosinophiles ▪ →Granulom	▪ →Plasmozytom ▪ →Non-Hodgkin-Lymphom ▪ →Ewing-Sarkom
Bindegewebe	▪ Nicht ossifizierendes →Fibrom ▪ Benignes fibröses Histiozytom ▪ Osteoklastom Grad I ▪ Fibröse Dysplasie	▪ Ossäres Fibrosarkom ▪ Malignes fibröses Histiozytom ▪ →Osteoklastom Grad III
Blutgefäße	▪ →Hämangiom ▪ →Lymphangiom	▪ →Hämangiosarkom ▪ Lymphangiosarkom
Muskeln	▪ Leiomyom (→Myom) ▪ Rhabdomyom	▪ Leiomyosarkom (→Sarkom) ▪ Rhabdomyosarkom
Unbekannt	▪ Riesenzelltumor (→Osteoklastom)	▪ Maligner Riesenzelltumor

Knochenschwund, →Knochenatrophie, umgangssprachlich für →Osteoporose.

Knochentuberkulose, Form der →Tuberkulose.

Knochentumoren, sämtliche Geschwülste im Knochen.

▪ **Einteilung** Die **primären Knochentumoren** entspringen direkt im Knochen. Im weiteren Sinne werden hierzu auch die Knorpeltumoren gerechnet. **Gutartige Knochentumoren** bleiben örtlich begrenzt und wachsen langsam. Die **bösartigen** Formen können sich auch in andere Gewebe ausbreiten und an entfernten Orten Metastasen bilden. Bei den **sekundären Knochentumoren** handelt es sich um Tochtergeschwülste aus anderen Organen und Geweben, die auf den Knochen übergegriffen oder sich als Knochenmetastasen dort angesiedelt haben. Am häufigsten metastasieren das Brust-, Prostata-, Bronchial-, Schilddrüsen- und Nierenkarzinom.

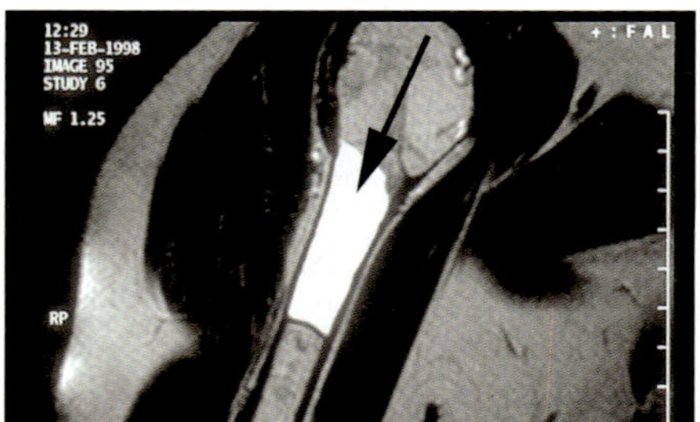

103117

Knochenzyste. Knochenzyste im rechten Oberschenkelknochen (Pfeil) einer 55-jährigen Frau (Kernspintomografie). Das Knochengewebe hat sich aufgelöst.

Sowohl die bösartigen als auch die gutartigen Knochentumoren verursachen am Ort ihrer Ausbreitung Schäden an Nerven und Blutgefäßen und behindern Gelenkfunktionen. Die Knochen werden instabil und es besteht eine erhöhte Gefahr für Knochenbrüche.

▪ **Befund** Die Knochentumoren äußern sich durch wenig spezifische Anzeichen, wie z.B. Auftreibungen der Knochen oder Gliedmaßen, lokale Schmerzen, Bewegungseinschränkungen oder spontane Knochenbrüche. Bei der Diagnose spielen die bildgebenden Verfahren eine wichtige Rolle. Röntgenaufnahmen, Skelettszintigrafie, Angiografie, Kernspin- und Computertomografie geben Aufschluss über Lage, Ausdehnung, Struktur, Begrenzung und Ausbreitung der Knochentumoren im Körper. In Zweifelsfällen ist eine Knochenbiopsie zur Diagnosestellung unerlässlich.

▪ **Behandlung** Solange bei **gutartigen Knochentumoren** keine Beschwerden auftreten, reicht abwartendes Verhalten mit regelmäßigen Kontrolluntersuchungen. Bei Komplikationen werden die Geschwülste operativ entfernt. Die Therapie **bösartiger Knochentumoren** konnte in den letzten Jahren durch die Kombination von Chemotherapie vor und nach einem operativen Eingriff und der radikalen Entfernung des entarteten Gewebes – was in den meisten Fällen eine Amputation bedeutet – erheblich verbessert werden. Auf eine Strahlenbehandlung reagieren nicht alle Knochentumoren. Je nach Tumorart überleben 70–80 % der Betroffenen die ersten fünf Jahre nach der Therapie.

Knochenwachstum, Zunahme der Länge und Dicke von Knochen bei der →Knochenbildung.

Knochenzyste, tumorähnlicher Knochendefekt mit blasiger Hohlraumbildung. Die **juvenile Knochenzyste** (so genannter brauner Tumor) tritt bevorzugt bei Kindern und Jugendlichen unter 15 Jahren auf und verschwindet mit zunehmendem Alter. Meist ist sie im oberen Bereich von Oberarm oder Oberschenkel lokalisiert. Die unregelmäßige Höhle wird von hartem Knochen begrenzt und ist mit seröser Flüssigkeit gefüllt. Die juvenile Knochenzyste verursacht ziehende Schmerzen, Klopfschmerz, und es entsteht eine Knochenauftreibung. Es besteht die Gefahr von spontanen Knochenbrüchen. Bei der aneurysmatischen Knochenzyste löst sich das Knochengewebe örtlich auf und es entstehen blasige Auftreibungen der Knochenrinde. Sie bilden sich im Bereich der langen Röhrenknochen und der Wirbelsäule und verursacht Schwellungen und Schmerzen. Zur Behandlung können Kortikoide in die Zysten verabreicht werden, evtl. werden die Höhlen operativ ausgekratzt und mit Knochensubstanz aufgefüllt. Bei größeren Zysten

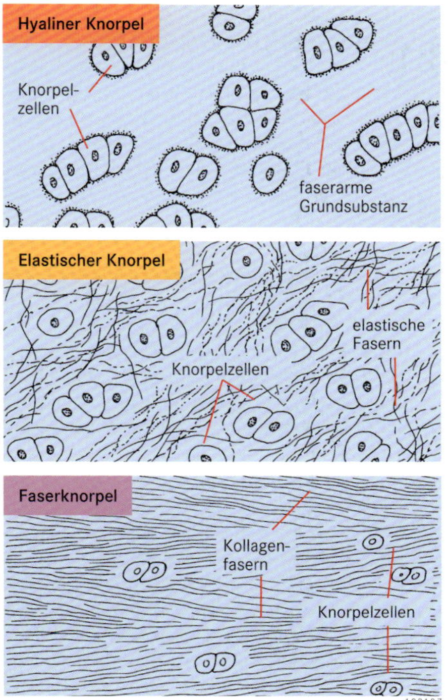

Knorpel 2). Übersicht zu den drei Knorpelarten. Die verschiedenen physikalischen Eigenschaften ergeben sich v. a. aus dem unterschiedlichen Faseranteil sowie der Faserqualität der Grundsubstanz.

kann eine Knochentransplantation notwendig sein.

Knollennase, →Rhinophym.

Knopflochdeformität, Fehlstellung eines Fingers mit Beugung im Mittelgelenk bei gleichzeitiger Überstreckung im Endgelenk. Die Knopflochdeformität ist typische Folge einer Gelenkzerstörung, v. a. durch eine →rheumatoide Arthritis.

Knorpel, Cartilago, 1) *Anatomie:* →Cartilago 2).

2) *Anatomie:* Stützgewebe.

■ **Aufbau** Wie das Bindegewebe besteht das Knorpelgewebe aus Zellen (Knorpelzellen bzw. Chondrozyten) und einer Zwischenzellsubstanz (Interzellularsubstanz), die aus einer von den Knorpelzellen gebildeten homogenen Grundsubstanz und aus Fasern besteht. Außen ist Knorpel von einer bindegewebigen Membran (Perichondrium, Knorpelhaut) überzogen. Knorpelgewebe besitzt eine niedrige Stoffwechselaktivität, ist nicht von Blutgefäßen durchzogen und wird allein über Diffusion aus den umgebenden Geweben mit Nährstoffen und Sauerstoff versorgt. Seine Regenerationsfähigkeit ist gering, weshalb z. B. verletzte Gelenkknorpel schlecht heilen.

■ **Einteilung** In Abhängigkeit vom Mengenverhältnis zwischen Fasern und Knorpelgrundsubstanz unterscheidet man drei Knorpelarten. **Hyaliner Knorpel** ist sehr druckfest und elastisch, hat ein glasartiges Aussehen und überzieht z. B. die Gelenkenden von Knochen. **Elastischer Knorpel** ist sehr biegsam (z. B. Ohrmuscheln und Kehldeckel). Die Menisken der Kniegelenke und der äußere Ring einer Bandscheibe bestehen aus dem sehr widerstandsfähigen **Faserknorpel.**

Knorpelsarkom, →Chondrosarkom.

Knorpeltumoren, Geschwülste, die vom Knorpelgewebe ausgehen (→Knochentumoren).

Knötchen, Nodulus, rundliche Gewebsneubildung, die mit einem Durchmesser von circa 5 mm bis 1 cm kleiner als der Knoten ist. In der Dermatologie werden als Knötchen Gewebsverdickungen bezeichnet, die das Hautniveau überragen und meist von derber Konsistenz sind. Kleinere Gewebsverdickungen werden als Papel bezeichnet.

Knötchenflechte, Lichen, Sammelbezeichnung für verschiedene, mit Papeln einhergehende Hauterkrankungen; im engeren Sinn die häufigste Form, der schubartig über Monate verlaufende **Lichen ruber planus.** Er heilt innerhalb von 1 bis 2 Jahren meist von selbst ab. Als Ursache werden virusbedingte Autoimmunmechanismen vermutet. Außer der Haut können auch die Schleimhäute im Mund-, seltener im Genitalbereich sowie Nägel und Kopfhaut betroffen sein. Typisch sind gruppiert angeordnete, stecknadelkopfgroße, flache Papeln von bläulich roter Farbe, die oft stark jucken. An der Oberfläche der Papeln ist eine weißliche, netzförmige Zeichnung (Wickham-Streifen) sichtbar, die auch an der Mund- und der Genitalschleimhaut zu erkennen ist. Die Hautveränderungen bestehen v. a. an Handbeugen und an den Unterschenkeln. Die Abheilung erfolgt oft mit Hyperpigmentierungen, die lange bestehen bleiben. Narbige Abheilungen im Bereich von Nägeln und Kopfhaut können zu Nagelverlust bzw. zur Haarlosigkeit führen. Die Behandlung kann mit Kortikoiden (äußerlich oder auch innerlich) erfolgen.

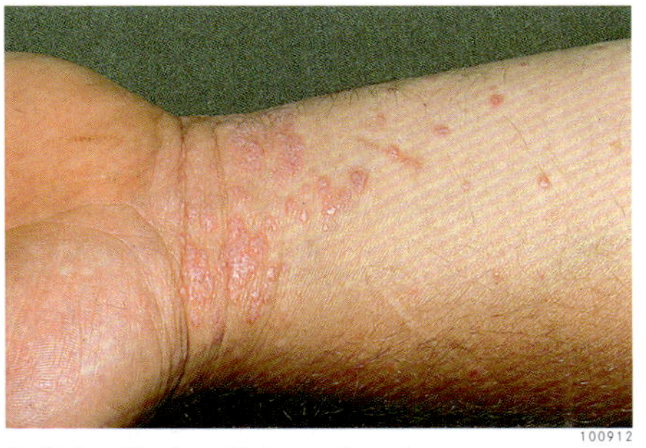

Knötchenflechte. Lichen ruber planus mit in Gruppen stehenden, flachen Papeln am Handgelenk

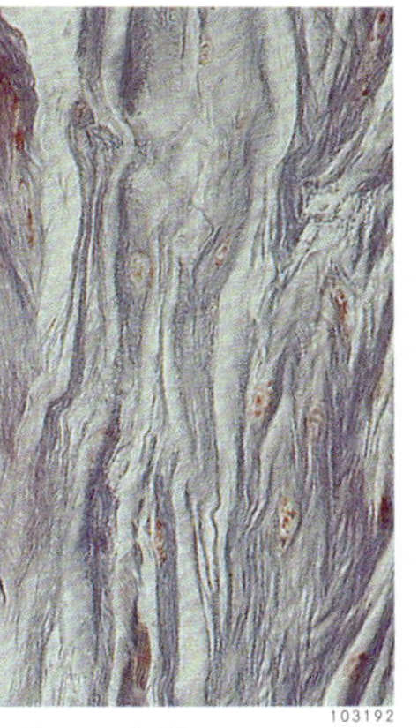

Knorpel 2). Mikroskopische Aufnahme von Faserknorpel. Faserknorpel ist sehr zellarm und faserreich. Die Stränge aus bläulich gefärbten Kollagenfasern garantieren seine hohe Zugfestigkeit.

Knorpel
→ GEO **Dossier**
Im Labor der Organ-Designer, Bd. 10

Knoten, Nodus, **1)** *Anatomie:* kleines rundliches Gebilde, z. B. Lymphknoten.

2) *Pathologie:* krankhafte, rundliche Gewebsneubildung oder -verhärtung. Knoten können gutartig (z. B. Rheumaknoten) oder bösartig (z. B. als Knoten tastbarer Brustkrebs) sein.

Knotenstruma, →Struma.

Koagulanzien, →blutungsstillende Mittel.

Koagulation, Gerinnung, Übergang kolloidaler Stoffe aus dem Lösungs- oder Solzustand in die Ausflockung oder den Gelzustand. So können z. B. Eiweiße durch Wärme, Salzlösungen oder Säuren ausgeflockt werden. In der Blutgerinnungskaskade lösen bestimmte Enzyme die →Blutgerinnung aus. Zur Blutstillung kann die Koagulation mit verschiedenen Verfahren herbeigeführt werden: Mit Hochfrequenzstrom (Elektrokoagulation), Infrarotstrahlung und Laser (→Lasertherapie) kann örtlich eine starke Wärmeentwicklung bis hin zu punktförmiger Verbrennung oder Verdampfung erzielt werden, sodass begrenzte Gewebebezirke zerstört werden; gleichzeitig verschließen sich die kleinen Gefäße und Kapillaren, Eiweiße flocken aus und die Blutung kommt zum Stillstand. Eine therapeutische Koagulation kann auch mit gewebezerstörenden chemischen Substanzen erreicht werden.

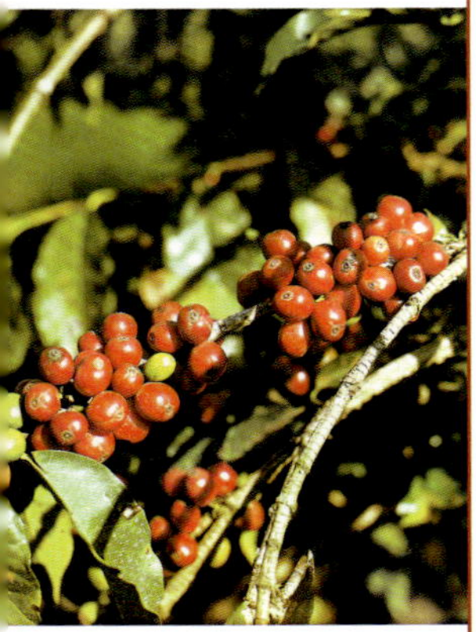

Koffein. Kaffeekirschen von Coffea arabica

Koagulationsthrombus, Gerinnungsthrombus (→Thrombus).

Koagulo|pathie, →Gerinnungsstörungen.

Kobalamin, ein →Vitamin.

Kobalt, Schwermetall mit dem chemischen Symbol Co, das zu den essenziellen Spurenelementen (→Mineralstoffe) gehört. Es ist ein Bestandteil von Vitamin B_{12} (Kobalamine). Größere Mengen sind krebserregend und können Allergien hervorrufen. Radioaktive Isotope des Kobalts finden in der Strahlentherapie Verwendung.

Köbner-Phänomen, neue Krankheitsherde einer Hauterkrankung, die an Stellen entstehen, die mechanisch gereizt wurden (z. B. durch Kratzen, scheuernde Kleidung). Das Köbner-Phänomen findet sich bei der Schuppenflechte und der Knötchenflechte.

kochleär, die Schnecke im Innenohr (Kochlea) betreffend.

Kochsalz, Natriumchlorid, anorganische Verbindung (chemisches Symbol NaCl), deren Salzkristalle in Wasser gut löslich sind. Die Natrium- und Chloridionen spielen im Körper eine entscheidende Rolle bei der Regulierung von →Wasserhaushalt und →Elektrolythaushalt. Kochsalz kommt in der Natur als so genanntes Steinsalz vor und ist als Speisesalz ein wichtiges Lebensmittel (→Mineralstoffe). Kochsalz bindet Flüssigkeit im Körper; eine zu hohe Konzentration kann daher zu Ödemen und Bluthochdruck führen. Zur Verbesserung der Jodversorgung kann Kochsalz mit Jod angereichert werden. Eine **physiologische Kochsalzlösung,** die 0,9 % Kochsalz enhält, entspricht in vieler Hinsicht den chemisch-physikalischen Eigenschaften der Flüssigkeiten im menschlichen Organismus, insbesondere des Blutes. Sie wird daher zur Herstellung von Injektions- und Infusionslösungen verwendet. Stärker konzentrierte Kochsalzlösungen werden zum Abschwellen von Schleimhäuten und für Solebäder eingesetzt.

Kochsalzfieber, Form des →Fiebers.

Kochsalzmangel, →Salzmangelsyndrom.

Kodein, Methylmorphin, aus dem Schlafmohn gewonnenes oder synthetisch hergestelltes Alkaloid mit hustendämpfender Wirkung. Kodein gehört zu den schwach wirksamen Opiaten. Es findet Anwendung als →Hustenmittel und wird in Kombinationspräparaten als →Schmerzmittel eingesetzt.

Koffein, Thein, Inhaltsstoff aus Kaffeebohnen, Blättern des schwarzen Tees oder Mateblättern. Koffein wirkt anregend auf das Atem- und Kreislaufzentrum, die Magensekretion und Harnproduktion. Höhere Dosen (v. a. in Kaffee) können bei koffeinempfindlichen Personen Beschwerden wie Unruhe, Zittern, Schlaflosigkeit, Magenbeschwerden und Herzklopfen verursachen. Der Einsatz von koffeinhaltigen Schmerzmitteln ist umstritten, da der Effekt des Koffeins nicht zweifelsfrei nachgewiesen ist.

Kohabitation, →Geschlechtsverkehr.

Kohlendioxid, farbloses, schweres, nicht brennbares Gas (chemisches Symbol CO_2). Die Luft enthält 0,03 % Kohlendioxid. Beim Menschen ist es Endprodukt vieler Abbauwege im Stoffwechsel und wird zum überwiegenden Teil über die Lunge abgeatmet (→Atmung 2). Die ausgeatmete Luft enthält rund 4,5 % Kohlendioxid. Das Kohlendioxid gelangt über das Blut zur Lunge: 10 % sind physikalisch gelöst, 80 % werden nach einer chemischen Umwandlungsreaktion in Form von Bikarbonat (HCO_3^-) im Blut transportiert. Weitere 10 % werden an Hämoglobin-Moleküle angelagert und in dieser Form von den roten Blutkörperchen zur Lunge transportiert. In physiologischen Konzentrationen aktiviert Kohlendioxid das Atemzentrum, weshalb es früher u. a. als Zusatz zu Narkosegasen verwendet wurde. In höheren Konzentrationen ist es giftig.

Kohlendioxidvergiftung, Schädigung des Organismus durch erhöhte Kohlendioxidkonzentrationen in der Atemluft, welche v. a. in schlecht belüfteten Räumen, in denen gleichzeitig organische Abbauprozesse stattfinden (z. B. Weinkeller, Silo), auftritt. Bei einer Kohlendioxidkonzentration von 8–10 % in der Luft treten Beschwerden auf: Der Betroffene klagt über Kopfschmerzen, Schwindel, Atemnot und Herzklopfen. Bei stärkeren Vergiftungen treten Krämpfe und Bewusstlosigkeit bis hin zum Tod auf. 20 % wirken sofort tödlich. Die einzig wirksame Behandlung besteht im Einatmen von Sauerstoff. In schweren Fällen ist eine künstliche Beatmung notwendig. Bei der Bergung des Betroffenen muss der Selbstschutz dringend beachtet werden. Oft ist die Rettung nur durch die Feuerwehr mit speziellen Atemschutzgeräten möglich.

Kohlenhydrat-Austauscheinheit, KHE, Maßeinheit für Kohlenhydratmengen, ähnlich der →Broteinheit. Eine Kohlenhydrat-Austauscheinheit entspricht 10 g verdaulichen Kohlenhydraten.

Kohlenhydrate, Saccharide, eine Vielzahl organischer Verbindungen, die im Wesentlichen aus den Elementen Kohlenstoff, Sauerstoff und Wasserstoff aufgebaut sind und zu den Nahrungsbestandteilen zählen; sie sind energiereich und dienen den Organismen neben den Eiweißen und Fetten als Energielieferant. Der menschliche Organismus kann Kohlenhydrate nur in Form von Einfachzuckern über die Darmwand aufnehmen, sodass die Zweifach- und Mehrfachzucker durch Enzyme im Verdauungstrakt gespalten werden müssen. Kohlenhydrate können Bestandteile von Eiweißen (Glykoproteine) oder Fetten (Glykolipide) sein.

Kohlenmonoxidvergiftung, Schädigung durch das Einatmen von Kohlenmonoxid, welches v. a. in Rauchgasen und Autoabgasen vorhanden ist.

■ **Ursache** Kohlenmonoxid verdrängt Sauerstoff aus dem Blutfarbstoff Hämoglobin, sodass der Sauerstofftransport zum Gewebe behindert ist. Es kommt zur inneren →Erstickung. Schon geringe Konzentrationen von Kohlenmonoxid reichen aus, um das Hämoglobin zu blockieren und eine Kohlenmonoxidvergiftung hervorzurufen.

■ **Befund** Der Betroffene klagt über Kopfschmerzen, Benommenheit und Schwindel. Die Haut ist oft hellrot bis rosa. Bei schwereren Kohlenmonoxidvergiftungen kommt es zu Bewusstlosigkeit, Krämpfen und Tod durch Atemlähmung. Als Spätfolgen schwerer Kohlenmonoxidvergiftungen drohen Schäden des Herzmuskels und des Gehirns.

■ **Behandlung** Der Betroffene wird möglichst in einer speziellen Überdruckkammer mit reinem Sauerstoff beatmet. Bei der Rettung muss unbedingt der Selbstschutz beachtet werden. Oft kann der Betroffene nur von der Feuerwehr mit Atemschutzgerät geborgen werden.

Kohlensäurebad, →Badezusätze.

Kohlenstaublunge, Anthrakose, Ablagerung von eingeatmetem Kohlenstaub in der Lunge. Die Kohlenstaublunge ist im Gegensatz zu den →Staublungenkrankheiten ohne Krankheitswert.

Koilonychie, →Nagelkrankheiten.

Ko|itus, →Geschlechtsverkehr.

Kokain, Inhaltsstoff der Coca-Pflanze (Erythroxylum coca). Als Medikament wird es aufgrund seiner gefäßverengenden und lokal betäubenden Wirkung in der Augenheilkunde verwendet. Kokain ist ein gefährliches Suchtmittel und unterliegt dem Betäubungsmittelgesetz. Beim Schnupfen, Kauen oder Spritzen entsteht eine starke →Euphorie. Seit den 1980er-Jahren ist besonders in den USA das ebenfalls schnell süchtig machende **Crack** verbreitet. Dabei handelt es sich um einen Kokainabkömmling, der geraucht werden kann.

Kokain führt rasch zu körperlicher und psychischer Abhängigkeit **(Kokainismus).** Eine langfristige Anwendung von Kokain geht mit Abmagerung, Apathie und Verfolgungswahn einher. Nach längerem Schnupfen von Kokain treten Durchbrüche (Perforationen) an der Nasenscheidewand auf. Anzeichen einer **akuten Vergiftung** sind v. a. Erregung und Halluzinationen. Es kann zu Atemlähmung und Kreislaufkollaps durch Herzrhythmusstörungen kommen.

Ko|karzino|gene, Faktoren, die die Bildung von Krebs fördern durch Verstärkung der Wirkung des eigentlichen Krebsauslösers, ohne selbst direkt Krebs zu verursachen (→Krebsentstehung).

Kokken, Bakterien mit kugelförmigem Aussehen, die einzeln, aber auch paarweise, ketten- oder traubenförmig gruppiert vorkommen. Die Bezeichnung umfasst →Bakterien unterschiedlicher Gattungen und Erreger unterschiedlichster Krankheiten, so z. B. Staphylokokken oder Streptokokken.

Kolektomie, chirurgischer Eingriff, bei dem der gesamte Grimmdarm (Kolon), also der Hauptanteil des Dickdarms entfernt wird. Sie wird bei familiärer Polypose, fortgeschrittenen bösartigen Geschwülsten im Bereich des Dickdarms oder bei der →Colitis ulcerosa durchgeführt. Die Darmpassage wird durch das Zusammennähen des Dünndarms mit dem Mastdarm wiederhergestellt. Wird der Mastdarm ebenfalls entfernt (Proktokolektomie), muss ein künstlicher Ausgang des Dünndarms (→Darmausgang, künstlicher) angelegt werden.

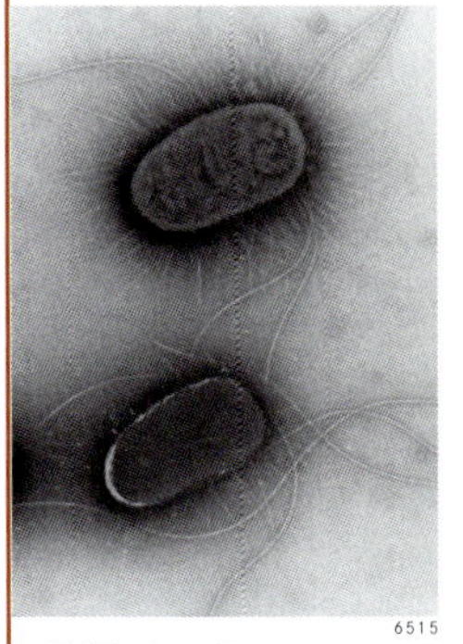

6515

Kolibakterium. Escherichia coli (Zellgröße 2,3 × 0,8 μm)

Kolibakterium, Escherichia coli, Abk. **E. coli,** weit verbreitetes gramnegatives Stäbchenbakterium der Gattung Escherichia, das beim Menschen zur natürlichen Bakterienflora des Darms (Enterobakterien) gehört. Kolibakterien können ohne Sauerstoff existieren (fakultativer Anaerobier) und sind im Darm an der Zersetzung von Kohlenhydraten und Eiweißen beteiligt. Sie sind für die Regulation des Vitaminhaushaltes von Bedeutung, da sie die Vitamine des B-Komplexes (Folsäure, Panthotensäure, Vitamin B_1 und B_{12}) bilden können. Die unterschiedlichen Stämme können anhand von typischen Antigenen ihrer Zellwand, Kapsel und Geißel differenziert werden. In Boden und Wasser dienen Kolibakterien als Indikatoren für die Verunreinigung mit Fäkalien.

Verschiedene Stämme des Kolibakteriums können beim Menschen Infektionen verursachen. Bei einer Infektion des Darms mit bestimmten Kolibakterienstämmen kann es zu Durchfällen kommen, die entweder durch Bakterientoxine oder durch Eindringen der Bakterien in die Darmwand ausgelöst werden. Je nach auslösendem Stamm und Schwere der Durchfallerkrankung kann eine lebensbedrohliche Situation eintreten. Das Kolibakterium ist außerdem der häufigste Erreger von Harnwegsinfektionen und verursacht Gallenwegs-, Blinddarm- und Wundinfektionen sowie Hirnhautentzündungen.

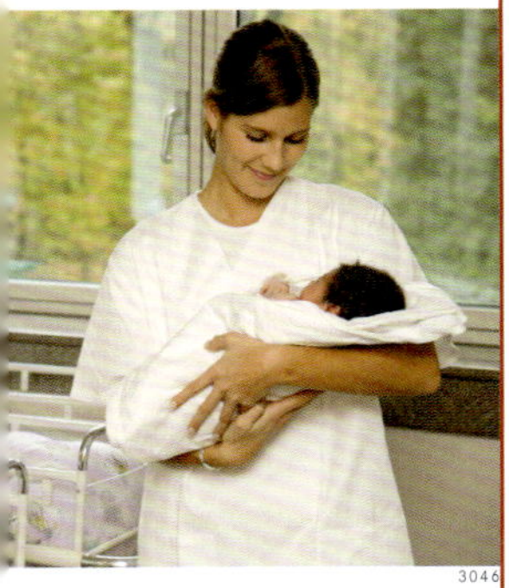

Kolidyspepsie. Kolidyspepsien breiten sich z. B. auf Säuglingsstationen schnell aus.

Koli|dyspepsie, Koli-Enteritis, sehr ansteckende, akute Darmentzündung im Säuglingsalter, die v. a. in Kindereinrichtungen oder auf Säuglingsstationen vorkommt. Die Krankheit wird durch bestimmte Kolibakterienstämme ausgelöst, die vorrangig durch Schmierinfektion, seltener durch Nahrung übertragen werden. Es treten Ernährungsstörungen (Dyspepsie) auf, die fließend in die schwerste Verlaufsform mit Durchfall, Erbrechen, Wasser- und Mineralienverlust übergehen können. Daraus kann sich unbehandelt rasch eine →Säuglingsenteritis entwickeln. Die Behandlung besteht in erster Linie im Ausgleich des Wasser- und Mineralienverlusts und der Einnahme von Antibiotika. Wichtig ist die Prophylaxe durch sorgfältige Hygiene.

Kolik, starker, krampfartiger Leibschmerz mit an- und abschwellender Intensität, der durch das Zusammenziehen der Muskulatur eines Bauchorgans entsteht. Koliken treten bei übersteigerter Aktivität der Muskeln auf, die die unwillkürlichen Transportbewegungen (Peristaltik) von Darm, Gallengang und Harnleiter bewirken. Besonders heftige Koliken entstehen beim Verschluss eines dieser Hohlorgane. Die Schmerzen werden dann fast immer begleitet von Schweißausbrüchen, Erbrechen oder einem Kreislaufkollaps. Menstruations- und Wehenschmerz sind ebenfalls kolikartige Schmerzen. **Darmkoliken** entstehen v. a. bei Durchfallerkrankungen, aber auch bei einem Darmverschluss (→Ileus). Die Schmerzen können dabei den gesamten Bauchraum betreffen, sind aber am häufigsten im linken Mittel- und Unterbauch lokalisiert. →Gallenkoliken werden fast immer durch einen Gallenstein ausgelöst, →Nierenkoliken treten bei Nierensteinen auf. Gut wirksam gegen Koliken sind Medikamente, die eine Entspannung der glatten Muskulatur bewirken, z. B. Buscopan®.

Kolitis, Entzündung des Grimmdarms (→Dickdarmentzündung).

Kollagen, Gerüsteiweiß, das Hauptbestandteil des zwischen den Zellen des Körpers gelegenen Stützgewebes (Bindegewebe, Sehnen, Faszien, Bänder, Knorpel, Knochen) ist. Kollagen macht bis zu 25 % des Eiweißgehalts des menschlichen Körpers aus. Die kollagenen Fasern werden von den Fibroblasten gebildet. Das aus tierischem Bindegewebe gewonnene Kollagen dient als Grundsubstanz für die Herstellung von resorbierbarem und nicht resorbierbarem chirurgischem Nahtmaterial sowie als Hautersatz.

Kollagenose, Bindegewebskrankheit, Kollagenopathie, Sammelbegriff für Krankheiten, die sich durch eine Entzündung des Bindegewebes auszeichnen und auf einer Abwehrreaktion des Körpers gegen sich selbst beruhen (→Autoimmunkrankheiten). Die Entzündung kann Muskeln, Sehnen, Haut, Drüsen oder Gefäße einzeln oder kombiniert betreffen. Auch eine Beteiligung innerer Organe ist möglich.

■ **Einteilung** Zu den Kollagenosen im engeren Sinn zählen der systemische →Lupus erythematodes, die →Sklerodermie, die →Polymyositis, das →Sjögren-Syndrom 1) und die Mischkollagenose mit einer Kombination der Symptome verschiedener Kollagenosen. Ferner umfasst der Begriff auch die Gefäßentzündungen. Hierunter fallen u. a. die →Panarteriitis nodosa, die →Wegener-Granulomatose, das →Schoenlein-Henoch-Syndrom und die Polymyalgia rheumatica (→Riesenzellarteriitis). Die Kollagenosen werden auch zu den rheumatischen Erkrankungen gezählt, da viele Betroffene unter Gelenkbeschwerden leiden (→Rheuma).

Kollaps, 1) *Notfallmedizin:* akute, vorübergehende Störung der Kreislauffunktion (Kreislaufkollaps), die im Gegensatz zum Schock keine Sauerstoffunterversorgung (Hypoxie) von Gewebe verursacht und sich spontan und folgenlos zurückbildet.

2) *Pathologie:* Zusammenfallen eines Organs, insbesondere der Lungen. Ein Lungenkollaps tritt z. B. bei Lufteintritt in den Pleuraspalt auf (Pneumothorax).

Kollateralgefäße, Kollaterale, Blutgefäße, die von einem Hauptgefäß abzweigen und neben diesem zum gleichen Versorgungsgebiet ziehen. Sie werden umgangssprachlich auch als Nebengefäße bezeichnet. **Primäre Kollateralgefäße** (präexistente Kollateralgefäße) kommen natürlicherweise vor und vermögen bei Verschluss des Hauptgefäßes eine Notversorgung der betroffenen Gebiete herzustellen, indem sie sich erweitern. **Sekundäre Kollateralgefäße** entwickeln sich erst im Nachhinein, etwa bei chronischem Sauerstoffmangel im versorgten Gewebe. Wenn der Verschluss des Hauptgefäßes langsam vor sich geht, können Kollateralgefäße so einen funktionierenden Umgehungskreislauf **(Kollate-**

ralkreislauf) herstellen. Künstlich angelegte Kollateralgefäße zur Überbrückung von Gefäßverschlüssen heißen →Bypass.

Kolloid, 1) *Chemie:* Verteilung von kleinsten, mikroskopisch nicht mehr erkennbaren Teilchen in einer Flüssigkeit. Die Teilchen einer kolloidalen Lösung sind kleiner als die einer Suspension, aber größer als die einer echten Lösung.

Die Einteilung der Kolloide richtet sich u. a. nach der Beschaffenheit der Teilchen: Feste Teilchen erzeugen mit dem Lösungsmittel ein Suspensionskolloid, flüssige ein Dispersionskolloid. Ist die disperse Phase frei beweglich, d. h. noch flüssig, so spricht man von einem Sol, sind die einzelnen Teilchen schwer gegeneinander verschiebbar, liegt ein Gel vor. Die Teilchen in einem Kolloid können fadenförmig, gefaltet (z. B. Eiweiße) oder kugelförmig (z. B. Glykogen) sein.

2) *Physiologie:* gallertiges, durchscheinendes Produkt von Zellen, z. B. in der Schilddrüse.

Kolloidkarzinom, →Gallertkarzinom.

Kolloidtherapie, Ersatz von verlorener Körperflüssigkeit durch spezielle Infusionslösungen (→Plasmaersatzmittel). Kolloidale Lösungen (→Kolloid 1) bleiben nach der Infusion lange im Blutkreislauf und wirken blutverdünnend.

Kollumfraktur, knöcherne Verletzung im Halsteil eines Knochens, z. B. am Oberarmknochen (→Oberarmbruch) oder als →Schenkelhalsbruch.

Kollumkarzinom, →Uteruskarzinom.

Kolobom, Spaltbildung von Körperorganen, die als Fehlbildung angeboren oder durch äußere Einwirkungen (z. B. Operation) entstanden sein kann. Angeborene Kolobome treten z. B. an der Nase oder den Lippen auf (→Gesichtsspalten); am Auge können Linse, Regenbogenhaut (→Iriskolobom), Augenlider, Sehnerv, Netz- und Aderhaut betroffen sein.

Kolon, →Darm.

Kolonbehandlung, →Kolonmassage.

Kolon|conduit, →Blasenplastik.

Kolondivertikel, →Divertikel.

Kolon-Hydro-Therapie, naturheilkundliches Behandlungsverfahren zur Reinigung des Dickdarms mit Wasser.

■ **Durchführung** Die Kolon-Hydro-Therapie ist eine Weiterentwicklung des →Darmeinlaufs und verwendet ein Zwei-Schlauch-System: Ein Schlauch leitet das Wasser in den Dickdarm, ein zweiter führt das mit Stuhlresten verschmutzte Wasser ab. Hierzu wird ein Spekulum von etwa 2 cm Durchmesser etwa 10 cm in den After eingeführt. Als Spülflüssigkeit dient körperwarmes Wasser oder physiologische Kochsalzlösung, zu der auch heilwirksame Zusätze gegeben werden können. Wechselnde Wassertemperaturen oder variierender Wasserdruck setzen zusätzliche Reize. Eine spezielle Form der Darmspülung ist das **Darmbad,** bei dem der Betroffene während der drei- bis vierstündigen Behandlung in warmem Wasser liegt.

■ **Anwendung** Neben einer gründlichen Darmreinigung nimmt der Darm auch Wasser auf, sodass eine vermehrte Ausscheidung über die Nieren zustande kommt. Die Kolon-Hydro-Therapie wird bei →Darmsanierungen zur Entgiftung von →Schlackenstoffen und zur Behandlung von →Dysbiosen eingesetzt. Erkrankungen, die nach naturheilkundlicher Vorstellung auf eine gestörte Darmflora mit einer Rückvergiftung zurückzuführen sind, z. B. Infektanfälligkeit, Allergien, Hauterkrankungen und Kopfschmerzen, sollen mit der Kolon-Hydro-Therapie behandelt werden können. Sie kann die Behandlung eines Abführmittelmissbrauchs unterstützen.

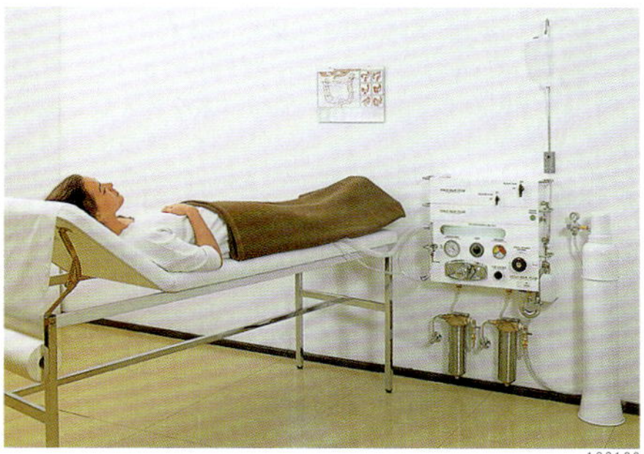

Kolon-Hydro-Therapie. Das gründliche Ausspülen des Dickdarms mit körperwarmem Wasser dient der Darmsanierung.

Kolon|interposition, 1) *Chirurgie:* Verfahren, bei dem ein Dickdarmabschnitt zwischen oberer Speiseröhre und Magen eingesetzt wird. Die Koloninterposition dient zur Wiederherstellung der Passage nach Entfernung der Speiseröhre.

2) *Pathologie:* Verlagerung von Teilen des Dickdarms, selten auch des Dünndarms, zwischen Leber und Zwerchfell (Chilaiditi-Syndrom). Es treten Druckgefühl im Oberbauch, krampfartige Schmerzen, die meist im Liegen nachlassen, und evtl. Verstopfung oder Blähungen auf.

Kolonkarzinom, →kolorektales Karzinom.

Kolonkontrasteinlauf, →Doppelkontrastuntersuchung.

Kolonmassage, reflextherapeutische Methode, die auf den Verdauungsapparat wirkt. Eine **direkte** Beeinflussung des Magen-Darm-Traktes erzielt man durch die **Kolonbehandlung** nach Vogler. Sie wird an fünf Punkten des Dickdarms angesetzt, die für rund fünf Minuten durch Druck- und Gleitbewegungen der Hand in Richtung Darmausgang behandelt werden. Dadurch werden Bewegungen des Darms (Peristaltik) und die Funktion anderer Bauchorgane günstig beeinflusst. Die Kolonmassage wird u. a. bei chronischer Verstopfung oder Blähungen angewendet. Bei Entzündungen im Bauchraum, Geschwülsten, extremer Fettsucht und Schwangerschaft sollte keine Kolonmassage durchgeführt werden. Eine weitere direkte Massagemethode ist die **Darmgymnastik,** bei der kreisende Massagebewegungen bei entspannter Bauchwand die Peristaltik des Dünn- und nachfolgend des Dickdarms anregen. Eine **indirekte** Beeinflussung des Magen-Darm-Traktes erreicht man durch die entsprechende Reflexzonenmassage, →Bindegewebsmassage und die →Periostbehandlung.

Kolon|neoblase, →Blasenplastik.

Kolonresektion, operative Teilentfernung des Grimmdarms. Je nach Erkrankung und befallenem Darmabschnitt werden verschiedene Operationen durchgeführt.

▪ **Segmentresektion** Entfernung eines kleinen Darmabschnittes, die bei gutartigen Tumoren (z. B. Polypen) durchgeführt wird.

▪ **Hemikolektomie** Bei diesem Eingriff wird etwa die Hälfte des Grimmdarms entfernt. Eine Hemikolektomie wird bei bösartigen Geschwülsten durchgeführt. Je nach betroffenem Abschnitt wird entsprechend der Gefäßversorgung die rechte oder linke Hälfte des Dickdarms entfernt. Unter einer **erweiterten Hemikolektomie** rechts oder links versteht man den jeweiligen Eingriff unter Mitentfernung des mittleren Grimmdarmabschnittes. Sie ist angezeigt, wenn dieser von einem bösartigen Tumor befallen ist.

▪ **Sigmaresektion** (Sigmoidektomie): Hierbei wird der unterste, vor dem Mastdarm gelegene Anteil des Grimmdarms (Kolon sigmoideum, Sigma) entfernt. Dieser Eingriff wird bei einer →Divertikulitis oder bei bösartigen Tumoren im unteren bis mittleren Sigma notwendig.

Früherkennung bei kolorektalem Karzinom

Wird das kolorektale Karzinom im Anfangsstadium entdeckt, betragen die Heilungsaussichten nahezu 100 %. Dank der im Rahmen von Früherkennungsuntersuchungen durchgeführten rektalen Untersuchung und einem Test auf okkultes (für das Auge nicht sichtbares) Blut im Stuhl kann das kolorektale Karzinom oft schon in einem sehr frühen Stadium entdeckt werden. Der Test auf okkultes Blut liefert allerdings nicht selten falsche (positive oder negative) Ergebnisse. Wesentlich verlässlicher ist die Darmspiegelung. Sie bietet zudem den Vorteil, dass dabei Gewebeproben zur histologischen Untersuchung entnommen und evtl. entdeckte Polypen sofort entfernt werden können. Die gesetzlichen Kassen übernehmen die Kosten einer Darmspiegelung einmal zwischen dem 55. und 65. Lebensjahr.

kolorektales Karzinom, bösartige Geschwulst im Bereich des Grimmdarms (**Kolonkarzinom**) bzw. Mastdarms (**Rektumkarzinom**). Als ungenaue Bezeichnung wird auch häufig der Begriff **Dickdarmkarzinom** benutzt. Das kolorektale Karzinom gehört zu den häufigsten bösartigen Erkrankungen des Erwachsenen in industrialisierten Ländern. Bei Männern steht es hinter dem Prostatakarzinom, bei Frauen hinter dem Mammakarzinom an zweiter Stelle. Frauen und Männer sind etwa gleich häufig betroffen. Der Altersgipfel liegt zwischen dem 50. und 70. Lebensjahr.

▪ **Ursache** Begünstigende Faktoren sind eine ballaststoffarme und an tierischen Fetten reiche Ernährung. Ein erhöhtes Risiko besteht bei Dickdarmpolypen, besonders bei familiärer Polypose, und nach jahrelangem Bestehen einer Colitis ulcerosa.

▪ **Befund** Beschwerden treten meist erst spät und zu einem Zeitpunkt auf, wenn sich bereits Tochtergeschwülste (Metastasen) in der Leber angesiedelt haben. Jeder Wechsel der Stuhlgewohnheiten ohne erklärbare Ursache, z. B. Verstopfung oder Durchfall (auch abwechselnd auftretend), ist ab dem 40. Lebensjahr verdächtig. Weitere Beschwerden sind Blut im Stuhl, Gewichtsabnahme, krampfartige Bauchschmerzen sowie im fortgeschrittenen Stadium Blutarmut (Anämie) und Abgeschlagenheit. Ein Krankheitsverdacht ergibt sich oft schon bei der Tastuntersuchung des Mastdarms (rektale Untersuchung). Die Diagnosestellung erfolgt durch die mikroskopische Untersuchung einer Gewebeprobe aus einer Darmspiegelung.

▪ **Behandlung** Meist reicht die Entfernung des betroffenen Darmabschnittes unter Mitnahme von gesundem Gewebe an den Randbezirken aus. Sehr oft kann der Schließmuskel und damit die Kontrolle über den Stuhlgang erhalten werden. Nur bei einem tief sitzenden Mastdarmkarzinom (Rektumkarzinom) muss ein künstlicher Darmausgang (Anus praeter) angelegt werden. Bei fortgeschrittenem Karzinom wird nach der Operation eine unterstützende Chemo- oder Strahlentherapie durchgeführt. Ist eine Entfernung der Geschwulst nicht mehr möglich, z. B. aufgrund von weit gehenden Verwachsungen mit Nachbarorganen, erfolgt nur eine Bestrahlung und/oder Chemotherapie. Engstellen können auch mit Laser behandelt werden. Die Heilungsaussichten sind abhängig von dem Krebsstadium.

Koloskopie, Darmspiegelung (→Endoskopie).

Kolo|stomie, operative Bildung eines künstlichen Ausgangs (→Darmausgang, künstlicher) im Bereich des Dickdarms (Kolostoma).

Kolostrum, →Muttermilch.

Kolotomie, operative Öffnung oder Durchtrennung des Grimmdarms (Kolon).

Kolpektomie, →Scheidenoperationen.

Kolpitis, →Scheidenentzündung.

Kolpo|kleisis, eine →Scheidenoperation.

Kolpo|plastik, →Scheidenoperationen.

Kolpor|rhaphie, →Scheidenoperationen.

Kolposkopie, Betrachtung des Muttermundes und der Scheidenschleimhaut unter Lupenvergrößerung. Bei unklarem Befund kann zur Verdeutlichung die Schleimhaut mit 3%iger Essigsäure und 3%iger Jod-Kaliumjodid-Lösung betupft werden (Schiller-Jodprobe). Hierbei können sich Hinweise auf gut- oder bösartige Veränderungen der Schleimhaut ergeben, die eine weitere feingewebliche Untersuchung eines entsprechenden Abstrichs oder einer Gewebeentnahme erfordern.

Kolposuspension, Operationsverfahren zur Behandlung der Stressinkontinenz bei der Frau. Dabei werden Fäden von der Scheide vor der Blase und hinter dem Schambein nach oben geführt. Diese Fäden heben die Scheide und damit auch Harnröhre und Harnblase an.

Kolumnotomie, operative Korrektur starker Verkrümmungen der Wirbelsäule durch Aufrichten der Wirbelkörper im Krümmungsscheitel.

Koma, tiefste Bewusstlosigkeit, aus welcher der Betroffene durch äußere Reize nicht erweckbar ist. Die dem Koma vorausgehende Bewusstseinstrübung wird **Präkoma** genannt.

■ **Ursache** Eine Bewusstlosigkeit kann im zentralen Nervensystem selbst begründet sein, wie z.B. bei Schädel-Hirn-Verletzungen, Schlaganfall, Gehirnentzündung oder Hirntumor. Häufig sind aber auch Vergiftungen, Schockzustände oder Stoffwechselentgleisungen für das Koma verantwortlich. So können z.B. ein →Diabetes mellitus durch extrem hohe oder niedrige Blutzuckerwerte **(diabetisches Koma, hypoglykämisches Koma)**, ein fortgeschrittenes →Nierenversagen **(urämisches Koma)**, eine schwere Lebererkrankung (→Leberkoma), eine →Schilddrüsenunterfunktion **(Myxödomkoma)**, aber auch eine →Schilddrüsenüberfunktion (thyreotoxische Krise), eine chronische →Hypophysenvorderlappenunterfunktion **(hypophysäres Koma)** oder schwere Störungen im Wasser-Elektrolyt-Haushalt (**Koma dyspepticum**, gefürchtet v.a. bei Durchfallerkrankungen im Säuglingsalter) in ein Koma münden. Ein Ausfall der Großhirnrinde führt zum **Wachkoma** (→apallisches Syndrom).

■ **Befund** Im Gegensatz zu leichteren →Bewusstseinsstörungen ist der Erkrankte weder ansprechbar noch erweckbar. In einem leichten Koma reagiert er noch auf Schmerzreize, bei schwereren Stadien kommt es zum Fehlen von Reflexen, zu Störungen der Pupillenreaktion, der Atmung und des Kreislaufs. Die Glasgow-Koma-Skala (→Schädel-Hirn-Trauma) standardisiert den Schweregrad eines Komas.

■ **Behandlung** In der Klinik erfolgt eine intensivmedizinische Therapie, evtl. mit künstlicher Beatmung, wobei die auslösende Grundkrankheit behandelt werden muss. Abhängig vom Schweregrad des Komas nehmen die Betroffenen ihre Umwelt teilweise wahr.

Kombinationsimpfstoff, →Impfung.

Kombinationspräparat, Medikament, das mehrere, sich ergänzende Wirkstoffe enthält. So kann die therapeutische Wirkung verstärkt oder das Risiko von Nebenwirkungen vermindert werden.

Komedokarzinom, →Mammakarzinom.

Komedonen, →Mitesser.

Kommissurenbahnen, Nervenfaserbündel, die eine Verbindung zwischen den beiden Großhirnhälften (Hemisphären) herstellen. Die größte Ansammlung von Kommissurenbahnen ist der →Balken.

Kommissurotomie, eine →Herzoperation.

Kommotio, Kommotion, Erschütterung eines Organs oder Körperteils, nach der keine bleibenden Gewebeschäden, sondern Funktionsstörungen auftreten, die sich wieder zurückbilden, wie z.B. bei einer Gehirnerschütterung (→Schädel-Hirn-Trauma).

Kompartiment, 1) *Pharmakologie:* Verteilungsraum für ein Medikament im Körper, z.B. das Blutgefäßsystem.

2) *Zytologie:* Zellorganell oder ein Teil davon, in dem bestimmte biochemische Reaktionen stattfinden.

3) *Anatomie:* abgeschlossener Raum im Körper, z.B. ein Kanal für Nerven.

Kompartmentsyndrom, Logensyndrom, Schädigung von Muskulatur und Nerven durch eine Drucksteigerung im Gewebe innerhalb eines von straffen Muskelhüllen (Faszien) oder Knochen und Bändern eng begrenzten Raumes (Loge). Das Kompartmentsyndrom tritt bevorzugt am Unterschenkel **(Tibialis-anterior-Syndrom)**, seltener am Unterarm (evtl. mit der Folge einer Volkmann-Lähmung) auf.

■ **Ursache** Ein Kompartmentsyndrom kann als Folge einer Blutung oder Schwellung bei Verletzung, Entzündung, Embolie oder durch äußeren Druck entstehen. In einem fest begrenzten Raum kann der Druck so stark ansteigen, dass Nerven und Gefäße eingequetscht werden und die Blutversorgung der Muskulatur und der Nerven nicht mehr gewährleistet ist. Folge ist das Absterben von Muskelgewebe. Durch bindegewebigen Ersatz des abgestorbenen Gewebes kann es zu einer Verkürzung (→Kontraktur) der Muskulatur kommen.

■ **Befund** Als Erstsymptome zeigen sich eine Verfärbung der betroffenen Region, Schmerzen, Schwellung und Missempfindungen bei noch erhaltener Durchblutung und Pulsen; später entstehen Lähmungen und Sensibilitätsstörungen.

■ **Behandlung** Die frühzeitige Druckentlastung geschieht im einfachsten Fall bei einem mit zu festem Gipsverband versorgten

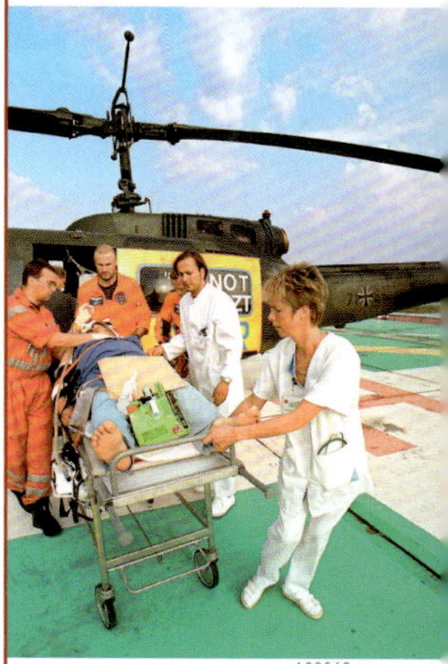
100562

Kommotio.
Insbesondere bei Verkehrsunfällen erleiden die Opfer häufig Gehirnerschütterungen und Schädel-Hirn-Traumata.

Knochenbruch durch Gipsabnahme. Bei einer inneren Druckerhöhung ist eine Operation mit langstreckiger Spaltung der Muskelhüllen (Faszien) notwendig.

Komplementsystem, funktionelles System von Proteinen, die in der Blutflüssigkeit auf der Oberfläche von Zellen oder frei zirkulierend vorkommen und der Immunabwehr dienen. Das Komplementsystem besteht aus zunächst inaktiven Enzymen, den Komplementfaktoren (Komplemente), die mit C1–C9 abgekürzt werden. Im **klassischen Weg** des Komplementsystems aktivieren sich diese gegenseitig in einer Kettenreaktion. Wenn ein Enzym einer niedrigeren Stufe durch Antigen-Antikörper-Komplexe (→Immunkomplex) auf der Zelloberfläche stimuliert wird, aktiviert es mehrere Enzyme der nächsten Stufe und diese wiederum viele andere. Die Faktoren C5–C9 bilden zusammen den **lytischen Komplex,** der die Zellwand der fremden Zelle, z. B. einer Bakterienzelle, beschädigt, sodass diese abstirbt. Zusätzlich werden durch aktivierte Komplementfaktoren weitere Abwehrzellen angelockt. Im **alternativen Weg** führt der Komplementfaktor C3 zu einer **Opsonierung** von Bakterien. Hierbei wird die Bakterienzelle durch den Faktor C3 markiert und schneller von Fresszellen (Makrophagen) angegriffen und vernichtet.

Kompomer, →Füllungswerkstoffe.

Komposite, zahnärztliche →Füllungswerkstoffe.

Kompresse, 1) *Chirurgie:* steriles, saugfähiges Baumwollgewebe, das als Wundauflage und, v. a. bei Operationen, als Saugmaterial für Flüssigkeiten dient.

2) *Therapie:* →Wickel und Auflagen.

Kompression, 1) *Traumatologie:* Quetschung (eines Organs oder einer Körperstelle).

2) *Notfallmedizin:* Abdrücken eines blutenden Gefäßes, manuell oder mit einem →Kompressionsverband zur Blutstillung.

3) *Therapie:* Ausübung von dosiertem Druck auf das darunter liegende Gewebe, z. B. mit einem venösen →Kompressionsverband oder →Kompressionsstrumpf.

Kompressionsfraktur, Stauchungsbruch, Form des →Knochenbruchs.

Kompressions|osteosynthese, →Druckosteosynthese.

Kompressionsstrumpf, eng anliegender, elastischer Spezialstrumpf, der Druck auf die oberflächlichen Beinvenen und Lymphgefäße ausübt. Der Kompressionsstrumpf kommt zur Vorbeugung und Behandlung tiefer Beinvenenthrombosen, →Krampfaderleiden, chronisch-venöser Insuffizienz und Lymphödeme zur Anwendung. Der Druck des Kompressionsstrumpfes führt zur Entleerung des Blutes aus den oberflächlichen Beinvenen über die Verbindungsvenen (Perforansvenen) in die tiefen Beinvenen. Der Kompressionsstrumpf fördert den Abfluss des Blutes in Richtung Herz, indem er die Venen verengt und die Venenklappen wieder schließen. Individuell angefertigte Kompressionsstrümpfe erlauben die Anpassung des Kompressionsstrumpfes an die Schwere der Erkrankung. Die gute Anpassung ist sehr wichtig, da eine zu schwache Kompression eine effektive Wirkung verhindert, zu starker Druck die Durchblutung aber erheblich verschlechtern kann. Die Kompressionsstrümpfe sind konsequent jeden Tag 24 Std. lang zu tragen. Bei gleichzeitig bestehender arterieller Durchblutungsstörung sollten Kompressionsstrümpfe nur nach ärztlicher Rücksprache angewendet werden, da die Kompression die Durchblutung zusätzlich verschlechtern kann.

Kompressionssyndrom, durch Druck auf Strukturen im Körper ausgelöste Beschwerden. Eine Kompression von Blutgefäßen oder Nervenbahnen tritt häufig im Bereich von Engstellen auf, z. B. kommt es zwischen Brustkorb und Achselhöhle zum neurovaskulären Kompressionssyndrom (→Schultergürtel-Kompressionssyndrom), in der Kniekehle zum →Poplitea-Kompressionssyndrom oder in Muskelsträngen zum →Brachialis-Kompressionssyndrom. Infolge einer Nervenquetschung kann es zu einem →Wurzel-Kompressionssyndrom bei einem Bandscheibenvorfall oder zum →Schulter-Arm-Syndrom kommen. Als Kompressionssyndrom des Nervensystems tritt z. B. die →Hirndrucksteigerung bei Gehirnverletzungen auf. Als Komplikation nach einem Knochenbruch kann infolge von Muskelschädigungen das →Kompartmentsyndrom entstehen, bei schweren Verletzungen können Schäden an Niere und Leber auftreten (→Crush-Syndrom).

Kompressionsverband, Druckverband, Wund- oder Stützverband, der einen dauerhaften Druck auf das von ihm umschlossene Gewebe ausübt.

■ **Kompressionsverband zur Blutstillung** Um bei einer stark blutenden Wunde mithilfe eines Druckpolsters die Blutung zu stillen, wird zuerst eine sterile Wundauflage auf die Blutungsquelle gelegt. Darauf kommt das Druckpolster, z. B. ein Verbandspäckchen oder eine Kompresse, das mit einer Binde unter Zug festgewickelt wird. Das Druckpolster muss großflächig und so hoch sein, dass es das blutende Gefäß komprimiert. Mit dem Kompressionsverband können Blutungen kleinerer und mittelgroßer Gefäße gestoppt werden. Der Druck des Verbandes darf nicht so stark sein, dass Abschnürungen und Durchblutungsstörungen der hinter dem Kompressionsverband gelegenen Körperpartien auftreten. Deshalb muss der Verband regelmäßig kontrolliert sowie die Haut auf Farbveränderungen und Schwellungen beobachtet werden.

■ **Venöser Kompressionsverband** Zur Kompression von krankhaft erweiterten oberflächlichen Venen (z. B. bei Krampfaderleiden, chronisch-venöser Insuffizienz und tiefer Beinvenenthrombose) wird mit Binden das Bein so fest umwickelt, dass das Blut in das tiefe Venensystem abgeleitet und die gestörte Funktion der Venenklappen, die normalerweise verhindern, dass das Blut wieder zurückfließt, ausgeglichen wird. Der Kompressionsverband darf nicht zu fest gewickelt werden, damit keine Durchblutungsstörungen auftreten. Bei gleichzeitig bestehender arterieller Durchblutungsstörung darf er nur nach Rücksprache mit dem Arzt angelegt werden. Die Gefahr einer Thromboseentstehung besteht bei nicht sachgemäß angelegten venösen Kompressionsverbänden, wenn der Rückfluss des Blutes durch den Druck unterbunden wird. Der venöse Kompressionsverband sollte auch über Nacht belassen werden. Alternativ kann auch ein angepasster →Kompressionsstrumpf getragen werden.

Koncha, →Concha.

Konchotomie, operative Entfernung einer Nasenmuschel. Eine Konchotomie wird hauptsächlich durchgeführt, um die Nasenatmung zu verbessern, sehr häufig im Zusammenhang mit einer Nasenscheidewandplastik.

Konditionierung, Vorbereitung eines Patienten auf eine Operation – im engeren Sinne die Unterdrückung des Immunsystems als Vorbehandlung bei →Transplantationen, um Abstoßungsreaktionen zu verhindern.

Kondom, →Empfängnisverhütung.

Konduktor, →Anlageträger.

Kondylenfraktur, Kondylenbruch, knöcherne Verletzung mit gelenknahem Bruch am körperfernen Anteil des Oberarm- oder Oberschenkelknochens. Da häufig das Gelenk mitbetroffen ist, wird meist eine operative Behandlung erforderlich.

Kondylom, infektionsbedingte Hautwucherungen überwiegend im Anogenitalbereich. Das **spitze Kondylom** (→Feigwarze) wird von Papillomaviren ausgelöst und kann in seltenen Fällen entarten. **Breite Kondylome** sind breitbasig aufsitzende Hautwucherungen, die im zweiten Stadium der →Syphilis auftreten und sehr ansteckend sind.

Kondylus, Gelenkknorren, Gelenkkopf eines Knochens, z. B. der äußere und innere Gelenkkopf am unteren Ende des Oberarmknochens (Condylus lateralis und medialis humeri), am unteren Ende des Oberschenkelknochens (Condylus lateralis und medialis femoris), am oberen Ende des Schienbeins (Condylus lateralis und medialis tibiae) sowie der paarige Gelenkknorren an der Unterseite des Hinterhauptbeins (Condylus occipitalis).

Kon|fabulation, krankhaftes Erzählen von Vorgängen, die entweder nur in der Fantasie des Kranken bestehen oder aber in keinem Zusammenhang mit der gegebenen Situation bzw. einer gestellten Frage stehen. Konfabulierende sind häufig von der Richtigkeit ihrer Aussagen überzeugt. Konfabulationen kommen v. a. bei organisch bedingten Hirnfunktionsstörungen vor, z. B. beim →Korsakow-Syndrom.

Kongelation, →Kälteschaden.

kongenital, congenitus, angeboren, von Geburt an bestehend.

kongenitale adrenale Hyper|plasie, Gruppe von vererbten Störungen der Steroidhormonproduktion in der Nebennierenrinde.

■ **Ursache** Zugrunde liegt ein angeborener Enzymdefekt, in über 90 % der Fälle ist die 21-Hydroxylase betroffen. Dadurch ist die Synthese von Kortisol und manchmal auch Aldosteron unzureichend, was über einen intakten hormonellen Regelkreis zu gesteigerter Produktion von ACTH und nachfolgend zu einer Gewebszunahme (Hyperplasie) der Nebennierenrinde führt. Durch den Enzymmangel sammeln sich nicht zu verarbeitende Zwischenprodukte der Steroidsynthese an und werden durch andere Enzyme zu Androgenen und letztendlich zum männlichen Sexualhormon Testosteron umgebaut. Führt die kongenitale adrenale Hyperplasie zu Anomalien der Geschlechtsorgane und -entwicklung, spricht man von einem →adrenogenitalen Syndrom.

■ **Befund** Die meisten Symptome sind durch das bereits beim Ungeborenen vermehrt anfallende Testosteron bedingt. Ist auch die Produktion des Mineralokortikoids Aldosteron eingeschränkt, kommt es zum →Salzmangelsyndrom mit Symptomen einer Addison-Krise. Zur Diagnosestellung lassen sich die Hormonspiegel in Blut und Urin bestimmen.

■ **Behandlung** Die fehlenden Hormone müssen lebenslang ersetzt werden. Wichtig sind regelmäßige Therapiekontrollen durch Hormonmessungen.

Konglomeratstein, festes Gebilde in den Gallenwegen oder Harnwegen, das aus mehreren Gallensteinen bzw. Harnsteinen unter Beimischung einer zähen Schleimsubstanz zusammengesetzt ist.

Konglomerat|tumor, Verklebung oder Verwachsung von Organen mit Nachbarstrukturen, etwa infolge von entzündlichen Veränderungen.

Koniose, zusammenfassende Bezeichnung für Erkrankungen, die durch Staubablagerung im Körper entstanden sind; im engeren Sinn die →Staublungenkrankheit.

Koniotomie, →Luftröhrenschnitt.

Konisation, operative, meist in Vollnarkose durchgeführte, kegelförmige Ausschneidung eines Gewebestückes aus dem Gebärmutterhals. Eine Konisation wird zur Abklärung eines krebsverdächtigen Befundes am Muttermund (Portio) durchgeführt. Bei der geschlechtsreifen Frau vor den Wechseljahren

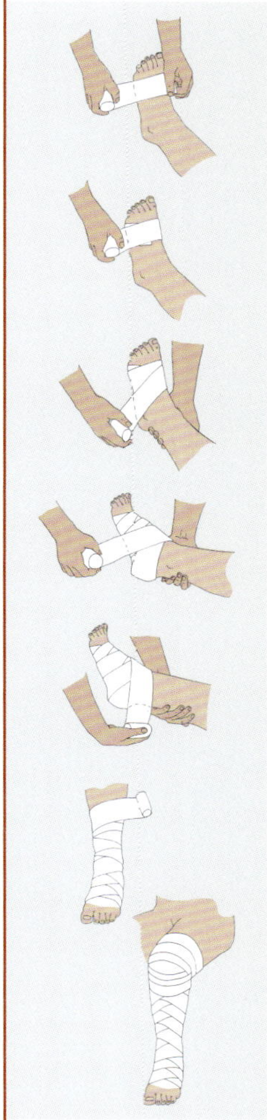

103205

Kompressionsverband. Anlage eines venösen Kompressionsverbandes am Bein. Der Wickeldruck muss vom Fußknöchel zum Oberschenkel hin abnehmen.

liegt das betroffene Gewebe, der Übergang zwischen dem drüsenhaltigen Zylinderepithel und dem Plattenepithel, auf der Oberfläche der Portio. Ein flache kegelförmige Ausschneidung (Konus) erfasst den ganzen Bezirk. Mit dem Aufhören der Regelblutung in den Wechseljahren (Menopause) zieht sich diese Übergangszone in den Gebärmutterhalskanal zurück, weshalb die Ausschneidung eines steileren Konus erforderlich wird.

■ **Durchführung** Der verdächtige Bezirk wird mithilfe der Kolposkopie dargestellt und der Konus entnommen. Abschließend erfolgt eine getrennte Ausschabung des Gebärmutterhalses und der Gebärmutterhöhle, um die Ausbreitung von Veränderungen feststellen zu können.

■ **Komplikationen** Selten kommt es als Folge der Operation zur →Zervixinsuffizienz in der Schwangerschaft. Die Gefahr einer Nachblutung erhöht sich noch einmal am 8. und 9. Tag nach der Operation, da sich zu dieser Zeit der Wundschorf löst. Auch nach Entlassung aus dem Krankenhaus ist daher noch eine körperliche Schonung einzuhalten und bei Auftreten von Blutungen ein Arzt aufzusuchen.

Konjugation, **1)** *Mikrobiologie:* vorübergehende Verbindung von Bakterienzellen, in deren Verlauf Teile des Bakterienchromosoms von der einen auf die andere Zelle übertragen werden.

2) *Genetik:* Zusammentreten von zwei homologen Chromosomen vor der Reifeteilung (→Meiose).

3) *Entwicklungsbiologie:* Verschmelzung der Zellkerne von Ei- und Samenzelle bei der Befruchtung.

Konjunktiva, →Auge.

Konjunktivalreflex, Lidschluss als Reaktion auf eine mechanische Reizung der Bindehaut. Ein fehlender Lidschluss spricht für eine Schädigung des 5. oder 7. Hirnnervs (Nervus trigeminus oder Nervus facialis).

Konjunktivitis, →Bindehautentzündung.

konkav, hohl, nach innen gewölbt (z. B. optische Linsen oder Brillengläser). Ggs. konvex.

Konkavlinse, nach innen gewölbtes Augenglas, das →Kurzsichtigkeit korrigiert.

Konkrement, Stein, hartes Gebilde in Hohlorganen, Kanälen oder im Gewebe, das durch Ausfällen zuvor gelöster Stoffe entsteht. Konkremente haben eine Größe von wenigen Millimetern bis zu einigen Zentimetern und kommen z. B. als Gallensteine, Harnsteine, Speichelsteine und Kotsteine vor.

konnatal, während der Schwangerschaft oder der Geburt erworben.

konsensuelle Reaktion, durch Reflexe bedingte gleichsinnige Reaktion auch auf der Körpergegenseite. Wird z. B. Licht ausschließlich in das rechte Auge geleuchtet, reagiert die Pupille des linken Auges ebenfalls mit Verengung.

konservativ, erhaltend. In Bezug auf Behandlungsverfahren ist damit ein schonendes Vorgehen gemeint, das Körperstrukturen unversehrt lässt und z. B. auf Operationen verzichtet.

Konsiliarius, beratender Arzt, d. h. ein vom behandelnden Arzt zur Beratung über einen Krankheitsfall hinzugezogener zweiter Arzt.

Konstipation, →Verstopfung.

Konstriktion, Engstellung, Zusammenziehung eines Hohlorgans oder eines Muskels (z. B. die Vasokonstriktion als Engstellung der Blutgefäße).

Konsumption, Auszehrung des Körpers mit Schwäche und Gewichtsabnahme infolge schwerer Erkrankungen.

Kontagiosität, Ausmaß, in dem eine Infektionskrankheit ansteckend (kontagiös) ist. Sie hängt von Eigenschaften des Mikroorganismus (→Infektiosität), der Ansteckungsquelle und des infizierten Menschen oder Tieres ab. Als Maß der Ansteckungswahrscheinlichkeit dient der **Kontagionsindex.** Er errechnet sich aus der Zahl der an einer Infektionskrankheit erkrankten Menschen im Verhältnis zu den (exponierten) Kontaktpersonen.

Kontakt|allergie, Form der →Allergie.

Kontaktbestrahlung, Strahlentherapie, bei der die Strahlenquelle möglichst nah am Zielgewebe lokalisiert wird. Dies ist z. B. bei oberflächlichen, bösartigen Geschwülsten der Haut oder am Auge möglich, wo die Strahlung nur wenige Millimeter tief eindringen muss. Dazu wird eine Platte aufgesetzt, die einen Betastrahler enthält. Bei bösartigen Geschwülsten, die weiter im Körperinneren liegen, können radioaktive Strahler auch eingepflanzt oder in Körperhöhlen eingebracht werden (→Afterloadingverfahren, →Radiumtherapie).

Kontaktblutung, durch Berührung des Muttermundes ausgelöste Blutung aus der Scheide. Eine Kontaktblutung kann z. B. nach Geschlechtsverkehr auftreten und deutet auf ein verletzliches, leicht blutendes Gewebe im Bereich des Muttermundes hin. Mögliche Ursachen sind z. B. Gewebsverlagerung des empfindlicheren Drüsengewebes vom Inneren des Gebärmutterhalses auf die äußere Muttermundfläche (Ektopie), ein aus dem Gebärmutterhalskanal herausragender Polyp sowie eine Entzündung oder Krebs des Gebärmutterhalses (→Uteruskarzinom).

Kontakt|ekzem, **Kontaktdermatitis,** entzündliche Reaktion der Haut auf unterschiedliche Reize. Etwa 5–10 % der Bevölkerung leiden unter einem Kontaktekzem, das allergische Kontaktekzem macht 20 % aller Berufskrankheiten aus. Die Therapie besteht bei allen Kontaktekzemen in der Meidung des

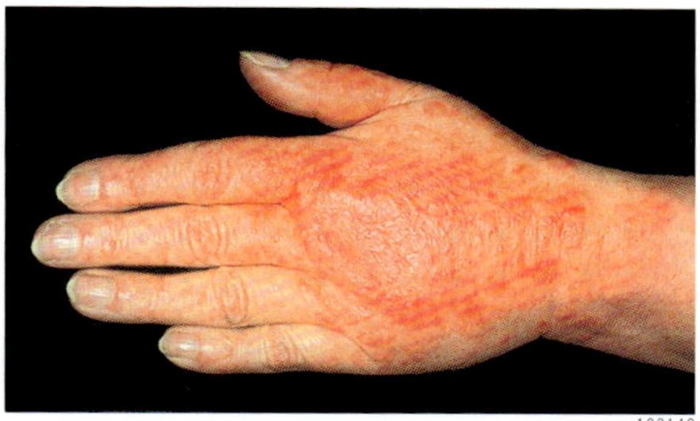

Kontaktekzem. Allergisches Kontaktekzem der Hand mit Streuherden am Unterarm. Solche Kontaktekzeme sind relativ häufig und können im Extremfall einen Berufswechsel notwendig machen.

Auslösers. Bei akuten Kontaktekzemen erfolgt die Lokaltherapie mit Glukokortikoiden, bei nässenden Hautveränderungen evtl. mit feuchten Umschlägen sowie nachts zusätzlich mit Zinkmixturen. Chronische Kontaktekzeme werden mit Kortisonsalben behandelt. Wichtig ist eine sorgfältige Hautpflege mit rückfettenden Salben. Kann der Auslöser gemieden werden, heilen akute Kontaktekzeme folgenlos ab. Ist eine Vermeidung nicht möglich, wird die Erkrankung chronisch und damit die Ausheilung verhindert. Um Kontaktekzemen vorzubeugen, sollte die Haut nicht zu sehr beansprucht werden, z.B. durch ständigen Kontakt mit Wasser und Reinigungsmitteln. Sie sollte häufig mit einer fetten Salbe eingecremt werden.

■ **Allergisches Kontaktekzem** Die akute oder chronische Hautentzündung entsteht nach Hautkontakt mit einer →Allergie auslösenden Substanz. Die Reaktion tritt unabhängig von der Dosis oder Konzentration dieser Substanz und nur nach vorangegangener Sensibilisierung, d.h. bestehender Allergie, auf. Das **akute allergische Kontaktekzem** beginnt ungefähr 12–48 Std. nach dem Allergenkontakt mit einem Maximum der Hauterscheinungen nach 2 Tagen. Es zeigen sich Rötung, Schwellung und Bläschenbildung am Einwirkungsort des Allergens und auch einzelne Hautveränderungen außerhalb des Einwirkungsortes (Streuphänomen). Häufig besteht starker Juckreiz. Das **chronische allergische Kontaktekzem** entsteht direkt oder entwickelt sich aus einem akuten Kontaktekzem. Typisch sind eine verdickte, vergröberte, schuppende Haut und starker Juckreiz. Häufig finden sich auch Schrunden (Rhagaden) und entzündungsbedingte Pigmentverschiebungen. Die Hautveränderungen beim **fotoallergischen Kontaktekzem** (Fotoallergie), die nach Kontakt mit Substanzen entstehen, die bei Lichteinwirkung allergische Reaktionen hervorrufen, gleichen denen des akuten allergischen Kontaktekzems.

Häufige Auslöser akuter allergischer Kontaktekzeme sind Benzolverbindungen, Pflanzenallergene (Primeln, Chrysanthemen, Tulpen, Narzissen), ätherische Öle, Terpentinöl und Antibiotika, während chronische allergische Kontaktekzeme meist durch Nickel, Chromate und Gummi ausgelöst werden. Beim fotoallergischen Kontaktekzem kommen als Ursachen Medikamente, Lichtschutzfilter in Sonnenschutzmitteln und optische Aufheller (in Waschmitteln) in Betracht.

■ **Toxisches Kontaktekzem** Das **toxische Kontaktekzem** ist eine Entzündung der Haut durch giftige (toxische) oder hautreizend wirkende Substanzen. Die Hautentzündung ist abhängig von der Dosis (Konzentration und Einwirkzeit) des auslösenden Stoffes. Die Hautveränderungen sind streng auf das Einwirkungsgebiet des Kontaktstoffes beschränkt. Als typischer Befund zeigen sich nach Minuten bis Stunden Hautveränderungen, die denen des chronischen allergischen Kontaktekzems gleichen. Beim **fototoxischen Kontaktekzem** tritt die Entzündung der Haut

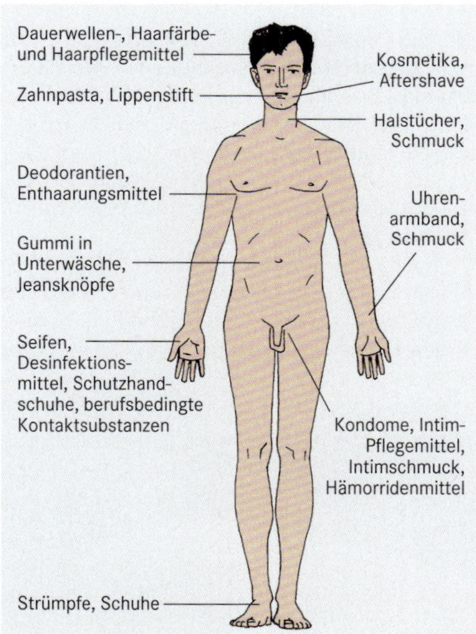

Kontaktekzem. Lokalisation eines allergischen Kontaktekzems als Hinweis auf den Auslöser

nach Kontakt mit lichtsensibilisierenden (fototoxischen) Substanzen und anschließender UV-Bestrahlung auf. Häufige Auslöser des toxischen Kontaktekzems sind Säuren, Laugen, Detergentien (Waschmittel) und Reinigungsmittel. Die Auslöser des fototoxischen Kontaktekzems sind Substanzen wie Furocumarine im Bergamottöl in Kosmetika (Berloque-Dermatitis) sowie verschiedene Wiesengräser (→Wiesengräserdermatitis) oder Teer.

Oft weisen das Aussehen oder die Stelle des Auftretens auf die Ursache hin. Der →Epikutantest, ein Pflastertest auf dem Rücken, dient der Ermittlung von Kontaktallergien. Bei Verdacht auf ein fotoallergisches oder fototoxisches Kontaktekzem wird beim Epikutantest das Testareal am Rücken anschließend noch mit UV-Licht bestrahlt (so genannter belichteter Epikutantest).

Kontaktgeschwür, →Geschwür.

Kontaktgift, chemische Substanz, die durch bloßes Berühren zu →Vergiftungen führen kann.

Kontaktinfektion, wichtigster Übertragungsweg von Krankheitserregern auf den Menschen. Sie kann entweder **direkt** durch Berührung eines infizierten Tieres oder Menschen (z. B. Händeschütteln) oder **indirekt** durch Kontakt mit infektiös verunreinigten Gegenständen erfolgen. Eine besondere Art ist die **Schmierinfektion**, bei der erregerhaltige Körpersekrete, Speichel, Eiter oder Stuhl auf andere Körperteile verteilt oder oral aufgenommen werden. Weitere Möglichkeiten der Kontaktinfektion sind die **Tröpfcheninfektion** durch Husten und Niesen oder die **sexuelle Übertragung**.

Kontaktlinse, Haftschale, zum Ausgleich von Brechungsfehlern dienende Linse mit optischer Krümmung. Sie besteht entweder aus starrem (harte Kontaktlinse), aus biegsamem, weichem Kunststoff (halbweiche bzw. weiche Kontaktlinse) oder auch aus Glas. Kontaktlinsen sind der Form der Hornhaut angepasst, haften beweglich auf ihr und erreichen die volle korrigierende Wirkung zusammen mit der Brechkraft der Tränenflüssigkeit. Sie kommen bei höhergradiger Kurz- oder Weitsichtigkeit, bei irregulärem Astigmatismus (→Stabsichtigkeit) oder Anomalien der Hornhaut des Auges infrage. Erheblich sehverbessernd wirken Kontaktlinsen bei starken Fehlsichtigkeiten, da sie ein erheblich besseres Gesichtsfeld als die Brille ermöglichen. Auch Menschen, denen eine Augenlinse operativ entfernt wurde (Aphakie) oder die eine große Brechkraftdifferenz beider Augen aufweisen (→Anisometropie), können mithilfe einer Kontaktlinse evtl. wieder auf beiden Augen sehen, was durch Brillenkorrektur weniger gut möglich ist. Vorteil der weichen Kontaktlinsen ist ihre gute Verträglichkeit; sie verursachen weniger Fremdkörpergefühl und benötigen nur eine kurze Eingewöhnungszeit. Harte Kontaktlinsen sind preisgünstiger, länger haltbar und benötigen eine weniger aufwendige Pflege. Erst nach gründlicher Händereinigung dürfen Kontaktlinsen eingesetzt werden, sonst besteht die Gefahr von Entzündungen.

Unsachgemäßer Umgang mit Kontaktlinsen (z. B. zu langes Tragen, mangelhafte Reinigung und Pflege) kann zu Hornhautverletzungen oder Entzündungen führen, die die Hornhaut oder Bindehaut der Augen dauerhaft schädigen. Kontaktlinsenträger sollten deshalb regelmäßig augenärztliche Untersuchungen durchführen lassen, v. a. wenn Beschwerden (z. B. verstärktes Fremdkörpergefühl) auftreten.

Kontaktperson, Mensch, der mit einem an einer ansteckenden Krankheit Erkrankten direkt oder auch indirekt über verseuchte Gegenstände engen räumlichen Kontakt hatte (→Infektionskette). Er kann zum Krankheitsüberträger werden, ohne selbst Krankheitszeichen zu zeigen.

Kontaktlinse Tipps für den Alltag

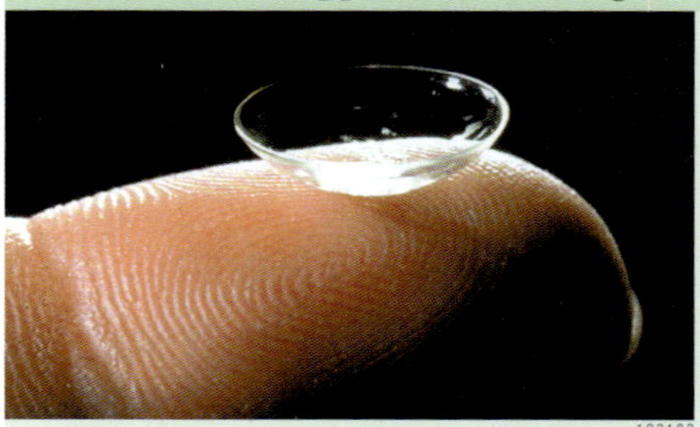

103183

In Situationen, in denen ein Austrocknen des Auges droht (z. B. Gebläse, Sauna, Flugzeug, lange Tragedauer, bestimmte Medikamente usw.), ist es günstig, Benetzungsmittel einzuträufeln. Augenmedikamente dürfen nur nach Rücksprache mit dem Augenarzt verwendet werden. Kontaktlinsen werden am besten vor dem Schminken eingesetzt; auf Lidstrich sollte möglichst verzichtet werden. Weiche Kontaktlinsen bieten beim Sport gegenüber der Brille große Vorteile: keine Verletzungsgefahr, kein Beschlagen oder Verrutschen, bessere Sicht im äußeren Gesichtsfeld. Es muss aber darauf geachtet werden, dass die Linsen eine hohe Sauerstoffdurchlässigkeit besitzen, denn beim Sport steigt der Energie- und damit der Sauerstoffverbrauch auch der Hornhaut. Die gefährlichsten Komplikationen beim Tragen von Kontaktlinsen sind Infektionen. Um diese zu vermeiden, müssen die Linsen regelmäßig gereinigt und gepflegt werden. So können sich auf ihrer Oberfläche keine Bakterien ansiedeln. Jeder Kontaktlinsenträger sollte morgens beim Einsetzen und abends beim Entnehmen der Linse vom Auge einen Blick in den Spiegel werfen; jede ungewöhnliche Rötung des Auges ist der Hinweis auf einen äußerlichen oder innerlichen Reizzustand und sollte durch einen Augenarzt abgeklärt werden (im Bild eine harte Kontaktlinse. Ihre Vorteile gegenüber weichen Linsen sind die leichtere Pflege und Handhabung und die bessere Kompensation komplizierter Brechungsfehler des Auges).

Kontaktpunkt, Approximalkontakt, punktförmige Berührungsstelle zweier benachbarter Zähne, die sich im Laufe der Jahre zu einer kleinen Kontaktfläche ausweitet. Der Kontaktpunkt dient dem Schutz der Interdentalpapille und der gegenseitigen Abstützung beim Weiterleiten der Kaukräfte auf die benachbarten Zähne.

Kontamination, 1)Verseuchung, Verunreinigung mit Mikroorganismen, chemischen bzw. radioaktiven Substanzen.

2)*Psychiatrie:* Verschmelzung von mehreren Wörtern oder Silben zu einem neuen, unverständlichen Wort, z.B. bei Schizophrenie.

Kontinenz, Fähigkeit, die Ausscheidung von Urin oder Stuhl zu kontrollieren und willentlich zurückzuhalten; Ggs. →Inkontinenz.

Kontra|indikation, →Gegenanzeige.

Kontraktion, Zusammenziehung, Verkleinerung eines Volumens, Verkürzung einer Länge; im engeren Sinn die →Muskelkontraktion.

Kontraktur, fixierte Beugestellung von Gliedmaßen, die durch Schrumpfung von Haut, Sehnen, Muskulatur oder Bindegewebshüllen der Muskeln (Faszien), durch Nervenschädigung, spastische Lähmungen oder durch Erkrankung der Gelenke selbst zustande kommt. Sie ist die Folge von Gelenkkapselschrumpfungen aufgrund äußerer Einwirkung oder entzündlicher Erkrankungen im Bereich der Gelenkflächen. Auslöser sind oft ein →Kompartmentsyndrom, strangulierende Verbände oder ein zu eng angelegter Gips. Wichtig ist es, bei gelähmten Betroffenen die Bildung von Kontrakturen durch entsprechende Lagerung und Übungsbehandlung zu verhüten oder eine nicht vermeidbare Gelenkversteifung (Ankylose) in einer für den späteren Gebrauch möglichst günstigen Stellung ausheilen zu lassen. Eine besondere Form ist die →Dupuytren-Kontraktur.

Kontrastmittel, Abk. **KM,** Substanz, die bei bildgebenden Untersuchungsverfahren zur besseren Darstellung von Hohlräumen, Gewebestrukturen und Krankheitsprozessen verwendet wird. Das Kontrastmittel wird von den verschiedenen Geweben unterschiedlich stark aufgenommen und ermöglicht so deren Abgrenzung voneinander.

Die meisten **Röntgenkontrastmittel** für Röntgenuntersuchungen sind wasserlöslich und werden geschluckt, direkt in Hohlräume oder Gefäße injiziert oder durch Infusion verabreicht. Mit ihnen lassen sich Gefäße, Körperhohlräume und Hohlorgane darstellen. Sie werden über die Nieren wieder ausgeschieden. **Positive Röntgenkontrastmittel** wie z.B. Jod besitzen eine deutlich höhere Dichte als die Körpergewebe. Sie verschlucken die Röntgenstrahlung besonders stark und erscheinen daher im Röntgenbild hell. Sie werden sowohl zur Kontrastierung im Bereich des Magen-Darm-Traktes, der Harnleiter und inneren Geschlechtsorgane als auch zur Darstellung der Gefäße verwendet. **Negative Röntgenkontrastmittel** schwächen die Röntgenstrahlung weniger als die körpereigenen Gewebestrukturen und erzeugen dadurch einen schwarzen Kontrast. Sie werden nahezu ausschließlich zusammen mit positiven Kontrastmitteln **(Doppelkontrastmethode)** zur Untersuchung des Magen-Darm-Traktes und der Gelenke (Arthrografie) eingesetzt.

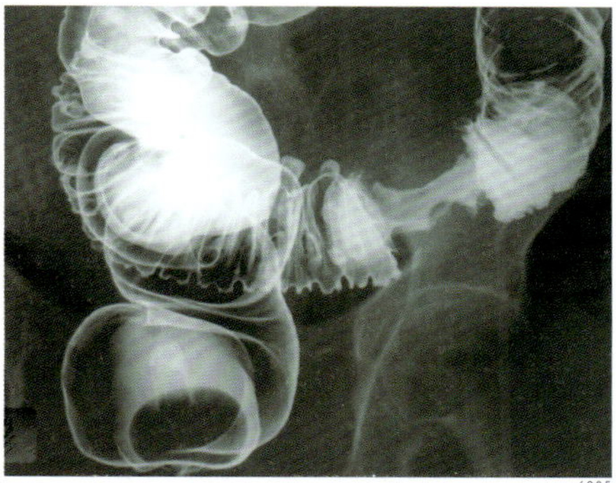

6085

Kontrastmittel. Röntgenaufnahme eines mit Kontrastmittel gefüllten Dickdarms; rechts erkennt man die Verengung des Darms durch einen Tumor.

Vor und nach der Untersuchung mit Röntgenkontrastmitteln sollte viel getrunken werden, um mögliche giftige Auswirkungen des Kontrastmittels auf die Nierenfunktion zu verhindern.

Kontrastmittelreaktion, Kontrastmittelzwischenfall, unerwünschte Reaktion des Körpers auf ein Röntgenkontrastmittel. Die Häufigkeit von Kontrastmittelreaktionen liegt zwischen 4 und 5%. Ein höheres Risiko haben Allergiker sowie Menschen mit Leber-, Nieren- und Schilddrüsenerkrankungen.

■ **Kontrastmittelallergie** Leichte Reaktionen sind Schmerzen bei der Infusion, Hitzegefühl, Hustenreiz, Übelkeit und Erbrechen. In schwereren Fällen kommt es zu Juckreiz und Rötung am ganzen Körper, Schwellungen von Gesicht und Kehlkopf, Atemnot und Absinken des Blutdrucks bis zum Schock. Die Behandlung besteht in der Verabreichung von antiallergischen Medikamenten, wenn nötig auch von Arzneimitteln, die den Kreislauf unterstützen. Kommt es zu einem Atemstillstand, muss der Betroffene künstlich beatmet werden. Eine Kontrastmittelallergie kann plötzlich ohne Vorzeichen eintreten. Eine echte IgE-vermittelte →Allergie vom Soforttyp gegenüber Kontrastmitteln ist selten. Eine schwere Reaktion kann durch die Wahl eines nicht ionischen Kontrastmittels und die vorbeugende Einnahme antiallergischer Medikamente verhindert werden.

Diffuse Kopfschmerzen

Beschwerden	Wahrscheinliche Ursachen	Erste Maßnahmen
Kopfschmerzen, **allgemeines Unwohlsein, Erkältungsanzeichen,** evtl. Fieber	→Erkältungskrankheiten, →Grippe	Evtl. Bettruhe, bei anhaltenden Beschwerden Arztbesuch
Kopfschmerzen, **Kopfdruck, Schwindel,** evtl. Nasenbluten, gerötetes Gesicht oder Müdigkeit, Blässe	Zu hoher oder zu niedriger Blutdruck (→Bluthochdruck bzw. →Hypotonie)	Arztbesuch
Kopfschmerzen, **Schwindel, Übelkeit, Erbrechen, Erinnerungslücke** nach Kopfverletzung	Gehirnerschütterung (→Schädel-Hirn-Trauma)	Bettruhe, Hausarzt rufen
Kopfschmerzen mit **Schwindel und Gleichgewichtsstörungen,** häufig **Bewusstseinsstörungen,** evtl. **Lähmungen,** plötzlich auftretend oder nach Unfall mit Schädelverletzung, evtl. Blutung aus Ohr und/oder Nase	→Schädel-Hirn-Trauma, z. B.Gehirnprellung oder →Schädelbruch, erhöhter →Hirndruck, akute →Durchblutungsstörungen, z. B. bei →Schlaganfall	Betroffenen mit leicht erhöhtem Oberkörper seitlich lagern und Notarzt rufen. Bis zum Eintreffen des Arztes Betroffenen ständig beobachten, weil sich ein lebensbedrohlicher Zustand entwickeln kann, dann →Wiederbelebung

Kopfschmerzen mit Nackensteifigkeit

Beschwerden	Wahrscheinliche Ursachen	Erste Maßnahmen
Kopfschmerzen mit Nackensteifigkeit und **Fieber, Rückenschmerzen,** evtl. Bewusstseinsstörungen	→Meningitis, →Enzephalitis	Betroffenen hinlegen, Hausarzt rufen. Bei Bewusstseinsstörungen seitlich lagern und Notarzt rufen
Schlagartiger, heftigster Kopfschmerz, Nackensteifigkeit und oft Bewusstseinsstörung oder Bewusstlosigkeit, Lähmungen	Gehirnblutung (→Subarachnoidalblutung)	Betroffenen seitlich lagern und Notarzt rufen. Bis zum Eintreffen des Arztes Betroffenen ständig beobachten
Kopfschmerzen, **Übelkeit, Erbrechen, Schwindel,** Nackensteifigkeit, hochroter, heißer Kopf **nach längerer Sonnenbestrahlung**	Sonnenstich (→Hitzeschäden)	Betroffenen an einem kühlen Ort mit erhöhtem Kopf lagern, bei Bewusstlosigkeit Seitenlagerung. Notarzt rufen

■ **Funktionsstörungen der Schilddrüse** Besteht zum Zeitpunkt der Untersuchung eine unbehandelte Schilddrüsenüberfunktion, kann die Einnahme jodhaltiger Kontrastmittel eine lebensbedrohliche thyreotoxische Krise auslösen (→Schilddrüsenüberfunktion).

■ **Nierenschädigung** Besteht bei dem Betroffenen eine eingeschränkte Nierenfunktion, kann das Kontrastmittel ein akutes Nierenversagen auslösen.

Kontrazeption, →Empfängnisverhütung.

Kontrazeptiva, empfängnisverhütende Mittel (→Empfängnisverhütung).

Kontusion, →Prellung.

Kontusionsstar, Form des →grauen Stars.

Konuskrone, →Zahnersatz.

Konussyndrom, seltenes Krankheitsbild aufgrund einer Schädigung des unteren Endes des Rückenmarks (Conus medullaris). Ursache kann z. B. ein Rückenmarkstumor, Bandscheibenvorfall oder eine Wirbelsäulenverletzung sein. Es kommt zu Stuhl- und Blaseninkontinenz mit ständigem Harnträufeln, beim Mann auch zu Impotenz, außerdem besteht ein Taubheitsgefühl in der Umgebung des Anus (Reithosenanästhesie).

Konversion, Umwandlungsreaktion, z. B. die **serologische Konversion,** das erstmalige Auftreten einer nachweisbaren Menge von spezifischen Antikörpern nach einer Infektion oder Schutzimpfung.

Konversionsstörung, Konversionsneurose, durch einen seelischen Konflikt hervorgerufene, oftmals dramatische körperliche Symptome bis hin zum Verlust von ganzen Körperfunktionen, ohne dass auch nur ansatzweise eine organische Ursache gefunden werden kann. Konversionsstörungen sind definitionsgemäß willentlich nicht beeinflussbar und umfassen z. B. Symptome wie Lähmungen einzelner oder mehrerer Gliedmaßen, aber auch vollständige Bewegungsunfähigkeit, Seh- und Hörstörungen einschließlich Blind- und Taubheit oder Berührungs- und Schmerzempfindlichkeit. Diese oftmals auch mit der Zusatzbezeichnung »hysterisch« (z. B. hysterische Lähmung) versehenen Körperfunktionsstörungen können durch eine Veränderung der Seelenlage plötzlich verschwinden und werden dann nicht selten als spektakuläre Wunderheilungen interpretiert.

konvex, bauchig, nach außen gewölbt (z. B. bezogen auf optische Linsen oder Brillengläser). Ggs. konkav.

Konvulsion, sich in Serien wiederholende Muskelkrämpfe, z. B. bei →Epilepsie.

Konzentrationsstörung, Beeinträchtigung der Fähigkeit, die Aufmerksamkeit aktiv über längere Zeit auf einen Ausschnitt der Gesamtwahrnehmung oder des Gesamterlebens zu richten. Konzentrationsstörungen werden beim Gesunden durch Übermüdung, aufwühlende Ereignisse, Alkohol und verschiedene Drogen begünstigt. Krankhafte, massive Konzentrationsstörungen kommen z. B. bei den meisten Hirnerkrankungen oder auch in Form der →Ideenflucht des Manikers vor.

Konzeption, →Befruchtung.

Koordination, das kontrollierte Zusammenspiel verschiedener Muskelgruppen bei der Bewegung. Regelzentrum für Gleichgewicht, Muskelspannungszustand und Motorik ist das Kleinhirn. Bei Schädigung des Kleinhirns oder seiner zu- und abführenden Bahnen kommt es zu Koordinationsstörungen. Sie lassen sich mit Koordinationsprüfungen feststellen, z. B. durch →Finger-Nase-Versuch, →Knie-Hacken-Versuch oder die →Diadochokinese.

Kopf, →Caput 1).

Kopfbein, Os capitatum, Knochen der Handwurzel (→Hand).

Kopfbiss, →Bissanomalien.

Kopfgeschwulst, →Geburtsschäden 2).

Kopfgrippe, seltene Form von →Enzephalitis; fälschlich auch die eine Grippe begleitenden Kopfschmerzen.

Kopf-Kinn-Kappe, →Kieferorthopädie.

Kopflage, eine →Kindslage.

Kopflaus, →Läusebefall.

Kopfnickergeschwulst, →Geburtsschäden 2).

Kopfschmerzen, Kephalgie, Zephalgie, drückende, ziehende, stechende oder bohrende Beschwerden im Bereich des Kopfes. Es werden verschiedene Kopfschmerztypen unterschieden: Der **gefäßbedingte** (vaskuläre) **Typ** ist gekennzeichnet durch schmerzfreie Intervalle, die Schmerzen haben immer den gleichen Ablauf, die Schmerzstelle wechselt jedoch. Der **Blutungstyp** zeichnet sich durch einen plötzlichen Beginn mit stärksten Schmerzen (Vernichtungsschmerz), Nackensteifigkeit und Bewusstseinsstörungen aus. Typisch für den **Tumor-Typ** sind eher gleichmäßige, langsam zunehmende Kopfschmerzen über Tage oder Wochen. Kopfschmerzen vom **neuralgischen Typ** zeigen sich als blitzartig einschießender Sekundenschmerz von kaum erträglicher Intensität.

Kopfschmerzen sind oft erstes oder einziges Anzeichen einer schweren Allgemeinerkrankung. Sie können ferner Ausstrahlungsschmerzen bei Erkrankungen der Halswirbelsäule, der Nebenhöhlen, der Augen, des Kiefers oder der Zähne sein. Auch eine →Hirndrucksteigerung verursacht Kopfschmerzen. Das Hirngewebe selbst ist schmerzunempfindlich, sodass z. B. ein langsam wachsender Tumor lange Zeit unbemerkt bleiben kann.

Kopfschuppen, →Schuppung im Bereich des behaarten Kopfes.

Kopfschwarte, Weichteilmantel, der den Hirnschädel bedeckt, d. h. behaarte Haut, Unterhaut und flächenhafte Sehne der drei Anteile des Musculus epicranius (Aponeurosis epicranialis).

Kopfschwartenelektrode, Elektrode zur Untersuchung der Herztätigkeit des Kindes während der Geburt (→CTG), die nach dem Blasensprung an der Kopfschwarte des Kindes befestigt wird.

Kopfumfangmessung, Bestimmung des größten zu messenden Kopfumfangs. Die Kopfumfangmessung erfolgt bei allen Säuglingen und Kindern im Rahmen der →Kinderfrüherkennungsuntersuchung. – Abb. S. 784

Kopfverletzung, →Schädel-Hirn-Trauma.

Koplik-Flecken, kleine, weißliche Veränderungen der Wangenschleimhaut auf gerötetem Grund bei →Masern.

Kopremesis, →Koterbrechen.

Kopro|stase, →Kotstauung.

Korbhenkelriss, längs verlaufende →Meniskusverletzung.

Lokalisierbare Kopfschmerzen

Beschwerden	Wahrscheinliche Ursachen	Erste Maßnahmen
Stirnkopfschmerz, **Schnupfen** und **Schmerzen über Wange oder Stirn,** besonders beim Bücken, evtl. Fieber	→Nasennebenhöhlenentzündung	Inhalationen (z. B. mit Kamille), reichlich trinken. Wenn Besserung ausbleibt oder Fieber besteht, Arztbesuch
Massiver Kopfschmerzanfall, **Augenschmerzen und -rötung,** evtl. Erbrechen, Übelkeit, **Sehverschlechterung** (z. B. Sehen bunter Ringe)	Glaukomanfall (→grüner Star)	Sofort Hausarzt rufen
Starker, evtl. mehrmals täglich auftretender halbseitiger **Kopfschmerz im Bereich von Auge und Schläfe,** oft Rötung des Auges, Tränenfluss, Nasenlaufen	→Clusterkopfschmerz	Arztbesuch
Vom Hinterkopf nach vorn ziehende Kopfschmerzen, zusätzlich oft starke Nackenschmerzen, ein- oder beidseitig	→Spannungskopfschmerz, →Migräne, →HWS-Syndrom	Hinlegen, Nacken gut abstützen. Bei anhaltenden oder wiederholt auftretenden Schmerzen Arztbesuch
Halbseitiger, **klopfender Kopfschmerz,** evtl. mit anfänglichen **Sehstörungen,** oft Lichtscheu, **Übelkeit, Erbrechen**	→Migräne	Hinlegen, Zimmer abdunkeln. Bei sehr starken oder länger als einen Tag anhaltenden Schmerzen Hausarzt rufen
Blitzartig einschießender, unerträglicher Gesichtsschmerz oder dumpfer Dauerschmerz, ausgelöst z. B. durch Kauen, Sprechen	→Trigeminusneuralgie	Auslöser meiden, Arztbesuch zur weiteren Abklärung
Heftiger, einseitiger, **ständiger Schläfenkopfschmerz, Krankheitsgefühl** bei Personen nach dem 50. Lebensjahr, evtl. Gelenkschmerzen	Entzündung der Schläfenarterie (→Riesenzellarteriitis)	Sofortiger Arztbesuch

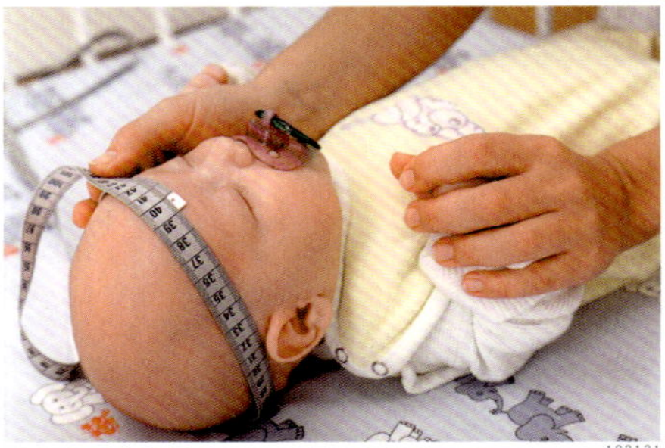

Kopfumfangmessung. Der Kopfumfang wird bei der Untersuchung des Neugeborenen gemessen. Ein zu hoher Wert ist z. B. ein Zeichen für einen Hydrozephalus (Wasserkopf).

Korium, →Haut.

Kornea, →Auge.

Kornealreflex, →Hornhautreflex 1).

Körnerkrankheit, →Trachom.

Korodin®, Tropfen mit den Wirkstoffen Kampfer und Weißdornextrakt, die als pflanzliches Herzmittel bei Herz- und Kreislaufbeschwerden eingesetzt werden.

koronar, kranzförmig; im engeren Sinn die Herzkranzgefäße (Koronararterien) betreffend.

Koronar|angiografie, Herzkranzgefäßdarstellung, Teil der →Herzkatheteruntersuchung.

Koronar|arterien, →Herzkranzgefäße.

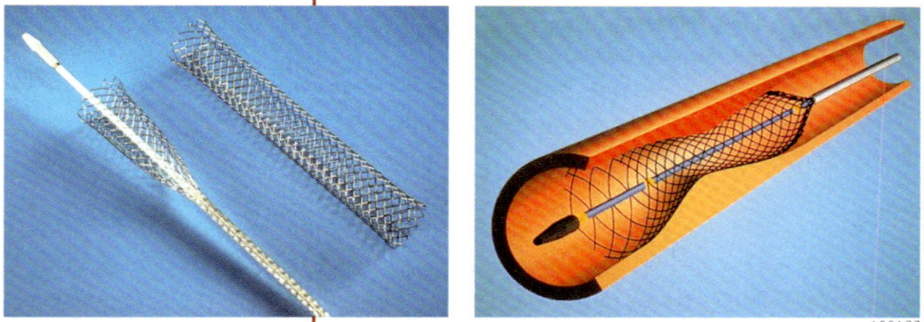

Koronarstent. Ganz entfalteter und teilweise entfalteter Koronarstent mit Applikator (links). In der rechten Schemazeichnung ist ein fast vollständig in das Herzkranzgefäß eingebrachter Koronarstent dargestellt.

koronare Herzkrankheit, →KHK.

Koronar|embolie, Verschluss eines oder mehrerer Herzkranzgefäße, meist durch ein Blutgerinnsel (Thrombus). Der Betroffene hat Herzrhythmusstörungen und Angina Pectoris; der plötzliche Verschluss eines Kranzgefäßes kann einen →Herzinfarkt oder Sekundenherztod (→Herztod, plötzlicher) zur Folge haben.

Koronar|insuffizienz, unzureichende Durchblutung der Herzkranzgefäße, die zu einer Minderversorgung des Herzmuskels mit Nährstoffen und Sauerstoff führt. Eine Koronarinsuffizienz tritt auf, wenn ein Missverhältnis zwischen Blutbedarf und Durchblutung der Herzkranzgefäße vorliegt. Ursache einer **absoluten Koronarinsuffizienz** sind Verengungen der Kranzgefäße (→Koronarstenose). Als Ausdruck der Sauerstoffunterversorgung des Herzmuskels, z. B. unter Belastung, kommt es zu Brustschmerzen (Angina Pectoris). Bei einer **relativen Koronarinsuffizienz** besteht eine Mangelversorgung des Herzmuskels trotz ungestörter Koronardurchblutung. Dies ist der Fall bei erniedrigtem Sauerstoffgehalt des Blutes (z. B. bei Blutarmut) oder bei außergewöhnlich erhöhtem Nährstoffbedarf des Herzens (z. B. bei einer Schilddrüsenüberfunktion).

Koronar|sklerose, Verkalkung und Elastizitätsverlust der Herzkranzgefäße. Die Koronarsklerose ist eine altersbedingte Veränderung ab dem 40.–45. Lebensjahr. Sie bekommt Krankheitswert, wenn sie zur →Koronarstenose führt.

Koronarsonografie, →Ultraschalldiagnostik.

Koronar|spasmus, plötzlich auftretende, rückbildungsfähige Verkrampfung der Herzkranzgefäße, hervorgerufen durch ein Zusammenziehen der Muskulatur in der Gefäßwand. Ein Koronarspasmus kann spontan als Prinzmetal-Angina (→Angina Pectoris) auftreten oder als Reaktion auf mechanische Reizung der Kranzgefäße, z. B. bei einer Herzkatheteruntersuchung.

Koronar|stenose, Herzkranzgefäßverengung, Einengung des Querschnitts der Herzkranzgefäße als Folge einer Herzkranzgefäßverkalkung (Koronarsklerose). Sie ist Ursache der koronaren Herzkrankheit (→KHK).

Koronarstent, röhrenartiges Herzkranzgefäßimplantat. Er kommt zur Anwendung bei kurzstreckigen arteriosklerotischen Gefäßverengungen in den Herzkranzgefäßen, die durch eine Ballondilatation (→Angioplastie) aufgedehnt werden können. Der Koronarstent wird mithilfe eines Applikators in das Herzkranzgefäß eingeführt und bis zur ehemaligen Verschlussstelle vorgeschoben. Der scherengitterartige Koronarstent entfaltet sich im Gefäß, stützt es von innen ab und soll auf diese Weise einen erneuten Verschluss verhindern. Trotzdem besteht die Gefahr, dass sich das Herzkranzgefäß erneut verengt oder ganz verschließt. Deshalb verwendet man inzwischen auch Koronarstents mit spezieller medikamentöser Beschichtung (Drug-Eluting-Stents), außerdem erhält der Patient nach dem Eingriff Medikamente zur Blutverdünnung.

Koronar|thrombose, aufgrund von arteriosklerotischen Wandveränderungen entstandenes Blutgerinnsel in einem Herzkranzgefäß. Die Koronarthrombose bedingt eine Verengung oder einen Verschluss des Kranzgefäßes und führt damit zum →Herzinfarkt.

Korotkow-Ton, pulssynchrones Strömungsgeräusch des Blutes, das bei der →Blutdruckmessung mittels Stethoskop gehört wird.

Körperachsen, (gedachte) Verbindungslinien zwischen jeweils zwei Punkten zur Orientierung am menschlichen Körper, mithilfe derer Lage und Richtung bezeichnet werden.

Die drei wichtigsten Körperachsen sind die **Längsachse** (Longitudinalachse), die von unten nach oben verläuft, die **Sagittalachse** (von hinten nach vorn) und die **Querachse** (Horizontalachse; von links nach rechts).

Die Körperachsen definieren auch die **Körperebenen.** Die Hauptebenen sind die **Frontalebene** (parallel zur Stirn), die durch die Längs- und Querachse gebildet wird, die **Transversalebene** (Querschnitt), gebildet durch Sagittal- und Querachse, und die **Sagittalebene** (Längsschnitt), gebildet durch Sagittal- und Längsachse. Die Sagittalebene, die durch die Körpermitte verläuft, heißt Medianebene.

Körperbehinderung, angeborene oder erworbene Beeinträchtigung von Körperfunktionen. Meist liegt eine Beeinträchtigung der Bewegungsfähigkeit vor. Alle Schweregrade von leichter bis schwerer →Behinderung sind möglich. Körperbehinderte genießen wie alle Behinderten den besonderen Schutz des Gesetzes, z. B. bei Erwerbsunfähigkeit. So enthält das Bundessozialhilfegesetz (BSHG) Sonderbestimmungen für diesen Personenkreis (§§ 39 ff.).

■ **Ursachen** Die meisten Körperbehinderungen sind durch Schädigungen des zentralen Nervensystems (z. B. erworbene Querschnittslähmung; Spastik), durch Schädigungen und Fehlbildungen des Skelettsystems (z. B. Rückgratverkrümmungen, Klumphand, Klumpfuß), durch Erkrankungen des Bewegungsapparats (z. B. Muskelschwund) oder durch Amputationen (z. B. Unfall oder Operation) bedingt. Zu den Auslösern zählen auch Erkrankungen, die zwar keine Erwerbsunfähigkeit zur Folge haben, aber mit einer Minderung der Leistungsfähigkeit einhergehen, z. B. Nierenerkrankungen, die eine tageweise Dialysebehandlung notwendig machen.

Körperdosis, ionisierende Strahlung, die z. B. durch die natürliche Strahlung, bei Röntgenuntersuchungen oder einer Strahlentherapie vom Körper aufgenommen wird. Die Körperdosis errechnet sich aus dem Mittelwert der über den gesamten Körper oder über Körperteilen ermittelten Äquivalentdosis (→Strahlendosis). Anhand der Körperdosis lässt sich das Strahlenrisiko abschätzen. Die Körperdosis kann als **Personendosis** an einer bestimmten Stelle des Körpers mithilfe eines Dosimeters gemessen werden. Die Ganzkörperbelastung aufgrund der natürlichen Strahlenbelastung liegt bei durchschnittlich 1,13 Millisievert pro Jahr. Dieser Wert kann jedoch örtlich schwanken (z. B. bei hohem Urananteil im Tiefengestein), hinzu kommt die zivilisatorische Strahlenbelastung (z. B. Monitore, Industrie, Fallout der Atombombenversuche, medizinische Untersuchungen). Die Grenzwerte für die Ganzkörperdosis oder von Körperteilen (z. B. Hände, Füße, Schilddrüse, Haut) sind gesetzlich festgelegt.

Körperebenen, →Körperachsen.

Körperflüssigkeit, Sammelbezeichnung für alle Flüssigkeiten des Körpers. Der Mensch besteht überwiegend aus Wasser (Neugeborene etwa 75 % des Körpergewichts; Erwachsene etwa 60 %), das sich auf zwei Räume verteilt: Der **Intrazellularraum** (IZR) ist der von den Zellmembranen umschlossene Raum. Er enthält mit etwa 75 % den Großteil der Körperflüssigkeit – die intrazelluläre Flüssigkeit. Der **Extrazellularraum** (EZR) ist der Raum außerhalb der Zellen, der rund 25 % Körperflüssigkeit enthält. Er besteht aus drei Räumen: dem **Plasmaraum** (Intravasalraum) in den Blutgefäßen, dem **Zwischenzellraum** (Interzellularraum) und dem **Transzellularraum.** Der Zwischenzellraum ist der Raum zwischen allen Zellen des Körpers. Er umfasst auch das Interstitium und wird oft mit diesem gleichgesetzt. Die interzelluläre Flüssigkeit steht in Verbindung mit dem Kapillarblut zum ständigen Austausch von Wasser und darin gelösten Teilchen. Die Flüssigkeit des Transzellularraums ist von der interstitiellen Flüssigkeit durch eine Membran getrennt (z. B. Liquor, Kammerwasser, Synovialflüssigkeit) und wird einer anderen Einteilung zufolge weder dem EZR noch dem IZR zugerechnet.

Körpergewichtsveränderungen, gewollte bzw. ungewollte Gewichtsabnahme

Körpergewichtsveränderungen: Gewichtszunahme

Beschwerden	Wahrscheinliche Ursachen	Erste Maßnahmen
Gewichtszunahme nach **Einnahme der Antibabypille**	Hormonbedingte Wassereinlagerung und Steigerung des Appetits	Rücksprache mit dem Arzt
Gewichtszunahme, **Ausbleiben der Regelblutung,** oft morgendliche Übelkeit	Schwangerschaft (→Schwangerschaft und Geburt)	Frauenarzt aufsuchen
Gewichtszunahme, v. a. **am Körperstamm, Appetitsteigerung,** Muskelschwäche, **Bluthochdruck**	Überfunktion der Nebenniere (→Cushing-Syndrom 1), Behandlung mit →Kortikoiden	Arztbesuch, keinesfalls Kortisonbehandlung selbst abrupt absetzen
Gewichtszunahme, **teigige Schwellung der Haut, Haarausfall, Müdigkeit,** Kälteempfindlichkeit, Verstopfung	→Schilddrüsenunterfunktion	Arztbesuch
Gewichtszunahme, **geschwollene Beine,** häufig **Abgeschlagenheit,** Blaufärbung der Lippen, zunehmende **Atemnot**	→Herzinsuffizienz	Sofortiger Arztbesuch. Bei Atemnot infolge eines →Lungenödems Oberkörper hochlagern und Notarzt rufen

Körpergewichtsveränderungen: Gewichtsabnahme		
Beschwerden	**Wahrscheinliche Ursachen**	**Erste Maßnahmen**
Unerklärliche Gewichtsabnahme, evtl. **nachlassende Leistungsfähigkeit**	Krebserkrankung, Lungenerkrankung (z. B. →Tuberkulose)	Arztbesuch
Gewichtsverlust nach **Einnahme von Medikamenten**	Wirkung oder Nebenwirkung von Entwässerungsmitteln (→harntreibende Mittel), →Antibiotika, →Schilddrüsentherapeutika	Wenn es sich um eine unerwünschte Wirkung handelt, Rücksprache mit dem Arzt
Extreme Gewichtsabnahme, v. a. **bei jungen Mädchen oder Frauen,** evtl. Ausbleiben der Regelblutung, Erbrechen	Pubertätsmagersucht (→Essstörungen)	Arztbesuch
Gewichtsabnahme, starkes **Schwitzen, oft Schilddrüsenvergrößerung, Händezittern,** Hervortreten der Augäpfel	→Schilddrüsenüberfunktion	Arztbesuch
Gewichtsabnahme, **starker Durst, Müdigkeit,** häufiges Wasserlassen	→Diabetes mellitus	Arztbesuch
Gewichtsverlust, **Bauchschmerzen** und -krämpfe, evtl. **Erbrechen** oder (blutige) **Durchfälle**	Magengeschwür, Zwölffingerdarmgeschwür (→Ulkuskrankheit), Darmentzündung, z. B. →Enteritis, →Crohn-Krankheit, →Colitis ulcerosa	Sofortiger Arztbesuch, da die Erkrankung unbehandelt zu →Magen-Darm-Blutung führen kann

oder -zunahme. Körpergewichtsveränderungen können psychologisch bedingt sein, evtl. ist eine psychotherapeutische Behandlung erforderlich. Unerklärliche Gewichtszunahme oder -abnahme muss in jedem Fall ärztlich abgeklärt werden, da ernsthafte Erkrankungen dahinterstecken können.

Körperhaltung, →Haltung.

Körperkerntemperatur, →Körpertemperatur.

Körpermassenindex, →Body-Mass-Index.

Körperoberfläche, gesamte äußere Oberfläche des Körpers. Die Körperoberfläche beträgt beim erwachsenen Menschen etwa 1,73 m^2 und lässt sich aus Körpergröße und Gewicht ermitteln. Sie ist Berechnungsgrundlage für die exakte individuelle Dosierung von Arzneimitteln oder von Substanzen, die bei diagnostischen Verfahren eingesetzt werden.

Körpersäfte, →Humoralpathologie.

Körperschema, **1)** *Physiologie:* Wahrnehmung des eigenen Körpers, die durch ein regelrechtes Zusammenspiel von reizverarbeitendem Gehirn, Bewegungsempfindungen, taktilen und optischen Reizen ermöglicht wird. Das Körperschema ist z. B. Voraussetzung für die funktionsgerechte Koordination von Körperbewegungen.

2) *Psychologie:* verinnerlichtes Selbstbild vom eigenen Körper (das nicht mit dem realen Erscheinungsbild übereinstimmen muss).

Körperschemastörung, **1)** *Neurologie:* Störung der Orientierung am eigenen Körper, z. B. kann es den Betroffenen schwer fallen, auf Befehl korrekt die linke anstatt die rechte Hand zu heben (Rechts-Links-Störung) oder einen von einer anderen Person berührten Finger zu benennen.

2) *Psychiatrie:* gestörte subjektive Wahrnehmung der eigenen Körperproportionen. Sie tritt häufig z. B. bei Menschen mit psychisch bedingten Essstörungen auf, die sich trotz Idealgewicht als übergewichtig empfinden.

3) *Psychosomatik:* subjektive, nicht objektivierbare Körperempfindungen, z. B. vermeintliche Organsymptome bei einer Hypochondrie oder Depersonalisationsstörungen, bei denen Teile des Körpers als fremdartig empfunden werden.

Körpertemperatur, Wärmezustand des Körpers, der notwendig ist, um alle Stoffwechselvorgänge in Gang zu halten. Die Temperatur ist nicht in allen Körperregionen gleich: Als **Körperkerntemperatur** (Normalwert: 36,5 °C bis 37,4 °C) wird die Temperatur im Körperinnern bezeichnet, die in engen Grenzen schwankt (→Temperaturregulation). Sie kann in verschiedenen Körperöffnungen gemessen werden (→Temperaturmessung), wobei je nach Messort leicht voneinander abweichende Werte erreicht werden.

Die **Oberflächentemperatur** (Schalentemperatur) an Haut und Gliedmaßen ist in der Regel niedriger und liegt je nach Körperregion zwischen 28 °C und 33 °C. Sie wird von der Durchblutung und der Außentemperatur beeinflusst und schwankt deshalb stärker als die

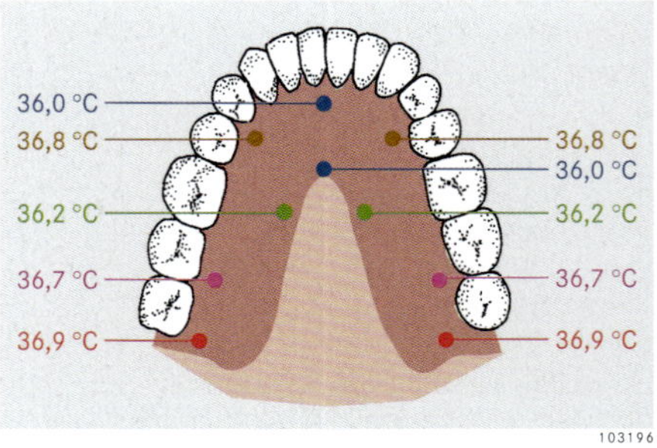

Körpertemperatur. Wärmepunkte im Mund. Um vergleichbare Messwerte zu erhalten, sollte die Temperaturmessung immer am gleichen Wärmepunkt erfolgen.

Körperkerntemperatur. An sehr heißen Tagen oder bei starkem Schwitzen kann sie auch über der Kerntemperatur liegen. Im Tagesverlauf verändert sich die Körpertemperatur bedingt durch unterschiedliche Stoffwechselaktivitäten: Am niedrigsten ist sie morgens zwischen 5 und 6 Uhr, am höchsten zwischen 17 und 18 Uhr. Bei Frauen steigt sie hormonell bedingt 1–2 Tage nach dem Eisprung um circa 0,5 °C an.

Zu **Untertemperaturen** (≤ 36,4 °C) kann es durch äußere Kälteeinwirkung (z. B. nach längerem Baden in kalten Gewässern) oder krankheitsbedingt bei Kreislaufkollaps oder einer Schilddrüsenunterfunktion kommen. Die künstliche Senkung der Körpertemperatur wird z. B. bei Operationen am offenen Herzen eingesetzt oder in der Transplantationschirurgie zur Kühlung entnommener Spenderorgane. Die Herabsetzung der Körpertemperatur führt zur Drosselung der Stoffwechselvorgänge und des Sauerstoffverbrauchs und erhöht damit die Widerstandskraft der Gewebe gegenüber einer verminderten oder aufgehobenen Durchblutung. Von einer **Erhöhung der Körpertemperatur** spricht man bei Werten von 37,5 °C bis 38 °C. Diese Temperaturen werden auch als **subfebril** oder **leicht fieberhaft** bezeichnet. Erst bei Werten über 38,1 °C liegt →Fieber vor.

Korpus, →Corpus.

Korpuskarzinom, →Uteruskarzinom.

Korpuspolyp, →Gebärmutterpolyp.

Korrekturplastik, chirurgischer Eingriff, um defektes oder nicht mehr vorhandenes Gewebe wiederherzustellen oder seine Form und Funktion zu verbessern. Beispiele sind die Korrektur einer Lippen-Kiefer-Gaumen-Spalte oder die Korrektur abstehender Ohren.

Korrosion, die Zerstörung von Körpergewebe, z. B. durch Entzündungen oder Verätzungen.

Korsakow-Syndrom, Korsakow-Psychose, gleichzeitiges Auftreten von Gedächtnisstörungen (v. a. des Kurzzeitgedächtnisses), Desorientiertheit und Konfabulationen (Erzählen von erfundenen Geschichten) als Zeichen einer Schädigung des Gehirns, z. B. bei Alkoholkrankheit, Schädel-Hirn-Trauma, bei Vergiftungen oder mangelnder Sauerstoffversorgung des Gehirns.

Kortex, Cortex, **1)** *Anatomie:* Rindenschicht bzw. äußeres Schichtengefüge eines Organs, z. B. Cortex cerebri (Großhirnrinde), Cortex cerebelli (Kleinhirnrinde), Cortex renalis (Nierenrinde) und Cortex glandulae suprarenalis (Nebennierenrinde).

2) *Pharmazie:* Rinde von Pflanzen, die zur Herstellung von Heilmitteln verwendet wird. Dazu gehören u. a. die Rinde des Chinarindenbaums (Cortex chinae), des Faulbaums (Cortex frangulae) oder des Brechnussbaums (Cortex strychni).

Kortikalis, feste äußere Schicht eines →Knochens.

Kortikektomie, →Hemisphärektomie.

Kortikoide, Kortikosteroide, Hormone der Nebennierenrinde (Steroidhormone). Zu den Kortikoiden gehören die Mineralokortikoide, die auf den Wasser- und Salzhaushalt wirken (z. B. Aldosteron), die Glukokortikoide, die überwiegend auf den Kohlenhydratstoffwechsel wirken (z. B. Kortison, Kortisol), und die →Sexualhormone (z. B. die Östrogene).

■ **Mineralokortikoide** Sie regeln zusammen mit anderen körpereigenen Botenstoffen (z. B. Renin) den Mineralstoffhaushalt. Das wichtigste körpereigene Mineralokortikoid ist →Aldosteron. Es wirkt auf die Niere ein, fördert die Aufnahme von Natrium und bewirkt eine Mehrausscheidung von Kalium.

■ **Glukokortikoide** Sie wirken v. a. auf den Kohlenhydrat- und Eiweißstoffwechsel. Glukokortikoide fördern in der Leber die Neubildung von Glukose sowie die Speicherung der Glukose in Form von Glykogen. Sie erhöhen den Blutzuckerspiegel und beschleunigen den Eiweißabbau (z. B. in der Muskulatur und in der Haut). Glukokortikoide nehmen bei Stress eine zentrale Rolle ein und sind an der Hemmung entzündlicher Reaktionen beteiligt. Sie haben auch eine geringe mineralokortikoide Wirkung und fördern den Verbleib von Natrium im Körper. Sie können dadurch Wasseransammlungen (Ödeme) hervorrufen. Kalium und Kalzium werden vermehrt ausgeschieden, die Kalziumresorption aus dem Darm wird gehemmt. Glukokortikoide hemmen das menschliche Immunsystem und die Neubildung von Gewebe. Der wirksamste körpereigene Vertreter ist Hydrokortison (Kortisol). Die Hormonkonzentration unterliegt tageszeitlichen Schwankungen.

■ **Wirkstoffe** Durch die synthetische Abwandlung von Kortison und Hydrokortison wurden stärker wirksame Arzneistoffe entwickelt. Häufig verwendet werden Prednison und seine Abkömmlinge Prednisolon und Methylprednisolon. Sie wirken nur noch gering auf den Mineralstoffhaushalt. Fluorierte Kortikoide, wie z. B. Betamethason, Fluocortolon, Fluocinolon, Triamcinolon und Dexamethason, haben keine mineralokortikoide Wirkung mehr.

■ **Anwendungsgebiete** Eine **Substitutionstherapie** wird durchgeführt, wenn der Körper nicht mehr in der Lage ist, selbst ausreichend Kortikoide herzustellen. Glukokortikoide werden häufig wegen ihrer antiallergischen, antientzündlichen und das Immunsystem hemmenden Wirkung eingesetzt. Wegen ihrer zahlreichen Nebenwirkungen werden sie in der geringstmöglichen Dosierung, die noch eine Besserung bewirkt, gegeben. Bei Beendigung einer länger andauernden Glukokortikoidbehandlung wird die Therapie ausschleichend beendet, da die Nebennierenrinde während der Behandlung die Eigenproduktion reduziert hat.

Glukokortikoide werden zur **systemischen Therapie** in Form von Tabletten oder Spritzen verabreicht. Sie sind Notfallmedikamente bei schweren allergischen Reaktionen (z.B. allergischem Schock) und werden als Stoßtherapie bei akuten Entzündungsschüben, z.B. bei chronisch-entzündlichen Darmerkrankungen wie Crohn-Krankheit und Colitis ulcerosa, eingesetzt. Aufgrund der antientzündlichen und Immunsystem-dämpfenden Wirkung kommen sie bei rheumatischen Erkrankungen, Bronchialasthma und Transplantationen zur Anwendung.

Bei einer Reihe von Erkrankungen können sie **lokal** eingesetzt werden, was Häufigkeit und Schwere der Nebenwirkungen reduziert. Zum Auftragen auf die Haut werden Glukokortikoide v.a. bei Ekzemen, allergischen Hauterkrankungen und Schuppenflechte verwendet. Bei Infektionen der Haut können sie verschlimmernd wirken. Bei Atemwegserkrankungen wie z.B. Bronchialasthma werden Glukokortikoide inhaliert. Zur Behandlung allergisch-entzündlicher Erkrankungen der Nase stehen sie auch als Nasenspray zur Verfügung. Am Auge werden sie zur kurzfristigen Behandlung z.B. bei allergischer Bindehautentzündung und zur Unterdrückung von Narbenwucherungen unter ständiger ärztlicher Kontrolle eingesetzt (→Augenmedikamente). Bei Gelenkerkrankungen können Glukokortikoide in das erkrankte Gelenk gespritzt werden.

■ **Nebenwirkungen** Wird im Rahmen der **Substitutionstherapie** nur die ausgefallene körpereigene Produktion an Kortikoiden ersetzt, treten bei angepasster Dosierung keine unerwünschten Wirkungen auf. Auch bei kurzzeitiger hoch dosierter Therapie in Notfällen sind keine Schäden zu erwarten.

Werden Glukokortikoide zur Behandlung von Symptomen verwendet, hängen Häufigkeit und Schwere der Nebenwirkungen von der Art der Anwendung, von Dosierung und Dauer der Therapie ab. Auch bei lokaler Therapie können, sofern große Körperflächen behandelt werden oder die Dosierung sehr hoch liegt, den ganzen Körper betreffende Nebenwirkungen auftreten, da Glukokortikoide durch die Haut aufgenommen werden. Bei langfristiger Anwendung auf der Haut entstehen Hautschäden, die durch dünne Haut, erhöhte Verletzbarkeit, vermehrte Behaarung und die Ausbildung von Striae (Bindegewebsrissen ähnlich den Schwangerschaftsstreifen) gekennzeichnet sind. Zusätzlich kann eine Akne (Steroidakne) auftreten.

Typische Nebenwirkungen einer **langfristigen Einnahme** von Glukokortikoiden sind Blutdruckanstieg, erhöhtes Infektionsrisiko, Wundheilungsstörungen, Akne, Wachstums-

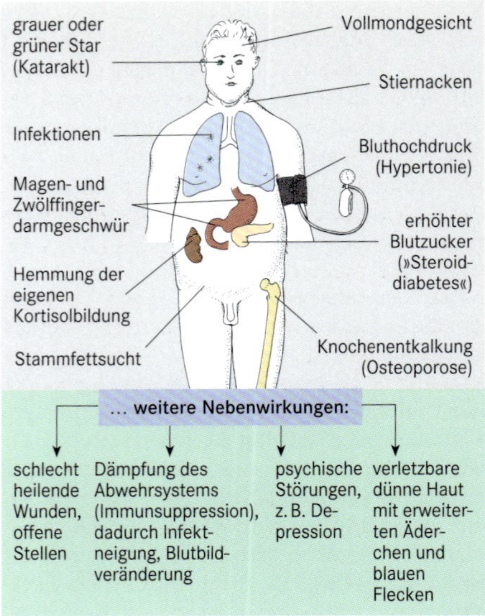

Kortikoide. Mögliche Nebenwirkungen einer langfristigen Glukokortikoid-Behandlung. Die z.T. schweren Langzeitfolgen sind gegen die Beeinträchtigungen und Risiken der Grunderkrankung abzuwägen.

hemmung bei Kindern, grauer oder grüner Star, →Diabetes mellitus, →Osteoporose, verminderte körpereigene Kortisolproduktion, erhöhtes Thromboserisiko und psychische Störungen. Magen- und Zwölffingerdarmgeschwüre (Steroidulkus) unter Kortikoideinnahme verursachen charakteristischerweise zunächst über längere Zeit keine oder kaum Beschwerden. Nicht selten kommt es als erste Krankheitserscheinung zu einer Blutung aus dem Magen. Wird die Kortisondosis reduziert oder die Therapie beendet, kann die bisher unterdrückte Erkrankung wieder auftreten bzw. sich verschlechtern.

Glukokortikoide dürfen nicht eingesetzt werden, wenn Magen-Darm-Geschwüre, Knochenentkalkung, Infektionskrankheiten, schwere psychische Erkrankungen (Psychosen) oder ein grüner Star bestehen. Auch in der Schwangerschaft sind sie nicht angezeigt. In lebensbedrohlichen Notfallsituationen (z.B. allergischer Schock) gibt es jedoch keine Gegenanzeigen.

Kortiko|tropin, →ACTH.

Kortikotropin-releasing-Hormon, →CRH.

Kortisol, Hydrokortison, Hormon der Nebennierenrinde, Hauptvertreter der Glukokortikoide (→Kortikoide).

Kortison, Hormon der Nebennierenrinde, das zu den Glukokortikoiden (→Kortikoide) zählt. Kortison wird in der Leber zu Kortisol umgewandelt.

Korynebakterium, Gattung unbeweglicher, keulenförmiger Stäbchenbakterien, die als Boden- und Wasserkeime sowie als Bewohner menschlicher und tierischer Schleimhäute weit verbreitet sind. Medizinisch bedeutsam ist v.a. das **Corynebacterium diphtheriae** als Erreger der →Diphtherie. Weitere krankheitsauslösende Keime sind das **Corynebacterium jeikeium**, das **Corynebacterium pseudodiphthericum** und das **Corynebacterium xerosis** als Verursacher von Infektionen bei abwehrgeschwächten Menschen sowie das **Corynebacterium minutissimum**, das die Hauterkrankung →Erythrasma hervorruft.

kosmetische Chirurgie, ästhetische Chirurgie, Schönheitschirurgie, Teilgebiet der Medizin, das sich mit der Verbesserung der Körperform beschäftigt. Dazu kommen unterschiedliche Verfahren zum Einsatz.

Die **Blepharoplastik** (Lidstraffung) dient zur nachhaltigen Straffung der Ober- und Unterlider und zur Entfernung von überschüssigen Fettpolstern, wodurch Schlupflider und Tränensäcke korrigiert werden. Die obere Gesichtsstraffung **(Facelifting)** dient der Straffung der Stirnregion, wird aber aufgrund der heute häufiger durchgeführten Faltenbehandlung durch Botulinusinjektionen seltener durchgeführt. Das mittlere Facelifting umfasst Korrekturen im Schläfen-, Wangen- und Kinnbereich. Beim Halslifting wird überschüssiges Haut- und Fettgewebe im Halsbereich entfernt. Dabei wird nach Hautschnitten in den Randbereichen des Gesichts (vor oder hinter dem Ohr, am Haaransatz, unter dem Kinn) die Gesichtshaut vom Unterhautfettgewebe abgetrennt und gestrafft, anschließend ein Streifen herausgeschnitten und die Haut wieder genäht. Risiken dieser Eingriffe sind Blutergüsse, Schwellungen, Infektionen, Asymmetrien, Haarausfall, Absterben der gestrafften Haut oder eine Verletzung der Gesichtsnerven. Falten können außerdem durch Unterspritzen bzw. Implantieren von z.B. →Hyaluronsäure, →Botulinustoxin, Polymilchsäure, →Kollagen und Eigenfett korrigiert werden. Bei Letzterem hält der Effekt nur circa sechs Monate an. Eine →Nasenplastik dient der operativen Korrektur der Nasenform.

Eine Vergrößerung der Brust **(Mammaaugmentation)** erfolgt durch mit Silikon oder Kochsalzlösung gefüllte Implantate (→Brustimplantate). Bei zu großer Brust kann eine **Mammareduktion** und bei hängenden Brüsten eine Mastopexie durchgeführt werden. Als Risiken der Eingriffe an der Brust gelten v.a. Stillprobleme, Absterben der Brustwarze, Zerreißen der Implantate und Bildung von bindegewebigen, derben Kapseln um die Implantate.

Die Körperformung durch **Fettabsaugung** (Liposuktion) eignet sich nicht zur Gewichtsreduktion, sondern zur Beseitigung von örtlichen Fettgewebsverteilungsstörungen (z.B. Reithosendeformität). Bei der Tumeneszenztechnik wird durch Einspritzen von Flüssigkeit eine Dissoziation der Fettzellen erreicht, die dann relativ schnell abgesaugt werden können. Als Risiken gelten Asymmetrien, Hautdellen, Hautverfärbungen, Infektionen, Sensibilitätsstörungen, Narbenbildungen, Absterben von Haut, Lungenembolie und Schock. Die **Abdominalplastik** zur Straffung der Bauchdecke dient Körperkorrekturen im mittleren und unteren Bauchbereich und wird durch Entfernung von überschüssigem Fett- und Hautgewebe sowie Straffung der vorderen Bauchmuskulatur erreicht. Zu den Risiken gehören Blutungen, Infektionen, Wundheilungsstörungen, Sensibilitätsstörungen und Narbenbildungen.

kostal, die Rippe (Costa) bzw. die Rippen betreffend, zu ihnen gehörend.

Kostalatmung, eine natürliche Art der →Atmung 2).

Kostaufbau, postoperativer, stufenweise zunehmende Nahrungszufuhr nach Operationen. Der postoperative Kostaufbau ist von der Größe und Art des Eingriffs sowie der Art der Narkose abhängig und sollte nie ohne Rücksprache mit dem Arzt oder der Schwester vorgenommen werden. Bei Operationen außerhalb des Bauchraumes sollte der Betroffene wegen der Gefahr des Erbrechens nach Allgemeinnarkosen 6 Std., bei großen Operationen 12 Std. nichts zu sich nehmen. Im Anschluss daran kann etwas getrunken und evtl. auch etwas Leichtes gegessen werden. Nach örtlichen Betäubungsverfahren kann bereits nach 2 Std. leicht verdauliche Nahrung aufgenommen werden. Nach kleineren Eingriffen am Verdauungstrakt beginnt der Kostaufbau nach 24 Std. Bei Operationen mit Nähten am Verdauungstrakt muss der Betroffene zur Entlastung der Nähte mehrere Tage künstlich ernährt werden (2–5 Tage). Dann kann schrittweise von Tee über Haferbrei, Schleimsuppe zu leichter und schließlich zu voller Kost gesteigert werden.

Kostektomie, →Rippenresektion.

Kostoklavikularsyndrom, ein →Schultergürtel-Kompressionssyndrom.

Kostopleurektomie, →Lungenoperationen.

Kosto|tomie, chirurgische Rippendurchtrennung.

Kot, →Stuhl.

Kotentleerung, →Stuhl.

Koterbrechen, Miserere, Kopremesis, Erbrechen von Darminhalt, das spät bei einem kompletten Darmverschluss (→Ileus) auftritt.

Kotfistel, →Darmfistel.

Kotstauung, Koprostase, stark verlangsamter Weitertransport von Dickdarminhalt, der bei chronischer Verstopfung in höherem Alter und bei Einengung der Darmlichtung (z.B. durch Tumore) auftritt. Die Kotstauung hat die massive Aufdehnung des betroffenen

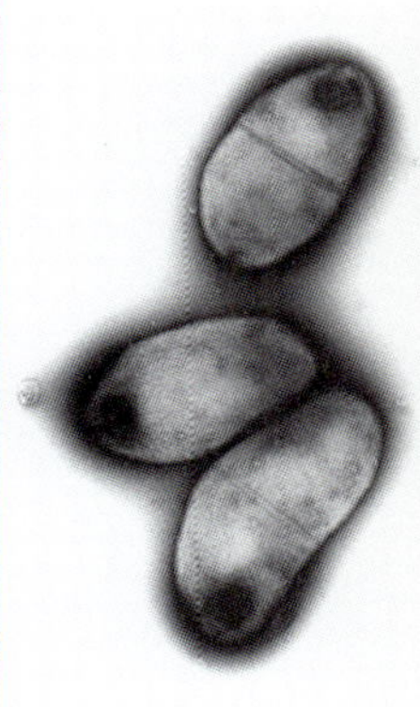

6515

Korynebakterium. Mikroaufnahme von Corynebacterium diphtheriae

Darmabschnitts (Megakolon) zur Folge und führt zu vermehrtem Wasserentzug des Stuhles mit hartem Stuhlgang bis hin zur Bildung von →Kotsteinen. Die Behandlung besteht in ballaststoffreicher Ernährung und Darmeinlauf oder Klistieren bzw. in der operativen Entfernung des verengten Darmabschnitts.

Kotstein, fest eingedickter Stuhl, der sich als steinartiges Gebilde z. B. im Wurmfortsatz, in Ausstülpungen der Dickdarmwand (Divertikeln) und im Mastdarm ablagert. Mögliche Komplikationen sind Druckgeschwüre mit Darmwanddurchbruch und Bauchfellentzündung oder Ileus.

Kox|arthritis, →Hüftgelenkentzündung.

Kox|arthrose, →Hüftgelenkarthrose.

Koxitis, →Hüftgelenkentzündung.

Kräftigungsmittel, →Stärkungsmittel.

Kragenschnitt, operativer Hautschnitt am Hals oberhalb der Drosselgrube als Zugang für Operationen an der Schilddrüse.

Krallenfinger, durch Hautschrumpfung in Beugestellung fixierte und verschmälerte Finger bei der →Sklerodermie.

Krallenhand, →Ulnarislähmung.

Krallennagel, →Nagelkrankheiten.

Krallenzehe, Zehendeformität, bei der das Zehengrundgelenk überstreckt und die Mittel- und Endglieder (ähnlich wie bei der →Hammerzehe) stark gebeugt sind, sodass die Zehen nicht mehr den Boden berühren.

Krampf, Spasmus, unwillkürliches Zusammenziehen von Muskeln. Der Krampf ist eine Reaktionsform des Gewebes auf bestimmte Reize. Alle mit Muskeln ausgestatteten Organe können sich verkrampfen. Besonders an den Beinen treten Krämpfe (→Wadenkrampf) nach Überanstrengung auf oder werden von Durchblutungsstörungen ausgelöst. Die Gallenwege oder Harnleiter verkrampfen sich, wenn sie durch ein mechanisches Hindernis, z. B. einen Stein, oder durch eine Entzündung gereizt sind. Die Entzündung der Magenschleimhaut bewirkt einen Krampf der Muskulatur des Magens, bei Durchfällen kommt es zu Krämpfen des Darms. Viele Vergiftungen, die das Nervengewebe schädigen, führen in fortgeschrittenen Stadien zu Krämpfen, ebenso die Harnvergiftung bei Nierenleiden, die Säurevergiftung (Azidose) bei Diabetes mellitus oder die durch Störungen des Kalziumhaushalts entstehende →Tetanie.

Das Gehirn antwortet auf Schäden oft mit **Krampfanfällen** (→Epilepsie), die entweder nur bestimmte Muskelgruppen oder alle Skelettmuskeln betreffen. Ein **tonischer Krampf** ist eine starke, über einen längeren Zeitraum andauernde Muskelanspannung, als **klonischer Krampf** wird eine rasch aufeinander folgende, kurze Anspannung von Muskeln mit gegensätzlicher Wirkung bezeichnet. Beide Formen treten auf beim tonisch-klonischen Krampfanfall (→Grand-Mal-Anfall).

Krampfaderbruch, Varikozele, sackartige, krampfaderähnliche Ausweitung und Schlängelung der Hodenvene (Varicocele testicularis) und des Venengeflechts im Hodensack (Plexus pampiniformis). Das Gefäßknäuel ist v. a. im Stehen sichtbar. Der Krampfaderbruch zählt zu den häufigsten Genitalerkrankungen v. a. beim 15- bis 25-Jährigen und führt häufig zur Unfruchtbarkeit, u. a. durch Erhöhung der Hodentemperatur. Manchmal entsteht ein Krampfaderbruch infolge eines die Hodenvene abklemmenden Nierentumors. Beschwerden treten nur selten auf und äußern sich als ziehende Schmerzen im Hoden und der Leistengegend, insbesondere bei körperlicher Anstrengung. Behandelt wird nur bei Beschwerden, bei unerfülltem Kinderwunsch bzw. bei krankhaft verändertem Spermiogramm. Dabei wird die Hodenvene entweder durch Einspritzen bestimmter Substanzen verödet (Sklerosierung) oder im Rahmen eines kleinen operativen Eingriffs unterbunden.

Krampfadergeschwür, venöses →Unterschenkelgeschwür.

Krampfaderleiden, Varikose, Erweiterung der Venen, von der fast ausschließlich die Beine betroffen sind.

■ **Ursache** Beim **primären Krampfaderleiden** liegt eine Schwäche der Venenwand und des Bindegewebes vor, die zur Dehnung der Gefäße und nachfolgend zur Schlussunfähigkeit der Venenklappen führt. Meist besteht eine familiäre Veranlagung. Begünstigt wird das Krampfaderleiden z. B. durch stehende Tätigkeiten, Übergewicht und Schwangerschaft. Das **sekundäre Krampfaderleiden** ist Folge von Venenerkrankungen, zumeist einer →Thrombose der tiefen Beinvenen, die zu einer Zerstörung der Venenklappen geführt hat, oder einer Abflussbehinderung des venösen Blutes (z. B. bei Tumoren).

■ **Befund** Das Krampfaderleiden bleibt oft lange symptomlos. Später klagt der Betroffene über Schwellungen, Juckreiz, Schwere- und Spannungsgefühl in den Beinen (v. a. nach längerem Sitzen oder Stehen), nächtliche Muskelkrämpfe und gelegentlich über stechende Schmerzen im Bereich der Waden. Bei einer hinzutretenden →Venenentzündung kann sich zusätzlich Fieber einstellen und die Gefäße zeigen sich als verhärtete, druckschmerzhafte Stränge. Schon durch leichte Verletzungen können die geschädigten Venen zerreißen und kann eine Krampfaderblutung auftreten. Ein langjähriges Krampfaderleiden kann zur **chronisch-venösen Insuffizienz** mit bräunlichen Verfärbungen der Haut, Entzündungen und der Bildung von schlecht heilenden →Unterschenkelgeschwüren führen. Für die Diagnostik werden neben Ultraschalluntersuchungen der →Perthes-Test und der →Trendelenburg-Test eingesetzt.

■ **Behandlung** Ein angepasster Kompressionsstrumpf oder ein Kompressionsverband unterstützen den Rücktransport des Blutes und sind zur Behandlung eines leichten Krampfaderleiden meist ausreichend. Ausgeprägte Krampfadern können verödet oder operativ entfernt werden (→Venenstripping).

Krampfadern, Varizen, erweiterte, geschlängelte Venen. Krampfadern treten hauptsächlich an den Beinen bei →Krampfaderleiden auf. Krampfadern der Speiseröhre (→Ösophagusvarizen) oder auf der Bauchdecke (Caput medusae) kommen bei Stauungen im Pfortadersystem bei Lebererkrankungen (z. B. Leberzirrhose) vor. **Besenreiservarizen** sind kleine, in der Haut gelegene, geschlängelte, z. T. spinnwebartig aussehende Venen, die v. a. an den Beinen von Frauen vorkommen. **Retikuläre Varizen** liegen etwas tiefer im Unterhautfettgewebe und weisen eine feine, netzartige Struktur auf. **Stammvarizen** in voller Ausprägung sind vom Fußrücken bis zur Leiste zu erkennen. Sie sind häufig bleistiftdick oder dicker, gut sicht- und tastbar. Meist liegen Mischformen vor.

Normalerweise gestatten die Venenklappen der Beinvenen nur den Blutfluss in Richtung des rechten Herzens (→Venen). Unterstützt wird dieser Mechanismus durch Kontraktionen der umliegenden Skelettmuskulatur, die die Venen zusammendrücken und dadurch das Blut entgegen der Schwerkraft zum Herzen pressen (Muskelpumpe). Schließen die Klappen infolge einer Venenerkrankung nicht mehr richtig, strömt das Blut zurück und dehnt die Vene immer weiter.

Krampfanfall, →Epilepsie.

krampflösende Mittel, Spasmolytika, Medikamente, die bei Krämpfen (Spasmen) der glatten Muskulatur von Magen, Darm, Galle, ableitenden Harnwegen und weiblichen Geschlechtsorganen eingesetzt werden. Dazu gehören Atropin, Butylscopolamin, Trospiumchlorid, Ipatropiumbromid, Droferin und Oxybutynin. Alle genannten Wirkstoffe hemmen die Wirkung des Parasympathikus und haben entsprechende Nebenwirkungen (→parasympathikusbeeinflussende Mittel). Als Pflanzenextrakt findet Schöllkraut Verwendung.

Krampfpotenzial, Spitzen im Kurvenverlauf des →EEG (Elektroenzephalogramm). Sie treten während eines epileptischen Anfalls auf, bei Epilepsie auch zwischen den Anfällen, können aber auch bei Gesunden vorkommen.

kranial, cranialis, 1) zum Kopf gehörend; 2) eine →Richtungsbezeichnung.

Kranio|pharyngeom, Erdheim-Tumor, von embryonalen Geweberesten in der Nähe der Hypophyse ausgehende gutartige Geschwulst, die v. a. bei Kindern und Jugendlichen vorkommt. Die Krankheitszeichen sind von der Lage und Größe des Tumors abhängig. Typisch sind Kopfschmerzen und Erbrechen, Wachstumsverzögerung, teilweise Fettsucht, Schilddrüsenunterfunktion, Störungen der Monatsblutung und mangelhafte Ausbildung der sekundären Geschlechtsmerkmale. Frühzeitig können sich auch Gesichtsfeldausfälle entwickeln. Wenn der Tumor operativ vollständig entfernt werden kann, ist die Prognose gut. Gelingt dies nicht, ist mit einem langsamen Nachwachsen des Kraniopharyngeoms

Krampfaderleiden Das bringt Linderung

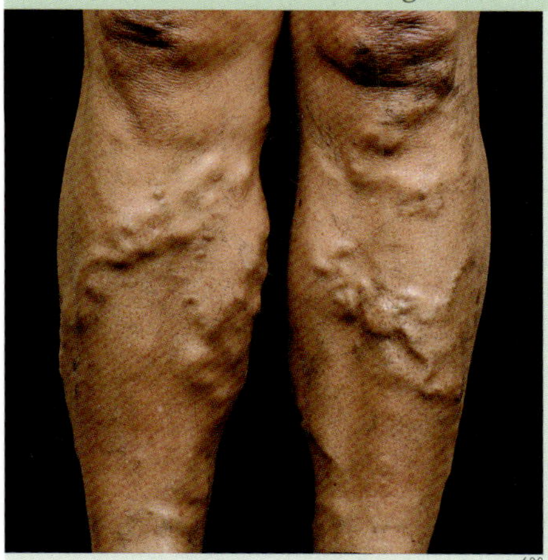

600

Bei einer Veranlagung zu Krampfadern sollten langes Stehen und Strümpfe mit einschnürendem Gummi vermieden und die Beine regelmäßig hochgelegt werden; außerdem sollten keine schweren Lasten getragen werden. Gymnastische Übungen und Gefäßtraining (z. B. Wippen von den Zehen zur Ferse) sowie ausreichende körperliche Bewegung fördern den Abtransport des Bluts aus den Venen. Für die Freizeit sind Ausdauersportarten wie Wandern, Radfahren, Schwimmen oder Nordic Walking zu empfehlen, ungünstig sind jedoch Tennis, Badminton oder Bodybuilding. Entscheidend beim Sport ist die Regelmäßigkeit, da hierdurch die Größe der Muskeln zunimmt und damit auch der Druck, den sie auf die Venendurchblutung ausüben. Zusätzlich sind verschiedene Formen von Fußbädern empfehlenswert, die die positiven Effekte körperlicher Betätigung unterstützen, indem sie die Durchblutung anregen. Auch eine Gewichtsreduktion verhindert eine Verschlimmerung des Leidens. Heiße Bäder, direkte Sonneneinstrahlung auf die Beine und Saunagänge wirken sich ungünstig aus. Das frühzeitige Tragen von Kompressionsstrümpfen, v. a. von Betroffenen mit stehenden Berufen, kann das Fortschreiten der Erkrankung deutlich verlangsamen.

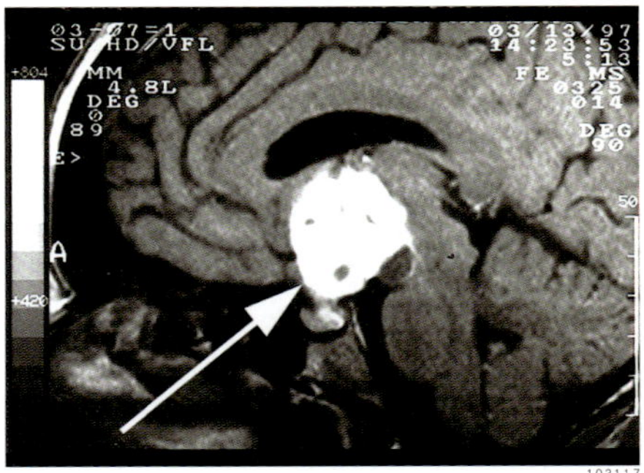

Kraniopharyngeom. Der Pfeil zeigt auf den Tumor (Kernspintomografie).

zu rechnen. Nach der Operation erfolgt eine engmaschige Nachkontrolle mit Hormonbestimmungen im Blut.

Kranio|rhachi|schisis, angeborene Fehlbildung, bei der eine rückseitige Spaltbildung des Schädels und der Wirbelsäule auftritt. Die Kraniorhachischisis tritt oft in Verbindung mit anderen Fehlbildungen auf.

Kraniosakraltherapie, naturheilkundliches Behandlungsverfahren, bei dem bestimmte Handgrifftechniken mit sanftem Schieben und Drücken der Schädelknochen Erkrankungen lindern sollen. Die Kraniosakraltherapie wird bei Schmerzen im Bewegungsapparat, bei Gesichtsschmerzen, nervösem Tic, Depressionen und anderen Erkrankungen angewandt. Es handelt sich um ein wissenschaftlich nicht belegtes Verfahren.

Kranio|schisis, angeborene Spalte des Schädels. Die Fehlbildung kommt meist kombiniert mit einem Fehlen der Großhirnhemisphären (Anenzephalie) vor.

Kranio|stenose, vorzeitiger Verschluss einer oder mehrerer Schädelnähte. Die Behandlung besteht in der operativen Wiedereröffnung der verknöcherten Schädelnähte.

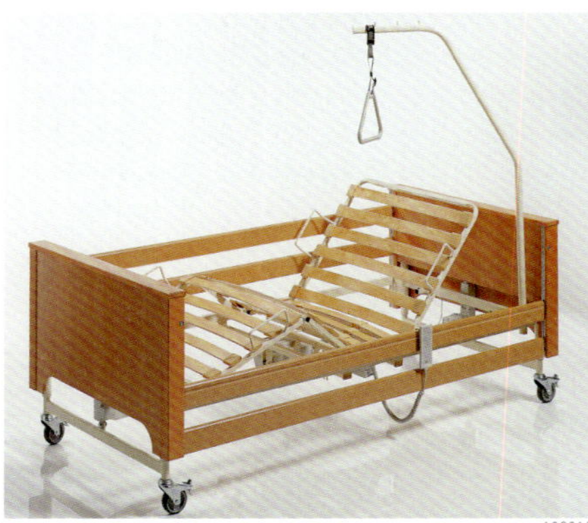

Krankenbett. Moderne Krankenbetten sind auch für Laien einfach zu bedienen. Dank der Verwendung von Holz oder Holzimitaten passen sie sich ästhetisch der Einrichtung von Privatwohnungen sehr viel besser an als die klassischen Krankenbetten aus Metall, wie sie in Kliniken eingesetzt werden.

Kraniotomie, operative Eröffnung des Hirnschädels.

Kranium, →Schädel.

Krankenbett, Bett, das auf die besonderen Bedürfnisse von Bettlägerigen und ihren Betreuern ausgerichtet ist. Da z. B. Kranke mit strenger →Bettruhe oder Langzeitbettlägerige nicht nur zu Ruhe- und Schlafenszeiten im Bett liegen, sondern alle Aktivitäten des täglichen Lebens dort durchführen, muss ein Krankenbett gegenüber einem normalen Bett mit speziellen Vorrichtungen ausgestattet sein, die nicht nur der Bequemlichkeit des Betroffenen dienen, sondern auch die Pflegeperson entlasten und ihr ein gesundes Arbeiten ermöglichen.

▪ **Pflegebett** Optimale Voraussetzungen bietet das Pflegebett mit physiologischem Bettknick und vielen Funktionen, die eine gute Mobilisation und Lagerung des Kranken ermöglichen. Bei diesem Bett sind Oberkörper- und Unterkörperteil, entsprechend dem Verhältnis Oberkörper zu Beinen, gleich groß, sodass sich der Bettknick auf der Höhe des Hüftgelenks befindet. Ist demgegenüber die Liegefläche in ein kurzes Kopfteil und ein langes Fußteil gegliedert, knickt der Rumpf unphysiologisch im Bereich der Brustwirbelsäule ab, der Oberkörper wird gestaucht. In dieser Lage sind die Atmung sowie die Nahrungsaufnahme erschwert und durch ständiges Herunterrutschen zum Fußende wird die Bewegungsfähigkeit zusätzlich eingeschränkt.

Eine wichtige Eigenschaft des Krankenbettes ist die Höhenverstellbarkeit der Liegefläche, da sie den Pflegenden eine rückenschonende Arbeitsweise ermöglicht und zum Ein- und Ausstieg aus dem Bett an die Größe des Kranken bzw. die Sitzhöhe eines Rollstuhls angepasst werden kann. Die Absenkbarkeit des Fußteils nach unten ermöglicht eine Entlastung der Kreislauffunktionen. Ein **mobiles Bett** kann entsprechend den Bedürfnissen des Kranken auf Rollen verschoben werden und ermöglicht ihm den Wechsel seiner optischen Eindrücke.

▪ **Bettzubehör** Zur sachgerechten Ausstattung eines Krankenbettes gehören ein Wasser abweisender Matratzenschoner, Bettlaken, Querlaken (Stecklaken), ein großes und ein kleines Kopfkissen, eine Bettdecke sowie Hilfsmittel, die bei Bedarf angebracht werden können, z. B. verschiedene Halter (für Infusionen, Urinflaschen, Handtücher und Gehhilfen), Bettgitter oder eine Trittstufe für kleine Personen.

▪ **Spezialbetten** Sie werden zur therapeutischen Lagerung und zur Vorbeugung eines Druckgeschwürs (Dekubitus) auf Intensivstationen und in Fachkliniken (z. B. Querschnittszentren) eingesetzt und unterscheiden sich in Wirkungsweise, Anwendung und Wartung erheblich. Da die Anschaffung dieser Betten sehr teuer ist, können sie bei Bedarf gemietet werden.

Krankengeschichte, patientenbezogene, gesetzlich vorgeschriebene Aufzeichnungen des behandelnden Arztes. Die Krankengeschichte enthält Informationen über den bisherigen Gesundheitszustand, in der Familie aufgetretene Krankheitsfälle, aktuelle Gesundheitsstörungen, die Krankheitsursachen und den Krankheitsverlauf sowie über diagnostische und therapeutische Maßnahmen. Sämtliche gesundheitsrelevanten Daten des Patienten (z.B. Untersuchungsbefunde, Laborergebnisse, Pflegeberichte) werden in der Krankengeschichte zusammengetragen und gesammelt. Für die Krankengeschichte gilt eine Aufbewahrungspflicht von zehn Jahren. Grundsätzlich besitzt der Patient das Recht, Einsicht in seine Krankenunterlagen zu nehmen, soweit es sich um objektivierbare oder naturwissenschaftliche Befunde und Therapien handelt. Nach dem Datenschutzgesetz besteht bei EDV-gestützter und bei manueller Patientendokumentation, bei der gleichartige Karteikarten erfasst werden, eine Auskunftspflicht der speichernden Stelle gegenüber dem Patienten (z.B. über Herkunft und Verwendung der Daten).

Krankengymnastik, planmäßige aktive und passive körperliche Übungen als Teilbereich der Bewegungstherapie (→Physiotherapie).

Krankenhaus, siehe Sonderartikel Seite 794.

Krankenhausinfektion, Nosokomialinfektion, durch Mikroorganismen hervorgerufene Infektion, die im Zusammenhang mit einem Krankenhausaufenthalt entsteht. Fast jede zweite Infektion, die auf einer Krankenhausstation behandelt wird, ist auch dort entstanden. **Risikofaktoren** sind z.B. Harnblasenkatheter (Schmierinfektion), kontaminierte Geräte oder Materialien (Venenkatheter, Magensonden, Wunddränagen) oder schon bestehende Erkrankungen (Herz-Kreislauf-Erkrankungen oder Diabetes mellitus). Insbesondere ältere und abwehrgeschwächte Menschen sind betroffen. Ursachen einer Krankenhausinfektion können z.B. die Keimübertragung durch Krankenhauspersonal (v.a. über die Hände) oder Hygienemängel im Krankenhaus sein. **Erreger** (Hospitalkeime) sind v.a. →Pseudomonas, →Staphylokokken und →Escherichia, von denen viele, z.B. die multiresistenten Staphylokokken, sich kaum mehr mit Antibiotika bekämpfen lassen.

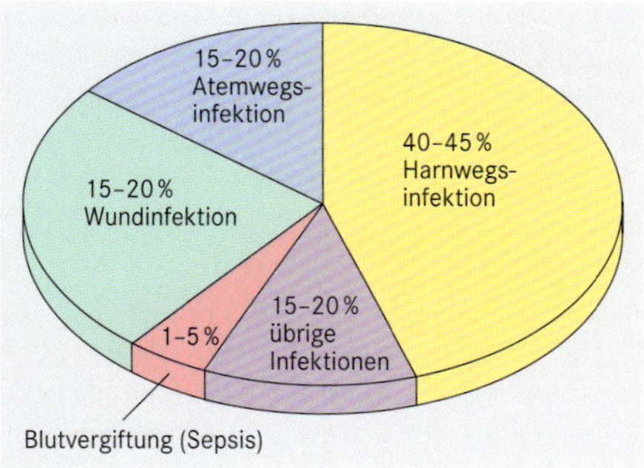

103196

Krankenhausinfektion. Art und prozentualer Anteil der häufigsten Erkrankungen. Pro Jahr erkranken circa 1 Million Patienten in Deutschland an solchen Infektionen.

Krankenkost, →Diät.

Krankenpflege, Unterstützung und Hilfestellung für Menschen in krankheitsbedingten Situationen, in denen sich die Betroffenen nicht selbst helfen können. Ein Bedarf an Krankenpflege entsteht, wenn die nötige Kraft, der Wille oder das Wissen fehlt, die körperlichen und emotionalen Bedürfnisse des täglichen Lebens zu befriedigen. Der Begriff Krankenpflege umfasst sowohl die **professionelle Krankenpflege** Kranker durch ausgebildetes Pflegepersonal (Berufspflege) als auch die von Angehörigen betriebene →häusliche Krankenpflege. Krankenpflege bezieht sich auch auf Menschen, die aus den verschiedensten Gründen vermehrter →Pflege bedürfen, z.B. alte Menschen, Behinderte, Schwangere und Säuglinge. Zu den rein pflegerischen Aufgaben kommen die Bereiche Vorsorge und Gesundheitserhaltung (Prävention) sowie sozialpflegerische, beratende und erzieherische Elemente hinzu.

Zentraler Inhalt der Krankenpflege ist die Wiederherstellung bzw. Aufrechterhaltung von Selbstständigkeit und Wohlbefinden der Pflegebedürftigen und die Verhütung weiterer Krankheiten oder Komplikationen. Zu den Aufgaben der Pflegenden gehört die Unter-

Fortsetzung S. 798

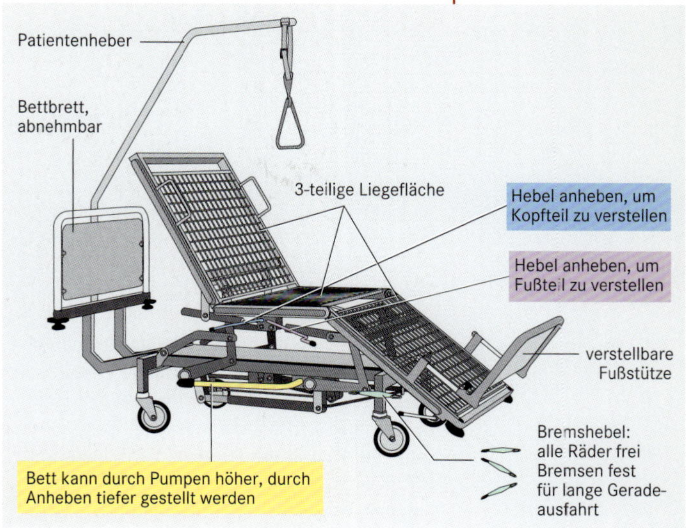

103132

Krankenbett. Krankenbett mit physiologischem Bettknick

Krankenhaus

Krankenhaus

Krankenhaus
→ GEO **Dossier**
Mediziner in Not, Bd. 10

Gesundheitssystem und Geld

Jedes Jahr muss sich in Deutschland im Durchschnitt fast jeder fünfte Einwohner einem Krankenhausaufenthalt unterziehen, bei den über 65-Jährigen ist es sogar fast jeder Zweite. Auch wenn der Weg in die Klinik meist Heilung und Hilfe verspricht, ist er mit Unsicherheit und Sorgen verbunden. Undurchschaubare Arbeitsabläufe, das Gefühl des Ausgeliefertseins, ständig wechselnde Ansprechpartner, Angst vor Schmerzen und unangenehmen Behandlungen – viele Faktoren tragen dazu bei, dass sich der Patient im Krankenhaus nur allzu oft unwohl fühlt.

Daneben zwingen der zunehmende Kostendruck und die Änderungen im Gesundheitssystem die Krankenhausträger verstärkt zu Einsparungen. Die Patienten werden früher und damit häufiger noch nicht ganz gesund entlassen, für mehr Patienten und zunehmende organisatorische und verwaltungstechnische Arbeiten steht weniger Personal zur Verfügung. Die erhebliche Arbeitsverdichtung führt auch dazu, dass der Patient nur noch begrenzt im Mittelpunkt der Abläufe steht und häufig nur noch als wirtschaftlicher Faktor gesehen wird. Durch die Einführung des neuen Vergütungssystems über diagnosebezogene Fallpauschalen (DRG) wird der Patient nun entsprechend seiner Hauptdiagnose einer Gruppe zugeordnet und nach deren Kriterien behandelt und entlassen. Damit orientiert sich die Behandlung weniger am individuellen Fall, sondern vorrangig an Standardwerten.

In Deutschland gab es 2003 insgesamt 2 197 Krankenhäuser (9 % weniger als 1991) mit 824 000 Beschäftigten, davon 114 000 als Ärzte und 320 000 im Pflegebereich. Die Bettenzahl sank von 665 565 im Jahr 1991 auf 541 901 im Jahr 2003. Insgesamt wurden 17,3 Millionen Patienten (20 % mehr als 1990) stationär versorgt, die Verweildauer betrug dabei durchschnittlich 8,9 Tage, war also um ein gutes Drittel kürzer als 1991. Laut Statistischem Bundesamt lagen 2002 die Krankheitskosten in den Krankenhäusern bei 60,2 Milliarden Euro, was mit 70 % den Löwenanteil der gesamten Kosten ausmacht, die in stationären bzw. teilstationären Einrichtungen angefallen sind.

Organisation und Einteilung

Das Krankenhaus ist ein komplexes System, bei dem der Patient meist nur mit Teilbereichen in Berührung kommt. Neben den Bettenstationen, in denen er gepflegt und medizinisch versorgt wird, lernt er oft die Bereiche der Untersuchung und Behandlung wie die Operationssäle und Räumlichkeiten der Ambulanz kennen. Daneben gibt es die sozialen Dienste wie die Krankenhauskapelle, Cafeteria und Pforte, die Bereiche der Ver- und Entsorgung (z. B. Werkstätten, Wäscherei) und die Verwaltung und technischen Dienste. Je nach Größe des Krankenhauses kann es auch Räumlichkeiten für Forschung und Lehre geben; daneben auch andere Bereiche wie Rettungswache und Krankenhauskindergarten.

Die Gesamtverantwortung für den medizinischen Bereich trägt in kleineren Krankenhäusern der Chefarzt, in größeren der ärztliche Direktor, für die einzelnen Fachabteilungen sind wiederum die Chefärzte der Fachgebiete verantwortlich. Dem pflegerischen Bereich steht die Pflegedienstleitung vor; der Verwaltungsleiter bzw. bei großen Krankenhäusern der Verwaltungsdirektor ist verantwortlich für die Verwaltung und die technischen Dienste.

Allgemein- oder Akutkrankenhäuser nehmen Patienten mit akuten Erkrankungen aus einem bestimmten Einzugsgebiet auf. Die Verweildauer der Patienten ist meist kurz. In Sonder- und Fachkrankenhäusern (z. B. psychiatrisches Krankenhaus, Suchtklinik) werden nur bestimmte Personengruppen mit speziellen, meist chronischen Erkrankungen behandelt. Die Verweildauer v. a. in den Fachkrankenhäusern ist häufig länger. Krankenhausergänzende Einrichtungen sind oft einem Krankenhaus angegliedert und stehen zur teilweise stationären Betreuung zur Verfügung. Dazu gehören z. B. Tages- oder Nachtkliniken, Krankenheime und Nachsorgekliniken. Einen Sonderfall stellt das Belegkrankenhaus dar, in dem ein niedergelassener Arzt als Belegarzt seine Patienten ambulant oder statio-

När versorgt. Er schließt mit dem Krankenhausträger einen Vertrag ab, der ihn berechtigt, die Einrichtungen und Dienste des Krankenhauses zu nutzen.
Ein **Krankenhaus der Grund- und Regelversorgung** verfügt meist über die drei Hauptfachrichtungen innere Medizin, Chirurgie und Gynäkologie/Geburtshilfe sowie die Möglichkeit der Intensivbehandlung und Behandlung von Infektionskrankheiten auf einer Isolierstation. Andere Fachbereiche sind manchmal durch ein Belegarztsystem abgedeckt. Ein **Schwerpunktkrankenhaus** hat etwa 400–500 Betten und neben den Hauptfachrichtungen weitere Fachabteilungen wie Urologie und Orthopädie sowie besondere Funktionseinrichtungen (z. B. Strahlentherapie). Hier können umfangreichere Labor- und apparative Untersuchungen durchgeführt werden. Im **Zentralkrankenhaus** mit bis zu 1 000 Betten und weiter fortgeschrittener Spezialisierung sind nahezu alle Fachrichtungen vertreten. **Universitätskliniken** haben sämtliche, meist hoch spezialisierte Fachdisziplinen und bis zu 2 000 Betten. Eine wichtige Aufgabe ist dort die Ausbildung des medizinischen Fach- und Pflegepersonals in der angegliederten Universität sowie den Berufsfachschulen.
Der Krankenhausträger kann eine natürliche oder juristische Person sein. Die Träger öffentlicher Krankenhäuser sind die Bundesländer, Landkreise oder Städte. Dazu gehören z. B. Universitätskliniken, Kreiskrankenhäuser und städtische Krankenhäuser. Freigemeinnützige Krankenhäuser werden von religiösen, humanitären oder sozialen Vereinigungen, häufig von den Verbänden der freien Wohlfahrtspflege wie Caritas, Rotes Kreuz oder Diakonisches Werk unterhalten. Die privaten Krankenhäuser müssen als Gewerbebetriebe von den zuständigen Behörden genehmigt werden und sind teilweise auf Gewinn ausgerichtet. In den letzten Jahren zeigt sich in Deutschland ein Trend zu privaten Kliniken.

Der Krankenhausalltag

Für die meisten Menschen bedeutet der Alltag in der Klinik eine große Umstellung. Nicht nur, dass die vertraute Umgebung fehlt, sondern der Tagesablauf ordnet sich bestimmten organisatorischen Abläufen unter und hat so meist nichts mit dem individuellen Rhythmus zu tun. Da der Patient diese Hintergründe oft nicht durchblicken kann, fällt es ihm schwer, dafür Verständnis aufzubringen. Kinder leiden besonders häufig unter der ungewohnten, beängstigenden Umgebung.
Da die Kliniken in der Regel nach Abteilungen (z. B. innere Medizin, Chirurgie) aufgebaut sind, wird der Patient entsprechend seinem Krankheitsbild dort aufgenommen. Für ernste Krankheiten steht eine Intensivstation zur Verfügung. Am Tag der Aufnahme wird er zunächst mit dem Arzt ein Gespräch führen (Anamnese), bei dem er über die aktuellen Beschwerden und die Entwicklung seiner Krankheit berichtet. So kann sich der Arzt ein Bild machen und die notwendige Diagnostik veranlassen. Nach der Anamnese und körperlichen Untersuchung werden oft eine Reihe weiterer Untersuchungen durchgeführt, so z. B. Bluttests, EKG, Röntgen, Ultraschall, Computer- oder Kernspintomografie. Bei der täglichen Visite verschaffen sich die behandelnden Ärzte (meist Stations- bzw. Assistenzärzte) einen Überblick über den Krankheitsverlauf; der Patient wird über den Stand der Dinge informiert und kann Fragen stellen. Meist begleitet ein Mitglied des Pflegepersonals den Arzt; ein- oder mehrmals in der Woche kommen auch Ober- oder Chefarzt zur Visite.
Je nach Krankheitsbild sind verschiedene Untersuchungen, Therapien oder andere unterstützende Maßnahmen nötig oder möglich, bei denen die Patienten am Bett aufgesucht werden oder zu denen sie selbst gehen bzw. vom Pflegepersonal gebracht werden. Ob Physiotherapie oder Laboruntersuchungen, Ernährungsberatung, Sozialarbeit oder Seelsorge – das Spektrum ist umfangreich und variiert je nach Krankenhausgröße.

Patientenrechte und Datenschutz

Auch wenn der Patient darauf vertraut, dass Ärzte und Pflegende ihn bestmöglich versorgen,

Krankenhaus

ist es gut, wenn er seine Rechte kennt. Wichtig ist sein Recht auf eine sichere, sorgfältige und qualifizierte Behandlung. Er muss über ihre Wirkung und Risiken aufgeklärt werden und seine Einwilligung dazu geben. Da sein Mitwirken eine Voraussetzung für den Erfolg ist, muss der Arzt ihn darüber informieren, welches Verhalten sinnvoll ist (z. B. Art der Medikamenteneinnahme). Ebenso hat der Patient ein Recht auf qualifizierte Pflege, Unterbringung und Versorgung sowie auf den Schutz seiner Privatsphäre. Er hat ein Recht auf freie Arzt- und Krankenhauswahl und auf sofortige Behandlung im Notfall. Er darf auch zwischen verschiedenen Behandlungsmöglichkeiten wählen oder diese – außer in wenigen Sonderfällen – ablehnen. Der behandelnde Arzt bzw. das Krankenhaus ist verpflichtet, dem Patienten mitzuteilen, wenn bei Leistungen die Kostenübernahme durch die gesetzliche Krankenversicherung nicht gesichert ist.

Jede Behandlung mit ihren vorsorgenden, diagnostischen, therapeutischen und nachsorgenden Maßnahmen muss dokumentiert werden. Der Patient hat ein Recht darauf, diese Dokumentation einzusehen bzw. davon Kopien einzufordern (für die er selbst die Kosten tragen muss) – über das Ausmaß der Einsicht bestehen verschiedene Auffassungen.

Patientendaten müssen vertraulich behandelt werden – keine leichte Aufgabe im Zuge der zunehmenden Informationstechnik im Krankenhaus. Zwar ermöglicht diese einen schnellen Zugriff auf die Daten auch gleichzeitig und von verschiedenen Orten aus, öffnet aber der Möglichkeit unbefugten Zugriffs, Zerstörung und Änderung mehr Raum. Dies erfordert sowohl organisatorische Regelungen mit Vergabe von Zugriffsrechten als auch sicherheitstechnische Vorkehrungen.

Krank durch das Krankenhaus?

Ob Infektionen, Liegegeschwüre oder nicht ausreichende Verpflegung – es gibt eine Reihe möglicher Faktoren, die eine Gesundung des Patienten erschweren. Manche der Risiken liegen in der Natur der Sache, andere werden durch nicht sachgemäße Maßnahmen oder Verhaltensweisen erst verursacht oder zumindest vergrößert. Ein wichtiger Punkt sind die so genannten nosokomialen Infektionen, die durch Erreger hervorgerufen werden, die v. a. in der Klinik vorkommen. Zum einen sind diese Organismen häufig durch ungezielten und unkritischen Einsatz von Antibiotika besonders resistent, zum anderen sind kranke, ältere und abwehrgeschwächte Menschen besonders anfällig. Daneben ist der Kontakt zwischen Pflegepersonal und Patienten sehr intensiv, sodass die Keime über Hände, Kittel und Stethoskope von Person zu Person übertragen werden, v. a. wenn die Krankenhaushygiene nicht genau genug genommen wird.

Ein weiteres Problem sind die häufig bei bettlägerigen Menschen auftretenden Druckgeschwüre (Dekubitus). Hier kann nur lokale Haut- und Wundpflege und v. a. regelmäßige Entlastung gefährdeter Körperstellen durch Umlagern helfen. Dies ist mit dem großen Arbeitspensum des Pflegepersonals nicht einfach zu bewerkstelligen. Auch andere Risiken, die durch Bettlägerigkeit und Operationen verursacht werden, können zwar durch pflegerische Maßnahmen und Medikamente verringert, aber nicht ganz vermieden werden. Dazu gehören Thrombosen und Lungenembolie, Lungenentzündungen und Kontrakturen.

Daneben lässt nicht selten die Ernährung im Krankenhaus zu wünschen übrig. So zeigen Studien, dass viele Patienten während ihres Aufenthaltes an Gewicht verlieren. Ursachen sind die Essensmengen, der Geschmack und die Zusammensetzung der Nahrung, aber auch der Zeitmangel des Personals. So leiden besonders ältere Menschen, die nicht mehr gut kauen oder sich selbst versorgen können. Diese Tatsache ist v. a. dann bedenklich, wenn man berücksichtigt, dass Mangelernährung die Gesundung verlangsamt und evtl. sogar mit erhöhten Sterberaten einhergeht.

■ Siehe auch

→ Anästhesie · Aufwachraum · Intensivmedizin · Intensivtherapie · Krankenbett · Krankenhausinfektion · Krankenpflege · Kreißsaal · Mangelernährung · Notfalltherapie · Operation · Palliativmedizin · Rooming-in

Rechte Seite:
Mithilfe von Monitorsystemen werden die Körperfunktionen der Patienten auf einer Intensivstation rund um die Uhr überwacht.

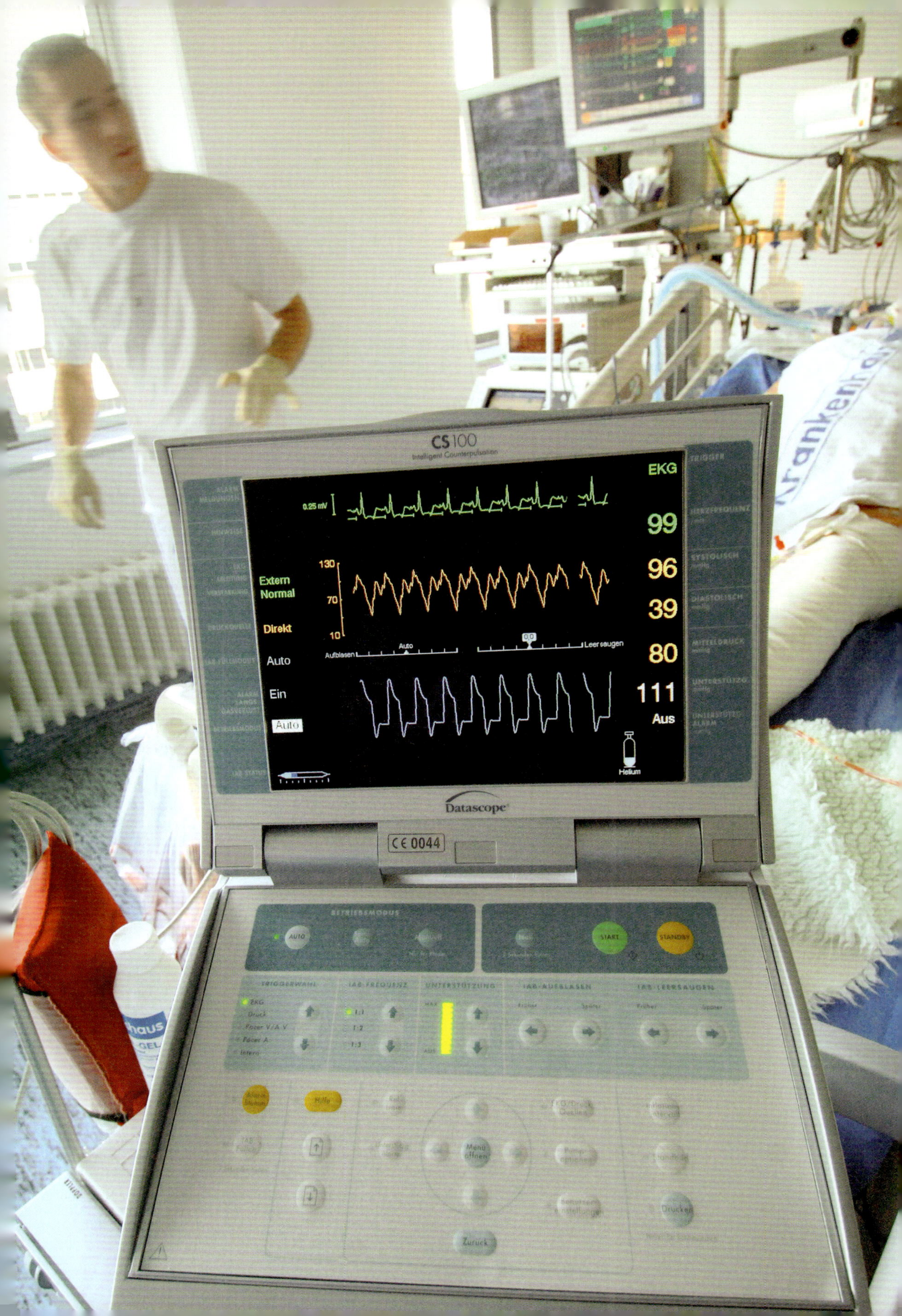
CS100
Intelligent Counterpulsation
EKG
0.25 mV
99
Extern
Normal
130
70
10
96
39
Direkt
Aufblasen
Auto
Leersaugen
80
Auto
Ein
111
Aus
Auto
Helium
Datascope
CE 0044
START
STANDBY
Hilfe
Zurück
Krankenha

Fortsetzung von S. 793

stützung der Betroffenen in der Krankheits- und Genesungsphase, die Förderung der Mitarbeit (Compliance) sowie das Ermöglichen eines würdigen und schmerzarmen Sterbens. Alle Pflegemaßnahmen sollten auf die →Mobilisation und Miteinbeziehung des Patienten unter Beachtung seiner Möglichkeiten abzielen **(aktivierende Krankenpflege),** wodurch seine Selbstständigkeit gefördert wird und zusätzliche Komplikationen durch Immobilität vermieden werden. Daraus ergeben sich langfristig sowohl für den Pflegenden (z. B. durch Zeiteinsparung) als auch für den Kranken (z. B. durch höhere Mobilität) Vorteile gegenüber einer Krankenpflege, bei der die Pflegekraft alle Handlungen zur Pflege und Versorgung des Kranken selbst übernimmt **(kompensierende Krankenpflege).**

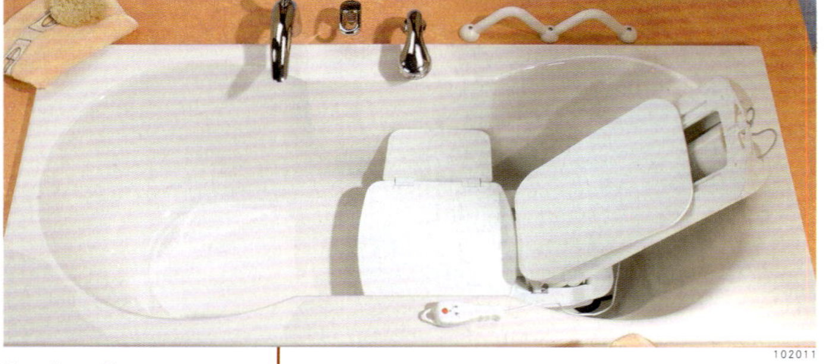

102011

Krankenpflege.
Ob zu Hause oder im Pflegeheim: Ein Badewannenlifter, der für das Ein- und Aussteigen hochgefahren und anschließend wieder abgesenkt werden kann, macht vielen Pflegebedürftigen das Baden überhaupt erst möglich – und vielen anderen sehr viel sicherer.

Krankheit, Störung des körperlichen, seelischen und sozialen Wohlbefindens. Bei der Abgrenzung der Krankheit von Gesundheit ist eine bestimmte, aus einer Vielzahl von Beobachtungen mithilfe statistischer Methoden gewonnene Schwankungsbreite zu berücksichtigen, innerhalb derer der Betroffene noch als gesund angesehen wird. Bei der Beschreibung einer Krankheit muss zwischen ihren Ursachen (→Krankheitsursache) und ihren sichtbaren Anzeichen (Symptomen) unterschieden werden. Außerdem können sich unterschiedliche Verläufe zeigen: Eine **akute Krankheit** setzt plötzlich und heftig ein. Eine **chronische Krankheit** (Malum) beginnt langsam und verläuft schleichend. Manche Krankheiten verlaufen in Schüben, d. h., es wechseln sich Phasen der Besserung mit Phasen der Verschlechterung (Exazerbationen) ab oder sie treten nach scheinbarer Ausheilung erneut auf (Rezidiv). Die Feststellung einer Krankheit (Diagnose) beruht auf der Erhebung der Krankengeschichte (Anamnese) sowie der Untersuchung des Betroffenen mit Auswertung der geschilderten und festgestellten Symptome. Die erhobene Diagnose dient der Festlegung einer evtl. notwendigen Behandlung, der Voraussage über den Verlauf der Krankheit (Prognose) und Maßnahmen der Krankheitsverhütung (→Prävention).

Krankheitsfrüherkennung, Maßnahmen zur Früherkennung (→Früherkennungsuntersuchung) und Vorsorge (→Vorsorgeuntersuchung).

Krankheitsgewinn, subjektive und objektive Vorteile, die ein Mensch aus seiner Krankheit zieht, z. B. Entlastung von Alltagsarbeiten oder verstärkte Zuwendung. Der Krankheitsgewinn kann dazu führen, dass ein Betroffener seine Krankheitssymptome bewusst oder unbewusst länger hegt, als sie tatsächlich bestehen. Er ist aber immer nur Folge, nie Ursache einer im Vordergrund stehenden Störung oder Krankheit.

Krankheitsüberträger, Überträger, 1) *Infektionskrankheiten:* lebender Organismus, der eine Krankheit auf ein anderes Lebewesen überträgt. Bei vielen Infektionskrankheiten ist der Erkrankte auch gleichzeitig Krankheitsüberträger des Erregers (→Infektion). Daneben kann er auch Träger und Überträger eines Krankheitserregers sein, ohne selbst erkrankt zu sein. Hierzu zählen z. B. HIV-Infizierte, bei denen die Krankheit noch nicht ausgebrochen ist, aber auch Personen, die eine Krankheit, z. B. Typhus oder Diphtherie, überstanden haben und wieder gesund sind, den Erreger aber noch in sich tragen und damit weiter übertragen können. Tiere können aktiv, z. B. durch Biss oder Stich, Krankheitserreger weitergeben (z. B. Malaria durch die Stechmücke Anopheles), aber auch passiv (wie die Stubenfliege), z. B. durch Kontakt mit Lebensmitteln oder Wundsekreten, ohne selbst in den betroffenen Organismus einzudringen. Andere Organismen dienen parasitären Erregern, z. B. Bandwürmern, als End- bzw. Zwischenwirt und werden so zum Krankheitsüberträger des Erregers.

2) *Genetik:* Individuum, das eine Krankheitsanlage an die folgende Generation weitergibt, möglicherweise ohne selbst erkrankt zu sein (→Vererbung).

Krankheitsursache, Ätiologie, Faktor oder Bündel von Faktoren, die zu Veränderungen im Organismus führen, mit der Folge subjektiv oder objektiv feststellbarer körperlicher oder geistig-seelischer Störungen. Krankheiten können **äußere (exogene) Ursachen** haben, die u. a. von den Lebensbedingungen abhängen. Zu den Einflüssen aus der Umwelt gehören physikalische Faktoren wie Hitze oder Kälte, chemische Faktoren (z. B. Umweltgifte) oder auch soziale Faktoren, die z. B. die Ernährung oder das seelische Wohlbefinden beeinflussen. Eine besondere Rolle bei der Entstehung von Krankheiten kommt den Mikroorganismen (Viren, Bakterien, Pilze) und anderen Parasiten zu. Die **inneren (endogene) Faktoren** lassen sich auf Veränderungen in den Erbanlagen zurückführen. Fehler in den Erbanlagen können sich direkt als Erbkrankheiten oder Fehlentwicklungen äußern. Erblich festgelegt kann auch die Anfälligkeit für bestimmte Krankheiten sein (Veranlagung, genetische Disposition). Oft bricht eine Krankheit erst dann aus, wenn innere und äußere Faktoren zusammenkommen, z. B. Allergien.

Krätze, Skabies, durch die Krätzmilbe (Sarcoptes scabiei) hervorgerufene, ansteckende Hauterkrankung mit starkem Juckreiz.

■ **Ursache** Die 0,3–0,4 mm großen Milbenweibchen graben sich nach der Paarung in die Oberhaut ein und legen am Ende des Milbenganges Eier ab. Die Übertragung der Milben erfolgt meist durch direkten Körperkontakt, in Ausnahmefällen auch durch benutzte Bettwäsche oder Kleidungsstücke.

■ **Befund** Der starke Juckreiz nimmt v. a. nachts in der Bettwärme zu. Unter der Haut zeigen sich Milbengänge, an deren Ende – als dunkles Pünktchen – die Milbe zu erkennen ist. Betroffen sind besonders Finger- und Zehenzwischenräume, Nabelregion, Handgelenke, Ellenbeugen, innerer Fußrand, Brustwarzen und Penisschaft. Nach Wochen kann ein Hautausschlag mit Papeln und Bläschen als Ausdruck einer immunologischen Reaktion auftreten. Der behaarte Kopf ist außer bei Kleinkindern nicht befallen. Eine Sonderform ist die hoch ansteckende **Borkenkrätze** mit schmutzig braunen, dicken Borken und Verhornungen am ganzen Körper.

■ **Behandlung** Erwachsene werden mit einem →Parasitenmittel behandelt. Bei Kindern, in der Schwangerschaft oder Stillzeit eignen sich nicht alle Wirkstoffe. Auch symptomfreie Familienmitglieder sollten behandelt werden.

Krätzemittel, →Parasitenmittel.

Krätzmilbe, →Milben.

Kreatinin, Endprodukt des Muskelstoffwechsels, das über den Harn ausgeschieden wird. Das Kreatinin entsteht im Muskelstoffwechsel aus Kreatinphosphat, das wiederum – mithilfe der Kreatinkinase – aus dem stickstoffhaltigen Kreatin entsteht und als Energiespender für die Regenerierung von verbrauchter Energie dient. Der Kreatininwert im Blut (Normwert im Blutserum: 0,6–1,36 mg/dl = 44–120 µmol/l) ist z. B. bei akutem Nierenversagen, chronischer Niereninsuffizienz (unter 50 % der normalen Nierenleistung) und massiver Muskelzerstörung (Verbrennung, Unfall) erhöht. Eine geringe Erhöhung des Kreatiningehalts im Blut wird mittels →Kreatinin-Clearance ermittelt.

Kreatinin-Clearance, die Blutplasmamenge, die pro Zeiteinheit von Kreatinin gereinigt wird. Mithilfe der Kreatinin-Clearance kann die Nierenfunktion, insbesondere die glomuläre Filtration, eingeschätzt werden, da Kreatinin in der Niere vollständig glomulär filtriert wird. Die Kreatinin-Clearance wird aus dem Blutkreatinin, dem Urinkreatinin und dem Urinminutenvolumen (Gesamtvolumen des 24-Std.-Urins geteilt durch 1 440 Min.) errechnet. Die Kreatinin-Clearance ist z. B. bei einer verminderten Nierenfunktion erniedrigt (Normwert: 80–170 ml/ Min.).

Kreatinkinase, CK [Abk. für **Creatinkinase**], Enzym, das die Bereitstellung energiereicher Substanzen, z. B. Kreatinphosphat und Adenosintriphosphat, unterstützt. Es gibt drei Kreatinkinasen in verschiedenen Organen, die die gleiche Funktion erfüllen, sich aber im Aufbau etwas unterscheiden (Isoenzyme). Die Bestimmung der Isoenzyme in der Enzymdiagnostik liefert Hinweise auf verschiedene Erkrankungen wie z. B. Schlaganfall, Herzinfarkt oder Muskelentzündungen. Normwert: Gesamtmenge: Frauen ≤ 70 U/l; Männer ≤ 80 U/l.

Krebs, alle bösartigen Erkrankungen, die durch eine unkontrollierte Vermehrung von veränderten Zellen gekennzeichnet sind. Diese Zellen können das umliegende Gewebe zerstören und Tochtergeschwülste ausbilden. In den meisten Fällen stammt der Krebs von einer einzigen entarteten Zelle mit bösartigen Eigenschaften ab; unbehandelt führt er zum Tode.

■ **Ursache und Vorbeugung** Relativ häufig können Zigarettenrauchen und Sonnenexposition als Krebsauslöser verantwortlich gemacht werden. Deshalb ist die konsequente Vermeidung dieser und anderer krebserregender Umweltfaktoren eine Möglichkeit, das Risiko einer Krebserkrankung zu verringern. Die Einhaltung der vorgeschriebenen Vorsichtsmaßnahmen gegen Krebsgifte am Arbeitsplatz sind eine wichtige Voraussetzung zur Vorbeugung gegen Berufskrebs. Eine vorbeugende Behandlung kommt bei Krankheitsprozessen infrage, von denen bekannt ist, dass sie häufig in eine Krebskrankheit münden.

Die meisten Krebserkrankungen treffen jedoch Menschen, bei denen keine speziellen Risiken bekannt sind. Deswegen spielt die Krebsfrüherkennung eine entscheidende Rolle, da generell die Behandlung von Krebs erfolgreicher verläuft, je früher er diagnostiziert wird.

■ **Befund** Oft entsteht ein erster Verdacht auf eine mögliche Krebserkrankung zufällig bei einem Gespräch im Rahmen eines Arztbesuchs: Allgemeine Schwäche, Veränderungen der Stuhlgewohnheiten oder der Regelblutung, nächtliches Schwitzen, unabsichtlicher Gewichtsverlust oder Blutbeimengungen zum Stuhl können Hinweise auf eine bösartige Erkrankung sein. Bei körperlichen Routineuntersuchungen fallen evtl. Organvergrößerungen, besonders geformte und gefärbte Leberflecken oder große Lymphknoten auf. Ein verändertes Blutbild kann den Verdacht auf eine Krebserkrankung erhärten.

Die gezielte Suche nach Krebs erfolgt mit geeigneter bildgebender Diagnostik, z. B. Röntgenuntersuchung, Mammografie oder

Krebs
→ GEO **Dossier**
Die Heilkraft der Bewegung, Bd. 11

Krebs
→ GEO **Dossier**
Im Rhythmus des Lebens, Bd. 9

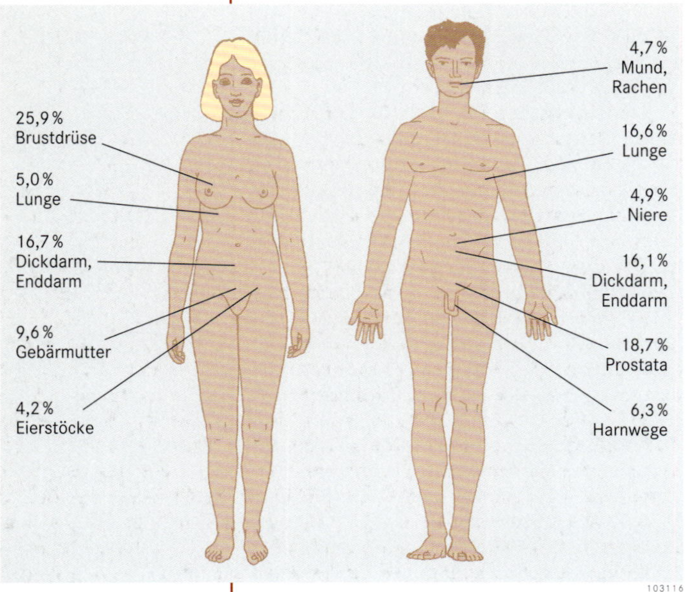

Krebs.
Verteilung von Krebserkrankungen bei Frauen und Männern. Bei beiden Geschlechtern steigt die Häufigkeit von Haut- und Dickdarmkrebs. Der Trend beim Lungenkrebs spiegelt die Änderungen der Rauchgewohnheiten wider: Bei Frauen kommt Lungenkrebs immer häufiger vor, bei Männern ist er dagegen rückläufig.

Computertomografie. Daran anschließen wird sich häufig eine Probeentnahme von Tumorgewebe zur feingeweblichen Untersuchung. Dies erlaubt dann die genaue Diagnose sowie eine Aussage über den Reifegrad der Geschwulst. Aufgrund von Art und Entwicklungsstufe des Tumors lassen sich nun Ausdehnungs- und Streuungswege vorhersagen; an diesen Orten wird im Rahmen des Staging nach Tochtergeschwülsten gesucht.

■ **Behandlung** In den meisten Fällen wird Krebs in einem Stadium diagnostiziert, in dem die Krankheit grundsätzlich heilbar ist. Die Therapieform richtet sich nach der Grundkrankheit, Ausbreitung und Grad der Bösartigkeit und ist weitgehend standardisiert. Zum Einsatz kommen Chemotherapie und Strahlentherapie sowie die Tumorchirurgie zur Entfernung der eigentlichen Geschwulst sowie befallener Lymphknoten oder Tochtergeschwülste. Immuntherapien mit gentechnisch hergestellten Immunstimulanzien, z.B. Interferonen und Interleukinen, können die natürliche Zerstörung von Krebszellen durch das Immunsystem verstärken. Als neuerer Therapiefortschritt im Rahmen der Immuntherapie gilt die Antikörpertherapie z.B. bei Lymphknotenkrebs. Zu den immunologischen Therapien zählt im weiteren Sinne auch die allogene Knochenmarktransplantation, da das transplantierte Knochenmark verbliebene Krebszellen auf immunologischem Wege vernichtet. Eine weitere Therapieform ist bei bestimmten Krebsarten die Hormonbehandlung. Neue Wege der Krebstherapie sind die Angiogenesehemmung oder die molekulare Therapie. Durch die Kombination von zwei oder mehreren Therapieformen kann die Wirkung verbessert und das Nebenwirkungspotenzial verringert werden.

Außer diesen Standardbehandlungen gibt es viel versprechende experimentelle Ansätze zur Krebsbehandlung: kombinierte Radio-Chemotherapie, Hyperthermie, Gentherapie bei Hirntumoren und Sauerstoffüberdrucktherapie plus Isotopentherapie bei Neuroblastomen. Eine Heilung ist momentan jedoch vermutlich von keiner dieser Methoden zu erwarten. Umstrittene Außenseitermethoden sind z.B. Misteltherapie, Homöopathie oder Diäten.

■ **Heilungsaussichten** Die Hälfte aller Krebskranken werden geheilt, bei Kindern sogar mehr als zwei Drittel. Die Heilungsaussicht ist v.a. abhängig von Art, Stadium und Ausbreitung des Krebses und seiner Lokalisation: Liegt ein Tumor in der Nähe von Blutgefäßen oder Nerven, kann eine vollständig Heilung durch Operation unmöglich sein. Auch der individuelle Gesundheitszustand und das Alter beeinflussen die Möglichkeiten der Behandlung.

Nach Abschluss der Krebstherapie wird ein Re-Staging durchgeführt. Dabei beurteilt der Arzt, wie der Krebs auf die Therapie angesprochen hat: Ein Tumor kann während der Therapie weiterwachsen oder unverändert bestehen bleiben – beides ist als ungünstiges Zeichen zu bewerten. Spricht er teilweise auf die Behandlung an, liegt eine Teilremission vor. Sind keine Anzeichen des Krebses mehr nachweisbar, spricht man von einer Vollremission. Der Remissionsstatus ist ein günstiges Zeichen, aber nicht mit einer Heilung gleichzusetzen, da die Zahl der Krebszellen durch die Behandlung lediglich unter die Nachweisgrenze verringert wird. Auch wenige verbliebene Zellen können dazu führen, dass der Krebs wieder auftritt (Rezidiv). Erst nach einer für die verschiedenen Krebsarten sehr unterschiedlichen, mehrjährigen Remissionsdauer, die durch Erfahrungswerte ermittelt wird, kann von einer Heilung ausgegangen werden. Durch Nachsorgeuntersuchungen muss während dieser Zeit sichergestellt werden, dass ein Wiederauftreten des Krebses rechtzeitig erkannt wird, sodass eine wirksame Rezidivtherapie möglich ist.

■ **Siehe auch**
→Chemotherapie · Gentherapie · Grading · Hormonbehandlung · Hyperthermie · Immunmodulation · Karzinom · Knochenmarktransplantation · Krebsentstehung · Krebsfrüherkennung · Krebsmittel · Krebstherapien, alternative · Sarkom · Staging · Strahlentherapie · Therapie · Tochtergeschwulst · Tumor · Tumorklassifikation

Krebsdiät, →Diät.

Krebsentstehung, Kanzerogenese, Karzinogenese, Onkogenese, stufenweise Veränderung einer gesunden Zelle zur bösartigen Geschwulst.

■ **Ursache** Die Faktoren, die eine solche Veränderung bewirken, sind vielfältig und häufig nicht eindeutig zu bestimmen: So können →Karzinogene Krebs auslösen; Kokarzinogene können ein Tumorwachstum zwar nicht selbst hervorrufen, wohl aber unterstützen. Umwelteinflüsse, aber auch Ernährungs- und Lebensgewohnheiten oder Arbeitsplatzbedingungen scheinen für die Ausbildung bestimmter Krebsarten mitverantwortlich zu sein: Dazu zählen z. B. das →Skrotalhautkarzinom der Schornsteinfeger oder Teerarbeiter. Auch die Zusammenhänge zwischen Rauchen und dem Auftreten von Krebs an Mund, Kehlkopf, Lunge und Blase oder von übertriebener Sonnenexposition als Ursache von Hautkrebs lassen sich meist klar bestimmen.

Eine Rolle bei der Krebsentstehung spielt auch die Vererbung: Eine allgemeine Neigung zu Krebserkrankungen kann angeboren sein, z. B. beim Down-Syndrom oder der Fanconi-Anämie. Einzelne Krebsarten werden sogar direkt vererbt, z. B. ein Teil der Retinoblastome oder der familiären Adenomatose des Dickdarms.

■ **Verlauf** Die unterschiedlichen Karzinogene schädigen – häufig auch in Kombination – die Erbinformation der Zellen: Chromosomenbrüche bzw. Neukombinationen von Chromosomen sowie Vervielfältigen oder Löschen von Erbinformationen sind die Folge. Solche Mutationen können die Umwandlung von bestimmten Genen (Proto-Onkogene) in →Krebsgene bewirken, was die Entstehung einiger Krebsarten zumindest teilweise erklärt. In dieser **Initiierungsphase** entstehen zunächst irreversible molekulare Veränderungen in einer Zelle. In der **Latenzperiode** wächst diese Zelle mit den potenziell bösartigen Eigenschaften zu einem Krebs heran, wenn sie nicht rechtzeitig vom Immunsystem zerstört wird. In dieser Entwicklungsphase, die zwischen 15 und 20 Jahren dauern kann, vermehren sich die initiierten Zellen. Es bilden sich Tumorzellen, die sich in ihrer Struktur von normalen Zellen unterscheiden. Diese Phase kann durch Karzinogene, Kokarzinogene oder andere Faktoren beschleunigt werden. Die Krankheit tritt in Erscheinung, wenn sich der eigentliche Krebs ausbildet: Aus Frühformen (Carcinoma in situ) oder auch aus zunächst gutartigen Tumoren entstehen bösartige Formen. Es kommt zu einem infiltrierenden, zerstörerischen Wachstum. Diese **Infiltrationsphase** dauert zwischen 1 und 5 Jahren. Im weiteren Verlauf entwickeln sich, je nach Krebsart, in unterschiedlichem Ausmaß Tochtergeschwülste.

Krebsfrüherkennung, Untersuchung, mit deren Hilfe eine Krebserkrankung in einem frühen Stadium erkannt werden kann; sie ist v. a. bei häufig auftretenden Krebserkrankungen empfehlenswert. Als Untersuchungsintervall wird ein Jahr empfohlen. Bestimmte Risikopatienten erhalten darüber hinaus regelmäßige, gezielte Untersuchungen.

Zur Früherkennung von Brustkrebs (Mammakarzinomen) gehört – neben den regelmäßigen gynäkologischen Untersuchungen durch einen Facharzt – auch die monatliche

Krebs Sterbebegleitende Maßnahmen

Hat sich eine Krebskrankheit als nicht heilbar herausgestellt, so muss im Dialog zwischen dem Betroffenen, dessen Angehörigen, den Ärzten und den Pflegenden ein individuelles Maß an lebens- bzw. sterbebegleitenden Maßnahmen gefunden werden. Die Aufgabe der Ärzte verschiebt sich von der Lebenserhaltung zugunsten der Betreuung und Pflege; sie müssen im Einzelfall zwischen Lebensverlängerung und Lebensqualität abwägen. Die im Endstadium häufig auftretenden chronischen und unerträglichen Schmerzen können durch Medikamente zur Schmerzlinderung oder auch chirurgische Eingriffe gelindert werden. Eine wichtige Rolle spielt auch die psychische Betreuung, da viele Patienten und Angehörige Hilfe für die Auseinandersetzung mit der Trennung, der Einsamkeit und dem Sterben benötigen. Vorbildliche Arbeit leistet dabei die Hospizbewegung. Das Ziel der ursprünglich aus England kommenden Hospizbewegung ist ein Sterben in Würde, wobei die Familie des Sterbenden in den Pflege- und Betreuungsprozess eingebunden wird. Zwar ist die Zahl der stationären Einrichtungen noch klein, die ambulante Betreuung wird jedoch zunehmend ausgeweitet. Informationen und Hilfe erteilt die Bundesarbeitsgemeinschaft Hospiz, Am Weiherhof 23, 52382 Niederzier.

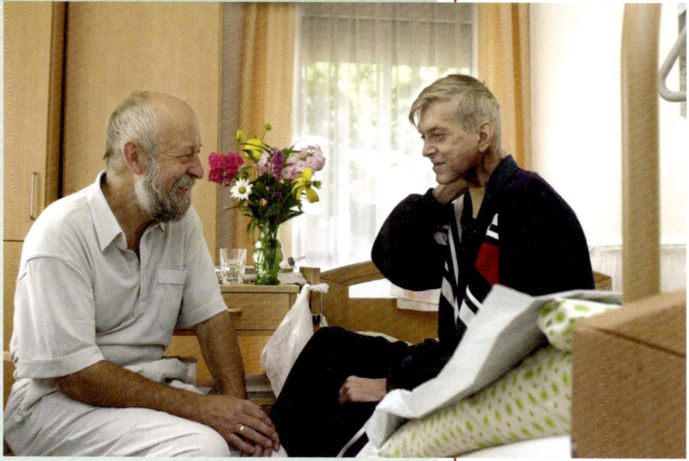

160

Krebsfrüherkennung: Empfohlene Untersuchungen

	Lebensalter	Krebserkrankung	Untersuchungsmethode
Kinder		Neuroblastom	Urinteststreifen
Frauen	Ab 20. Lebensjahr	Genitalkrebs	Körperliche Untersuchung
	Ab 30. Lebensjahr	Genitalkrebs, Hautkrebs, Brustdrüsenkrebs	Körperliche Untersuchung
	Ab 40. Lebensjahr	Genitalkrebs, Hautkrebs, Brustdrüsenkrebs, Dickdarmkrebs	Körperliche Untersuchung, Mammografie und Ultraschalluntersuchung der Brust, Untersuchung auf verborgenes Blut im Stuhl, Abstrich vom Muttermund
	Ab 55. Lebensjahr	Dickdarmkrebs	Endoskopische Untersuchung
Männer	Ab 40. Lebensjahr	Peniskrebs, Prostatakrebs, Hautkrebs, Dickdarmkrebs	Körperliche Untersuchung, rektale Untersuchung, Untersuchung auf verborgenes Blut im Stuhl
	Ab 55. Lebensjahr	Dickdarmkrebs	Endoskopische Untersuchung

Selbstuntersuchung der Brust, am besten kurz nach der Menstruation.

Krebsgene, Onkogene, Erbanlagen, deren Veränderung eine Umwandlung von gesunden Zellen zu Tumorzellen (Transformation) herbeiführen kann. Als **Proto-Onkogene** liegen diese Erbinformationen in normalen Zellen vor und haben eine zentrale Bedeutung für die Regulation des Wachstums gesunder Zellen. Verschiedenste Mechanismen auf molekularer Ebene kommen für die Umwandlung eines Proto-Onkogens zu einem Krebs auslösenden Onkogen infrage. Der Krebs entsteht, wenn die Kontrolle des Zellwachstums durch das entsprechende Onkogen zusammenbricht. Auslöser sind z. B. radioaktive Strahlung oder Chemikalien (→Karzinogene), die eine Veränderung der Erbsubstanz bewirken. Auch bei bestimmten Virusinfektionen, bei denen ein Einbau viraler Gene in die zelleigene Erbsubstanz stattfindet, kann die Funktion der zelleigenen Gene bzw. die Regulation bestimmter Genaktivitäten verändert werden.

Krebsmittel, Gruppenbezeichnung für Wirkstoffe, die zur Behandlung bösartiger Tumoren eingesetzt werden. Je nach Angriffspunkt teilt man die Krebsmittel in verschiedene Gruppen ein:

■ **Zytostatika** Zytostatika werden eingesetzt, weil sie die Zellteilung und das Zellwachstum hemmen, indem sie an verschiedenen Stellen des Zellstoffwechsels angreifen. Sie wirken v. a. auf die Zellen giftig, die sich stark teilen und einen hohen Stoffwechselumsatz haben. Da sie nicht nur Krebszellen beeinflussen, können sie auch andere Zellen schädigen. Die Nebenwirkungen aller Zytostatika sind sehr ähnlich: Erniedrigung der Zahl der Blutkörperchen, Magen-Darm-Störungen, Appetitlosigkeit, Oberbauchbeschwerden, Erbrechen, Durchfall, Haarausfall, Leberschädigung, erhöhte Infektionsgefahr und Erhöhung des Harnsäurespiegels.

■ **Mitosehemmstoffe** Wirkstoffe, die die Funktion des Spindelapparates stören und somit die Zellteilung (Mitose) blockieren. Dazu gehören die ursprünglich pflanzlichen (inzwischen synthetisch hergestellten) Wirkstoffe wie die Vinca-Alkaloide des Immergrüns (z. B. Vinblastin, Vincristin) sowie die Taxane der Eibe (z. B. Paclitaxel, Docetaxel).

■ **Alkylanzien** Sie führen zu einer chemischen Veränderung der Erbinformation im Zellkern und schädigen sie. Ihre Wirkung ist am effektivsten bei schnell wachsenden und damit sich schnell teilenden Geweben. Zu dieser Gruppe von Zytostatika gehören beispielsweise Cyclophosphamid, Busulfan, Dacarbazin, Estramustin, Carmustin, Cisplatin und Carboplatin.

■ **Antimetabolite** Diese Stoffe hemmen lebenswichtige Stoffwechselvorgänge. Verwendung finden z. B. Methotrexat, Mercaptopurin, Gemcitabin, Azathioprin und Fluorouracil.

■ **Antibiotika** Einige Antibiotika wirken hemmend auf die Zellteilung, z. B. Daunorubicin, Doxorubicin, Idarubicin, Epirubicin, Bleomycin und Mitomycin.

■ **Hormone und Antihormone** Hormone und Antihormone werden bei Tumoren eingesetzt, deren Wachstum abhängig von Geschlechtshormonen ist, z. B. Prostata-, Brust- oder Gebärmutterkrebs.

■ **GnRH-Analoga** Den Gonadotropin-releasing-Hormonen (GnRH) ähnliche Wirkstoffe, die die Freisetzung von Geschlechtshormonen unterdrücken, z. B. Buserelin, Goserelin, Leuprorelin und Triptorelin. GnRH-Analoga werden v. a. bei Brust- und Prostatakrebs eingesetzt. Als Nebenwirkungen treten Hitzewallungen, Gewichtszunahme, Wassereinlagerungen (Ödeme), Muskelschmerzen und Libidoverlust auf. Bei Langzeitbehandlung entwickelt sich eine Osteoporose.

■ **Östrogene** Zu den synthetischen Östrogenen zählen Fosfestrol und Estramustin. Die Anwendung erfolgt bei fortgeschrittenem Prostatakrebs. Als Nebenwirkungen treten Hitzewallungen, Gewichtszunahme, Wassereinlagerungen (Ödeme), Muskelschmerzen und Libidoverlust auf. Bei den behandelten Männern erhöht sich das Risiko, eine Herzschwäche (Herzinsuffizienz) oder einen Herzinfarkt zu entwickeln. Bei Langzeitbehandlung entsteht eine Osteoporose.

■ **Antiöstrogene** Stoffe, die direkt oder indirekt die Wirkung von Östrogenen im Körper herabsetzen. Verwendet werden in erster Linie Tamoxifen sowie Toremifen. Antiöstrogene erhalten Frauen mit Brustkrebs in den Wechseljahren nach der letzten Regelblutung. Als Nebenwirkungen treten Magen-Darm-Beschwerden, Kopfschmerzen, Wasseransammlungen, Hitzewallungen und Vaginalblutungen auf.

■ **Aromatasehemmer** Sie blockieren die Funktion des Enzyms Aromatase, das für die Synthese von Östrogenen verantwortlich ist. Zu den Aromatasehemmern gehören Stoffe wie Aminoglutethimid, Anastrozol, Formestan, Letrozol und Testolacton. Eine Anwendung erfolgt bei Frauen mit Brustkrebs nach Entfernung der Eierstöcke oder in den Wechseljahren nach der letzten Regelblutung. Als Nebenwirkungen treten Müdigkeit, Benommenheit, Schwindel, Hautreaktionen, Blutdruckanstieg und Empfindungsstörungen auf.

■ **Gestagene** Wirkstoffe wie Medroxyprogesteronacetat, Megestrol und Gestonoron werden bei Prostatakrebs und Krebs der Gebärmutter (Endometriumkarzinom) eingesetzt. Als Nebenwirkungen treten Vaginalblutungen, Ausbleiben der Regelblutung, Gewichtszunahme und Thrombosen auf.

■ **Antiandrogene** Dies sind Stoffe, die die Wirkung der körpereigenen Androgene (männliche Geschlechtshormone) aufheben. Dazu zählen Stoffe wie Cyproteronacetat und Flutamid, die bei fortgeschrittenem Prostatakrebs angewendet werden. Als Nebenwirkungen treten Größenzunahme der Brust (Gynäkomastie), Appetitlosigkeit, Verringerung der Spermienproduktion, Libidoverlust und Leberschäden auf.

■ **Immuntherapie und weitere Therapieansätze** Die noch recht neue Immuntherapie setzt Wirkstoffe ein, die die körpereigene Abwehr unterstützen.

■ **Interferone** Eiweißstoffe, die der Körper normalerweise produziert, um Viren zu bekämpfen. Man unterscheidet alpha-, beta- und gamma-Interferon. Nebenwirkungen sind grippeähnliche Symptome und Übelkeit.

■ **Interleukine** Stoffe, die Lymphozyten aktivieren und die Ausschüttung von gamma-Interferon anregen. Nebenwirkungen sind Blutdruckabfall, grippeähnliche Symptome, Durchfall und Hautausschlag.

■ **Antikörper** Ein neuer Therapiefortschritt ist der Einsatz von Antikörpern, die sich speziell gegen die entsprechenden bösartigen Zellen richten (z. B. Rituximab bei malignen Lymphomen oder Trastuzumab beim Mammakarzinom).

■ **Angiogenesehemmung** Durch diese Stoffe (z. B. Erbitux, Avastin) wird die Ausbildung von Blutgefäßen unterdrückt, die den Tumor versorgen. Dadurch wird das Tumorwachstum gebremst.

■ **molekulare Therapie** Die Angriffspunkte dieser Medikamente sind innerhalb der Tumorzellen, so z. B. durch Hemmung spezieller Enzyme oder Blockade von Rezeptoren.

Krebstherapien, alternative, zusammenfassende Bezeichnung für Verfahren zur Krebsbehandlung aus der Natur- und Erfahrungsheilkunde, die z. T. ergänzend zu den in der Schulmedizin üblichen Therapien eingesetzt werden. Ihre krebsheilende Wirkung ist nicht belegt.

■ **Immunstärkende Verfahren** Grundlage ist die Auffassung, dass die Krebserkrankung Ausdruck einer Schwächung des körpereigenen Abwehrsystems ist, das zu stärken sei. Als immunstärkend gelten demnach u. a. die Verabreichung bestimmter Heilpflanzen, wie z. B. →Mistel oder →Sonnenhut, die →Enzymtherapie, die intramuskuläre oder intravenöse Injektion einer speziellen Aufbereitung von Extrakten aus tierischen Organen (Organotherapie), die →Darmsanierung, die →Ozontherapie, Verfahren zur psychischen Entspannung (z. B. →autogenes Training, →Biofeedback) sowie Ausleitungsverfahren (z. B. →Schröpfen, →Baunscheidt-Verfahren).

■ **Sonstige Verfahren** Dazu zählen die →Akupunktur, die den als gestört betrachteten Energiefluss korrigieren soll, und das →Bioresonanzverfahren. Die Bioelektronik nach Vincent misst die bioelektrischen Eigenschaften bestimmter Körperflüssigkeiten, wodurch eine gezielte Therapie durch Änderung des Flüssigkeitsmilieus möglich sein soll. Das Heilfasten (→Fasten) soll durch eine Entschlackung von schädlichen Stoffwechselprodukten den Heilungsprozess begünstigen. Homöopathische Arzneien sollen sowohl bei Übelkeit und Erbrechen nach herkömmlicher Chemo- und Bestrahlungstherapie wirksam sein, aber auch gegen »verstimmte Lebensenergien« wirken. Die →Hyperthermie nutzt die Anfälligkeit des Krebsgewebes gegen Hitze.

Krebsvorsorge, Vorsorgeuntersuchungen zur →Krebsfrüherkennung.

Kreislaufkollaps, vorübergehendes Versagen der Kreislaufregulation, das durch eine Mangeldurchblutung des Gehirns verursacht wird (→Schock 3).

Kreislaufmittel, →Blutdruckmittel.

Kreislaufschock, →Schock 3).

Kreislaufschwäche, umgangssprachliche Bezeichnung für Symptome, die bei einer mangelhaften Blutversorgung der Organe, v. a. des Gehirns, auftreten. Meist verursacht eine unzureichende Kreislauffunktion eine Mangeldurchblutung und somit eine unzureichende Sauerstoffversorgung (z. B. bei niedrigem Blutdruck, Herzschwäche). Weitere Ursachen können Blutarmut oder eine Verminde-

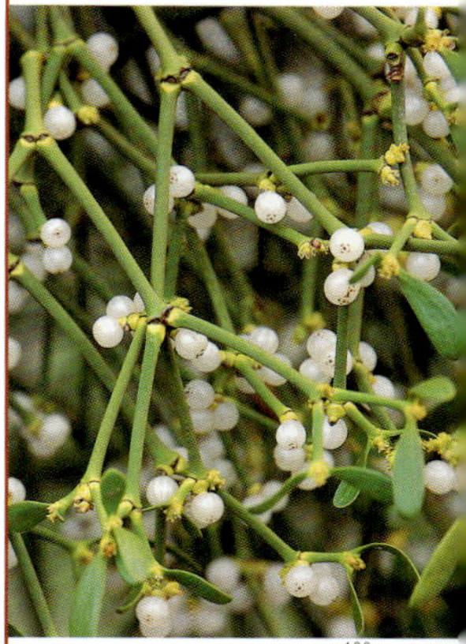

420

alternative Krebstherapien. Essenzen aus der Mistel gelten in der alternativen Krebstherapie als Mittel zur Stärkung des Immunsystems.

rung des zirkulierenden Blutvolumens sein, z. B. Flüssigkeitsverluste durch starkes Schwitzen, Fieber, Durchfall oder Erbrechen.

Kreislaufstillstand, Kreislaufversagen, Herz-Kreislauf-Versagen, Herz-Kreislauf-Stillstand, Stocken der Blutzirkulation.

■ **Ursache** Hervorgerufen wird der Kreislaufstillstand durch ein Versagen der Pumpfunktion des Herzens, entweder aufgrund einer unterbrochenen Reizüberleitung auf den Herzmuskel oder aufgrund von →Herzrhythmusstörungen. Auslöser sind meist Durchblutungsstörungen des Herzmuskels (z. B. bei koronarer Herzkrankheit oder Herzinfarkt). Selten sind Entzündungen des Herzmuskels, Sauerstoffmangel (z. B. bei einer Lungenembolie) oder zu niedrige bzw. zu hohe Spiegel der Blutsalze, v. a. des Kaliums, verantwortlich.

■ **Befund** Der Sauerstoffmangel macht sich zuerst im Gehirn bemerkbar und führt zu einem Kollaps und Bewusstlosigkeit, die Pupillen weiten sich (Mydriasis) und Krampfanfälle treten auf. Die Pulse an der Hals- und Leistenschlagader sind nicht zu tasten. Ein Atemstillstand tritt ein und die Haut verfärbt sich blau.

■ **Behandlung** Der Kreislaufstillstand ist eine lebensbedrohliche Situation und erfordert umgehend Wiederbelebungsmaßnahmen zur Wiederherstellung des Kreislaufs, v. a. Freimachen der Atemwege, Beatmung und Herzdruckmassage (→Wiederbelebung). Das weitere Vorgehen richtet sich nach der Ursache des Kreislaufstillstands. Schnelle Herzrhythmusstörungen können durch einen Stromstoß (→Defibrillation), langsamer Herzschlag und eine unterbrochene Reizüberleitung durch einen Herzschrittmacher und Medikamente zur Beschleunigung der Herzfrequenz behandelt werden.

Kreislaufstörungen, anfallsartig auftretende Regulationsstörungen des Herz-Kreislauf-Systems. Die Kreislaufstörungen werden von einer Fehlregulation des Nervensystems verursacht, ohne dass eine organische Erkrankung erkennbar ist. Bei **hyperdynamen Kreislaufstörungen** nimmt die Kreislaufaktivität zu, z. B. steigt die Pulsfrequenz an (→Herzsyndrom, hyperkinetisches). Die **hypodynamen Kreislaufstörungen** werden oft von einer Neigung zu niedrigem Blutdruck oder plötzlicher Ohnmacht begleitet. Sie treten häufig bei abruptem Aufstehen aus dem Liegen oder längerem Stehen auf. Ursachen für Kreislaufstörungen können Veranlagung, Umwelteinflüsse oder psychische Faktoren (z. B. Stress, Übermüdung) sein.

Kreislaufversagen, →Kreislaufstillstand.

Kreislaufzentralisation, Folge des →Schocks 3).

Kreißbett, spezielles Entbindungsbett. Die Rückenlehne kann stufenlos verstellt, das Fußteil nach unten weggeklappt werden; außerdem sind Beinstützen vorhanden. Ohne eine Umlagerung der Gebärenden sind im Kreißbett operative Eingriffe wie Dammschnitt und Dammnaht sowie die Entbindung mittels Geburtszange und Saugglocke möglich.

Kreißen, in den Wehen liegen, gebären.

Kreißsaal, Entbindungsraum im Krankenhaus. Der Kreißsaal ist mit einem speziellen Bett (Kreißbett) ausgestattet, häufig ist auch ein Gebärrad oder -stuhl vorhanden. Außerdem bietet der Kreißsaal die Möglichkeit zu geburtshilflichen Operationen (z. B. Kaiserschnitt) und für eine Notfallversorgung des Neugeborenen.

Krepitation, hörbares Knirschen zweier Oberflächen, die sich aneinander reiben, z. B. von Knochenbruchenden oder bei Abnutzungserscheinungen an Gelenken. Auch als Knisterrasseln bezeichnet werden Geräusche, die über der Lunge in frühen und späten Phasen der Lungenentzündung oder bei Ansammlung von Wasser in der Lunge zu hören sind.

Kretinismus, →Schilddrüsenunterfunktion.

Kreuzallergie, Allergieform, bei der gegen ein spezifisches Allergen gebildete Antikörper auch mit anderen Allergenen reagieren. Die Kreuzallergie beruht auf einer Ähnlichkeit der allergenen Strukturen, z. B. bei chemisch ähnlichen Substanzen oder bei enger botanischer Verwandtschaft bei Blütenpollen oder pflanzlichen Nahrungsmitteln. Kreuzallergien können auch bei Medikamenten (z. B. Antibiotika wie Penicillin und Cephalosporin) vorkommen. Bei Vorliegen einer Kreuzallergie kann auch der erste Kontakt mit einer Substanz zu einer allergischen Reaktion führen.

Kreuzband, →Kniegelenk.

Kreuzbandriss, Kreuzbandruptur, verletzungsbedingte Durchtrennung eines oder beider Kreuzbänder am Kniegelenk. Kreuzbandrisse sind häufig auch mit Rissen der Seitenbänder oder eines Meniskus kombiniert.

■ **Ursache** Der Kreuzbandriss ist eine typische Sportverletzung beim Fußballspielen oder Skifahren.

■ **Befund** Der Betroffene leidet unter starken Schmerzen, das Kniegelenk ist geschwollen. Bei der Punktion des Kniegelenks entleert sich blutige Flüssigkeit. Der Unterschenkel lässt sich gegen den Oberschenkel verschieben (Schubladenphänomen). Weitere Untersuchungen prüfen die Verschiebbarkeit des Gelenks nach hinten und vorn. Das gesamte Ausmaß der Verletzung lässt sich jedoch erst mit einer Kniegelenkspiegelung feststellen (→Endoskopie).

■ **Behandlung** Bei Sportlern und bei kombinierten Verletzungen erfolgt die operative Versorgung durch eine Kreuzbandnaht oder durch den Ersatz des Kreuzbandes, der aus einem Streifen einer Muskelhülle aus dem Oberschenkel hergestellt werden kann. Bei einfachen Verletzungen und sportlich nicht sehr aktiven oder älteren Menschen wird meist konservativ behandelt, z. B. durch eine Kniegelenksorthese (→Orthese) für 6 Wochen mit speziellem Muskeltraining zur Stabilisierung des Kniegelenks.

Kreuzbein, Os sacrum, Knochen der Wirbelsäule, der aus der Verschmelzung von fünf Wirbeln entstanden ist. Das Kreuzbein ist über Zwischenwirbelscheiben mit dem letzten Lendenwirbel und dem ersten Steißbeinwirbel verbunden und bildet die Rückwand des knöchernen Beckens.

Kreuzbiss, →Bissanomalien.

Kreuzimmunität, erworbene Immunität, die sich nicht nur gegen das ursprüngliche Antigen richtet, sondern auch gegen andere, verwandte Antigene. Die Kreuzimmunität kann z. B. nach einer bakteriellen Infektion den Schutz gegen Infektionen mit verwandten Bakterien bewirken.

Kreuzprobe, Prüfung der Verträglichkeit von Empfänger- und Spenderblut vor einer Bluttransfusion. Durch die Kreuzprobe soll ein →Transfusionszwischenfall verhindert werden. Es wird untersucht, ob Antikörper aus dem Blutserum zu einer Verklumpung mit den Antigenen auf den roten Blutkörperchen (Erythrozyten) führen. Die Kreuzprobe besteht aus dem **Minortest:** Empfängererythrozyten gegen Spenderserum. Den zweiten Teil bildet der **Majortest:** Empfängerserum gegen Spendererythrozyten. Die jeweiligen Proben von Blutserum und roten Blutkörperchen werden dazu im Reagenzglas oder auf einem Objektträger vermischt. Kommt es nach etwa 20 Min. bei 37 °C zu einer Verklumpung (Agglutination) der Blutkörperchen, ist eine Bluttransfusion zwischen dem untersuchten Spender und Empfänger nicht möglich (→Antigen-Antikörper-Reaktion). Die Kreuzprobe ist nur für 3 Tage gültig. Wird die vorgesehene Blutkonserve bis dahin nicht übertragen, muss die Kreuzprobe wiederholt werden. Direkt vor der Transfusion wird außerdem ein →Bedside-Test durchgeführt.

Kreuzreaktion, Reaktion eines Antikörpers mit einem Antigen, das nicht der Auslöser für seine Bildung war. Grundlage einer solchen Kreuzreaktion sind Ähnlichkeiten in der Struktur der Antigene, die eine Reaktion der unterschiedlichen Antigene mit ein und demselben Antikörper ermöglichen (→Kreuzallergie). Das Prinzip der Kreuzreaktion wird in immunologischen Verfahren zur Identifizierung und zum Nachweis verwandter Proteine eingesetzt.

Kribbeln und Taubheitsgefühl, Missempfindungen am ganzen Körper, an einer Extremität oder entlang des Verlaufs eines Nervs. Kribbeln und Taubheitsgefühl sind Zeichen einer gestörten Nervenleitung durch Druck auf den Nerv oder aber bei Schädigungen aufgrund von Stoffwechselstörungen, Medikamenten oder bei einer Durchblutungsstörung des Gehirns (→Sensibilitätsstörungen). – Tabelle S. 806

Krippentod, →plötzlicher Kindstod.

Krise, **1)** *Pathologie:* Wendepunkt im Krankheitsgeschehen, z. B. der Abfall des Fiebers innerhalb von 24 Std. oder die akute Verschlechterung einer Krankheit.

2) *Psychologie:* schwierige Lebenssituation als Folge einer inneren (z. B. Pubertät, Krankheit) oder äußeren Veränderung (z. B. Unfall, Verarmung), die als belastend bzw. bedrohlich erlebt wird und meist eine Verhaltensveränderung hervorruft. **Entwicklungsbedingte Krisen** gehören zum normalen menschlichen Entwicklungsprozess (z. B. Berufswahl, Partnerwahl, Elternrolle, Tod der Eltern). **Akzidentielle Krisen** treffen den Menschen unvorhergesehen, z. B. bei Arbeitslosigkeit, Scheidung oder Vergewaltigung.

Patient hat …		Patientenserum wird vermischt mit Erythrozyten-Konzentrat der Blutgruppe …			
Blutgruppe	Antikörper	A	B	AB	0
A	Anti-B	○	●	●	○
B	Anti-A	●	○	●	○
AB	–	○	○	○	○
0	Anti-A Anti-B	●	●	●	○

● Agglutination (Verklumpung) ○ keine Agglutination (keine Verklumpung)

103196

Kreuzprobe. Der Majortest zur Bestimmung der Blutgruppen. Dabei wird das Patientenserum gegen Spendererythrozyten getestet.

Krone, Teil des →Zahns bzw. des →Zahnersatzes.

Kropf, →Struma.

Kropfherz, Herzveränderungen, die im Zusammenhang mit einer Vergrößerung der Schilddrüse (Kropf, Struma) stehen. Eine Schilddrüsenvergrößerung kann, besonders wenn der Kropf bis in den Brustkorb hineinreicht (retrosternale Struma), eine Beeinträchtigung der Blutzirkulation in der Lunge bedingen. Es entsteht ein erhöhter Blutdruck im Lungenkreislauf, der zu einer Rechtsherzhypertrophie (→Herzhypertrophie) bzw. einem →Cor pulmonale führt.

Krukenberg-Tumor, auf den Eierstöcken lokalisierte Tochtergeschwülste eines bösartigen Tumors des Magen-Darm-Traktes. Der Krukenberg-Tumor tritt fast immer an beiden Eierstöcken auf (→Eierstocktumoren).

Krummdarm, →Darm.

Krupp-Husten, bellender Husten, bei dem kein Schleim abgehustet wird. Die Schwellung

Kribbeln und Taubheitsgefühl

Beschwerden	Wahrscheinliche Ursachen	Erste Maßnahmen
Kribbeln und Taubheitsgefühl **einer oder beider Beine,** evtl. **Rückenschmerzen, Bewegungseinschränkung,** manchmal Ausstrahlung der Schmerzen in die Beine, Schwäche oder Lähmung	→Bandscheibenvorfall	Wenn Betroffener gehfähig ist, sofortiger Arztbesuch. Sonst →Stufenbettlagerung und Hausarzt rufen
Kribbeln und Taubheitsgefühl **einer Extremität oder einer Körperhälfte,** oft mit Kopfschmerzen, Seh-, Sprachstörungen, **Bewusstseinsstörungen,** Lähmungen	Akute Durchblutungsstörung des Gehirns (drohender →Schlaganfall), →multiple Sklerose	Betroffenen hinlegen, bei Bewusstseinsstörung seitlich lagern. Notarzt rufen
Kribbeln und Taubheitsgefühl der **Finger oder Zehen,** evtl. mit blasser oder bläulicher Verfärbung der Haut	→Durchblutungsstörungen	Extremität warm einpacken und tief lagern. Arztbesuch
Kribbeln und Taubheitsgefühl, **Missempfindungen der Arme oder Beine,** meist strumpf- bzw. handschuhförmig begrenzt	→Polyneuropathie, meist bei →Diabetes mellitus	Arztbesuch
Kribbeln und Taubheitsgefühl, **schmerzhafte Missempfindungen in Händen und Füßen, Gangunsicherheit, Zungenbrennen**	Vitamin-B_{12}-Mangel mit Blutarmut (→Anämie)	Arztbesuch
Kribbeln und Taubheitsgefühl in **Lippen, Händen und Füßen, Panikanfall** und **hektische Atmung,** selten auch Muskelkrämpfe an Armen und Beinen mit Zittern	Zu tiefe Atmung bei psychischer Belastung, z. B. Angstanfall (→Hyperventilation); →Hypokalzämie, →Tetanie	Betroffenen beruhigen, zu langsamer Atmung auffordern, evtl. Rückatmung der Luft aus einer Plastiktüte. Bei Krämpfen Hausarzt rufen
Kribbeln und Taubheitsgefühl der Handfläche, meist **mit brennenden,** v. a. **nächtlichen Schmerzen,** Schwitzen der Handinnenfläche	→Karpaltunnelsyndrom	Arztbesuch
Kribbeln und Taubheitsgefühl bei **Einnahme von Medikamenten**	Medikamentennebenwirkung, z. B. von →harntreibenden Mitteln oder →Abführmitteln	Rücksprache mit dem Arzt

der Schleimhäute des Kehlkopfes verursacht v. a. bei Säuglingen und Kleinkindern Probleme bei der Einatmung. Der Krupp-Husten im ursprünglichen Sinne ist ein Leitsymptom der →Diphtherie und ist von einer Tonlosigkeit der Stimme begleitet (echter Krupp). Seit der Diphtherieimpfung ist der echte Krupp-Husten jedoch selten geworden. Eine sehr ähnliche Art des Hustens tritt bei einer akuten Entzündung von Kehlkopf und oberer Luftröhre, dem →Pseudokrupp, auf.

Kruste, Crusta, Borke, eingetrocknetes Sekret (Serum, Blut oder Eiter) auf Hautdefekten. Die Farbe der Kruste ist abhängig von der Art des Sekretes: Sie ist schmutzig dunkelbraungelb bei Eiter, dunkelbraunrot bis schwarz bei Blut und goldgelb bei Serum.

Kryoanästhesie, →Vereisung.

Kry̱o|chirurgie, chirurgisches Verfahren, das durch örtliche Anwendung hochgradiger Kälte eine Gewebszerstörung herbeiführt. Die Kälte wird durch das Verdampfen von flüssigem Stickstoff oder Kohlendioxid erzeugt. Die Kryochirurgie wird vom Hautarzt zur Abtragung z. B. von Warzen oder Muttermalen eingesetzt. Weitere Anwendung findet sie z. B. in der Augenheilkunde (Linsenentfernung), in der Urologie (Eingriffe an der Prostata) oder in der Frauenheilkunde (Eingriffe am Muttermund). Das Verfahren ist schmerzarm, da die Kälte zu einer örtlichen Betäubung führt; außerdem wird eine gute Blutstillung erreicht.

Kry̱o|globulin, →Kälteantikörper.

Kry̱opack, Kältepackung, die aus einem kunststoffummantelten Silikatgel besteht und zur →Kältebehandlung verwendet wird.

Kry̱otherapie, →Kältebehandlung.

Kryptokokkose, schwere Pilzinfektion, die von der Lunge ausgeht und den ganzen Organismus befallen kann (Systemmykose). Der Erreger, Cryptococcus neoformans, ist ein weit verbreiteter und unter normalen Umständen unschädlicher Hefepilz, der in Vogelkot und Erde (auch Blumentopferde) vorkommt. Der Mensch atmet die Pilze mit Staub ein. In der Regel entwickelt sich die Erkrankung nur bei schwer Abwehrgeschwächten, z. B. Aids- oder Tumorkranken in fortgeschrittenen Stadien. Nach einem meist ohne Beschwerden einhergehenden Befall der Lunge gelangen die Pilze über die Blutbahn ins Gehirn und rufen dort eine Entzündung (Meningoenzephalitis) hervor, die zu starken Kopfschmerzen, epileptischen Krampfanfällen und Bewusstseinstrübungen führen kann. Eine Verbreitung in weitere Organe, v a. Leber oder Milz, ist möglich. Zur Behandlung werden mehrere Antimykotika miteinander kombiniert, was jedoch oft nicht zu dauerhaften Heilungserfolgen führt. Menschen mit schwerer Abwehrschwäche wird davon abgeraten, Vögel oder Blumen in der Wohnung zu halten oder Gartenarbeit zu verrichten.

Kryptorchismus, →Hodenhochstand.

Kubitaltunnelsyndrom, Krankheitsbild, bei dem eine Kraftminderung der Hand und

Empfindungsstörungen an der Handkante auftreten als Folge einer Verengung im Verlauf des Nervus ulnaris am Unterarm.

Kugelgelenk, ein →Gelenk.

Kugelzellanämie, Sphärozytose, Erbkrankheit, bei der der Aufbau der Zellmembran der roten Blutkörperchen gestört ist. Sie sind dadurch nicht flach, sondern quellen zur Kugelform auf. Aufgrund ihrer Größe werden diese Blutzellen vorzeitig in der Milz abgebaut. Neben den typischen Symptomen einer Blutarmut (→Anämie) wie Müdigkeit und Blässe kommt es oft zu einer →Gelbsucht sowie Gallensteinen. Als Therapie kann eine Milzentfernung die Beschwerden des Betroffenen bessern; sie sollte jedoch nicht vor dem 6. Lebensjahr erfolgen. Eine vorherige Impfung gegen Pneumokokken und Hämophilus-influenzae-Typ-B ist dringend zu empfehlen.

Kuhmilcheiweißallergie, vorwiegend im Kindesalter vorkommende Nahrungsmittelallergie auf Eiweiße in der Kuhmilch (→Allergie).

Kuhpocken, sporadisch auftretende virale Hautinfektion, die durch direkten Kontakt mit infizierten Kühen (z. B. beim Melken) auf den Menschen übertragen wird. Der Erreger dringt über kleine Hautverletzungen ein. Ein bis zwei Wochen nach der Ansteckung entwickeln sich bis zu linsengroße, bläulich verfärbte Flecken an der Eintrittsstelle des Erregers, die zu Knoten heranwachsen (so genannter Melkerknoten). Nach 6–8 Wochen heilen die Hautveränderungen unter Krustenbildung ab. Zur Behandlung dieser beim immungesunden Patienten gutartigen Erkrankung reichen lokale austrocknende Maßnahmen.

Kumarine, Wirkstoffe von →Heilpflanzen.

Kümmel, Carum carvi, Gewürzpflanze, deren Früchte auch arzneilich verwendet werden. Inhaltsstoff ist ein ätherisches Öl, das entkrampfend auf die Magen-Darm-Muskulatur wirkt und antibakterielle Eigenschaften besitzt.

■ **Anwendung** Tees oder Tinkturen werden gegen Magen-Darm-Koliken, Blähungen und Völlegefühl eingesetzt. Außerdem wird mit Salben oder Ölen der Bauch bei Blähungen eingerieben. Nebenwirkungen sind bei üblicher Dosierung nicht bekannt.

Kumulation, 1) *Pharmakologie:* Anhäufung eines Wirkstoffs im Körper bei wiederholter Medikamenteneinnahme. Die Aufnahme des Medikamentes erfolgt schneller, als es vom Körper abgebaut und ausgeschieden werden kann. Dadurch kann es zu einer Verstärkung der Medikamentenwirkung bis hin zu lebensbedrohlichen Dosierungen kommen, da die Wirkstoffkonzentration im Körper durch die Kumulation höher ist, als ursprünglich vorgesehen war.

2) *Radiologie:* Summe der Strahlenwirkungen einzelner, zu verschiedenen Zeitpunkten erhaltener Strahlendosen.

Kunnilingus, sexuelle Stimulierung der weiblichen Scham durch Lecken. Mit Zunge und Mund werden die äußeren Genitalien der Frau (insbesondere Schamlippen und Klitoris) erregt bis hin zum Orgasmus.

Kunstafter, →Darmausgang, künstlicher.

Kunstauge, Augenprothese, flache, halbkugelförmige Augenprothese aus Glas oder Kunststoff, die der kosmetischen Korrektur und dem Schutz der Augenhöhle nach Entfernung eines Auges dient. Das Kunstauge gehört zu den Pflichtleistungen der Krankenkasse. Bei Kindern wird es häufig erneuert, um eine Schrumpfung des Bindehautsacks zu verhindern. Bei zu langem Tragen zeigt das Kunstauge Abnutzungserscheinungen, die eine Bindehautreizung verursachen können. Abends sollte es stets herausgenommen werden; es muss täglich gereinigt werden.

Kunstfehler, →Behandlungsfehler.

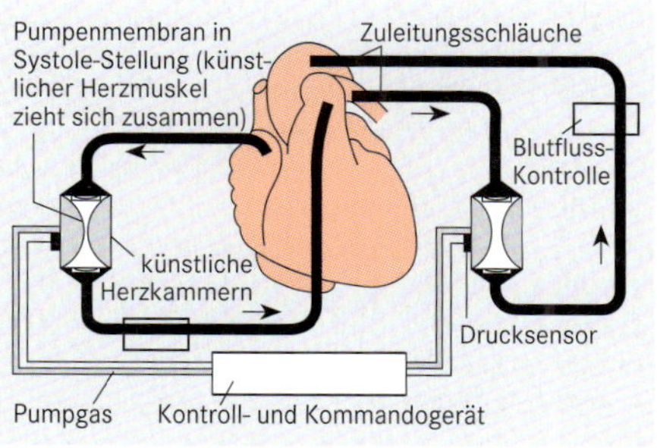

Kunstherz. Schematische Darstellung des Pumpen- und Schlauchsystems. Kunstherzen dienen nicht nur zur Überbrückung der Wartezeit auf ein Spenderherz, sondern zunehmend auch dem langfristigen Ersatz des geschädigten Herzens.

Kunstherz, künstliches Herz, mechanische Kreislaufunterstützungspumpe, die partiell oder total im Körper implantiert wird. Sie kann die Pumpfunktion der linken oder der linken und rechten Herzkammer des natürlichen, im Körper belassenen Herzens übernehmen. Dabei wird das Blut über die Spitze des Herzmuskels mittels eines Schlauches in die eigentliche Pumpkammer des Kunstherzes unterhalb des Zwerchfells geleitet. Über einen zweiten Schlauch wird das Blut in die große Schlagader gepumpt. Herz und Pumpe arbeiten parallel und unabhängig voneinander. Mithilfe des Kunstherzes wird der Kreislauf aufrechterhalten und alle Organe werden mit Sauerstoff versorgt. Der Patient überlebt damit einen Zustand, der ohne »Pumpe« eine sofortige Herztransplantation erforderlich machen würde. Das Kunstherz dient v. a. als Überbrückung, bis ein Spenderherz zur Verfügung steht.

In einigen Fällen hat sich das geschädigte Herz dank der Entlastung durch das Kunstherz so weit erholt, dass auf eine Transplantation verzichtet werden konnte.

Moderne Kunstherzen werden mittels Induktion gesteuert und angetrieben und benötigen keine Schläuche mehr. Dadurch ist die Infektionsgefahr, die neben Thrombosen und Embolien zu den häufigsten Langzeit-Komplikationen gehört, ausgeschaltet. Eine weitere Neuentwicklung ist die klappenlose (und daher auch lautlose) Axialpumpe, die einen kontinuierlichen Blutfluss erzeugt, sodass der Patient keinen messbaren Puls mehr hat.

künstliche Befruchtung, →Insemination.

künstliche Niere, Gerät zur Durchführung einer →Hämodialyse.

Kunst- und Gestaltungstherapie, psychotherapeutisches Behandlungsverfahren, das seelische Störungen mit kreativen Mitteln behandelt. Im weiteren Sinne umfasst die Kunst- und Gestaltungstherapie alle Therapieformen, die künstlerische Medien als zentrales Mittel einsetzen (→Musiktherapie, →Tanztherapie). Der Prozess der Gestaltung, v. a. von konflikthaften psychischen Aspekten, hilft bei der seelischen Strukturierung. Die künstlerische Tätigkeit kann das Ich stärken, Angst vermindern und das Selbstwertgefühl stärken. In der →Ergotherapie versucht man mithilfe der Gestaltungstherapie, eingeschränkte Bewegungsfunktionen oder die Konzentrationsfähigkeit zu fördern.

Kupfer, rotgoldenes Metall mit der chemischen Bezeichnung Cu. Kupfer gehört zu den lebensnotwendigen Spurenelementen (→Mineralstoffe).

Kupferfinne, Rosazea, chronisch-entzündliche Gesichtshauterkrankung im Erwachsenenalter.

▪ **Ursache** Es werden eine Reihe von Ursachen diskutiert wie chronische Magen-Darm-Leiden, Reaktion auf Haarbalgmilben sowie Alkoholgenuss in größeren Mengen. In vielen Fällen neigen die Betroffenen zu Seborrhö mit fettiger Haut und vergrößerten Poren.

▪ **Befund** Hautveränderungen zeigen sich an Wange, Nase, Stirn und Kinn, während die Haut um Mund und Augen frei bleibt. Anfangs treten Stunden bis Tage anhaltende Rötungen auf, die im weiteren Verlauf mit dunkelroter bis bläulich roter Farbtönung bestehen bleiben. In diesen Gebieten entwickeln sich zusätzlich zahlreiche kleinste Gefäßerweiterungen (Teleangiektasien). Später treten Papeln und Eiterpusteln auf, die sich zu großflächigen entzündlichen Knoten weiterentwickeln können. Dadurch entsteht eine großporige, entzündlich verdickte Haut mit Vergrößerung der Talgdrüsen und einer Vermehrung von Bindegewebe. Bei Männern entwickelt sich nicht selten eine so genannte Knollennase (→Rhinophym).

▪ **Behandlung** Die Therapie erfordert bei schwerer Verlaufsform die Anwendung von Antibiotika (auch äußerlich). Alles, was die Haut reizt und zu einer verstärkten Durchblutung und Gefäßerweiterung führt, sollte gemieden werden, z. B. Sonnenbäder, sehr heiße Speisen sowie Alkohol, Kaffee und schwarzer Tee.

Kupferspeicherkrankheit, →Wilson-Krankheit.

Kur, Heilverfahren, bei dem die Behandlung mit natürlichen Heilmitteln (z. B. Quellen, Klima, Diäten) im Vordergrund steht. Die Kur dient der Vorbeugung, dem Erhalt bzw. der Wiederherstellung von Gesundheit und Arbeitsfähigkeit sowie der Verhütung drohender Invalidität. Die Durchführung erfolgt meist in Heilbädern oder Kurorten unter der ärztlichen Betreuung von Kur- oder Badeärzten. Bei **ambulanten Kuren** handelt es sich v. a. um Badekuren, bei denen u. a. physikalische Anwendungen (z. B. Bäder), Krankengymnastik, Sport, Ernährungsberatung und Entspannungstherapie in einem therapeutischen Zentrum durchgeführt werden, der Kurgast jedoch außerhalb dieser Einrichtung wohnt. Die **stationäre Heilbehandlung** oder **Sanatoriumskur** ähnelt einem Krankenhausaufenthalt mit umfassender ärztlicher und therapeutischer Betreuung. Eine besondere Form der Kur ist die →Rehabilitation.

kurativ, heilend, auf Heilung einer Krankheit ausgerichtet.

Kürbis, Cucurbita pepo, Gemüsepflanze, deren Samen Phytosterole, Selen und Cucurbitin enthalten, die Entzündungen entgegen wirken und das Wachstum der Prostata verzögern.

▪ **Anwendung** Zerkleinerte Kürbissamen werden bei Reizblase und zur Behandlung des →Prostataadenoms eingesetzt, wobei nur die Beschwerden gelindert werden. Samen oder Extrakte sind in einigen Fertigarzneien enthalten, z. B. in Kapseln oder Tropfen gegen Prostatabeschwerden. Nebenwirkungen treten bei bestimmungsgemäßem Gebrauch nicht auf.

Kürettage, →Ausschabung.

Kurzatmigkeit, →Atemnot.

Kurzdarmsyndrom, Krankheitsbild, bei dem aufgrund einer operativen Entfernung großer Bereiche des Dünndarms oder einer Fistel zwischen den Darmabschnitten die Aufnahme der Nährstoffe (Malabsorption) gestört ist. Das Kurzdarmsyndrom ist v. a. nach operativer Versorgung von angeborenen Fehlbildungen des Magen-Darm-Traktes im Säuglingsalter die Ursache für erhebliche Gedeihstörungen. Da mit dem Längenwachstum des Dünndarms auch die Fläche der Dünndarmschleimhaut zunimmt, bessern sich die Beschwerden oft im Kleinkindalter.

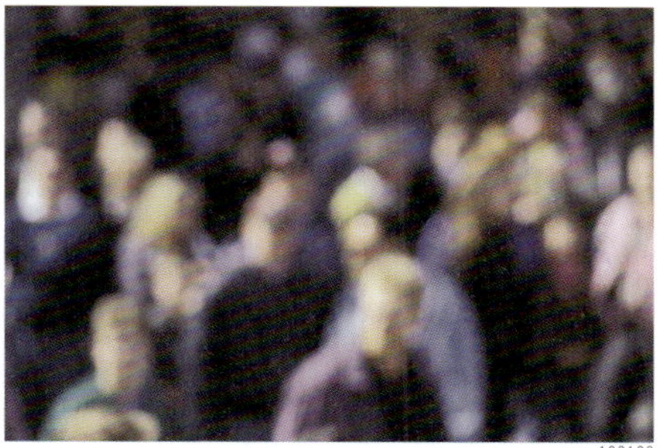

Kurzsichtigkeit. Beim Blick in die Ferne wird ein verschwommenes Bild wahrgenommen.

Kurznarkose, →Narkose von circa 3–4 Min. Dauer.

Kurzsichtigkeit, Myopie, Brechungsfehler des Auges, bei dem nur nahe Gegenstände scharf auf der Netzhaut abgebildet werden, wohingegen ferne Gegenstände unscharf gesehen werden.

■ **Ursache** Meist ist der Augapfel zu lang **(Achsenmyopie)**, seltener besteht eine zu starke Brechkraft von Hornhaut und Linse **(Refraktions-** bzw. **Brechungsmyopie).** Beide Formen führen dazu, dass die parallel einfallenden Lichtstrahlen, die normalerweise durch die optische Brechung im Auge genau auf der Netzhaut vereinigt werden sollen, sich bereits zuvor vereinigen. Das sehr häufige familiäre Auftreten spricht für eine erbgebundene Anomalie. Auch eine angeborene oder früher erworbene geringe Widerstandskraft der Lederhaut dürfte von Bedeutung sein.

■ **Befund** Je stärker die Kurzsichtigkeit ausgeprägt ist, umso näher liegt der Fernpunkt, d.h. der fernste Punkt, den das Auge gerade noch deutlich sieht. Die häufige **Schulmyopie** (Myopia simplex) entsteht in den Jahren des Wachstums, beginnt oft im 10.–12. Lebensjahr und nimmt meist nach dem 20. Lebensjahr nicht mehr zu; seltener schreitet sie noch bis zum 30. Lebensjahr fort **(benigne progressive Myopie).** Höhergradige Kurzsichtigkeit führt zu Dehnungsschäden an Netz- und Aderhaut mit erhöhtem Risiko von Blutungen und Netzhautablösungen. Besonders groß ist diese Gefahr bei einer Sonderform der Kurzsichtigkeit, der **Myopia maligna progressiva** (bösartige Kurzsichtigkeit), die unabhängig von äußeren Einflüssen fortschreitet, echten Krankheitswert hat und unbehandelt zu nicht korrigierbaren Einschränkungen des Sehvermögens führt.

■ **Behandlung** Die Korrektur der Brechkraft des Auges erfolgt durch **Zerstreuungsgläser** (Konkavlinsen, Minusgläser), welche die einfallenden parallelen Strahlen so zerstreuen, dass sie weiter hinten, genau auf der Netzhaut, vereinigt werden. Die Anpassung erfolgt üblicherweise, indem das schwächste noch ausreichende Glas verschrieben wird. Bei hochgradiger Kurzsichtigkeit sind meist Kontaktlinsen günstiger. Dagegen werden **Operationen** der Hornhaut zur Brechkraftveränderung derzeit nur in Ausnahmefällen durchgeführt. Die Wirksamkeit einer **Übungsbehandlung** der Augenmuskulatur zur Verbesserung der Kurzsichtigkeit wird aus augenärztlicher Sicht abgelehnt.

Kurzwellentherapie, →Hochfrequenztherapie.

Kußmaul-Atmung, eine krankheitsbedingte →Atmung 2).

kutan, die Haut (Kutis) betreffend, zu ihr gehörig.

Kutis, die beiden äußeren Schichten der →Haut.

Kutschersitz, atmungsunterstützende, sitzende Haltung, bei der sich durch die Dehnung des Brustkorbs die Atemfläche vergrößert und ein besonders tiefes Durchatmen möglich wird. Der Kutschersitz bringt Erleichterung bei Atemnot und begünstigt das tiefe Atmen vor dem Abhusten.

Kwashiorkor, →Eiweißmangel.

Kyphose, nach hinten gerichtete (konkave) Krümmung im Brustabschnitt der →Wirbelsäule. Eine vermehrte Kyphose wird als Rundrücken bezeichnet (→Haltung).

Kyst|adenom, →Adenom.

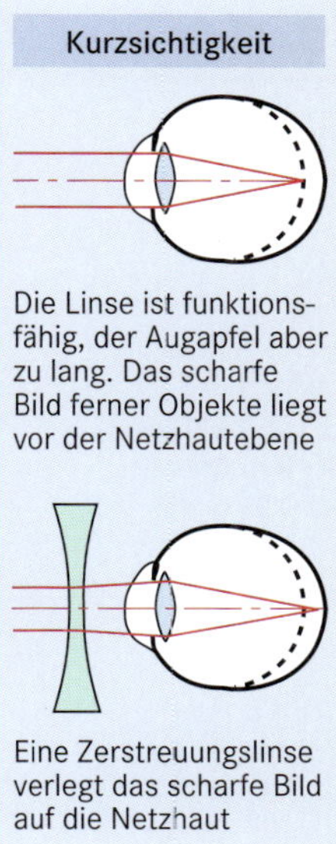
Kurzsichtigkeit
Die Linse ist funktionsfähig, der Augapfel aber zu lang. Das scharfe Bild ferner Objekte liegt vor der Netzhautebene
Eine Zerstreuungslinse verlegt das scharfe Bild auf die Netzhaut

Kurzsichtigkeit. Lichtstrahlengang bei Kurzsichtigkeit (oben). Durch eine Zerstreuungslinse wird die Brechkraft des Auges korrigiert (unten).

L

labial, eine Lippe (Labium) betreffend, zu den Lippen gehörend, lippenwärts.

labil, unbeständig, schwankend, nicht stabil, leicht aus dem Gleichgewicht kommend, z. B. **labile Hypertonie** (schwer einstellbarer Bluthochdruck); Ggs. stabil.

Labium, 1) *Anatomie:* →Lippe.

2) *Anatomie:* Kurzform für **Labia majora** und **minora pudendi** (große und kleine Schamlippen).

Labordiagnostik, Untersuchung von körpereigenen Substanzen mit dem Ziel, Krankheitsursachen zu finden oder Therapien zu kontrollieren. Die Labordiagnostik ist ein wichtiges Standbein der medizinischen Diagnostik. Die Untersuchung erfolgt in spezialisierten Abteilungen unter der Leitung eines Arztes für Labormedizin für qualitative und quantitative Analysen, eines Arztes für Mikrobiologie für Fragestellungen zu Krankheitserregern oder eines Arztes für Pathologie für die mikroskopische Untersuchung von Körperzellen. Häufig untersuchte Substanzen sind Blut, Urin, Stuhl, Liquor (Nervenwasser), Wundabstriche und -sekrete, aus Körperhöhlen abpunktierte krankhafte Flüssigkeitsansammlungen und Gewebeproben (→Biopsie).

Laborwerte, Ergebnisse von standardisierten Laboruntersuchungen (z. B. →Blutuntersuchung).

Labrum, lippenförmiges Gebilde, z. B. an einer Gelenkpfanne als deren Vertiefung. **Labrum acetabulare:** faserknorpeliger Ring auf dem Rand der Hüftgelenkpfanne. **Labrum glenoidale:** faserknorpeliger Ring auf dem Rand der Schultergelenkpfanne.

Labyrinth, →Innenohr.

Labyrinthfistel, →Innenohrentzündung.

Labyrinthitis, →Innenohrentzündung.

Labyrinthreflex, Reflex, an dem die Sinneszellen des Gleichgewichtsorgans im Innenohr (Labyrinth) beteiligt sind. Es gibt Labyrinthreflexe, die die Bewegungen von Augen, Kopf, Rumpf oder Gliedern bewirken (Stellreflexe, Bewegungsreflexe, Labyrinthstellreflexe), und Labyrinthreflexe, die die Muskelspannung von Augen-, Hals- und Skelettmuskulatur regulieren (Haltereflexe oder tonische Labyrinthreflexe).

Lachgas, Stickoxydul, farb- und geruchloses Narkosegas. Lachgas ist das älteste Narkosegas; es wirkt stark schmerzlindernd, aber nur schwach betäubend. Daher wird es meist in Kombination mit weiteren Anästhetika eingesetzt, außer im Rahmen der Geburtshilfe.

Lachgas
→ GEO **Dossier**
Der Sieg über die Schmerzen, Bd. 10

Lacktablette, →Tablette.

Lackzunge, glatte, rote und trockene Zunge, verursacht durch Vitamin-B-Mangel bei schweren Lebererkrankungen, z. B. Leberzirrhose.

Lactat, →Laktat.

Lactatdehydrogenase, →Laktatdehydrogenase.

Lactazid|urie, Ausscheidung von Milchsäure über die Niere. Der Normalwert liegt bei 100–600 mg in 24 Std.

Lacto|bacillus, →Milchsäurebakterien.

Lactulose, Wirkstoff von →Abführmitteln.

Lage, 1) *Geburtshilfe:* →Kindslage.

2) *Pflege:* →Lagerung.

Lageanomali|en, zusammenfassende Bezeichnung für verschiedene Formen der Abweichung von der normalen →Kindslage im Mutterleib. Lageanomalien kommen bei circa 4 % aller Geburten vor, dabei findet sich in 3 % der Fälle eine **Beckenendlage** und in circa 1 % eine **Querlage** oder **Schräglage.** Die Beckenendlagen werden unterteilt in reine Steißlagen, Steiß-Fußlagen, vollkommene Fußlagen und unvollkommene Fußlagen sowie die äußerst seltene Knielage, bei der die Beine im Kniegelenk gebeugt sind und im Geburtskanal vorangehen. Bei der Querlage kann zuerst der Arm oder eine Schulter des Kindes vorangehen. Bei den →Haltungsanomalien ist der kindliche Kopf gestreckt.

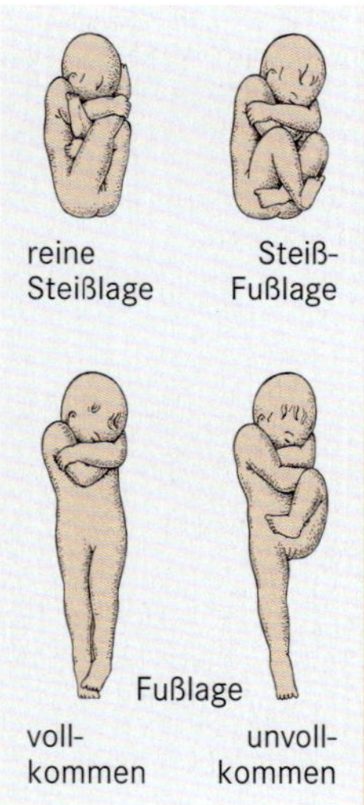

Lageanomalien. Übersicht über die verschiedenen Formen von Beckenendlagen. Ist es nicht möglich, das Kind von außen in die Schädellage zu drehen, muss meist ein Kaiserschnitt durchgeführt werden.

■ **Ursache** Risikofaktoren für eine Lageanomalie sind z. B. ein zu enges oder langes Becken der Mutter, Fehlbildungen des Kindes, kleine Kinder (z. B. Frühgeburten und Mehrlinge) oder eine übermäßige Vermehrung der Fruchtwassermenge (Hydramnion).

■ **Befund** Die Mutter bemerkt Kindsbewegungen zu weit unten, der kindliche Kopf ist unter dem Rippenbogen oder seitlich tastbar. Bei einer unbehandelten Querlage kann nach dem Blasensprung ein Arm des Kindes zuerst durch den Geburtskanal hindurchtreten, was zu einem Einklemmen der Schulter führt. Man spricht dann von einer **verschleppten Querlage.** Hier besteht die Gefahr eines Risses der Gebärmutter und eines Sauerstoffmangels für das Kind.

■ **Behandlung** Ab der 36. Schwangerschaftswoche kann der Versuch einer äußeren →Wendung des Kindes vorgenommen werden. Gelingt dies nicht und liegt eine Beckenendlage vor, wird bei einer Erstgebärenden meist ein Kaiserschnitt durchgeführt; sonst kann eine Geburt auf natürlichem Wege versucht werden, sofern das Kind nicht zu groß ist. Da der vorangehende Steiß oder die Füße den Geburtskanal nicht ausreichend aufweiten, muss der Kopf gegen einen erhöhten Widerstand geboren werden. Kopf, Hals und Schultern des Kindes sind dadurch großen mechanischen Belastungen ausgesetzt. Von einem bestimmten Zeitpunkt an wird die Nabelschnur durch den Kopf zusammengedrückt, es besteht die Gefahr einer unzureichenden Sauerstoffversorgung. Häufiger als bei anderen Entbindungen kommt es auch zu Nervenschäden des Kindes. Eine Geburt aus Beckenendlage ist immer eine Risikogeburt und sollte auf jeden Fall in einem Krankenhaus betreut werden. Bei Querlage und Schräglage ist immer ein Kaiserschnitt erforderlich.

Lagereaktionen, Reaktionen auf gezielte Veränderung der Körperlage, die sich als Zeichen für die Reifung des Nervensystems im ersten Lebensjahr verändern. Die Lagereaktionen werden im Rahmen der Kinderfrüherkennungsuntersuchungen überprüft. Zur Prüfung des **Landau-Reflexes** (Landau-Reaktion) wird das Kind wird auf der flachen Hand in Bauchlage gehalten. Beim Neugeborenen hängen Kopf und Extremitäten herab, der Rumpf ist gebeugt. Mit fortschreitender Reife (etwa ab 4. Lebensmonat) kommt es zum Anheben des Kopfes und zur Streckung von Wirbelsäule und Beinen. Beim **Traktionsversuch** (Traktionsreaktion) wird der Säugling aus der Rückenlage an den Händen in eine halb sitzende Position hochgezogen. Beim Neugeborenen fällt der Kopf in den Nacken, Arme und Beine bleiben gebeugt. Etwa ab dem 4. Lebensmonat zieht der Säugling das Kinn zur Brust, ab dem 7. Lebensmonat streckt er zusätzlich die Beine.

Lagerung, Positionierung eines Kranken in eine bestimmte (ruhende) Stellung. Der Mensch ist nie völlig bewegungslos, sondern nimmt, auch während der Nacht, immer die für ihn günstigste Stellung ein und sorgt für eine regelmäßige Druckentlastung der aufliegenden Körperteile. Die Lagerung ahmt diese unbewusste Körperfunktion nach. Sie dient der Vorbeugung von Erkrankungen, die im Zusammenhang mit einer verminderten Bewegungsfähigkeit entstehen. Bei immobilen Kranken kann sie als Maßnahme zur Druckentlastung die Entstehung eines Druckgeschwürs (→Dekubitus) an Stellen verhindern, an denen die Haut dem Knochen direkt aufliegt. Die richtige Lagerung der Gelenke beugt Gelenkversteifungen vor und reduziert Schmerzen.

Bei gelähmten Gliedmaßen kann eine konsequente Lagerung die Spastizität vermindern und die Beweglichkeit fördern. Bestimmte Lagerungsformen dienen als Erste-Hilfe-Maßnahme bei Schock und Bewusstlosigkeit, z. B.

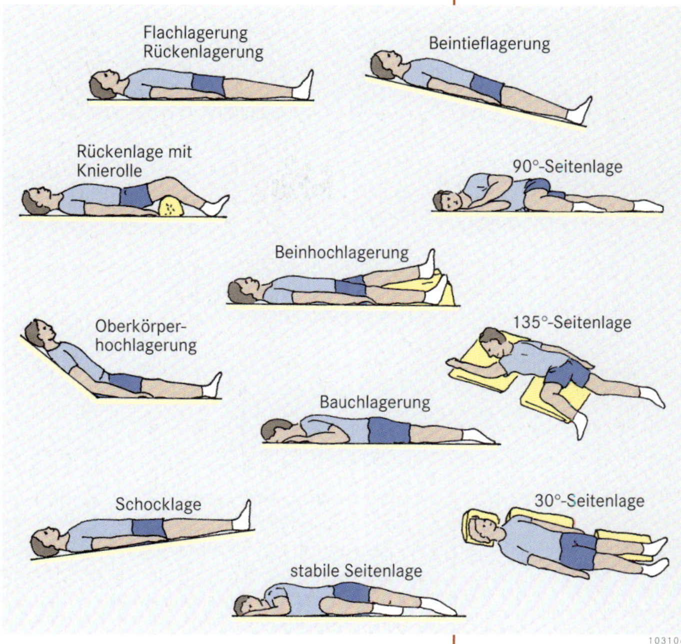

Lagerung. Das Krankheitsbild bestimmt die richtige Lagerungsart. Bei Unfällen sind v. a. die Schocklage und die stabile Seitenlage wichtig.

Lagerung Möglichkeiten der Patientenlagerung

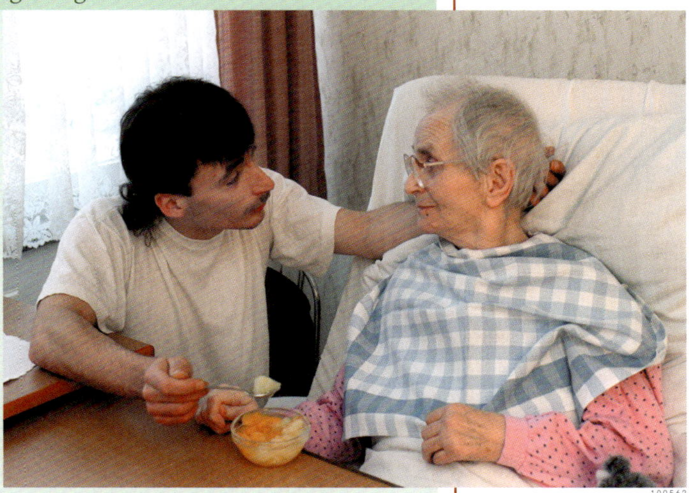

Entscheidend ist eine gute Polsterung der gefährdeten Körperregionen. Hierfür stehen verschiedene Hilfsmittel wie Fersenschoner, Schaumstoffauflagen und Weich- bzw. Hohllagerungskissen zur Verfügung. Auch spezielle druckverteilende Matratzen sind im Handel erhältlich. Knöpfe und Nähte an der Bettwäsche sollten so angebracht sein, dass sie nicht zu Druckstellen führen können. Die Art der Lagerung darf die Bewegungsfähigkeit des Kranken nicht behindern. Eine gute Lagerung gibt dem Kranken die Möglichkeit, trotz seiner Bewegungseinschränkung am Leben teilzunehmen. So können die Lagewechsel z. B. dem Tagesablauf angepasst werden: Während der Kranke in Seitenlage gut lesen, Musik hören oder ruhen kann, eignen sich die Rückenlage und die aufrechte Position zum Essen und zum Empfang von Besuch. Langes Liegen in der Horizontalen beeinträchtigt das Blickfeld des Kranken im Raum. Dadurch kann Gehörtes und Gesehenes nicht in Übereinstimmung gebracht werden, weshalb das Bett regelmäßig aufgestellt werden sollte. Visuell anregende Objekte oder vertraute Gegenstände sollten immer im Blickfeld des Kranken sein.

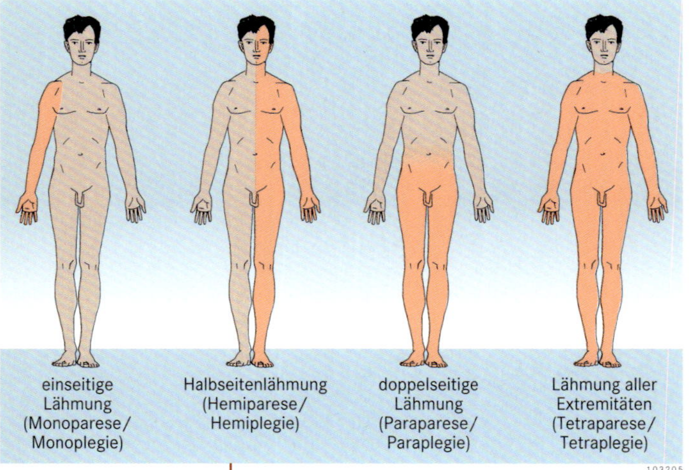

Lähmung. Einteilung der Lähmungen entsprechend den betroffenen Gliedmaßen. Solche Lähmungen können plötzlich nach Schlaganfall oder Gehirnverletzungen auftreten oder auch langsam bei verschiedenen, die Nerven schädigenden Krankheiten.

Lähmung
→ GEO **Dossier**
Auf dem Weg zum Techno sapiens, Bd. 10

die Schocklage oder die stabile Seitenlage (→Erste Hilfe). Die Lagerung kann außerdem Bestandteil einer Therapie sein, wie z.B. die Ruhigstellung bei Wirbelsäulenerkrankungen oder Knochenbrüchen. Welche Lagerungsart für einen Kranken am besten ist und in welchen Zeitabständen er umgelagert werden muss, sollte in Absprache mit dem Arzt oder dem Krankengymnasten entschieden werden.

Lagerungsschiene, →Schiene.

Lagerungsschwindel, benigner paroxysmaler, Auftreten von Drehschwindel, Augenzittern (Nystagmus) und Brechreiz bei Änderung der Kopf- oder Körperlage, z.B. beim Drehen im Bett. Die Schwindelanfälle dauern nach Einnahme der neuen Position nur wenige Sekunden an und erschöpfen sich bei mehrfacher Auslösung. Ursache sind frei bewegliche Partikel im Gleichgewichtsorgan. Die Behandlung besteht im Schwindeltraining, bei dem die den Schwindel auslösenden Körperhaltungen wiederholt schwungvoll eingenommen werden und das bei korrekter Durchführung oft eine sofortige Rückbildung bewirkt.

Lageschwindel, zentraler, durch eine bestimmte Kopfstellung ausgelöster Schwindel mit Augenzittern (Nystagmus). Ursache ist eine Schädigung des Nervus vestibularis infolge von Tumoren, Schlaganfällen oder Entzündungen.

Lagophthalmus, erweiterte Lidspalte, die den Lidschluss unmöglich macht. Der **mechanische Lagophthalmus** entsteht z.B. durch narbige Verwachsungen, bei Auswärtskehrung des Unterlides (Ektropium) oder hervorquellenden Augen (Exophthalmus). Eine Lähmung des Fazialisnervs ist Ursache des **paralytischen Lagophthalmus.** Auf Dauer führt der Lagophthalmus zur Austrocknung und Entzündung der Hornhaut des Auges; deshalb werden regelmäßig medikamentöse Tränenersatzmittel in die Augen geträufelt. Je nach Ursache und Intensität der Beschwerden kann eine operative Behandlung erforderlich sein, bei der die Lider durch eine Lidrandnaht **(Tarsorrhaphie)** teilweise verschlossen werden.

Lähmung, Ausfall der Muskelkraft (motorische Lähmung), im weiteren Sinne auch Beeinträchtigung des Empfindens für Berührung, Schmerz und Temperatur (sensible Lähmung). Bei der **Parese** handelt es sich um eine Minderung der Muskelkraft, die **Plegie** oder **Paralyse** beschreibt den kompletten Ausfall der Muskelkraft. Von einer Lähmung kann nur eine Gliedmaße, eine Halbseite, können beide Beine oder alle vier Gliedmaßen betroffen sein.

■ **Ursache** Schlagartig einsetzende Lähmungen treten oft nach →Schlaganfall oder Verletzungen von Gehirn (→Schädel-Hirn-Trauma) und Rückenmark auf. Innerhalb weniger Tage entsteht die üblicherweise symmetrisch verteilte Lähmung beim akuten →Guillain-Barré-Syndrom oder die asymmetrisch verteilte Lähmung bei der →Kinderlähmung 2). Eher langsam, über Monate oder Jahre fortschreitend, entwickeln sich häufig die Lähmungen bei →multipler Sklerose, chronischem Guillain-Barré-Syndrom oder →Polyneuropathien. Auch nach epileptischen Anfällen kommt es zu – oft vorübergehenden – Lähmungen. Hirntumoren können mit langsam oder rasch einsetzenden Lähmungen einhergehen.

■ **Befund** Je nach Ort der Schädigung innerhalb der motorischen Nervenbahn haben die Lähmungen unterschiedliche Charakteristika. Eine **zentrale Lähmung** tritt bei Schädigung des ersten Motoneurons im Gehirn oder Rückenmark auf (z.B. bei Schlaganfall) und geht mit einer Erhöhung der Muskelspannung (Spastik) und gesteigerten Muskeleigenreflexen einher. Bei der **peripheren Lähmung** ist das zweite Motoneuron geschädigt, entweder die Nervenzelle im Rückenmark oder der Nervenfortsatz im weiteren Verlauf vom Rückenmark zum Muskel. Sie ist im Gegensatz zur zentralen Lähmung durch eine Erniedrigung der Muskelspannung (schlaffe Lähmung) mit abgeschwächten Muskeleigenreflexen und einem deutlichen Muskelschwund charakterisiert. Eine →Hirnnervenlähmung kann zentral oder peripher bedingt sein und die Gesichts-, Kau-, Augen-, Zungen-, Gaumen- und/oder Schlundmuskulatur betreffen. Die **Muskellähmung** (myogene Lähmung) wird durch Erkrankungen des Muskelgewebes verursacht und zeigt wie die periphere Lähmung eine schlaffe Lähmung und Muskelschwund.

Lähmungsbehandlung, physiotherapeutische Übungsbehandlung zur Wiederherstellung oder Besserung der Bewegungsfähigkeit und zum Training der Muskelkraft gelähmter Körperglieder. Dazu gehören Koordinationsübungen, bei denen man die Lernfähigkeit und Kompensationsmöglichkeiten des Nervensystems durch die Auslösung bestimmter Reflexe ausnutzt. Für Lähmungen, die vom Gehirn ausgehen und mit krampfartigen (spastischen) Erscheinungen verbunden sind, existieren spezielle Behandlungsprogramme (→Bobath-Konzept, →Vojta-Methode).

Lähmungsschielen, →Schielen.

Laienpflege, Betreuung eines Pflegebedürftigen durch Personen, die keine berufliche Qualifikation im Pflegebereich erworben haben. Die Laienpflege findet meist zu Hause statt (→häusliche Krankenpflege).

Lakenbad, →Abreibung.

Lakritz, →Süßholz.

Lakritzensaftsyndrom, →Aldosteronismus.

Laktagogum, Galaktagogum, die Milchproduktion und -sekretion förderndes Mittel, z. B. Anis, Fenchel und Kümmel.

Laktase, Enzym, das in der Darmschleimhaut die Spaltung von Laktose in seine Grundbausteine Galaktose und Glukose bewirkt. Da nicht die Laktose, sondern nur die Spaltprodukte Galaktose und Glukose über die Darmwand aufgenommen werden können, führt ein angeborener oder erworbener Laktasemangel zu einer →Laktoseintoleranz.

Laktasemangel, →Laktoseintoleranz.

Laktat, Salz der Milchsäure als Endprodukt des anaeroben (sauerstofffreien) Abbaus von Glukose. Laktat fällt bei Muskelarbeit vermehrt an und wird in der Leber weiterverwertet.

Laktatdehydrogenase, Abk. **LDH,** Enzym des Kohlenhydratstoffwechsels, das im

Lähmung

Beschwerden	Wahrscheinliche Ursachen	Erste Maßnahmen
Schlaffe Lähmung		
Akute oder langsam zunehmende **Muskelschwäche** einer Gliedmaße oder einer Körperhälfte, oft **Gefühlsstörungen, Seh- oder Sprachstörungen, Bewusstseinsstörungen**	Akute →Durchblutungsstörung des Gehirns, →Schlaganfall	Hausarzt rufen, bei Bewusstseinsstörungen Notarzt rufen
Plötzlich auftretender **heftiger Schmerz im Bereich der Lenden- oder Halswirbelsäule, Empfindungsstörungen,** Lähmung und Schmerzen, die in ein oder beide Beine bzw. Arme ausstrahlen	→Bandscheibenvorfall, →Hexenschuss	Je nach Ausprägung der Beschwerden Arztbesuch oder Hausarzt rufen
Lähmung **nach einem Unfall**, evtl. Abgang von Stuhl und Urin	→Schädel-Hirn-Trauma, →Nervenschädigung, Rückenmarkskompression, Rückenmarkskontusion (→Querschnittssyndrom)	Notarzt rufen. Bei Verdacht auf Rückenmarksverletzung Betroffenen nicht bewegen, Motorradhelm nicht abnehmen (sofern nicht Wiederbelebungsmaßnahmen erforderlich sind)
Aufsteigende Lähmung mit vorangegangenen **Missempfindungen an Händen und Füßen,** v. a. nach vorheriger Erkältung oder Impfung	Polyradikulitis, z. B. →Guillain-Barré-Syndrom	Notarzt rufen. Atmung ständig kontrollieren, bei Atemlähmung Atemspende
Muskelschwäche bis hin zur Lähmung, **Kribbeln, Taubheitsgefühl,** Schmerzen und Verminderung der Muskulatur in einem begrenzten Bereich	Schädigung einzelner Nerven	Arztbesuch
Kribbeln, Taubheitsgefühl, Missempfindungen der Arme oder Beine, Muskelschwäche bis hin zur Lähmung, meist strumpf- bzw. handschuhförmig begrenzt	→Polyneuropathie, meist bei →Diabetes mellitus	Arztbesuch
Langsam zunehmende Lähmung, Schmerzen im Rücken, Empfindungsstörungen, Störung der Kontrolle über Blase und Darm	Rückenmarkstumor	Arztbesuch
Beidseitige Muskelschwäche mit Störung der Berührungs-, Schmerz-, Temperaturempfindung, später auch erhöhte Muskelspannung	→Querschnittssyndrom	Sofort Hausarzt rufen
Muskelschmerzen und **Gliederschmerzen** nach vorausgegangenem Infekt mit Nackensteifigkeit, aufsteigende Lähmung	→Kinderlähmung 2)	Sofort Hausarzt rufen. Hohe Ansteckungsgefahr für nicht geimpfte Personen, diese vom Betroffenen fern halten!
Langsam zunehmende **Muskelschwäche,** beginnend an den Händen oder Unterschenkeln, rasche **Ermüdbarkeit, Muskelzuckungen, Schluckstörungen, verwaschene Sprache, Doppelbilder**	→Amyotrophe Lateralsklerose, →Myasthenia gravis	Arztbesuch
Lähmung mit erhöhter Muskelspannung		
Zunehmend erhöhte Muskelspannung bei vorheriger schlaffer Lähmung	→Spastik, typischer Verlauf nach einem →Schlaganfall oder Querschnittssyndrom	Arztbesuch
Lähmung mit erhöhter Muskelspannung, **Sehstörungen, Empfindungsstörungen, Gleichgewichtsstörungen,** evtl. Blasenstörungen	→multiple Sklerose	Arztbesuch

letzten Schritt des Glukoseabbaus (Glykolyse) die Umwandlung von Milchsäure (Laktat) zu Brenztraubensäure (Pyruvat) vermittelt. Es gibt fünf verschiedene Formen (Isoenzyme), LDH1–LDH5, die zwar alle die gleiche Reaktion vermitteln, sich jedoch in ihren physikalischen Eigenschaften, ihrer Struktur sowie ihrer Aktivität unterscheiden können. Außerdem sind diese Isoenzyme charakteristisch für bestimmte Organe. Im Herzmuskel, der Niere und den roten Blutkörperchen findet man z. B. viel **LDH1** (HBHD) und **LDH2**, in Skelettmuskeln und der Leber mehr **LDH4** und **LDH5**, in der Bauchspeicheldrüse, der Milz und der Lunge meist **LDH3.** Ein erhöhter Gesamtspiegel der Laktatdehydrogenase sowie das Verteilungsmuster der Isoenzyme können Hinweise auf Erkrankungen eines bestimmten Organs geben. Bei akutem Herzinfarkt, bei Herzmuskelentzündung (Myokarditis), Lungenembolie, Anämien, verschiedenen Tumoren oder bei Lebererkrankungen ist die Gesamtkonzentration im Blutserum deutlich erhöht.

Laktation, →Stillen.

Laktationsamenorrhö, Ausbleiben der Menstruationsblutung nach der Entbindung. Die Laktationsamenorrhö bleibt durch hormonell bedingte Hemmung des Eisprungs während der Stillzeit und bis circa 6 Wochen nach dem Abstillen bestehen. Eine Laktationsamenorrhö bietet keinen Schutz vor einer erneuten Schwangerschaft.

Laktations|atrophie, →Chiari-Frommel-Syndrom.

Laktationssterilität, vorübergehende Unfruchtbarkeit nach der Geburt, die durch das Stillen des Säuglings verursacht wird. Durch eine erhöhte Konzentration des für die Milchbildung verantwortlichen Hormons Prolaktin wird die Reifung von Eizellen und damit der Eisprung unterdrückt. Die Monatsblutung bleibt in dieser Zeit meist aus. Stillen bietet keinen sicheren Schutz vor einer erneuten Schwangerschaft.

Laktationswehen, →Wehen.

Laktose, Milchzucker, Zweifachzucker aus den Grundbausteinen Glukose und Galaktose. Er ist das wichtigste →Kohlenhydrat der Milch und spielt v. a. im Säuglingsalter sowohl für die Energieversorgung als auch für die Darmflora eine wichtige Rolle. Aufgrund seiner stuhlaufweichenden Wirkung wird Laktose zur Regulierung der Verdauung bei Verstopfung eingesetzt. In der Pharmazie dient Laktose als Hilfsstoff bei der Herstellung von Medikamenten. Eine Unverträglichkeit gegenüber Laktose besteht bei der →Laktoseintoleranz.

Laktose|intoleranz, Milchzuckerunverträglichkeit, Unverträglichkeit von Laktose infolge angeborenen oder erworbenen Laktasemangels.

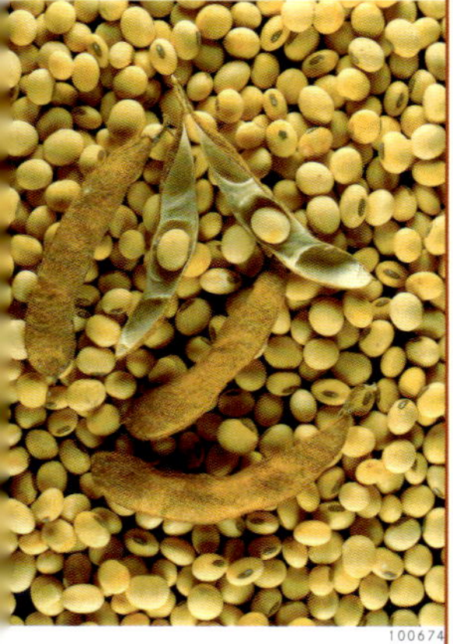

100674

Laktoseintoleranz. Menschen mit einer Laktoseunverträglichkeit können ihre Ernährung auf Produkte umstellen, die aus Sojabohnen hergestellt werden, wie Sojamilch und -joghurt oder Tofu.

■ **Ursache** Laktase, ein Verdauungsenzym, ist nötig, um Laktose im Verdauungstrakt spalten und aufnehmen zu können. Bei einem Laktasemangel gelangt Laktose unverdaut in den Dickdarm, wo sie von Darmbakterien vergärt wird. Eine angeborene Laktoseintoleranz mit Symptomen bereits im Säuglingsalter ist sehr selten. Häufiger ist die ebenfalls angeborene Erwachsenenform des Laktasemangels, bei der die Laktaseaktivität in der frühen Kindheit normal ist. Eine erworbene Laktoseintoleranz tritt als Folge von Dünndarmerkrankungen auf.

■ **Befund** Nach dem Genuss von Milch oder milchhaltigen Speisen kommt es zu Druck- und Völlegefühl, Blähungen und krampfartigen Bauchschmerzen sowie Übelkeit und Durchfällen. Betroffene Säuglinge zeigen Gedeihstörungen. Bei der Erwachsenenform werden kleine Milchmengen meist vertragen, da eine Restaktivität des Enzyms vorhanden ist. Die Diagnose wird mit einem Laktosetoleranztest oder einem H_2-Atemtest gestellt.

■ **Behandlung** Unter laktosefreier Ernährung ohne Milch und Milchprodukte verschwinden die Beschwerden. Bei angeborener Laktoseintoleranz ist eine lebenslange Diät erforderlich. Säuglinge erhalten Spezialmilch, bei älteren Kindern oder Erwachsenen richtet sich die erlaubte Milchzufuhr nach der individuellen Verträglichkeit. Käse und Butter verursachen wegen ihres geringen Laktosegehaltes meist keine Beschwerden, Joghurt wird wegen der in ihm enthaltenen Laktase oft vertragen. Bei einer sekundären Laktoseintoleranz kehrt die Laktaseaktivität nach Beseitigung der Grunderkrankung langsam zurück, sodass die Kost dann normalisiert werden kann.

Laktose|toleranztest, Untersuchung zum Nachweis eines Laktasemangels im Dünndarm.

■ **Durchführung** Der nüchterne Patient trinkt morgens 50 g Laktose in 400 ml Wasser. Nach 30, 60, 90 und 120 Min. wird der Blutzuckerspiegel bestimmt. Bei einem Laktasemangel kann der Zweifachzucker Laktose im Dünndarm nicht in Einfachzucker aufgespalten und ins Blut aufgenommen werden, sodass der Blutzuckerspiegel nicht oder kaum ansteigt.

■ **Komplikationen** Als Nebenwirkung treten bei einem Laktasemangel vielfach Blähungen, Bauchschmerzen und Durchfälle auf.

Laktos|urie, Ausscheidung von Laktose im Harn. Die Laktosurie gilt bei Schwangeren, Wöchnerinnen und Neugeborenen als normal und ist ansonsten ein Hinweis auf das Fehlen oder mangelnde Aktivität des Verdauungsenzyms Laktase bei →Laktoseintoleranz.

Lamblienruhr, →Giardiasis.

Lamina, dünne Schicht, dünne Platte. Wichtige Lamina sind: **Lamina basalis:** die →Basalmembran (Basalis) der Gebärmutterschleimhaut (→Gebärmutter). **Lamina cri-**

brosa (ossis ethmoidalis): siebartige, horizontale Platte des Siebbeins. Durch die Löcher dieser Platte treten die Riechfäden der Riechzellen. (→Nase). **Lamina externa:** äußere Schicht der Schädelkalotte. **Lamina functionalis:** →Gebärmutter. **Lamina interna:** innere Schicht der Schädelkalotte. **Lamina muscularis mucosae:** die Eigenmuskelschicht der Schleimhaut der meisten Abschnitte des Verdauungsrohres. **Lamina orbitalis:** sehr dünne Knochenplatte an der nasenseitigen (medialen) Wand der Augenhöhle. Sie bedeckt die Siebbeinzellen. **Lamina perpendicularis:** senkrechtes Knochenblatt des →Siebbeins, das den oberen Teil der knöchernen Nasenscheidewand bildet. **Lamina perpendicularis ossis palatini:** nach oben gerichtete Knochenplatte des Gaumenbeins, die seitlich die Nasenhöhle begrenzt. **Lamina propria mucosae:** Bindegewebsschicht unter der eigentlichen Schleimhaut des Magen-Darm-Trakts.

Laminektomie, →Hemilaminektomie.

Landau-Reflex, →Lagereaktionen.

Langerhans-Inseln, hormonbildende Zellgruppen in der →Bauchspeicheldrüse.

Langerhans-Zellhistiozytose, Gruppe von Erkrankungen des Kindesalters mit unkontrollierter Vermehrung von Fresszellen im Bindegewebe (Makrophagen, insbesondere Histiozyten) oder anderen Immunzellen (z. B. eosinophile Granulozyten). Die Ursache ist nicht geklärt. Obwohl gewisse Formen der Langerhans-Zellhistiozytose kurzfristig tödlich verlaufen können und z. T. gut auf Chemotherapie ansprechen, sind sie wahrscheinlich keine bösartige Krankheiten im eigentlichen Sinne, sondern Ergebnis einer unkontrollierten Immunreaktion. Unterschieden werden drei Formen, zwischen denen jedoch fließende Übergänge bestehen. Gemeinsam ist allen die Bildung von Zellnestern aus Bindegewebsfresszellen in verschiedenen Organen. Diese Zellverbände zeigen ein verdrängendes Wachstum mit Zerstörung des Organgewebes.

■ **Abt-Letterer-Siwe-Krankheit** Diese dramatische Erkrankung tritt in den ersten beiden Lebensjahren auf. Es kommt zu hohem Fieber, Lymphknotenschwellungen und Hautblutungen (Petechien) am ganzen Körper. Die Bildung von Histiozyten-Zellnestern findet v. a. in Lunge, Leber und Knochenmark statt. Trotz Behandlung mit Chemotherapie führt die Erkrankung oft innerhalb weniger Wochen zum Tode.

■ **Hand-Schüller-Christian-Krankheit** Diese für ältere Kinder typische Verlaufsform ist gekennzeichnet durch unregelmäßige Erweichungsherde im Schädelknochen und Befall der Leber. Die Behandlung mit Chemotherapie und Bestrahlung der Zellnester führt meist zu einer völligen Ausheilung. Der Übergang in die Abt-Letterer-Siwe-Krankheit ist allerdings möglich.

■ **Eosinophiles Granulom** Diese relativ harmlose Verlaufsform wird im Schulkind- und Jugendalter beobachtet. Meist finden sich nur vereinzelte Knochenherde, die sich durch nächtliche Schmerzen bemerkbar machen. Das eosinophile Granulom ist meist nach der chirurgischen Ausräumung geheilt.

Längslage, eine →Kindslage.

Langzeit-EKG, ein →EKG.

Langzeit-pH-Metrie, kontinuierliche Messung des Säuregehaltes in Speiseröhre oder Magen über 24 Std. Die Langzeit-pH-Metrie wird v. a. eingesetzt bei Verdacht auf Rückfluss von saurem Mageninhalt in die Speiseröhre (gastroösophagaler Reflux) als Ursache für eine Speiseröhrenentzündung. Die pH-Messsonde wird über die Nase in die Speiseröhre bzw. den Magen eingeführt. Ein Registriergerät zeichnet in regelmäßigen Abständen die Messwerte auf.

Lanolin, wollwachshaltige Wasser-in-Öl-Emulsion. Das **Lanolin anhydricum** (Wollwachs) ist wasserfrei.

Lanugo, →Flaumhaar.

Laparo|enterostomie, Anlage eines künstlichen Darmausgangs durch die Bauchdecke.

Laparoskopie, Bauchspiegelung (→Endoskopie).

Laparotomie, operative Eröffnung der Bauchhöhle bei →Bauchoperationen.

Läppchentest, Epikutantest, ein Allergietest (→Allergie).

Lappen|atelektase, mangelhafte oder fehlende Entfaltung eines ganzen Lungenlappens (→Atelektase), z. B. bei Verschluss des zugehörigen Bronchus durch eine Geschwulst.

Lärm, Geräuschbelästigung durch große Lautstärke. Die Grenze zur Gehörschädigung liegt bei circa 90 dB, die Schmerzgrenze bei circa 120 dB. Lärm kann nicht nur das Gehör schädigen, sondern den gesamten Organismus beeinflussen. Stressreaktionen des Nervensystems sind die Folge. Dies äußert sich u. a. in einer Störung des allgemeinen Wohlbefindens, in Schlaf- und Konzentrationsstörungen, Blutdruckanstieg, Atmung und beschleunigter Herztätigkeit.

Lärmschwerhörigkeit, durch lang andauernde Lärmbelastung (in der Regel über 90 dB) hervorgerufene beidseitige, langsam zunehmende Innenohrschwerhörigkeit (→Schwerhörigkeit).

■ **Ursache** Üblicherweise entsteht die Lärmbelastung am Arbeitsplatz oder z. B. durch laute Musik. Für die Entstehung einer Lärmschwerhörigkeit sind Lautstärke, Frequenzzusammensetzung (hohe Frequenzen sind schädlicher als tiefe), Dauer der Lärmeinwirkung und individuelle Lärmempfindlichkeit maßgeblich.

■ **Befund** Die Betroffenen haben zuerst

Lärmschwerhörigkeit Risikofaktor Lärmbelastung

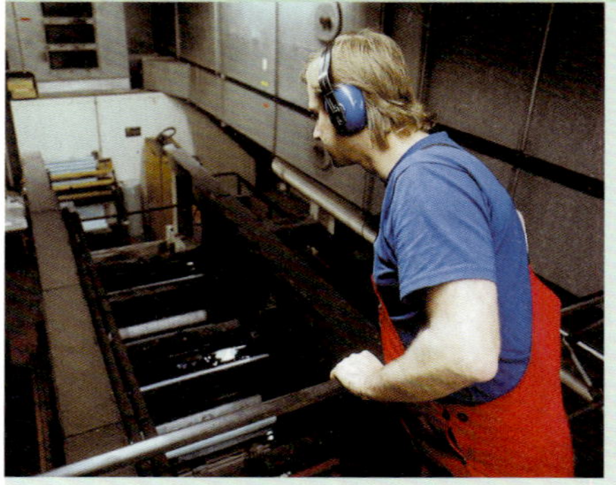

5559

Wie Untersuchungen ergeben haben, hört bereits circa ein Viertel der jungen Erwachsenen schlecht. Eine tägliche sechs- bis achtstündige Lärmbelastung über 85 dB kann über Jahre eine beidseitige Innenohrschwerhörigkeit verursachen. Daher sorgen gesetzliche Bestimmungen dafür, dass am Arbeitsplatz bei einem Lärmpegel von mehr als 85 dB Lärmschutzmaßnahmen (im Bild Arbeiter mit Lärmschutz-Kopfhörer) getroffen werden müssen. Wohnungen an viel befahrenen Straßen sollten mit Schallschutzfenstern ausgerüstet werden. Der Freizeitlärm, z. B. in Diskotheken und bei Popkonzerten, oder die Dauerbeschallung mit laut eingestellten Kopfhörern, wird in seiner gehörschädigenden Wirkung oft unterschätzt, zumal sich die Schwerhörigkeit erst nach einiger Zeit einstellt. Der Schallpegel beim Musikhören über Kopfhörer liegt häufig bei 100 Dezibel. Damit ist nach 1,5 Stunden die zulässige wöchentliche Schallbelastung erreicht. Wenn dann statt einer Ruhepause eine weitere Lärmbelastung wie ein Konzertbesuch folgt, ist die Grenze des Zumutbaren für das Gehör überschritten. Zunächst vorübergehende Warnzeichen für eine beginnende Schädigung sind Schwerhörigkeit, dumpfes Hören oder Pfeifen in den Ohren. Dies normalisiert sich zunächst wieder, kleinere Schäden summieren sich aber mit jedem weiteren Lärmerlebnis.

Schwierigkeiten im Gespräch bei Nebengeräuschen. Häufig treten Ohrgeräusche auf.

Laryngektomie, →Kehlkopfentfernung.

Laryngitis, →Kehlkopfentzündung.

Laryngo|pharyngitis, gleichzeitige Entzündung von Kehlkopf (Larynx; →Kehlkopfentzündung) und Rachen (Pharynx; →Rachenentzündung).

Laryngo|pharynx, →Rachen.

Laryngo|plegie, →Kehlkopflähmung.

Laryngoskop, Untersuchungsinstrument zur inneren Betrachtung des Kehlkopfes (→Kehlkopfspiegelung) oder als Hilfsmittel bei einer →Intubation. Das Instrument besteht aus einem Griff und einem mit diesem über ein Scharniergelenk verbundenen Spatel mit Lampe. Bei Erwachsenen verwendet man einen gebogenen Spatel, bei Säuglingen und Kleinkindern wird wegen anderer anatomischer Verhältnisse ein gerader Spatel benutzt.

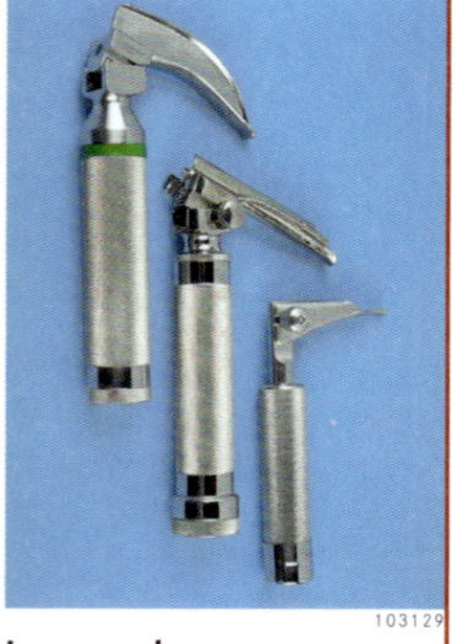

103129

Laryngoskop. Laryngoskope mit gebogenem Spatel werden bei Erwachsenen zur Inspektion des Kehlkopfes bzw. zur Intubation verwendet. Bei kleinen Kindern werden gerade Spatel benutzt.

Laryngo|spasmus, →Stimmritzenkrampf.

Laryngotomie, operative Eröffnung des Kehlkopfes, z. B. als Spaltung des Schildknorpels (Thyreotomie) oder mit einer Spaltung des Ringknorpels (Krikotomie).

Laryngotrache|itis, gleichzeitige Entzündung von Kehlkopf (→Kehlkopfentzündung) und Luftröhre (→Luftröhrenentzündung).

Laryngotracheobronchitis, →Pseudokrupp.

Laryngotracheotomie, operative Eröffnung des Kehlkopfes (Larynx) und der Luftröhre (Trachea; →Luftröhrenschnitt). Die Operation wird insbesondere bei Geschwulstbildungen oder Verengungen des Luftweges durchgeführt.

Larynx, →Kehlkopf.

Larynxkarzinom, bösartige Geschwulst des Kehlkopfes.

■ **Ursache** Betroffen sind insbesondere ältere, stark rauchende und Alkohol trinkende Männer. Zu den Risikofaktoren gehören aber auch lang anhaltende Kehlkopfentzündungen, örtliche Bestrahlungen oder berufliche gesundheitsschädliche Stäube. Das Larynxkarzinom wird in Abhängigkeit von der Tumorlage zur Stimmritze (Glottis) eingeteilt: Etwa 60 % der Geschwülste liegen im Bereich der Stimmritze **(glottisches Karzinom),** etwa 30 % oberhalb der Stimmritze **(supraglottisches Karzinom),** sehr selten entwickelt sich der bösartige Tumor unterhalb der Stimmritze **(subglottisches Karzinom).**

■ **Befund** Die Beschwerden sind stark abhängig von der Tumorlage. Heiserkeit ist ein Frühsymptom der Stimmlippentumoren. Geschwülste oberhalb oder unterhalb der Stimmritze werden erst bei ausgedehnterem Wachstum durch Heiserkeit auffällig. Weitere Krankheitszeichen können Schluckstörungen, Husten, Fremdkörper- oder Kloßgefühl, Schmerzen oder eine Schwellung der Halslymphknoten sein. Atemnot tritt in der Regel erst im fortgeschritteneren Stadium bei Verlegung der Kehlkopföffnung auf. Diagnostiziert wird das Larynxkarzinom mittels der →Kehlkopfspiegelung und Ultraschall. Computertomografie oder Kernspintomografie dienen der genauen Erfassung der Tumorausdehnung und der Suche nach Tochtergeschwülsten.

■ **Behandlung** Bei erhaltener Stimmlippenbeweglichkeit und kleinen Tumoren wird eine Stimmlippenentfernung (Chordektomie) durchgeführt. Anstelle der Stimmlippe bildet sich nach der Operation eine Narbe, die zur Stimmbildung fähig ist. Bei größeren, ausgedehnten Tumoren muss eine teilweise oder vollständige →Kehlkopfentfernung durchgeführt werden. Sind bereits Lymphknoten befallen, erfolgt eine →Neck Dissection. Die Strahlentherapie wird bei sehr kleinen und bei nicht operablen Tumoren angewandt. Die Heilungschancen hängen von der Lage des Larynxkarzinoms ab. Da Stimmlippentumoren meist frühzeitig erkannt werden, liegt die 5-Jahres-Überlebensrate bei etwa 90 %. Unterhalb der Stimmritze gelegene Karzinome werden wegen der uncharakteristischen Symptome häufig erst in einem Stadium erkannt, in dem bereits die Lymphknoten befallen sind. Diese Tumoren haben eine deutlich schlechtere Prognose.

Larynxmaske, →Kehlkopfmaske.

Larynx|ödem, →Kehlkopfödem.

Larynxpapillomatose, →Kehlkopfpapillomatose.

Larynxstenose, →Kehlkopfverengung.

Larynxtumoren, →Kehlkopftumoren.

Lasègue-Zeichen [la'sɛg-], Untersuchungsbefund bei einer krankheitsbedingten Reizung der Hirnhäute (→Meningismus) oder des Ischiadikus (→Ischiassyndrom). Eine passive Beugung im Hüftgelenk bei gestrecktem Knie ist schmerzhaft bis unmöglich.

LASEK, Verfahren zur dauerhaften Korrektur einer Fehlsichtigkeit (→Chirurgie, refraktäre).

Laser|akupunktur ['leɪzə-, engl.], Laserbestrahlung spezieller Hautpunkte zur Behandlung von Erkrankungen. Es kommen v. a. **Softlaser** mit relativ geringer Leistungsstärke (2–15 mW) und verschiedenen Wellenlängen (z. B. Helium-Neon-Laser mit 632 nm) zum Einsatz. Neben der spezifischen Wirkung durch die Stimulierung bestimmter Akupunkturpunkte (→Akupunktur) ist lokal in Haut- und Unterhautgewebe eine Steigerung der Durchblutung und des Stoffwechsels festzustellen. Anwendungsschwerpunkte der Laserakupunktur sind Schmerzen, Hauterkrankungen und Sportverletzungen. Die Laserakupunktur ist der Nadelakupunktur vorzuziehen, wenn die Haut über dem Akupunkturpunkt entzündet oder verletzt ist (z. B. Unterschenkelgeschwür) und bei schmerzempfindlichen, ängstlichen Patienten (z. B. Kinder). Da Laserstrahlen die Netzhaut schädigen können, tragen Patient und Behandler während der Laserakupunktur eine Schutzbrille.

Lasertherapie, verschiedene Behandlungsformen mit speziellen, stark gebündelten Lichtstrahlen, die eine hohe Energiedichte aufweisen. Je nach Laserstrahlenquelle, z. B. Kohlendioxidlaser, Excimerlaser oder Argonlaser, kann Licht mit unterschiedlicher Qualität erzeugt werden. Das Laserlicht wandelt sich beim Auftreffen auf das Gewebe in Wärmeenergie um. Der Laser kann sowohl für eine →Wärmebehandlung, z. B. bei lokalen Schmerzzuständen, Herpes-simplex-Infektionen oder Geschwüren, als auch zu chirurgischen Zwecken (Laserkoagulation) eingesetzt werden. Die Lasertherapie dient u. a. der Entfernung oder Verkleinerung von Geschwülsten im Bereich der Atemwege und des Magen-Darm-Traktes, wenn diese Regionen mit dem Endoskop zugänglich sind. Dieses Verfahren kommt v. a. dann zum Einsatz, wenn eine radikale Operation nicht möglich ist. Weiterhin kann eine Netzhautablösung im Auge durch Lasertechnik (Adhäsionskoagulation) mit dem Augenhintergrund verschweißt werden. Die Lasertherapie wird auch in der kosmetischen Chirurgie verwendet, z. B. zur Glättung von Falten und zur Entfernung von Altersflecken und bei der Akupunktur (→Laserakupunktur).

LASIK, Verfahren zur dauerhaften Korrektur einer Fehlsichtigkeit (→Chirurgie, refraktäre).

Läsion, Schädigung, Verletzung, örtlich begrenzte Störung eines Gewebes oder einer Funktion im Organismus.

Lassa-Fieber, schwere, mitunter tödlich verlaufende Viruskrankheit, die der Gruppe

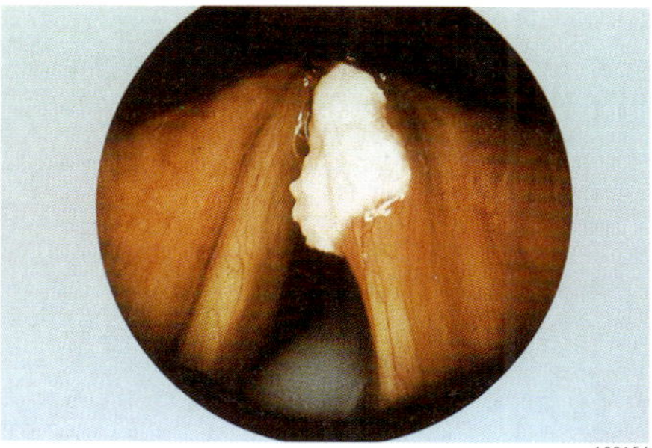

103154

Larynxkarzinom. Deutlich ist bei der Kehlkopfspiegelung das Karzinom am rechten Stimmband zu erkennen.

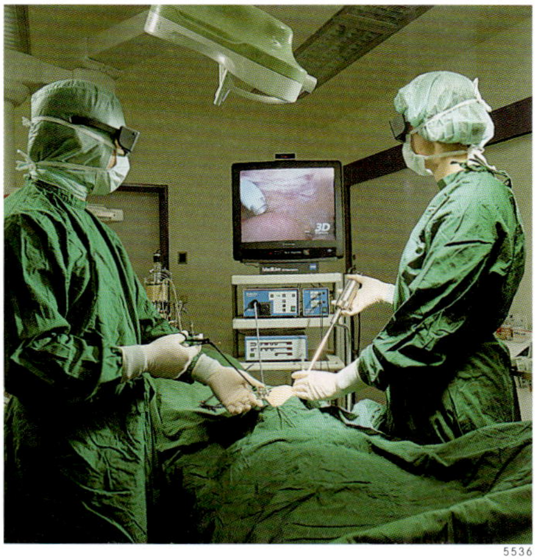

5536

Lasertherapie. Das Operationsteam nimmt die Laseroperation per Kamera auf und kann sie so Schritt für Schritt auf dem Bildschirm verfolgen.

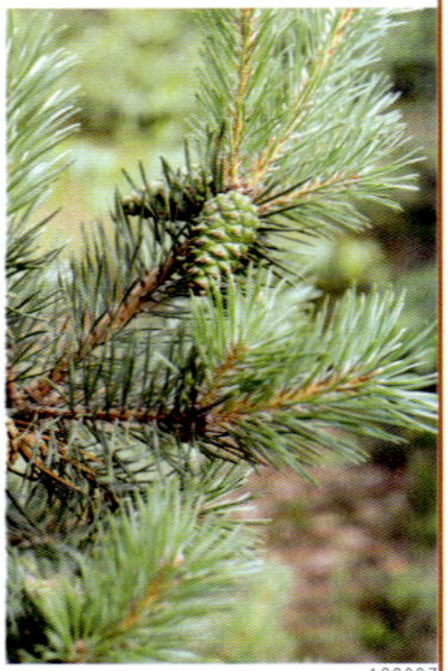

Latschenkiefer. Das ätherische Öl ist beliebt als Badezusatz und wird bei Erkältungskrankheiten inhaliert oder eingerieben.

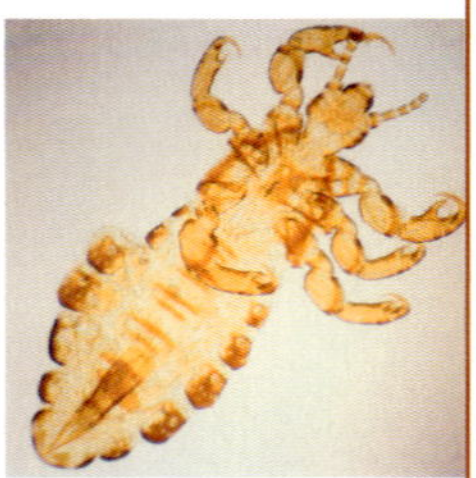

Läusebefall. Kopflaus (Pediculus capitis) in 40-facher Vergrößerung

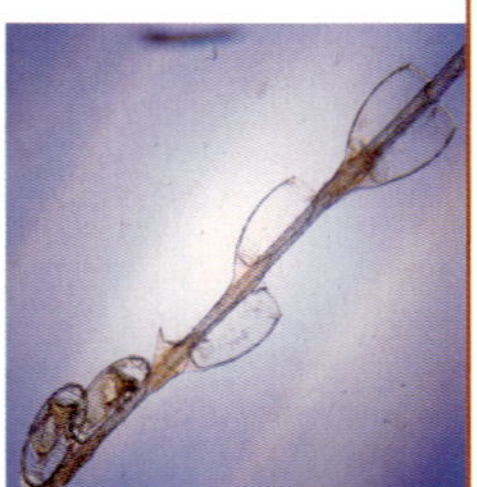

Läusebefall. Kopfhaar mit gefüllten und leeren Nissen der Kopflaus

der hämorrhagischen Fieber zugerechnet wird, da die Betroffenen zu Blutungen neigen. Erstmals trat das Lassa-Fieber 1969 in Lassa (Nordnigeria) auf, bis 1998 sind der WHO nur Erkrankungsfälle in westafrikanischen Ländern (neben Nigeria Liberia, Sierra Leone und Guinea) gemeldet worden.

■ **Ursache** In Westafrika ist v. a. die so genannte Vielzitzenratte, ein dort weit verbreiteter Nager, Träger der Erreger. Die gesund erscheinenden Tiere scheiden das Virus mit dem Urin aus und verseuchen das Umfeld (Häuser, Nutzgegenstände, Lebensmittel) des Menschen, der den Erreger dann direkt aufnehmen kann. Der Kontakt mit Kranken und seinen Körpersekreten kann ebenso zur Ansteckung führen.

■ **Befund** Nach etwa 1 Woche entwickelt sich ein schleichendes und zunächst uncharakteristisches Krankheitsbild mit hohem Fieber, Husten und hoch schmerzhaften Entzündungen des Rachenraumes. Später treten Blutungen der Augenbindehäute, aus der Nase, dem Magen-Darm- und Harntrakt hinzu. Herz- und Kreislaufversagen durch Blutvolumenmangel kann zum Tode führen; etwa jeder 10. Krankenhauspatient verstirbt. Überlebt der Kranke die 2. Krankheitswoche, tritt eine lang dauernde Genesungsphase ein, oft mit vorübergehendem Haarverlust und Schwerhörigkeit.

■ **Behandlung** Unter intensivmedizinischer Betreuung erfolgt der Ausgleich des lebensbedrohlichen Flüssigkeits- und Blutverlusts. Mit antiviralen Medikamenten werden beachtliche Behandlungserfolge erzielt, die Sterblichkeit konnte gesenkt werden. Eine vorbeugende Einnahme bei erhöhtem Ansteckungsrisiko wird empfohlen.

lateral, eine →Richtungsbezeichnung.

Lateralis|lähmung, 1) *Hals-Nasen-Ohren-Heilkunde:* **Lateralisparese,** eine →Kehlkopflähmung.

2) *Augenheilkunde:* **Abduzensparese,** eine →Augenmuskellähmung.

Latex-Fixationstest, Testverfahren zum Nachweis von →Rheumafaktoren.

Latschenkiefer, Pinus mugo ssp. pumilio, strauchig wachsender Baum, dessen Nadeln und Zweigspitzen ein ätherisches Öl enthalten, das in der Medizin verwendet wird. Latschenkiefernöl wirkt schleimlösend, keimtötend und fördert auch die Durchblutung.

■ **Anwendung** Das Öl wird als Inhalations- und Einreibemittel sowie als Badezusatz bei Erkältungskrankheiten, rheumatischen Beschwerden und Nervenschmerzen eingesetzt. Latschenkiefer ist allein oder in Kombination in zahlreichen Fertigarzneien enthalten, z. B. in Kapseln, Bronchialbalsamen oder Erkältungsbädern.

■ **Nebenwirkungen** Es können Haut- oder Schleimhautreizungen auftreten. Bei Asthma bronchiale und Keuchhusten sollten keine Präparate mit Latschenkiefernöl eingesetzt werden.

Laudanum, →Opium.

Laugenverätzung, →Verätzung.

Läusebefall, Pedikulose, Besiedlung der Körperoberfläche durch parasitische Insekten – beim Menschen die Kopflaus, die Filzlaus oder die Kleiderlaus. Läuse ernähren sich von tierischem und menschlichem Blut oder pflanzlicher Flüssigkeit. Die blutsaugenden Läuse, die auf der Körperoberfläche von Menschen leben, gehören meist zu den Anoplura (Echte Läuse), einer Unterordnung der Tierläuse. Die flügellosen Insekten besitzen an den drei Beinpaaren Klauen, mit denen sie sich an Haaren, Fell oder Textilfasern verankern. Zum Blutsaugen raspeln die Läuse die Haut ab und dringen mit den Stechborsten des Saugrüssels in die Wunde ein. Sekrete der Speicheldrüsen vermindern die Gerinnungsfähigkeit des Bluts.

■ **Ursache** Die Übertragung erfolgt meist durch direkten Körperkontakt, aber auch über Kleidung, Bettwäsche oder gemeinsam benutzte Utensilien (z. B. Kämme). Die befruchteten Weibchen kleben ihre 150–300 Eier, die Nissen, mit einem wasserunlöslichen Kitt an die Kopf- oder Schamhaare (Kopf-, Filzlaus) oder in die Kleidersäume (Kleiderlaus). Nach 8 Tagen schlüpfen die Larven, nach 2–3 Wochen sind sie geschlechtsreif. Läuse ernähren sich vom Blut ihres Wirtes, ohne Blut halten sie es nur wenige Tage aus.

■ **Befund** Die **Filzlaus** (Phthirus pubis, Schamlaus) lebt überwiegend auf Körperregionen mit Duftdrüsen und Haaren, z. B. im Genitalbereich, in den Achselhaaren und bei starker Behaarung im Brust- und Bauchbereich. Bei Kindern findet man sie auch am Kopf, in Wimpern und Augenbrauen. Typisch sind bläuliche, geschwollene Stichstellen in der befallenen Region (Maculae caeruleae, Taches bleues) mit einem starken Juckreiz, der nachts stärker ist als tagsüber. Die Filzlaus stirbt innerhalb von 12 Std., wenn sie vom Körper entfernt wird, daher ist die Übertragung nur durch direkten Körperkontakt, z. B. beim Geschlechtsverkehr, möglich. Sie überträgt keine Krankheiten.

Die **Kleiderlaus** (Pediculus corporis) legt ihre Eier (Nissen) an raue Fasern, z. B. an Wolle, insbesondere in Nähten und Falten von Kleidungsstücken, selten auch an Körperhaare. Sie gilt als Lästling; durch Stiche und Speichel werden Rötungen, Quaddeln und Knötchen mit starkem Juckreiz hervorgerufen, die sich durch Kratzen entzündlich verändern können. Die Kleiderlaus ist als Überträger von Bakterien der Gattungen Rickettsia, zu denen die Erreger des Fleckfiebers und des Fünftagefiebers gehören, und Borrelia, Erregern des Rückfallfiebers, bekannt. Sie wird durch Kontaktinfektion von Mensch zu Mensch übertragen.

Die **Kopflaus** (Pediculus capitis) lebt meist im Kopfbereich des Menschen, hinter den Ohren, in Kopf- und Barthaaren, aber auch an Körperhaaren. Läusestiche und -speichel verursachen hochrote Flecken mit starkem Juckreiz, durch Kratzen entstehen Hautwunden und bakterielle Entzündungen. Die Kopflaus wird durch engen Kontakt übertragen, z. B. durch spielende Kinder, verlauste Kopfbedeckungen, Halstücher und Bettzeug. Abgefallene Nissen und Kopfläuse sind keine Infektionsquelle, ein Insektizideinsatz ist deshalb nicht nötig. Die Kopflaus ist, wenn auch nur in geringem Ausmaß, Überträger der Erreger des Rückfallfiebers und des Fleckfiebers.

■ **Behandlung** Die Beseitigung von Kopf-, Kleider- und Filzläusen kann auf verschiedenen Wegen erfolgen.

Für die **chemische Bekämpfung** stehen →Parasitenmittel zur Verfügung. Säuglinge werden stationär behandelt. Kontaktpersonen müssen untersucht und gegebenenfalls mitbehandelt werden. Die Entfernung der Nissen (Eier) stellt die größte Schwierigkeit in der Läusebehandlung dar. Eine einfache Methode ist das Waschen der betroffenen Areale mit Essigwasser (zwei Teile Speiseessig auf ein Teil Wasser) und das anschließende Auskämmen mit einem speziellen, engzinkigen Nissenkamm. Dies muss in den nächsten Tagen wiederholt werden. Die Nissen werden dabei allerdings nicht getötet.

Für die **thermische Bekämpfung** werden Räume mit Polstermöbeln und Bodenbelägen bei massivem Befall durch Erhitzen auf 30 °C und abruptes Abkühlen auf 18–20 °C für sieben Tage entlaust. Andere Gegenstände, z. B. Kleidungsstücke, werden mit trockener Warmluft (45 °C, 60 Min.) oder Kälte (–10 bis –15 °C, ein Tag) entlaust. Die Läuse können durch **Aushungern** über 3–4 Wochen abgetötet werden, z. B. können befallene Kleidungsstücke in verschlossenen Plastiktüten aufbewahrt werden. Bei befallenen Räumen kann eine längere Nichtbenutzung hilfreich sein.

Läusemittel, →Parasitenmittel.

Lautbildung, →Phonation.

Lautstummheit, Unfähigkeit zur Lautbildung, da ähnlich klingende Laute nicht voneinander unterschieden werden können.

Lavage [la'va:ʒə, französ.], zusammenfassende Bezeichnung für verschiedene diagnostische Verfahren, z. B. →Peritoneallavage oder →Bronchiallavage; selten auch Bezeichnung für einfache →Spülungen.

Lavendel, Lavandula angustifolia, Halbstrauch, dessen Blüten in der Medizin verwendet werden. Inhaltsstoffe sind ätherisches Öl und Gerbstoffe. Lavendel wirkt leicht beruhigend und fördert die Durchblutung der Haut.

■ **Anwendung** Lavendelöl wird als Badezusatz bei der Behandlung funktioneller Kreislaufbeschwerden verwendet. Teeaufgüsse können auch bei Unruhezuständen oder Oberbauchbeschwerden getrunken werden.

■ **Nebenwirkungen** In höheren Dosen kann Lavendelöl Schläfrigkeit und Benommenheit hervorrufen.

Lävokardiografie, →Herzkatheteruntersuchung.

Lävulose, →Fruktose.

Laxanzien, →Abführmittel.

Laxanzien|abusus, →Abführmittelmissbrauch.

LDH, Abk. für →Laktatdehydrogenase.

LDL [Abk. für engl. low-density lipoprotein]: ein →Lipoprotein.

L-Dopa, Levodopa (→Parkinson-Mittel).

LE, Abk. für →Lupus erythematodes.

Lebendgeburt, Neugeborenes, bei dem nach Verlassen des Mutterleibes das Herz geschlagen, die Nabelschnur pulsiert oder die natürliche Lungenatmung eingesetzt hat.

Lebend|impfstoffe, Lebendvakzine, Impfstoffe zur aktiven Immunisierung, der lebende, vermehrungsfähige Keime enthält, die aber in ihrer krank machenden Wirkung abgeschwächt sind (→Impfung).

Lebendspende, Entnahme eines Organs bei einem lebenden Menschen zur Übertragung auf einen anderen Menschen (→Transplantation). In Deutschland wird die Lebendspende nur bei leiblichen Verwandten akzeptiert, wenn der Spender einwilligungsfähig und seine Eigengefährdung gering ist. Die Lebendspende ist bei Knochenmarks-, Leber- und Nierentransplantationen möglich.

Lebendvakzine, →Lebendimpfstoffe.

Lebenserwartung, für jedes Geschlecht und jede Altersstufe errechnete durchschnittlich zu erwartende Lebenszeit. In der Bevölkerungsstatistik wird als mittlere Lebenserwartung eines Neugeborenen die Zahl der Jahre angegeben, die es nach den herrschenden Sterbeverhältnissen eines Beobachtungszeitraums im Durchschnitt leben wird. Sie wird anhand von Sterbetafeln errechnet.

Lebensmittelallergie, Form der →Allergie.

Lebensmittelvergiftung, Nahrungsmittelvergiftung, Erkrankung durch den Verzehr von mit Krankheitserregern oder giftigen Substanzen verunreinigter oder verdorbener Nahrung. Besonders leicht verderben z. B. Fleisch, Wurst, Milch, Eier, Speiseeis, Fisch und Meeresfrüchte.

■ **Bakterielle Vergiftungen** Sie stellen den größten Anteil der Lebensmittelvergiftungen, da verdorbene Nahrungsmittel häufig mit Bakterien verunreinigt sind.

Die Vergiftungserscheinungen werden entweder durch die Bakterien selbst oder durch bakterielle Giftstoffe (Toxine) ausgelöst wie bei der häufigen →Salmonellose oder Staphylokokkenenteritis. Die Toxine sind oft hitze-

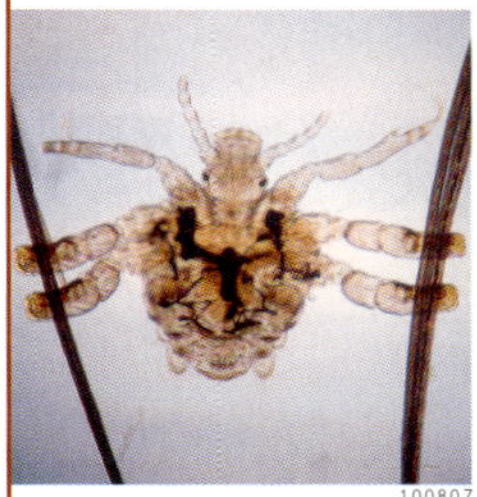

Läusebefall. Mikroskopische Aufnahme einer Filzlaus, die sich an zwei Haaren festklammert

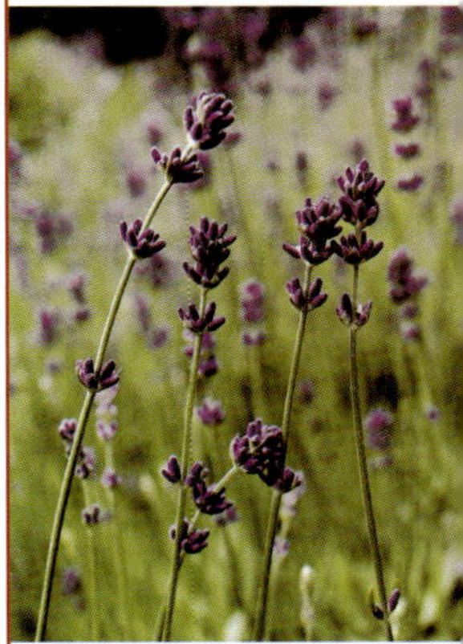

Lavendel. Lavendelöl wird bei Kreislaufbeschwerden, Kopfschmerzen und Unruhe angewendet.

stabil, d.h., sie werden beim Kochen nicht zerstört. Ein besonders gefährliches Gift, das Botulinustoxin, kann in verdorbenen, oft am aufgetriebenen Deckel erkennbaren Konserven enthalten sein.

■ **Befund** In den meisten Fällen kommt es wenige Stunden (Staphylokokken) oder Tage (Salmonellen) nach dem Essen – je nach Bakterien- oder Toxinmenge – zu Bauchschmerzen, Erbrechen, Fieber und Durchfall, der einige Tage anhält. Bei →Botulismus können rasch lebensbedrohliche Schluck- und Atemlähmungen auftreten. Halten bei einer Lebensmittelvergiftung die Beschwerden länger als drei Tage an, muss unbedingt ein Arzt aufgesucht werden, beim Verdacht auf eine Pilzvergiftung sofort. Wenn möglich, sollten Reste der Mahlzeit kurzfristig kühl aufbewahrt werden, um einen Nachweis des Giftes zu ermöglichen.

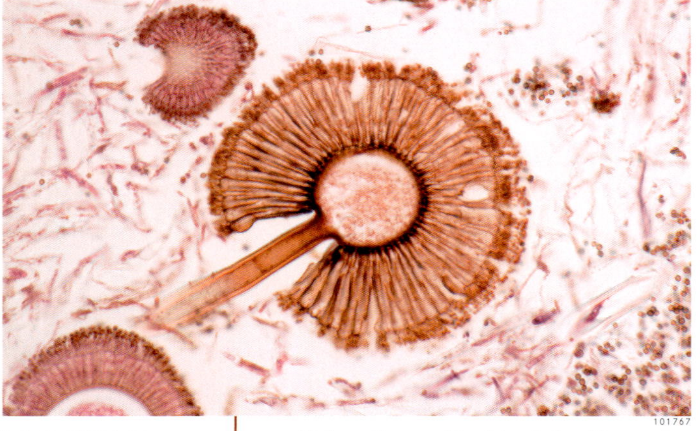
101767

Lebensmittelvergiftung. Schimmelpilzgifte, wie die des Schwarzen Kolbenschimmels (Aspergillus niger), können heftige Beschwerden auslösen.

■ **Behandlung** Vordringlich gilt es, den Flüssigkeitsverlust durch Tee, in schweren Fällen auch durch Infusionen auszugleichen. Bei älteren Patienten können Mittel zur Kreislaufunterstützung erforderlich sein. In Ausnahmefällen wird eine bakterielle Lebensmittelvergiftung auch mit Antibiotika behandelt, im Fall des Botulismus existiert ein wirksames Gegengift. Besonders bei Kleinkindern und älteren Patienten ist es wichtig, dass sie ausreichend Flüssigkeit und Mineralstoffe (Elektrolyte) zu sich nehmen. Elektrolytgetränke sind rezeptfrei in Apotheken erhältlich.

■ **Natürliche Gifte** Die Wirkung von Pilzgiftstoffen, Zersetzungsprodukten aus verdorbenem Fleisch oder Fisch sowie Verunreinigungen z.B. mit Schimmelpilzgiften (Aflatoxin) und Mutterkornalkaloiden umfasst die Bandbreite von einer Reizung der Darmschleimhaut bis zu schweren Durchblutungsstörungen.

■ **Befund** Je nach Art und Menge des aufgenommenen Giftstoffes können wenige Stunden nach dem Verzehr krampfartige Bauchschmerzen, Durchfall und Erbrechen auftreten (z.B. bei einer Fischvergiftung) oder aber Taubheitsgefühl, Lähmungen und Bewusstseinsstörungen wie z.B. im Rahmen einer Vergiftung mit Mutterkornalkaloiden (→Ergotismus). Ein natürlicher Giftstoff, das Solanin, wird von Nachtschattengewächsen (z.B. grüne Kartoffeln, Kartoffelkeime oder grüne Tomaten) produziert und findet sich in deren Früchten, Blättern, Stängeln und Knollen. In höheren Mengen aufgenommen hemmt Solanin die Reizübertragung an Nervenfasern, sodass es zu Mattigkeit, Übelkeit, Erbrechen, Magen-Darm-Beschwerden und Durchfall, in schweren Fällen auch zu Lähmungserscheinungen kommen kann.

■ **Behandlung** Die Maßnahmen richten sich nach dem Beschwerdebild, z.B. ausreichende Zufuhr von Flüssigkeit bei Durchfällen, krampflösende Mittel bei starken Bauchschmerzen. Bei Pilzvergiftungen kann die Einnahme eines Gegengiftes erforderlich sein.

■ **Chemische Gifte** Metalle wie z.B. Blei, Zink, Kadmium können sich aus Legierungen von Kochtöpfen lösen und wie Konservierungsmittel oder evtl. Rückstände von Pflanzenvernichtungsmitteln akute Vergiftungserscheinungen verursachen. Meist handelt es sich dabei um akuten Brechdurchfall mit krampfartigen Bauchschmerzen, der unter lindernden Maßnahmen in wenigen Tagen abklingt. Kochgeräte aus amtlich geprüften Materialien wie z.B. Aluminium, Nickel oder Chromnickelstahl sind unbedenklich in ihrer Verwendung.

Leber, Hepar, Drüse mit vielseitiger Funktion im Stoffwechsel. Die Leber ist die größte Drüse des menschlichen Körpers mit einem Gewicht von 1,5 bis 2 kg. Die braunrote Leber liegt im rechten Oberbauch innerhalb der Bauchfellhöhle (→Oberbauch), ist z.T. mit dem Zwerchfell verwachsen und über Bänder fixiert.

■ **Aufbau** Das eigentliche Lebergewebe ist von einer derben, jedoch schmerzempfindlichen Bindegewebskapsel überzogen. Die Leber zeigt von der Oberseite her gesehen einen rechten und einen linken Leberlappen (Lobus hepatis dexter und sinister). Auf der Unterseite (Eingeweidefläche) ist sie in vier Lappen gegliedert (rechter und linker sowie viereckiger und geschwänzter Leberlappen: Lobus quadratus und caudatus). An der **Leberpforte** (Porta hepatis, Leberhilum) treten Nerven, Lymphbahnen und Gefäße ein bzw. aus: Die Pfortader (Vena portae) und die Leberarterie (Arteria hepatica propria) treten ein, der gemeinsame Lebergallengang (Ductus hepaticus communis) und Lymphgefäße treten aus (→Leberkreislauf).

In der mikroskopischen Ansicht lassen sich die aus Leberzellen aufgebauten, sechseckigen Leberläppchen und die dazwischenliegenden Kapillargebiete der Leber (Lebersinusoide) unterscheiden; gemeinsam mit den Leberkapillaren bilden die Lebersinusoide und die Leberzellen das **Leberparenchym.**

▪ **Funktionen** In der Leber erfolgen die Bildung und Ausscheidung der →Galle, die Bildung von Plasmaeiweißen (Albumine, α- und β-Globuline) und einiger Faktoren der →Blutgerinnung (z. B. Fibrinogen, Prothrombin). Daneben wird in der Leber der Energiespeicher Glykogen hergestellt, gespeichert und abgebaut. Die Leber verwertet die über die Pfortader zugeführten Eiweiße und Fettsäuren, bildet und verwertet Cholesterin und dient als Eiweiß-, Fett- und Vitaminspeicher. Die Entgiftungsfunktion der Leber besteht im Abbau von Ammoniak zu Harnstoff, der dann über die Nieren ausgeschieden werden kann, sowie im Abbau und in der Ausscheidung anderer Stoffwechselprodukte, von Medikamenten oder Alkohol. Diese Stoffe werden über die Galle ausgeschieden oder wasserlöslich gemacht, sodass sie über die Nieren abgegeben werden können.

Leberabszess, abgekapselte Eiterhöhle in der Leber. Ursache sind oft bakterielle Krankheitserreger oder bestimmte Parasiten (Würmer oder Amöben), die sich in der Leber ansiedeln. Der Betroffene hat Druckschmerz im rechten Oberbauch, hohes Fieber, Übelkeit und Gelbsucht. Die Diagnose wird durch eine Ultraschalluntersuchung oder Computertomografie gestellt. Die Behandlung erfolgt durch Einnahme von Medikamenten gegen die Krankheitserreger. Der Eiter wird abgeleitet und die Leber gespült, entweder im Rahmen einer Operation oder – unter örtlicher Betäubung – durch die Bauchdecke hindurch.

Leber|adenom, gutartiger Tumor im Bereich der Leber. Das Leberadenom kann ausschließlich aus reifen Epithelzellen der Leber hervorgehen (→Leberzelladenom) oder z. B. mit Zellen der Gallengänge kombiniert sein (Leber-Gallengangsadenom).

Leber|angiom, →Leberhämangiom.

Leber|atrophie, Rückbildung des Lebergewebes mit kontinuierlicher Verkleinerung des Organs. Die Leberatrophie erfolgt durch den normalen Alterungsprozess, aber auch bei Unterernährung als **braune Atrophie.** Bei schweren Lebererkrankungen, bei denen es zum Absterben von Lebergewebe kommt, tritt sie als **akute gelbe Atrophie** (→Leberdystrophie, akute gelbe) auf.

Leberausfallkoma, →Leberkoma.

Leberazinus, →Azinus 2).

Leberbiopsie, →Biopsie.

Leberdystrophie, akute gelbe, akute gelbe Leberatrophie, lebensbedrohliches, plötzlich und massiv einsetzendes Absterben von Leberzellen im Rahmen einer schweren Lebererkrankung. Die akute gelbe Leberdystrophie kann im Rahmen einer akuten Leberentzündung (z. B. Virushepatitis oder bei Pilzvergiftung) auftreten. Bei hochgradiger Gelbsucht, Bauchwassersucht (Aszites) und Blutungsneigung ist der Betroffene von einem Leberzerfallskoma (→Leberkoma) bedroht. Es gibt wenige Behandlungsmöglichkeiten; am meisten Erfolg verspricht eine Lebertransplantation.

Leber|egel, Vertreter der Saugwürmer (Trematodes), die in den Gallengängen von Säugetieren, selten auch des Menschen, parasitieren. Zu den Leberegeln gehören mehrere Vertreter der Saugwurmgattung Opisthorchis, der kleine Leberegel (Dicrocoelium dendriticum) und der große Leberegel (Fasciola hepatica), der im Endwirt bis zu 51 mm lang und 13 mm breit werden kann. Beide kommen u. a. auch in Mitteleuropa vor. Zwischenwirte sind meist Wasserschnecken, aus denen das letzte Larvenstadium, die Zerkarien, hervorgeht. Die Infektion erfolgt durch Aufnahme dieser Zerkarien mit wassernahen Pflanzen, Fallobst, rohem bzw. unzureichend gekochtem Fisch oder – wie im Fall des kleinen Leberegels – mit infizierten Ameisen, die sich unter Einfluss der Zerkarien an Grashalmen verbeißen. Folgen eines Befalls sind Schädigungen des Lebergewebes bis hin zur Entwicklung einer Leberzirrhose und Blutarmut.

Leberentzündung, →Hepatitis.

Leberfibrose, bindegewebiger Umbau des Lebergewebes mit Verlust der Zellfunktionen. Abgesehen von der seltenen angeborenen Form (hereditäre Leberfibrose) ist die Leberfibrose meist erworben, z. B. durch eine Reaktion des Gewebes auf lang andauernden Blutrückstau vom Herzen in die Leber (→Stauungsleber) oder im Verlauf der Entwicklung einer →Leberzirrhose.

Leberhämangiom, Leberangiom, gutartiger, z. T. angeborener Blutgefäßtumor. Dieser häufigste gutartige Lebertumor verursacht meist keine Beschwerden und wird zufällig bei Ultraschalluntersuchungen des Oberbauches entdeckt. Unter den insgesamt seltenen Komplikationen ist die bedeutendste das Zerreißen der Gefäßstruktur mit Blutung in die Bauchhöhle und nachfolgender Bauchhöhlenentzündung. Je nach Größe und Lage des Tumors genügt es meist, wenn der Arzt das Wachstum in Abständen durch Ultraschalldiagnostik, Computertomografie und evtl. eine röntgenologische Gefäßdarstellung (Angiografie) kontrolliert. Bei einem großen, oberflächlich gelegenen Leberhämangiom ist möglicherweise die operative Entfernung erforderlich, um eine Einblutung in die Bauchhöhle zu vermeiden.

Leberhautzeichen, sichtbare Merkmale an Haut oder Schleimhäuten, die bei chronischen Lebererkrankungen (v. a. →Leberzirrhose) auftreten. Zu den Leberhautzeichen gehören die →Spider naevi, das →Palmarerythem, die →Lackzunge, Weißfleckung der Haut bei Abkühlung, Mundwinkelrhagaden (eingerissene Mundwinkel), das Caput medusae (→Caput 3), Weißfärbung der Nägel (→Nagelkrankheiten), evtl. →Gelbsucht und durch Juckreiz bedingte Kratzspuren auf der Haut.

Leberinsuffizienz, →Leberversagen.

Leberkarzinom, bösartige Geschwulst in der Leber. Das Leberkarzinom geht entweder von den Leberzellen aus (primäres Leberzellkarzinom, hepatozelluläres Karzinom) oder seltener von den Gallengängen in der Leber (→Gallengangskarzinom). Als Leberkarzinom bezeichnet man außerdem bösartige Tumoren, deren Ursprung im benachbarten Gewebe liegt (z. B. das Gallenblasenkarzinom) und die in die Leber einwachsen. Häufig in die Leber abgesiedelte Tochtergeschwülste (Metastasen) entfernter Tumoren wie z. B. des Darms oder der Brust werden als sekundäre Leberkarzinome bezeichnet (→Lebertumoren).

■ **Ursache** Ein erhöhtes Risiko für das primäre Leberkarzinom besteht bei Leberzirrhose, chronischer Hepatitis und der Eisenspeicherkrankheit (Hämochromatose) sowie durch Einwirken von Giften, z. B. von Schimmelpilzgiften (Aflatoxine), Vinylchlorid oder Arsen.

■ **Befund** Die Betroffenen haben allgemeine Beschwerden wie Müdigkeit oder Gewichtsverlust, unklares Druck- und Völlegefühl sowie in die rechte Schulter ausstrahlende Oberbauchschmerzen. Es kann sich eine Gelbsucht (Ikterus) und Bauchwassersucht (Aszites) entwickeln. Je nach Lage und Größe sind die Tumoren auch von außen tastbar und können sogar die Atmung beeinträchtigen. Die Diagnose wird mittels Blutuntersuchung, Ultraschalldiagnostik, Computertomografie und Entnahme einer Gewebeprobe (Leberbiopsie) gestellt.

■ **Behandlung** Im Vordergrund stehen Maßnahmen zur Linderung der Beschwerden. Bei begrenztem Wachstum des Leberkarzinoms kann eine operative Entfernung (Leberteilresektion) durchgeführt werden, bei Metastasen kommt eine Zytostatikatherapie durch eine →Leberperfusion infrage. Da das Leberkarzinom frühzeitig Tochtergeschwülste innerhalb und außerhalb der Leber absiedelt, ist die Prognose relativ schlecht.

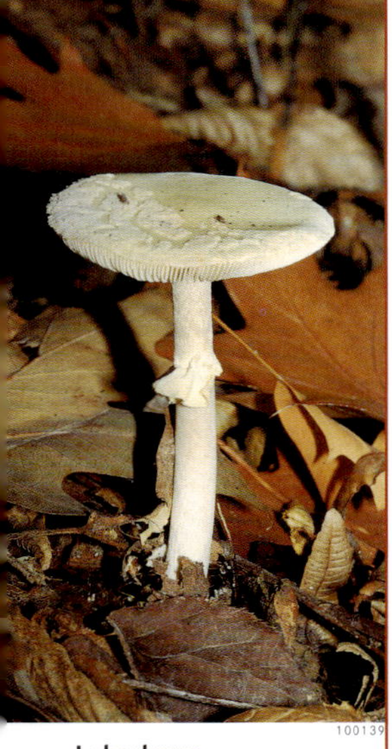

100139

Leberkoma.
Der Verzehr des hochgiftigen Knollenblätterpilzes kann zu einem Leberzerfallskoma führen.

Leberkoma, hepatisches Koma, Coma hepaticum, schwerste Bewusstseinsstörung bis zur tiefen Bewusstlosigkeit durch den Ausfall der Entgiftungsfunktion der Leber. Es wird unterschieden zwischen einem Leberzerfallskoma und einem Leberausfallskoma. Das Leberkoma endet oft tödlich.

■ **Ursache** Das **Leberzerfallskoma** (endogenes hepatisches Koma) wird durch massiven Leberzelluntergang, z. B. infolge einer schweren Virushepatitis oder einer Vergiftung (u. a. Tetrachlorkohlenstoff oder Knollenblätterpilz), ausgelöst. Dagegen entwickelt sich das **Leberausfallskoma** bei einer →Leberzirrhose. Dabei wird über Umgehungskreisläufe Blut an der Leber vorbeigeleitet, sodass gehirnschädigende Stoffe (z. B. Ammoniak) direkt zum Gehirn gelangen können. Als zusätzliche Auslöser wirken Belastungen von außen, z. B. hohe Eiweißzufuhr, eine Blutung in Magen oder Darm, Alkoholkonsum oder Infektionen.

■ **Befund** Der Betroffene wirkt im **ersten Stadium** müde und geistig verlangsamt, hat Merk- und Sprachstörungen und zittert (Flapping tremor, →Tremor), was auf eine beginnende hepatische Enzephalopathie hinweist. Im **zweiten Stadium** nehmen Schläfrigkeit und Apathie zu; koordinierte Handlungen sind nicht mehr möglich. Im **dritten Stadium** schläft der Kranke fast nur, ist aber noch weckbar und seine Reflexe sind erhalten. Im **vierten Stadium** fällt er ins →Koma, reagiert nicht mehr auf Schmerzreize und seine Reflexe sind erloschen. Er riecht stark nach frischer Leber (Foetor hepaticus).

■ **Behandlung** Durch intensivmedizinische Maßnahmen wird versucht, den Körper von den Giftstoffen zu entlasten oder evtl. Blutungen zu stillen. Chancen und Risiken einer Lebertransplantation müssen gegeneinander abgewogen werden.

Leberkrankheiten, Erkrankungen oder Veränderungen, die sich innerhalb der Leber abspielen oder deren Funktion beeinflussen.

■ **Entzündungen** Häufigste Form der Leberentzündung ist die akute Virushepatitis. Neben dieser infektiösen Entzündung kann auch schwerer Alkoholmissbrauch (Alkoholhepatitis bzw. Fettleberhepatitis) entzündliche Leberveränderungen hervorrufen. Bei schwerem Verlauf wird eine Leberentzündung chronisch, wobei insbesondere die chronisch-aggressive Form gefährlich ist, weil sich aus ihr eine Leberzirrhose entwickeln kann. Sie kann zu einem bösartigen Leberzelltumor (Leberzellkarzinom) entarten.

■ **Funktionsstörungen** Entzündungen, chronische Gifteinwirkung (z. B. Alkohol) oder schwere Leberschäden können rasch zu völligem Leberversagen führen. Mit einer allmählichen, aber unaufhaltsam fortschreitenden Einschränkung der Leberfunktion geht die Leberzirrhose einher.

■ **Tumoren** Gutartige Lebertumoren sind selten und meist symptomlos. Bösartige Tumoren entstehen meist als Absiedelungen anderer Tumoren.

■ **Blutkreislaufstörungen** An erster Stelle stehen hier die Folgen des Pfortaderhochdrucks, verursacht v. a. durch Leberzirrhose oder eine Lebervenenverschlusskrankheit. Auch Erkrankungen anderer Kreislauforgane, z. B. eine Herzschwäche, können die Leber schädigen und eine Stauungsleber hervorrufen.

■ **Leberverletzungen** Oft verursacht die Einwirkung stumpfer Gewalt auf den Bauch einen Leberriss.

■ **Fehlbildungen** Häufigste Fehlbildung sind angeborene Leberzysten. Sie verursachen keine Beschwerden; dagegen kann die ebenfalls angeborene Zystenleber zum vollständigen Leberversagen führen.

■ **Siehe auch**

→Alkoholkrankheit · Budd-Chiari-Syndrom · Entzündung · Fettleber · Hepatitis · Leberabszess · Leberhämangiom · Leberkarzinom · Leberkreislauf · Leberriss · Leberversagen · Leberzelladenom · Leberzirrhose · Leberzyste · Pfortaderhochdruck · Stauungsleber · Virushepatitis · Zyste · Zystenleber

Leberkrebs, bösartige →Lebertumoren, meist als →Leberkarzinom.

Leberkreislauf, Strömung des Bluts im Blutgefäßsystem der Leber. Der **nutritive Leberkreislauf** besteht aus den Ästen der Leberarterie (Arteria hepatica propria) und den ableitenden Venen und dient v.a. der Eigenversorgung der Leber mit Sauerstoff und direkt verwertbaren Nährstoffen. Nur etwa 25% des zur Leber gelangenden Blutes stammen aus der Leberarterie, 75% ihres Blutes erhält die Leber durch die Pfortader (über 1 l/Min.). Dieser Pfortaderkreislauf dient als **funktioneller Leberkreislauf:** Er tranportiert das nährstoffreiche Blut aus dem Darm zur ersten Verstoffwechselung in die Leber. Aus beiden zuleitenden Systemen fließt das Blut über die Lebervenen (Venae hepaticae) in die untere Hohlvene (Vena cava inferior) ab (→Bauchaorta).

Lebermittel, Lebertherapeutika, Medikamente zur Behandlung von Lebererkrankungen. Zur unterstützenden Behandlung bei chronisch-entzündlichen Lebererkrankungen, Leberschrumpfung (Leberzirrhose) oder toxischen Leberschäden (z.B. bei Knollenblätterpilz-Vergiftung) werden die Früchte der **Mariendistel** verwendet. Sie enthalten als Wirkstoff ein Flavonoidgemisch (Silibin). Dieses steigert die Regenerationsfähigkeit der Leber. Weitere pflanzliche Stoffe wie Löwenzahn oder Schöllkraut werden zur Anregung des Gallenflusses (→Gallenmittel) gegeben. Nebenwirkungen treten, abgesehen von einer leicht abführenden Wirkung, nicht auf.

Bei einer ausgeprägten Schädigung der Leber mit eingeschränkter Entgiftungsleistung tritt eine Schädigung des Gehirns (Enzephalopathie) ein. Zur Reduzierung des nicht mehr abbaubaren Ammoniaks, das z.B. im Darm von verschiedenen Bakterien gebildet wird, ist eine Behandlung mit **Lactulose** (→Abführmittel) erfolgreich. Auch **Ornithinaspartat** kann den Ammoniakspiegel im Blut senken. Es treten nur selten Nebenwirkungen wie Magen-Darm-Beschwerden auf.

Leberoperationen, chirurgische Verfahren, die bei verschiedenen Lebererkrankungen zum Einsatz kommen (→Bauchoperationen).

Leberperfusion, Durchströmung der Blutgefäße der Leber. Man unterscheidet die natürliche Leberperfusion mit Blut (Leberdurchblutung) und die künstliche Durchströmung, z.B. mit Stoffen, die zu diagnostischen oder therapeutischen Zwecken eingesetzt werden, etwa Röntgenkontrastmittel oder Chemotherapeutika zur Behandlung bösartiger Lebertumoren. Mit Leberperfusion bezeichnet man auch die Durchströmung einer isolierten Leber mit einer Nährlösung zur Konservierung für eine Transplantation.

Leberpforte, →Leber.

Leberpunktion, →Punktion.

Leberresektion, chirurgische Entfernung der Leber bzw. von Teilen der Leber. Eine vollständige Entfernung der Leber (**Hepatektomie**) erfolgt im Rahmen von Lebertransplantationen. Eine **Leberteilresektion** wird bei gut- oder bösartigen Tumoren oder Tochtergeschwülsten (Metastasen) der Leber durchgeführt. Bei der **Hemihepatektomie** wird die rechte oder linke Leberhälfte, bei der **Lobektomie** ein Leberlappen entfernt. Wegen der großen Regenerationsfähigkeit können bis zu 80% der Leber entfernt werden, ohne dass eine Funktionseinbuße zu befürchten ist. Der verbleibende Rest wächst stark nach und kann die Organfunktionen wieder übernehmen. Die Risiken des Eingriffs bestehen v.a. in Blutungen und im Austreten von Galle in den Bauchraum.

Leberriss, Leberruptur, Einreißen des Lebergewebes, das meist unfallbedingt ist, z.B. durch Einwirkung stumpfer oder spitzer Gewalt bzw. als Begleitverletzung, z.B. bei einem Rippenbruch. Neben äußerlichen Prellmarken weisen Schmerzen, oft mit Ausstrahlung in die rechte Schulter, auf einen Leberriss hin. Wenn Blut und Gallenflüssigkeit in die freie Bauchhöhle austreten, ist als Reaktion darauf der Bauch bretthart gespannt und es tritt der Notfall des akuten Abdomens ein. Der Blutverlust kann einen lebensbedrohlichen Schock zur Folge haben. Pechschwarzer Stuhl (so genannter Teerstuhl), Koliken und Gelbsucht sind Folge einer Einblutung in die Gallenwege (Hämobilie) und des starken Anstiegs der Gallenfarbstoffe im Blut (Bilhämie). Anfangs nur geringe Beschwerden nach einer Bauchverletzung sind keine Garantie dafür, dass die Leber unverletzt ist, da eine Einblutung zunächst in die Leberkapsel erfolgen kann. Erst nach Stunden bis Tagen reißt die Kapsel und der Betroffene gerät innerhalb kurzer Zeit in Lebensgefahr (zweiseitige Leberruptur). Die Verletzung wird durch eine Ultraschalluntersuchung, Computertomografie und evtl. eine Bauchhöhlenspülung nachgewiesen. Der Leberriss macht eine sofortige Operation notwendig, bei einer schweren Verletzung ist evtl. eine teilweise Leberentfernung (Leberteilresektion) unvermeidlich.

Leberruptur, →Leberriss.

Lebersarkom, seltener bösartiger Lebertumor, der als Folge einer Vinylchloridvergif-

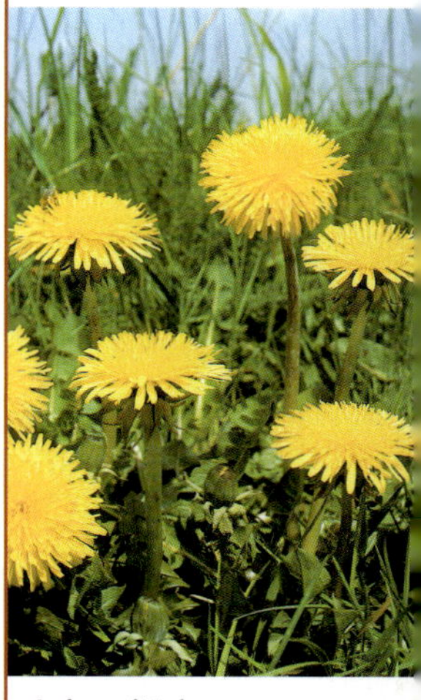

Lebermittel.
Extrakte aus dem Löwenzahn werden als Therapeutikum gegen Lebererkrankungen eingesetzt.

tung, eines chronischen Arsenschadens oder einer Thorotrastanwendung (früher benutztes Röntgenkontrastmittel) auftreten kann.

Leberschäden, alkoholtoxische, Alkoholleber, krankhafte Veränderungen der Leber durch regelmäßigen Alkoholmissbrauch. Die für die Leber giftige (toxische) Alkoholmenge ist individuell unterschiedlich und hängt von Geschlecht, Alter, Konstitution und Körpergewicht ab; absolut gültige Zahlen gibt es daher nicht. Chronischer Alkoholmissbrauch von täglich circa 60 g reinem Alkohol bei Männern und circa 20 g reinem Alkohol bei Frauen führt bei rund einem Drittel dieser Personen zu einer Fettleberhepatitis (→Hepatitis). Diese so genannte **Alkoholhepatitis** und die **Alkoholfettleber** (→Fettleber) können sich bei absolutem Alkoholverzicht (Abstinenz) vollständig zurückbilden. Nicht mehr rückgängig zu machen ist dagegen die weiter fortschreitende →Leberzirrhose. Lebensbedrohliche Komplikationen können bei schwerem Verlauf einer Hepatitis, gleichzeitigem Auftreten von Blutarmut und Gelbsucht, bei Erhöhung der Blutfettwerte (Zieve-Syndrom) sowie bei der Leberzirrhose auftreten. Versagt die Entgiftungsfunktion der Leber, verursachen Giftstoffe eine Schädigung des Gehirns (hepatische Enzephalopathie), die bis zu einem →Leberkoma fortschreiten kann. Wichtigste Behandlungsmaßnahme ist immer die konsequente Alkoholabstinenz.

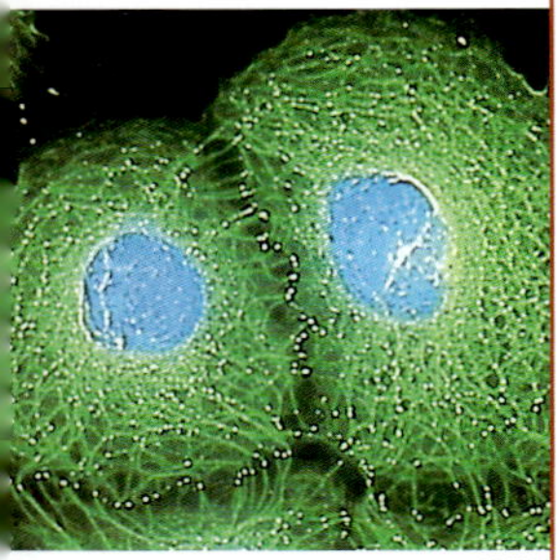
100916

Lebertumoren.
Zur Diagnose eines Lebertumors können Bestandteile des Zellskeletts (grün) herangezogen werden; der Kern der Leberzellen wurde blau eingefärbt.

Leberschrumpfung, →Leberzirrhose.

Leberstauung, →Stauungsleber.

Leberteilresektion, →Leberresektion.

Lebertherapeutika, →Lebermittel.

Lebertran, Oleum Jecoris aselli, aus der Fischleber von Dorsch, Kabeljau oder Heilbutt gewonnenes Öl. Es enthält zahlreiche ungesättigte Fettsäuren und die Vitamine A und D, weshalb es in höheren Dosen nicht über längere Zeit eingenommen werden sollte. Der Lebertran wird als Stärkungsmittel, zur Vorbeugung von Rachitis und äußerlich in Salben zur Wundbehandlung eingesetzt.

Lebertransplantation, Verpflanzung einer Spenderleber, die durchgeführt wird, wenn die Leberfunktionen versagen und das Organ unwiederbringlich zerstört ist, z. B. bei angeborenen Fehlbildungen, Leberzirrhose, chronischen Formen der Virushepatitis, Lebertumoren oder defekten Leberenzymen. Bei einem Leberversagen ist der Betroffene vom Tod bedroht, da der Körper nicht mehr entgiftet wird. Durchschnittlich leben ein Jahr nach der Transplantation noch 80–90 % der Transplantationspatienten und nach fünf Jahren 70–80 %.

Lebertransplantation
→ GEO **Dossier**
Im Labor der Organ-Designer, Bd. 10

Aufgrund der vielen Blutgefäße und der Gallengänge, die durch die Leber verlaufen, ist die Lebertransplantation eine chirurgisch aufwendige Operation. Die Leber eines hirntoten Spenders kann geteilt und auf zwei Empfänger übertragen werden. Die Teillebern regenerieren sich innerhalb weniger Monate. Auf diese Art kann auch eine Anpassung der Größe des Spenderorgans für den Empfänger erfolgen. Bei Kindern ist die Lebendspende eines Leberteils möglich, z. B. von Vater oder Mutter. Die Verpflanzung solcher Splitlebern erfordert eine besondere Erfahrung auf diesem Gebiet. Da sich die Operationstechniken ständig verbessern, sinkt auch hier das Risiko. Neben einem Versagen der transplantierten Leber selbst oder einer Abstoßung kann es zu Blutungen oder Verschlüssen der Gefäße oder Gallenwege kommen.

Lebertumoren, sämtliche Geschwülste in der Leber. Unter den insgesamt seltenen **gutartigen Lebertumoren** kommt am häufigsten das →Leberhämangiom vor, das von den Gefäßzellen ausgeht. Weitere Formen sind das von den Leberzellen selbst ausgehende →Leberzelladenom und die fokale noduläre Hyperplasie (lokal begrenzte, knotenförmige Leberzellvermehrung). Bei beiden scheint ein Zusammenhang mit der Einnahme von oralen Kontrazeptiva (Antibabypille) zu bestehen. Gutartige Lebertumoren verursachen nur selten Beschwerden und werden meist zufällig bei einer Ultraschalluntersuchung (Sonografie) entdeckt.

Bei den bösartigen Lebertumoren wird unterschieden zwischen Geschwülsten, die als Leberkrebs vom Lebergewebe selbst ausgehen (→Leberkarzinom, Cholangiokarzinom, Lebersarkom oder Hepatoblastom), und den häufigeren sekundären Lebertumoren, die als Tochtergeschwülste (Metastasen) anderer Tumoren abgesiedelt werden. Häufig sind das bösartige Magen-, Darm-, Bronchial-, Mamma- und Gebärmutterkarzinome. Von einer Metastasenleber spricht man, wenn die Leber von Tumorknoten geradezu übersät ist.

Leber- und Gallentee, Teemischung aus verschiedenen Arzneipflanzen zur Linderung nicht organisch bedingter Verdauungsstörungen sowie bei krampfartigen Beschwerden im Bereich der Gallenwege und des Magen-Darm-Traktes. Häufig eingesetzt werden Artischockenblätter, Schöllkraut, javanische Gelbwurz, Löwenzahnkraut mit Wurzel und Schafgarbe.

Leberuntersuchungen, diagnostische Methoden zur Erkennung und Unterscheidung von Lebererkrankungen. Bei der körperlichen Untersuchung spielen u. a. die Inspektion der Haut (→Leberhautzeichen) und das Abtasten des rechten Oberbauchs eine wichtige Rolle.

■ **Laboruntersuchungen** Zur Beurteilung der Leberfunktion und des Schweregrads von Leberkrankheiten stehen verschiedene Blutparameter zur Verfügung. An erster Stelle stehen die →Transaminasen, die die Zellschädigung widerspiegeln, sowie die Bestimmung der Eiweiße mittels →Elektrophorese, des Bilirubins, der →Cholinesterase der Blutfette

(→Lipoprotein) und von Faktoren der →Blutgerinnung als Kriterien für die Stoffwechsel- und Speicherleistungen der Leber. Bei Verdacht auf Infektionen oder Autoimmunprozesse können spezifische Antikörper im Blut bestimmt werden.

■ **Bildgebende Verfahren** Die Ultraschalluntersuchung (Sonografie) ermöglicht eine erste Beurteilung der Leber und Gallenwege. Die Computertomografie und die Magnetresonanztomografie geben detailliertere Informationen über Lage und Ausdehnung von krankhaften Prozessen, z. B. Tumoren in der Leber. Die Beteiligung der Gallenwege bei Leberkrankheiten kann mittels einer Endoskopie geklärt werden. Die Darstellung des Blutflusses in der Leber, Pfortader und Milzvene ist röntgenologisch durch eine Angiografie, Szintigrafie oder sonografisch mit der Farbdopplersonografie möglich. Die Laparoskopie wird z. B. bei der Leberzirrhose zur Beurteilung der Leberoberfläche und zur Entnahme einer Gewebeprobe (Leberbiopsie) durchgeführt.

Lebervenenverschlusskrankheit, →Budd-Chiari-Syndrom.

Lebervergrößerung, →Hepatomegalie.

Leberversagen, Leberinsuffizienz, plötzliches oder allmähliches Erlöschen der Leberfunktionen.

■ **Ursache** Häufige Ursachen für ein **akutes Leberversagen** sind eine plötzliche, heftig verlaufende Virushepatitis, das Einwirken chemischer oder pflanzlicher Gifte (Pilze), bestimmte Medikamente (z. B. Paracetamol oder Halothan) oder auch ein Schock. Hauptursache für den langsam fortschreitenden Funktionsverlust bei einem **chronischen Leberversagen** ist die Leberzirrhose.

■ **Befund** Der Kranke leidet an einer Gallenstauung (Cholestasesyndrom mit Gelbsucht), Blutgerinnungsstörungen (sowohl unkontrollierbare Blutungen als auch überschießende Bildung von Blutgerinnseln), Zittern von Armen und Beinen (Flapping tremor) und Bewusstseinsstörungen als Folge der unzureichenden Entgiftung und Ausscheidung durch die Leber. Der Betroffene hat Fieber, Bauchwassersucht (Aszites) und riecht nach Ammoniak oder frischer Leber (Foetor hepaticus). Mögliche Komplikationen sind der Übergang in das →Leberkoma, Magen-Darm-Blutungen, Unterzuckerung, Hirnödem, Schock oder Nierenversagen.

Auffälligste Veränderungen bei **chronischem Leberversagen** sind Bewusstseinsstörungen, geistige Verlangsamung, Merkstörungen, zunehmende Schläfrigkeit bis zum vollständigen Leberausfallskoma (hepatische Enzephalopathie).

■ **Behandlung** Der Arzt versucht, die Leberfunktionen auszugleichen (z. B. durch Ersatz von Gerinnungsfaktoren) und einem Übergang des akuten Leberversagens in das Leberkoma vorzubeugen. Eine letzte Behandlungsmöglichkeit ist die Lebertransplantation.

Leberzell|adenom, gutartiger Lebertumor, von dem häufig Frauen im gebärfähigen Alter betroffen sind. Es besteht ein möglicher Zusammenhang mit der Einnahme von östrogenhaltigen Kontrazeptiva (Antibabypille). Häufig verursacht das Leberzelladenom über lange Zeit keine Beschwerden bis auf einen geringen Druckschmerz im rechten Oberbauch. Der Tumor kann jedoch eine beträchtliche Größe erreichen. Durch plötzliches Einreißen des Tumors kommt es zu einer Blutung, die lebensgefährliche Komplikationen zur Folge haben kann. Nach dem Absetzen der Antibabypille können sich kleine Tumoren zurückbilden. Bei Komplikationen erfolgt die chirurgische Entfernung.

Leberzellkarzinom, →Leberkarzinom.

Leberzellverfettung, →Fettleber.

Leberzerfallskoma, →Leberkoma.

Leberzirrhose, Schrumpfleber, chronisch-fortschreitende, unumkehrbare Zerstörung des Lebergewebes mit bindegewebig-narbigem Umbau. Die Leberzirrhose ist das mögliche Endstadium fast aller chronischen Lebererkrankungen und aufgrund der Komplikationen lebensbedrohlich.

■ **Ursache** Rund die Hälfte der Leberzirrhosen ist Folge von chronischem Alkoholmissbrauch. Bei circa 35 % beruht sie auf einer chronischen Virushepatitis. Seltene Ursachen sind z. B. Gallengangsentzündungen, Stauungsleber, Stoffwechselkrankheiten oder die Wirkung bestimmter Medikamente oder Gifte.

■ **Befund** Die Leberzirrhose verursacht meist erst im fortgeschrittenen Stadium Beschwerden. Allgemeine Symptome sind Mattigkeit, verminderte Leistungsfähigkeit, Gewichtsverlust, Schwitzen, psychische Verstimmung, evtl. Druckgefühl oder Schmerzen im Oberbauch. Typisch ist eine zunehmende Gelbsucht mit oft quälendem Juckreiz. Der Hormonhaushalt ist beeinträchtigt und führt bei Männern zu Potenzstörungen, Brustvergrößerung, Hodenverkleinerung und Ausbildung einer so genannten Bauchglatze durch den Verlust der männlichen Behaarung. Bei Frauen treten häufig Störungen der Regelblutung auf. Äußerlich sichtbar hat der Kranke neben einer insgesamt grau-fahlen bis gelblichen Hautfarbe bestimmte Hautveränderungen. Die Leber ist zunächst vergrößert, später durch Schrumpfung verkleinert und höckrig, der Bauch durch Blähungen und Bauchwassersucht (→Aszites) aufgetrieben. Das Fortschreiten der Leberzirrhose führt bei den Betroffenen zu →Pfortaderhochdruck mit Bildung von Umgehungskreisläufen. Dies hat meist die Entstehung von Speiseröhren-

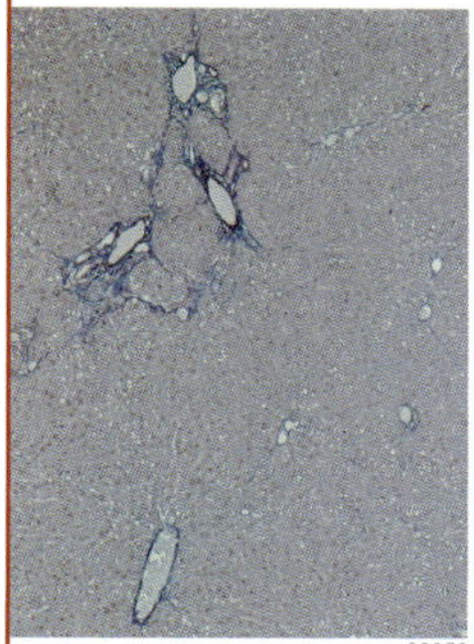

80070

Leberzirrhose. Gesundes Lebergewebe

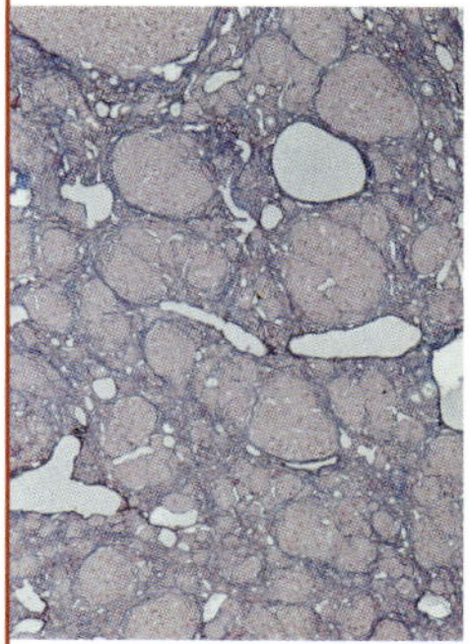

80070

Leberzirrhose. Zirrhotisch verändertes Lebergewebe

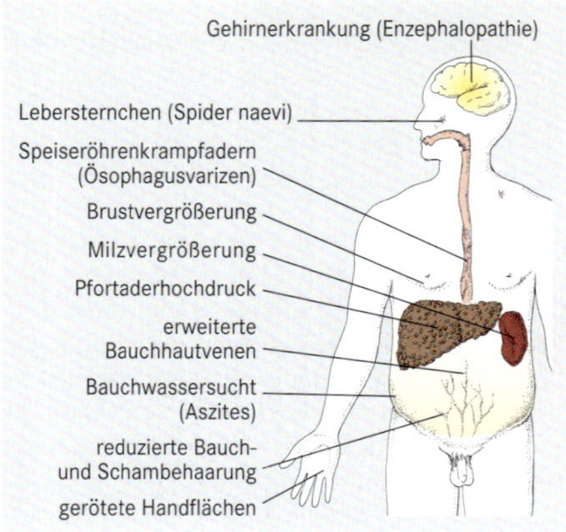

Leberzirrhose. Typische Veränderungen, die bei fortgeschrittener Leberzirrhose auftreten können. Sie sind insbesondere bei chronischem Alkoholismus oder bei chronischer Virushepatitis zu beobachten.

krampfadern (→Ösophagusvarizen) und eine Milzvergrößerung zur Folge. Eine lebensgefährliche Komplikation und häufigste Todesursache ist die Blutung aus den Speiseröhrenkrampfadern. Eine weitere mögliche Komplikation betrifft das Gehirn, denn infolge der fehlenden Entgiftung durch die beeinträchtigte Leber verursachen Giftstoffe eine Schädigung des Gehirns (hepatische Enzephalopathie), die bis zum Stadium des →Leberkomas fortschreiten kann. Darüber hinaus besteht die Gefahr, dass das Lebergewebe zum Leberzellkarzinom entartet.

■ **Behandlung** Die Grundkrankheit muss behandelt werden, wobei die Vermeidung von zusätzlich schädigenden Einflüssen (z.B. Alkohol oder nicht dringend benötigte Medikamente) wichtig ist. Die Leberzirrhose bedarf der gründlichen ärztlichen Überwachung, um Komplikationen rechtzeitig erkennen und beheben zu können. Ein Aszites wird medikamentös ausgeschwemmt oder durch eine Bauchpunktion reduziert. Die Blutung aus den Speiseröhrenkrampfadern ist ein Notfall, bei dem eine sofortige endoskopische Blutstillung und evtl. die operative Entlastung des Pfortadersystems (→Shuntoperation) erfolgen muss. Die letzte Behandlungsmöglichkeit ist eine →Lebertransplantation.

Leberzyste, Hohlraum im Lebergewebe, der häufig mit Flüssigkeit gefüllt ist.

■ **Ursache** Die Leberzyste kann als Fehlbildung angeboren sein. Die angeborene →Zystenleber ist vollständig von Zysten durchsetzt. Die **parasitäre Leberzyste** entwickelt sich nach einer Infektion mit einem Hunde- oder Fuchsbandwurm (→Echinokokkose). Eine Leberzyste kann auch Folge einer Gewalteinwirkung auf die Leber sein. Die Leber kann mehrere Zysten enthalten.

■ **Befund** Da die Leberzyste meist keine Beschwerden bereitet, ist sie häufig ein Zufallsbefund bei einer Ultraschalluntersuchung. Die Computertomografie stellt die Leberzyste noch genauer dar.

■ **Behandlung** Eine Leberzyste wird operativ entfernt, wenn aufgrund ihrer Größe oder Lage Komplikationen zu erwarten sind (z.B. eine Verstopfung großer Gallengänge oder ein Zystendurchbruch). Parasitäre Leberzysten

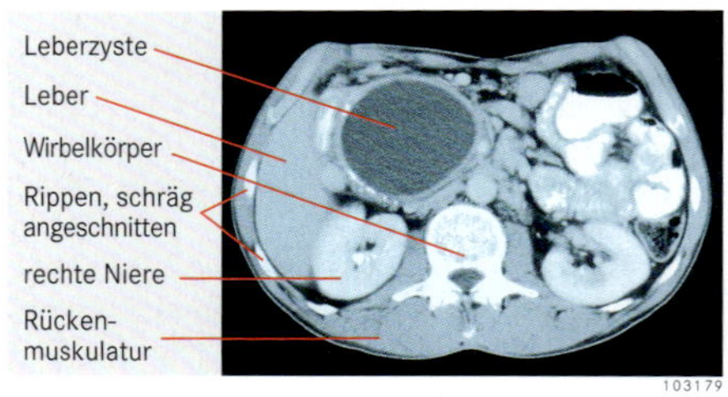

Leberzyste. Computertomografischer Schnitt durch die Leber auf Höhe der Nieren. Zu erkennen ist eine große, mit Flüssigkeit gefüllte Leberzyste.

werden ebenfalls operativ entfernt, gleichzeitig ist eine medikamentöse Behandlung notwendig, um eine Ausbreitung des Erregers zu verhindern. Manche parasitären Leberzysten wachsen infiltrierend, was die Entfernung unmöglich macht und eine alleinige medikamentöse Therapie erfordert. Unter Umständen kann eine Lebertransplantation notwendig werden.

Lecithin, →Lezithin.

Lederhaut, 1) *Anatomie:* **Sklera,** →Auge. **2)** *Anatomie:* →Haut.

Leeraufnahme, →Röntgenuntersuchung.

Leerdarm, →Darm.

Legasthenie, eine →Teilleistungsschwäche.

Legionärskrankheit, Legionellose, bakterielle Infektionskrankheit, die in erster Linie die Lunge befällt und häufig einen schweren oder auch tödlichen Verlauf nimmt. Sie wurde 1976 erstmals beschrieben, als es nach einem Treffen von Kriegsveteranen in Philadelphia zu einer Epidemie mit 180 Erkrankten und 29 Todesfällen kam. Der zunächst vollkommen unbekannte Erreger wurde erst nach einigen Monaten identifiziert.

■ **Ursache** Dieser Erreger, das Bakterium Legionella pneumophila, ist ein weltweit vorkommender Keim natürlicher Gewässer. Ein

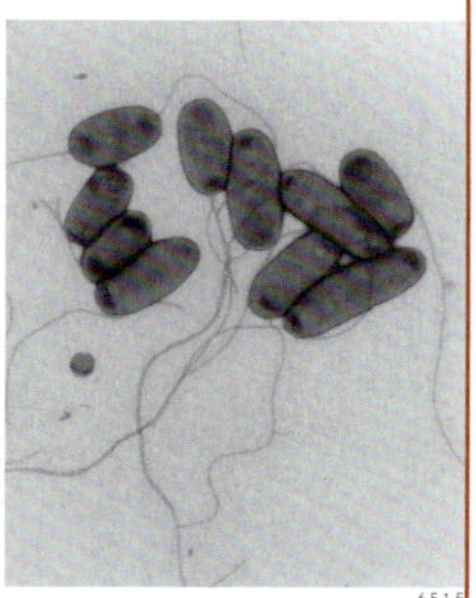

Legionärskrankheit. Legionella-pneumophila-Bakterien können sich mithilfe ihrer langen Geißel fortbewegen.

So schützt man sich vor der Legionärskrankheit

Einen wirklich sicheren Schutz bieten nur Wasser-Filteranlagen mit einer Porengröße von weniger als 0,2 μm. Der Einbau derartiger Filter scheitert aber meist an den erheblichen Kosten. Als Vorsichtsmaßnahme in warmen Ländern wird empfohlen, beim Benutzen einer Dusche, die womöglich längere Zeit nicht in Benutzung war, diese für einige Minuten so heiß wie möglich laufen zu lassen und dabei das Bad zu verlassen. Dadurch kann man die ersten Wasserdampfschwaden, die die meisten Legionellen enthalten, vermeiden. Bei Temperaturen von über 60 °C sterben die Bakterien ab. Kontaminierte Warmwassersysteme können außerdem durch Chlorierung des Wassers desinfiziert werden.

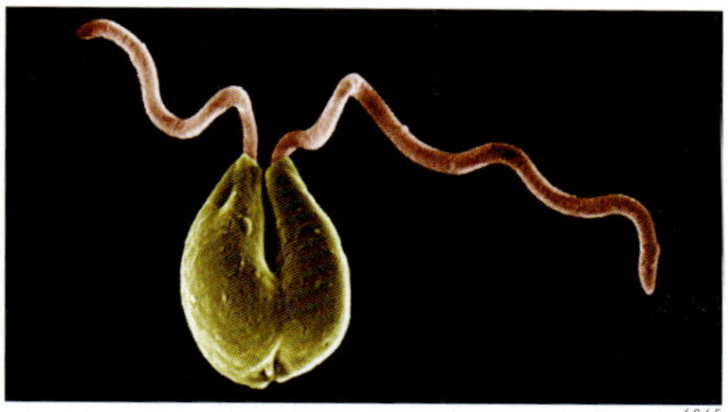

Leishmaniase. Leishmania major, Erreger der kutanen bzw. Hautleishmaniase. Durch den Stich des Sandmückenweibchens gelangt der Erreger in die Blutbahn.

Reservoir für den Erreger bilden frei lebende Amöben. Als Infektionsquelle sind Warm- und Kaltwassersysteme von Krankenhäusern und Hotels sowie Luftbefeuchter, Klimaanlagen oder Whirlpools bekannt, von denen aus die Erreger über die Luft beim Atmen in die Lunge gelangen. Übertragungen von Mensch zu Mensch sind nicht bekannt.

■ **Befund** 2–10 Tage nach Ansteckung erkranken die Infizierten mit Fieber, Kopfschmerz und Durchfällen, dann erst entwickelt sich eine mitunter schwere Lungen- und Rippenfellentzündung. Bei einem Teil der Betroffenen kommt es zu einem lebensbedrohlichen Lungen- und Nierenversagen. Eine leichte Verlaufsform mit grippeähnlichen Symptomen ohne Lungenentzündung wird als Pontiac-Fieber bezeichnet.

■ **Behandlung** Bei rechtzeitiger Einnahme von bestimmten Antibiotika können Todesfälle verhindert werden. Trotzdem versterben auch heute noch etwa 15 % der an der Legionärskrankheit erkrankten Menschen, zumal die Diagnose schwierig ist.

Legionella, Gattung begeißelter Stäbchenbakterien; die Art Legionella pneumophila ist Erreger der →Legionärskrankheit.

Lehmpackung, →Wickel und Auflagen.

Leibeshöhle, **1)** *Anatomie:* Körperhöhle, z. B. Brust- und Bauchhöhle.

2) *Entwicklungsbiologie:* **Zölom, Coeloma,** eine embryonale Höhle, aus der die großen Leibeshöhlen (Pleura-, Perikard- und Peritonealhöhle) hervorgehen.

Leibschmerz, →Eingeweideschmerz.

Leichenflecken, →Tod.

Leichenstarre, →Tod.

Lein, Flachs, Linum usitatissimum, Kultur- und Heilpflanze, deren Samen u. a. Öle, Eiweiße sowie Schleim- und Ballaststoffe enthalten. Die Leinsamen quellen im Darm auf und fördern aufgrund des Dehnungsreizes die →Peristaltik.

■ **Anwendung** Die zerstoßenen Samen werden mit Wasser bei Verstopfung, Darmdruck und Völlegefühl eingenommen. Als Nebenwirkung können Blähungen auftreten. Heiße Breiumschläge aus gepressten Leinsamen werden zur Behandlung lokaler Entzündungen und Vereiterungen verwendet.

Leinsamen, →Lein.

Leinsamenpackung, →Wickel und Auflagen.

Leiomyom, Form des →Myoms.

Leiomyosarkom, ein →Sarkom.

Leishmaniase, Leishmaniose, Leishmaniasis, Oberbegriff für Infektionskrankheiten, die durch unterschiedliche Protozoenarten der Gattung Leishmania hervorgerufen werden und je nach Erreger die Haut, Schleimhäute oder inneren Organe befallen können. Die WHO berichtet im World Health Report 1998 von einer beunruhigenden Zunahme an Neuinfektionen, die in letzter Zeit bevorzugt in Kombination mit HIV-Infektionen auftreten. Die Erreger sind weit verbreitet in tropischen und subtropischen Regionen, manche Arten kommen auch im Mittelmeerraum vor.

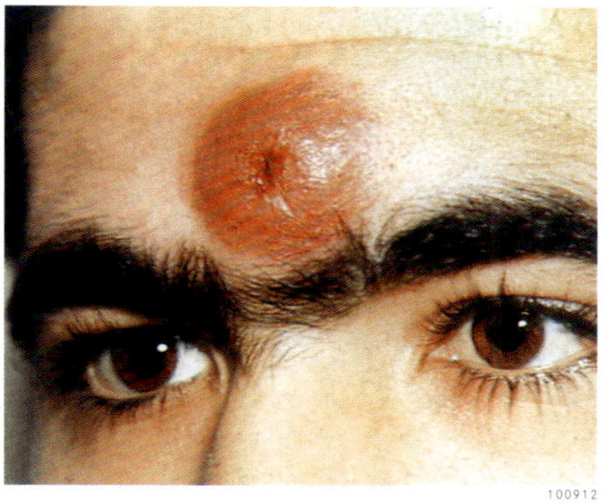

Leishmaniase. Schmerzlose, rötliche Schwellung mit zentralem Geschwür bei einer Leishmaniase (Aleppobeule)

■ **Ursache** Leishmanien infizieren sowohl Tiere (v. a. Nagetiere) als auch Menschen. Für ihren Entwicklungszyklus benötigen sie Sandmücken verschiedener Gattungen, in deren Magen sie sich vermehren. Beim Stich gelangen die als Promastigoten bezeichneten Formen des Erregers in den neuen Endwirt (z. B. Mensch) und wandeln sich in Zellen des Abwehrsystems zu Amastigoten um. Durch Zerdrücken von infizierten Mücken können sie ebenfalls freigesetzt werden und an Hautstellen, die kleinste Verletzungen aufweisen, In-

Der beste Schutz vor Leishmaniase

Bei Reisen in die Tropen schützt man sich am besten vor den krankheitsübertragenden Sandmücken durch eine Kleidung, die den ganzen Körper bedeckt. Die Mücken stechen meist im Freien und in der Dämmerung; hier ist besondere Vorsicht geboten. Im milderen Klima kommen sie in den Sommermonaten, in tropischen Waldgebieten während des ganzen Jahres, jedoch besonders während der Regenzeit vor. In Risikogebieten wird die Verwendung von Insektenabwehrmitteln und Netzen, die die Schlafstatt umhüllen, empfohlen. Die Netze müssen allerdings äußerst engmaschig sein, damit die winzigen Mücken nicht hindurchschlüpfen können.

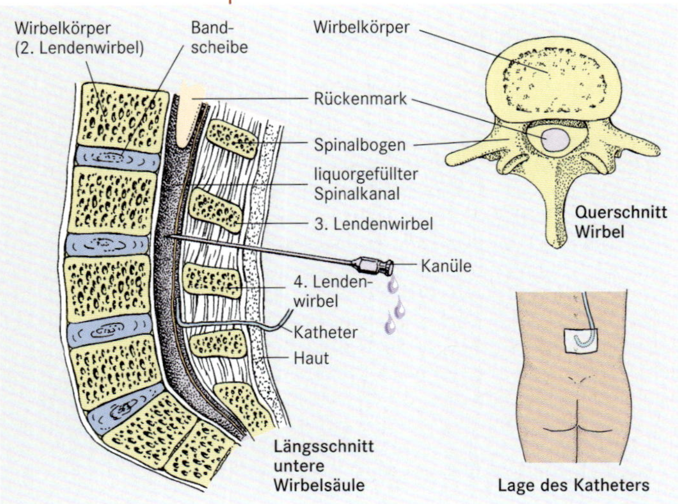

Leitungsanästhesie. Schematische Darstellung von Peridural- und Spinalraum. Bei der Spinalanästhesie wird das Lokalanästhetikum zwischen 3. und 4. Lendenwirbel in den Spinalraum eingebracht. Erfolgt die Injektion dagegen in den Bereich zwischen Rückenmarkshülle und Wirbelkanal, spricht man von einer Periduralanästhesie.

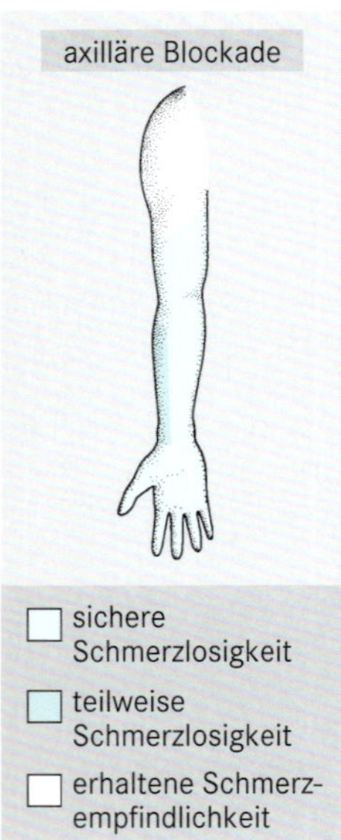

Leitungsanästhesie. Empfindungsausfall bei verschiedenen Plexusblockaden am Arm

fektionen verursachen. Der Kreislauf schließt sich, wenn Mücken den Erreger beim Saugen aufnehmen und auf neue Wirte übertragen.

■ **Befund** Man unterscheidet vier durch unterschiedliche Erregertypen hervorgerufene Formen der Leishmaniase. Die **Hautleishmaniase** (kutane Leishmaniase, Orientbeule, Aleppobeule) kommt in Regionen Südeuropas, Asiens und des Vorderen Orients vor und wird durch die Arten Leishmania tropica oder major verursacht. 2 Wochen bis zu 10 Monate nach Ansteckung entsteht an der Eintrittsstelle der Erreger ein über die Haut erhabenes rotes Knötchen (Papel), das innerhalb von Monaten geschwürig zerfällt und meist unter Narbenbildung spontan (ohne Behandlung) abheilt. Die **Hautleishmaniase Südamerikas,** die durch Leishmania mexicana verursacht wird, ist eine eher gutartige, meist auf die Ohrmuschel beschränkte Entzündung, die vorwiegend bei Waldarbeitern im Regenwald auftritt. Ebenfalls in Südamerika häufig ist die durch Leishmania brasiliensis hervorgerufene **Haut- und Schleimhautleishmaniase** (mukokutane Leishmaniase), die eine deutlich schlechtere Heilungstendenz aufweist und zu starken Gewebszerstörungen und Verstümmelungen von Nase, Mund und Rachenraum führt.

Bei der **viszeralen Leishmaniase** (Kala-Azar) werden Leber, Knochenmark und Lymphknoten befallen. Der Erreger, Leishmania donovani, kommt v.a. in Indien, Südamerika, Afrika und dem Mittelmeerraum vor. Die Inkubationszeit variiert zwischen 2 Wochen und mehreren Monaten. Nach einem schleichenden Beginn mit wiederkehrenden Fieberphasen und nur gering gestörtem Allgemeinbefinden entwickeln sich Blutarmut, Leber- und Milzvergrößerung, Schleimhautblutungen, Darm- und Herzmuskelentzündungen und eine fortschreitende Auszehrung.

■ **Behandlung** Die kutane und mukokutane Leishmaniase werden mit milden Chemotherapeutika (Miltefusine), die viszerale Leishmaniase mit Pilzmitteln (Amphothericin B) behandelt. Bei leichteren Formen der Hautleishmaniase können die Hautveränderungen operativ entfernt werden.

Leiste, **1)** *Anatomie:* dreiecksförmige Bauchregion am Übergang zum Oberschenkel, links und rechts der Schamgegend.

2) *Anatomie:* →Crista

Leistenbruch, Form des →Bruchs 2).

Leistenhoden, →Hodenhochstand.

Leistenkanal, Canalis inguinalis, röhrenförmige Verbindung zwischen Bauchhöhle und äußerer Schamgegend. Der Leistenkanal ist etwa 4–5 cm lang und durchstößt die Muskelschichten der vorderen Bauchwand von seitlich oben innen nach medial (zur Mitte hin) außen unten. Der Durchtritt durch die Sehnenplatte des äußeren schrägen Bauchmuskels (Musculus obliquus externus abdominalis) wird als äußerer, eine Lücke in der Bindegewebshülle des queren Bauchmuskels (Musculus transversus abdominis) als innerer **Leistenring** bezeichnet. Beim Mann verläuft durch den Leistenkanal der Samenstrang auf seinem Weg vom Hoden zur Prostata. Vor der Geburt wandern die Hoden mit ihren Versorgungsgefäßen durch den Leistenkanal aus der Bauchhöhle in den Hodensack (Descensus testis). Bei der Frau enthält der Leistenkanal ein Aufhängeband für die →Gebärmutter, das runde Mutterband.

Leistenring, →Leistenkanal.

Leistungsherz, →Sportlerherz.

Leistungssport, Bereich des →Sports.

Leitsymptom, **1)** *Diagnostik:* für ein bestimmtes Krankheitsbild charakteristisches oder besonders auffallendes Krankheitszeichen. Es kann sich auch um mehrere Krankheitszeichen handeln, die nur in dieser speziellen Kombination bei einer bestimmten Krankheit auftreten. Das Leitsymptom ist für die Diagnosenstellung der Krankheit entscheidend. Typische Leitsymptome eines Herzinfarktes sind z.B. Druck und Schmerzen hinter dem Brustbein (ausstrahlend in den linken Arm), Todesangst und Unruhe. Im Gegensatz dazu ist das Begleitsymptom ein unspezifisches Krankheitszeichen, das bei verschiedenen Erkrankungen auftreten kann.

2) *Homöopathie:* Krankheitszeichen, das für die Wahl des homöopathischen Mittels als am wichtigsten angesehen wird.

Leitungsanästhesie, örtliche Betäubung von Schmerzen und Empfindungen durch das Einspritzen eines Lokalanästhetikums in die Nähe eines Nervs bzw. eines Nervengeflechts (Nervenplexus). Je nach Wirkungsort unterscheidet man Nervenblockaden, Plexusblockaden und rückenmarknahe Leitungsanästhesien. Sie werden z.B. bei kleineren Operationen, bei Patienten mit erhöhtem Risiko für eine Allgemeinnarkose oder bei dem Wunsch nach einer aktiven Mitarbeit des Patienten während der Operation sowie zur Schmerzdiagnostik oder -therapie angewendet.

■ **Nervenblockade** Zeitlich begrenzte Ausschaltung eines bestimmten Nervs oder einer Nervenstruktur durch Spritzen eines örtlichen Betäubungsmittels in dessen Umgebung, z. B. bei der häufig angewendeten **Oberst-Anästhesie,** einer gezielten Betäubung der Finger oder Zehen, bei der das Lokalanästhetikum am Finger- oder Zehengrund eingespritzt wird. Bei der Unterbrechung sympathischer Nervenstrukturen spricht man von einer →Sympathikusblockade.

■ **Plexusanästhesie** (Plexusblockade): Betäubung eines Nervengeflechts durch Spritzen des Lokalanästhetikums in dessen unmittelbare Nähe, z. B. in der Achselhöhle für Eingriffe an Arm und Hand. Je nach Wahl des Einstichortes werden verschiedene Regionen des Arms betäubt.

■ **Rückenmarknahe Leitungsanästhesie** Unter einer **Spinalanästhesie** versteht man das Einbringen eines Lokalanästhetikums in den das Rückenmark umgebenden Spinalkanal. Der Einstichort liegt zwischen dem dritten und vierten Lendenwirbel. Hier ist die Gefahr der Nervenverletzung gering, weil das Rückenmark bereits auf Höhe des zweiten Lendenwirbels endet. Man unterscheidet eine hohe Spinalanästhesie, bei der vom Bauchnabel abwärts eine Schmerzausschaltung in der unteren Körperhälfte erfolgt, und eine tiefe Spinalanästhesie (Sattelblock), bei der nur die Bereiche, mit denen ein Reiter im Sattel sitzt (also After- und Genitalbereich), sowie Oberschenkelinnenseite betäubt werden. Wird das Lokalanästhetikum in den Periduralraum – der Bereich zwischen der Hülle des Rückenmarks und dem Wirbelkanal (Epiduralraum) – eingebracht, spricht man von einer **Periduralanästhesie** (Abk. PDA, Epiduralanästhesie). Da die Kanüle dabei nicht bis in den Spinalkanal vorgeschoben wird und somit keine Gefahr der Nervenverletzung besteht, kann die Periduralanästhesie auf jeder Höhe der Wirbelsäule durchgeführt werden. Anwendungsgebiete sind entsprechend der Spinalanästhesie chirurgische Eingriffe und die Schmerzlinderung, z. B. bei der Entbindung oder bei chronischen Schmerzen. In diesem Fall ist es möglich, über einen eingeführten Katheter das Lokalanästhetikum wiederholt nachzuspritzen, um eine Schmerzausschaltung für mehrere Stunden bis Tage zu erreichen.

Lejeune-Syndrom, →Katzenschreisyndrom.

Lendenlordose, →Wirbelsäule.

Lendenwickel, →Wickel und Auflagen.

Lendenwirbel, →Wirbelsäule.

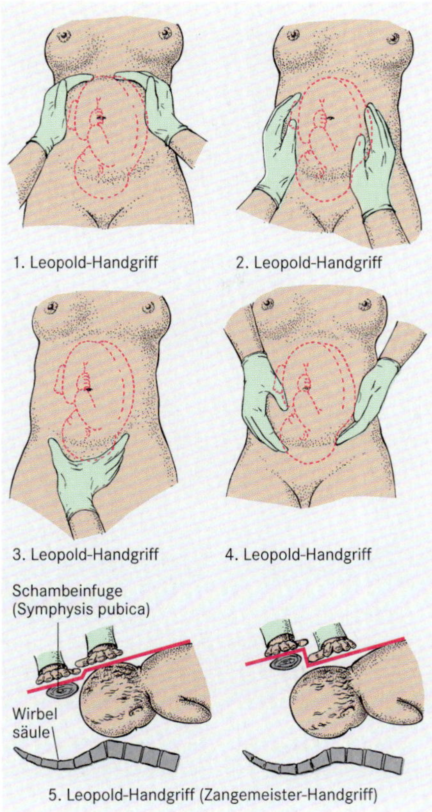

Leopold-Handgriffe. Die fünf verschiedenen Handgriffe dienen zur Feststellung der Gebärmuttergröße und der Kindslage.

Lendenwirbelsäule, Teil der →Wirbelsäule.

Lendenwirbelsäulenbruch, Form des →Wirbelbruchs.

Lennox-Gastaut-Syndrom ['lenəks gas'to:], Form der Epilepsie bei Kindern, für die eine Kombination verschiedener Anfallsformen charakteristisch ist. Die Kinder erleiden Sturzanfälle, nächtlich länger andauernde (tonische) Muskelverkrampfungen oder sich rhythmisch wiederholende Muskelzuckungen (Myoklonien). Erstmalig treten die Anfälle zwischen dem 2. und 7. Lebensjahr auf, gleichzeitig besteht oft eine geistige Entwicklungsverzögerung. Die Krankheit ist meist durch einen frühkindlichen Hirnschaden bedingt, kann aber auch vererbt sein.

Lens, →Linse.

Lentigo, →Linsenfleck. **Lentigo senilis:** →Altersfleck.

Leopold-Handgriffe, Untersuchungstechnik zur Bestimmung von Gebärmuttergröße und Kindslage in der Spätschwangerschaft. Alle Handgriffe führen der Arzt oder die Hebamme an der liegenden Schwangeren durch.

Der **erste Leopold-Handgriff** dient der Feststellung der Gebärmuttergröße. Mit dem **zweiten Leopold-Handgriff** lässt sich die Stellung des kindlichen Rückens untersuchen, mit dem **dritten** und **vierten Leopold-Handgriff** erkennt man, ob eine Schädellage oder Beckenendlage vorliegt und welcher Teil des Kindes zuerst in das Becken wandert. Der **fünfte Leopold-Handgriff** (Zangemeister-Handgriff) dient der Feststellung eines Missverhältnisses zwischen der Größe des mütterlichen Beckens und dem Kopf des Kindes.

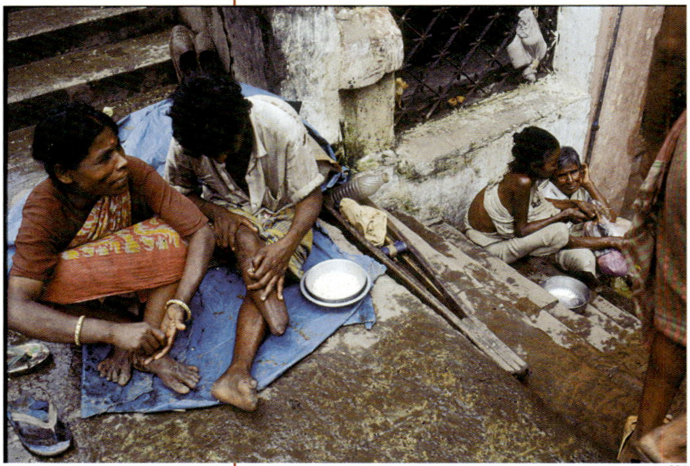

904

Lepra.
An Lepra erkranken vor allem Menschen in tropischen und subtropischen Ländern, wie hier in Indien. Oft erleiden die Infizierten Verstümmelungen an Gesicht und Gliedmaßen.

Lepra, Aussatz, chronische bakterielle Infektionskrankheit der Haut und des Nervensystems. Sie kommt v.a. in (sub)tropischen Ländern mit geringem Hygienestandard vor und ist, entgegen früheren Annahmen, nur wenig ansteckend. Der Nachweis des Erregers ist meldepflichtig.

■ **Ursache** Bei direktem Kontakt sind die Hautwunden und das Nasensekret von Leprakranken ansteckend, da in ihnen der Erreger Mycobacterium leprae in Massen vorkommt. Nur ein geringer Teil der Infizierten entwickelt Symptome, häufig sind subklinische Verläufe zu verzeichnen. Die Entwicklung der Lepra ist abhängig von der Entwicklung einer zellulären Immunabwehr beim Patienten gegen den Erreger. Je nach Grad der Abwehrschwäche kommt es außerdem zu zwei unterschiedlichen Krankheitsbildern, die oft erst Jahre nach der Ansteckung beginnen, da die Inkubationszeit bis zu 40 Jahre betragen kann.

■ **Befund** Bei Infizierten mit einem leichten Abwehrdefekt entwickelt sich die wenig ansteckende **Nervenlepra** (tuberkuloide Lepra) mit fleckartigen Hautveränderungen und strangartigen Nervenverdickungen (typischerweise des Nervus ulnaris, am Ellenbogen zu tasten). Die Nervenschädigungen können im weiteren Verlauf zu Gefühlsstörungen und Lähmungen führen. Diese Erkrankungsform hat eine wesentlich bessere Prognose als die bekanntere **lepromatöse Lepra** mit Ausprägung von Knoten (Leprom) v.a. auf der Gesichtshaut, schweren Nervenschädigungen und Verstümmelungen an Gesicht und Gliedmaßen. Diese Erkrankungsform tritt bei Infizierten mit starkem Abwehrdefekt auf, ist wesentlich ansteckender als die Nervenlepra und kann in fortgeschrittenem Stadium alle inneren Organe des Körpers befallen. Die Diagnose erfolgt mittels Entnahme von Gewebsflüssigkeit aus veränderten Hautbezirken (Hautskarifikation), die mikroskopisch untersucht wird.

■ **Behandlung** Es ist die Einnahme einer Kombination von Antibiotika nach einem vorgegebenen Behandlungsplan über mehrere Jahre, mitunter sogar lebenslang erforderlich. Frühentdeckung und -behandlung verbessern die Prognose, deshalb sollten die Kontaktpersonen von Erkrankten regelmäßig untersucht werden. Bereits eingetretene Verstümmelungen können nur noch durch plastisch-chirurgische Maßnahmen korrigiert werden.

Leptomeningeom, →Meningeom.

Lepto|meningitis, Entzündung der weichen Hirnhäute (→Meningitis).

Lepto|spira, Bakteriengattung, die zur Gruppe der Spirochäten gehört. Die Art Leptospira interrogans lebt in Mensch und Tier, besonders in Nagern, und ist als Erreger der →Leptospirose von medizinischer Bedeutung. Leptospira biflexa erzeugt beim Menschen keine Erkrankungen.

Lepto|spirose, schwere bakterielle Infektionskrankheit, die durch Tiere auf den Menschen übertragen wird und zu Entzündungen innerer Organe führt.

■ **Ursache** Die verschiedenen Varianten des Erregers Leptospira interrogans lösen einzeln oder in Kombination die unterschiedlichen Ausprägungen des Krankheitsbildes aus. Menschen infizieren sich hauptsächlich über den direkten Kontakt mit Tieren (v.a. mit Ratten, Mäusen, Hunden, Schweinen oder Katzen) oder deren infektiösem Urin bzw. damit kontaminiertem feuchtem Milieu (z.B. Abwasser). Die Bakterien können über kleinste Verletzungen der Haut in die Blutbahn gelangen, eine Ansteckung über die Schleimhäute (z.B. Spritzer auf die Bindehaut der Augen) ist ebenfalls möglich. Gefährdet sind v.a. Menschen aus Risiko-Berufsgruppen, z.B. Landwirte, Metzger, Abwasserarbeiter oder Zooangestellte, aber auch Angler und Wassersportler.

■ **Befund** Ein bis zwei Wochen nach der Ansteckung beginnt die Krankheit schlagartig mit hohem Fieber, Schüttelfrost und Muskelschmerzen. Nach einigen Tagen kommt es zu einem vorübergehenden Rückgang des Fiebers und anschließend zu einem erneuten Fieberanstieg (typischer zweiphasiger Verlauf) mit begleitender Erkrankung verschiedener innerer Organe. So führt die Leptospirose oft zu Entzündungen der Hirnhäute oder des Herzmuskels. Die besonders schwer verlaufende Form mit Leberentzündung und Nierenversagen wird als Weil-Krankheit bezeichnet. Diese kann durch Nieren-, Leber- oder Herzkomplikationen tödlich verlaufen. Andere Varianten mit meist günstigerem Verlauf sind das Canicolafieber, die Schweinehüterkrankheit, das Bataviafieber und das von Mäusen übertragene Feld-, Schlamm- und Erntefieber.

■ **Behandlung** Im Verdachtsfall sollte so bald wie möglich ärztliche Hilfe in Anspruch genommen werden, denn nur eine frühzeitige Antibiotikagabe beeinflusst den Verlauf günstig. Der Erregernachweis ist meldepflichtig, die Erkrankten müssen aber nicht isoliert werden, da die Ansteckungsgefahr für Kontaktpersonen nur gering ist. Zur Vorbeugung der Ansteckung wird das Tragen von Schutzkleidung bei der Arbeit, z. B. für Kanalarbeiter, empfohlen.

Leriche-Syndrom [ləˈriʃ-], **Aortenbifurkationssyndrom, Bifurkationssyndrom,** Verengung oder Verschluss im Bereich der Aufzweigung der großen Hauptschlagader (Aorta) im Becken; eine Form der →AVK.

■ **Befund** Das kleine Becken und die unteren Extremitäten werden unzureichend mit Blut versorgt. Dies äußert sich in einem Schwächegefühl der Beine, Potenzstörungen, blasser Haut und Schmerzen im Bereich des Gesäßes, der Hüfte und des Oberschenkels, zunächst unter Belastung, später auch in Ruhe.

■ **Behandlung** Im Einzelfall können die Blutgerinnsel medikamentös aufgelöst werden. Operativ kommen in Abhängigkeit von der Lokalisation und der Ausdehnung des Verschlusses die Entfernung des Blutgerinnsels (→Thrombektomie), ein Gefäßersatz oder die Umgehung der Engstelle mit einem Bypass infrage. Unbehandelt droht ein Verschluss der Darm- und Nierenschlagadern.

Lernbehinderung, mangelhafte Fähigkeit, die in der Grundschule vermittelten Wissensinhalte zu erfassen. Neben biologischen (z. B. Funktionsstörungen des Gehirns) werden auch Umwelteinflüsse (z. B. Zugehörigkeit zu sozial schwachen Gruppen) sowie ungünstige schulische Bedingungen verantwortlich gemacht. Das Ergebnis von Bestimmungen des →Intelligenzquotienten zeigt bei den Betroffenen einen zumeist deutlich unterdurchschnittlichen Wert im Bereich von 60 bis 100. Durch möglichst frühzeitige sonderpädagogische Fördermaßnahmen können die Lerndefizite zumindest teilweise ausgeglichen und die späteren beruflichen Chancen deutlich verbessert werden.

Lese-Rechtschreib-Schwäche, →Teilleistungsschwächen.

Leseunfähigkeit, Alexie, neurologische Krankheitserscheinung, bei der der Betroffene nicht mehr in der Lage ist zu lesen, obwohl das Sehvermögen intakt ist und er bis zu seiner Erkrankung normal lesen konnte. Die Leseunfähigkeit tritt auf bei Schädigungen des Hinter- oder Schläfenlappens des Gehirns, z. B. infolge eines Tumors oder Schlaganfalls.

Lethargie, 1) *Nervenheilkunde:* →Schlafsucht.

2) *Psychologie:* durch Hypnose herbeigeführter Tiefschlaf.

Leukämie, bösartige, meist im Knochenmark beginnende Erkrankung, die von Vorläuferzellen weißer Blutkörperchen (Leukozyten) ausgeht und durch eine Ausschwemmung der Tumorzellen ins Blut gekennzeichnet ist.

■ **Ursache** Die Entstehung einer Leukämie ist im Einzelnen ungeklärt. Das Risiko für eine unkontrollierte Vermehrung der Vorläuferzellen der weißen Blutkörperchen steigt durch bestimmte Umwelteinflüsse, z. B. bestimmte Chemikalien, insbesondere aber durch Radioaktivität. Auch →Tumorviren können Auslöser der Leukämie sein, ebenso kann eine genetische Veranlagung infrage kommen.

■ **Befund** Zu den Beschwerden gehören Blässe und Schwäche, Blutungs- und Infektneigung, oft auch Gewichtsverlust und Lustlosigkeit. Lymphknoten, Milz und Leber können vergrößert sein, es können Anzeichen einer →Anämie auftreten. Bei einigen Formen der Leukämie kann es auch zu einer Infiltration der Hirnhaut durch Tumorzellen kommen (→Meningeosis leucaemica). Die Diagnose erfolgt durch Untersuchungen von Blut und Knochenmark.

■ **Behandlung** Vor Beginn der Behandlung wird die Funktion vieler Organe, insbesondere von Herz, Lunge, Leber und Niere überprüft, um bei Bedarf die Therapie an vorhandene Organschwächen anzupassen. Nach dem Krankheitsverlauf werden akute und chronische Leukämien unterschieden. Die eigentliche Behandlung richtet sich nach der jeweiligen Form der Leukämie; mögliche Methoden sind z. B.: Chemotherapie, Strahlentherapie und →Knochenmarktransplantation, die oft in Kombination angewendet werden.

■ **Akute Leukämie** Die Formen der akuten Leukämie verlaufen ohne Therapie in Wochen bis wenigen Monaten tödlich. Sie sind gekennzeichnet durch eine erhöhte Anzahl unreifer Blutzellen. Behandlungsmaßnahmen sind kombinierte Chemotherapien (z. T. zusammen mit einer Schädelbestrahlung), wodurch die Neubildung von allen (auch gesunden) Blutzellen vorübergehend erheblich unterdrückt wird. Dies hat eine ausgeprägte Anämie, einen Blutplättchenmangel mit Blutungsneigung sowie einen Mangel an weißen Blutkörperchen zur Folge, was zu einer stark erhöhten Infektionsgefährdung führt. Während dieser Phasen ist oft ein stationärer Aufenthalt nötig, ansonsten wird die Behandlung so weit wie möglich ambulant durchgeführt. Akute Leukämien werden nach der Zellfamilie, aus der sie entstammen, gemäß einem

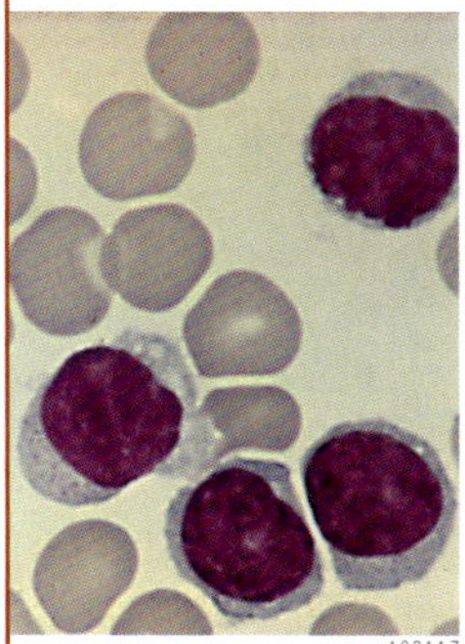

103117

Leukämie.
Gefärbter Blutausstrich bei chronisch-lymphatischer Leukämie. Zu erkennen sind neben den roten Blutkörperchen (kleine hellviolette Zellen) mehrere weiße Blutkörperchen, die zahlreicher und kleiner als normal sind.

speziellen Einteilungsschema (WHO-Klassifikation) charakterisiert. Nach ihrer Abstammung werden lymphatische, myeloische und undifferenzierte akute Leukämien unterschieden.

■ **Akute lymphatische Leukämie (ALL)** Diese Form geht von den Lymphozytenvorläuferzellen aus. Sie wird daher auch als Lymphoblastenleukämie bezeichnet. Die ALL tritt überwiegend bei jüngeren Kindern auf; in höherem Alter ist ein zweiter Häufigkeitsgipfel nachweisbar. Anhand von bestimmten Oberflächenmerkmalen der entarteten Zellen wird die Krankheit in verschiedene Formen eingeteilt, die unterschiedlich gute Heilungsaussichten haben.

■ **Akute myeloische Leukämie (AML)** Sie geht von einer entarteten Vorläuferzelle der Granulozyten-, Makrophagen-, Erythrozyten- oder Thrombozytenzellreihe aus. Bei der Myeloblastenleukämie, einer Form der AML, sind z. B. die Myeloblasten als unreife Vorstufen der Granulozyten betroffen. Die AML ist im Säuglings- und Kindesalter eher selten, die Häufigkeit nimmt ab dem Teenageralter stetig zu. Neben den allgemeinen Symptomen akuter Leukämien können gerade bei der myeloischen Form leukämische Infiltrate in der Haut beobachtet werden. Therapie und Heilungsaussicht werden von der Art der Vorläuferzelle bestimmt. Seit einiger Zeit werden auch →monoklonale Antikörper zusätzlich zur Chemotherapie eingesetzt.

■ **Akute undifferenzierte Leukämie (AUL)** Dies ist eine seltene Form der Leukämie, die vermutlich von einem sehr frühen Entwicklungsstadium der Knochenmarkszelle ausgeht. Sie wird daher auch als Stammzellenleukämie bezeichnet.

■ **Chronische Leukämie** Bei chronischen Leukämien treten im Gegensatz zu den akuten Formen vermehrt reife Blutzellen auf. Der Krankheitsverlauf ist schleichend und bösartig. Die Behandlung der chronischen Leukämie ist überwiegend palliativ. Auch hier wird zwischen lymphatischen und myeloischen Formen unterschieden.

■ **Chronisch-lymphatische Leukämie (CLL)** Die CLL ist eine Krankheit insbesondere des höheren Lebensalters, die von Vorläuferzellen der Lymphozyten ausgeht. Sie wird auch als Lymphadenose bezeichnet und den niedrigmalignen →Non-Hodgkin-Lymphomen zugerechnet. Die Erkrankung hat einen meist langsamen Verlauf und wird chemotherapeutisch behandelt; außerdem steht eine auf Antikörpern basierende Therapie (→Krebsmittel) zur Verfügung.

■ **Chronisch-myeloische Leukämie (CML)** Hier ist die Zahl der Granulozyten und ihrer Vorstufen erhöht, die jedoch kaum funktionsfähig sind. Die CML wird auch den myeloproliferativen Syndromen zugerechnet. Diese Form der Leukämie ist relativ häufig und kann in jedem Lebensalter auftreten. Bei den allermeisten Patienten mit CML findet man ein →Philadelphia-Chromosom. Die Standardtherapie der CML besteht in der Gabe von Imatinib, das gezielt an dem veränderten Enzym, das durch das Philadelphia-Chromo-

Leukämie Oft sind Kinder betroffen

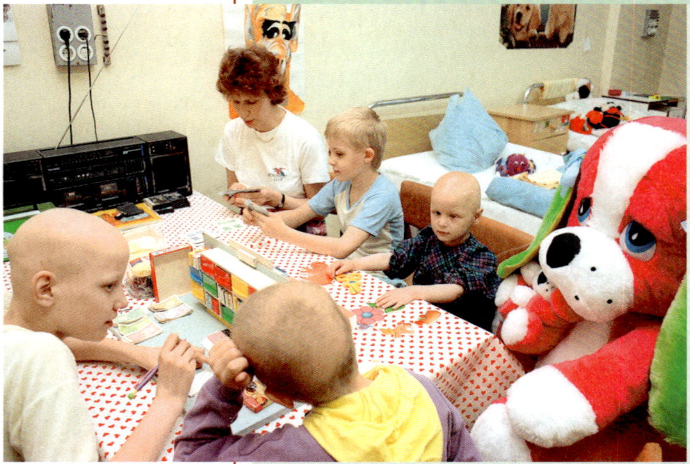

100562

Leukämien sind mit circa 50 % die häufigsten Krebserkrankungen im Kindesalter. Die akute lymphatische Leukämie stellt dabei den überwiegenden Anteil. Besonders betroffen sind Kinder zwischen drei und sieben Jahren. Sie haben eine Heilungschance von circa 80 %.

Doch diese guten Behandlungserfolge werden teuer erkauft: Meist macht die Erkrankung einen langen Klinikaufenthalt nötig; erhebliche Neben- und Spätwirkungen der oft jahrelangen Chemotherapie (Übelkeit, Haarausfall, Organschäden, Schädigung des Immunsystems etc.) müssen in Kauf genommen werden. Trotzdem bekommt etwa ein Viertel der Kinder einen Leukämie-Rückfall und stirbt. Zukünftig wird es jedoch möglich sein, die krebskranken Kinder durch eine molekulargenetische Untersuchung in Risikogruppen einzuteilen und die chemotherapeutische Behandlung maßgeschneidert anzupassen. Kinder der Hochrisikogruppe können ganz gezielt intensiver behandelt und beispielsweise sofort einer Knochenmarktransplantation zugeführt werden. Kinder der Gruppe mit niedrigem Risiko dagegen können eine mildere Therapieform bekommen. Auch Eltern und Geschwister leiden unter der Belastung. Hilfsorganisationen wie die Deutsche Kinderkrebshilfe oder die Deutsche Kinderkrebsstiftung beraten und helfen.

som kodiert wird, angreift und so die krankhafte Zellvermehrung hemmt. Eine Heilung ist oft nur durch eine Knochenmarktransplantation möglich.

Leukenzephalopathie, progressive multifokale, seltene Erkrankung der weißen Substanz des Gehirns, verursacht durch mehrere noch nicht eindeutig identifizierte Viren (→Slow Virus Infection).

Leukoderm, fleckförmige Hautbezirke mit vermindertem Pigmentgehalt aufgrund einer Störung der Funktion oder Struktur der pigmentbildenden Zellen. Das Leukoderm entsteht in der Folge von entzündlichen Hautkrankheiten, z. B. nach Abheilung von Ekzemen, bei Neurodermitis, Kleienpilzflechte, Syphilis oder Lepra.

Leukodystrophien, Gruppe von erblichen Stoffwechselkrankheiten, die zu einer Schädigung der weißen Substanz im Gehirn führen. Eine Erkrankungsform ist die **metachromatische Leukodystrophie,** die im frühen Kindesalter mit Koordinationsstörungen beginnt und zu Lähmungen, Erblindung und epileptischen Anfällen führt.

Leukom, weiße Hornhautnarbe des Auges nach einer Verletzung oder Entzündung. Es hat oft eine erhebliche Beeinträchtigung des Sehvermögens, Blendungsüberempfindlichkeit und starken Tränenfluss zur Folge.

Leukomalazie, periventrikuläre, Hirnerweichung speziell der weißen Hirnsubstanz seitlich der Seitenkammern (Seitenventrikel). Die periventrikuläre Leukomalazie entsteht bei unreifen Frühgeborenen durch Sauerstoffmangel vor, während oder nach der Geburt oder in der Folge von Hirnblutungen durch Durchblutungsstörungen der betroffenen Bezirke. Sie kann zu einer →Porenzephalie und bei Kommunikation mit den Hirnkammern zum →Hydrozephalus führen.

Leuk|onychie, Weißfärbung der Nägel (→Nagelkrankheiten).

Leukopenie, Leukozytopenie, Verminderung der Zahl der weißen Blutkörperchen (Leukozyten) im Blut. Abhängig von der beeinträchtigten Zellfamilie spricht man von einer Granulopenie (Granulozytopenie) oder einer Lymphopenie (Lymphozytopenie).

■ **Granulopenie** Bei dieser Form der Leukopenie ist die Zahl der →Granulozyten im Blut verringert. Ursache der Granulopenie ist in den meisten Fällen eine Tumorchemotherapie, aber auch eine Bestrahlung oder verschiedene Medikamente können die Bildung von Granulozyten hemmen. Ebenso kann sie bei bestimmten Erkrankungen und Vergiftungen auftreten oder angeboren sein. Es besteht eine erhöhte Anfälligkeit für schwere Infektionskrankheiten; außerdem tritt Fieber auf. Die Diagnose erfolgt durch eine mikroskopische Untersuchung von Blut und Knochenmarkausstrich. Bei einer länger dauernden Granulopenie werden vorbeugende Maßnahmen zur Infektvermeidung notwendig, z. B. eine vorbeugende Behandlung mit Antibiotika sowie strenge Hygieneregeln wie das Tragen eines Mundschutzes. Medikamente oder andere Behandlungsmaßnahmen, die eine Granulopenie verursachen, werden abgesetzt oder umgestellt. Da etwa 95 % der Granulozyten aus neutrophilen Zellen bestehen, wird eine Granulopenie oft auch als **Neutropenie** bzw. Neutrozytopenie bezeichnet. Eine sehr schwere Form der Granulopenie ist die →Agranulozytose, die durch allergische Reaktionen auf Medikamente hervorgerufen wird.

■ **Lymphopenie** Fällt die Gesamtzahl der →Lymphozyten auf unter 1 000 pro µl Blut, spricht man von einer **absoluten Lymphopenie.** Sie wird typischerweise während der Akutphase einer Reihe von Infektionskrankheiten gefunden, z. B. bei der Miliartuberkulose (→Tuberkulose), aber auch bei Lymphdrüsenkrebs, Aids oder als Folge bestimmter Krebstherapien. Eine absolute Lymphopenie ist außerdem bei einigen angeborenen Defekten der Immunabwehr nachweisbar. Bei einer **relativen Lymphopenie** ist der prozentuale Anteil der Lymphozyten an den weißen Blutkörperchen erniedrigt, weil die Zahl anderer Zellen stark erhöht ist, z. B. bei einer Granulozytose (→Leukozytose).

Leukoplakie, Schleimhautveränderung mit Bildung weißlicher Flecken oder Verdickungen, deshalb auch als Weißschwielenkrankheit bezeichnet. Die Ursache ist eine Verhornungsstörung der Mund- und Übergangsschleimhäute der Lippen sowie an den Genitalien. Bei der **hyperkeratotischen Leukoplakie,** die als Krebsvorstufe (Präkanzerose) gilt, bilden sich kompakte, pflastersteinartige, rissige oder gefurchte Hornauflagerungen. Besonders die Leukoplakie des Penis oder die Leukoplakie des Muttermundes und der Schamlippen (Vulva) gelten als krebsverdächtig. Im Bereich der Vulva ist die Leukoplakie ein Begleitsymptom bei der Craurosis vulvae, der Knötchenflechte (Lichen ruber) und der Bowen-Krankheit.

Leukopo|ese, Bildung der weißen Blutkörperchen (Leukozyten). (→Blutbildung)

Leuko|tomie, →Lobotomie.

Leukozyten, Blutzellen, die wegen ihrer weißlichen Farbe, die sie im ungefärbten Blutausstrich besitzen, auch als weiße Blutkörperchen bezeichnet werden. Die Leukozyten entwickeln sich im Prozess der Leukopoese zusammen mit Erythrozyten und Thrombozyten aus einer gemeinsamen Stammzelle im Knochenmark (→Blutbildung). Die Leukozyten sind an der Abwehr von Fremdstoffen sowie Krankheitserregern und an Entzündungsprozessen beteiligt. Man unterscheidet drei Gruppen, die verschiedene Aufgaben im →Immunsystem übernehmen: **Granulozyten, Lympho-**

zyten** und **Monozyten.** Die Gesamt-Leukozytenzahl im Blut wird im Blutbild ermittelt; nur knapp 10% der Leukozyten zirkulieren im Blut. Die meisten Leukozyten befinden sich im Knochenmark und in den anderen Geweben. Ist die Leukozytenzahl zu hoch (Leukozytose), z. B. bei Entzündungsreaktionen oder bei Leukämie, oder zu niedrig (Leukopenie), z. B. bei einer Schädigung des Knochenmarks oder bei viralen Infektionen, liefert das Differenzialblutbild (großes Blutbild) nähere Informationen über die Verteilung der Untergruppen und über mögliche Ursachen der Veränderung.

Leukozytenzylinder, ein →Blutkörperchenzylinder.

Leukozyto|penie, →Leukopenie.

Leukozytopo|ese, →Blutbildung.

Leukozytose, Vermehrung der weißen Blutkörperchen (Leukozyten) im Blut. Abhängig von der betroffenen Zellreihe spricht man von einer Granulozytose oder einer Lymphozytose.

■ **Granulozytose** Steigt die Gesamtzahl der →Granulozyten an, liegt eine **absolute Granulozytose** vor. Diese Form der Leukozytose tritt bei einer Reihe akuter bakterieller Infektionen und nach der Einnahme von Medikamenten, z. B. von Kortikoiden, auf. Verändert sich der Anteil im Vergleich zur Gesamtheit der weißen Blutkörperchen, wird von einer **relativen Granulozytose** gesprochen. Dies ist z. B. der Fall, wenn sich nach einer Salmonellose die Lymphozytenzahl erniedrigt. Da neutrophile Zellen etwa 95% der Granulozyten ausmachen, wird der Begriff **Neutrophilie** häufig synonym zu Granulozytose gebraucht.

■ **Lymphozytose** Eine **absolute Lymphozytose** bzw. Lymphozythämie liegt vor, wenn die Gesamtzahl der Lymphozyten auf mehr als 3600 pro µl Blut erhöht ist, wie dies v. a. bei Viruserkrankungen der Fall ist, z. B. bei Röteln, Hepatitis A oder Lungenentzündung. Auch in der Erholungsphase chronischer Infektionskrankheiten wie Tuberkulose und bei einigen wenigen bakteriellen Erkrankungen, z. B. Keuchhusten, treten Lymphozyten vermehrt auf. Sehr ausgeprägt kann die Lymphozytose bei bestimmten Formen einer lymphatischen →Leukämie sein. Die **relative Lymphozytose** bezeichnet die Erhöhung des prozentualen Anteils an Lymphozyten im Blutbild aufgrund einer Dezimierung der Granulozyten (→Leukopenie).

Leukozyturie, vermehrte Ausscheidung von weißen Blutkörperchen mit dem Urin (mehr als 10 Leukozyten/µl). Die häufigste Ursache ist eine Entzündung der Harnwege. Jedoch ist die Leukozyturie auch eine Begleiterscheinung bei Nierenbeckenentzündung, Tuberkulose der Nieren und Harnwege sowie Tumoren der Harnblase oder Prostata. Eine Leukozyturie kann mit dem Urin-Streifenschnelltest oder sicherer durch die Untersuchung des Urinsediments (→Harnuntersuchungen) nachgewiesen werden.

Lewy-Körperchen-Erkrankung, Hirnerkrankung mit Beginn zwischen dem 40. und 80. Lebensjahr, die mit einer fortschreitenden Beeinträchtigung geistiger Fähigkeiten, mit Schwankungen der Wachheit und Aufmerksamkeit, mit visuellen Halluzinationen und dem Bild einer Parkinson-Krankheit einhergehen kann. Sie gilt heute als zweithäufigste Ursache einer Demenz mit einer Häufigkeit um 20%. Im Vergleich zur Alzheimer-Demenz bestehen geringere Gedächtnisstörungen, dagegen stehen zu Beginn Störungen des räumlichen und des planenden Denkens, der Urteilsfähigkeit, der geistigen Flexibilität und der Denkgeschwindigkeit im Vordergrund. Später entwickelt sich mit rascherem Fortschreiten das Vollbild einer Demenz. In der mikroskopischen Untersuchung findet man typische Eiweißablagerungen, so genannte Lewy-Körperchen, in den Nervenzellen der Hirnrinde, aber auch tiefer Hirnstrukturen. Eine Heilung ist nicht möglich. Die Behandlung der Demenz erfolgt, ähnlich wie bei der Alzheimer-Demenz, mit →Cholinesterasehemmern, die dem Mangel an Acetylcholin in den Nervenzellen entgegenwirken.

Leydig-Zwischenzellen, Leydig-Zellen, Zellanhäufungen im Hoden, die u. a. das Sexualhormon Testosteron produzieren.

Lezithin, Phosphatidylcholin, fettähnliche Verbindung, die sich aus Glyzerin-, Phosphorsäure-, Cholin- und Fettsäuremolekülen zusammensetzt. Das Lezithin kommt im Blutplasma, in der Galle, Herz, Leber und Nervengewebe vor und ist ein wichtiger Bestandteil von Zellmembranen. Es kann vom Körper bei ausgewogener Ernährung selbst gebildet werden. Lezithin wird z. B. zur Herstellung von Salbengrundlagen und als Emulgator in der Lebensmittelindustrie eingesetzt. Wegen seines hohen Nährwerts und seiner Anreicherung im Nervengewebe ist es Bestandteil von Kräftigungs- und Aufbaumitteln.

LH, Abk. für **luteinisierendes Hormon,** Hormon, das im Vorderlappen der Hypophyse gebildet wird und die Hormonproduktion in Eierstöcken bzw. Hoden steuert. Es gehört damit zu den Gonadotropinen. Hormone aus dem Hypothalamus, dem übergeordneten Zentrum des Hormonsystems im Gehirn, kontrollieren die Abgabe von LH aus der Hypophyse (→Hypothalamushormone). Bei der Frau ist das LH an der Steuerung des →Menstruationszyklus beteiligt, wo es den Eisprung und die Umwandlung der zurückbleibenden Eihülle in den Gelbkörper bewirkt. Beim Mann stimuliert das LH die Hoden zur Ausschüttung von Testosteron.

Lhermitte-Zeichen, Untersuchungsbefund bei einer krankheitsbedingten Reizung der Hinterstränge des Rückenmarks auf Höhe des Halses, z. B. durch Tumoren oder entzündliche Erkrankungen. Eine passive Kopfbeugung nach vorn führt zu kribbelnden oder elektrisierenden Missempfindungen, die in Rücken, Arme und Beine ausstrahlen.

Libido, Geschlechtstrieb, physisch und psychisch bedingte Gefühle und Bedürfnisse, die zur sexuellen Befriedigung (→Sexualität) drängen.

Libman-Sacks-Endokarditis, Lupusendokarditis, nicht bakterielle Entzündung der Herzklappen bei systemischem →Lupus erythematodes. Dabei führen entzündliche Veränderungen des Bindegewebes im Bereich der Herzklappen zu warzenförmigen Auflagerungen v. a. an den Unterseiten der Segelklappen. Ein erhöhtes Risiko für eine infektiöse →Endokarditis wird vermutet, daher sind vorbeugende Maßnahmen (→Endokarditisprophylaxe) erforderlich. Die Libman-Sacks-Endokarditis verursacht meist keine Beschwerden.

Lichen, →Knötchenflechte.

Lichenifikation, flächenhafte Verdickung der Haut mit Vergröberung der Hautfelder und Vertiefung der Hautfurchen, die im Rahmen chronischer Hautentzündungen, z. B. bei Neurodermitis, auftritt.

Lichen sclerosus et atrophicus, seltene, chronisch-entzündliche Bindegewebserkrankung der Haut, bei der weißliche, herdförmige Flecken auftreten.

■ **Befund** Meist entstehen an den äußeren Genitalien weißliche, porzellanartige, narbig geschrumpfte Bereiche an Schamlippen und Damm. Bei Frauen ist der Scheideneingang verengt, es besteht quälender Juckreiz. Beim Mann treten die Hautveränderungen an Eichel und Vorhaut auf. Es entsteht eine Verengung der Vorhaut (Phimose). Außerdem kann es zu einer Verengung der Harnröhrenmündung kommen. Auch andere Körperbereiche, meist Nacken und Rücken, aber auch Arme, können betroffen sein. Typischerweise bestehen dort mehrere kleine, porzellanartige, bläulich weiße Flecken, die zu größeren Arealen zusammenfließen können, jedoch keinen Juckreiz verursachen.

■ **Behandlung** Die Hautveränderungen bedürfen hauptsächlich im Genitalbereich einer Behandlung. Äußerlich werden kortikoidhaltige Salben, Testosteronpräparate, bei Frauen auch Östrogensalben (→Vulvadystrophie) aufgetragen. Die Therapie ist nicht immer erfolgreich. Die befallenen Hautbezirke müssen vor Verletzungen geschützt werden. Unterstützend wirken rückfettende Maßnahmen. Da sich sehr selten ein Hautkrebs entwickeln kann, sind halbjährliche Kontrolluntersuchungen erforderlich.

Lichtausschlag, →Lichtdermatosen.

Lichtbad, →Lichttherapie.

Lichtdermatosen, Fotodermatosen, Lichtausschläge, Hautkrankheiten, die durch Einwirkung von Licht, insbesondere von ultraviolettem Licht, entstehen oder verschlimmert werden. Der →Sonnenbrand, die **akute Lichtdermatose,** entsteht durch eine Überdosierung von Sonnenlicht. Eine jahrelange übermäßige Sonnenbestrahlung ruft eine **chronische Lichtdermatose** hervor, die sich durch eine Vergröberung des Hautfaltenmusters, Hautatrophie, abnorme Verhornung (aktinische →Keratose) oder Pigmentflecken äußert und mit einem gehäuften Auftreten von →Hautkrebs einhergeht. Die **fototoxische Lichtdermatose** entsteht nach dem Kontakt mit bestimmten chemischen Substanzen, den Fotosensibilisatoren, deren giftige Wirkung durch das Licht aktiviert wird. Es kommt zu entzündlichen Hautreaktionen (→Kontaktekzem) und einer länger andauernden Überpigmentierung der Haut. Fototoxische Lichtdermatosen können nach dem Kontakt mit teerhaltigen Substanzen, bestimmten Inhaltsstoffen von Kosmetika oder Pflanzen, Medikamenten oder Farbstoffen entstehen. Bei empfindlichen Personen können auch Substanzen wie optische Aufheller oder kalorienfreie Süßstoffe (Cyclamate) eine fotoallergische Lichtdermatose hervorrufen.

Bei der so genannten Mallorca-Akne werden ölige Sonnenschutzpräparate für die Entstehung verantwortlich gemacht. Hierbei treten akneähnliche Veränderungen mit Papeln im Gesicht, an Oberarmen, Rücken und Dekolleté auf.

Eine **Sonnenallergie** (polymorphe Lichtdermatose) wird wahrscheinlich vornehmlich durch UVA-Bestrahlung ausgelöst, der genaue Entstehungsmechanismus ist jedoch unklar. Sie kommt meist bei Frauen an Gesicht, Dekolleté, Armen und Beinen vor, tritt typischerweise bei sonnenentwöhnter Haut zu Beginn des Sommers auf und bessert sich dann allmählich. Die Hautveränderungen reichen von Papeln über Bläschen zu Blasen, die für jeden Erkrankten charakteristisch sind. Bei Sonnenallergie kann ein akuter Schub mit Kortikoidcreme behandelt werden. Ansonsten bleibt zur Linderung nur die Vermeidung von Sonnenlicht. Vorbeugend kann im Einzelfall ein ärztlich begleitetes Light-Hardening (UV-Bestrahlung) durchgeführt werden.

Allgemeinerkrankungen, die durch Licht ausgelöst oder verschlimmert werden, gehören ebenfalls zu den Lichtdermatosen, z. B. der Lupus erythematodes, durch Licht ausgelöste Formen der Nesselsucht oder verschiedene Formen der Porphyrie.

Lichtkoagulation, gezielte »Verkochung« von Gefäßen am Augenhintergrund unter Verwendung eines konzentrierten Lichtbündels, heute zumeist als Laserstrahl. Sie dient u. a. zur Behandlung von Gefäßverschlüssen im Bereich der Netzhaut oder zur Gefäßverödung bei wiederkehrenden Blutungen.

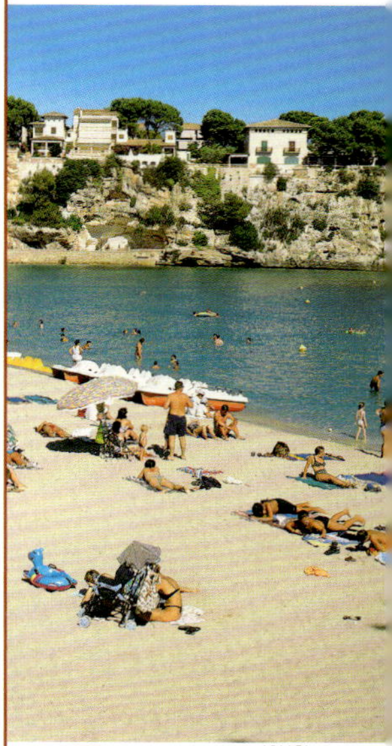

101171

Lichtdermatosen. Nach der beliebten Sonneninsel Mallorca ist die Mallorca-Akne benannt, die durch die Verwendung öliger Sonnencremes hervorgerufen wird (im Bild der Strand von Portocristo).

Lichtkrebs, durch wiederholte, lang andauernde UV-Bestrahlung ausgelöster →Hautkrebs.

Lichtmangelkrankheit, →Anheliose.

Lichtpolymerisation, Fotopolymerisation, Aushärten von zahnärztlichen Füllungskunststoffen (→Füllungswerkstoffe) durch gezielte Bestrahlung mit Licht einer definierten Wellenlänge, meist UV-Licht.

Lichtreaktion, →Pupillenreaktion.

Lichtreflex, 1) *Physiologie:* →Pupillenreaktion.

2) *Hals-Nasen-Ohren-Heilkunde:* bei der Ohrspiegelung sichtbare dreieckige Lichtreflexion am unteren vorderen Trommelfell, v. a. zur Beurteilung von Lage, Form und Funktion des Trommelfells.

Lichtschäden, Erkrankungen, die durch meist übermäßige Einwirkung von Licht, insbesondere von ultraviolettem Licht, entstehen. Beispiele für Lichtschäden sind Hautkrankheiten wie Lichtausschlag, →Lichtdermatosen, →Hautkrebs oder →Melanom. Auch die Augen können durch übermäßige UV-Strahlung über längere Zeit geschädigt werden, z. B. bei der Schneeblindheit.

Lichtscheu, Fotophobie, übermäßige Blendempfindlichkeit der Augen. Ursache ist entweder eine Erkrankung des Auges selbst, z. B. eine Bindehautentzündung oder Regenbogenhautentzündung, oder aber eine Störung der Pupillenreaktion, bei der das Auge auf das einfallende Licht nicht ausreichend reagiert. Die Lichtscheu ist auch eine häufige Begleiterscheinung bei Migräne und ein wichtiges Symptom bei Masern (→Augenbeschwerden).

Lichtschutz, *Physiologie:* biologische Schutzmechanismen der Haut gegenüber Sonnenbestrahlung, die sich nach Gewöhnung der Haut an die Sonne in Form von Pigmenteinlagerungen (Hautbräunung) und Entwicklung einer Lichtschwiele durch die Verdickung der Hornschicht ausbilden.

Lichtschutzmittel, →Sonnenschutzmittel.

Lichtschwiele, →Lichtschutz.

Lichtstarre, →Pupillenreaktion.

Lichttherapie, Fototherapie, Anwendung von Sonnenlicht oder künstlichem Licht zu Heilzwecken. Während das Sonnenlicht ein breites Strahlenspektrum liefert, kann man mit künstlichen Lichtquellen, z. B. Gasentladungslampen oder Leuchtstoffröhren, Licht eines bestimmten Wellenbereichs, infrarot, sichtbar oder ultraviolett (UV-A- und UV-B-Licht), für die verschiedenen Anwendungen erzeugen. Auch Lasergeräte erzeugen hochenergetisches Licht einer definierten Wellenlänge (→Lasertherapie). Die Bestrahlung mit Sonnenlicht ist ein wichtiger Bestandteil der →Klimatherapie. Licht steigert das allgemeine Wohlbefinden und reguliert zahlreiche Stoffwechselvorgänge. **UV-Licht** unterstützt die Behandlung von Schuppenflechte, Neurodermitis, Hautausschlägen und Juckreiz. Die Wirkung von UV-Licht kann durch Sole- oder Meerwasser (Balneo-Fototherapie) oder bestimmte chemische Substanzen verstärkt werden (fotoaktivierte Chemotherapie, →Fotochemotherapie). **Rotlicht** und **Infrarotlicht** werden bei nässendem Hautausschlag, bei rheumatischen Krankheiten und bei Verschleißerkrankungen des Bewegungsapparates angewendet (→Infrarottherapie). Die Lichttherapie durch eine Bestrahlung mit blauem Licht wird bei Neugeborenengelbsucht eingesetzt.

Lichttherapie
→ GEO **Dossier**
Im Rhythmus des Lebens, Bd. 9

Lid, →Augenlid.

Lidentzündung, Blepharitis, Lidrandentzündung, Entzündung des Augenlides, die v. a. den Lidrand befällt und oft zusammen mit einer Bindehautentzündung auftritt.

■ **Ursache** Häufig betroffen sind Kinder sowie Menschen, die chronischer Staub-, Rauch- oder Hitzeeinwirkung ausgesetzt sind. Die Lidentzündung kann aber auch durch eine (bakterielle) Infektion verursacht sein. Sie ist ein typisches Symptom bei →Gerstenkorn und →Hagelkorn.

■ **Befund** In leichteren Fällen besteht eine Rötung der Lidränder mit oder ohne Schuppenbildung, in schweren Fällen bilden sich eitrige Krusten, nach deren Entfernung es leicht blutet.

■ **Behandlung** Die Lider werden täglich mehrmals mit lauwarmem Wasser gereinigt und anschließend mit milden, desinfizierenden Salben bestrichen. Bei bakterieller Entzündung empfehlen sich antibiotische Salben nach Verordnung durch den Arzt. Bei zusätzlichem Tränenmangel wird ein Tränenersatzmittel verordnet.

Lidlähmung, Blepharoplegie, Lähmung des Augenlides, die durch Schädigung zweier Nerven zustande kommen kann. Die **Lidschlusslähmung** kommt bei Entzündungen des 7. Hirnnervs, Nervus facialis, vor (→Fazialislähmung). Der **Lidheberlähmung** liegt eine Schädigung des 3. Hirnnervs (Nervus occulomotorius) zugrunde. Ursache können krankhafte Veränderungen des zentralen Nervensystems sein, z. B. aufgrund von Tumoren oder Blutungen mit nachfolgendem Schlaganfall.

Lidocain, Wirkstoff von →Lokalanästhetika und, →Antiarrhythmika.

Lidödem, Hydroblepharon, Schwellung des Augenlides bedingt durch Einlagerung von Flüssigkeit im lockeren Unterhautgewebe. Es kann durch eine lokale Entzündung verursacht sein (z. B. Gerstenkorn), als Folge einer allergischen Reaktion oder stoffwechselbedingt bei Nieren- und Herzschwäche auftreten.

Lidrandentzündung, →Lidentzündung.

Lidschlag, unwillkürliches Schließen der Augenlider. Der Lidschlag dient der Befeuchtung der Hornhaut mit Tränenflüssigkeit (etwa 5- bis 10-mal pro Min.) und dem Schutz des Auges vor Fremdkörpern (Lidschlussreflex).

Lidspalte, Rima palpebrarum, Raum zwischen oberem und unterem Augenlidrand. Die Lidspalte ist erweitert u. a. bei verstärkter Aktivität des Sympathikus (z. B. bei Angst oder Schilddrüsenüberfunktion), verschmälert z. B. bei Ermüdung.

Lidstraffung, Blepharoplastik (→kosmetische Chirurgie).

Lien, →Milz.

Liftschwindel, Liftempfinden, Gleichgewichtsstörung, verursacht durch eine Schädigung des Gleichgewichtsapparats im Innenohr mit dem Gefühl, wie in einem Aufzug nach oben oder unten befördert zu werden.

Ligamentum, Band, sehnenähnlicher, derber Bindegewebszug, durch den Knochen untereinander zum Zweck einer besseren Stabilität – insbesondere an den Gelenken – verbunden sind oder über den Organe oder Organteile fixiert sind. An den Anhaftungsstellen der Bänder und Sehnen hat der Knochen Kämme, Vorsprünge, Rauigkeiten und Fortsätze. Ligamenta werden oft nach den Strukturen benannt, die sie verbinden. **Ligamentum annulare radii:** ringförmiges Band um die Speiche am oberen Gelenk zwischen Speiche und Elle (Radioulnargelenk). **Ligamentum arteriosum:** der bindegewebige Rest des Ductus arteriosus Botalli (→Blutkreislauf, fetaler). **Ligamentum carpi transversum** (Retinaculum flexorum): quer verlaufendes Band an der Handwurzel, unter dem die Sehnen von Finger- und Handbeugern sowie der Nervus medianus verlaufen (→Karpaltunnel). **Ligamentum collaterale fibulare:** äußeres Seitenband des →Kniegelenks. **Ligamentum collaterale tibiale:** inneres Seitenband des →Kniegelenks. **Ligamentum cruciatum** (Kreuzband): →Kniegelenk. **Ligamentum falciforme:** sichelförmiges Band an der Oberseite der Leber, das deren linken und rechten Lappen voneinander abgrenzt und die Leber an die Zwerchfellunterseite heftet. **Ligamentum flavum:** Band, das zwei Wirbelbögen elastisch verbindet. **Ligamentum gastrolienale:** Halteband der Milz, das die Milz mit der großen Magenkurvatur verbindet. **Ligamentum inguinale** (Leistenband): zwischen vorderem oberem Darmbeinstachel und Schambeinhöcker aufgespanntes Band, das die untere Begrenzung der vorderen Bauchwand bildet. **Ligamentum interspinale:** breites Band zwischen zwei Dornfortsätzen. **Ligamentum latum uteri** (breites Mutterband): →Gebärmutter. **Ligamentum ovarii proprium:** Halteband des →Eierstocks. **Ligamentum patellae** (Kniescheibenband): Teil der Sehne des vierköpfigen Oberschenkelmuskels (Patellarsehne), der die Gelenkkapsel des →Kniegelenks verstärkt. **Ligamentum suspensorium ovarii:** Halteband des →Eierstocks. **Ligamentum teres hepatis** (rundes Leberband): verschlossener Rest der ehemaligen Nabelvene, der mit dem verschlossenen Rest des Ductus venosus (dem Ligamentum venosum; →Blutkreislauf, fetaler) praktisch ein durchgehendes Band bildet. **Ligamentum teres uteri** (rundes Mutterband): →Gebärmutter. **Ligamentum transversum atlantis:** Querband des Atlas (→Atlantoaxialgelenk). **Ligamentum vocale** (Stimmband): →Kehlkopf.

Ligatur, chirurgische Technik zur Unterbindung eines Gefäßes oder eines Hohlorgans mit einem Faden. Eine Ligatur wird z. B. nach der Durchtrennung eines Gefäßes zur Blutstillung erforderlich.

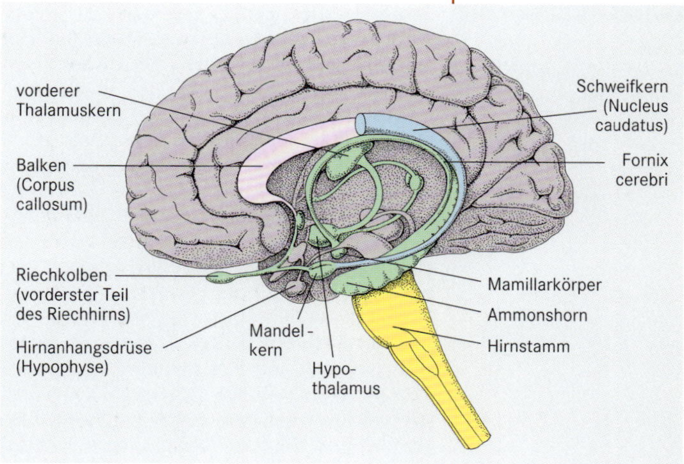

103197

limbisches System. Strukturen des limbischen Systems (grün eingefärbt)und ihre Lage im Gehirn. Das limbische System ist für das emotionale und Triebverhalten zuständig; außerdem spielt es bei der Gedächtnisfunktionund beim Riechen eine Rolle.

limbisches System, funktionelle Einheit aus Strukturen verschiedener Hirnanteile. Das limbische System ist ein entwicklungsgeschichtlich alter Gehirnteil, dessen einzelne Teile eng miteinander und mit anderen Hirnarealen verschaltet sind. Dies macht eine klare anatomische Abgrenzung zu anderen Hirnanteilen schwierig. Es umfasst Regionen der Großhirnrinde (limbischer Kortex), Nervenzellansammlungen in Zwischen- und Mittelhirn und umgibt die Kerngebiete des Hirnstamms und den Balken wie ein Saum (Limbus). Zu ihm gehören außerdem der paarige Mandelkern (Corpus amygdaloideum), der paarige Mamillarkörper (Corpus mamillare), der Hippocampus mit seinem verdickten Vorderende, dem Ammonshorn sowie eine lange Faserbahn zwischen Mamillarkörper und Hippocampus, der Fornix cerebri. Das limbische System ist eine Schaltstelle für die emotionale Bewertung von Situationen. Gefühle wie Furcht, Wut und Aggression entstehen unter Beteiligung von Großhirnrinde, Thalamus und Hypothalamus. Über den Hypothalamus vermittelt es auch Reaktionen auf emotional belastende Situationen, u. a. Blutdruckanstieg,

limbisches System
→ GEO **Dossier**
Chemie der Triebe, Bd. 9

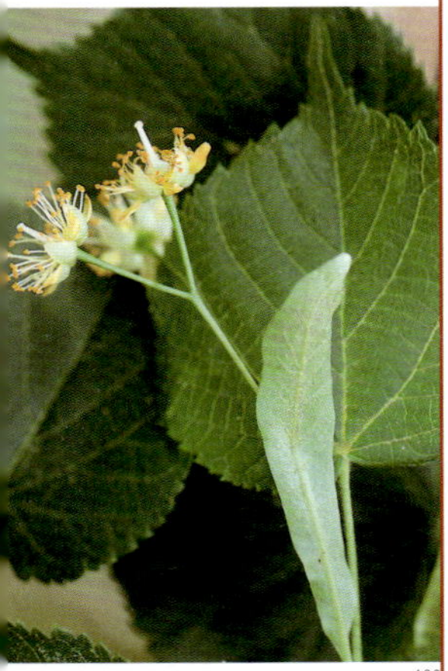

420

Linde.
Das Öl der Sommerlinde wird traditionell bei Erkältungskrankheiten angewendet.

Erröten, Erblassen oder erhöhte Herzfrequenz. Es hat wahrscheinlich auch Einfluss auf die Gedächtnis- und Lernfunktion des Gehirns und gilt als Sitz des Riechhirns.

Lindan, →Parasitenmittel.

Linde, Tilia, Gattung von Bäumen, aus der die Sommerlinde (Tilia platyphyllos) und die Winterlinde (Tilia cordata) für medizinische Zwecke genutzt werden. Ihre Blüten (bzw. Blütenstände) enthalten Flavonoide, Schleim- und Gerbstoffe sowie ätherisches Öl. Zubereitungen aus **Lindenblüten** lindern den Hustenreiz und wirken vermutlich schweißtreibend.

■ **Anwendung** Teeaufgüsse können bei Husten und Erkältung getrunken werden. Traditionell wird Lindenblütentee auch zur Beruhigung und als verdauungsförderndes und harntreibendes Mittel verwendet. In Teemischungen sind Lindenblüten häufig mit Holunderblüten kombiniert. Nebenwirkungen sind nicht bekannt.

Lingua, →Zunge.

lingual, zungenförmig, zur Zunge gehörend; auch: zur Zunge zeigend, zungenwärts gelegen.

Linksappendizitis, **1)** *Magen-Darm-Trakt:* Entzündung des Wurmfortsatzes bei spiegelbildlicher Verlagerung der inneren Organe.

2) *Magen-Darm-Trakt:* →Divertikulitis.

Linksherzbelastung, vermehrte Beanspruchung der linken Herzkammer durch Widerstandserhöhung im großen Blutkreislauf (Druckbelastung) bzw. durch erhöhten Blutzufluss und Blutdurchsatz (Volumenbelastung).

Linksherzdekompensation, durch Gegenregulierung von Herz und Kreislauf nicht mehr ausgleichbare Schwäche der linken Herzhälfte (→Herzinsuffizienz).

Linksherzdilatation, Form der →Herzdilatation.

Linksherzhypertrophie, →Herzhypertrophie.

Linksherzinsuffizienz, →Herzinsuffizienz.

Linksherzkatheteruntersuchung, →Herzkatheteruntersuchung.

Links-Rechts-Shunt, krankhafte Kurzschlussverbindung, bei der Blut von der linken in die rechte Herzhälfte oder von einem arteriellen (sauerstoffreichen) Gefäßschenkel in einen venösen (sauerstoffarmen) Gefäßschenkel übertritt. Ein Links-Rechts-Shunt tritt bei angeborenen →Herzfehlern auf.

Linksschenkelblock, →Schenkelblock.

Linksverschiebung, Vermehrung unterschiedlicher Entwicklungsvorstufen der neutrophilen Granulozyten. Von einer **physiologischen Linksverschiebung** spricht man, wenn relativ reife Vorstufen der →Granulozyten mikroskopisch im Blut zu finden sind. Diese Konstellation tritt z. B. bei akuten bakteriellen Infektionen auf. Eine **pathologische Linksverschiebung** liegt vor, sobald auch ganz frühe, unreife Granulozytenvorstufen im Blut nachweisbar sind. Dies ist ein Hinweis auf eine Verdrängung der Blutbildung aus dem Knochenmark, oft aufgrund einer bösartigen Erkrankung wie der chronisch-myeloischen →Leukämie.

Linse, Lens, **1)** *Physik:* durchsichtiger Körper mit Grenzflächen, die durch Lichtbrechung die optische Abbildung eines Gegenstandes ermöglichen. Linsen können aus Glas, Quarz oder Kunststoffen hergestellt werden. **Sammellinsen** mit nach außen gewölbten (konvexen) Flächen werden in Brillen zur Korrektur einer Weitsichtigkeit eingesetzt. Eine Brille zur Korrektur einer Kurzsichtigkeit hat **Zerstreuungslinsen** mit nach innen gewölbten (konkaven) Flächen.

2) *Anatomie:* lichtbrechende Struktur des →Auges.

Linsen|astigmatismus, →Stabsichtigkeit.

Linsenextraktion, Entfernung der Augenlinse bei →grauem Star.

Linsenfleck, Lentigo, brauner Fleck, entstanden durch die Vermehrung pigmentbildender Zellen der Oberhaut (Melanozyten). Linsenflecke sind rund, scharf begrenzt und wenige Millimeter groß. Sie treten einzeln oder zu mehreren auf, kommen am gesamten Körper vor und können die Vorstufe eines Nävuszellnävus (→Muttermal) sein. Bei einer großen Anzahl von Linsenflecken am ganzen Körper spricht man von **Lentiginose.** Diese kann erblich sein und z. T. mit weiteren Auffälligkeiten an Herz, Lunge, Auge und Ohr einhergehen.

Linsenluxation, Verlagerung der Augenlinse in die Vorderkammer oder in den Glaskörperraum. Es gibt eine angeborene Form der Linsenluxation (oft zusammen mit anderen Fehlentwicklungen) und eine erworbene Form nach Verletzung (z. B. stumpfe Gewalteinwirkung auf den Augapfel).

Linsentrübung, →grauer Star.

Lipämie, Anreicherung von Fettbestandteilen, insbesondere Neutralfetten (Triglyzeride), im Blutserum, das dadurch milchigtrübe aussieht. Normal ist eine Lipämie nach einer fettreichen Mahlzeit, krankhaft bei →Fettstoffwechselstörungen.

lipämische Diathese, naturheilkundlicher Begriff, der die Neigung des Körpers zu Störungen des Fettstoffwechsels beschreibt.

Lipase, Sammelbezeichnung für eine Gruppe fettspaltender Enzyme, die v. a. in der →Bauchspeicheldrüse gebildet werden. Bei akuter und chronischer Bauchspeicheldrüsenentzündung findet man erhöhte Mengen der Lipase im Serum.

Lipid, →Fett.

Lipidosen, Lipoidosen, Gruppe seltener, erblicher Fettstoffwechselstörungen. Dabei werden entweder Lipide (Fette und fettähnliche Substanzen) vermehrt in verschiedenen Organen gespeichert (**Fettspeicherkrankheiten,** Lipidspeicherkrankheiten), oder deren Konzentration im Blut ist abnorm verändert. Zu den Lipidosen gehören u. a. die →Gangliosidosen (z. B. Tay-Sachs-Syndrom), die Sphingolipidosen (z. B. Niemann-Pick-Krankheit) und die Hypolipoproteinämien. Die Symptome sind sehr unterschiedlich und hängen ab von der Art des Defekts und vom Organ, in dem die Fette gespeichert werden.

Lipidsenker, →Blutfettsenker.

Lipidspeicherkrankheiten, →Lipidosen.

Lipo|dys|trophie, 1) *Pathologie:* örtlicher Schwund von Fettgewebe, der nach Verletzungen oder häufigen Injektionen von Insulin oder Kortikoiden an derselben Körperstelle auftritt.

2) *Pathologie:* intestinale Lipodystrophie (→Whipple-Krankheit).

Lipoid, fettähnlicher Stoff (→Fett).

Lipoidosen, →Lipidosen.

Lipom, →Fettgeschwulst.

Lipomatose, Häufung von →Fettgeschwülsten.

Lipoproteine, Lipoproteide, Moleküle, die aus einer fettartigen Substanz (Lipid) und einem Eiweißkörper (Apolipoprotein) bestehen. Diese großen Molekülkomplexe sind wasserlöslich und erlauben den Transport der eigentlich wasserunlöslichen Fette im Blut (Blutfette, auch Serumlipide). Neben der quantitativen Bestimmung der Gesamtmenge der Lipoproteine im Blut werden in der Lipidelektrophorese auch einzelne Blutfettwerte ermittelt. Lipoproteine unterteilt man u. a. nach ihrer Dichte in **Chylomikronen** und **VLDL** (Very-low-density-Lipoprotein), die im Energiestoffwechsel dem Transport von Fetten (hauptsächlich Triglyzeriden) dienen, und **LDL** (Low-density-Lipoprotein) sowie **HDL** (High-density-Lipoprotein), die dem Membranstoffwechsel dienen und →Cholesterin sowie Phosphatide transportieren. Die beiden cholesterinhaltigen Fraktionen sind ausschlaggebend für die Beurteilung des Cholesterinspiegels im Blut: Das Risiko von Arteriosklerose und Folgeerkrankungen wie Herzinfarkt und Schlaganfall wächst v. a. mit hohen Spiegeln von LDL-Cholesterin (→Hyperlipoproteinämie). HDL-Cholesterin hat hingegen einen schützenden Effekt auf die Gefäßwände.

Die Normwerte im Blut betragen: Gesamt-Cholesterin < 200 mg/dl, LDL-Cholesterin < 130 mg/dl, HDL-Cholesterin > 55 mg/dl, Triglyceride < 160 mg/dl.

Liposuktion, Fettabsaugung; →kosmetische Chirurgie.

Lippe, Labium, 1) *Anatomie:* Struktur, die die vordere Begrenzung des Mundes bildet. Die Lippen werden vom Mundringmuskel (Musculus orbicularis oris) geformt und sind außen von Gesichtshaut, innen von Mundschleimhaut bedeckt. Das Lippenrot am Übergang ist von mehrschichtigem, schwach verhorntem Plattenepithel bedeckt, das darunter liegende, blutgefäßreiche Gewebe scheint leuchtend rot durch. An Oberlippe (Labium superius) bzw. Unterlippe (Labium inferius) fehlen Drüsen, die Anfeuchtung erfolgt über den Speichel.

2) *Anatomie:* lippenähnliches Gebilde.

Lippenbändchen, Schleimhautfalte, die in der Kiefermitte von der Innenseite der Ober- bzw. Unterlippe zum Zahnfleisch des Alveolarfortsatzes verläuft. Ein stark ausgeprägtes Lippenbändchen kann zu einem →Diastema führen.

Lippenherpes, →Herpes-simplex-Infektion.

Lippenkarzinom, →Lippenkrebs.

Lippen-, Kiefer- und Gaumenspalte, →Gesichtsspalten.

Lippenkrebs, bösartige Geschwulst im Bereich der Lippen. Bei den wesentlich häufigeren Lippenkrebsen der Unterlippe handelt es sich nahezu ausschließlich um Plattenepithelkarzinome, bei den selteneren Lippenkrebsen der Oberlippe häufig um Basaliome. Der Lippenkrebs tritt meist bei Männern, bevorzugt bei Pfeifenrauchern auf. Krebsauslösend wirken Inhaltsstoffe des Tabakrauches wie z. B. Teer, aber auch ultraviolette Strahlung (Sonnenexposition). Der typische Lippenkrebs der Unterlippe zeigt sich meist im seitlichen Bereich als anfangs warzige Hautveränderung, die sich stetig vergrößert und geschwürig zerfallen kann. Die Behandlung besteht in einer möglichst frühzeitigen operativen Entfernung.

Lippenplastik, operatives Verfahren zur Gestaltung oder Wiederherstellung einer normalen Lippenform und -funktion. Die Lippenplastik hat ihre größte Bedeutung beim Verschluss von Lippenspalten (→Gesichtsspalten). Sie wird auch nach Unfällen oder Tumorentfernungen im Lippenbereich eingesetzt.

Lippenspalte, eine →Gesichtsspalte.

Liquor, 1) *Pharmazie:* flüssiges Arzneimittel.

2) *Geburtshilfe:* **Liquor amnii,** →Fruchtwasser.

3) *Anatomie:* **Liquor cerebrospinalis, Nervenwasser,** Gehirn-Rückenmark-Flüssigkeit, eine klare, farblose Flüssigkeit. Die durchschnittliche Menge beträgt 120–200 ml. Liquor wird in Kapillargeflechten der innersten Hirnhaut (den Plexus choroidei der Pia mater) gebildet, in die →Liquorräume abgegeben und von knopfförmigen Wucherungen der mittleren Hirnhaut (Arachnoidealzotten) in das Blutsystem aufgenommen. Gleich einem Wasserkissen schützt er das Gehirn vor Stoß, Rei-

Lipoproteine
→ GEO **Dossier**
Die Heilkraft der Bewegung, Bd. 11

bung, Druck und Verformung und ist Medium für den Stoffaustausch zwischen Blut und Nervengewebe, z. B. für Nährstoffe und Stoffwechselprodukte. Der Liquor kann über eine →Liquorpunktion gewonnen und per →Liquoruntersuchung analysiert werden.

Liquorblockade, Behinderung des normalen Liquorflusses zwischen seitlichen Gehirnkammern (Seitenventrikel), drittem und viertem Ventrikel und dem Raum zwischen innerer und mittlerer Hirnhaut (Subarachnoidalraum). Die Liquorblockade führt zu einem Verschlusshydrozephalus (→Hydrozephalus).

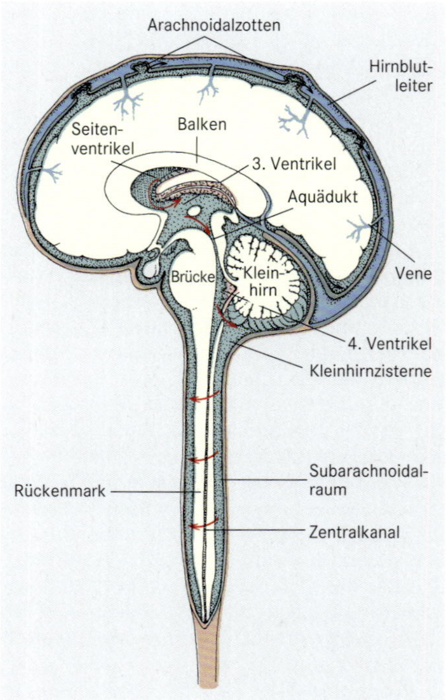

Liquorräume. Die Liquorräume mit ihren Bildungsorten, den Arachnoidalzotten. Die rotenPfeile geben die Strömungsrichtung wieder.

Liquordiagnostik, →Liquoruntersuchung.

Liquordruckmessung, →Lumbalpunktion.

Liquoreiweiß, Eiweißgehalt des →Liquors 3).

Liquorfistel, Verbindung zwischen den Liquorräumen und der Außenwelt, die meist bei offenen Schädel-Hirn-Verletzungen (z. B. Schädelbasisbruch) entsteht. Dabei fließt der wasserklare Liquor meist über die Nase **(Rhinoliquorrhö)** oder Ohren **(Otoliquorrhö)** ab. Da durch die Öffnung auch Keime von außen eindringen können, besteht permanent die Gefahr einer Meningitis.

Liquor-Hirn-Schranke, physiologische Einschränkung des Stoffaustauschs zwischen der Gehirn-Rückenmark-Flüssigkeit (Liquor) und der Flüssigkeit zwischen den Nervenzellen des Zentralnervensystems. Als Barriere dienen eine Membran, die der inneren Hirnhaut (Pia mater) aufliegt, und die als Ependym bezeichnete Haut, die die Hohlräume des Zentralnervensystems auskleidet. Die Liquor-Hirn-Schranke sorgt dafür, dass nur wenige Stoffe, z. B. Stoffwechselprodukte des Gehirns, aus den Liquorräumen an das Nervengewebe gelangen.

Liquorpleozytose, erhöhte Anzahl von Zellen im Nervenwasser. Sie ist ein wichtiger diagnostischer Hinweis auf eine Hirn- oder Hirnhautentzündung.

Liquorpunktion, ärztlicher Eingriff zur Gewinnung von Liquor mit einer Hohlnadel aus dem Nervenwasserraum, z. B. für eine →Liquoruntersuchung oder zum Einspritzen etwa von Kontrastmitteln oder Zytostatikum. Risikoarm ist die →Lumbalpunktion; bei der selteneren Okzipital- bzw. Subokzipitalpunktion oberhalb des 2. Halswirbels kann es zu Verletzungen des Rückenmarks kommen. Eine weitere Form der Liquorpunktion ist die Ventrikelpunktion (→Punktion).

Liquorräume, Hohlräume in Gehirn und Rückenmark, die mit Gehirn-Rückenmark-Flüssigkeit (Liquor) gefüllt sind. Der **äußere Liquorraum** ist der als Subarachnoidalraum bezeichnete Spalt zwischen den beiden inneren →Hirnhäuten, der Arachnoidea und der Pia mater. Er zieht bis in das Rückenmark. Den **inneren Liquorraum** stellen im Bereich des Gehirns die vier Hirnventrikel (Hirnkammern) und die als Aquädukt bezeichnete Verbindung zwischen dem dritten und vierten Hirnventrikel dar, im Bereich des Rückenmarks liegt der Zentralkanal. Die Bildungsorte des Liquors, die als Plexus choroidei bezeichneten zottenartigen Geflechte aus Blutkapillaren, befinden sich in den Hirnventrikeln.

Liquorrhö, Ausfließen von Liquor über eine →Liquorfistel.

Liquoruntersuchung, biochemische, mikrobiologische oder mikroskopisch-pathologische Analyse einer Liquorprobe. Diese wird üblicherweise durch Liquorpunktion entnommen. Beurteilt werden das Aussehen, die Zellzahl, die Zellarten (z. B. Tumorzellen) sowie der Eiweiß-, Milchsäure- und Zuckergehalt, evtl. wird auch die genaue Eiweißzusammensetzung bestimmt. Außerdem wird nach Bakterien oder Viren gesucht.

Normal sind ein Eiweißgehalt von 120–500 mg/l, ein Glukosegehalt von 2,5 bis 3,9 mmol/l (etwa die Hälfte des Blutzuckerwertes von 65 bis 100 mg/dl = 3,61 bis 5,55 mmol/l) sowie wenige weiße Blutkörperchen ($\leq 5/\mu l$). Bei einigen Erkrankungen des Zentralnervensystems oder seiner Hüllen (z. B. Hirnabszess, virale oder bakterielle Hirnhautentzündung) verändert sich die Zusammensetzung des Liquors. Krankhaft sind ein trüber oder eitriger Liquor, ein erhöhter bzw. verminderter Eiweißgehalt, eine erhöhte Zellzahl oder Mikroorganismen im Liquor.

Lispeln, →Sprach- und Stimmstörungen.

Listerien, Gattung kugelförmiger, begeißelter Stäbchenbakterien, die sich zu Ketten verbinden. Bedeutung für den Menschen hat Listeria monocytogenes als Erreger der →Listeriose.

Listeriose, bakterielle Infektionskrankheit, die v. a. bei Rindern und Schweinen weit verbreitet ist, aber selten auf Menschen übertragen wird.

■ **Ursache** Der Erreger Listeria monocytogenes kommt außer bei Rindern oder Schweinen auch bei anderen Zuchttieren wie Ziegen oder Hühnern vor. Menschen können sich durch direkten Kontakt mit infektiösen Tieren, Trinken verseuchter Milch oder Verzehr von Rohmilchkäse und kontaminiertem Fleisch anstecken.

■ **Befund** Meist verläuft die Krankheit stumm, d. h. ohne Krankheitszeichen, selten treten ähnliche Beschwerden wie bei einer Grippe auf. Alte, Neugeborene, Immungeschwächte sowie insbesondere Schwangere haben ein vielfach höheres Risiko, eine Listeriose zu entwickeln. Wenn sich Frauen in der Schwangerschaft anstecken, können die Erreger über den Mutterkuchen auf das Kind übertragen werden, was zu Früh- und Totgeburten oder zur so genannten **Neugeborenenlisteriose** führen kann, die alle Organe des Körpers in Mitleidenschaft zieht. Die hierbei auftretende Entzündung des Gehirns und der Gehirnhäute (Meningoenzephalitis) mit Symptomen wie Erbrechen, Benommenheit und Atemstörung bis hin zum Atemstillstand verursacht oft dauerhafte Schäden.

■ **Behandlung** Auch bei hoch dosierter Gabe von Antibiotika können Dauerschäden des Säuglings oft nicht vermieden werden, die Hälfte der Neugeborenen verstirbt kurz nach der Geburt. Schwangere sollten Tierkontakte prinzipiell meiden oder zumindest die Hygieneregeln streng befolgen. Außerdem wird vom Verzehr von rohem Fleisch, Rohmilch und Rohmilchkäse (z. B. Camembert) abgeraten. Eine Impfung existiert nicht.

Lithịasis, Steinleiden, Steinbildung in inneren Organen. Eine Lithiasis kann z. B. in den Nieren, in der Gallenblase oder in der Harnblase auftreten, z. B. als Nephrolithiasis (Nierensteinkrankheit).

Lithium, silberweißes, weiches Metall mit der chemischen Bezeichnung Li. Lithium wird über die Nahrung aufgenommen, seine Funktion für den Körper ist aber unklar. Zur Behandlung psychischer Erkrankungen werden Lithiumsalze eingesetzt, deren Gehalt im Blut in engen Grenzen gehalten werden muss, um Vergiftungserscheinungen zu vermeiden.

Litholyse, Auflösen von Steinen im menschlichen Organismus durch die Spülung mit chemischen Substanzen (Chemolitholyse) oder die Einnahme von bestimmten Medikamenten. Die Litholyse wird in einigen Fällen bei Steinen in den Gallenwegen (→Gallensteinauflösung) oder bei Harnsäuresteinen in der Niere oder den ableitenden Harnwegen durchgeführt.

Lithotripsie, Verfahren zur Zerkleinerung von Steinen in Nierenbecken, Harnleiter und Harnblase oder in der Gallenblase (Cholelithotripsie) mittels Ultraschall, Stoßwellen, Laser oder mechanischer Kraftausübung. Die Steintrümmer können auf natürlichem Weg abgehen oder müssen entfernt werden. Mit der Lithotripsie können circa 95 % der Betroffenen von ihren Steinen ohne offene Operation (Nephrolithotomie) befreit werden.

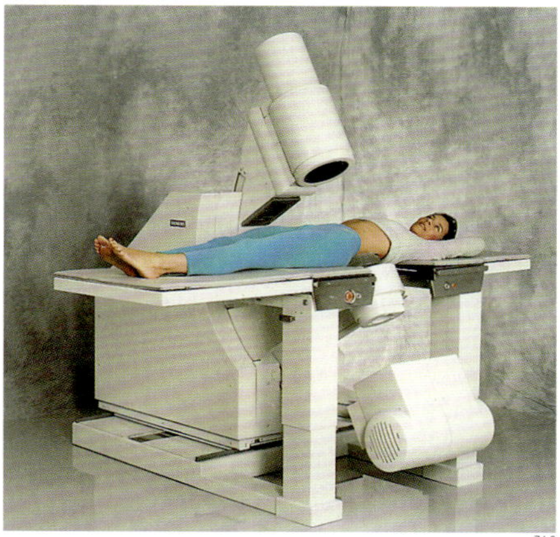
710

Lithotripsie. Fast 95% aller Betroffenen können mithilfe der extrakorporalen Stoßwellenlithotripsie von ihren Steinen befreit werden.

■ **Durchführung** Je nach Lokalisation und Größe der Steine kommen verschiedene Techniken zur Anwendung. Bei der **extrakorporalen Stoßwellenlithotripsie** (ESWL) werden Stoßwellen durch eine elektrische Entladung unter Wasser ausgelöst und in den Körper eingeleitet. Reflektoren bündeln die Stoßwellen von außen auf den zu zertrümmernden Stein, in dessen Bereich die höchste Energie frei wird (vergleichbar mit einem Brennpunkt). Bei wiederholter Stoßwellenbelastung lockert sich der Mineralverbund und der Stein zerfällt in sandkorngroße Partikel, die mit dem Urin ausgeschieden werden können. Die ESWL gilt als wenig belastendes Behandlungsverfahren und kann in der Regel ohne Narkose sowohl ambulant als auch stationär wiederholt durchgeführt werden.

Bei der **intrakorporalen Lithotripsie** wird ein Endoskop in das betroffene Organ direkt bis zum Stein eingeführt: Befindet sich der Stein im Nierenbecken, kommt die **perkutane Nephrolithotripsie** (Nephrolitholapaxie, PNL) zur Anwendung. Dabei wird die Niere von außen durch die Haut unter Ultraschallkontrolle punktiert, ein Endoskop in das Nierenbecken eingeführt und der Stein mit einer durch die Sonde vorgeschobenen Fasszange entfernt. Je nach Größe wird er vorher meist

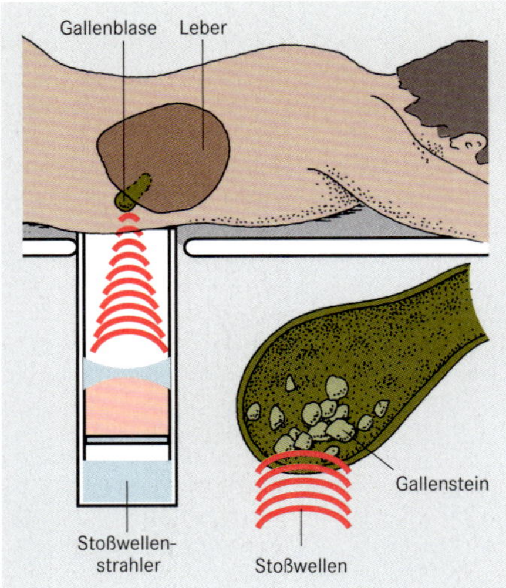

Lithotripsie. Extrakorporale Stoßwellenlithotripsie. Sie dient zur nicht invasiven Zertrümmerung von Steinen der Niere, Harnleiter, Harnblase oder, wie hier dargestellt, der Gallenblase.

mithilfe einer Ultraschallsonde zerkleinert (perkutane Nierensteinzertrümmerung). Ähnlich geht man bei Gallensteinen vor. Steine im Harnleiter werden mit einer Schlinge, die innerhalb eines Endoskops durch Harnröhre und Harnblase in den Harnleiter vorgeschobenen wird, entfernt **(Ureterorenoskopie).** Sind die Harnsteine zu groß, können sie entweder in das Nierenbecken zurückgeschoben und dort mittels ESWL zerkleinert oder mit Ultraschall, Laser oder mechanisch mit einem Instrument zertrümmert und abgesaugt werden.

■ **Komplikationen** Bei der ESWL können Hämatome an der Niere entstehen oder Steinreste den Harnleiter verstopfen, was eine Ureteroskopie notwendig macht. Bei den intrakorporalen Verfahren kann es zu Blutungen, Verletzungen und Infektionen kommen.

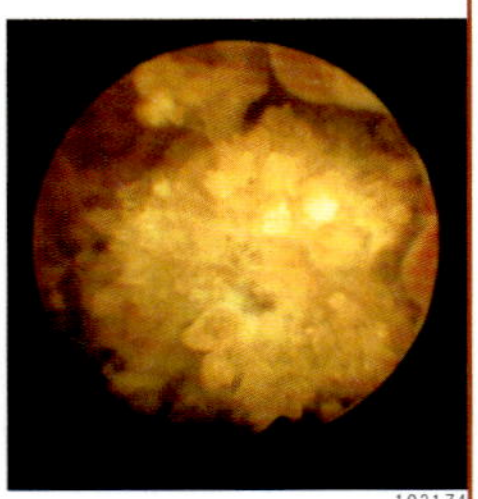

Lithotripsie. Ein durch Steine verschlossener Harnleiter

Little-Krankheit, →Zerebralparese, infantile.

Littré-Hernie, →Darmwandbruch.

Livedo reticularis, →Marmorierung der Haut.

livid, bläulich, fahl; charakteristische Verfärbung der Haut oder Schleimhaut, besonders der Lippen. Sie entsteht meist durch Sauerstoffunterversorgung, z. B. bei Durchblutungsstörungen.

Livores mortis, →Tod.

L-Ketten-Krankheit, Form der monoklonalen Gammopathie, bei der in großen Mengen Teile, die so genannten Leichtketten, von Immunglobulinen gebildet werden. Die L-Ketten-Krankheit führt häufig zu einer Nierenschädigung, da die Eiweiße über die Nieren ausgeschieden werden (Bence-Jones-Proteinurie) und dabei die Nierentubuli verstopfen.

Loa-loa-Filariose, durch die zu den Fadenwürmern gehörende Wanderfilarie (Loa loa) hervorgerufene Erkrankung, die in tropischen Regenwaldgebieten und Teilen Afrikas häufig ist. Fliegen übertragen als Zwischenwirte die Wurmlarven und damit die Krankheit von Mensch zu Mensch. Die erwachsenen Parasiten leben im Unterhautbindegewebe, in dem sie umherwandern (»Wanderfilarie«), was sich als Prickeln oder Jucken unter der Haut bemerkbar macht oder auch zu vorübergehenden, juckenden Schwellungen führen kann (Kalabar-Beule). Ferner siedeln sie sich in der Augenbindehaut an, wo sie mit dem bloßen Auge zu erkennen sind. Die Erkrankten haben gerötete Augen und klagen über Tränenfluss. Die Behandlung erfolgt mit einem speziellen Antiwurmmittel.

Lobärpneumonie, Form der →Lungenentzündung.

Lobektomie, chirurgische Entfernung eines Organlappens der Lunge oder der Leber.

Lobotomie, Leukotomie, operative Durchtrennung der Nervenbahnen zwischen Stirnhirn und Thalamus zur Behandlung von Schmerzzuständen oder psychischen Erkrankungen, die nicht auf andere Therapien ansprechen. Die Lobotomie wird heute nicht mehr durchgeführt, da sie zu einem hirnorganischen Psychosyndrom und Persönlichkeitsveränderungen führt.

Lobus, Mehrzahl: **Lobi,** lappenförmiges Organteil. Ein kleines Läppchen wird als Lobulus (Mehrzahl: Lobuli) bezeichnet. Wichtige Lobi sind: **Lobus caudatus:** geschwänzter Lappen der Leber. **Lobus cerebri:** Hirnlappen (Stirn-, Scheitel-, Hinterhaupts- und Schläfenlappen). **Lobus dexter hepatis:** rechter Lappen der Leber. **Lobus frontalis:** Stirnlappen (→Großhirn). **Lobuli hepatici** (Leberläppchen): räumlich angeordnete Baueinheiten der Leber von sechseckiger, wabenartiger Form. **Lobus inferior pulmonis:** Unterlappen der →Lunge. **Lobus medius (prostatae):** Mittellappen der Prostata. **Lobus medius (pulmonis):** Mittellappen der rechten Lunge. **Lobus occipitalis:** Hinterhauptslappen des Großhirns, **Lobus parietalis:** Scheitellappen desselben. **Lobuli pulmonis** (Lungenläppchen): Aufteilungsgebiete einer Bronchiole, die ungefähr den Lungensegmenten entsprechen. **Lobus quadratus:** viereckiger Lappen der Leber. **Lobus sinister hepatis:** linker Lappen der Leber. **Lobus superior pulmonis:** Oberlappen der Lunge. **Lobus temporalis:** Schläfenlappen des Großhirns. **Lobuli testis:** Hodenläppchen.

Lochialstauung, Lochiometra, Lochiostase, Stauung des Wochenflusses (Lochien) in der Gebärmutter, die meist am 5.–7. Tag nach der Geburt auftritt.

■ **Ursache** Blutgerinnsel oder Eihautreste können eine Verstopfung hervorrufen, eine unzureichende Aufdehnung bei einem Kaiserschnitt verengt den Gebärmutterhals. Dadurch kann der Wochenfluss nicht mehr ausreichend abfließen. Gefahren einer Lochialstauung sind Entzündungen der Gebärmutterschleimhaut oder in seltenen Fällen eine Blutvergiftung (Kindbettfieber).

■ **Befund** Der Wochenfluss lässt nach oder hört plötzlich ganz auf. Die Betroffene hat meist Fieber (39–40 °C), die Gebärmutter ist vergrößert und schmerzt. Die Lochialstauung kann mit einer Ultraschalluntersuchung festgestellt werden.

■ **Behandlung** Die Wöchnerin erhält Mittel, die die Gebärmutter zum Zusammenziehen und damit zur Ausscheidung des Wochenflusses anregen. Eventuell muss der Muttermund aufgeweitet werden. Ausreichende Bewegung durch frühes Aufstehen und Rückbildungsgymnastik können einer Lochialstauung vorbeugen. Wichtig ist es, auf eine regelmäßige Entleerung von Blase und Darm zu achten, da ein voller Mastdarm die Nachwehen beeinträchtigen kann.

Lochi|en, →Wochenbett.

Locked-in-Syndrom [lɔkt'ɪn-, engl.], Krankheitsbild mit einer bei klarem Bewusstsein bestehenden völligen Unfähigkeit zu sprechen oder sich zu bewegen. Das Locked-in-Syndrom entsteht durch eine querschnittartige Unterbrechung der motorischen Nervenbahnen im Hirnstamm. Die Betroffenen können nur noch die Augen in vertikaler Richtung bewegen und die Lider heben oder senken. Das Sprachverständnis ist ebenso erhalten wie die Empfindungsfähigkeit für Berührung, Schmerz und Temperatur.

Locus, latein. Ort, Stelle, z. B. **Locus Kiesselbachi:** Region im vorderen Bereich der knorpeligen Nasenscheidewand, die besonders gefäßreich und oft Ursprungsort von Nasenbluten ist, oder **Locus dolendi:** eine schmerzhafte Stelle.

Löffelnägel, →Nagelkrankheiten.

Löffler-Syndrom, **1)** *Lungenheilkunde:* örtliche Verdichtungen von Lungengewebe durch die Einwanderung eosinophiler weißer Blutkörperchen, die gleichzeitig auch im Blut deutlich vermehrt nachweisbar sind. Diese Verdichtungen (→Lungeninfiltrate) des Lungengewebes weisen im Röntgenbild eine wandernde Tendenz auf und verschwinden meist nach 10–14 Tagen völlig. Ursache ist häufig ein Befall mit Spulwürmern, deren Larven meist unbemerkt die Lunge durchwandern, oder andere seltenere Darmparasiten.

2) *Kardiologie:* seltene Form der →Endokarditis.

Löfgren-Syndrom, →Sarkoidose.

Logensyndrom, →Kompartmentsyndrom.

Logopädie, Stimm- und Sprachheilkunde. Die Aufgaben der Logopädie umfassen nach ärztlicher Anordnung die Feststellung und Behandlung von →Sprach- und Stimmstörungen sowie eine entsprechende Beratung der Betroffenen bzw. deren Angehörigen. Die Logopädie arbeitet eng mit anderen Fachrichtungen (z. B. Hals-Nasen-Ohren-Heilkunde, Neurologie, Phoniatrie, Psychologie, Pädagogik) zusammen.

Logorrhö, ungebremster Redefluss infolge einer eingeschränkten Selbstkontrolle über das Gesprochene; häufiges Symptom bei Hypomanie und Manie und bei hirnorganisch bedingten Sprachstörungen.

Lokalanästhesie, örtliche Betäubung, Form der Regionalanästhesie, die mithilfe eines örtlichen Betäubungsmittels (Lokalanästhetikum) Schmerzen und Empfindungen in einem begrenzten Körpergebiet für eine bestimmte Zeit ausschaltet. Im Gegensatz zur Vollnarkose bleiben das Bewusstsein und die Spontanatmung erhalten. Bei der **Oberflächenanästhesie** werden Nervenenden in der Haut- oder Schleimhautoberfläche durch das Aufbringen eines Lokalanästhetikums betäubt (z. B. durch das Aufsprühen eines Lokalanästhetikums im Rachenbereich vor einer Magenspiegelung). Eine **Infiltrationsanästhesie** bezeichnet das Einspritzen eines Lokalanästhetikums in die Haut, die Unterhaut oder in den Muskel, wodurch die dort liegenden Nervenenden betäubt werden (z. B. bei kleineren chirurgischen Eingriffen oder zum Umspritzen einer zu versorgenden Wunde).

Lokalanästhetika, Wirkstoffe, die örtlich und zeitlich begrenzt die Reizbildung und Reizleitung in den Nerven hemmen. Zu den Lokalanästhetika zählen Procain, Tetracain, Lidocain, Polidocanol und Benzocain. Ein wichtiges Einsatzgebiet der Lokalanästhetika ist die **örtliche Betäubung,** die der Schmerzfreiheit bei medizinischen Eingriffen dient. Als Nebenwirkungen können z. B. allergische Reaktionen von Hautausschlägen bis hin zum Schock, Unruhe, Schwindel, Zittern und Krämpfe auftreten; bei überhöhter Dosierung auch Herzrhythmusstörungen.

Eine Anwendung auf der Haut dient der Stillung von Juckreiz, auf den Schleimhäuten werden Lokalanästhetika z. B. bei Schmerzen im Mund- und Rachenraum eingesetzt.

Lokalrezidiv, Wiederauftreten einer Erkrankung am selben Ort (→Rezidiv 1).

Lokaltherapeutika, topische Arzneimittel, Medikamente, die gezielt an einer bestimmten Körperstelle angewandt werden, um einer Erkrankung vorzubeugen, sie zu behandeln oder ihre Symptome zu lindern. Durch den örtlich begrenzten Einsatz der Lokaltherapeutika sind im Vergleich zu Medikamenten mit innerer (systemischer) Anwendung, die im ganzen Körper wirken können, allgemeine Nebenwirkungen in der Regel seltener und weniger stark. Durch die örtliche Anwendung kann die Konzentration des Medikaments höher angesetzt werden. Dies kann jedoch an der behandelten Körperstelle zu Allergien oder Reizerscheinungen führen. Zu den Lokaltherapeu-

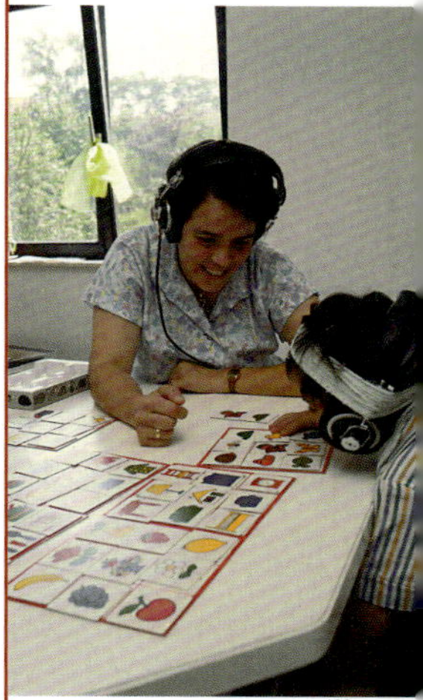

600

Logopädie. Sprach- und Stimmstörungen können unter Anleitung eines Logopäden deutlich gemindert werden.

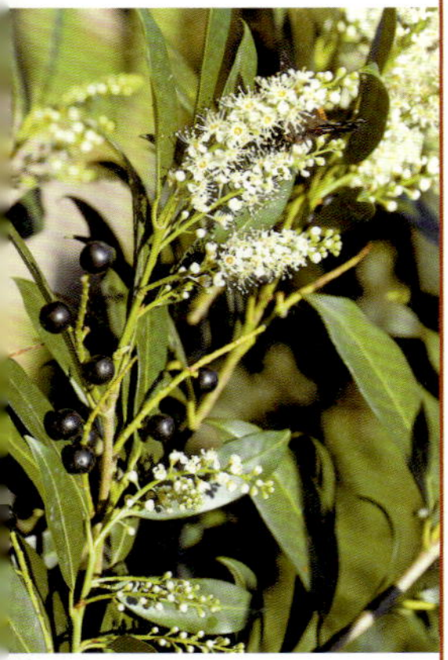

Lorbeerkirsche

tika zählt eine Vielzahl von Medikamenten, die drei großen Gruppen angehören:

■ **Lokaltherapeutika zur Anwendung auf der Haut** Die meisten Lokaltherapeutika, die auf der Haut angewandt werden, dienen der Behandlung von entzündlichen, allergischen, bakteriellen oder durch Parasiten, Pilze, Viren oder Hautstoffwechselstörungen ausgelösten Hauterkrankungen (→Hautmittel). Auf verletzter Haut und Wunden eingesetzte Lokaltherapeutika werden als →Wundbehandlungsmittel bezeichnet. Weiterhin gibt es Lokaltherapeutika, die arzneilich wirksame Substanzen enthalten, die über die Haut in das Körperinnere gelangen und so eine allgemeine Wirkung wie z. B. Entzündungs- und Schmerzhemmung bei Rheuma- und Gelenkbeschwerden bewirken können. Dazu zählen Rheumamittel, die →Prostaglandinsynthesehemmer enthalten. Lokaltherapeutika, die durchblutungsfördernde Wirkstoffe enthalten, zählen zu den →Wärmetherapiemitteln).

■ **Lokaltherapeutika zur Anwendung auf Schleimhäuten** Dazu gehören alle äußerlich angewandten →Schnupfenmittel, →Augenmedikamente, →Mund- und Rachentherapeutika und →Allergiemedikamente, Lokalanästhetika, Wundbehandlungsmittel, →Hämorrhoidenmittel und Medikamente zur Anwendung in der Scheide bei Pilzinfektionen oder zur lokalen Östrogentherapie. Daneben gibt es aber auch Lokaltherapeutika, die inhaliert werden, wie z. B. →Erkältungsmittel und →Asthmamittel.

Schleimhautbehandlung mit Lokaltherapeutika

Bei der Anwendung von Lokaltherapeutika an Schleimhäuten sind hygienische Maßnahmen besonders wichtig; das heißt, z. B. Verunreinigungen an der Entnahmestelle des Arzneimittelbehältnisses mit heißem Wasser zu entfernen oder Inhalationsgeräte sorgfältig mit heißem Wasser zu reinigen und gut trocknen zu lassen. Schleimhautzellen können leicht zerstört werden, z. B. durch hochkonzentrierte alkoholische Lösungen, zu hohen oder zu niedrigen pH-Wert oder unsachgemäße bzw. zu lange Anwendung der Lokaltherapeutika. Salben oder Lösungen können mit einem Hilfsmittel wie Wattestäbchen oder Spatel bzw. durch freies Eintropfen, z. B. von Augenmedikamenten, auf die Schleimhaut gebracht werden.

■ **Lokaltherapeutika zur Anwendung im Körperinneren** Dazu gehören antibiotikahaltige Medikamente, die bei stark infizierten Knochen operativ an den Erkrankungsherd gebracht und nach einer gewissen Zeit wieder entfernt werden. Auch stark wirksame →Krebsmittel, die z. B. direkt in die Harnblase eingebracht werden, zählen hierzu, ebenso Lokalanästhetika, die zur örtlichen Schmerzbekämpfung (z. B. zum Nähen einer Wunde oder beim Zahnarzt) in das Gewebe oder um einen Nerv herum eingespritzt werden. Daneben gibt es Lokaltherapeutika, die zwar als Pulver, Lösung oder Tabletten geschluckt werden, aber einen Wirkstoff enthalten, der nicht aus dem Magen-Darm-Trakt in den Blutkreislauf aufgenommen wird, z. B. manche Magenmittel (→Ulkustherapeutika), die chemisch die überschüssige Magensäure binden, oder auch das →Pilzmittel Nystatin.

Lokaltherapie, örtliche Behandlung.

Lorbeerkirsche, Prunus laurocerasus, Strauch, dessen Blätter früher medizinisch bei Erkältungskrankheiten genutzt wurden. Seine Blätter, Früchte und besonders Samen enthalten jedoch Verbindungen, aus denen giftige Blausäure entstehen kann. Als Vergiftungserscheinungen können Magen-Darm-Beschwerden, Schwindelgefühl und Erbrechen auftreten. Als Therapie kann das Gift durch Magenspülung entfernt werden; auch die Einnahme von Gegengiften ist möglich.

Lordose, nach vorn gerichtete (konvexe) Krümmung in Hals- und Lendenabschnitt der →Wirbelsäule.

Lotio, →Schüttelmixtur.

Low-density-Lipoprotein, ein →Lipoprotein.

LSD, Abk. für **Lysergsäurediäthylamid,** halbsynthetische, chemisch den Mutterkornalkaloiden verwandte Rauschdroge. Als Halluzinogen bewirkt LSD v. a. visuelle Halluzinationen. Es kommt zu Mitempfindungen eines Sinnesorganes bei Reizung eines anderen Sinnesorganes (Synästhesie), z. B. werden gehörte Töne gleichzeitig in einer bestimmten Farbe empfunden. Die Stimmung kann euphorisch sein, der Rausch kann aber auch mit Schrecken und Entsetzen einhergehen (so genannter Horrortrip). Auch ohne LSD-Einnahme können bis zu 6 Monate lang Drogenwirkungen wieder auftreten, die den Rauschzuständen unter LSD gleichen (flashbacks). LSD ruft eine psychische, aber keine körperliche Abhängigkeit hervor (→Sucht). Es wird meist in Form von Tabletten oder Tropfen eingenommen.

L-Thyroxin, ein →Schilddrüsenhormon.

Lues, →Syphilis.

Luftbad, →Klimatherapie.

Luftembolie, Form der →Embolie.

Luftröhre, Trachea, durchschnittlich 11 cm langer und 2 cm weiter, schlauchförmiger Abschnitt der unteren Luftwege. Die Luftröhre liegt vor der Speiseröhre im Mediastinum (Mittelfellraum der Brusthöhle). Sie beginnt unterhalb des Ringknorpels am Kehlkopf und endet mit der Aufteilung in die beiden Hauptbronchen. Die Luftröhre besteht aus 16–20 hufeisenförmigen, nach hinten offenen Knorpelspangen aus hyalinem Knorpel. Diese Knorpel sind über Bänder miteinander verbunden, sie halten die Luftröhre offen; Bindegewebe und glatte Muskulatur schließen den Ring. Die Schleimhaut der Luftröhre besteht aus Flimmerepithel (→Epithel) mit eingelagerten Becherzellen und Drüsen (Glandulae tracheales), die einen relativ flüssigen Schleim produzieren (seromuköse Drüsen).

Luftröhrendilatation, **1)** *Pathologie:* krankhafte Luftröhrenerweiterung als Form einer Gewebeüberdehnung.

2) *Therapie:* Aufweitung der Luftröhre bei krankheitsbedingter Verengung mithilfe von Plastik- oder Gummiröhren.

Luftröhrenentzündung, Tracheitis, Entzündung der Luftröhrenschleimhaut.

■ **Ursache** Die Luftröhrenentzündung wird meist durch Viren, seltener durch Bakterien hervorgerufen. Die Luftröhrenschleimhaut produziert vermehrt wässrige oder auch schleimige Absonderungen (Luftröhrenkatarrh). In der Regel bestehen gleichzeitig eine →Kehlkopfentzündung (Laryngitis) und eine Entzündung der Luftröhrenäste (→Bronchitis, →Tracheobronchitis). Lang anhaltende Luftröhrenentzündungen werden zumeist von Entzündungen der Umgebung, z. B. einer Nasennebenhöhlenentzündung, oder durch ständige Reizung gefördert, z. B. bei starken Rauchern.

■ **Befund** Die Betroffenen klagen über Reizhusten und brennende Schmerzen hinter dem Brustbein. Es kann zu Auswurf kommen, der bei einer bakteriellen Entzündung eitrig ist. Lässt sich mit einer Kehlkopfspiegelung keine eindeutige Diagnose stellen, so muss eine Luftröhrenspiegelung (Tracheoskopie) durchgeführt werden.

■ **Behandlung** Die Luftröhrenentzündung wird mit entzündungshemmenden Medikamenten (Antiphlogistika) und/oder Antibiotika behandelt. Bei der lang anhaltenden Luftröhrenentzündung müssen die Entzündungen der Umgebung zum Abheilen gebracht werden. Die Betroffenen werden angehalten, viel zu trinken, um eine bessere Schleimverflüssigung zu erreichen. Inhalationen empfehlen sich, das Rauchen ist sofort einzustellen.

Luftröhren|katarrh, →Luftröhrenentzündung.

Luftröhrenschnitt, operative Öffnung der Luftröhre (Trachea). Ein Luftröhrenschnitt ist erforderlich bei Behinderung der Atmung im Kehlkopf oder darüber, die durch Entzündungen, Tumoren, Fremdkörper, Verletzungen oder Blutungen ausgelöst werden kann. Außerdem wird ein Luftröhrenschnitt bei künstlich beatmeten Patienten durchgeführt, wenn die Beatmung über einen längeren Zeitraum erforderlich ist.

■ **Tracheotomie** Die Tracheotomie wird in Vollnarkose durchgeführt. In die künstlich geschaffene Luftröhrenöffnung (Tracheostoma) wird eine spezielle Trachealkanüle eingelegt, über die der Betroffene dann weiter beatmet wird. Später kann eine so genannte →Sprechkanüle benutzt werden, sodass trotz des Luftröhrenschnitts eine sprachliche Verständigung möglich ist.

■ **Koniotomie** (Nottracheotomie): Bei akuter Erstickungsgefahr wird die Luftröhre durch einen Schnitt zwischen Ring- und Schildknorpel eröffnet. Durch die Öffnung wird ein Beatmungsschlauch eingeführt und der Betroffene dadurch künstlich beatmet. Eine Koniotomie ist erforderlich bei einer Verlegung der Atemwege, wenn eine Intubation nicht möglich ist (z. B. bei schweren Gesichtsverletzungen, starker Schwellung des Kehlkopfes, fest sitzendem Fremdkörper) und nicht ausreichend Zeit für eine Tracheotomie zur Verfügung steht. Diese wird nach der Beseitigung des lebensbedrohlichen Zustandes im Krankenhaus durchgeführt.

Luftröhrenspiegelung, Tracheo|skopie, Methode zur Untersuchung des Luftröhreninneren (→Bronchienspiegelung).

Luftröhrentubus, →Tubus.

Luftröhrenverengung, Trachealstenose, Einengung der Luftröhre.

■ **Ursache** Die Luftröhrenverengung entsteht durch Vernarbungen nach Verletzungen, nach Entfernung eines Fremdkörpers oder aber auch als Komplikation bei einer künstlichen Beatmung, einer Spiegeluntersuchung (Endoskopie), eines →Luftröhrenschnittes, als Folge von Bestrahlungen, durch Entzündungen oder einen in der Luftröhre gelegenen Tumor. Die Verengung kann auch durch Druck von außen, z. B. durch eine vergrößerte Schilddrüse, entstehen.

■ **Befund** Je nach Ausmaß der Verengung entwickelt sich Atemnot sowie ein pfeifendes Geräusch beim Ein- oder Ausatmen. Die Diagnose wird aufgrund einer endoskopischen Untersuchung und/oder einer Computertomografie gestellt.

■ **Behandlung** Wird die Luftröhre von einem außen oder innen gelegenen Tumor eingeengt, muss dieser, falls möglich, operativ entfernt werden. Bei narbigen Verengungen kann der betroffene Abschnitt entfernt oder ein Metallnetz bzw. Kunststoffrohr zur Erweiterung der Luftröhrenöffnung eingesetzt werden.

Luftschlucken, Aerophagie, unwillkürliches Verschlucken von Luft bei der Nahrungsaufnahme, beim Sprechen oder bei falscher Atemtechnik. Die dadurch entstehende Luftansammlung im Magen kann Kurzatmigkeit und im Extremfall auch Herz-Kreislauf-Beschwerden zur Folge haben. Durch Weitertransport der Luft in den Darm kommt es zu Blähungen und Bauchschmerzen.

Lumbago, →Hexenschuss.

lumbal, die Lendengegend betreffend, zur Lende gehörend.

Lumbalgie, →Lumbalsyndrom.

Lumbalpunktion, Verfahren, bei dem mit einer Hohlnadel im Bereich der Lendenwirbelsäule (Lumbalwirbelsäule) in den Nervenwasserraum eingestochen wird. Dabei kann →Li-

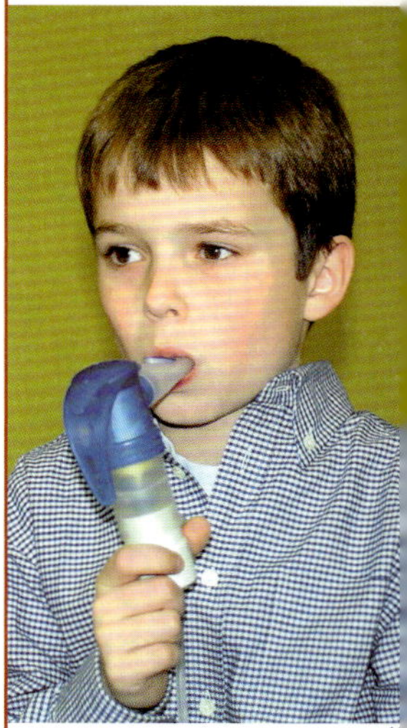

Luftröhrenentzündung. Bei einer akuten Luftröhrenentzündung können Inhalationen zur Besserung beitragen.

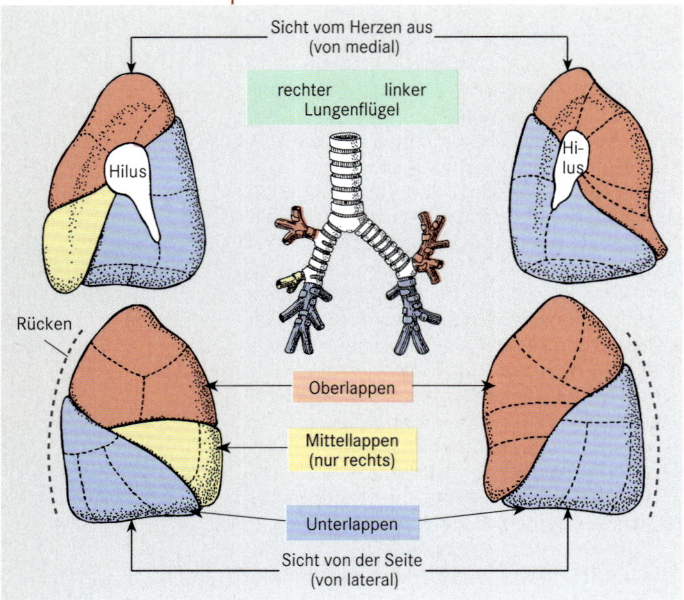

Lunge.
Aufteilung der Lunge in Ober-, Mittel- und Unterlappen. Die Lungenlappen gliedern sich wiederum in verschiedene Segmente (gestrichelte Linien).

quor 3) für die →Liquoruntersuchung gewonnen oder ein Medikament (Kontrastmittel, Zytostatikum) eingespritzt werden. Nach gründlicher Hautdesinfektion wird im Liegen oder Sitzen bei gekrümmtem Rücken die Hohlnadel zwischen den Wirbelkörpern eingeführt. Die Nerven werden dabei nicht berührt. Danach tropft das Nervenwasser frei in die Untersuchungsröhrchen, ein Medikament wird wie in einem Venentropf langsam in den Nervenwasserraum eingespritzt. Zur Liquordruckmessung wird an die Punktionsnadel ein Steigrohr angeschlossen. Im Allgemeinen ist eine Lumbalpunktion nicht viel schmerzhafter als eine Blutentnahme. Nach der Punktion wird empfohlen, einige Stunden ruhig auf dem Rücken zu liegen, um Kopfschmerzen vorzubeugen. Lähmungen, Blutungen und Infektionen sind extrem seltene Komplikationen.

Lumbalsyndrom, Lumbalgie, umgangssprachlich **Kreuzschmerzen,** dumpfe, drückende oder ziehende, in ihrer Stärke häufig wechselnde Schmerzen im Bereich des Kreuzbeins. Auslöser des Lumbalsyndroms können Erkrankungen sein, die die untere Wirbelsäule direkt betreffen, oder Krankheiten der Baucheingeweide (z. B. Darmtumoren, Erkrankungen der ableitenden Harnwege). Das Lumbalsyndrom tritt bei Frauen öfter auf als bei Männern und wird häufig durch gynäkologische Erkrankungen ausgelöst (z. B. Gebärmutterverlagerung, Eierstockentzündung). Aber auch Menstruation und Schwangerschaft verursachen oft Lumbalsyndrome, da die Gelenkverbindungen des Beckenringes zu diesen Zeiten aufgelockert sind. Statische Ursachen für das Lumbalsyndrom sind →Fußdeformitäten, bei denen die Rückenmuskulatur verstärkt belastet wird, Haltungsstörungen, Wirbelsäulenerkrankungen (z. B. →Bechterew-Krankheit) oder Gleitwirbel. Zerrungen, Entzündungen oder Nervenwurzelreizungen lösen ebenfalls ein Lumbalsyndrom aus. Ermüdungsschmerzen können nach langem Stehen, schwerer körperlicher Arbeit oder einseitiger Belastung auftreten. Wärme lindert oft die Beschwerden, allerdings muss sich die Behandlung nach der Grunderkrankung richten. Bei anhaltenden Schmerzen sollte immer ein Arzt konsultiert werden.

lumbosakral, die Lenden- und Kreuzbeingegend betreffend.

Lumbosakralgelenk, Gelenk zwischen dem 5. Lendenwirbelkörper und dem Kreuzbein (→Becken).

Lumen, lichte Weite, Innendurchmesser eines Gefäßes oder röhrenförmigen Hohlorgans, z. B. der Bronchien.

Lump|ektomie, alleinige Entfernung eines Tumors aus der Brust bei Mammakarzinom. Im Gegensatz zur Brustamputation bleibt die Brust dabei erhalten.

Lunatum|malazie, →Kienböck-Krankheit.

Lunge, Pulmo, in der Brusthöhle liegendes Atmungsorgan, das aus zwei Lungenflügeln besteht, wobei jeder für sich als Lunge bezeichnet wird. Die Lunge wird vom inneren Blatt der →Pleura, dem Lungenfell, überzogen und grenzt an den Brustkorb, das Zwerchfell und das Mediastinum (Mittelfellraum) mit seinen Organen, z. B. Herz, Luftröhre und Speiseröhre, an (→Atmungsorgane). Sie ragt mit der **Lungenspitze** (Apex pulmonis) nach oben geringfügig über das Schlüsselbein hinaus. Der dem Zwerchfell aufliegende Lungenteil ist die **Lungenbasis,** deren Oberfläche auch als Facies diaphragmatica pulmonis bezeichnet wird. Der Hilus (Lungenhilus, Hilum pulmonis) an der medialen Lungenseite ist die Ein- und Austrittsstelle von Lungengefäßen, Hauptbronchien und Lymphgefäßen. Über die Hauptbronchien sind die Lungen mit der Luftröhre verbunden (→Bronchie).

Eingeteilt sind die Lungen in die gut erkennbaren Ober-, Mittel- und Unterlappen (Lobus superior, medius und inferior pulmonis). Die Lungenlappen gliedern sich in 9 bzw. 10 Lungensegmente, deren Grenzen äußerlich nicht sichtbar sind: Am rechten Lungenflügel ist der Oberlappen in 3, der Mittellappen in 2, der Unterlappen in 5 (gelegentlich 6) Segmente unterteilt. Der linke Lungenflügel besteht aus einem Oberlappen mit 5 und einem Unterlappen mit 4 (gelegentlich 5) Segmenten.

Die Gefäße des Lungenkreislaufs (Arteriae und Venae pulmonales) zweigen sich bis in kleinste Blutkapillaren auf, die die Lungenbläschen, also das eigentliche Lungengewebe, umspinnen und mit diesen die Atemgase Sauerstoff und Kohlendioxid austauschen (→Atmung 2).

Lungenabszess, eitrige Entzündung von Lungengewebe mit Gewebeeinschmelzung. Ein Lungenabszess entwickelt sich nach Aspiration, Lungeninfarkt, bei Lungentumoren oder nach Verletzungen des Brustkorbes und besonders bei abwehrgeschwächten Menschen nach einer bakteriellen Lungenentzündung.

Es handelt sich um ein schweres Krankheitsbild mit Fieber, Brustschmerzen, Husten und Atemnot. Ist der Abszess in einen Bronchus durchgebrochen, entleeren sich große Mengen Eiter im Auswurf. Die Diagnose wird durch das Röntgenbild der Lunge, eine Bronchienspiegelung und eine Blutuntersuchung gestellt. Neben der sofortigen Therapie mit Antibiotika muss nach Möglichkeit die Behandlung der Ursache angestrebt werden, z. B. die Beseitigung eines Tumors. Bei Anschluss an einen Bronchus sind zur Entleerung des Eiters krankengymnastische Maßnahmen wie Dränagelagerungen und Klopfmassage (→Atemtherapie 2) erforderlich. Heilt der Lungenabszess unter dieser Behandlung nicht ab, wird eine Dränage angelegt oder der Lungenabszess operativ entfernt.

Lungenalveole, →Lungenbläschen.

Lungenamyloidose, →Amyloidose.

Lungenatelektase, →Atelektase.

Lungenazinus, →Azinus 2).

Lungenblähung, →Lungenemphysem.

Lungenbläschen, Lungenalveolen, Alveolen, dünnwandige Bläschen, an denen der Gasaustausch zwischen Atemluft und Blut in der Lunge stattfindet. Etwa 300 Millionen Lungenbläschen befinden sich in beiden Lungenflügeln, beim Erwachsenen mit einer Gesamtoberfläche von bis zu 100 m^2. Sie sind dehnbar und haben einen Durchmesser von 0,05 bis 0,2 mm. Die traubenförmig angeordneten Lungenbläschen (Alveoli pulmonis) gehen aus den Bronchiolen und den letzten Aufteilungen des Bronchialbaumes, den Alveolargängen, hervor (→Bronchie) und sind von einem feinen Blutkapillarnetz umsponnen (→Atmung 2). Ihre Wand besteht aus flachen Plattenepithelzellen (Pneumozyten I; →Epithel) und dazwischen liegenden, größeren Zellen (Pneumozyten II, Nischenzellen), die sich aus dem Zellverband lösen und als so genannte Fresszellen (Alveolarphagozyten) Mikroorganismen und anorganische inhalierte Partikel, z. B. Staub und Ruß, beseitigen können. Blut und Luft sind in den Lungenbläschen nur durch die Blut-Luft-Schranke aus Alveolarepithel, Basalmembran, Kapillarwand und Kapillarendothel voneinander getrennt. Damit die Lungenbläschen trotz der ständig bei der Atmung auftretenden Druckschwankungen nicht zusammenfallen oder platzen, ist ihre Innenfläche von dem Oberflächenfaktor (→Surfactant) überzogen, der von Zellen des Alveolarepithels gebildet wird.

Lungenbluten, →Bluthusten.

Lungendehnbarkeit, Fähigkeit der Lunge zur Volumenveränderung, die in erster Linie von der Funktionstüchtigkeit der elastischen Fasern im Lungengewebe abhängt. Die Elastizität der Lunge ist ein wesentlicher Faktor der →Lungenfunktion und bei verschiedenen Erkrankungen, z. B. bei den verschiedenen Formen der Staublunge (z. B. Silikose, Asbestose), herabgesetzt.

Lungenembolie, plötzliches oder schrittweises Verstopfen von Lungengefäßen, fast immer durch Blutgerinnsel (Thromben) aus dem venösen Gefäßsystem.

■ **Ursache** Meist handelt es sich um einen plötzlichen Gefäßverschluss durch ein mit dem Blutstrom verschlepptes Blutgerinnsel als Folge einer tiefen Bein- oder Beckenvenenthrombose. Ausgelöst z. B. durch das morgendliche Aufstehen, beim Pressen während des Stuhlganges, bei anderen körperlichen Anstrengungen, aber auch ohne einen äußeren Anlass löst sich ein Blutpfropf und wird über die untere Hohlvene und das rechte Herz in den Lungenkreislauf eingeschwemmt, wo er Lungenarterien verstopfen kann. Das Risiko einer Lungenembolie steigt u. a. bei länger andauernder Bettlägerigkeit, nach Operationen, unter Hormontherapie und Rauchen sowie bei langen Flugreisen. Wesentlich seltener sind Lungenembolien durch Fett, Luft oder Fremdkörper bedingt. Durch die Blockierung der Lungenstrombahn erhöht sich der Widerstand im Lungenkreislauf, das Blut staut sich zum rechten Herzen zurück und es entwickelt sich ein Pumpversagen des rechten Herzens (akutes →Cor pulmonale).

■ **Befund** Die Ausprägung der Beschwerden hängt davon ab, wie stark die Lungendurchblutung durch die Gefäßverlegung eingeschränkt ist. Typisch sind ein plötzliches Auftreten von Atemnot, bläulichen Verfärbungen der Haut (Zyanose) und Husten (evtl. mit blutigem Auswurf), starke Schmerzen in der Brust, beschleunigte Atmung und beschleunigter Herzschlag. Der Kranke ist unruhig, ängstlich, seine Haut ist blass und schweißig. Bei weniger als 10 % der Patienten entwickelt sich in der Folge ein Lungeninfarkt, bei dem Lungengewebe abstirbt. Bei einer sehr schweren Lungenembolie können keine zeitaufwendigen technischen Untersuchungen durchgeführt werden. In dieser Situation genügt fast immer eine Herzultraschalluntersuchung. Die oft angewandte →Szintigrafie der Lunge liefert zuverlässige Ergebnisse, wird jedoch heute häufig durch die noch aussagefähigere Computertomografie ersetzt. Manchmal ist eine Angiografie der Lungenarterien erforderlich.

■ **Behandlung** Bei einer schweren Lungenembolie steht die Schockbehandlung im Vordergrund, der Kranke muss auf einer Inten-

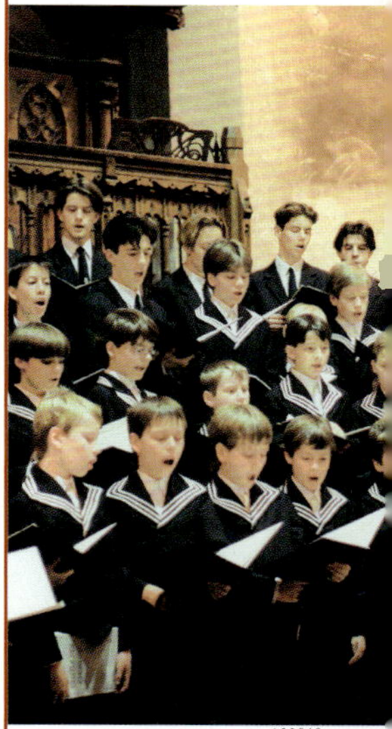

100562

Lungendehnbarkeit. Es ist medizinisch nachgewiesen, dass durch Gesang die Durchblutung gefördert, die Atemtechnik verbessert und die Lungendehnbarkeit vergrößert wird.

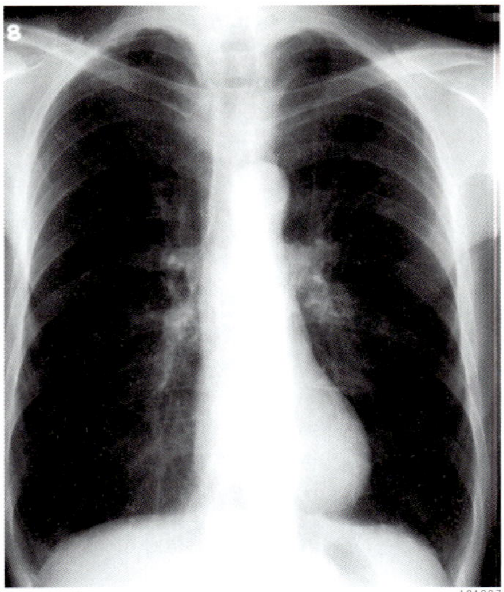

Lungenemphysem. Der Luftraum im Brustkorb (schwarze Fläche) ist stark vergrößert. Das Zwerchfell fällt von der Mitte nach außen ab. Die Lunge ist in ständiger Einatemstellung und kann keine normale Luftmenge mehr ventilieren.

sivstation behandelt werden. Er erhält Heparin, um eine weitere Ausbreitung der Lungenembolie zu verhindern. Abgesehen von leichten und mittelschweren Lungenembolien wird eine →Lysetherapie durchgeführt. Eine Entfernung des Blutpfropfes kann auch durch einen Katheter oder durch eine offene Operation (Embolektomie) versucht werden. Der Kranke muss absolute Bettruhe mit Oberkörperhochlagerung (zur Erleichterung der Atmung) einhalten, da jede Erschütterung oder Bewegung weiteres Gerinnselmaterial von der ursprünglichen Thrombose in Bein oder Becken ablösen kann. Er erhält Sauerstoff über eine Nasensonde und zur Schmerzbekämpfung starke Schmerzmittel. Hauptkomplikationen einer Lungenembolie sind ein akutes Rechtsherzversagen, eine Lungenentzündung oder eine Brustfellentzündung. Zur Vermeidung weiterer Embolien ist eine Langzeitbehandlung mit blutverdünnenden Medikamenten (Antikoagulanzien wie z. B. Marcumar®) angezeigt.

Lungenemphysem, Lungenblähung, Irreversible Erweiterung und Zerstörung des Lungengewebes durch chronische Entzündungsprozesse. Dabei werden die feinen Strukturen der Lungenbläschen zerstört und die Wände der kleinen, später auch der größeren Bronchien destabilisiert, sodass diese zunehmend kollabieren. Dadurch kann die Luft nur noch ungenügend ausgeatmet werden, sodass vermehrt Luft in der Lunge verbleibt und eine chronische Druckerhöhung resultiert. Da die Zerstörung der Lungenbläschen die Fläche für den Gasaustausch verkleinert, wird die Sauerstoffaufnahme verringert. Der dadurch hervorgerufene Sauerstoffmangel bewirkt eine Verengung der Blutgefäße in der Lunge mit einer dauerhaften Druckerhöhung im Lungenkreislauf (pulmonale Hypertonie), was in späten Stadien der Erkrankung zu einem chronischen →Cor pulmonale führt; dieses führt zusammen mit der →Ateminsuffizienz zu einer verkürzten Lebenserwartung. Mit dem Begriff »Altersemphysem« wird ein Elastizitätsverlust, aber keine Destruktion des Lungengewebes verbunden.

■ **Ursache** Die chronische Bronchitis, die stets mehr oder weniger ausgeprägte Entzündungsaktivitäten aufweist, ist für die Entwicklung eines Lungenemphysems verantwortlich. Diese Entzündung ist auf ein Missverhältnis zwischen schützenden (protektiven) und aggressiven Enzymen in der Lunge zurückzuführen. Das Überwiegen der aggressiven Faktoren führt zu einer Schädigung der Lungenstrukturen und hat verschiedene Ursachen. An erster Stelle steht das langjährige Rauchen. Andere Luftschadstoffe spielen demgegenüber zahlenmäßig eine untergeordnete Rolle. Häufige Infekte in den Atemwegen finden sich auch bei Patienten mit Intrinsic (Infekt-)Asthma. Diese Mischformen von chronischer Bronchitis und Asthma können ein Lungenemphysem entwickeln. Selten tritt ein Lungenemphysem vor dem 50. Lebensjahr auf. In solchem Fall muss ein →Alpha-1-Antitrypsin-Mangel durch Laboruntersuchungen ausgeschlossen werden.

■ **Befund** Betroffene leiden unter chronischer Atemnot, die unter körperlicher Belastung rasch zunimmt. Es bestehen Husten, oft Auswurf sowie eine Zyanose. Bei der körperlichen Untersuchung fällt ein →Fassthorax auf, beim Abhorchen findet man trockene Rasselgeräusche wie Giemen, Pfeifen und Brummen. In fortgeschrittenem Stadium zeigen sich alle Zeichen einer Rechtsherzinsuffizienz (→Herzinsuffizienz). Als Ausdruck einer Minderversorgung des Gehirns mit Sauerstoff sowie durch den erhöhten Gehalt des Blutes an Kohlendioxid treten im Spätstadium Kopfschmerzen, Erregbarkeit, Verwirrtheit, Tremor (Zittern) und Benommenheit bis hin zur Bewusstlosigkeit auf. Die Kranken zeigen ein

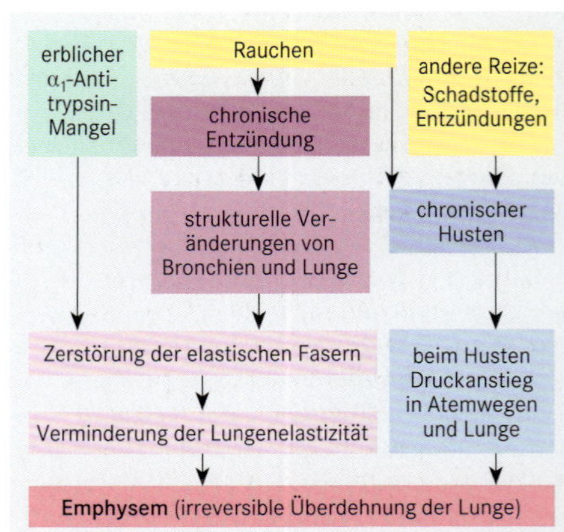

Lungenemphysem. Ursachen und Entstehung. Hauptursache ist langjähriges Rauchen.

typisches Erscheinungsbild: So genannte **Blue Bloater** sind oft übergewichtig und haben eine bläuliche Verfärbung der Haut (Zyanose) sowie gestaute Halsvenen und Ödeme. Husten und Auswurf sind Zeichen einer Bronchitis **(Emphysembronchitis).** Aufgrund des Sauerstoffmangels kommt es zu einer Vermehrung der roten Blutkörperchen. Ein anderes Erscheinungsbild haben so genannte **Pink Puffer.** Sie sind hager und von rosiger Hautfarbe, leiden stark unter Atemnot und trockenem Reizhusten. Zwischen den verschiedenen Typen gibt es fließende Übergänge. Für die Diagnose eines Lungenemphysems ist bei ausgeprägten Krankheitszeichen eine körperliche Untersuchung ausreichend. In weniger deutlichen Fällen sind eine Röntgenaufnahme des Brustkorbes sowie eine Lungenfunktionsprüfung hilfreich. Bei jüngeren Kranken ist die Alpha-1-Antitrypsin-Bestimmung wichtig.

▪ **Behandlung** Das Lungenemphysem kann durch eine Behandlung nicht gebessert, sondern nur sein Fortschreiten aufgehalten werden. An erster Stelle steht ein absolutes Rauchverbot, da das Fortschreiten der Erkrankung entscheidend vom Zigarettenkonsum abhängt. Durch eine →Atemtherapie (insbesondere durch Anwendung der Lippenbremse) kann eine Beschwerdelinderung bei Atemnot erzielt werden. Auch ein gezieltes Ausdauertraining durch Gehen in der Ebene und evtl. Treppensteigen nach Absprache mit dem Arzt ist empfehlenswert. Eine bronchienerweiternde Therapie wie beim →Bronchialasthma wird durchgeführt, wenn sich darunter bei Lungenfunktionsprüfungen oder subjektiv eine Besserung zeigt. Bei Verschlechterung durch Infekte kommen Kortikoide zum Einsatz, bei anhaltender Wirksamkeit auch ohne zeitliche Begrenzung. Die gehäuft auftretenden bronchialen Infekte müssen mit Antibiotika behandelt werden. In fortgeschrittenen Fällen ist eine Sauerstofflangzeittherapie unumgänglich (täglich mindestens 12–16 Std.). Sehr große Emphysemblasen können chirurgisch entfernt werden. Bei einigen Patienten können auch Volumenreduktionsplastiken, bei denen die besonders betroffenen Lungenpartien chirurgisch beseitigt werden, durchgeführt werden. Nur bei sehr wenigen Kranken kann eine Lungentransplantation erwogen werden.

Lungenentzündung, Pneumonie, akute Entzündung des Lungengewebes, wobei in den meisten Fällen mehr die Lungenbläschen und weniger das Lungengerüst betroffen sind. Besonders gefährdet sind ältere oder abwehrgeschwächte Patienten mit chronischen Krankheiten, besonders des Herzens und der Lunge, Unterernährte, Alkoholkranke und Raucher.

▪ **Ursache und Einteilung** Es gibt zahlreiche Ursachen für eine Lungenentzündung. Auslöser ist immer eine Infektion mit Krankheitserregern, v. a. mit Bakterien, aber auch Viren, Pilze oder Protozoen kommen infrage. Aufgrund wesentlicher Unterschiede hinsichtlich Bewertung und Behandlung werden die Lungenentzündungen in **ambulante** – also zu Hause erworbene – und in **nosokomiale,** das sind im Krankenhaus erworbene Lungenentzündungen, eingeteilt. Letztere weisen oft gefährlichere Krankheitserreger auf, die Behandlung muss intensiver durchgeführt werden und Todesfälle sind häufiger. Aufgrund ihrer lokalen Ausbreitung und der Röntgenbefunde ergibt sich eine weitere Einteilung der Lungenentzündung in die heute eher seltene **Lobärpneumonie,** die einen ganzen Lungenlappen ausfüllt, die häufigere **Bronchopneumonie,** die unterschiedlich große, oft konfluierende Herde aufweist, und die **interstitielle Pneumonie,** die sich mehr im Bindegewebe (Interstitium) der Lunge ausbreitet und oft durch Viren verursacht wird. Diese Form der Lungenentzündung zählt zu den **atypischen Pneumonien.** Die **opportunistische Pneumonie** tritt bei Menschen auf, deren Immunsystem stark geschwächt ist, z. B. bei Aids oder unter Chemotherapie. Sie wird hervorgerufen durch Erreger, die bei normaler Abwehrlage keine Lungenentzündung verursachen, z. B. Pneumocystis carinii oder Herpesviren. Bei der **Pleuropneumonie** ist neben der Lunge auch das Brustfell entzündet. Der Kranke leidet dann zusätzlich unter starken atemabhängigen Brustschmerzen.

Die häufigsten Krankheitserreger der ambulant erworbenen Lungenentzündung sind Pneumokokken, die auch meist die Lobärpneumonie verursachen. Ihnen folgen die Mykoplasmen, die sehr häufig bei Kindern und meist vorher gesunden, jungen Erwachsenen als Erreger verantwortlich sind. Bei den nosokomialen Lungenentzündungen finden sich sehr oft Keime, die in der Behandlung größere Schwierigkeiten bereiten. Zu ihnen gehören die so genannten gramnegativen Enterobakterien (z. B. Kolibakterien), Klebsiellen und viele andere.

▪ **Befund** Die **Lobärpneumonie** entwickelt sich sehr rasch aus voller Gesundheit heraus mit hohem Fieber, Schüttelfrost und bräunlich-eitrigem Auswurf. Es bestehen eine deutliche Atemnot und Zyanose, häufig mit stechenden, atemabhängigen Schmerzen als Hinweis auf eine Beteiligung des Brustfelles. Die Röntgenuntersuchung zeigt eine massive Verschattung eines ganzen Lungenlappens ohne Überschreitung der Lappengrenzen. Bei einer **Bronchopneumonie** ist dagegen das Allgemeinbefinden nicht so stark beeinträchtigt wie bei der Lobärpneumonie. Das Fieber steigt meist langsamer an, Atemnot und Zyanose können auch fehlen. Da die Krankheitszeichen stark variieren können, ist eine sichere Aussage ohne Röntgenbefund meist nicht mög-

Lungenentzündung Unterstützende Maßnahmen

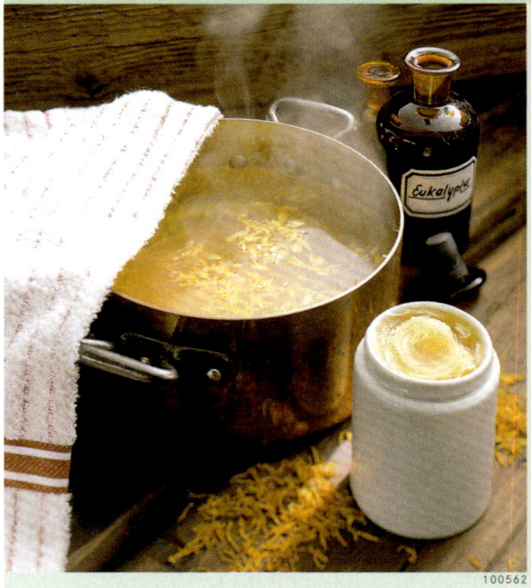

Körperliche Schonung ist in jedem Fall sehr wichtig. Auch auf eine ausreichende Flüssigkeitszufuhr von mehreren Litern täglich (vorzugsweise warmer Tee oder zimmerwarmes Mineralwasser) ist zu achten, damit der Flüssigkeitsverlust durch das Fieber ausgeglichen werden und sich das Sekret verflüssigen kann. Dies ist vor allem wichtig, wenn man zur Schleimlösung bei produktivem Husten so genannte Sekretolytika gibt. Solange Fieber besteht, ist strikte Bettruhe einzuhalten. Man sollte dann allerdings auch eine Thromboseprophylaxe geben. Unterstützend wirken eine zeitweise Hochlagerung des Oberkörpers, häufige Lagewechsel, bewusstes tiefes Durchatmen oder eine Einreibung mit Franzbranntwein oder Balsamen mit ätherischen Ölen. Empfehlenswert ist es auch, die Raumluft durch Aufhängen feuchter Tücher oder Vernebeln ätherischer Öle zu befeuchten (Bild). Einen besonderen Stellenwert hat die Atemtherapie, um die Lungen besser zu durchlüften, und ein regelmäßiges Abklopfen. Von der Ständigen Impfkommission wird derzeit die Impfung gegen Pneumokokken für alle Personen ab dem 60. Lebensjahr sowie Menschen mit Immundefekten und verschiedenen chronischen Grunderkrankungen empfohlen.

lich. Bei der **atypischen Pneumonie** sind die Beschwerden noch uncharakteristischer. Die Krankheitszeichen entwickeln sich langsam mit Fieber bis 38,5 °C, Husten mit wenig Auswurf und nur mäßigen entzündlichen Veränderungen bei den Laboruntersuchungen. Die Befunde im Röntgenbild sind oft nur diskret ausgeprägt.

■ **Behandlung** Grundlage der Behandlung einer bakteriellen Lungenentzündung ist der Einsatz eines Antibiotikums. Bei den ambulant erworbenen Lungenentzündungen wird ohne Nachweis eines Krankheitserregers (häufig vergebliche Erregersuche, Zeitverlust) sofort mit einem Antibiotikum, das erfahrungsgemäß wirksam ist, begonnen. Wenn nach 3 Tagen keine Entfieberung und Besserung eingetreten ist, erfolgt eine Therapieumstellung auf ein Medikament mit erweitertem Wirkungsbereich. Als allgemein begleitende Maßnahmen werden je nach Situation Hustenblocker, Schleimlöser sowie schmerz- und fiebersenkende Mittel eingesetzt. Dagegen wird bei schwerkranken und gefährdeten Patienten die sofortige Aufnahme in eine Klinik – bei Notwendigkeit auf eine Intensivstation – veranlasst. Dort sind gezielte Untersuchungen, Überwachung und Behandlung sowie die Beherrschung von Komplikationen besser möglich.

Lungenfell, →Pleura.

Lungenfibrose, seltenes Krankheitsbild mit bindegewebigem Umbau des Lungengerüsts. Die fortschreitende Bindegewebsvermehrung schränkt die Elastizität der Lunge ein, sodass es zu Belüftungsstörungen kommt (→Ventilationsstörung). Außerdem verringert sich die Sauerstoffdurchlässigkeit der Lungenbläschen, wodurch der Sauerstoffpartialdruck im arteriellen Blut sinkt. Infolge des erhöhten Widerstandes im Lungenkreislauf kommt es zu Veränderungen am Herzen (chronisches →Cor pulmonale).

■ **Ursache** Eine Lungenfibrose entwickelt sich meist nach chronisch-entzündlichen Lungenerkrankungen, z. B. bei Staublungenerkrankungen, oder im Rahmen von Systemerkrankungen wie z. B. Sarkoidose oder Lupus erythematodes. Sie kann aber auch durch Medikamente oder Bestrahlung ausgelöst werden oder bei einer chronischen Lungenstauung entstehen. In seltenen Fällen entwickelt sich bei älteren Menschen eine Lungenfibrose ohne erkennbare Ursache (idiopathische Lungenfibrose).

■ **Befund** Es treten langsam zunehmende Atemnot – anfangs nur bei Belastung, später auch in Ruhe – auf, außerdem Husten, Fieberschübe und Gewichtsabnahme. Mit der Zeit entwickelt sich eine Zyanose und als Zeichen der Sauerstoffunterversorgung Trommelschlägelfinger und Uhrglasnägel. Die Diagnose wird durch die Computertomografie der Lunge und bei weiter bestehender Unklarheit durch eine Lungenbiopsie gestellt. Beim Abhören der Lunge finden sich immer feinblasige Rasselgeräusche. Kontrollen der Lungenfunktion geben Auskunft über die Schwere und den Verlauf der Erkrankung.

■ **Behandlung** Ein einmal erfolgter bindegewebiger Umbau kann nicht mehr rückgängig gemacht werden. Es kann nur die Grunderkrankung behandelt bzw. können nur die Auslöser gemieden werden, um ein weiteres Fortschreiten der Erkrankung zu verhindern oder wenigstens zu verlangsamen.

Lungenfunktion, Leistungsfähigkeit der Lunge, die durch das Lungenvolumen und Atemvolumen charakterisiert ist. Die unterschiedlich definierten Gasvolumina der Lunge bzw. der Atmung entsprechen Durchschnittswerten und unterscheiden sich entsprechend bei Mann und Frau. Sie sind abhängig von Körpergröße, Alter, Allgemeinzustand und körperlichem Trainingszustand, aber auch vom Gesundheitszustand der Lunge.

Unter dem Atemvolumen im engeren Sinn wird das **Atemzugvolumen** verstanden, also die Luftmenge, die in Ruhe bei normaler Atmung durch einen Atemzug eingeatmet wird. Es beträgt beim Erwachsenen circa 500 ml. Das **Atemminutenvolumen** errechnet sich aus dem Atemzugvolumen sowie der Zahl der Atemzüge pro Min. (Atemfrequenz). Bei 14–16 Atemzügen in der Min. werden vom gesunden Erwachsenen etwa 7,5 l Luft aus- und eingeatmet. Die nach einer normalen Einatmung durch vertiefte Einatmung zusätzlich eingeatmete Luftmenge wird als inspiratorisches Reservevolumen bezeichnet und beträgt 2–3 l. Die nach normaler Ausatmung durch vertiefte Ausatmung zusätzlich ausgeatmete Luftmenge entspricht dem exspiratorischen Reservevolumen. Als **Vitalkapazität** wird die Luftmenge bezeichnet, die nach vertiefter Einatmung maximal ausgeatmet werden kann. Auch nach maximaler Ausatmung verbleibt eine gewisse Menge Restluft in der Lunge, die nicht ausgeatmet werden kann. Diese wird als Residualvolumen bezeichnet. Die gesamte Luftmenge der Lunge, die sich aus Vitalkapazität plus Residualvolumen errechnet, wird als **Totalkapazität** oder totale Lungenkapazität bezeichnet. Das nach einer normalen Ausatmung in der Lunge verbleibende Luftvolumen, das sich aus exspiratorischem Reservevolumen und Residualvolumen zusammensetzt, ist die funktionelle Residualkapazität (FRC). Der funktionellen Residualkapazität entspricht das mitarbeitsunabhängig gemessene (intra-)thorakale Gasvolumen. Es ist im Rahmen einer reversiblen Lungenüberblähung bei Bronchialasthma oder einer irreversiblen Überblähung beim Lungenemphysem erhöht.

In den Atemwegen, also in Nasen-Rachen-Raum, Luftröhre und Bronchien, befindet sich Luft, die nicht am Gasaustausch teilnimmt, da sie nicht bis in die Lungenbläschen gelangt. Dieser Teil des Atemtraktes wird deshalb als **Totraum** bezeichnet und umfasst etwa 150 ml.

Lungenfunktionsprüfungen, Abk. **Lufu,** Untersuchungsverfahren zur Messung der Leistungsfähigkeit der Lunge. Die Lungenfunktionsprüfungen werden zur Diagnose und Verlaufskontrolle von Lungenerkrankungen und vor operativen Eingriffen eingesetzt. Überprüft werden die Belüftung der Lunge, also die Luftvolumina, die bewegt werden können, der Austausch von Sauerstoff und Kohlendioxid im Lungengewebe und die Durchblutung der Lunge sowie die Beeinflussung dieser Messwerte durch Medikamente.

Mit dem **Spirometer** gelingen die Messung und Bestimmung der Lungenvolumina und Atemgrößen, sodass die Lungenbelüftung (Ventilation) beurteilt werden kann. Ermittelt werden das Volumen eines normalen Atemzugs, die Vitalkapazität (maximales Volumen, das bei größtmöglicher Ein- und Ausatmung bewegt werden kann) sowie das Residualvolumen (Volumen, das trotz maximaler Ein- und Ausatmung in der Lunge verbleibt). Mit dem **Atemstoßtest** (Tiffeneau-Test) wird das Volumen bestimmt, das nach größtmöglicher Einatmung innerhalb einer Sekunde wieder ausgeatmet werden kann (Einsekundenkapazität). Das **Peak-flow-Meter** misst die Flussgeschwindigkeit eines maximal großen Atemstoßes (Atemspitzenstoß), es dient der Therapieselbstkontrolle bei Belüftungsstörungen, z.B. bei Asthma bronchiale, und entspricht in etwa der Einsekundenkapazität. Bei der **Spiroergometrie** (auch Ergospirometrie) werden diese Werte unter Belastung, z.B. beim Fahrradfahren, geprüft.

Die wegen des großen Aufwands eher selten verordnete →Ganzkörperplethysmografie ermöglicht die direkte Bestimmung des →Atemwegswiderstands (Resistance), der ein direktes Maß für die Verstopfung der Atemwege (Obstruktion) ist. Im klinischen Alltag und bei der Verlaufs- und Therapiekontrolle sind die indirekten Maße Einsekundenkapazität und Atemspitzenstoß meist ausreichend. Die **Atemgasanalyse** erlaubt die Überprüfung der Gaszusammensetzung der ein-

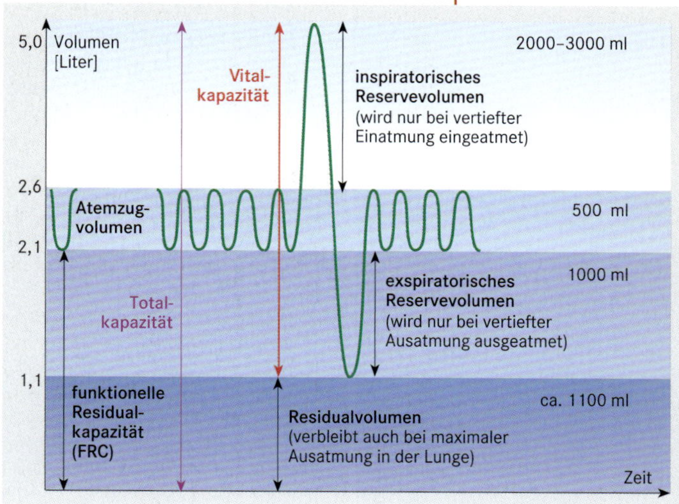

103196

Lungenfunktion. Lungenvolumina beim Gesunden in Ruheatmung und bei vertiefter Ein- und Ausatmung. Während bei Ruheatmung nur circa 500 ml Luft pro Atemzug ein- und ausgeatmet werden, beträgt die Vitalkapazität, also die Luftmenge, die nach vertiefter Einatmung maximal ausgeatmet werden kann, 3,5 l (bei Untrainierten) bis 7,0 l (bei Ausdauersportlern).

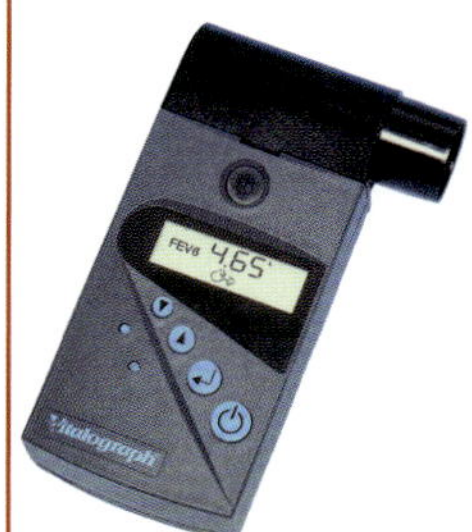

102012

Lungenfunktionsprüfungen. Mit einem Spirometer kann das Lungenvolumen ermittelt werden. Dazu bläst der Patient seine Atemluft in das Mundstück.

und ausgeatmeten Luft sowie die Anwendung von Testgasen wie Helium. Die →Blutgasanalyse ermöglicht über die Betrachtung der Konstellation von Sauerstoff- und Kohlendioxidkonzentration, Gesamtsäure- und Kohlensäuregehalt u.a. Aussagen über den Gasaustausch in der Lunge. Die **Compliance** ist ein Maß für die Dehnbarkeit von Lunge und Brustkorb. Die Lungendehnbarkeitsmessung erfordert eine Sonde in der Speiseröhre und ist nur in spezialisierten Kliniken oder Praxen möglich.

Lungenhilus, Hilum pulmonis, vertiefte Stelle an der inneren, dem Herzen zugewandten Seite eines Lungenflügels. Am Lungenhilus treten die Lungenarterien (Arteriae pulmonales), die Lungenvenen (Venae pulmonales), die Hauptbronchien und mehrere Lymphgefäße in die Lunge ein. Der Lungenhilus wird auch als Lungenwurzel bezeichnet.

Lungeninfarkt, Untergang von Lungengewebe infolge einer Lungenembolie mit Verlegung mittlerer oder kleinerer Lungenarterienäste durch einen Blutpfropf. Im Röntgenbild kann oft eine pyramidenförmige Verdichtung des Lungengewebes gesehen werden, wobei die Basis der Pyramide nach außen und die Spitze zur Lungenwurzel hinweist. Der Lungeninfarkt tritt wegen der doppelten Blutversorgung der Lunge relativ selten auf, sodass bei kaum 10% der →Lungenembolien Lungeninfarkte entstehen.

Lungeninfiltrat, örtliche Verdichtung des Lungengewebes, die durch das Eindringen von Flüssigkeiten oder Zellen in die Lungenbläschen und in das Binde- sowie Stützgewebe der Lunge zustande kommt, z.B. bei einer Lungenentzündung, Lungenstauung oder Tuberkulose.

Lungeninsuffizienz, →Ateminsuffizienz.

Lungenkapazität, →Lungenfunktion.

Lungenkarzinom, vom Epithel ausgehender, bösartiger →Lungentumor, fast immer als →Bronchialkarzinom.

Lungenkaverne, Hohlraum im Lungengewebe, der durch Absterben von Gewebe entsteht, z.B. bei Zerfall von Tumorgewebe. Häufig entsteht eine abgekapselte Lungenkaverne bei einer Tuberkulose durch Einschmelzung eines Infektionsherdes (Verkäsung). Durch den Anschluss an die Bronchien können von hier aus die Erreger weiter in den Organismus und nach außen gestreut werden (offene Tuberkulose).

Lungenkrankheiten, krankhafte organische Veränderungen oder funktionelle Störungen der Lunge.

Lungenkrankheiten können das Lungengewebe selbst, das Bronchialsystem, das Gefäßsystem der Lunge, aber auch Brustfell und Rippenfell betreffen. **Infektiöse Erkrankungen** der Lunge sind außerordentlich häufig, besonders die Bronchitis, die auch als Folge des Rauchens in Form der chronischen oder chronisch-obstruktiven Bronchitis vorkommt. Die chronisch-obstruktive Bronchitis ist durch lang anhaltende, wiederkehrende Entzündungsprozesse und durch eine Verengung der Bronchien gekennzeichnet und führt schließlich zum Lungenemphysem. Eine gleichartige obstruktive Behinderung der Atmung findet sich beim Bronchialasthma, jedoch entwickelt sich hier ein Lungenemphysem selten und dann meist bei Patienten mit Mischformen von Asthma und chronischer Bronchitis. Durch den Einsatz moderner Antibiotika hat die Lungenentzündung weitgehend ihren Schrecken verloren, doch kann sie immer noch zu Komplikationen führen. Ein Parasitenbefall kann in der Lunge ein Löffler-Syndrom hervorrufen.

Eine seltene, aber schwere Erkrankung ist die **Entzündung** des Mittelfells, die Mediastinitis. Eine Entzündung der Lungenbläschen, die Alveolitis, entsteht am häufigsten im Rahmen einer Allergie. Durch wiederholte Entzündungen von Lunge oder Bronchien können eitergefüllte Erweiterungen der Bronchien auftreten, die Bronchiektasien. Durch beruflichen Kontakt mit verschiedenen Stäuben oder Asbest entstehen die als Berufskrankheiten anerkannten Staublungenkrankheiten, die im Endstadium in eine Lungenfibrose münden. Die Lungenfibrose führt, wie fast alle fortgeschrittenen Lungenerkrankungen, zu einer Ateminsuffizienz. Eine Lungenembolie entsteht v.a., wenn sich ein Blutpfropf aus einer Beinvenenthrombose löst und Lungengefäße verstopft. Dadurch kann es zu einem Absterben von Lungengewebe, dem Lungeninfarkt, kommen.

Durch eine **Verletzung** des Brustkorbes kann sich ein Pneumothorax, also eine Luftansammlung im Pleuraraum außerhalb der Lunge, ausbilden. Ebenfalls ein Notfall ist die Fremdkörperaspiration, bei der ein verschluckter Fremdkörper in die Lunge gelangt ist.

Von großer Bedeutung sind Lungentumoren, v.a. das Bronchialkarzinom, das hauptsächlich durch langjähriges Zigarettenrauchen entsteht. Das Lungenödem ist ein Krankheitsbild, das sich zwar an der Lunge äußert, aber meist durch eine Herzschwäche bedingt ist. Umgekehrt bedingen chronische Lungenerkrankungen häufig eine Schwäche des Herzens, das Cor pulmonale.

■ **Siehe auch**

→akutes Lungenversagen · Alveolitis 2) · Aspiration · Ateminsuffizienz · Bronchialasthma · Bronchialkarzinom · Bronchiektasie · Bronchitis · Cor pulmonale · Infektion · Löffler-Syndrom 1) · Lungenabszess · Lungenembolie · Lungenemphysem · Lungenentzündung · Lungenfibrose · Lungenfunktion · Lungeninfarkt · Lungenmetastase · Lungenödem · Lungenriss · Lungentumoren · Mediastinitis · Pleuraerguss · Pleuraschwarte · Pleuritis · Pneumothorax · Tuberkulose · Trauma

Lungenkrebs, bösartige →Lungentumoren, am häufigsten als →Bronchialkarzinom oder →Lungenmetastasen. Hauptursache von Lungenkrebs ist das Rauchen.

Lungenkreislauf, →Blutkreislauf.

Lungenmetastase, Bildung eines sekundären Krankheitsherdes in der Lunge, der durch Verschleppung von einem anderen Krankheitsherd ausgeht, z. B. Bildung neuer Entzündungsherde durch Einschleppung von Bakterien. Im engeren Sinne versteht man unter einer Lungenmetastase die Absiedlung einer →Tochtergeschwulst in die Lunge, die oft von Krebsgeschwülsten der weiblichen Brust, der Prostata, der Schilddrüse, von Nieren oder Nebennieren ausgeht. In fortgeschrittenem Stadium ist nicht selten die ganze Lunge befallen.

Lungenmilzbrand, →Milzbrand.

Lungenödem, Ansammlung von wässriger Flüssigkeit im Lungengewebe und in den Lungenbläschen, wodurch der Sauerstoffaustausch in der Lunge behindert wird. Das akute Lungenödem ist eine lebensbedrohliche Atemstörung.

■ **Ursache** Häufigster Auslöser ist ein Linksherzversagen (→Herzinsuffizienz). Die Pumpschwäche des linken Herzens führt zu einem Blutrückstau in den Lungenkreislauf. Durch den erhöhten Druck in den Lungengefäßen wird Flüssigkeit in das Gewebe und weiter in die Lungenbläschen gepresst. Weitere Ursachen für ein Lungenödem sind Überwässerung des Körpers, Eiweißmangel (z. B. bei Nierenerkrankungen), Infekte (z. B. Lungenentzündung), schwere allergische Reaktionen der Lunge sowie Vergiftungen (z. B. Rauchvergiftung oder Einatmen von Reizgasen). Es tritt auch bei Ertrinkenden auf.

■ **Befund** Der Kranke leidet unter rasch zunehmender Atemnot und Husten mit dünnflüssigem, teils schaumig rotem Auswurf. Neben einer beschleunigten Atmung bestehen rasselnde oder brodelnde Atemgeräusche, die mit dem bloßen Ohr wahrnehmbar sind, sowie eine Zyanose. Der Betroffene ist unruhig und hat Todesangst. Ein EKG, Herzultraschall und eine Röntgenaufnahme des Brustkorbs können Hinweise auf die Entstehungsursache geben.

■ **Behandlung** Es sind intensivmedizinische Maßnahmen erforderlich. Der Kranke wird mit erhöhtem Oberkörper gelagert. Nach Reinigung der Atemwege vom Schleim wird Sauerstoff gegeben. Zur medikamentösen Behandlung werden schnell wirksame harntreibende Mittel (Diuretika) intravenös injiziert. Notfalls muss der Kranke intubiert und beatmet werden.

Lungenoperationen, chirurgische Eingriffe an Lunge und Brustfell (Pleura), die entweder im Rahmen einer offenen Operation oder mittels Spiegelung durchgeführt werden. Häufigste Lungenoperation ist die Entfernung von Lungengewebe (→Lungenresektion). Bei entzündlich bedingten Verklebungen und Verwachsungen des Brustfells, die die Lunge an ihrer Entfaltung hindern und so deren Funktion erheblich einschränken, werden Rippen- und Lungenfell voneinander gelöst (**Pleurolyse**) oder teilweise entfernt (**Pleurektomie**). Bei bösartigen Erkrankungen an Lunge oder Brustfell wird oft ein Lungenflügel zusammen mit dem erkrankten Lungenfell entfernt (**Pleuropneumektomie**) oder es werden Teile des Brustfells entfernt (**Pleuradekortikation**). Bei der **Kostopleurektomie,** die sehr selten eingesetzt wird, um Eiteransammlungen im Brustkorb zu entfernen, werden zusätzlich Rippen mit entfernt.

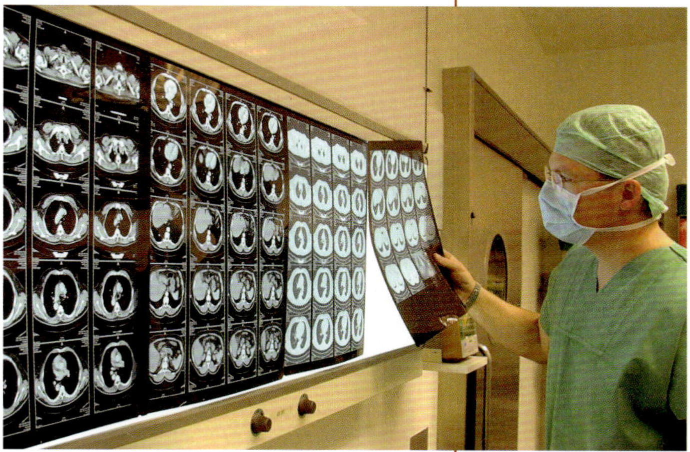
100562

Lungenoperation. Computertomografische Aufnahmen der Lunge können Aufschluss über die Notwendigkeit eines operativen Eingriffs geben.

Lungenpest, →Pest.

Lungenpunktion, →Biopsie.

Lungenreifebehandlung, Verabreichung von Kortikoiden an Schwangere bei drohender →Frühgeburt vor der 33. Schwangerschaftswoche, um die Lungenreifung des noch Ungeborenen zu beschleunigen.

Lungenresektion, operative Entfernung eines erkrankten Lungenabschnittes. Es wird möglichst wenig Gewebe entfernt, da die weitere Atemfähigkeit vom Volumen der Restlunge abhängt. Bei einer **Keilresektion** wird ein keilförmiger Lungenabschnitt ohne Berücksichtigung der anatomischen Grenzen entfernt, z. B. zur Entnahme einer Gewebeprobe oder Entfernung kleiner gutartiger Tumoren und Metastasen. Bei einer **Segmentresektion** werden ein oder mehrere Lungensegmente entfernt, z. B. bei Entzündungen, gutartigen Tumoren, Metastasen und bestimmten seltenen bösartigen Tumoren. Eine **Lobektomie (Lappenresektion)** bezeichnet die

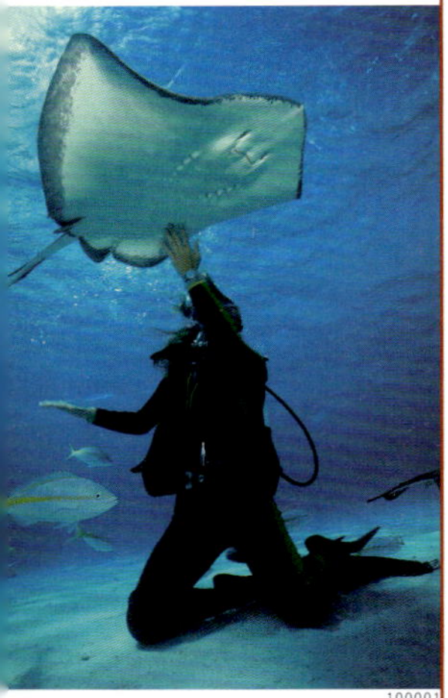

Lungenriss.
Taucher können einen Lungenriss erleiden, wenn sie aus tiefem Wasser zu schnell auftauchen und sich dabei Luft im Körper ausdehnt.

Entfernung eines Lungenlappens. Sie ist bei ausgedehnten Entzündungen und bösartigen Tumoren erforderlich. Unter einer **Pneumektomie (Lungenflügelresektion)** versteht man die Entfernung eines ganzen Lungenflügels, die bei bösartigen Tumoren, insbesondere bei einem zentral wachsenden Bronchialkrebs, durchgeführt wird. Seltene Komplikationen sind Blutungen, ein Erguss (Pleuraerguss) oder Luft zwischen dem Lungen- und dem Rippenfell (Pneumothorax).

Es ist bereits vor dem Eingriff wichtig, unter Anleitung eines Krankengymnasten mit der Atemgymnastik zu beginnen und diese nach der Operation weiterzuführen. Der Betroffene muss auf das Rauchen verzichten.

Lungenriss, Lungenruptur, Einriss des Lungengewebes, der durch Verletzungen des Brustkorbes, einschließlich Rippenbrüchen, aber auch beim Auftauchen aus tiefem Wasser durch die Volumenausdehnung von Luft im Körper auftreten kann. Gelegentlich ereignet sich ein Lungenriss ohne erkennbare äußere Ursache, wenn z. B. eine Emphysemblase einreißt. Es kommt zur Einblutung in das Lungengewebe, oft auch zu einer Luftansammlung in der Pleurahöhle und zum Luftaustritt in das Mittelfell und die Haut. Je nach Größe des Einrisses bestehen Atemnot, stechende Schmerzen und Bluthusten. Im weiteren Verlauf kann sich eine Lungenentzündung entwickeln. Bei kleineren Lungenblutungen tritt meist eine spontane Blutstillung ein, größere können eine operative Blutstillung oder sogar die Entfernung eines Lungenlappens erforderlich machen.

Lungenröntgenaufnahme, →Röntgen-Thorax.

Lungensarkoidose, →Sarkoidose.

Lungensarkom, seltener →Lungentumor (→Sarkom).

Lungentuberkulose, Form der →Tuberkulose.

Lungentumoren, sämtliche Geschwülste der Lunge. Lungentumoren, die sich direkt aus Lungengewebe entwickeln, kommen selten vor. Dagegen finden sich Geschwülste, die vom Bronchus ausgehen, außerordentlich häufig. Diese sind zu einem sehr hohen Prozentsatz bösartig und werden als →Bronchialkarzinom bezeichnet. Eine Sonderstellung nimmt das **Bronchuskarzinoid** ein, das sich in der Regel weniger bösartig als ein Bronchialkarzinom verhält, meist zentral in den großen Bronchien gelegen ist und bei Absiedlungsherden, v. a. in der Leber, das →Karzinoidsyndrom auslösen kann. Ein bösartiger Tumor, der von der Lunge ausgeht, ist das selten auftretende **bronchioloalveoläre Karzinom.** Diese Geschwulst entwickelt sich aus dem Epithel der Lungenbläschen und kleinsten Bronchien (Bronchiolen). Sie verursacht erst spät Beschwerden wie Husten mit Auswurf oder auch Bluthusten. Im Röntgenbild zeigt es sich häufiger als Rundherd, seltener als Infiltrat. Eine wirksame Behandlung ist nur in einer noch rechtzeitigen Operation zu sehen. Auch **Sarkome,** die sehr bösartig sind, kommen in der Lunge außerordentlich selten vor. Im Gegensatz dazu finden sich Absiedlungsherde von bösartigen Tumoren aus anderen Organen (→Lungenmetastase) in einem besonders hohen Prozentsatz.

Lungenuntersuchungen, Verfahren zur Erkennung und Unterscheidung von Lungenkrankheiten. Bei der körperlichen Untersuchung lassen sich bereits Krankheitszeichen, z. B. durch Auffälligkeiten der Form des Brustkorbes, beim Abhorchen oder durch das Beklopfen des Brustkorbes erkennen. Dann erst folgen die →Lungenfunktionsprüfungen oder die →Blutgasanalyse. Die Röntgenaufnahme des Brustkorbs (→Röntgen-Thorax) und die →Computertomografie dienen der Beurteilung der Lungenstruktur sowie der Erkennung von Geschwülsten, Flüssigkeit oder Luft im Brustkorb. Um eine Infektion der Lunge mit Bakterien oder Pilzen zu diagnostizieren, ist oft die Untersuchung des Auswurfs oder der →Tuberkulintest hilfreich. Bei möglicherweise allergisch bedingten Lungenkrankheiten wie z. B. dem Bronchialasthma wird ein Allergietest (→Allergie) durchgeführt. Eine →Bronchienspiegelung ist bei allen unklaren Erkrankungen der Lunge notwendig. Im Rahmen dieser Untersuchung können Gewebeproben für mikroskopische Untersuchungen entnommen oder durch Spülungen (→Bronchiallavage) gewonnen werden. Die →Bronchografie ist weitgehend von der Computertomografie verdrängt worden. Eine →Pleurapunktion dient nicht nur der Gewinnung von Flüssigkeit und Gewebe für verschiedene Untersuchungen, sondern bringt bei großen Pleuraergüssen Entlastung für Herz und Lunge.

Lungenvolumen, →Lungenfunktion.

Lupus, Kurzbezeichnung für **1)** *Dermatologie:* Lupus vulgaris (→Hauttuberkulose).

2) *Rheumatologie:* →Lupus erythematodes.

3) *Dermatologie:* Lupus pernio, eine Hautmanifestation bei →Sarkoidose.

Lupus|endokarditis, →Libman-Sacks-Endokarditis.

Lupus erythematodes, Abk. **LE,** Oberbegriff für entzündliche Erkrankungen, die auf einer Abwehrreaktion des Körpers gegen sich selbst beruhen (→Autoimmunkrankheiten) und sich durch Ablagerungen von →Immunkomplexen in den Organen und in der Haut auszeichnen. Der Lupus erythematodes kann sich als vergleichsweise harmlose Form, aber auch als schweres Krankheitsbild manifestieren, bei dem praktisch alle Organe geschädigt werden können.

■ **Ursache** Auf dem Boden einer genetischen Veranlagung lösen wahrscheinlich Umweltfaktoren wie UV-Bestrahlung (Sonnenlicht), Medikamente oder Infektionen die Bildung von Antikörpern gegen den eigenen Körper (Autoantikörper) aus. Diese führen zu einer Entzündung und Schädigung der kleinen Blutgefäße und des Bindegewebes.

■ **Befund** Wegen des verschiedenartigen Krankheitsbildes wird der **Lupus erythematodes visceralis** (systemischer Lupus erythematodes, SLE) auch als Chamäleon unter den Krankheiten bezeichnet. Hauterscheinungen, z.B. rötliche Flecken mit Schuppenbildung, treten insbesondere an den Körperregionen auf, die dem Sonnenlicht ausgesetzt sind. Charakteristisch ist das Schmetterlingserythem, eine rötlich violette Hautverfärbung, die sich schmetterlingsförmig über den Nasenrücken und beide Wangen erstreckt. Anfangs können Müdigkeit, Schwäche oder Fieber die einzigen Symptome sein. Später treten weitere Beschwerden hinzu, die durch das geschädigte Organ bedingt sind. Beispielsweise kommt es als Folge einer Gefäßentzündung zu Geschwüren im Nasen- und Mundbereich oder durch Beteiligung des Herzmuskels und der Herzkranzgefäße zu herzinfarktähnlichen Beschwerden und Atemnot. Patienten mit **diskoidem Lupus erythematodes** leiden unter scheibenförmig geröteten Hauterscheinungen, die vorwiegend an Wangen, Nase und Stirn lokalisiert sind. Die Diagnose des Lupus erythematodes wird u.a. durch die typischen Beschwerden, feingewebliche (histologische) Untersuchungen der betroffenen Organe – besonders der Haut – und den Nachweis von Autoantikörpern im Blut gestellt.

■ **Sonderformen** Der **medikamenteninduzierte Lupus erythematodes** wird durch eine Vielzahl von Medikamenten (z.B. Antibiotika) ausgelöst. Die Symptome beschränken sich meist auf Gelenke, Herz und Lunge und klingen nach Absetzen des Medikaments wieder ab.

■ **Behandlung** Sie richtet sich nach dem Entzündungsgrad und dem Organbefall, eine ursächliche Therapie ist aber bis heute nicht möglich. Sind keine inneren Organe betroffen, reicht die Einnahme von einfachen entzündungshemmenden Medikamenten. Bei mittlerer Entzündungsaktivität mit Beteiligung innerer Organe sind zusätzlich kortisonhaltige Mittel (→Kortikoide) erforderlich. Bedrohlich ist ein Befall von Gehirn, Rückenmark, Herz oder Nieren, sodass in diesem Fall die Immunreaktion stärker durch →Immunsuppressiva und Kortikoide unterdrückt werden muss. Ein neueres Verfahren versucht, die schädlichen Antikörper und Immunkomplexe aus dem Blut des Betroffenen zu entfernen (→Plasmapherese). Die Heilungschancen des diskoiden Lupus erythematodes sind gut, während die Prognose des systemischen Lupus erythematodes ernst ist und häufig durch das Ausmaß des Nierenbefalls bestimmt wird.

Lupusknötchen, Hauterscheinung bei Lupus vulgaris (→Hauttuberkulose).

Lupusnephropathie, schwere Nierenentzündung bei →Lupus erythematodes visceralis.

Lupus vulgaris, häufigste Form der →Hauttuberkulose.

Luteal|insuffizienz, →Gelbkörperinsuffizienz.

Lutealphase, →Menstruationszyklus.

lute|inisierendes Hormon, →LH.

lutschoffener Biss, →Bissanomalien.

Luxation, →Verrenkung.

Luxationsfraktur, →Verrenkungsbruch.

LWK, Abk. für Lendenwirbelkörper (→Wirbelsäule).

LWS, Abk. für Lendenwirbelsäule (→Wirbelsäule).

Lyell-Syndrom [ˈlaɪəl-], lebensbedrohliche Erkrankung mit großflächiger blasiger Hautablösung.

■ **Ursachen und Befund** Das **medikamentöse Lyell-Syndrom** (toxische epidermale Nekrolyse, Abk. TEN) beruht auf einer allergisch-toxischen Arzneimittelreaktion, die am häufigsten nach Einnahme bestimmter Schlafmittel (z.B. Barbiturate), Schmerzmittel (z.B. Pyrazalonderivate) und einiger Antibiotika (z.B. Sulfonamide) beobachtet wird und überwiegend bei Erwachsenen auftritt. Zunächst zeigt sich eine feinfleckige, später flächenhafte Rötung der Haut, auf der sich Bläschen bilden, die dann zu großen Blasen zusammenfließen, sodass sich die Oberhaut großflächig abschieben lässt. Neben der Haut sind auch die Bindehaut des Auges sowie die Schleimhäute von Mund, Nase, Genitalien und After betroffen. Der Allgemeinzustand der Kranken ist schlecht, häufig besteht hohes Fieber. Die großflächigen offenen Hautstellen verursachen einen starken Verlust von Flüssigkeit und Salzen. Die lebensgefährliche Krankheit führt in 30–50% der Fälle zum Tod.

Das **staphylogene Lyell-Syndrom** (Dermatitis exfoliativa neonatorum) wird durch einen von Staphylokokken gebildeten Giftstoff (Toxin) hervorgerufen und tritt überwiegend bei Säuglingen und Kleinkindern, seltener auch bei abwehrgeschwächten Erwachsenen auf. Meist im Anschluss an einen Infekt im Nasen-Rachen-Raum entwickelt sich ein Hautausschlag (Exanthem) im Gesicht, am Rumpf und an den Streckseiten der Arme und Beine. Innerhalb von ein bis zwei Tagen dehnt sich der Hautausschlag aus und es entstehen am ganzen Körper große, schlaffe Blasen, die aufplatzen wie bei einer ausgedehnten Verbrühung. Die Schleimhäute sind selten betroffen. Der Allgemeinzustand des Kranken ist schlecht, er hat hohes Fieber. Die Sicherung der Diagnose eines Lyell-Syndroms erfolgt durch die mikroskopische Untersuchung einer Gewebeprobe aus einem betroffenen Hautbereich. Die Unterscheidung zwischen dem medikamentösen Lyell-Syndrom und dem staphylogenen Lyell-Syndrom ist für die Therapie von entscheidender Bedeutung.

■ **Behandlung** Die intensivmedizinische Behandlung erfolgt oft auf einer Verbrennungsstation, da die äußerliche Therapie sich nicht von der einer ausgedehnten →Verbrennung unterscheidet. Beim medikamentösen Lyell-Syndrom werden alle als Auslöser infrage kommenden Medikamente abgesetzt und hoch dosierte Kortikoide eingenommen. Diese dürfen jedoch beim staphylogenen Lyell-Syndrom auf keinen Fall eingesetzt werden; hier erfolgt eine Behandlung mit hoch dosierten Antibiotika.

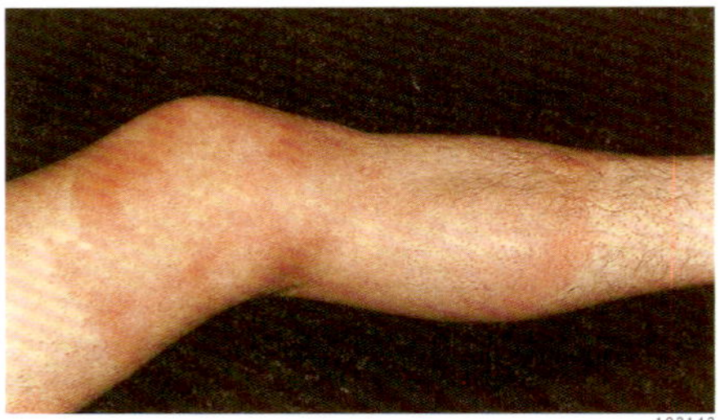

103143

Lyme-Krankheit. Nach einem Zeckenbiss in der Kniekehle ist es mehrere Wochen danach zu einem Erythema migrans mit großflächiger Rötung und deutlichem Randsaum gekommen.

Lyme-Krankheit, Lyme-Borreliose, chronische bakterielle Infektionskrankheit, die durch Zecken übertragen wird und v.a. Haut, Gelenke und Zentralnervensystem befällt.

■ **Ursache** Die bakteriellen Erreger (Borrelia burgdorferi, Borrelia afzelii, Borrelia garinii) werden durch Biss des Holzbocks (Ixodes ricinus), einer Zeckenart, übertragen. Die Durchseuchung der Zecken ist regional stark unterschiedlich und kann zwischen 5 und 60 % betragen. Entsprechend der Aktivität von Zecken gibt es Erkrankungsgipfel im Frühjahr oder Herbst. Der Zeckenbiss bleibt häufig unbemerkt, das Risiko für eine Infektion steigt mit der Dauer des Zeckenkontakts und ist während der ersten 24 Std. gering.

■ **Befund** Die Erkrankung verläuft in drei Stadien, wobei aber auch jedes Stadium fehlen kann und die Übergänge von einem ins nächste nicht zwingend erfolgen müssen. In der Frühphase **(Stadium I)** kann sich um die Bissstelle eine sich kreisförmig ausbreitende Rötung, das Erythema chronicum migrans (»Wanderröte«), bilden. Gelegentlich bestehen gleichzeitig grippeartige Allgemeinbeschwerden. Im **Stadium II** können nach Wochen bis Monaten Nervenwurzelschmerzen, Nervenlähmungen (z.B. Fazialislähmung), Herzmuskelentzündungen und Gelenkbeschwerden auftreten. Im **Stadium III,** üblicherweise nach mehr als einem Jahr, können Organentzündungen z.B. der Gelenke (Arthritis) oder des Herzens (Myokarditis) auftreten. Bei manchen Betroffenen schreitet die Erkrankung mit typischer Verdünnung und Fältelung der Haut (»Pergamenthaut«) und Entzündungen des Gehirns und des gesamten Nervensystems fort (→Neuroborreliose). Unbehandelt kann sich dieser Verlauf über Jahrzehnte hinziehen.

■ **Behandlung** In der Frühphase der Erkrankung ist eine Behandlung mit Antibiotika in Tablettenform ausreichend, ab dem Spätstadium muss die Antibiotikagabe als Infusion meist im Krankenhaus erfolgen. Oft sind aufgrund der Hartnäckigkeit der Infektion mehrere Behandlungszyklen erforderlich, wobei der Verlauf durch regelmäßige Kontrollen der Antikörper gegen Borrelien im Blut und Nervenwasser kontrolliert wird. Die vorbeugende Einnahme von Antibiotika nach Zeckenbissen wird nach dem heutigen Stand der Wissenschaft abgelehnt.

Lymph|adenektomie, →Lymphknotenexstirpation.

Lymph|adenitis, →Lymphknotenentzündung.

Lymph|adenopathie, →Lymphknotenkrankheit.

Lymph|angi|ektasie, krankhafte Erweiterung der Lymphbahnen, die sowohl angeboren als auch erworben sein kann, z.B. nach einer Tumoroperation mit Lymphknotenentnahme, nach Thrombosen oder nach Infektion mit bestimmten Fadenwürmern.

Lymph|angi|ektomie, chirurgische Entfernung eines oder mehrerer Lymphgefäße.

Lymph|angiografie, →Lymphografie.

Lymph|angiom, angeborene Lymphgefäßkrankheit, bei der meist gutartige Geschwülste aus haarfeinen Lymphgefäßen entstehen. Betroffen sind häufig Hals, Schulter und Gesicht. Evtl. kommt eine operative Entfernung infrage.

Lymph|angiopathien, →Lymphgefäßkrankheiten.

Lymph|angiosis carcinomatosa, Ausdehnung eines bösartigen Tumors in den Lymphwegen.

Lymph|angitis, →Lymphgefäßentzündung.

lymphatisch, die Gewebsflüssigkeit (Lymphe) oder ein lymphatisches Organ (z.B. Milz, Lymphknoten, Mandeln) betreffend.

lymphatische Organe, Organe, die Lymphozyten enthalten und zum →Immunsystem gehören.

Lymphbahnen, alle Strukturen, die Lymphe ableiten. Die kleinen Lymphgefäße (Lymphkapillaren) vereinigen sich zu immer größeren Lymphgefäßen, deren Wand, wie die der Blutgefäße, einen dreischichtigen Aufbau hat. Nach der Passage der Lymphknoten sammelt sich die Lymphe in den großen Lymphbahnen. Die Lymphe der unteren Körperabschnitte sammelt sich in der **Cisterna chyli**, aus der der **Milchbrustgang** (Brustmilchgang, Ductus thoracicus) hervorgeht. Dieser führt auch die Lymphe der linken Brusthälfte und mündet zusammen mit der Lymphbahn des linken Armes und der linken Kopfhälfte im linken Venenwinkel, dem Zusammenfluss von linker innerer Halsvene (Vena jugularis interna sinistra) und linker Schlüsselbeinvene (Vena subclavia sinistra), ins Blut. Die Lymphe der rechten oberen Körperseite fließt über den rechten Hauptlymphgang in den rechten Venenwinkel.

Lymphdränage, Sonderform der Massage, bei der angestaute Lymphflüssigkeit aus der jeweiligen Körperregion in Richtung der Lymphbahnen gestrichen wird. Die Lymphdränage arbeitet mit gefühlvollen Streichungen, Schaufelgriffen und kreisenden Bewegungen und wird v.a. bei Lymphstauungen (→Lymphödemen) und vorbeugend nach Brustkrebsoperationen durchgeführt. Weitere Anwendungsgebiete sind rheumatische Erkrankungen, Schwellungen nach Verletzungen und Operationen oder Venenerkrankungen. Die Lymphdränage sollte nicht bei Schwellungen infolge von Venenverschlüssen (→Thrombose), Entzündungen und Krebserkrankungen des zu behandelnden Körperteils angewendet werden.

Lymphdrüse, veraltete Bezeichnung für →Lymphknoten.

Lymphe, Flüssigkeit in den Lymphgefäßen des Körpers. Die Lymphe dient der Ernährung von Zellen und Geweben und dem Transport von Lymphozyten und bestimmten Fetten im Körper. Täglich werden etwa 2 Liter Lymphe gebildet. Weil nicht alle Flüssigkeit, die aus den Blutgefäßen in den Raum zwischen den Körperzellen gepresst (filtriert) wird, wieder in das Blutgefäßsystem gelangt, müssen circa 10% der abgefilterten Flüssigkeit auf anderem Wege aus dem Gewebe entfernt werden. Dies geschieht über die Lymphkapillaren, die überall in den Geweben des Körpers blind beginnen und sich zu zunehmend größeren →Lymphbahnen vereinigen. Die Zusammensetzung der Lymphe entspricht – mit Ausnahme des Eiweißgehalts – in etwa der des Blutplasmas. Ein Sonderfall ist die Lymphe in den Darmlymphgefäßen (Darmlymphe: Chylus), die vorwiegend aus ungespaltenen Fetten besteht und daher weißlich getrübt ist (größere Fette können nicht über die Blutkapillaren in den Dünndarmzotten aufgenommen werden).

Lymphgefäße, →Lymphbahnen.

Lymphgefäßentzündung, Lymphangitis, Reaktion der Lymphgefäße auf eine Infektion, meist durch die Bakterien Streptokokken oder Staphylokokken. Die Entzündung entsteht im Abflussgebiet des Infektionsherdes und breitet sich entlang der Lymphbahnen bis zu den Lymphknoten aus. Außer einer Verschlechterung des Allgemeinzustandes mit Fieber können sich rote, warme und auf Druck schmerzhafte Streifen zeigen. Beim Eindringen der Erreger in die Blutbahn kann sich eine →Sepsis entwickeln. Die Behandlung erfolgt durch Ruhigstellung und Antibiotika.

Lymphgefäßkrankheiten, Lymphangiopathien, Sammelbegriff für alle krankhaften Veränderungen der Lymphgefäße (→Gefäßkrankheiten).

Lymphknoten, Nodus lymphaticus, etwa linsengroßes, lymphatisches Organ, das Lymphflüssigkeit von kleinen Lymphgefäßen aufnimmt und an größere weitergibt. Ein Lymphknoten weist eine Markzone und eine Rindenzone auf, Letztere mit kugelförmigen Verdichtungszentren (Follikel, Folliculi lymphathici), die v.a. aus B-Lymphozyten bestehen. Von der umgebenden Bindegewebskapsel strahlen bindegewebige Balken, die Trabekel, ins Innere des Lymphknotens, sie bilden ein Gerüst für den Lymphknoten. Jeder Körperregion lässt sich eine Gruppe regionaler Lymphknoten zuordnen (→Lymphbahnen), die die Lymphe von Stoffen wie z.B. Giften, Zelltrümmern und Mikroorganismen reinigen und in denen die Differenzierung von im Knochenmark gebildeten Lymphozyten zu antigenspezifischen Lymphozyten stattfindet.

Lymphknotenentzündung, Lymphadenitis, entzündliche Reaktion der Lymphdrüsen auf Krankheitserreger, insbesondere Bakterien und Viren, die über die Lymphbahnen eingeschleppt wurden.

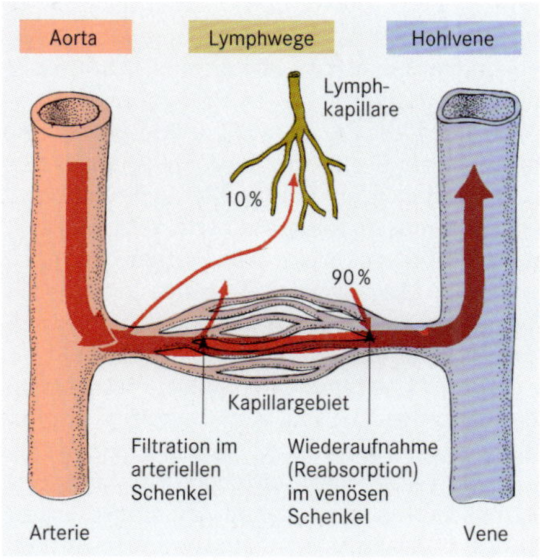

Lymphe. Bildung der Lymphe im Kapillargebiet. Die filtrierte Lymphe wird zum größten Teil wieder in den venösen Kapillaren aufgenommen. Etwa 10% wird über die Lymphkapillaren in die Lymphbahnen abtransportiert.

Lymphknotenschwellung

Beschwerden	Wahrscheinliche Ursachen	Erste Maßnahmen
Weiche Lymphknotenschwellung **an einer oder beiden Halsseiten** und **Halsschmerzen,** oft mit **Fieber,** Mundgeruch, **Eiterstippchen** auf den Mandeln, evtl. Hautausschlag	→Mandelentzündung, →Pfeiffer Drüsenfieber, →Scharlach, virale Erkältung	Arztbesuch, weil die Erkrankung ansteckend ist und unbehandelt Komplikationen auftreten können
Weiche Lymphknotenschwellung **im Bereich von Hinterkopf und Nacken,** kleinfleckiger **Hautausschlag,** mäßiges Fieber	→Röteln	Arztbesuch (auf möglicherweise ansteckende Krankheit hinweisen!). Erkrankung ist für das Ungeborene nicht geimpfter Schwangerer gefährlich
Meist **schmerzhafte** Lymphknotenschwellung **im Abflussgebiet einer Entzündung,** mit **Rötung**	→Lymphknotenentzündung	Arztbesuch
Leicht druckschmerzhafte Lymphknotenschwellungen **an zwei oder mehr Körperstellen** (außer den Leisten), die **über mindestens drei Monate** bestehen bleiben	HIV-Infektion (→Aids)	Arztbesuch, da die Erkrankung ansteckend ist
Harte, nicht druckschmerzhafte Lymphknotenschwellung, evtl. **mit der Umgebung verbacken**	Lymphknotenmetastase (→Tochtergeschwulst), z. B. in der Achselhöhle bei Brustkrebs (→Mammakarzinom)	Arztbesuch
Harte, nicht druckschmerzhafte Lymphknotenschwellung **am Hals oder an mehreren Körperstellen,** evtl. **Nachtschweiß, Gewichtsverlust,** leicht erhöhte Temperatur	→Hodgkin-Krankheit, →Non-Hodgkin-Lymphom, →Leukämie, →Tuberkulose	Arztbesuch

■ **Befund** Die Lymphknoten sind vergrößert, weich und lassen sich gut verschieben. Sie reagieren schmerzhaft auf Druck. Nicht selten ist die Haut darüber gerötet und erwärmt, häufig sind außerdem Fieber und ein beeinträchtigtes Allgemeinbefinden. In der Blutuntersuchung gibt die Veränderung des Blutbildes einen Hinweis auf die Ursache der Lymphknotenentzündung, z. B. ist die Anzahl der weißen Blutkörperchen besonders bei bakterieller Lymphknotenentzündung stark erhöht. In Zweifelsfällen wird der betroffene Lymphknoten mittels Sonografie untersucht. Eine diagnostische Punktion oder Lymphknotenentfernung ist gelegentlich notwendig, insbesondere bei Verdacht auf eine Erkrankung mit Mykobakterien (→Tuberkulose).

■ **Behandlung** Eine Therapie ist bei den meisten viralen Lymphknotenentzündungen nicht notwendig. Bakterielle Lymphknotenentzündungen können bei frühzeitiger Diagnose mit intravenösen Antibiotika behandelt werden. Ein durch Bakterien infizierter Lymphknoten neigt zur Vereiterung und muss daher oft chirurgisch geöffnet werden.

Lymphknotenexstirpation, Lymphadenektomie, vollständige operative Entfernung eines Lymphknotens. Eine Lymphknotenexstirpation wird durchgeführt, wenn ein Lymphknoten über längere Zeit vergrößert ist und der Verdacht auf eine bösartige Erkrankung oder eine Lymphknotentuberkulose besteht. Das entnommene Gewebe wird zur weiteren Diagnostik histologisch untersucht.

Lymphknotenkrankheiten, Lymphadenopathie, Sammelbegriff für alle krankhaften Veränderungen der Lymphknoten (Lymphdrüsen). Zu den Lymphknotenkrankheiten gehören →Lymphknotenschwellungen (Lymphome), z. B. aufgrund von →Lymphknotenentzündungen oder bedingt durch Lymphknotenkrebs (bösartig).

Lymphknotenkrebs, bösartige →Lymphknotenschwellung.

Lymphknotenmetastase, von einem bösartigen Tumor in den Lymphknoten eingewanderte →Tochtergeschwulst.

Lymphknotenschwellung, Lymphom, Vergrößerung eines Lymphknotens, z. T. mit Veränderung seiner Form oder Konsistenz. In der Leiste beträgt der Durchmesser eines Lymphknotens circa 1 cm, am Hals und unter den Achseln circa 0,5 cm; sie können gut ertastet werden. Lymphknotenschwellungen können lokal (also nur in einer Körperregion) oder generalisiert (an weiten Teilen des Körpers, z. B. bei bösartigen Erkrankungen des Lymphsystems) auftreten.

■ **Ursache und Befund** Im Rahmen von Infektionen kommt es häufig zu vorübergehenden **gutartigen Lymphknotenschwellungen.** Die Lymphknoten in der näheren Umgebung des betroffenen Organs bzw. der Körperregion wachsen an und sind meist schmerzhaft und gut verschieblich (→Lymphknotenentzündung). **Bösartige Lymphknotenschwellungen** (maligne Lymphome; →Hodgkin-Krankheit, →Non-Hodgkin-Lymphom, Tochtergeschwülste anderer bösartiger Erkrankungen) sind fast immer schmerzlos, hart und evtl. mit dem darunter liegenden Gewebe verbacken. Auch Allgemeinsymptome wie Gewichtsverlust, Fieber und nächtliches Schwitzen können auftreten. Die Diagnose bösartiger Lymphknotenschwellungen erfolgt mit bildgebenden Verfahren, z. B. Ultraschalldiagnostik oder Computertomografie. Zur exakten diagnostischen Abklärung durch eine feingewebliche Untersuchung ist meist eine Entfernung einzelner Lymphknoten notwendig. Jede über Wochen bestehende, scheinbar grundlose Vergrößerung eines oder mehrerer Lymphknoten muss ärztlich abgeklärt werden.

■ **Behandlung** Die Behandlung einer Lymphknotenschwellung ist abhängig von der zugrunde liegenden Erkrankung. Gutartige Lymphknotenschwellungen klingen nach Abheilung der Entzündung von selbst wieder ab.

Lymphknotentuberkulose, Manifestation der →Tuberkulose an den Lymphdrüsen des Körpers.

Lymphoblast, Vorläuferzelle eines Lymphozyten (→Blutbildung).

Lymphoblastenleukämie, akute lymphatische →Leukämie.

Lymph|ödem, teigig-blasse Gewebeschwellung, v. a. der Arme und Beine, die durch den Stau von Lymphflüssigkeit aufgrund einer Abflussbehinderung entsteht. Die Lymphe tritt dabei durch die Gefäßwand hindurch in das Gewebe über.

■ **Ursache** Beim primären Lymphödem liegt eine angeborene Minderentwicklung der Lymphgefäße vor. Das sekundäre Lymphödem entsteht z. B. nach Operationen, Entzündungen (z. B. Wundrose) oder durch Tumoren, die die Lymphgefäße und Lymphknoten verstopfen oder zerstören. Auch Therapiemaßnahmen wie z. B. Strahlentherapie oder die Entfernung von Lymphknoten, z. B. in der Achselhöhle bei Brustkrebs, führen häufig zu einem Lymphödem

■ **Befund** Die Betroffenen klagen häufig über Brennen, ein Spannungs- und Schweregefühl sowie über eine Bewegungseinschränkung der betroffenen Körperregion. Das Lymphödem ist typischerweise blass, teigig (später hart), nicht oder nur gering eindrückbar und schmerzlos; kennzeichnend sind vertiefte Hautfalten. Schwerste Fälle mit unförmiger Schwellung der gestauten Körperregion werden als →Elephantiasis bezeichnet. Das klinische Bild und die Krankenvorgeschichte führen meist sehr schnell zur Diagnose. Selten sind Spezialuntersuchungen (Lymphszintigrafie, Computertomografie) erforderlich.

■ **Behandlung** Neben der Therapie der Grundkrankheit erfolgt eine Versorgung mit gut angepassten Kompressionsstrümpfen bzw. Kompressionshandschuhen und -ärmeln, die einen dosierten Druck auf die Gliedmaßen ausüben und evtl. auch nachts getragen werden müssen. Spezielle Massagen (Lymphdränage) und Krankengymnastik verschaffen Linderung. Bei einem bösartigen Lymphödem darf die Lymphdränage nicht angewendet werden, um nicht eine Tumorzellenausbreitung zu begünstigen. Bei gesicherter Metastasierung kann jedoch eine Lymphdränage zur Beschwerdelinderung angebracht sein. In schweren Fällen kann eine operative Versorgung notwendig werden.

Lymphografie, Röntgenkontrastdarstellung der Lymphgefäße (Lymphangiografie) und der Lymphknoten (Lymphadenografie), bei der das Kontrastmittel in ein an der Hand oder am Fuß unter der Haut gelegenes Lymphgefäß gespritzt wird. Eine Lymphografie wird insbesondere zum Nachweis bösartiger Erkrankungen des Lymphsystems, z. B. Hodgkin-Lymphomen, oder Tochtergeschwülsten bösartiger Tumoren in Lymphknoten, aber auch bei Lymphödemen oder zur Lokalisation von Lecks im Lymphsystem eingesetzt.

Lymphogranuloma inguinale, →venerische Lymphknotenentzündung.

Lymphogranulomatose, **1)** *Onkologie:* →Hodgkin-Krankheit.

2) *Systemerkrankungen:* gutartige Lymphogranulomatose: →Sarkoidose.

Lymphom, →Lymphknotenschwellung.

Lympho|penie, Form der →Leukopenie.

Lymphopo|ese, **1)** *Hämatologie:* Bildung von Lymphozyten (→Blutbildung).

2) *Physiologie:* Bildung der →Lymphe in den Gewebsspalten.

Lymphozyten, weiße Blutkörperchen mit großem, rundem Zellkern, die an der Immunabwehr beteiligt sind. Die Vorläuferzellen der Lymphozyten stammen aus dem Knochenmark, ihre weitere Entwicklung verläuft in Lymphknoten, Milz und anderen lymphatischen Organen. Über die Lymphbahnen gelangen sie ins Blut, wo sie 20–50 % der weißen

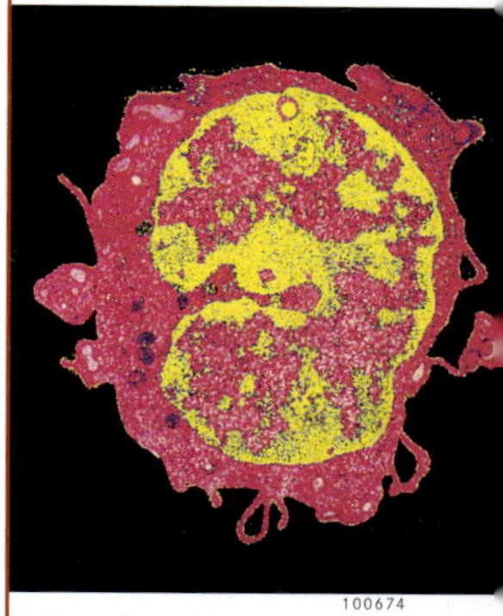

100674

Lymphozyten.
T-Lymphozyt (elektronenmikroskopische Aufnahme)

Lymphödem nach Operationen

Häufige Folge von größeren Operationen, bei denen Lymphgefäße durchtrennt oder Lymphknoten entfernt werden mussten, ist ein Lymphödem. Die Kompressionsbandagen sollten nur bei Schmerzen oder venösem Stau abgenommen werden. Der betroffene Bereich sollte so oft wie möglich hoch gelagert werden. Hilfreich ist das Tragen bequemer, weiter Kleidungsstücke. Auf enge oder einschnürende Kleidung, wie beispielsweise Büstenhalter oder Strumpfhalter, sollte verzichtet werden. An einem betroffenen Arm darf auch keine Armbanduhr getragen werden. Hitze (z. B. heiße Bäder oder Wickel) und Kälteeinwirkung (z. B. Eispackung) sind zu vermeiden. Wichtig ist die Beobachtung von Hautveränderungen (z. B. Farbe, Beläge, Risse) und eine angepasste Hautpflege, wobei auch kleinere Verletzungen (Kratzer) abgedeckt werden sollten. Blutdruckmessungen bzw. Injektionen – auch Akupunktur und Heilanästhesie mit Einstechen von Nadeln – dürfen nur an nicht betroffenen Bereichen durchgeführt werden. Der Patient kann im Rahmen einer komplexen physikalischen Entstauungstherapie selbst eine Bewegungstherapie mit Lockerungs- und Entspannungsübungen durchführen und seinen Zustand durch individuell auf das vorliegende Ödem zugeschnittenen Entstauungsübungen verbessern.

Blutkörperchen ausmachen. Etwa zwei Drittel der Lymphozyten befinden sich in den Organen des lymphatischen Systems, 10 % im Knochenmark, der Rest in anderen Organen. Ihre Lebensdauer ist sehr unterschiedlich. Lymphozyten haben eine Schlüsselfunktion im →Immunsystem. Sie entwickeln sich im Rahmen spezifischer Abwehrvorgänge in den verschiedenen lymphatischen Organen zu spezifischen Immunzellen. Entsprechend ihrer Funktion ist eine Erhöhung der Lymphozytenzahl bei Infektionskrankheiten normal, eine krankhafte Erhöhung tritt bei verschiedenen Leukämieformen auf.

■ **T-Lymphozyten** (T-Zellen): Diese Abwehrzellen werden im Thymus geprägt und bilden verschiedene Teilpopulationen, die bei der Immunreaktion zusammenwirken. In der Thymusdrüse lernen sie, die körpereigenen Antigene zu erkennen (Immuntoleranz) und gegenüber diesen nicht zu reagieren. T-Zellen, die die Toleranz gegen körpereigene Antigene (Autoantigene) nicht lernen, d. h. gegen eigene Körperzellen gerichtet sind (autoaggressive T-Zellen), werden offenbar vernichtet. Um auf ein Antigen zu reagieren, besitzen sie auf ihrer Oberfläche den T-Zellen-Rezeptor. Sie sind jedoch nicht wie ein Antikörper in der Lage, ein Antigen sofort als fremd zu erkennen, sondern müssen erst durch antigenpräsentierende Zellen, z. B. Makrophagen oder B-Zellen, stimuliert werden. Die T-Lymphozyten lassen sich weiter unterteilen in T-Helferzellen, T-Gedächtniszellen, T-Suppressorzellen und zytotoxische T-Zellen (T-Killerzellen).

■ **B-Lymphozyten** (B-Zellen): Die B-Zellen werden in lymphatischen Organen geprägt. Sie reifen in einer Vielzahl von Geweben wie z. B. den Mandeln, einigen Darmabschnitten oder der Milz heran, die man nach dem Ort der B-Lymphozyten-Reifung bei Vögeln als Bursa-Äquivalent (daher B-Lymphozyten) zusammenfasst. Auf der Zelloberfläche tragen sie →Antikörper, die bestimmte Bereiche körperfremder Stoffe (Antigene) erkennen und binden. Wird von einem solchen als Rezeptor fungierenden Antikörper das Antigen eines Krankheitserregers gebunden, beginnen die B-Zellen sich vielfach zu teilen und zu **Plasmazellen** umzuwandeln. Die Plasmazellen produzieren nun massenhaft den gleichen Antikörper. Etwa 7–10 Tage dauert es von der Erkennung der Antigene eines Krankheitserregers bis zur Bildung einer ausreichenden Anzahl von Antikörpern, um den entsprechenden Erreger zu eliminieren. Einige B-Zellen werden nicht zu Plasmazellen, sondern zu **B-Gedächtniszellen** (Memoryzellen), die beim nächsten Befall durch den gleichen Krankheitserreger sehr viel schneller zu Plasmazellen reifen und spezifische Antikörper bereitstellen.

Lymphozythämie, Form der Lymphozytose (→Leukozytose).

Lymphozyto|penie, Form der →Leukopenie.

Lymphozytopo|ese, Form der Leukopoese (→Blutbildung).

Lymphozytose, →Leukozytose.

Lyophilisation, Haltbarmachung biologischer Materialien durch Gefriertrocknung. Dabei werden z. B. Zellen, Blutserum und Impfstoffe eingefroren und das Wasser wird unter Vakuum entfernt, um diese transportieren oder aufbewahren zu können.

Lyse, 1) *Pathologie:* Auflösung von Zellen, z. B. Bakterien (Bakteriolyse) oder Blutkörperchen (Hämolyse).

2) *Therapie:* Auflösung von Blutgerinnseln (→Lysetherapie) oder von Steinen (→Litholyse).

3) *Krankheitsverlauf:* allmähliches Abklingen einer Krankheit (lytische Phase) bzw. Sinken des Fiebers.

Lysergsäurediäthylamid, →LSD.

Lysetherapie, Thrombolyse, Behandlungsverfahren zur medikamentösen Auflösung von Blutgerinnseln (Thromben) u. a. bei einem Herzinfarkt, einem Schlaganfall oder einer ausgedehnten Lungenembolie.

■ **Durchführung** Bei der **systemischen Lysetherapie** werden →Fibrinolytika in eine Vene gespritzt, um das gefäßverengende Blutgerinnsel aufzulösen. Eine Lysetherapie bei Herzinfarkt ist nur sinnvoll, wenn der Infarkt nicht älter als 6 Std. ist. Bei der **lokalen Lysetherapie** (z. B. intrakoronare Lysetherapie) wird das Fibrinolytikum direkt mit einem Katheter in die Nähe des Gerinnsels gebracht und erreicht dort seine höchste Konzentration.

■ **Komplikationen** Möglicherweise kommt es durch die Lysetherapie zu Blutungen, Embolien, Herzrhythmusstörungen oder Überempfindlichkeitsreaktionen. Eine Lysetherapie darf nicht durchgeführt werden bei bestimmten Blutgerinnungsstörungen, einigen entzündlichen Erkrankungen und Infektionen (Blutvergiftung, Herzinnenhautentzündung, Bauchspeicheldrüsenentzündung), Magengeschwür, fortgeschrittenem Tumorleiden, nach einem Schlaganfall oder kurz nach Operationen. Auch darf der Betroffene wegen der erhöhten Blutungsgefahr keine intramuskulären Spritzen bekommen. Ein erhöhtes Komplikationsrisiko besteht bei hohem Lebensalter oder Einschränkung der Nieren- oder Leberfunktion.

Lyssa, →Tollwut.

M, Abk. für latein. Musculus (Muskel).

Mackenzie-Zone, →Reflexzone.

Macula, →Fleck.

Madelung-Deformität, erbliche Fehlbildung, die durch eine Wachstumshemmung am handgelenknahen Ende des Speichenknochens (Radius) entsteht. Die Elle wächst normal weiter und springt deutlich nach oben vor. Dadurch wird die Hand gegenüber dem Unterarm bajonettartig verschoben. Die Hand ist in ihrer Beweglichkeit eingeschränkt und wenig belastbar, Schmerzen treten auf. Die Behandlung mit Handgelenksschienen im Wachstumsalter ist nicht immer erfolgreich. Später wird meist eine operative Korrektur durch eine →Verlängerungsosteotomie der Speiche notwendig. Meist sind von der Madelung-Deformität beide Handgelenke betroffen. Bei Mädchen tritt sie häufiger auf als bei Jungen.

Madenwurmkrankheit, Enterobiasis, Oxyuriasis, häufige, aber harmlose Wurmkrankheit, die vorwiegend bei Kindern im Kindergarten- und Grundschulalter auftritt.

■ **Ursache** Der Madenwurm (Enterobius vermicularis, Oxyuris vermicularis) ist ein zu den Fadenwürmern zählender Darmparasit, der überall auf der Welt vorkommt und etwa 1,2 cm lang wird. Seine Eier werden z. B. über verunreinigte Nahrungsmittel aufgenommen. Im Dünndarm schlüpfen die Larven und entwickeln sich dort zu erwachsenen Würmern mit einer Lebensdauer von etwa drei Monaten. Die weiblichen Madenwürmer kriechen meist nachts aus dem Anus und legen in den Analfalten ihre Eier ab. So kann sich der Erkrankte selbst erneut durch eine Autoinfektion (After-Finger-Mund-Weg oder verunreinigte Wäsche) anstecken.

■ **Befund** Charakteristisch für die Madenwurmkrankheit ist ein starker, besonders nachts auftretender, analer Juckreiz. Daneben kommt es zu Appetitverlust und Gewichtsabnahme. Besteht die Infektion bei Kindern über einen längeren Zeitraum, kann sich eine Entwicklungsverzögerung einstellen.

■ **Behandlung** Es gibt viele effektive, gut verträgliche →Wurmmittel. Der ständigen Selbstansteckung muss durch häufige Reinigung der Analgegend sowie der Hände und Fingernägel und häufiges Wechseln der Unter- und Bettwäsche vorgebeugt werden. Ein Kratzen des oft sehr juckenden Analbereiches muss unbedingt vermieden werden.

Magen, Ventriculus, Stomachus, Gaster, Erweiterung des Verdauungstraktes, die zwischen Speiseröhre und Dünndarm liegt und deren Funktion es ist, die im Mundraum zerkleinerte Nahrung zu speichern, zu durchmischen, anzuverdauen und dann portionsweise an den Dünndarm abzugeben. Im Leerzustand ist der Magen fast schlauchförmig, gefüllt ist er sackartig ausgestülpt und hat ein Fassungsvermögen von circa 1,5 l. Die Verweilzeit der Nahrung im Magen ist abhängig von deren Zusammensetzung und kann 2–7 Std. betragen (→Magenentleerung 1).

■ **Abschnitte des Magens** Die Region, an der der Muskelschlauch der Speiseröhre in den Magen übergeht, wird als **Magenmund** (Kardia) bezeichnet. In einer Wölbung über dem Magenmund befindet sich der **Magengrund** (Fundus, Magengewölbe), in dem sich mitgeschluckte Luft ansammeln kann. Den Hauptteil des Magens bildet der **Magenkörper** (Korpus, Corpus ventriculi), an ihn schließt sich der als **Antrum** bezeichnete Vorraum des Pförtners (Antrum pyloricum) an. Über den verschließbaren **Pförtner** (Pylorus) mündet der Magen in den Zwölffingerdarm, den obersten Abschnitt des Dünndarms. Die Form des Magens ist geprägt durch die linksseitige große Krümmung (Kurvatur) und die rechtsseitige kleine Krümmung.

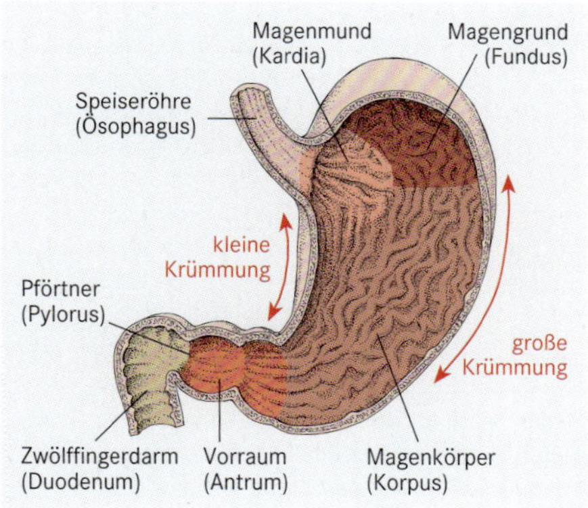

Magen. Längsschnitt durch den Magen. Er ist circa 20–30 cm lang und hat ein Fassungsvermögen von circa 1,5 l.

■ **Aufbau der Magenwand** Die 2–3 mm dicke Magenwand besteht wie die Darmwand aus vier Schichten (→Darm). Außen ist der Magen von **Bauchfell** überzogen. Es folgt die **Muskelschicht** (Muskularis) des Magens, die im Unterschied zum Darm einen dreischichtigen Aufbau hat. Von außen nach innen sind Längs-, Ring- und schräg verlaufende Muskelfasern übereinander gelagert, die vielfältige Magenbewegungen zum Durchmischen des Speisebreis erlauben und mittels peristaltischer Wellen die Nahrung in Richtung Pförtner befördern. Unter der Muskelschicht befindet sich eine bindegewebige Verschiebeschicht **(Submukosa),** der innen die Magenschleimhaut **(Mukosa)** anliegt. Diese ist normalerweise rötlich grau und bei entleertem Magen in Längsfalten gelegt.

■ **Aufbau der Magenschleimhaut** Die Oberfläche der Magenschleimhaut besteht aus einer Lage zylinderförmiger Zellen, die ein Epithel mit tiefen Falten bilden, wodurch

Magen
→ GEO **Dossier**
Das Fenster zum Magen, Bd. 10

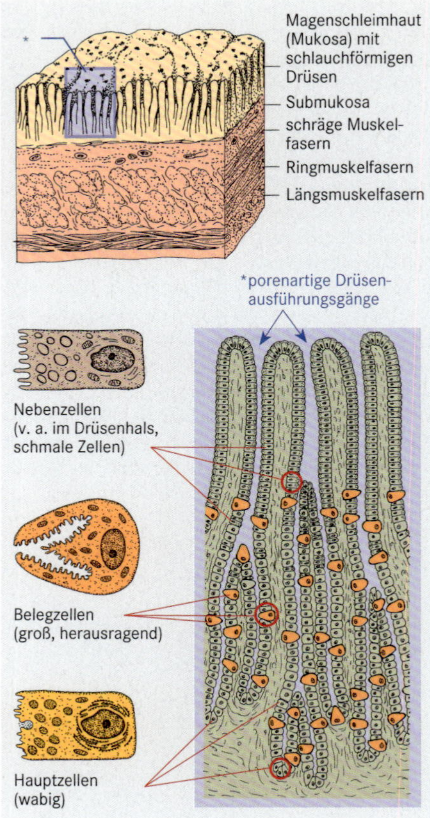

Magen. Aufbau der Magenschleimhaut. Die Hauptzellen produzieren eiweißspaltende Enzyme, die Belegzellen sorgen durch die Abgabe von Salzsäure für das sehr saure Milieu des Magens. Die Nebenzellen sondern einen hochviskösen Schleim ab, der die Magenschleimhaut vor mechanischer, thermischer, chemischer und enzymatischer Schädigung bewahrt.

schlauchförmige Drüsen entstehen. Diese Drüsen produzieren circa 2 l sauren **Magensaft** pro Tag und kommen hauptsächlich im Magengrund und im Magenkörper vor. Vornehmlich drei Arten von Drüsenzellen werden unterschieden.

Die **Belegzellen** stellen die Salzsäure (HCl) her, die dem Magensaft seinen niedrigen pH-Wert von 1,0–2,0 verleiht (Magensäure). Salzsäure greift sämtliche Eiweiße der Nahrung an, leitet so die Verdauung ein und tötet aufgenommene Bakterien ab. Zudem produzieren die Belegzellen den Intrinsic Factor, der für die Aufnahme von Vitamin B_{12} benötigt wird. Die **Hauptzellen** bilden Pepsinogene, aus denen unter Einwirkung der Salzsäure die eiweißspaltenden Pepsine entstehen. Die **Nebenzellen** bilden den aus einem Gemisch von Kohlenhydraten und Eiweißen bestehenden Magenschleim, der auf der Oberfläche der Zellen haftet und einen geschlossenen Film bildet, der den gesamten Mageninnenraum auskleidet und die Schleimhaut vor Selbstverdauung durch die aggressive Salzsäure und die Pepsine schützt. Im Vorraum des Pförtners und im Pförtner selbst findet man noch eine vierte Art von Zellen, die wegen ihrer Produktion des Gewebehormons Gastrin **G-Zellen** genannt werden. Gastrin wird in das Blut abgegeben, steigert die Magenbeweglichkeit und regt die Haupt- und Belegzellen zur Sekretion von Salzsäure und Pepsinogen an.

■ **Regulation der Magensaftproduktion** Der Ablauf der Magensaftproduktion lässt sich auf verschiedene Faktoren zurückführen. Zunächst stimulieren Geruchs- und Geschmackswahrnehmungen den Nervus vagus, der aus dem Großhirn kommt und über einige seiner Eingeweideäste die Produktion von Magensaft anregt. Auch die Vorstellung von Essen sowie Ärger oder Stress steigern die Magensaftbildung. Befindet sich eine entsprechende Menge Nahrung im Magen, löst die Dehnung des Pförtnervorraums die Freisetzung von Gastrin aus, die auch indirekt nach Reizung durch den Nervus vagus sowie durch Gewürze, Koffein, Nikotin oder Alkohol gefördert werden kann. Erreicht der stark angesäuerte Speisebrei den Darm, wird über verschiedene Hormone die Salzsäure- und Pepsinogenproduktion gedrosselt (z. B. über die Hemmung der Gastrinproduktion).

Magenatonie, →Magenlähmung.

Magenausgangsstenose, →Magenpförtnerverengung.

Magenausheberung, →Magenspülung.

Magenbeschwerden, funktionelle, →Reizmagen.

Magenblutung, →Magen-Darm-Blutung.

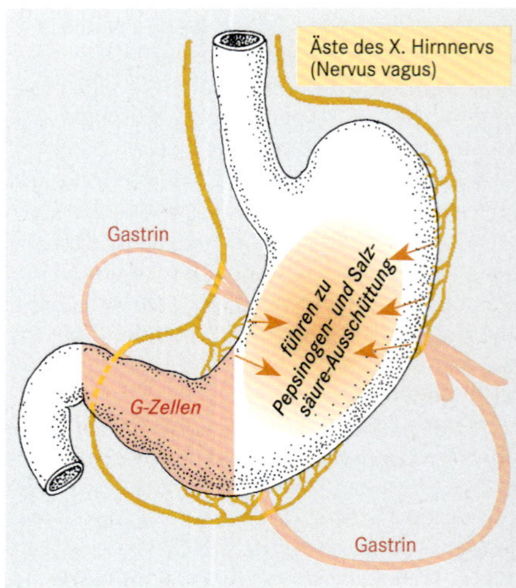

Magen. Nervale Versorgung des Magens. Der X. Hirnnerv fördert die Salzsäure- und Pepsinogenbildung über nervale Stimulation (direkt) und über Gastrinfreisetzung (indirekt).

Magen-Darm-Anastomose, operative Schaffung einer Verbindung zwischen Magen und Dünndarm. Eine Magen-Darm-Anastomose wird z. B. nach einer Teilentfernung des Magens (→Billroth-Operationen) oder zur Umgehung eines operativ nicht entfernbaren Tumors am Magen erforderlich. Dabei wird eine Dünndarmschlinge seitlich an den Magen angenäht.

Magen-Darm-Atonie, verminderte oder aufgehobene Beweglichkeit von Magen und Darm (→Magenlähmung).

Magen-Darm-Blutung, Gastrointestinalblutung, schleichender Blutverlust oder massive Blutung aus Speiseröhre, Magen oder Darm.

■ **Ursache** Im oberen Magen-Darm-Trakt können Magen- und Zwölffingerdarmgeschwüre (Ulkuskrankheit), Krampfadern der Speiseröhre (Ösophagusvarizen) und Entzündungen der Speiseröhren- oder Magenschleimhaut zur Blutung führen. Im Darm spielen chronisch-entzündliche Darmerkrankungen (z. B. Colitis ulcerosa, Crohn-Krankheit) sowie bösartige und gutartige Geschwülste (z. B. Dickdarmpolypen, Dickdarmkrebs) eine große Rolle. Im Bereich des Mastdarms kommt es v. a. zu Hämorrhoidenblutungen, sehr selten auch zu stark blutenden Verletzungen.

■ **Befunde** Die Hauptsymptome sind →Bluterbrechen und blutiger Stuhl bzw. schwarzrote, klebrige Stuhlverfärbungen (Teerstühle). Hellrotes Blut wird bei Krampfadern der Speiseröhre schwallartig erbrochen und kaffeesatzartiges Blut bei Erkrankungen von Magen oder Zwölffingerdarm. Teerstühle stammen meist aus Magen und Zwölffingerdarm, nur bei langsamer Darmpassage auch aus den unteren Darmabschnitten. Blutauflagerungen auf dem geformten Stuhl treten v. a. bei Veränderungen im Mastdarm oder Analkanal auf. Je nach Schwere und Dauer der Blutung kann es zu Blutarmut (→Anämie) und zum Kreislaufschock kommen.

■ **Behandlung** Meist kann die Blutungsquelle durch eine Magen- oder Darmspiegelung (Endoskopie) gefunden und die Blutung zum Stillstand gebracht werden. Ansonsten ist eine Operation erforderlich. Ein drohender Kreislaufschock wird durch Infusionen behandelt.

Magen-Darm-Entzündung, Gastroenterokolitis, (meist akute) Schleimhautentzündung von Magen, Dünn- und Dickdarm (→Enteritis).

Magen-Darm-Kanal, →Magen-Darm-Trakt.

Magen-Darm-Katarrh, umgangssprachliche Bezeichnung für die →Enteritis.

Magen-Darm-Mittel, Medikamente zur Behandlung von Erkrankungen des Magen-Darm-Traktes. Hierzu gehören →Magenmittel, Medikamente gegen Erbrechen (→Antiemetika), →verdauungsfördernde Mittel, Medikamente gegen Blähungen (→Karminativa), →Abführmittel und →Durchfallmittel.

Magen-Darm-Passage, Abk. **MDP,** Röntgenkontrastdarstellung von Speiseröhre, Magen und Dünndarm. Während des Schluckens von Kontrastmitteln (Bariumbreischluck) werden Speiseröhre, Magen und Darm kontinuierlich geröntgt. Bei der Doppelkontrastdarstellung werden die Hohlorgane für eine Spätaufnahme mit Luft oder Gas gefüllt, was die Beurteilung von Wandunregelmäßigkeiten erleichtert. Der Magen-Darm-Trakt kann anhand der Magen-Darm-Passage hinsichtlich Weite, Verlauf, Konturen und Beweglichkeit bei der Nahrungspassage beurteilt werden. Sie eignet sich zur Erkennung von Störungen der Beweglichkeit, Divertikeln, Geschwülsten, Fisteln, Verengungen oder Verschlüssen. Die Magen-Darm-Passage bringt jedoch eine hohe Strahlenbelastung mit sich, weshalb sie inzwischen weitgehend durch die Magenspiegelung (→Endoskopie) ersetzt wird. Erforderlich ist die Magen-Darm-Passage weiterhin zur Darstellung von Zwerchfellbrüchen im Durchtrittsbereich der Speiseröhre (Hiatushernie), zur Beurteilung der Magenfunktion oder wenn Engstellen mit dem Endoskop nicht passierbar sind. Komplikationen können durch eine →Kontrastmittelreaktion auftreten. Bariumhaltiges Kontrastmittel löst eine Bauchfellentzündung aus, wenn es in die freie Bauchhöhle gelangt. Bei Verdacht auf einen Wanddurchbruch, z. B. durch ein Geschwür oder bösartigen Tumor, wird dieses Kontrastmittel daher durch ein wasserlösliches ersetzt.

Magen-Darm-Trakt, Gastrointestinaltrakt, zusammenfassende Bezeichnung für Magen, Dünndarm, Dickdarm und Mastdarm.

Magendilatation, →Magenerweiterung.

Magendivertikel, →Divertikel.

Magenentfernung, Gastrektomie, chirurgischer Eingriff, bei dem der Magen vollständig entfernt wird. Eine Magenentfernung wird bei bösartigen Erkrankungen des Magens durchgeführt. Nicht selten müssen auch die Milz, die untere Speiseröhre und die Bauchspeicheldrüse mit entfernt werden. Der Verdauungsweg wird durch Verbindung der Speiseröhre mit dem Dünndarm wieder hergestellt. Evtl. erfolgt die Bildung eines Ersatzmagens, der als Reservoir dient und eine Überdehnung des Darms verhindert. Nach dem Eingriff kann es zu einer Blutung und Undichtigkeit der Darmnähte und zu Eiterungen (Abszessen) kommen. Als Spätkomplikation kann durch die beschleunigte Nahrungspassage ein →Dumpingsyndrom auftreten. – Abb. S. 864

Magenentleerung, **1)** *Physiologie:* portionsweise Weitergabe des Mageninhalts an den Zwölffingerdarm. Dabei gehen vom Antrum,

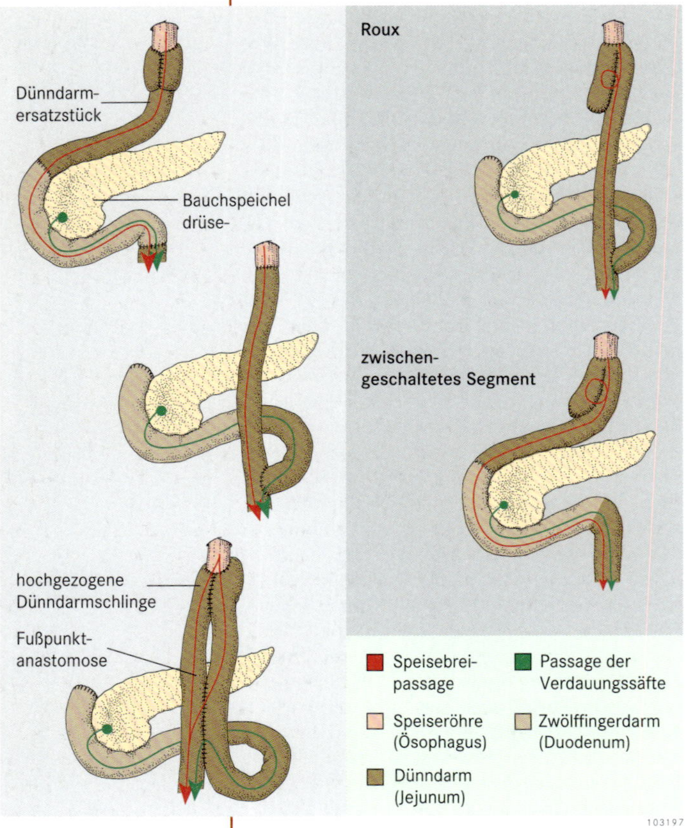

Magenentfernung. Operationstechniken zur Wiederherstellung des Verdauungsweges. Ohne Bildung eines Ersatzmagens (links): Zwischenschaltung eines Teiles des oberen Dünndarms, Verbindung der Speiseröhre mit dem Dünndarm mit Roux-Y-Anastomose und hochgezogener Dünndarmschlinge mit Braun-Fußpunkt-Anastomose. Mit Bildung eines Ersatzmagens (rechts): Dünndarmersatzmagen mit Roux-Y-Technik und zwischengeschaltetem Dünndarmsegment

dem Vorraum des Pförtners, starke peristaltische Kontraktionswellen aus, der Pförtner (Pylorus) öffnet sich kurzzeitig und ein kleiner Teil des Speisebreies kann in den Zwölffingerdarm übertreten. Stimulierend auf diesen Vorgang wirken die Dehnung der Magenwand durch den Mageninhalt sowie das von den G-Zellen des Antrums produzierte Hormon Gastrin.

Die Verweildauer der Nahrung im Magen hängt stark von ihrer Zusammensetzung ab. Kohlenhydratreiche Speisen haben die kürzeste und fettreiche Speisen die längste Magenverweilzeit.

2) *Pathologie:* Entleerung des Magens durch Erbrechen bei Erkrankungen des Magen-Darm-Traktes.

3) *Therapie:* Entleerung des Magens mittels Magenspülung.

Magenerweiterung, Gastrektasie, Magendilatation, plötzlich eintretende oder sich langsam entwickelnde Aufdehnung des Magens. Zu einer vorübergehenden Magenerweiterung kommt es z. B. nach schweren Entzündungen im Bauchraum oder nach großen Bauchoperationen als Folge einer →Magenlähmung. Eine dauerhafte Magenerweiterung entsteht insbesondere durch eine →Magenpförtnerverengung.

Magengeschwür, →Ulkuskrankheit.

Magenkarzinom, bösartige Geschwulst des Magens, die v. a. im höheren Lebensalter auftritt und von den Zellen der Magenschleimhaut ausgeht. Das Magenkarzinom wird durch den vermehrten Einsatz der Magenspiegelung immer häufiger bereits als Frühkarzinom entdeckt, sodass sich die Heilungsaussichten wesentlich verbessert haben.

▪ **Ursache** Als Risikofaktoren für die Entstehung eines Magenkarzinoms gelten insbesondere der übermäßige Genuss von alkoholischen Getränken und Nikotin, aber auch scharf gewürzte und angebratene Speisen (→Nitrosamine). Auch manche Umweltfaktoren und eine Infektion mit der Bakterienart →Helicobacter pylori werden als ursächlich vermutet. Vielleicht hat Vitamin C eine schützende Wirkung. Genetische Faktoren spielen eher eine untergeordnete Rolle.

▪ **Befund** Das Magenkarzinom bereitet lange Zeit keine oder nur sehr unklare Beschwerden, z. B. einen so genannten empfindlichen Magen. Erst in späten Stadien leiden die Betroffenen unter Appetitlosigkeit, Magenschmerzen und Übelkeit. Es kommt zu Gewichtsabnahme und Leistungsverminderung. Befindet sich das Magenkarzinom am Mageneingang, treten evtl. Schluckbeschwerden hinzu, bei Sitz am Magenausgang Magenentleerungsstörungen mit Völlegefühl. Schleichende Blutverluste können zu Blutarmut (Anämie) führen. Die Diagnosestellung erfolgt durch Magenspiegelung mit Gewebeentnahme. Hat das Magenkarzinom die Schleimhautgrenze überschritten, breitet es sich sehr schnell auf Nachbarorgane aus. Auf verschiedenen Wegen bildet es Tochtergeschwülste (Metastasen), typischerweise in einem Lymphknoten oberhalb des linken Schlüsselbeines (Virchow-Knoten) oder im kleinen Becken (Krukenberg-Tumor). Fernmetastasen bilden sich in Lunge, Knochen und Gehirn. Die Ausdehnung des Magenkarzinoms wird durch Oberbauchsonografie, Computertomografie des Bauchraumes und eine Röntgenaufnahme des Brustkorbs bestimmt.

▪ **Behandlung** Meist wird der gesamte Magen operativ entfernt (Gastrektomie) und ein Ersatzmagen wieder hergestellt (→Magenentfernung). Bei kleinen Tumoren am Mageneingang bzw. -ausgang ist manchmal eine Teilentfernung ausreichend. Strahlentherapie und Chemotherapie sind bisher wenig erfolgversprechend. Wenn bei fortgeschrittenem Magenkarzinom eine Operation nicht mehr möglich ist, wird die Geschwulst im Rahmen einer Magenspiegelung abgetragen und evtl. eine Ernährungssonde in den Dünndarm gelegt (palliative Behandlung).

Magenkatarrh, umgangssprachlich für die akute →Magenschleimhautentzündung.

Magenkrankheiten, Erkrankungen oder Veränderungen, die sich im Magen abspielen oder die Magenfunktion beeinflussen. Sie können oft lange Zeit ohne Symptome bestehen oder mit nur unspezifischen Beschwerden wie Völlegefühl, Übelkeit, Oberbauchschmerzen oder Appetitlosigkeit einhergehen. Die häufigsten und wichtigsten Magenkrankheiten sind die Magenschleimhautentzündung, das Magengeschwür der Magenwand und das Magenkarzinom. Seltener kommt es zu einer Störung der Magenbeweglichkeit oder zu Ausstülpungen der Magenwand. Auch Erkrankungen anderer Organe können Schädigungen des Magens zur Folge haben. So führt z. B. eine Leberzirrhose zu Krampfadern im Bereich des Mageneinganges (Ösophagusvarizen) und eine Zwerchfelllücke begünstigt die Verlagerung oder Verdrehung des Magens.

■ **Siehe auch**

→Bauchschmerzen · Divertikel · Erbrechen · Gastroenteritis · Helicobacter pylori · Hiatushernie · Kardiainsuffizienz · Magenerweiterung · Magenkarzinom · Magenlähmung · Magenperforation · Magenpförtnerverengung · Magenschleimhautentzündung · Magentumoren · Reizmagen · Sodbrennen und Aufstoßen · Ulkuskrankheit · Ulkustherapeutika

Magenkrebs, bösartige →Magentumoren, häufig als →Magenkarzinom.

Magenlähmung, Magenatonie, Gastroparese, Krankheitsbild mit aufgehobener oder verminderter Beweglichkeit des Magens. Die akute Form entsteht oft im Zusammenhang mit einer Darmlähmung (→Ileus) oder nach einer Operation durch Schädigung des den Magen versorgenden Nervs (Nervus vagus). Die chronische Form ist z. B. Folge der diabetischen Polyneuropathie (→Diabetes mellitus) oder einer Verengung des Magenausganges. Typische Beschwerden sind Völlegefühl, Übelkeit und Erbrechen. Zusätzlich kommt es zu einem Rückfluss von Mageninhalt in die Speiseröhre, was eine →Speiseröhrenentzündung mit Schmerzen und saurem Aufstoßen zur Folge haben kann.

Magenmittel, Medikamente, mit denen Beschwerden und Krankheiten des Magens behandelt werden, z. B. Mittel gegen Erbrechen (→Antiemetika), appetitanregende Mittel, Wirkstoffe zur Behandlung von Magengeschwüren (→Ulkustherapeutika), Prokinetika und →verdauungsfördernde Mittel.

■ **Appetitanregende Mittel** Appetitanregend wirken v. a. Bitterstoffe, die in verschiedenen Arzneipflanzen vorkommen, z. B. Enzianwurzel, Tausendgüldenkraut, Wermutkraut und Schafgarbenkraut. Anwendungsgebiete sind Appetitlosigkeit und Völlegefühl. Enzianwurzel und Tausendgüldenkraut dürfen nicht bei Magen- oder Zwölffingerdarmgeschwüren, Schafgarbenkraut darf nicht bei einer Allergie gegen Korbblütler angewendet werden.

■ **Prokinetika** Die Substanzen beschleunigen die Magenentleerung und Dünndarmpassage und wirken auch gegen Erbrechen. Dazu gehören Metoclopramid und Domperidon. Als Nebenwirkungen können Schwindel, Müdigkeit und Durchfälle auftreten. Selten treten nach Langzeitanwendung Bewegungsstörungen auf. Durch eine beschleunigte Darmpassage können andere Arzneistoffe aus dem Darm in geringerer Menge aufgenommen werden, sodass die Wirkung beeinträchtigt wird.

Magenmotorik, Magenmotilität, Sammelbezeichnung für alle Eigenbewegungen des Magens. Die drei übereinander liegenden Muskelschichten des Magens erzeugen Mischbewegungen und wellenförmige Kontraktionen der Magenwand **(Magenperistaltik).** Beide Bewegungsformen erhöhen den Kontakt des Mageninhalts mit dem Magensaft, die peristaltischen Bewegungen vermitteln den Transport des Speisebreis in Richtung Magenausgang (→Magenentleerung 1).

Magenoperationen, chirurgische Verfahren, die zur Anwendung kommen, wenn eine medikamentöse Behandlung von Magenkrankheiten nicht möglich ist oder versagt hat (→Bauchoperationen).

Magenperforation, Durchbruch der Magenwand, der meist zum Übertritt von Mageninhalt in die Bauchhöhle **(freie Perforation)** und damit zur lebensbedrohlichen Bauchhöhlenentzündung führt. Bei bestehenden Verwachsungen kommt es eher zu einer **gedeckten Perforation** mit Ausbildung von Verbindungen (Fisteln) zu Nachbarorganen.

■ **Ursache** Die Magenperforation entsteht meist als Komplikation eines Magengeschwürs (Ulkuskrankheit), seltener auch bei Magenkrebs, Magenverätzung oder Verletzung durch eine Magenspiegelung.

■ **Befund** Bei der freien Perforation treten plötzlich stärkste Schmerzen im Oberbauch auf. Erbrechen, Kreislaufschock und Anzeichen der sich entwickelnden Bauchfellentzündung folgen. Bei der gedeckten Perforation sind die Beschwerden weniger ausgeprägt. Die Diagnose wird durch eine Röntgenaufnahme des Bauchraumes (Abdomenleeraufnahme) gesichert.

■ **Behandlung** Die Perforationsöffnung wird operativ geschlossen und der Bauchraum gespült. Die Heilungsaussichten bei gedeckter Perforation sind gut. Nach einer freien Perforation hängen sie von der Schwere der →Bauchfellentzündung ab.

Magenperistaltik, →Magenmotorik.

Magenpförtnerverengung, Pylorusstenose, Einengung des Magenausgangs, die die Nahrungspassage behindert oder unmöglich macht. Nach Magen- oder Zwölffingerdarmgeschwüren in der Nähe des Magenpförtners können Narben entstehen, die ebenso wie bösartige Prozesse den Magenausgang einengen können. Durch die mechanische Behinderung,

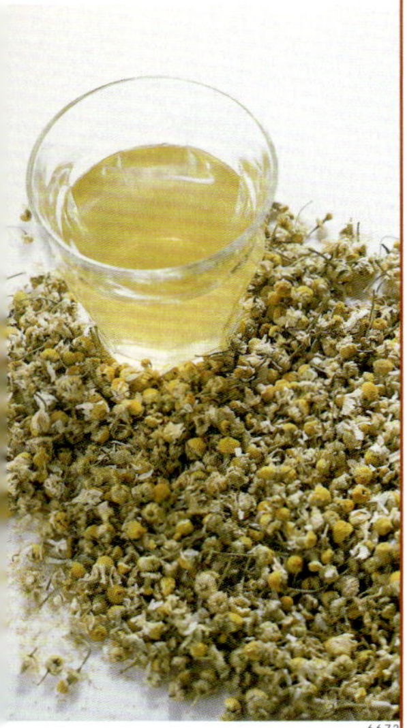

Magenschleimhautentzündung.
Bei einer akuten Magenschleimhautentzündung sollen beruhigende Kräutertees, wie Kamillentee, verabreicht werden.

aber auch durch Störungen der Innervation kann es zu einem Magenpförtnerkrampf **(Pylorospasmus)** kommen, der den Magenausgang zusätzlich blockiert. Auf Dauer führt die dadurch verstärkte Kontraktion (Peristaltik) zu einer Zunahme der Magenpförtnermuskulatur **(Pylorushypertrophie).** Bei Säuglingen kann die Verdickung des Magenschließmuskels angeboren sein oder als Folge einer Achalasie auftreten **(hypertrophische Pylorusstenose).**

Da der Mageninhalt nicht weitertransportiert wird, kommt es zu Gärungs- und Fäulnisprozessen sowie einer Magenerweiterung. Betroffene leiden unter Durst, Völlegefühl, Aufstoßen oder Verstopfung und erbrechen schwallartig den gesamten Mageninhalt. Durch mangelhafte Nahrungs- und Flüssigkeitszufuhr drohen Wasser- und Gewichtsverlust. Bei Säuglingen macht sich die Magenpförtnerverengung meist in der 2.–4. Lebenswoche bemerkbar. Sie werden nach den Mahlzeiten unruhig; die verstärkten Bewegungen des Magens sind oft wellenförmig auf der Bauchdecke zu sehen. Die Verdachtsdiagnose wird mit Ultraschall bestätigt. Diät und krampflösende Mittel verschaffen Linderung. Bei den Säuglingen ist fast immer eine operative Spaltung der verdickten Pförtnermuskulatur notwendig (Pyloromyotomie).

Magenresektion, chirurgischer Eingriff mit Teilentfernung des Magens. Magenresektionen werden bei Magen- und Zwölffingerdarmgeschwüren durchgeführt, die durch eine medikamentöse Behandlung nicht abheilen, außerdem bei Engstellen oder bösartigen Erkrankungen des Magens. Bei →Billroth-Operationen werden die unteren zwei Drittel des Magens entfernt, bei einer Hemigastrektomie die untere Hälfte und bei der subtotalen Magenresektion die unteren vier Fünftel des Magens. Der Restmagen wird anschließend mit dem Dünndarm verbunden. Selten werden auch Magenanteile keilförmig entfernt und die entstehenden Ränder miteinander vernäht.

Magenruptur, Zerreißen der Magenwand. Eine Magenruptur tritt sehr selten auf, z.B. bei stumpfer Bauchverletzung oder bei fehlerhafter künstlicher Beatmung. Sie führt zu starken Oberbauchschmerzen und blutigem Erbrechen. Die Diagnose wird durch eine Röntgenaufnahme (Abdomenleeraufnahme) gesichert. Die Behandlung ist operativ. Zusätzlich werden Antibiotika zur Vorbeugung oder Behandlung einer Bauchfellentzündung verabreicht.

Magensaft, →Magen.

Magensäure, von den Belegzellen der Magenschleimhaut gebildete Salzsäure (→Magen).

Magenschlauch, umgangssprachlich für Magensonde (→Sonde).

Magenschleimhautentzündung, Gastritis, vorübergehende (akute) oder langfristig bestehende (chronische) Reizung der Magenschleimhaut.

■ **Akute Gastritis** Der so genannte Magenkatarrh entsteht durch virale oder bakterielle Infektionen (→Gastroenteritis), bei übermäßigem Alkohol- oder Nikotingenuss oder durch eine schockbedingte Mangeldurchblutung bei schweren Verbrennungen, Blutvergiftung oder nach Operationen. Auch Medikamente können eine akute Magenschleimhautentzündung auslösen, v.a. Antirheumatika oder Glukokortikoide.

■ **Befund** Der Betroffene leidet unter Druckgefühl in der Magengegend, Appetitlosigkeit, Übelkeit und Erbrechen. Bei blutender, oberflächlicher Zerstörung der Schleimhaut **(erosive Magenschleimhautentzündung)** können Stuhlverfärbungen (Teerstuhl) und Bluterbrechen auftreten. Die Sicherung der Diagnose durch eine Magenspiegelung (Gastroskopie) und Entnahme einer Gewebeprobe ist nur selten erforderlich.

■ **Behandlung** Bei akuter Magenschleimhautentzündung sollte für 24–36 Std. nichts gegessen werden. Als Getränke eignen sich säurearme Kräutertees, wie Kamillentee oder Thymiantee. Lokale Wärmeanwendung und die Magensäure neutralisierende Medikamente (Antazida) sowie evtl. krampflösende Präparate wirken lindernd. Alle nicht unbedingt notwendigen Medikamente werden abgesetzt, um den Magen nicht weiter zu belasten. Bei blutender Magenschleimhautentzündung entspricht die Behandlung der des Magengeschwürs (→Ulkuskrankheit). Um ein erneutes Auftreten zu verhindern, sollte auf Alkohol, Nikotin und Kaffee sowie auf schädigende Medikamente (z.B. viele Schmerzmittel) verzichtet werden.

■ **Chronische Gastritis** Je nach Ursache werden drei verschiedene Formen der Chronischen Gastritis unterschieden. Sie bestehen oft über viele Jahre, ohne wesentliche Beschwerden, außer evtl. dumpfe Oberbauchschmerzen, Übelkeit und Brechreiz, auszulösen. Bei der chronischen Gastritis werden oft erst die Spätfolgen, wie Magengeschwür oder Magenkrebs, entdeckt.

■ **Typ A-Gastritis** (Autoimmungastritis): Bei den Betroffenen bildet der Organismus Antikörper gegen körpereigene Strukturen, die Salzsäure produzierenden Belegzellen des Magens und den →Intrinsic Factor. Hierdurch kommt es zu einem Salzsäuremangel im Magen und zu einem Vitamin-B_{12}-Mangel. Langfristig besteht ein erhöhtes Risiko für die Entstehung von Magenkrebs. Da die Ursache nicht behandelt werden kann, muss den Betroffenen lebenslang vierteljährlich Vitamin B_{12} gespritzt werden. Um den Übergang zum Magenkrebs möglichst früh zu erkennen, wird jährlich eine Magenspiegelung durchgeführt.

■ **Typ B-Gastritis** (bakterielle Gastritis): Häufige Ursache für eine Magenschleimhautentzündung ist die Besiedelung der Region um den Magenpförtner (Pylorus) mit dem Bakterium Helicobacter pylori. Dies führt dazu, dass die Magensäure in diesem Bereich die Magenschleimhaut angreift. Es besteht ein fließender Übergang zur →Ulkuskrankheit. Im Vordergrund der Behandlung steht die Bekämpfung der bakteriellen Besiedlung durch eine Kombination von verschiedenen Antibiotika und eine vorübergehende Hemmung der Säureproduktion.

■ **Typ C-Gastritis** (chemisch-toxische Gastritis): Diese sehr seltene Form entsteht durch dauerhafte Belastung der Magenschleimhaut durch bestimmte chemische Substanzen. Die Hauptursachen hierfür können ein Rückfluss von Gallensäure aus dem Zwölffingerdarm in den Magen sein sowie die langfristige, hoch dosierte Einnahme von bestimmten Schmerzmitteln oder entzündungshemmenden Medikamenten. Schädigende Medikamente sollten sofort abgesetzt werden.

Magensonde, →Sonde.

Magenspiegelung, Gastroskopie, endoskopische Untersuchung des Magens (→Endoskopie).

Magenspülung, Magenausheberung, Entleerung des Magens mithilfe eines Magenschlauches, über den körperwarmes Wasser zur Auswaschung eingefüllt wird. Als Spülflüssigkeit können z. B. Wasser, physiologische Kochsalzlösung oder Kamillentee verwendet werden. Über den Magenschlauch wird der Magen anschließend wieder entleert und die Spülung mehrmals wiederholt, bis die Spülflüssigkeit klar und geruchlos ist. Die Magenspülung wird v. a. bei Vergiftungen, die nur wenige Stunden zurückliegen, und zur Magensaftgewinnung eingesetzt.

Magentee, Teemischung aus Arzneipflanzen, die die Produktion von Verdauungssäften und den Appetit anregen (→Magenmittel), z. B. Enzianwurzel, Tausendgüldenkraut, Wermutkraut, Angelikawurzel und Pomeranzenschale.

Magentorsion, →Magenvolvulus.

Magentumoren, sämtliche Geschwülste des Magens. Unter den gutartigen Magentumoren sind →Polypen der Schleimhaut häufig und kommen nicht selten beim →kolorektalen Karzinom vor. Im weiteren Sinn kann auch die Ménétrier-Krankheit zu den Magentumoren gerechnet werden. Dabei findet sich eine Vergrößerung und vermehrte Aufwerfung der Schleimhautfalten (Riesenfaltenmagen). Weitere gutartige Geschwülste sind Neurinome und Leiomyome. Von der Deckschicht ausgehende Adenome können in bösartige Magentumoren übergehen. Das von der Schleimhaut ausgehende →Magenkarzinom ist mit über 90 % der häufigste Magenkrebs, wesentlich seltener sind die Tumoren der Muskelzellen oder des lymphatischen Gewebes (Magensarkom, Magenlymphom).

Magenübersäuerung, →Hyperazidität.

Magenulkus, →Ulkuskrankheit.

Magenuntersuchungen, Methoden zur Erkennung und Einteilung von Magenkrankheiten. Am häufigsten wird der Magen durch eine →Magenspiegelung beurteilt und dabei evtl. auch Gewebeproben entnommen. Bei unauffälliger Magenspiegelung, aber eindeutigen Beschwerden sowie bei Verdacht auf Lage- oder Formveränderung des Magens wird eine Röntgenuntersuchung mit Kontrastmittel durchgeführt (→Magen-Darm-Passage). Eine bakterielle Besiedelung des Magens mit Helicobacter pylori kann durch einen Atemtest (→Urease-Schnelltest) oder durch eine Stuhlprobe festgestellt werden.

Magenvolvulus, Magentorsion, Volvulus ventriculi, Drehung des Magens um seine Achse. Zu einem Magenvolvulus kommt es v. a., wenn sich der Magen durch eine Lücke im Zwerchfell (Hiatushernie) in den Brustraum verlagert. Sehr selten können auch Tumorerkrankungen oder Verwachsungen eine entsprechende Lageveränderung nach sich ziehen. Abhängig von der Drehungsart leidet der Betroffene unter Verdauungsstörungen, Oberbauchschmerzen und Magenblutungen. Oft gelingt es bei einer Magenspiegelung, den Magen zurückzudrehen, sonst ist eine operative Freilegung des Magens nötig.

Magersucht, extremer Gewichtsverlust unterschiedlicher Ursachen wie schwere Hormonstörungen, →Appetitlosigkeit oder →Essstörungen.

Magnesium, silberweißes Metall mit der chemischen Bezeichnung Mg. Es ist ein wichtiger →Mineralstoff, der im Organismus zum großen Teil als Mineralsalz in die Knochensubstanz eingelagert ist und zu deren Stabilität beiträgt.

Magnesiummangel, →Hypomagnesiämie.

Magnesiumsulfat, →Bittersalz.

Magnetfeld|therapie, naturheilkundliches Behandlungsverfahren mit magnetischen Feldern, die entweder pulsieren oder statisch sein können. Die Magnetfelder werden entweder von rotierenden Permanentmagneten oder einer Ringspule erzeugt. Die Anwendungsgebiete sind v. a. die Unterstützung der Knochenheilung nach Brüchen und die Wundheilung, aber auch die Linderung von Schmerzen und Entzündungen. Die Wirksamkeit der Magnetfeldtherapie ist nicht wissenschaftlich belegt.

Magnetpflaster, Permanentmagnete mit geringem Magnetfeld (circa 0,05 Tesla), die zur Schmerzlinderung und Muskelentspannung auf die Haut aufgeklebt werden. Die Wirksamkeit des Verfahrens ist wissenschaftlich nicht nachgewiesen.

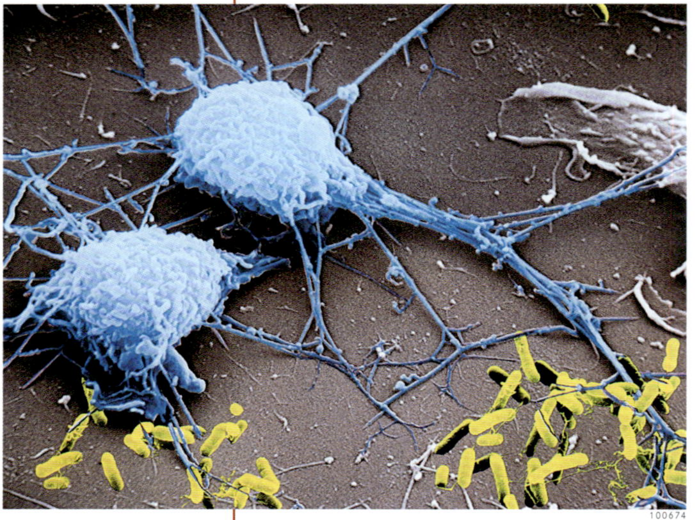

Makrophage. Fresszellen attackieren Darmbakterien der Gattung Escherichia coli.

Magnetresonanztomografie, →Kernspintomografie.

Magnetstimulation, →evozierte Potenziale.

Mahlzahn, →Gebiss.

Maiglöckchen, Convallaria majalis, Heilpflanze, die als Inhaltsstoffe Glykoside besitzt, die die Kontraktionskraft des Herzens stärken. Aus Maiglöckchenkraut werden Pulver oder Extrakte hergestellt, die als Fertigzubereitungen in Form von Dragees, Kapseln oder Tropfen erhältlich sind.

■ **Anwendung** Maiglöckchenpräparate werden, z. T. in Kombination mit anderen Heilpflanzen, bei leichter →Herzinsuffizienz und bei Altersherzbeschwerden eingesetzt.

■ **Nebenwirkungen** Es können Übelkeit, Erbrechen und Herzrhythmusstörungen auftreten.

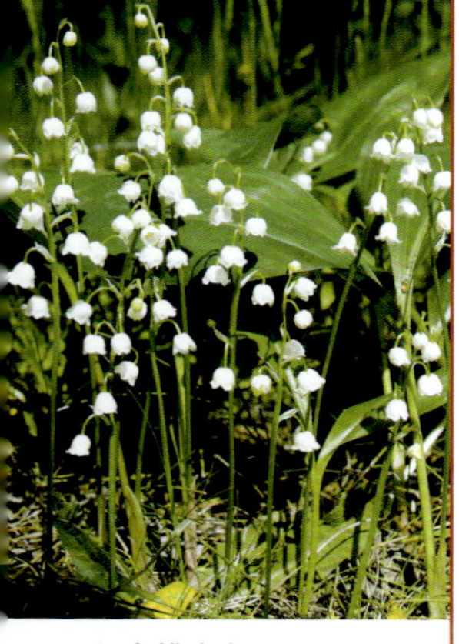

Maiglöckchen

Maisonneuve-Fraktur, ein →Knöchelbruch.

major histocompatibility complex, →MHC.

Major-Test, →Kreuzprobe.

Makro|angiopathie, Erkrankung der mittelgroßen und großen Schlagadern (Arterien), die zur Einengung der Gefäßlichtung führt. Ursache ist meist eine →Arteriosklerose, sehr viel seltener handelt es sich um →Gefäßentzündungen mit nachfolgender Bildung von Blutgerinnseln (Thrombose). Die Makroangiopathie kann zu Durchblutungsstörungen der betroffenen Gefäßgebiete führen.

Makroglobulin|ämie, →Waldenström-Krankheit.

Makroglossie, angeborene oder erworbene Vergrößerung der Zunge (Zungenhypertrophie).

Makrohämaturie, mit bloßem Auge erkennbare →Hämaturie.

Makrolid|antibiotika, Gruppe von Antibiotika mit gleicher chemischer Grundstruktur und ähnlichem Wirkungsspektrum, die das Wachstum von Bakterien hemmen (bakteriostatische Wirkung). Wichtigster Vertreter ist das bewährte Erythromycin, das häufig bei Kindern eingesetzt wird. Neuere Makrolidantibiotika, die besser vom Körper aufgenommen werden, sind z. B. Acithromycin, Roxithromycin und Clarithromycin.

■ **Anwendungsgebiete** Neben verschiedenen grampositiven Bakterien bekämpfen Makrolidantibiotika Erreger wie Mykoplasmen, Chlamydien und Legionellen, gegen die eine Reihe anderer Antibiotika nicht wirksam sind. Makrolidantibiotika werden besonders zur Behandlung von sexuell übertragenen Krankheiten und Atemwegserkrankungen eingesetzt, speziell zur Therapie der Legionärskrankheit. Die Makrolidantibiotika sind eine therapeutische Alternative bei einer Penicillinallergie.

■ **Nebenwirkungen** Es können Magen-Darm-Störungen, Überempfindlichkeitsreaktionen der Haut sowie dosisabhängig auch Ohrensausen auftreten. Während der Einnahme von Makrolidantibiotika kann sich die Verfügbarkeit anderer Medikamente (Theophyllin, Carbamazepin, Gerinnungshemmer, Digitoxin/Digoxin) im Körper verändern, sodass eine Dosisanpassung erforderlich werden kann. Erythromycin und das Allergiemedikament Terfenadin dürfen nicht gleichzeitig angewendet werden, da dies zu Herzrhythmusstörungen führen kann.

Makromastie, →Brustkrankheiten.

Makrophage, große Fresszelle, die Partikel wie z. B. Fremdkörper, Zelltrümmer oder Bakterien auffressen kann (Phagozytose). Die Makrophagen entwickeln sich aus Monozyten des Blutes (→Immunsystem). Die Monozyten halten sich nach dem Verlassen des Knochenmarks nur wenige Tage im Blut auf, zwängen sich dann durch die Kapillarwände ins Gewebe, wo sie sich zu frei beweglichen, gewebstypischen Makrophagen entwickeln, z. B. zu Histiozyten in der Haut, Mikrogliazellen im Nervensystem oder Kupfer-Sternzellen in der Leber.

Makropsie, Form der →Metamorphopsie.

Makrotie, übergroße Ohrmuschel. Eine Korrektur ist durch eine operative Verkleinerung möglich.

Makrozephalie, in Bezug auf die Altersnorm oder die Körperproportionen deutliche Vergrößerung des Kopfumfanges. Die Makrozephalie kann familiär auftreten und besitzt dann meist keinen Krankheitswert, kann aber auch Hinweis auf eine Stoffwechsel-, Hirn- (z. B. →Hydrozephalus) oder Knochenerkrankung sein.

Makula, →Fleck.

Makula|degeneration, Erkrankung der Netzhaut des Auges an der Stelle des schärfsten Sehens, die zu allmählichem Verlust des

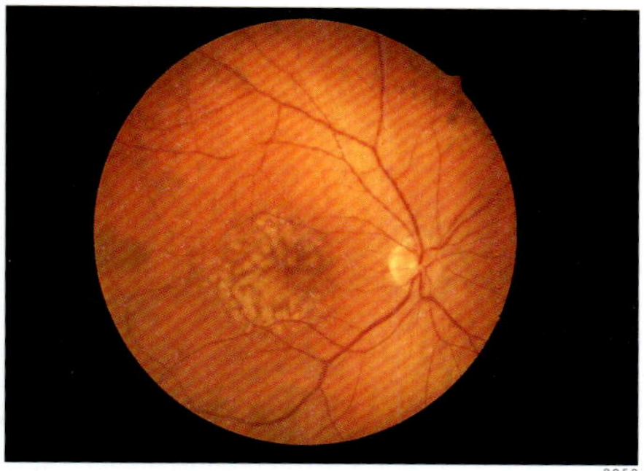

Makuladegeneration. Ansammlung zahlreicher gelblich weißer Ablagerungen (Stoffwechselprodukte) im Netzhautzentrum als Vorstufe einer senilen Makuladegeneration

zentralen Sehvermögens führt. Die trockene Makuladegeneration schreitet langsamer fort, bei der feuchten Form, bei der Gefäße unter die Netzhaut wachsen, ist ein plötzlicher drastischer Sehverlust möglich.

■ **Ursache** Die Makuladegeneration ist häufig altersbedingt, seltener beruht sie auf einer Medikamentenvergiftung (Chloroquin), bestimmten Netzhauterkrankungen, starker Kurzsichtigkeit oder Vererbung.

■ **Befund** Der Kranke bemerkt ein verzerrtes Sehen oder einen grauen Fleck gerade dort, wohin er seine Aufmerksamkeit richtet. So kann er z. B. eine Uhr sehen, nicht aber die Zeiger. Gerade Linien nimmt er wellenförmig wahr. Die Makuladegeneration führt zum Verlust der Lesefähigkeit, eine Orientierung in einer bekannte Umgebung bleibt aber möglich, da der Rand des Gesichtsfeldes erhalten bleibt.

■ **Behandlung** Es gibt verschiedene Therapieansätze, von denen jedoch keiner eine Besserung des Sehvermögens erreichen kann. In seltenen Fällen kann eine Lasertherapie die Verschlechterung des Sehens verlangsamen. Vergrößernde Sehhilfen können bei beidseitigem Sehverlust sehr nützlich sein (→Sehbehinderung).

Makula|ödem, Schwellung im Bereich des gelben Flecks (Macula lutea) der Netzhaut, die zu einer Sehverschlechterung führen kann. Das Makulaödem ist durch eine übermäßige Durchlässigkeit kleiner Blutgefäße bedingt und tritt sowohl als Krankheitszeichen nach Gefäßverschlüssen im Auge oder bei Verletzungen des Augapfels als auch bei durch Diabetes mellitus bedingten Netzhauterkrankungen (→Retinopathie) oder nach Entzündungen der inneren Schichten des Auges (z. B. Uveitis, Chorioretinitis) auf.

Mal, →Muttermal.

Mal|absorption, gestörte Aufnahme oder gestörter Abtransport der bereits aufgespaltenen Nährstoffe aus dem Dünndarm (→Malassimilationssyndrom).

Malaria, Infektionskrankheit, die durch Einzeller der Gattung Plasmodium hervorgerufen wird und durch wiederkehrende, oft periodische Fieberschübe gekennzeichnet ist. Der Erreger wird durch den Stich der Anophelesmücke übertragen.

■ **Verbreitung** Von den über 300 Millionen Malariainfizierten leben 90 % im tropischen Afrika. In Europa steigt die Anzahl der Erkrankungsfälle durch importierte Infektionen. Da die Malaria mit unspezifischen Krankheitserscheinungen einhergeht, wird sie hierzulande oft nicht erkannt und zu spät behandelt, was mitunter zu Todesfällen führt. Das Risiko einer am Flughafen erworbenen so genannten Airport-Malaria wird als gering eingestuft, zumal in den Flugzeugen Insektizide eingesetzt werden.

■ **Malariazyklus** Im Verlauf der Entwicklung sind die Malariaerreger an einen Wirtswechsel zwischen Mensch und Anophelesmücke gebunden. Mit dem Stich einer infizierten Mücke werden die Erreger in Form der **Sporozoiten** auf den Menschen übertragen. Sie gelangen auf dem Blutweg zunächst in die Leber, in deren Zellen sie sich als **Leberschizonten** entwickeln, vermehren und verbleiben können. Nach frühestens sechs Tagen (Malaria tropica) bzw. nach Wochen bis Monaten (andere Malariaformen) platzen die Leberzellen und die Parasiten gelangen als Merozoiten ins Blut, wo sie in rote Blutkörperchen (Erythrozyten) eindringen. Dieser Zeitraum ist identisch mit der Inkubationszeit, da erst jetzt Krankheitszeichen auftreten. In den Erythrozyten erfolgt eine weitere, nichtsexuelle Vermehrung der Erreger, die jetzt **Blutschizonten** (erythrozytäre Schizonten) genannt werden. Je nach Art der Malaria dauert es 48–72 Std., bis die Blutzelle platzt und die Plasmodien neue Blutkörperchen aufsuchen. Dieser Vorgang wiederholt sich so lange, bis er durch Behandlung oder körpereigene Abwehr unterbrochen wird. Parallel dazu entwickeln sich aus den Merozoiten geschlechtlich differenzierte Formen **(Gametozyten).** Saugen die Weibchen der Anophelesmücke das Blut des Infizierten, so nehmen sie mit dem Blut die männlichen und weiblichen Gametozyten auf. Diese können in der Mücke zu einer **Zygote** verschmel-

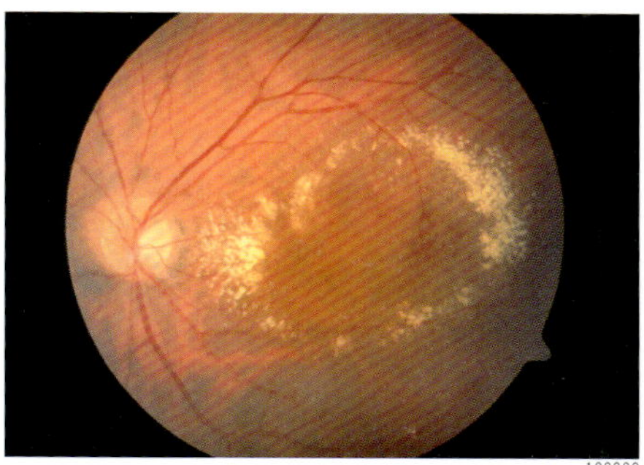

Makulaödem. Schwellung der Netzhaut aufgrund undichter Blutgefäße

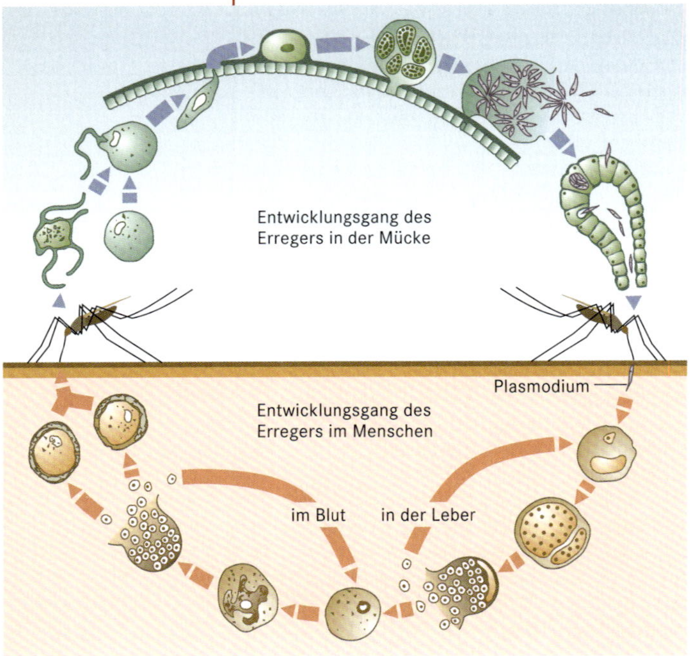

Malaria. Entwicklungszyklus von Plasmodien. Nach Infektion beim Stich einer Mücke durch Übertragung von Sporozoiten findet im Menschen der ungeschlechtliche Teil der Vermehrung statt (Schizogonie), der geschlechtliche erfolgt nach Aufsaugen von Gametozyten in der Mücke.

zen, die beweglich ist, aktiv in Zellen der Magen- und Darmwand der Mücke eindringt und dort innerhalb von 1–5 Wochen massenhaft neue **Sporozoiten** bildet. Auch diese Zelle platzt, die Sporozoiten gelangen in die Speicheldrüse der Mücke und können so wieder auf einen gesunden Menschen übertragen werden. Der Entwicklungszyklus schließt sich. Als weitere Übertragungswege neben dem Mückenstich kommen Bluttransfusionen und die in Ländern mit niedrigem Hygienestandard übliche mehrfache Benutzung unsterilisierter Spritzennadeln in Betracht.

■ **Befund** Je nach Erregerart kommt es zu unterschiedlich langen Inkubationszeiten und Fieberphasen. Die meist gutartig verlaufende und leicht behandelbare **Malaria tertiana** beginnt oft erst Wochen bis Monate nach Ansteckung mit Fieberanfällen bis zu 41 °C, die nach einigen Stunden zurückgehen. Diese Phasen treten jeden dritten Tag auf. Als Erreger kommen Plasmodium vivax und Plasmodium ovale in Betracht, die in Afrika, Mittel- und Südamerika und großen Teilen Asiens vorkommen. Selten ist heute die durch Plasmodium malariae verursachte **Malaria quartana** mit Fieberanfällen in 4-tägigem Intervall, die ebenfalls nur selten zu Komplikationen führt. Die schwerste Form der Erkrankung, die **Malaria tropica (Falciparum-Malaria),** ist auch die häufigste. Der Erreger, Plasmodium falciparum, herrscht in großen Teilen Afrikas und Südamerikas, in Südostasien und im Pazifik vor. Bei dieser Krankheitsform entwickelt sich nach etwa 8- bis 14-tägiger Inkubationszeit meist kontinuierliches, hohes Fieber mit schwerem Krankheitsgefühl und selten Durchfall. Frühzeitig treten Schwellungen der Leber und Milz sowie mitunter lebensgefährliche Organschäden an Gehirn und Nieren auf. Das **Schwarzwasserfieber** ist eine heute seltene, schwere Komplikation, bei der es zur massiven Auflösung roter Blutkörperchen kommt. Unbehandelt endet sie bei 10–20 % der Kranken tödlich. Da die Malaria tropica keinen so typischen Beginn und Verlauf wie die anderen Malariaformen hat und viele andere, in den Tropen vorkommende Erkrankungen mit zunächst ähnlichen Krankheitserscheinungen einhergehen (wie z. B. die häufige Reisediarrhö), ist sie zu Beginn besonders schwer zu erkennen. Auch bei leichten Temperaturerhöhungen, Kopf- und Gliederschmerzen oder Durchfällen sollten Reisende in den betroffenen Gebieten immer an eine Malaria denken und einen Arzt aufsuchen. Blutausstriche erlauben einen raschen, direkten Parasitennachweis.

■ **Behandlung** Während Malaria tertiana und Malaria quartana häufig sehr gut auf das kostengünstige Standardmedikament Chloroquin ansprechen, kommen bei Malaria tropica zahlreiche, oft nebenwirkungsreiche Antiparasitenmittel miteinander kombiniert zur Anwendung (Mefloquin, Atovaquon/Proguanil-Kombination, Artemeter/Lumefantrin-Kombination). Daneben sind intensive Überwachung, Pflege und ausreichende Flüssigkeitszufuhr notwendig. Gelegentlich sind Bluttransfusionen nötig. Zunehmende Resistenzen der Erreger, insbesondere von Plasmodium falciparum, erschweren die Behandlung.

Malariamittel, Antimalariamittel, Arzneimittel, die zur Vorbeugung oder Behandlung der Malaria verwendet werden.

■ **Vorbeugung** Je nach Resistenzlage der Malariaerreger werden Chloroquin, Proguanil, Mefloquin, Ataquavon und Doxycyclin – auch in Kombination – eingesetzt (→Malaria).

■ **Behandlung** Zur Therapie einer Malariainfektion stehen Chloroquin, Mefloquin, Chinin, Primaquin (nur Malaria tertiana), Artemether/Lumefantrin und Atoquavon/Proguanil zur Verfügung.

Malariamücke, umgangssprachlich für Stechmücke der Gattung →Anopheles.

Mal|assimilationssyndrom, durch verminderte Nährstoffausnutzung ausgelöster Beschwerdekomplex mit den Hauptsymptomen Durchfall und Gewichtsverlust.

■ **Ursache** Das Malassimilationssyndrom kann zum einen auf einer unzureichenden Verdauung der Nahrung **(Maldigestion)** aufgrund von fehlenden Verdauungsenzymen beruhen. Zu einem Mangel an Verdauungssäften kommt es bei einer chronischen Bauchspeicheldrüsenentzündung, Bauchspeicheldrüsen- oder Magenteilentfernung. Ein Mangel an Gallensäuren entsteht bei Galleabflussstörungen z. B. durch einen Gallengangsstein oder bei

Erkrankungen der Leber. Auch Dünndarmerkrankungen können die normalerweise erfolgende Wiederaufnahme der Gallensäuren aus dem Dünndarm behindern, sodass diese vermehrt mit dem Stuhl ausgeschieden werden und nicht mehr für die Verdauung zur Verfügung stehen.

Zum anderen kann eine Aufnahmestörung der bereits gespaltenen Nährstoffe **(Malabsorption)** zu einem Malassimilationssyndrom führen. Die Malabsorption wird durch chronische Dünndarmerkrankungen, chronische Darminfektionen, chronisch-entzündliche Darmerkrankungen (→Crohn-Krankheit), Glutenunverträglichkeit (→Zöliakie) oder Mangel an Darmenzymen hervorgerufen. Auch eine Teilentfernung des Dünndarms, Störungen der Darmdurchblutung oder Lymphabflusshindernisse durch bösartige Erkrankungen des Lymphsystems können der Grund für eine Aufnahmestörung sein.

■ **Befund** Ein Malassimilationssyndrom äußert sich durch charakteristische Durchfälle (so genannter Fettstuhl). Meist hat der Betroffene zwei- bis dreimal täglich Stuhlgang mit großen Stuhlmengen. Der Stuhl ist lehmartig, glänzend und riecht scharf. Die vermehrte Bildung von Darmgasen führt zu Blähungen. Es kommt zu Gewichtsverlust, Müdigkeit und Leistungsminderung aufgrund von Mangelerscheinungen durch den Verlust von Nährstoffen mit dem Stuhl (→Vitaminmangelsyndrome, Verlust von →Mineralstoffen, →Eiweißmangel). Um ein Malassimilationssyndrom zu diagnostizieren sind oft umfangreiche Untersuchungen erforderlich, z. B. Sonografie und Computertomografie des Bauchraumes, Blut- und Stuhluntersuchungen sowie Magen-Darm-Spiegelungen mit Gewebeentnahme.

■ **Behandlung** Es müssen Wasser- und Elektrolythaushalt reguliert, der bestehende Mangel an Vitaminen, Mineralstoffen und Spurenelementen ausgeglichen und die jeweilige Ursache behandelt werden.

Malazie, krankhafte Gewebs- oder Organerweichung, z. B. die **Osteomalazie** (Knochenerweichung).

Malde|scensus, gestörter Abstieg, das Nichtherunterkommen, z. B. **Maldescensus testis** (→Hodenhochstand).

Maldigestion, →Malassimilationssyndrom.

Malformation, →Fehlbildung.

maligne, →bösartig.

malignes Melanom, →Melanom.

Malignom, bösartiger Tumor, z. B. →Karzinom oder →Sarkom.

Malleolarfraktur, →Knöchelbruch.

Malleolus, →Fußknöchel.

Malle|us, **1)** *Infektionskrankheiten:* →Rotz.

2) *Anatomie:* Hammer (→Ohr).

Mallory-Weiss-Syndrom [ˈmælərɪ-], Längseinrisse der Speiseröhrenschleimhaut, die zu Blutungen und Bluterbrechen führen. Das Mallory-Weiss-Syndrom tritt nach plötzlicher Druckerhöhung in der unteren Speise-

Malaria So schützt man sich vor der Krankheit

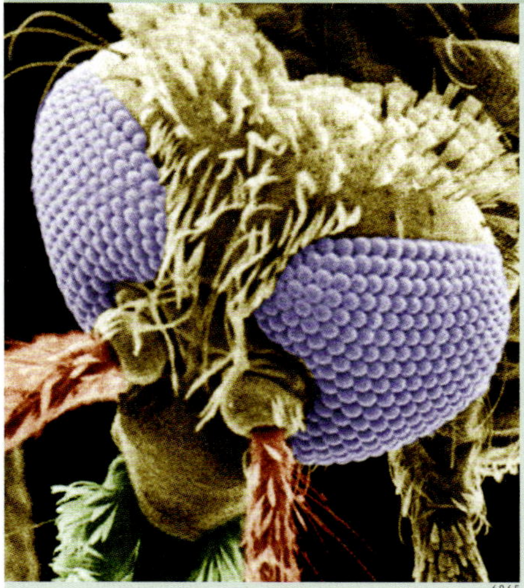

6865

Vor einer Reise in tropische oder subtropische Länder sollte man sich beim Hausarzt oder bei einem Tropeninstitut nach dem Malariarisiko erkundigen und gegebenenfalls eine Malariaprophylaxe durchführen bzw. ein Notfallmedikament mitnehmen. Da die Medikamente nicht hundertprozentig vor einer Infektion schützen, müssen Sie auch bei medikamentöser Prophylaxe entsprechende Maßnahmen zum Schutz vor Stichen ergreifen. Nehmen Sie die nötigen Medikamente unbedingt laut Vorschrift ein – auch nach dem Urlaub, denn die Medikamente verhindern nicht die Infektion, sondern halten die Erreger nur in Schach und töten sie langsam ab. Werden die Arzneimittel zu früh abgesetzt, können die Erreger wieder erstarken, und die Krankheit bricht aus. Das Infektionsrisiko ist in der Regenzeit am höchsten. Die Anopheles-Mücke, die Überträgerin der Malariaerreger, ist in aller Regel erst nach Einbruch der Dunkelheit aktiv (im Bild der Kopf einer Stechmücke Anopheles stephensi). Zu dieser Zeit sollte man sich nur mit geeigneter, den ganzen Körper bedeckender und heller Kleidung im Freien aufhalten. Vergessen Sie auch die Socken nicht, denn die meisten Mücken stechen im Bereich der Fußgelenke. Unbedingt zu empfehlen sind auch Moskitonetze und die Benutzung von Mückenabwehrmitteln wie z. B. Autan®.

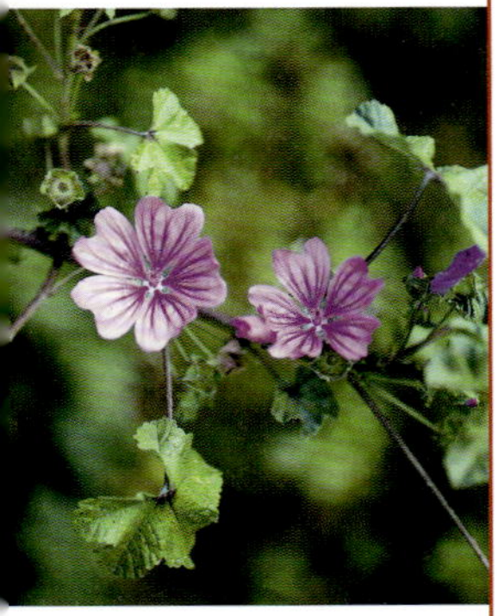

Malve.
Malve sylvestris (Wilde Malve)

röhre auf, wie z. B. bei starkem Erbrechen. Im Extremfall kann die Speiseröhre zerreißen **(Boerhaave-Syndrom).** Aufgrund der chronischen Schleimhautschädigung sind Alkoholiker besonders häufig davon betroffen. Die Diagnose wird durch eine Speiseröhren- und Magenspiegelung gesichert. Bei dieser Spiegelung kann sehr oft auch gleichzeitig die Blutung gestillt werden.

In manchen Fällen wird eine chirurgische Übernähung der Schleimhautrisse notwendig.

Malnutrition, →Fehlernährung.

Malrotation, Fehldrehung des Darms während der Embryonalentwicklung, aus der eine unnatürliche Lage des Darms resultiert. Die normalen Darmdrehungen können z. T. ganz ausbleiben (Nonrotation) oder in die falsche Richtung laufen. Die Malrotation macht sich bei den Säuglingen bzw. Kleinkindern durch Bauchschmerzen bis hin zum Darmverschluss bemerkbar und wird operativ korrigiert.

Malta-Fieber, Form der →Brucellose.

Ma̲lum, die chronische →Krankheit.

Malve, Malva, Gattung meist krautiger Pflanzen, aus der die Wilde Malve (Malva sylvestris) arzneilich genutzt wird. Ihre Blätter und Blüten enthalten u. a. reizlindernde Schleimstoffe.

■ **Anwendung** Teezubereitungen können bei Entzündungen der Schleimhäute im Mund-, Rachen-, Magen- oder Darmbereich sowie gegen Husten oder Bronchitis getrunken werden. Wickel aus Blättern und Blüten fördern die Heilung von Wunden und Ekzemen. Nebenwirkungen treten bei bestimmungsgemäßer Anwendung keine auf.

Mamịlle, →Brustdrüse.

Mạmillenplastik, Nachbildung einer Brustwarze. Die Mamillenplastik wird z. B. nach einer →Brustamputation zur Rekonstruktion oder bei fehlender Anlage einer Brustwarze durchgeführt.

Mạmma, →Brustdrüse.

Mạmma|abszess, →Brustdrüsenentzündung.

Mạmma|amputation, →Brustamputation.

Mạmma|augmentation, Brustvergrößerung; →kosmetische Chirurgie.

Mạmmadysplasie, →Mastopathie.

Mạmmae accessoriae, zusätzliche, funktionsunfähige Brustdrüsen, die auf einer Linie zwischen Achselhöhle und Leistengegend liegen. Zusätzliche Brustdrüsen oder Brustdrüsengewebe außerhalb dieses als Milchleiste bezeichneten Bereichs werden als Mammae aberrantes oder Mammae erraticae bezeichnet.

Mạmmafibro|adenom, gutartiger Bindegewebsknoten der weiblichen Brust (→Brustkrankheiten).

Mạmmahypertrophie, →Brustkrankheiten.

Mạmmahypotrophie, →Brustkrankheiten.

Mạmmakarzinom, Entartung des Brustdrüsengewebes. Das Mammakarzinom ist der häufigste bösartige Tumor der Frau mit einem Altersgipfel zwischen dem 45. und 70. Lebensjahr. In seltenen Fällen können auch Männer daran erkranken. Das Mammakarzinom wird nach der TNM-Klassifikation eingeteilt: Darin enthalten ist die Ausdehnung des Tumors (T), die Zahl der befallenen Lymphknoten (Nodus, N) und evtl. vorhandenen Metastasen (M). Prognostisch am günstigsten wird dabei das →Carcinoma in situ angesehen.

■ **Ursache und Risikofaktoren** Einen dominierenden ursächlichen Faktor für die Entstehung des Mammakarzinoms kennt man bisher noch nicht, weshalb auch eine Krebsverhütung kaum möglich ist. Der Anteil der genetisch bedingten Mammakarzinome wird auf rund 5 % geschätzt; bei Betroffenen, die vor dem 35. Lebensjahr erkranken, liegt er vermutlich bei 25–40 %. In Familien mit mehrfachen Fällen von Mammakarzinom wurden häufig Veränderungen der Brustkrebsgene BRCA 1 und BRCA 2 festgestellt. Von den Trägerinnen des BRCA-1-Gendefektes erkranken rund zwei Drittel bis zum 70. Lebensjahr an einem Mammakarzinom, im Gegensatz zu 10 % in der weiblichen Allgemeinbevölkerung. Mit einem Gentest können diese Genveränderungen nachgewiesen und ein engmaschiges Früherkennungsprogramm durchgeführt werden.

Weitere Risikofaktoren sind: zystisch veränderte Brustdrüsenkörper mit schweren Zellveränderungen (→Mastopathie Grad III); Krebserkrankung der Gebärmutter, der Eier-

TNM-Klassifikation des Mammakarzinoms:

Größe des Tumors	
T0	kein Tumor nachweisbar
Tis	Carcinoma in situ
T1	Tumor nicht größer als 2 cm
T2	Tumor 2–5 cm
T3	Tumor größer als 5 cm
T4	der Tumor dehnt sich auf benachbarte Gewebe aus
Befall der Lymphknoten	
N0	Lymphknoten nicht befallen
N1	bewegliche Metastasen in den Achsellymphknoten der betroffenen Seite
N2	Metastasen in den Achsellymphknoten der betroffenen Seite, die untereinander oder mit der Umgebung verwachsen sind
N3	Metastasen in den Lymphknoten hinter dem Brustbein
Metastasen	
M0	keine Organmetastasen vorhanden
M1	Metastasen in anderen Organen vorhanden

Mammakarzinom Früherkennung ist entscheidend

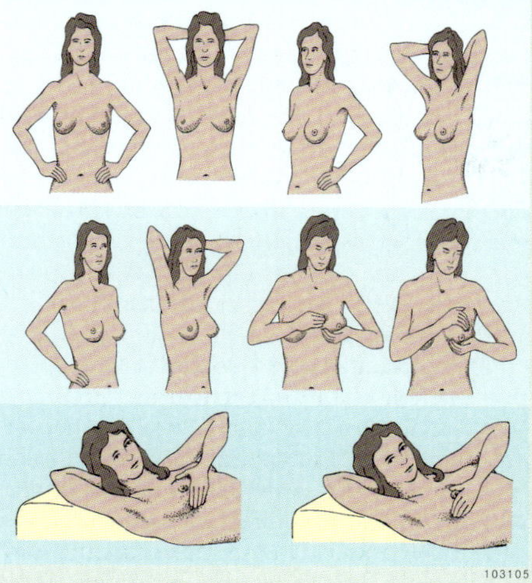

Um das Mammakarzinom in einem möglichst frühen Stadium zu entdecken und damit eine günstige Prognose zu haben, sollte die regelmäßige Selbstuntersuchung der Brüste – am besten kurz nach der Menstruation – ein Muss für jede Frau sein. Zunächst betrachtet man die Brüste vor dem Spiegel mit am Körper anliegenden Armen. Dabei ist auf Größen- und Formungleichheiten der Brüste und Brustwarzen sowie Hautveränderungen zu achten. Das anschließende Abtasten des Drüsenkörpers wird einmal zwischen beiden Händen und einmal mit einer Hand im Uhrzeigersinn mit leichtem Druck durchgeführt. Knotige Verhärtungen, Schmerzhaftigkeit des Drüsenkörpers, nicht heilende Wunden, Einziehungen der Haut, Ekzeme der Brustwarze und des Warzenvorhofes sind Warnzeichen. Die Brustwarzen presst man leicht zwischen zwei Fingern und achtet auf austretende Flüssigkeit. Abschließend werden die Lymphknotenregionen in den Achselhöhlen, ober- und unterhalb des Schlüsselbeins sowie am Hals abgetastet. Mögliche Anschwellungen sind verdächtig und müssen umgehend vom Arzt abgeklärt werden.

stöcke oder des Darms; Diabetes mellitus, Übergewicht; Einsetzen der ersten Regelblutung vor dem 12. Lebensjahr und der Menopause nach dem 52. Lebensjahr sowie Kinderlosigkeit bzw. erste Schwangerschaft nach dem 30. Lebensjahr. Die Hormoneinnahme zur Empfängnisverhütung (Pille) scheint das Brustkrebsrisiko nicht zu erhöhen, langjährige Östrogentherapie während und nach den Wechseljahren dagegen schon.

■ **Befund und Sonderformen** Oft führt ein Knoten – meist getastet im oberen äußeren Quadranten der Brust – zur Entdeckung der Erkrankung. Weitere Anzeichen können sein: einseitige Verhärtung in der Brust oder Achselhöhle, örtlicher (Druck-)Schmerz oder Rötung, →Apfelsinenhaut, Einziehung der Haut oder der Brustwarze, Unverschiebbarkeit der Haut über einer Verhärtung oder des Drüsengewebes auf dem Brustmuskel, neu aufgetretene Asymmetrie der Brüste, unterschiedliches Verhalten der Brüste beim Heben der Arme, Sekretion aus der Brustwarze und ekzemartige Hautveränderungen. Entzündungsähnliche Hautveränderungen deuten auf eine Ausbreitung des Krebses in den Lymphspalten hin **(inflammatorisches Karzinom).** Ekzematöse Veränderungen der Brustwarze mit blutiger Sekretion können auf eine sich innerhalb der Haut und den Milchgängen ausbreitende Sonderform des Mammakarzinoms, den **Paget-Krebs,** hinweisen. Seine Prognose ist wegen des langsamen und auf die Gewebegrenzen beschränkten Wachstums bei rechtzeitiger operativer Entfernung gut. Ebenfalls eine gute Prognose hat die seltene Form des auf die Milchgänge beschränkten **Komedokarzinoms** (duktales Carcinoma in situ) der Brust. Tastbare Knoten können mithilfe der →Mammografie und Sonografie der Brust genauer beurteilt werden. In Sonderfällen wird eine Magnetresonanztomografie durchgeführt.

Bei Verdacht auf Mammakarzinom kann nur die histologische Untersuchung die Diagnose absichern. Anhand der Ergebnisse sind Rückschlüsse auf die Aggressivität der Tumorzellen, auf den Hormonrezeptorstatus sowie auf das Vorliegen von Her2-Rezeptoren möglich. Her2-Rezeptoren dienen als Andockstelle für Wachstumsfaktoren und kommen bei circa 30 % der Mammakarzinome in größerer Menge vor, was auf einen besonders aggressiven Tumor hindeutet.

■ **Behandlung und Therapie** Grundlage der Therapie ist die operative Entfernung des Tumors. Zusätzlich werden je nach Art und Ausbreitung des Krebses Strahlen-, Hormon- und Chemotherapie eingesetzt. Da es auch noch Jahre nach der Behandlung zum Wiederauftreten oder zu Fernmetastasen kommen kann, erfolgen Nachkontrollen zunächst alle drei Monate, später werden die Abstände größer. Wichtig ist die jährliche Mammografiekontrolle sowohl der operierten als auch der gesunden Seite. Die Wahl der weiteren Therapie und damit auch die Prognose ist abhängig vom Tumor (Histologie, Grading), seiner Ausbreitung, einem Lymphknotenbefall, dem Hormonrezeptorstatus des Tumors, einer evtl. Metastasierung sowie dem Alter der Frau. Ebenso ist wichtig, ob der Krebs erstmals oder erneut auftritt. Wird der Tumor rechtzeitig entdeckt, sind die Heilungsaussichten sehr gut.

■ **Operative Therapie** Heute wird, wann immer es der Tumor erlaubt, eine brusterhaltende Operation durchgeführt. Je nach Situation wird eine Entfernung nur des Knotens (Lumpektomie), des betroffenen Drüsensegmentes (Segmentresektion) oder des ganzen betroffenen Brustdrüsenquadranten (Mammaquadrantenresektion) vorgenommen. Zur exakten Diagnose, die für die Wahl der weiteren Therapie wichtig ist, wird immer auch ein Teil der Achsellymphknoten der betroffenen Seite mit entfernt (Axilladissektion). In geeigneten Fällen reicht auch die Entfernung des so genannten Wächterlymphknotens. Bei großem Tumor, Befall der Lymphbahnen (Lymphangiosis carcinomata) oder einer Ausbreitung in den Milchgängen wird meist eine →Brustamputation notwendig.

■ **Strahlentherapie** Sie dient nach einer brusterhaltenden Operation und in speziellen Fällen auch nach Brustamputation zur Verminderung der Rezidivgefahr. Bei Skelettmetastasen wird z. T. eine beschwerdelindernde (palliative) Strahlentherapie durchgeführt.

■ **Hormontherapie** Sie kommt bei Frauen infrage, die an einem östrogenrezeptorpositiven Tumor erkrankt sind. Solche Tumoren werden v. a. durch Östrogen zum Wachstum angeregt. Für die Reduktion der Östrogenspiegel im Organismus stehen mehrere Medikamente zur Verfügung: Gonadotropin-Releasinghormone(GnRH)-Analoga, Antiöstrogene und Aromatasehemmer (→Krebsmittel).

■ **Chemotherapie** Die Chemotherapie ist oft erforderlich, um z. B. Mikrometastasen zu vernichten, aber auch um Metastasen vorzubeugen. Moderne Zytostatika haben deutlich weniger Nebenwirkungen als früher (→Krebsmittel).

■ **Immuntherapie** Beim fortgeschrittenen, metastasierten Mammakarzinom, bei dem die Her2-Rezeptoren in großer Zahl vorliegen, werden gentechnisch hergestellte Antikörper (Wirkstoff Trastuzumab, Herceptin®) eingesetzt, die die Rezeptoren blockieren und das Tumorwachstum vermindern oder stoppen können.

■ **Früherkennung** Neben den jährlichen gynäkologischen Untersuchungen, die für Frauen ab dem 20. Lebensjahr empfohlen werden, ist die Selbstuntersuchung der Brust (Krebsfrüherkennung) ein wichtiger Beitrag zur Früherkennung von Mammakarzinomen. Insbesondere bei Vorerkrankungen und bei vermuteter genetischer Veranlagung wird darüber hinaus die Mammografie alle zwei Jahre erstellt.

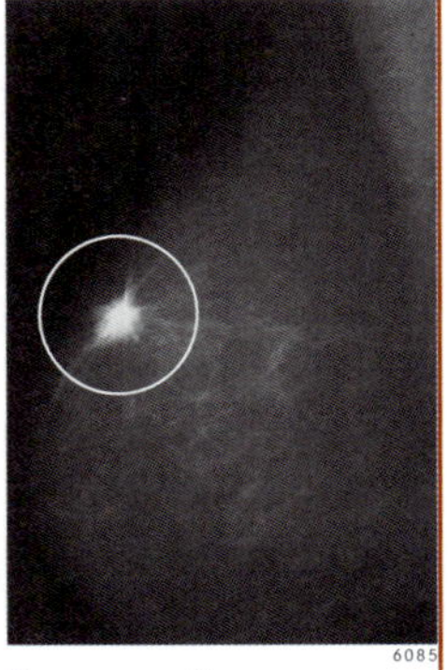

6085

Mammografie.
In der Röntgenaufnahme ist eine krankhafte Verschattung zu erkennen.

Mammaplastik, operative Formung oder Wiederherstellung einer natürlichen Form und Größe der weiblichen Brust. Bei zu kleiner Brust und starkem Leidensdruck der Frau wird die Vergrößerung des Brustdrüsenkörpers mit einer unter die Brust oder unter den Brustmuskel eingelegten Prothese, z. B. mit Silikon gefüllt, erreicht (Augmentationsplastik). Bei zu großer Brust wird ein Teil des Brustgewebes entfernt und entsprechend die Brustwarze verlagert (Mammareduktionsplastik). Nach einer →Brustamputation wegen Brustkrebs kommen verschiedene Verfahren des Brustaufbaus, u. a. mit körpereigener Muskulatur, zur Anwendung (Rekonstruktionsplastik).

Mammaprothese, →Brustamputation.

Mammaquadranten|resektion, Quadrantenresektion, chirurgische Tumorentfernung einschließlich des betroffenen Brustdrüsenviertels. Die Mammaquadrantenresektion ist bei Brustkrebs (→Mammakarzinom) als brusterhaltende Operation zusammen mit einer Entfernung der Lymphknoten der entsprechenden Achselhöhle möglich.

Mammareduktion, Brustverkleinerung; →kosmetische Chirurgie.

Mammatumoren, →Brusttumoren.

Mammografie, Röntgendarstellung der weiblichen Brustdrüse, die bei Verdacht auf ein →Mammakarzinom oder bei Frauen mit hohem Risiko durchgeführt wird. Eine genaue Beurteilung des Mammogramms ist nur im Seitenvergleich möglich. Veränderungen sind oft nicht sicher als gut- oder bösartig einzuordnen.

Mandel, Tonsille, Organ der Immunabwehr im hinteren Nasen- und Mundraum. Die Mandeln sind sekundäre lymphatische Gewebe, in ihnen kommen bei Infekten der oberen Atemwege bestimmte Zellen des Immunsystems, die →Lymphozyten, in Kontakt mit Bestandteilen eingedrungener Krankheitserreger. Dies hat als erste Stufe der Infektionsabwehr eine Vermehrung der Lymphozyten zur Folge. Wichtigste Mandel ist die paarige **Gaumenmandel** (Tonsilla palatina), die zwischen vorderem und hinterem Gaumenbogen liegt (→Mundhöhle). Weitere Mandeln sind die ebenfalls paarige **Rachenmandel** (Tonsilla pharyngea) im hinteren Nasenraum und die **Zungenmandel** (Tonsilla lingualis), ein bläschenförmiges Gewebe am Zungengrund, zu der alle so genannten Zungenbälge (Folliculi linguales) gehören. Alle drei Mandeln bilden zusammen mit einzelnen Lymphfollikeln an Rachenhinterwand und Gaumen den **lymphatischen Rachenring** oder Waldeyer-Rachenring (→Rachen).

Mandelentzündung, Tonsillitis, Angina tonsillaris, umgangssprachlich **Halsentzündung,** Entzündung des lymphatischen Gewebes im Rachen, insbesondere der Gaumenmandeln (Tonsillae palatinae).

■ **Ursache** Die Mandelentzündung wird meist durch Bakterien, v. a. betahämolysierende Streptokokken (Streptokokkenangina),

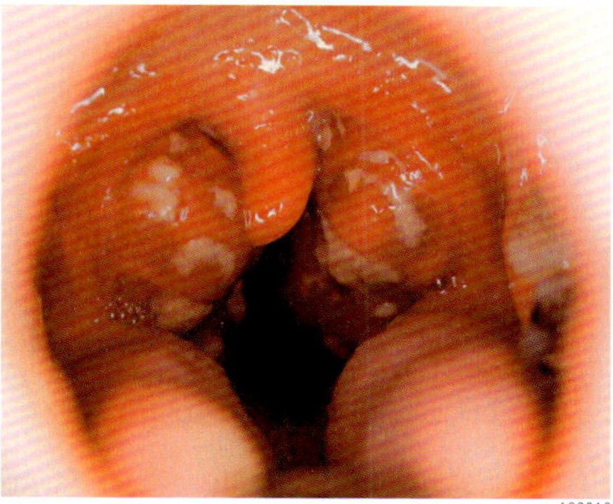

Mandelentzündung. Hochrote Schwellung und Beläge auf den Gaumenmandeln

ausgelöst. Außerdem tritt die Mandelentzündung als erste Teilerscheinung z. B. bei →Scharlach und →Diphtherie sowie bei Virusinfektionen, z. B. →Pfeiffer-Drüsenfieber, auf. Eine Sonderform ist die →Plaut-Vincent-Angina.

■ **Befund** Bei der **akuten Mandelentzündung** (Streptokokkenangina) bemerken die Erkrankten innerhalb weniger Stunden starke Halsschmerzen, Schluckbeschwerden, ein Engegefühl im Hals (Angina), hohes Fieber, Schüttelfrost, Kopfschmerzen und Abgeschlagenheit. Die Gaumenmandeln sind geschwollen und gerötet, später bilden sich darauf eitrige Tupfen oder Beläge **(eitrige Mandelentzündung).** Komplikationen treten auf, wenn die Entzündung in die Umgebung fortschreitet (Peritonsillitis) und abgekapselte Eiteransammlungen neben oder hinter den Gaumenmandeln (→Peritonsillarabszess, Retrotonsillarabszess) entstehen. Die Krankheitserreger können sich auch über den Blutweg oder die Lymphbahnen über den ganzen Körper ausbreiten **(tonsillogene Sepsis).**

Gefährlich sind Folgeerkrankungen nach Streptokokkeninfektionen wie das →rheumatische Fieber mit Erkrankungen des Herzens oder eine Form der Nierenentzündung (→Glomerulonephritis). Durch wiederholte akute Mandelentzündung können sich in der zerklüfteten Gaumenmandeloberfläche Krankheitserreger festsetzen, die zur **chronischen Mandelentzündung** oder **Kryptentonsillitis** führen. Die Betroffenen haben keine oder nur leichte Schluckbeschwerden. Die Mandeln können vergrößert und gerötet, aber auch klein, derb und vernarbt sein. Häufig lässt sich bei der Untersuchung Eiter herausdrücken. Die Erkrankten klagen über Mundgeruch und schlechten Geschmack im Mund.

■ **Behandlung** Die akute eitrige Mandelentzündung muss sofort mit einem Antibiotikum behandelt werden, um schwere Folgeerkrankungen zu vermeiden. Bei Verdacht auf eine Infektion mit Streptokokken der Gruppe A kann der Arzt einen Schnelltest durchführen, um anschließend eine spezifische Antibiotikabehandlung einzuleiten. Obwohl die Besserung der Beschwerden dann innerhalb weniger Tage erfolgt, muss die Antibiotikabehandlung unbedingt mindestens 10 Tage lang fortgesetzt werden. Für den Nachweis anderer Erreger benötigt man einen Rachenabstrich, um das richtige Antibiotikum zu wählen. Der Kranke sollte bis zum Absinken des Fiebers Bettruhe einhalten. Nach Abklingen der Entzündung kann, besonders bei wiederholtem Auftreten der Erkrankung, eine operative Entfernung der Gaumenmandeln (→Tonsillektomie) erwogen werden. Eine frühzeitige und ausreichend lange Antibiotikatherapie ist die beste Vorbeugung gegen die rheumatische Herzentzündung. Eine Nierenentzündung kann dadurch nicht immer verhindert werden, deshalb ist eine Urinuntersuchung nach circa 2 Wochen sinnvoll.

Mandelkern, Corpus amygdaloideum, Nervenzellansammlung im Schläfenlappen des Großhirns. Der Mandelkern, dessen Bezeichnung auf seiner Form beruht, gehört zu den in der Tiefe des Gehirns liegenden Basalganglien und ist funktionell ein Teil des →limbischen Systems.

Mandibula, →Unterkiefer.

Mangan, silbergraues, sprödes Metall mit der chemischen Bezeichnung Mn. Es gehört zu den lebensnotwendigen Spurenelementen (→Mineralstoffe).

Mangel|anämie, Blutarmut (→Anämie) infolge unzureichender Zufuhr von Stoffen, die für Bildung oder Funktion der roten Blutkörperchen wichtig sind, v. a. Eisen und Vitamin B_{12}.

Mangelernährung: Anteil der fünf Hauptbestandteile an der Körpermasse eines 65 kg schweren Erwachsenen

Komponente	Masse in kg	Anteil an der Körpermasse	Tolerierbarer Verlust
Körpermasse	65	100 %	20 %
Wasser	40	61,5 %	10 %
Eiweiß	11	17 %	20 %
Fett	9	14 %	90 %
Mineralstoffe	4	6 %	40 %
Kohlenhydrate	1	1,5 %	80 %

Mangel|ernährung, nicht ausreichende Versorgung des Organismus mit Energie und/oder Nährstoffen. Ursachen hierfür sind ein zu geringes Nahrungsangebot, eine unausgewogene Nahrungszusammensetzung, ein wesentlich erhöhter Nährstoffbedarf, Störungen der Nahrungsverwertung oder der Psyche. Verlust an den fünf wesentlichen Komponenten, die die Körpermasse ausmachen (Wasser, Eiweiß, Kohlenhydrate, Fette und Mineralstoffe) toleriert der Körper unterschiedlich stark, am wenigsten einen Wassermangel. Eine dauerhafte Mangelernährung führt zu →Mangelkrankheiten.

Mangelgeborenes, Small for date baby, unterentwickeltes Neugeborenes mit zu niedrigem Körpergewicht und zu geringer Körpergröße. Ursachen können sowohl eine unzureichende Versorgung des Ungeborenen mit Nährstoffen, z. B. bei Unterfunktion des Mutterkuchens (Plazentainsuffizienz), Überschreitung des Geburtstermins, Bluthochdruck der Mutter, Mehrlingsschwangerschaften oder Raucherinnen, als auch vorgeburtliche Erkrankungen des Kindes sein. Die Mangelentwicklung wird meist durch die Ultraschalluntersuchungen während der Schwangerschaft festgestellt.

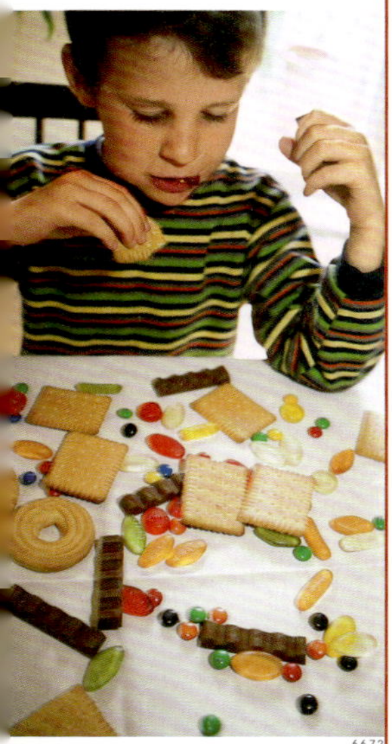

Mangelkrankheiten. Fehlernährung mit ungesunden Kohlehydraten im Übermaß führt zu Eiweißmangel und damit verbundenen Erkrankungen.

Mangelkrankheiten, Krankheitsbilder, die auf eine einseitige oder unzureichende Ernährung des Organismus zurückzuführen sind. Es kann sowohl eine Unterversorgung mit Nahrungsenergie als auch mit einzelnen unentbehrlichen (essenziellen) Nahrungsbestandteilen (→Nährstoffe) bestehen. Bei Mangelkrankheiten aufgrund von →Mangelernährung treten meist sowohl eine quantitative (→Protein-Energie-Unterversorgung) als auch eine qualitative Unterernährung auf, sodass immer gleichzeitig ein Eiweiß- und Vitamin- und Mineralstoffmangel besteht. Bei der qualitativen Unterernährung ist zwar die Versorgung des Körpers mit Nahrungsenergie ausreichend. Wenn diese aber fast ausschließlich durch kohlenhydrathaltige Nahrungsmittel erfolgt, kann es zu einem Eiweißmangelsyndrom (→Eiweißmangel) kommen. Der Körper kann eine reine Verminderung der Fett- und Kohlenhydratzufuhr über eine gewisse Zeit besser verkraften als einen Eiweißmangel. In industrialisierten Ländern treten bei sehr einseitiger Ernährung gelegentlich →Vitaminmangelsyndrome auf. Auch ein Mangel an →Mineralstoffen kann zu Beschwerden führen. Störungen im Mineralstoffwechsel sind jedoch oft Folge anderer Krankheiten oder einer unkontrollierten Medikamenteneinnahme (z. B. von Abführmitteln).

Manie, psychische Erkrankung, die mit gehobener Stimmung, Antriebssteigerung, Denkstörungen und Selbstüberschätzung einhergeht. Sie kann als Gegenpol der →Depression 3) gesehen werden. Manische Phasen treten entweder in unregelmäßigem Wechsel mit depressiven Perioden im Verlauf einer bipolaren affektiven Störung (manisch-depressive Erkrankung) oder wesentlich seltener auch als isolierte manische Episode auf. Manieähnliche Symptome kommen jedoch auch bei Schizophrenie oder nach Drogenkonsum (v. a. Kokain) vor. Die Dauer manischer Phasen reicht von wenigen Stunden bis zu mehreren Jahren. Die leichte Form der Manie mit deutlich geringerem Krankheitswert wird als **Hypomanie** bezeichnet.

■ **Ursache** Die Ursachen der Manie sind noch unbekannt. Allerdings scheint eine erbliche Veranlagung zu bestehen, da die Erkrankung familiär gehäuft auftritt. Speziell bei Menschen mit endogenen Depressionen gibt es einige Risikoindikatoren, die auf eine erhöhte Wahrscheinlichkeit für das spätere Hinzutreten einer Manie hinweisen.

■ **Befund** Menschen im Zustand einer akuten Manie fühlen sich subjektiv extrem gut. Sie fallen durch eine unbegründet heitere und optimistische Grundstimmung und einen Antriebsüberschuss auf. Ihre Selbstüberschätzung reicht bis hin zum Größenwahn, hinzu kann eine erhöhte Triebhaftigkeit, oft verbunden mit einer sexuellen Enthemmung, kommen. Sie neigen z. B. zu übereilten, vielfach die eigenen finanziellen Möglichkeiten weit übersteigenden Geschäftsabschlüssen und können dadurch sich und ihre Familie in den Ruin stürzen. Eine Krankheitseinsicht fehlt völlig.

■ **Behandlung** In akuten Phasen und auch zur Vorbeugung eines Rückfalls ist eine Therapie mit speziellen Psychopharmaka wie Lithium, Neuroleptika, Carbamazepin und Valproinsäure unverzichtbar. Da die fehlende Krankheitseinsicht einer kontrollierten Medikamentengabe bedarf und die Betroffenen für ihr soziales Umfeld vielfach unerträglich werden, wird oftmals eine vorübergehende stationäre Einweisung nötig. Nach Abklingen der krankhaften Hochstimmung neigen die Betroffenen im selbstkritischen Rückblick auf die während der manischen Phase begangenen Entgleisungen zu massiven Schuldgefühlen und Depressionen. Eine begleitende Psychotherapie zur geistig-seelischen Krankheitsbewältigung ist daher sehr wichtig. Die Notwendigkeit der Behandlung einer Hypomanie hängt von ihrem Ausmaß ab.

Manifestation, **1)** *Medizin:* Erkennbarwerden einer Krankheit anhand der Ausbildung von Symptomen.

2) *Genetik:* Erkennbarwerden einer Erbanlage anhand der Ausbildung entsprechender Merkmale und Erscheinungsformen, des Phänotyps (→Gen).

manisch, erregt; die Symptome einer →Manie oder Hypomanie zeigend.

manisch-depressive Erkrankung, psychische Erkrankung, bei der in unregelmäßigem Wechsel manische und endogen-depressive Phasen auftreten und die zu den bipolaren (affektiven) Störungen gehört. Ihre Ursache ist unbekannt.

■ **Befund** Sowohl die Phasen der →Manie als die der →Depression 3) können Tage bis einige Monate, selten auch nur Stunden oder einige Jahre andauern. Der Phasenwechsel kann, überwiegend unregelmäßig, ohne Übergang in beide Richtungen erfolgen, zumeist ist jedoch zwischen den einzelnen Phasen eine längere Periode weitgehender Beschwerdefreiheit. Es können auch mehrere, von beschwerdefreien Intervallen unterbrochene depressive Phasen stattfinden, bevor sich dann wieder eine manische Episode einfügt (seltener auch umgekehrt). Manisch-depressive Erkrankungen beginnen nahezu immer mit einer oder mehreren depressiven Phasen, wobei dann oftmals erst Jahre nach der initialen Depression die erste manische Episode folgt.

■ **Behandlung** Die akute manische Phase zwingt oft zu einer stationären Einweisung und wird vorrangig medikamentös mit Lithium, Neuroleptika, Carbamazepin und Valproinsäure behandelt. Die medikamentöse Therapie der depressiven Phase erfolgt identisch wie bei einer isolierten endogenen Depression mit Antidepressiva.

Als überschießende Nebenwirkung der Antidepressiva kann dabei jedoch ein abrupter Wechsel von der Depression in die Manie angeregt werden. Um Rückfällen vorzubeugen, wird prophylaktisch Lithium verordnet, das erfahrungsgemäß sowohl manische als auch depressive Episoden verhindern kann. Eine begleitende Psychotherapie verbessert die Erfolgschancen.

Männerheilkunde, →Andrologie.

Manschette, **1)** *Diagnostik:* aufblasbarer Teil des Blutdruckmessgerätes.

2) *Intensivmedizin:* aufblasbarer Abschluss eines Luftröhrentubus (Endotrachealtubus). →Tubus.

3) *Neurologie:* Störung des Berührungsempfindens an den Gliedmaßen, die ein stulpenförmiges Ausmaß hat, z. B. bei Polyneuropathie.

Mantelfeldbestrahlung, Bestrahlung der über dem Zwerchfell gelegenen Lymphknotenregionen mit spezieller Abschirmung zum Schutz der übrigen Organe (Schädelbasis, Rückenmark, Mundhöhle, Lunge und Oberarme) im angrenzenden Bereich. Die Mantelfeldbestrahlung wird bei bösartigen Erkrankungen, die vom Lymphknoten oder lymphatischen Geweben (→Lymphknotenschwellung) ausgehen, eingesetzt.

Mantelkrone, →Zahnersatz.

manuelle Therapie, →Chirotherapie.

Manus, →Hand.

MAO, Abk. für →**Monoaminooxidase.**

Marasmus, Nachlassen der Körperkräfte aufgrund einer allgemeinen Auszehrung, die über Monate und Jahre hinweg fortschreiten kann. Ursachen können eine Unterernährung z. B. aufgrund einer →Protein-Energie-Unterversorgung oder einer organischen Störung sein. Der **Marasmus senilis** (→Altersschwäche) betrifft die Abnahme der geistigen und körperlichen Funktionen mit zunehmendem Alter.

Marburg-Virus, Virus aus der Gruppe der Filoviren, das zu einem schweren, oft tödlichen Krankheitsbild mit hohem Fieber sowie inneren und äußeren Blutungen (hämorrhagisches Fieber) führt. Erstmalig wurde es 1967 identifiziert, als es zu drei gleichzeitigen Krankheitsausbrüchen unter Laborpersonal in Marburg, Frankfurt und Belgrad führte. Die Betroffenen waren mit der Verarbeitung von Organen Grüner Meerkatzen, einer Affenart aus Uganda, beschäftigt. Heute ist bekannt, dass in der afrikanischen Bevölkerung Virusträger ohne Krankheitserscheinungen vorkommen. Das von Marburg-Viren ausgelöste Krankheitsbild ähnelt sehr stark dem →Ebola-Fieber.

Marfan-Syndrom, erbliche Bindegewebskrankheit, die zu unterschiedlich stark ausgeprägten Veränderungen am Bewegungsapparat, am Herzen, an Gefäßen und an den bindegewebigen Strukturen der Augen führt. Arme und Beine der Betroffenen sind lang und schmal, was zu Großwuchs führt; auch Finger und Zehen sind abnorm lang, was als **»Spinnenfingrigkeit«** (Arachnodaktylie) bezeichnet wird, die Gelenke sind überstreckbar; Brustkorb und Wirbelsäule sind typisch verformt. Häufig bestehen Aussackungen (Aneurysmen) der Hauptschlagader und wegen der Erweiterung des Herzklappenringes entsteht außerdem eine Undichtigkeit der Herzklappen, insbesondere der Aorten- und Mitralklappe. Am Auge kann es zu Beeinträchtigungen an Hornhaut, Linse, Netzhaut und zu anderen Bindegewebsveränderungen kommen. Im Vordergrund der Behandlung steht die Verhinderung von schweren Herzerkrankungen durch medikamentöse, evtl. auch chirurgische Therapie. Hinzu kommen orthopädische Maßnahmen. Das überschießende Wachstum kann durch Einnahme von Geschlechtshormonen gebremst werden. Insbesondere die Veränderungen am Herzen verkürzen die Lebenserwartung der Betroffenen.

Margo, Rand bzw. Kante von Geweben, Organen oder Knochen, z. B.: **Margo linguae:** Rand der Zunge oder **Margo orbitalis:** Augenhöhlenrand.

Mariendistel, Silybum marianum, Heilpflanze, deren Kraut und Früchte in der Medizin verwendet werden. Die Mariendistel enthält Silymarin, das eine schützende Wirkung auf Leberzellen besitzt und deren Regenerationsfähigkeit steigert. Außerdem fördert Mariendistelextrakt die Abgabe von Gallenflüssigkeit.

■ **Anwendung** Meist werden Fertigarzneien, z. B. Kapseln oder Tropfen, bei Leber- und Gallenbeschwerden sowie bei Völlegefühl und Appetitlosigkeit eingesetzt. Die Pflanze wird auch verwendet, um das Gift von Knollenblätterpilzen zu neutralisieren.

■ **Nebenwirkungen** In selten Fällen wirkt Mariendistel abführend.

Marihuana, natürliche Rauschdroge (→Cannabis).

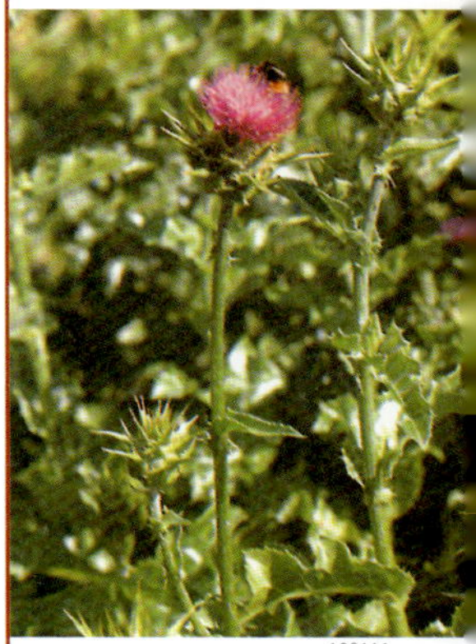

103111

Mariendistel.
Das in diesem Heilkraut enthaltene Silymarin wird als Leber- und Gallentherapeutikum eingesetzt.

Mariske, häufig vorkommendes, schlaffes Hautläppchen am After, das sich beim Pressen nicht füllt. Die Mariske kann ohne erkennbare Ursache oder nach einer abgelaufenen Thrombose auftreten. Eine Behandlung ist, sofern keine zusätzliche Analerkrankung vorliegt, nicht erforderlich.

Marker, Substanz, die durch ihr Vorhandensein im Körper für charakteristische Nachweisverfahren herangezogen werden kann. Ein Marker kann z. B. durch eine erhöhte oder erniedrigte Konzentration in einem bestimmten Gewebe oder im Blut einen normalen oder aber einen krankhaften Zustand anzeigen. Zu diesen Spürsubstanzen gehören z. B. Hormone, Enzyme sowie Eiweiß- oder Zuckermoleküle, die auf der Oberfläche von Zellen gebunden sind (z. B. Tumormarker). Als genetische Marker bezeichnet man Bereiche der Erbsubstanz, mit denen die Lage von Genen auf den Chromosomen bestimmt werden kann. Als künstliche Spürsubstanzen kommen radioaktive Marker (Tracer) infrage, die für die Untersuchung biochemischer Vorgänge im lebenden Organismus eingesetzt (→Szintigrafie) werden.

Markfibrose, krankhafte Bindegewebsvermehrung (Fibrose) des Markgewebes, d. h. des zentralen, meist weicheren Gewebeanteils von Organen bzw. Strukturen. Eine Markfibrose kann z. B. in den Nieren, in den Knochen oder im Rückenmark auftreten; im engeren Sinn die Knochenmarkfibrose (→Osteomyelofibrose).

Markhöhle, →Knochenmark.

Markschwammniere, angeborene, jedoch nicht vererbbare Nierenfehlbildung, bei der das Nierenmark von zahlreichen kleinen Hohlräumen (Zysten) durchsetzt ist. Diese aufgeweiteten Sammelrohre sind meist über beide Nieren verteilt, flüssigkeitsgefüllt und enthalten oft kleine kalziumhaltige Steine (→Nephrokalzinose), die im Röntgenbild gut zu erkennen sind. Eine Markschwammniere ist meist symptomlos, kann aber aufgrund der Steinbildung zu Nierenkoliken führen und Nierenbeckenentzündungen begünstigen.

Markumarisierung, Hemmung der Blutgerinnung durch Einsatz des Phenprocoumon enthaltenden Medikaments Marcumar® (→Gerinnungshemmer).

Marmorierung der Haut, Cutis marmorata, Livedo reticularis, netzförmige blaurote Zeichnung der Haut, die bei einem Kältereiz infolge einer Fehlregulation der Hautgefäße auftritt. Die Marmorierung der Haut ist harmlos und tritt oft zusammen mit einer bläulichen Verfärbung der Körperenden (Finger, Zehen) und herabgesetzter Hauttemperatur auf, besonders bei jungen Mädchen und Frauen. Sie verliert sich mit zunehmendem Lebensalter. Wärmeanwendungen, Wechselbäder (zum Gefäßtraining) und sportliche Betätigung können sie bessern.

Marmorknochenkrankheit, Albers-Schönberg-Krankheit, Osteopetrose, erbliche Erkrankung, die zu einer Störung des Knochenaufbaus führt. Der normale Knochenabbau ist eingeschränkt, und die Knochenmarkhöhle füllt sich mit abnorm festem Knochengewebe. Die Marmorknochenkrankheit kann unterschiedlich verlaufen. Leichte Formen werden durch Zufall auf Röntgenaufnahmen entdeckt, bei der mittelschweren Marmorknochenkrankheit kommt es durch den Elastizitätsverlust der Knochen häufig zu Brüchen sowie zu Blutarmut, Milzschwellung und Erblindung. Schwere Verlaufsformen führen zum Tod im Kindesalter.

Marschbruch, ein →Mittelfußbruch.

Marsch|hämoglobinurie, Sporthämoglobinurie, Ausscheidung von rotem Blutfarbstoff (Hämoglobin) im Urin wenige Stunden nach körperlicher Anstrengung, z. B. nach einem Tagesmarsch oder nach sportlicher Aktivität. Verursacht wird die Marschhämoglobinurie durch Platzen roter Blutkörperchen.

Marsupialisation, operative Technik zur Behandlung von Zysten, die schlecht entfernt werden können. Dabei wird eine Ableitung des Zysteninhaltes hergestellt. Bei einer **äußeren Marsupialisation** näht man die eröffnete Zystenwand in die Haut ein, um eine Entleerung und Dränage der Zyste nach außen zu ermöglichen. Die **innere Marsupialisation** erfolgt zur Ableitung von Zysten innerer Organe, z. B. Pankreaszysten, in den Verdauungstrakt.

Marylandbrücke, →Zahnersatz.

Maschinengeräusch, kontinuierlich hörbares Herzgeräusch, das durch Strömungsphänomene des Blutes bei Kurzschlussverbindungen zwischen arteriellem und venösem Gefäßsystem (→arteriovenöse Fistel) entsteht und mit dem Puls synchron ist.

Masern, Morbilli, häufige virale Infektionskrankheit im Kindesalter mit typischem Hautausschlag. In Deutschland ist die Krankheit durch Impfung im Kleinkindalter heute seltener geworden. Masern sind meldepflichtig.

■ **Ursache** Das Masernvirus überträgt sich durch Tröpfcheninfektion. Die Erkrankten sind mit dem Beginn erster Krankheitserscheinungen bis zum Abklingen des Hautausschlags ansteckend.

■ **Befund** Die Krankheit verläuft in drei Stadien und bricht 1–3 Wochen nach der Ansteckung aus. Im **Vorläuferstadium** (Prodromalstadium) kommt es zu grippalen Beschwerden wie Fieber, Husten oder Augenbindehautentzündung; am 2. oder 3. Tag treten an der Wangenschleimhaut kalkspritzerartige, weiße Flecken (Koplik-Flecken) auf. Weitere 3–5 Tage später beginnt das **Exanthemstadium** mit dem typischen Masernausschlag hinter den Ohren, der sich bis zu den Füßen ausbreitet. Die Hautveränderungen sind klein-

bis großfleckige, rosa- bis violettrote Erhebungen; manchmal entwickeln sich hirsekerngroße Bläschen mit klarem Inhalt. Der Ausschlag klingt nach 3–4 Tagen ab und das Fieber geht zurück. Es folgt das Genesungs- oder **Rekonvaleszenzstadium** mit einer erhöhten Anfälligkeit gegenüber anderen Erkrankungen. Selten entwickeln die Erkrankten im Verlauf eine Kehlkopfentzündung mit bellendem Husten, Heiserkeit und Atembeschwerden besonders bei der Einatmung (Marsernkrupp). Ebenfalls selten kommen Ohrenentzündungen (Otitis media) oder Lungenentzündungen vor. Gefährlich, aber sehr selten ist eine Gehirnentzündung **(Masernenzephalitis)**, die mitunter 1–2 Wochen nach Beginn des Hautausschlags auftritt. Sie kann mit epileptischen Anfällen, Bewusstseinsstörungen, starken Kopfschmerzen und Sehstörungen einhergehen. Nicht selten verläuft sie tödlich oder hinterlässt als Spätfolgen z. B. bleibende Lähmungen, Sprachstörungen und psychische Störungen, die bis zur Demenz führen können. Die gefürchtetste, in der Bundesrepublik Deutschland mit 20–30 Fällen pro Jahr aber sehr seltene Masernspätfolge ist die **Spätenzephalitis** (subakute sklerosierende Panenzephalitis), die durchschnittlich 5–7 Jahre nach der Maserninfektion eintreten kann. Diese Form einer →Slow Virus Infection betrifft oft Kinder, die vor dem 2. Lebensjahr an Masern erkrankt waren. Sie führt innerhalb von 6 bis 18 Monaten zum Tode, eine Behandlung ist nicht möglich.

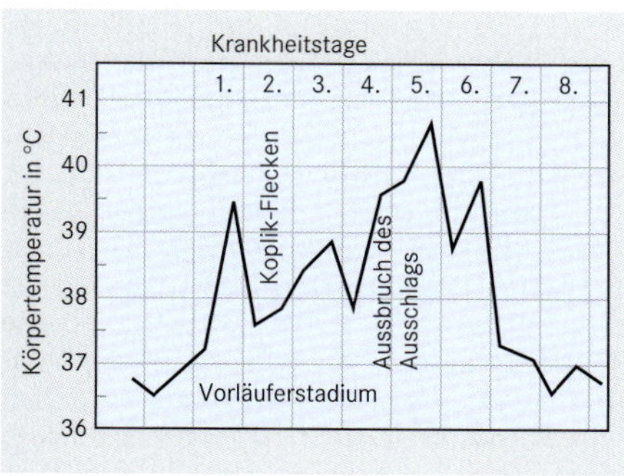

Masern. Fieberkurve nach Ausbruch der Krankheit. Der typische Masernausschlag, der ab dem vierten Krankheitstag auftritt, ist mit sehr hohem Fieber verbunden.

■ **Behandlung** Die Erkrankten sollten während des gesamten Krankheitsverlaufs und während der ersten Tage der Genesung strenge Bettruhe einhalten, da gerade gegen Ende eine erhöhte Anfälligkeit für andere Infekte besteht. Wadenwickel sind hilfreich zur Fiebersenkung, weitere Maßnahmen nicht nötig. Bei sich hinzugesellenden bakteriellen Infektionen können Antibiotika erforderlich werden. Die durchgemachte Masernerkrankung hinterlässt lebenslange Immunität. Zur Vorbeugung existiert für Kinder eine aktive Schutzimpfung, meist in Kombination mit Impfstoffen gegen Mumps und Röteln, die manchmal auch ein abgeschwächtes, masernartiges Krankheitsbild (Impfmasern) hervorrufen kann.

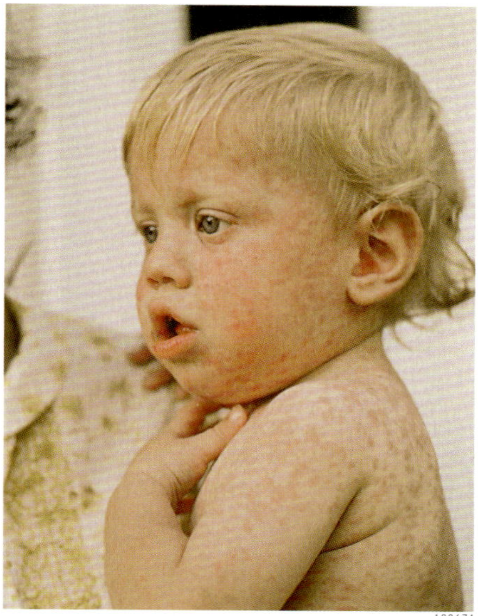

Masern. Typischer Hautausschlag bei einer Maserninfektion

Masern|impfstoff, →Impfung.

Maskengesicht, Amimie, unveränderliche Starre des Gesichtsausdrucks, die häufig bei der →Parkinson-Krankheit oder →Sklerodermie auftritt.

Masken|narkose, eine →Narkose.

Massage, physiotherapeutisches Verfahren, bei dem durch spezielle Handgriffe eine mechanische Wirkung und Reizung auf die Haut, Unterhaut und Muskulatur erzielt wird. Die verschiedenen Massagetechniken unterscheiden sich durch ihre Druck- oder Zugkraft, die Bewegungsrichtung, Geschwindigkeit und ihr Anwendungsgebiet und erzielen so verschiedene Wirkungen. Die Massage wird zur Linderung von Schmerzen, Lockerung der Muskulatur, Durchblutungs- und Stoffwechselanregung, Entkrampfung, zur venösen Entstauung oder auch zur Lockerung von Narbengewebe eingesetzt. Durch die Körperdecke können auch innere Organe gezielt beeinflusst werden, ebenso wie das zentrale Nervensystem. Die Massage kann entspannend und beruhigend wirken, aber auch zur Anregung benutzt werden. Zu den Sonderformen der Massage gehören u. a. die →Lymphdränage, die Reflexzonenmassage und die →Periostbehandlung. Die **klassische Massage** kennt verschiedene Griffe:

■ **Klopfung** (Tapotement): Die Hände werden halb zur Faust geschlossen und locker aus dem Handgelenk schlagähnlich bewegt. Harte Klopfungen erhöhen die Muskelspannung. Weiche Klopfungen vermindern dagegen die Muskelspannung und lösen großflächige Verspannungen. Eine spezielle Form der Klopfung ist die Klatschung mit kurzen, schlagenden Bewegungen der geöffneten Hände, wobei die Handteller zur Abmilderung des Reizes etwas hohl gehalten werden. Hierbei wird die Durchblutung verstärkt gefördert.

▪ **Knetung** (Petrissage): Bei dieser Technik wird die Muskulatur mit bestimmten Griffen zwischen den Fingern oder Händen bearbeitet.

▪ **Streichung** (Effleurage): Die Handflächen oder flach aufgelegten Fingerspitzen führen großflächige Streichbewegungen aus, die beruhigend wirken und die Abwehrspannung mindern, weshalb die Streichung oft an den Beginn der Massage gesetzt wird.

▪ **Vibration** Mit der Hand werden auf der Haut Zitterbewegungen erzeugt oder Gliedmaßen rhythmisch geschüttelt. Neben der Muskelentspannung helfen Vibrationen am Brustkorb, Sekret zu lösen und die Atemwege zu stimulieren. Bei einer **Vibrationstherapie** können solche Vibrationen auch mithilfe eines Vibrationsgerätes durchgeführt werden.

▪ **Reibung** (Friktion): Mit dem Handballen, der Handkante oder den Fingerspitzen werden mit unterschiedlichem Druck reibende, auch kreisförmige (Zirkelung), Bewegungen ausgeführt. Die Reibung wirkt durchblutungsfördernd und anregend.

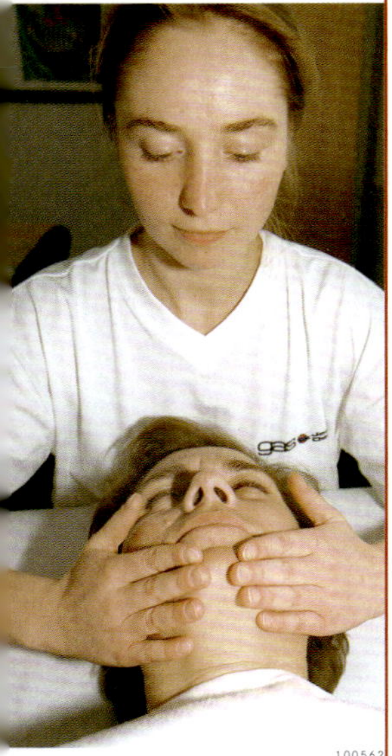

100562

Massage.
Eine Migräne-Patientin wird mit einer kombinierten Lymphdrainage und einer Schlüsselzonenmassage behandelt.

Massenblutung, starke Blutung aus einem eingerissenen Blutgefäß; im engeren Sinn die Hirnmassenblutung bei einem Schlaganfall.

Massenverschiebung, Verdrängung bzw. Verlagerung von Gehirnteilen z. B. durch Hirntumoren oder Hirnblutungen. Die Massenverschiebung geht im Allgemeinen mit einer Steigerung des Hirndrucks einher und kann evtl. zur Einklemmung wichtiger Gehirnabschnitte führen.

Masseter, Kurzbezeichnung für den Musculus masseter (→Kaumuskulatur).

Mastdarm, →Darm.

Mastdarmentfernung, chirurgischer Eingriff mit teilweiser (→Rektumresektion) oder vollständiger (→Rektumamputation) Entfernung des Mastdarms.

Mastdarmkrebs, bösartige →Darmtumoren im Bereich des Rektums, am häufigsten als →kolorektales Karzinom.

Mastdarmspiegelung, →Endoskopie des Mastdarms.

Mastdarmvorfall, Rektumprolaps, Hervortreten der Mastdarmschleimhaut oder der gesamten Mastdarmwand in die Darmlichtung und durch den After nach außen. Er tritt z. B. bei einer Schwäche der Beckenmuskulatur auf, die durch viele Geburten und höheres Lebensalter begünstigt wird. Selten ist der Mastdarmvorfall schon bei der Geburt vorhanden. Der Betroffene bemerkt außer dem Darmvorfall Nässen, Blut- oder Schleimabgang und verliert die Kontrolle über den Stuhlabgang (Stuhlinkontinenz). Der Mastdarmvorfall wird operativ behandelt.

Mast|ektomie, →Brustamputation.

Mastitis, →Brustdrüsenentzündung.

Mastodynie, schmerzhaftes Spannungsgefühl in beiden Brüsten, meist kurz vor der Menstruation (→prämenstruelles Syndrom).

Masto|id, Kurzbezeichnung für den Processus mastoideus, den Warzenfortsatz des →Schläfenbeins.

Mastoid|ektomie, operative Entfernung der Warzenfortsatzzellen des Schläfenbeins mit Freilegung und Eröffnung des Antrum mastoideum (Antrotomie), der größten Warzenfortsatzzelle. Dabei entsteht ein weiter Zugang zur Paukenhöhle. Die Operation wird zur Behandlung der fortgeschrittenen Warzenfortsatzentzündung (→Mastoiditis) durchgeführt.

Masto|iditis, Entzündung des Warzenfortsatzes des Schläfenbeines.

▪ **Ursache** Die Mastoiditis entsteht als Komplikation einer →Mittelohrentzündung. Das Krankheitsbild ist aufgrund der Antibiotikabehandlung der akuten Mittelohrentzündung seltener geworden.

▪ **Befund** Typischerweise verstärken sich die Krankheitszeichen der Mittelohrentzündung plötzlich erneut; Ohrenschmerzen, Schwerhörigkeit und Fieber nehmen zu. Im weiteren Verlauf kommt es zu schmierigen, eitrigen Absonderungen aus dem Ohr, der Bereich hinter dem Ohr wird zunehmend druckempfindlich und aufgrund einer starken Schwellung steht die betroffene Ohrmuschel ab. Komplikationen können im weiteren Verlauf durch fortgeleitete, auch abgekapselte eitrige Herde im Bereich des Innenohres, des Auges, des Halses oder des Schädelinneren auftreten. Die eitrige Entzündung kann dabei andere Strukturen, auch Knochen, zerstören.

▪ **Behandlung** Im frühen Stadium kann die Entzündung mit der Einnahme eines Antibiotikums, kombiniert mit einer Trommelfelleröffnung (→Parazentese) und Einlage eines Paukenröhrchens, eingedämmt werden. Im fortgeschrittenen Stadium müssen die Warzenfortsatzzellen unbedingt operativ ausgeräumt werden (→Mastoidektomie), um die teilweise lebensbedrohenden Komplikationen zu vermeiden.

Mastopathie, Mastopathia cystica fibrosa, Mammadysplasie, hormonbedingte Umbaureaktion des Brustgewebes mit einem Altersgipfel zwischen 35 und 55 Jahren. Die Mastopathie betrifft 30–50 % aller Frauen und stellt somit die häufigste gutartige Erkrankung der weiblichen Brust dar.

▪ **Ursache** Ein Ungleichgewicht zwischen den weiblichen Sexualhormonen Progesteron und Östrogen zugunsten des Östrogens führt zu den Gewebeveränderungen.

■ **Befund** Bei voll ausgeprägter Mastopathie ist das Bindegewebe der Brust diffus vermehrt, und die Milchgänge sind unter Zystenbildung erweitert. In der Brust sind einzelne oder mehrere Knoten tastbar, die vor dem Einsetzen der Menstruationsblutung Spannungsgefühl und Schmerzen verursachen. Die Mammografie und Ultraschalluntersuchungen zeigen unter Umständen mehrere Verkalkungsherde. Eine eindeutige Diagnose ist nur durch eine mikroskopische Gewebeuntersuchung möglich, durch die man die Mastopathie in verschiedene Grade einteilen kann: Beim Grad I, der 70 % aller Mastopathie ausmacht, ist u. a. das Bindegewebe vermehrt, die Milchgänge können erweitert sein bis hin zur Zystenbildung. Die Mastopathie vom Grad I steht in keinem Zusammenhang mit einer bösartigen Entartung. Vermehren sich die Milchgangszellen, liegt ein Grad II vor, bei dem das Krebsrisiko um das 1,3-Fache erhöht ist. Treten zusätzlich schwere Abweichungen von der normalen Zellform und -struktur auf (Atypien), wie es bei der in 10 % auftretenden Mastopathie Grad III der Fall ist, erhöht sich das Brustkrebsrisiko bis auf das Vierfache.

■ **Behandlung** Bei zweifelhaften Befunden ist die operative Entfernung des Knotens erforderlich. Besonders bei Frauen mit Mastopathie Grad III oder mit Brustkrebs in der Familie sollten engmaschige Kontrolluntersuchungen stattfinden. Nur bei ausgeprägter Krebsangst und zusätzlichen Risikofaktoren ist in Einzelfällen die vollständige Entfernung der Brustdrüse unter Erhalt der Brustwarze mit anschließender Rekonstruktion sinnvoll. Bereiten schmerzhafte Spannungen bei der Mastopathie Grad I und II Beschwerden, kann mit Hormonpräparaten oft eine Erleichterung erzielt werden.

Mastoptose, eine →Brustkrankheit.

Mastzelle, Zelle des Immunsystems, die durch Freisetzung physiologisch aktiver Substanzen verschiedene Immunreaktionen steuert. Die Mastzellen gehen aus basophilen Granulozyten hervor und sind vorwiegend im Gewebe frei beweglich. Besonders viele Mastzellen finden sich im Bereich der Schleimhäute, wo sie der Abwehr von Darmparasiten oder inhalierten Partikeln, z. B. von Pollen oder Hausstaub, dienen. Die Mastzellen speichern pharmakologisch aktive Substanzen, u. a. Histamin, Heparin oder Bradykinin, in körnchenartigen Bläschen, den Granula, die bei Kontakt mit Antigen-Antikörper-Komplexen freigesetzt werden. Die Folge ist eine lokale entzündliche Reaktion mit einer Ansammlung weiterer Immunzellen wie Granulozyten, Monozyten und Lymphozyten. Insbesondere die Wirkung von Histamin ist für typische allergische Reaktionen verantwortlich.

Materia alba, →Zahnbelag.

Maternität, Maternitas, Zeit der Mutterschaft, die mit der Schwangerschaft beginnt.

Matestrauch, Ilex paraguariensis, Strauch oder Baum, dessen Blätter medizinisch verwendet werden. Sie enthalten u. a. Koffein, Theobromin, Flavonoide und ätherisches Öl. Die Inhaltsstoffe, insbesondere das Koffein, regen das zentrale Nervensystem an, wirken harntreibend und fördern die Kohlenhydrat- und Fettspaltung.

■ **Anwendung** Matetee (auch als Bestandteil von Teemischungen) wird bei Blasen- und Nierenleiden oder leichten Harnwegsinfekten getrunken. Zur Steigerung der Leistungsfähigkeit bei Erschöpfungszuständen werden Fertigarzneien, z. B. Matekapseln, angeboten. In der Homöopathie werden Zubereitungen aus getrockneten Blättern bei Verdauungsschwäche eingesetzt.

■ **Nebenwirkungen** Bei Überdosierung können sich die für Koffein typischen Anzeichen wie Schlaflosigkeit, Nervosität und Blutdrucksteigerung zeigen.

maturity-onset diabetes of young people, Abk. MODY, Form des →Diabetes mellitus.

Maxilla, →Oberkiefer.

Mayr-Kur, Kur- und Diätverfahren, bei dem Verdauungsstörungen als Hauptursache für eine angegriffene Gesundheit angesehen werden. Es wird davon ausgegangen, dass durch Gärung Säuren und Alkohole entstehen, die vom Darm in den Körper aufgenommen werden und eine zunächst unbemerkte, schleichende Vergiftung bewirken. Dies verursache neben Magen- und Darmerkrankungen u. a. auch Leistungsschwäche, Kopfschmerzen und Migräne. Bei der von F. X. Mayr eingeführten Kur wird zur Behandlung neben der Massage des Bauchraumes und der Anwendung von Abführmitteln das Teefasten, eine Milch-Semmel-Diät und eine Ableitungsdiät eingesetzt, die zur Ausscheidung (Ableitung) angeblich schädlicher Stoffwechselprodukte (v. a. Säuren) über den Darm führen soll und bei der ballaststoff- und fettreiche Lebensmittel sowie Bohnenkaffee, Zucker und Nikotin vermieden werden. Eine Schulung, die einen bewussteren Umgang mit Lebensmitteln und die Förderung körperlicher Bewegung zum Inhalt hat, rundet die Kur ab.

Mazeration, 1) *Pharmazie:* Gewinnung eines Drogenauszugs, indem man die Pflanzenteile bei Zimmertemperatur in Wasser oder Alkohol ziehen lässt (Kaltauszug).

2) *Labor:* Trennung verschiedener Gewebebestandteile mittels zersetzender oder Fäulnis bewirkender Lösungen. Dabei nutzt man die verschieden ausgebildete Widerstandsfähigkeit der einzelnen Gewebearten gegen eine Mazeration aus.

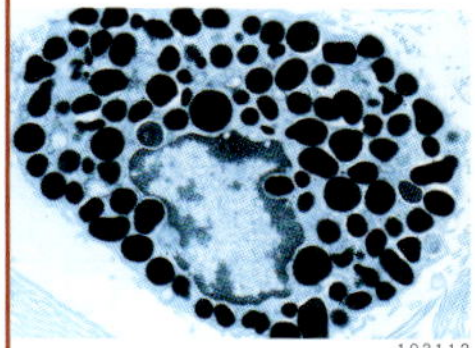
103112

Mastzelle. Mikroskopische Aufnahme einer Mastzelle. Die schwarzen Kammern stellen Histaminbläschen dar, die bei einer allergischen Reaktion ihren Inhalt freisetzen.

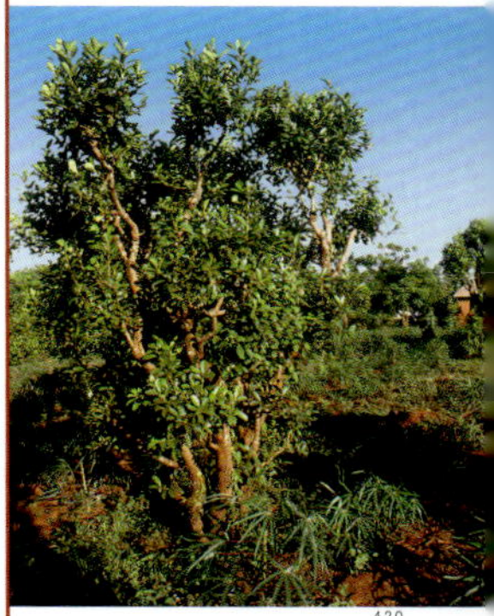
420

Matestrauch

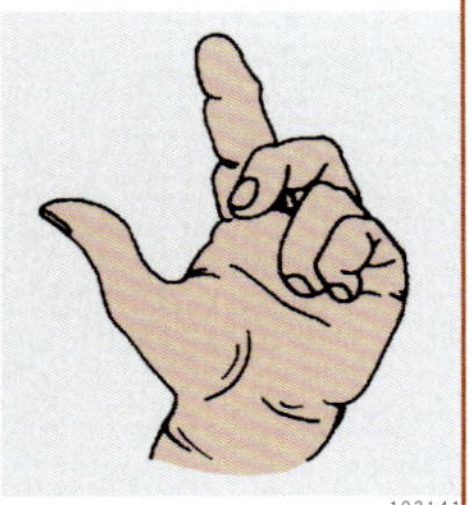

Medianuslähmung. Bei Schädigung des Nervus medianus können Daumen, Zeige- und Mittelfinger nicht vollständig gebeugt werden. Der Versuch, die Hand zur Faust zu ballen, ergibt das dargestellte typische Bild (Schwurhand).

3) *Pathologie:* Gewebserweichung bzw. Aufquellung als natürlicher Vorgang infolge längerer Einwirkung von Flüssigkeit unter Luftabschluss (ohne Fäulniserreger).

MCT [Abk. für engl. **m**edium **c**hain **t**riglycerides], künstlich hergestelltes Fett, das mittelkettige Fettsäuren enthält und bei Störungen der Aufnahme und des Transports von →Fetten eingesetzt wird. MCT können im Darm leicht aufgespalten werden, gelangen aber auch unverändert durch die Darmwand. Sie benötigen keine Gallensalze für die Aufnahme über den Darm und eignen sich daher als Energieträger bei Gallen- und Bauchspeichelerkrankungen, Magen-Darm-Krankheiten und nach Dünndarmoperationen. Da MCT nicht über die Lymphflüssigkeit, sondern über das Blut zur Leber transportiert werden, setzt man sie auch bei gestörtem Lymphabfluss ein. MCT sind als Öl oder Margarine im Handel erhältlich. Die Umstellung auf MCT, die bis zu zwei Drittel des Fettbedarfs decken können, sollte schrittweise erfolgen, um Verdauungsprobleme zu vermeiden. MCT haben einen niedrigeren Energiegehalt als herkömmliche Fette und sind nicht hitzestabil.

MDP, Abk. für →**M**agen-**D**arm-**P**assage.

MDS, Abk. für →**m**yelo**d**ysplastische **S**yndrome.

Meatus, Verbindungsgang oder Ausführungsgang, z. B.: **Meatus acusticus externus:** äußerer Gehörgang im Schläfenbein (→Ohr), **Meatus acusticus internus:** innerer Gehörgang, **Meatus nasalis:** Nasengang (→Nase).

Meatusstenose, Verengung der Harnröhre in der Nähe der äußeren Harnröhrenmündung. Dabei kann es sich um eine angeborene Fehlbildung oder eine nach Verletzungen oder Entzündungen auftretende Veränderung handeln. Hinweise auf eine Meatusstenose sind ein abgeschwächter Harnstrahl, Nachträufeln, Harnverhalt und wiederholt auftretende Infektionen im Bereich der ableitenden Harnwege. Bei ausgeprägter Meatusstenose kann es zu Harnrückstau in die Blase bzw. das Nierenbecken kommen. Behandelt wird operativ durch Erweiterung der Engstelle (Meatotomie).

Meckel-Divertikel, fingerförmige Ausstülpung des Krummdarms (Ileum), die bei unvollständiger Rückbildung des in der Embryonalentwicklung angelegten Dottergangs bestehen bleibt. Das Meckel-Divertikel liegt circa 50–100 cm vor der Einmündung des Krummdarms in den Blinddarm. Es verursacht meist keine Beschwerden; selten treten Bauchschmerzen oder Darmblutungen auf.

Media, 1) *Anatomie:* Kurzbezeichnung für die Tunica media, die mittlere Schicht der Wand von Arterien, Venen oder Lymphgefäßen.

2) *Anatomie:* Kurzbezeichnung für die mittlere Großhirnarterie (Arteria cerebri media).

medial, eine →Richtungsbezeichnung.

median, innerhalb der Mittelebene (Medianebene) gelegen (→Körperachsen).

Medianus-Kompressionssyndrom, →Karpaltunnelsyndrom.

Medianuslähmung, Medianusparese, Lähmung derjenigen Finger- und Handmuskeln, die vom Nervus medianus innerviert werden.

■ **Ursache** Sehr häufig wird der Nerv in seinem Verlauf durch einen Kanal an der Innenseite des Handgelenks durch chronischen Druck (→Karpaltunnelsyndrom) oder durch Verletzungen geschädigt. Seltener ist die obere Medianuslähmung, z. B. durch Schnittverletzungen an der Innenseite des Oberarms. Auch Knochenbrüche des Ober- bzw. Unterarms können zur Medianuslähmung führen.

■ **Befund** Bei einer **Schädigung am Handgelenk** kann der Daumen nicht mehr von der Hand weggeführt oder mit dem Zeigefinger zusammengeführt werden; an Daumen, Zeige- und Mittelfinger sowie teilweise am Ringfinger bestehen Gefühlsstörungen und die Daumenballenmuskulatur schwindet. Typischerweise kann eine Flasche nicht mehr umfasst werden (so genanntes positives Flaschenzeichen). Die **obere Medianuslähmung** führt zum Verlust der Fähigkeit, Daumen, Zeige- und Mittelfinger zu beugen. Wenn der Betroffene zum Faustschluss aufgefordert wird, bleiben diese Finger zurück (»Schwurhand«). Außerdem kann die Hand kaum mehr nach außen gedreht (proniert) werden.

■ **Behandlung** Bei Nervendurchtrennungen kann eine operative Rekonstruktion des Nervs versucht werden. Leichtere Formen des Karpaltunnelsyndroms werden mit nächtlicher Schienung behandelt, bei schweren Formen sollte eine Druckentlastungsoperation durch Sehnenspaltung erfolgen.

Mediasklerose, Mönckeberg-Sklerose, Verhärtung der mittleren Wandschicht der Schlagadern. Es entstehen so genannte Gänsegurgelarterien. Die Mediasklerose führt im Gegensatz zur →Arteriosklerose nicht zu einer Verengung der Gefäßlichtung. Sie betrifft hauptsächlich die Extremitätenarterien und tritt v. a. bei Diabetes mellitus, Bluthochdruck und Störungen des Kalziumhaushalts (z. B. bei Nierenschwäche) auf.

mediastinal, den Mittelteil des Brustraums (Mediastinum) betreffend, dort gelegen.

Mediastinal|emphysem, seltenes Krankheitsbild durch Luftansammlung im Mittelfellraum des Brustkorbs (Mediastinum), das durch den Austritt von Luft bei Verletzungen von Luftröhre, Lunge, Speiseröhre, Rippenfell oder Brustkorb entsteht. Es besteht das Risiko einer lebensbedrohlichen Entzündung des Mittelfellraumes (→Mediastinitis). Die Verdrängung der Organe im Brustkorb durch das Mediastinalemphysem führt beim Betroffenen zu Atemnot und starken Schmerzen. Die Venen am Hals sind prall gestaut. Besteht akute Lebensgefahr, wird als Notfallmaßnahme das Mediastinum vom Hals aus chirurgisch eröffnet (→Mediastinotomie, kollare).

Mediastinalflattern, atemabhängige seitliche Bewegungen des Mittelfells (Mediastinum) als Folge offener Verletzungen des Brustkorbs oder mehrfacher Rippenbrüche. Dabei wird das →Mediastinum beim Einatmen durch Unterdruck im Brustraum zur befallenen Seite gezogen und bei der Ausatmung wieder zur gesunden Seite geschoben. Dieses so genannte Flattern kann durch Abknicken der oberen Hohlvene den Zustrom von Blut in das Herz und damit die Kreislauftätigkeit behindern.

Mediastinalhernie, 1) *Pathologie:* Ausbuchtung oder Verlagerung des Mittelfells (Mediastinum) infolge unterschiedlicher Druckverhältnisse zwischen beiden Brustkorbhälften, z. B. durch Druck bei einem Pneumothorax, Tumor, Erguss sowie durch Zug nach einer Lungenschrumpfung, Entfernung einer ganzen oder eines Teils einer Lungenhälfte. Dabei wird das Mediastinum in den Hohlraum bzw. in Richtung des geringeren Widerstands verschoben.

2) *Traumatologie:* Eindringen von Lungenanteilen in das Mediastinum aufgrund einer Verletzung des mediastinalen Rippenfells.

Mediastinaltumoren, Raum fordernde Prozesse im Bereich des Mittelfells (Mediastinum). Dabei kann es sich um gut- oder bösartige Geschwülste einschließlich tumorbefallener Lymphknoten handeln, aber auch um Lymphknotenvergrößerungen im Bereich des Lungenhilus bei →Sarkoidose, →Hodgkin-Krankheit oder →Tuberkulose. Primär vom Mediastinum ausgehende Tumoren sind selten und werden als Thymome bezeichnet.

Mediastinitis, Entzündung des Mittelfells (Mediastinum). Die Mediastinitis ist eine schwere, meist akut verlaufende Erkrankung.

■ **Ursache** Eine akute Mediastinitis kann nach Durchbruch eines Speiseröhren- oder Bronchialkarzinoms, als sehr seltene Komplikation einer Speiseröhren- oder Bronchienspiegelung sowie nach Verletzungen oder Operationen des Brustkorbes auftreten. Eine akute Mediastinitis durch Übergreifen von Infektionen benachbarter Organe ist seltener.

■ **Befund** Bei einer akuten Mediastinitis treten eine starke Beeinträchtigung des Allgemeinbefindens, Fieber, Schüttelfrost, zu schneller Puls und beschleunigte Atmung, Husten, Erbrechen, Schluckauf (durch Zwerchfellreizung), Schluckbeschwerden und starke Schmerzen hinter dem Brustbein auf. Es kann ein →Hautemphysem bestehen. Die Diagnose wird durch verschiedene Röntgenverfahren und evtl. eine Speiseröhren- oder Bronchienspiegelung gesichert.

■ **Behandlung** Über eine operativ eingelegte Dränage werden Flüssigkeitsansammlungen zur Entlastung der Brustorgane abgeleitet. Meist ist außerdem eine Naht der Durchbruchsstelle nötig. Hoch dosierte Antibiotikagabe ist erforderlich, um eine Blutvergiftung zu verhindern. Als Komplikation kann sich eine →Ateminsuffizienz entwickeln.

Mediastinoskopie, endoskopische Untersuchung des Mittelfells (Mediastinum). →Endoskopie.

Mediastinotomie, kollare, chirurgische notfallmäßige Entlastung einer lebensbedrohlichen Luftansammlung im Mittelfellraum (→Mediastinalemphysem). Der Oberkörper des Betroffenen wird hochgelagert und der Kopf nach hinten überstreckt. Dann wird quer über der Drosselgrube (Jugulum), der Einsenkung zwischen Schlüsselbein und Hals- und Schultermuskeln, ein circa 3 cm langer Schnitt gelegt. Mit dem Finger wird das Mittelfell (→Mediastinum) hinter dem Brustbein eröffnet, wodurch die Luft entweichen kann.

Mediastinum, Mittelfell, Mediastinalraum, mittlerer Raum in der Brusthöhle. Das Mediastinum liegt zwischen den Lungen und deren Brustfellüberzug (→Pleura) und wird unterteilt in das vordere Mediastinum (Mediastinum anterius) und das hintere Mediastinum (Mediastinum posterius). Die vordere Begrenzung wird vom Brustbein, die hintere von der Brustwirbelsäule gebildet. Nach unten wird das Mediastinum vom Zwerchfell abgeschlossen, nach oben bestehen spaltartige Verbindungen zum Bindegewebsraum des Halses. Im Mediastinum liegen u. a. Herz, Speiseröhre, Luftröhre, Bronchien, Thymus sowie herznahe Blut- und Lymphgefäße.

Mediatoren, Vermittler bzw. Überträgerstoffe, die im Rahmen physiologischer Vorgänge oder als Reaktion auf pathologische Prozesse, z. B. bei Entzündungen und allergischen Reaktionen, gebildet werden. Zu den Mediatoren zählen u. a. Histamin, Serotonin, Kinine, Prostaglandine und Heparin, im weiteren Sinne auch Neurotransmitter wie Acetylcholin und Noradrenalin.

Medikament, →Arzneimittel.

medium chain triglycerides, →MCT.

Medizin, Wissenschaft vom gesunden und kranken Organismus, speziell des Menschen, einschließlich der Ursachen und Auswirkungen sowie der Heilung und Vorbeugung von Krankheiten (→Heilkunde, →Schulmedizin).

medizinische Kohle, →Aktivkohle.

Medroxyprogesteron, ein →Hormonpräparat.

Medulla, als Mark bezeichneter, innerer Anteil mancher Organe. Die Medulla ist im

Vergleich zum außen liegenden Teil meist weicher und übt andere Funktionen aus, z. B.: **Medulla glandulae suprarenalis** (Nebennierenmark): →Nebenniere, **Medulla oblongata:** →verlängertes Mark, **Medulla ossium:** →Knochenmark, **Medulla renalis** (Nierenmark): →Niere, **Medulla spinalis:** →Rückenmark.

Medullo|blastom, bösartiger Hirntumor bei Kindern und Jugendlichen, der bevorzugt im Kleinhirn entsteht. Schon früh siedelt der Tumor Tochtergeschwülste innerhalb des Zentralnervensystems ab, gelegentlich aber auch in die Knochen. Erst relativ spät treten Krankheitserscheinungen wie diffuse Kopfschmerzen, Wahrnehmung von Doppelbildern oder ein unsicherer Gang auf. Durch eine möglichst radikale Operation, Bestrahlung und Chemotherapie werden heute Heilungsraten von über 50% erreicht.

Medusenhaupt, →Caput 3).

Megakolon, angeborene oder erworbene, starke Erweiterung des Dickdarms (Kolon). Die Ursache ist immer eine Verengung des Dickdarms, die den Weitertransport von Stuhl erschwert und so durch dessen Aufstau zur Erweiterung des darüberliegenden Darmabschnitts führt.

■ **Angeborenes Megakolon** (Hirschsprung-Krankheit): Bei dieser Form fehlen in einem Teil der Dickdarmwand die Nervenzellen, die den Impuls für eine regelmäßige Erschlaffung der Wandmuskulatur weiterleiten. Dadurch kommt es zur Daueranspannung der Wandmuskulatur und zur Verengung der Darmlichtung in diesem Bereich. Auffällig wird das angeborene Megakolon fast immer bereits in den ersten 48 Lebensstunden durch fehlenden Abgang des ersten, noch im Mutterleib gebildeten Stuhls (Kindspech). Unbehandelt kommt es im weiteren Verlauf zu einem Darmverschluss (→Ileus) mit Auftreibung des Bauchraums, starken Schmerzen und der Gefahr des Darmdurchbruchs. Die Engstelle muss operativ entfernt werden.

■ **Erworbenes Megakolon** Im Rahmen von chronisch-entzündlichen Darmerkrankungen, insbesondere bei der →Colitis ulcerosa, kann es zur Zerstörung der Nervenzellen in der Dickdarmwand kommen mit den gleichen Folgen wie beim angeborenen Megakolon. Wenn sich im akuten Krankheitsschub das Beschwerdebild sehr plötzlich entwickelt, führt dies zum toxischen Megakolon mit stark schmerzhaft aufgetriebenem Bauch, Erbrechen und Schockzeichen. Da die Gefahr für einen Durchbruch der entzündeten Darmwand sehr groß ist, wird zur Entlastung oberhalb der Engstelle vorübergehend ein künstlicher Darmausgang angelegt.

Engstellen des Dickdarms können auch durch Geschwülste oder Verwachsungen zu einer starken Aufdehnung der Darmwand im Bereich oberhalb der Engstelle führen. Sehr oft muss die Einengung operativ behoben werden.

Megalo|manie, →Wahn.

Mega|ösophagus, stark erweiterte Speiseröhre (Ösophagus) vor einer Engstelle, die manchmal mit einer Überlänge der Speiseröhre kombiniert ist. Der Megaösophagus entsteht v. a., wenn die untere Speiseröhrenmuskulatur nicht erschlaffen kann (→Achalasie), bei einengenden Narben oder Geschwülsten (→Ösophaguskarzinom) und bei seltenen Infektionskrankheiten (z. B. der Chagas-Cruz-Krankheit).

Mega|ureter, angeborener stark erweiterter Harnleiter. Die Diagnose wird meist frühzeitig durch Ultraschalluntersuchungen während der Schwangerschaft oder Urinuntersuchungen bei Kleinkindern gestellt. Eine operative Korrektur ist möglich.

Megavolttherapie, →Hochvolttherapie.

Mehr|etagenverschluss, Verschluss eines Blutgefäßes in verschiedenen Abschnitten seines Verlaufs, z. B. der Venen im Bereich des Unterschenkels, Oberschenkels und Beckens bei einer tiefen Beinvenenthrombose (→Thrombose) oder der Oberschenkel- und Kniekehlenarterie bei der arteriellen Verschlusskrankheit (→AVK).

Mehrfachbruch, Form des →Knochenbruchs.

Mehrfachimpfstoff, →Impfung.

Mehrfachresistenz, mehrfache →Resistenz 1).

Mehrfachverletzung, Polytrauma, schwere Verletzung mehrerer Körperteile oder -regionen, wobei mindestens eine der Verletzungen oder deren Kombination lebensbedrohlich ist. Häufig sind Schädel und Gehirn, Brustkorb und Bauch von Gewalteinwirkungen v. a. bei Verkehrs- und Arbeitsunfällen betroffen.

■ **Befund** Neben den einzelnen Verletzungen besteht v. a. die Gefahr eines lebensbedrohlichen Volumenmangelschocks (→Schock 3) durch starken Blutverlust. Dieser kann auch verdeckt durch von außen nicht sichtbare Blutungen innerer Organe entstehen.

■ **Behandlung** Die **Sofortmaßnahmen** bestehen deshalb zuallererst in der Sicherung von Kreislauf und Atemtätigkeit, was u. a. Infusionen und, bei Bewusstlosigkeit, eine Beatmung einschließt. Ist der Betroffene bei Bewusstsein, wird bei schweren Gesichts- und Halsverletzungen, Atemnot und starken Schmerzen eine Narkose eingeleitet und die Atmung durch einen Tubus gesichert (Intubation). Offene Wunden werden abgedeckt, evtl. die Lage des Verletzten durch Halskrawatte, Vakuummatratze oder Schienen stabilisiert; Decken oder Wärmeschutzfolien schützen vor Unterkühlung. Anschließend erfolgt der **Transport** in die nächstgelegene chirurgische

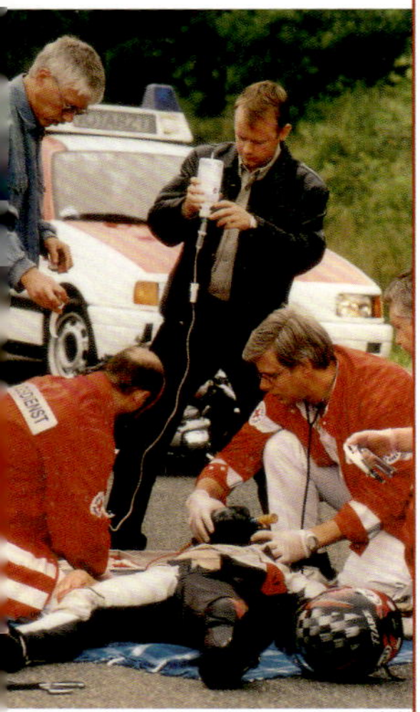

100899

Mehrfachverletzung. Lebensbedrohliche Mehrfachverletzungen sind oft Folge von Unfällen am Arbeitsplatz oder im Verkehr.

Klinik oder Spezialabteilung mit Notarztwagen oder Rettungshubschrauber. Lebensrettende **Notoperationen** werden sofort durchgeführt, die anderen Verletzungen werden erst nach Stabilisierung des Allgemeinzustandes chirurgisch versorgt.

Mehrfelder|bestrahlung, radiologische Bestrahlungstechnik, bei der die Bestrahlung aus verschiedenen Richtungen erfolgt, sodass mehrere Bestrahlungsfelder entstehen. Die Strahlenachsen treffen sich im Zielvolumen. Im Zielgewebe erreicht man dadurch eine hohe Strahlendosis, während das umgebende Gewebe nur einem Bruchteil der Strahlung ausgesetzt ist. Eine Variante ist die **Gegenfeldbestrahlung,** bei der die Bestrahlung aus zwei genau gegenüberliegenden Richtungen erfolgt, sodass z. B. ein Bestrahlungsfeld auf dem Rücken und eines auf dem Bauch liegt. Durch die Überlagerung der Strahlenachse erreicht man eine nahezu einheitliche Dosisverteilung in dem zwischen den Gegenfeldern liegenden Zielgewebe. Ein Nachteil ist die starke Mitbelastung großer Bezirke des dazwischen liegenden Gewebes und die bei großen Körperdurchmessern notwendigen hohen Strahlungsenergien.

Mehrgebärende, Multipara, Frau, die bereits mindestens zwei Kinder zur Welt gebracht hat.

Meigs-Syndrom, Ansammlung freier Flüssigkeit in Bauchhöhle und Brustfellraum bei gleichzeitigem Vorliegen einer gutartigen Eierstockgeschwulst, meist eines Ovarialfibroms (→Eierstocktumoren).

Meiose, Reduktionsteilung, Reifeteilung, Teilungsvorgang im Verlauf der Entwicklung der Geschlechtszellen (Eizelle und Spermium), bei dem der diploide Chromosomensatz (2 x 23 Chromosomen beim Menschen) auf einen haploiden (1 x 23) reduziert wird. Nach der Verschmelzung der Geschlechtszellen bei der Befruchtung liegt wieder der normale, diploide Chromosomensatz vor.

Mekonium, →Kindspech.

Mekonium|aspiration, Einatmen von kindspechhaltigem Fruchtwasser, die eine schwere Atemstörung beim Neugeborenen auslöst.

■ **Ursache** Sauerstoffmangel des Kindes vor oder während der Geburt regt die Darmtätigkeit an, ist jedoch auch ein Reiz an das Atemzentrum. Kommt es zum Absetzen von Kindspech (Mekonium) ins Fruchtwasser und wird dieses Fruchtwasser eingeatmet, verkleben die kleinen Atemwege. Die für das Kind gefährlichen Folgen sind v. a. Atemnot durch Sauerstoffmangel, eine durch das Mekonium in der Lunge verursachte Entzündungsreaktion und die fehlende Umstellung der vorgeburtlichen auf die reife Kreislauffunktion (persistierender fetaler Blutkreislauf).

■ **Befund** Während der Geburt fällt grünlich verfärbtes Fruchtwasser auf. Die Haut des Neugeborenen kann mit Mekonium bedeckt, Fingernägel und Nabelschnur können grünlich verfärbt sein. Das Kind macht gewöhnlich einen schwer kranken Eindruck, es atmet schwer oder gar nicht.

■ **Behandlung** Sobald der Kopf geboren ist, werden Mund- und Rachenraum gereinigt (Absaugen). Bei weiter bestehender Atemnot erfolgt eine Absaugung des Bronchialbaumes über einen Luftröhrenschlauch. Mitunter ist vorübergehend eine maschinelle Beatmung mit Verabreichung von künstlichem →Surfactant in die Lunge erforderlich. Wegen des sehr hohen Risikos einer zusätzlichen bakteriellen Infektion der geschädigten Lunge wird nach einer Mekoniumaspiration grundsätzlich eine Behandlung mit Antibiotika durchgeführt.

Mekonium|ileus, Darmverschluss des Neugeborenen aufgrund eines Aufstaus von zähem, klebrigem Kindspech (Mekonium) im Übergangsbereich von Dünn- und Dickdarm. Der Mekoniumileus ist insbesondere ein Frühsymptom der →Mukoviszidose, kommt aber auch beim sonst gesunden Neugeborenen vor. Das Neugeborene erbricht, hat einen aufgetriebenen Bauch und Stuhlverhalt. Wird der Mekoniumileus rechtzeitig erkannt, kann durch Darmspülungen der Pfropf aufgelöst werden. Gelingt dies nicht oder droht ein Darmdurchbruch, so wird vorübergehend ein künstlicher Darmausgang angelegt.

Mekoniumperitonitis, Bauchfellentzündung (Peritonitis) durch Übertritt von Kindspech (Mekonium) aus dem Darm des Neugeborenen in die freie Bauchhöhle. Die häufigste Ursache ist eine Zerstörung der Darmwand als Folge eines →Mekoniumileus.

Meläna, →Stuhl.

Melanin, brauner bis schwarzer Farbstoff (Pigment), der Haut (→Hautfarbe), Haaren, Regenbogenhaut (Iris) sowie Aderhaut (Chorioidea) ihre Farbe verleiht und deren Schutz vor UV-Licht vermittelt.

Melanoderm, Überpigmentierung der Haut nach entzündlichen Hautkrankheiten.

Melanom, malignes Melanom, schwarzer Hautkrebs, äußerst bösartiger, meist braunschwarz gefärbter Hautkrebs, der durch Entartung der Melanozyten, die in der Oberhaut liegen, entsteht. Die Tumorzellen wachsen sowohl in horizontaler als auch in vertikaler Richtung. Wird die Basalmembran als unterste Schicht der Oberhaut durchdrungen, können sich die Tumorzellen über Blut- und Lymphwege im ganzen Körper verbreiten. Auch bei äußerlich sehr kleinen Tumoren kann diese Streuung (Metastasierung) bereits stattgefunden haben, was den Tumor so gefährlich macht.

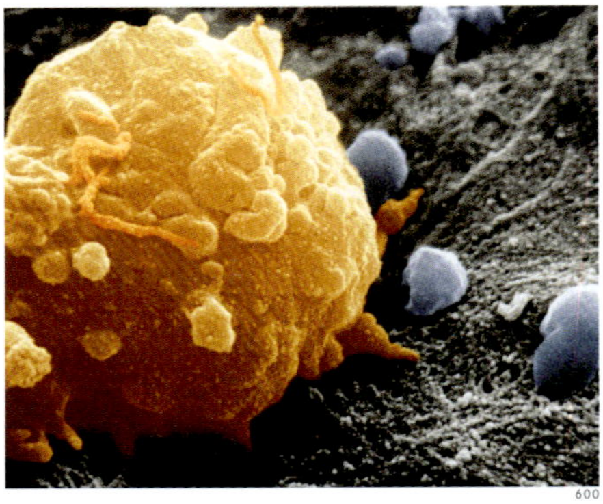

Melanom. Zelle eines malignen Melanoms in 100-facher Vergrößerung

■ **Ursache** Die UV-Strahlung ist wie bei den anderen Hautkrebsarten auch beim Melanom der wichtigste Verursacher. Besonders gefährdet sind hellhäutige, sonnenempfindliche Menschen sowie Personen mit wiederholten starken Sonnenbränden v.a. im frühen Kindesalter. Etwa 10% der Melanome treten bei erblicher Veranlagung familiär gehäuft auf. Etwa 50 % der Melanome entstehen auf dem Boden eines →Muttermals. Weltweit steigt die Erkrankungshäufigkeit in der weißen Bevölkerung. In den letzten 30 Jahren hat sich die Krankheitsrate in Deutschland vervierfacht: Das Melanom macht nun circa 2% aller bösartigen Tumoren aus; jährlich erkranken etwa 6300 Menschen daran.

■ **Befund** Das Melanom kann an jeder Stelle der Haut oder Schleimhaut sowie auf der Aderhaut des Auges und unter den Nägeln auftreten. Bevorzugt entsteht es jedoch an lichtexponierten Stellen. In seltenen Fällen ist es nicht pigmentiert **(amelanotisches Melanom),** sodass es bei fehlender braunschwarzer Färbung schwer zu erkennen ist. Ihrer äußeren Erscheinung nach lassen sich vier Formen unterscheiden: Das **superfiziell (oberflächlich) spreitende Melanom** ist mit 70% der häufigste Melanomtyp. Es ist ein anfangs sehr flacher, zunehmend unregelmäßig und höckrig werdender Herd, der neben braunschwarzen Farbnuancen auch graue, blauschwarze, weißliche und rötliche Farbtöne zeigt. Es tritt meist auf nicht lichtgeschädigter Haut auf. Das **primär knotige Melanom** kann auf einem pigmentierten Nävuszellnävus (Muttermal) entstehen. Seine Häufigkeit beträgt 15%. Es wächst knotig, ist meist braunschwarz, kann aber pigmentfreie Anteile aufweisen. 7% der Fälle erkranken am **akrolentiginösen Melanom.** Es ist an Hand- und Fußflächen sowie im Nagelbereich lokalisiert und im Frühstadium braun bis braunschwarz. Später neigt es zum Nässen und blutet leicht. Das Lentigo-maligna-Melanom macht 5% der Fälle aus und entwickelt sich aus einer pigmentierten Krebsvorstufe (Lentigo maligna). Es tritt meist im Gesicht oder an den Unterschenkeln auf. Besonders ältere Menschen sind davon betroffen. Die zunächst flachen, später knotigen Herde sind unregelmäßig und unscharf begrenzt. Die Farbe ist braun, gelegentlich mit schwarzer, weißlicher oder rötlicher Fleckung.

■ **Behandlung** Die Therapie besteht in der operativen Entfernung mit 1–3 cm Sicherheitsabstand. Bei Metastasierung oder bei nicht mehr operablem Melanom wird auch eine Strahlentherapie evtl. zusammen mit einer Chemotherapie durchgeführt. Eine Immuntherapie mit Interferonen und Interleukinen ist ebenfalls möglich. Durch Früherkennungsuntersuchungen können Melanome bereits in frühen Stadien entdeckt werden. Die Überlebensrate hängt von Tumordicke und Metastasierung ab.

Als vorbeugende Maßnahme ist nur die Vermeidung von Sonnenbrand, u.a. durch →Sonnenschutzmittel, möglich. Kinder müssen besonders geschützt werden.

Melanose, flächenhafte Dunkelfärbung von Haut oder Schleimhaut, die durch verstärkte Einlagerung von Pigmenten (Melanin) entsteht. Eine **Melanose der Haut** kann sich im Rahmen von Erkrankungen (z.B. Addison-Krankheit, Schilddrüsenüberfunktion) oder nach Einnahme bestimmter Medikamente, so z.B. einiger Antibiotika oder Zytostatika, entwickeln (Hyperpigmentierung). Die **Melanose des Darms** entsteht durch den Missbrauch von Abführmitteln und zeigt sich als braunschwarze Verfärbung des Dickdarms.

Melanosis coli, →Melanose des Darms.

melanozyten|stimulierendes Hormon, melano|tropes Hormon, Melanotropin, Hormon aus der Hypophyse, das die Bildung des Pigments Melanin anregt und damit eine dunklere Hautfarbe vermittelt. Sein Gegenspieler ist das Melatonin.

Melạsma, →Chloasma.

Melatonin, Hormon aus der Zirbeldrüse (Epiphyse), das fast ausschließlich nachts gebildet wird und an der Regulation des Schlaf-wach-Rhythmus beteiligt ist. Man setzt es daher zur Therapie von Schlafstörungen ein. Eine allgemeine Funktion bei der Steuerung biologischer Rhythmen, die von der Tageslänge abhängig sind, wird angenommen. Das Melatonin bewirkt als Gegenspieler des melanozytenstimulierenden Hormons eine Aufhellung der Haut. Durch Hemmung der Abgabe von follikelstimulierendem Hormon (FSH) und luteinisierendem Hormon (LH), die die Hormonproduktion von Eierstöcken und Hoden steuern, verhindert es sexuelle Reifungsprozesse.

Melatonin
→ GEO **Dossier**
Im Rhythmus des Lebens, Bd. 9

Meldepflicht, durch Gesetze geregelte Pflicht, das zuständige Gesundheitsamt über das Auftreten bestimmter übertragbarer Krankheiten in Kenntnis zu setzen. Je nach Grad der Gefährlichkeit setzt die Meldepflicht bei Krankheitsverdacht, tatsächlicher Erkrankung oder erst bei Todesfall ein.

Melisse, Melissa officinalis, krautige Heilpflanze, deren Blätter in der Medizin verwendet werden. Die Melisse enthält ätherisches Öl, Flavonoide und Gerbstoffe. Die Inhaltsstoffe haben einen beruhigenden Effekt und wirken gegen Blähungen sowie Mikroben.

■ **Anwendung** Fertigarzneimittel, z. B. Presssäfte, Teemischungen oder Destillate, werden bei Einschlafstörungen, nervöser Unruhe und funktionellen Magen-Darm-Beschwerden eingesetzt. Da Melissenextrakt Viren hemmt, werden auch Cremes zur Linderung von →Herpes-simplex-Infektionen angeboten. Bei bestimmungsgemäßem Gebrauch treten keine Nebenwirkungen auf.

Melkerknoten, →Kuhpocken.

mellitus, honigsüß, mit Erhöhung des Blutzuckerspiegels und Zuckerausscheidung im Harn einhergehend; z. B. Diabetes mellitus.

Melonenbaum, Carica papaya, baumförmige Pflanze, deren Blätter, Früchte und Milchsaft medizinisch genutzt werden. Aus dem Milchsaft der unreifen Früchte wird ein Enzymgemisch gewonnen, das Papain enthält und eine entzündungs- und schmerzhemmende Wirkung besitzt. Außerdem spaltet das Gemisch Eiweiße und löst Fibringerinnsel auf.

■ **Anwendung** Papainpräparate werden bei Verdauungsstörungen, z. B. beim Ausfall der Bauchspeicheldrüse, eingenommen. Auch Entzündungen im Mund- und Rachenraum können mit papainhaltigen Zubereitungsformen des Melonenbaum behandelt werden. Die Blätter und Früchte werden traditionell gegen Parasiteninfektionen des Magen-Darm-Traktes (Würmer) und als Beruhigungsmittel eingesetzt; ihre Wirksamkeit ist aber nicht nachgewiesen.

■ **Nebenwirkungen** Durch das Papain können Blutungsneigungen bzw. eine Gerinnungsstörung verstärkt werden. Allergische Reaktionen bis hin zu Asthmaanfällen sind ebenfalls möglich.

Membra̲n, 1) *Biologie:* Zellmembran; feine Schicht, die die gesamte Zelle umgibt und nur für bestimmte Substanzen durchlässig ist.

2) *Medizin:* häutiges Gebilde, das entweder im Zusammenhang mit einer Erkrankung gebildet wird (z. B. hyaline Membran beim Lungenödem) oder als natürlicher Bestandteil von Geweben und Gelenken existiert, z. B. **Membrana interossea** (straffes Band zwischen Schien- und Wadenbein oder zwischen den Unterarmknochen) oder **Membrana tympani** (Trommelfell im Ohr).

Memoryzellen, →Gedächtniszellen.

MEN, Abk. für **multiple endokrine Neoplasie, endokrine Polyadenomatose,** Sammelbegriff für Erbkrankheiten, bei denen ein Tumor oder ein vermehrtes Gewebewachstum in mindestens zwei endokrinen Organen auftritt.

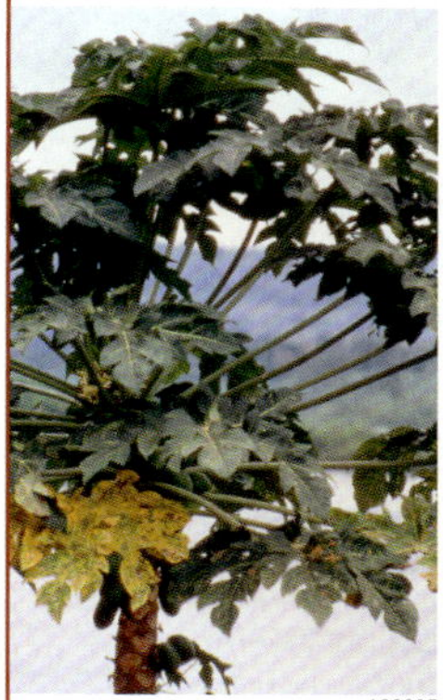

100807

Melonenbaum. Aus den unreifen Früchten wird das entzündungshemmende Papain gewonnen.

Melanom Warnzeichen bei der Entstehung

Da die rechtzeitige Erkennung des Melanoms für die Prognose entscheidend ist, sollte eine regelmäßige Selbstbeobachtung durchgeführt werden, wobei auch Fußsohlen, Rücken und Kopfhaut nicht ausgelassen werden dürfen. Die meisten Melanome entstehen jedoch am Rumpf. Folgende Zeichen sind bei einer Hautveränderung dringend melanomverdächtig und sollten sofort zu einem Arztbesuch führen: Asymmetrie des Herdes, da Melanome im Gegensatz zu Muttermalen stärker in eine Richtung wachsen; Begrenzung unscharf oder unregelmäßig, dunkel gefärbte Stellen und helle Haut gehen scheinbar übergangslos ineinander über; ungleichmäßige Pigmentierung mit unterschiedlichen Farbnuancen, d. h. hellbraune, dunkle und schwarze oder auch graue Anteile; Durchmesser größer als 5 mm; Erhabenheit; Farbveränderung in den vergangenen Monaten; Größenzunahme; eine nicht abheilende, aufgekratzte und entzündete Stelle, die schon bei leichten Reizen blutet oder nässt, bei Berührung juckt und sich hart, klumpig, geschwollen anfühlt oder schmerzt. Bei einer erkennbaren Veränderung von Muttermalen besteht der Verdacht auf ein Melanom. (Das Bild zeigt ein bösartiges Melanom in der Aderhaut des Auges)

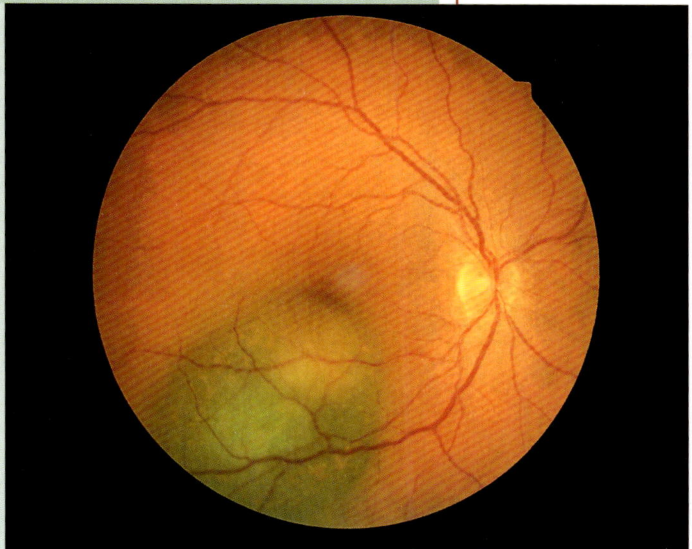

3053

Je nach betroffenen Drüsen werden drei Typen unterschieden: Beim **MEN Typ I (Wermer-Syndrom)** gehen die Tumoren von Hypophysenvorderlappen, Nebenschilddrüse und Inselzellen der Bauchspeicheldrüse aus, beim **MEN Typ II a (Sipple-Syndrom)** von Schilddrüse, Nebenschilddrüse und Nebenniere. Beim **MEN Typ II b** kommt es neben Tumoren der Schilddrüse, Nebenniere und Nervenzellen der Schleimhäute zu Veränderungen des Bewegungsapparates. Die Symptome sind sehr unterschiedlich und hängen von den betroffenen Organen und den vermehrt gebildeten Hormonen ab. Beim Befall der Hypophyse kann es zum →Cushing-Syndrom 2), zur →Hypophysenvorderlappenunterfunktion, zu Galaktorrhö (Absondern eines milchigen Sekrets aus der Brustdrüse) und Amenorrhö (Ausbleiben der Menstruation) oder zur →Akromegalie kommen. Beim Karzinom der Schilddrüse wird vermehrt Kalzitonin ausgeschüttet, der Befall der Nebenschilddrüse führt zur →Nebenschilddrüsenüberfunktion, der der Nebenniere zum →Phäochromozytom. Ist die Bauchspeicheldrüse betroffen, kann ein →Gastrinom, →Insulinom oder Glukagonom auftreten. Gerade bei Jüngeren muss beim Auftreten eines endokrinen Tumors immer ein MEN-Syndrom ausgeschlossen werden.

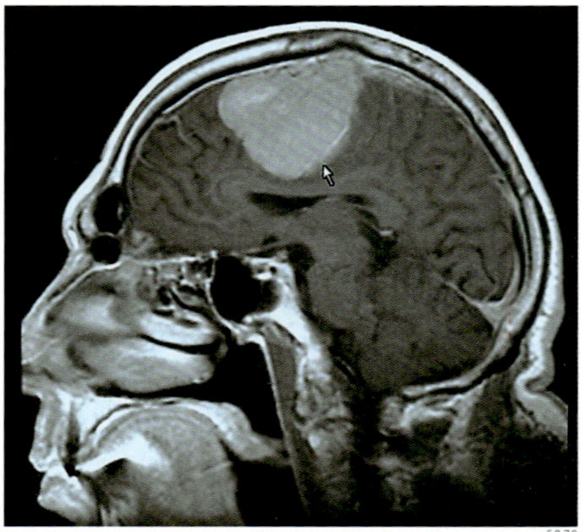

Meningeom. Im Kernspintomogramm ist die ausgedehnte Gewebeneubildung, die von der Hirnhaut ausgeht, zu erkennen.

5979

Menarche, Initialblutung, die erste Menstruation. Sie kündigt die bevorstehende Geschlechtsreife (→Geschlechtsentwicklung) an und tritt in Deutschland im Mittel mit 13–14 Jahren auf. Der Zeitpunkt hängt von der individuellen Konstitution, aber auch sozialen, ethnischen und geografischen Faktoren ab. Eine später einsetzende Menarche (Spätmenarche) nach dem 15.–16. Lebensjahr oder ihr Ausbleiben bis über das 18. Lebensjahr hinaus (primäre →Amenorrhö) kann verschiedenste Ursachen haben (→Menstruationsstörungen).

Mendel-Mantoux-Test, →Tuberkulintest.

Ménétrier-Krankheit, →Magentumoren.

Ménière-Krankheit [meˈnjɛːr-], Innenohrerkrankung, bei der anfallsartiger Schwindel, Schwerhörigkeit und Ohrgeräusch in der Regel auf einem Ohr auftreten.

■ **Ursache** Bei der Ménière-Krankheit wird eine Störung des osmolaren Gleichgewichtes zwischen Endo- und Perilymphe beobachtet, die eine Flüssigkeitsansammlung (Hydrops) im Innenohr verursacht, sodass es wahrscheinlich zu einem Zerreißen der Membran zwischen Endo- und Perilymphe kommt. Die eigentliche Ursache der Störung ist jedoch bis heute ungeklärt. Als Auslöser werden u. a. Durchblutungsstörungen, psychische Belastungen, aber auch Wetterumschwünge diskutiert.

■ **Befund** Die Erkrankten leiden unter plötzlich auftretendem Drehschwindel mit Übelkeit und Erbrechen für Minuten oder Stunden, einem einseitigen Ohrgeräusch und Schwerhörigkeit, häufig verbunden mit Doppelhören. Wenn Anfallshäufigkeit und Dauer zunehmen, verringert sich das Hörvermögen.

■ **Behandlung** Mit Medikamenten lässt sich die Übelkeit verringern (Antiemetika) und die Durchblutung verbessern. In schweren Fällen kann versucht werden, das Gleichgewichtsorgan des Innenohres medikamentös auszuschalten (z. B. mit Gentamycin), sodass der Schwindel nachlässt. Bei einem Teil der Betroffenen wird dabei jedoch auch das Hörvermögen geschädigt. Eine operative Öffnung des Innenohrs (Saccotomie) ist sehr umstritten. Andere Maßnahmen sind die Durchtrennung des Gleichgewichtsnervs (Neurektomie) oder die operative Entfernung von Innenohranteilen (häutiges Labyrinth), die jedoch nur bei Gehörlosigkeit durchgeführt wird.

Meningen, →Hirnhäute.

Meningeom, meist gutartiger, von den Hirnhäuten (Meningen) ausgehender Hirntumor. Das Meningeom zeigt ein langsames und verdrängendes Wachstum und tritt erst ab dem 40. Lebensjahr gehäuft auf. Ein Leptomeningeom geht von der weichen Hirnhaut (Leptomeninx) aus.

■ **Befund** Die Krankheitszeichen variieren stark in Abhängigkeit von der Lage des Tumors. So führen die häufigen, im Bereich der Geruchsnervenrinne **(Olfaktoriusmeningeom)** gelegenen Meningeome zu einer Halbseitenblindheit (Hemianopsie, →Gesichtsfeldausfall) auf beiden Augen, die durch Druck auf die Sehnervenkreuzung (Chiasma opticum) zustande kommt. Die ebenfalls nicht seltenen **Keilbeinflügelmeningeome** rufen früh Schläfenkopfschmerz und evtl. ein Hervorquellen des Augapfels (Exophthalmus) hervor. Oft verursachen Meningeome auch über lange Zeit gar keine Symptome. Sie können sich zunächst in einer kaum merklichen Wesensver-

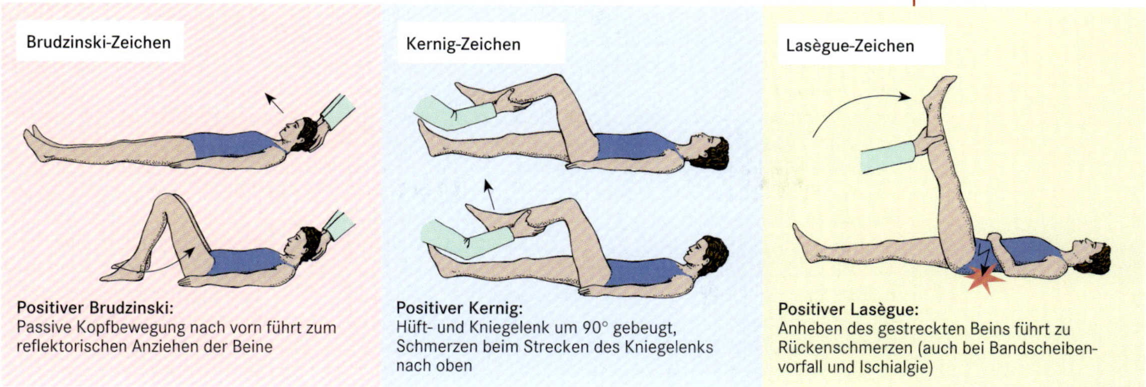
Brudzinski-Zeichen
Positiver Brudzinski:
Passive Kopfbewegung nach vorn führt zum reflektorischen Anziehen der Beine
Kernig-Zeichen
Positiver Kernig:
Hüft- und Kniegelenk um 90° gebeugt, Schmerzen beim Strecken des Kniegelenks nach oben
Lasègue-Zeichen
Positiver Lasègue:
Anheben des gestreckten Beins führt zu Rückenschmerzen (auch bei Bandscheibenvorfall und Ischialgie)

103198

Meningitis. Klinische Meningitiszeichen: Brudzinski- (links), Kernig- (Mitte) und Lasègue-Zeichen (rechts)

änderung und erst in einem weit fortgeschrittenen Stadium durch epileptische Krampfanfälle äußern. Zur Diagnose wird die →Computertomografie eingesetzt.

■ **Behandlung** In einer neurochirurgischen Operation wird eine möglichst vollständige Entfernung des Tumors angestrebt, z.T. muss sich der Kranke anschließend einer Strahlentherapie unterziehen. Nach erfolgreicher Operation ist ein langjähriges Überleben oder sogar eine Heilung möglich.

Meningeosis leucaemica, Durchsetzung der weichen Hirnhäute mit Leukämiezellen, die v.a. bei einer akuten lymphatischen Leukämie auftritt. Dabei können Beschwerden wie bei einer Hirn- oder Hirnhautentzündung auftreten (Meningismus). Die Diagnose erfolgt durch den Nachweis von Leukämiezellen im Nervenwasser (Liquor).

Meningismus, meningeales Reizsyndrom, Kombination von typischerweise gemeinsam auftretenden Krankheitserscheinungen, die bei Entzündungen der Hirnhäute (→Meningitis) oder Blutungen innerhalb des Schädels (→Subduralblutung, →Subarachnoidalblutung) auftreten. Die Betroffenen leiden unter Kopfschmerzen, Erbrechen, Geräuschempfindlichkeit sowie Lichtscheu und geben eine schmerzhafte →Nackensteifigkeit v.a. bei passiver Kopfbeugung nach vorn an. Jeder Hinweis auf beginnende Nackensteifigkeit muss sofort ärztlich abgeklärt werden.

Meningitis, Hirnhautentzündung, Entzündung der Gehirnhäute (Meningen).

■ **Ursache** Erreger unterschiedlicher Gruppen können eine Meningitis verursachen, meist handelt es sich um Bakterien, wie z.B. Pneumokokken oder Meningokokken, und Viren, wie z.B. Erreger der Herpes-simplex-Infektion oder der →FSME. Seltener führen Infektionen mit Protozoen (z.B. Toxoplasmose) oder Pilzen (z.B. Kryptokokkose) zu einer Meningitis. Die Erreger gelangen mit dem Blutstrom entweder im Rahmen einer Allgemeininfektion (z.B. Tuberkulose), aus benachbarten Entzündungsprozessen (z.B. Rachenkatarrh, Mittelohrentzündung) oder über offene Verbindungen zwischen Gehirn und Außenwelt (z.B. offenes Schädel-Hirn-Trauma) ins zentrale Nervensystem. Auch physikalische Einflüsse wie starke Sonnenbestrahlung können eine Meningitis auslösen.

■ **Befund** Typisch ist eine Kombination von Krankheitserscheinungen, die unter dem Begriff →Meningismus zusammengefasst werden. Gelegentlich kann ein Opisthotonus (Rückwärtsbeugung des Kopfes mit Überstreckung von Rumpf und Extremitäten) auffallen. Wichtige Hinweise auf eine bestehende Meningitis geben ein positives Brudzinski-, Kernig- und Lasègue-Zeichen. Wenn zusätzlich das Bewusstsein getrübt ist, besteht der Verdacht auf eine begleitende Gehirnentzündung; das Krankheitsbild wird dann als Meningoenzephalitis bezeichnet.

Oft können schon Beginn und Verlauf der Erkrankung Aufschluss auf die Art des Erregers geben. Bei der **bakteriellen Meningitis** (z.B. →Meningokokkenmeningitis) setzen die Symptome häufig rasch ein und sind sehr heftig. Innerhalb von Stunden kann sich ein zunächst harmlos wirkender Infekt zu einem schweren Krankheitsbild mit hohem Fieber entwickeln. Bei anderen Formen der bakteriellen Meningitis wie z.B. der →Gehirnhauttuberkulose ist der Beginn eher schleichend, sie werden daher eher spät diagnostiziert. Der Verlauf bakterieller Meningitis ist oft schwer und endet nicht selten tödlich, falls keine rechtzeitige Behandlung erfolgt. Die **virale Meningitis** verursacht meist weniger bedrohliche Beschwerden und hat eine günstige Prognose. Eine wichtige Ausnahme stellt die schwere, das Gehirn mit betreffende Meningitis durch Herpes-simplex-Viren dar (→Herpesenzephalitis).

■ **Behandlung** Von elementarer Bedeutung für die Diagnose einer Meningitis ist die →Liquoruntersuchung. Zwar gelingt eine Erregeridentifizierung nicht immer und ist zeitaufwendig, aber aus der Zusammensetzung der Entzündungszellen kann meist sehr schnell darauf geschlossen werden, ob Bakterien oder Viren die Meningitis verursacht ha-

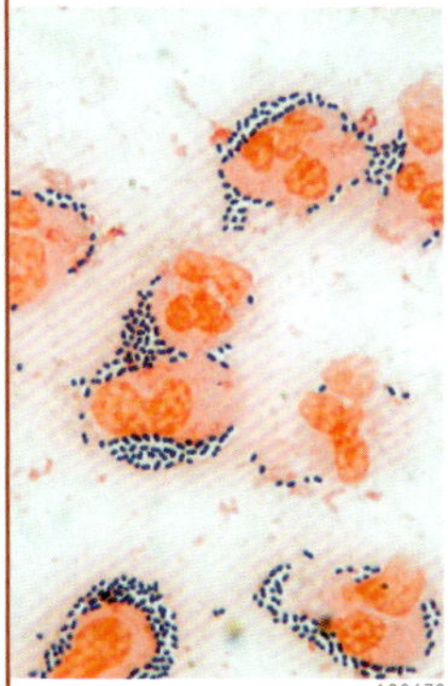

100672

Meningitis. Blau gefärbte Bakterien (Streptococcus pneumoniae) zwischen rot gefärbten Leukozyten im Liquor eines Patienten mit bakterieller Meningitis

ben. So kann eine effektive und evtl. lebensrettende Behandlung innerhalb weniger Stunden einsetzen. Bei der bakteriellen Meningitis werden Antibiotika in hoher Dosierung intravenös verabreicht, bei viraler Meningitis sind antivirale Medikamente, wie z.B. Zovirax®, teilweise wirksam. Je nach Erregerart, Abwehrlage des Betroffenen und Schwere des Krankheitsbildes zu Beginn der Behandlung bestehen unterschiedliche Heilungsaussichten. Besonders hoch ist die Sterblichkeit bei einer Meningokokkenmeningitis bei gleichzeitig vorliegender →Meningokokkensepsis (größer als 50%). Auch die Meningitis bei Neugeborenen endet nicht selten tödlich. Von Dauerschäden, wie z.B. Hörminderung, Sehstörungen oder Konzentrationsstörungen, sind v.a. Kleinkinder bedroht.

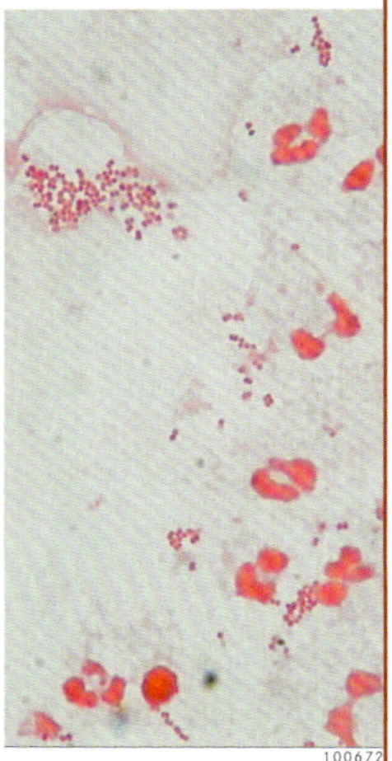

Meningokokken. Mikroskopische Aufnahme der weit verbreiteten Erreger

Meningo|enzephalitis, Enzephalomeningitis, Kombination von Meningitis und Enzephalitis. Sie tritt besonders nach Virusinfektionen wie Windpocken oder Mumps auf.

Meningo|enzephalomyelitis, Entzündung der Hirnhäute (Meningitis), des Gehirns (Enzephalitis) und des Rückenmarks (Myelitis), hervorgerufen durch unterschiedliche Erreger (meist Bakterien oder Viren).

Meningokokken, Neisseria meningitidis, durch Tröpfcheninfektion übertragbare Art von Bakterien. Bei circa 15% der Bevölkerung sind sie im Nasen- und Rachenraum nachweisbar, ohne dass es zu Beschwerden kommt. Sie können zu Rachen- oder Lungenentzündung, v.a. aber zu →Meningokokkenmeningitis und →Meningokokkensepsis führen.

Meningokokkenmeningitis, schwer verlaufende und sehr ansteckende Form der bakteriellen →Meningitis. Die Erkrankung wird verursacht durch das Bakterium Neisseria meningitidis (Meningokokken), von dem es mehrere Subtypen gibt. Während gegen die in Westeuropa vorherrschende Variante bisher kein Impfstoff erhältlich ist, gibt es gegen die in den Tropen verbreiteten Serogruppen A und C eine wirksame und gut verträgliche Impfung, die vor Reisen in Endemiegebiete (z.B. Indien) unbedingt erwogen werden sollte.

Meningokokkensepsis, schweres Krankheitsbild, das durch die Streuung von Bakterien der Art Neisseria meningitidis in die Blutbahn hervorgerufen wird. Diese →Meningokokken können dadurch zu einer →Sepsis und Gerinnungsstörungen führen. Im schwersten Fall droht das **Waterhouse-Friderichsen-Syndrom** mit schweren Blutungen der inneren Organe und der Haut (Petechien) sowie einem durch die Blutungen verursachten Versagen der Nebennieren. Häufig sind Kleinkinder, selten ältere Kinder und Erwachsene betroffen. Innerhalb weniger Stunden kann durch **Kreislaufversagen** der Tod eintreten. Lebenswichtig ist eine sofortige Behandlung mit hoch dosierten Antibiotika und die Unterbringung auf einer Intensivstation. Selten wird das Waterhouse-Friderichsen-Syndrom auch bei schweren Infektionen mit anderen Bakterien wie Pneumokokken oder Haemophilus influenzae (beide sind Erreger von Lungenentzündungen) beobachtet.

Meningomyelitis, Myelomeningitis, Meningitis spinalis, Entzündung der Rückenmarkshäute und des Rückenmarks. Verursacher sind wie bei der →Meningitis meist Viren oder Bakterien. Krankheitserscheinungen sind v.a. Rückenschmerzen, Empfindungsstörungen und Lähmungen.

Meningoradikulitis, gleichzeitige Entzündung der Hirnhäute (Meningen) und der Nervenwurzeln. Zuerst sind die Hirnhäute entzündet, danach greift die Entzündung auf die Nervenwurzeln, die aus dem Rückenmark austreten, über. Häufiger tritt eine Meningoradikulitis im Rahmen der durch Bakterien hervorgerufenen →Lyme-Krankheit oder beim →Guillain-Barré-Syndrom auf. Die Entzündung führt zu Schmerzen, die von den Nervenwurzeln ausgehen und z.B. in die Gliedmaßen ausstrahlen können. Außerdem kann es zu Lähmungen oder Taubheitsgefühlen kommen.

Meningozele, Vorwölbung der Hirnhäute beim →offenen Rücken.

Meniskektomie, vollständige oder teilweise operative Entfernung eines Meniskus nach einer Meniskusverletzung. Die Meniskektomie kann oft im Rahmen einer →Gelenkspiegelung erfolgen.

Meniskus, faserknorpelige Gelenkscheibe im Kniegelenk. Unterschieden werden der **Innenmeniskus** (Meniscus medialis, Meniscus tibialis) und der **Außenmeniskus** (Meniscus lateralis, Meniscus fibularis). Die Menisken des Kniegelenks dämpfen Stöße auf Oberschenkelknochen bzw. Schienbeinkopf und optimieren die Gelenkmechanik. Sie sind an ihrem verdickten Außenrand mit der Gelenkkapsel verwachsen, aber doch so beweglich befestigt, dass sie noch auf den Gelenkflächen des Schienbeins verschiebbar sind (→Kniegelenk).

Meniskusverletzung, Riss eines oder beider Zwischenknorpel (Meniskus) im Kniegelenk. Der Innenmeniskus ist am häufigsten betroffen, da er mit dem Innenband fest verbunden ist.

■ **Ursache** Bei einem durch Verschleiß veränderten Meniskus kann bereits eine geringe Gewalteinwirkung zu einem Einriss führen. Eine Drehung im Kniegelenk bei fest stehendem Unterschenkel verursacht bei jüngeren Menschen oft eine Meniskusverletzung.

■ **Befund** Der Verschleiß des Meniskus bedingt belastungsabhängige Schmerzen im Knie, die eine Streckhemmung und gelegentlich Einklemmungserscheinungen hervorru-

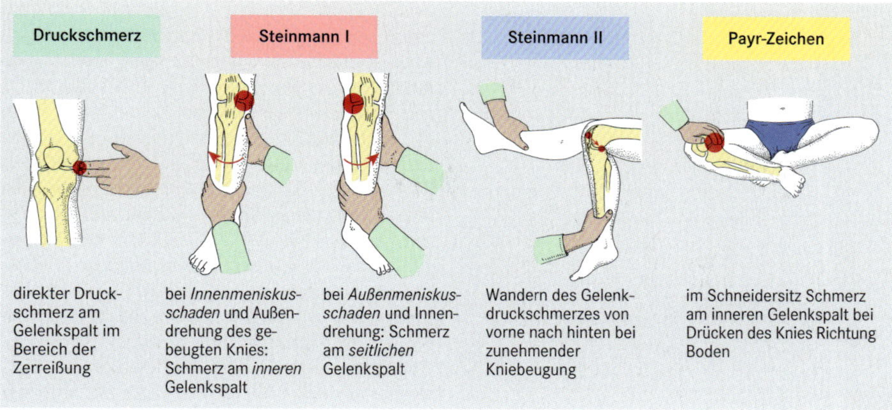

Meniskusverletzung. Wichtige Meniskustests

fen können. Eine Meniskusverletzung durch Gewalteinwirkung führt zu einem heftigen, in das Knie einschießenden Schmerz und einer weitgehenden Blockierung des Kniegelenks. Es bildet sich ein Kniegelenkerguss mit Schwellung (→Gelenkerguss). Mithilfe spezieller Untersuchungen wird der Verdacht auf eine Meniskusverletzung erhärtet. Die Verdachtsdiagnose lässt sich durch eine Kniegelenkspiegelung sichern.

■ **Behandlung** Die Therapie erfolgt meist im Rahmen der →Gelenkspiegelung (Arthroskopie) und besteht je nach Befund aus einer teilweisen oder vollständigen Entfernung des Meniskus oder seiner Wiederanheftung.

Menolyse, Ausschaltung der Hormonproduktion der Eierstöcke. Eine Menolyse kann zur Therapie eines hormonabhängigen Tumors – v. a. bei Brustkrebs – oder bei einer Endometriose zur Unterdrückung des hormonell gesteuerten Menstruationszyklus erfolgen. Die Hormonproduktion wird meist durch Medikamente unterdrückt (→Krebsmittel).

Menopause, →Wechseljahre.

Menor|rhagie, →Menstruationsstörungen.

Menstruation, Menses, Monatsblutung, Regelblutung, Blutung aus der Gebärmutterschleimhaut, die während der Geschlechtsreife in periodischen Abständen von etwa 28 Tagen auftritt. Die Menstruation wird ausgelöst, wenn nach einem Eisprung keine Befruchtung der Eizelle stattfindet, der Gelbkörper sich infolgedessen zurückbildet und die Produktion des Hormons Progesteron eingestellt wird. Sie markiert den Anfang des →Menstruationszyklus und dauert circa 3–7 Tage. Während der Menstruation wird die äußerste Zellschicht der Gebärmutterschleimhaut, die Funktionalis, abgestoßen, weshalb die Menstruation auch als Abschuppungsphase des Menstruationszyklus bezeichnet wird. Die erste Menstruation, die noch vor der vollständigen Reife des übrigen Körpers auftritt, heißt Menarche; die im Laufe der Wechseljahre, zwischen dem 45. und 55. Lebensjahr, auftretende, letzte Menstruation wird als Menopause bezeichnet.

Menstruationsstörungen, Zyklusstörungen, Abweichungen der Regelblutung hinsichtlich Stärke, Regelmäßigkeit und Dauer. Um eine Menstruationsstörung festzustellen,

Menstruationsstörungen: Ausbleiben der Menstruation bis zum 17. Lebensjahr oder nach vorher normalen Zyklen

Beschwerden	Wahrscheinliche Ursachen	Erste Maßnahmen
Keine Menstruation, **fehlende Geschlechtsbehaarung und Brustentwicklung**	Chromosomale Störungen (z. B. →Turner-Syndrom), verzögerte Entwicklung, Störungen oder Tumor der →Hypophyse	Frauenarzt aufsuchen
Keine Menstruation, aber **Entwicklung der Brüste, spärliche oder normale Geschlechtsbehaarung**	Fehlbildungen der Geschlechtsorgane, Störungen oder Tumor der Hypophyse (z. B. →Prolaktinom), vermehrte Bildung männlicher Geschlechtshormone	Frauenarzt aufsuchen
Ausbleiben der Menstruation **ohne sonstige Symptome**	Schwangerschaft, Stillzeit, seelische Belastung, Hormonstörungen, beginnende →Wechseljahre, Medikamentennebenwirkung, z. B. von Hormonpräparaten, Kortikoiden oder Krebsmitteln	Frauenarzt aufsuchen
Ausbleiben der Menstruation und **starker Gewichtsverlust**	Oft vorübergehende Begleiterscheinung bei schweren Erkrankungen, selten Beginn einer Pubertätsmagersucht (→Essstörungen)	Arztbesuch zur Abklärung der Ursache
Ausbleiben der Menstruation bei einer **Stoffwechselerkrankung**	Begleiterscheinung der Grunderkrankung	Behandelnden Arzt informieren, evtl. Untersuchung durch den Frauenarzt

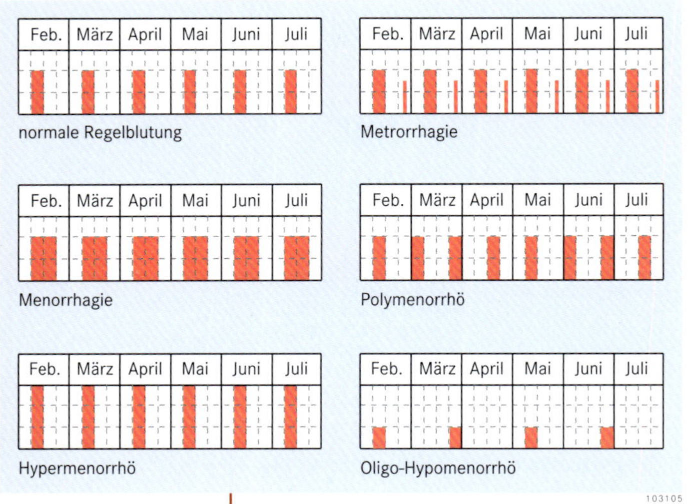

Menstruationsstörungen. Kaltenbach-Schema zur schematischen Darstellung von Zyklusanomalien

ist eine genaue Aufzeichnung der Menstruationsblutungen und evtl. Zwischenblutungen sowie der Blutungsstärke nötig. Das Kaltenbach-Schema dient der schematischen Darstellung von Menstruationsstörungen im Vergleich zur normalen Regelblutung. Die zugrunde liegenden Ursachen sind vielfältig.

Schmerzhafte Menstruation Diese wird als **Dysmenorrhö** bezeichnet und äußert sich in starken, krampfartigen Schmerzen im Unterleib unmittelbar vor und während der Regelblutung, häufig verbunden mit einem allgemeinen Krankheitsgefühl. Ursachen einer bereits bei Beginn der ersten Regelblutung einsetzenden Dysmenorrhö können ein verstärktes Zusammenziehen der Gebärmuttermuskulatur, Durchblutungsstörungen oder psychosomatische Faktoren sein. Setzen die Beschwerden später ein, kommen neben psychischen Auslösern auch eine Endometriose, ein Intrauterinpessar, Verengungen des Gebärmutterhalskanals, Gebärmutterfehlbildungen oder -lageanomalien, gutartige Muskelgeschwülste und Gebärmutterpolypen infrage.

■ **Störungen der Regelmäßigkeit** Bei der **Polymenorrhö** verkürzt sich der Zyklus auf unter 25 Tage bei normaler Stärke und Dauer der Blutung. Sie tritt häufiger nach dem 35. Lebensjahr auf und kann auf einer verkürzten Follikelphase beruhen. Ein langer Zyklus von über 32 Tagen Dauer wird als **Oligomenorrhö** bezeichnet und kommt bei Funktionsstörungen der Eierstöcke sowie bei Zyklen ohne Eisprung (→Anovulation) während der Pubertät und der Wechseljahre vor. Auch unter psychischen Belastungssituationen kann eine Oligomenorrhö auftreten. Bleibt die Blutung über 3 Monate gänzlich aus (→Amenorrhö) kann es sich, außer während Schwangerschaft und Stillzeit, um hormonelle oder psychische Störungen handeln.

Schmierblutungen (Spotting) sind **Zwischenblutungen** außerhalb der normalen Menstruation. Sie können vom Menstruationszyklus zeitlich abhängen oder völlig unregelmäßig auftreten. In der Zyklusmitte kann der Eisprung eine Ovulationsblutung hervorrufen. Auch eine →Gelbkörperinsuffizienz oder gestörte Endometriumfunktion kann zu regelmäßigen Zusatzblutungen führen. Bei unregelmäßig auftretenden Zwischenblutungen kommen neben der Einnahme hormoneller empfängnisverhütender Mittel (Antibabypille) auch Intrauterinpessare, bösartige Neubildungen, Entzündungen oder bestimmte Allgemeinerkrankungen wie ein starker Bluthochdruck oder Blutgerinnungsstörungen als Ursache infrage. Blutungen unmittelbar nach dem Geschlechtsverkehr rühren meist von Verletzungen her oder treten als Kontaktblutungen bei einem Gebärmutterhalskrebs auf. Länger als 7 Tage anhaltende, stärkere Zwischenblutungen werden als **Metrorrhagien** (Dauerblutung) bezeichnet und sind entweder hormonell bedingt (Klimakterium, Follikelpersistenz, evtl. auch durch eine Hormontherapie) oder haben eine organische Ursache, v. a. Gebärmutterpolypen, Myome oder Gebärmutterkrebs.

■ **Störungen der Blutungsstärke** Bei einer verstärkten Regelblutung **(Hypermenorrhö)** können neben hormonellen auch organisch bedingte Störungen vorliegen, wie z. B. gutartige Gebärmuttergeschwülste (Myome), aber auch eine Endometriose, Entzündungen oder Krebs der Gebärmutterschleimhaut oder Probleme mit einem Intrauterinpessar. Eine verminderte Blutung, die **Hypomenorrhö,** ist harmlos und hat keine Krankheitsbedeutung.

■ **Störungen der Blutungsdauer** Die verlängerte Menstruationsblutung **(Menorrhagie)** dauert länger als 6 Tage und ist entweder organisch verursacht, z. B. durch Muskelgeschwülste, oder basiert auf einer hormonellen Funktionsstörung. Eine verkürzte Blutungsdauer von wenigen Stunden bis zu drei Tagen **(Brachymenorrhö)** ist meist auf unbedeutende Veränderungen der Gebärmutterschleimhaut zurückzuführen.

Menstruationszyklus, Zeit zwischen dem ersten Tag der Menstruation und dem Tag, der der folgenden Menstruation vorangeht. Der Menstruationszyklus tritt zwischen dem 14. und 45. Lebensjahr in regelmäßigen Perioden auf und dauert durchschnittlich 28 Tage. Nur im Falle einer Schwangerschaft und einem Teil der Stillzeit kommt der Menstruationszyklus zum Erliegen. Während eines Zyklus wird fast immer nur ein befruchtungsfähiges Ei bereitgestellt. In dieser Zeit treten im Bereich der Gebärmutterschleimhaut Veränderungen auf, die optimale Bedingungen für die Einnistung einer befruchteten Eizelle

Menstruationsstörungen: Störungen der Stärke oder Regelmäßigkeit		
Beschwerden	**Wahrscheinliche Ursachen**	**Erste Maßnahmen**
Zu starke Menstruation bei liegendem **Intrauterinpessar**	Möglicherweise Unverträglichkeit des Intrauterinpessars	Frauenarzt aufsuchen
Starke Menstruation bei Einnahme von **Medikamenten**	Medikamentennebenwirkung, z. B. von Gerinnungshemmern, Östrogenen	Arztbesuch
Starke und etwas **verspätete Menstruation**	Hormonstörung, selten Fehlgeburt im Frühstadium	Wenn die Störung mehrmals auftritt, Arztbesuch ratsam
Zu schwache Menstruation, kürzer als drei Tage	→Wechseljahre, Einnahme der Antibabypille, Hormonstörung mit fehlendem Eisprung	Arztbesuch ratsam
Unregelmäßige Menstruation	Hormonstörung, beginnende Wechseljahre, seelische Ursache, bösartiger Tumor (selten als alleiniges Symptom)	Gelegentliche Unregelmäßigkeiten bei Reisen oder in Stresssituationen sind harmlos. Ansonsten Frauenarzt aufsuchen
Unregelmäßige Menstruation mit **Schmerzen**	Gutartiger oder bösartiger Tumor der Gebärmutter	Frauenarzt aufsuchen
Unregelmäßige Menstruation bei Einnahme von **Medikamenten**	Medikamentennebenwirkung, z. B. von Psychopharmaka oder harntreibenden Mitteln	Rücksprache mit dem Arzt

Menstruationsstörungen: Schmerzen und Zwischenblutungen		
Beschwerden	**Wahrscheinliche Ursachen**	**Erste Maßnahmen**
Schmerzhafte Menstruation und plötzlich auftretende **Zwischenblutung**	Entzündung der Gebärmutter oder des Gebärmutterhalses, →Endometriose, →Polypen, →Uterusmyom, psychische Ursachen, bösartiger Tumor	Frauenarzt aufsuchen zum Ausschluss einer ernsthaften Erkrankung
Schmerzhafte Menstruation und **Rückenschmerzen**	→Endometriose, →Uterusmyom	Frauenarzt aufsuchen
Zu starke, schmerzhafte Menstruation bei liegendem **Intrauterinpessar** mit **Fieber, Unterbauchschmerzen**	→Gebärmutterentzündung oder →Adnexitis durch aufsteigende Infektion, selten Durchstoßung (Perforation) der Gebärmutter	Sofort Frauenarzt aufsuchen, da Spirale entfernt werden muss (unbehandelt Komplikationen wie →Unfruchtbarkeit und →Bauchfellentzündung)
Leichte Blutung zwischen den Menstruationen (Schmierblutung) oder blutiger Ausfluss, evtl. mit leichten Unterbauchschmerzen	Erkrankungen der Gebärmutter (→Polypen, →Gebärmutterentzündung, →Uterusmyom), Einnahme der Antibabypille, Hormonstörung, bösartiger Tumor	Frauenarzt aufsuchen
Leichte, schmerzlose Blutung nach dem Geschlechtsverkehr	→Portioektopie, →Uteruskarzinom	Frauenarzt aufsuchen
Starke Blutungen und Schmerzen nach Einsetzen der Spirale, oft mit Fieber	→Gebärmutterentzündung, selten Durchstoßung (Perforation) der Gebärmutter	Sofort Frauenarzt aufsuchen
Blutungen oder blutiger Ausfluss **in der Schwangerschaft**	Drohende →Fehlgeburt, vorzeitige →Plazentalösung, Fehllage der Plazenta	Strenge Bettruhe, sofort Arzt rufen
Leichte Blutung 2–4 Wochen nach Ausbleiben der Regel mit einseitigen, periodisch auftretenden, dann plötzlich anhaltend heftigen **Schmerzen**	→Extrauterinschwangerschaft	Notarzt rufen. Betroffene mit angezogenen Knien hinlegen und nicht allein lassen, Gefahr des →Schocks 3)

schaffen. Der **ovarielle Zyklus** (Ovarialzyklus) bezeichnet die Vorgänge von der Eireifung in den Eierstöcken bis hin zum Eisprung, die von den Hormonen FSH und LH stimuliert werden. Der **uterine** oder **endometrielle Zyklus** umfasst die Vorgänge an der Gebärmutterschleimhaut (Endometrium) und wird von den Hormonen Östrogen und Progesteron gesteuert. Zeitlich folgt auf die Menstruation eine Follikelphase in der ersten und eine Lutealphase in der zweiten Zyklushälfte: In der **Follikelphase** (Proliferationsphase) reifen im Eierstock ein oder mehrere Eifollikel heran, und es kommt zu einer vermehrten Östrogenproduktion. Diese bewirkt ein Dickenwachstum der Gebärmutterschleimhaut und des Scheidenepithels (Vaginalzyklus) sowie eine Zunahme der Menge und Konsistenz des Sekrets des Gebärmutterhalses. Während der **Lutealphase** (Gelbkörper-, Sekretionsphase) steigt unter dem Einfluss des im Gelbkörper gebildeten Progesterons die Körpertemperatur um circa 0,5 °C an. Das Wachstum weiterer Follikel in beiden Eierstöcken wird gehemmt, das Sekret aus der Gebärmutter wird milchiger und dickflüssiger, die Sekretmenge verringert sich und es kommt zu einer kontinuierlichen Abnahme der Dicke der Scheidenschleimhaut. Auch die Gebärmutterschleimhaut verändert sich in charakteristischer Weise, um auf eine evtl. beginnende Schwangerschaft vorbereitet zu sein. Die Lutealphase

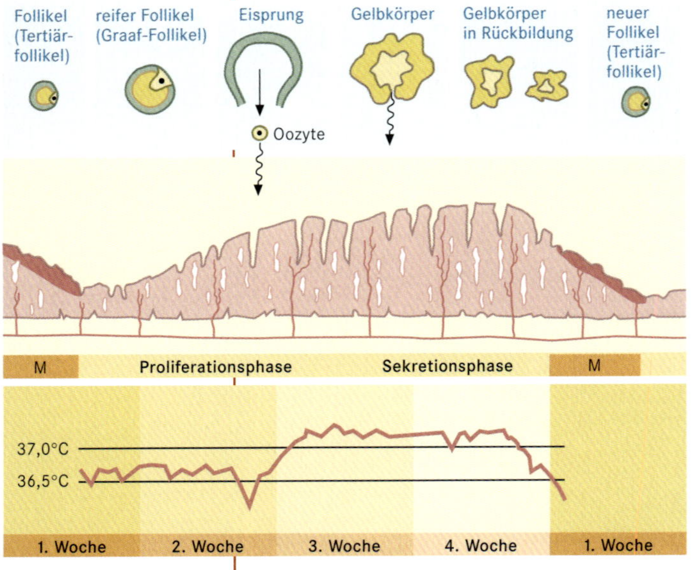

Menstruationszyklus. Schema der wichtigsten hormonellen Veränderungen (LH = luteinisierendes Hormon; FSH = follikelstimulierendes Hormon, HCG = humanes Choriongonadotropin) und deren Effekte auf Eierstöcke (Ovarien) und Gebärmutterschleimhaut. Kommt es zur Befruchtung und zur Einnistung des Eies, stirbt der Gelbkörper nicht ab, sondern wächst und setzt vermehrt Progesteron frei.

endet mit dem Beginn der Menstruationsblutung.

MER, Abk. für **M**uskel**e**igen**r**eflex (→Reflex).

Meridiane, nach den Lehren der traditionellen chinesischen Medizin auf der Körperoberfläche oder im Körperinneren verlaufende energetische Leitbahnen. Das komplexe System dieser Energieleitbahnen soll für einen stetigen Energieaustausch zwischen Körperinnerem und Körperäußerem sorgen. Es transportiert verschiedene Energieformen (Qi), die tageszeitlichen Schwankungen unterliegen können (→Organuhr, chinesische), und auch durch →Akupunktur angesprochen werden.

Meridiane
→ GEO **Dossier**
Auf der Suche nach dem Qi, Bd. 11

Merkfähigkeitsstörung, Merkschwäche, verminderte Fähigkeit, sich neue Gedächtnisinhalte einzuprägen und dauerhaft zu behalten. Sie kann erstes Zeichen einer →Demenz sein.

Merseburger Trias, die Leitsymptome der →Basedow-Krankheit.

Mes|aortitis, Entzündung der mittleren Gefäßwandschicht (→Arterienentzündung) der Hauptschlagader (Aorta).

Mes|arteri|itis, Form der →Arterienentzündung.

Mes|enchym, embryonales Bindegewebe, das aus einer Anordnung sternförmig verzweigter Zellen ohne eingelagerte Fasern besteht. Es geht im Verlauf der →Embryonalentwicklung vorwiegend aus dem Mesoderm, dem mittleren der drei Keimblätter, hervor und ist Ausgangspunkt für die Bildung verschiedener Gewebe bzw. Organe, z. B. des Bindegewebes und der sich daraus entwickelnden Stützgewebe wie Knorpel und Knochen, der Blutzellen, der Herzmuskulatur, fast der gesamten glatten Muskulatur und der Hirnhäute.

Mesenchymaktivierung, Beeinflussung des Bindegewebes (Mesenchym) durch verschiedene naturheilkundliche Verfahren. Die Mesenchymaktivierung beruht auf der Theorie der →Grundregulation, der zufolge das Bindegewebe ein zentraler Ort der Gewebeversorgung sein soll. Häufig praktizierte Verfahren zur Beeinflussung des Bindegewebes sind z. B. die →Bindegewebsmassage und das →Schröpfen.

mes|enterial, das Gekröse des Dünndarms (Mesenterium) betreffend; zum Dünndarmgekröse gehörend.

Mesenterialgefäßverschluss, plötzlich eintretender oder sich langsam entwickelnder, völliger Verschluss eines den Darm versorgenden Blutgefäßes (Mesenterialgefäß), meist einer Arterie.

■ **Akuter Verschluss** Fast immer verursacht ein über die Blutbahn in eine Mesenterialarterie verschleppter Blutpfropf den Verschluss (Embolie), oder es entsteht ein Thrombus in einer durch Arteriosklerose vorgeschädigten Mesenterialarterie. Sehr selten ist der Verschluss einer Mesenterialvene **(Mesenterialvenenthrombose)**, der meist infolge einer Erkrankung des Magen-Darm-Traktes, z. B. bei Infektionen und Entzündungen in diesem Bereich, einer Pfortaderthrombose oder bei Tumoren auftritt.

■ **Befund** Der akute Mesenterialgefäßverschluss verläuft in drei Phasen. Im **Initialstadium** treten plötzlich starke Bauchschmerzen auf. Da andere Krankheitszeichen meist fehlen, wird die Krankheitsursache leicht verkannt. Nach wenigen Stunden setzt eine vorübergehende (für circa 12 Std.) Beschwerdefreiheit ein, der so genannte **faule Friede** der zweiten Phase. In dieser Zeit schreitet die Krankheit unbemerkt fort. Betroffenes Gewebe stirbt ab **(Mesenterialinfarkt)**, es kommt zur Darmlähmung und Zerstörung der Darmwand. Mit der Entwicklung einer Bauchfellentzündung setzt das **dritte Stadium** ein. Der Bauch ist dann aufgetrieben und berührungsempfindlich. Blutige Durchfälle und ein Kreislaufschock können hinzukommen. In den ersten beiden Stadien können nur eine relativ aufwendige röntgenologische Darstellung der Mesenterialgefäße oder eine spezielle Doppler-Ultraschalluntersuchung die Diagnose sichern.

■ **Behandlung** Ist das Darmgewebe noch nicht geschädigt, genügt oft die Entfernung des Blutpfropfes. Bei einer Mesenterialvenenthrombose ist meist die Entfernung des Dünndarms notwendig. Tritt ein Mesenterialinfarkt auf, muss der betroffene Darmabschnitt operativ entfernt werden. In diesem fortgeschrittenen Stadium ist die Prognose schlecht.

■ **Chronischer Verschluss** Bei einem chronischen Mesenterialgefäßverschluss schreitet die Verengung der Mesenterialarterien aufgrund einer Arteriosklerose langsam fort. Dadurch bleibt Zeit für die Ausbildung von zusätzlichen Blutgefäßen (→Kollateralgefäße), die eine ausreichende Blutversorgung des Darms weiterhin gewährleisten.

■ **Befund** Der chronische Mesenterialgefäßverschluss verläuft meist ohne Beschwerden. In manchen Fällen treten nach dem Essen Schmerzen im Bauchraum auf (Angina abdominalis). Die Betroffenen verlieren Gewicht. Es kann Blut im Stuhl auftreten; evtl. kann es zu einer Darmlähmung (→Ileus) kommen.

■ **Behandlung** Bei Beschwerden können operativ zusätzliche Blutgefäße zu dem verstopften Gefäß geschaffen werden, durch die dann das verstopfte Gefäß umgangen werden kann.

Mesenterialinfarkt, →Mesenterialgefäßverschluss.

Mesenterialvenenthrombose, →Mesenterialgefäßverschluss.

Mes|enterikografie, Röntgenkontrastuntersuchung (→Arteriografie) zur Darstellung der Blutgefäße des Darms (Mesenterialgefäße), v.a. zum Nachweis von Mesenterialgefäßverschlüssen.

Mesenterium, →Bauchfell.

Mes|enzephalon, →Mittelhirn.

Mesh-Transplantat, →Hautplastik.

mesial, zur Kiefermitte gerichtet.

Mesialbiss, →Bissanomalien.

Mesiodens, Form der →Hyperodontie.

Mesoderm, →Embryonalentwicklung.

Mesogastrium, 1) *Anatomie:* →Bauch. **2)** *Anatomie:* **Magengekröse,** Bauchfellverdopplung, die den Magen umgibt (→Bauchfell).

Mesokolon, →Bauchfell.

Mesopharynx, →Rachen.

Meso|thel, Schicht aus einer Lage plattenförmiger Zellen, die die Bauch- und Brusthöhle auskleidet. Die Zellen dieses Plattenepithels (→Epithel) sind durch Fortsätze mit dem Bindegewebe verbunden und an der Bildung serumartiger Flüssigkeit durch Bauchfell (Peritoneum) und Brustfell (Pleura) beteiligt.

Mesotheliom, meist bösartige Geschwulst, die von der Zellschicht ausgeht, die die Körperhöhlen auskleidet, also Tumoren des Brustfells (→Pleuramesotheliom), Bauchfells (Peritoneum) und Herzbeutels.

metabolisch, den Stoffwechsel betreffend, stoffwechselbedingt.

metabolisches Syndrom, Symptomenkomplex aus Bluthochdruck, Fettleibigkeit (Adipositas), zu hohen Blutfettspiegeln und gestörter Glukosetoleranz bis hin zum Diabetes mellitus. Das metabolische Syndrom entsteht durch ein Zusammenwirken genetischer Faktoren, erhöhter Kalorienzufuhr und mangelnder körperlicher Aktivität und kann zu den Zivilisationskrankheiten gerechnet werden. Es besteht ein erhöhtes Risiko für Erkrankungen von Herz und Kreislauf sowie Hirngefäßen (Schlaganfälle). Eine ausgewogene, fettarme Ernährung mit viel frischem Obst und Gemüse und wenig Fleisch und Zucker sowie regelmäßige Bewegung sind die beste Vorbeugung.

Meta|bolismus, →Stoffwechsel.

Metacarpus, →Hand.

Metallentfernung, chirurgischer Eingriff, bei dem die bei einer operativen Behandlung von Knochenbrüchen eingebrachten Metallimplantate, z.B. Platten, Schrauben oder Drähte, wieder entfernt werden (→Osteosynthese).

Metalltherapie, Behandlungsverfahren, bei dem v.a. die sieben Metalle Blei, Eisen, Gold, Kupfer, Quecksilber, Silber und Zinn zu Heilzwecken eingesetzt werden. Die Metalltherapie gründet sich auf die naturphilosophische Lehre Rudolf Steiners (→anthroposophische Medizin), die eine enge Beziehung zwischen der Entwicklung des Menschen und der des Kosmos herstellt. Nach Steiner stellen die auf der Erde vorhandenen sieben Metalle jeweils ein Äquivalent der sieben Planeten dar. Zwischen ihnen und den sieben Organen Galle, Gehirn, Herz, Leber, Lunge, Milz und Niere besteht eine Affinität, die therapeutisch genutzt werden kann. Die Metalle werden meist in stark verdünnter (potenzierter) Konzentration verabreicht, und zwar als Einspritzungen, Salben, Zäpfchen oder Tabletten.

Metamizol, ein →Schmerzmittel.

Metamorphopsie, Sehstörung, bei der Gegenstände verändert oder verzerrt wahrgenommen werden. Die Metamorphopsie kann sowohl durch Veränderungen der Netzhaut oder Störungen der lichtbrechenden Strukturen des Auges als auch durch Krankheiten der für das Sehen zuständigen Großhirnbezirke, v.a. am Hinterlappen des Gehirns (z.B. nach Schlaganfall), hervorgerufen werden. Der Kranke sieht Gegenstände vergrößert **(Makropsie)**, verkleinert **(Mikropsie)**, weiter entfernt **(Teleopsie)** oder näher herangerückt **(Pelopsie)**. Objekte werden manchmal verzerrt und deformiert **(Dysmorphopsie)**, räumlich verstellt oder farblich verändert wahrgenommen.

Metamorphose, krankheits- oder entzündungsbedingte Veränderung bzw. Formabwandlung von Zellen und Geweben mit Einschränkungen der Funktion.

Meta|physe, Abschnitt zwischen Epiphyse (Endstück) und Diaphyse (Mittelstück) eines langen Röhrenknochens. Die Metaphyse ist die Hauptzone des Längenwachstums des Knochens.

Metaplasie, Umwandlung eines reifen (voll differenzierten) Gewebes in ein verwandtes Gewebe, ausgelöst v.a. durch chronische Reize sowie örtliche Stoffwechselstörungen. Die Metaplasie ist grundsätzlich rückbil-

metabolisches Syndrom
→ GEO **Dossier**
Im Rhythmus des Lebens, Bd. 9

dungsfähig (reversibel), wenn sich der Reizzustand beseitigen lässt.

Eine typische Metaplasie ist die Narbenbildung oder die Umwandlung des normalen Zylinderepithels der Bronchien (Deckgewebe aus zylindrischen Zellen) in Plattenepithel (Deckgewebe aus flachen Zellen) bei chronischer Bronchitis. Bei der **myeloischen Metaplasie** erfolgt die Blutbildung außerhalb des Knochenmarks. Die **anaplastische Metaplasie** ist die rückläufige Umwandlung differenzierter Zellen in weniger differenzierte Zellen (retrograde Metaplasie), die bei Keimzellen normal, aber krankhaft bei bösartigen Tumoren ist.

Metastase, →Tochtergeschwulst.

Metastasenleber, →Lebertumoren.

Metastasierung, Filialisierung, Ausstreuung bösartiger Tumorzellen über Blut- oder Lymphbahnen, die zu →Tochtergeschwülsten (Metastasen) heranwachsen.

Metatarsalgie, Morton-Neuralgie, Krankheitsbild mit Schmerzen im Bereich des Mittelfußes. Die Betroffenen klagen über anfallsweise Schmerzen im Bereich der Mittelfußknochen, v.a. an der Fußaußenkante, die durch Druck auslösbar sind. Ursache sind Neurome, schmerzhafte Veränderungen an den Nervenfasern, die meist als Folge einer Überlastung entstehen. Lassen sich die Beschwerden durch Entlastung des Fußes und das Tragen von Einlagen nicht hinreichend bessern, so kann das Neurom evtl. operativ entfernt werden.

Meta|tarsus, →Fuß.

Meteorismus, →Blähungen.

Methadon, →Ersatzdrogen.

Met|hämoglobin, oxidierte Form des →Hämoglobins. Durch die Oxidation geht das zentrale Eisenatom aus dem zweiwertigen Zustand (Fe^{2+}) des normalen Hämoglobins in den dreiwertigen Zustand (Fe^{3+}) über und verliert damit seine Fähigkeit, Sauerstoff zu binden. Verschiedene Enzyme sorgen für Oxidationsschutz und halten den Anteil des Methämoglobins am Gesamthämoglobin unter 1%.

Met|hämoglobin|ämie, erhöhte Konzentration der oxidierten Form des roten Blutfarbstoffs in den roten Blutkörperchen.

■ **Ursache** Die **toxische Methämoglobinämie** entsteht durch Aufnahme bestimmter Medikamente bzw. Substanzen, die eine Oxidation von Hämoglobin bewirken, z.B. Phenacetin, Sulfonamide, Chinin, Stickoxide, aromatische Nitro- oder Aminoverbindungen und andere Oxidationsmittel. Säuglinge sind v.a. durch den Genuss von nitrathaltigem Trinkwasser gefährdet. Weitere Ursachen können ein erblicher **Enzymdefekt** oder ein erblicher Defekt im Hämoglobin sein.

■ **Befund** Das Blut ist schokoladenfarben. Die Betroffenen zeigen aufgrund der →Zyanose eine bläuliche Hautverfärbung und weisen einen schlechten Allgemeinzustand auf. Bei einem Anteil des Methämoglobins am Gesamthämoglobin von über 40% kommt es zu Übelkeit, Schwindel, Kopfschmerzen, Atemnot und Herzrasen sowie Schläfrigkeit. Die Methämoglobinämie kann zur Zerstörung der roten Blukörperchen (Hämolyse), Milz- und Lebervergrößerung sowie zur Nierenschädigung führen. Eine Methämoglobinkonzentration von 70–80% ist tödlich.

■ **Behandlung** Bei der toxischen Methämoglobinämie muss der auslösende Giftstoff abgesetzt werden und evtl. kann der Betroffene Methylenblau oder Ascorbinsäure einnehmen. Säuglinge dürfen kein nitrathaltiges Trinkwasser erhalten. Bei den erblichen Formen der Methämoglobinämie, die unterschiedlich stark ausgeprägt sein können, ist eine Therapie nicht möglich.

Methanol, Methylalkohol, hochgiftige, alkoholische Flüssigkeit. Methanol ist chemisch und physikalisch dem Weingeist verwandt, aber bereits in geringen Dosen giftig.

Methanolvergiftung, Schädigung des Organismus durch den Alkohol Methanol. Zu einer Methanolvergiftung kommt es im privaten Bereich meist durch eine Verwechslung mit Trinkalkohol (Äthanol) oder durch nicht fachgerechte Destillation von Schnäpsen. Bereits 30–100 ml können tödlich sein. Methanol wird gewerblich z.B. als Lösungsmittel von Farben, Lacken und Klebstoffen oder als Ausgangsstoff für Produkte der chemischen, pharmazeutischen und kosmetischen Industrie genutzt. Zu einer Methanolvergiftung kann es neben dem Verschlucken auch durch das Einatmen methanolhaltiger Dämpfe (z.B. aus Reinigungs- und Lösungsmitteln) oder durch das Benetzen der Haut kommen. Methanol wird im Körper zu Formaldehyd und Ameisensäure umgewandelt, die die Vergiftungserscheinungen verursachen.

■ **Akute Methanolvergiftung** Sie wird überwiegend durch die Aufnahme von Methanol in den Magen-Darm-Trakt ausgelöst, was circa 12–24 Std. später zu Übelkeit und Erbrechen, Schwindel, Kopfschmerzen und Sehstörungen führt. In schweren Fällen kommt es zu Erregtheit, krampfartigen Zuckungen und Bewusstseinsstörungen; infolge einer Lähmung des Atem- und Kreislaufzentrums kann die akute Methanolvergiftung zum Tod führen. Therapeutisch ist eine Magenspülung auch noch Stunden nach der Giftaufnahme sinnvoll, da Methanol lange im Magen verbleibt. Um die Verstoffwechselung des aufgenommenen Methanols zu hemmen, wird kontrolliert über mehrere Tage hinweg Äthanol verabreicht. Mithilfe spezieller basischer Substanzen (z.B. Natriumhydrogenkarbonat) wird eine gefährliche Übersäuerung des Blutes (Azidose) kompensiert. In schweren Fällen kann eine Blutwäsche erforderlich werden. Die Prognose ist individuell sehr unterschiedlich.

Es können Spätfolgen, v.a. eine Erblindung, auftreten.

■ **Chronische Methanolvergiftung** Werden über einen längeren Zeitraum dem Körper immer wieder kleine, akut nicht giftige Mengen Methanol zugeführt, kommt es vorwiegend zu einer Schädigung der Seh- und Hörnerven. Neben Appetitlosigkeit und Leibschmerzen treten anhaltende Reizungen an den Schleimhäuten der Augen und Atemwege auf, da die chronische Methanolvergiftung meist durch Inhalation von Dämpfen, beim Lackieren, oder Hautkontakt entsteht. Die chronische Methanolvergiftung ist eine anerkannte Berufskrankheit.

Methotrexat, Wirkstoff von →Krebsmitteln und →Immunsuppressiva.

Methylalkohol, →Methanol.

Metritis, →Gebärmutterentzündung.

Metronidazol, ein →Antibiotikum.

Metror|rhagie, →Menstruationsstörungen.

Meulengracht-Krankheit, Gilbert-Krankheit, erbliche Leberstoffwechselstörung, die zu einer erhöhten Konzentration von Gallenfarbstoffen im Blut führt. Sie tritt v.a. bei Männern zwischen dem 20. und 40. Lebensjahr auf. Ursache ist vermutlich eine Störung des Transportes von Bilirubin innerhalb der Leberzellen. Durch die dadurch bedingte Erhöhung des indirekten Bilirubins im Blut (→Hyperbilirubinämie) kommt es phasenweise zur Gelbsucht (Ikterus), die von uncharakteristischen Beschwerden wie Kopfschmerzen, Müdigkeit, depressiver Verstimmung und evtl. Völlegefühl mit Blähungen begleitet ist. Diese können insbesondere im Zusammenhang mit seelischen oder körperlichen Belastungen auftreten. Das Bilirubin kann im Blut v.a. nach einer Fastenkur, der Einnahme von Nikotinsäure sowie evtl. durch eine Gewebeuntersuchung (Leberpunktion) ansteigen. Der Nachweis der Meulengracht-Krankheit erfolgt durch eine Blutuntersuchung. Eine Behandlung ist bei dem im Allgemeinen guten Krankheitsverlauf nicht erforderlich.

MH, Abk. für **m**aligne **H**yperthermie (→Narkose-Hyperthermie-Syndrom).

MHC [Abk. für engl. **m**ajor **h**istocompatibility **c**omplex], **Haupthistokompatibilitätskomplex, HLA-Gen-Komplex,** Gruppe von Genen, die Informationen tragen, welche zur Herstellung bestimmter Proteine dienen, und zwar solcher, die für die Immunerkennung (selbst/fremd), die Gewebeverträglichkeit und die immunologische Individualität des Menschen benötigt werden. Die Genprodukte, MHC-Moleküle, sind körpereigene Antigene auf der Oberfläche jeder Körperzelle, die immunologische Vorgänge regulieren. Diese Moleküle kennzeichnen die Zellen als zum Körper gehörig und sind auf weißen Blutkörperchen (v.a. Lymphozyten) besonders leicht nachweisbar. MHC ist wichtigster Bestandteil des →HLA-Systems.

Es werden **MHC-Klasse-I-Moleküle** (auf nahezu allen kernhaltigen Körperzellen) und **MHC-Klasse-II-Moleküle** (auf B-Zellen, aktivierten T-Zellen und anderen Antigen präsentierenden Zellen, z.B. Makrophagen) unterschieden.

Weiterhin gibt es noch **MHC-Klasse-III-Moleküle,** die Teil des →Komplementsystems sind. Sie alle erfüllen wichtige Funktionen innerhalb des →Immunsystems.

Miconazol, Wirkstoff von →Pilzmitteln.

Mifepriston, RU 486, Abtreibungspille, Medikament, das in Kombination mit einem Prostaglandin zum Abbruch einer Schwangerschaft führt. Das Antiprogesteron Mifepriston blockiert die Hormonrezeptoren der Gebärmutterschleimhaut für Progesteron und verhindert so dessen Funktion. Die Entwicklung des Embryos wird gestoppt, die Gebärmutterschleimhaut löst sich. Prostaglandin bewirkt Kontraktionen der Gebärmutter und damit einen Abgang des Embryos.

Zwei Tage nach der Einnahme von Mifepriston nimmt die Frau in der Arztpraxis zwei Prostaglandintabletten ein. In 70% der Fälle erfolgt innerhalb der nächsten drei bis vier Stunden die Abstoßung der Gebärmutterschleimhaut und damit der Abgang des Embryos. In etwa 20% der Fälle ist die Wirkung auch nach sechs Stunden noch nicht eingetreten. Dies macht die Einnahme einer weiteren Prostaglandintablette nötig.

Nebenwirkungen wie Blutungen, Übelkeit, Erbrechen und Kreislaufprobleme können auftreten. Schwerere Komplikationen und Langzeitschäden sind nicht zu befürchten. In seltenen Fällen ist die Ausstoßung des Gebärmutterinhalts nicht vollständig, was eine Nachkürettage notwendig macht. Mifepriston ist nicht zu verwechseln mit der so genannten »Pille danach« (→Empfängnisverhütung).

Obwohl Mifepriston aus medizinischer Sicht die schonendste Methode eines →Schwangerschaftsabbruchs darstellt, hat sie sich in Deutschland noch nicht durchgesetzt.

Migräne, Krankheitsbild mit anfallsweisem Auftreten von heftigen, meist halbseitigen, pochenden Kopfschmerzen.

Migräne
→ GEO Dossier
Auf der Suche nach dem Qi, Bd. 11

■ **Ursache** Die Migräne entsteht wahrscheinlich aufgrund des Zusammenwirkens mehrerer Faktoren (u.a. genetische Disposition, Regulationsstörung der Durchblutung im Gehirn). Verschiedenste Triggerfaktoren können eine Migräneattacke auslösen: seelische Belastungen, hormonelle Einflüsse (Regelblutung), Aufenthalt in verqualmten Räumen, Änderung des Schlaf-wach-Rhythmus, Wetterumschwünge oder auch bestimmte Genussmittel.

■ **Befund** Der Beginn einer Migräneattacke liegt meist in den frühen Morgenstunden.

Migräne Wie man sich vor Migräneattacken schützen kann

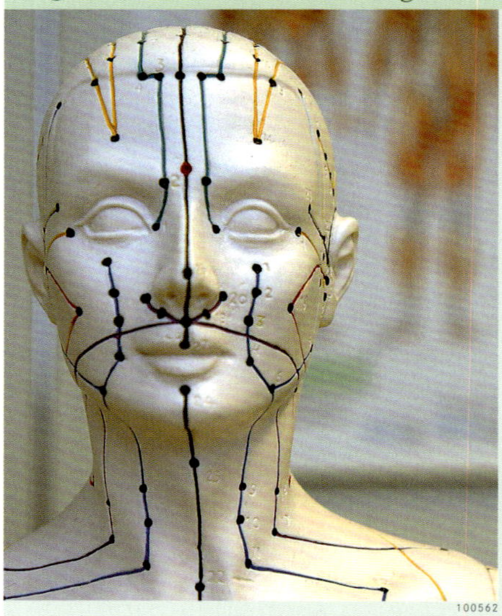

Zur Vorbeugung von Migräneattacken ist es zunächst wichtig, die individuellen auslösenden Faktoren und Situationen zu erkennen und zu meiden. Ein so genanntes Schmerztagebuch ist hier sehr hilfreich. Mithilfe von Biofeedback und Entspannungstechniken oder einem Stressbewältigungstraining gelingt es vielen Patienten, die Stressfaktoren zu überwinden. Schmerzambulanzen großer Kliniken bieten entsprechendes Gruppentraining an. Die Ernährungsgewohnheiten sollten überprüft und der Konsum von übermäßig viel Fett, Süßigkeiten, Zitrusfrüchten, Kaffee, Alkohol und Nikotin gemieden werden. Betroffene sollten sich auch vor starkem Lärm schützen und sich keiner starken Licht- oder Sonnenwirkung aussetzen. Ausdauersport ist zu empfehlen. Versuchen Sie (auch an Wochenenden) einen geregelten Schlaf-wach-Rhythmus beizubehalten. Manchen Migränepatienten hilft auch Akupunktur (im Bild: Darstellung der Meridiane mit den Akupunkturpunkten des Kopfes). Treten die Migräneattacken trotz solcher vorbeugender Maßnahmen häufiger als zweimal pro Monat auf, so ist eine Dauertherapie sinnvoll. Hierfür eignen sich v. a. Betablocker (z. B. Metoprolol oder Flunarizin). Die regelmäßige Einnahme großer Mengen herkömmlicher Schmerzmittel sollte wegen eventueller Nebenwirkungen und dem Abhängigkeitspotenzial unbedingt vermieden werden.

Die Kopfschmerzen können tagelang anhalten. Bei der **Migräne ohne Aura** (einfache Migräne) kommt es zu wiederkehrenden Kopfschmerzanfällen, die oft von Übelkeit und Überempfindlichkeit gegen Geräusche und Sonnenlicht begleitet werden. Die starken Schmerzen dauern zwischen vier und 72 Std. an und werden durch körperliche Tätigkeit verstärkt. Bei der **Migräne mit Aura** (klassische Migräne) treten vor den Kopfschmerzen ganz unterschiedliche neurologische Ausfallserscheinungen auf, wie z. B. Flimmern vor den Augen, halbseitige Blindheit, Sprachstörungen oder Lähmungen. In seltenen Fällen kommt es nur zu diesen Ausfallerscheinungen und die Kopfschmerzen fehlen ganz.

■ **Behandlung** Im Migräneanfall helfen oft die →Migränemittel. Während eines Migräneanfalles sollte eine Reizabschirmung in einem abgedunkelten, geräuscharmen Raum erfolgen. Bei vielen Erkrankten ist Schlaf hilfreich. Ein Eisbeutel auf dem Kopf wirkt schmerzlindernd.

Migränemittel, Arzneimittel, die zur Vorbeugung oder Behandlung von Migräneattacken verwendet werden.

■ **Behandlung einer Migräneattacke** Je nach Schweregrad des Kopfschmerzes kommen verschiedene Wirkstoffe – einzeln oder in Kombination – zum Einsatz.

■ **Prokinetika** beschleunigen die gestörten Transportbewegungen von Magen und Darm und werden bei leichten Beschwerden oder bei Kindern ohne zusätzliche Schmerzmittel eingesetzt, sonst mit diesen kombiniert.

■ **Schmerzmittel** Zur Bekämpfung der oft sehr starken Schmerzen werden Paracetamol oder →Prostaglandinsynthesehemmer eingesetzt. Schmerzmittel sollten circa 20 Min. nach Einnahme eines Prokinetikums genommen werden, da sie sonst nicht richtig wirken können.

■ **Mutterkornalkaloide** Dihydroergotamin oder Ergotamintartrat wirken über eine Verengung von Blutgefäßen und lindern den Schmerz (→Mutterkornalkaloide).

■ **Serotoninrezeptoragonisten** Diese bisher wirksamsten Substanzen werden auch als Triptane bezeichnet. Als Wirkstoffe werden z. B. Sumatriptan oder Zolmitriptan in Form von Tabletten, Spritzen oder auch als Nasenspray eingesetzt. Als Nebenwirkungen können Benommenheit, Müdigkeit und Schwindel, manchmal auch Druck und Engegefühl im Brust- und Halsbereich auftreten. Sie dürfen nicht bei Bluthochdruck oder koronarer Herzerkrankung genommen und nicht gleichzeitig mit Mutterkornalkaloiden angewendet werden.

■ **Vorbeugung gegen eine Migräneattacke** Treten Migräneattacken trotz vorbeugender Maßnahmen häufiger als zweimal pro Monat auf, so ist eine Dauertherapie sinnvoll. Hierfür eignen sich v. a. →Betablocker, aber auch bestimmte →Kalziumantagonisten (Flunarizin), →Epilepsiemedikamente (Valproat) und Cyclandelat. Weiterhin können die Serotoninantagonisten Pizotifen oder Methysergid eingesetzt werden. Bei Methysergid können als Nebenwirkungen Brechreiz, Schwindel und Schmerzen im Herzbereich auftreten. Pizotifen kann zu einer Gewichtszunahme führen, außerdem zu Magen-Darm-Beschwerden und Müdigkeit. Bei der menstruellen Migräne, die kurz vor oder während der Menstruation auftritt, ist Naproxen 2 Tage vor bis 2 Tage nach der Menstruation das Medikament der ersten Wahl.

Mikro|albuminurie, Form der →Proteinurie.

Mikro|angiopathie, Krankheitsbild, das durch Veränderungen der kleinen und kleinsten arteriellen Blutgefäße bedingt ist. Die **diabetische Mikroangiopathie** ist typische Spätfolge von Diabetes mellitus mit besonderer Ausprägung an den Augen (diabetische Retinopathie), den Nierengefäßen und den nervenversorgenden kleinen Blutgefäßen (diabetische Polyneuropathie). Vorbeugend wirkt eine gute Einstellung des Blutzuckers (→Diabetes mellitus). Die **Mikroangiopathie bei Sklerodermie** zeigt sich durch Durchblutungsstörungen bis hin zur Gewebszerstörung besonders im Bereich der Finger und Hände, die Folge der Verschlüsse der kleinen Arterien und Kapillaren ist (→Sklerodermie).

Mikroben, →Mikroorganismen.

Mikrobiologie, Lehre von den Mikroorganismen, v.a. den Bakterien und Pilzen, aber auch von Viren, Algen und Einzellern. Die **medizinische Mikrobiologie** wird mit der **Infektionsepidemiologie** zu einem medizinischen Fachgebiet zusammengefasst, das sich mit der Laboratoriumsdiagnostik mikrobiell bedingter Erkrankungen, der Aufklärung ihrer epidemiologischen Zusammenhänge, Vorsorge und Bekämpfung befasst. Sie beschäftigt sich insbesondere mit den Krankheitserregern des Menschen, umfasst neben den Teilbereichen Virologie, Bakteriologie, Parasitologie und Mykologie auch Kenntnisse aus der →Hygiene und Umweltmedizin.

Mikroblutanalyse, →Fetalblutuntersuchung.

Mikrochirurgie, operatives Verfahren unter Verwendung optischer Vergrößerungshilfen (Mikroskop, Lupenbrille) und spezieller Instrumente. Die Mikrochirurgie wird z.B. bei Augenoperationen oder zur Naht von Gefäßen und Nerven eingesetzt.

Mikrodontie, Zahnfehlbildung mit zu klein geratenen Zähnen. Die Mikrodontie kann unterschiedlich ausgeprägt sein und alle oder nur einzelne Zähne betreffen. Sie tritt jedoch meist an den oberen seitlichen Schneidezähnen oder Weisheitszähnen auf.

Mikroembolie, Sonderform der →Embolie.

Mikrohämaturie, →Hämaturie.

Mikrolaryngo|skopie, Untersuchungsmethode des Kehlkopfes (Larynx), des Rachens und der oberen Luftröhre mit einem speziellen Untersuchungsmikroskop (→Kehlkopfspiegelung).

Mikromastie, →Brustkrankheiten.

Mikrometastase, →Tochtergeschwulst.

Mikroorganismen, Mikroben, Kleinstlebewesen, die aufgrund ihrer geringen Größe mit dem bloßen Auge nicht erkennbar sind. Eine grobe Einteilung der Mikroorganismen erfolgt im Hinblick auf den Zellaufbau:

■ **Eukaryonten** Sie haben einen echten Zellkern, der von einer Membran umschlossen ist. Hierzu gehören die **Kleinpilze,** die wie Pflanzen bewegungsunfähig sind und eine starre Zellwand haben, jedoch nicht zur Fotosynthese fähig sind. Für den Menschen sind v.a. Schimmel- und Hefepilze als Krankheitserreger von Bedeutung, so z.B. der Hefepilz Candida. Die zweite Gruppe der Eukaryonten bilden die **Protozoen,** die frei oder parasitisch leben und sich oft fortbewegen können. Zu ihnen zählen z.B. Amöben als Verursacher der Amöbiasis und der Malariaerreger. Ebenso gehören verschiedene Algenarten zu den eukaryontischen Mikroorganismen.

■ **Prokaryonten** Zu diesen zählen sämtliche Bakterien. Anstelle eines Zellkerns haben sie ein so genanntes Kernäquivalent, das nicht von einer Kernmembran umschlossen ist. Viele Bakterien können außerhalb der Wirtsorganismen überleben, manche jedoch, wie z.B. die krankheitserzeugenden Chlamydien oder Mykoplasmen, können dauerhaft nur in Wirtszellen existieren, sind also obligate Zellparasiten.

Einen Sonderfall unter den Mikroorganismen stellen die →Viren dar, die nur innerhalb von Wirtszellen dauerhaft überleben können.

Mikropille, hormonelles Mittel der →Empfängnisverhütung.

Mikropsie, Form der →Metamorphopsie.

Mikrosporie, durch Fadenpilze der Art Mikrosporum hervorgerufene Pilzerkrankung der Haut und besonders des behaarten Kopfes. Die Mikrosporie ist hoch ansteckend, befällt v.a. Kinder und kann von Mensch zu Mensch, aber auch von erkrankten Tieren auf den Menschen übertragen werden. Sie gehört zu den meldepflichtigen Erkrankungen. Auf der Kopfhaut zeigen sich viele rundliche Herde mit kleieförmiger Schuppung. Innerhalb dieser Herde brechen die Haare kurz nach ihrem Austritt aus der Kopfhaut ab, sodass kahle Bezirke entstehen. An Gesicht und Körper können ebenfalls rundliche, deutlich randbetonte, schuppende Herde auftreten. Zur Sicherung der Diagnose wird der Erreger mikroskopisch im Haar oder nach Anlegen einer Pilzkultur nachgewiesen. Die Behandlung erfolgt durch die Einnahme und äußerliche Anwendung von Antimykotika (pilzwirksamen Mitteln). Nach

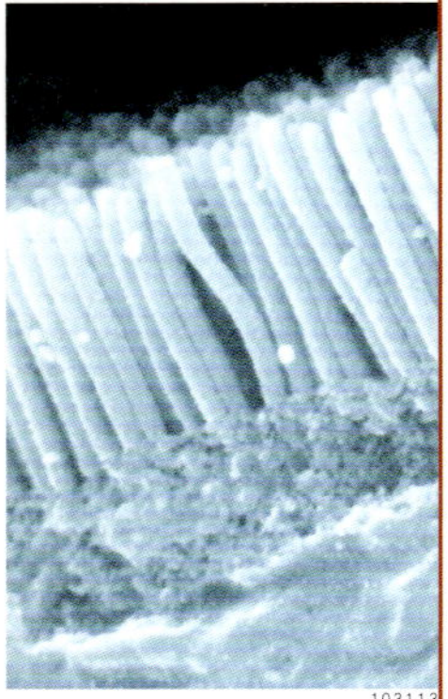

Mikrovilli. Rasterelektronenmikroskopische Aufnahme der Zwölffingerdarmschleimhaut. Die Mikrovilli sind etwa 100 nm dick und 2 µm lang.

Ausheilung der Mikrosporie wachsen die Haare wieder nach.

Mikrostomie, krankhaft verkleinerter Mund, wie er bei verschiedenen angeborenen Krankheiten sowie Haut- und Bindegewebskrankheiten, z. B. der Sklerodermie, auftritt.

Mikrotie, zu kleine, meist fehlgestaltete Ohrmuschel, die zusammen mit einer Gehörgangsverengung oder Mittelohrfehlbildung auftreten kann. Zur Wiederherstellung der Ästhetik kann ein operativer Ohrmuschelaufbau z. T. mit Knorpeltransplantationen durchgeführt werden.

Mikrotransfusion, Übertritt von kleinsten kindlichen Blutmengen über den Mutterkuchen (Plazenta) in den mütterlichen Blutkreislauf, besonders während der Geburt und Nachgeburtsperiode. Sie kann zur Bildung von Antikörpern bei der Mutter führen, die bei einer weiteren Schwangerschaft eine →Neugeborenenerythroblastose auslösen können.

Mikrovịlli, fingerförmige Fortsätze von Zellen, die die Zelloberfläche um ein Vielfaches vergrößern. Dadurch werden Stoffaufnahme oder Sekretionsvorgänge in den entsprechenden Geweben erleichtert. Die Mikrovilli sind z. B. an der Dünndarmschleimhaut und im Tubulusapparat der Niere zu finden. Sie bilden dort einen **Bürsten-** bzw. **Stäbchensaum** (→Darm).

Mikrowellentherapie, →Hochfrequenztherapie.

Mikrozephalie, deutliche Verkleinerung des Kopfumfangs in Bezug auf die dem Alter entsprechenden Körperproportionen. Die Mikrozephalie kann aufgrund einer Fehlentwicklung des Gehirns oder durch den frühzeitigen Schluss der Schädelnähte auftreten. Ebenso können sowohl Schädigungen während der Schwangerschaft, z. B. durch Röteln oder im Rahmen einer Alkoholembryopathie, als auch Komplikationen während der Geburt, z. B. ein Sauerstoffmangel, zu einer Mikrozephalie führen.

Mikrozirkulation, Blutkreislauf im Bereich des Kapillarsystems (→Blutkapillaren), in dem der Stoff-, Wasser- und Gasaustausch zwischen Blut und Gewebe stattfindet.

Miktion, Entleeren der Harnblase. Normalerweise scheidet der Erwachsene etwa 4- bis 6-mal täglich jeweils 300–400 ml Harn aus. Dabei greifen willkürliche und unwillkürliche Körperfunktionen ineinander. Die Miktion wird über Nervenimpulse aus dem unteren Rückenmark (Sakralmark) gesteuert und läuft größtenteils reflektorisch ab (Blasenreflex). Bereits bei einer Blasenfüllung von etwa 250 ml geben Rezeptoren in der Blasenwand den Dehnungsreiz an den Hirnstamm weiter, der diesen dem Großhirn meldet und damit den Füllungszustand der Harnblase bewusst macht. Zugleich verhindert ein vom vegetativen Nervensystem gesteuerter Hemmmechanismus, dass sich die Harnblasenmuskulatur (Musculus detrusor vesicae) zusammenzieht und eine vorzeitige Miktion stattfindet.

Entschließt man sich zum Wasserlassen, sendet das Großhirn eine entsprechende Information an das Blasenzentrum im Sakralmark und der Miktionsreflex wird freigegeben. Durch Nervenimpulse aus dem Blasenzentrum ausgelöst, zieht sich die Blasenmuskulatur zusammen (Kontraktion) und der innere Blasenschließmuskel (Musculus sphincter vesicae) erschlafft (Dilatation). Wird auch der äußere Schließmuskel (Musculus sphincter urethrae) willkürlich geöffnet, kann der Urin aus der Harnblase entleert werden. Unterstützt wird die Miktion durch die Kontraktion von Zwerchfell, Bauch- und Beckenmuskulatur (Bauchpresse). Normalerweise bleiben nach der Miktion nur sehr geringe Mengen Restharn in der →Harnblase zurück.

Miktionsstörungen, →Harnentleerungsbeschwerden.

Miktionszyst|urethrografie, Abk. **MCU,** eine →Urethrografie.

Milben, weltweit verbreitete Gruppe der Spinnentiere (Arachnida). Im Gegensatz zu den anderen Spinnentieren, die meist räuberisch leben, sind Milben meist Pflanzenfresser oder leben parasitisch auf Pflanzen oder Tieren. Einige Milbenarten parasitieren auch auf Menschen und können bei empfindlichen Personen allergische Reaktionen auslösen, wenn sie mit deren Haut in Berührung kommen. V. a. die →Zecken, eine Untergruppe der Milben, gelten als Überträger von Krankheitserregern. Die meisten Milben sind Hautparasiten. Die **Krätzmilbe** (Sarcoptes scabiei) befällt den Menschen und ist Erreger einer Hauterkrankung (Skabies), die wegen des starken Juckreizes im Volksmund als Krätze bezeichnet wird. Die Weibchen graben sich nach der Paarung in die Haut ein. Am Ende des Milbenganges bleibt das Weibchen sitzen und legt täglich 2–3 Eier, bis es nach wenigen Wochen stirbt. Die Larven und Nymphen, das letzte bereits Flügelanlagen tragende Jugendstadium, leben auf der Haut in Mulden und unter Hornschuppen. Außerhalb der Hornschicht überleben die Milben nur 2–3 Tage. Sie werden durch Kontaktinfektion, seltener durch benutzte Bettwäsche oder Kleidungsstücke übertragen. Die **Haarbalgmilbe** (Demodex folliculorum, Demodex brevis) lebt in Haarfollikeln bzw. Talgdrüsen und ist meist nicht krankheitserregend. **Räudemilben** verursachen bei Befall der Haut Juckreiz, Haarausfall, Verhornungen und bakterielle Folgeinfektionen, die zunehmend zur Zerstörung der Haut führen können. Solche vorwiegend bei Tieren hervorgerufenen Hauterkrankungen (Tierräuden) können auch auf den Menschen übertragen werden. Die **Erntemilbe** (Neotrombicula autumnalis) kann im Sommer massenhaft in der Vegetation auftreten. Nur die Larven parasitieren am Menschen, sie saugen bis zu drei Tage Blut und Gewebeflüssigkeit und rufen so die Ernte- oder Heukrätze hervor. Möglicherweise sind sie auch Überträger von Krankheitserregern.

In Haus-, Boden- und Möbelstaub v.a. in feuchter und warmer Umgebung (Fußbodenbeläge, Matratzen, Sitzmöbel) lebt die **Hausstaubmilbe** (Dermatophagoides pteronyssinus), die sich von Hautschuppen und Haaren des Menschen ernährt. Die Hausstaubmilbe und ihr Kot können 80 % des Hausstaubes ausmachen. Der Kot kann allergische Erscheinungen, wie z.B. Asthma bronchiale und Hautreaktionen, hervorrufen. **Vorratsmilben,** die oft in Massen auf verschiedenen Lebensmitteln, z.B. Mehl (Mehlmilbe), Milchprodukten (Käsemilbe) und getrockneten Früchten, vorkommen, können schwere Inhalationsallergien auslösen.

Milch-Alkali-Syndrom, Burnett-Syndrom, Überschuss an Kalzium und Phosphat im Blut, dessen pH-Wert dadurch zum alkalischen Bereich verschoben ist. Ursache ist eine längere Medikation mit säurehemmenden Mitteln (Antazida) oder ein ständiges Überangebot an Milch. Das Milch-Alkali-Syndrom führt zu Übelkeit, Erbrechen, Schwindel und Gelenkschmerzen infolge von →Kalkablagerungen. Längerfristig kommt es zu einer Störung der Nierenfunktion.

Milchbildung, →Stillen.

Milchbrustgang, →Lymphbahnen.

Milcheinschuss, →Stillen.

Milchfieber, 1) *Gynäkologie:* gelegentlich auftretende Temperaturerhöhung während des Milcheinschusses. Das Milchfieber hält circa 1–2 Tage an. Die Körpertemperatur steigt selten über 38 °C.

2) *Kinderheilkunde:* **Trockenmilchfieber,** bei Säuglingen durch zu wenig verdünnte Trockenmilch ausgelöstes Fieber. Ursache ist eine unzureichende Flüssigkeitszufuhr.

Milchfluss, Galaktorrhö, Milchabsonderung aus der Brustwarze. Der Milchfluss tritt normalerweise während der Stillzeit auf (z.B. während einer langen Stillpause über Nacht). Auch in der Spätschwangerschaft können bereits geringe Mengen Milch austreten. Kommt es außerhalb der Stillzeit zu einem Milchfluss, können Hormonstörungen dafür verantwortlich sein (z.B. Tumoren der Hypophyse). Tritt der Milchfluss nur einseitig auf, muss an eine Erkrankung der Brustdrüse (z.B. Milchgangspapillom, Milchgangskarzinom) gedacht werden.

Milchgang, →Brustdrüse.

Milchgangskarzinom, →Mammakarzinom.

Milchgangspapillom, →Brustkrankheiten.

Milchgebiss, kindliches →Gebiss.

Milchnährschäden, Mangelernährung des Säuglings durch Verwendung von unverdünnter Kuhmilch als Muttermilchersatz. Kuhmilch enthält zu wenig Kohlenhydrate, Vitamine, Kalzium und Eisen, aber zu viele Kalorien. Sie ist außerdem für Säuglinge schwer verdaulich. Die Milchnährschäden kommen heute praktisch nicht mehr vor, da außer Muttermilch nur industriell hergestellte Säuglingsnahrung verwendet wird.

Milchpumpe, Gerät zum Abpumpen von Muttermilch aus der weiblichen Brust. **Mechanische Milchpumpen** sind einfach im Gebrauch und eignen sich v.a. zum kurzfristigen →Abpumpen oder zum Anregen der Milchproduktion und zur vollständigen Entleerung der Brust. **Elektrische Milchpumpe** kommen v.a. dann zum Einsatz, wenn die Muttermilch über einen längeren Zeitraum abgepumpt werden muss (z.B. bei Frühgeborenen). Da diese Geräte sehr teuer sind, besteht die Möglichkeit, sie in einer Apotheke (gegen Gebühr) auszuleihen.

Milchsäurebakterien, Gruppe von grampositiven Stäbchenbakterien, die zum Gewinn der benötigten Stoffwechselenergie Kohlenhydrate zu Milchsäure (Laktat) vergären. Zu den Milchsäurebakterien gehören u.a. die Gattungen Lactobacillus, Streptococcus (→Streptokokken) sowie die →Bifidobakterien. Für den Menschen von Bedeutung sind v.a. Vertreter der Gattung **Lactobacillus,** von der einige Arten zur normalen →Bakterienflora des Menschen gehören und nicht kranheitserregend sind. Lactobacillus acidophilus z.B. besiedelt die Mundhöhle; seine Milchsäureproduktion wird für die Entstehung von Karies mitverantwortlich gemacht. In der Scheide sorgt er (hier als Döderlein-Bakterium bezeichnet) zusammen mit anderen Lactobacillus-Arten durch seine Milchsäureproduktion für das saure Milieu, das das Wachstum krankheitserregender Keime hemmt. Bifidobacterium bifidus ist v.a. in der Darmflora von muttermilchernährten Säuglingen zu finden.

Milchschorf, Hautveränderungen des Gesichtes und des behaarten Kopfes mit Schuppen oder Krusten auf meist gerötetem Grund, die im Säuglings- oder Kleinkindalter auftreten. Sie ähneln dem Bild angebrannter Milch. Der Milchschorf kommt oft im Rahmen einer →Neurodermitis vor, kann aber auch das einzige Zeichen einer Atopie sein. Mit zunehmendem Alter bessern sich die Hautveränderungen meist von selbst.

Milchstau, →Stillen.

milchtreibende Mittel, Galaktagoga, Wirkstoffe zur Anregung des Milchflusses in der Stillzeit. Anwendung findet das körpereigene Hormon →Oxytozin in Form eines Nasensprays oder Milchbildungstees, der häufig Anis, Fenchel, Kümmel, Brennnesselkraut und Schafgarbenkraut enthält. Eine hohe Flüssig-

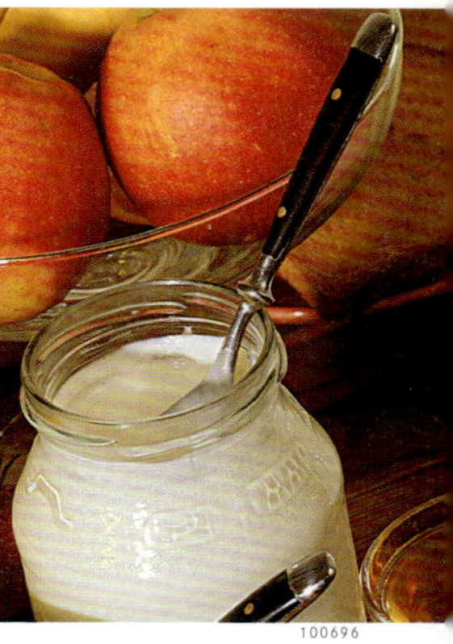

100696

Milchsäurebakterien. Milchsäurebakterien wie Lactobacillus bulgaricus werden zur Herstellung von Joghurt eingesetzt.

keitsaufnahme der Mutter sowie häufiges Anlegen des Säuglings fördern die Milchbildung.

Milchunverträglichkeit, 1) *Allergologie:* umgangssprachlich für eine →Allergie gegen Kuhmilcheiweiß.

2) *Innere Medizin:* →Laktoseintoleranz.

Milchzahn, Dens deciduus, Teil des Milchgebisses, das die erste Bezahnung beim Kleinkind bildet (→Gebiss). Die Milchzähne sind wesentlich kleiner als die bleibenden Zähne. Der Schmelz ist nicht so widerstandsfähig und der Anteil des Zahnmarks (Pulpa) ist ausgedehnter. Der Zahnwechsel zum bleibenden Gebiss wird dadurch ausgelöst, dass die Wurzeln der Milchzähne durch die im Kiefer nachdrängenden bleibenden Zähne aufgelöst (resorbiert) werden.

Milchzucker, →Laktose.

Milchzuckerunverträglichkeit, →Laktoseintoleranz.

Miliaria, →Hitzepickel.

Miliartuberkulose, Form der →Tuberkulose.

Milien, →Hautgrieß.

Milieu, die innerhalb des Körpers in Blut und Zellgewebsflüssigkeit herrschenden Verhältnisse, z. B. pH-Wert und Sauerstoffsättigung. Sie werden als **inneres Milieu** bezeichnet.

Milium, →Hautgrieß.

Milz, Lien, Splen, Organ, das im linken Oberbauch unter dem Zwerchfell liegt und in erster Linie Abwehr- und Blutspeicherfunktion hat. Die Milz ist beim Erwachsenen etwa 150–200 g schwer. Sie zählt zu den lymphatischen Organen.

■ **Aufbau** Außen ist die Milz von einer mäßig derben Bindegewebskapsel umgeben, von der zahlreiche Gewebsbalken in das Organinnere einstrahlen. Hier liegt das eigentliche Milzgewebe, die **Milzpulpa,** an der die rote und die weiße Pulpa unterschieden werden. Die **rote Pulpa** besteht aus großen Bluträumen (Sinus) und einem feinen Maschenwerk aus Bindegewebe, in das rote und weiße Blutkörperchen eingelagert sind. Eingestreut in die rote Pulpa und entlang der arteriellen Blutgefäße der Milz liegt die **weiße Pulpa.** Sie enthält die Milzfollikel oder Malpighi-Körperchen, in denen T-Lymphozyten und B-Lymphozyten gespeichert sind.

■ **Funktionen** In der Milz werden überalterte Blutzellen, v. a. Erythrozyten, und Produkte der Blutgerinnung, wie z. B. kleine Blutgerinnsel, abgefangen und abgebaut. Außerdem erfolgten hier die Reifung und Vermehrung von Lymphozyten nach Kontakt mit einem Antigen sowie die Aufnahme und Verdauung (Phagozytose) von Mikroorganismen und anderen körperfremden Partikeln. Die Milz speichert Thrombozyten und gibt sie bei erhöhtem Bedarf, der z. B. bei Blutungen auftritt, wieder ab. Vor der Geburt ist sie neben der Leber Ort der Blutbildung. Für den Erwachsenen gehört die Milz nicht zu den lebenswichtigen Organen, weil ihre Funktionen von Leber, Knochenmark und anderen lymphatischen Organen übernommen werden können.

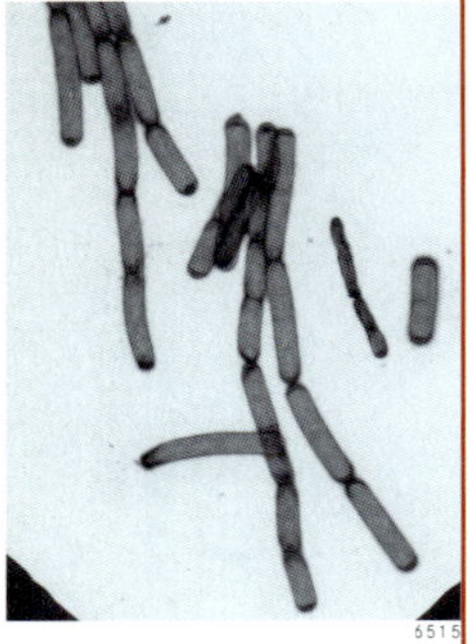

6515

Milzbrand. Mikroskopische Aufnahme von Bacillus anthracis, dem Erreger des Milzbrandes

Milzbrand, Anthrax, bakterielle Infektionskrankheit, die durch Tiere oder deren Produkte auf den Menschen übertragen wird und sich an Haut, Lunge oder Darm manifestiert. Der Erreger des Milzbrands, Bacillus anthracis, befällt v. a. Rinder, Schafe, Pferde und Schweine und kommt in Südeuropa und Südamerika vor. In Mitteleuropa ist die Erkrankung selten. Meist infizieren sich Menschen aus speziellen Risikogruppen wie Bauern, Tierärzte oder Schlachthofarbeiter. Milzbrand gilt neben Pocken, Pest und Cholera als potenzielle Biowaffe, da seine Sporen sehr lange überleben können. Die Infektion einer großen Zahl von Menschen ist allerdings nur möglich, wenn Sporen als Aerosol großflächig ausgebracht werden würden. Eine direkte Übertragung des Milzbrands von Mensch zu Mensch findet normalerweise nicht statt.

■ **Ursache und Befund** Je nach Eintrittspforte des Keimes werden drei Krankheitsbilder unterschieden. Bei der weitaus häufigsten Form, dem **Hautmilzbrand** (Pustula maligna), entwickelt sich 1–3 Tage nach der Ansteckung an der Eintrittsstelle des Keimes, wie z. B. einer Verletzung oder Bisswunde, eine Pustel, in deren Zentrum das Gewebe abstirbt, sich dadurch schwarz verfärbt und unter Narbenbildung abheilt. Sehr viel seltener entsteht durch Einatmen von Erregersporen der meist tödlich verlaufende **Lungenmilzbrand** (Hadernkrankheit), der wie eine schwere Lungenentzündung verläuft. Beim **Darmmilzbrand** gelangt der Bazillus über die Nahrung (z. B. rohes Fleisch oder nicht abgekochte Milch erkrankter Tiere) in den Körper und verursacht hauptsächlich blutige Durchfälle. Bei allen drei Formen kann sich die Infektion unbehandelt auf die Lymphbahnen ausbreiten und ein ernstes Krankheitsbild mit Fieber, Schwellung und brandiger Verfärbung der Milz sowie allgemeinem Kräfteverfall hervorrufen. Diese **Milzbrandsepsis** führt oft zum Tod.

■ **Behandlung** Es ist eine sofortige ärztliche Behandlung mit Antibiotika nötig. Wenn noch keine Blutvergiftung besteht, ist die Prognose günstig. Die Krankheit ist bereits im Verdachtsfall meldepflichtig. In Deutschland ist kein Impfstoff gegen Milzbrand zugelassen. Eine Impfung ist dennoch möglich, sollte aber Personen aus Risikogruppen sowie Ausnahmesituationen vorbehalten sein.

Milzentfernung, Milzexstirpation, Splenektomie, operative Entfernung der Milz. Eine Milzentfernung wird z. B. bei einem Milzriss (meist nach einem Unfall), einem Milzabszess oder einem Milztumor notwendig sowie bei bestimmten Blutkrankheiten, die mit einer Vergrößerung der Milz einhergehen. Bei bösartigen Erkrankungen des lymphatischen Gewebes (Lymphome) wird eine Milzentfernung zur Bestimmung des Krankheitsstadiums durchgeführt. Die Funktion der Milz wird von Leber, Knochenmark und anderen Organen des Abwehrsystems weitgehend übernommen. Kurz nach einer Milzentfernung steigt die Zahl der Blutplättchen an (mit einem Höhepunkt am 14. Tag), was zu einer Thrombose führen kann.

Innerhalb der ersten zwei Jahre nach dem Eingriff besteht eine erhöhte Gefahr für eine massive Infektion und eine schnell und heftig verlaufende Blutvergiftung **(Postsplenektomiesepsis).** Vorbeugend wird daher 3–4 Wochen vor der geplanten Operation (bei Notfalleingriffen 2–3 Wochen danach) eine Impfung gegen die häufigsten Erreger der Postsplenektomiesepsis durchgeführt. Bei Kindern unter sieben Jahren ist die ständige vorbeugende Behandlung mit Medikamenten notwendig. Auch für harmlosere Infekte besteht nach einer Milzentfernung eine erhöhte Anfälligkeit. Bei Fieber über 38 °C sollte deshalb immer der Hausarzt aufgesucht werden.

Milzinfarkt, Absterben von Milzgewebe aufgrund eines akuten Blut- und Sauerstoffmangels. Zum Milzinfarkt kommt es v.a. bei starker Milzvergrößerung (Splenomegalie), im Rahmen von Bluterkrankungen (z.B. Leukämie, Sichelzellenanämie), ferner bei Gefäßentzündungen. Die Betroffenen haben oft Schmerzen im linken Oberbauch. Die Milz muss evtl. operativ entfernt werden.

Milzkrankheiten, Erkrankungen oder Veränderungen, die sich entweder innerhalb der Milz abspielen oder deren Funktion beeinflussen. Am häufigsten ist die Milzvergrößerung (→Splenomegalie), die bei vielen Krankheiten auftritt und zu einer Überaktivität der Milz führen kann (→Hypersplenismus). Rückstau des Blutes in die Milz (→Stauungsmilz) wird z.B. durch Rechtsherzschwäche und Leberzirrhose verursacht. Durch Blutgerinnselbildung kann es zur →Milzvenenthrombose kommen, durch mangelnde Blutversorgung zu einem →Milzinfarkt. Gutartige →Milztumoren sind selten, bösartige entstehen meist durch Absiedlung von Tochtergeschwülsten. Der →Milzriss ist eine häufige Unfallfolge nach stumpfer Gewalteinwirkung auf den Bauch.

Milzriss, Milzruptur, Zerreißung der Milz, meist als Unfallfolge nach stumpfer Gewalteinwirkung auf den Bauch (Aufprall), selten als Komplikation z.B. nach einer Bauchoperation. Bei einem **einzeitigen Milzriss** kommt es sofort zu einer starken Blutung in die freie Bauchhöhle mit Schmerzen im Oberbauch, die in die linke Körperseite ausstrahlen. Oft nimmt der Bauchumfang zu, äußerlich sind Prellmarken sichtbar. Durch den raschen und großen Blutverlust besteht die akute Gefahr eines lebensbedrohlichen Schocks. Bei Einblutung in die freie Bauchhöhle hat der Betroffene einen bretthart gespannten Bauch. Die Diagnose erfolgt durch eine Blut- und Ultraschalluntersuchung. Es ist eine sofortige Operation erforderlich, entweder – bei kleinen Milzeinrissen – durch Verkleben der betroffenen Stelle oder durch →Milzentfernung. Bei einem **zweizeitigen Milzriss** bleibt die Milzkapsel zunächst erhalten, sodass sich das Blut innerhalb dieser ansammelt. Erst nach Tagen oder Wochen kann die Milzkapsel reißen und zu einer schweren akuten Blutung führen. Der zweizeitige Milzriss kann leicht übersehen werden, v.a. wenn zusätzliche Verletzungen vorliegen, z.B. ein linksseitiger Rippenbruch.

Milzschwellung, →Splenomegalie.

Milztumoren, zusammenfassende Bezeichnung für Geschwülste der Milz, z.T. auch für die →Splenomegalie. Primär vom Milzgewebe ausgehende Tumoren sind sehr selten. Zu den **gutartigen Milztumoren** zählen u.a. Hämangiome und Zysten; häufigster **bösartiger Milztumor** ist das Lymphom. Eine Krebserkrankung des Magens oder der weiblichen Brust kann Tochtergeschwülste in die Milz absiedeln. Die Behandlungsmethode – medikamentös oder operativ – ist abhängig von der Tumorart.

Milzuntersuchungen, Methoden zur Erkennung und Unterscheidung von Erkrankungen der Milz. Im Vordergrund steht die Ultraschalldiagnostik des Bauches. Weitergehende Fragestellungen können durch Computertomografie oder Magnetresonanztomografie geklärt werden. Zur Funktionsprüfung der Milz besteht die Möglichkeit einer Untersuchung mit radioaktiv markierten roten Blutkörperchen, deren Umfang und Abbaugeschwindigkeit in der Milz bestimmt werden kann.

Milzvenenthrombose, Verschluss des ableitenden Blutgefäßes der Milz durch ein Blutgerinnsel (Thrombus). Die Milzvenenthrombose tritt v.a. bei Entzündungen benachbarter Organe (z.B. Bauchspeicheldrüsenentzündung) auf. Weitere mögliche Ursachen sind Infektionskrankheiten, ein Tumorleiden oder Blutgerinnungsstörungen. Folge ist zunächst eine Vergrößerung der Milz (Splenomegalie), im weiteren Verlauf ein →Pfortaderhochdruck mit z.T. lebensbedrohlichen Komplikationen. Evtl. kann eine →Milzentfernung erforderlich sein.

Milzvergrößerung, →Splenomegalie.

Mimik, Gebärden- und Mienenspiel des Gesichts als Mittel nichtsprachlicher Kommunikation. Mithilfe von circa 20 Gesichtsmuskeln (→mimische Muskulatur) können Menschen viele verschiedene Gefühle ausdrücken. Bei manchen Krankheiten ist die Mimik eingeschränkt, z.B. bei der Parkinson-Krankheit oder bei Lähmungen der Gesichtsmuskulatur.

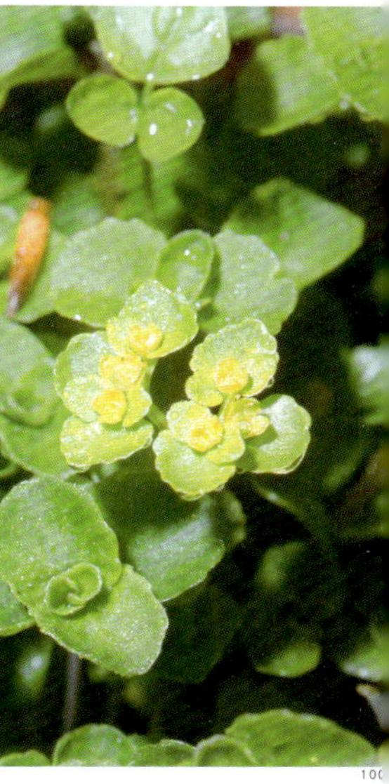

Milzkrankheiten. Gegen Erkrankungen der Milz wurde schon im Mittealter das Milzkraut als Arznei verabreicht.

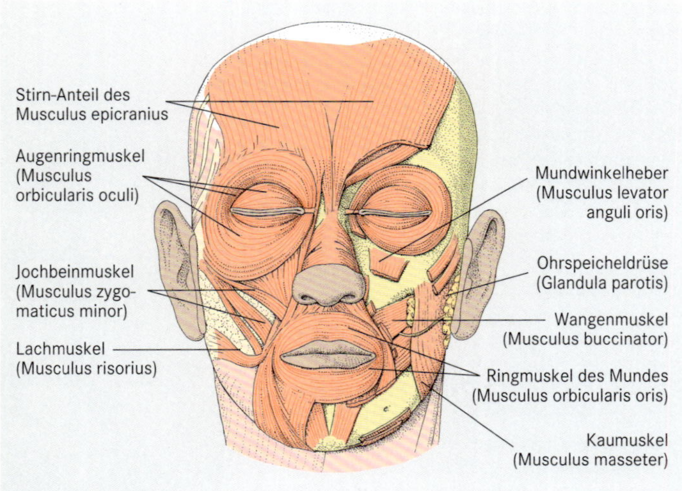

mimische Muskulatur. Die rechte Gesichtshälfte zeigt die oberflächliche Muskelschicht, während von der linken Gesichtshälfte die tiefere Schicht freigelegt wurde. Man erkennt in der linken Gesichtshälfte den Musculus masseter und die Ohrspeicheldrüse mit ihrem Ausführungsgang.

mimische Muskulatur, Muskelgruppe im Gesicht, die Bewegungen von Hautpartien ermöglicht. Die meisten dieser Muskeln nehmen eine Sonderstellung unter den Körpermuskeln ein, da sie nicht über Gelenke hinwegziehen, sondern direkt an der Gesichtshaut ansetzen. Sie lassen Falten, Runzeln und Grübchen entstehen und machen damit den Ausdruck von Gefühlsregungen möglich. Die mimische Muskulatur wird vom Gesichtsnerv (Nervus facialis) versorgt. Ein Teil dieser Muskeln ist auch am Kauvorgang beteiligt (→Kaumuskulatur).

Minderwuchs, Kleinwuchs, vermindertes Längenwachstum mit einer Körpergröße, die unterhalb der Größe von 90% der gleichaltrigen Geschlechtsgenossen liegt (→Entwicklung des Kindes). Beim **extremen Minderwuchs** liegt die (zu erwartende) Endgröße unter 130 cm. Erbkrankheiten wie die →Achondroplasie und verschiedene →Chromosomenanomalien (z. B. Ullrich-Turner-Syndrom, Down-Syndrom) führen zum Minderwuchs, ebenso Erkrankungen der hormonbildenden Drüsen wie Unterfunktionen der Schilddrüse, der Hypophyse (Mangel an Wachstumshormon) oder der Nebennierenrinde. Auch Stoffwechselkrankheiten, organische Schäden, eine verminderte Nahrungsaufnahme oder Störungen der Nahrungsverwertung können einen Minderwuchs verursachen (→Gedeihstörung). Im Idealfall hilft die Behandlung der Grundkrankheit. Falls die zu erwartende Endgröße des Betroffenen problematisch zu werden droht, kann eine Therapie mit Wachstumshormon infrage kommen.

Mineralisation, *Physiologie:* Aufbau fester mineralischer Strukturen im Körper durch Einlagerung von Mineralien in Gewebe, z. B. die Einlagerung von Kalzium in Knochen oder von Fluoriden in die Zähne. Krankhafte Formen der Mineralisation können u. a. zur Bildung von Nierensteinen oder zur Verknöcherung von Gelenken führen.

Mineralo|kortiko|id, →Kortikoide.

Mineralstoffe, anorganische Stoffe, die für Regulationsmechanismen des Körpers sowie für den Aufbau von Körpersubstanzen notwendig sind und die regelmäßig über die Nahrung aufgenommen werden müssen. Die Mineralstoffe sind keine Energieträger. Sie werden täglich über die Nahrung und Getränke zugeführt und wieder ausgeschieden und unterliegen somit einem ständigen Stoffwechsel, wobei der Organismus den Mineralstoffbestand relativ konstant hält. Der Anteil der Mineralstoffe am Körpergewicht beträgt etwa 4%. Während Kalzium, Phosphor und Magnesium u. a. wichtige strukturelle Bestandteile von Körpersubstanzen sind, spielen Kalium, Natrium und Chlor eine entscheidende Rolle für die elektrochemischen Eigenschaften der Körperflüssigkeiten. Je nach Konzentration im Körper unterscheidet man die **Hauptelemente** von den **Spurenelementen,** die nur in sehr geringen Mengen vorkommen. Viele Spurenelemente sind Bestandteile von Enzymen und Hormonen. – Weitere Tabelle S. 906

minimale zerebrale Dysfunktion, geringfügige, sehr variable und morphologisch nicht nachweisbare Funktionsstörung des Nervensystems, vermutlich als Folge eines geringen frühkindlichen Hirnschadens. Die minimale zerebrale Dysfunktion wird u. a. verantwortlich gemacht für Störungen der Feinmotorik, →Teilleistungsschwächen und das →hyperkinetische Syndrom. Die Behandlung richtet sich nach den individuellen Problemen und umfasst Ergotherapie, Logopädie, Lese-, Rechtschreib- oder Rechentraining und Entspannungstechniken.

minimalinvasive Chirurgie, chirurgische Verfahren mit möglichst schonender und wenig belastender Technik durch den Einsatz von miniaturisierten Instrumenten. Dadurch sind meist besondere bildgebende Verfahren während des Eingriffs notwendig (→Endoskopie). Zu den minimalinvasiven Techniken gehören z. B. die Entfernung von Dickdarmpolypen bei einer Darmspiegelung (Koloskopie)

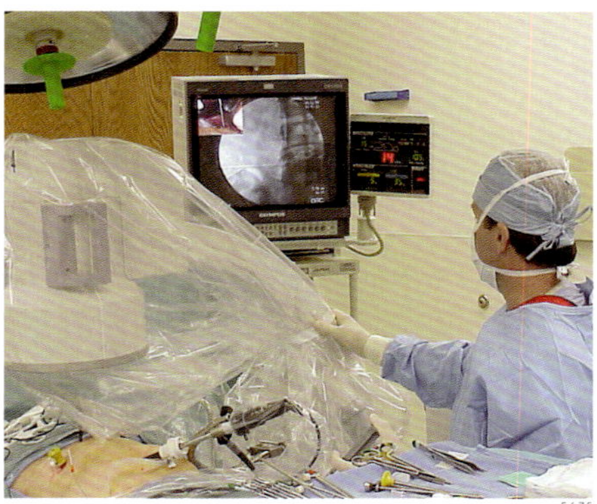

minimalinvasive Chirurgie. Bei einer endoskopischen Operation werden Kameraoptik und winzige chirurgische Instrumente über kleine Hautschnitte in Organe und Körperhöhlen eingebracht. Am Bildschirm kann der Chirurg das Operationsgebiet sehen.

Mineralstoffe: Hauptelemente

Element	Funktion	Mangelerscheinung	Vorkommen	Empfohlene Zufuhr[1)]
Natrium	Häufigstes positiv geladenes Ion im Blut und der Gewebeflüssigkeit (Extrazellulärraum), entscheidend für Flüssigkeitsmengen in diesen Bereichen, wichtige Rolle bei Erregungsübertragung von Nervenimpulsen	Niedriger Blutdruck, Muskelkrämpfe	Mit Kochsalz (NaCl) angereicherte Speisen und Produkte	≥ 550 mg
Kalium	Häufigstes positiv geladenes Ion in den Zellen (Intrazellulärraum), wichtige Rolle bei Erregungsübertragung im Nervensystem und Herzen, hilft beim Insulintransport in die Zelle	Muskelschwäche	Bierhefe, Hülsenfrüchte, Trockenfrüchte, Kakao	≥ 2000 mg
Kalzium	Aufbau von Knochen und Zähnen, entscheidende Rolle bei Übertragung von Nervenimpulsen auf Muskulatur	Knochenabbau	Milch und Milchprodukte	1000 mg
Magnesium	Übertragung von Nervenimpulsen auf Muskulatur, Aktivierung vieler Enzyme	Muskelschwäche, Muskelkrämpfe	Vollkornprodukte, grünes Gemüse, Nüsse, Kakao	300 mg (Frauen) 350 mg (Männer)
Chlorid	Häufigstes negativ geladenes Ion in allen Körperflüssigkeiten außerhalb der Zellen, wichtig für den osmotischen Druck	Muskelschwäche und Wachstumsstörungen bei Kindern	Mit Kochsalz angereicherte Speisen und Produkte	≥ 830 mg
Phosphat	Baustein der Nukleinsäuren, Zellmembran und Knochensubstanz, Energieübertragung in den Zellen, Puffersystem des Blutes	Gestörter Knochenaufbau	Milch, Milchprodukte, Fleisch, Fisch	700 mg

1) pro Tag für Erwachsene

oder die Beseitigung von kleinen Gelenkschäden bei einer Gelenkspiegelung (Arthroskopie).

Minipille, →Empfängnisverhütung.

Minor-Test, →Kreuzprobe.

Minussymptome, Negativsymptomatik, Auffälligkeiten im Verlauf einer psychischen Erkrankung, die als krankheitsbedingter Wegfall von vorher vorhandenen Eigenschaften oder Fähigkeiten verstanden werden, z. B. fehlende Entschlusskraft, die Unfähigkeit, Zusammenhänge zu überblicken, oder die Unfähigkeit, sich zu freuen.

Miosis, Pupillenverengung, die physiologisch als Reaktion auf Lichteinfall geschieht (→Pupillenreaktion). Die Miosis kann auch durch bestimmte Substanzen, Miotika oder Parasympathomimetika, ausgelöst werden.

Mischinfektion, gleichzeitige Beteiligung von zwei oder mehr Erregerarten an einem Krankheitsprozess, wobei oft die eine Erregerart die Entwicklung der anderen begünstigt. So z. B. verursachen Pilze und Bakterien gleichzeitig einen Hautausschlag.

Mischkollagenose, Sharp-Syndrom, den ganzen Körper befallende, entzündliche Bindegewebserkrankung (Kollagenose), die sich nicht eindeutig einer Krankheit zuordnen lässt. Die Symptome stellen vielmehr eine Mischung aus systemischem →Lupus erythematodes, progressiver systemischer →Sklerodermie, →Polymyositis und rheumatoider Gelenkentzündung (→Rheuma) dar.

■ **Befund** Im Vordergrund stehen ein beeinträchtigter Allgemeinzustand, Gewichtsverlust und leicht erhöhte Temperatur. Die Beschwerden sind äußerst variabel. Es treten Gelenkschmerzen und -entzündungen auf, ein →Raynaud-Syndrom mit Durchblutungsstörungen der Finger, Muskelentzündungen und →Gefäßentzündungen, fast immer sind Lunge und Brustfell (Pleuritis) beteiligt. Es kann sich auch ein Bluthochdruck im Lungenkreislauf (pulmonale Hypertonie) einstellen. Das Zentralnervensystem und die Nieren sind nur selten betroffen.

■ **Behandlung** Meist spricht die Erkrankung auf →Kortikoide an. Die Prognose ist relativ günstig. Eine Mischkollagenose kann aber auch in eine andere Kollagenose übergehen, am häufigsten in eine Sklerodermie.

Mischtumoren, Geschwülste, die sich aus verschiedenen Gewebstypen zusammensetzen (→Tumorklassifikation).

Miserere, →Koterbrechen.

Missbildung, →Fehlbildung.

Missbrauch, Abusus, übermäßiger und/oder nicht bestimmungsgemäßer Einsatz von

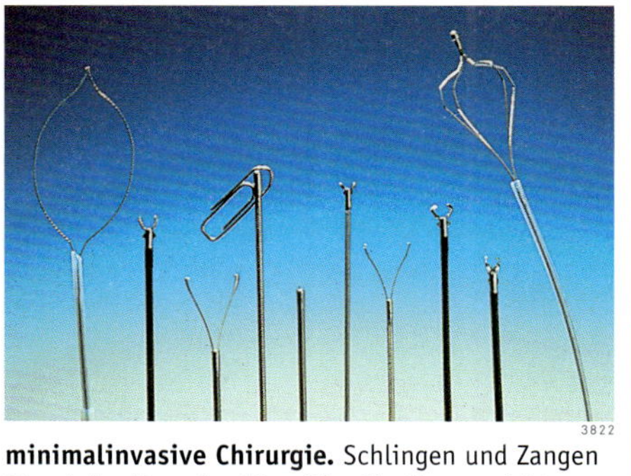

3822

minimalinvasive Chirurgie. Schlingen und Zangen für minimalinvasive Eingriffe. Sie dienen nicht nur der Entnahme von Körpergewebe (Biopsie), sondern z. B. auch zum Entfernen von Wucherungen oder der Behebung von Gelenkschäden.

Mineralstoffe: Spurenelemente

Element	Funktion	Mangelerscheinung	Vorkommen	Empfohlene Zufuhr[1)]
Eisen	Baustein des Blutfarbstoffs Hämoglobin	Blutarmut	Fleischwaren, besonders Innereien, Eigelb, Vollkornerzeugnisse, Hülsenfrüchte	10 mg (Männer) 15 mg (Frauen)
Jod	Aufbau der Schilddrüsenhormone	Kropf, Schilddrüsenunterfunktion	Fisch, jodiertes Speisesalz	200 µg
Kobalt	Bestandteil von Vitamin B_{12}	Blutarmut	Als Vitamin B_{12} in Fleisch und Innereien	5–10 µg
Fluor	Harter Zahnschmelz	Neigung zu Karies	Schwarzer Tee, Seefisch	3,1–3,8 mg
Zink	Bestandteil intrazellulärer Enzyme	Wachstumsstörungen, Haarausfall, verzögerte Wundheilung	Fleisch, Fisch, Milchprodukte	10 mg (Männer) 7 mg (Frauen)
Kupfer	Bestandteil intrazellulärer Enzyme	Blutarmut, Wachstumsstörungen	Grüne Bohnen, Eidotter, Fisch, Nüsse, Kakao	1,0–1,5 mg
Mangan	Bestandteil intrazellulärer Enzyme	Unfruchtbarkeit, Knochenmissbildung	Alle pflanzlichen Lebensmittel	2–5 mg
Molybdän	Bestandteil intrazellulärer Enzyme	Keine bekannt	Hafer, Weizen, Nüsse, Hülsenfrüchte	50–100 µg
Selen	Bestandteil intrazellulärer Enzyme	Vermutlich Abwehrschwäche	Eiweißreiche Produkte	30–70 µg
Chrom	Bestandteil intrazellulärer Enzyme	Keine bekannt	Fleisch, Käse, Vollkornprodukte	30–100 µg

1) pro Tag für Erwachsene

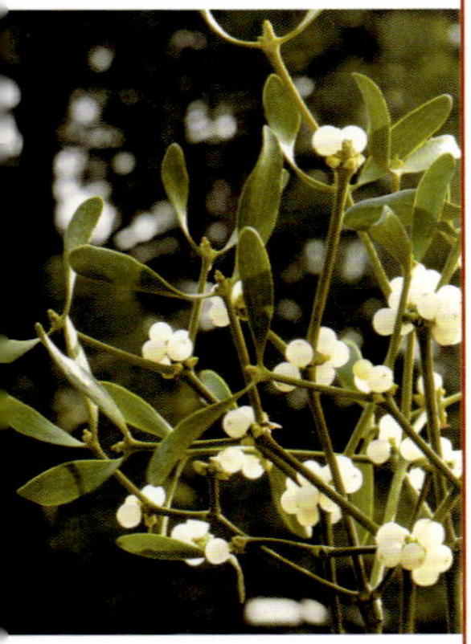

Mistel

Genussmitteln (z.B. →Alkoholmissbrauch) bzw. Arzneimitteln (→Arzneimittelmissbrauch). Fortgesetzter Missbrauch kann zur →Sucht führen.

Mistel, Viscum album, als Halbschmarotzer wachsender, immergrüner Strauch, dessen Kraut und Früchte in der Medizin und Homöopathie verwendet werden. Mistelkraut enthält u.a. bestimmte Eiweißverbindungen (Viscotoxine, Lektine) und Flavonoide. Die Inhaltsstoffe unterscheiden sich je nach Baumsorte (z.B. Kiefer, Apfel oder Tanne), auf der die Mistel gewachsen ist. Mistelpräparate können das Immunsystem anregen und dadurch die Selbstheilungskräfte des Organismus fördern. Auch konnte eine vorübergehende blutdrucksenkende Wirkung nachgewiesen werden.

■ **Anwendung** Verwendet werden Präparate, die den wässrigen Gesamtauszug der Mistel ohne jegliche Zusätze enthalten. Injektionslösungen, die einem Wiederauftreten von Tumorerkrankungen vorbeugen sollen (→Krebstherapien, alternative), sind auf den Wirkstoff Lektin standardisiert. In der anthroposophischen Medizin enthalten die Präparate noch Zusätze, wie z.B. Kupfer und Silber. Auch bei Arthrose werden lokale Injektionen mit Mistelextrakt durchgeführt. Traditionell werden Mistelpräparate als blutdrucksenkende Mittel und gegen Schwindel verwendet. Die Homöopathie setzt die frischen Beeren und Blätter zur Behandlung von Durchblutungsstörungen und Arteriosklerose ein.

■ **Nebenwirkungen** Nach Einnahme von mistelhaltigen Arzneien können allergische Reaktionen auftreten. Bei Injektionen kann es zu Schüttelfrost, Fieber, Kopfschmerzen, vermehrter Harnausscheidung und Kreislaufstörungen kommen.

Mitesser, Komedonen, mit Talg und Hornmaterial gefüllte Talgdrüsen im Haarfollikelapparat.

Die **geschlossenen Mitesser** sind als gelbbraune Papeln, die **offenen Mitesser** als Papeln mit oberflächlich gelegenen schwärzlich verfärbten Poren zu erkennen. Mitesser treten meist im Gesicht, aber auch an Rücken und Dekolleté auf. Sie sind die typischen Hauterscheinungen der →Akne. Durch das Eindringen von Eitererregern können sich Pusteln entwickeln. Unsachgemäßes Ausdrücken von Mitessern führt zu Entzündungen und Eiterbläschen, daher ist der Besuch bei einer Kosmetikerin bzw. eine sachgerechte Aknetoilette beim Hautarzt vorzuziehen.

Mitose, Zellteilung, bei der jede Tochterzelle den vollständigen Chromosomensatz erhält.

Mitosegift, →Chromosomengifte.

Mitralherz, Mitralkonfiguration, die bei Mitralklappenfehlern im Brustkorb-Röntgenbild auftretenden typischen Veränderungen der Herzform. Hierzu zählen die Vergrößerung des linken Vorhofs und des rechten Herzens sowie die Erweiterung der Lungenschlagader.

mitralis, zweizipflig, haubenförmig, mitraähnlich; im engeren Sinn die Mitralklappe des Herzens betreffend.

Mitral|klappeninsuffizi|enz, Bez. für einen →Herzfehler.

Mitralklappenprolaps, ein →Herzfehler.

Mitralklappenstenose, ein →Herzfehler.

Mitralkonfiguration, →Mitralherz.

Mitralvitium, krankhafte Veränderung und Funktionsstörung der Mitralklappe (→Herzfehler).

Mittelfell, →Mediastinum.

Mittelfuß, →Fuß.

Mittelfußbruch, Mittelfußfraktur, knöcherne Verletzung eines oder mehrerer Mittelfußknochen. Ursache ist häufig direkte Gewalteinwirkung, z. B. durch Einquetschen. Durch eine unnatürliche, lang andauernde Belastung, z. B. einen langen Marsch, kann der zweite bis fünfte Mittelfußknochen brechen **(Marschbruch).**

Der Betroffene klagt über Schmerzen v. a. beim Auftreten und der entsprechende Mittelfußbereich ist geschwollen. Die Behandlung erfolgt meist durch Ruhigstellung im Unterschenkelgehgips für 4 bis 6 Wochen. Verschobene Brüche des ersten und fünften Mittelfußknochens sowie verschobene Serienbrüche werden operativ behandelt, z. B. mittels Kleinfragmentplatten und -schrauben (→Osteosynthese).

Mittelgesichtsbruch, Mittelgesichtsfraktur, Verletzungen der Gesichtsschädelknochen Jochbein, Jochbogen und Augenhöhle.

■ **Seitlicher Mittelgesichtsbruch** Bruch des Jochbeins und der seitlichen Augenhöhlenwand. Ursache ist meist ein direkter Schlag oder Sturz auf das Gesicht. Mögliche Krankheitszeichen sind Schwellungen, eine Stufenbildung, d. h. tastbare Knochenverschiebungen, die Blutergussbildung am betroffenen Auge (Monokelhämatom) mit oder ohne Sehstörungen, Hautempfindungsstörungen der Wange, Oberlippe und seitlichen Nase, Störungen der Kieferöffnung sowie Veränderungen der Gesichtssymmetrie. Sind die Knochen im Bereich der Brüche nicht verschoben, wird keine Behandlung durchgeführt. Ansonsten müssen die Bruchenden operativ wieder an die richtige Stelle gebracht und miteinander befestigt werden.

■ **Zentraler Mittelgesichtsbruch** Diese Bruchformen entstehen häufig durch Verkehrsunfälle. Es kommt zu erheblichen Weichteilverletzungen, Blutungen aus Nase und Mund sowie Blutergussbildung an einem oder beiden Augen (Monokelhämatom, Brillenhämatom). Das Auftreten von Doppelbildern oder der völlige Sehverlust sind ebenso möglich wie Verletzungen der harten Hirnhaut mit Austritt von Gehirnflüssigkeit (Liquorrhö), Verlust des Riechvermögens oder Verschiebungen des Gehirns. Die Einteilung erfolgt nach dem LeFort-Schema: Bei der LeFort-I-Fraktur ist der Oberkiefer in Höhe des Nasen- und Kieferhöhlenbodens gebrochen. Unter LeFort-II-Fraktur versteht man die Absprengung des gesamten Oberkiefers mitsamt der knöchernen Nase. Die LeFort-III-Fraktur beschreibt den Abriss des gesamten Gesichtsschädels vom Hirnschädel; die Bruchlinie verläuft durch die Augenhöhlen. Um spätere Hirneinklemmungen zu verhindern, müssen die knöchernen Brüche operativ stabilisiert werden. Zur Vermeidung von Entzündungen der Hirnhaut oder des Gehirns erfolgt eine Antibiotikabehandlung.

Mittelhand, →Hand.

Mittelhirn, Mesenzephalon, Gehirnabschnitt zwischen dem Oberrand der Brücke und dem Zwischenhirn (→Gehirn). Das Mittelhirn ist etwa 1,5 cm lang und besteht überwiegend aus dicken Bündeln auf- und absteigender Nervenfasern. Diverse Nervenzellansammlungen unterstützen die Steuerung von Augen-, Kopf- und Rumpfbewegungen. In einem als Vierhügelplatte bezeichneten Bereich, der hinter dem Verbindungskanal (Aquädukt) zwischen 3. und 4. Hirnventrikel liegt, befinden sich Reflexzentren für akustische und optische Reize.

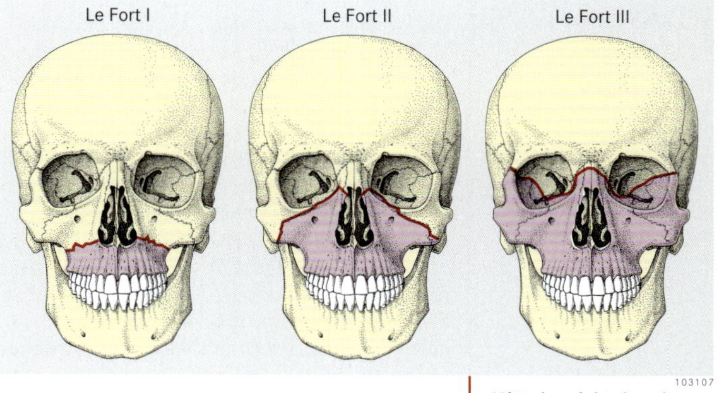

Mittelgesichtsbruch. Die Einteilung der Mittelgesichtsbrüche erfolgt nach dem Verlauf der transversalen Bruchlinien (LeFort-Schema).

Mittellappensyndrom, fehlende Entfaltung des Lungenmittellappens der rechten Lunge, bedingt durch eine Einengung oder den vollständigen Verschluss des zuführenden Bronchus (→Atelektase). Ursachen können gut- oder bösartige Geschwülste, entzündungsbedingte Lymphknotenvergrößerungen (z. B. bei Tuberkulose) oder ein Verschluss des Bronchus durch einen Fremdkörper sein. Es treten Husten, pfeifende Atmung und wiederholte Lungenentzündungen auf.

Mittelohr, Teil des Ohres zwischen Trommelfell und Innenohr, das die Paukenhöhle mit den drei Gehörknöchelchen und die Ohrtrompete enthält (→Ohr).

Mittelohrentzündung, Otitis media, entzündliche Erkrankung des Mittelohrraumes. Unterschieden wird die plötzlich auftretende von der sich langsam entwickelnden Verlaufsform:

■ **Akute Mittelohrentzündung** Die Otitis media acuta (OMA) beruht meist auf einer über die →Ohrtrompete aus dem Nasenrachenraum fortgeleiteten bakteriellen Entzündung. Seltener sind Viren der Auslöser. Eine Entzündung kann auch von außen durch einen Trommelfelldefekt in das Mittelohr geleitet werden. Sonderform ist die **Badeotitis**, hervorgerufen durch eine Keimverschleppung mit dem Badewasser.

▪ **Befund** Typische Krankheitszeichen sind stechende, klopfende Schmerzen im Ohr, Schwerhörigkeit, Ohrgeräusche sowie Kopfschmerzen und Fieber. Bei der Ohrenspiegelung zeigt sich ein gerötetes, möglicherweise auch vorgewölbtes Trommelfell. Im weiteren Verlauf kann es zu einer Trommelfelleröffnung kommen, durch die sich aufgestauter Eiter über das Ohr nach außen entleert. Danach lassen die Schmerzen schlagartig nach. Bei der **Grippeotitis**, einer Sonderform der Mittelohrentzündung, bilden sich Blutblasen im äußeren Gehörgang und am Trommelfell. Auch hierbei besteht eine erhöhte Gefahr der bleibenden Innenohrschädigung. Daneben ist die →Mastoiditis die häufigste Komplikation der Mittelohrentzündung.

▪ **Behandlung** Zur Verbesserung der Ohrtrompetenbelüftung werden abschwellende Nasentropfen verordnet. Die Behandlung wird unterstützt durch Rotlicht- oder Wärmebestrahlungen des Ohres. Um einem bleibenden Unterdruck vorzubeugen, empfehlen sich Blaseübungen mit einem Nasenballon. Liegt eine bakterielle Entzündung vor, muss antibiotisch behandelt werden. Im fortgeschrittenen Stadium muss das Trommelfell operativ eingeschnitten werden (→Parazentese), gegebenenfalls wird ein Röhrchen (Paukenröhrchen) eingelegt, damit der Eiter aus dem Mittelohr besser abfließen kann. Bei den durch Viren bedingten Mittelohrentzündungen kann über das Paukenröhrchen häufig eine blutige Flüssigkeit abgeleitet werden. Die Durchblutung des Innenohres fördernde Infusionen können eine bleibende Schwerhörigkeit verhindern.

▪ **Chronische Mittelohrentzündung** Die Otitis media chronica mesotympanalis beruht auf Belüftungsstörungen der Ohrtrompete (Tubenventilationsstörung), die seit der Kindheit bestehen und zu wiederholten Entzündungen führen. Die Ausbildung lufthaltiger Zellen (Pneumatisation) des Warzenfortsatzes wird dadurch gehemmt.

▪ **Befund** Das auffälligste Zeichen ist der dauerhafte Trommelfelldefekt, der auch bei leichten Entzündungen zur Absonderung eines eitrigen Ausflusses führt. Es besteht eine Schwerhörigkeit. Schmerzen sind in der Regel nicht vorhanden. Neben der lang anhaltenden Schleimhauteiterung im Mittelohr kann es auch zu Knocheneiterung mit Schädigung der Gehörknöchelchen und dadurch bedingtem bleibendem Hörverlust kommen. Eine typische Komplikation der chronischen Mittelohrentzündung ist die Ausbildung eines →Cholesteatoms.

▪ **Behandlung** Im Fall einer eitrigen Entzündung muss mit Antibiotika behandelt werden. Besteht der Trommelfelldefekt auch nach dem Abklingen der Entzündung weiter, muss er operativ verschlossen werden (→Tympanoplastik). Falls notwendig, kann die Gehörknöchelchenkette auch operativ wiederhergestellt werden.

Das äußere Ohr muss peinlich sauber gehalten werden. Um weitere Entzündungen zu vermeiden, dürfen keine zusätzlichen Krankheitserreger, z. B. mit dem Bade- oder Duschwasser, in den Gehörgang gelangen.

Mittelschmerz, Schmerz im Unterleib zum Zeitpunkt des Eisprungs.

Mittelstrahlurin, bei der Harnentleerung aufgefangene mittlere Harnportion, die zur bakteriologischen Untersuchung (→Harnuntersuchungen) verwendet wird. Nachdem ein wenig Urin in die Toilette gelassen wurde, werden die nächsten 20–40 ml Urin – ohne Unterbrechung des Harnstrahls – in einem sterilen Gefäß aufgefangen und der restliche Urin in die Toilette entleert. Dies soll sicherstellen, dass die Keime aus den Harnwegen und nicht aus dem Bereich der äußeren Genitalien stammen.

Mm., Abk. für Musculi (Muskeln), Mehrzahl von Musculus (Muskel).

Mobilisation, Maßnahmen zur Aktivierung und Bewegungsförderung von Menschen, die in ihrer Bewegungsfähigkeit vorübergehend oder dauerhaft eingeschränkt sind, also v. a. ältere Menschen, Gelähmte oder Personen, die nach größeren Operationen längere Zeit bettlägerig waren. Eine längere Bettruhe und der hiermit verbundene Mangel an Bewegung können zu Komplikationen führen. Deshalb ist die frühzeitige, der Erkrankung bzw. dem Eingriff angepasste Mobilisation des Betroffenen sehr wichtig.

Bei der **aktiven Mobilisation** geht die Aktivität vom Betroffenen selbst aus, unterstützt von einem Krankengymnasten oder einer Pflegekraft, die Hinweise zu schonenden Bewegungsabläufen gibt und dem Betroffenen durch bewegungsunterstützende Berührungen hilft. Bei Kranken, die aufstehen können, wird der Bewegungsradius schrittweise und der Belastbarkeit angemessen erweitert und es wird versucht, jede Möglichkeit zur Mobilisation zu nutzen. Ist der Betroffene bettlägerig, wird er angeregt, seine Gliedmaßen mehrmals täglich durchzubewegen und seine Lage mit Rücksicht auf die Grunderkrankung häufig zu verändern. Bei allen Handlungen sollte der Kranke zu größtmöglicher Selbstständigkeit gelangen. Die **passive Mobilisation** wird bei immobilen Menschen eingesetzt. Sie dient nicht nur der Beweglichkeit, sondern hilft, die Kreislauffunktionen zu stärken, sorgt für die

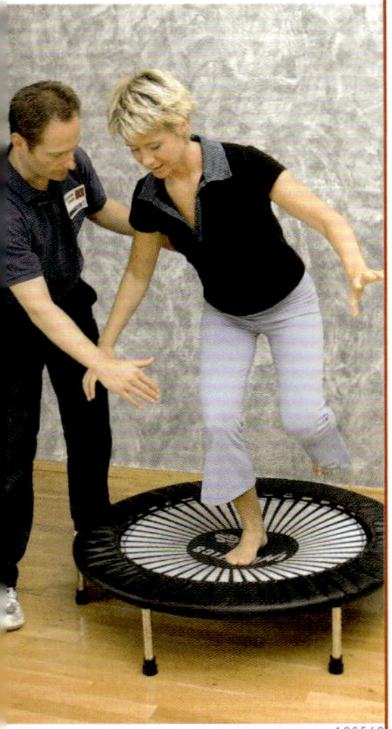
100562

Mobilisation.
Nach Knieverletzungen oder -operationen wird durch Koordinationstraining auf einem Trampolin die Beweglichkeit wiederhergestellt.

Druckentlastung einzelner Körperregionen und beeinflusst das Wohlbefinden positiv. Die passive Mobilisation, bei der die aktive Rolle von einer unterstützenden Person übernommen wird, erfordert verschiedene Mobilisationstechniken, die eine schonende und schmerzlose Mobilisation des Betroffenen garantieren und ihn aktiv einbeziehen, indem sie ihn seinen Möglichkeiten entsprechend mithelfen lassen. Den betreuenden Personen ermöglichen diese Techniken eine gesundheitsschonende Arbeitsweise. Zur Mobilisation von Kranken dienen diverse Hilfsmittel, wie z.B. Patientenlifter und verschiedene Gehhilfen.

Mobilität, **1)** *Physiologie:* körperliche und geistige Beweglichkeit. Sie beinhaltet die Fähigkeit, sich in der Umgebung frei zu bewegen und die Aktivitäten des täglichen Lebens unabhängig auszuführen. Durch Krankheit, aber auch mit zunehmendem Alter kann die Mobilität eingeschränkt sein.

2) *Orthopädie:* Fähigkeit, ein Gelenk aktiv zu bewegen.

Früchte Glykoside, Flavone und ätherisches Öl enthalten. Zubereitungen aus Mönchspfeffer beeinflussen vermutlich indirekt die Bildung weiblicher Sexualhormone.

■ **Anwendung** Tinkturen oder andere alkoholische Auszüge werden bei Menstruationsstörungen und schmerzhaften Schwellungen der Brüste vor der Menstruation (Mastodynie) eingesetzt. In der Schwangerschaft und Stillzeit sollten keine Mönchspfeffer enthaltenden Arzneimittel eingenommen werden. Bei Spannungs- und Schwellungsgefühl in den Brüsten sowie bei Störungen der Regelblutung sollte zur genauen Abklärung der Ursache auf jeden Fall zunächst ein Arzt aufgesucht werden.

■ **Nebenwirkungen** Es können juckende Hautausschläge (Quaddeln) auftreten.

Mönckeberg-Sklerose, →Mediasklerose.

Mondbein, Os lunatum, Knochen der Handwurzel (→Hand).

Mondbein-Nekrose, →Kienböck-Krankheit.

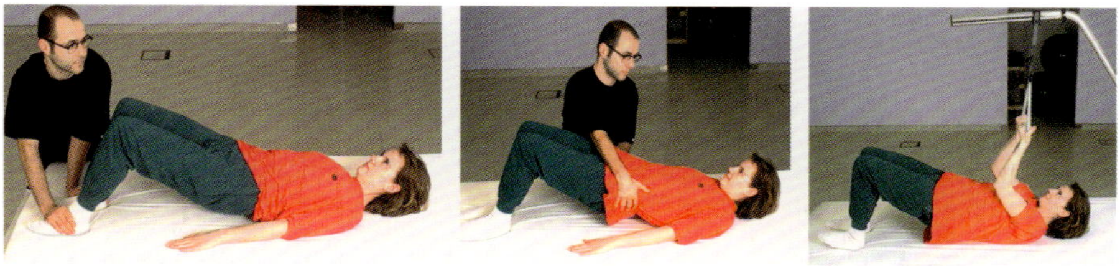

103129

Mobilisation. Beim Höherrutschen kann der Patient ruckweise mithelfen (links).Die betreuende Person unterstützt das Becken (Mitte). Auch die Nutzung des Patientenaufrichters ist sinnvoll.

Mobitz-Block, Herzrhythmusstörung mit zu langsamer Frequenz (Bradykardie), bei der eine oder mehrere Überleitungen abrupt ausfallen.

MOD-Füllung, zahnärztliche Füllung der Seitenzähne, die entsprechend der entfernten Zahnhartsubstanz drei Zahnflächen (zu den Nachbarzähnen und Kaufläche) mit einbezieht.

MODY, Abk. für **M**atury-**o**nset **d**iabetes of **y**oung people (→Diabetes mellitus).

Molar, →Gebiss.

Molke, Anteil der Milch, der nach Entzug des Käsestoffs (Kasein) und des Fetts durch Lab- oder Säuregerinnung zurückbleibt. Molke wirkt u.a. harntreibend, verdauungsregelnd und kann die Bakterienflora des Darms günstig beeinflussen. Ihre gesundheitsfördernde Wirkung nutzt man in der Naturheilkunde in Form von Molketrinkkuren.

Möller-Barlow-Krankheit, heute seltenes Vitamin-C-Mangelsyndrom (Skorbut) beim Säugling und Kleinkind (→Vitamine).

Molluscum contagiosum, →Dellwarze.

Molybdän, lebensnotwendiges Spurenelement (→Mineralstoffe).

Monatsblutung, →Menstruation.

Mönchspfeffer, Vitex agnus-castus, Keuschlamm, strauchige Heilpflanze, deren

Mongolismus, heute als diskriminierend empfundene Bezeichnung für das →Down-Syndrom.

Monitoring, →Überwachung.

Monoamino|oxidase, Abk. **MAO,** Enzym, das insbesondere eine Bedeutung beim Abbau von Überträgerstoffen des Nervensystems, z.B. Adrenalin, Noradrenalin, Dopamin und Serotonin, hat. Unter Einwirkung der Monoaminooxidase können die Funktionsabläufe in den Nervenendigungen beeinflusst werden. Die Wirkung einiger Psychopharmaka beruht auf der Hemmung der Monoaminooxidase (MAO-Hemmer).

Monoblast, unreife Vorstufe eines Monozyten im Knochenmark (→Blutbildung).

Monochromasie, →Farbenfehlsichtigkeit.

Monokelhämatom, →Brillenhämatom.

monoklonale Antikörper, Antikörper, die von klonierten Hybridzellen produziert werden und im Gegensatz zu den polyklonalen →Antikörpern vollkommen identisch sind. Die Hybridzelle entsteht durch Verschmelzung einer einzigen Plasmazelle mit einer Tumorzelle im Reagenzglas. Die entstehende Mischzelle kann sich dadurch beliebig oft teilen. So können im Prinzip Antikörper gegen jedes beliebige Antigen hergestellt werden.

monoklonale Antikörper Anwendung in der Brustkrebstherapie

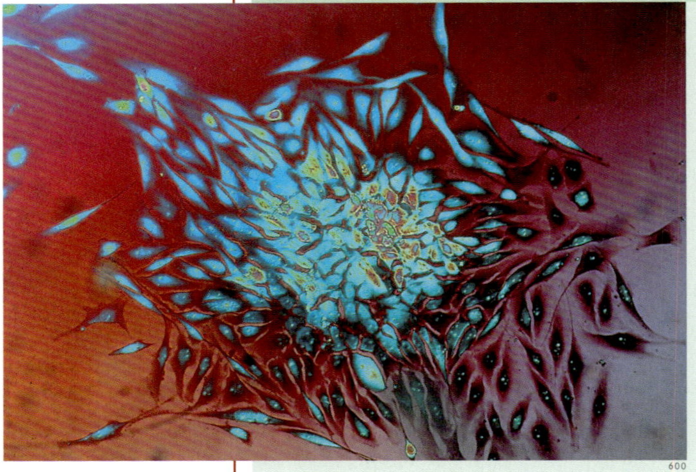

Trastuzumab, besser bekannt unter dem Handelsnamen Herceptin, ist ein monoklonaler Antikörper, der an den so genannten HER-2-Rezeptor (für humaner epidermaler Wachstumsfaktor) bindet. Dieser Rezeptor kommt auf manchen Krebszelltypen (im Bild metastasierende Brustkrebszellen in einer Mikroaufnahme) sehr viel häufiger vor als auf normalen Zellen. Trastuzumab erkennt die Bindungsstellen auf den Tumorzellen, koppelt sich an, blockiert die Aufnahme von Wachstumsfaktoren, die die Krebszelle zum Wachstum benötigt, und wirkt auf diese Weise toxisch auf die Krebszelle. Gesunde Zellen werden dabei verschont.

Wenn die HER-2-Rezeptoren in großer Zahl auf den Krebszellen zu finden sind, nennt man dies eine Überexpression. Die Antikörper-Therapie zeigt den besten Erfolg bei einer solchen Überexpression, die bei etwa einem Drittel aller Brustkrebspatientinnen mit metastasierendem Brustkrebs zu finden ist. Der HER-2-Rezeptor ist auch häufig auf im Körper verstreuten Krebszellen vorhanden. Diese werden ebenfalls vom Antikörper erkannt und im Wachstum gehemmt, sodass sich die Antikörper-Therapie speziell für Patientinnen mit fortgeschrittenem und metastasierendem Brustkrebs eignet.

Monoklonale Antikörper werden überwiegend **diagnostisch** genutzt, v.a. zum Nachweis bzw. zur Konzentrationsbestimmung von bestimmten Substanzen oder Zellen. Man kann sie dabei mit radioaktiven oder fluoreszierenden Stoffen beladen und auf diese Weise sichtbar machen. Einsatzmöglichkeiten sind z.B. Blutgruppenbestimmung, Nachweis von Viren, Bakterien, Tumormarkern, Hormonen oder Drogen im Blut.

Therapeutisch kann man monoklonale Antikörper nutzen, indem sie an Medikamente gekoppelt werden und diese selektiv zu bestimmten Geweben oder Zellansammlungen (Thromben, Krebs) transportieren. Auf diese Weise können Medikamente, z.B. Krebsmittel, gezielt wirken und das gesunde Gewebe schonen. So werden monoklonale Antikörper bei der Behandlung bestimmter Lymphome, bei der chronischen Leukämie und beim →Mammakarzinom eingesetzt.

Monomerkost, →Astronautenkost.

Mononukleose, infektiöse, →Pfeiffer-Drüsenfieber.

Monosomie XO, →Turner-Syndrom.

Monozyten, Zellen aus der Gruppe der weißen Blutkörperchen (Leukozyten), die v.a. der spezifischen Immunabwehr dienen (Antigenpräsentation). Die Monozyten stellen etwa 2–8% der Leukozyten; sie treten z.B. bei Mononukleose (Pfeiffer-Drüsenfieber), chronisch entzündlichen Darmerkrankungen und einigen rheumatischen Erkrankungen vermehrt im Blut auf. Sie entstehen im Knochenmark über mehrere Vorstufen, verweilen 1–2 Tage im Blut und zwängen sich dann durch die Wände der Blutkapillaren in das umliegende Gewebe, wo sie sich zu ortsständigen, gewebespezifischen Fresszellen, den →Makrophagen, differenzieren. Sie können Gewebstrümmer, Fremdkörper oder Mikroorganismen aufnehmen und verdauen (phagozytieren). →Immunsystem.

Monozytenleukämie, Form des Blutkrebses, die gekennzeichnet ist durch die Vermehrung von Monozyten oder deren Vorläuferzellen. Die Monozytenleukämie tritt meist als akute myeloische →Leukämie auf; es gibt aber auch chronische Verlaufsformen.

Monozyten-Makrophagen-System, retikulohistiozytäres System, retikuloendotheliales System, Funktionseinheit aus Zellen, die feste Stoffe oder Partikel aufnehmen (Phagozytose) und speichern können. Es handelt sind u.a. um Retikulumzellen des retikulären →Bindegewebes (v.a. in lymphatischen Organen), →Monozyten und gewebsspezifische →Makrophagen (z.B. die Kupffer-Sternzellen in der Leber, die Histiozyten der Haut). Die Funktion des Monozyten-Makrophagen-Systems besteht v.a. in der Beseitigung von Abfall- und Fremdstoffen (unspezifische Abwehr). →Immunsystem.

Mons pubis, von einem Fettpolster gebildete Erhebung oberhalb der Schamspalte (Frau) bzw. des Penis (Mann). Der Mons pubis wird bei der Frau auch als Venushügel oder Schamberg bezeichnet (→Vulva).

Montagsfieber, →Byssinose.

Moorbad, medizinisches Bad in einem aus Badetorf und Wasser zubereiteten Brei. Der Torf (→Peloide) enthält u.a. Mineralien, östrogene Stoffe, Gerbsäuren, Harze sowie Humin- und Humussäuren. Das Wasser-Torf-Gemisch ist ein gut verträglicher Wärmeträger. Die Breimischungen können sehr heiß (Temperaturen bis über 45 °C) angewendet werden, was eine tief gehende Durchwärmung des Körpers mit gesteigerter Durchblutung ermöglicht. Das Moorbad hilft bei rheumatischen und chronisch entzündlichen Erkrankungen sowie bei verschiedenen Frauenleiden. Das **Schwefel-Moorbad** enthält zusätzlich freien Schwefel, Sulfide und Schwefelwasserstoff und wird v.a. zur Behandlung von chronischen Hautkrankheiten, chronisch rheumatischen Gelenkerkrankungen sowie Lähmungen und Nervenschmerzen eingesetzt. Mit **Moorpackungen** können einzelne Körperbereiche wärmebehandelt werden.

Morbidität, **1)** *Statistik:* →Erkrankungshäufigkeit.

2) *Pathologie:* das Vorliegen einer Erkrankung.

Morbilli, →Masern.

Morbus, Krankheit, z.B. Morbus Basedow (→Basedow-Krankheit) oder Morbus Crohn (→Crohn-Krankheit).

Morbus hämolyticus neonatorum, →Neugeborenenerythroblastose.

Morbus hämorrhagicus neonatorum, →Neugeborenengerinnungsstörung.

Morgenurin, Urin der ersten morgendlichen Blasenentleerung. Zum Nachweis eines Harnwegsinfektes ist der Morgenurin am besten geeignet, da er bei Vorliegen einer Infektion die höchste Keimzahl enthält. Auch bei Schwangerschaftstests wird der Morgenurin zur Untersuchung bevorzugt, da hier die Hormonkonzentration am höchsten ist.

Moro-Reflex, ein →Primitivreflex.

Morphin, Morphium, Hauptinhaltsstoff des Opiums. Der Körper bildet v.a. unter Stressbedingungen eigenes **endogenes Morphin** (→Endorphine). Zu therapeutischen Zwecken wird Morphin als →Schmerzmittel bei starken Schmerzen, wie z.B. Tumorschmerzen, bei schweren Verletzungen und nach Operationen eingesetzt. Bei einer Morphinbehandlung sind oft Begleitmedikamente nötig, z.B. Abführmittel bei Verstopfung oder Medikamente gegen anfängliches Erbrechen.

Morphin unterliegt dem Betäubungsmittelgesetz. Bei missbräuchlicher, längerer Anwendung entwickelt sich eine körperliche und evtl. auch psychische Abhängigkeit (→Sucht). Beim Absetzen des Morphins treten dann starke Entzugserscheinungen auf. Eine akute **Morphinvergiftung** äußert sich in Bewusstlosigkeit, stecknadelkopfgroßen, verengten Pupillen, verlangsamter Atmung, erniedrigter Körpertemperatur und fehlenden Reflexen. Die Behandlung besteht in der Gabe eines Gegengiftes (→Opioidantagonisten) und künstlicher Beatmung.

Morphin|antagonisten, →Opioidantagonisten.

Morphinismus, Morphiumsucht, körperliche und psychische Abhängigkeit von Morphium als Folge eines fortgesetzten Gebrauchs. Abhängigkeits- und Entzugssymptome können denen der Heroinsucht gleichen. Allerdings schreitet die Suchtentwicklung unter →Heroin, das ein wirkungsstarker Abkömmling des →Morphins ist, schneller voran. Man geht heute davon aus, dass die regelgerechte Anwendung von Morphin unter Vermeidung großer Wirkspiegelschwankungen in der Schmerztherapie zu keiner Toleranzentwicklung und Sucht führt.

Morphologie, Lehre von der Struktur und der Gestalt des Körpers und seiner Organe.

Mortalität, →Sterblichkeit.

Morton-Neuralgie, →Metatarsalgie.

Morula, maulbeerförmiger Zellhaufen, der durch Furchungsteilungen aus der befruchteten Eizelle (Zygote) entsteht (→Schwangerschaft und Geburt).

Moschcowitz-Syndrom, thrombotisch-thrombozytopenische Purpura, TTP, Krankheitsbild unklarer Ursache mit Schädigung der Haargefäße (Kapillaren) und Auflösung der roten Blutkörperchen. Es treten Gerinnungsstörungen bzw. der Verbrauch von Gerinnungsfaktoren und Blutplättchen auf sowie neurologische Ausfälle. Darüber hinaus ist ein akutes Nierenversagen möglich. Betroffen sind v.a. Frauen im 3. Lebensjahrzehnt. Das Auflösen der roten Blutkörperchen und die Blutungsneigung aufgrund der Gerinnungsstörung verursachen eine Anämie. Die Behandlung ist schwierig; neben unterstützenden Maßnahmen spielt v.a. die →Plasmapherese eine Rolle.

Motilität, Bewegungsvermögen eines Organs oder der Muskulatur. Die Motilität beschreibt entweder die unwillkürlichen, durch Reflexe und das vegetative Nervensystem gesteuerten Bewegungsvorgänge der muskulären Hohlorgane (z.B. Magen, Darm) oder im weiteren Sinne die Beweglichkeit durch den Einsatz der Skelettmuskulatur.

Motorik, Gesamtheit der vom Zentralnervensystem gesteuerten aktiven Bewegungen der willkürlichen Muskulatur. Die Motorik beinhaltet die Einzelbewegung, die Koordination aller Bewegungsabläufe sowie die Grob- und Feinbeweglichkeit. Störungen der Motorik beruhen entweder auf einer Erkrankung von Muskeln, Bändern oder Gelenken oder aber auf einer Störung des zentralen oder peripheren →Nervensystems.

Motorik
→ GEO **Dossier**
Das motorische Genie, Bd. 9

Mouches volantes [muʃ vɔˈlãt, französ.], umgangssprachlich **Mückensehen,** Wahrnehmung kleiner und durchsichtiger, fliegender mückenähnlicher Gebilde im Gesichtsfeld. Mouches volantes können Begleiterscheinung einer Glaskörpertrübung oder einer mit zunehmendem Alter sich entwickelnden, nicht behandlungsbedürftigen Glaskörperverflüssigung sein, die v.a. bei Kurzsichtigkeit vorkommt. Treten plötzlich Punkte oder Schlieren auf, kann dies auf eine Blutung hinweisen, z.B. durch ein frisches Netzhautloch im Rahmen einer hinteren Glaskörperablösung (→Netzhautablösung). Der Kranke sollte in diesem Fall rasch einen Augenarzt aufsuchen.

Moxi|bustion, →Akupunktur.

MPS, Abk. für →**m**yelo**p**roliferative **S**yndrome.

MRSA, Abk. für **methicillinresistenter Staphylococcus aureus,** gegen das als Testantibiotikum Methicillin eingesetzte und damit gegen alle Betalaktamantibiotika unempfindliche Stämme des Bakteriums Staphylococcus aureus (→Staphylokokken). Da die Betalaktamantibiotika einen Großteil aller verfügbaren Antibiotika ausmachen, findet sich MRSA im Sprachgebrauch oft auch als Abk. für **multiresistenter Staphylococcus aureus.** Er unterscheidet sich in seinen biologischen Eigenschaften nicht von den antibiotikaempfindlichen Stämmen, eine Infektion mit einem MRSA ist aber wesentlich schwieriger zu behandeln. Daher muss versucht werden, die Ausbreitung von MRSA besonders im Krankenhaus zu verhindern.

MRT, Abk. für **M**agnet**r**esonanz**t**omografie (→Kernspintomografie).

MR-Tomografie, →Kernspintomografie.

MS, Abk. für →**m**ultiple **S**klerose.

Mückensehen, →Mouches volantes.

Mucosa, →Schleimhaut.

Mucosolvan®, Medikament mit dem Wirkstoff Ambroxol (→Hustenmittel), das zur Hustenlösung bei akuten und chronischen Erkrankungen der Bronchien und der Lunge eingesetzt wird. Mucosolvan® steht als Saft, Tropfen, Tablette, Retardkapsel sowie zur Injektion oder Infusion zur Verfügung.

Mucus, →Schleim 1).

Müdigkeit, gesteigertes Verlangen nach Ruhe, verminderter Antrieb und Kraftlosigkeit, meist als Zeichen von Anspannung, fehlender Erholung oder gestörtem Schlaf-wach-Rhythmus. Die Grenze zur Krankheit ist fließend.

Müdigkeitssyndrom, chronisches, Chronic Fatigue Syndrome, Krankheitsbild unklarer Herkunft, das durch monatelange Erschöpfung charakterisiert ist.

■ **Ursache** Diskutiert werden chronische Infekte, v.a. durch Viren, aber auch psychische Ursachen wie Stress oder unbewältigte Konflikte.

Chronisches Müdigkeitssyndrom

Beschwerden	Wahrscheinliche Ursachen	Erste Maßnahmen
Müdigkeit und Abgeschlagenheit, evtl. **morgendliche Probleme beim Aufstehen**	Niedriger Blutdruck (→Hypotonie), Blutarmut (→Anämie), morgendliche Unterzuckerung (→Hypoglykämie)	Viel Bewegung, kalt-warme Wechselduschen, evtl. kleine Mahlzeit vor dem Schlafengehen. Bei anhaltenden Beschwerden Arztbesuch
Müdigkeit, Abgeschlagenheit **bei Wetterumschwung,** evtl. Stimmungsschwankungen	Wetterfühligkeit (→Wetterkrankheiten), Blutdruckschwankungen	Größere Anstrengungen vermeiden. Bei ausgeprägten Beschwerden Arztbesuch
Abgeschlagenheit, Müdigkeit, **verminderte Leistungsfähigkeit,** evtl. nach vorangegangenem Infekt	Chronische Infektion, chronisches Müdigkeitssyndrom (→Müdigkeitssyndrom, chronisches)	Arztbesuch
Müdigkeit und Abgeschlagenheit bei **Konsum oder Entzug von Alkohol, Nikotin, Drogen**	Nebenwirkung der Drogen bzw. Entzugssymptome	Für ausreichende Bewegung und reichliche Flüssigkeitsaufnahme sorgen, bei ausgeprägten Beschwerden Arztbesuch. Mittelfristig veränderter Umgang mit Genussmitteln
Müdigkeit, Abgeschlagenheit, **Schlafstörungen, Antriebslosigkeit, Gefühl der Leere**	→Depression 3)	Arztbesuch. Bei Selbstmordäußerungen Notarzt rufen, Betroffenen fortlaufend beobachten (→Suizidalität)
Müdigkeit, Abgeschlagenheit, Schwäche nach der **Einnahme von Medikamenten**	Medikamentennebenwirkung, z.B. von →Blutdruckmitteln, →Schlafmitteln, →Beruhigungsmitteln, →H_1-Rezeptorenblockern	Rücksprache mit dem Arzt
Zunehmende Abgeschlagenheit, **Verlangsamung, Kälteempfindlichkeit, Gewichtszunahme**	→Schilddrüsenunterfunktion	Arztbesuch
Abgeschlagenheit, **starker Durst, Gewichtsabnahme,** schlecht heilende Wunden	→Diabetes mellitus	Arztbesuch
Schwäche, evtl. **erhöhte Harnmenge, vermehrte Hautpigmentierung,** erhöhter oder erniedrigter Blutdruck	→Nebennierenrindenunterfunktion, Conn-Syndrom (→Aldosteronismus)	Arztbesuch

■ **Befund** Evtl. grippeähnliche Beschwerden, Müdigkeit, Abgeschlagenheit und Schwäche, evtl. auch depressive Verstimmungen, Nachtschweiß und Sensibilitätsstörungen. Vor allem Personen im mittleren Lebensalter sind betroffen.

■ **Behandlung** Die Therapie ist nur symptomatisch und besteht in einer allgemeinen Unterstützung des Immunsystems, Stressvermeidung und der Schaffung von Erholungsphasen.

mukokutan, die Schleimhaut und Haut betreffend.

mukokutanes Lymphknotensyndrom, →Kawasaki-Syndrom.

Mukolyse, Mucolyse, Verflüssigung und Lösung von Schleim in den Atemwegen, z. B. durch die Einnahme oder Inhalation von schleimlösenden Medikamenten (→Mukolytika).

Mukolytika, hustenlösende Mittel (→Hustenmittel).

Mukopolysaccharidosen, Gruppe von erblichen Stoffwechselstörungen, die zu einer Einlagerung von Eiweiß-Kohlenhydrat-Verbindungen (Mukopolysaccharide) in verschiedenen Organen (z. B. ZNS, Skelett, Leber) führen. Die Speicherkrankheiten beruhen auf einem Mangel an Enzymen, die sonst die Mukopolysaccharide abbauen. Die klassische Form der Mukopolysaccharidosen, die **Pfaundler-Hurler-Krankheit,** fällt durch das charakteristische Aussehen der hochgradig geistig behinderten Betroffenen auf. Auch die meisten anderen Mukopolysaccharidosen führen zu geistiger Behinderung, fast alle zu Skelettdeformierungen und Minderwuchs. Die Diagnose erfolgt durch Messung der Ausscheidung von Mukopolysacchariden im Urin und den Nachweis des zugrunde liegenden Enzymmangels. Eine kausale Behandlung der Stoffwechselstörungen ist derzeit kaum möglich. Wichtig ist eine psychosoziale Frühförderung. Bei Skelettfehlbildungen helfen orthopädische Maßnahmen.

Mukosa, →Schleimhaut.

Mukoviszidose, zystische Fibrose, CF, erbliche Stoffwechselstörung, die durch Produktion von zähem Schleim zu Schäden v. a. an Lunge und Bauchspeicheldrüse, aber auch an Leber und Hoden führt. Mit einer Häufigkeit von etwa 1 : 2 000 ist die Mukoviszidose eine der häufigsten Erbkrankheiten. Jeder Dreißigste in Deutschland trägt das autosomal-rezessive Mukoviszidosegen und ist damit Überträger der Krankheit.

■ **Ursache** Der Mukoviszidose liegt ein Gendefekt zugrunde, der zu einer Fehlfunktion der Membranpumpen führt, die normalerweise Chlorid aus den Zellen heraustransportieren. Dadurch kommt es zu einer Störung des Salz- und Wasserhaushalts. Als Folge produziert der Körper zähflüssige Sekrete.

■ **Befund** Erster Hinweis kann das Auftreten eines Darmverschlusses beim Neugeborenen durch einen Pfropf aus Kindspech sein. Später stehen häufige, schwere Atemwegsinfekte und Lungenentzündungen im Vordergrund. Der zähe Schleim kann nur mit Mühe abgehustet werden. Auch in der Bauchspeicheldrüse entsteht ein zu zähes Sekret, das einen Verschluss des Ausführungsgangs hervorruft. Es können voluminöse, stark übel riechende, glänzende Stühle auftreten. Die männlichen Patienten sind unfruchtbar. Die Diagnose wird durch wiederholten Nachweis eines erhöhten Salzgehalts im Schweiß (Schweißtest) und einer erniedrigten Pankreaselastase im Stuhl gestellt und durch eine Genanalyse gesichert.

■ **Behandlung** Die Maßnahmen dienen in erster Linie der Verbesserung der Lungen- und dem Ersatz der Bauchspeicheldrüsenfunktion. Durch spezielle Lagerung und Klopfmassagen kann schon beim Säugling der Transport des zähen Schleims unterstützt werden. Später helfen gezielte Atemtechniken, schleimlösende Medikamente (Mukolytika) und die Inhalation von Medikamenten, die die Bronchien erweitern und das Abhusten erleichtern. Bei Atemwegsinfektionen müssen gezielt und rechtzeitig Antibiotika eingenommen werden. Bei einer Beeinträchtigung der Bauchspeicheldrüse ist eine kalorienreiche Kost mit ausreichendem Eiweißanteil notwendig, da es sonst zu Störungen des Ernährungszustandes kommen kann. Die fehlenden Enzyme und die fettlöslichen Vitamine werden ersetzt. Häufig sind Krankenhausaufenthalte erforderlich. Mit einer aufwendigen Pflege der Lunge versucht man, lebensgefährliche Komplikationen zu vermeiden oder zumindest aufzuschieben. Auch bei konsequenter Behandlung tritt früher oder später in den meisten Fällen eine irreversible Lungenüberblähung (Lungenemphysem) auf; in vielen Fällen kompliziert eine Leberzirrhose den Verlauf. Infektionen mit antibiotikaresistenten Bakterien sind häufige Todesursachen bei Menschen mit Mukoviszidose. Bei stark angegriffener Lunge im jungen Erwachsenenalter kann eine Lungentransplantation infrage kommen. Die durchschnittliche Lebenserwartung beträgt heute etwa 30 bis 35 Jahre.

Mukozele, Schleimansammlung in einem Hohlraum oder Hohlorgan infolge einer Behinderung des Abflusses (Retentionszyste).

Multi|gravida, Plurigravida, Frau, die zum wiederholten Mal schwanger ist, wobei Fehlgeburten und Schwangerschaftsabbrüche mitgezählt werden.

Multiinfarkt-Demenz, →Demenz, vaskuläre.

Multimorbidität, gleichzeitiges Vorhandensein mehrerer Krankheiten bei einer Person.

Multiorganversagen, gleichzeitige Funktionseinschränkung oder Versagen von mehreren lebenswichtigen Organen, das meist im Rahmen eines →Schocks auftritt.

Multi|para, →Mehrgebärende.

multiple endokrine Neoplasie, →MEN.

multiple Sklerose, Abk. **MS, Enzephalomyelitis disseminata,** Abk. **ED,** chronisch-entzündliche Erkrankung des zentralen Nervensystems (ZNS), die mit herdförmigem Verlust der Nervenfaserumhüllungen (Markscheiden) einhergeht. In Deutschland sind circa 70 von 100 000 Einwohnern betroffen.

■ **Ursache** Die Ursache ist bisher noch nicht sicher geklärt, vermutlich tragen mehrere Faktoren zur Krankheitsentstehung bei. Es werden autoimmunologische Vorgänge angenommen, auch eine Infektion mit einem bisher nicht identifizierten Virus vor dem 15. Lebensjahr wird diskutiert. Zwillingsstudien sprechen für eine genetische Veranlagung. Die Krankheitserscheinungen werden durch eine Entzündung der weißen Substanz des ZNS hervorgerufen, die die Markscheiden, eine isolierende Umhüllung der Nervenstränge, zerstört. Dadurch wird die Erregungsleitung in den Nervenfasern verlangsamt oder unterbrochen und es kommt zu neurologischen Ausfällen.

multiple Sklerose
→ GEO **Dossier**
Tiere als Therapeuten, Bd. 11

■ **Befund** Die multiple Sklerose kann jeden Teil des Nervensystems befallen, dementsprechend vielgestaltig ist die Krankheit. Oft treten zu Beginn und manchmal der Diagnosestellung um Jahre vorausgehend flüchtige Sehstörungen (z. B. Nebel- oder Schleiersehen) auf. Schwindel, Kopfschmerzen oder Farbsehstörungen können erste wichtige Anhaltspunkte für den Beginn der Krankheit sein. Störungen der Empfindung für Berührung, Schmerz und Temperatur können sowohl zu Beginn als auch im Verlauf der multiplen Sklerose auftreten. Gleiches gilt für spastische Lähmungen, Sprech- und Gangstörungen. Blasen- und Darmentleerungsstörungen sind Hinweise auf eine Beteiligung des vegetativen Nervensystems. Vorübergehende Seh-, Sprach- und Gangstörungen, die sich mehrmals täglich wiederholen, sollten umgehend ärztlich abgeklärt werden.

In einem Drittel der Fälle führt auch eine lange Krankheitsdauer nur zu geringfügigen Behinderungen. Die Krankheit kann einen **schubförmigen Verlauf** nehmen, bei dem noch nicht da gewesene neurologische Störungen kurzfristig auftreten und sich anschließend ganz oder teilweise zurückbilden. Der primär chronisch fortschreitende Verlauf ist durch eine langsame Zunahme der Symptomatik ohne zwischenzeitliche Besserung gekennzeichnet, wohingegen sich der **sekundär chronisch fortschreitende Verlauf** aus einer schubförmig verlaufenden multiplen Sklerose entwickeln kann.

Die Diagnose wird gestellt durch die Entnahme von Nervenwasser (Liquor) aus dem Raum zwischen den Rückenmarkshäuten, das typische Eiweiß- und Entzündungswerte zeigt. Weitere Untersuchungsmethoden sind die →evozierten Potenziale und die →Kernspintomografie.

multiple Sklerose Begleitende Maßnahmen

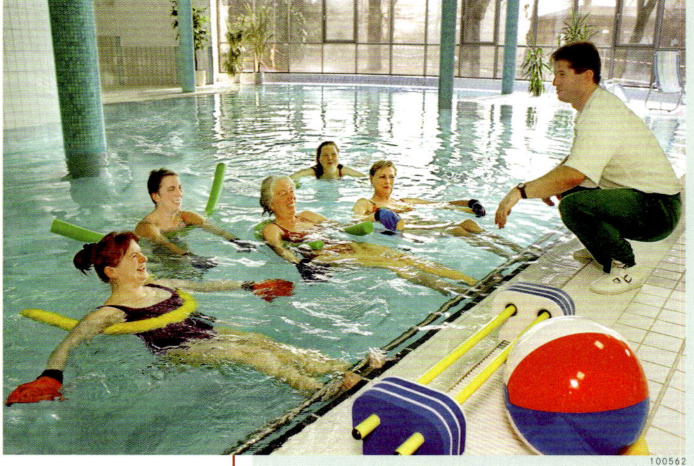

100562

Die Betroffenen sollen die mit dem Physiotherapeuten einstudierten Übungen häufig und regelmäßig wiederholen, um bestimmte Bewegungsabläufe gut zu beherrschen. Frühzeitig bereitgestellte technische Hilfsmittel tragen dazu bei, die Selbstständigkeit so lange wie möglich zu erhalten. Zur Erhaltung der Mobilität ist es beispielsweise möglich, bei leichteren Behinderungen technische Umrüstungen am Auto vornehmen zu lassen, die die Verkehrssicherheit gewährleisten. Um psychische Tiefpunkte zu vermeiden, ist eine sinnvolle Freizeitgestaltung ungeheuer wichtig.
Bestimmte Therapieformen, wie eine Mal- oder Tanztherapie sowie das Erlernen von Entspannungsmethoden, beispielsweise autogenes Training, helfen auch möglicherweise auftretenden Depressionen zu begegnen. Für neu Erkrankte gibt es an vielen Orten Neubetroffenengruppen, die sich speziell mit Fragen der Krankheitsverarbeitung auseinandersetzen.
Weniger hilfreich für neu Erkrankte sind Selbsthilfegruppen, in denen Betroffene mit fortgeschrittenem Krankheitsverlauf ihre Erfahrungen austauschen. Über die Deutsche Multiple Sklerose Gesellschaft (DMSG-Bundesverband, Vahrenwalder Straße 205–207, 30165 Hannover) sind Informationen über die örtlichen Angebote erhältlich.

■ **Behandlung** Die multiple Sklerose kann bisher nicht geheilt werden, allerdings ist es heute möglich, die Stärke und Häufigkeit der auftretenden Schübe zu mindern. Im akuten Schub werden →Kortikoide eingesetzt, bei schweren Verläufen werden zwischen den Schüben starke →Immunsuppressiva gegeben. Die häufig verwendeten Zellgifte Azathioprin, Mitoxantron und Cyclophosphamid vermindern die Antikörperproduktion und die Zahl der Zellteilungen v. a. der Zellen des Abwehrsystems. Die Wirksamkeit neuerer, in den vergangenen Jahren erprobter Medikamente wie Interferon beta-1b oder Copolymer 1 ist bisher v. a. bei schubförmiger multipler Sklerose nachgewiesen. Begleitend werden Medikamente zur Besserung der Symptome eingesetzt, so z. B. Parasympathikolytika, welche die Blasenfunktion verbessern, oder Spasmolytika zur Herabsetzung der Muskelspannung.

Mumifikation, 1) *Pathologie:* Austrocknen von abgestorbenem Gewebe an der Luft, z. B. die trockene Gangrän (→Nekrose).

2) *Geburtshilfe:* Austrocknung und Schrumpfung des in der Gebärmutter abgestorbenen Fetus.

Mumps, Ziegenpeter, Parotitis epidemica, häufige virale Infektionskrankheit der Ohrspeicheldrüsen, von der überwiegend Kinder betroffen sind. Die meist gutartig verlaufende Erkrankung tritt häufiger in der kalten Jahreszeit auf und doppelt so oft bei Jungen wie bei Mädchen. Mumps kann auch ohne sichtbare Krankheitszeichen verlaufen. Das Komplikationsrisiko nimmt mit dem Erkrankungsalter zu.

■ **Ursache** Das Mumpsvirus kommt weltweit vor und befindet sich bei Erkrankten in Speichel und Blut. Die Übertragung erfolgt durch Tröpfcheninfektion (Husten, Niesen), seltener durch Berührung der Kranken (Schmier- oder Kontaktinfektion).

■ **Befund** Etwa 2–5 Wochen nach der Ansteckung treten im ohrnahen Bereich der Wangen druckempfindliche Schwellungen einer oder beider Ohrspeicheldrüsen auf (so genannte Hamsterbacken), die das Kauen schmerzhaft einschränken. Besonders stark ist die Schwellung unter dem Ohr, sodass sich das Ohrläppchen abhebt. Oft sind die Mundschleimhaut sowie die Ausführungsgänge der Ohrspeicheldrüsen entzündet, die dann als kleine rote Punkte an der hinteren Wangenschleimhaut sichtbar werden. Andere Speicheldrüsen, z. B. im unteren Kieferwinkel, können mit betroffen sein. Fieber, Kopf- und Gliederschmerzen treten begleitend auf. Nach etwa einer Woche entwickeln sich Beschwerden und Krankheitszeichen von selbst wieder zurück, eine Ansteckungsgefahr besteht bis circa neun Tage nach Beginn der Schwellung. Der Verlauf der meist harmlosen Krankheit kann durch Komplikationen erschwert werden. Gefürchtet ist eine Entzündung von Gehirn und Hirnhäuten **(Mumpsmeningoenzephalitis)**, die zu Dauerschäden wie lebenslanger Taubheit führen kann. Die auf die Hirnhäute beschränkte Erkrankung **(Mumpsmeningitis)** ist recht häufig und heilt in der Regel ohne Komplikationen aus. Die Bauchspeicheldrüse ist bei jedem zehnten Erkrankten mit betroffen. Besonders wenn die Krankheit erst nach der Pubertät durchgemacht wird, kann eine Entzündung der Hoden **(Mumpsorchitis)** zu Unfruchtbarkeit führen.

■ **Behandlung** Da die Krankheit von selbst ausheilt, reichen meist beschwerdelindernde Maßnahmen aus. Essen von Breikost überbrückt die Schwierigkeiten beim Kauen; gegen die schmerzhafte Drüsenschwellung helfen feuchtwarme Umschläge und schmerzlindernde Medikamente. Gegen Mumps gibt es eine aktive Schutzimpfung (meist in Kombination mit Masern- und Rötelnimpfstoff), die gut verträglich und nebenwirkungsarm ist. Erwachsene, die nicht geimpft und bisher nicht an Mumps erkrankt sind, sollten sich besonders vor Ansteckung hüten; für sie kommt eine nachträgliche Schutzimpfung in Betracht. Eine durchgemachte Erkrankung hinterlässt lebenslange Immunität.

Münchhausen-Syndrom, nach dem Lügenbaron benannte schwere Persönlichkeitsstörung, bei der die Betroffenen versuchen, durch Vortäuschen einer Krankheit eine Behandlung, vorzugsweise einen Krankenhausaufenthalt, zu erreichen. An einem Münchhausen-Syndrom leidende Menschen haben sich oft ein fundiertes medizinisches Wissen angeeignet und schildern akute Beschwerden und Krankengeschichte so schlüssig, dass auch erfahrene Ärzte dem Täuschungsmanöver erliegen können. Daneben werden vielfach auch Labortests verfälscht, indem die Patienten z. B. der Urinprobe Glukose oder Blut beimengen. Selbst unangenehme oder schmerzhafte diagnostische Eingriffe und Operationen werden nicht gescheut. Bevor ihr wahres psychisches Leiden aufgedeckt wird, verlassen die Betroffenen meist heimlich das Krankenhaus, um an einem anderen Ort den Prozess erneut in Gang zu setzen. Das **Münchhausen-Stellvertreter-Syndrom** (Münchhausen-by-proxy-Syndrom) ist eine Sonderform der Kindesmisshandlung. Hier werden die eigenen Kinder mit vorgeblichen Erkrankungen zum Arzt gebracht. Um überzeugender zu wirken, werden den Kindern sogar bewusst Verletzungen beigebracht oder symptomerzeugende Medikamente verabreicht.

Mund, Os, 1) *Anatomie:* Öffnung zur →Mundhöhle.

2) *Anatomie:* Öffnung in Körperhöhlen, z. B. der Muttermund.

Mundentzündung, Stomatitis, Entzündung der Mundschleimhaut aufgrund einer Infektion, einer Allergie oder als Begleiterschei-

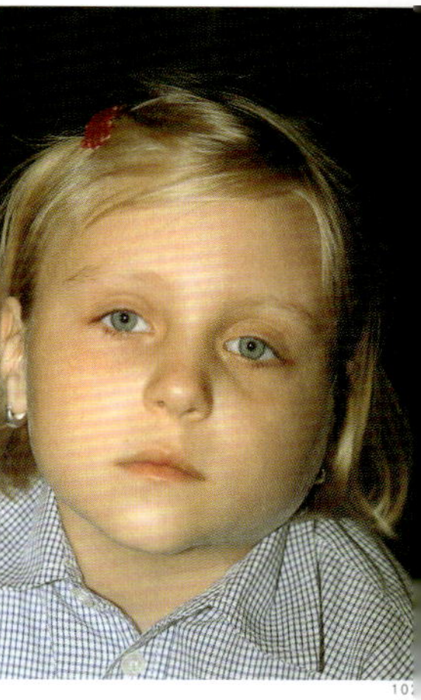

Mumps.
Kinder, die an Mumps erkranken, leiden oft unter einer schmerzhaften Schwellung einer oder beider unteren Gesichtshälften.

Mundgeruch		
Beschwerden	**Wahrscheinliche Ursachen**	**Erste Maßnahmen**
Mundgeruch, **entzündete, schmerzhafte Mundschleimhaut** bei Trägern von **Zahnspangen** oder **Zahnprothesen**	Schlecht sitzende Prothese oder mangelnde →Mundhygiene	Mundpflege. Prothese reinigen und auf Beschädigungen überprüfen. Zahnarztbesuch
Mundgeruch mit **blutendem** und **häufig schmerzendem Zahnfleisch**	Zahnfleischentzündung (→Zahnbetterkrankungen)	Zahnarztbesuch
Mundgeruch und **gelber Zahnbelag** oder **Zahnschmerzen**	Zahnbelag, Löcher in den Zähnen (→Karies)	Zahnarztbesuch
Mundgeruch und **Halsschmerzen, Schluckbeschwerden,** häufig Fieber	→Mandelentzündung	Temperatur messen, Arztbesuch
Mundgeruch, brennende Schmerzen, **rote, geschwollene Mundschleimhaut, Bläschen, Kau- und Schluckbeschwerden,** meist Fieber	Entzündung der Mundschleimhaut (→Mundentzündung)	Temperatur messen. Mundspülung, z. B. mit Kamillen- oder Salbeitee. Wenn keine Besserung eintritt, Arztbesuch
Mundgeruch, **Aufstoßen und Magendruck, Völlegefühl, Übelkeit,** Erbrechen, Sodbrennen, Appetitlosigkeit	Magenschleimhautreizung, →Magenschleimhautentzündung, →Reizmagen	Bei anhaltenden Beschwerden Arztbesuch
Mundgeruch, **Husten mit schleimig-eitrigem Auswurf**	→Bronchitis, →Lungenentzündung	Arztbesuch
Süßlicher Mundgeruch mit Halsschmerzen und Schluckbeschwerden, Fieber	→Diphtherie, →Pfeiffer-Drüsenfieber, →Plaut-Vincent-Angina, →Agranulozytose	Sofortiger Arztbesuch, da einige Erkrankungen lebensbedrohlich sind
Fauliger Mundgeruch, Husten und reichlich **eitriger Auswurf**	→Bronchiektasie, →Lungenabszess	Arztbesuch
Mundgeruch **nach Ammoniak**	Leberschaden, z. B. →Leberzirrhose	Arztbesuch
Mundgeruch **nach Urin**	→Nierenversagen	Sofortiger Arztbesuch
Mundgeruch **nach Aceton** (Nagellackentferner), evtl. Übelkeit, Erbrechen	→Diabetes mellitus	Evtl. Blutzuckerkontrolle. Sofortiger Arztbesuch

nung einer Vergiftung. Bei der **leichten Form** (Stomatitis simplex) ist die Mundschleimhaut gerötet und geschwollen. Die häufigste Ursache ist mangelnde Mundhygiene. **Schwere Formen** treten vermehrt bei geschwächten Abwehrkräften auf. Es entstehen Geschwüre (Stomatitis ulcerosa), Blutungen, Schmerzen beim Kauen und Schlucken, Mundgeruch, Beläge; der Kranke hat evtl. eine erhöhte Temperatur. Die **Stomatitis herpetica aphthosa** (Gingivostomatitis herpetica, so genannte Mundfäule) ist eine akute Virusinfektion, bei der sich stecknadelkopfgroße Bläschen bilden, die nach dem Aufplatzen graue Flecken mit einem roten Hof (Aphthen) ergeben. Die Betroffenen leiden unter einem allgemeinen Krankheitsgefühl, geschwollenen Lymphknoten und erhöhter Temperatur. Bei allen Formen der Mundentzündung ist eine vorsichtige, aber gründliche und konsequente Mundhygiene entscheidend für die Besserung.

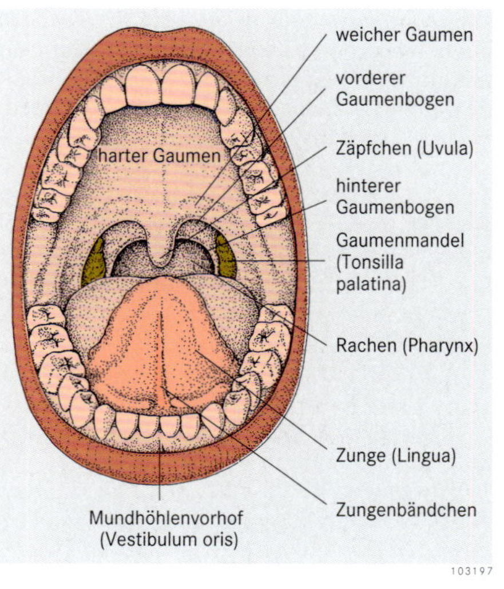

Mundhöhle. Die Mundhöhle dient nicht nur der Aufnahme, Zerkleinerung und ersten Verdauung der Nahrung, sondern auch dem Schmecken, Sprechen und der Infektabwehr.

Mundflo̱ra, →Bakterienflora.

Mundgeruch, Foetor ex ore, Geruch, der infolge von Fäulnisvorgängen im Mund entsteht oder Ausdruck einer Stoffwechselstörung ist. Häufigste Ursachen sind mangelnde Zahnpflege und fortgeschrittene Karies der Zähne mit Bildung von Hohlräumen, in denen sich Bakterien ansiedeln und verbleibende Speisereste zersetzen können. Auch →Zahnbetterkrankungen, eine eitrige →Mandelentzündung, Magenerkrankungen sowie Stoffwechselstörungen können zu Mundgeruch führen.

Mundhöhle, Cavum oris, Körperhöhle zwischen Mund und Rachen. Von der Mundhöhle im engeren Sinne, dem Raum zwischen den Zahnreihen von Ober- und Unterkiefer, wird der als **Mundhöhlenvorhof** (Vestibulum oris) bezeichnete Raum zwischen Wangen, Lippen und Außenseite der Zähne unterschieden. Die Mundhöhle ist fast gänzlich von der **Mundschleimhaut** mit zahlreichen Schleim absondernden Drüsen ausgekleidet. Zur Seite hin wird die Mundhöhle vom Wangenmuskel (Musculus buccinator) begrenzt, nach oben hin vom →Gaumen. Der Mundboden besteht v.a. aus Muskeln, die zwischen Unterkiefer und Zungenbein aufgespannt und am Öffnen des Mundes, am Schluckakt, an der Bewegung der Zunge und an der Fixierung des Zungenbeins beteiligt sind (→Hals 2). In der Mundhöhle befinden sich Zunge, Zähne, Speicheldrüsen sowie die Gaumenmandeln. Aufgaben der Mundhöhle sind die Aufnahme der Nahrung und die Einleitung der Verdauung durch mechanische Zerkleinerung und Durchfeuchtung mit Speichel. Die Zunge ist ein Organ des Geschmackssinns und des Tastsinns, die Gaumenmandeln sind Organe zur Infektabwehr. Die Mundhöhle dient als Resonanzraum für das Sprechen.

Mundhöhlentumoren, sämtliche Geschwülste im Bereich der Mundhöhle und an der Zunge. **Gutartige Mundhöhlentumoren** sind eher selten. Manchmal findet sich eine mit Schleim gefüllte Zyste im Bereich der Speicheldrüsen oder, selten, versprengtes Schilddrüsengewebe.

Viele Schleimhautveränderungen können in bösartige Tumoren übergehen, so z. B. die →Leukoplakie, die sich nach jahrelangem übermäßigem Alkohol- und Nikotinkonsum entwickeln kann. **Bösartige Mundhöhlentumoren** gehen als Karzinome fast immer vom Plattenepithel der Mundhöle aus und finden sich z. B. zwischen der unteren Zahnreihe und dem Zungenrand oder auch an mehreren Stellen gleichzeitig. Diese Krebsformen müssen operativ entfernt werden, je nach Ausdehnung und Sitz einschließlich der Halslymphknoten (→Neck Dissection). →Rachentumoren.

Mundhygiene, alle Maßnahmen, die Zähne, Zahnfleisch, Zunge und Mundschleimhaut gesund erhalten. Zunge und Speichel (Spülfunktion) führen eine Selbstreinigung der Mundhöhle durch, die jedoch bei der heutigen weichen und zuckerreichen Zivilisationsnahrung nicht ausreicht. Die individuell geeigneten Maßnahmen zur Mundhygiene und die richtige Putztechnik sollten mit dem Zahnarzt besprochen werden (→zahnärztliche Prophylaxe).

■ **Zahnpflege** Die gründliche und systematische Zahnpflege ist Voraussetzung, um Karies und Erkrankungen des Zahnhalteapparates zu verhindern. Die Zähne sollten zweimal täglich (morgens und vor dem Zubettgehen) zwei Minuten mit einer weichen bis mittelharten Zahnbürste geputzt werden. Bei der **Bass-Technik** werden die Borsten der Zahnbürste im Winkel von 45 Grad am Übergang vom Zahn zum Zahnfleisch aufgesetzt und leicht gegen die Zähne gedrückt. Die Bürste wird mit kleinen »rüttelnden« Bewegungen hin- und herbewegt. Nach dem Rütteln wird die Bürste mit einer Drehung über die gesamte Zahnfläche bewegt, sodass die Zahnbeläge ausgewischt werden. Pro Zahnfläche erfolgt die Bewegung drei- bis viermal. Zusätzlich wird empfohlen, einmal täglich mit **Zahnseide,** einem gewachsten oder ungewachsten Faden, die Zahnzwischenräume zu reinigen.

Die **Zahnbürste** zur Entfernung von Belägen sollte synthetisch hergestellte, abgerundete Borsten haben und spätestens nach 2–3 Monaten erneuert werden. Elektrische Zahnbürsten erleichtern das Putzen, ändern jedoch nichts an der Putzdauer und der Forderung, alle Zahnflächen zu erreichen. Es gibt mehrere anerkannte Putztechniken, entscheidend ist eine konsequente und gründliche Reinigung aller Zahnflächen und des Zahnfleischrandes. Grundsätzlich soll vom Zahnfleisch zum Zahn (»von Rot nach Weiß«) geputzt werden, um die Beläge nicht in das Zahnfleisch zu drücken, sondern auszuwischen. **Zahnpasta** unterstützt die Reinigung. Sie enthält u. a. Fluoride zum Kariesschutz (→Aminfluorid). **Mundduschen** sind zusätzliche Hilfsmittel zur Entfernung von losen Speiseresten. Sie reichen jedoch zur Beseitigung der fest haftenden Plaques nicht aus.

■ **Pflege von Zahnersatz** Bei fest sitzendem Zahnersatz ist die zusätzliche Anwendung von speziellen Zahnbürsten (z. B. Interdentalbürsten) sinnvoll. Herausnehmbarer Zahnersatz muss genauso regelmäßig und gründlich gereinigt werden wie die eigenen Zähne. Der Zahnersatz wird unter fließendem Wasser mit einer weichen Zahnbürste und

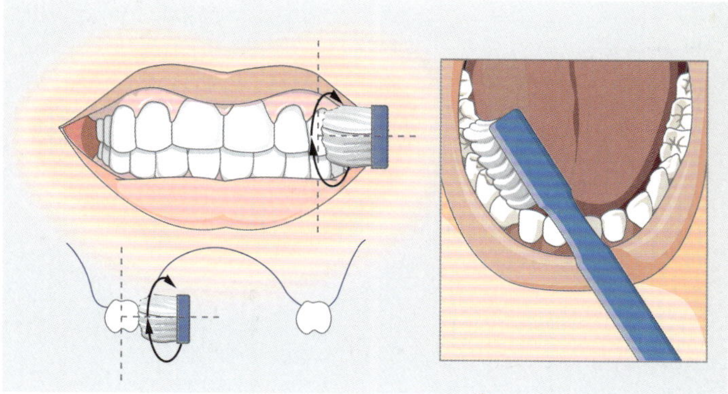

Mundhygiene. Beim Zähneputzen sollte die Zahnbürste zunächst, im Winkel von etwa 45 Grad, am Übergang vom Zahnfleisch zu den Zähnen angesetzt und mittels kleinerer Bewegungen hin und her »gerüttelt« werden. Danach wird die gesamte Zahnfläche mittels kreisender Bewegungen gereinigt.

Wichtiges Hilfsmittel der Mundhygiene: Zahnseide

Die einzige befriedigende Möglichkeit, die Zahnzwischenräume im Seitenzahnbereich zu reinigen, ist die Verwendung von Zahnseide. Etwa 50 cm Zahnseide werden so um die Zeige- oder Mittelfinger beider Hände gewickelt, dass zwischen den Händen ein circa 10 cm langer, straff gespannter Faden liegt. Der Faden wird von der Kaufläche aus zwischen zwei Zähne gelegt und vorsichtig über den Kontaktpunkt der Zähne (meist leichter Widerstand) in den Zahnzwischenraum geführt. Die Reinigung erfolgt durch Auf- und Abwärtsbewegung der Zahnseide auf beiden benachbarten Zahnflächen. Für jeden Zahnzwischenraum sollte ein neuer Abschnitt Zahnseide verwendet werden.

Mundschleimhautveränderungen: Entzündungen, Zahnfleischbluten und Mundtrockenheit

Beschwerden	Wahrscheinliche Ursachen	Erste Maßnahmen
Entzündete, schmerzhafte Mundschleimhaut **bei Zahnprothesenträgern**	Schlecht sitzende Prothese oder mangelnde Mundhygiene	Prothese reinigen und auf Beschädigungen überprüfen. Zahnarztbesuch ratsam
Entzündete, schmerzhafte Mundschleimhaut, **Mund- und/oder Lippenbläschen,** evtl. Fieber	Infektion mit →Herpesviren, →Mundentzündung, →Aphthen	Temperatur messen. Mundspülung, z. B. mit Kamillen- oder Salbeitee. Wenn keine Besserung eintritt, Arztbesuch
Zahnfleischbluten, evtl. **rötlich entzündetes Zahnfleisch**	Zahnfleischentzündung (→Zahnbetterkrankungen), seltener krankhafte →Blutungsneigung	Zahnarztbesuch. Bis dahin harte und scharf gewürzte Speisen meiden, Zahnpflege nur mit weicher Zahnbürste
Mundtrockenheit **bei Einnahme von Medikamenten**	Medikamentennebenwirkung, z. B. von Psychopharmaka und H_2-Rezeptorenblockern	Reichlich trinken. Rücksprache mit dem Arzt
Mundtrockenheit, **trockene Haut und Schleimhäute**	Zeichen der Austrocknung (Exsikkose; →Dehydratation)	Reichlich trinken. Mit Säugling oder Kleinkind oder bei Zeichen von Verwirrtheit sofortiger Arztbesuch
Mundtrockenheit, **trockene Augen**	→Sjögren-Syndrom 1)	Mundpflege, Arztbesuch

Mundschleimhautveränderungen: Beläge und Geschwüre

Beschwerden	Wahrscheinliche Ursachen	Erste Maßnahmen
Wenig **weißer Zungenbelag**	Infektion der Atemwege	Mundpflege
Gelber, schmieriger Zungenbelag	Erkrankung von Leber, Gallenwegen, Bauchspeicheldrüse	Mundpflege. Arztbesuch ratsam
Dicker, **schmierig weißer Zungenbelag**	Erkrankung des Magen-Darm-Traktes	Mundpflege. Arztbesuch ratsam
Schwer abwischbare **weiße Beläge** oder **Stippchen**	Mundsoor (→Candidamykose)	Arztbesuch
Grau-schmierige Geschwüre bzw. **Beläge auf den Mandeln,** evtl. an Zunge und Gaumen, Zahnfleischbluten, **süßlicher Mundgeruch,** evtl. Fieber	→Plaut-Vincent-Angina, →Agranulozytose, →Diphtherie	Sofortiger Arztbesuch, da es sich um ein lebensbedrohliches Krankheitsbild handeln kann
Weißliche Flecken an Zungenrändern, Zungenrücken und/oder Mundschleimhaut	→Leukoplakie, ständige mechanische Reizung der Schleimhaut, Rauchen	Hals-Nasen-Ohren-Arzt aufsuchen, da ein Tumor ausgeschlossen werden muss
Großflächige offene Stellen der Mundschleimhaut, **sehr schmerzhaft, zusätzlich Blasen auf der Haut,** evtl. Fieber	→Lyell-Syndrom, Blasen bildende Hauterkrankung, z. B. →Pemphigus	Sofortiger Arztbesuch bzw. Hausarzt rufen, da es sich um ein lebensbedrohliches Krankheitsbild handeln kann
Meist **mehrere kleine, schmerzhafte Geschwüre** mit weißlichem Belag	→Aphthen, →Behçet-Krankheit	Mundspülung, z. B. mit Kamillen- oder Salbeitee. Wenn keine Besserung eintritt, Arztbesuch
Hartes, meist schmerzloses Geschwür	→Spinaliom	Arztbesuch

Zahnpasta gereinigt und abgespült. Auch bei vollständiger Zahnlosigkeit muss der Mund gründlich mit Wasser ausgespült werden.

■ **Kinderzahnpflege** Mit dem Durchbruch der Milchzähne sollte bei Kleinkindern die Reinigung zunächst mit Wattestäbchen begonnen werden. Das Kind sollte spielerisch an den selbstverständlichen Umgang mit der Zahnbürste herangeführt werden.

■ **Professionelle Mundhygiene** Bei der in der Zahnarztpraxis durchgeführten professionellen Zahnreinigung erfolgt die Entfernung von harten Belägen mit Handinstrumenten (Scaler) oder einem Zahnsteinentfernungsgerät. Die Politur der Zahnflächen soll noch vorhandene Mikrorauigkeiten glätten.

Mundschleimhaut, →Mundhöhle.

Mundschleimhautveränderungen, Auffälligkeiten verschiedener Ursache an Zunge, Zahnfleisch und Wangenschleimhaut. Hierzu zählen Beläge, Entzündungen, Blutungen, Geschwüre, Mundtrockenheit, →Zungenbrennen, →Mund- und Lippenbläschen. Auch →Mundgeruch kann durch Mundschleimhautveränderungen bedingt sein. Bei Kindern, die die Nahrung verweigern, sollte immer der Mund inspiziert werden, da verschiedene Erkrankungen der Mundschleimhaut Schmerzen beim Kauen und Schlucken verursachen.

Mundsoor, eine →Candidamykose.

Mundtrockenheit, Xerostomie, Austrocknung der Mundschleimhaut aufgrund eines verminderten Speichelflusses (Hyposalivation). Die Mundtrockenheit tritt z. B. bei chronischer →Speicheldrüsenentzündung, allgemeiner Austrocknung (→Dehydratation) durch Flüssigkeitsverlust oder Flüssigkeitsmangel auf, insbesondere im Alter. Auch rheumatische Erkrankungen, die Bestrahlung der Speicheldrüsen oder die Einnahme von Medikamenten (insbesondere →Atropin) können zu einer Verminderung des Speichelflusses führen. Auch eine behinderte Nasenatmung führt zur Mundtrockenheit.

Mund- und Lippenbläschen, Ausschlag, der sowohl die Mundschleimhaut als auch die Lippen betreffen kann. Schmerzhafte, evtl. juckende Bläschen rühren meist von einer Infektion mit →Herpesviren her. Stress und schwere Erkrankungen begünstigen den Ausbruch der Krankheit.

Mund- und Rachentherapeutika, örtlich angewandte Medikamente, die bei Entzündungen und Infektionen des Mund- und Rachenraumes eingesetzt werden. Sie dienen der Behandlung von Heiserkeit, Schluckbeschwerden, Halsschmerzen oder einer Soorpilzinfektion und werden einzeln oder in Kombinationen verwendet. Die Wirkstoffe stehen je nach Anwendungszweck als Gurgellösung oder Lutschtabletten zur Verfügung oder – speziell zur Behandlung von Erkrankungen der Mundschleimhaut – als Gel oder Salbe. Außer gelegentlichen Unverträglichkeitsreaktionen bzw. Allergien sind keine Nebenwirkungen bekannt.

■ **Desinfizienzien/Antiseptika** Bei Entzündungen werden desinfizierende Wirkstoffe, wie z. B. Cetylpyridiniumchlorid, Cetrimoniumbromid, Benzalkoniumchlorid, Chlorhexidin, Hexetidin und PVP-Jod, eingesetzt.

■ **Pflanzenextrakte** Entzündungshemmend, adstringierend (zusammenziehend) und keimabtötend wirken Extrakte aus Kamillenblüten, Salbei, Myrrhe und Rhabarberwurzel. Extrakte aus Isländisch Moos werden bei trockenem Hals eingesetzt.

■ **Lokalanästhetika** Benzocain und Lidocain lindern Halsschmerzen und Schluckbeschwerden.

■ **Lokale Pilzmittel** Nystatin und Amphothericin B werden bei Pilzinfektionen eingesetzt (→Pilzmittel).

■ **Enzyme** Ein therapeutischer Nutzen konnte für Lysozym bisher nicht eindeutig nachgewiesen werden. Bei einer Hühnereiweißallergie darf es nicht verwendet werden.

■ **Sonstige** Das Vitaminpräparat Dexpanthenol begünstigt die Wundheilung. Emser Salz fördert die Schleimverflüssigung, kann als Nebenwirkung jedoch zu Schleimhautreizungen führen. Cholinsalizylat wirkt schmerzstillend und entzündungshemmend.

Mundvorhof, Vestibulum oris, Raum in der Mundhöhle, der zwischen Lippen bzw. Wangen und den Alveolarfortsätzen mit den Zahnreihen liegt.

Mundvorhofplatte, →Kieferorthopädie.

Mund-zu-Mund-Beatmung, Maßnahme zur →Wiederbelebung.

Mund-zu-Nase-Beatmung, Maßnahme zur →Wiederbelebung.

Musiktherapie, psychotherapeutisches Behandlungsverfahren, das die seelische und körperliche Verfassung günstig beeinflussen kann. Bei der **passiven (rezeptiven) Musiktherapie** wird der Musik zugehört, während die **aktive Musiktherapie** Spielen von Musikinstrumenten oder Singen in der Gruppe beinhaltet. Die Musiktherapie soll dem Betroffenen die Gelegenheit geben, sich selbst und seine Umwelt besser zu verstehen und sich freier und effektiver zu bewegen.

Die Musiktherapie hilft Gefühle und Stimmungen auszudrücken, Verhaltensweisen zu verdeutlichen und Verkrampfungen zu lösen; so kann sie z. B. chronische Schmerzen lindern.

Muskelatrophie, →Muskelschwund.

Muskelbeschwerden, Muskelschmerzen (Myalgie, Myodynie) sowie Symptome, die Muskelkraft, Beweglichkeit oder Muskelspannung betreffen.

Eine Muskelschwäche tritt bei Bettlägerigkeit und Ruhigstellung einer Gliedmaße auf. Dem Muskelabbau kann durch frühzeitige Mobilisation und Krankengymnastik vorgebeugt werden. – Tabellen S. 920–921

Muskelbiopsie, Art der →Biopsie.

Muskeldehnungsreflex, →Reflex.

Muskeldystrophie, Gruppe erblicher Muskelerkrankungen, die mit fortschreitendem Muskelabbau und dadurch bedingter Muskelschwäche einhergehen. Die meisten Formen der Muskeldystrophie beginnen schon im frühen Kindesalter oder in der Pubertät. Die gutartig verlaufenden Muskeldystrophien mit autosomal-dominantem Erbgang be-

Muskelbeschwerden
→ GEO **Dossier**
Das Gerüst des Lebens, Bd. 10

Mund- und Lippenbläschen

Beschwerden	Wahrscheinliche Ursachen	Erste Maßnahmen
Kleine **weißliche Bläschen mit rotem Hof auf der Mundschleimhaut,** außerdem gerötete **Flecken, Bläschen** und **Pusteln am Körper,** starker **Juckreiz**	→Windpocken	Arztbesuch ratsam. Kratzen vermeiden
Rote, geschwollene Mundschleimhaut, Bläschenbildung, **brennende Schmerzen, Kau- und Schluckbeschwerden,** Mundgeruch	→Mundentzündung	Temperatur messen. Mundspülung, z. B. mit Kamillen- oder Salbeitee. Wenn keine Besserung eintritt, Arztbesuch
Wiederholt einzelne oder mehrere Bläschen auf der Mundschleimhaut, die zu weißlich belegten, schmerzhaften Geschwüren werden	→Aphthen	Mundspülung mit Kamillen- oder Salbeitee. Wenn keine Besserung eintritt, Arztbesuch
Anfangs Jucken und Spannungsgefühl, dann **gruppiert stehende, schmerzhafte Bläschen** auf leicht gerötetem Grund **an den Lippen**	Lippenherpes (→Herpes-simplex-Infektion)	Bei erstmaligem Auftreten Arztbesuch ratsam. Bei ersten Anzeichen Stelle mit Zinkpaste oder Aciclovir-Salbe betupfen

Muskelbeschwerden: Muskelkrämpfe		
Beschwerden	**Wahrscheinliche Ursachen**	**Erste Maßnahmen**
Muskelkrämpfe **der Beine** ohne weitere Begleiterscheinung	Magnesium- oder Kalziummangel, z. B. in der Schwangerschaft	Beine belasten und herumgehen oder Zehen in Richtung Knie ziehen. Bei wiederholtem Auftreten Arztbesuch
Muskelkrämpfe, v. a. **nachts oder bei Wärme auftretend,** bei bestehenden **Krampfadern**	Zunehmende Störung des venösen Rückflusses (→Krampfaderleiden)	Arztbesuch
Zunehmend **erhöhte Muskelspannung bei vorheriger schlaffer Lähmung**	→Spastik, typische Entwicklung nach einem →Schlaganfall oder →Querschnittssyndrom	Arztbesuch
Muskelkrämpfe an Armen und Beinen mit **Zittern, Pfötchenstellung der Hände,** evtl. auch Kribbeln und Taubheitsgefühl in Lippen, Händen und Füßen, Panikanfall und hektische Atmung	→Tetanie, zu tiefe Atmung bei psychischer Belastung, z. B. Angstanfall (→Hyperventilation)	Betroffenen beruhigen, zu langsamer Atmung auffordern, evtl. kurzfristige Rückatmung der Luft aus einer Plastiktüte. Bei anhaltenden Krämpfen Hausarzt rufen
Anfallsweise auftretende Muskelkrämpfe, evtl. **Bewusstseinsstörung**	→Epilepsie	Betroffenen vor Selbstgefährdung schützen (weiche Kopfunterlage, gefährliche Gegenstände entfernen). Hausarzt bzw. bei erstmaligem Anfall Notarzt rufen

Muskelbeschwerden: Muskelschwäche		
Beschwerden	**Wahrscheinliche Ursachen**	**Erste Maßnahmen**
Muskelschwäche oder Muskelkrämpfe bei **Einnahme von Medikamenten**	Medikamentennebenwirkung, z. B. von →harntreibenden Mitteln, →Abführmitteln, →krampflösenden Mitteln	Abführmittel absetzen. Rücksprache mit dem Arzt
Muskelschwäche und Kraftverlust **nach anhaltendem Erbrechen** oder **Durchfall**	Erniedrigter Kaliumspiegel im Blut (→Hypokaliämie)	Arztbesuch
Muskelschwäche, zunehmende Müdigkeit, **Abgeschlagenheit, Verlangsamung, Kälteempfindlichkeit, Gewichtszunahme**	→Schilddrüsenunterfunktion	Arztbesuch
Akute oder langsam zunehmende Muskelschwäche **einer Gliedmaße oder einer Körperhälfte,** oft Gefühls-, Seh-, Sprachstörungen, Bewusstseinsstörungen	Akute →Durchblutungsstörung des Gehirns, drohender →Schlaganfall	Hausarzt rufen, bei Bewusstseinsstörungen Notarzt rufen
Muskelschwäche bis hin zur **Lähmung, Kribbeln, Taubheitsgefühl,** Schmerzen in einem umschriebenen Bereich	Schädigung einzelner Nerven (→Lähmung)	Arztbesuch
Muskelschwäche, **Kribbeln, Taubheitsgefühl, Missempfindungen der Arme oder Beine,** meist strumpf- bzw. handschuhförmig	→Polyneuropathie, meist bei →Diabetes mellitus	Arztbesuch
Beidseitige Muskelschwäche mit **Störung der Berührungs-, Schmerz-, Temperaturempfindung**	Akute Rückenmarkserkrankung, →Querschnittssyndrom, →multiple Sklerose	Sofort Hausarzt rufen
Langsam zunehmende Muskelschwäche, rasche Ermüdbarkeit, **Muskelzuckungen, Schluckstörungen, verwaschene Sprache, Doppelbilder**	→Amyotrophe Lateralsklerose, →Myasthenia gravis	Arztbesuch

schränken sich auf einzelne Muskelgruppen (z. B. Gesichts- oder Schultermuskulatur). Unter den bösartigen, also schwer verlaufenden Formen ist die **Duchenne-Muskeldystrophie** am häufigsten. Ihr liegt ein rezessiv vererbbarer Gendefekt am X-Chromosom zugrunde, der sich fast nur auf männliche Nachkommen auswirkt. Nach einer normal verlaufenen Frühentwicklung beginnt ab dem dritten Lebensjahr eine zunehmende Schwäche mit fortschreitendem Muskelschwund, der vom Becken- zum Schultergürtel aufsteigt. Im Jugendalter wird das Gehen unmöglich, oft versterben die Betroffenen bereits im dritten Lebensjahrzehnt. Bei der Behandlung stehen Bewegungsübungen, Atemgymnastik und Schwimmen im Vordergrund, die jedoch das Fortschreiten der Erkrankung nicht verhindern können. Wichtig ist eine humangenetische Beratung der Angehörigen.

Eine weitere Form ist die →Curschmann-Steinert-Dystrophie.

Muskeleigenreflex, →Reflex.

Muskel-Energie-Technik, Methode der manuellen Medizin, die die einer isometrischen Anspannung folgende Entspannung eines Muskels zur Manipulation bzw. Mobilisation eines Gelenks nutzt.

Muskelentspannung nach Jacobson, →Tiefenmuskelentspannung.

Muskelentzündung, Myositis, entzündliche Muskelerkrankung, die zunächst nur einzelne Muskelgruppen betrifft, sich aber auf die gesamte Skelettmuskulatur ausbreiten kann. Der Krankheit kann eine Infektion mit Bakterien oder Viren (→Bornholm-Krankheit) zugrunde liegen. Durch Störungen des Immunsystems im Rahmen einer Tumorerkrankung oder einer →Kollagenose kann eine →Polymyositis verursacht werden. Je nach Ursache verläuft die Muskelentzündung akut oder chronisch. Muskelschmerzen, Muskelschwäche oder auch ein örtlich begrenzter Muskelschwund können auftreten.

muskelerschlaffende Mittel, Muskelrelaxanzien, Wirkstoffe zur Entspannung und Erschlaffung der Skelettmuskulatur. Nach ihrem Angriffsort werden zwei große Gruppen unterschieden. Medikamente zur Erschlaffung der glatten Muskulatur innerer Organe (z. B. Magen-Darm-Trakt, Harnwege) werden als →krampflösende Mittel bezeichnet.

■ **Peripher wirkende muskelerschlaffende Mittel** Sie wirken direkt an den Skelettmuskeln und werden bei Operationen mit Vollnarkose eingesetzt, um die Einführung eines Schlauches in die Luftröhre (Intubation) zu erleichtern sowie bei größeren Eingriffen im Bauch- und Brustbereich. Weitere Anwendungsgebiete sind Krämpfe bei Wundstarrkrampf oder einer Strychninvergiftung, wenn andere Maßnahmen nicht ausreichen. Als Wirkstoffe werden z. B. Alcuronium, Pancuronium und Suxamethonium verwendet. Sie hemmen die Muskulatur des ganzen Körpers, also auch die Atemmuskulatur. Daher muss während der Wirkdauer dieser Medikamente eine Beatmung erfolgen. Als Nebenwirkungen können Unverträglichkeitsreaktionen oder Blutdruckabfall auftreten.

■ **Zentral wirkende muskelerschlaffende Mittel** Sie bewirken eine Verringerung der Muskelspannung, indem sie an Schaltstellen von Nerven in Hirn und Rückenmark angreifen. Diese Medikamente werden bei schmerzhaften Muskelverspannungen eingesetzt, deren Ursache z. B. rheumatische Erkrankungen oder Bandscheibenschäden sind. Weitere Anwendungsgebiete sind leichte, spastische Lähmungen, die durch Schädigung von Hirn- oder Rückenmark hervorgerufen werden (z. B. bei multipler Sklerose). Als Wirkstoffe werden Baclofen, Tetrazepam, Tizanidin und Memantin verwendet. Häufige Nebenwirkungen sind allgemeine Muskelschwäche sowie ein müde machender Effekt (Sedierung) sowie Beeinträchtigung des Reaktionsvermögens.

Muskelerschlaffung, Muskelrelaxation, Nachlassen der Muskelverkürzung im Anschluss an die →Muskelkontraktion. Dabei wird die in den Muskelfasern erfolgte Bindung der Myosinfilamente an die Aktinfilamente gelöst, die Filamente können wieder auseinander gleiten und die Spannung nimmt ab. Eine Muskelerschlaffung ist bei bestimmten Operationen notwendig; sie kann durch →muskelerschlaffende Mittel (Muskelrelaxanzien) zeitlich begrenzt aufrechterhalten werden. Die

Muskelbeschwerden: Muskelschmerzen (Myalgie, Myodynie)

Beschwerden	Wahrscheinliche Ursachen	Erste Maßnahmen
Muskelschmerzen mehrere Stunden oder einen Tag **nach starker Beanspruchung** bzw. Übungsbehandlung	→Muskelkater, mangelndes Training oder Überlastungsreaktion	Warmes Wannenbad, betroffene Gliedmaße schonen. Beschwerden verschwinden innerhalb weniger Tage von selbst
Akute Muskelschmerzen bei kurz dauernder, starker Beanspruchung, **sichtbare Schwellung**	→Muskelfaserriss, Muskelverletzung, z. B. durch →Prellung, wachsenden Tumor, nach Verabreichung einer Spritze	Gliedmaße hochlagern, kühlen. Evtl. Arztbesuch
Muskel- und **Gelenkschmerzen mit Gelenkschwellung**	→Rheuma	Betroffene Stelle kühlen, schonen. Arztbesuch
Muskelschmerzen **in Ruhe und bei Bewegung, Muskelsteife**	Muskelkrampf, z. B. bei Fehlbelastungen, →Spastik, z. B. bei multipler Sklerose	Vorsichtige Dehnung des Muskels (z. B. bei Wadenkrampf Zehen in Richtung Knie ziehen). Bei anhaltenden oder wiederholten Beschwerden Arztbesuch
Muskelschmerzen mit **Rötung, Überwärmung, Schwellung**	→Muskelentzündung	Muskel schonen. Arztbesuch
Muskelschmerzen **im Brustbereich mit Fieber,** meist **Husten,** evtl. Atemnot	→Lungenentzündung, schwere →Bronchitis, →Bornholm-Krankheit	Betroffenen mit erhöhtem Oberkörper lagern. Hausarzt, bei schwerer Atemnot Notarzt rufen
Muskelschmerzen und -schwäche, Vollmondgesicht, stammbetonte Gewichtszunahme, oft Bluthochdruck	→Cushing-Syndrom 2)	Arztbesuch
Muskelschmerzen mit **Fieber,** oft **Kopfschmerzen, Halsschmerzen**	Infekt, meist viral	Bettruhe, ausreichend trinken. Bei anhaltenden Beschwerden Arztbesuch
Muskelschmerzen, evtl. auch Muskelschwäche nach **Einnahme von Medikamenten**	Medikamentennebenwirkung, z. B. von →harntreibenden Mitteln, →Abführmitteln	Abführmittel absetzen. Rücksprache mit dem Arzt
Muskelschmerzen und Gliederschmerzen nach vorausgegangenem Infekt mit **Nackensteifigkeit, aufsteigende Lähmungen**	→Kinderlähmung 2)	Sofort Hausarzt rufen. Hohe Ansteckungsgefahr für nicht geimpfte Personen, diese vom Betroffenen fern halten!

krankhafte Muskelerschlaffung wird als Myatonie bezeichnet.

Muskelfasern, Teil der quer gestreiften →Muskulatur.

Muskelfaserriss, Zerreißen einiger Fasern eines Muskels. Zu einem Muskelfaserriss kommt es durch eine starke, plötzliche Muskelanspannung bei nicht aufgewärmter Muskulatur oder direkter Gewalteinwirkung, z. B. einem Tritt oder Schlag. Symptome sind stechende Schmerzen und ein Bluterguss. Behandelt wird durch Schonung, Kühlung und Hochlagerung der betroffenen Gliedmaße sowie das Anlegen eines abschwellenden und stützenden Verbandes. Bei weiterer Belastung kann ein →Muskelriss entstehen.

Muskelfibrillieren, unwillkürliches, häufiges Zusammenziehen einzelner Muskelfasern der Skelettmuskulatur, das bei körperlicher Erschöpfung auftreten, aber auch Anzeichen einer krankhaften Veränderung des Rückenmarks sein kann.

Muskelhartspann, Myogelose, reflexbedingte Daueranspannung eines Muskels, die zu einer knotenförmigen oder den ganzen Muskelbauch betreffenden Verhärtung führt. Der Muskelhartspann ist ein Zeichen von Fehl- oder Überbelastung. Ein länger dauernder Muskelhartspann verursacht Schmerzen im Muskel selbst und kann durch den anhaltenden Zug oder durch Druck auf die Umgebung zu fortgeleiteten Schmerzen, z. B. Gelenkbeschwerden in der Schulter oder Nackenbeschwerden mit Kopfschmerzen, führen. Zur Behandlung ist das Erlernen von Entspannungsmaßnahmen, z. B. der Tiefenmuskelrelaxation, hilfreich. Auch gezielte Dehnungs- und Bewegungsübungen unter professioneller Anleitung entkrampfen die Muskulatur.

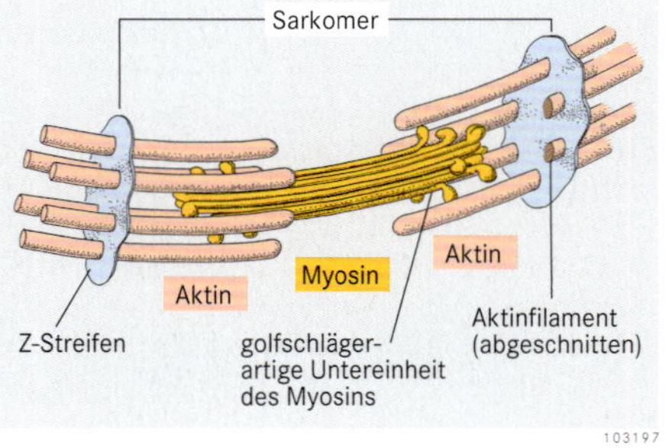

Muskelkontraktion. Das Sarkomer als Funktionseinheit. Bei der Muskelkontraktion ziehen sich die Myosinfilamente zwischen die Aktinfilamente. Dadurch verkürzt sich das Sarkomer.

Muskelhernie, Durchtreten eines Skelettmuskels durch einen Riss in der bindegewebigen Muskelhülle (Muskelfaszie), der so genannte Muskelbruch. Diese **echte Muskelhernie** erscheint als weiche Schwellung, die bei der Zusammenziehung des Muskels (Kontraktion) deutlich kleiner wird. Wölbt sich ein Muskel hinter einem überdehnten Faszienabschnitt vor (**falsche Muskelhernie,** Myozele), so bleibt diese Vorwölbung bei einer Kontraktion nahezu unverändert, und bei Bewegung entsteht ein leichtes Reibegeräusch. Als Muskelhernie im weiteren Sinne bezeichnet man auch einen Muskelriss, bei dem die Faszie intakt ist, sich aber bei der Kontraktion ein sichtbarer Wulst bildet.

Muskelhypertonie, erhöhter →Muskeltonus.

Muskelhypertrophie, Vergrößerung von Muskeln durch Dickenzunahme der einzelnen Muskelfasern. Die Muskelhypertrophie kann entweder krankhaft und auf bestimmte Muskelgruppen beschränkt oder die normale Folge einer vermehrten Beanspruchung sein.

Muskelhypotonie, erniedrigter →Muskeltonus.

Muskelinnervation, Versorgung der Muskeln mit Nerven.

Muskelkater, nach starker oder ungewohnter Beanspruchung auftretende schmerzhafte Muskelermüdung durch kleinste Verletzungen an überstrapazierten Muskelfasern mit einer lokalen Entzündungsreaktion. Der Betroffene sollte sich leicht weiterbewegen; nur bei hochgradigem Muskelkater ist Ruhe einzuhalten. Hilfreich sind durchblutungsfördernde Wärmeanwendungen (z. B. Bad, Sauna).

Muskelkontraktion, Reaktion eines Muskels auf einen Nervenimpuls, die bei diesem zu einer Verkürzung oder Spannungszunahme führt und unter Energieverbrauch abläuft.

■ **Grundprinzip** Die Muskelkontraktion beruht auf Vorgängen in den kontraktilen Grundeinheiten der Muskelzelle, den Muskelfasern. Diese enthalten parallel zur Längsachse liegende, fadenförmige Myofibrillen, die aus vielen hintereinander liegenden Funktionseinheiten bestehen, den Sarkomeren. Sarkomere bestehen aus den Eiweißen Aktin und Myosin. Das Aktin ist zu lang gestreckten Filamenten gebündelt und – in der Skelett- und Herzmuskulatur – in regelmäßigen Abständen in Strukturen verankert, die als Z-Streifen bezeichnet werden und ein Sarkomer begrenzen. Myosin ist ebenfalls zu Filamenten gebündelt. Die einzelnen Myosineiweiße zeigen golfschlägerartige Köpfe an den Enden, mit denen sie in die Aktinfilamente hineinreichen und so gegenüberliegende Aktinfilamente verbinden, ohne dass diese sich berühren. Bei der Muskelkontraktion ziehen sich die Myosinfilamente teleskopartig zwischen die Aktinfilamente, sodass sich das Sarkomer verkürzt. Eine sichtbare Muskelkontraktion findet statt, wenn sich viele hintereinander geschaltete Sarkomere verkürzen. Dieses Prinzip gilt nicht nur für Skelettmuskeln und den Herzmuskel, sondern ebenfalls für die glatte Muskulatur, auch wenn bei dieser die Aktin- und Myosinfilamente ungeordneter in den Muskelzellen vorliegen und die Aktinfilamente nicht in Strukturen wie den Z-Streifen verankert sind.

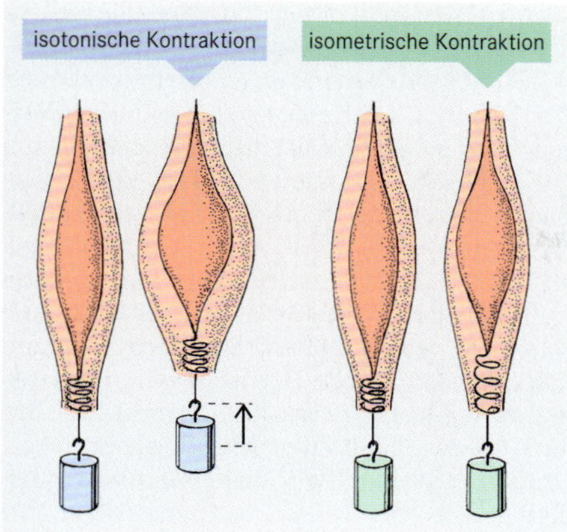

Muskelkontraktion. Skelettmuskel in Ruhe, bei isotonischer Kontraktion (links) und bei isometrischer Kontraktion (rechts). Die Federn spiegeln den herrschenden Muskeltonus wider. Er bleibt bei einer rein isotonischen Kontraktion konstant.

Die Kontraktion verläuft grundsätzlich unter Verbrauch von Stoffwechselenergie, die aus dem Abbau von Glukose (Traubenzucker) gewonnen wird. Ist der Nachschub an Glukose zu gering, kann der Muskel diese auch durch den Abbau der Speicherform Glykogen gewinnen.

■ **Kontraktionsformen** Die wichtigsten – idealtypischen – Formen der Muskelkontraktion sind die **isotonische Muskelkontraktion,** bei der der →Muskeltonus konstant bleibt, die Muskellänge jedoch beträchtlich variieren kann, sowie die **isometrische Muskelkontraktion,** bei der die Länge des Muskels konstant bleibt, die Muskelspannung jedoch erheblich zunehmen kann. Beispiel für eine isometrische Muskelkontraktion ist das Halten eines Gewichts. Kombinationen der beiden Grundformen sind die **auxotonische Muskelkontraktion,** eine Verkürzung mit gleichzeitiger Spannungszunahme, die **Unterstützungskontraktion,** bei der zunächst eine Spannungszunahme, dann eine Verkürzung stattfindet, und die **Anschlagskontraktion,** bei der es erst zu einer Verkürzung, dann zu einer Zunahme der Spannung kommt. Eine Störung liegt bei der **tetanischen Muskelkontraktion** vor, die durch Einzelzuckungen entsteht, deren Überlagerung zu einer Dauerverkürzung führt. Ursache kann z. B. ein Kalzium-Mangel sein.

Muskelkrankheiten, Myopathien, krankhafte Veränderungen der Muskelsubstanz oder der Muskelfunktion. Die häufigste Krankheitserscheinung der Muskelkrankheiten ist die Muskelschwäche, die von Muskelschmerzen (Myalgien) oder Muskelschwund begleitet werden kann. Man unterscheidet →Muskelentzündungen (Myositis), die →Myotonie, die →Muskeldystrophie sowie die →Myasthenia gravis. Die Pseudomyasthenie (Lambert-Eaton-Syndrom) kommt im Rahmen mancher Tumorerkrankungen vor.

Aufgrund einer vererbbaren Störung des Kaliumhaushalts kann eine (dyskaliämische) Lähmung entstehen. Eine Vielzahl von Hormon- und Stoffwechselkrankheiten kann zu den **endokrin-metabolischen Muskelkrankheiten** führen, so z. B. Schilddrüsenkrankheiten (Hypo- oder Hyperthyreose), die Addison-Krankheit oder das Cushing-Syndrom. Bei der Pompe-Krankheit und dem McArdle-Syndrom liegt eine Störung des Kohlenhydratstoffwechsels vor. Bei der Gruppe der **mitochondrialen Muskelkrankheiten** ist die Energiebereitstellung (Atmungskette) in den Muskeln gestört. Auch Gifte (Alkoholmissbrauch, Vitamin-A-Überdosierung oder manche Medikamente) lösen Muskelkrankheiten aus.

Muskellähmung, Form der →Lähmung.

Muskeln, Musculi, Abk. **Mm.,** Gewebe mit der Fähigkeit zur Zusammenziehung (Kontraktion), das die Bewegung von Organen und Körperteilen ermöglicht. Die Gesamtheit aller Muskeln bilden die →Muskulatur. Zu Muskelgruppen zählen Muskeln einheitlicher Funktion, z. B. Beuge- oder Streckmuskeln.

Wichtige Muskeln sind z. B.:

Ein **Musculus abductor** bewirkt Abduktion, so z. B. der Musculus abductor digiti minimi (Kleinzehenabspreizer), der Musculus abductor hallucis (Großzehenabspreizer) oder der lange Musculus abductor pollicis longus (Daumenabspreizer). Ein **Musculus adductor** bewirkt Adduktion, so z. B. der Musculus adductor magnus (großer Schenkelanzieher) am Oberschenkel. Die **Musculi arytenoideus obliquus** und **transversus** sind Muskeln des Kehlkopfs, die den Kehlkopfeingang verengen bzw. die beiden Gießbeckenknorpel des Kehlkopfs einander nähern. Der **Musculus arrector pili** ist ein Bündel glatter Muskelzellen, die entlang der Haarfollikel verlaufen und das Haar bei Kälte und Stress aufrichten können. Die **Musculi auriculares anterior, posterior** und **superior** sind Muskeln vor, hinter und über der Ohrmuschel, die diese bewegen. Der **Musculus biceps brachii** (zweiköpfiger Oberarmmuskel, Bizeps) beugt den Arm im Ellenbogengelenk. Der **Musculus biceps femoris** (zweiköpfiger Oberschenkelmuskel) unterstützt die Streckung im Hüftgelenk und die Beugung im Kniegelenk. Der **Musculus brachialis** (Oberarmmuskel) ist ein zweigefiederter Muskel, der unter dem Bizeps liegt und den Unterarm im Ellenbogengelenk beugt. Der **Musculus brachioradialis** (Oberarm-Speichen-Muskel) beugt den Unterarm. Der **Musculus buccinator** (Wangenmuskel) ist ein Gesichtsmuskel, der die Wange beim Saugen versteift und die Speisen zwischen die Zähne schiebt. Der **Musculus bulbospongiosus** ist ein Beckenbodenmuskel, der zusammen mit dem äußeren Afterschließmuskel (Musculus sphincter ani externus) das Schließmuskelsystem für Darm (und Harnblase) unterstützt. Der **Musculus ciliaris** zählt zu den inneren →Augenmuskeln. Die **Musculi cricoarytenoideus lateralis** (seitlicher Kehlkopfmuskel) und **posterior** (vorderer Kehlkopfmuskel) erweitern den Kehlkopf bzw. die Stimmritze. Der Kehlkopfmuskel **Musculus cricothyroideus** nähert Schild- und Ringknorpel einander. Der **Musculus deltoideus** ist Teil der Schultergürtelmuskulatur (→Schultergürtel). Der **Musculus detrusor** (Detrusor [vesicae]) bewirkt die Harnblasenentleerung. Der **Musculus dilatator pupillae** zählt zu den inneren Augenmuskeln. Der **Musculus epicranius,** der die Bewegungen der Kopfhaut ermöglicht, besteht aus zwei Einzelmuskeln, dem Musculus temporoparietalis und dem Musculus occipitofrontalis. Ein **Musculus extensor** (Extensor) ist ein Streckmuskel, so z. B. die Musculi extensor carpi radialis brevis (kurzer Handstrecker) und extensor carpi radialis longus (langer Handstrecker) sowie der Musculus extensor digitorum (Fingerstrecker), die Musculi extensor pollicis brevis (kurzer Daumenstrecker) und extensor pollicis longus (langer Daumenstrecker) des Unterarms, der Musculus extensor digitorum longus (langer Zehenstrecker) und der Musculus extensor hallucis longus (langer Großzehenstrecker) des Unterschenkels oder der Musculus erector spinae, der die Gesamtheit der die Wirbelsäule streckenden Muskelbündel umfasst. Gegenspieler des Extensors ist der jeweilige Beugemuskel. Die **Musculi fibularis brevis** (kurzer Wadenbeinmuskel) und **longus** (langer Wadenbeinmuskel) sind die Muskeln an der Außenseite des Wadenbeins. Ein **Musculus flexor** (Flexor) ist ein Beugemuskel, so z. B. der Musculus flexor digitorum brevis (kurzer Zehenbeuger) und der Musculus flexor hallucis brevis (kurzer Großzehenbeuger) am Fuß, die Musculi flexor carpi radialis und ulnaris, die die Hand zur Speichen- bzw. zur Ellenseite beugen oder der Musculus flexor digitorum superficialis (oberflächlicher Fingerbeuger) am Unterarm. Gegenspieler des Flexors ist der jeweilige Streckmuskel. Der **Musculus frontalis** (Stirnmuskel) ist ein Gesichtsmuskel, der die Stirn runzelt und die Kopfhaut verschiebt. Der Stirnmuskel ist ein Teil des Musculus epicranius. Der **Musculus gastrocnemius** (Zwillingswadenmuskel) ist ein zweiköpfiger Muskel des Unterschenkels, der den Fuß fußsohlenwärts bewegt. Der **Musculus genioglossus** (Kinn-Zungen-Muskel) zieht die Zunge nach vorn und abwärts. Der **Musculus geniohyoideus** ist ein Halsmuskel, der als einer der oberen Zungenbeinmuskeln von der Zungenbeinmitte zur Unterkiefermitte zieht. Ein **Musculus glutaeus** (Gesäßmuskel, Glutäus, Gluteus) ist einer der drei Muskeln pro Körperhälfte an der Hüftrückseite, die die Streckung im Hüftgelenk (aufrechter Gang), die Abduktion und die Außenrotation des Beines bewirken, so z. B. der Musculus glutaeus maximus (großer Gesäßmuskel) als der wichtigste Streckmuskel im Hüftgelenk, der die Musculi glutaeus medius (mittlerer Gesäßmuskel) und minimus (kleiner Gesäßmuskel) bedeckt. Der **Musculus gracilis** (Schlankmuskel) ist ein Oberschenkelmuskel, der Adduktion, Beugung und Streckung im Hüftgelenk bewirkt. Der **Musculus hypoglossus** zieht vom Zungenbein zu den seitlichen Rändern der Zunge. Der **Musculus infraspinatus** (Untergrätenmuskel) bewirkt die Außenrotation und geringe Abduktion des Oberarms. Der **Musculus iliocostalis** (Darmbein-Rippen-Muskel) ist ein Rückenmuskel. Der **Musculus iliopsoas** (Hüft-Lenden-Muskel) ist ein Beugemuskel im Hüftgelenk, der die funktionelle Einheit von Musculus psoas major (großer Lendenmuskel) und Musculus iliacus (Darmbeinmuskel) bildet. Von den Lendenwirbelkörpern bzw. von der Innenseite des Darmbeinkammes kommend, zieht er unter dem Leistenband hindurch zum Oberschenkelknochen. Die **Musculi infrahyoidei** (untere Zungenbeinmuskeln) sind Muskeln am Hals, die von Brust- und Schlüsselbein zum Zungenbein ziehen und (zusammen mit den Musculi suprahyoidei) das Zungenbein fixieren. Die **Musculi intercostales** (Zwischenrippenmuskeln, Interkostalmuskeln) sind zwischen den Rippen aufgespannt und bewirken Ein- bzw. Ausatmung. Die Musculi intercostales externi (äußere Zwischenrippenmuskeln) heben die Rippen und erweitern so den Brustraum für die Einatmung. Die Musculi intercostales interni (innere Zwischenrippenmuskeln) senken die Rippen und verengen so den Brustraum für die Ausatmung. Der **Musculus ischiocavernosus** ist ein Muskel des Beckenbodens, der vom Beckenausgang zum Schwellkörper des Penis bzw. der Klitoris zieht. Die **Musculi laryngis** sind die Kehlkopfmuskeln. Der **Musculus latissimus dorsi** (breitester Rückenmuskel) ist als Rückenmuskel v. a. an Bewegungen des Arms beteiligt. Er ist der größte Muskel des menschlichen Körpers. Der **Musculus levator anguli oris** ist Teil der →mimischen Muskulatur. Der **Musculus levator ani** ist Teil des Beckenbodens. Der **Musculus levator scapulae** (Schulterblattheber) ist ein Rückenmuskel, der den oberen Schulterblattwinkel nach oben und zur Wirbelsäule zieht. Der **Musculus levator veli palatini** (Gaumensegelheber) hebt das Gaumensegel. Der **Musculus longissimus** (langer Rückenmuskel) ist an der Aufrechthaltung des Körpers beteiligt. Die **Musculi longus capitis** (langer Kopfmuskel) und **colli** (langer Halsmuskel) sind für die Beugung des Kopfes bzw. der Halswirbelsäule zuständig. Der **Musculus masseter** (Kaumuskel, Masseter) ist Teil der →Kaumuskulatur. Der **Musculus mylohyoideus** hebt das Zungenbein an

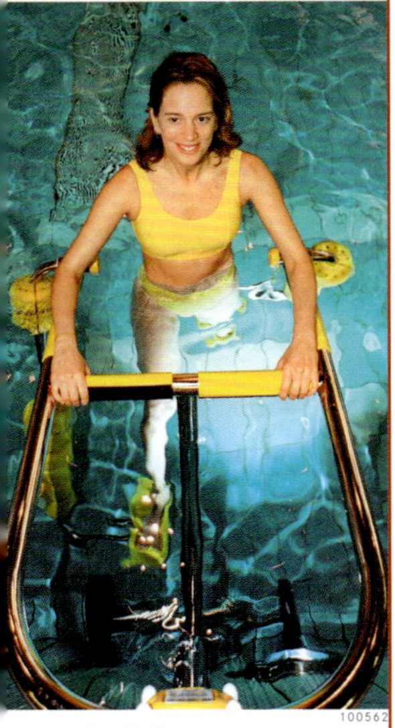

Muskeln.
Zum Muskelaufbau bieten Fitnessstudios auch Unterwassertrainingsmethoden an.

bzw. zieht den Unterkiefer nach unten. Ein **Musculus obliquus** ist ein schräger Muskel, so z. B. der Musculus obliquus capitis inferior und der Musculus obliquus capitis superior, die den Kopf zur gleichen Seite drehen bzw. bei der Neigung des Kopfes nach hinten helfen, die Musculi obliquus externus abdominis (äußerer schräger Bauchmuskel) und internus abdominis (innerer schräger Bauchmuskel), die für Rumpfdrehung und Bauchpresse zuständig sind, sowie die Musculi obliquus inferior und superior, der untere und obere schräge Augenmuskel. Der **Musculus occipitofrontalis** ist Teil des Musculus epicranius. Der **Musculus omohyoideus** ist ein Halsmuskel, der u. a. am Schluckakt beteiligt ist. Ein **Musculus opponens** ist ein Muskel, der Kleinfinger, kleine Zehe oder Daumen anderen Fingern bzw. Zehen gegenüberstellen kann, z. B. der Musculus opponens digiti minimi am Fuß. Der **Musculus orbicularis oculi** und der **Musculus orbicularis oris** sind Teil der mimischen Muskulatur. Der **Musculus palatoglossus** (Gaumen-Zungen-Muskel) hebt die Zunge und verengt den Gaumen, der **Musculus palatopharyngeus** wirkt beim Schluckakt mit. Der **Musculus palmaris brevis** (kurzer Hohlhandmuskel) ist für die Fingerbeugung zuständig, der **Musculus palmaris longus** (langer Hohlhandmuskel) für die Handbeugung. Die **Musculi papillares** (Papillarmuskeln) sind kegelförmige Muskeln, die in die Herzkammern ragen und an denen über Sehnenfäden die Segelklappen aufgehängt sind, sodass diese nicht in die Vorhöfe zurückschlagen können. Der **Musculus pectineus** ist ein Muskel des Beckengürtels, der u. a. das Bein zur Mittellinie zieht. **Musculus pectoralis major** und **minor** sind →Brustmuskeln. Die **Musculi peroneus brevis, longus** und **tertius** sind die Wadenbeinmuskeln. Der **Musculus piriformis**, ein birnenförmiger Muskel des Beckengürtels, besorgt die Abduktion des Oberschenkels. Der **Musculus popliteus** (Kniekehlenmuskel) an der Rückseite des Kniegelenks unterstützt v. a. die Beugung im Kniegelenk und zieht den Außenmeniskus bei der Kniebeugung nach hinten. Die **Musculi pronator quadratus** und **teres** sind Unterarmmuskeln, die die Einwärtsdrehung des Arms bewirken. Der **Musculus psoas major** ist Teil des Musculus iliopsoas. Der **Musculus psoas minor** ist ein gelegentlich fehlender Muskel, der im Hüftgelenk beugt. **Musculus pterygoideus lateralis** und **medialis** sind Teil der Kaumuskulatur. Der **Musculus quadratus lumborum** ist ein Muskel der hinteren Bauchwand, der vom Darmbeinkamm und einigen Lendenwirbelfortsätzen zur 12. Rippe zieht und den Rumpf zur Seite neigt. Der **Musculus quadriceps femoris** (vierköpfiger Oberschenkelmuskel) unterstützt die Beugung im Hüftgelenk und streckt im Kniegelenk. Er besteht aus vier Köpfen (Musculus rectus femoris, vastus medialis, lateralis und intermedius), die in der Patellarsehne an der Vorderseite des Schienbeins ansetzen. Ein **Musculus rectus** ist ein gerader Muskel, so z. B. die Musculi recti oculi, die geraden Augenmuskeln, der Musculus rectus abdominis (gerader Bauchmuskel), der für Rumpfbeugung und Bauchpresse zuständig ist, die Musculi rectus capitis anterior und lateralis, zwei paarige Nackenmuskeln, die Musculi rectus capitis posteriores major und minor, zwei tiefe Nackenmuskeln, der Musculus rectus femoris, ein Kopf des Musculus quadriceps femoris, und die Musculi rectus inferior, lateralis, medialis und superior, die inneren, seitlichen, mittleren und äußeren geraden Augenmuskeln. **Musculus rhomboideus major** (großer Rautenmuskel) und **minor** (kleiner Rautenmuskel) sind Rückenmuskeln, die das Schulterblatt am Rumpf fixieren und es kopfwärts und zur Wirbelsäule ziehen. Der **Musculus risorius** zählt zur mimischen Muskulatur. Der **Musculus sartorius** (Schneidermuskel) ist ein Oberschenkelmuskel, der im Hüftgelenk beugt und das Bein abspreizt. Die **Musculi scaleni** (Skalenus-Gruppe, Treppenmuskeln) sind hintere Halsmuskeln, die bei der Beugung und Seitwärtsdrehung der Halswirbelsäule mitwirken und die Einatmung unterstützen, indem sie die ersten Rippen anheben. Der **Musculus semimembranosus** (Plattensehnenmuskel) an der Hinterseite des Ober-

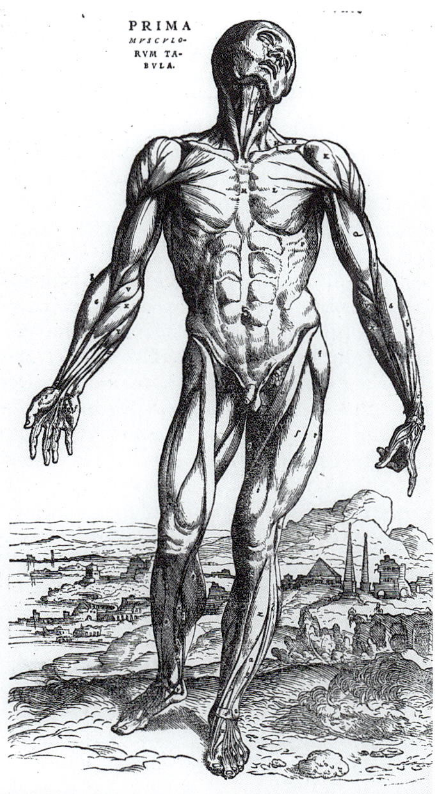

100563

Muskeln.
Figur der Muskeln aus dem Hauptwerk des flämischen Anatomen Andreas Vesalius »De humani corporis fabrica libri septem« (Sieben Bücher über den Bau des menschlichen Körpers), das das bedeutendste anatomische Lehrbuch des 16. Jh. war (Holzschnitt von Jan Steven van Kalkar).

schenkels ist v. a. für die Beugung im Kniegelenk zuständig. Der **Musculus semispinalis** (Halbdornmuskel) ist ein Rückenmuskel. Der **Musculus semitendinosus** an der Hinterseite des Oberschenkels ist v. a. für die Beugung im Kniegelenk zuständig. **Musculus serratus anterior, posterior, inferior** und **superior** (vorderer, hinterer, unterer und oberer Sägezahnmuskel) sind Brust- bzw. Rückenmuskeln, die auch als Atemhilfsmuskeln wirken. Der **Musculus soleus** (Schollenmuskel) am Unterschenkel ist an der Beugung des Fußes zur Fußsohle hin beteiligt. Ein **Musculus sphincter** (Schließmuskel) ist ein Muskel zum Verschluss einer Öffnung, so z. B. der Musculus sphincter ani (Afterschließmuskel), der den After verschließt, der Musculus sphincter ani externus, der quer gestreifte äußere Afterschließmuskel, der Teil der Beckenbodenmuskulatur ist und zusammen mit dem Musculus levator ani und dem Musculus bulbospongiosus einen willkürlich beeinflussbaren Verschlussmechanismus des Mastdarms bildet, der Musculus sphincter ani internus (innerer Afterschließmuskel), der die abschließende Ringmuskelschicht des Darms darstellt, der Musculus sphincter Oddi (Oddi-Muskel, Oddi-Sphinkter), der Schließmuskel an der Mündungsstelle des Gallengangs in den Zwölffingerdarm, der Musculus sphincter pupillae, der vom Parasympathikus innervierter Ringmuskel aus glatter Muskulatur, der die Pupillenverengung bewirkt, der Musculus sphincter urethrae, der Schließmuskel der Harnröhre, sowie der Musculus sphincter vesicae, der Blasenschließmuskel. Die **Musculi spinales** (Dornmuskeln) sind die medialen Faserzüge des Musculus erector spinae. Der **Musculus splenius** ist ein Riemenmuskel, z. B. der Halswirbelsäule oder des Kopfes, die Hals und/oder Kopf strecken. Der **Musculus sternohyoideus** ist ein Halsmuskel, der am Schluckakt beteiligt ist. Der **Musculus sternocleidomastoideus** (Kopfwender, Kopfnicker) ist ein vorderer Halsmuskel, der den Brustkorb mit dem Warzenfortsatz des Schläfenbeins verbindet und den Kopf dreht sowie nach vorn neigt. Der **Musculus sternothyroideus** ist ebenfalls ein Halsmuskel. Er zieht vom Brustbein zum Kehlkopf und ist u. a. am Schluckakt beteiligt. Der **Musculus styloglossus** gehört zur Zungenaußenmuskulatur und hebt die Zungenwurzel nach hinten und oben. Der **Musculus stylohyoideus** ist ein oberflächlicher Halsmuskel, der das Zungenbein nach hinten oben zieht. Der **Musculus subclavius** ist ein Brustmuskel. Der **Musculus supinator** ist ein trapezförmiger, das obere Ende der Speiche umgreifender Muskel, der durch Auswärtsdrehung des Unterarms die Handfläche nach oben richtet. Die **Musculi suprahyoidei** (obere Zungenbeinmuskeln) sind Halsmuskeln, die vom Zungenbein zu einzelnen Schädelknochen, v. a. des Unterkiefers, ziehen und zusammen mit den Musculi infrahyoidei das Zungenbein fixieren. Der **Musculus supraspinatus** am Schultergürtel sorgt für die Abduktion des Oberarms. **Musculus tarsalis superior** und **inferior** (Müller-Muskeln) liegen dem vorderen Drittel des Augapfels außen auf, ziehen zum Hinterrand der Lidbasis und bewirken die Erweiterung der Lidspalte. Der **Musculus temporalis** (Schläfenmuskel) hat wesentlichen Anteil am Kauakt. Der **Musculus temporoparietalis** ist Teil des Musculus epicranius. Der **Musculus tensor veli palatini** (Gaumensegelspanner) spannt das Gaumensegel. Die **Musculi teres major** und **minor** sind zwei hintere Schultergürtelmuskeln. Der **Musculus thyroarytenoideus** ist ein Kehlkopfmuskel, der die Stimmritze verengt. Der **Musculus thyrohyoideus** ist ein oberflächlicher Halsmuskel und Teil der unteren Zungenbeinmuskulatur, der das Zungenbein hebt bzw. den Kehlkopf senkt. Die **Musculi tibialis anterior** (vorderer Schienbeinmuskel) und **posterior** (hinterer Schienbeinmuskel) bewirken die Bewegung des Fußes nach hinten. Der **Musculus transversus abdominis** (querer Bauchmuskel) ist ein tief gelegener Bauchmuskel, der gürtelförmig von der Seite zur vorderen Bauchwand verläuft und dort in einer breiten Sehnenplatte ansetzt. Der **Musculus transversus perinei profundus** (tiefer querer Dammmuskel) ist ein Muskel des Beckenbodens, der mit einigen Fasern den Harnröhrenschließmuskel (Musculus sphincter urethrae) bildet. Der **Musculus transversus perinei superficialis** (oberflächlicher querer Dammmuskel) gehört zur Muskulatur des Beckenausgangs. Der **Musculus trapezius** (Trapezius, Kapuzenmuskel) ist ein Rückenmuskel, der an Bewegungen von Schulterblatt, Arm und Kopf beteiligt ist. Der **Musculus triceps brachii** (dreiköpfiger Oberarmmuskel, Trizeps) streckt den Arm im Ellenbogengelenk, der **Musculus triceps surae** umfasst den Musculus gastrocnemius und den Musculus soleus. Der **Musculus uvulae** (Zäpfchenmuskel) ist die muskuläre Grundlage des Zäpfchens im Gaumen. Die **Musculi vastus intermedius, medialis** und **lateralis** sind drei der vier Köpfe des Musculus quadriceps femoris. Der **Musculus vocalis** (Stimmbandmuskel) ist Teil des Musculus thyreoarytaenoideus. Die **Musculi zygomaticus major** (großer Jochbeinmuskel) und **minor** (kleiner Jochbeinmuskel) sind Teil der mimischen Muskulatur.

Muskelpumpe, Unterstützungsmechanismus des Blutrückstroms in den →Venen.

Muskelreflex, →Reflex.

Muskelrelaxanzien, →muskelerschlaffende Mittel.

Muskelrelaxation, →Muskelerschlaffung.

Muskelrelaxation, progressive, →Tiefenmuskelentspannung.

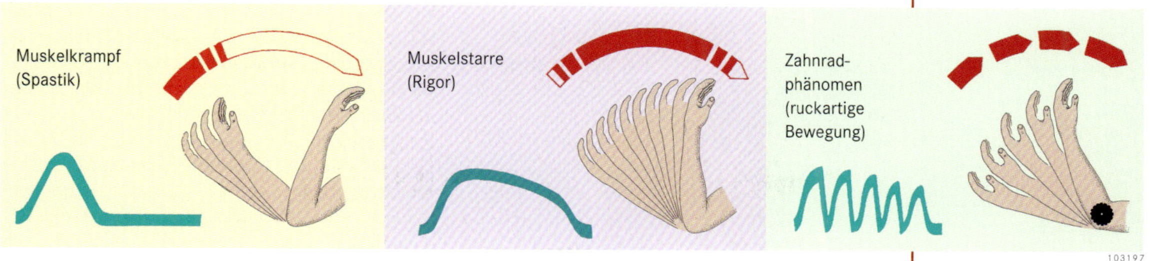

Muskeltonus.
Spastik, Rigor und Zahnradphänomen sind drei charakteristische Symptome einer Erhöhung des Muskeltonus.

Muskelrheumatismus, Form des Weichteilrheumatismus (→Rheuma).

Muskelriss, Muskelruptur, verletzungsbedingte teilweise oder vollständige Zerreißung eines Muskels. Ursache ist eine starke, plötzliche Muskelanspannung bei nicht aufgewärmter Muskulatur oder eine direkte Gewalteinwirkung, z. B. durch einen Tritt oder Schlag. Symptome sind stechende Schmerzen und Bildung eines Blutergusses. Oft ist eine Delle tastbar. Die Unterbrechung des Muskels kann im Ultraschallbild dargestellt werden. Die Behandlung besteht aus sofortiger Kühlung und Hochlagerung der Gliedmaße und deren Schonung sowie Anlegen eines abschwellenden und stützenden Verbandes. Große Muskelrisse werden operativ mit einer Muskelnaht versorgt. Zur Vorbeugung von Muskelverletzungen sollte die Muskulatur langsam an Belastungen gewöhnt und vor sportlichen Beanspruchungen immer genügend aufgewärmt und gedehnt werden.

Muskelschmerzen, →Muskelbeschwerden.

Muskelschwäche, verminderte Kraft und Ausdauer der Skelettmuskulatur. Die Muskelkraft nimmt ab bei mangelhafter Ernährung und verschiedenen Krankheiten, besonders aber – als physiologischer Vorgang – im Alter. Auch bei lang dauernder unzureichender Beanspruchung kommt es zu einer Verminderung der Muskelfasermasse sowie einer Abnahme der für Atmung und Stoffwechsel bedeutsamen Mitochondrien in den einzelnen Muskelzellen. Krankhaft im engeren Sinne ist die im Rahmen von →Muskelkrankheiten und →Lähmungen auftretende Muskelschwäche

Muskelschwund, Muskelatrophie, Myatrophie, auf einzelne Muskelgruppen begrenzte oder allgemeine Rückbildung von Skelettmuskulatur, die als Symptom bei verschiedenen Erkrankungen der Nerven oder Muskeln auftritt. Ursachen des **myogenen Muskelschwunds** sind meist erbliche Muskelstoffwechselstörungen bei →Muskelkrankheiten. Der **neurogene Muskelschwund** entsteht infolge einer Schädigung des zum Muskel führenden peripheren Nervs (→Lähmung). Die Diagnose der zugrunde liegenden Erkrankung erfolgt durch →Elektromyografie, →Biopsien und Laboruntersuchungen.

Muskelstarre, Zustand eines Muskels, in dem er sich weder weiter zusammenziehen noch entspannen kann. Ursache ist eine unzureichende Energieversorgung der Muskelfaser (Mangel an dem Energieträger Adenosintriphosphat, ATP), sodass die Muskelfilamente nicht mehr auseinander gleiten können (→Muskelkontraktion). Die Muskelstarre zählt zu den sicheren Todeszeichen (Totenstarre), findet sich aber auch bei zahlreichen neurologischen Erkrankungen.

Muskeltest, Verfahren der →Kinesiologie.

Muskeltonus, Spannungszustand des ruhenden Muskels. Der Muskeltonus ermöglicht u. a. die aufrechte Haltung des Körpers. Eine krankhaft erhöhte Muskelspannung wird als **Muskelhypertonie** bezeichnet und äußert sich in einem erhöhten Widerstand des Muskels bei passiver Dehnung. Die →Spastik tritt z. B. nach Schlaganfällen auf. Der →Rigor ist für die Parkinson-Krankheit charakteristisch. Bei einem krankhaft erniedrigten Muskeltonus, der **Muskelhypotonie,** ist bei passiver Dehnung der Muskeln der Widerstand spürbar herabgesetzt. Verursacht werden kann diese Krankheitserscheinung durch eine Kleinhirnschädigung oder die Lähmung eines peripheren Nervs, sie kommt auch im Rahmen angeborener Erkrankungen vor.

Muskelzerfallssyndrom, →Crush-Syndrom.

Muskelzerrung, Überdehnung eines Muskels. Die Muskelzerrung entsteht meist durch starke, plötzliche Muskelanspannung bei nicht aufgewärmter Muskulatur. Hierbei kann auch ein →Muskelfaserriss entstehen, der von einer Muskelzerrung manchmal nicht zu unterscheiden ist. Der Betroffene klagt über Druck- und Bewegungsschmerzen. Die Behandlung besteht in Schonung und Kühlung des betreffenden Muskels.

Muskelzittern, →Tremor.

Muskulatur, Gesamtheit aller Muskeln des Körpers oder eines Organs; im engeren Sinne auch Gesamtheit der Muskeln eines Muskeltyps bzw. einer Muskelgruppe.

■ **Quer gestreifte Muskulatur** Neben der Fähigkeit zur Bewegung gibt sie dem Körper seine Form. Sie setzt am Skelett an. Quer gestreifte Muskulatur besteht aus vielen einzelnen **Muskelfasern,** riesigen, zylinderförmigen

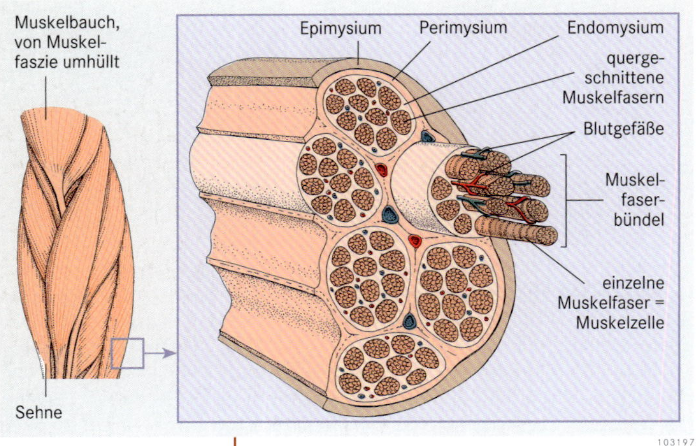

Muskulatur. Aufbau eines Skelettmuskels. Mehrere Muskelfasern sind zu Muskelfaserbündeln zusammengefasst. Die einzelnen Muskelfasern sind vom Endomysium, die Muskelfaserbündel vom Perimysium und der gesamte Muskel vom Epimysium umhüllt.

Muskulatur
→ GEO **Dossier** Die Heilkraft der Bewegung, Bd. 11

Zellen mit vielen Zellkernen, die bis zu 15 cm lang und 0,1 mm dick sein können und daher mit bloßem Auge zu erkennen sind. Sie sind zur Verkürzung fähig. Innerhalb der Muskelfasern liegen lang gestreckte Eiweißmoleküle, →Aktin und →Myosin, die mit anderen Eiweißmolekülen zu Aktin- und Myosinfilamenten und zusammen zu **Myofibrillen** gebündelt sind. Dort, wo sich Aktin und Myosin überlagern, erscheinen die Myofibrillen dunkler, was unter dem Mikroskop als Querstreifung sichtbar ist. Aktin und Myosin sind für die Fähigkeit des Muskels zur →Muskelkontraktion verantwortlich und in den Zellen der quer gestreiften Muskulatur so dicht gepackt, dass sie die Zellkerne an den Rand des Zellkörpers drängen. Unter funktionellen Aspekten lassen sich rote und weiße Muskelfasern unterscheiden. Erstere enthalten mehr Myoglobin, das ähnlich dem Hämoglobin im Blut Sauerstoff bindet und eine rote Färbung hervorruft. Die Anwesenheit von mehr Sauerstoff erlaubt den roten Muskelfasern eine höhere Energieausbeute durch die Atmung, während in einem weißen Muskel früh Sauerstoffmangel herrscht und Energie aus der weniger effizienten Gärung gewonnen werden muss. Rote Muskelfasern sind daher ausdauernder als weiße, weshalb sie überwiegend Haltefunktion haben, weiße Muskelfasern dagegen schnelle und kurze Kontraktionen vermitteln. Die →Skelettmuskulatur ist quer gestreifte Muskulatur.

Die etwa 500 Einzelmuskeln der quer gestreiften Muskulatur werden u.a. nach Lage und Funktion, aber auch nach ihrem Erscheinungsbild benannt. Ihre Kontraktion wird vom zentralen Nervensystem gesteuert und ist größtenteils dem Willen unterworfen. Die Form eines Skelettmuskels wird von der Packung seiner Muskelfasern und daher von seinen Hüllstrukturen bestimmt. Hüllstrukturen eines Skelettmuskels sind das **Endomysium,** ein Mantel aus lockerem Bindegewebe, der jede einzelne Muskelfaser umhüllt, das **Perimysium,** eine derbe Hülle aus dem Gerüsteiweiß Kollagen, das mehrere Muskelfasern zu Bündeln vereinigt, und das **Epimysium,** eine Bindegewebshülle, die die zum Muskel zusammengefassten Muskelfaserbündel umgibt. Im Endomysium und im Perimysium liegen zu- und abführende Blutgefäße. Ganz außen liegt die **Muskelfaszie** auf, eine derbe Hülle aus kollagenem Bindegewebe, die zusammen mit Ausläufern der anderen Muskelhüllstrukturen die Sehnen des Muskels bildet.

■ **Glatte Muskulatur** Dieser Muskeltyp findet sich v.a. in der Wand der meisten Hohlorgane, z.B. des Magen-Darm-Trakts, des Urogenitaltrakts oder der Blutgefäße. Er wird auch als Eingeweidemuskulatur bezeichnet. Die Zellen sind spindelförmig und oft verzweigt. Aktin und Myosin sind lockerer gepackt, was zur Folge hat, dass die glatte Muskulatur kein Streifenmuster wie die Skelettmuskulatur aufweist und die Zellkerne zentral im Zellkörper liegen. Ihre Kontraktion verläuft langsam und unwillkürlich, ausgelöst durch lokale Faktoren, z.B. Dehnung der Magen- oder Darmwand, oder durch Impulse des vegetativen Nervensystems.

■ **Herzmuskulatur** Dieser Gewebetyp nimmt eine Zwischenstellung ein. Wie bei der glatten Muskulatur sind Aktin und Myosin dicht gepackt und geben diesem Muskeltyp ein quer gestreiftes Muster. Die einzelnen Zellen sind jedoch unregelmäßig verzweigt und weniger lang; vermittelt durch so genannte **Kittlinien** (Glanzstreifen) sind sie miteinander verbunden und bilden ein fest verknüpftes Flechtwerk. Die Kontraktion wird von Erregungszentren des Herzens gesteuert, ist also nicht dem Willen unterworfen.

Mutagen, Faktor, der Veränderungen am Erbgut auslöst. Hierbei kann es sich um Veränderungen der Anzahl oder Struktur der Chromosomen (→Chromosomenanomalien) oder Veränderungen innerhalb einzelner Gene (→Genmutation) handeln. Die Mutagene können physikalischer Natur sein, wie z.B. Ultraviolett-, Gamma- und Röntgenstrahlung. Mutagene Wirkung haben auch viele chemische Substanzen, u.a. Nitrit, pflanzliche Gifte oder die von Schimmelpilzen gebildeten Aflatoxine sowie Viren. Beim Menschen werden verschiedene mutagene Faktoren als krebsauslösend diskutiert (→Krebsentstehung).

Mutante, →Mutation 1).

Mutation, 1) *Genetik:* spontane (ohne erkennbare Ursachen) oder durch äußere Faktoren (Mutagene) ausgelöste Veränderungen des Erbmaterials. Damit kann sich auch Struktur und Funktionsweise der Eiweiße verändern, deren Aufbau durch die betroffenen Gene kontrolliert wird. Mutationen in Körperzellen werden als **somatische Mutation** bezeichnet, solche in Keimzellen als **generative Mutation** (→Chromosomenanomalien, →Genmutation). Ein Individuum, dessen Erbgut in mindestens einem Gen gegenüber dem häufigsten Standardtyp (dem Wildtyp) verändert ist, bezeichnet man als **Mutante.**

2) *Hals-Nasen-Ohrenheilkunde:* →Stimmbruch.

Muten, in der Naturheilkunde bzw. der spirituellen Medizin das Aufspüren angeblich krankheitsverursachender geologischer oder energetischer Phänomene durch Benutzung einer Wünschelrute, des Pendels oder nur durch Reaktionen am Körper (→Radiästhesie).

Mutismus, seelisch bedingte Stummheit bei vorhandener Sprachfähigkeit, die im Rahmen einer Psychose oder eines Affektschocks auftritt. Die Betroffenen weigern sich, gegenüber allen (totaler Mutismus) oder bestimmten Personen (elektiver Mutismus) durch Sprache in Kontakt zu treten. Oft reagieren sie ängstlich und scheu, oder es kommt zu Trotzreaktionen und unkontrollierten Gefühlsausbrüchen (Affektkontrollverlust). Gewöhnlich ist eine stationäre kinderpsychiatrische Behandlung notwendig. Neben Familienberatung und -therapie hat sich eine verhaltenstherapeutische Unterstützung von positiven Sprechansätzen als effektiv erwiesen. Oft ist eine Besserung nur durch Änderung des Umfeldes möglich; häufig bleibt die Symptomatik als chronische Störung erhalten.

Mutitas, →Stummheit.

Mutterkornalkaloide, Sekalealkaloide, Ergotalkaloide, Wirkstoffe des Mutterkornpilzes (Claviceps purpurea) und ihre Abwandlungen. Der übermäßige Gebrauch Mutterkornalkaloide enthaltender Medikamente kann zu Vergiftungserscheinungen führen (→Mutterkornpilz).

■ **Methylergometrin** Es wird in der Geburtshilfe nach der Geburt des Kindes eingesetzt, wenn sich die Nachgeburt verzögert löst oder Blutungen nach der Lösung der Nachgeburt und bei mangelhafter Rückbildung der Gebärmutter im Wochenbett auftreten. Als Nebenwirkungen können Übelkeit, Schmerzen im Unterbauch und Erbrechen auftreten.

■ **Ergotamin** Es wird zur Behandlung des akuten Migräneanfalls eingesetzt. Als Nebenwirkungen können Brechreiz und Erbrechen auftreten. Bei Anwendung über einen längeren Zeitraum in höherer Dosierung besteht die Gefahr von Durchblutungsstörungen der Arme und Beine.

■ **Dihydroergotamin** Es wird vorbeugend gegen Migräne und bei niedrigem Blutdruck eingesetzt. Die Nebenwirkungen entsprechen denen von Ergotamin.

■ **Dihydroergotoxin** Dabei handelt es sich um ein Gemisch aus Dihydroergocornin, -cristin, und -cryptin. Die einzelnen Wirkstoffe sowie das Gemisch werden bei Durchblutungsstörungen, Hirnleistungsstörungen

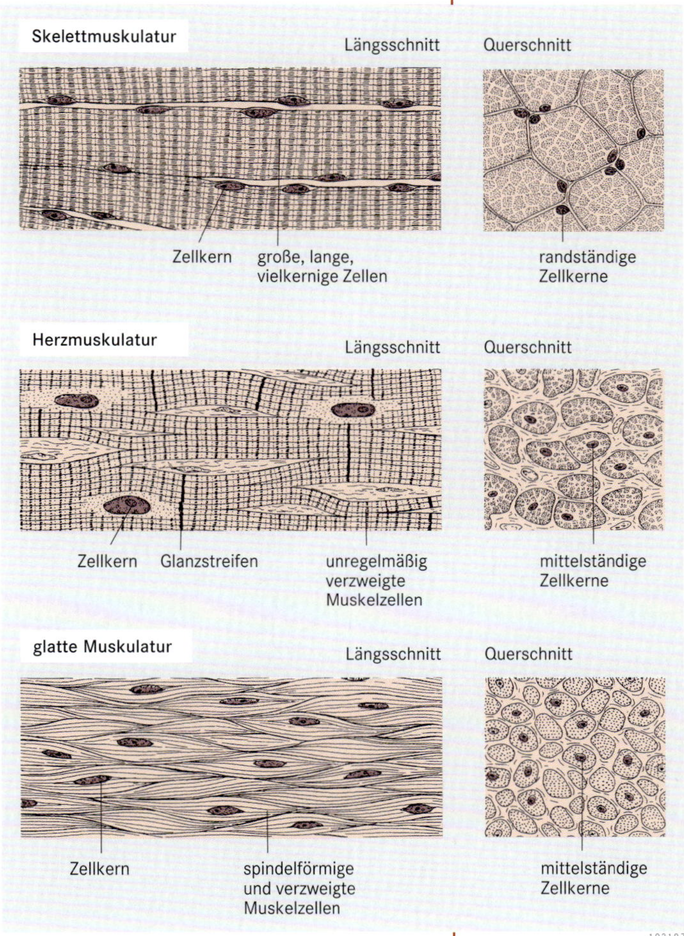

Muskulatur. Längs- und Querschnitt durch die drei Gewebetypen

im Alter und zur Blutdrucksenkung bei älteren Bluthochdruckkranken eingesetzt. Als Nebenwirkungen können Brechreiz, Erbrechen, eine trockene Nase und Blutdruckabfall auftreten.

■ **Bromocriptin** Es wird als →Parkinsonmittel und zum Abstillen eingesetzt.

■ **Nicergolin** Dieser Stoff wird gegen Hirnleistungsstörungen und bei Verwirrtheit eingesetzt (→Nootropika).

Mutterkornpilz, Claviceps purpurea, giftiger Schimmelpilz, der Getreidekörner befällt. Er enthält über 30 verschiedene Alkaloide. Im Mittelalter traten Vergiftungen durch Brot auf, das aus befallenem Getreide gebacken wurde (Antoniusfeuer). Vergiftungen kommen heute selten vor und sind meist durch einen übermäßigen Gebrauch →Mutterkornalkaloide enthaltender Medikamente bedingt. Akute **Vergiftungserscheinungen** sind Pupillenerweiterung, Schwindel und Kribbeln in den Gliedmaßen, Bauchschmerzen und Erbrechen bis hin zum tödlichen Atem- oder Herzstillstand. Symptome einer chronischen Vergiftung sind Krämpfe, zentralnervöse Störungen und psychische Verände-

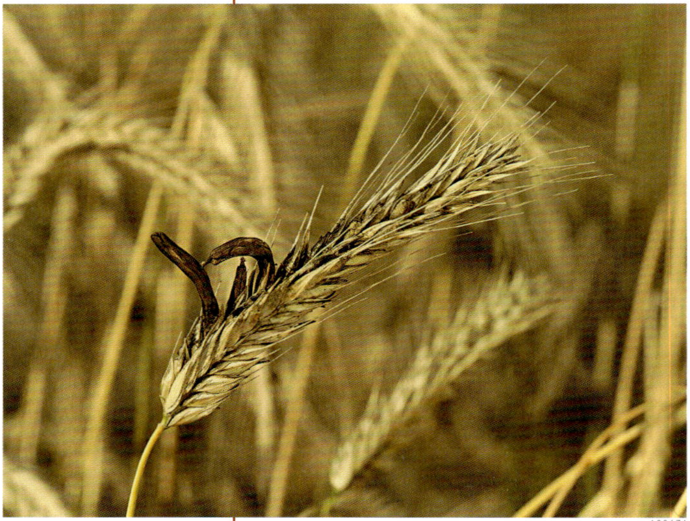

100674

Mutterkornpilz. Von Mutterkornpilz befallenes Getreide; Vergiftungen machen sich durch Schwindel, Bauchschmerzen und Pupillenerweiterung bemerkbar.

rungen sowie schmerzhafte Durchblutungsstörungen der Gliedmaßen, die zum Absterben von Gewebe führen können. Außerdem kann es bei Schwangeren durch eine Zusammenziehung der Gebärmutter zu einer Fehlgeburt kommen. Als **Therapie** werden bei einer akuten Vergiftung die Alkaloide durch Magenspülung oder medizinische Kohle entfernt.

Mutterkuchen, →Plazenta.

Muttermal, Nävus, angeborene oder im Laufe des Lebens auftretende Fehlbildung der Haut oder Schleimhaut, die scharf oder unscharf begrenzt, flächenhaft oder tumorös sein kann. Ein Muttermal entsteht im Rahmen einer embryonalen Entwicklungsstörung meist als überschießende, seltener als zu geringe Bildung einer oder mehrerer Hautkomponenten an einer bestimmten Hautstelle.

■ **Einfache Pigmentflecken** (Pigmentzellnävi): Dazu gehören →Linsenflecke oder →Café-au-lait-Flecke.

■ **Organoider Nävus** Diese angeborene gutartige Fehlbildung entsteht durch ein Ungleichgewicht im Mischungsverhältnis der einzelnen normalen Hautstrukturen. Dadurch entstehen Muttermale, bei denen entweder Bindegewebe, Oberhaut-, Talg- und Schweißdrüsen, Fettgewebe oder Blutgefäße (z. B. beim →Feuermal) überwiegen. Die jeweilige Gewebeart bestimmt das Aussehen des organoiden Nävus, der seltener als pigmentierte Muttermale vorkommt. Sofern er kosmetisch störend wirkt, kann er operativ entfernt werden.

■ **Nävuszellnävus** Bei dieser Form reichern sich Nävuszellen an, eine spezielle Art Pigment bildender Zellen. Nävuszellnävi sind sehr häufig, nahezu jeder Mensch hat mindestens 20, die an jeder Stelle des Körpers auftreten können und entweder angeboren sind oder sich im Laufe des Lebens entwickeln. Im Alter bilden sie sich häufig zurück. Meist sind Nävuszellnävi hautfarben bis braunschwarz pigmentierte, fleckförmige Hautveränderungen mit glatter Oberfläche, die im oder leicht über dem Hautniveau liegen. Sie können aber auch eine unregelmäßige, brombeerartige Oberfläche haben oder behaart sein. Die Flecken sind meist linsengroß, seltener auch stecknadel- oder handflächengroß.

Ein Nävuszellnävus kann selten zu einem schwarzen Hautkrebs (→Melanom) entarten. Eine erhöhte Entartungsgefahr besteht bei großen, unregelmäßig begrenzten oder teilweise sehr dunkel pigmentierten Nävuszellnävi sowie bei Muttermalen, die sich an Handinnenflächen oder Fußsohlen befinden. In diesen Fällen ist eine operative Entfernung angezeigt.

In allen anderen Fällen sollten Nävuszellnävi regelmäßig durch einen Arzt kontrolliert werden. Angeborene Nävi besitzen ein höheres Entartungsrisiko als erworbene.

Muttermilch, Brustmilch, Frauenmilch, optimal auf die Bedürfnisse des Neugeborenen abgestimmte Säuglingsnahrung, die gegen Ende der Schwangerschaft und während der Stillperiode in den Brustdrüsen der Mutter gebildet wird. Die Muttermilch enthält neben allen für den schnell wachsenden Organismus erforderlichen und gut verdaulichen Nährstoffen auch Abwehrstoffe gegen Infektionskrankheiten. Die in den ersten Tagen produzierte fettarme **Erstmilch** (Vormilch, Kolostrum) enthält besonders viel von diesen schützenden Eiweißstoffen und unterscheidet sich auch in der weiteren Zusammensetzung von der reifen Muttermilch: Sie ist durch Karotin gelblich gefärbt und enthält viel Eiweiß und Vitamin C, jedoch wenig Kohlenhydrate und Fette. Die normale Tagesproduktion beider Brustdrüsen kurz nach der Geburt beträgt etwa 50–100 g täglich. In der zweiten Woche wird die Zusammensetzung der Muttermilch kontinuierlich den sich verändernden Bedürfnissen des Neugeborenen angepasst. Insbesondere nehmen Menge und Energiegehalt in dieser **Übergangsmilch** erheblich zu. Ab der dritten Woche nach der Geburt wird die **reife Muttermilch** produziert. Die gebildete Milch-

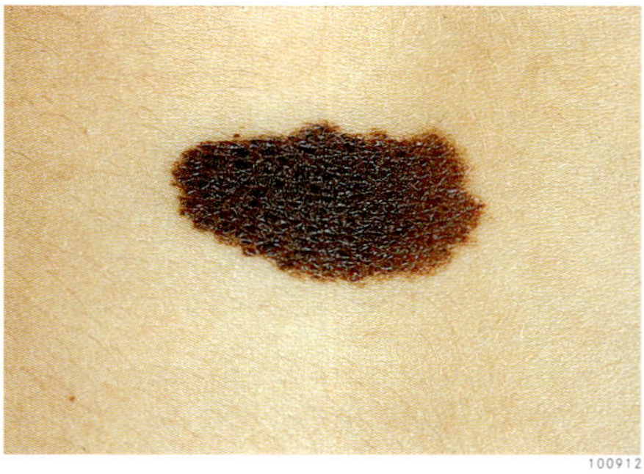

100912

Muttermal. Nävuszellen mit kugelig zerklüfteter Oberfläche und braun-schwarzer Farbe

menge wird über die Stillhäufigkeit geregelt und kann bis auf circa 1000 ml täglich steigen. Ihr Gehalt an den Energie liefernden Grundnährstoffen Eiweiß, Fett und Kohlenhydrate sowie an den meisten Mineralstoffen und Vitaminen ist geeignet, den Säugling bis zum Ende des vierten Monats ausreichend zu versorgen. Spätestens ab Ende des sechsten Monats sollte eine Ergänzung durch Beikost erfolgen. Die Belastung der Muttermilch durch Chlorkohlenwasserstoffe als gesundheitliche Gefährdung des Säuglings ist gegenüber den Vorteilen der Ernährung durch Muttermilch zu vernachlässigen, zumal sie in den letzten Jahren deutlich abgenommen hat. Es wird empfohlen, die Kinder bis zum Übergang zur Löffelnahrung voll zu stillen.

Muttermilchstuhl, gold- bis grüngelber Stuhl von salbenartiger Konsistenz und einem leicht säuerlichen Geruch bei gestillten Kindern.

Muttermund, Öffnung des Gebärmutterhalses (→Gebärmutter). Dabei unterscheidet man die als **innerer Muttermund** (Ostium uteri internum, Orificium uteri internum) bezeichnete Öffnung zur Gebärmutterhöhle vom **äußeren Muttermund** (Ostium uteri externum, Orificium uteri externum), der Öffnung zur Scheide hin (→Geschlechtsorgane). Die Weite des äußeren Muttermund ist ein Einteilungskriterium für die Phasen der Geburt.

Mutterschutzgesetz, Vorschriften, die Rechtsbeziehungen zwischen Arbeitgebern und Schwangeren oder stillenden Müttern regeln, die in einem Arbeits- oder Ausbildungsverhältnis stehen. Das Mutterschutzgesetz sichert der berufstätigen Frau einen besonderen Schutz in der Zeit vor und nach der Niederkunft **(Mutterschutz)**. Bei einer normal verlaufenden Schwangerschaft hat die Frau die Möglichkeit, sich ab sechs Wochen vor dem errechneten Geburtstermin bis acht Wochen nach der Entbindung völlig von der Erwerbstätigkeit befreien zu lassen. Bei Mehrlingsschwangerschaften und Frühgeburten verlängert sich diese Schutzfrist auf 12 Wochen nach der Entbindung, bei Frühgeburten zusätzlich um den Zeitraum der Schutzfrist vor dem errechneten Geburtstermin, der infolge der Frühgeburt nicht in Anspruch genommen werden konnte. In dieser Zeit erhält die Betroffene ihr Gehalt oder stattdessen ein Mutterschaftsgeld. Die Frau sollte dem Arbeitgeber ihre Schwangerschaft und den voraussichtlichen Tag der Entbindung mitteilen, sobald ihr der Zustand bekannt ist. Die Verletzung der Arbeitgeberpflichten ist dann mit Bußgeld oder Strafe bedroht.

Neben der Sicherung der wirtschaftlichen Versorgung umfasst das Mutterschutzgesetz auch den Kündigungsschutz und den Gesundheitsschutz, z.B. die Gestaltung des Arbeitsplatzes, das Verbot der Mehr-, Nacht-, Sonn- und Feiertagsarbeit und das Verbot von Arbeiten, von denen schädliche Einwirkungen ausgehen, wie z.B. Röntgenstrahlen oder Chemotherapeutika; ferner von Arbeiten, bei denen regelmäßig Lasten von mehr als 5 kg Gewicht gehoben, bewegt oder befördert werden, und von Arbeiten im Akkord oder am Fließband. Im Einzelfall kann sich die schwangere Frau auch auf ein individuelles Beschäftigungsverbot während des gesamten Zeitraums der Schwangerschaft berufen, wenn laut ärztlichem Attest Leben oder Gesundheit des Kindes oder der Mutter bei Fortdauer der Beschäftigung gefährdet sein würden. Setzt die Schwangere wegen eines Beschäftigungsverbotes die berufliche Tätigkeit aus, so hat sie dadurch keinerlei finanzielle Verluste, d.h. vollen Lohnanspruch gegenüber dem Arbeitgeber.

Myalgia epidemica, →Bornholm-Krankheit.

Myalgie, →Muskelbeschwerden.

Myasthenia gravis, Myasthenia gravis pseudoparalytica, Autoimmunkrankheit, die zu einer Störung der Reizübertragung vom Nerv auf den Muskel und somit zu einer unter Belastung zunehmenden Muskelschwäche führt.

▪ **Ursache** Das Immunsystem der Betroffenen bildet aufgrund einer ursächlich noch nicht geklärten Störung Antikörper, die die für die Reizübertragung benötigten Acetylcholinrezeptoren an der Schaltstelle zwischen Nerv und Muskel (motorische Endplatte) vorübergehend blockieren. Infolgedessen unterbleibt die Weiterleitung des Befehls zur Muskelanspannung. Bei vielen Erkrankten findet sich gleichzeitig eine abnorme Vermehrung (Hyperplasie) von Zellen in dem für die Antikörperbildung zuständigen Thymus, der manchmal geschwulstartig verändert ist (Thymom).

Viele Medikamente verschlimmern die Myasthenia gravis

Bei Patienten mit Myasthenia gravis ist die Verabreichung vieler Medikamente nicht gestattet, da sie die Muskelschwäche verstärken bzw. Auslöser einer myasthenischen Krise sein können. Dazu gehören z. B. Betarezeptorenblocker, Chinin, Barbiturate, Benzodiazepine oder Magnesiumpräparate. Medikamente dürfen daher nur nach Rücksprache mit dem Arzt eingenommen werden. Bei jedem neuen Arztbesuch oder bei einem Krankenhausaufenthalt muss die bestehende Erkrankung unbedingt mitgeteilt werden. Der Patient sollte auch immer einen Notfallausweis mit sich führen.

▪ **Befund** Die Erkrankten ermüden sehr rasch unter körperlicher Belastung, erst nach längerer Ruhepause ohne Muskelaktivität erhöht sich die Muskelkraft wieder. Typisch für das Anfangsstadium ist der Befall kleiner Muskeln, z.B. können die Augenlider nur unvollständig geöffnet werden (Ptosis) oder die Betroffenen klagen über Doppeltsehen (infolge von Augenmuskellähmungen) oder Sprech- und Schluckstörungen. Im weiteren Verlauf stellt sich zusätzlich eine Schwäche der Glied-, Rumpf- und Atemmuskulatur ein. Im Verlauf jeder Myasthenia gravis kann es mitunter zu einer **myasthenischen Krise,** einer akuten Zustandsverschlechterung mit drohender Atemlähmung, kommen. Die Diagnose kann durch den Nachweis von Antikörpern gegen Acetylcholinrezeptoren im Blut erfolgen, häufig auch durch Tensilontest: Nach Gabe von Tensilon® bessert sich die Muskelschwäche.

■ **Behandlung** Die Therapie erfolgt durch Medikamente, die den Abbau des Acetylcholins verzögern (Cholinesterasehemmer, z.B. Mestinon®) und somit seine Konzentration an der motorischen Endplatte erhöhen. Des Weiteren werden Glukokortikoide und andere Immunsuppressiva (z.B. Imurek®) eingesetzt, um die Antikörperbildung zu verringern. Ein nachgewiesenes Thymom muss umgehend operativ entfernt werden (Thymektomie). Bei lebensbedrohlichen Zuständen können die Antikörper mittels einer Abtrennung des Blutplasmas (Plasmaseparation) entfernt werden. Die Prognose der Erkrankung ist relativ gut.

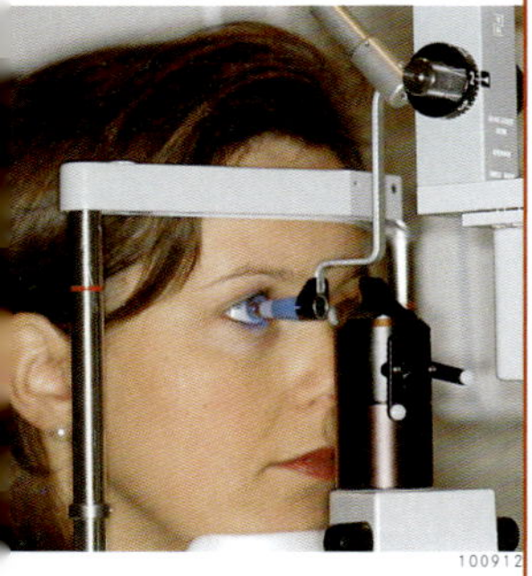

Mydriatika.
Für manche Augenuntersuchungen werden vorab pupillenerweiternde Augentropfen verabreicht.

My|atonie, **1)** *Diagnostik:* krankhafte Muskelerschlaffung.

2) *Orthopädie:* Erkrankung, bei der eine Verminderung des Muskeltonus im Vordergrund steht, wie z.B. bei der angeborenen Myatonia congenita Oppenheim.

myatrophe Lateralsklerose, →amyotrophe Lateralsklerose.

My|atrophie, →Muskelschwund.

Mycetes, →Pilze.

Mycobacterium, Gattung von Stäbchenbakterien, die extrem widerstandsfähig gegen chemische und thermische Einflüsse sind. Für den Menschen als Krankheitserreger von Bedeutung sind **Mycobacterium leprae** als Erreger der →Lepra und **Mycobacterium tuberculosis** als Verursacher der →Tuberkulose. Zunehmende Bedeutung haben auch die nichttuberulösen (atypischen) Mykobakterien, die bei abwehrgeschwächten Menschen oder bei lokalen Gewebsschädigungen Erkrankungen der Lunge, der Haut und Weichteile, der Knochen und anderer Organsysteme verursachen können.

Mycoplasma, →Mykoplasmen.

Mycoses, →Mykosen.

Mycosis fungoides, chronische Erkrankung der Haut. Die Mycosis fungoides geht von einer Untergruppe der weißen Blutkörperchen, den T-Lymphozyten, aus. Sie gehört zur Gruppe der gering bösartigen →Non-Hodgkin-Lymphome. Die Krankheit beginnt mit flachen scharf und polyzyklisch begrenzten, gelb-rötlichen Herden auf der Haut, die dann zunehmend knotig wuchern, Geschwüre bilden und z.T. zerfallen. Typische Symptome sind allgemeiner Juckreiz und später fleckige oder flächenförmige Hautrötungen und Schuppungen. Im späten Stadium können die Lymphknoten und inneren Organe, z.B. der Darm, befallen werden. Zur Therapie werden kortisonhaltige Salben aufgetragen oder die betroffenen Hautstellen mit UV-Licht bestrahlt. Außerdem stehen Interferone, Vitamin-A-Abkömmlinge (Retinoide), Methotrexat, Röntgenbestrahlung oder eine Chemotherapie zur Verfügung.

Mydriasis, Pupillenerweiterung, die physiologisch zur Anpassung an Dunkelheit oder beim Blick in die Ferne geschieht (→Pupillenreaktion). Die Mydriasis kann auch durch bestimmte Substanzen, Mydriatika oder Sympathomimetika, ausgelöst werden.

Mydriatika, pupillenerweiternde Stoffe. Medikamente wie Atropin oder Homatropin wirken über eine Hemmung des Parasympathikus am Auge (→parasympathikusbeeinflussende Mittel), wodurch der die Pupille zusammenziehende Muskel vorübergehend gelähmt wird. Einige Mydriatika, wie z.B. Phenylephrin, stimulieren hingegen den Muskel, der die Pupille erweitert. Mydriatika werden als Augentropfen circa 10–30 Min. vor einer Augenuntersuchung oder mehrmals täglich zur therapeutischen Weitstellung der Pupillen in den Bindehautsack eingetropft.

Unter der Anwendung von Mydriatika ist die Fähigkeit des Auges zur →Akkommodation 1) und damit die Sehschärfe, evtl. auch die Reaktionsfähigkeit beeinträchtigt. Das Führen von Kraftfahrzeugen ist deshalb während der Wirkdauer nicht erlaubt.

Myel|enzephalon, →verlängertes Mark.

Myelin, Fett-Eiweiß-Gemisch, das Hauptbestandteil der Isolationsschicht (Myelinscheide, Markscheide) der Fortsätze von Nervenzellen (Axon) ist. Myelin wird von besonderen Zellen gebildet, im Zentralnervensystem von den Oligodendrozyten (→Neuroglia), im peripheren Nervensystem von den Schwann-Zellen (→Nervenzelle).

Myelitis, Rückenmarksentzündung, entzündliche Erkrankung des Rückenmarks. Ursache können Virusinfektionen, bakterielle Infektionen, bösartige Tumoren oder seltener auch Schutzimpfungen sein. Bei der Myelitis treten häufig Fieber, Muskel- und Rückenschmerzen sowie Sensibilitätsstörungen auf. Die Erkrankung kann bis zum Querschnittssyndrom führen. Nach einer Diagnostik mittels Liquorpunktion erfolgt die Behandlung mit Kortikoiden, bei bakterieller Myelitis mit Antibiotika.

Myeloblast, Vorläuferzelle im Knochenmark, aus der sich bestimmte Typen weißer Blutkörperchen, die Granulozyten, entwickeln.

Myeloblastenschub, →Blastenschub.

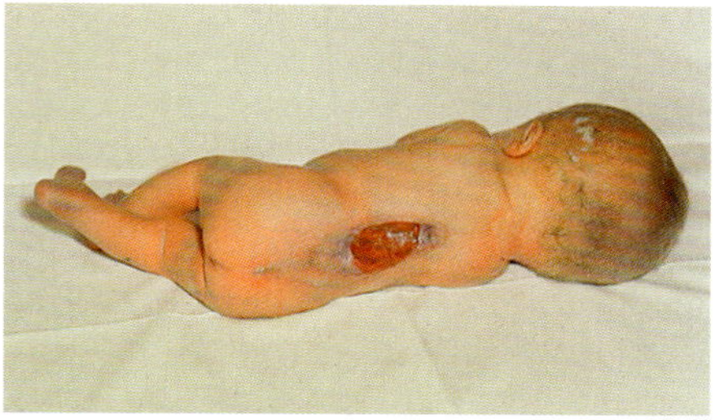

Myelomeningozele. Durch den offenen Rücken wölben sich Rückenmark und Rückenmarkhaut hervor.

Myelo|blastom, bösartiger Tumor aus Myeloblasten. Das Myeloblastom kann bei myeloischen Verlaufsformen der →Leukämie auftreten und wird dann als Chlorom bezeichnet.

myelodysplastische Syndrome, Abk. **MDS,** Gruppe von schweren Krankheitsbildern, bei der die Vermehrung und Ausreifung aller drei blutbildenden Systeme im Knochenmark gestört ist. Dies führt zu einem Mangel an roten und weißen Blutkörperchen und Blutplättchen (→Blutbildung), wobei am Anfang v.a. die roten Blutkörperchen betroffen sind. Ein Übergang in eine akute →Leukämie ist häufig.

■ **Ursache** Betroffen sind v.a. ältere Menschen. Meist bleibt die Entstehung ungeklärt. Das Erkrankungsrisiko steigt nach Chemo- oder Strahlentherapie.

■ **Befund** Häufig treten keine Beschwerden auf und die Diagnose wird als Zufallsbefund gestellt. Es können sich aber auch Allgemeinsymptome wie Atemnot und Müdigkeit bemerkbar machen. Die Erkrankung zeigt sich im Blutbild als fortschreitende →Anämie. Ein Nachweis erfolgt durch Gewebe- und Zelluntersuchung des Knochenmarks.

■ **Behandlung** Die Therapie besteht in Blut- und Thrombozytentransfusionen sowie der Behandlung von Infekten. Eine Knochenmark- bzw. Stammzelltransplantation wird v.a. bei jüngeren Menschen durchgeführt.

Myelofibrose, →Osteomyelofibrose.

Myelografie, Röntgenschichtdarstellung von Wirbelkanal und Rückenmark mithilfe eines Kontrastmittels (→Röntgenuntersuchung). Die Myelografie erfolgt bei Verdacht auf einen Bandscheibenvorfall, Geschwülste, örtliche Verengungen, Verletzungen oder Entzündungen, falls weniger belastende Untersuchungen nicht zum Ziel führen. Das Kontrastmittel wird nach einer →Lumbalpunktion in den Wirbelkanal eingespritzt. Durch eine entsprechende Lagerung des zu Untersuchenden wird die gewünschte Verteilung des Kontrastmittels erreicht.

Myelom, vom Knochenmark ausgehender, bösartiger Tumor. Das **multiple Myelom** entwickelt sich aus Plasmazellen (→Plasmozytom), das **endotheliale Myelom** entsteht aus undifferenzierten Mesenchymzellen des Knochenmarks (→Ewing-Sarkom).

Myelo|meningitis, →Meningomyelitis.

Myelo|meningozele, Vorwölbung von Hirnhäuten und Rückenmark beim →offenen Rücken.

Myelom, multiples, →Plasmozytom.

Myelopathie, Erkrankungen des Rücken- oder Knochenmarks.

myelo|proliferative Syndrome, Abk. **MPS,** Gruppe chronischer Krankheitsbilder, bei der die blutbildenden Systeme des Knochenmarks betroffen sind. Folge ist eine ungebremste Vermehrung (Proliferation) und Ausschwemmung unterschiedlich ausgereifter Blutzellen (→Blutbildung). Meist ist die Vermehrung von Zellen nur einer der Blutzelllinien nachweisbar, die der Krankheit dann auch den Namen gibt. Zwischenformen sind häufig, auch Übergänge von einer in die andere Verlaufsform sind möglich.

myeloproliferative Syndrome: Einteilung

Vorrangig betroffene Zelllinie	Bezeichnung des Syndroms
Rote Blutkörperchen (Erythrozyten)	Polycythaemia rubra vera (→Polyzythämie)
Granulozyten	Chronisch myeloische Leukämie
Blutplättchen (Thrombozyten)	Essentielle Thrombozythämie
Knochenmarksbindegewebe	Osteomyelofibrose

Myelozele, Vorwölbung des Rückenmarks beim →offenen Rücken.

Mykobakterium, →Mycobacterium.

Mykoplasmen, Gattung kleinster Bakterien ohne feste Zellwand. Mykoplasmen leben auf den Schleimhäuten des Menschen. Verschiedene Arten sind medizinisch bedeutsam. **Mycoplasma pneumoniae** verursacht Infektionen der oberen Atemwege und atypische Lungenentzündungen.

Mykosen, Pilzkrankheiten, Mycoses, Oberbegriff für Erkrankungen, die durch eine Infektion mit Pilzen hervorgerufen werden.

■ **Ursache** Pilze sind überall in unserer Umwelt vorhanden und gehören zu den normalen Bewohnern von Haut und Schleimhäuten (Normalflora). Viele in Europa vorkommende Mykosen werden durch Pilze ausgelöst, die sich nur unter günstigen Voraussetzungen im menschlichen Organismus vermehren können **(fakultativ pathogene Pilze),** so im feuchten Milieu der Körperfalten, bei abwehrgeschwächten Menschen oder Diabetikern. In Afrika, Nord- und Südamerika kommen Pilzarten vor, die auch bei Gesunden zu schweren Erkrankungen wie der Histoplasmose führen

(obligat pathogene Pilze). In unseren Breiten sind drei Gruppen von Pilzen als Krankheitsauslöser von Bedeutung, die Dermatophyten (Hautpilze), Hefen und Schimmelpilze.

■ **Befund und Behandlung** **Lokale Mykosen** finden sich in bestimmten Bezirken der Haut oder Schleimhaut und werden, wie z. B. der Fußpilz, v. a. von Dermatophyten oder Hefepilzen verursacht (→Hautpilzerkrankungen, →Candidamykose). **Systemische Mykosen** (Systemmykosen) durch Hefe- und Schimmelpilze treten meist bei abwehrgeschwächten Menschen auf, so bei Tumorpatienten nach einer Chemotherapie oder HIV-Infizierten. Dabei breiten sich die Pilze im Körper aus und befallen einzelne oder mehrere innere Organe. Viele dieser Pilze sind unter normalen Bedingungen ungefährlich (opportunistische Erreger), wie z. B. die beiden häufigsten Verursacher systemischer Mykosen in Europa, der Aspergillus (→Aspergillose) und der Cryptococcus (→Kryptokokkose). Die Krankheitsbilder beginnen schleichend, nicht selten kann es im weiteren Verlauf zu einer bedrohlichen Überschwemmung des Blutes mit Erregern **(Pilzsepsis)** kommen. Bei diesen systemischen wie auch unklaren lokalen Mykosen ist eine genaue Bestimmung der Pilzart erforderlich, um eine gezielte Auswahl der →Pilzmittel (Antimykotika) treffen zu können. Um bei einer systemischen Mykose möglichst rasch den inneren Zielort zu erreichen, werden die Medikamente meist als Infusion verabreicht.

Myocardium, →Herz.

Myodynie, →Muskelbeschwerden.

myofunktionelle Therapie, Verfahren zur Behandlung von Muskelverspannungen im Kieferbereich. Durch Selbstmassagen und Übungen bestimmter Gesichts- und Kaumuskeln sollen Spannungen in den Muskeln und daraus resultierende Fehlhaltungen und -belastungen im gesamten Kausystem gelöst werden.

Myogelose, →Muskelhartspann.

Myoglobin, Eiweißkörper im Muskel, der Sauerstoff aufnehmen und abgeben kann. Das Myoglobin hat einen ähnlichen Aufbau wie Hämoglobin, das im Blut den Sauerstofftransport gewährleistet. Es bindet jedoch den Sauerstoff stärker und erleichtert dadurch die Aufnahme von Sauerstoff in das Muskelgewebe.

Myoglobin|ämie, →Myoglobinurie.

Myoglobin|urie, Ausscheiden von rotem Muskelfarbstoff (Myoglobin) im Harn. Das Myoglobin wird aus geschädigter quer gestreifter Muskulatur in die Blutbahn freigesetzt **(Myoglobinämie)** und dann mit dem Urin ausgeschieden. Dies geschieht nach einem Herzinfarkt, aber auch nach dem Zerfall größerer Muskelmassen aufgrund von Verletzungen (Crush-Syndrom). Die **idiopathische paroxysmale** oder **primäre Myoglobinurie** ist eine familiäre Erkrankung unklarer Ursache, die meist nach ungewohnter Muskelarbeit auftritt und zu mehrstündigen Anfällen von Fieber, Muskelschwellungen, Muskelschmerzen und Scheinlähmungen (Pseudoparalyse) führt. Einige Zeit später scheidet der Betroffene rotbraunen Harn aus.

Myokard, →Herz.

Myokardbiopsie, →Biopsie.

Myokardinfarkt, →Herzinfarkt.

Myokardinsuffizienz, →Herzinsuffizienz.

Myokarditis, →Herzmuskelentzündung.

Myokardnekrose, →Herzmuskelnekrose.

Myokardrevaskularisation, Maßnahmen zur Verbesserung der Durchblutung des Herzmuskels. Eine Myokardrevaskularisation wird durchgeführt, wenn eine ungenügende Durchblutung der Herzkranzgefäße (Koronarinsuffizienz) zugrunde liegt. Geeignete Maßnahmen sind z. B. eine Ballonkatheterdilatation (→Angioplastie) oder ein koronarer →Bypass.

Myokardruptur, →Herzmuskelriss.

Myokardschaden, →Herzmuskelschaden.

Myoklonie, unwillkürliches, ruckartiges und unregelmäßiges Zucken von Muskeln oder Muskelgruppen als häufiges Krankheitszeichen bei epileptischen Anfällen.

Myom, gutartiger Tumor des Muskelgewebes. Die Myome der glatten Muskulatur heißen **Leiomyome.** Sie werden als Gebärmuttertumoren bei annähernd 20 % aller Frauen über 30 Jahren gefunden (→Uterusmyom). Als **Rhabdomyome** werden die seltenen Myome der Skelett- oder Herzmuskulatur bezeichnet. **Adenomyome,** Mischgeschwülste aus Drüsengewebe und glatter Muskulatur, kommen v. a. in der Gebärmutter vor. **Fibromyome,** Myome mit bindegewebigen Anteilen, werden z. B. im Magen und ebenfalls in der Gebärmutter gefunden. Die Myome werden nur bei Beeinträchtigung der Organfunktion oder bei Beschwerden operiert: Gebärmuttermyome z. B. bei Zwischenblutungen, Periodenschmerzen, Unfruchtbarkeit oder Fehlgeburten.

Myometritis, Entzündung der Gebärmuttermuskulatur, die fast ausschließlich im Wochenbett zusammen mit einer Entzündung der Gebärmutterschleimhaut (Endometritis) auftritt (→Gebärmutterentzündung).

Myometrium, mittlere Wandschicht der →Gebärmutter.

Myopathien, →Muskelkrankheiten.

Myopie, →Kurzsichtigkeit.

Myosarkom, ein →Sarkom.

Myosin, lang gestrecktes Eiweiß, das ein Haupteiweißbestandteil der Muskeln ist und in Muskelzellen zu dicken Filamenten gebündelt vorliegt. Das Myosinmolekül besitzt an einem Ende einen golfschlägerartigen Kopf, über den die Myosinfilamente in Kontakt zum Adenosin treten. Die Myosinköpfe vermitteln die →Muskelkontraktion, indem sie die Myosinfilamente unter Verbrauch von Stoffwechselenergie an den Adenosinfilamenten entlangziehen.

Myositis, →Muskelentzündung.

Myotonie, erhöhte Spannung und verzögerte Erschlaffung der Skelettmuskeln. Betroffene sind nicht in der Lage, fest angespannte Muskeln spontan zu bewegen, so können sie die Faust oder die geschlossenen Augen nach einer Ruhephase nicht rasch öffnen. Die Myotonie tritt als Krankheitszeichen bei verschiedenen, meist autosomal-dominant vererbten Muskelkrankheiten auf, die oft schon im Kindesalter beginnen oder von Geburt an bestehen. Bei der →Curschmann-Steinert-Dystrophie besteht gleichzeitig ein fortschreitender Muskelschwund und die Lebenserwartung ist verkürzt. Die anderen Formen können manchmal zeitlebens unentdeckt bleiben, wenn die Symptomatik nur gering ausgeprägt und auf einzelne Muskeln beschränkt ist.

Myringitis, →Trommelfellentzündung.

Myringoplastik, →Tympanoplastik.

Myrrhenstrauch, Commiphora molmol, Baum, dessen getrocknetes Gummiharz als so genannte Myrrhe arzneilich genutzt wird. Das ätherische Öl des Myrrhenstrauchs fördert die Bildung von Wundgewebe und wirkt gegen Krankheitserreger und unerwünschte Gerüche.

■ **Anwendung** Mit Myrrhen-Tinkturen wird bei Schleimhautentzündungen im Mund- und Rachenbereich gegurgelt. Traditionell werden Zubereitungsformen des Myrrhenstrauchs auch gegen Blähungen, zur Behandlung von Wunden und bei Darminfektionen verwendet.

■ **Nebenwirkungen** Bei unverdünnter Tinktur können Geschmacksirritationen und ein leichtes Brennen auftreten.

Myrte, Myrtus communis, Strauch, dessen Blätter ätherisches Öl (Myrtenöl), Bitter- und Gerbstoffe enthalten. Aus Myrtenöl wird Myrtol gewonnen, das sekretionsfördernd wirkt.

■ **Anwendung** Fertigarzneimittel, z.B. Kapseln, werden bei akuten oder chronischen Erkrankungen der Atemwege wie Husten, Bronchitis oder Entzündungen der Nasennebenhöhlen eingesetzt.

■ **Nebenwirkungen** Es können Unverträglichkeiten im Bereich des Magen-Darm-Traktes auftreten.

Myxödem, teigige Schwellung der Haut, Unterhaut und Muskulatur durch Ablagerung von Mukopolysacchariden. Im Gegensatz zum Beinödem des Herzkranken bleibt auf Druck keine Delle zurück. Beim **generalisierten Myxödem** durch eine →Schilddrüsenunterfunktion (Hypothyreose) findet sich die Schwellung v. a. im Gesicht, an Armen und Beinen; beim im Rahmen der Basedow-Krankheit auftretenden **prätibialen Myxödem** in der Schienbeinregion.

Myxödemkoma, Koma bei →Schilddrüsenunterfunktion.

Myxom, gutartige Geschwulst aus schleimigem Bindegewebe z.B. in der Nabelgegend oder in der Brust. Das Vorhofmyxom ist einer der häufigsten gutartigen →Herztumoren.

Myxosarkom, ein →Sarkom.

Myxoviren, medizinisch wichtige Gruppe von Viren, die bevorzugt die Schleimhäute befallen. Sie werden in zwei Untergruppen eingeteilt: **Orthomyxoviren** rufen v. a. Grippeerkrankungen hervor (→Grippeviren), **Paramyxoviren** verschiedene Erkrankungen wie Mumps oder Masern.

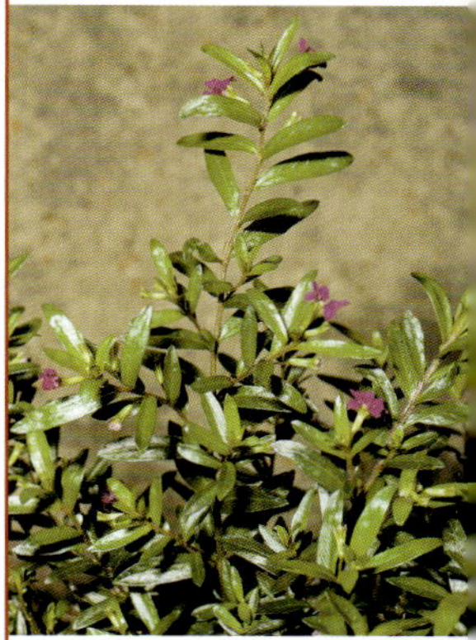

Myrte.
Aus den Blättern wird das sekretionsfördernde Myrtol gewonnen.

N

Nabel, Bauchnabel, Narbe des Nabelschnuransatzes. Er stellt meist eine rundliche Vertiefung in der Bauchmitte dar, an deren Grund der Nabelschnurrest als eine kleine Erhebung zu erkennen ist.

Nabelbinde, →Nabelpflege.

Nabelbläschen, →Dottersack.

Nabelbruch, Form des →Bruchs 2).

Nabelentzündung, Omphalitis, Entzündung der Nabelwunde beim Neugeborenen durch Bakterien, meist Staphylokokken oder Streptokokken. In den ersten Tagen nach der Geburt bildet sich eine schmerzhafte Rötung und Schwellung der Nabelgegend, die auch eitrig einschmelzen kann. Manchmal kommt es zu Allgemeinsymptomen wie Fieber und Apathie. Die Nabelentzündung kann zu einer diffusen Entzündung der Bauchhaut (Phlegmone) führen. Die Behandlung besteht in der Desinfektion der Nabelregion und in der Gabe von Antibiotika.

Nabelherni|e, Form des →Bruchs 2).

Nabelpflege, Maßnahmen zur Behandlung des Nabelstumpfes nach der Geburt. Beim Abnabeln des Kindes wird ein Nabelstumpf von circa 3–4 cm Länge belassen. Er trocknet meist innerhalb von 7–10 Tagen ein und fällt von selbst ab. In der Regel reicht es, den Nabel trocken zu verbinden; Desinfektionsmittel werden nur bei Heilungsproblemen eingesetzt. Beim Wickeln sollte man darauf achten, dass der Nabel nicht mit in die Windel eingepackt und damit feucht wird.

Nabelschnur, Funiculus umbilicalis, Strang, der die Bauchwand des ungeborenen Kindes mit der mütterlichen Plazenta verbindet. Sie ist 50–60 cm lang, fast stets spiralig gedreht und enthält zwei Nabelarterien (Arteriae umbilicales), in denen Blut vom Kind zur Plazenta fließt, und eine Nabelvene (Vena umbilicalis), die Blutgase und Nährstoffe von der Plazenta zum Kind leitet (→Blutkreislauf, fetaler). Die Gefäße sind in einem gallertigen Bindegewebe (Wharton-Sulze) eingebettet.

Nabelschnurblutung, Blutung aus dem Nabelschnurrest des Neugeborenen. Mögliche Ursachen sind Störungen der Blutgerinnung, ein hoher Druck in den Blutgefäßen der Nabelschnur, der z. B. bei einigen angeborenen Herzfehlern auftreten kann, eine Infektion des Nabels oder selten eine nicht korrekt durchgeführte Abnabelung. Es sollte unverzüglich ein Arzt aufgesucht werden, der die Blutung stillt und die Ursache abklärt.

Nabelschnurbruch, Omphalozele, angeborene Fehlbildung der Bauchdecke mit Verlagerung von Bauchorganen in die sackartig erweiterte Nabelschnur, die unter der Geburt auch einreißen kann. Der Nabelschnurbruch ist häufig mit anderen Fehlbildungen kombiniert. Er wird so bald wie möglich operativ in den Bauchraum verlagert und die Bruchpforte verschlossen.

Nabelschnurkomplikationen, Veränderungen von Lage oder Form der Nabelschnur, die zu einer Behinderung der Nabelschnur-

Nabelschnur Stammzellen aus dem Nabelschnurblut

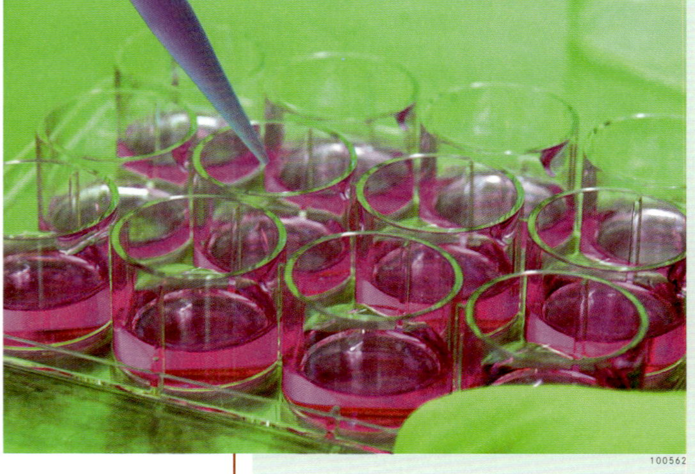

100562

Stammzellen, also Zellen, die sich noch nicht in spezifische Gewebezellen differenziert haben, haben in der medizinischen Forschung eine große Bedeutung gewonnen. Mit ihnen hofft man in Zukunft eine Vielzahl von Krankheiten behandeln zu können. Doch Stammzellen sind Mangelware, gegen die Verwendung von embryonalen Stammzellen, die am besten geeignet wären, sprechen rechtliche und ethische Aspekte. Eine gute Alternative stellt die Gewinnung von Stammzellen aus der Nabelschnur dar. Nabelschnurblut-Stammzellen werden nach Geburt und Abnabelung des Kindes ohne Risiko aus dem Restblut der Nachgeburt entnommen. Sie können nach entsprechender Aufarbeitung im Labor über Jahrzehnte aufbewahrt werden.

Durch ihre Vitalität und ihre hohe Teilungsfähigkeit sind sie eine ideale Ausgangsbasis für Anwendungsgebiete in der regenerativen Medizin (der Wiederherstellung von zerstörtem Körpergewebe), denn aus körpereigenen Stammzellen gezüchtetes Gewebe wird vom Immunsystem nicht abgestoßen. Zudem werden sie – selbst bei leichten Gewebeunverträglichkeiten – als gerichtete Stammzellspende für einen Familienangehörigen besser angenommen als Stammzellen aus dem Knochenmark. (Im Bild Stammzellenkulturen aus Nabelschnurblut)

durchblutung führen können. Sie entstehen entweder in der Frühschwangerschaft durch die Bewegungen des Kindes oder während der Geburt. Begünstigend wirken Lageanomalien, eine zu große Fruchtwassermenge, Mehrlingsschwangerschaften oder eine zu lange Nabelschnur.

■ **Nabelschnurumschlingung** Bei einem Viertel aller Schwangerschaften windet sich die Nabelschnur um den Körper und in 2 % der Fälle auch um den Hals des Ungeborenen. Dies ist in aller Regel harmlos, in ungünstigen Fällen kann dadurch jedoch die Durchblutung vermindert und das Kind gefährdet werden.

■ **Nabelschnurknoten** Er entsteht durch das Durchschlüpfen des Kindes durch eine Nabelschnurschlinge und tritt bei 1 % der Geburten auf. Der Knoten kann sich in seltenen Fällen während der Geburt plötzlich zuziehen und dadurch die Versorgung des Kindes gefährden.

■ **Nabelschnurvorliegen** Eine Schlinge der Nabelschnur ist vor dem im Geburtskanal liegenden Teil des Kindes zu tasten. Dies ist eine häufige Vorstufe des Nabelschnurvorfalls. Die Fruchtblase ist noch nicht geplatzt.

■ **Nabelschnurvorfall** Nach dem Platzen der Fruchtblase liegen eine oder mehrere Nabelschnurschlingen im Geburtskanal vor dem vorangehenden Teil des Kindes. Das nachfolgende Kind kann die Nabelschnur abdrücken, sodass die Sauerstoffversorgung des Kindes gefährdet wird. Die Behandlung erfolgt durch einen sofortigen Kaiserschnitt.

■ **Nabelschnurkompression** Die Gefäße der Nabelschnur werden während der Geburt abgedrückt. Zu einer Nabelschnurkompression kommt es durch Zuziehen einer Nabelschnurumschlingung bei Wehen und beim Tiefertreten der Kopfes. Auch bei einer Geburt aus Beckenendlage besteht die Gefahr einer Nabelschnurkompression, wenn der Körper des Kindes schon geboren ist und der Kopf noch im Geburtskanal steckt. Kommt es so während der Geburt zu einer Gefährdung der Sauerstoffversorgung des Kindes, muss die Geburt so schnell wie möglich beendet werden. Reicht die Zeit für eine Entbindung auf normalem Wege nicht aus, muss ein Kaiserschnitt durchgeführt werden. Der Sauerstoffmangel kann beim Kind bleibende Schäden hinterlassen oder zum Tod führen.

Nabelschnurpunktion, Form der →pränatalen Diagnostik.

Nachahmerpräparate, umgangssprachlich für →Generika.

Nachbestrahlung, Strahlenbehandlung, die nach der operativen Entfernung bösartiger Geschwülste durchgeführt wird (postoperative →Strahlentherapie). Sie soll ein Wiederkehren des Tumors verhindern, falls noch Tumorreste im Operationsgebiet verblieben oder Lymphknoten in der Region befallen sind. Mit der Nachbestrahlung beginnt man 2–4, spätestens 6 Wochen nach der Operation.

Nachbild, fortdauernde optische Wahrnehmung nach dem Ende eines Lichtreizes, dem Verschwinden des Objekts oder dem Schließen der Augen. Eine intensive Belichtung der Netzhaut kann zu einem **positiven Nachbild** führen, bei dem die Lichtqualität dem Ursprungsbild entspricht. Bei lang andauernder Betrachtung eines Bildes kann dagegen ein **negatives Nachbild** entstehen, d. h., helle Teile erscheinen dunkel, dunkle Teile hell und farbige Teile in den Komplementärfarben, z. B. Grünblau in Hochrot. **Krankhafte Nachbilder** können u. a. bei Veränderungen der Sehnervenpapille oder Entzündungen der Aderhaut (Chorioiditis) auftreten.

Nachblutung, erneutes Austreten von Blut, das Stunden oder Tage nach einer Operation oder Wundversorgung auftritt, z. B. infolge eines Blutdruckanstiegs oder einer Nahtschwäche. Zur Stillung stärkerer Blutungen kann eine nochmalige Eröffnung des Operationsgebietes erforderlich sein.

Nachgeburt, nach der Geburt des Kindes zusammen mit Eihäuten und Nabelschnur ausgestoßene →Plazenta (Mutterkuchen).

Nachgeburtsblutung, Blutung nach der Geburt eines Kindes. Die **normale Nachgeburtsblutung** entsteht durch Ablösung des Mutterkuchens von der Gebärmutterwand. Der Blutverlust beträgt 300–500 ml. Zur Blutstillung tragen neben der Blutgerinnung auch die Nachwehen bei. Hört die Blutung nach 1–2 Std. nicht auf oder ist der Blutverlust höher als üblich, liegt eine Erkrankung zugrunde. Ein nicht ausgestoßener Plazentarest oder ein fehlendes Zusammenziehen der Gebärmutter (Gebärmutteratonie), das v. a. nach einem langen Geburtsverlauf oder einer operativen Entbindung auftritt, kann die Ursache sein. Bei einer Entzündung der Gebärmutterschleimhaut setzt die Blutung im Wochenbett wieder ein.

Bei einer starken Blutung kann in einigen Fällen der →Fritsch-Handgriff die Blutstillung bewirken. Zusätzlich werden Mittel gegeben, die die Gebärmutter zum Zusammenziehen anregen. Außerdem wird die verlorene Blutflüssigkeit mit Infusionen und evtl. einer Blutübertragung ersetzt. Ist ein nicht ausgestoßener Plazentarest die Ursache, wird eine vorsichtige Ausschabung durchgeführt. Selten kann die Entfernung der Gebärmutter erforderlich sein.

Nachgeburtsperiode, Phase nach der Geburt (→Schwangerschaft und Geburt).

Nachgeburtswehen, →Wehen.

Nachhirn, →verlängertes Mark.

Nachladetechnik, →Afterloadingverfahren.

Nachlast, Afterload, Widerstand, den die Herzkammer in der Austreibungsperiode

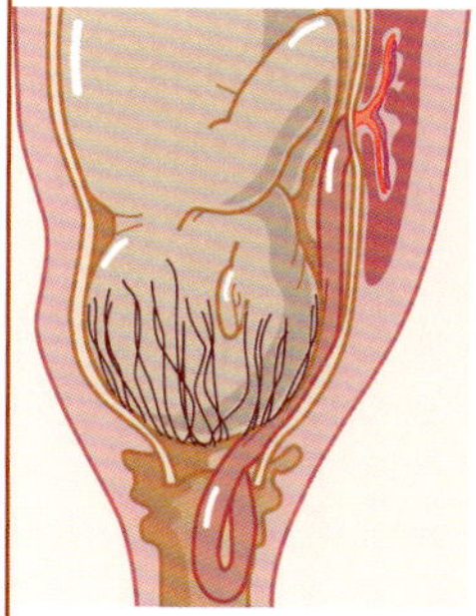

Nabelschnurkomplikationen.
Nabelschnurvorfall

(Systole) überwinden muss, um das Blut auswerfen zu können. Die aufzubringende Kraft ist u.a. abhängig vom Gefäßwiderstand der nachgeschalteten Arterien, also der Lungenarterien bzw. der Aorta (Nachlast der rechten bzw. linken Herzkammer).

Nachstar, Komplikation nach Operation eines → grauen Stars.

Nachtangst, Pavor nocturnus, plötzliches Erwachen aus dem Nachtschlaf mit heftigen, panikartigen Angstgefühlen, oft verbunden mit starkem Herzklopfen. Sie tritt überwiegend im ersten Nachtschlafdrittel auf und ist gelegentlich mit Schlafwandeln verbunden. Die Nachtangst ist bei Kindern im Vorschulalter eine oft vorübergehende Erscheinung, die wahrscheinlich durch die Verarbeitung entwicklungsbedingter Ängste auftritt. Bei Jugendlichen und Erwachsenen kann sie eine Spätfolge dramatischer Lebensereignisse (z.B. sexueller Missbrauch in der Kindheit, schwerer Verkehrsunfall) sein.

Nachtblindheit, Nyktalopie, verminderte Sehfähigkeit bei Dunkelheit durch eine Störung der das Dämmerungssehen ermöglichenden Lichtsinneszellen in der Netzhaut (Stäbchenzellen). Das Tagsehen ist erhalten, weil sich in der Mitte der Netzhaut Zapfenzellen für das Farbensehen, jedoch keine Stäbchenzellen befinden. Die Betroffenen haben deshalb ein röhrenförmig eingeschränktes Gesichtsfeld. Die Nachtblindheit ist meist vererbt, jedoch können auch ausgedehnte Narben in der Netzhautperipherie (z.B. nach ausgiebiger Laserkoagulation bei diabetischer Retinopathie), Leberversagen oder ein Vitamin-A-Mangel die Ursache sein. Im Vordergrund stehen hier die Therapie der Grundkrankheit und eine Behandlung mit natürlichem Provitamin A (Betakarotin). Die Nachtblindheit beeinträchtigt die Fahrtauglichkeit bei Nacht.

Nachtmyopie, Kurzsichtigkeit, die bei Abnahme der Lichtintensität auch bei Menschen ohne Brechungsfehler entsteht.

Nachtpresbyopie, Verschiebung des Nahpunktes (geringster Abstand vom Auge, in dem ein Gegenstand noch scharf gesehen werden kann) in die Ferne bei zunehmender Dunkelheit. Zusammen mit der Nachtkurzsichtigkeit bewirkt die Nachtpresbyopie eine Abnahme der Fähigkeit zur →Akkommodation 1) in der Dämmerung und Nacht.

Nach|träufeln, unwillkürlicher Abgang einiger Urintropfen unmittelbar nach dem Wasserlassen. Ursachen sind Verengungen im Bereich der Harnröhre durch Blasensteine, Blasentumoren oder eine Vergrößerung der Vorsteherdrüse sowie Störungen der Nervenversorgung der Harnblase bzw. der Harnblasenmuskulatur.

Nachtschweiß, starkes nächtliches Schwitzen als unspezifisches Zeichen einer bösartigen oder auszehrenden Krankheit, z.B. bei Tuberkulose, chronischen Infektionen, der Hodgkin-Krankheit oder Non-Hodgkin-Lymphomen.

Nachtwandeln, →Schlafwandeln.

Nachwehen, →Wehen.

Nacken, Nucha, hinterer Anteil des Halses einschließlich des angrenzenden Kopfbereiches.

Nackenguss, →Guss.

Nackensteifigkeit, die Bewegungseinschränkung des Kopfes, die sich durch starres Geradehalten oder Rückwärtsbeugen des Kopfes (Opisthotonus) äußert. Das passive Vorbeugen des Kopfes führt zu heftigem Widerstand und Schmerzen. Die Nackensteifigkeit kann als Krankheitszeichen bei Entzündungen (z.B. Meningitis) oder anderen Reizzuständen der Hirnhäute (z.B. bei Blutungen innerhalb des Schädels) auftreten (→Meningismus).

Nackentransparenz, im Ultraschall gemessener echoarmer Bereich zwischen der embryonalen Haut und dem darunterliegenden Nackengewebe. Die Messung erfolgt bei einer Größe des Embryos von circa 80 mm. Eine vergrößerte Nackentransparenz kann ein Hinweis auf eine Chromosomenstörung sein.

NaCl, →Kochsalz.

Naegele-Regel, Formel zur Berechnung des voraussichtlichen →Geburtstermins.

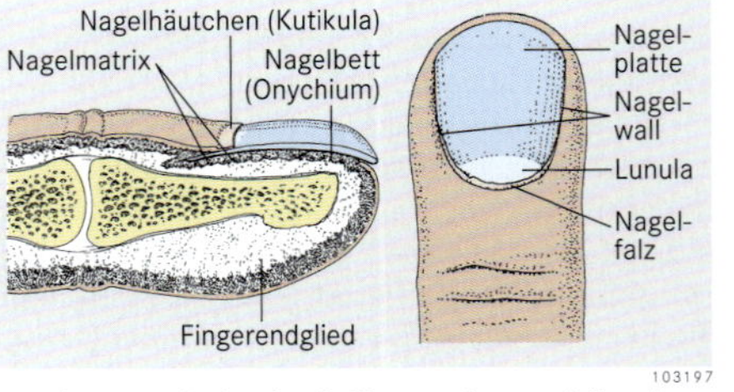

Nagel. Querschnitt durch Fingerspitze und Nagel (links) sowie Aufsicht (rechts)

Nagel, Unguis, gewölbte Platte am Endglied von Fingern und Zehen, die aus dicht gepackten und verhornten Zellen der Oberhaut besteht. Sie erleichtert das Greifen (insbesondere die Feinmotorik), dient als Widerlager für die Fingerkuppen (Tastgefühl) und verhindert Verletzungen an den Finger- und Zehenenden. Der größte Teil des sichtbaren Nagels ist die **Nagelplatte.** Sie liegt dem **Nagelbett** (Onychium) auf, dessen gute Durchblutung die Nagelplatte rosafarben erscheinen lässt. Der weißliche halbmondförmige Abschnitt am hinteren Ende der Nagelplatte wird **Lunula** genannt; darunter liegt eine kaum durchblutete Oberhautschicht. Seitlich und nach hinten wird der Nagel vom **Nagelwall** begrenzt, der sich am hinteren Ende als **Nagelfalz** nach innen senkt und vom **Nagelhäutchen** (Kutikula) bedeckt wird. Am Nagelfalz senkt sich auch die Nagelplatte nach innen zur **Nagelwurzel** (Radix unguis). Hier liegt die **Nagelmatrix,** eine weiche, unverhornte Regenerationsschicht, in der sich Zellen teilen und nach vorn geschoben werden, wobei sie durch Einlagerung von Keratin zunehmend verhornen.

Nagelablösung, →Nagelkrankheiten.

Nagelatrophie, →Nagelkrankheiten.

Nagelbett, →Nagel.

Nagelbettentzündung, →Onychie.

Nagel, eingewachsener, Einwachsen der Nagelränder in den Nagelwall, meist mit örtlicher Entzündung. Am häufigsten betroffen ist die Großzehe. Begünstigend wirken falsche Nagelpflege (der seitliche Nagelrand wird zu kurz geschnitten) und enges Schuhwerk. Es bestehen starke, manchmal pochende Schmerzen. Der seitliche Nagelwall ist gerötet und geschwollen, häufig tritt Eiter aus. Wenn die Behandlung mit Fußbädern (z. B. mit Kamille) nicht zum Erfolg führt oder es zu ständigen Rückfällen kommt, wird eine chirurgische Teilentfernung von Nagel, Nagelbett und Nagelwall (Emmert-Plastik) vorgenommen.

Nagelextraktion, **1)** *Chirurgie:* Entfernung eines Finger- oder Zehennagels, z. B. bei einer Nagelinfektion (Emmet-Plastik).

2) *Orthopädie:* Entfernung eines Knochennagels, der zur operativen Behandlung eines Knochenbruchs in den Knochen eingebracht wurde (→Osteosynthese).

Nagelfalzentzündung, Paronychie, akute oder chronische Entzündung des hinteren und seitlichen Nagelwalls.

■ **Ursache** Die akute Nagelfalzentzündung wird vorwiegend durch eine bakterielle Infektion mit Staphylokokken (so genannter Nagelumlauf), die chronische Nagelfalzentzündung v. a. durch Hefepilze verursacht. Eintrittspforte für die Erreger sind häufig kleine Verletzungen, die z. B. bei der Nagelpflege oder bei einem eingewachsenen Nagel entstehen. Begünstigend wirkt außerdem eine Vorschädigung der Haut durch ständiges Arbeiten im feuchten Milieu oder eine allgemeine Abwehrschwäche.

■ **Befund** Es zeigt sich ein geröteter, geschwollener Nagelwall, aus dem sich auf Druck Eiter oder Sekret entleert. Es bestehen heftige, teils klopfende Schmerzen.

■ **Behandlung** Die Hand wird ruhig gestellt und mit desinfizierenden Bädern und Salben behandelt. Ist dies nicht ausreichend, müssen Antibiotika eingenommen werden, notfalls ist sogar ein operativer Eingriff erforderlich.

Nagelfixation, Stabilisierung von Knochenfragmenten durch einen oder mehrere Metallnägel bei der →Osteosynthese.

Nagelkrankheiten, krankhafte Veränderungen der Nägel, die entweder im Rahmen einer Allgemeinerkrankung (z. B. bei Blutarmut durch Eisenmangel) oder bei Hautkrankheiten auftreten können bzw. auf einer Erkrankung beruhen, die nur den Nagel betrifft, z. B. beim Nagelpilz. Die Nagelkrankheiten verursachen Veränderungen der Nagelfarbe, der Nagelform, der Beschaffenheit der Nagelplatte oder eine Ablösung des Nagels. Schwere Nagelveränderungen sind nicht nur kosmetisch störend, sondern beeinträchtigen den Betroffenen auch im täglichen Leben. Eine Behandlung ist oftmals nicht möglich. Auslöser müssen gemieden, ursächliche Erkrankungen behandelt werden.

■ **Veränderungen der Nagelfarbe** Eine **Weißfärbung** der Nägel (Weißnägel, Leukonychie) kann in Form weißer Flecken oder Streifen auftreten, die oft durch Verletzungen oder Pilzinfektionen hervorgerufen werden. Eine vollständige Weißfärbung wird meist vererbt, kommt allerdings auch in Zusammenhang mit einer Leberzirrhose oder bei Herzfehlern vor. Eine **schmutzig gelbgraue Verfärbung** der Nägel, häufig in Kombination mit einer Verdickung des Nagels, ist meist durch einen →Nagelpilz bedingt. Als Ursache für **schwarze Verfärbungen** kommt eine Blutung im Nagelbereich, ein Muttermal oder ein schwarzer Hautkrebs (→Melanom) infrage. Eine **bläuliche Verfärbung** kann eine Sauerstoffarmut des Blutes anzeigen. **Gelbliche Flecken** unter den Nägeln (Ölflecknägel) sind für die Schuppenflechte (→Psoriasis) typisch.

■ **Veränderungen der Nagelform** Eine **Längsriffelung** der Nägel mit parallel verlaufenden Riffeln stellt sich im Alter bei vielen Menschen ein, kommt aber auch bei Durchblutungsstörungen oder der Schuppenflechte vor. **Nagelquerfurchen** (Beau-Reil-Furchen) sind rissartige Furchen, die sich an allen Nägeln quer über die ganze Nagelplatte erstrecken. Ursächlich ist eine zeitweilige Störung des Nagelwachstums im Bereich der Nagelwurzel, die durch schwere Allgemeinerkrankungen, Infektionen oder eine Chemotherapie hervorgerufen werden kann.

Löffelnägel (Koilonychie, Hohlnägel) treten vorwiegend an Fingern auf und entwickeln sich meist im Rahmen einer **Nagelerweichung** (Onychomalazie). Die Nagelplatten sind dünn und löffelartig eingedellt, am Rand neigen sie zum Splittern. Als Ursachen kommen eine Eisenmangelanämie, aber auch ständiges Arbeiten in feuchtwarmem Milieu oder ein langer Kontakt mit Waschmitteln oder Chemikalien infrage.

Uhrglasnägel treten zusammen mit →Trommelschlägelfingern auf. Dabei sind die Endglieder der Finger infolge einer Weichteilverdickung kolbenförmig aufgetrieben, der Nagel ist vergrößert, rundlich und stark nach außen gewölbt.

Krallennägel (Onychogryposis) treten meist an den Großzehen auf und sind gekennzeichnet durch eine starke Verdickung und krallenartige Krümmung der Nägel. Sie kom-

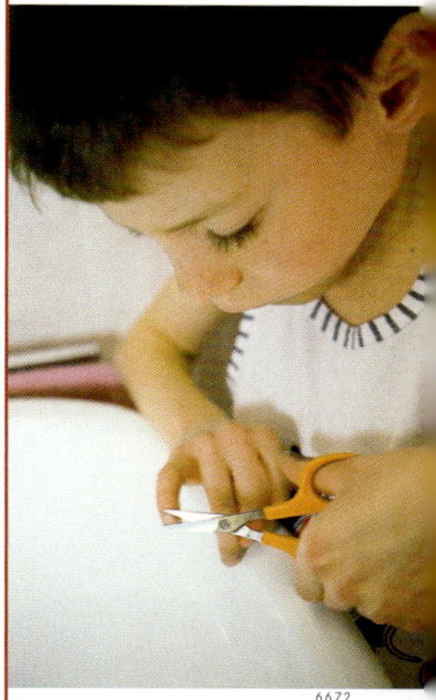
6672

eingewachsener Nagel. Das Erlernen der richtigen Nagelpflege ist die beste Vorbeugung, um Entzündungen und Einwachsungen zu vermeiden.

men bei Durchblutungsstörungen, nach Verletzungen oder Nervenschäden vor, können aber auch erblich bedingt sein.

Bei den **Tüpfelnägeln** zeigen sich punktförmige, oberflächliche Substanzdefekte im Nagel; sie treten v.a. bei Schuppenflechte auf. Eine **Nagelatrophie** (Onychatrophie), die sich in kleinen, dünnen, z.T. missgebildeten Nägeln äußert, kann Folge von Verletzungen, Durchblutungsstörungen, neurologischen Erkrankungen oder verschiedener Hauterkrankungen sein.

■ **Veränderungen der Nagelbeschaffenheit** Ständiger Wasserkontakt oder die häufige Anwendung von Nagellackentfernern kann eine Aufsplitterung der Nagelplatte in Längsrichtung und eine übermäßige Brüchigkeit verursachen **(Onychorrhexis).** Auch Erkrankungen, wie z.B. Schilddrüsenunterfunktion, Vitaminmangel, Unterernährung und Eisenmangel oder Hautkrankheiten wie der Lichen ruber verändern die Nagelbeschaffenheit.

Eine horizontale Aufspaltung der Nagelplatte **(Onychoschisis)** in zwei aufeinander liegende Platten entsteht durch eine starke Entfettung (häufiger Kontakt mit Putz- und Waschmitteln, Nagellackentfernern), unzweckmäßige Maniküre oder ständige mechanische Beanspruchung der Nägel, z.B. durch das Spielen von Saiteninstrumenten.

Bei Aufsplitterung und Brüchigkeit oder Aufspaltung der Nägel empfiehlt es sich, den Kontakt zu entfettenden Chemikalien sowie ständigen Wasserkontakt der Hände zu vermeiden. Evtl. ist das Tragen von Schutzhandschuhen sinnvoll. Hände und Nägel sollten regelmäßig eingecremt, Nägel nur gefeilt und nicht geschnitten werden.

Eine totale **Nagelablösung** (Onycholysis) ist selten und oft durch Nagelentzündungen oder Allgemeinerkrankungen (z.B. Schilddrüsenerkrankungen, Eisenmangel, Diabetes mellitus) bedingt. Eine teilweise Ablösung der Nagelplatte vom Nagelbett kommt recht häufig vor und hat meist äußere Ursachen (z.B. Verletzungen mit Bildung eines Blutergusses, mechanische Belastung).

Nagelpilz, Onychomykose, Infektion der Nägel durch Pilze, meist Fadenpilze, seltener Hefe- oder Schimmelpilze. Bei etwa jedem zehnten Deutschen besteht ein Nagelpilz. Die Zehennägel sind viermal häufiger als die Fingernägel betroffen.

■ **Ursache** Die Pilzinfektion wird begünstigt durch Durchblutungsstörungen sowie mechanische oder verletzungsbedingte Schädigungen der Nägel, z.B. durch zu enges Schuhwerk.

■ **Befund** Der befallene Nagel weist eine gelbbräunliche, verdickte, höckerige Nagelplatte auf. Er zerbröckelt am vorderen Rand oder an den Seiten und hebt sich schließlich vom Nagelbett ab. Der Befall des Nagels beginnt bei einer Infektion mit Fadenpilzen vom freien Rand aus, bei einer Hefepilzinfektion durch Candida eher am Nagelwall. Meist sind nur einzelne Nägel erkrankt.

■ **Behandlung** Die Therapie ist langwierig und oft auch schwierig. Es werden pilzwirksame (antimykotische) Nagellacke über Monate hinweg eingesetzt.

Nagelveränderungen, →Nagelkrankheiten.

Nahpunkt, geringstmögliche Entfernung zum Auge, in der ein Gegenstand gerade noch scharf gesehen werden kann. Er hängt von der maximal möglichen Brechkraft der Augenlinse und diese von der maximalen Krümmung des elastischen Linsenkörpers ab. Da sich mit zunehmendem Alter die Elastizität der Linse verringert, verschlechtert sich auch die Fähigkeit des Auges zur Einstellung auf Gegenstände in der Nähe (→Akkommodation 1). Daher nimmt der Abstand des Nahpunkes vom Auge im Verlauf des Lebens zu und führt zur →Alterssichtigkeit.

Nährlösung, 1) *Therapie:* Flüssigkeit mit festgelegtem Nährstoffgehalt zur künstlichen Ernährung. Die Nährlösung wird über eine Vene unter Umgehung des Magen-Darm-Traktes in die Blutbahn gegeben (Infusion). Enthalten sind Salze, Glukose, Aminosäuren, Fettemulsionen, Vitamine und Spurenelemente.

2) *Mikrobiologie:* flüssiges Nährmedium für die Anzüchtung und Aufbewahrung von Mikroorganismen (Bakterien, Pilze), Zell- und Gewebekulturen.

Nährstoffbedarf, Menge an Kohlenhydraten, Fetten, Eiweißen, Vitaminen und Mineralstoffen, die zur Aufrechterhaltung aller Körperfunktionen, der Gesundheit und der Leistungsfähigkeit benötigt wird. Man unterscheidet den **Mindestbedarf,** der Mangelerscheinungen verhindert, und den **Mehrbedarf,** der Umwelteinflüsse und verschiedene Lebensbedingungen berücksichtigt. Der Nährstoffbedarf kann individuell sehr unterschiedlich sein und hängt u.a. von der Lebensphase, dem Geschlecht und der durchschnittlichen körperlichen Tätigkeit ab. So haben Kinder im Vergleich zu Erwachsenen einen erhöhten Energie- und Eiweißbedarf, wogegen Personen über 65 Jahre weniger Energie benötigen, allerdings einen gleich bleibenden Mineralstoff- und Vitaminbedarf haben.

Nährstoffe, Bestandteile der Nahrung, die entweder Energie liefern wie Eiweiße, Fette und Kohlenhydrate oder Substanzen wie Vitamine, Mineralstoffe und Wasser, die für die Stoffwechselvorgänge im Organismus benötigt werden. Die Nährstoffe dienen als Grundsubstanz dem Aufbau und Erhalt der Körpergewebe. Sie schützen und regulieren die physiologischen Abläufe. Einige Nährstoffe können vom Körper nicht aufgebaut werden und müssen in ihrer Wirkform mit der Nahrung

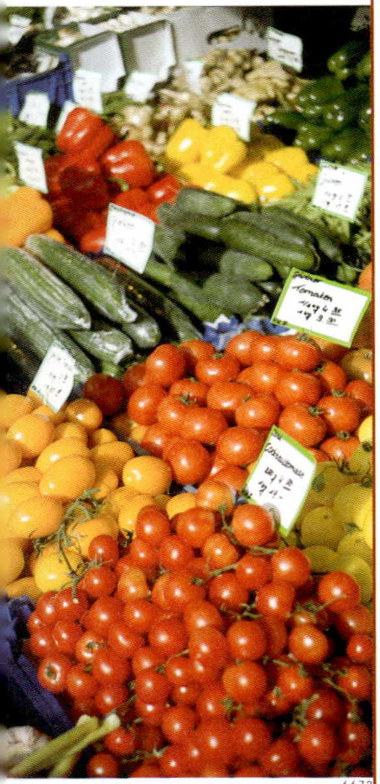
6672

Nährstoffe.
Obst und Gemüse enthalten wichtige Vitamine und Mineralstoffe.

aufgenommen werden. Zu diesen so genannten essenziellen Nahrungsbestandteilen zählen einige Aminosäuren, ungesättigte Fettsäuren sowie Vitamine und Mineralstoffe.

Nahrungsenergie, →Brennwert.

Nahrungskarenz, Enthaltung von jeglicher Nahrungsaufnahme, teilweise auch von Flüssigkeiten. Eine Nahrungskarenz sollte vorübergehend z. B. bei schwerem Brechdurchfall oder anderen Erkrankungen des Magen-Darm-Traktes eingehalten werden, um eine Besserung der Beschwerden zu erreichen. Auch vor Operationen ist eine mehrstündige Nahrungskarenz erforderlich. Dadurch wird das Risiko verringert, dass Mageninhalt während oder nach der Narkose in die Lunge gelangt und dort eine Entzündung hervorruft.

Nahrungsmittelallergie, Form der →Allergie.

Nahrungsmittelintoleranz, Nahrungsunverträglichkeit, organische Störung, die bei den Betroffenen nach dem Genuss von bestimmten, hygienisch einwandfreien Nahrungsmitteln allergieähnliche Beschwerden hervorruft, wobei die für eine Allergie typischen, durch Blutuntersuchungen und Hauttests nachweisbaren immunologischen Veränderungen fehlen.

■ **Primäre Nahrungsmittelintoleranz** Bei dieser angeborenen oder erworbenen Fehlleistung der Verdauung oder des Stoffwechsels kommt es bei sonst gesunden Menschen zu Krankheitserscheinungen, wenn sie bestimmte Nahrungsmittel zu sich nehmen. Solche primären Nahrungsmittelintoleranzen können sich gegen Kohlenhydrate, wie z. B. bei der →Laktoseintoleranz, oder gegen Nahrungseiweiße richten, z. B. bei der →Zöliakie. In diesen Fällen sollte der entsprechende Nahrungsmittelinhaltsstoff gemieden werden.

■ **Sekundäre Nahrungsmittelintoleranz** Sie entsteht aufgrund einer anderen Erkrankung, die die Verdauungsvorgänge beeinflusst, wodurch die aufgenommene Nahrung nur unvollständig verdaut werden kann. Häufig kommt es zu einer mangelhaften Fettverdauung, die zu fetthaltigen Durchfällen (→Steatorrhö) führt, durch die auch die Aufnahme anderer Nährstoffe beeinträchtigt wird. Der Betroffene sollte seine Ernährung entsprechend den Empfehlungen für eine leichte Vollkost (→Ernährung) umstellen.

Nahrungsmittelvergiftung, →Lebensmittelvergiftung.

Nahrungsverweigerung bei Kindern, Abwehrreaktion von Kindern auf das Anbieten von Nahrung. Eine kurzfristige Nahrungsverweigerung beim Kleinkind oder älteren Kind kann toleriert werden. Sie ist Ausdruck eines gestörten seelischen oder körperlichen Wohlbefindens. Dauert sie an, kann sie aber auch erstes Anzeichen einer beginnenden oder sich verschlimmernden ernsthaften Erkrankung sein. Eine gezielte Nahrungsverweigerung gibt evtl. Hinweise auf die zugrunde liegende Erkrankung. Wenn ein Kind z. B. fettige Speisen ablehnt, kann eine Fettunverträglichkeit im Rahmen einer Erkrankung von Magen, Darm oder Gallenblase vorliegen. Verweigert ein Säugling die Nahrungsaufnahme, muss die Ursache wegen der Gefahr einer Austrocknung sofort festgestellt werden.

Nährwert, Gehalt eines Lebensmittels an verschiedenen Nährstoffen wie Eiweiß, Kohlenhydraten, Fetten, Mineralstoffen und Vitaminen. Angaben über den Nährwert und →Brennwert bilden die Grundlage für eine gezielte Nahrungszusammenstellung. Diese finden sich in Nährwert-Tabellen, die Durchschnittswerte üblicher Lebensmittel enthalten und auf lebensmittelchemischen Analysen beruhen.

Naht|insuffizienz, Undichtigkeit der chirurgischen Naht eines Gefäßes oder Hohlorgans. Sie kann zu Blutungen (bei Gefäßnähten), Bauchfellentzündung (durch Austritt von Darminhalt aus Darmnähten) oder zur Bildung einer →Fistel 1) führen.

Nahtmaterial, Materialien zum Gewebsverschluss mittels Naht. Neben Klammern oder Metalldrähten werden am häufigsten Fäden verwendet. **Resorbierbares Nahtmaterial** wird nach einiger Zeit vom Organismus abgebaut. Es kann dort angewendet werden, wo eine schnelle Wundheilung erfolgt, z. B. bei Schleimhäuten, Organen und Muskelgewebe. **Nichtresorbierbares Nahtmaterial** verbleibt im Körper oder muss aus der Haut entfernt werden (→Hautnaht). Die meisten Nahtmaterialien sind synthetisch hergestellt; zu den biologischen Nahtmaterialen gehören das abbaubare Catgut® aus Därmen von Säugetieren, Zwirn und Seide. Bei **atraumatischem Nahtmaterial** ist der Faden übergangslos mit dem Nadelende verbunden, wodurch die Gewebsverletzung so gering wie möglich gehalten wird.

Nahttechniken, chirurgische Methoden zur Verbindung von Geweben mit Fäden, Drähten und Klammern.

■ **Einzelknopfnaht** Der Faden wird nach jedem Stich aus dem Gewebe ausgeleitet und geknüpft. Bei der **einfachen Einzelknopfnaht** wird durch das Gewebe an einer Seite ein- und an der anderen Seite wieder ausgestochen und der Faden verknotet. Sie wird v. a. für Nähte des Unterhautfettgewebes (Subkutannaht), der Muskelhüllen und innerer Organe eingesetzt. An der Haut kommen häufig die **Donati-Rückstichnaht** und die **Allgöwer-Rückstichnaht** zum Einsatz. Dabei wird der Faden zusätzlich oberflächlich durch die Haut wieder zurückgestochen, wodurch eine bessere Annäherung der Gewebeteile erreicht wird. **U-Nähte** mit einem tiefen Hin- und Rückstich werden an Muskeln und Sehnen eingesetzt.

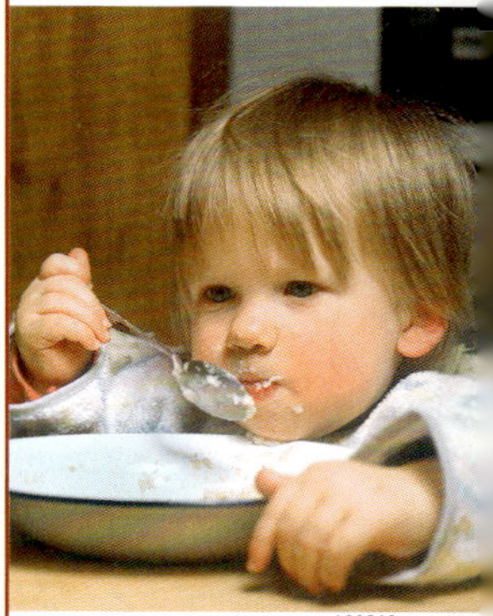

100562

Nahrungsverweigerung. Verweigern Kleinkinder die Nahrungsaufnahme, kann es helfen, sie nicht mehr zu füttern, sondern selbstständig essen zu lassen.

■ **Fortlaufende Naht** Der Faden wird ohne Zwischenknoten kontinuierlich durch das Gewebe geführt. Die beiden Enden des Fadens werden am Ende der Wunde ausgeleitet und verknotet oder anderweitig fixiert. Mit dieser Technik werden z. B. Blutgefäße aneinander genäht. Die **Intrakutannaht** wird versenkt innerhalb der Haut gestochen und liefert meist sehr gute kosmetische Ergebnisse. Sie kann jedoch nur eingesetzt werden, wenn auf der Naht keinerlei Spannung anliegt.

■ **Apparative Naht** Mit speziellen Apparaten können anstelle von Fäden Metallklammern eingebracht werden. Sie werden am Darm, für Unterbindungen sowie an der Haut zum Wundverschluss eingesetzt.

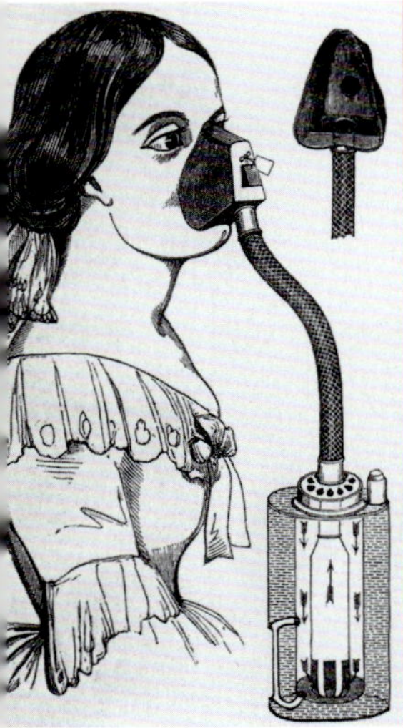

Narkose. Apparatur für die Chloroformnarkose (nach J. Snow, London 1858)

Narbe, Cicatrix, Ersatz eines Substanzverlustes der Haut durch Bindegewebe als Endzustand einer Wundheilung. Eine Narbe stellt immer einen minderwertigen Ersatz des ursprünglichen Gewebes dar. So ist eine Hautnarbe z. B. weniger elastisch als die gesunde Haut.

Eine frische Narbe der Haut ist rötlich, eine ältere erscheint weißlich. Liegt die Narbe durch überschießende Bindegewebsneubildung über dem Hautniveau, spricht man von einer **hypertrophischen Narbe.** Über das Verletzungsgebiet hinauswachsendes Narbengewebe wird als **Keloid** (→Wulstnarbe) bezeichnet. Eine **atrophische Narbe** liegt unter dem Hautniveau.

Nach verzögerter Wundheilung oder bei fehlender Wundversorgung (Naht) bilden sich größere und breitere Narbe.

Die Folgen einer Narbenbildung sind sehr unterschiedlich. Während kleine Narben meist keine Beschwerden verursachen, bestehen im Bereich größerer Narben oft Berührungsempfindlichkeit, Gefühlsverlust oder Juckreiz. **Narbenschmerzen** können bei Berührung, Temperatur- und Wetterwechsel oder in Ruhe auftreten, sie entstehen durch Verletzung größerer Nervenäste im Rahmen von Operationen, Verletzungen, Knochenbrüchen oder durch eine Amputation (→Phantomempfinden). Auch kann es zu **Funktionsbehinderungen** in dem betroffenen Körperbereich kommen, im Bereich von Gelenken sogar zu einer fixierten Fehlstellung (→Kontraktur). Narben im Gesicht, besonders wenn sie groß und auffällig sind, stellen nicht selten eine **psychische Belastung** dar. Durch die Überdehnung einer größeren Narbe der Bauchwand kann ein Narbenbruch (→Bruch 2) entstehen.

Um eine Hautnarbe nicht unnötig zu reizen, sind Druck- und Scheuerstellen (z. B. von Kleidung oder Prothese) zu vermeiden. Eine regelmäßige Hautpflege durch Einmassieren rückfettender Cremes oder Salben hält die Narbe geschmeidig. Bei besonders ausgedehnten Narben und Verwachsungen nach Verbrennungen sind nicht selten Korrekturen mittels plastischer Chirurgie erforderlich.

Narbenhẹrni|e, Form des →Bruchs 2).

Narbenkrebs, bösartige Geschwulst, die sich im Bereich einer bestehenden Narbe ausbildet. Ein Narbenkrebs der Haut tritt vorwiegend nach Verbrennungen auf. Außerdem findet man ihn häufig in Narbenbereichen von Wunden, die mit Komplikationen geheilt sind oder die ständigen Irritationen ausgesetzt sind. Die Behandlung besteht in der operativer Entfernung des Narbenkrebses.

Narbenplastik, chirurgische Korrektur einer Narbe. Sie wird z. B. bei →Wulstnarben oder Dauerverkürzungen (Kontrakturen) durchgeführt. Meist wird das Narbengewebe ausgeschnitten und neu vernäht oder mit einem Hautlappen gedeckt.

Narkolepsie, Erkrankung mit plötzlich auftretenden Schlafanfällen, anfallsweisem Verlust der Muskelspannung, traumartigen Erlebnissen in halb wachem Zustand und starken Unregelmäßigkeiten im Schlafrhythmus.

■ **Ursache** Die Narkolepsie kann nach Schädel-Hirn-Verletzungen, Gehirnentzündungen oder erblich bedingt vorkommen.

■ **Befund** Unterschiedliche Kombinationen folgender Symptome sind möglich: Bei einem Schlafanfall muss sich der Betroffene plötzlich setzen oder legen und schläft sofort ein. Aus diesem entspannenden Schlaf, der einige Minuten bis zu zwei Stunden dauern kann, ist er erweckbar. Während solcher Schlafanfälle können die Betroffenen monotone Tätigkeiten weiterführen (automatisches Handeln). Bei vollem Bewusstsein kann ein plötzliches Erschlaffen der Körpermuskulatur für wenige Sekunden auftreten **(Kataplexie).** Ausgelöst wird ein solcher Zustand durch starke emotionale Erregung (z. B. Schreck, Lachen). Bei den Wachanfällen (Schlaflähmung) ist der Betroffene beim Einschlafen oder Erwachen bewegungsunfähig, obwohl er bei hellem Bewusstsein ist. Teilweise erleben die Betroffenen beim Einschlafen quälende Halluzinationen. Durch gezielte Befragung sind wichtige Anhaltspunkte für die Diagnose zu erhalten. Bei unklarem Befund kann eine Beobachtung des Betroffenen in einem Schlaflabor erfolgen, wo sein nächtliches Schlafprofil aufgezeichnet und ausgewertet wird.

■ **Behandlung** Eine Besserung kann durch regelmäßigen Nacht- und Mittagsschlaf erreicht werden. Führt dies nicht zum Erfolg, kann eine medikamentöse Therapie nötig werden.

Narkose, Vollnarkose, Allgemeinanästhesie, durch die Verabreichung von Medikamenten vorübergehend herbeigeführter Zustand, in dem Operationen durchgeführt werden können, da Bewusstlosigkeit, Schmerzfreiheit, herabgesetzte Abwehrreaktionen und verminderte Muskelspannung hergestellt sind. Die Narkose dämpft auch Atmung und Kreislauf, sodass eine spezielle Überwachung und Beatmung des Patienten notwendig sind. Bei **Inhalationsnarkosen** wird die Narkose durch Einatmung eines Narkosegases herbeigeführt. Dies geschieht bei kürzeren Eingriffen meist über eine Atemmaske (**Maskennarkose**); bei längeren Eingriffen oder wenn der Patient nicht nüchtern ist, wird der Betreffende über einen Beatmungsschlauch (**Intubationsnarkose**) mit einem Narkosegas-Sauerstoffgemisch beatmet. Da zum Erreichen einer ausreichenden Narkosetiefe unter Umständen sehr hohe Narkosegaskonzentrationen benötigt werden und dadurch die Gefahr starker Nebenwirkungen besteht, wird die Inhalationsnarkose meist in Kombination mit einer **Injektionsnarkose,** bei der die Narkosemittel in die Vene gespritzt werden, als **balancierte Anästhesie** durchgeführt. Dazu wird die Narkose durch Einspritzen eines Injektionsnarkotikums eingeleitet und durch die Einatmung des Narkosegases aufrechterhalten.

Jeder Narkose geht normalerweise ein Aufklärungsgespräch mit dem Narkosearzt (Anästhesist) voraus. Darin werden Vorerkrankungen besprochen sowie regelmäßig eingenommene Medikamente angegeben. In Abhängigkeit von der Art des Eingriffs wird das geeignete Narkoseverfahren ausgewählt; meist verordnet der Arzt auch ein Beruhigungsmedikament für den Zeitraum unmittelbar vor der Narkose (→Prämedikation).

Narkosegase, Inhalationsnarkotika, gasförmige Wirkstoffe, die zur →Narkose eingesetzt und über die Lunge verabreicht werden (Inhalationsnarkose). Dazu gehören z. B. Lachgas, Halothan und Enfluran. Als Nebenwirkungen können Blutdruckabfall oder Herzrhythmusstörungen auftreten.

Narkose-Hyperthermie-Syndrom, maligne Hyperthermie, Abk. **MH,** sehr seltene, lebensbedrohliche Narkosekomplikation durch eine extreme Steigerung Wärme produzierender Stoffwechselprozesse in der Muskulatur. Die Neigung zum Narkose-Hyperthermie-Syndrom wird vererbt. Mögliche Auslöser sind Narkosegase, Muskel erschlaffende Medikamente und Stress. Muskelsteifigkeit, Kreislauf- und Atemprobleme sowie ein Anstieg der Körpertemperatur auf über 42 °C während einer Narkose erfordern die sofortige Unterbrechung der Zufuhr möglicher auslösender Substanzen. Nach den Sofortmaßnahmen zur Behandlung der aufgetretenen Symptome erfolgt die Überwachung auf einer Intensivstation.

Narkosekomplikation, ungünstiges Ereignis, das während oder nach einer Narkose auftritt und in direktem Zusammenhang mit ihr steht. Wichtigste Narkosekomplikationen sind allergische Reaktionen (anaphylaktischer Schock), das Eindringen von Magensäure oder Speiseresten in die Luftröhre (Aspiration), ein Stimmritzenkrampf (Laryngospasmus) sowie Herz-Kreislauf-Probleme. In den meisten Fällen erholt sich der Patient wieder vollständig, und es entstehen keine bleibenden Schäden. Führt eine Narkosekomplikation jedoch zum Tod oder zu bleibenden Störungen der Gehirnfunktion, spricht man von einem **Narkosezwischenfall.**

Narkosesystem, Teil des Narkosegerätes, der bei einer Narkose die geregelte Beatmung sowie Zufuhr und Entsorgung von Atemluft, Sauerstoff und Narkosegasen technisch ermöglicht. Bei so genannten Rückatemsystemen (geschlossen oder halb geschlossen) erhält der Patient einen Teil seiner ausgeatmeten Luft zurück, die von CO_2 befreit wurde. Dadurch wird der Verbrauch an Narkosegasen und Sauerstoff deutlich reduziert. Die offenen oder halb offenen Nichtrückatemsysteme geben dagegen die ausgeatmeten Gase an die Umgebung ab, wodurch zum einen ein erhöhter Verbrauch und zum anderen eine Belastung des Personals im Operationssaal verursacht wird.

Narkosevorbereitung, Gesamtheit aller Maßnahmen, die vom Narkosearzt und Pflegepersonal vor einer Narkose durchgeführt werden, z. B. die anästhesiologische Visite und die →Prämedikation.

Narkosezwischenfall, schwere →Narkosekomplikation.

Narkotika, →Anästhetika.

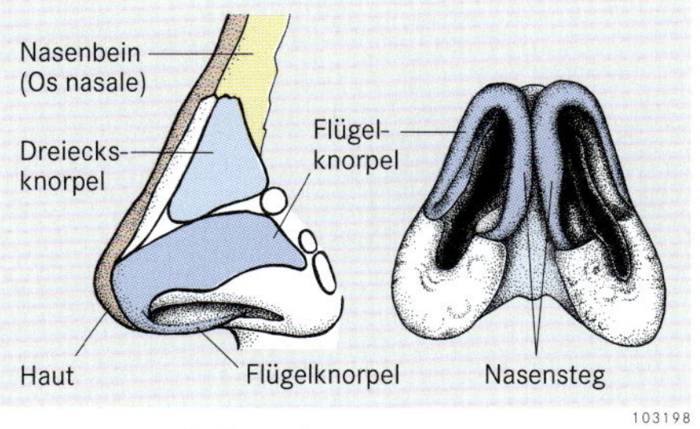

Nase. Anatomie der äußeren Nase. Sie wird aus dem knöchernen Nasenbein sowie den Dreiecks- und Flügelknorpeln gebildet.

Nase, Organ am Eingang der Luftwege.

▪ **Äußere Nase** Der knöcherne Anteil der äußeren Nase wird von Fortsätzen des Oberkiefers und des Stirnbeins sowie den beiden **Nasenbeinen** (Ossa nasalia) gebildet. Daran schließt sich der knorpelige Anteil mit den **Dreiecksknorpeln** und den **Flügelknorpeln** an, die die Nasenöffnungen seitlich und nach vorn umschließen. Die äußere Nase ist von Haut bedeckt, die mit mimischen Muskeln verbunden ist.

▪ **Nasenhöhle** (Cavitas nasi, Cavum nasi): In die nahezu dreieckige Nasenhöhle münden die Ausführungsgänge der →Nasen-

Narkose
→ GEO **Dossier**
Der Sieg über die Schmerzen, Bd. 10

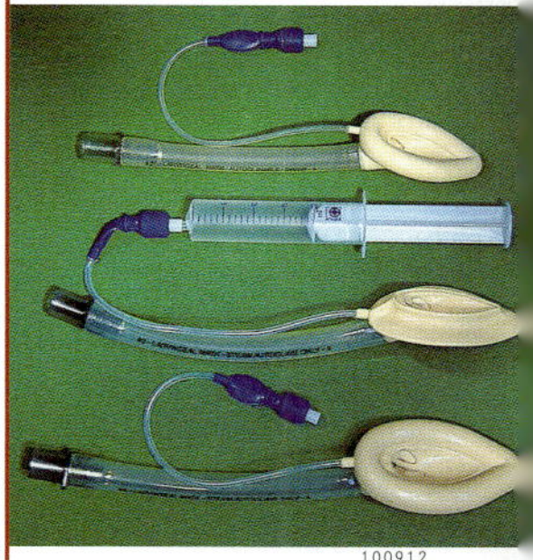

Narkose.
Larynxmasken in verschiedenen Formen

Narkosegase
→ GEO **Dossier**
Der Sieg über die Schmerzen, Bd. 10

nebenhöhlen, der Tränennasengang und die Ohrtrompete. Die **Nasenscheidewand** (Septum nasi, Nasenseptum), die sich aus knöchernen und knorpeligen Anteilen zusammensetzt, teilt die Nasenhöhle in zwei Hälften. Drei knöcherne **Nasenmuscheln** (Konchen, Concha nasalis superior, media und inferior) vergrößern die Oberfläche der Nasenhöhle und teilen sie in drei **Nasengänge** (Meatus nasalis superior, medius und inferior). Mit den als **Choanen** (Choanae) bezeichneten hinteren Nasenöffnungen münden die Nasenhöhlen in den Rachen. Außer dem Nasenvorhof, der mit äußerer Haut überzogen ist, wird die gesamte Nasenhöhle von Schleimhaut überzogen.

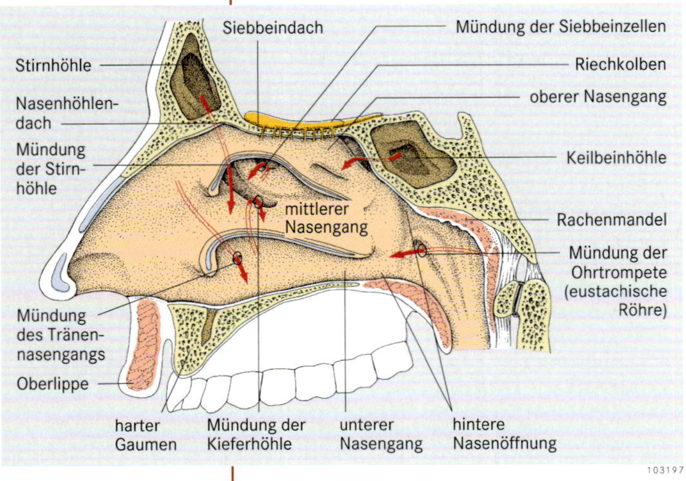

Nase.
Nasenhöhle. Die roten Pfeile kennzeichnen die Mündungen des Tränennasenganges, der Ohrtrompete, der Stirn- und Keilbeinhöhle sowie der Siebbeinzellen.

■ **Nasenschleimhaut** Sie ist reich an Blutgefäßen und sondert den Nasenschleim ab. Sie besteht im Bereich der beiden unteren Nasenmuscheln aus mehrreihigem Flimmerepithel, im Bereich der oberen Nasenmuschel liegen die Sinneszellen für den Geruchssinn, das Riechepithel. Am Locus Kiesselbachii, einer Gegend im vorderen Abschnitt der knorpeligen Nasenscheidewand, befindet sich unter der Schleimhaut ein Gefäßgeflecht.

■ **Funktionen** Die Atemluft wird aufgrund der guten Durchblutung der Nasenschleimhaut erwärmt, durch die mehr oder weniger langen Haare in den Nasenlöchern und durch das Flimmerepithel der Schleimhaut gereinigt und durch den Nasenschleim angefeuchtet. Des Weiteren vermitteln die Riechfelder in den Nasenhöhlen den Geruchssinn und zusammen mit dem Rachenraum ist die Nase als Resonanzraum an der Stimmbildung beteiligt.

■ **Formfehler der Nase** Angeborene oder z. B. durch Verletzung erworbene Verformungen der Nase können die äußere Nase betreffen, aber auch kombiniert mit einer →Nasenscheidewandverbiegung (Septumdeviation) vorkommen. Wenn die Nasenatmung erheblich behindert ist, die Nasennebenhöhlen schlecht belüftet werden oder ästhetische und psychische Beeinträchtigungen vorliegen, werden Formfehler nach Abschluss des Wachstums (circa ab dem 17. Lebensjahr) operativ behoben (→Nasenplastik).

Näseln, →Sprach- und Stimmstörungen.

Nasenatmung, behinderte, Beeinträchtigung der natürlichen Ruheatmung durch Verlegung der Nasengänge. Ist die Nase ständig »verstopft«, verliert sie ihre Reinigungs- und Abwehrfunktion, Fremdstoffe können leichter in die tieferen Atemwege gelangen und dort zu Störungen führen. Zur Behandlung empfehlen sich Spülungen mit isotonischer Kochsalzlösung. Abschwellende Nasentropfen dürfen nur kurzzeitig angewendet werden, da sonst die Nasenschleimhaut dauerhaft geschädigt werden kann. Bei allergischem Schnupfen werden →Allergiemedikamente verordnet. Bei chronisch behinderter Nasenatmung sollte jede Infektion frühzeitig behandelt werden, um einer Folgeerkrankung (z. B. einer →Nasennebenhöhlenentzündung) vorzubeugen.

Nasenbein, Knochen des Gesichtsschädels, der den oberen Teil des Nasenrückens bildet.

Nasenbluten, Epistaxis, Blutung aus den Gefäßen der Nasenschleimhaut, v. a. im Bereich des Locus Kieselbachii. Nasenbluten kann durch Erkrankungen der Nase (z. B. bei trockenem Schnupfen, Verletzung) oder durch Allgemeinerkrankungen wie →Blutungsneigung oder →Bluthochdruck bedingt sein, aber auch ohne erkennbare Ursache als habituelles Nasenbluten in der Pubertät auftreten.

Als Erstmaßnahme wird der Kopf nach vorn gebeugt, ein kalter Lappen in den Nacken gelegt und die Nasenflügel werden wiederholt für einige Sek. leicht zusammengedrückt. Bei sehr starkem oder länger als 20 Min. anhaltendem Nasenbluten ist ein Arzt aufzusuchen.

Nasenbruch, Nasenfraktur, Verletzung des Nasengerüstes. Meist ist das Nasenbein, selten auch die Nasenscheidewand betroffen. Bei Kindern kommt es z. B. durch Sport, Raufereien oder einen Sturz aus dem Hochbett zu einem Nasenbruch, bei Erwachsenen z. B. durch Unfall. Ein Schiefstand des Nasenbeins kann durch eine Schwellung verdeckt sein. Häufig kommt es zu Nasenbluten, einer Behinderung der Nasenatmung und Einschränkung des Riechvermögens. Bei geschlossenem, unverschobenem Nasenbruch ist keine Therapie notwendig. Der Betroffene darf sich jedoch für 10 Tage nicht schnäuzen. Geschlossene, verschobene Nasenbrüche werden innerhalb einer Woche operativ behandelt, um Formfehler mit möglicher Behinderung der Nasenatmung zu vermeiden. Beim offenen Nasenbruch werden die Weichteilverletzungen so-

Behinderte Nasenatmung

Beschwerden	Wahrscheinliche Ursachen	Erste Maßnahmen
Plötzlich auftretend		
Behinderte Nasenatmung mit **Niesen,** wässrigem **Schnupfen,** häufig **Halsschmerzen,** Abgeschlagenheit, evtl. Fieber	Akuter, meist viral bedingter Schnupfen (→Rhinitis), →Erkältungskrankheiten	Leichtere Beschwerden bedürfen keiner Behandlung, bei anhaltendem Fieber Arztbesuch
Ein- oder beidseitig behinderte Nasenatmung, **Schnupfen, Kopfschmerzen, Druckgefühl** über einer Nasennebenhöhle	→Nasennebenhöhlenentzündung	Arztbesuch, da eine antibiotische Behandlung erforderlich sein kann
Behinderte Nasenatmung, **Niesen, wässriger Schnupfen, Jucken und Brennen der Nase,** meist auch der Augen, evtl. Husten	Allergischer Schnupfen (z. B. Heuschnupfen, →Allergie)	Arztbesuch
Einseitig behinderte Nasenatmung **bei Kindern** mit einseitigem, oft eitrigem Schnupfen, evtl. Geruchsbildung	→Nasenfremdkörper	Arztbesuch
Schleichend auftretend bzw. anhaltend		
Beidseitig behinderte Nasenatmung **bei Kindern,** kein Schnupfen, gehäufte Infekte, **Schnarchen, Mundatmung,** Appetitlosigkeit	→Rachenmandelwucherung	Hals-Nasen-Ohren-Arzt aufsuchen
Beidseitig behinderte Nasenatmung, **Schnupfen, Niesreiz,** Verschlimmerung während der Wintermonate, morgendliches Niesen	Allergischer Schnupfen bei Hausstaubmilbenallergie (→Allergie)	Arztbesuch
Behinderte Nasenatmung, **Schnarchen,** evtl. Kopfschmerzen, Riechstörung	→Nasenscheidewandverbiegung, →Nasenpolypen	Hals-Nasen-Ohren-Arzt aufsuchen
Behinderte Nasenatmung, **trockene Nase,** evtl. auch **Nasenbluten** oder **Riechstörung,** Kruste, für den Betroffenen selbst nicht wahrnehmbare Geruchsbildung	Austrocknung der Nasenschleimhäute, →Nasenscheidewanddefekt, Missbrauch abschwellender Nasentropfen, Medikamentennebenwirkung (z. B. Blutdruckmittel, Antibabypille), Ozaena (→Rhinopathie), →Nasentumoren	Abschwellende Nasentropfen absetzen, Spülung mit isotonischer Kochsalzlösung; Arztbesuch

fort versorgt, da sonst eine Wundinfektion droht.

Nasenflügelatmen, starke Bewegungen der Nasenflügel, z. B. bei Atemnot, Lungenentzündung oder großer Erregung.

Nasenfremdkörper, in die Nasenhöhle eingeführter Gegenstand. Ein Nasenfremdkörper (bei Kindern z. B. Erbsen, Perlen oder Murmeln) kann zu einer Behinderung der Nasenatmung führen und einen eitrigen, manchmal übel riechenden Schnupfen verursachen. Das Entfernen des Nasenfremdkörpers sollte durch einen Arzt erfolgen.

Nasenfurunkel, eitrige, einschmelzende Entzündung der Nasenspitze oder des Naseneingangs.

■ **Ursache** Ein Nasenfurunkel wird durch Bakterien (meist Staphylokokken) hervorgerufen und entsteht oftmals aus einer Haarbalgentzündung (Follikulitis). Abwehrgeschwächte Menschen sind besonders häufig betroffen.

■ **Befund** Typisch ist eine stark schmerzhafte, druckempfindliche Schwellung und Rötung der Nase, die gelegentlich bis zur Oberlippe reicht. Die Erkrankten haben Fieber. Zumeist entleert sich der Eiter ins Naseninnere. Die Erreger können über den Blutweg ins Schädelinnere verschleppt werden und dort lebensbedrohende Entzündungen und Gefäßverschlüsse (→Sinusvenenthrombose) hervorrufen. Deshalb darf ein Nasenfurunkel niemals ausgedrückt werden.

■ **Behandlung** Die Entzündung wird mit Antibiotika behandelt. Alkoholumschläge fördern örtlich die Abstoßung des Eiterpfropfes. Um einer Erregerverschleppung vorzubeugen, wird die Oberlippe möglichst ruhig gestellt (Redeverbot, breiige Kost).

Nasenkrankheiten, Erkrankungen, die sich an der Nase abspielen oder ihre Funktion beeinflussen. Durch ein gestörtes Riechvermögen gekennzeichnet sind die Parosmie und die Anosmie. Die Fehlbildungen der Nase können angeboren oder erworben sein. Verletzungsbedingt kommt es zum Nasenbruch oder zum Nasenscheidewandhämatom. Zu den entzündlichen Veränderungen gehören das Nasenfurunkel, der Nasenscheidewandabszess, der Schnupfen und die Rhinitis. Nichtentzündliche Veränderungen sind die Rhinopathie und die Nasenschleimhautatrophie. Zu den nicht eindeutig zuzuordnenden Nasenkrankheiten gehören der Nasenfremdkörper, die Nasentumoren und das Nasenbluten.

■ **Siehe auch**

→Anosmie · Basaliom · Choanalatresie · Entzündung · Geruchssinn · Nase · Nasenbluten · Nasenbruch · Nasenfurunkel · Nasennebenhöhlenentzündung · Nasenpolypen · Nasenscheidewanddefekt · Nasenscheidewandhämatom · Nasenscheidewandverbiegung · Nasenschleimhautatrophie · Nasenscheidewandabszess · Nasentumoren · Parosmie · Rhinitis · Rhinophym

Nasennebenhöhlen, Abk. **NNH, Sinus paranasales,** vier meist luftgefüllte Knochen-

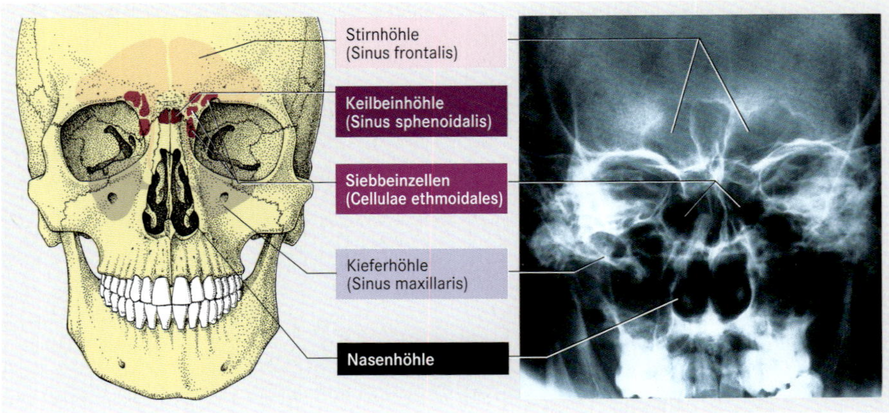

Nasennebenhöhlen. Die Nasennebenhöhlen in Projektion auf die Schädeloberfläche (links) und im Röntgenbild (rechts). Die Keilbeinhöhle ist aufgrund des Strahlenganges auf der Röntgenaufnahme nicht zu sehen.

höhlen des Gesichtsschädels, die in die Nasenhöhle münden. Sie sind mit Schleimhaut ausgekleidet, vermindern das Gewicht des Schädels und dienen v. a. als Resonanzraum für die Stimmbildung.

Die paarige **Kieferhöhle** (Oberkieferhöhle, Sinus maxillaris) befindet sich unterhalb der Augenhöhle, sie ist die größte Nasennebenhöhle und stets luftgefüllt. Ihr Boden ist stellenweise nur durch millimeterdicken Knochen von den Wurzeln der Backen- und Mahlzähne des Oberkiefers getrennt.

Die **Siebbeinhöhle** (Sinus ethmoidalis, Labyrinthus ethmoidalis) ist ein Hohlraumsystem zwischen Augenhöhle und Nasenhöhle, das aus untereinander verbundenen kleineren Hohlräumen, den Siebbeinzellen (Cellulae ethmoidales), besteht. Die beiden anderen paarigen Nasennebenhöhlen sind die **Keilbeinhöhle** (Sinus sphenoidalis), die fast den ganzen Keilbeinkörper ausfüllt, und die nahezu dreieckige, in den mittleren Nasengang mündende **Stirnhöhle** (Sinus frontalis).

Nasendusche beugt Nasennebenhöhlenentzündung vor

Die Nasenspülung mit einer Kochsalzlösung kann einer Entzündung der Nasennebenhöhlen vorbeugen. Dies gilt v. a. bei akuten Infektionen mit Schnupfenviren. Am einfachsten erfolgt die Spülung mithilfe einer Nasendusche, die in der Apotheke erhältlich ist. Dort kann man auch fertig zubereitete Salzlösungen kaufen. Diese lassen sich aber auch sehr einfach selbst herstellen: ein Esslöffel Kochsalz in einem Liter lauwarmem Wasser auflösen. Die Salzlösung befeuchtet und reinigt die Nase und erhöht die Widerstandskraft der Schleimhaut. Bei Schnupfen sollte die Nasenspülung drei- bis viermal täglich erfolgen, ansonsten einmal täglich.

Nasennebenhöhlenentzündung, Sinusitis, in die Nasennebenhöhlen fortgeleitete Nasenschleimhautentzündung (→Rhinitis). Unterschieden werden die Entzündung der Kieferhöhle (Sinusitis maxillaris), der Siebbeinzellen (Sinusitis ethmoidalis), der Stirnhöhle (Sinusitis frontalis) und der Keilbeinhöhle (Sinusitis sphenoidalis), die gleichzeitige Entzündung aller Nasennebenhöhlen (Pansinusitis) sowie die akute und die chronische Nasennebenhöhlenentzündung. Eine Sonderform ist die Aerosinusitis (→Barotrauma).

■ **Akute Nasennebenhöhlenentzündung** Die plötzlich auftretende Nasennebenhöhlenentzündung folgt meist einem Schnupfen, manchmal auch einer von den Zähnen ausgehenden Entzündung. Die vermehrt gebildeten Sekrete verlegen die Nase; daneben kommt es zum Auftreten von z. T. starken Kopfschmerzen, die bei der Stirnhöhlenentzündung typischerweise beim Bücken zunehmen. Nasenspiegelung, Ultraschalluntersuchung und Röntgenaufnahmen sichern die Diagnose. Abschwellende Nasentropfen verbessern den Abfluss von Sekreten, ebenso Wärmebestrahlungen und Inhalationen. Zusätzlich werden oft Schmerzmittel verordnet. Manchmal muss ein Antibiotikum eingesetzt werden. Bei schweren Verläufen wird die betreffende Nasennebenhöhle operativ eröffnet und gespült.

■ **Chronische Nasennebenhöhlenentzündung** Die länger andauernde Nasennebenhöhlenentzündung geht aus einer nicht vollständig abgeheilten akuten Nasennebenhöhlenentzündung hervor. Meist sind die Siebbeinzellen oder die Kieferhöhle betroffen. Unterschieden wird die eitrige Form von der polypösen, mit Schleimhautwucherungen einhergehenden Form (→Nasenpolypen). Die Schmerzen sind meist geringer als bei der akuten Nasennebenhöhlenentzündung. Bei der eitrigen Verlaufsform werden Spülungen mit wässrigen Antibiotikalösungen durchgeführt. Die Schleimhautwucherungen müssen oft operativ entfernt werden. Ein Übergreifen der Entzündung auf andere Schädelabschnitte, Knochen oder Weichteile, insbesondere die Augenhöhle, ist möglich.

Nasennebenhöhlentumoren, →Nasentumoren.

Nasenoperationen, chirurgische Eingriffe im Bereich der Nase. Eine →Nasenscheidewandplastik und →Konchotomie werden oft durchgeführt, um die Nasenatmung oder die Belüftung der Nasennebenhöhlen zu verbessern (z. B. bei einer Nasenscheidewandverbiegung). Manchmal sprechen auch kosmetische Gründe für eine Operation (→Nasenplastik).

Nasenplastik, Rhinoplastik, operative Korrektur der Nasenform. Die **korrektive Nasenplastik** verändert die äußere →Nase bei Nasenformfehlern aus kosmetischen Gründen. Die **funktionelle Nasenplastik** wird mit dem Ziel der Verbesserung der Atmung bei →Nasenscheidewandverbiegungen durchgeführt. Dabei können auch Formfehler der äußeren Nase und der Nasenscheidewand gleichzeitig korrigiert werden (Septorhinoplastik). Die **rekonstruktive Nasenplastik** korrigiert Gewebedefekte, die im Rahmen von Verletzungen oder der Behandlung eines bösartigen Tumors entstanden sind. Bei dem chirurgischen Eingriff werden die knorpelige und die knöcherne Nase ebenso wie die Nasenscheidewand durch Abtragung oder Aufbau von Gewebe verändert, wobei Knorpel aus der Ohrmuschel oder einer Rippe verwendet werden kann. Mitunter sind auch Hautverpflanzungen erforderlich. Das endgültige Operationsergebnis kann erst nach etwa einem Jahr beurteilt werden. Nach einer Nasenplastik sollte für mehrere Monate starke Sonneneinstrahlung gemieden werden, da sonst die Gefahr dauerhafter Pigmentveränderungen im operierten Hautbereich besteht.

Nasenpolypen, gutartige, verzweigte Schleimhautgeschwülste der Nasennebenhöhlen, meist Kieferhöhle oder hintere Siebbeinzellen, die bis in die Nasenhöhle hineinragen (Polyposis nasi) oder als einzelne gestielte Geschwulst (Choanalpolyp) den Nasenrachenraum erreichen kann.

■ **Ursache** Häufig gehen wiederholte Entzündungen der Nase (Nasenschleimhautentzündung, Schnupfen) oder der Nasennebenhöhlen, allergischer Schnupfen oder eine Unverträglichkeit von Acetylsalicylsäure voraus. Bei Kindern sind Nasenpolypen selten, kommen allerdings bei →Mukoviszidose vor.

■ **Befund** Die Erkrankten leiden unter behinderter Nasenatmung, Kopfschmerzen, Riechstörungen, Näseln und Schnarchen. Ein vermehrter Schleimabfluss in den Nasenrachenraum zwingt sie zu häufigem Räuspern. Die meisten Nasenpolypen lassen sich mit einer Nasenspiegelung diagnostizieren, sonst werden sie sonografisch oder röntgenologisch nachgewiesen.

■ **Behandlung** Zunächst kann eine Therapie mit kortikoidhaltigen Nasensprays versucht werden. Meist werden Nasenpolypen aber operativ abgetragen.

Nasenrachenentzündung, Rhinopharyngitis, 1) *Hals-Nasen-Ohren-Heilkunde:* Entzündung der Nasen-Rachen-Schleimhaut (→Rachenentzündung).

2) *Hals-Nasen-Ohren-Heilkunde:* Nasenschleimhautentzündung (→Rhinitis) in Verbindung mit einer →Rachenmandelentzündung.

Nasenrachenfibrom, Angiofibrom, gutartiger Gefäßtumor, der v. a. bei männlichen Jugendlichen auftritt (juveniles Nasenrachenfibrom). Es wird vermutet, dass hormonelle Einflüsse während der Wachstumsphase eine Rolle spielen. Es kommt zur Behinderung der Nasenatmung, oftmals zu Blutungen und zu Kopfschmerzen. Durch eine Nasenspiegelung, Gefäßdarstellung (Angiografie) oder durch ein Computertomogramm kann die Diagnose bzw. die Ausdehnung des Tumors bestimmt werden. Das Nasenrachenfibrom wird operativ entfernt.

Nasenreflexzonentherapie, 1) *Naturheilkunde:* Reflexzonentherapie auf der äußeren Nase.

2) *Naturheilkunde:* Verfahren mit Reizung der Nasenschleimhaut, um eine therapeutische Wirkung auf andere Organe zu erzielen. Es werden vier Reflexzonen mit einem Wattestäbchen gereizt, auf das ätherische Öle aufgeträufelt wurden. Manche in der Nasenreflexzonentherapie gebräuchlichen ätherischen Öle können zu einem Schock oder Atemstillstand führen.

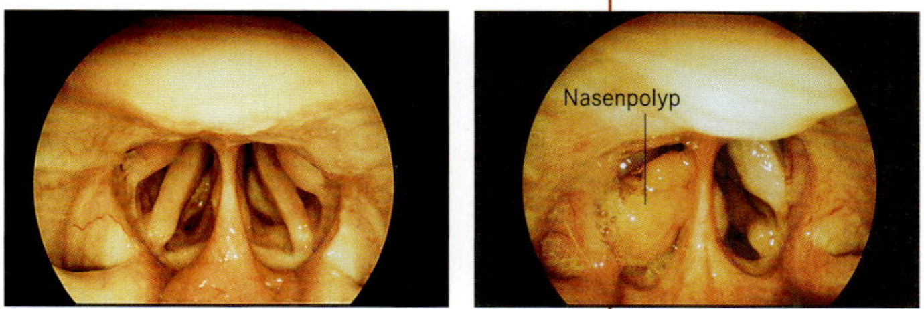

Nasenpolypen. Blick in den Nasenrachenraum; die linke Abbildung zeigt einen Normalbefund und die rechte einen Nasenpolypen.

Nasenscheidewandabszess, Septumabszess, eitrige, abgegrenzte Entzündung der Nasenscheidewand. Ein Nasenscheidewandabszess entwickelt sich häufig aus einem Bluterguss der Nasenscheidewand. Typische Krankheitszeichen sind Druckschmerz, Rötung und eine pralle Schwellung der Nasenscheidewand. Ein Nasenscheidewandabszess muss operativ eröffnet werden, abgestorbene Gewebsteile werden dabei entfernt. Zum Aufbau der Nase kann Knorpel eingesetzt werden (→Nasenplastik). Begleitend werden Antibiotika gegeben. Aus einem Nasenscheidewandabszess kann eine Sattelnase entstehen (→Nase). Die Entzündung kann bis zu den Hirnhäuten fortgeleitet werden.

Nasenscheidewandbruch, ein →Nasenbruch.

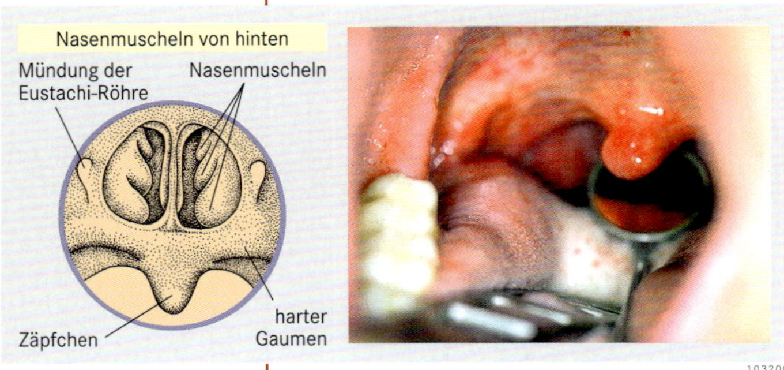

Nasenspiegelung. Hintere Nasenspiegelung; Sicht von hinten aus dem Nasenrachenraum in die Nasenhöhle (links). Die Durchführung der Untersuchung erfolgt mit Mundspatel und Spiegel (rechts).

Nasenscheidewanddefekt, Septumdefekt, Loch in der Nasenscheidewand. Ein Nasenscheidewanddefekt entsteht im Rahmen von Verletzungen, als Folge einer die Nasenschleimhaut austrocknenden Entzündung, als Komplikation von Nasenoperationen oder nach (meist beruflichem) Kontakt mit ätzenden Chemikalien, bei Kokainschnupfern, seltener bei Syphilis oder →Wegener-Granulomatose. Typische Krankheitszeichen sind ein pfeifendes Atemgeräusch und wiederholtes Nasenbluten. Der Nasenscheidewanddefekt kann evtl. operativ gedeckt werden. Nasensalben oder Nasenspülungen wirken schleimhautpflegend.

Nasenscheidewandhämatom, Septumhämatom, Bluterguss in der Nasenscheidewand. Ein Nasenscheidewandhämatom entsteht im Rahmen einer Verletzung und äußert sich in behinderter Nasenatmung und einer prallen Schwellung der Nasenscheidewand. Das Nasenscheidewandhämatom wird operativ eröffnet und ausgeräumt, um eine örtliche oder fortgeleitete Entzündung (→Nasenscheidewandabszess) zu vermeiden.

Nasenscheidewandplastik, Septumplastik, operative Korrektur einer Nasenscheidewandverbiegung durch Begradigung von knöchernen und knorpeligen Teilen der Nasenscheidewand unter Erhalt der örtlichen Schleimhaut.

Nasenscheidewandverbiegung, Septumdeviation, angeborene oder durch Verletzung erworbene Verformung der Nasenscheidewand. Sie kann zur Behinderung der Nasenatmung führen; infolge der Mundatmung trocknet die Rachenschleimhaut aus. Häufige örtliche Entzündungen, aber auch Entzündungen des Kehlkopfes, der Mandeln oder der großen Luftröhrenäste sind möglich, ebenso Kopfschmerzen und eine Beeinträchtigung des Riechvermögens. Die Diagnose wird mittels einer →Nasenspiegelung gestellt. Bei starken Beschwerden wird eine Nasenscheidewandverbiegung operativ behoben (Nasenscheidewandplastik). Manchmal erfolgt gleichzeitig eine Korrektur der äußeren Nase (→Nasenplastik).

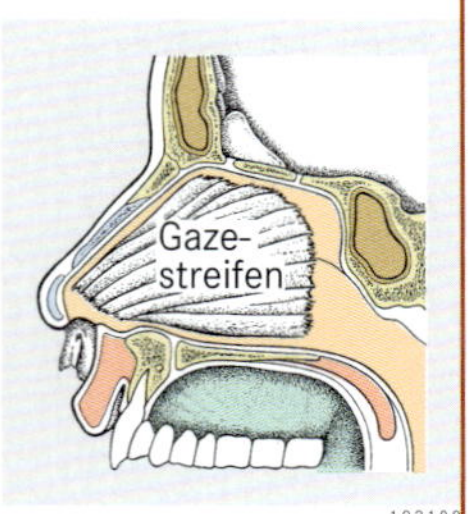

Nasentamponade. Lokalisation der Nasentamponade im vorderen Nasenbereich

Nasenschleimhautatrophie, Abnahme des Drüsengehaltes der Nasenschleimhaut, meist verbunden mit einer Umwandlung des oberflächlichen Flimmerepithels in ein Plattenepithel. Zu den Ursachen zählen lang anhaltender Schnupfen (→Rhinitis) und die umschriebene Schädigung der Schleimhaut, z.B. durch Chemikalien oder Kokain.

Nasenschleimhautentzündung, →Rhinitis.

Nasenspiegelung, Rhinoskopie, betrachtende Untersuchung der Nasenhöhle.

■ **Hintere Nasenspiegelung** Hierbei werden die hinteren Nasenabschnitte untersucht. Mithilfe eines Mundspatels wird die Zunge des zu Untersuchenden heruntergedrückt. Dabei führt der Untersucher einen gestielten Spiegel so in den Nasenrachenraum zwischen Zäpfchen und Rachenhinterwand, dass das Licht einer Lichtquelle auf den Spiegel trifft. Unter Drehungen des Spiegels kann der Nasenrachenraum nun eingesehen und beurteilt werden. Es kann ein starres oder bewegliches Endoskop in die Nase oder in die Mundhöhle eingeführt werden, wobei vor dem Einführen die Schleimhaut örtlich betäubt wird.

■ **Vordere Nasenspiegelung** Hierbei werden die vorderen Nasenabschnitte untersucht. Das Licht einer Lichtquelle wird auf ein in die Nase eingeführtes trichterförmiges Spreizinstrument (Nasenspekulum) gerichtet. Beim Spreizen des Spekulums wird das Naseninnere gut sichtbar und beurteilbar.

Nasentamponade, Einlage eines Tampons in die Nasenhöhle zur Blutstillung bei starkem Nasenbluten.

■ **Vordere Nasentamponade** Die Nasenhöhle wird mit einem salbengetränkten Gazestreifen fortlaufend oder schichtweise ausgefüllt. Um ausreichenden Druck zu erzeugen, muss die nicht blutende Seite immer mit tamponiert werden. Wegen der Gefahr von Schleimhautschädigungen muss eine Nasentamponade nach 2–3 Tagen entfernt werden. Unmittelbar nach dem Entfernen sollte auf anstrengende körperliche Aktivitäten, Bücken, Rauchen und Alkoholgenuss verzichtet werden, um keine erneute Blutung auszulösen. Nasenschnäuzen ist zunächst zu vermeiden.

■ **Hintere Nasentamponade** (Bellocq-Tamponade): Damit werden starke Blutungen im hinteren Nasenbereich oder Nasen-Rachen-Raum gestillt. In Narkose werden zunächst beide Enden eines Gummischlauches durch die Nase und den Nasenrachenraum gezogen und über den Mund ausgeleitet. Ein an den Enden befestigter Tampon wird beim Rückzug des Gummischlauches in den hinteren Nasenraum platziert. Zusätzlich wird eine vordere Nasentamponade durchgeführt. Zum Schutz vor in die Nasennebenhöhlen oder das Mittelohr aufsteigenden Entzündungen wird ein Antibiotikum gegeben.

Nasentumoren, sämtliche Geschwülste der äußeren Nase, Nasenhöhle, Nasennebenhöhlen oder des Nasenrachenraumes. Zur Diagnosestellung wird neben einer Nasenspiegelung u.a. die Computertomografie (Abgrenzung der Tumorausdehnung) und Probeexzision eingesetzt. Die vollständige chirurgische Entfernung bösartiger Tumoren ist oft nicht möglich, deshalb wird häufig eine Strahlentherapie durchgeführt.

■ **Äußere Nase** Eine häufige **gutartige** Geschwulst ist das →Rhinophym. Das →Basaliom ist ein Tumor, der das umliegende Gewebe zerstört. Das →Spinaliom ist ein **bösartiges** Plattenepithelkarzinom.

■ **Nasenhöhle und Nasennebenhöhlen** Hier kommen v.a. **bösartige** Plattenepithelkarzinome und Adenokarzinome vor. Die Tumoren treten v.a. bei älteren Personen auf und machen sich erst spät, z.B. durch eine behinderte Nasenatmung, bemerkbar.

■ **Nasenrachenraum** Hier kommen das **gutartige** →Nasenrachenfibrom sowie die **bösartigen** Plattenepithelkarzinome und Lymphome (→Lymphknotenschwellung) am häufigsten vor. Der Erkrankte leidet unter einseitiger Schwerhörigkeit und behinderter Nasenatmung (→Rachentumoren).

Nasenuntersuchungen, Methoden, um Veränderungen und Erkrankungen der Nase festzustellen. Dazu gehören die →Nasenspiegelung und die →Riechprüfung.

Naso|labialfalte, Sulcus nasolabialis, Weichteilfalte, die vom Nasenflügel zum Mundwinkel verläuft.

Naso|pharynx, →Rachen.

Naso|pharynxtumoren, →Rachentumoren.

Nativpräparat, biologisches Material, das zur mikroskopischen Untersuchung herangezogen wird, ohne durch Zusätze wie Färbe- oder Fixierungsmittel verändert zu sein, z.B. Blutausstriche oder mikroskopische Präparate aus Vaginalsekret.

Natrium, silberweißes, weiches Metall mit dem chemischen Symbol Na. Natriumionen (Na^+) sind die wichtigsten positiv geladenen Teilchen in allen Körperflüssigkeiten und Bestandteile der Mineralkristalle im Knochen. Natrium spielt bei der Weiterleitung von Nervenimpulsen und beim Auslösen von Muskelbewegungen eine große Rolle. Außerdem aktiviert es einige Enzyme und ist bei der Aufnahme von Einfachzuckern und Aminosäuren über die Darmwand beteiligt (→Mineralstoffe).

Natriumbi|karbonat, →Natron, doppeltkohlensaures.

Natriumchlorid, →Kochsalz.

Natriumhydrogen|karbonat, →Natron, doppeltkohlensaures.

Natriumverlust, →Salzmangelsyndrom.

Natron, doppeltkohlensaures, Natriumhydrogenkarbonat, Natriumbikarbonat, weißes, in Wasser leicht lösliches Salz. Es wird als Hausmittel bei Sodbrennen und Übersäuerung des Magens eingesetzt und dient auch als Backtreibmittel (Backpulver). Als Medikament kommt es in Infusionslösungen zum Ausgleich einer Übersäuerung des Organismus (→Azidose) zum Einsatz, weiterhin wird es als Brausepulver für Brausetabletten verwendet.

Naturheilkunde, Lehre von der Krankheitsbehandlung durch Förderung der Selbstheilungskräfte mit naturbelassenen Heilmitteln oder natürlichen Reizen.

■ **Grundlagen** Die Naturheilkunde geht davon aus, dass eine Erkrankung nur durch den Organismus selbst geheilt werden kann. Zu den →Selbstheilungskräften des Körpers zählen z.B. Fieberreaktionen und die Ausscheidung schädlicher Substanzen über Haut, Niere, Leber, Lunge und Darm. Eine wichtige Regel der Naturheilkunde besteht darin, diese Selbstheilungskräfte des Organismus nicht zu stören oder zu unterdrücken. Ein weiterer zentraler Gedanke ist das Begreifen des Kranken als eine Einheit von Körper, Seele und Geist.

Säulen der Naturheilkunde sind die Anwendung von Licht, Wasser, Lebensmitteln, Bewegung, Atmung und Schlaf. Daneben legt die Naturheilkunde besonderen Wert auf die Beachtung der individuellen Konstitution des Kranken, um ihn zielgerichtet behandeln zu können. Darüber hinaus wird die Auffindung und Behandlung von →Herden als wichtig erachtet.

■ **Methoden** Zu den Naturheilverfahren zählen u.a. Pflanzenheilkunde, →Homöopathie, Umschläge mit und ohne Zusätze, kalte und warme Wasseranwendungen (→Kneipp-Kur), Ausleitungsverfahren (→Humoralpathologie), →Massagen und Heilfasten (→Fasten). Zu den moderneren Verfahren der Naturheilkunde gehören →Neuraltherapie, →Homotoxikologie, →Eigenbluttherapie, →Ozontherapie, →Sauerstoff-Mehrschritt-Therapie, →orthomolekulare Therapie und die verschiedenen Formen der →Akupunktur. Zu den Naturheilverfahren anderer Kulturkreise gehören z.B. die →traditionelle chinesische Medizin und der indische →Ayurveda.

Die Naturheilkunde stößt an ihre Grenzen bei Erkrankungen, die die Selbstheilungskräfte des Körpers überfordern, z.B. gefährliche Infektionskrankheiten, akute Vergiftungen und Erkrankungen, die eine Operation oder die Zufuhr von Substanzen erfordern, die der Körper nicht mehr selbst produzieren kann (z.B. Insulin bei Diabetes mellitus).

Nausea, →Übelkeit.

Navikulare, Kurzbezeichnung für das Kahnbein von →Fuß (Os naviculare) und →Hand (Os scaphoideum).

Navikularfraktur, Kahnbeinbruch, Bruch eines Handwurzelknochens (→Handbruch) oder eines der Fußwurzelknochens.

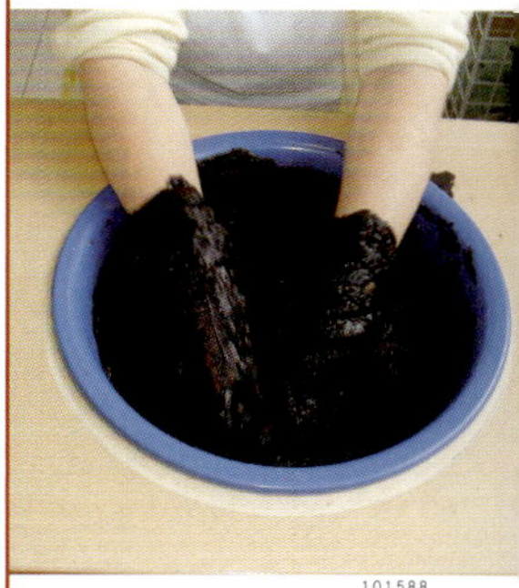

Naturheilkunde. Moorkneten wird zur Behandlung rheumatischer und degenerativer Gelenkerkrankungen eingesetzt.

Naturheilkunde
→ GEO **Dossier**
Auf der Suche nach dem Qi, Bd. 11

Naturheilkunde
→ GEO **Dossier**
Die Macht der Pflanzen, Bd. 11

Naturheilkunde
→ GEO **Dossier**
Heilen mit dem Nichts?, Bd. 11

Nävus, →Muttermal. **Naevus araneus:** →Spider-Naevus. **Naevus flammeus:** →Feuermal.

Near-SIDS [Abk. für engl. **near s**udden **i**nfant **d**eath **s**yndrome »nah am plötzlichen Kindstod«], **ALTE** [Abk. für engl. **a**pparent **l**ife-**t**hreatening **e**vent »lebensbedrohlich erscheinendes Ereignis«], plötzlich auftretender, lebensbedrohlicher Zustand beim Säugling mit Atemstillstand, Blauverfärbung und verlangsamtem Herzschlag aus ungeklärter Ursache, der aber, anders als beim →plötzlichen Kindstod, überlebt wurde.

Nebenhoden, Epididymis, paariges Gangsystem der Samenwege, das der Rückseite des Hodens anliegt und in dem die Spermien gespeichert werden. Der Nebenhoden enthält ein Sekret, das die Bewegung der Spermien hemmt und so den vorzeitigen Verbrauch von Energie verhindert. Er enthält auch die Ausführungsgänge des Hodens, die sich zum stark gewundenen Nebenhodengang (Ductus epididymidis) vereinigen. Der Nebenhodengang geht ohne scharfe Grenze in den Samenleiter (Ductus deferens; →Samenwege) über.

Nebenhodenentzündung, Epididymitis, Entzündung eines oder beider Nebenhoden.

■ **Ursache** Die Nebenhodenentzündung entsteht durch einen aufsteigenden Harnwegsinfekt und ist oft vergesellschaftet mit einer Blasenentleerungsstörung, z. B. durch eine Vergrößerung der Prostata.

■ **Befund** Die Betroffenen haben starke Schmerzen im Hodenbereich, die entlang des Samenstrangs in die Leistenregion und den Unterbauch ziehen. Der Nebenhoden ist geschwollen und vergrößert, die Hodensackhaut gerötet. Es treten Fieber, Schüttelfrost und ein allgemeines Krankheitsgefühl auf.

Abgegrenzt werden muss die Nebenhodenentzündung von einer →Hodentorsion, da diese eine umgehende Operation erfordert.

■ **Behandlung** Während der empfohlenen Bettruhe wird der Hoden hochgelagert und mit in mehrere Tücher eingewickelten Eisbeuteln und entzündungshemmenden Salben gekühlt. Es werden Antibiotika sowie entzündungshemmende Medikamente eingesetzt. Bei hohem Fieber erfolgt die Behandlung im Krankenhaus, da die Gefahr einer Abszessbildung und Verschleppung der Erreger ins gesamte Blutsystem besteht. Außerdem kann eine nicht rechtzeitige oder ausreichende Therapie zu einer chronischen Nebenhodenentzündung führen. Verschleppte Nebenhodenentzündungen sind die häufigste Ursache der männlichen Unfruchtbarkeit. Oft ist eine gleichzeitige Harnableitung über einen suprapubischen →Katheter notwendig.

Nebenhöhlenentzündung, →Nasennebenhöhlenentzündung.

Nebenniere, Glandula suprarenalis, paarige Hormondrüse, die dem oberen Pol der Niere aufsitzt. Sie ist zwergenhutförmig und circa 5 g schwer. Man unterscheidet das innen liegende Nebennierenmark, das circa 25 % der Nebenniere ausmacht, und die außen liegende Nebennierenrinde.

■ **Nebennierenmark** (NNM, Medulla glandulae suprarenalis): Die Zellen des Nebennierenmarks geben nach Stimulation durch Zellen des Sympathikus (→vegetatives Nervensystem) Adrenalin und Noradrenalin in das Blut ab. Adrenalin und Noradrenalin steigern sehr rasch die Energiebereitstellung, die Herzleistung und das Sauerstoffangebot für körperliche Anstrengungen. In einer niedrigen Rate werden sie kontinuierlich abgegeben, charakteristisch ist aber auch die gesteigerte Ausschüttung im Zuge einer Reaktion auf →Stress.

■ **Nebennierenrinde** (NNR, Cortex glandulae suprarenalis): In der äußeren Schicht (Zona glomerulosa) der Nebennierenrinde werden Mineralokortikoide gebildet, die wesentlichen Einfluss auf den Wasser-Elektrolyt-Haushalt haben. Die mittlere Schicht (Zona fasciculata) produziert Glukokortikoide, z. B. Kortisol, Kortison oder Kortikosteron, die für die Bereitstellung von Energieträgern wie Glukose und Fettsäuren von Bedeutung sind (→Kortikoide). In der innersten Schicht (Zona reticularis) werden geringe Menge von →Sexualhormonen, z. B. Testosteron oder Progesteron, gebildet. Alle →Hormone der Nebennierenrinde sind Steroidhormone, ihre Ausschüttung wird v. a. über andere Hormone aus übergeordneten Hormondrüsen stimuliert, auf welche sie wiederum zurückwirken.

Nebennierenkrankheiten, Erkrankungen oder Veränderungen, die sich innerhalb der Nebennieren abspielen oder deren Funktion beeinflussen. Meist ist die Nebennierenrinde betroffen.

■ **Ursache** Neben Tumoren können auch Entzündungen der Nebenniere, Autoimmunkrankheiten, angeborene Enzymmangelkrankheiten, Hypophysentumoren sowie Medikamentennebenwirkungen zugrunde liegen.

■ **Befund** Die Nebennierenfunktion kann normal, verstärkt oder vermindert sein (→Nebennierenrindenüberfunktion, →Nebennierenrindenunterfunktion), entsprechend vielgestaltig sind die Symptome. Die Nebenniere kann normal groß, vergrößert (Hyperplasie) oder verkleinert (Atrophie) sein; Gewebeveränderungen können lokalisiert auftreten (als Knoten z. B. bei →Nebennierentumoren), die gesamte Nebennierenrinde oder das Nebennierenmark betreffen.

■ **Behandlung** Abhängig von der zugrunde liegenden Störung kommen die medikamentöse Therapie mit Hormonen und Me-

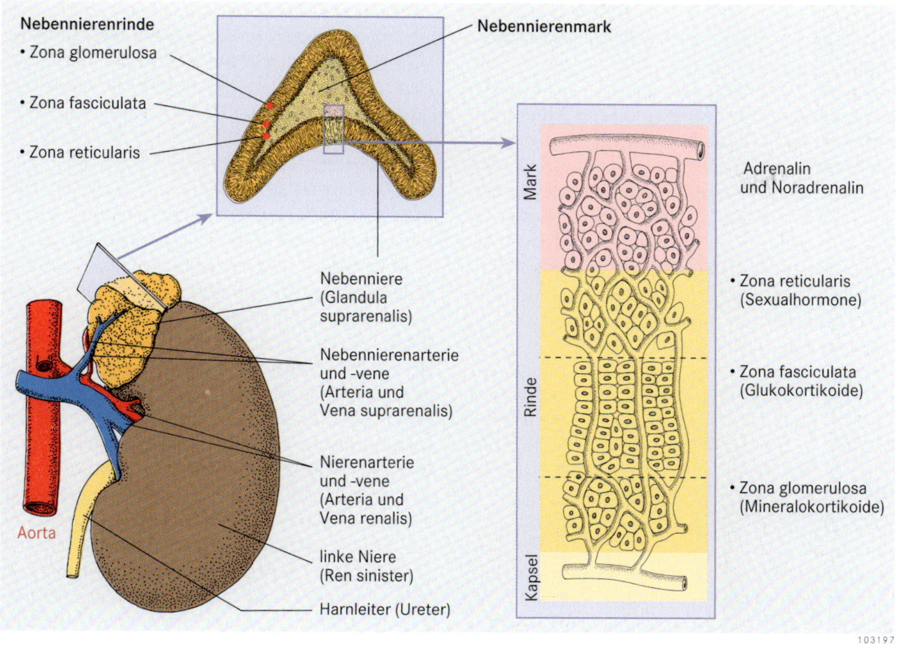

Nebenniere. Anatomie der Nebenniere. Die obere Abbildung zeigt den dreiecksförmigen Querschnitt, die rechte die verschiedenen Zonen der Nebennierenrinde und die dort produzierten Hormone.

dikamenten oder die operative Enfernung bzw. Bestrahlung von Tumoren zum Einsatz.

Nebennierenrinden|adenom, gutartige Geschwulst der Nebennierenrinde. Nebennierenrindenadenome können Hormone produzieren (z.B. →Aldosteronom) und z.B. zum →Aldosteronismus oder →Cushing-Syndrom 2) führen.

Nebennierenrinden|insuffizienz, →Nebennierenrindenunterfunktion.

Nebennierenrindenüberfunktion, Hyperkortizismus, Krankheitsbilder, die durch eine Überproduktion von Nebennierenrindenhormonen verursacht sind. Auftreten kann eine vermehrte Synthese von Glukokortikoiden (→Cushing-Syndrom 2), von Mineralokortikoiden (Conn-Syndrom; →Aldosteronismus) und/oder Androgenen (→adrenogenitales Syndrom). Ursachen sind meist angeborene Enzymdefekte oder Tumoren sowie Medikamentennebenwirkungen.

Nebennierenrindenunterfunktion, Nebennierenrindeninsuffizienz, Hypokortizismus, eingeschränkte Funktion der Nebennierenrinde, die einen möglicherweise lebensbedrohlichen Mangel dort produzierter Hormone zur Folge hat.

■ **Ursache** Die **primäre Nebennierenrindenunterfunktion** (Addison-Krankheit) ist bedingt durch einen Untergang von Nebennierenrindenzellen meist durch eine Autoimmunreaktion, seltener durch Tumoren, Tuberkulose oder Blutungen. Die **sekundäre Nebennierenrindenunterfunktion** ist Folge einer verminderten Stimulation der Hormonausschüttung bei Hypothalamus- oder Hypophysenerkrankungen oder Nebenwirkung einer Dauerbehandlung mit Glukokortikoiden, die ein Unterdrücken der gesamten Nebennierenfunktion zur Folge haben kann.

■ **Befund** Betroffene sind wenig belastbar, ermüden rasch und fühlen sich schlapp und reizbar. Das Durstgefühl ist eingeschränkt, häufig ist Appetit auf Salziges. Niedriger Blutdruck kann zu Schwindel und Ohnmachten führen. Auch Übelkeit und Erbrechen können auftreten. Typisch für die primäre Nebennierenrindenunterfunktion ist eine vermehrte Pigmentierung nicht sonnenbeschienener Hautbezirke, z.B. Handflächen, Fußsohlen und Mundschleimhaut. Deshalb wird die Addison-Krankheit auch **Bronzehautkrankheit** genannt. Bei einer sekundären Nebennierenrindenunterfunktion sind die Betroffenen eher blass. Im Blut und Urin findet sich ein verminderter Spiegel der Nebennierenhormone und ihrer Abbauprodukte; manchmal lassen sich auch Antikörper gegen körpereigenes Gewebe nachweisen. Ultraschall und Röntgenuntersuchungen können zur Tumorsuche herangezogen werden.

■ **Behandlung** Die fehlenden Hormone müssen lebenslang ersetzt werden, unbehandelt nimmt die Nebennierenrindenunterfunktion einen tödlichen Verlauf. Bei außergewöhnlichen Belastungen (z.B. Infekten, gesteigerter körperlicher Betätigung) muss die Tablettendosis v.a. des Kortisons vorübergehend erhöht werden, da die Gefahr einer →Addison-Krise besteht. Die Betroffenen sollten stets einen Notfallausweis und eine »Notportion« Kortison bei sich tragen.

Nebennierentumoren, sämtliche Geschwülste der Nebenniere, die vom Nebennierenmark oder von der Nebennierenrinde ausgehen können. Der häufigste, meist gutartige Tumor des Nebennierenmarks ist das →Phäochromozytom, selten sind Lipome oder Angiome. Äußerst bösartig ist das im Kindesalter auftretende →Neuroblastom. Ein gutartiger Tumor der Nebennierenrinde ist das →Nebennierenrindenadenom. Bei **bösartigen Tumoren** handelt es sich meist um Metastasen (z. B. bei Lungenkrebs). Befund und Beschwerden sind zum einen bedingt durch lokale Verdrängungserscheinungen, zum anderen durch die z. T. produzierten Hormone (z. B. →Cushing-Syndrom 2), →Aldosteronismus).

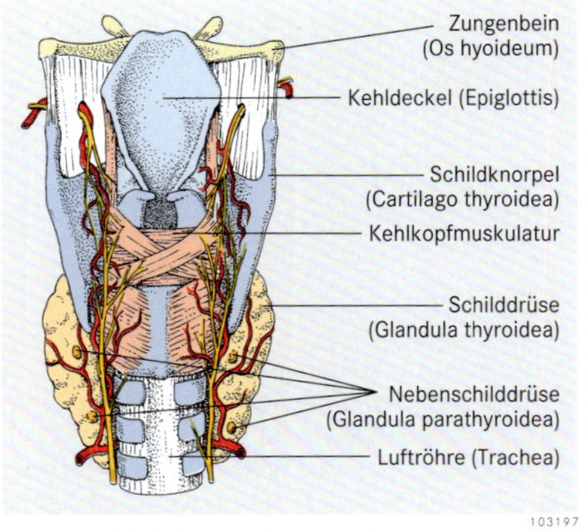

Nebenschilddrüse. Ansicht von hinten auf Luftröhre, Schilddrüse und Nebenschilddrüse. Die vier Nebenschilddrüsen sind etwa erbsengroß.

Nebennierenuntersuchungen, verschiedene diagnostische Methoden zur Erkennung und Differenzierung von Nebennierenkrankheiten. Bei Verdacht auf solche stehen Untersuchungen von Blut- oder Urinproben im Labor an erster Stelle. Dazu gehören die Bestimmung der die Nebennierenfunktion regulierenden Hormone (v. a. ACTH), der Hormone der Nebennierenrinde (Glukokortikoide, Mineralokortikoide, Sexualhormone) sowie der Hormone des Nebennierenmarks (Adrenalin, Noradrenalin, Dopamin) bzw. deren Abbauprodukte. Hemm- und Stimulationstests zur Überprüfung des Regelkreises können sich anschließen. Bei Tumorverdacht werden insbesondere Ultraschalluntersuchung, Computer- und Kernspintomografie eingesetzt. Selten erforderlich sind seitengetrennte Blutentnahmen aus den Nebennierenrindenvenen oder eine Nebennierenszintigrafie zur Beurteilung der Nebennierenfunktion.

Nebenschilddrüse, Epithelkörperchen, Glandula parathyroidea, vier hormonproduzierende Knötchen an der Rückseite der Schilddrüse. Die Nebenschilddrüsen schütten das →Parathormon aus, das neben Kalzitonin und Vitamin D bei der Regulation des Kalzium- und Phosphatstoffwechsels im Körper eine Rolle spielt. Durch niedrige Kalziumspiegel im Blut wird die Ausschüttung von Parathormon aus der Nebenschilddrüse gefördert, hohe Kalziumspiegel hemmen die Ausschüttung.

Nebenschilddrüsenüberfunktion, Hyperparathyreoidismus, gesteigerte Produktion des Nebenschilddrüsenhormons Parathormon. Es sind meist Frauen betroffen.

■ **Ursache** Die **primäre Nebenschilddrüsenüberfunktion** ist Folge einer Erkrankung der Nebenschilddrüse. Häufig sind dies einzelne, selten auch mehrere Adenome (gutartige, hormonaktive Tumoren), selten liegt eine Vergrößerung (Hyperplasie) oder ein bösartiger Tumor der Nebenschilddrüse vor. Bei der **sekundären Nebenschilddrüsenüberfunktion** wird Parathormon als Reaktion auf einen niedrigen Kalziumspiegel im Blut ausgeschüttet, etwa bei chronischer Nierenschwäche oder als Folge eines Vitamin-D-Mangels.

■ **Befund** Klassisch ist die Symptomkombination aus Nierensteinen durch den erhöhten Blutkalziumspiegel, Knochenschmerzen durch die gesteigerte Herauslösung von Kalzium aus dem Knochen und Magen-Darm-Beschwerden durch eine vermehrte Säuresekretion (»Stein-, Bein- und Magenpein«). Zusätzlich können psychische Veränderungen, Müdigkeit und Muskelschwäche auftreten. Auch völlige Beschwerdefreiheit ist möglich. Neben Blutveränderungen zeigen sich typische Knochenveränderungen im Röntgenbild. Im Ultraschall lassen sich evtl. Nierensteine und eine Geschwulst der Nebenschilddrüse nachweisen. Manchmal muss ein Computertomogramm angefertigt werden.

■ **Behandlung** Die Therapie hängt von Ursache und Ausprägung der Nebenschilddrüsenüberfunktion ab. Bei asymptomatischer Nebenschilddrüsenüberfunktion mit normalem Serumkalzium reichen regelmäßige Blutkontrollen. Adenome werden operativ entfernt. Liegt eine Hyperplasie aller Epithelkörperchen vor, werden diese bis auf einen kleinen Rest entfernt (Parathyreoidektomie). Dieser Rest kann auch in die Unterarmmuskulatur eingepflanzt werden, wo er bei einer evtl. notwendigen Zweitoperation besser zugänglich ist. Nach dem Eingriff müssen für einige Tage die Kalziumwerte engmaschig überwacht werden, evtl. muss Kalzium zugeführt werden. Neben einer Unterfunktion besteht bei der Operation das Risiko der Schädigung der Stimmbandnerven, welche zur Heiserkeit (bei einseitiger Stimmbandlähmung) oder zu hochgradiger Atemnot (bei beidseitiger Stimmbandlähmung) führt. Liegt ein Nebenschilddrüsenkarzinom vor, wird eine halbseitige Schilddrüsenentfernung vorgenommen. Bei inoperablen und älteren Personen erfolgt eine symptomatische Behandlung mit reichlich Flüssigkeit, kalziumarmer Ernährung und Phosphattabletten. Bei der sekundären Nebenschilddrüsenüberfunktion steht die Behandlung der Grunderkrankung im Vordergrund.

Nebenschilddrüsenunterfunktion, Hypoparathyreoidismus, verminderte oder fehlende Produktion des Nebenschilddrüsenhormons Parathormon mit dadurch bedingtem erniedrigtem Kalziumspiegel und erhöhtem Phosphatspiegel im Blut.

■ **Ursache** Die Nebenschilddrüsenunterfunktion ist fast immer Folge einer versehentlichen operativen Enfernung oder Verletzung der Nebenschilddrüsen bei Schilddrüsen-, Nebenschilddrüsen- oder Kehlkopfoperation. Sehr selten ist die Nebenschilddrüsenunterfunktion bedingt durch Metastasen, eine Autoimmunkrankheit oder angeboren als Erbkrankheit bei Mädchen.

■ **Befund** Durch den Kalziummangel kommt es zu einer Übererregbarkeit der Nerven und der Muskulatur mit gesteigerten Reflexen sowie Missempfindungen wie Kribbeln und Ameisenlaufen v. a. in Händen und Füßen. Typisch sind anfallsartige Muskelkrämpfe (→Tetanie) mit charakteristischer Pfötchenstellung der Hände. Unbehandelt resultieren Veränderungen der Haare, Haut und Nägel sowie Verkalkungen in Lungen, Augenlinse und Gehirn.

■ **Behandlung** Der Blutkalziumspiegel wird mittels Kalziumtabletten in Kombination mit Vitamin-D-Präparaten angehoben und wegen der Gefahr einer →Hyperkalzämie regelmäßig kontrolliert.

Nebenwirkungen, zusätzliche, fast immer unerwünschte Begleiterscheinungen der gewollten therapeutischen Arzneimittelwirkungen. Nebenwirkungen können nahezu bei jedem Arzneimittel auftreten. Sie haben ihre wichtigste Ursache darin, dass Arzneimittel meist mehrere Wirkorte (Zielorgane) und damit auch mehrere Wirkungen haben. Weiterhin sind die Funktionen der einzelnen Organsysteme so eng miteinander verbunden, dass der Eingriff in ein System fast zwangsläufig Funktionsänderungen in anderen Systemen bewirkt. Man unterscheidet verschiedene Arten von Nebenwirkungen

■ **Vergiftungserscheinungen** Sie sind abhängig von Wirkstoff, Dosis und der jeweiligen Empfindlichkeit des einzelnen Patienten gegenüber einem speziellen Arzneistoff.

■ **Unverträglichkeitsreaktionen** Die Ausprägung einer Unverträglichkeitsreaktion kann von einer harmlosen Hautrötung bis hin zum lebensbedrohlichen Kreislaufschock reichen. Handelt es sich um eine **allergische Reaktion** (→Allergie), so ist diese weitgehend unabhängig von der Dosis. Überempfindlichkeitsreaktionen, die nicht allergisch bedingt sind, nennt man Intoleranzreaktionen. Sie beruhen auf genetisch bedingten Störungen des Arzneistoffwechsels und können bereits beim Erstkontakt mit dem Medikament auftreten. Ihre Ausprägung ist z. T. dosisabhängig. Hierzu gehören Reaktionen auf Acetylsalicylsäure oder auch Zusatzstoffe wie Konservierungsmittel.

■ **Fruchtschädigende Wirkung** Arzneistoffe können Fehlbildungen am ungeborenen Kind verursachen. Vor Einnahme von Arzneimitteln in Schwangerschaft und Stillzeit sollte grundsätzlich Rücksprache mit dem Arzt oder einem Apotheker gehalten werden.

■ **Arzneimittelabhängigkeit** Nicht nur Opiate oder Benzodiazepine, sondern auch Arzneimittel zur Selbstbehandlung wie abschwellende Nasentropfen und Abführmittel können zur →Sucht führen.

Neck Dissection [nek dɪˈsekʃn, engl.], operative Entfernung der Halsweichteile bei Befall der Halslymphknoten durch eine bösartige Geschwulst oder Tochtergeschwülste, insbesondere bei bösartigen Tumoren im Kopf- und Halsbereich. Entfernt werden sämtliche Lymphknoten und Lymphgefäße sowie das örtliche Fettgewebe, je nach Tumorausdehnung auch größere Blutgefäße, Muskeln und Nerven. Gegebenenfalls wird an die Operation eine Strahlentherapie angeschlossen.

Necrobiosis, langsames Absterben von Zellen bzw. Erkrankungen, die darauf beruhen. Die wichtigste dieser Erkrankungen ist die **Necrobiosis lipoidica.** Sie kommt besonders bei Zuckerkranken vor, bei Frauen häufiger als bei Männern. Die Ursache ist unbekannt. Als Befund zeigen sich meist an beiden Unterschenkelstreckseiten unregelmäßig begrenzte Herde, die einen wallartigen, bräunlichen Randsaum und eine bräunlich gelbe, verhärtete, oft glänzende Mitte mit Gefäßerweiterungen aufweisen. Die Necrobiosis lipoidica hat eine schlechte Heilungstendenz, sie verläuft meist chronisch. Die Behandlung besteht in der örtlichen Anwendung von Kortikoiden (in Salbenform oder zur Unterspritzung der Herde), Kompressionsverbänden und einer Wundbehandlung bei bestehenden Geschwüren.

negativ, nicht für das Bestehen einer Krankheit sprechend (z. B. negativer Befund, negative Reaktion).

Negativsymptomatik, →Minussymptome.

Neglect [nɪˈglekt, engl.], Aufmerksamkeitsstörung, bei der Reize, die von einer Körperhälfte oder Raumseite ausgehen, nicht beachtet werden. Meist besteht ein Neglect für die linke Seite, die verursachende Störung liegt in der anderen Gehirnhälfte (z. B. Schlaganfall, Hirntumor). Der Betroffene reagiert z. B. nicht auf eine Person, die auf seiner linken Seite steht, obwohl er sie sieht. Sieht der Betroffene dagegen eine Person an seiner rechten Seite,

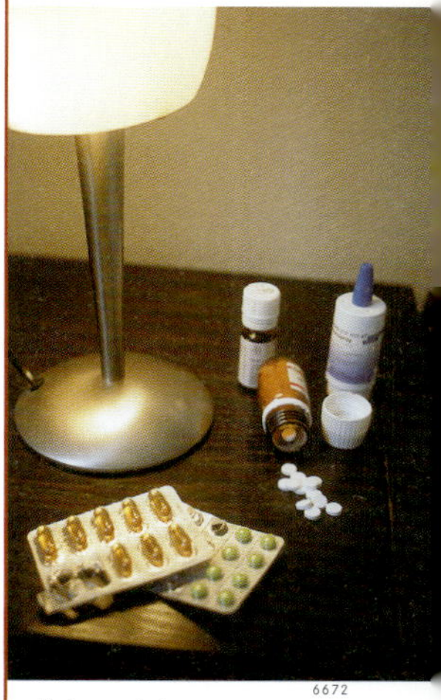

6672

Nebenwirkungen. Vor der Einnahme von Medikamenten sollten die Hinweise auf Nebenwirkungen im Beipackzettel beachtet werden.

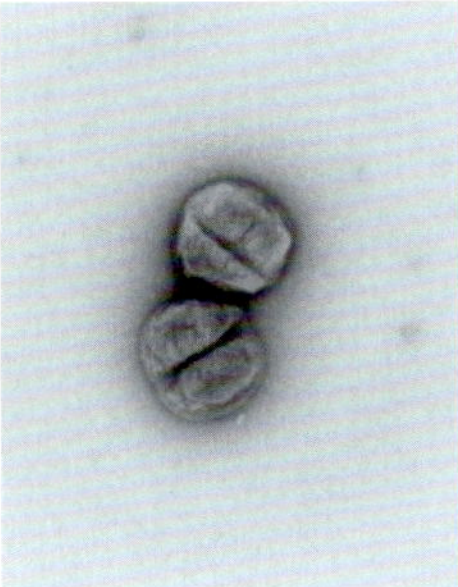

Neisseria. Neisseria meningitidis, einer der möglichen Erreger einer Hirnhautentzündung

wendet er sich ihr ganz normal zu. Ähnlich können z. B. Berührungsreize der linken Körperhälfte nicht richtig registriert werden, obwohl die Sensibilität im engeren Sinne nicht gestört ist.

Neisseria, Gattung kugelförmiger Bakterien, die sich paarweise anordnen (Diplokokken), z. B. **Neisseria gonorrhoeae**, der Erreger des →Trippers, und **Neisseria meningitidis** (→Meningokokken).

Nekrolyse, →Einschmelzung.

Nekrose, örtliches Absterben von Zellen oder Gewebe im lebenden Organismus.

■ **Ursache** Der Zelluntergang ist die schwerste Folge einer örtlichen Stoffwechselstörung, z. B. durch Sauerstoffmangel, Verbrennungen, Erfrierungen, Giftstoffe oder mechanische Verletzungen.

■ **Befund** In eiweißreichen Geweben (z. B. Herz, Niere, Milz, Magen-Darm-Trakt) finden sich feste, gelblich gefärbte Herde, die später in feste bindegewebige Narben umgewandelt werden. Eiweißarme Gewebe (z. B. Gehirn) verflüssigen sich, und es bleiben Hohlräume ohne Epithelauskleidung (Pseudozysten) zurück. Als **Gangrän** (Brand) bezeichnet man Nekrosen, die durch Lufteinwirkung eintrocknen und schrumpfen und ein blauschwarzes bis schwarzes, trockenes und hartes Areal ergeben, das wie mumifiziert aussieht **(trockene Gangrän).**

Wenn Bakterien in die Nekrose gelangen, zersetzen sie allmählich das abgestorbene Gewebe. Es kommt zur **feuchten Gangrän** mit matschig-schmierigem Aussehen und übelfauligem Geruch. Eine Gangrän kommt besonders an schlecht durchbluteten Extremitäten, aber auch an inneren Organen mit Kontakt zur Außenwelt vor. Sie entsteht oft bei Personen, die an einer arteriellen Verschlusskrankheit oder Diabetes mellitus leiden.

■ **Behandlung** Bei trockener Nekrose kann mit trockenen Verbänden die Mumifizierung und das spontane Abfallen des Gewebes abgewartet werden. Eine feuchte Gangrän wird mit lockeren trockenen Verbänden aus Mullbinden versorgt und unter Antibiotikaschutz auf die notwendige chirurgische Therapie (bei Gliedmaßen Amputation, sonst Ausschneidung) vorbereitet. Drohende Komplikationen sind der Übergang einer trockenen in eine feuchte Gangrän, eine Ausbreitung der Nekrose und eine Blutvergiftung.

Nelkenbaum, Syzygium aromaticum, immergrüner Baum, dessen Blütenknospen (Gewürznelken) ein ätherisches Öl, das Nelkenöl, enthalten. Es wird in der Medizin und Homöopathie verwendet und wirkt lokal betäubend, viren- und bakterienhemmend sowie entkrampfend auf die glatte Muskulatur von Atemwegen und Darm.

■ **Anwendung** Das Öl (z. B. als Bestandteil von Mundwässern) wird bei Entzündungen im Mund- und Rachenraum und zur lokalen Schmerzstillung in der Zahnmedizin verwendet. Vereinzelt werden auch Fertigarzneimittel gegen Magen-Darm-Beschwerden angeboten. In der Homöopathie werden die getrockneten Blütenknospen bei Diabetes mellitus eingesetzt.

■ **Nebenwirkungen** In konzentrierter Form kann Nelkenöl die Schleimhäute reizen.

Nematoden, →Fadenwürmer.

Nematozid, wurmabtötender Stoff. Zu den Nematoziden zählen sowohl die chemischen Schädlingsbekämpfungsmittel als auch die medizinisch angewandten →Wurmmittel.

Neogenese, Neubildung von Körperstoffen und Geweben.

Neokortex, stammesgeschichtlich jüngster Teil der Großhirnrinde (Cortex cerebri). →Gehirn.

Neologismus, Bildung von neuen, in der Sprache nicht vorkommenden Wortgebilden oder die Verwendung von Wörtern in einem unüblichen Sinnzusammenhang. Neologismus ist eine normale Erscheinung während der kindlichen Sprachentwicklung. Als Krankheitserscheinung tritt er z. B. bei durch Hirnschädigungen bedingten Sprachstörungen oder bei Schizophrenie auf.

Neonatal|sterblichkeit, →Säuglingssterblichkeit.

Neonatologie, →Kinderheilkunde.

Neoplasma, wörtlich: Neubildung, meist synonym gebraucht für →Tumor 2).

Nephrektomie, Nierenresektion, Nierenentfernung, operative Entfernung der Niere. Eine Nierenresektion ist nötig, wenn das Nierengewebe und damit die Nierenfunktion durch angeborene Anomalien, chronische Infektionen, Steinerkrankungen, Harnabflussstörungen oder selten auch durch einen lange bestehenden Bluthochdruck unheilbar geschädigt ist. Auch eine schwere Verletzung, z. B. nach einem Verkehrsunfall, oder das Vorliegen einer bösartigen Geschwulst kann eine Nierenresektion erfordern. Fast immer wird nur eine Niere, manchmal mit dem kompletten Harnleiter unter Mitnahme einer Blasenmanschette **(Nephroureterektomie),** entfernt; ist die andere Niere gesund, kann sie deren Funktion vollständig mit übernehmen. Bei bestimmten Tumoren, Fehlbildungen, Steinleiden und Entzündungen kann auch nur das Entfernen einzelner Nierenbereiche **(Nierenteilresektion)** angezeigt sein.

Nephritis, →Nierenentzündung.

Nephroblastom, →Wilms-Tumor.

Nephrokalzinose, Kalkablagerung in den Nierenkanälchen und im dazwischenliegenden Bindegewebe mit Bildung von →Harnsteinen in den Nierenkelchen und im Nierenbecken. Ursache kann eine Störung der Kalziumausscheidung durch die Niere, mangelnde Harnsäuerung, eine Überfunktion der Nebenschilddrüse (Hyperparathyreoidismus), eine Sarkoidose, ein Plasmozytom oder eine Vitamin-D-Überdosierung sein. Die Nephrokalzinose führt zu Funktionsstörungen der Niere bis hin zum dialysepflichtigen Nierenversagen.

Nephro|lithiasis, Nierensteinleiden, Bildung von →Harnsteinen in den Nieren.

Nephro|lithotomie, operative Entfernung von Nierensteinen. Dabei wird die Niere freigelegt, die Niere aufgeschnitten (Nephrotomie) und der Stein entfernt. Dieses Verfahren wird nur noch dann eingesetzt, wenn andere (z. B. die →Lithotripsie) versagen.

Nephrologie, Gebiet der →inneren Medizin.

Nephropathien, →Nierenkrankheiten; z. T. nur die nicht entzündungsbedingten Nierenschädigungen, z. B. durch Diabetes mellitus oder Bluthochdruck.

Nephropexie, operative Befestigung der Niere in ihrer normalen Lage im Bereich der 12. Rippe durch Fixieren der Niere am umliegenden Gewebe (Muskel). Eine Nephropexie wird manchmal bei abnormer Beweglichkeit des Organs vorgenommen, wenn diese zu Beschwerden oder einer lageabhängigen Verminderung der Blutversorgung oder Harntransportstörung der Niere führt.

Nephroptose, →Senkniere.

Nephro|rrhagie, →Nierenblutung.

Nephrose, →nephrotisches Syndrom.

Nephro|sklerose, bindegewebige Veränderungen an den Nierengefäßen, die zu Störungen der Nierenfunktion führen können. Eine Nephrosklerose tritt fast immer zusammen mit erhöhtem Blutdruck auf und kann zur Schrumpfniere führen.

■ **Ursache** Es werden zwei Formen unterschieden: Die **benigne (gutartige) Nephrosklerose** ist Folge einer allgemeinen Arteriosklerose oder wird durch Bluthochdruck ausgelöst und führt zu einer langsam fortschreitenden Verhärtung der kleinsten Nierenarterien (Arteriolen). Die Nierenfunktion bleibt fast immer erhalten, die Anfälligkeit für Nierenbeckenentzündungen ist jedoch erhöht. Die Kennzeichen **der malignen (bösartigen) Nephrosklerose** sind ausgeprägte Veränderungen der Gefäßwände und des Nierengewebes. Häufigste Ursache dieser Nephrosklerose ist die schwere Verlaufsform eines Bluthochdrucks (maligne Hypertonie); aber auch Nierenkrankheiten wie das →hämolytisch-urämische Syndrom oder die Einnahme von Ovulationshemmern können Auslöser sein. Ein Zusammenhang mit Virusinfektionen wird ebenfalls diskutiert.

■ **Befund** Bei der gutartigen Nephrosklerose sind die Betroffenen oft beschwerdefrei. Symptome sind v. a. durch den Bluthochdruck bedingt und umfassen z. B. Ruhelosigkeit, Kopfschmerzen und Appetitlosigkeit. Typisch sind Veränderungen des Augenhintergrunds mit Gewebsschwellungen und Einblutungen. Die Diagnose einer malignen Nephrosklerose wird erst mit der mikroskopischen Untersuchung von über eine Biopsie gewonnenem Nierengewebe gesichert.

■ **Behandlung** Im Vordergrund steht die Blutdrucksenkung, um den Teufelskreis aus erhöhtem Blutdruck und Nierengefäßveränderungen, welche wiederum eine Steigerung des Blutdrucks bewirken, zu durchbrechen. Insbesondere bei der malignen Form ist diese Therapie lebenswichtig, da unbehandelt innerhalb eines Jahres 80–90 % der Erkrankten ein Nierenversagen erleiden. Dann ist eine Hämodialyse angezeigt, notfalls auch die operative Entfernung der betroffenen Niere.

Nephro|stomie, Pyelostomie, künstlich angelegter Verbindungsgang zwischen Körperoberfläche und Nierenbecken (äußere Nierenfistel), der diagnostischen oder therapeutischen Zwecken dient. Eine Nephrostomie kann ein- oder doppelseitig angelegt werden. Dazu wird unter lokaler Betäubung ein Katheter unter Ultraschallkontrolle durch die Haut der Lendenregion über das Nierengewebe und Kelchsystem bis ins Nierenbecken vorgeschoben und anschließend an der Haut fixiert.

Über den Katheter kann zur röntgenologischen Darstellung des Nierenkelchsystems Kontrastmittel gespritzt werden (antegrade Pyelografie). Es können auch Harnsteine entfernt (→Lithotripsie) sowie Zysten und Eiteransammlungen punktiert werden. Die wichtigste therapeutische Anwendung ist die vorübergehende Ableitung von Urin, z. B. zur Umgehung einer Abflussblockade im Harnleiter. Eine Nephrostomie wird auch nach einer offenen Operation der Nieren oder Harnleiter angelegt. Der Betroffene muss viel trinken, um einem Verstopfen des Katheters vorzubeugen. Häufige Komplikationen sind Entzündungen, die sofort behandelt werden müssen.

nephrotisches Syndrom, Nephrose, Krankheitsbild, das durch eine erhöhte Eiweißdurchlässigkeit der Nierenkörperchen gekennzeichnet ist und mit vermehrter Eiweißausscheidung im Urin (Proteinurie), verminderter Eiweißkonzentration im Blut (Hypoproteinämie), Einlagerung von Gewebswasser in das Unterhautgewebe (Ödeme) und erhöhten Blutfettwerten (Hyperlipoproteinämie) einhergeht.

■ **Ursache** Ein nephrotisches Syndrom ist in 75–80 % der Fälle durch eine vorangegangene →Glomerulonephritis bedingt. Außerdem können Autoimmunkrankheiten, Tumorerkrankungen (z. B. Plasmozytom), Diabetes mellitus, Medikamente (z. B. Schmerzmittel, Antiepileptika) oder selten Infektionskrankheiten (z. B. Malaria, Hepatitis) zugrunde liegen.

■ **Befund** Typisches Krankheitszeichen sind ausgeprägte Wassereinlagerungen (Ödeme) an den Augenlidern, im Gesicht und den Beinen; später auch im Bauchraum (Aszites), in der Lunge und im Gehirn. Sie gehen mit einer meist erheblichen Gewichtszunahme einher. Allgemeines Unwohlsein, Müdigkeit und Schwäche kommen hinzu. Durch den Eiweißverlust kommt es zu einem Mangel an Immunglobulinen und damit häufig zu einer erhöhten Infektanfälligkeit. Es besteht außerdem eine erhöhte Thrombosegefahr. Zur Sicherung der Diagnose werden eine Nierenbiopsie und Blutproben entnommen.

■ **Behandlung** Zunächst steht die Therapie der Grunderkrankung im Vordergrund. Nierenschädigende Medikamente werden abgesetzt. Außerdem sollte sich der Betroffene schonen und kochsalzarm ernähren. Zum Ausschwemmen der Ödeme werden →harntreibende Mittel verordnet. Zur Vorbeugung einer Thrombose werden →Gerinnungshemmer eingesetzt. Infektionen müssen frühzeitig mit Antibiotika bekämpft werden.

Nephrotomie, Schnitt in das Nierengewebe nach vorangegangener Freilegung des Organs, z. B. zur Entfernung von Nierenbeckensteinen (→Harnstein) oder zum Einbringen eines Nierenbeckenkatheters (→Nephrostomie).

Nephro|ureterektomie, operative Entfernung einer Niere und des Harnleiters (→Nephrektomie).

Nephro|zirrhose, →Schrumpfniere.

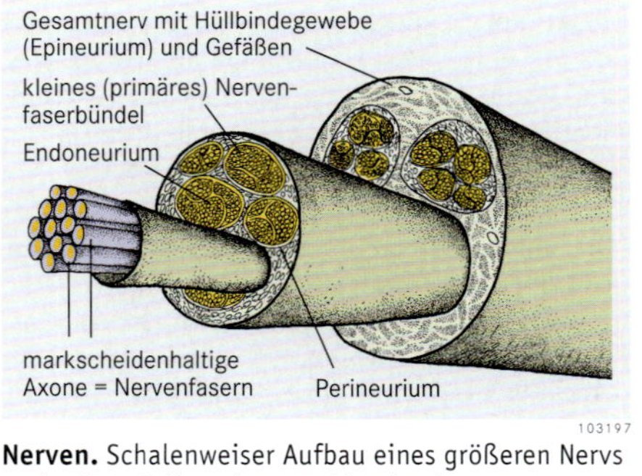

Nerven. Schalenweiser Aufbau eines größeren Nervs und seiner Hüllstrukturen. Die einzelnen Nervenfasern sind vom Endoneurium, die Nervenfaserbündel vom Perineurium umhüllt.

Nerven, Nervi, Abk. **Nn.,** Bündel aus parallel angeordneten Nervenfasern, die der Reizleitung zwischen Teilen des Nervensystems oder zwischen Nervensystem und einem Körperteil dienen. Bei den einzelnen Nervenfasern handelt es sich um Fortsätze von →Nervenzellen, die meist von einer Isolationsschicht, der Markscheide, umgeben sind.

Die Bindegewebshülle, die v. a. Nerven des peripheren Nervensystems umgibt, dient dem Schutz des Nervs und dem Heranführen von Blutgefäßen. Bei größeren Nerven lassen sich drei Schichten unterscheiden. Einzelne Nervenfasern sind in das **Endoneurium,** ein lockeres Bindegewebe, eingebettet. Das **Perineurium** fasst einzelne Nervenfasern zu Faserbündeln (Faszikeln) zusammen. Die innere Schicht des Perineuriums besteht aus mehreren Lagen Endothelzellen mit anliegender Basalmembran, die den Nerv vom umliegenden Gewebe abschotten. Außen liegt eine Schicht elastischer Fasern auf, die die mechanische Belastbarkeit des Nervs bestimmen. Der gesamte Nerv wird vom **Epineurium** umgeben, das innen als System konzentrisch verlaufender Lamellen organisiert ist und nach außen mehr und mehr in lockeres Bindegewebe übergeht, das die Verbindung mit dem umgebenden Gewebe herstellt.

Nerven können nach verschiedenen Kriterien unterschieden und eingeteilt werden. Anatomisch gesehen lassen sich Nerven innerhalb des Zentralnervensystems, also von Gehirn und Rückenmark, von Nerven des peripheren Nervensystems unterscheiden. Ein anderes Kriterium ist die Richtung, in der sie Reize leiten: **Afferente Nerven** leiten Informationen zum Zentralnervensystem hin, **efferente Nerven** leiten Reize in umgekehrter Richtung. Wenn efferente Nerven einen Muskel versorgen, heißen sie auch **motorische** Nerven, wenn afferente Nerven Informationen von Sinnesorganen führen, werden sie auch als sensible oder **sensorische Nerven** bezeichnet.

Daneben können **vegetative Nerven,** die Signale für die unbewusste Steuerung von Körperfunktionen leiten, von **somatischen Nerven** unterschieden werden, die willkürliche Funktionen, z. B. die Bewegung von Muskeln, vermitteln. Viele Nerven sind jedoch **gemischte Nerven,** da sie afferente und efferente, vegetative und somatische Fasern führen. Andere Einteilungsmöglichkeiten vereinigen anatomische und neurophysiologische Gesichtspunkte, z. B. Durchmesser, Leitungsgeschwindigkeit und Funktion der Nervenfasern.

Wichtige Nerven sind z. B.:

Der **Nervus abducens** (VI. Hirnnerv, Abduzens) versorgt den seitlichen geraden Augenmuskel. Dieser dreht den Augapfel schläfenwärts. Der **Nervus accessorius** (XI. Hirnnerv) versorgt den Musculus sternocleidomastoideus und den Musculus trapezius. Der **Nervus acusticus** (Nervus cochlearis) ist der →Hörnerv. Der **Nervus axillaris** (Achselnerv) ist ein von Spinalnerventeilen aus verschiedenen Rückenmarksabschnitten gebildeter Nervenstrang im Plexus brachialis. Die **Nervi cardiaci** sind Nervenäste des Sympathikus, die zum Herzen ziehen. Die **Nervi craniales** sind die →Hirnnerven. Der **Nervus facialis** ist der →Fazialis. Der **Nervus femoralis** (Oberschenkelnerv) verläuft an der Vorderseite des Oberschenkels und versorgt dort v.a. Haut und Streckmuskeln. Der **Nervus fibularis** ist der Nervus peronaeus. Der **Nervus frontalis** (Stirnnerv) ist ein Stirnast des Nervus ophthalmicus. Der **Nervus glossopharyngeus** (IX. Hirnnerv) ist ein gemischter Hirnnerv, der motorisch Teile der Rachenmuskulatur (z.B. für das Schlucken), sensibel die Rachenschleimhaut versorgt. Er steuert über parasympathische Fasern die Ohrspeicheldrüse und leitet die Geschmacksempfindungen aus dem hinteren Zungendrittel. Der **Nervus hypoglossus** (XII. Hirnnerv) innerviert die Zungenmuskulatur (Zungenbewegungen). Die **Nervi intercostales** (Zwischenrippennerven, Interkostalnerven) sind 12 paarige Nerven, die am Rippenunterrand verlaufen und sensibel die Brustwand, motorisch die Zwischenrippenmuskeln versorgen. Der **Nervus ischiadicus** ist der →Ischiadikus. Der **Nervus lacrimalis** (Tränennerv) ist ein Ast des Nervus ophthalmicus, der Teile der Tränenorgane versorgt. Der **Nervus laryngeus inferior** (unterer Kehlkopfnerv) ist ein Hauptast des **Nervus laryngeus recurrens** (Nervus recurrens, Rekurrens), der wiederum ein Ast des Nervus vagus ist und motorisch fast alle Kehlkopfmuskeln, sensibel Kehlkopfschleimhaut ab der Stimmritze, Stimmbänder, Luftröhre und Speiseröhre versorgt. Der **Nervus laryngeus superior** (oberer Kehlkopfnerv) ist ebenfalls ein Ast des Nervus vagus; er versorgt motorisch den Musculus cricothyroideus (einen der Kehlkopfmuskeln), sensibel die Schleimhaut von Rachen, Kehldeckel und Kehlkopf (bis zur Stimmritze). Der **Nervus lingualis** (Zungennerv) ist ein Ast des Nervus mandibularis, der u.a. die Geschmacksempfindungen weiterleitet. Der **Nervus mandibularis** (Unterkiefernerv) ist der dritte, der **Nervus maxillaris** (Oberkiefernerv) der zweite Ast des Nervus trigeminus (Trigeminus). Der **Nervus medianus** (Mittelnerv, Medianus) verläuft an der Beugeseite des Arms und durch den Karpaltunnel zur Hand. Er versorgt u.a. motorisch die meisten Muskeln des Daumenballens und einige Muskeln am Unterarm. Der **Nervus musculocutaneus** versorgt motorisch v.a. die Beugergruppe am Oberarm, sensibel die Unterarmhaut über der Speiche. Der **Nervus obturatorius** (Obturatorius, Hüftlochnerv) versorgt motorisch die an der Oberschenkelinnenseite liegenden Adduktoren, die das Bein zur Mitte ziehen, und sensibel die Haut der Oberschenkelinnenseite. Der **Nervus oculomotorius** (III. Hirnnerv, Okulomotorius) versorgt vier der sechs äußeren Augenmuskeln. Seine parasympathischen Fasern innervieren den Ziliarmuskel und den Musculus sphincter pupillae, der die Verengung der Pupille bewirkt. Der **Nervus olfactorius** ist der →Riechnerv. Der **Nervus ophthalmicus** (Augennerv) ist der erste Ast des Nervus trigeminus (Trigeminus). Der **Nervus opticus** ist der →Sehnerv. Der **Nervus peronaeus (communis)** (Peronäus, Nervus fibularis, Wadenbeinnerv) geht aus dem Nervus ischiadicus hervor und hat einen oberflächlichen und einen tiefen Ast. Er versorgt Muskeln und Haut an der Unterschenkelrück- und -außenseite sowie die Haut von Fußrücken und Zehen (größtenteils). Der Nervus peronaeus liegt dicht unter der Haut dem Wadenbeinköpfchen auf, sodass er relativ leicht geschädigt werden kann. Der **Nervus phrenicus** (Zwerchfellnerv, Phrenikus) versorgt motorisch das Zwerchfell, sensibel Herzbeutel, Brustfell und Teile des Bauchfells. Der **Nervus pudendus** (Schamnerv) ist ein Nervenast aus dem Plexus sacralis, der Damm, Beckeneingeweide und äußere Geschlechtsorgane versorgt. Der **Nervus radialis** (Speichennerv) verläuft an der Rückseite des Arms zum Unterarm und versorgt motorisch die Strecker an Oberarm und Unterarm, sensibel die Streckseite von Ober- und Unterarm sowie einen Teil des Handrückens. Die **Nervi spinales** sind die →Spinalnerven. Die **Nervi splanchnici** sind eine Gruppe vegetativer Nerven, die die Eingeweide versorgen. Die **Nervi thoracici** (Brustnerven) sind 12 Spinalnervenpaare, deren hintere Äste einen Teil der Rückenmuskulatur und die Rückenhaut versorgen. Die vorderen Äste bilden die Nervi intercostales. Der **Nervus tibialis** (Schienbeinnerv) geht aus dem Nervus ischiadicus hervor und versorgt motorisch die Beugemuskeln am Unterschenkel und die Muskeln der Fußsohle, sensibel u.a. die Haut von Wade, Ferse und Fußsohle. Der **Nervus trigeminus** ist der →Trigeminus. Der **Nervus trochlearis** (IV. Hirnnerv) innerviert den oberen schrägen Augenmuskel. Der **Nervus ulnaris** (Ellennerv) verläuft an der Rückseite des Oberarms und am Unterarm parallel zur Elle. Er versorgt motorisch einen Teil der Beugemuskeln am Unterarm sowie einige Handmuskeln, sensibel u.a. die Hautbezirke von Ring- und Kleinfinger. Der **Nervus vagus** (X. Hirnnerv) ist ein gemischter Nerv (Kurzbezeichnung: Vagus), der v.a. Funktionen von Herz und Magen-Darm-Kanal, aber auch von Hals-, Brust- und Bauchorganen steuert und Signale von den Organen zum Zentralnervensystem leitet. Vagus-Wirkungen auf die inneren Organe werden oft durch Aktivierung des Sympathikus wieder aufgehoben. Der Nervus vagus reicht etwa bis zur Mitte oder zum linken Drittel des quer verlaufenden Grimmdarms; danach übernimmt der Kreuzbeinteil des Parasympathikus die Wirkungen des Vagus. Der **Nervus vestibularis** ist der Gleichgewichtsnerv (→Gleichgewichtsorgan). Der **Nervus vestibulocochlearis** (VIII. Hirnnerv) ist ein gemeinsamer, rein sensorischer Nerv für Hören und Gleichgewicht.

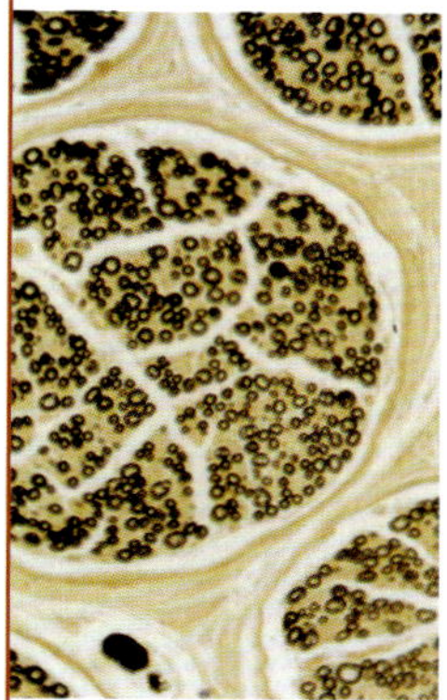
103192

Nerven.
Nervenfaserbündel im Querschnitt (lichtmikroskopische Aufnahme). Die Markscheiden sind als schwarzbraune Ringe erkennbar.

Nervenbiopsie, →Biopsie.

Nervenblockade, Form der →Leitungsanästhesie.

Nervenendigung, Aufzweigung an den Enden von Nervenzellen. Nervenendigungen werden nach ihrer Funktion und Gestalt unterschieden. Endknöpfe der Nervenzellfortsätze setzen Neurotransmitter frei und vermitteln so die Fortleitung von Impulsen (→Synapse). Freie Nervenendigungen liegen als marklose Nervenfäserchen u.a. in Haut, Schleimhäuten, Drüsenepithel und Bindegewebe und fungieren als Schmerzrezeptoren oder Thermorezeptoren. Komplex gebaute Endigungen von Nervenzellen, die Erregungen zum Zentralnervensystem transportieren, dienen z.B. als →Rezeptoren für Berührungen.

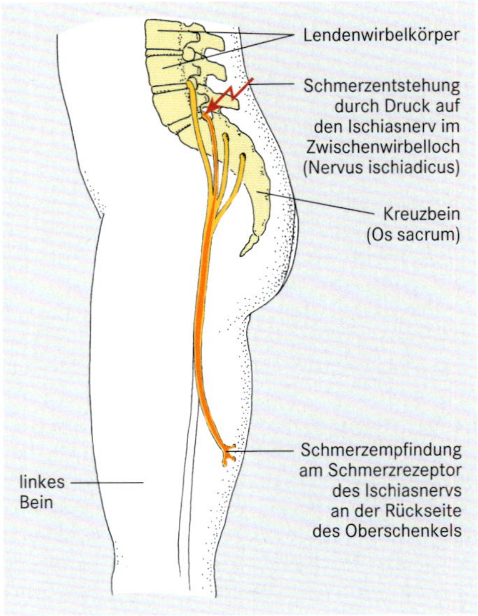

Nervenschmerz. Ort der Schmerzentstehung und der Schmerzempfindung am Beispiel des Ischiasnervs. Druck auf den Austrittspunkt des Ischiasnervs führt zu Schmerzen an der Rückseite des betroffenen Beines.

Nerven|entzündung, Neuritis, entzündliche Erkrankung eines oder mehrerer Nerven, z.B. bei Infektionen mit Viren oder Bakterien; im weiteren Sinne auch Nervenveränderungen, die durch Gifte, Verletzungen oder Abbauprozesse verursacht sind. Es kommt zu schlaffen Lähmungen, Sensibilitätsstörungen und vegetativen Regulationsstörungen der Haut.

Nervenheilkunde, zusammenfassende Bezeichnung für Neurologie und Psychiatrie, z.T. auch als Synonym für →Neurologie verwendet.

Nervenleiden, Schädigung einzelner oder mehrerer Nerven (→Nervenentzündung, →Polyneuropathie).

Nervennaht, operative Wiedervereinigung der Enden eines durchtrennten Nervs.

Nervenregeneration, Heilungsvorgang nach Verletzung eines Nervs. Wenn die Umhüllung des Nervs erhalten geblieben ist, kann der Nerv innerhalb dieser »Schiene« wachsen (mit einer Geschwindigkeit von 1–3 mm pro Tag).

Nervenresektion, Neurektomie, operative Entfernung eines Nervenabschnitts.

Nervenschädigung, Funktionsbeeinträchtigung eines Nervs, z.B. durch Druckeinwirkung, Verletzung oder Gifte (→Polyneuropathie). Es kann zum vorübergehenden Funktionsausfall oder zur völligen Zerstörung des Nervs kommen. Folgen sind Lähmungen und Sensibilitätsstörungen.

Nervenschmerz, Neuralgie, starker Schmerz im Versorgungsgebiet eines einzelnen Nervs, eines Nervengeflechtes (Nervenplexus) oder einer Nervenwurzel. Der Nervenschmerz tritt anfallsartig »einschießend«, wellenförmig oder als Dauerschmerz auf.

■ **Ursache** Bei Nervenschmerz wird nicht der Schmerzrezeptor gereizt, sondern der Nerv in seinem Verlauf. Die Schmerzen werden vom Gehirn aber der Körperregion zugeordnet, in der die jeweiligen Nervenfasern mit ihren Schmerzrezeptoren enden. Dieser Zusammenhang ist auch die Ursache dafür, dass es nach einer Amputation zum →Phantomempfinden kommen kann. Ein großer Teil der Nervenschmerzen entsteht dort, wo aufgrund anatomischer Gegebenheiten Nervengewebe durch körperliche Belastungen oder Verschleißerscheinungen dauerhaft (z.B. durch Druck) geschädigt wird. Ein wichtiges Beispiel hierfür ist die Ischialgie (→Ischiassyndrom), auch bei der →Trigeminusneuralgie wird solch eine Ursache vermutet. Windpockenviren sind in der Lage, nach einer Infektion in den Nervenzellen einer Nervenwurzel zu überdauern; sie können dann Schmerzen auslösen, die das Versorgungsgebiet der entsprechenden Nervenwurzel betreffen (Zosterneuralgie bei der →Gürtelrose).

■ **Behandlung** Wichtig ist v.a., auslösende und belastende Faktoren zu erkennen und zu meiden. Entspannungstechniken tragen zur Verringerung der Schmerzintensität bei. Helfen übliche →Schmerzmittel während der Schmerzattacke nicht, so werden Medikamente eingesetzt, die die Erregbarkeit des Nervengewebes herabsetzen.

Nervenstimulation, Reizung von Nerven mit Elektroimpulsen (→TENS).

Nervensystem, Gesamtheit der Nervengewebe des Menschen. Es dient der Erfassung, Fortleitung, Auswertung und Speicherung von Informationen. Mit spezialisierten Messfühlern (Rezeptoren) nimmt das Nervensystem Veränderungen im Bereich des Körpers oder der Außenwelt wahr. Daraus resultierende

Nervensystem
→ GEO **Dossier**
Billionen Zellen und ein Bewusstsein, Bd. 9

Nervensystem
→ GEO **Dossier**
Signale aus dem Reich der Mitte, Bd. 9

Nervensystem
→ GEO **Dossier**
Auf dem Weg zum Techno sapiens, Bd. 10

Reize werden über **afferente** Nervenfasern an übergeordnete Zentren übermittelt, in denen sie verarbeitet und gespeichert werden. Reaktionen bzw. Antworten vermittelt das Nervensystem über **efferente,** von den Zentren wegführenden Nervenfasern. Damit ermöglicht es die Kommunikation innerhalb des Organismus sowie zwischen Organismus und Umgebung.

Anatomisch lässt sich das Nervensystem in zwei Teile gliedern, die jedoch in ihrer Funktion eng aneinander gekoppelt sind. Das **zentrale Nervensystem** (Zentralnervensystem, ZNS) besteht aus Gehirn und Rückenmark. Zum **peripheren Nervensystem** gehören alle →Nervenzellen und Nervenbahnen außerhalb dieser bei-den Zentren. Dazu zählen u.a. die 12 Hirnnerven, die aus dem Rückenmark hervorgehenden Spinalnerven mit ihren Nervengeflechten (Plexus) und ihre sämtlichen Verzweigungen.

Je nach Funktion können zwei Teilbereiche unterschieden werden. Das **willkürliche Nervensystem** (somatisches Nervensystem) steuert alle dem Bewusstsein und dem Willen unterworfenen Vorgänge, z.B. die Bewegung von Skelettmuskeln. Das **vegetative Nervensystem** (autonomes Nervensystem) dagegen ist kaum willentlich beeinflussbar und steuert die Funktionen der inneren Organe, der glatten Muskulatur und der Drüsen. Es hat zwei Anteile, die als Sympathikus und Parasympathikus bezeichnet werden (→vegetatives Nervensystem). Sowohl das willkürliche als auch das vegetative Nervensystem sind in Funktion und Aufbau nicht eindeutig trennbar. Während sie im Zentralnervensystem stark miteinander verflochten sind, sind sie im peripheren Nervensystem überwiegend getrennt. Beide Systeme haben außerdem enge Beziehungen zum Hormon- und Immunsystem.

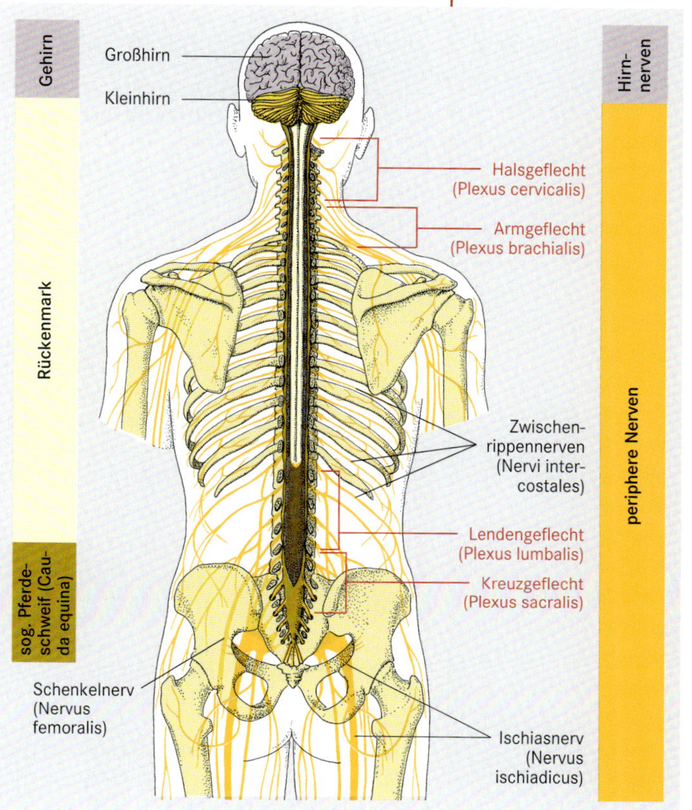

Nervensystem. Peripheres Nervensystem; es umfasst alle Nerven mit Ausnahme von Gehirn und Rückenmark. Die Hirnnerven sind hier nicht dargestellt.

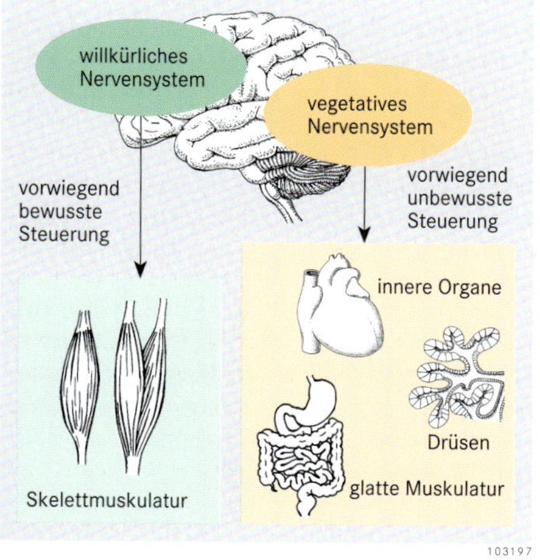

Nervensystem. Willkürliches und vegetatives Nervensystem im Vergleich. Während über das willkürliche Nervensystem die Skelettmuskulatur gesteuert wird, beeinflusst das vegetative Nervensystem die inneren Organe, die glatte Muskulatur und die Drüsen.

Die für die Funktion und den Aufbau des Nervensystems grundlegende Einheit ist die →Nervenzelle. Über Fortsätze oder Nervenfasern sind die Nervenzellen untereinander verschaltet, mehrere parallel verlaufende Fortsätze sind zu →Nerven gebündelt. Die Verschaltungsstellen zwischen den Neuronen sind die →Synapsen; an ihnen werden infolge eines ankommenden Reizes Botenstoffe (Neurotransmitter) freigesetzt, die die Signalfunktion nachgeschalteter Neuronen fördern oder hemmen. Wichtig für die Funktion des Nervensystems sind auch Gliazellen (→Neuroglia), in die Nervenzellen eingebettet sind, die deren Nährstoffversorgung sicherstellen und zur Regeneration von beschädigtem Nervengewebe von Bedeutung sind.

Nerventransplantation, Einfügen eines Nervenabschnitts zum Überbrücken einer Lücke zwischen zwei Enden eines Nervs. Als Transplantat wird meist ein Abschnitt des Nervus suralis verwendet. Dieser versorgt lediglich einen kleinen Hautbezirk am Fußgelenk, sein Fehlen ist daher kaum beeinträchtigend.

Nerventumoren, sämtliche gut- und bösartige Geschwülste, die vom Nervengewebe ausgehen. Sie können sich vom vegetativen Nervensystem ableiten (z. B. →Phäochromozytom), an peripheren Nerven entstehen (z. B. →Neurinom, →Stumpfneurom, →Neurofibrosarkom) oder in Gehirn und Rückenmark auftreten (→Hirntumoren).

Nervenverletzung, →Nervenschädigung.

Nervenwasser, →Liquor 3).

Nervenwurzel, Ein- oder Austrittsort eines Nervs aus dem →Rückenmark.

Nervenwurzelsyndrom, →Wurzel-Kompressionssyndrom.

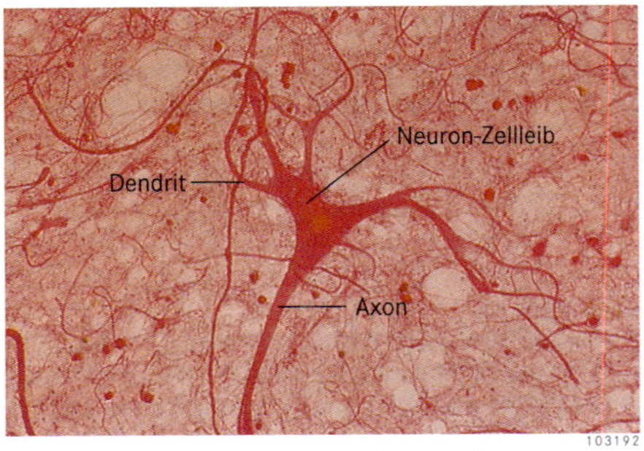

Nervenzelle. Nervenzelle aus dem Rückenmark mit Dendriten und Axon (lichtmikroskopische Aufnahme)

Nervenzelle, Neurozyt, Ganglienzelle, Zelle, die Erregungen in Form elektrischer Impulse bilden, empfangen, weiterleiten und verarbeiten kann. Sie stellt damit die grundlegende Funktionseinheit des →Nervensystems dar. Eine Nervenzelle mit all ihren Fortsätzen wird als **Neuron** bezeichnet. Allein das Gehirn enthält circa 100 Milliarden Neurone. Manche Nervenzellen können Hormone produzieren, sie werden dann als neurosekretorische Nervenzellen bezeichnet.

Nervenzelle
→ GEO **Dossier**
Signale aus dem Reich der Mitte, Bd. 9

■ **Aufbau einer Nervenzelle** Eine Nervenzelle besteht aus einem **Zellkörper** (Perikaryon, Soma), in dem der überwiegende Teil des Zellstoffwechsels stattfindet, und meist mehreren Fortsätzen, den Dendriten und Axonen. **Dendriten** leiten Erregungen zum Zellkörper hin, **Axone** (Neuriten) leiten sie vom Zellkörper zu anderen Nervenzellen, Drüsenzellen oder Muskelzellen. Dort zweigen sich die Axone in viele Endknöpfe auf, die zusammen mit Bestandteilen dieser Zellen eine als →Synapse bezeichnete Übermittlungsstelle für Erregungen bzw. elektrische Impulse bilden.

■ **Aufbau des Axons** Die Länge von Axonen variiert von wenigen Hundert Mikrometern, z. B. bei Hirnnerven, bis zu über einem Meter, z. B. bei Nerven, die vom Rückenmark zum Fuß verlaufen. Sie bestehen aus einem Bündel parallel verlaufender Fäserchen, den Neurofibrillen. Insbesondere die langen Axone peripherer Nerven sind von einer **Markscheide** (Myelinscheide, Gliascheide, Neurolemm) umgeben – sie werden dann als Nervenfasern bezeichnet. Diese Markscheide wird von Zellen der →Neuroglia gebildet und stellt eine elektrische Isolierung für das Axon dar. In regelmäßigen Abständen ist sie unterbrochen (Ranvier-Schnürringe), was Folgen für die Fortleitung einer Erregung (die Erregungsleitung beruht auf Ladungsverschiebungen an der Neuritenmembran) hat: Im Gegensatz zur langsamen **elektrotonischen Erregungsausbreitung** an marklosen Axonen springt die Erregung bei markhaltigen Nervenfasern von Schnürring zu Schnürring – man spricht von **saltatorischer Erregungsausbreitung.** Dabei gilt folgende Faustregel: Je dicker die Markscheide ist, desto größer sind die Abstände zwischen den Schnürringen und die Leitungsgeschwindigkeit der Nervenfasern (→Nerven).

Nervenzusammenbruch, umgangssprachliche Bezeichnung für unterschiedliche schwere psychische Überlastungsreaktionen, z. B. für einen medizinisch relativ harmlosen, kurzfristigen Verlust der Affektbeherrschung wie für die schwere Form einer akuten →Psychose.

Nervosität, umgangssprachliche Bezeichnung für das Gefühl innerer Unruhe, Rastlosigkeit, Fahrigkeit. Die Betroffenen sind wenig belastbar, brausen leicht auf, leiden oft auch unter Angstgefühlen. Meist ist Nervosität eine kurzzeitige, unangenehme Begleiterscheinung, wenn sich der Betroffene mit einer neuen Situation konfrontiert sieht. Anhaltende Nervosität kann ein Hinweis auf eine akute Erkrankung sein und sollte ärztlich abgeklärt werden. Von der Nervosität zu unterscheiden ist die gesteigerte motorische Unruhe (Hyperaktivität), die mit deutlichem Bewegungsdrang einhergeht und der oft eine ernsthafte seelische oder körperliche Erkrankung zugrunde liegt.

Nesselsucht, Quaddelsucht, Urtikaria, aus Quaddeln bestehender Hautausschlag mit starkem Juckreiz. Die Nesselsucht ist eine der häufigsten Hauterkrankungen, sie betrifft 20–30 % der Bevölkerung mindestens einmal im Leben. Bei einer Dauer unter 6 Wochen wird sie als **akute,** sonst als **chronische Nesselsucht** bezeichnet.

■ **Ursache** Anhand der auslösenden Faktoren wird die Nesselsucht in verschiedene Formen unterteilt: Eine **allergische Nesselsucht** tritt als Reaktion z. B. auf Arzneimittel, Insektenstiche oder Nahrungsmittel auf. Häufiger ist die nichtallergische Nesselsucht, eine Unverträglichkeitsreaktion z. B. gegenüber Arzneimitteln oder Nahrungsmittelzusätzen. Bekannt ist die Nesselsucht durch Hautkontakt, z. B. mit Quallen, Brennnesseln oder Schalen von Zitrusfrüchten. Es können aber auch physikalische Auslöser wie Kälte, Wärme, Sonnenlicht oder mechanische Reize zum Auftreten von Quaddeln führen. Als Son-

Nervosität		
Beschwerden	**Wahrscheinliche Ursachen**	**Erste Maßnahmen**
Nervosität und innere Unruhe		
Nervosität **bei Stress und Schlafmangel**	Folgen der Überforderung bzw. des Schlafdefizits (→Stress)	Für ausreichende Ruhephasen sorgen
Nervosität, **Zittern und Heißhunger,** v. a. nach bewusster Gewichtsabnahme	Meist Unterzuckerung (→Hypoglykämie) aufgrund zu geringer Nahrungsaufnahme	Ausgewogene Ernährung und ausreichende Flüssigkeitszufuhr
Nervosität **nach Einnahme von Medikamenten**	Medikamentennebenwirkung, z. B. bei Schilddrüsentherapeutika, Psychopharmaka, Blutdruck- oder Asthmamitteln	Rücksprache mit dem Arzt, ob das Medikament anders dosiert oder umgestellt werden kann
Nervosität **bei juckenden Hauterkrankungen**	Folge des →Juckreizes	Rücksprache mit dem Arzt
Nervosität, **Gewichtsabnahme** bei normalem Appetit, oft **Händezittern, Schwitzen,** Haarausfall, Herzklopfen	→Schilddrüsenüberfunktion	Arztbesuch
Hyperaktivität		
Hyperaktivität **bei Kindern** mit gesteigerter, zielloser Unruhe und verminderter Aufmerksamkeit	Bei zeitweiligem Auftreten Ausdruck von Angst oder Langeweile, bei Anhalten typisch für →hyperkinetisches Syndrom	Bei anhaltenden Beschwerden Kinderarzt aufsuchen
Hyperaktivität und **Euphorie,** Distanzlosigkeit	→Manie	Arztbesuch; Betroffenen aufmerksam beobachten
Unruhe, Hyperaktivität und Nervosität **nach Entzug von Alkohol, Drogen oder Medikamenten**	Entzugserscheinungen bis hin zum →Delir (selten, v. a. bei Drogenentzug)	Arztbesuch in Begleitung; Betroffenen aufmerksam beobachten

derfall der physikalischen Nesselsucht wird die **cholinergische Nesselsucht** betrachtet, bei der durch Stimulation der Schweißdrüsen – meist durch Wärme – stecknadelkopfgroße Quaddeln am Oberkörper auftreten. Darüber hinaus kommt die Nesselsucht als Begleiterscheinung anderer Erkrankungen vor, z.B. bei Lupus erythematodes, Wurminfektionen oder Leberentzündung. Besonders im Kindesalter treten Schübe einer akuten Nesselsucht häufig nach einer Infektion auf.

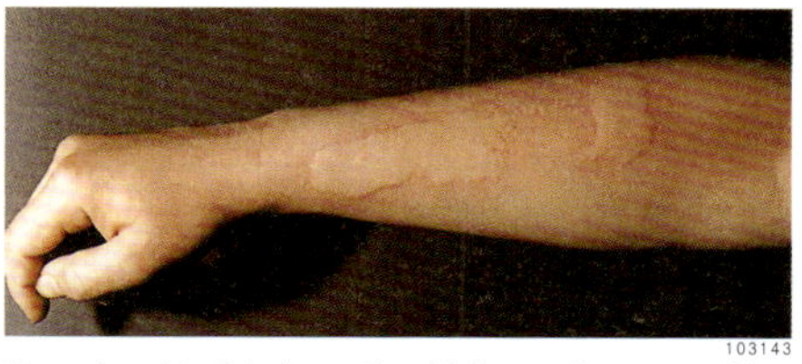
103143

Nesselsucht. Erhabene Quaddeln am Unterarm. Sie können sich in kürzester Zeit entwickeln.

■ **Befund** Innerhalb von wenigen Minuten schießen unterschiedlich große, leicht erhabene und meist rötliche Quaddeln (dem Brennnesselkontakt ähnlich) auf. Diese bilden sich nach Stunden bis Tagen von selbst zurück. Es besteht heftiger Juckreiz, der typischerweise aber nicht zum Kratzen, sondern zum Reiben führt. Eine Sonderform der allergischen Nesselsucht ist das häufig im Gesicht auftretende →Quincke-Ödem. Bei einer akuten allergischen Reaktion können neben den Hauterscheinungen auch Magen-Darm-Beschwerden (insbesondere Durchfall), Luftnot, Kopfschmerzen und selten ein anaphylaktischer Schock auftreten. Bei Hinweisen auf eine derartige Zunahme der allergischen Reaktion muss sofort der Arzt verständigt werden.

■ **Behandlung** Die Therapie besteht in erster Linie im Ausschalten der auslösenden Faktoren. Dazu werden Allergietests durchgeführt, bei Verdacht auf eine Nahrungsmittelallergie auch eine Suchdiät. Bei mehr als der Hälfte der Betroffenen wird allerdings kein Auslöser gefunden. Dann kann nur antiallergisch und juckreizlindernd mit Antihistaminika zum Einnehmen behandelt werden. In schweren Fällen werden Antihistaminika und Kortikoide auch gespritzt.

Nestschutz, vorübergehender Infektionsschutz bei Neugeborenen infolge mütterlicher Abwehrstoffe (v.a. Antikörper) im Blut des Kindes. Gegen Krankheiten, die die Mutter nicht selbst durchlitten hat und gegen die sie auch nicht geimpft ist, besteht kein bzw. nur ein reduzierter Nestschutz.

Netzbruch, Form des →Bruchs 2).

Netzeinklemmung, Einschnüren des großen Netzes (Omentum majus) in einer Bruchpforte. Dadurch kommt es zu einer Abschnürung der versorgenden Blutgefäße mit Durchblutungsstörungen. Bei länger bestehender Netzeinklemmung droht ein Absterben des betroffenen Netzanteils (→Bauchfell). Der Betroffene klagt über starke Bauchschmerzen, Übelkeit und Erbrechen. Es ist eine sofortige Operation erforderlich.

Netzhaut, Retina, innerste Schicht des Augapfels, die lichtempfindliche Sinneszellen trägt. Sie liegt zwischen Glaskörper und Aderhaut des Auges (→Auge) und hat einen mehrschichtigen Aufbau: Kontaktschicht zur Ader-

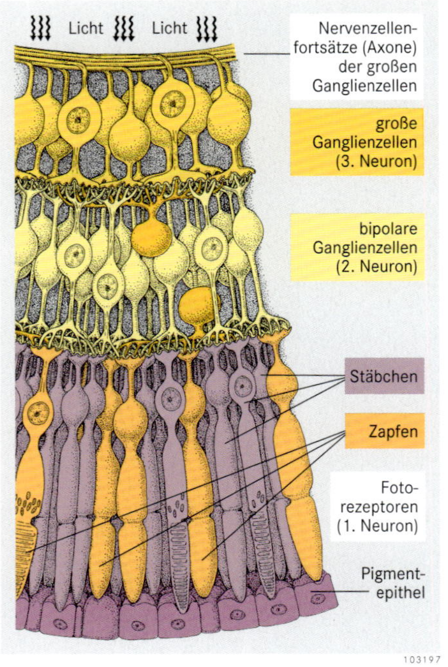

Netzhaut. Schichtaufbau der Netzhaut. Lichtimpulse lösen bei Fotorezeptoren (Zapfen und Stäbchen) einen Nervenimpuls aus, der über die Ganglienzellen zum Sehnerv und weiter zum Gehirn geleitet wird.

haut ist das dünne Pigmentepithel, ihm folgen die Schicht mit den lichtempfindlichen Sinneszellen, den Fotorezeptoren, und schließlich zwei Schichten von Nervenzellen. Beim Sehen muss das Licht nach dem Glaskörper zunächst die Nervenzellschicht durchdringen, bevor es zu den Fotorezeptoren gelangt.

Ein direkter Kontakt zwischen **Pigmentepithel** und Netzhaut besteht nur in dem Bereich, in dem der Sehnerv aus dem Augapfel austritt, und im vorderen Augenabschnitt. Die **Fotorezeptorschicht** befindet sich nur in den hinteren beiden Dritteln des Augapfels. Die einzelnen Fotorezeptoren enthalten den Sehfarbstoff **Rhodopsin,** der aus einem Eiweißanteil und einem Pigment, das aus Vitamin A gebildet wird, besteht. Beim Auftreffen von Licht ändert das Pigment seine Form und löst damit einen elektrischen Impuls aus, anschließend zerfällt das Rhodopsin in die beiden Bestandteile. Um die Lichtempfindlichkeit der Fotorezeptoren aufrechtzuerhalten, werden der Eiweißanteil und das in seine Ausgangsform zurückgeführte Pigment wieder miteinander verbunden. Es gibt zwei Typen lichtempfindlicher Zellen. Die **Stäbchen** kommen v. a. in der Netzhautperipherie vor. Sie sind aufgrund ihrer hohen Lichtempfindlichkeit für das Dämmerungssehen geeignet. Die **Zapfen** sind weitaus weniger lichtempfindlich und daher für das Sehen bei Tage zuständig. Sie befinden sich v. a. im Zentrum der Netzhaut, direkt gegenüber dem Mittelpunkt von Hornhaut und Pupille. Dieser Bereich wird als gelber Fleck bezeichnet und ist der Ort des schärfsten Sehens. Die Zapfen besitzen Sehfarbstoffe mit unterschiedlichen Eiweißanteilen, weshalb sie für bestimmte Wellenlängen des Lichts besonders empfindlich sind und der Wahrnehmung von Farbunterschieden dienen. Da die Fotorezeptoren beim Sehvorgang die ersten Impulse auf dem Weg der visuellen Information – der Sehbahn – abgeben, werden sie auch 1. Neuron genannt. Entsprechend werden die beiden **Nervenzellschichten,** die der Fotorezeptorschicht aufliegen, als 2. und 3. Neuron bezeichnet. Die erste Schicht besteht aus bipolaren Nervenzellen, also Zellen, die nach beiden Seiten verschaltet sind bzw. zwei Pole haben. Durch die Verschaltungen dieser Zellen mit den Fotorezeptorzellen kann die Fläche der Netzhaut, die zur Reizung eines Neurons beiträgt, variiert werden. Daher trägt diese Zellschicht neben der Pupillenweite und der Menge des Sehfarbstoffs wesentlich zur Anpassung an geänderte Lichtbedingungen bei. Das 3. Neuron (Ganglienzellschicht) hat ableitende Fortsätze oder Axone, die sich zum →Sehnerv (Nervus opticus) vereinigen. Am Ort des Sehnervaustritts, der wegen des Fehlens von Fotorezeptoren blinder Fleck genannt wird, treten auch die das Auge versorgenden Blutgefäße ein und aus. Mittels einer Augenspiegelung ist es möglich, den Augenhintergrund mit den darin verlaufenden Gefäßen zu untersuchen.

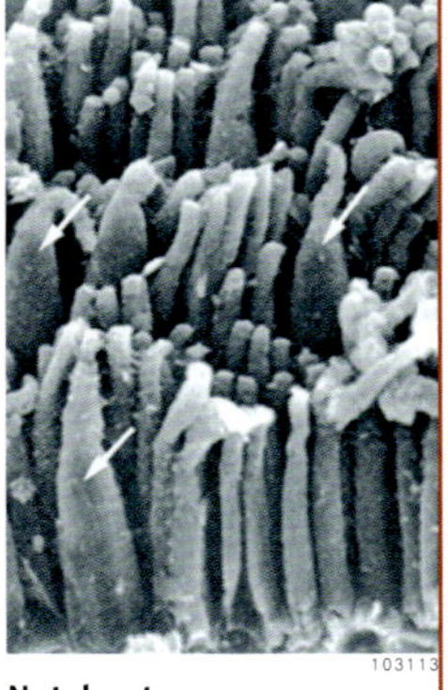

Netzhaut. Stäbchen und Zapfen (weiße Pfeile) der Netzhaut im Rasterelektronenmikroskop. Die Stäbchen sind besonders für das Dämmerungssehen, die Zapfen für das Farbensehen ausgelegt.

Netzhautablösung, Ablatio retinae, Abheben der neurosensorischen Schicht der Netzhaut vom retinalen Pigmentepithel (→Netzhaut). Aufgrund der dadurch beeinträchtigten Blutversorgung der Netzhaut gehen die Lichtrezeptoren zugrunde.

■ **Ursache** Am häufigsten ist die Netzhautablösung Folge eines Risses in der Netzhaut, durch den Glaskörperflüssigkeit zwischen Netzhaut und Aderhaut dringt. Dies entsteht am häufigsten im Rahmen einer →Glaskörperablösung. Auch nach Prellung oder Verletzung des Augapfels sowie durch Dehnungsprozesse der Netzhaut in kurzsichtigen Augen besteht eine erhöhte Gefahr.

■ **Befund** Frühes Alarmzeichen ist die Wahrnehmung von Lichtblitzen und schwarzen Punkten. Im späteren Stadium hat der Kranke den Eindruck, dass sich ein Vorhang teilweise vor das Auge schiebt oder eine Mauer von unten aufsteigt. Die Diagnose erfolgt mittels einer Augenspiegelung oder ergänzend durch eine Ultraschalluntersuchung.

■ **Behandlung** Winzige Netzhautrisse oder -löcher können durch Hitze- oder Kälteanwendung **(Laser-, Foto- oder Kryokoagulation)** verklebt und an die Aderhaut angeheftet werden; diese Maßnahmen können auch vorbeugend an gefährdeten Bezirken erfolgen. Fortgeschrittene Netzhautablösungen müssen operativ behandelt werden. Im einfacheren Fall wird im Bereich des Netzhautlochs auf der Lederhaut eine Kunststoffplombe angebracht, die Netz- und Aderhaut durch Eindellung aneinander annähert. Ist das nicht möglich, muss der Glaskörper entfernt werden (Vitrektomie), anschließend kann die Netzhaut durch Einbringen von Silikonöl ausgedehnt und der Aderhaut angelagert werden. Bei frühzeitiger Behandlung sind die Erfolge gut. – Abb. S. 964

Netzhautdegeneration, periphere, Veränderungen der peripheren Netzhaut. Es werden verschiedene Formen unterschieden, z. B. gittrige Degeneration, Glitzerbeet, Whith-without-pressure. Sie können Vorstufen von Netzhautlöchern sein, die wiederum zu Netzhautablösung führen können. Bestimmte Degenerationen werden mit einer Laserkoagulation behandelt.

Netzhautentzündung, Retinitis, entzündliche Veränderungen von Netzhaut und meist auch benachbarter Strukturen wie der Aderhaut (→Chorioretinitis). Meist kommt sie im Rahmen von Allgemeininfektionen wie Zytomegalie oder Toxoplasmose vor. Wenn das Sehzentrum betroffen ist, kann sie das Sehen stark beeinträchtigen, in anderen Fällen wird sie vom Kranken kaum bemerkt. Die Diagnose erfolgt durch Augenspiegelung; die Behandlung richtet sich nach der jeweiligen Ursache.

Netzhautinfarkt, Untergang von Netzhautgewebe des Auges durch Verschluss der versorgenden Netzhautarterie (→Zentralarterienverschluss) oder eines Astes dieses Gefäßes. Bleibt das Sehzentrum verschont, kann die Lesefähigkeit erhalten bleiben.

Netzhautkrankheiten, Erkrankungen der Netzhaut des Auges, die mit Einbußen des Sehvermögens bis hin zur Blindheit einhergehen. Die →Netzhautentzündung tritt meist im Rahmen von Allgemeininfektionen auf und befällt oft gleichzeitig die Aderhaut (→Chorioretinitis). Als →Retinopathien werden nichtentzündliche Netzhauterkrankungen bezeichnet. Krankhafte Umbauprozesse an der Stelle des schärfsten Sehens werden als →Makuladegeneration bezeichnet. Starke Kurzsichtigkeit oder eine stumpfe Verletzung können eine →Netzhautablösung zur Folge haben. Allgemeinerkrankungen der Gefäße wie Arteriosklerose oder Entzündungen können zu Verschlüssen der Netzhautvenen oder -arterien führen (→Zentralvenenverschluss, →Zentralarterienverschluss). Das →Retinoblastom tritt im Kindesalter auf.

Netzhautriss, Defekt der Netzhaut, z. B. im Rahmen einer Glaskörperablösung oder bei Verletzungen. Man unterscheidet Rundlöcher, Hufeisenlöcher und Riesenrisse. Es besteht die Gefahr der Netzhautablösung.

Netzhautthrombose, Verschluss im venösen System der Netzhaut.

Neugeborenenakne, harmloser Hautausschlag mit rötlichen oder weißen Mitessern, der circa 2–6 Wochen nach der Geburt auftritt. Die Neugeborenenakne wird ausgelöst durch mütterliche Geschlechtshormone und verschwindet kurzfristig ohne eine Therapie.

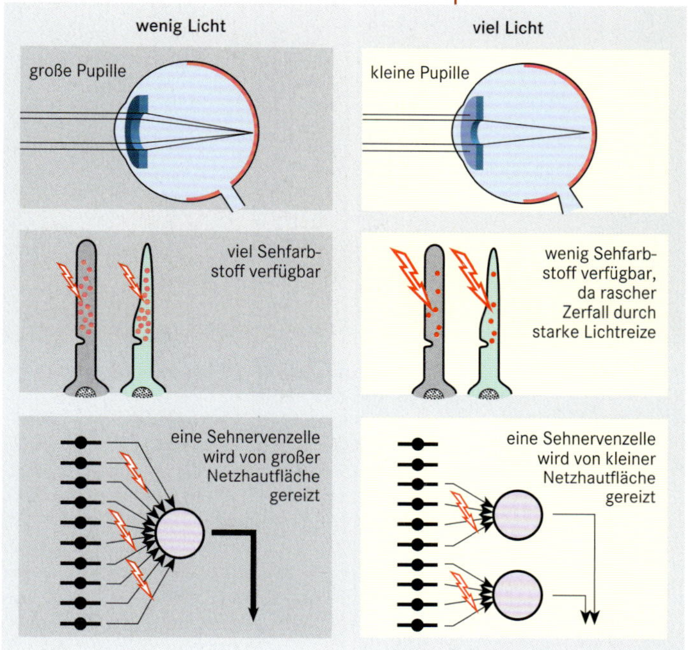

Netzhaut. Anpassung des Auges (Adaptation) an Helligkeit und Dunkelheit. Regulation der Pupillenweite (oben), Änderung der Sehfarbstoffmenge (Mitte), »Verschaltung« der Sinneszellen mit den Nervenzellen (unten). Bei Dunkelheit wird z. B. die Empfindlichkeit auf Kosten der Auflösung erhöht.

Neugeborenen|anämie, unter die Grenzen des Normalen erniedrigte Menge roten Blutfarbstoffs (Hämoglobin) beim reifen Neugeborenen. Häufige Ursachen sind ein Blutrückfluss über die Nabelschnur vom Kind in die Plazenta und die Zerstörung von roten Blutkörperchen bei Blutgruppenunverträglichkeit (→Rhesusunverträglichkeit, →AB0-Inkompatibilität). Seltenere Ursachen sind Verletzungen, Eisen- oder Vitaminmangel sowie angeborene Formen der Anämie. Die Symptome gleichen denen der Anämie Erwachsener, jedoch ist die Toleranz des Neugeborenen gegenüber der Blutarmut geringer. Eine symptomatische Neugeborenenanämie wird im Akutfall durch Bluttransfusion behandelt, ansonsten können →Erythropoetin oder Eisenpräparate zur Anwendung kommen.

Neugeborenen|asphyxie, peripartale Asphyxie, vor, während oder unmittelbar nach der Geburt einsetzender Sauerstoffmangel des Neugeborenen mit Atemstörung und Kreislaufzusammenbruch. Die Neugeborenenasphyxie kann zu schwerwiegenden Schäden an vielen Organen führen. Sie ist die Ursache für ein Fünftel aller Todesfälle bei Neugeborenen und für die meisten frühkindlichen Hirn-

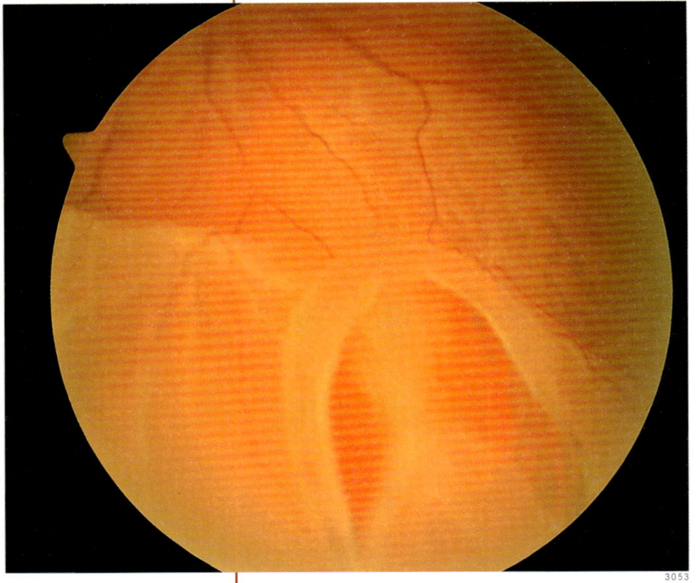

Netzhautablösung. Das Bild zeigt einen hufeisenförmigen Riss mit blasig abgehobener Netzhaut.

schädigungen. Frühgeborene tragen ein deutlich erhöhtes Risiko.

■ **Ursache** Vor der Geburt kann Sauerstoffmangel durch Mangeldurchblutung der Plazenta oder durch →Nabelschnurkomplikationen entstehen. Auch ein Diabetes mellitus und Nikotinabhängigkeit der Mutter erhöhen die Gefahr. Einem Sauerstoffmangel nach der Geburt liegt in den meisten Fällen die Unreife der Lunge zugrunde (Surfactant-Mangelsyndrom). Auch Lungenentzündung, Blutvergiftung, angeborene Herzfehler, primäre Störungen des Atemantriebs oder Hirnblutungen können zu einer Neugeborenenasphyxie führen.

■ **Befund** Das Kind ringt nach Atem oder atmet nicht, die Herzfrequenz fällt ab bis zur Pulslosigkeit. Die Muskulatur ist schlaff. Die Haut verfärbt sich blau, wenn der Sauerstoffmangel im Blut im Vordergrund steht (blaue Asphyxie), oder weiß, wenn es zum Kreislaufzusammenbruch gekommen ist (weiße Asphyxie). Vom Untersucher können keine Reflexe ausgelöst werden.

■ **Behandlung** Bei blauer Asphyxie bessert sich der Zustand oft durch Sauerstoffgabe über eine Gesichtsmaske und Stimulierung der Atmung durch Reiben der Fußsohlen oder des Rückens. Bleibt die Blauverfärbung bestehen, so muss künstlich beatmet werden. Weiße Asphyxie erfordert sofortige intensivmedizinische Betreuung mit Intubation, künstlicher Beatmung und Herzmassage.

Auch wenn die Sauerstoffversorgung des Organismus wieder sichergestellt ist, treten in vielen Organen Funktionsstörungen auf (**Postasphyxie-Syndrom**). Im Vordergrund stehen zunächst die Schädigung der Lunge und des Nervengewebes. Hinzu kommen Herzschwäche und verminderte oder fehlende Harnproduktion als Ausdruck einer Nierenschädigung. Im Magen-Darm-Trakt führt die Minderdurchblutung zu Entzündungen und blutenden Geschwüren der Darmwand. Folgen der Gehirnschädigung können u.a. spastische Lähmungen, Inkontinenz und geistige Entwicklungsverzögerung sein. Die Behandlung des Postasphyxie-Syndroms richtet sich nach dem jeweils betroffenen Organsystem.

Neugeborenen|erythem, Erythema neonatorum, Hautrötung des Kindes kurz nach der Geburt, die ohne Krankheitswert ist und nach zwei bis vier Tagen wieder verschwindet. Manchmal kommt es auch zu harmlosen Bläschen und Knötchen der Haut (Erythema toxicum).

Neugeborenen|erythroblastose, Morbus hämolyticus neonatorum, durch Auflösung roter Blutkörperchen (Erythrozyten) entstehendes Krankheitsbild des Fetus oder des Neugeborenen, das durch mütterliche Antikörper bei Unverträglichkeit der Blutgruppen von Mutter und Kind hervorgerufen wird. Meist besteht eine Rhesusunverträglichkeit zwischen Mutter und Kind (→Rhesuserythroblastose), aber auch andere Formen der Blutgruppenunverträglichkeit (z.B. →AB0-Inkompatibilität), Giftstoffe und erbliche Defekte der roten Blutkörperchen können eine Neugeborenenerythroblastose auslösen.

Neugeborenen|gelbsucht, Neugeborenenikterus, Icterus neonatorum, Gelbfärbung des Neugeborenen infolge einer Einlagerung des Gallenfarbstoffs Bilirubin.

■ **Ursache** Beinahe die Hälfte aller Neugeborenen sind von einer Neugeborenengelbsucht betroffen. Bilirubin ist ein Abbauprodukt des roten Blutfarbstoffs (Hämoglobin). Der Organismus stellt recht schnell nach der Geburt die Produktion von fetalem auf reifes Hämoglobin um. Aus dem vermehrten Abbau der roten Blutkörperchen fällt viel Bilirubin an, das aufgrund der relativen Unreife der Leber nicht ausreichend schnell ausgeschieden werden kann. Zu dieser als physiologisch bezeichneten Neugeborenengelbsucht, die um den dritten Lebenstag herum beginnt, können weitere Faktoren hinzutreten, z.B. Hormone aus der Muttermilch (»Muttermilchgelbsucht«), Erkrankungen der Leber oder des Blutes wie etwa eine Zerstörung der Blutkörperchen aufgrund einer Blutgruppenunverträglichkeit zwischen Mutter und Kind. Bezüglich des zeitlichen Ablaufes wird die Neugeborenengelbsucht eingeteilt in den Icterus praecox, der schon vor dem dritten Lebenstag beginnt, und den Icterus prolongatus, der über den zehnten Lebenstag hinaus andauert. Wichtigste, wenngleich extrem seltene Komplikation der Neugeborenengelbsucht ist die **Bilirubinenzephalopathie** (Kernikterus), eine Einlagerung von Bilirubin in Kerngebiete des Gehirns, die schwere Hirnschäden hervorrufen kann. Mit einer Bilirubinenzephalopathie ist ab bestimmten Grenzwerten zu rechnen, die vom Lebensalter und der Reife des Neugeborenen abhängen. Liegt das Bilirubin über diesem Grenzwert, spricht man vom Icterus gravis, der schweren Gelbsucht.

Befund Auffallend sind insbesondere die Gelbfärbung von Haut, Schleimhaut und Augenweiß. Bei hohen Bilirubinwerten werden die Neugeborenen außerdem schlapp und trinkfaul, sie schreien schrill und selten können Krampfanfälle auftreten. Die Diagnose wird durch Messung des Bilirubins im Blut gestellt. Bei zu früh beginnender, sehr starker oder zu lange anhaltender Neugeborenengelbsucht wird eine weitergehende Diagnostik durchgeführt.

Behandlung Eine Neugeborenengelbsucht, bei der die Werte nur geringfügig erhöht sind, muss nicht behandelt werden, allenfalls kontrolliert werden. Erst bei höheren Bilirubinwerten wird eine Blaulichtbestrahlung, oft in Kombination mit einer Flüssigkeitszufuhr über die Vene, durchgeführt. Dabei wandelt sich das wasserunlösliche Bilirubin in ein wasserlösliches Pigment um, das ausgeschieden werden kann. Reichen diese Maßnahmen noch nicht aus, muss das Bilirubin durch eine Austauschtransfusion aus dem Blut entfernt werden. Die Neugeborenengelbsucht infolge von Blutgruppenunverträglichkeit, die physiologische Neugeborenengelbsucht und die Muttermilchgelbsucht heilen bei rechtzeitiger Behandlung gewöhnlich folgenlos aus. Ansonsten wird die Prognose von der zugrunde liegenden Krankheit bestimmt.

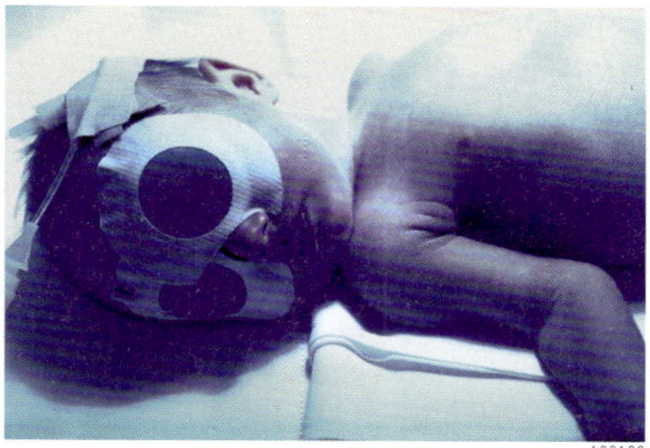
103120

Neugeborenengelbsucht. Fototherapie mit Blaulicht (Wellenlänge um 470 nm). Die Kinder liegen meist nur mit einer Windel bekleidet in einem Wärmebettchen. Um Augenschäden vorzubeugen, werden die Augen abgedeckt.

Neugeborenen|gerinnungsstörung, Morbus haemorrhagicus neonatorum, Blutgerinnungsstörung des Neugeborenen aufgrund eines Mangels an Vitamin-K-abhängigen Gerinnungsfaktoren. Ursachen können z. B. Vitamin-K-Mangel in der Muttermilch, Durchfall oder eine Antibiotika-Dauertherapie sein. Symptome sind Störungen der Blutgerinnung und – als Folge davon – spontane Blutungen. Insbesondere Blutungen ins Gehirn sind gefürchtet. Zur Vorbeugung werden allen Neugeborenen zwei Tropfen einer Vitamin-K-haltigen Lösung gegeben, und zwar unmittelbar nach der Geburt, nach der 1. Lebenswoche und nach circa 6 Wochen im Rahmen der dritten Vorsorgeuntersuchung.

Neugeborenen|hypoglykämie, Absinken des Blutzuckerspiegels unter den altersentsprechenden Normwert für Neugeborene. Gefährdet sind v. a. Frühgeborene und Kinder diabetischer Mütter. Ursachen sind geringe Energiereserven, eine meist vorübergehende Insulinüberproduktion und einige Stoffwechselerkrankungen. Die Zeichen sind variabel; häufig sind Zittrigkeit, unregelmäßige Atmung mit Atempausen, Muskelschlaffheit und Krampfanfälle. Seltene Folge kann ein bleibender Hirnschaden sein. Die Akutbehandlung besteht in der Zufuhr von Traubenzucker (oral oder über einen Venentropf) sowie in der Behandlung der Grundkrankheit.

Neugeborenen|ikterus, →Neugeborenengelbsucht.

Neugeborenen|krämpfe, prognostisch ungünstige Form der Epilepsie bei Neugeborenen. Meist liegt eine Störung der Gehirnfunktion zugrunde, v. a. durch Hirnblutungen, Fehlbildungen oder Hirnhautentzündungen. Eine weitere Ursache ist der Drogenentzug bei Säuglingen, deren Mütter während der Schwangerschaft Drogen konsumiert haben. Die Erscheinungsformen sind sehr vielfältig und oft unverdächtig. Während krampfartige Zuckungen des ganzen Körpers die Ausnahme sind, kommt es häufig zu Atempausen, Schmatzen und Grimassieren sowie zu feinen Zuckungen der Augen, Hände oder Zehen. Erst mit zunehmender Reife des Nervensystems werden die Krampfanfälle komplexer und sind damit deutlicher als solche zu erkennen. Zur Diagnosestellung müssen neben Ultraschall oder CT des Schädels Hirnstromkurven (EEG) abgeleitet werden. Die Behandlung besteht in der Korrektur der Grundkrankheit sowie der Gabe von krampflösenden Medikamenten.

Neugeborenen|mastitis, →Schwangerschaftsreaktion 1).

Neugeborenen|medizin, →Kinderheilkunde.

Neugeborenen|reflexe, →Primitivreflexe.

Neugeborenen|sepsis, lebensbedrohliche Infektionskrankheit des Neugeborenen, verursacht durch die Einschwemmung von Bakterien in die Blutbahn.

Ursache Die Unreife der Immunabwehr des Neugeborenen bedingt, dass Infektionen oft nicht auf den Ort begrenzt bleiben, an dem es zum Kontakt mit den Krankheitserregern gekommen ist. So können auch sonst eher harmlose Krankheitserreger das lebensbedrohliche Bild der Sepsis (Blutvergiftung) hervorrufen. Häufige Infektionsquellen sind die Keimflora des mütterlichen Genitaltraktes und Krankenhauskeime.

■ **Befund** Die Symptomatik ist mitunter außerordentlich gering; oft ist das Neugeborene auffallend schläfrig und trinkt schlecht. Die Haut kann grau-blass und marmoriert erscheinen. Ein weiterer Hinweis kann eine beschleunigte oder unregelmäßige Atmung sein. Fieber liegt oft nicht vor. Es kann zu einem Kreislaufzusammenbruch im Rahmen eines septischen Schocks und zu schwerwiegenden Gerinnungsstörungen mit Einblutungen in alle Organe, v. a. in das Gehirn, kommen.

■ **Behandlung** Schon bei Verdacht werden auch ohne Keimnachweis Breitbandantibiotika (→Antibiotika) gegeben. Vor Gabe der ersten Dosis werden Abstriche gemacht und Kulturen von Körperflüssigkeiten (Blut, Liquor, Urin) angelegt, um den Erreger zu bestimmen. Die Antibiotikatherapie kann dann dem nachgewiesenen Keim angepasst werden. Bei schwerem Verlauf werden der Ersatz von Flüssigkeit und Gerinnungsfaktoren sowie evtl. die maschinelle Beatmung erforderlich. Die rechtzeitig erkannte und behandelte Neugeborenensepsis heilt meist folgenlos aus, während die verschleppte Neugeborenensepsis auch heute noch eine sehr hohe Sterblichkeit bzw. Defektheilungsrate hat.

Neugeborenen|sterblichkeit, →Säuglingssterblichkeit.

Neugeborenes, lebend geborenes Kind vom ersten Atemzug bis zum 28. Lebenstag. Das reif geborene Neugeborene wiegt zwischen 2 500 und 4 200 g und wird nach einer Schwangerschaftsdauer von 37 bis 42 Wochen geboren. Ein früher geborenes Neugeborenes wird als →Frühgeborenes, ein später geborenes als übertragenes Neugeborenes bezeichnet. Mit der Abnabelung entfällt schlagartig die Versorgung des Neugeborenen durch den Mutterkuchen, und die teilweise noch unreifen kindlichen Organe müssen ihre Funktionen übernehmen. Dies kann zu einer Reihe von Anpassungsproblemen führen. Oft kommt es in den ersten Lebenstagen zu einer Gewichtsabnahme von bis zu 10 % des Körpergewichts; die Wärme- und Blutzuckerregulation kann noch gestört sein. Ein vorübergehender Enzymmangel in der Leber hat bei der Hälfte aller Neugeborenen eine →Neugeborenengelbsucht zur Folge (→Entwicklung des Kindes).

Neunerregel, Schema zur groben Abschätzung der Ausdehnung von →Verbrennungen.

Neuralgie, →Nervenschmerz.

Neuraltherapie, naturheilkundliches Verfahren, bei dem Erkrankungen durch die Einspritzung eines lokal wirkenden Betäubungsmittels behandelt werden. Entscheidend ist nicht die lokale pharmakologische Wirkung des Betäubungsmittels (Procain), sondern das Eingreifen in gestörte Regelkreise im Sinne der »Entblockierung« eines Störfeldes. So kann nach einer erfolgreichen Entblockierung eine sofortige Beschwerdefreiheit einsetzen. Die Neuraltherapie eignet sich zur Behandlung von →Herden, →Triggerpunkten und zur →Segmenttherapie. Risiken sind allergische Reaktionen auf Procain (oder Zusatzstoffe im Medikament) und Verletzungen bei unsachgemäßer Durchführung der z. T. tiefen Injektionen.

Neurasthenie, Schwäche oder Erschöpfung des Nervensystems bei gleichzeitig erhöhter Erregbarkeit. In der Naturheilkunde wird der Begriff im Sinne einer konstitutionellen »Nervenschwäche« benutzt.

Neurektomie, →Nervenresektion.

Neurinom, gutartiger Tumor, der von den die Nervenfasern umhüllenden Zellen ausgeht. Das Neurinom tritt v. a. als →Akustikusneurinom, nur selten an peripheren Nerven auf und kann dann Schmerzen und Sensibilitätsstörungen hervorrufen. Die Behandlung erfolgt durch operative Entfernung.

Neurit, →Nervenzelle.

Neuritis, →Nervenentzündung.

Neuro|blastom, aus Vorläuferzellen von Nervenzellen (Neuroblasten) ausgehende Tumoren, v. a. Retinoblastom, Medulloblastom und Sympathoblastom. Im klinischen Gebrauch wird der Begriff speziell für das Sympathoblastom, einen bösartigen Tumor des vegetativen, sympathischen Nervensystems, verwendet. Dieses geht von der Nebenniere oder vom Grenzstrang (→vegetatives Nervensystem) aus. Am häufigsten betrifft die Erkrankung Säuglinge und Kleinkinder. Tochtergeschwülste (Metastasen) bilden sich frühzeitig v. a. in Knochen, Leber und Knochenmark. Die Ursache ist unbekannt, möglicherweise ist das Neuroblastom angeboren. Meist fallen zunächst nur Allgemeinsymptome auf, z. B. Müdigkeit, Schwäche oder Gewichtsverlust. Außerdem sind Adrenalin und Noradrenalin in Blut und Urin erhöht. Große Tumoren lassen sich im Bauchraum tasten. Die Diagnose wird sonografisch und mittels Computertomogramm gesichert. Die Behandlung erfolgt mit einer radikalen Operation, die von einer Chemotherapie oder Bestrahlung ergänzt werden kann. In frühen Stadien sind die Heilungsaussichten gut.

Neuro|borreliose, Erkrankung des Nervensystems, die durch Borrelien hervorgerufen wird. Sie tritt im Stadium III der →Lyme-Krankheit auf und kann alle Teile des Nervensystems betreffen. Die Beschwerden reichen von Taubheitsgefühl und Lähmungen bis zu Bewusstseinsstörungen und epileptischen Anfällen. Die Diagnose kann nur mit einer

→Liquorpunktion gesichert werden. Die Behandlung erfolgt mit hoch dosierten Antibiotika.

Neurochirurgie, medizinisches Fachgebiet, das sich mit der Erkennung, operativen Behandlung und Nachsorge von Verletzungen, Fehlbildungen und anderen Erkrankungen des Nervensystems befasst.

Neurodermitis, atopische Dermatitis, endogenes Ekzem, so genannte **Juckflechte,** chronische oder chronisch wiederkehrende Entzündung der Haut mit akuten Schüben, die mit Juckreiz, Rötung, Nässen, Schuppung und Krustenbildung einhergeht. Die Neurodermitis gehört zu den atopischen Krankheiten und ist mit circa 3,8 Millionen Erkrankten eine der häufigsten Hauterkrankungen in Deutschland. Etwa 5 % der Erwachsenen und 10–20 % der Kinder sind davon betroffen. Die Neurodermitis beginnt meist bereits im Säuglingsalter (oft schon im 2.–3. Lebensmonat), selten tritt sie erst nach der Pubertät auf.

■ **Ursache** Die Entstehung der Neurodermitis ist noch immer nicht vollständig geklärt. Die Hauptrolle spielt die Atopie, eine ererbte Überempfindlichkeit der Haut und der Schleimhäute mit Neigung zu atopischer Dermatitis, allergischem Schnupfen und allergischem Asthma. Neben dieser Veranlagung (»atopische Diathese«) stellen Nahrungsmittel und andere Umweltfaktoren begünstigende Faktoren (Triggerfaktoren) dar.

■ **Befund** Die Ausprägung der Neurodermitis ist stark vom Lebensalter des Betroffenen abhängig. Je nach Alter variieren die bevorzugt befallenen Körperstellen (Prädilektionsstellen). Starker Juckreiz sowie ausgeprägt trockene Haut und Haare sind für jedes Alter typisch, wobei selbst ein ausgeprägtes Ekzem auch ohne Juckreiz bestehen kann.

Im Säuglingsalter beginnt die Neurodermitis an den Wangen und am behaarten Kopf, geht dann auf das ganze Gesicht über, später auch auf den Rumpf (v. a. Windelbereich) und auf die Streckseiten der Extremitäten. Zunächst bestehen umschriebene Rötungen mit Bläschen und Papeln. Durch das Kratzen kommt es zu entzündlich nässenden oder entzündlich krustigen Hauterscheinungen, die dem Bild verbrannter Milch ähneln, weshalb auch von Milchschorf gesprochen wird. In Kindheit und Jugend sind v. a. Ellbeugen, Handgelenke, Kniekehlen, Fußrücken und Nacken befallen. An den betroffenen Hautstellen zeigen sich entzündliche Rötungen, Papeln, Kratzeffekte mit Verkrustungen oder eine flächenhafte Verdickung der Haut mit Vergröberung der Hautfelderung (Lichenifikation). Beim Erwachsenen sind weiterhin vorwiegend Gelenkbeugen, Hände, Fußrücken und Nacken befallen sowie zusätzlich das Gesicht und der obere Teil des Rumpfes. Die einzelnen Ekzemherde gleichen denen des Kindes- und Jugendalters. Es kommt jedoch auch eine Sonderform, die Prurigoform der Neurodermitis, vor, bei der v. a. an Armen und Beinen stark juckende Knötchen oder Knoten auftreten. Tritt eine Verschlechterung der Neurodermitis auf, die mit Fieber einhergeht, sollte der Arzt verständigt werden.

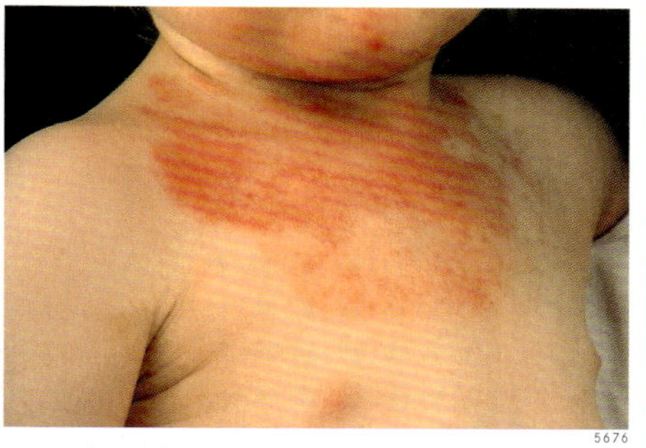

5676

Neurodermitis. Die Hauterkrankung kann durch den starken Juckreiz und die Auffälligkeit zu einer erheblichen Belastung für ein Kind werden.

Weitere Besonderheiten der Haut, die in jedem Lebensalter bestehen können, sind das Fehlen der seitlichen Augenbrauen (Hertoghe-Zeichen), doppelte Unterlidfalte (Dennie-Morgan-Falte), Risse im Bereich der Mundwinkel (Rhagaden), trockene Lippen, Schrunden am Ohrläppchenansatz, vertiefte Furchungen der Haut (v. a. an den Handflächen), verminderte Schweißbildung, Neigung zu trockenen Kopfschuppen und Schuppung im Gesicht und an den Armen. Typisch ist auch eine weiße Hautschrift. Selten treten Veränderungen an den Augen wie Linsentrübung und Hornhautverformungen auf. Durch eine Abwehrschwäche der Haut werden die oft nässenden oder stark zerkratzten Ekzeme von Infektionserregern wie Bakterien (besonders bei Säuglingen und Kleinkindern) oder Viren besiedelt, sodass eitrige Hautentzündungen oder ein ausgedehnter Bläschenausschlag durch Herpes-Viren (Ekzema herpeticatum) auftreten. Beide Krankheitsbilder gehen mit Fieber einher.

Eine Verschlechterung der Erkrankung durch psychische Belastungen, kaltes Wetter und gut geheizte Innenräume oder durch bestimmte Waschmittel, Kleidermaterialien (v. a. Wolle) und manche Nahrungsmittel (z. B. Nüsse, Milch, Eier; durch Provokationsdiät festzustellen) ist häufig. Eine deutliche Besserung tritt meist bei Klimawechsel auf (Gebirgsklima in Höhen über 1 500 m und Meeresklima). Mit zunehmendem Alter bessert sich die Neurodermitis ebenfalls. Von den betroffenen Säuglingen sind circa 70 % bis zur Pubertät beschwerdefrei. Bei etwa der Hälfte der Betroffenen entwickelt sich allerdings eine andere atopische Erkrankung.

■ **Behandlung** Die Therapie der Neurodermitis erfordert ein individuell angepasstes Konzept. Eine Heilung ist nicht möglich, je-

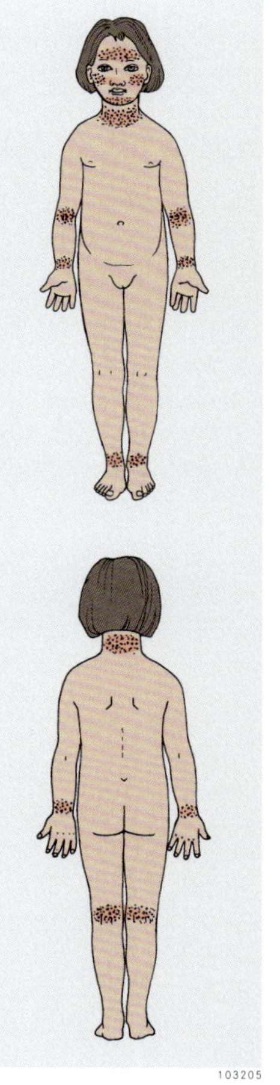

103205

Neurodermitis. Bevorzugt befallene Körperstellen im Kindesalter

doch können Ekzeme und Juckreiz gelindert werden. Als Basistherapie ist eine regelmäßige Pflege der Haut mit fettenden Salben (nicht im akut nässenden Stadium!) anzuraten. Nach dem Baden empfiehlt es sich, die Haut mit fetthaltigen Salben sanft einzucremen, ebenso nach dem täglichen Waschen. Häufiges Baden und Duschen unter Verwendung alkalischer Seifen oder Schaumbäder ist zu vermeiden, ebenso hautaustrocknende Zubereitungen (z.B. alkoholische Lösungen und Gele) und Schwimmen in chlorhaltigem Wasser. Bäder mit harnstoff-, schwefel- oder solehaltigen Zubereitungen und mit rückfettenden Badeölen können die Ekzeme verbessern. Bei akuten Schüben der Erkrankung werden kortisonhaltige Salben eingesetzt. Zur langfristigen Anwendung sind sie allerdings nicht geeignet, weil sie zu einem Dünnerwerden der Haut führen (so genannte Kortisonhaut). Neue Medikamente wie z.B. die Immunsuppressiva Tacrolimus und Pimecrolimus, die die Entzündungsreaktion der Haut unterdrücken, aber nicht die Nebenwirkungen von Kortison haben, könnten künftig bei der Behandlung der Ekzeme eine wichtige Rolle spielen.

Linderung des Juckreizes bei Neurodermitis

Zur Bekämpfung des oft quälenden Juckreizes können Antihistaminika und in schweren Fällen auch Beruhigungsmittel verabreicht werden, um den Nachtschlaf zu verbessern. Für Kinder gibt es spezielle Baumwollanzüge, die bei nächtlichem Juckreiz das Aufkratzen der Haut verhindern. Warme und trockene Räume verstärken oft den Juckreiz, daher sollte das Schlafzimmer nachts nicht geheizt und kein zu dickes Bettzeug benutzt werden. Im Winter kann die Befeuchtung der Luft sinnvoll sein. Kratzende Kleidung (z.B. aus Wolle) kann ebenfalls zu vermehrtem Juckreiz führen, daher ist Baumwollkleidung zu empfehlen.

Sind Allergene in Nahrungsmitteln oder in der Luft (z.B. bestimmte Pollen) sowie andere Substanzen bekannt, die die Ekzeme auslösen bzw. verschlechtern, sollten diese strikt vermieden werden. Das Gleiche gilt für Alkohol und Nikotin, die sich ungünstig auf die Neurodermitis auswirken (auch das Passivrauchen!). Eine ausgewogene, abwechslungsreiche Vollwerternährung sollte bevorzugt werden, Nahrungsmittel, die zur Hautverschlechterung führen (häufig: Zitrusfrüchte, starke Gewürze, Nüsse, Tomaten, Hühnereiweiß), sind zu vermeiden. Spaziergänge und sportliche Betätigung an der frischen Luft wirken sich positiv auf die Haut aus. Die Aktivität von Abwehrzellen im Blut wird durch UV-Licht gehemmt. Bei Jugendlichen und Erwachsenen wird eine Bestrahlungstherapie daher meist mit Erfolg eingesetzt. Hilfreich können autogenes Training, Entspannungstechniken, Stressbewältigungstraining oder Verhaltenstherapie sein. Daneben bietet eine Reihe von Selbsthilfegruppen Betroffenen Rat und Hilfe.

Siehe auch

→Additionsdiät · Allergie · Antihistaminika · Atopie · Diagnose · Ekzem · Eliminationsdiät · Hautausschlag · Hautentzündung · Hautschrift · Immunsystem · Juckreiz · Klimatherapie · Kortikoide · Lichttherapie · Milchschorf · Nahrungsmittelintoleranz · Prurigo · Säuglingsekzem · Therapie · Vollwerternährung · Xerodermie

Neuro|endokrinium, alle Teile des Nervensystems, die an Produktion, Speicherung, Transport und Freisetzung von Hormonen (Neurosekretion) beteiligt sind.

Neurofibro|matose, →Recklinghausen-Krankheit.

Neurofibro|sarkom, selten auftretende, bösartige Geschwulst des peripheren Nervs, die von den die Nervenfasern umhüllenden Zellen ausgeht.

neurogen, von Nerven ausgehend, mit dem Nervensystem zusammenhängend.

Neuro|glia, Gewebe des Nervensystems, das die Räume zwischen den Nervenzellen ausfüllt. Die Neuroglia, auch kurz Glia genannt, übt Stütz-, Ernährungs-, Isolations- und immunologische Schutzfunktionen aus. Die Zellen der Neuroglia können keine Erregungen bilden oder leiten, sind jedoch teilungsfähig. Nach einer Verletzung von Nervengewebe bilden sie einen narbigen Ersatz, die Glianarbe.

Im peripheren →Nervensystem gibt es zwei Zelltypen der Neuroglia: **Schwann-Zellen** bilden isolierende Markscheiden um lange Nervenfasern, **Mantelzellen** umhüllen die Ganglien (→Ganglion 2). Im Zentralnervensystem gibt es eine Vielzahl von Zelltypen: **Astrozyten** sind sternförmige Zellen mit vielen Fortsätzen, die Bakterien, Viren und andere Fremdkörper aufnehmen und beseitigen können und an der Blut-Hirn-Schranke mitwirken – sie bilden die Astroglia oder Makroglia. **Oligodendrozyten** sind kleine Zellen, die die Markscheide der Nervenbahnen bilden und in dieser Funktion auch als Oligodendroglia zusammengefasst werden. **Hortega-Zellen** sind ebenfalls zur Phagozytose fähig und beweglich. Zusammen mit den Oligodendrozyten bilden sie die Mikroglia. **Ependymzellen** kleiden in einer einlagigen Zellschicht (Ependym) die Liquorräume des Gehirns aus. Daneben gibt es verschiedene Arten von **Stützzellen.**

Neurolept|an|algesie, durch die Kombination eines speziellen Psychopharmakons (Neuroleptikum) und eines Schmerzmittels (Analgetikum) herbeigeführter Zustand der Gleichgültigkeit, Antriebsminderung und Schmerzlosigkeit. Der Patient ist hierbei ansprechbar und zur Mitarbeit fähig; dies ist z.B. bei bestimmten neurochirurgischen Eingriffen erwünscht.

Neuroleptika, Antipsychotika, Medikamente, die zu einer relativen Gleichgültigkeit gegenüber der Umwelt führen. Stark wirken z.B. Haloperidol, Fluphenazin, Flupentixol, Fluspirilen oder Pimozid. Sie machen weniger müde als die schwach wirksamen Neuroleptika (z.B. Chlorprothixen, Levomepromazin, Pipamperon, Thioridazin, Promethazin, Sulpirid). **Atypische Neuroleptika** unterscheiden sich von den anderen Neuroleptika in ihrer chemischen Struktur und ihrem Wirkprofil. Es sind neben dem seit 1972 eingesetzten Stoff Clozapin v.a. moderne Neuroleptika, wie z.B. Risperidon oder Quetiapin. Diese rufen bei guter antipsychotischer Wirksamkeit seltener die unangenehmen extrapyramidal-motorischen Nebenwirkungen hervor.

■ **Anwendungsgebiete** Neuroleptika dienen zur Behandlung schwerer psychischer Störungen wie →Schizophrenie, organischer Psychosen oder Manien. Sie sind auch wirksam gegen Halluzinationen während des Alkoholentzuges (Alkoholdelir) oder zur Dämpfung anderer Erregungs- und Angstzustände.

■ **Nebenwirkungen** sind extrapyramidalmotorische Symptome, das sind Bewegungsstörungen (Dyskinesien), die vom Zentralnervensystem ausgehen. Unterschieden werden **Frühdyskinesien,** die kurz nach Behandlungsbeginn auftreten und sich in Zungenschlundkrämpfen oder Blickkrämpfen äußern, und **Spätdyskinesien**. Letztere sind weniger häufig und treten erst nach längerer Behandlung auf. Sie zeigen sich in unwillkürlichen Bewegungen v.a. von Gesichts- und Zungenmuskeln und bilden sich z.T. auch nach Absetzen des Neuroleptikums nicht mehr zurück. Oft treten unter einer Behandlung nach circa 1–2 Wochen Symptome wie bei einer →Parkinson-Krankheit auf. Außerdem kann es zu einer Sitzunruhe mit starkem Bewegungsdrang kommen. Weitere mögliche Nebenwirkungen sind Müdigkeit, Mundtrockenheit, Verstopfung, Herzklopfen, erniedrigter Blutdruck, depressive Verstimmung, erhöhte Sonnenempfindlichkeit, Hauterscheinungen und Gewichtszunahme. Sulpirid kann zu einem Wachstum der Brust (Gynäkomastie), zu Milchsekretion und Störungen im Menstruationszyklus führen. Neuroleptika verstärken die Wirkung von Alkohol, Beruhigungsmitteln, Opioiden sowie Alpha- und Betablockern und sollten daher nach Möglichkeit nicht zusammen mit ihnen eingenommen werden.

Neurologie, medizinisches Fachgebiet, das sich mit Vorbeugung, Erkennung, nichtoperativer Behandlung und Rehabilitation von Erkrankungen des Nervensystems und der Muskeln befasst. Enge Verbindungen bestehen zur Neurochirurgie sowie zur Psychiatrie, da bestimmte seelische Erkrankungen neurologische Symptome und neurologische Erkrankungen psychische Symptome aufweisen können. Auch bestehen Bezüge zur inneren Medizin und zur Orthopädie.

neurologische Untersuchung, Analyse und Registrierung von Ausfällen der Funktionen und Leistungen des Nervensystems. Da das Nervensystem alle organischen und psychischen Vorgänge im Körper beeinflusst oder mitbestimmt und neurologische Erkrankungen häufig durch eine Vielzahl von Symptomen charakterisiert werden, ist eine orientierende Untersuchung auch im Rahmen der →Routineuntersuchung notwendig.

Im vorangehenden Gespräch wird gezielt nach neurologischen Symptomen gefragt (z.B. Schwindel, Sehstörungen, Kribbelgefühle). Die Untersuchung des Kopfes und Halses schließt v.a. die Prüfung ein, ob eine Nackensteifigkeit vorliegt, die durch Entzündungen der Hirnhäute oder Halswirbelveränderungen bedingt sein kann. Es folgt eine Untersuchung der →Hirnnerven, bei der der zu Untersuchende z.B. aufgefordert wird, die Stirn zu runzeln (Hirnnerv VII) oder mit den Augen dem Finger des Untersuchers zu folgen (Hirnnerven III, IV und VI). Es folgen Untersuchungen der Muskelkraft und Koordinationsfähigkeit (→Motorik, →Finger-Nase-Versuch). Durch das passive Durchbewegen der Gliedmaßen wird nach einer Veränderung des →Muskeltonus gesucht. Wenn beim gestreckten Vorhalten der Arme mit geschlossenen Augen (Halteversuch) einer der Arme absinkt, kann dies für eine leichte Lähmung sprechen. Die Prüfung der Hautempfindung zur Eruierung von →Sensibilitätsstörungen erfolgt durch Bestreichen der Haut. Beim Abklopfen der →Reflexe wird insbesondere darauf geachtet, ob sie seitengleich und in normaler Stärke auslösbar sind. Indem man den Patienten mit geschlossenen Augen stehen oder auf der Stelle treten lässt, wird der Gleichgewichtssinn geprüft.

Neuro|lues, →Syphilis.

Neurolyse, **1)** *Chirurgie:* Verfahren zum Lösen von Verwachsungen um einen Nerv (äußere Neurolyse) oder Isolierung intakter Nervenfasern aus narbig verändertem Nervengewebe (innere Neurolyse).

2) *Schmerztherapie:* Behandlung chronischer Schmerzen durch eine Nervenblockade (→Leitungsanästhesie).

3) *Pathologie:* krankheitsbedingte Auflösung von Nervensubstanz.

Neuro|modulator, Substanz, die die Erregungsbereitschaft von Nervenzellen fördernd oder hemmend beeinflusst.

Neuron, →Nervenzelle.

Neuronitis vestibularis, Vestibularis-Neuropathie, plötzlicher, in der Regel einseitiger Ausfall des Gleichgewichtsnervs (Nervus vestibularis). Die Ursache ist ungeklärt; es wird vermutet, dass Durchblutungsstörungen der Auslöser sind. Die Betroffenen klagen über einen plötzlich einsetzenden, heftigen Drehschwindel mit Übelkeit und Erbrechen, der Stunden bis Tage andauern kann. Daneben

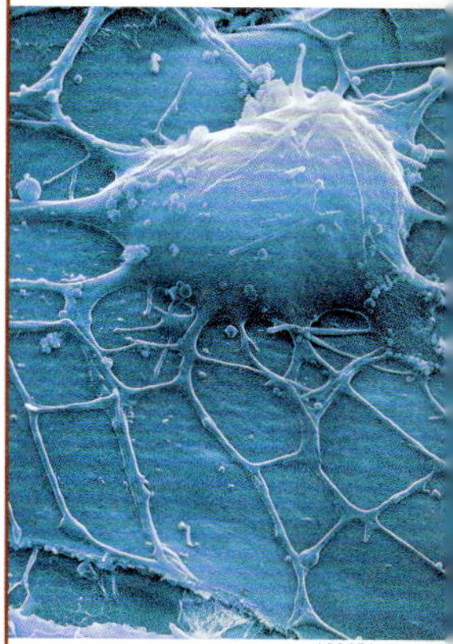
100674

Neurologie. Rasterelektronenmikroskopische Aufnahme einer Nervenzelle mit Fortsätzen

Neurologie
→ GEO **Dossier**
Signale aus dem Reich der Mitte, Bd. 9

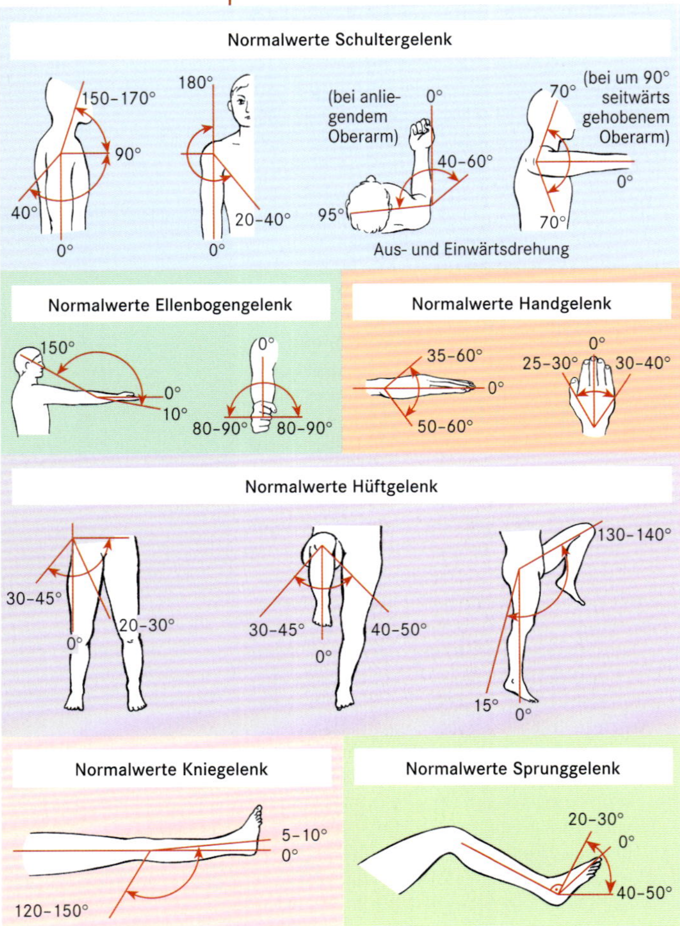

Neutral-Null-Methode. Die Beweglichkeit jedes Gelenks wird mit drei Gradzahlen, getrennt durch zwei Schrägstriche, angegeben, wobei die mittlere Zahl dem Nullpunkt entspricht und die rechte und linke Zahl die Beweglichkeit in jeweils entgegengesetzte Richtungen angeben, also z. B. für die Streckung/Beugung des Ellenbogengelenks 10°/0°/150°.

zeigt sich ein deutlicher →Nystagmus. Zur Behandlung werden Medikamente, die die Übelkeit vermindern, sowie durchblutungsfördernde Infusionen eingesetzt. Unterstützend wirken gezielte Bewegungsübungen zur Förderung des Gleichgewichtssinnes (vestibuläres Training). Die Prognose ist günstig, die Betroffenen sind meist innerhalb weniger Wochen wieder beschwerdefrei.

Neuropathie, Nervenleiden.

Neuropathologie, medizinisches Fachgebiet, das sich mit Ursachen, Vorsorge und Erkennung von krankhaften Veränderungen des Nervensystems und der Skelettmuskulatur befasst. Hierzu werden Biopsien entnommen und mikroskopisch analysiert. Verschiedene Färbetechniken erlauben eine Darstellung der feinen Strukturen des Nervensystems.

Neurophysiologie, →Physiologie.

Neurose, neurotische Störung, psychische Störung, der keine unmittelbare organische Ursache zugrunde liegt, z. B. neurotische Depressionen, Angsterkrankungen und Zwangsstörungen (einschließlich der Hypochondrie). Im Unterschied zur →Psychose besteht bei der Neurose keine elementare Realitätsverkennung, d. h. dem Neurotiker ist seine Störung bewusst. Eine Behandlung ist erst dann sinnvoll, wenn ein subjektiver Leidensdruck und eine Therapiemotivation beim Betroffenen bestehen.

Neuro|syphilis, →Syphilis.

Neurotomie, chirurgische Durchtrennung eines Nervs. Sie wird durchgeführt zur Schmerzausschaltung bei starken Nervenschmerzen oder zur Behebung von Dauerverkürzungen der Muskulatur, die durch Erkrankungen des Nervensystems verursacht werden (neurogene Kontraktur).

Neuro|transmitter, Substanzen, die als Botenstoffe im Nervensystem dienen. An den →Synapsen dienen Neurotransmitter der Weiterleitung elektrischer Impulse. Dazu gehören v. a. Acetylcholin, Adrenalin, Noradrenalin oder Serotonin. In Abhängigkeit vom nachfolgenden Zelltyp können sie sowohl erregend als auch hemmend wirken. Zahlreiche Medikamente, wie Antidepressiva oder Muskelrelaxantien, sowie verschiedene Giftstoffe, u. a. Curare, Atropin oder E 605, können die Wirkung von Neurotransmittern beeinflussen, indem sie z. B. deren spezifische Rezeptoren blockieren.

neuro|vegetative Dysfunktion, zusammenfassende Beschreibung von Funktionsstörungen, die Folge einer Fehlregulation des vegetativen Nervensystems sind. Betroffen sind die Körperfunktionen, die vom →vegetativen Nervensystem über Regelkreise gesteuert werden: Kreislauf, Atmung, Stoffwechsel, Verdauung, Wasserhaushalt und Sexualfunktionen. Die Störungen sind meist multifaktoriell bedingt, z. B. durch Umweltfaktoren, Stress, Infektionen und schwere Erkrankungen, aber auch durch die Gesamtverfassung des Betroffenen. Die neurovegetative Dysfunktion äußert sich u. a. in Kopfschmerz, Magen-, Herz- oder Atembeschwerden, Schwindel, Rückenschmerzen, Müdigkeit oder sexuellen Funktionsstörungen. Die Diagnose wird als Ausschlussdiagnose gestellt.

Neurozyt, →Nervenzelle.

Neutralbiss, Orthognathie, Regelbiss, ideale Verzahnung der Seitenzähne. Beim Neutralbiss liegen die vorderen Höckerspitzen der oberen ersten Mahlzähne (Molaren) beim Zusammenbeißen zwischen der Zahnmitte der unteren ersten Mahlzähne (→Gebiss). Ein zweites Kriterium für einen Neutralbiss sind die Spitzen der oberen Eckzähne, die beim Zubeißen ihren Platz zwischen den unteren Eckzähnen und ersten Vormahlzähnen haben. Gedrehte und gekippte Zähne werden nicht berücksichtigt.

Neutral-Null-Methode, Verfahren zur Bestimmung der Gelenkbeweglichkeit, wobei sowohl die passive Auslenkung als auch die aktive Beweglichkeit durch Muskelarbeit geprüft wird. Die Ausgangsposition, die Normalstellung, ist der aufrechte, gerade Stand mit herabhängenden Armen. Die Gelenkstellungen in dieser Position, z. B. das gestreckte Knie, werden als Nullpunkt definiert und die unterschiedlichen Beugungen und Drehungen der Gliedmaßen um ihre Achsen dann in Winkelgrad gemessen.

Neutro|penie, Form der →Leukopenie.

Neutro|philie, Form der →Leukozytose.

NHL, Abk. für →Non-Hodgkin-Lymphom.

Niazin, ein →Vitamin.

nichtsteroidale Antirheumatika, →Prostaglandinsynthesehemmer.

Nickel, silberweißes, hochglänzendes Metall mit dem chemischen Symbol Ni. Es gehört zu den lebensnotwendigen Mineralstoffen, über dessen Funktion aber noch wenig bekannt ist. In höheren Konzentrationen findet sich Nickel in der →DNA, wo es möglicherweise stabilisierend wirkt, und es ist wahrscheinlich am Kohlenhydratstoffwechsel beteiligt. Es gibt keine Empfehlungen für die tägliche Nickelzufuhr, wobei die durchschnittliche Aufnahme von 300–600 µg ausreichend zu sein scheint. Pflanzliche Lebensmittel weisen im Allgemeinen einen höheren Nickelgehalt als tierische auf. Bei einem Nickelmangel ist die Eisenverwertung des Körpers beeinträchtigt, sodass es u. a. zu einer Verringerung der roten Blutkörperchen kommt. Menschen, die eine Kontaktallergie gegen Nickel haben, reagieren nach Hautkontakt (z. B. mit bestimmtem Schmuck) mit Ausschlägen und Bläschenbildung.

Nicotin, →Nikotin.

Nidation, →Einnistung.

Niederkunft, →Schwangerschaft und Geburt.

Niemann-Pick-Krankheit, →Lipidosen.

Niere, Ren, paariges, bohnenförmiges Organ des Harnsystems.

■ **Lage** Die Nieren liegen beidseits der Wirbelsäule, dicht unter dem Zwerchfell. Die linke Niere reicht etwa vom 11. Brustwirbel (oberer Nierenpol) bis zum 2. Lendenwirbel (unterer Nierenpol), die rechte Niere liegt um etwa einen Wirbel tiefer. Beide sind in einem sackartigen Bindegewebsraum, dem **Nierenlager,** verschieblich an der Leibesrückwand fixiert. Bei tiefer Einatmung oder im Stehen wandern sie etwa 3 cm tiefer.

■ **Makroskopischer Aufbau** Die Niere eines Erwachsenen sind etwa 10 cm lang, 5 cm breit, 4 cm dick und 150 g schwer. Sie sind von der **Nierenkapsel** überzogen, einer derben, transparenten Bindegewebshülle (Capsula fibrosa), die außen von einer Fettschicht (Capsula adiposa) umgeben ist. Diese schützt die Niere vor Stoßverletzungen und verankert sie im Nierenlager. An der Oberfläche ist beim Neugeborenen, selten auch bei Erwachsenen, gut eine Gliederung in Nierenlappen zu erkennen. Die etwa 11 mm breite **Nierenrinde** (Cortex renalis) reicht bis zur Basis der Markpyramiden, z. T. auch zwischen diese hinein (Nierensäulen, Columnae renales). Hauptanteil des **Nierenmarks** (Medulla renalis) sind die Röhren des Tubulusapparats, der in 10–12 Markpyramiden gegliedert ist. Deren Spitzen, die Nierenpapillen (Papillae renales), ragen mit ihren Öffnungen in den jeweiligen **Nierenkelch** (Calix renalis) hinein, der den Beginn der ableitenden Harnwege darstellt. Die kleinen Nierenkelche der einzelnen Markpyramiden schließen sich zu 2–3 großen Nierenkelchen zusammen, bevor sie in das **Nierenbecken** (Pyelon, Pelvis renalis) münden. Das Nierenbecken geht am **Nierenhilus** (Hilum renale), einer nischenförmigen Vertiefung am inneren Nierenrand, in den Harnleiter über. Im Bereich des Nierenhilus treten außerdem die Nierenarterie (Arteria renalis), die Nierenvene (Vena renalis), Nerven und Lymphgefäße in die Niere ein.

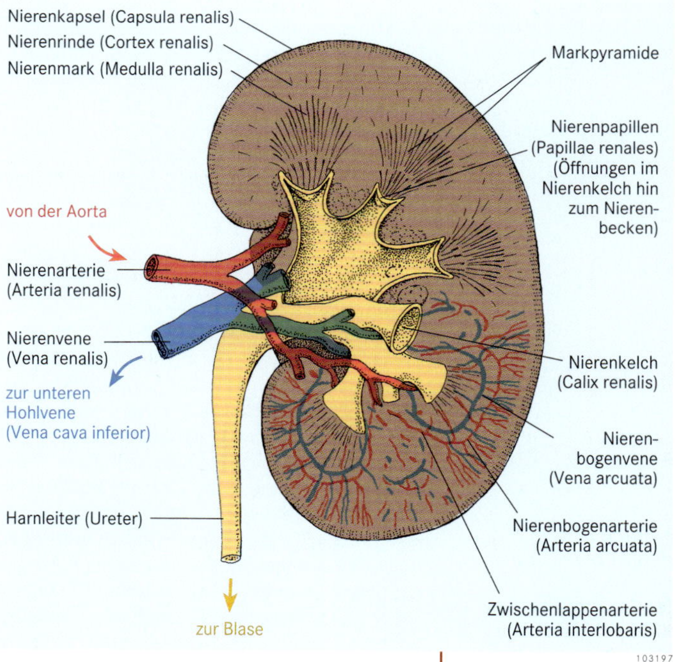

Niere. Längsschnitt durch eine Niere. Im Bereich der oberen Nierenkelche sind Markpyramiden und Nierenpapillen zu sehen. Im unteren Abschnitt ist die Blutversorgung des Nierengewebes dargestellt.

■ **Mikroskopischer Aufbau** Kleinste funktionelle Einheit ist das **Nephron.** Es ist der Ort der Harnbildung und setzt sich zusammen aus dem Nierenkörperchen (Malpighi-Körperchen, Corpusculum renale) und dem Tubulusapparat. Die **Nierenkörperchen,** von denen es circa 1 Million pro Niere gibt, bestehen aus Glomerulus und Bowman-Kapsel. Der **Glomerulus** ist ein Knäuel kleiner Arterien (Arteriolen), das aus Schlingen je eines zuführenden und abführenden Gefäßes (Vas afferens, Vas efferens) hervorgeht. Beide treten am Gefäßpol des Nierenkörperchens in die zweiblättrige **Bowman-Kapsel** (Capsula glomeruli) ein. Diese umschließt den Glomerulus und fängt den filtrierten Primärharn auf. Dieser gelangt in den **Tubulusapparat,** der aus dem etwa 5 cm langen Harnkanälchen (Tubulus renalis, Nierenkanälchen) besteht. Das Harnkanälchen wird anatomisch wie funktionell in verschiedene Abschnitte gegliedert: den proximalen Tubulus mit einem gewundenen und einem gerade absteigenden Teil, die dünnere Henle-Schleife mit einem absteigenden und einem aufsteigenden Schenkel, zuletzt den distalen Tubulus mit einem gerade aufsteigenden und einem gewundenen Teil. Schließlich münden die distalen Tubuli mehrerer Tubulusapparate in ein Sammelrohr (Tubulus renalis colligens), das den Sekundärharn zu einem Nierenkelch leitet.

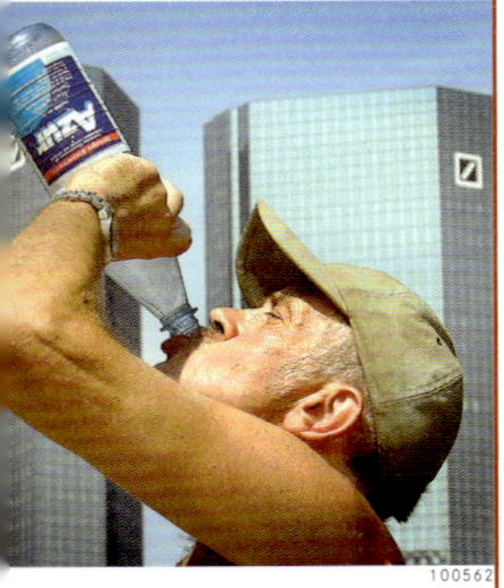

Niere.
Für die Erhaltung einer gesunden Nierenfunktion ist vor allem eine ausreichende Flüssigkeitszufuhr entscheidend.

■ **Funktionen** Aufgrund ihrer Filtrationsleistung sind die Nieren die wichtigsten Organe zur Regulation von Wasserhaushalt, Elektrolythaushalt und osmotischem Druck. Daneben werden Endprodukte des Stoffwechsels und Fremdsubstanzen, z. B. Medikamente, ausgeschieden. Die Nieren sind an der Umwandlung von Vitamin-D_3 in seine wirksame Form beteiligt, außerdem bilden sie die Hormone Renin, das u. a. bei der Blutdruckregulation eine Rolle spielt, und Erythropoetin, das die Bildung von Erythrozyten steuert. Durch Ausscheidung von Wasserstoffionen oder Bikarbonat haben die Nieren wesentliche Bedeutung bei der Aufrechterhaltung des Säure-Basen-Gleichgewichts.

■ **Harngewinnung** Die Produktion des Harns basiert auf vier Vorgängen: Filtration, Diffusion, Resorption und Sekretion. In einem ersten Schritt wird der **Primärharn** gebildet. Dies geschieht durch Filtration von Blut in den Glomeruli der Nierenkörperchen, weshalb der Primärharn auch als Glomerulusfiltrat bezeichnet wird. Bei dieser glomerulären Filtration werden Wasser und kleinste Blutplasmabestandteile aus den Arteriolen durch die Wände der Glomeruli und durch das innere Blatt der Bowman-Kapsel gepresst – ähnlich der Filtration in Kaffeefiltertüten. Wie viel und wie schnell filtriert wird, hängt von der Durchlässigkeit der Bowman-Kapsel und vom Filtrationsdruck (also v. a. vom Blutdruck) ab. Die durchschnittliche Primärharnmenge pro Tag beträgt circa 180 l. Normalerweise ist der Primärharn frei von Blutkörperchen und größeren Eiweißen. Ionen und kleine Moleküle, z. B. Glukose, finden sich in der gleichen Konzentration wie im Blutplasma. Im Tubulusapparat wird der Primärharn stark konzentriert und mit Stoffwechselprodukten »angereichert«, der entstehende **Sekundärharn** wird den Sammelrohren zugeführt. Der bei der Bildung des Sekundärharns im Tubulussystem erfolgende Stoffaustausch zwischen Blut und Harn ist ein komplexes Zusammenspiel verschiedener Transportvorgänge: passiver Diffusion in beide Richtungen, aktiver Resorption aus dem Harn und aktiver Sekretion in den Harn. Insgesamt wird der größte Teil der Stoffe in den Blutkreislauf zurückgeführt. Im distalen Tubulus und in den Sammelrohren wird schließlich, unter Mitwirkung des antidiuretischen Hormons (ADH), dem Harn noch mehr Wasser entzogen, sodass pro Tag circa 1,8 l **Endharn** ausgeschieden werden.

Nieren|abszess, Eiterherd im Nierengewebe, häufig als Folge einer aufsteigenden Harnblasen- oder Nierenbeckenentzündung. Ein Nierenabszess kann aber auch durch Absiedelung von Bakterien auf dem Blutweg in die Niere entstehen, z. B. bei Hautinfektionen, und ist dann häufig nur in der Nierenrinde lokalisiert. Viele kleine, ineinander übergehende Nierenabszesse im Bereich der Rinde heißen Nierenkarbunkel. Symptome sind Kopfschmerzen, Abgeschlagenheit und Schmerzen in der Nierengegend, meist treten auch hohes Fieber und Schüttelfrost auf. Der Urin enthält Eiter und ist daher trüb. Die Betroffenen sollten in einem Krankenhaus behandelt werden. Die Therapie erfolgt im Anfangsstadium mit Antibiotika, bei einem abgekapselten Abszess muss die Eiteransammlung durch Anlegen einer →Nephrostomie abgeleitet werden. Finden sich sehr viele Abszesse über die gesamte Niere verstreut oder ist der Nierenabszess sehr ausgedehnt, kann die operative Entfernung der betroffenen Niere unumgänglich sein.

Nieren|adenom, →Nierentumoren.

Nieren|agenesie, ein- oder beidseitiges Fehlen der Nierenanlage (→Nierenfehlbildungen).

Nieren|aplasie, →Nierenfehlbildungen.

Nieren|arterienstenose, angeborene oder erworbene Einengung der Lichtung der Nierenarterie, die zu einem Verschluss führen kann.

■ **Ursache** Meist wird die Nierenarterienstenose durch arteriosklerotische Gefäßwandveränderungen ausgelöst. Ein verstärktes Wachstum von Muskel- und Bindegewebszellen der Gefäßwand liegt der fibromuskulären Dysplasie zugrunde, von der v. a. jüngere Frauen betroffen sind. Seltener wird die Nierenarterienstenose durch eine Abknickung im Gefäßverlauf, Aussackungen (Aneurysmen) oder Fehlbildungen der Nierenarterie verursacht. Dem vollständigen Verschluss einer Nierenarterie kann auch ein verschlepptes Blutgerinnsel (→Nierenembolie) zugrunde liegen.

■ **Befund** Es besteht ein durch Medikamente oft nur schwer einzustellender Bluthochdruck mit den entsprechenden Beschwerden (z. B. Kopfschmerzen, Herzklopfen, Schwindel, Ohrensausen). Die Entwicklung eines akuten →Nierenversagens oder einer

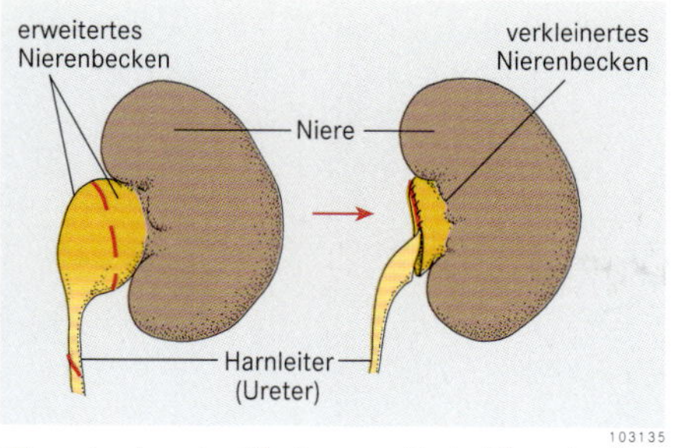

Nierenbeckenplastik. Das erweiterte Nierenbecken wird operativ verkleinert; anschließend wird der Harnleiter wieder mit dem reduzierten Nierenbecken verbunden.

chronischen Nierenschwäche ist möglich. Ein Gefäßgeräusch ist bei einer hochgradigen Nierenarterienstenose durch die Bauchdecke hindurch im Bereich des Nabels hörbar. Zur Sicherung der Diagnose kommen Ultraschalluntersuchungen, die Nierenszintigrafie und die Kontrastmitteldarstellung der Nierenarterien zum Einsatz.

■ **Behandlung** Der Bluthochdruck wird medikamentös behandelt. Die Verengung wird operativ behoben, z.B. durch Aufdehnen (→Angioplastie) oder durch die Anlage einer Umgehungsplastik.

Nierenbecken|ausgussstein, →Harnstein, der das gesamte Nierenbecken ausfüllt.

Nierenbecken|entzündung, →Pyelitis.

Nierenbeckenkarzinom, bösartiger Tumor, der vom Deckgewebe (Urothel) des Nierenbeckens ausgeht. Ein gleichartiger Tumor findet sich seltener auch im Harnleiter. Das Nierenbeckenkarzinom tritt bei Männern etwa dreimal häufiger als bei Frauen auf und macht rund 5–10% aller Nierentumoren aus. Der Altersgipfel liegt zwischen dem 50. und 60. Lebensjahr.

■ **Ursache** Wichtigster Risikofaktor ist das Rauchen. Wie beim Blasenkrebs werden chronische Infektionen der Harnwege (z.B. →Bilharziose), eine chronische Schleimhautreizung durch Harnsteine oder Karzinogene wie Anilin sowie die übermäßige Einnahme bestimmter Schmerzmittel als mögliche Ursache diskutiert.

■ **Befund** Typisch sind Blutbeimengungen im Urin (Hämaturie), die jedoch nicht mit Schmerzen beim Wasserlassen einhergehen. Bei zunehmender, durch den Tumor bedingter Harnstauung leiden die Betroffenen unter Flankenschmerzen und wiederholt auftretenden Harnwegsinfektionen.

■ **Behandlung** Üblich ist die operative Entfernung der betroffenen Niere. Zusätzlich muss auch der Harnleiter entfernt werden, da es ohne diese Maßnahme in 30% der Fälle zu einem Wiederauftreten des Tumors (Rezidiv) kommt.

Nierenbeckenkrebs, bösartige →Nierenbeckentumoren, fast immer als →Nierenbeckenkarzinom.

Nierenbeckenplastik, Pyeloplastik, operativer Eingriff zur Beseitigung von Abflussstörungen am Übergang vom Nierenbecken zum Harnleiter (→Harnleiterenge). Dabei wird das erweiterte und verformte Nierenbecken verkleinert, die Engstelle am Harnleiter herausgeschnitten und dieser meist seitlich wieder mit dem Nierenbecken verbunden (Nierenbecken-Harnleiter-Anastomose oder Ureteropyelostomie).

Nierenbeckenstein, →Harnstein.

Nierenbeckentumoren, Sammelbezeichnung für Geschwülste im Nierenbecken, die sehr selten **gutartig** sind, z.B. das Nierenbeckenpapillom, Leiomyom oder Angiom, in den meisten Fällen dagegen **bösartig** (→Nierenbeckenkarzinom).

Nierenblutung, Nephrorrhagie, Blutung, die ihren Ursprung in der Niere hat, mit einer mit bloßem Auge sichtbaren Ausscheidung von Blut im Urin (Makrohämaturie) einhergeht und Symptom einer Vielzahl verschiedener Erkrankungen sein kann. Die Ursachen umfassen neben Tumoren, Nierensteinen und Entzündungen von Niere und Nierenbecken (Pyelonephritis) auch unfallbedingte Verletzungen der Niere, wie z.B. einen Kapselriss durch starke Gewalteinwirkung, plötzliche Verschlüsse der Nierengefäße durch Blutgerinnsel (Nierenembolie) und, seltener, eine Nierentuberkulose. Auch die Therapie mit gerinnungshemmenden Mitteln (Antikoagulanzien) kann zu einer Nierenblutung führen. Wichtig ist die unverzügliche Klärung der Ursache und entsprechende Behandlung.

Nierendiabetes, Diabetes renalis, familiär auftretende Nierenfunktionsstörung, bei der die Zuckerschwelle in der Niere erniedrigt ist und damit mehr Zucker als normal mit dem Urin ausgeschieden wird (Glukosurie). Der Blutzucker kann normal oder erniedrigt sein, der Glukosetoleranztest ist normal. Die Betroffenen haben meist keine Beschwerden, vereinzelt tritt eine erhöhte Harnausscheidung (Polyurie) mit vermehrtem Durst (Polydipsie) und Kaliumverlusten auf. Dies kann zu Müdigkeit, Schwindel und Herzbeschwerden führen. Ein Zusammenhang mit dem Diabetes mellitus besteht nicht.

Nieren|embolie, plötzlicher Verschluss einer oder beider Nierenarterien durch ein Blutgerinnsel, der zum →Niereninfarkt führt. Das Gerinnsel hat seinen Ursprung v.a. im Herzen, häufig bei Vorhofflimmern und als Folge einer Herzinnenwandentzündung. Liegt ein kompletter Gefäßverschluss vor, muss der Embolus innerhalb der ersten zwei Stunden operativ entfernt werden, da sonst die Niere unwiderruflich geschädigt wird.

Nieren|entfernung, →Nephrektomie.

Nieren|entzündung, Nephritis, Sammelbezeichnung für akute und chronische Nierenerkrankungen, die auf einer Entzündung der Nierenkörperchen (→Glomerulonephritis) oder des Nierenbindegewebes (interstitielle Nephritis) beruhen, wobei das Nierenbecken häufig mitbeteiligt ist (→Pyelonephritis). Die Ursachen sind vielfältig und umfassen bakterielle Infektionen wie aufsteigende Harnwegsinfekte, Stoffwechselkrankheiten wie →Diabetes mellitus, Mitbeteiligung der Niere bei Autoimmunkrankheiten (z. B. Lupus erythematodes), angeborene Nierenentzündung (z. B. als →Alport-Syndrom) oder langjährigen Schmerzmittelmissbrauch (→Analgetika-Nephropathie).

Nieren|ersatzverfahren, Blutreinigungsverfahren, umgangssprachlich **Blutwäsche,** verschiedene Verfahren, mit denen vorübergehend oder dauerhaft die Entgiftungsfunktion der Nieren übernommen werden kann. Sie werden überwiegend bei akutem und v. a. chronischem →Nierenversagen, aber auch bei akuten Vergiftungen eingesetzt. Auch unter optimalen Bedingungen entspricht die Entgiftungskapazität nur 10–15 % der gesunder Nieren. Deshalb wird in vielen Fällen versucht, eine Spenderniere zu finden und eine →Nierentransplantation durchzuführen.

Prinzip aller Nierenersatzverfahren ist die **Dialyse,** bei der Teilchen und Wasser infolge von Konzentrationsunterschieden und/oder aktiv ausgeübtem Druck auf die andere Seite einer Membran gelangen und damit aus dem Blut entfernt werden. Die Membran kann außerhalb des Körpers liegen (→Hämodialyse, →Hämofiltration) oder das Bauchfell kann als solche dienen (→Peritonealdialyse).

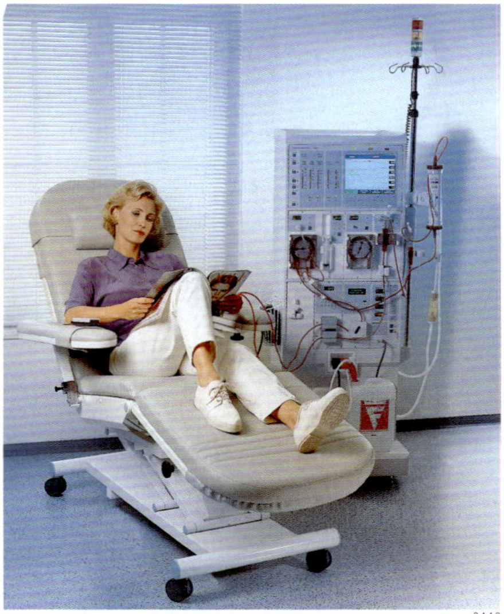

3442

Nierenersatzverfahren. Bei der Hämodialyse wird der Patient für mehrere Stunden an die künstliche Niere angeschlossen.

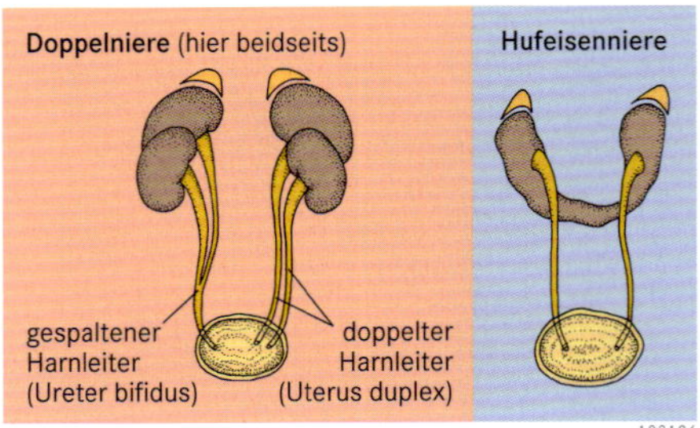

103196

Nierenfehlbildungen. Die beiden häufigsten Formen. Bei der Doppelniere können entweder auch zwei Harnleiter mit getrennten Blasenmündungen oder ein gespaltener Harnleiter mit nur einer Blasenmündung vorliegen. Bei der Hufeisenniere sind die unteren Nierenanteile hufeisenförmig miteinander verschmolzen.

Je nach Land werden die verschiedenen Nierenersatzverfahren unterschiedlich häufig angewendet; in Deutschland überwiegt die Hämodialyse. Diese und die Peritonealdialyse können bei entsprechender Schulung als **Heimdialyse** auch zu Hause eigenständig oder mit Unterstützung von Angehörigen bzw. einer Hilfsperson durchgeführt werden. Voraussetzung ist, dass die häuslichen Gegebenheiten (Raum für Dialysegerät, Betreuung) geeignet und in Krisensituationen jederzeit ein Arzt oder ein Dialysezentrum in der Nähe erreichbar sind. Der Betroffene kann damit ein von der Dialysestation weitgehend unabhängiges Leben führen. Durch die häusliche Dialyse wird außerdem eine gleichmäßigere Behandlung gewährleistet und somit der Allgemeinzustand verbessert, wodurch Komplikationen verringert werden. Trotzdem wird der überwiegende Teil der Nierenersatzverfahren in Dialysezentren durchgeführt.

Nierenfehlbildungen, Oberbegriff für alle angeborenen Anomalien der Niere. Fehlbildungen von Nieren und ableitenden Harnwegen gehören zu den häufigsten Fehlbildungen überhaupt und treten nicht selten mit anderen angeborenen Anomalien auf. Je nach Art und Ausprägung reicht der Symptomenkomplex von keinerlei Einschränkung der Nierenfunktion oder Beschwerden bis hin zur Unvereinbarkeit mit dem Leben. Bei einseitigen Nierenfehlbildungen treten Nierenfunktionsstörungen im Allgemeinen nicht auf, da die zweite Niere die Aufgabe des fehlgebildeten Organs mit übernimmt. Allerdings besteht bei fehlgebildeten Nieren eine starke Neigung zu Entzündungen und zur Bildung von Harnsteinen. Die Behandlung hängt von der Art der Nierenfehlbildungen ab (z. B. kann eine operative Korrektur angezeigt sein, wenn eine Linderung der Beschwerden erreicht werden kann). Es werden verschiedene Formen der Nierenfehlbildungen unterschieden, z. B. Form-Größe-Anomalien, Lageanomalien und Strukturanomalien.

Nierenfistel, normalerweise nichtvorhandener Verbindungsgang, der von der Niere (meist Nierenbecken) aus zur Körperoberfläche **(äußere Nierenfistel)** oder in ein anderes Hohlorgan wie Harnleiter, Harnblase oder einen Darmabschnitt führt **(innere Nierenfistel).** Eine Nierenfistel kann angeboren oder Folge von Verletzungen sein und wird dann chirurgisch entfernt und ihre Einmündungsstelle verschlossen. Sie kann auch operativ angelegt werden (→Nephrostomie) und dient der künstlichen Harnableitung.

Nierenfunktionsprüfungen, →Nierenuntersuchungen.

Nierengrieß, →Harngrieß.

Nierenhyperplasie, angeborene Nierenvergrößerung bis zur doppelten Größe einer normalen Niere. Eine Nierenhyperplasie gehört zu den →Nierenfehlbildungen und entspricht meist zwei zusammengewachsenen Nieren mit je einem Harnleiter (Doppelniere). Bei normaler Nierenfunktion ist keine Behandlung erforderlich.

Nierenhypoplasie, angeborene Nierenverkleinerung mit vermindertem Gewicht der Niere und meist eingeschränkter Funktion. Diese wird normalerweise von der zweiten Niere mit übernommen, die dann entsprechend vergrößert ist. Eine Nierenhypoplasie gehört zu den →Nierenfehlbildungen, eine Behandlung ist im Allgemeinen nicht erforderlich.

Nieren|infarkt, Absterben von Nierengewebe als Folge einer Sauerstoffunterversorgung bestimmter Nierenabschnitte. Ursache kann der Verschluss einer oder mehrerer, meist kleinerer Nierenarterien durch vom Herzen verschleppte Blutgerinnsel (Nierenembolie) oder eine lokal entstandene Verlegung (Thrombose) bei Arterienverkalkung oder einer Bauchverletzung sein. Es treten plötzlich leichte bis starke Flankenschmerzen auf, die mit Übelkeit und Erbrechen einhergehen können. Durch Blutbeimengungen kann es zu einer rötlichen Verfärbung des Urins kommen. Ist nur ein kleines Gebiet betroffen, fehlen

Nierenfehlbildungen

Art der Anomalie	Charakteristika
Numerische Anomalien	
Überzahl der Nieren (akzessorische Nieren; bis zu 5)	▪ Sehr selten
Agenesie oder **Aplasie** (fehlendes Organ)	▪ Häufig ▪ Falls beidseitig, nicht mit dem Leben vereinbar ▪ Nicht selten Kombination mit anderen Fehlbildungen, insbesondere der Genitalien
Form-Größe-Anomalien	
Hufeisenniere: symmetrische Verschmelzung der unteren Nierenanteile im Bereich des 4./5. Lendenwirbelkörpers; deshalb fast immer Vergrößerung der Niere (Hyperplasie)	▪ Häufig ▪ Häufig Kombination mit anderen Anomalien des Urogenitaltrakts
Doppelniere: meist einseitig doppelt angelegte Niere, die als einzelne Niere mit zwei Harnleitern (Ureter duplex) erscheint	▪ Häufig ▪ Meist symptomlos
Gekreuzte Dystopie: asymmetrische Verschmelzung der Nieren auf einer Seite; Bezeichnung je nach Aussehen als L- oder S-förmige Niere, Kuchenniere, Scheibenniere oder Klumpenniere; fast immer Vergrößerung der Niere (Hyperplasie)	▪ Etwas seltener als Hufeisenniere ▪ Meist symptomlos, kann mit Harnabflussbehinderungen und Entzündungen einhergehen
Zwergniere (Hypoplasie)	▪ Selten; betrifft häufig Frühgeborene und oft beide Nieren ▪ Führt dann früh zur Beeinträchtigung der Nierenfunktion und zu Gedeihstörungen
Lageanomalien	
Rotation oder Kippen der Nieren um eine andere als die normale Achse; kann im Extremfall dazu führen, dass die Nieren im Becken (→Beckenniere) oder innerhalb des Brustkorbs zu liegen kommen	▪ Die falsche Rotation als solche hat keinen Krankheitswert ▪ Lageanomalien gehen jedoch häufig mit anderen Fehlbildungen der Nieren und des Harntrakts einher
Strukturanomalien	
Multizystische Nierendysplasie: Vorliegen von funktionsunfähigem Nierengewebe	▪ Häufige Kombination mit vesikourethralem Reflux oder Herzmissbildungen ▪ Häufig Harnwegsinfekte ▪ Betroffene Niere ist stark vergrößert und führt dadurch zu Verdauungsbeschwerden infolge Verdrängung des Magen-Darm-Trakts ▪ Therapie: Nierenentfernung
→Zystenniere	▪ Relativ häufig; führt zu Nierenversagen ▪ Geht manchmal mit zystischen Veränderungen anderer Organe einher (z. B. Milz, Bauchspeicheldrüse)
→Markschwammniere	▪ Meist symptomlos, neigt zu Harnsteinbildung
→Nierenzyste	▪ Sehr häufig; meist ohne Krankheitswert

Symptome manchmal auch ganz. Je nach Ausmaß des Niereninfarkts kommt es zur Beeinträchtigung der Nierenfunktion mit eingeschränkter Harnausscheidung. Kleine Niereninfarkte heilen im Allgemeinen spontan ab und zeigen sich evtl. zufällig durch spätere Verkalkungen im Röntgenbild. Bei Besiedelung des abgestorbenen Nierengewebes mit Bakterien kann als Komplikation ein →Nierenabszess entstehen. Neben der Behandlung der Grunderkrankung werden die Beschwerden medikamentös gelindert.

Nieren|insuffizienz, →Nierenversagen.

Nierenkarzinom, Nierenzellkarzinom, Hypernephrom, bösartiger Tumor des Nierenfunktionsgewebes, der bei Männern etwa doppelt so häufig auftritt wie bei Frauen. Der Altersgipfel liegt zwischen dem 60. und 70. Lebensjahr.

■ **Ursache** Die Ursachen von Nierenkarzinomen sind unklar. Möglicherweise spielen hormonelle Einflüsse, erbliche Faktoren, fettreiche Ernährung, übermäßiger Koffein- und Nikotingenuss und Kontakt mit Kadmium eine Rolle. Diskutiert werden auch krebserregende Substanzen wie Nitrosamine, Blei und Aflatoxine.

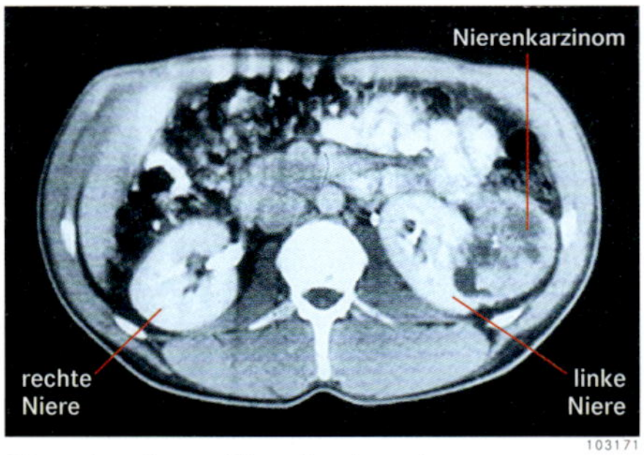

Nierenkarzinom. Nierenkarzinom im Computertomogramm. Der Tumor ist im Vergleich der gesunden rechten mit der linken Niere deutlich zu erkennen.

■ **Befund** Ein Nierenkarzinom verursacht lange Zeit keine Beschwerden und wird oft als Zufallsbefund im Rahmen einer Ultraschalluntersuchung entdeckt. Häufig entwickeln sich unspezifische Symptome oder Störungen, die zunächst auf andere Organe als Ursache deuten und so die Diagnosestellung erschweren. Kreuzschmerzen und Knochenbrüche trotz normaler Knochenbelastung (Spontanfrakturen) als Zeichen von Metastasen im Skelettsystem führen zunächst zum Orthopäden, Bluthochdruck, Symptome einer Blutarmut, eines Kalziumüberschusses oder von Leberfunktionsstörungen zum Internisten. Auch Hirn- oder Lungenmetastasen können für die ersten Symptome verantwortlich sein; allgemeine Beschwerden wie Fieber, Leistungsabfall, Nachtschweiß und Gewichtsabnahme kommen häufig hinzu. Blutbeimengungen im Urin (Hämaturie) treten meist erst spät auf, Blutkoagel können den Harnleiter verlegen und eine Nierenkolik verursachen. Zur Diagnosefindung sind neben Blut- und Urinuntersuchungen v.a. radiologische und sonografische Untersuchungen wichtig.

■ **Behandlung** Die betroffene Niere muss operativ entfernt werden, wobei gleichzeitig ein Teil des Harnleiters und die umgebenden Lymphknoten entnommen werden. Strahlen- und Chemotherapie sind bei der Behandlung des Nierenkarzinoms nicht sehr erfolgversprechend. Die Prognose hängt von der Ausdehnung des Tumors und der Anzahl der Metastasen ab.

Nierenkolik, anfallsweise auftretende, sehr heftige, wehenartige Schmerzen in der Nierengegend, die in die Leisten- und Genitalregion ausstrahlen. Sie gehen meist mit Übelkeit, Erbrechen und Blähsucht einher. Ursache ist in den meisten Fällen ein →Harnstein, der sich im Harnleiter oder am Ein- oder Ausgang der Harnblase verklemmt hat und zum Harnrückstau mit Überdehnung des Nierenbeckens führt. Auch ein Niereninfarkt, eine Nierenbeckenentzündung oder Nierenkrebs können durch eine sich festsetzende Blutkoagel eine Kolik hervorrufen. Behandelt wird mit Schmerzmitteln und krampflösenden Medikamenten. Sobald die Ursache festgestellt ist, erfolgt die gezielte Behandlung der Grunderkrankung. Ist z.B. ein nicht spontan abgehender Harnstein Auslöser, kommt die →Lithotripsie zum Einsatz.

Nierenkrankheiten, alle Erkrankungen, Störungen oder Veränderungen, die sich innerhalb der Niere abspielen oder ihre Funktion beeinflussen. Dazu gehören die angeborenen Nierenfehlbildungen, Durchblutungsstörungen und Veränderungen der Gefäßwände, z.B. im Rahmen einer Arteriosklerose, eines Bluthochdrucks oder einer Autoimmunerkrankung wie der Panarteriitis nodosa. Häufig sind die Erkrankungen der Nierenkörperchen (Glomeruli) Folge von Entzündungen, Diabetes mellitus oder Amyloidose. Ebenso können Zellen der Nierenkanälchen (Tubuli) betroffen sein, was Folge einer Gicht, von Speicherkrankheiten, einer Tumorerkrankung (z.B. Plasmozytom) oder auch angeborener Störungen sein kann. Entzündungen von Nierenbecken und Nierengewebe sind meist durch aufsteigende Infektionen des Harntrakts oder Harnentleerungsstörungen, z.B. durch Harnsteine, bedingt. Weitere Nierenkrankheiten sind überwiegend bösartige Nierentumoren. Viele dieser Nierenkrankheiten können zu einem nephrotischen Syndrom führen oder zu einem Nierenversagen, dessen Endstadium häufig eine Schrumpfniere ist, die Nierenersatzverfahren oder eine Nierentransplantation erforderlich machen.

■ **Siehe auch**
→Entzündung · Gefäßkrankheiten · Glomerulonephritis · Harnstein · Nephrokalzinose · Nephrosklerose · nephrotisches Syndrom · Nierenabszess · Nierenarterienstenose · Nierenbeckenkarzinom · Nierenfehlbildungen · Nierenhyperplasie · Niereninfarkt · Nierenkarzinom · Nierentumoren · Nierenvenenthrombose · Nierenversagen · Nierenzyste · Pyelonephritis · Schrumpfniere · Wilms-Tumor · Zystenniere

Nierenkrebs, bösartige →Nierentumoren, am häufigsten als →Nierenkarzinom beim Erwachsenen und →Wilms-Tumor beim Kind.

Nierenleeraufnahme, Röntgendarstellung des unteren Bauchraumes ohne Kontrastmittelgabe, bei der die Nieren als Schatten erkennbar sind. Die Nierenleeraufnahme wird stets als erste Aufnahme einer →Urografie durchgeführt. Es sind Form, Lage und Größe der Nieren beurteilbar sowie kalkhaltige Steine der Nieren oder der ableitenden Harnwege zu erkennen.

Nierenoperationen, chirurgische Verfahren bei verschiedenen Krankheiten oder Verletzungen der Niere. Relativ häufig durchgeführte Nierenoperationen sind die →Nephrostomie und die →Nierenbeckenplastik zur Umgehung einer Harnabflussstörung. Ist eine Niere unwiderruflich geschädigt, kann eine →Nephrektomie notwendig sein. Auch bei vielen Tumoren wird die betroffene Niere ganz oder teilweise (Teilresektion) entfernt. Bei Harnsteinleiden werden zunächst die Verfahren der →Lithotripsie angewendet; sind diese erfolglos, werden die Steine operativ entfernt (→Nephrolithotomie). Bei stetig fortschreitendem Nierenversagen bis hin zur Harnvergiftung kommen neben →Nierenersatzverfahren der Ersatz des nicht mehr funktionsfähigen Organs durch eine Spenderniere (→Nierentransplantation) zum Einsatz. Selten ist z. B. bei Senkniere eine operative Befestigung der Niere (→Nephropexie) nötig.

Nierenresektion, →Nephrektomie.

Nierenruptur, Nierengewebeeinriss; eine →Nierenverletzung.

Nierenstein, →Harnstein.

Nierensteinzertrümmerung, →Lithotripsie.

Nierentransplantation, Übertragung einer Spenderniere bei fortgeschrittenem Nierenversagen. Die Nierentransplantation bietet die einzige Alternative zu einer lebenslangen Blutwäsche (→Nierenersatzverfahren). Verläuft sie erfolgreich, ermöglicht das transplantierte Organ seinem Empfänger, ein normales Leben zu führen.

■ **Voraussetzungen** Bei den verwendeten Spenderorganen handelt es sich entweder um eine Lebendspende (von Verwandten ersten oder zweiten Grades bzw. vom Partner des Empfängers) oder um die Nieren eines durch Hirntod Verstorbenen, die über Transplantationszentren vermittelt werden. Die Überlebensrate des Spenderorgans ist umso höher, je größer die Gewebeverträglichkeit zwischen Spender und Empfänger ist. Bestimmte Krankheiten, z. B. bösartige Erkrankungen ohne Heilungschancen, chronische Infektionen (z. B. Aids), Alkohol- und Drogenabhängigkeit, lebensbedrohliche Erkrankungen oder Krankheiten mit Schäden an anderen Organen und Systemerkrankungen wie Autoimmunkrankheiten als Ursache des Nierenversagens, schließen eine Transplantation aus.

■ **Vorbereitung** Bevor ein Patient in die Warteliste für eine Nierentransplantation aufgenommen wird, sind zahlreiche Untersuchungen wie umfangreiche Labordiagnostik, Röntgenaufnahme des Brustkorbs und der Nasennebenhöhlen, Lungenfunktionstests, EKG unter Ruhebedingungen und Belastung, Echokardiografie und Sonografie erforderlich.

■ **Durchführung** Die eigene, funktionsunfähige Niere wird im Allgemeinen belassen und die Spenderniere als zusätzliches Organ in die Innenseite der Darmbeinschaufel (Fossa iliaca) eingepflanzt. Dabei werden der Arterienstumpf der Spenderniere mit der Beckenarterie (Arteria iliaca) und der Harnleiter des Spenderorgans mit der Harnblase des Empfängers verbunden. In der Regel nimmt die fremde Niere sofort ihre Funktion auf.

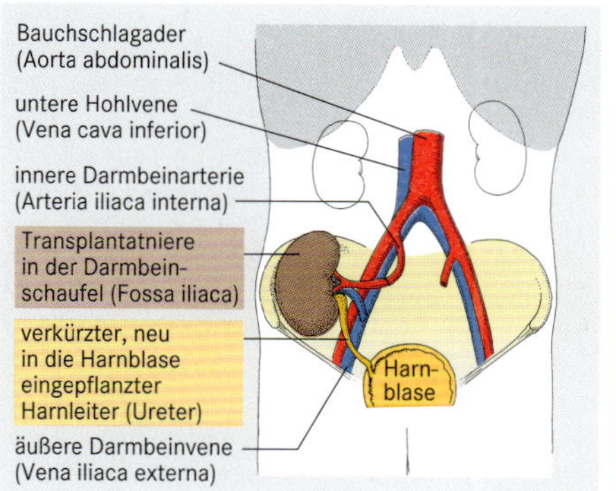

Nierentransplantation. Lage einer transplantierten Niere. Schematisch eingezeichnet sind die beiden Nieren in ihrer normalen Position.

■ **Komplikationen** Die am meisten gefürchtete Komplikation ist die →Transplantatabstoßung. Um diese zu verhindern, müssen nach einer Nierentransplantation die Reaktionen des Immunsystems medikamentös mittels Immunsuppressiva unterdrückt werden. Diese Medikamente verursachen allerdings auch zahlreiche Nebenwirkungen, z. B. eine erhöhte Infektanfälligkeit sowie eine Schädigung der Leber. Im Übrigen sind auch örtliche Komplikationen wie Harnleiterverengungen, undichte Stellen an der Verbindungs-

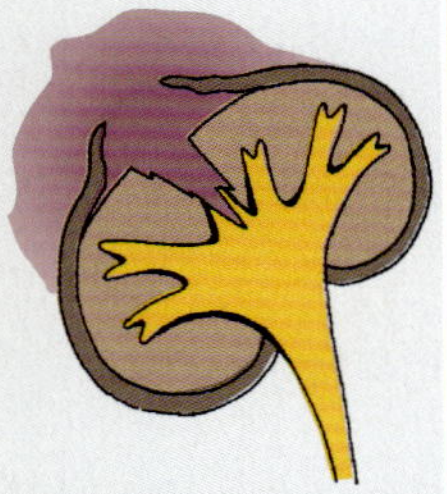

Riss von Nierengewebe und Hohlsystem: massive Blutausscheidung im Urin (Makrohämaturie), eher geringe lokale Beschwerden

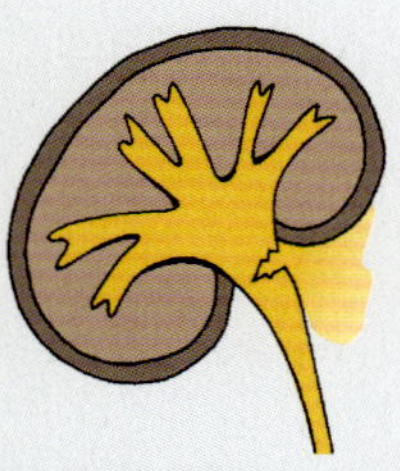

Nierenbeckenriss: zunächst wenig Beschwerden, dann Flankenschmerzen durch Urinaustritt

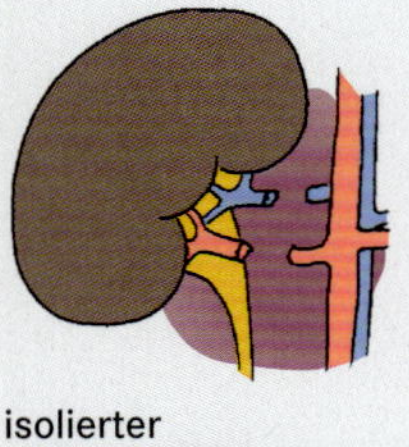

isolierter Nierengefäßabriss: schwerer Schock ohne Blutausscheidung im Urin, Bluterguss in Nierengegend

103198

Nierenverletzung. Verschiedene Formen und ihre Symptome

naht zwischen den Arterien oder Harnleiter und Harnblase, Blutungen oder die Entwicklung einer Nierenvenenthrombose möglich.

■ **Prognose** Die Überlebensrate von Transplantatnieren beträgt nach einem Jahr durchschnittlich 75–90 % und nach fünf Jahren 60–75 %. Weitere Nierentransplantationen sind grundsätzlich möglich, doch werden die Chancen, dass die Niere nicht abgestoßen wird, zunehmend geringer.

Nierentumoren, sämtliche Geschwülste der Niere. Zu den **gutartigen Nierentumoren** zählen das Nierenadenom, ein Tumor des Nierenfunktionsgewebes, der überwiegend bei älteren Menschen auftritt und sich fast immer in der Nierenrinde befindet, sowie Geschwülste des Nierenbindegewebes wie Fibrome, Myome oder Lipome. Da gutartige Nierentumoren nur langsam wachsen und lange Zeit keine Beschwerden verursachen, werden sie oft zufällig entdeckt. Eine operative Entfernung ist nur bei größeren Tumoren erforderlich, sofern sie aufgrund ihres Wachstums auf umliegende Strukturen und Organe drücken oder wenn der Befund nicht eindeutig gutartig ist. Etwa 85 % aller Nierentumoren sind **bösartig** (Nierenkrebs). Bei Erwachsenen sind sie selten (circa 3 % aller bösartigen Tumoren) und treten fast ausschließlich als →Nierenkarzinom auf. Auch das →Nierenbeckenkarzinom wird zu den bösartigen Nierentumoren gerechnet. Bei Kindern findet sich v. a. im 2.–3. Lebensjahr das Nephroblastom (→Wilms-Tumor), welches ein Viertel aller bösartigen Tumoren des Kindesalters ausmacht.

Nieren|untersuchungen, Verfahren zur Erkennung und Unterscheidung von Nierenerkrankungen.

Aussagen über die Nierenleistungsfähigkeit geben **Nierenfunktionsprüfungen.** Dazu gehören verschiedene →Blutuntersuchungen, wobei zur Abschätzung der Ausscheidungsfähigkeit der Niere die harnpflichtigen Substanzen →Kreatinin und →Harnstoff bestimmt werden. Genauere Verfahren sind die →Kreatinin-Clearance und die Inulin-Clearance. Ein Maß für die Nierendurchblutung ist die PAH-Clearance (→Clearance). Die →Szintigrafie erlaubt Aussagen über die Durchblutung und die seitengetrennte Ausscheidungsleistung der Nieren. Die Konzentrierungsfähigkeit der Nieren wird mit dem →Volhard-Versuch geprüft.

Die Ultraschalluntersuchung (→Ultraschalldiagnostik) eignet sich v. a. zur Darstellung von Nierensteinen, Zysten und Tumoren. Von den →Röntgenuntersuchungen eignen sich die →Nierenleeraufnahme, die →Urografie, die →Computertomografie sowie die →Kernspintomografie zur Darstellung der Niere. Die Gefäßversorgung der Niere kann mittels einer →Angiografie abgebildet werden. Eine →Biopsie ist v. a. bei Entzündungen und Schädigungen des Nierengewebes angezeigt.

Nieren|venenthrombose, seltenes Krankheitsbild mit ein- oder beidseitigem Verschluss der Nierenvene und ihrer Äste durch ein Blutgerinnsel. Bei Kleinkindern kommt es gelegentlich durch starke Austrocknung (nach anhaltendem Erbrechen und/oder Durchfall) zustande, bei Erwachsenen auch durch Entzündungen, im Rahmen von Tumoren oder Verletzungen, selten auch als Komplikation nach Nierentransplantation. Eine Nierenvenenthrombose kann symptomarm verlaufen oder es treten Schmerzen in der Flankengegend und evtl. Fieber auf. Durch Einlagerung von Flüssigkeit ins Nierengewebe (Ödem) ist die Niere stark vergrößert, was sich im Ultraschallbild zeigt. Zur Behandlung wird das Gerinnsel entweder operativ entfernt (→Thrombektomie) oder mit Medikamenten aufgelöst.

Nierenverletzung, Nierentrauma, Schädigung der Niere durch Druck, Schlag oder durchbohrende Verletzungen. Je nach Schweregrad unterscheidet man: **Nierenquetschung, Nierengewebeeinriss** und **Organzertrümmerung.** Da die Niere gut geschützt in einer festen Kapsel liegt, sind schwere Nierenverletzungen eher selten.

■ **Ursache** Häufig sind Verkehrs- bzw. Sportunfälle sowie Stürze aus großer Höhe, die meist geschlossene (stumpfe) Verletzungen der Niere erzeugen, und Schuss- oder Stichverletzungen, die offene Nierenverletzungen hervorrufen.

■ **Befund** Die Auswirkungen hängen von Art und Ausmaß der Verletzung ab und können von völliger Beschwerdefreiheit bis hin zum Kreislaufschock reichen. Wichtig ist die genaue diagnostische Abklärung mit Untersuchung des Urins auf Blutbeimengungen, Ultraschall und verschiedenen Röntgenuntersuchungen.

■ **Behandlung** Die Therapie reicht von Bettruhe und der Gabe von Antibiotika bei leichten Nierenverletzungen bis zur operativen und intensivmedizinischen Versorgung bei schweren Verletzungen z. B. mit Kapselriss und starker Blutung. Nach einer Nierenverletzung wird der Blutdruck über mehrere Monate kontrolliert, da sich durch Gefäßveränderungen auch noch nach einiger Zeit ein Bluthochdruck entwickeln kann.

Nierenversagen, Niereninsuffizienz, akut einsetzender oder langsam fortschreitender Funktionsverlust der Niere. Dadurch wird nur noch sehr wenig ($\leq$ 500 ml/Tag, Oligurie) oder (fast) kein Urin mehr produziert ($\leq$ 100 ml/Tag, Anurie). Die Folge ist ein Anstieg der normalerweise über den Urin ausgeschiedenen Substanzen (harnpflichtige Substanzen) im Blut und schließlich eine Harnvergiftung (Urämie). Außerdem wird Flüssigkeit ins Gewebe eingelagert (Ödem).

■ **Akutes Nierenversagen (ANV)** Der plötzliche Funktionsausfall bei vorher Nierengesunden ist zu 80 % durch Störungen bedingt, die primär nicht von der Niere oder den ableitenden Harnwegen ausgehen **(prärenales ANV).** Häufigste Auslöser sind schwere Infektionen, bei denen es zu einer Freisetzung von Bakteriengiften kommt, die zu einer plötzlichen Minderdurchblutung der Niere führen. Auch starker Blutverlust, z. B. nach Unfällen, kann den gleichen Mechanismus auslösen (Schockniere). Die direkte Schädigung des Nierengewebes durch Gifte, Medikamente, allergische Reaktionen oder Erreger bewirkt ein **renales ANV.**

Liegt die Störung im Bereich der ableitenden Harnwege, z. B. eine plötzliche Abflussbehinderung durch einen Harnstein im Harnleiter, die sekundär die Niere schädigt, wird von einem **postrenalen ANV** gesprochen. Diese Unterscheidung ist insofern wichtig, als dass die Therapie entsprechend angepasst werden muss.

■ **Befund** Meist stehen zunächst die Symptome der Grunderkrankung im Vordergrund. Nach Stunden bis Tagen versiegt die Urinproduktion; die Betroffenen sind rasch ermüdbar, zunehmend weniger ansprechbar und leiden unter Übelkeit. Es kann zur Überwässerung des Körpers, insbesondere der Lunge mit Atembeschwerden, und zu Herzrhythmusstörungen kommen. Im Blut zeigt sich u. a. ein Anstieg der harnpflichtigen Substanzen.

■ **Behandlung** Bereits bei Verdacht muss eine Therapie im Krankenhaus, meist unter intensivmedizinischer Betreuung erfolgen. Bei starkem Blutverlust bzw. Schock steht die Stabilisierung von Kreislauf und Blutdruck an erster Stelle. Bei Infektionen müssen Antibiotika gegeben, nierenschädigende Medikamente müssen abgesetzt, Harnsteine entfernt werden. Es werden entwässernde Medikamente gegeben, Flüssigkeitszufuhr und -ausscheidung werden genau überwacht (Flüssigkeitsbilanz, Gewichtskontrolle). Außerdem ist eine eiweiß- und kaliumarme Diät einzuhalten. Kommt die Harnproduktion trotz dieser Maßnahmen nicht wieder in Gang, muss der Betroffene vorübergehend, manchmal auch langfristig zur Blutwäsche an eine künstliche Niere angeschlossen werden (→Nierenersatzverfahren).

■ **Chronisches Nierenversagen** Fast alle Nierenerkrankungen können zu einem über Monate und Jahre fortschreitenden Verlust von funktionsfähigem Nierengewebe führen. An erster Stelle steht mit 22 % die Glomerulonephritis, der Diabetes mellitus ist zweithäufigste Ursache (circa 14 %). Dann folgen Gefäßerkrankungen (Bluthochdruck), angeborene Zystennieren und Nierenbeckenentzündungen. In 12 % der Fälle lässt sich kein Auslöser finden.

■ **Befund** Im Anfangsstadium können die Nieren den Funktionsausfall noch vollständig kompensieren; Symptome fehlen häufig. Erste Beschwerden sind ein plötzlicher Leistungsknick und Unwohlsein. Mit zunehmender Zerstörung des Nierengewebes treten typische Symptome hinzu, die alle Organsysteme betreffen. Es kommt zu Überwässerung mit Atem- und Herzbeschwerden, Herzrhythmusstörungen und Herzbeutelentzündungen sowie fast immer Bluthochdruck. Übelkeit, Erbrechen und Geschmacksstörungen sind ebenso typisch wie Juckreiz und eine bräunlich gelbe Verfärbung der Haut. Das chronische Nierenversagen geht auch einher mit einer Knochenerweichung, erhöhter Infektanfälligkeit sowie Blutarmut. Die sich im Blut zunehmend ansammelnden harnpflichtigen Substanzen führen zu Konzentrationsstörungen und Kopfschmerzen, im Endstadium zu Verwirrtheit, Krampfanfällen, Bewusstlosigkeit und Koma, was als **Urämie** bezeichnet wird.

■ **Behandlung** Begleiterkrankungen und auslösende Ursachen werden konsequent therapiert. In den kompensierten Stadien beschränkt sich die Behandlung auf die medikamentöse Linderung der Beschwerden, die Gabe von entwässernden Medikamenten und die Korrektur der Elektrolyt- und Hormonstörungen. Da Infektionen die Nierenfunktion schnell aus dem Gleichgewicht bringen können, müssen diese frühzeitig therapiert werden. Wichtig ist auch das Einhalten einer Diät, die eiweiß-, phosphat- und kaliumarm sowie kalziumreich sein sollte. Sind die Symptome mit diesen Mitteln nicht mehr beherrschbar, muss sich der Betroffene einer Dialyse (→Nierenersatzverfahren) oder Nierentransplantation unterziehen. – Abb. S. 980

Nierenzellkarzinom, →Nierenkarzinom.

Nierenzyste, meist mit Flüssigkeit gefüllter Hohlraum in der Niere, der isoliert oder über eine oder beide Nieren verstreut auftritt. Sind die Nieren von Nierenzysten komplett durchsetzt, spricht man von →Zystennieren. Eine Nierenzyste kann angeboren oder die Folge einer Nierenerkrankung sein. Nierenzysten sind häufig; mehr als 50 % der Erwachsenen über 50 Jahre sind davon betroffen. In 70 % der Fälle verursachen sie keine Beschwerden und werden nur zufällig entdeckt. Ist eine Nierenzyste allerdings sehr groß – manchmal werden Durchmesser von bis zu 10 cm erreicht –, können Schmerzen in der betroffenen Flanke auftreten. Nachweisen und regelmäßig kontrollieren lässt sich eine Nierenzyste am besten mittels Ultraschall. Eine Behandlung erübrigt sich in den meisten Fällen. Treten Beschwerden auf, kann die Zyste punktiert und

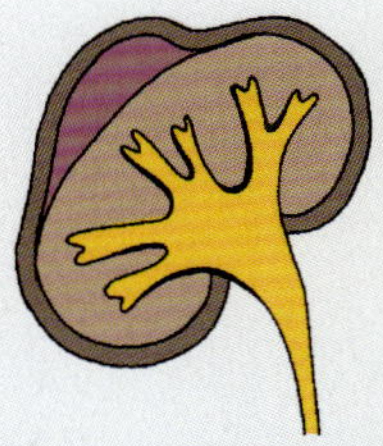

Bluterguss unter der Nierenkapsel (subkapsuläres Hämatom): starke Schmerzen in der Nierengegend

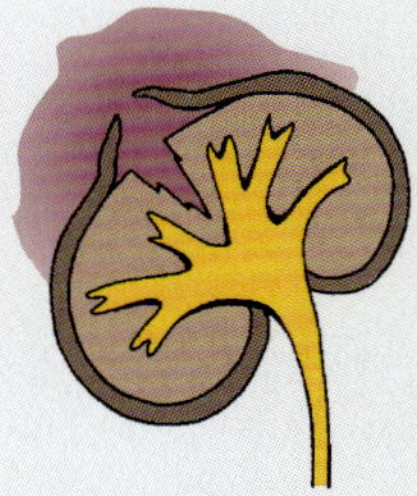

Riss (Ruptur) von Nierengewebe und Nierenkapsel: Beschwerden eher gering, Bluterguss um die Niere, geringe Blutausscheidung im Urin (Mikrohämaturie)

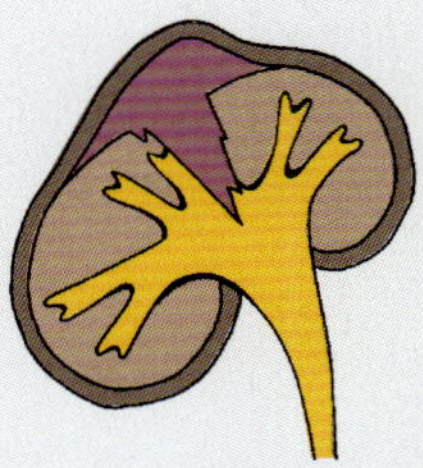

Riss von Nierengewebe, Hohlsystem und Nierenkapsel: massive Blutausscheidung im Urin, Bluterguss, Schock

Nierenverletzung. Verschiedene Formen und ihre Symptome

die Flüssigkeit abgesaugt werden. Meist füllt sie sich jedoch wieder, sodass das operative Ausschälen der Nierenzyste unter Erhalt der Niere fast immer die erfolgreichere Therapie ist. Eine operative Entfernung der Niere (Nierenresektion) bleibt den wenigen Fällen vorbehalten, in denen sich aus der Nierenzyste ein bösartiger Tumor entwickelt hat.

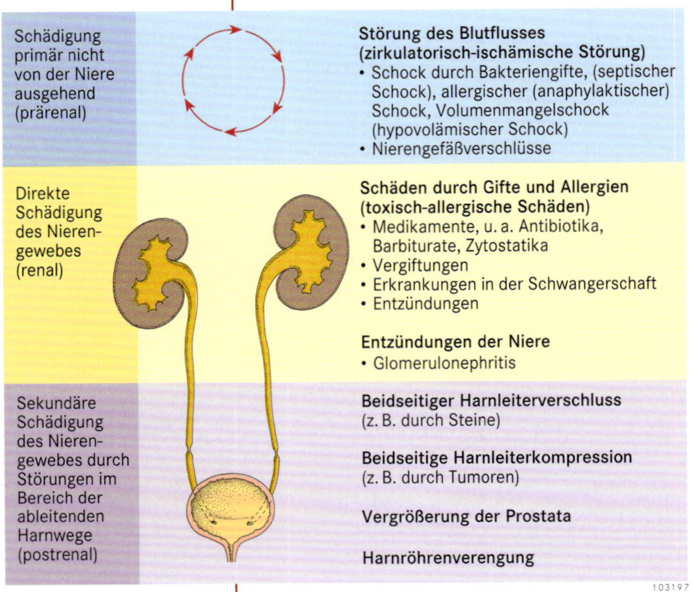

Nierenversagen. Mögliche Ursachen. Bei chronischem Nierenversagen kann eine Dialyse oder Nierentransplantation notwendig werden.

Nifedipin, ein →Kalziumantagonist.

Nikolski-Phänomen, Blasenbildung auf gesund erscheinender Haut, auslösbar durch seitlichen Druck mit dem Finger (Nikolski-I-Phänomen); beim Nikolski-II-Phänomen lassen sich die Blasen durch den Druck mit dem Finger verschieben. Das Nikolski-Phänomen dient als diagnostisches Zeichen für verschiedene Erkrankungen (z. B. →Pemphigus vulgaris, Lyell-Syndrom).

Nikotin, Hauptwirkstoff des Tabaks (Nicotiana tabacum), der auf bestimmte Teile des vegetativen Nervensystems wirkt, die Magensaftsekretion, Darmtätigkeit und Herzfrequenz steigert, die Blutgefäße verengt und das Hungergefühl unterdrückt. Es wird als Nikotinpflaster oder Nikotinkaugummi zur Raucherentwöhnung eingesetzt. Zusammen mit anderen in Tabakrauch enthaltenen Stoffen verursacht es z. T. ernste Langzeitschäden (→Rauchen). Eine durch Rauchen selten ausgelöste Nikotinvergiftung äußert sich in Übelkeit, Erbrechen, Durchfall, Kreislaufkollaps, Muskelzuckungen, Zittern und Schock. Durch die auftretende Atemlähmung kann der Tod eintreten. Die Behandlung erfolgt durch Auslösen von Erbrechen oder durch Magenspülung, ansonsten können nur die Symptome behandelt werden. Bei Kleinkindern kann schon das Essen von einer Zigarette tödlich sein. Besonders gefährlich sind Zigarettenstummel, da in ihnen die Nikotinkonzentration sehr hoch ist.

Nikotinsäure, ein →Vitamin.

Nikotinsäure|analoga, Wirkstoffe zur Behandlung eines erhöhten Blutfettspiegels (→Blutfettsenker), die gleichzeitig durchblutungsfördernd wirken. Daher werden sie auch innerlich zur Behandlung von Durchblutungsstörungen des Gehirns sowie äußerlich als →Wärmetherapiemittel eingesetzt. Zu den Nikotinsäureanaloga gehören Acipimox und Pyridylmethanol. Als Nebenwirkungen können Hautrötungen (Flush), Blutdruckabfall, Juckreiz und Magen-Darm-Beschwerden auftreten.

Nitrat, 1) *Chemie:* Salz der Salpetersäure (HNO_3). Nitrate kommen natürlicherweise u. a. in Trink- und Regenwasser vor. Sie werden mithilfe von Bakterien im Boden z. B. aus Ammonium gebildet, sind die wichtigsten Stickstofflieferanten der Pflanzen und Bestandteil stickstoffhaltiger Düngemittel. Nitrate oxidieren bei langer Lagerung an der Luft zu →Nitriten oder werden im Darm von Bakterien zu diesen umgewandelt.

2) *Pharmazie:* →Nitropräparate.

Nitrit, Salz der salpetrigen Säure (HNO_2), z. B. Natriumnitrit ($NaNO_2$). Nitrite können Mutationen an den Nukleinsäuren hervorrufen, indem sie einen Basenaustausch erzeugen. Im Magen-Darm-Trakt reagieren sie mit Aminen zu →Nitrosaminen. Hohe Nitritkonzentrationen können bei Säuglingen zur →Methämoglobinämie führen.

Nitropräparate, Wirkstoffe zur Behandlung von Herzerkrankungen. Sie werden im Körper zu Stickstoffmonoxid umgewandelt, welches eine Erschlaffung der glatten Muskulatur und damit eine Gefäßerweiterung bewirkt. Dadurch wird die Herzarbeit erleichtert und die Versorgung des Herzmuskels mit Blut verbessert. Therapeutisch eingesetzt werden **Nitroglyzerin** (Glyceroltrinitrat, GTN), **Isosorbiddinitrat** (ISDN) und sein Abbauprodukt **Isosorbidmononitrat** (ISMN).

■ **Anwendung** Im Rahmen einer koronaren Herzkrankheit werden zur Anfallsbehandlung (Angina pectoris) Nitroglyzerin und Isosorbiddinitrat verwendet, z. B. als Spray oder Zerbeißkapsel. Sie werden schnell durch die Mundschleimhaut aufgenommen und wirken innerhalb 1–5 Min. Zur Vorbeugung von Angina-pectoris-Anfällen werden alle drei Arzneistoffe in Form von Tabletten eingesetzt, deren Wirkung 4–6 Std. anhält. Um einen Wirkungsverlust durch Gewöhnung zu vermeiden, wird meist nachts ein nitratfreies Intervall von 12 Std. eingehalten. Dies gilt auch für **Nitropflaster,** bei denen Nitroglyzerin kontinuierlich aus dem auf die Haut aufgeklebten Pflaster abgegeben wird – sie müssen über Nacht entfernt werden. Weitere Anwendungsgebiete sind akuter Herzinfarkt, akute und chronische Herzschwäche.

■ **Nebenwirkungen** Möglicherweise treten zu Beginn der Therapie Kopfschmerzen auf, auch Schwindel und Hautrötung (Flush) kommen vor. Bei zu hoher Dosis kann es zu einem Blutdruckabfall und als Gegenreaktion des Körpers zu Herzklopfen (Tachykardie) kommen.

■ **Molsidomin** Dieser Arzneistoff hat eine andere chemische Struktur als die Nitropräparate, wirkt aber ähnlich. Die Wirkung tritt erst nach circa 20 Min. ein, weshalb es nur vorbeugend angewandt wird. Die Nebenwirkungen entsprechen weitgehend denen der Nitrate.

Nitrosamine, organische Verbindungen aus Eiweißkörpern und Nitrogruppen, die teilweise stark krebserzeugend wirken (→Karzinogene). Sie sind im Tabakrauch enthalten und entstehen z. B. beim Braten oder Grillen von eiweißreichen Lebensmitteln, die gleichzeitig Nitrit, z. B. in Form von Pökelsalz, enthalten. Auch im sauren Milieu des Magens kann in der Nahrung enthaltenes Nitrit zur Bildung von Nitrosaminen führen. Vitamin C und Vitamin E hemmen diese Reaktionen.

NMR, Abk. für engl. **n**uclear **m**agnetic **r**esonance (→Kernspin).

Nn., Abk. für Nervi (→Nerven).

NNH, Abk. für →**N**asen**n**eben**h**öhlen.

NNM, Abk. für **N**eben**n**ieren**m**ark (→Nebenniere).

NNR, Abk. für **N**eben**n**ieren**r**inde (→Nebenniere).

Nodulus, →Knötchen.

Nodus, →Knoten.

Nogier-Reflex [-ˈʒjeː], Veränderung der Pulswelle nach Reizung eines Akupunkturpunktes am Ohr (→Ohrakupunktur), z. B. mit einer Akupunkturnadel oder Laserlicht. Eine Pulsänderung wird als Zeichen dafür gewertet, dass die Nadelung dieses Punktes einen therapeutischen Effekt hat. Der Nogier-Reflex wird zur Bestimmung von Akupunkturpunkten, zur Befunderhebung und zur Auffindung von Herden verwendet.

Non-A-Non-B-Hepatitis, veraltete Bezeichnung für Hepatitis C (→Virushepatitis).

Non-Hodgkin-Lymphom [nɔnˈhɔdʒkɪn-], Abk. **NHL,** Gruppe bösartiger Erkrankungen, die von Lymphozyten unterschiedlicher Reifestadien ausgehen. Non-Hodgkin-Lymphome und die →Hodgkin-Krankheit werden gemeinsam als Lymphknotenkrebs bzw. maligne Lymphome bezeichnet, soweit sie mit Lymphknotenbeteiligung verlaufen. Von den Non-Hodgkin-Lymphomen entstehen allerdings 30 % außerhalb der Lymphknoten, v. a. im Magen-Darm-Trakt, in den Knochen und in der Haut. Klassifiziert werden die Non-Hodgkin-Lymphome nach ihrem Wachstumsverhalten, wobei schnell wachsende als hoch maligne, langsamer wachsende als niedrig maligne bezeichnet werden. Die Klassifikation berücksichtigt weiterhin die Untergruppe der →Lymphozyten, von der der Krebs ausgeht, sodass die Non-Hodgkin-Lymphome in B-Zell- und T-Zell-Lymphome eingeteilt werden. Eine international gültige Systematik ist die **WHO-Klassifikation,** bei der morphologische, klinische, immunphänotypische und molekulargenetische Kriterien zur Unterscheidung herangezogen werden.

■ **Ursache** Die Entstehung der Non-Hodgkin-Lymphome ist im Wesentlichen ungeklärt. Allerdings gibt es im Tierreich eine Reihe Lymphome, die von Viren verursacht werden. Auch beim Menschen ist ein Zusammenhang zwischen dem Ebstein-Barr-Virus, dem Erreger des Pfeiffer-Drüsenfiebers, und einem Non-Hodgkin-Lymphom, dem Burkitt-Lymphom, bekannt. Im Verlauf der Krankheit vermehren sich die bösartigen Lymphomzellen und durchsetzen die Lymphknoten, was schließlich zu deren Zerstörung und Verwachsung mit dem umliegenden Gewebe führt.

■ **Befund** Die meisten Patienten suchen den Arzt wegen Lymphknotenschwellungen auf. Begleitend können unspezifische Symptome wie Gewichtsverlust, Infekthäufigkeit und Nachtschweiß auftreten. Gestellt wird die Diagnose durch die mikroskopische Untersuchung eines entnommenen Lymphknotens.

■ **Behandlung** Alle Non-Hodgkin-Lymphome enden unbehandelt tödlich, wobei die hoch malignen sehr schnell, die niedrig malignen über einen Zeitraum von Jahren verlaufen. Die hoch malignen Non-Hodgkin-Lymphome sind mit einer aggressiven Therapie, evtl. in Kombination mit autologer →Knochenmarktransplantation potenziell heilbar; bei niedrig malignen Non-Hodgkin-Lymphomen können meist nur die Beschwerden gelindert werden, z. B. mit lokaler Strahlentherapie, gentechnisch hergestellten Hemmstoffen (Interferone) oder allogener Knochenmarktransplantation. Alle Non-Hodgkin-Lymphome sind strahlensensibel. Jedoch kann wegen der erforderlichen großen Strahlenfelder eine alleinige Strahlentherapie meist keine Heilung bewirken, sie wird daher oft mit einer Chemotherapie kombiniert.

Nonnensausen, im Bereich der Halsvenen hörbares dumpfes, brummkreiselähnliches Strömungsgeräusch. Das Nonnensausen tritt meist bei Erkrankungen auf, die mit einer erhöhten Kreislauffunktion einhergehen, z. B. Blutarmut, Fieber, Schilddrüsenüberfunktion.

Non|okklusion, →Bissanomalien.

Nonresponder [nɔnrɪˈspɔndə, engl.], **1)** *Immunologie:* Person, die auf Zufuhr eines spezifischen Antigens nicht mit einer Immunantwort reagiert, z. B. reagieren etwa 5 % der Menschen, die gegen Hepatitis B geimpft werden, nicht mit einer Bildung von Antikörpern.

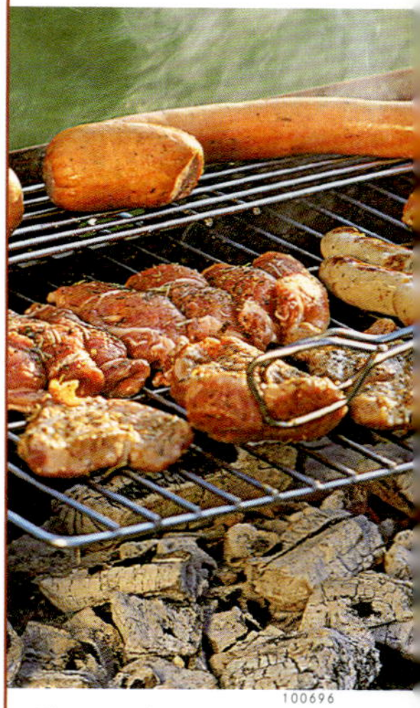

100696

Nitrosamine. Gesundheitsschädliche Nitrosamine entstehen u. a. beim Grillen von gepökeltem Fleisch.

2) *Pharmakologie:* Person, bei der eine zur Behandlung eingesetzte Substanz keine Wirkung zeigt.

No|otropika, Medikamente, die die intellektuelle Leistungsfähigkeit des Gehirns verbessern sollen. Sie dienen der Steigerung von Konzentrationsfähigkeit, Gedächtnis, Aufmerksamkeit und Orientierung. Als Wirkstoffe werden Nicergolin, Piracetam, Procain und Pyritinol eingesetzt. Ihre Wirksamkeit ist umstritten. Es treten kaum Nebenwirkungen auf, die sich auf vorübergehende leichte Unruhe oder gelegentliche Schlafstörungen beschränken.

Nor|adrenalin, Norepinephrin, Verbindung, die als Hormon wirkt und als Überträgerstoff (Neurotransmitter) im Nervensystem eine Rolle spielt. Wie Adrenalin gehört Noradrenalin zur Substanzklasse der →Katecholamine und wird im Nebennierenmark oder in entsprechenden Nervenendigungen (Synapsen) aus der Aminosäure Tyrosin gebildet. Während es wie Adrenalin eine Verengung von Blutgefäßen und eine längerfristige Erhöhung des Blutdrucks vermittelt, führt es im Gegensatz zu Adrenalin zu einer Verminderung der Herzschlagfrequenz. Als Wirkstoff von Medikamenten wird Noradrenalin gegen verschiedene Formen des Schocks verabreicht und dient außerdem als gefäßverengender Zusatz bei Mitteln zur örtlichen Betäubung.

Normalflora, →Bakterienflora.

Normalgewicht, Sollgewicht eines Menschen, das mithilfe der →Broca-Formel oder des →Body-Mass-Index ermittelt werden kann.

Normal|insulin, →Insulin.

Normalsichtigkeit, Emmetropie, Sehfähigkeit des Gesunden mit normaler Brechkraft und Länge des Auges bzw. der Augachse. Parallel in das Auge einfallende Lichtstrahlen vereinigen sich bei Normalsichtigen genau auf der Netzhautebene, und es entsteht ein scharfes Bild des Gegenstands auf der Netzhaut. Im Gegensatz dazu werden die Lichtstrahlen bei →Kurzsichtigkeit schon vor der Netzhaut vereinigt, bei →Weitsichtigkeit werden sie erst hinter der Netzhaut zusammengeführt.

Normo|spermie, →Spermiogramm.

Normo|sthenurie, Vermögen der Nieren, die optimale →Harnkonzentration 2) herzustellen.

Normo|volämie, normale Blutmenge des Körpers.

Normozo|ospermie, normale Menge an beweglichen Spermien im Ejakulat (→Spermiogramm).

Nosoden, in der *Homöopathie* Arzneimittel, die aus erkranktem Gewebe, Gewebeflüssigkeiten oder infektiösem Material hergestellt werden. Sie werden nach den Prinzipien des Ähnlichkeitsgesetzes oder aufgrund der Krankenvorgeschichte eingesetzt, um so genannte miasmatische Erkrankungen (das sind solche, gegen die die »Lebenskraft« nicht ausreicht), hartnäckige (Infektions-)Krankheiten, aber auch Impffolgeschäden zu behandeln. Die Wirkung von Nosoden ist wissenschaftlich nicht belegt.

nosokomial, mit Bezug zum Krankenhaus, z. B. eine nosokomiale Infektion (→Krankenhausinfektion).

Nosologie, Gebiet der →Pathologie.

Notfalleingriff, →Operation.

Notfalltherapie, Sofortmaßnahmen bei lebensbedrohlichen Zuständen (z. B. schwere Verletzungen, Vergiftungen oder plötzlich aufgetretene Erkrankungen) zur Sicherung oder Wiederherstellung lebensnotwendiger Funktionen wie Atmung und Kreislauf. Aufbauend auf Maßnahmen der →Ersten Hilfe einschließlich der Wiederbelebung wird die Notfalltherapie ärztlicherseits durch spezielle Techniken (z. B. Maskenbeatmung, Defibrillation) und medikamentöse Behandlung fortgeführt.

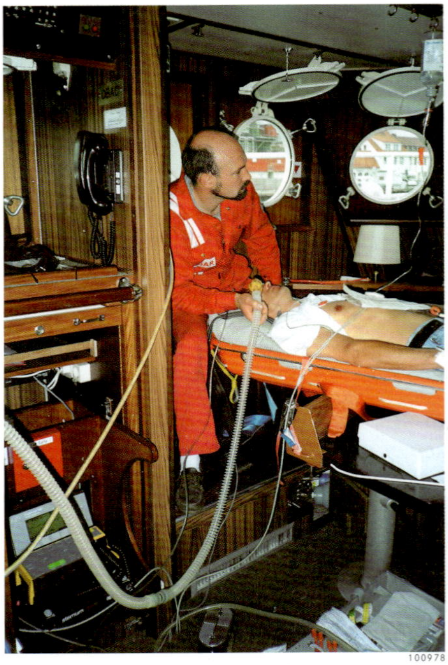

100978

Notfalltherapie. Erste medizinische Versorgung im Bordhospital eines Seenotkreuzers

Nottracheotomie, →Luftröhrenschnitt.

Noxe, Schadstoff, schädigender Einfluss, krankheitserregende Ursache.

Nozi|rezeptoren, Schmerzrezeptoren (→Rezeptoren).

NSAR, Abk. für **n**icht**s**teroidale **A**nti**r**heumatika (→Prostaglandinsynthesehemmer).

Nucha, →Nacken.

Nüchternschmerz, Schmerzen im Oberbauch nach mehrstündiger Nahrungskarenz, der v.a. bei einem Zwölffingerdarmgeschwür (→Ulkuskrankheit) auftritt.

Nüchternwert, Konzentration einer Substanz in Körperflüssigkeiten (z.B. Blut, Magensaft), nachdem der Betroffene über 12 Std. keine Nahrung zu sich genommen hat.

nuclear magnetic resonance, →Kernspin.

Nuklearmedizin, medizinisches Fachgebiet, das sich mit der Anwendung von radioaktiven Substanzen und kernphysikalischen Verfahren bei diagnostischen (z.B. →Szintigrafie, →Radiojodtest) und therapeutischen Maßnahmen (z.B. →Radiojodtherapie) befasst.

Nukleinsäure, unverzweigtes Makromolekül, das Träger der genetischen Information ist. Nukleinsäuren besitzen ein Rückgrat aus abwechselnd angeordneten Zuckermolekülen und Phosphatgruppen, wobei jedes Zuckermolekül mit einer stickstoffhaltigen Base verbunden ist. Stickstoffhaltige Base und Zucker werden zusammen als **Nukleosid,** die einzelnen Nukleoside als Adenosin, Guanosin, Thymidin, Cytidin bzw. Uridin bezeichnet. Base, Zucker und Phosphorsäurerest bilden ein **Nukleotid.** Einzelne Nukleotide mit zwei oder drei Phosphatgruppen haben große Bedeutung im Energiestoffwechsel. Ihre Hauptaufgabe ist hier die Zwischenspeicherung und Übertragung von Energie, die in Form der Phosphatgruppen gebunden und bei Bedarf durch Abspaltung der Phosphatgruppen wieder freigesetzt werden kann. Der wichtigste Energiespeicher und -überträger im Stoffwechsel ist das **ATP** (Adenosintriphosphat). Träger bzw. Übermittler der genetischen Information sind die →DNA und die →RNA.

Nukleotomie, Operation zur Behandlung eines →Bandscheibenvorfalls.

Nukle|us, Kern, 1) *Zytologie:* der Zellkern.

2) *Anatomie:* Gallertkern einer →Bandscheibe (Nucleus pulposus).

3) *Anatomie:* der zentrale Teil eines Organs.

4) *Anatomie:* Nervenzellansammlung im Zentralnervensystem, z.B. die Nuclei basales (→Basalganglien).

Nulldiät, absoluter Verzicht auf Nahrungsaufnahme unter Zufuhr von viel Flüssigkeit hauptsächlich in Form von Mineralwasser oder Tee (→Fasten). Bei längerer Dauer müssen Vitamine und Mineralstoffe zugeführt werden. Da die Nulldiät eine tief greifende Umstellung des Stoffwechsels bewirkt, sollte sie nur unter ärztlicher Kontrolle durchgeführt werden. Sie kann bei extremem Übergewicht angewendet werden, wobei es nur selten zum Langzeiterfolg kommt, da oft keine Änderung der Ernährungsgewohnheiten erfolgt.

Nulli|para, Frau, die noch kein Kind entbunden hat.

Null|linie, isoelektrische Linie, gerade Linie, die bei der Ableitung elektrischer Potenziale des Körpers (z.B. EKG, EEG) immer dann aufgezeichnet wird, wenn kein Potenzial gemessen wird. Bei der Ableitung des →EKGs verläuft die PQ-Strecke üblicherweise in der Nulllinie, bis die nächste elektrische Erregung erfolgt. Eine dauerhafte Nulllinie im EKG ist Zeichen eines Herzstillstands.

Nursing-Bottle-Syndrom, →Karies.

Nux vomica, Brechnuss, indischer Baum, dessen Samen therapeutisch genutzt wird. Dieser enthält u.a. das hochgiftige Alkaloid Strychnin. In der Pflanzenheilkunde verwendet man Nux vomica zur Behandlung von Lähmungen. In der Homöopathie werden die Samen bei verschiedenen Erkrankungen eingesetzt. Wegen seiner Giftigkeit ist Nux vomica und v.a. Strychnin in niedrigen Potenzen und als Rohstoff rezeptpflichtig.

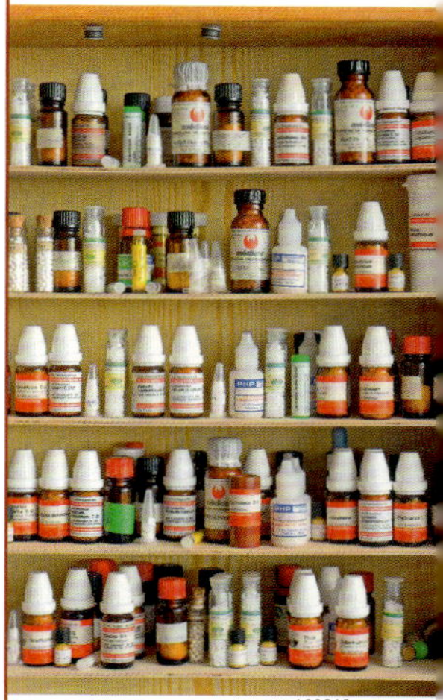

100562

Nux vomica. Arzneischrank mit homöopathischen Mitteln. Nux vomica zählt zu den wichtigsten Substanzen, die in der klassischen Homöopathie Anwendung finden.

NYHA-Klassifikation, System zur Einteilung der →Herzinsuffizienz.

Nyktalgie, v.a. nachts auftretende Schmerzen.

Nyktalopie, →Nachtblindheit.

Nykturie, Form des →Harndrangs.

Nystagmus, Augenzittern, unwillkürliche rhythmische Augenbewegung mit einer langsamen Bewegung zur einen Seite gefolgt von einer schnellen Rückstellbewegung zur entgegengesetzten Seite **(Rucknystagmus).** Eine gleichmäßige Hin- und Zurückbewegung wird als **Pendelnystagmus** bezeichnet. Die Bewegungsrichtung ist meist horizontal, kann aber auch vertikal oder rotierend sein. Normal ist ein Nystagmus bei und nach Drehbewegungen oder bei Beobachtung eines sich bewegenden Objekts, z.B. beim Blick aus dem fahrenden Zug **(Eisenbahnnystagmus).**

Ein krankhafter Nystagmus tritt z.B. auf bei multipler Sklerose, Erkrankungen des Kleinhirns oder des Gleichgewichtsorgans. So ist ein **Blickrichtungsnystagmus,** d.h. ein beim Blick zur Seite bzw. nach oben und unten regelmäßig auftretender **Spontannystagmus,** Zeichen einer zentralen Störung des Gleichgewichtssinns.

Nystagmus|prüfungen, Form der →Gleichgewichtsprüfungen.

Nystatin, Wirkstoff von →Pilzmitteln.

O

Obduktion
→ GEO Dossier
Von den Leichen lernen, Bd. 10

Oat-Cell-Karzinom, Form des kleinzelligen →Bronchialkarzinoms.

o. B., Abk. für **o**hne (krankhaften) **B**efund.

Obduktion, Leichenöffnung, Autopsie, Sektion, Eröffnung einer Leiche durch den Pathologen zur Feststellung der Todesursache. Eine vollständige Obduktion umfasst die Öffnung der Brust-, Bauch- und Kopfhöhle. Die **klinische Obduktion** wird durchgeführt, wenn zu Lebzeiten des Patienten die Diagnose nicht eindeutig gestellt werden konnte. Sie erfordert die Zustimmung der Angehörigen des Verstorbenen. Die **gerichtliche Obduktion** wird vom Staatsanwalt oder Amtsarzt bei Verdacht auf eine Seuchenerkrankung oder eine unnatürliche Todesursache auch ohne Zustimmung der Angehörigen angeordnet und vom Gerichtsmediziner durchgeführt.

O-Bein, Genu varum, Säbelbein, Reiterbein, bogenförmige Verkrümmung eines oder beider Beine und/oder der Knie nach außen.

■ **Ursache** Leicht gekrümmte O-Beine sind normal. Krankheitsbedingt treten O-Beine bei der Knochenerweichung auf. Andere Ursachen sind Fehlstellungen nach Knochenbrüchen, Verletzungen der Epiphysenfuge des Knochens im Kindesalter oder systemische Erkrankungen wie Polyarthritis oder Arthrose.

■ **Behandlung** Bei geringer Abweichung vom Normalbefund werden orthopädische Schuheinlagen verschrieben. Bei sehr starker Fehlstellung der Beine kann nach Beendigung des Knochenwachstums eine operative Korrektur (Osteotomie) durchgeführt werden.

Oberarm, Brachium, oberer Teil des Arms, der durch das Schultergelenk mit dem Schultergürtel und durch das Ellenbogengelenk mit dem Unterarm verbunden ist. Der **Oberarmknochen** (Humerus) besteht aus Oberarmkopf, Oberarmschaft und den Oberarmknorren, die seitlich vom Ellenbogengelenk liegen und als Muskelansatzstellen dienen. Muskeln setzen auch an weiteren Knochenleisten und Aufrauungen an. Die wichtigsten **Oberarmmuskeln** sind vorn die Unterarmbeuger (Musculus biceps brachii und Musculus brachialis) und hinten als wichtigster Unterarmstrecker der Musculus triceps brachii. Sie ermöglichen die Bewegung im Ellenbogengelenk.

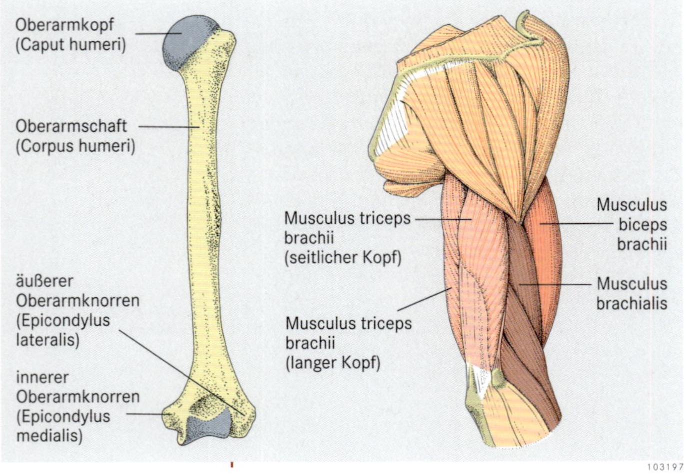

Oberarm.
In der linken Abbildung ist der rechte Oberarmknochen von hinten zu sehen. Die Gelenkflächen sind blau gezeichnet. Rechts sind die Muskeln des rechten Oberarms von schräg-hinten betrachtet.

Oberarmbruch, Humerusfraktur, knöcherne Verletzung des Oberarmes.

■ **Ursache** Er entsteht meist bei älteren Menschen durch Sturz auf den gestreckten Arm. Der Knochen bricht oft unterhalb des **Oberarmkopfes** und/oder staucht sich in den Oberarmschaft ein. Andere häufige Bruchstellen sind der **Oberarmschaft** (Humerusschaftfraktur) und der untere Anteil des Oberarmknochens. Diese beiden Brüche entstehen meist durch äußere Gewalteinwirkung (z. B. Unfall), wobei ein Abbruch des Teiles des Oberarmknochens, der im Ellenbogen das Gelenk mit der Speiche bildet (Capitulum humeri), als **Humerusköpfchenfraktur** bezeichnet wird (→Ellenbogenbruch).

■ **Befund** Folgen sind eine schmerzhafte Bewegungseinschränkung des Schultergelenks, eine Weichteilschwellung und oft ein ausgedehnter Bluterguss.

■ **Behandlung** Bei unkomplizierten Brüchen wird der Arm im Gips oder Verband ruhig gestellt. Bei Nerven- oder Gefäßverletzungen oder bei einem offenen Oberarmbruch mit Durchspießung von Muskeln und Haut durch den gebrochenen Knochen wird die Verletzung operativ versorgt, z. B. mit Platten oder Marknagelung (→Osteosynthese).

Oberbauch, oberer Teil des Bauchraums. Er umfasst die Organe Leber, Milz, Bauchspeicheldrüse, Magen, den Anfang des Dünndarms und den quer liegenden Teil des Dickdarms.

Oberbauchbeschwerden, funktionelle, →Reizmagen.

Oberflächen|anästhesie, →Lokalanästhesie.

Oberflächendosis, Form der →Strahlendosis.

Oberkiefer, Os maxillare, Maxilla, paariger Knochen in der Mitte des Gesichtsschädels, der einen Teil des Gaumens, den Boden der Augenhöhle und das Wangenprofil bildet und die Oberkieferzähne trägt. Er umschließt die paarigen Kieferhöhlen, die zu den →Nasennebenhöhlen gehören (→Schädel).

Oberkieferbruch, ein →Kieferbruch.

Oberkieferhöhle, →Nasennebenhöhlen.

Oberkörperhochlagerung, erhöhte Lagerungsposition des Oberkörpers zu therapeutischen Zwecken. Sie findet sowohl in der Notfallmedizin als auch in der Krankenpflege Anwendung. Eine **halbsitzende Lagerung** ist

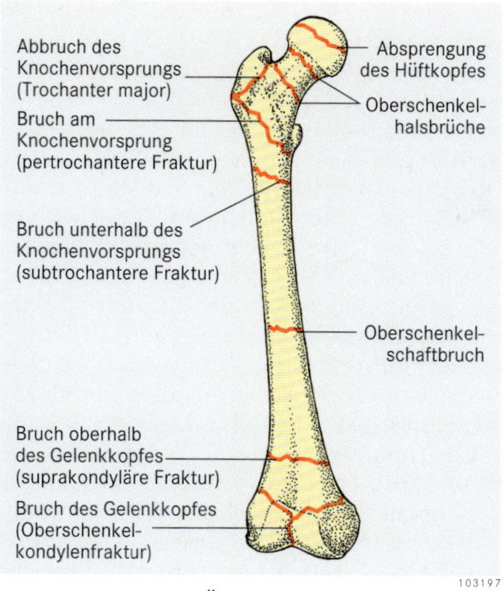

Oberschenkelbruch. Überblick über die möglichen Bruchstellen des Oberschenkelknochens. Bei älteren Menschen kommt es häufig zum Oberschenkelhalsbruch.

zur Erleichterung der Atmung bei Atemnot, z. B. bei Bronchialasthma, Lungenstauung (möglichst mit herabhängenden Beinen) oder Schwellungen im Kehlkopfbereich, zur Entlastung des Kreislaufs, z. B. beim Herzinfarkt, oder nach Operationen des Brustkorbs oder der Brust erforderlich; bei Letzteren zusätzlich mit Hochlagerung der Arme. Eine **sitzende Lagerung** ist beim Lungenödem oder zur Druckentlastung z. B. nach Schilddrüsenoperationen erforderlich. Um eine entspannte Lagerung zu gewährleisten, erhält der im Bett hoch gelagerte Kranke eine Knierolle und evtl. eine Fußstütze als Lagerungshilfsmittel. Eine **Oberkörperhochlagerung mit angezogenen Beinen** (Knie und Hüfte jeweils im 90°-Winkel gebeugt) wird bei Erkrankungen oder Verletzungen des Bauchraumes zur Entspannung der Bauchdecken angewandt. Eine **Oberkörperhochlagerung im 30°-Winkel** erfolgt bei Erkrankungen, die einen erhöhten Hirndruck verursachen (z. B. →Hirnödem). Diese flachere Lagerung ist erforderlich, um die Durchblutung des Gehirns nicht zu sehr zu vermindern.

Oberschenkel, oberer Teil des Beins, der durch den Oberschenkelknochen die Hüfte mit dem Unterschenkel verbindet. Der **Oberschenkelknochen** (Femur) ist der längste und schwerste Knochen des Körpers. An seinem oberen Ende befindet sich der Oberschenkelkopf (Caput femoris), der mit der Hüftpfanne des Beckens das Hüftgelenk bildet. Darunter befinden sich der (Ober-)Schenkelhals (Collum femoris) mit zwei Knochenvorwölbungen (Trochanter major und minor) und der Oberschenkelschaft, der am unteren Ende eine Gelenkfläche für das Kniegelenk besitzt. Die wichtigsten **Oberschenkelmuskeln** (→Bein) sind vorn der Schneidermuskel (Musculus sartorius) und der vierköpfige Schenkelmuskel (Musculus quadriceps femoris) und hinten der zweiköpfige Schenkelmuskel (Musculus biceps femoris). Die meisten Muskeln entspringen am Becken und verlaufen über das Knie hinaus. Damit ermöglichen sie Bewegungen sowohl im Hüft- als auch im Kniegelenk.

Oberschenkelamputation, →Amputation.

Oberschenkelbruch, Femurfraktur, knöcherne Verletzung des Oberschenkels. Am häufigsten bricht der Knochen am Oberschenkelhals (→Schenkelhalsbruch) oder an den darunter liegenden Knochenvorwölbungen (Trochanter major und minor), jedoch sind auch Brüche des Hüftkopfes und des Oberschenkelschaftes sowie eine Ablösung der Wachstumsfuge möglich.

Der Oberschenkelbruch ist der häufigste Knochenbruch bei älteren Menschen, da die Knochenstruktur altersbedingt aufgelockert und der Knochen dadurch instabil sein kann (→Osteoporose), sodass bereits ein leichter Sturz zu einem Knochenbruch führt. Bei einem Oberschenkelbruch am unteren Teil des Oberschenkelknochens – meist durch Gewalteinwirkung wie z. B. Verkehrsunfall verursacht – kommt es häufig zu Weichteilverletzungen mit Nerven- und Gefäßschäden. Oberschenkelbrüche werden operativ z. B. mit einer Marknagelung stabilisiert.

Oberschenkelverrenkung, →Hüftgelenkverrenkung.

Oberst-Anästhesie, →Leitungsanästhesie.

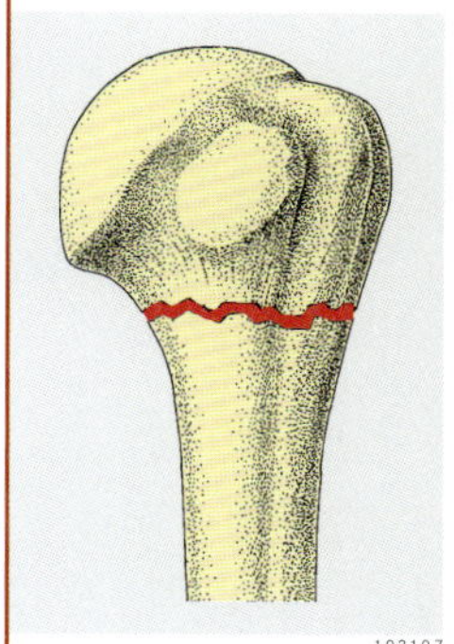

Oberarmbruch. Typische Bruchstelle des Oberarms; der Knochen bricht meist unterhalb des Oberarmkopfes.

Oberbauch. Zu den Organen des Oberbauchs zählen Leber, Milz, Bauchspeicheldrüse, Magen und Teile des Darms.

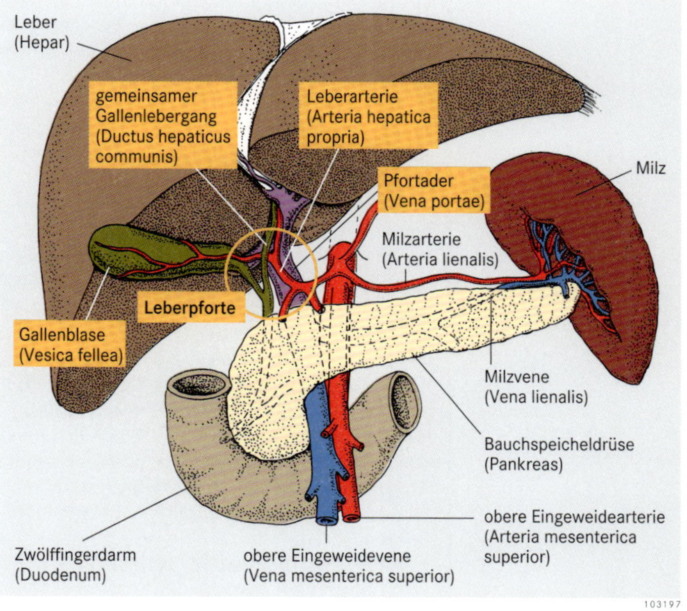

Obesitas, →Fettsucht.

Obliteration, Verödung, Verschluss, Verlegung oder Verklebung eines Gefäßes oder Ganges durch Veränderungen der Hohlorganwand. Ursache einer **erworbenen Obliteration** kann z. B. eine Gefäßwandentzündung mit nachfolgender Bildung eines Blutgerinnsels sein. Eine gestörte Organentwicklung, z. B. bei →Atresien (Speiseröhrenatresie), kann zu einer **angeborenen Obliteration** führen. Eine **operative Obliteration** (→Sklerosierung 2) erfolgt z. B. bei der Verödung von Krampfadern.

Obstetrik, →Geburtshilfe.

Obstgeruch, krankhafter fruchtiger Atemgeruch, der auch an Aceton erinnert. Er ist z. B. typisch für das diabetische Koma (→Diabetes mellitus). Auch Hunger kann Obstgeruch verursachen.

Obstipation, →Verstopfung.

Obstkur, Kost aus rohen, frischen, vollreifen Früchten der Jahreszeit, evtl. auch aus entsprechenden frischen Obstsäften, zur Gewichtsabnahme oder um die Verdauung und den Stoffwechsel anzuregen. Bei längerer Anwendung ist der Arzt zu befragen. Bei der **Obstsaftkur** besteht die tägliche Nahrungsaufnahme nur aus 800 g frischen Obstsäften (circa 1 250 kJ/Tag), die auf 4 Mahlzeiten aufgeteilt werden. **Obsttage** werden 1- bis 2-mal wöchentlich durchgeführt. Man isst, ohne Zusatz weiterer Nahrung, 4 Mahlzeiten pro Tag mit jeweils 250–375 g frischem, reifem Obst einer Sorte. Getränke, bevorzugt Wasser oder Kräutertee, sollen nur zwischen den Mahlzeiten zugeführt werden. Beim **Obstfasten,** einer milden Fastenkur (→Fasten), wird die Nahrung für 1 bis 2 Wochen auf 4 Fruchtemahlzeiten am Tag beschränkt. Das Obst kann auch zusammen mit Getreide als Bircher-Müsli gegessen werden. Bei längerem Obstfasten kann der Kaliumgehalt des Blutes erniedrigt sein.

Obstruktion, Verstopfung oder Verschluss von Körperkanälen oder Hohlorganen, die meist durch entzündliche Prozesse hervorgerufen werden.

Obturation, Verstopfung oder Verlegung von Gefäßen und Hohlräumen.

Obturator, Vorrichtung zum Verschließen von Körperöffnungen. Im engeren Sinne eine individuell angefertigte Prothese aus Kunststoff oder Metall mit der bei großen Gewebedefekten im Mund-Nasen-Rachen-Raum (z. B. nach einer Tumorentfernung oder bei →Gesichtsspalten) die Mundhöhle von der Nasenhöhle getrennt werden kann. Der Verschluss durch den Obturator ermöglicht eine normale Atmung und Nahrungsaufnahme sowie eine Verbesserung oder Beseitigung von Sprachstörungen.

Obturatoriusherni|e, seltene, sackartige Ausstülpung des Bauchfells durch eine Muskellücke zwischen Scham- und Sitzbein. Sie kommt vorwiegend bei älteren Frauen, meist aufgrund einer Bindegewebsschwäche vor und erfordert einen operativen Verschluss, um die Einklemmung von Gewebe zu verhindern.

Obturatoriuslähmung, Funktionsausfall des Nervus obturatorius mit Lähmung der Muskulatur der Oberschenkelinnenseite. Diese Muskeln (Adduktoren) ziehen das Bein zur Mitte, sodass bei der Obturatoriuslähmung der Stand und Gang des Betroffenen beeinträchtigt sind und im Sitzen das betroffene Bein nicht mehr über das andere geschlagen werden kann. Die Obturatoriuslähmung kann durch Druck von außen (z. B. bei einem Beckenbruch), bei einer Schwangerschaft oder bei Geschwülsten im Becken auftreten. Behandelt wird die Grunderkrankung, außerdem wird eine krankengymnastische Therapie durchgeführt.

Oculus, →Auge.

Ödem, Wassersucht, Ansammlung wässriger Flüssigkeit im Gewebe, die sich durch eine schmerzlose, nicht gerötete Schwellung zeigt. Ödeme treten einzeln **(lokalisiert)** oder am ganzen Körper **(generalisiert)** auf. Sie können die Haut (→Hautödem), die Lunge (→Lungenödem), den Kehldeckel (→Kehlkopfödem) oder die Sehnervenpapille (→Stauungspapille) betreffen. Die Ansammlung von Wasser in Hohlräumen wird auch als Hydrops bezeichnet, z. B. die in der freien Bauchhöhle als Hydrops abdominis (→Aszites).

■ **Ursache** Ein Ödem kommt durch das Missverhältnis zwischen Flüssigkeitsausstrom und -einstrom in den kleinsten Gefäßen (Kapillaren) zustande. Einerseits kann das Ödem durch Erhöhung des hydrostatischen Drucks in den Gefäßen bedingt sein, wie z. B. bei Herzinsuffizienz oder lokalen venösen Thrombosen. Andererseits kann eine Erniedrigung des osmotischen Druckes, z. B. durch Erniedrigung des Eiweißgehaltes im Blut beim nephrotischen Syndrom oder bei der Leberzirrhose, zu einem Ödem führen.

■ **Befund** Geringe Ödeme werden vom Betroffenen oft nicht bemerkt. Zeichen eines Ödems können (rasche) Gewichtszunahme, Zunahme des Leibesumfanges (z. B. bei Aszites), geschwollene Beine (z. B. bei Herzinsuffizienz) oder verquollene Augenlider (z. B. bei Niereninsuffizienz) sein. Der Fingerdruck ins Ödemgewebe hinterlässt eine tast- bzw. sichtbare Delle, die Haut ist gespannt, blass und glänzend.

■ **Behandlung** Das Ödem wird durch die Behandlung der Grunderkrankung therapiert. Zur Ausschwemmung ausgeprägter Ödeme werden →harntreibende Mittel (Diuretika) eingesetzt. Unterstützend wirkt das Tragen von Kompressionsstrümpfen und eine manuelle Lymphdränage.

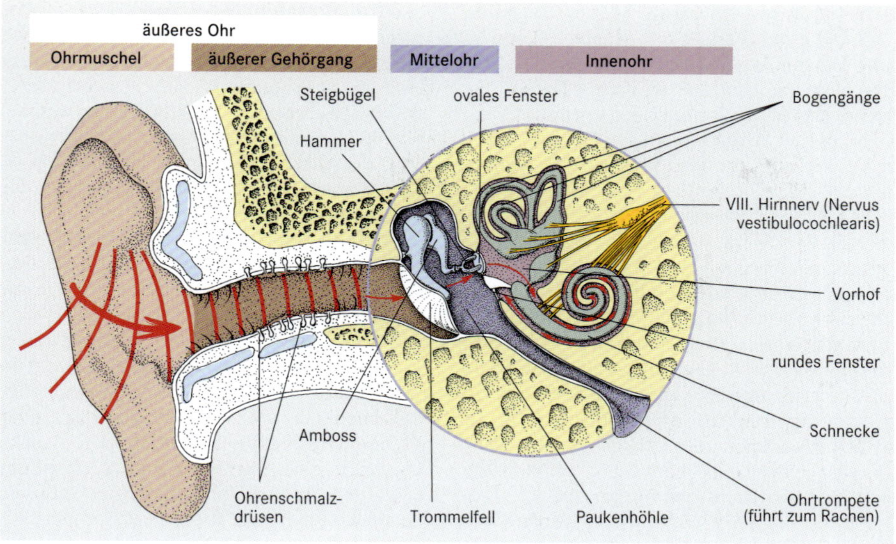

Ohr.
Übersicht über äußeres Ohr, Mittelohr und Innenohr. Die roten Pfeile markieren den Weg der Schallwellen.

Odontalgie, →Zahnschmerz.

Odontium, Sammelbezeichnung für Zahnschmelz, Zahnbein (Dentin) und Zahnmark (Pulpa). →Zahn.

Odontoblast, Dentinoblast, Bindegewebszelle an der Oberfläche des Zahnmarks (Pulpa), die die Substanz für das Zahnbein (Dentin) bildet (→Zahn). Die Zellkörper der Odontoblasten besitzen lange Fortsätze, die bis ins Zahnmark reichen. Diese sind wahrscheinlich u. a. für die Schmerzweiterleitung verantwortlich.

odontogen, dentogen, von den Zähnen ausgehend; durch Zähne verursacht.

Odontogenese, →Zahnentwicklung.

Odontoklast, Zelle, die Dentin abbaut. Die Odontoklasten sind eine Untergruppe der Knochen abbauenden Zellen (Osteoklasten) und u. a. für die Auflösung von Milchzahnwurzeln im Rahmen des Zahnwechsels verantwortlich.

Odontologie, →Zahnheilkunde.

Odontom, gutartige Neubildung im Kiefer aus zahnbildenden Geweben. **Harte Odontome** können im Gegensatz zu den sehr seltenen **weichen Odontomen** Hartsubstanzen des Zahnes (also Schmelz, Zahnbein oder Wurzelzement) bilden. **Zusammengesetzte Odontome** setzen sich aus vielen kleinen zahnartigen Gebilden zusammen. Oft werden die Odontome als Zufallsbefund auf Röntgenaufnahmen entdeckt. Sie bereiten keine Schmerzen, entarten nicht, können aber sehr groß werden und benachbarte Strukturen verdrängen. Die Behandlung besteht in der vollständigen Entfernung.

Odontopathie, Erkrankung der Zähne.

Odynophagie, schmerzhafter Schluckakt (→Halsschmerzen und Schluckprobleme).

offener Biss, →Bissanomalien.

offener Rücken, Spina bifida, angeborene Spaltbildung der Wirbelsäule, die meist im Bereich der Lendenwirbelsäule oder des Kreuzbeins angelegt ist. Das sehr weite Spektrum reicht von harmlosen, äußerlich nicht sichtbaren Formen bis zu Spaltbildungen, die nicht mit dem Leben zu vereinbaren sind. Beim **einfachen offenen Rücken** (Spina bifida occulta) sind lediglich die knöchernen Wirbelbögen gespalten. Häufig fällt die Hautpartie über dem Defekt durch abnorme Behaarung, Pigmentierung oder Grübchenbildung auf. Bei Verwachsung des Rückenmarks im Bereich der Spina bifida kann es bei zunehmendem Längenwachstum zu neurologischen Ausfällen kommen. Eine Vorwölbung der Hirnhäute **(Meningozele)** und des Rückenmarks **(Myelozele, Myelomeningozele)** durch einen Wirbelspalt kann mit unterschiedlich schweren neurologischen Ausfällen (z. B. Lähmungen der Beine) einhergehen und muss operativ korrigiert werden. Die Spina bifida totalis, d. h. die **vollständige Spaltung** der Wirbelsäule (Rhachischisis) und des Rückenmarks (Myeloschisis), führt immer zum Tod. Spaltbildungen können auch am kopfseitigen Ende des Wirbelkanals auftreten. Eine Fehlbildung, die häufig gemeinsam mit einem offenen Rücken auftritt, ist der Wasserkopf (→Hydrozephalus).

offenes Bein, umgangssprachlich für →Unterschenkelgeschwür.

OGT, →Glukosetoleranztest, oraler.

Ohnmacht, →Synkope.

Ohr, Auris, paariges Hör- und Gleichgewichtsorgan, das ankommende Schallwellen und Lagewechsel des Kopfes aufnimmt und ins Gehirn zur Verarbeitung weiterleitet.

■ **Äußeres Ohr** Der größte Teil des äußeren Ohrs ist die Ohrmuschel, die durch eine Knorpelplatte gestützt dem Schallauffang dient und im einzelnen Menschen unterschiedlich ausgebildet ist. Manchmal ist am Ohrrand ein darwinsches Ohrhöckerchen (Tuberculum Auriculae) vorhanden, das der Spitze des Säugetierohres entspricht. An die Ohrmuschel schließt sich der äußere Gehörgang an, der durch Härchen und Ohrenschmalz vor dem Eindringen von z. B. Wasser oder Fremdkörpern geschützt ist. Das Trommelfell ist die anatomische Trennung zwischen äußerem Ohr und Mittelohr und dient der Schallweiterleitung über die Gehörknöchelchen zum Innenohr.

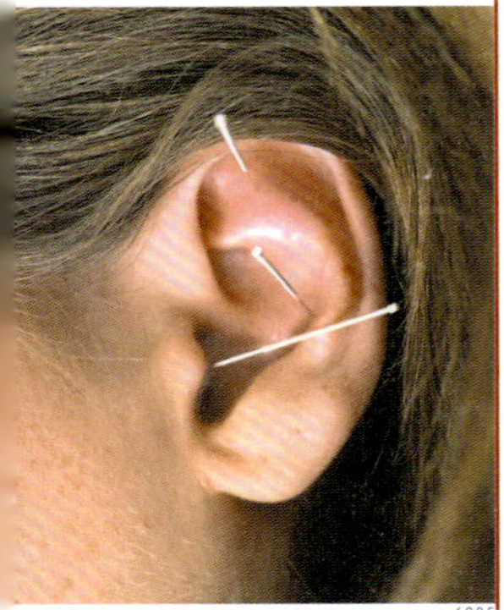
6085

Ohrakupunktur. Akupunkturnadeln an der Ohrmuschel

■ **Mittelohr** Hier befindet sich die Paukenhöhle, eine kleine, luftgefüllte Knochenhöhle im Felsenbein. In der Wand zum Innenohr sind zwei membranverschlossene Knochenfenster – das ovale und das runde Fenster –, die eine Verbindung mit dem Innenohr herstellen. Nach hinten geht die Paukenhöhle in die Hohlräume des Warzenfortsatzes (→Schädel) über. In der Paukenhöhle selbst liegen die drei Gehörknöchelchen Hammer (Malleus), Amboss (Incus) und Steigbügel (Stapes), die der Schallübertragung dienen. Der Hammer ist mit dem Trommelfell fest verbunden. Sein kürzerer Fortsatz ist gelenkig mit dem Amboss und dieser wiederum gelenkig mit dem Steigbügel verknüpft. Der Steigbügel ist am ovalen Fenster befestigt. Die Gehörknöchelchen wandeln die auf das Trommelfell treffende Luftschwingung in eine Knochenschwingung um und dämpfen zusammen mit ansetzenden Muskeln starke Trommelfellschwingungen, damit das Innenohr nicht durch extreme Vibrationen oder Lärm geschädigt wird. Vom Mittelohr führt die Ohrtrompete (eustachische Röhre) zum Rachen. Bei jedem Schluckakt wird sie automatisch geöffnet und bewirkt einen Luftdruckausgleich zwischen beiden Seiten des Trommelfells. Dadurch wird eine normale Trommelfellbeweglichkeit für die Schallleitung gewährleistet und eine Verletzung des Trommelfells durch abrupte Druckschwankungen verhindert. Über die Ohrtrompete können Krankheitskeime aus dem Nasen-Rachen-Raum in die Paukenhöhle gelangen und dort eine akute Mittelohrentzündung hervorrufen.

■ **Innenohr** Das Innenohr liegt im knöchernen Labyrinth des Felsenbeins und enthält die eigentlichen Sinnesrezeptoren für das Gehör und den Gleichgewichtssinn. Es besteht aus Vorhof (Vestibulum), Bogengängen und →Schnecke (Cochlea). Im Vorhof und in den Bogengängen liegen die Sinnesrezeptoren des →Gleichgewichtsorgans. Die Schnecke enthält die Sinnesrezeptoren für das Gehör.

Der Hör- und Gleichgewichtsnerv (Nervus vestibulocochlearis) gehört zu den Hirnnerven und versorgt mit seinen Fasern Gleichgewichts- und Hörorgan.

Ohr, abstehendes, angeborener, meist beidseitiger Form- und Stellungsfehler der Ohrmuschel. Es handelt sich um die häufigste Fehlbildung des äußeren Ohres, wobei häufiger Jungen betroffen sind. Die Ohrmuschel steht dabei mehr als 30° vom Kopf ab. Die operative Korrektur sollte vor der Einschulung erfolgt sein, um eine psychische Belastung des Kindes zu vermeiden.

Ohr|akupunktur, Aurikulo|akupunktur, naturheilkundliches Behandlungsverfahren, bei dem die Akupunkturpunkte auf der Ohrmuschel und dem Eingang des äußeren Gehörgangs liegen. Die Ohrakupunktur erklärt ihre Wirksamkeit durch Reflexzonen an der Ohrmuschel, ähnlich den Reflexzonen der Fußsohlen (→Fußreflexzonenmassage) oder der Nase (Nasenreflexzonentherapie). Zu den Hauptanwendungsgebieten der Ohrakupunktur zählen Schmerzen infolge von Unfällen, Phantomschmerzen, Migräne und rheumatische Beschwerden. Hierzu verwendet die Ohrakupunktur über 100 Punkte, deren Durchmesser nur Bruchteile eines Millimeters betragen. Alle Organsysteme des menschlichen Körpers sind als Akupunkturpunkte repräsentiert. Die exakte Bestimmung der Reflexpunkte geschieht über den →Nogier-Reflex oder mittels eines →Punktsuchgerätes. Die Akupunkturnadeln werden etwa 1–2 mm tief eingestochen und verbleiben für etwa 15 Min. in der Ohrmuschel. Meist sind bis zur Linderung oder Ausheilung der Erkrankung mehrere Behandlungen notwendig. Eine Variante der Ohrakupunktur ist die Behandlung mit Laserlicht.

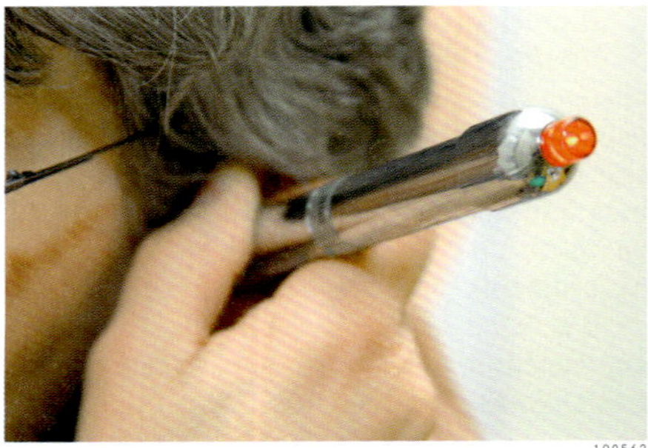
100562

Ohrakupunktur. Vor der Akupunkturbehandlung wird mit einem Punktsuchgerät der Akupunkturpunkt gesucht. Das Punktsuchgerät zeigt den veränderten Hautwiderstand am Akupunkturpunkt an.

Ohrausfluss, Otorrhö, Ohrenlaufen, wässrige, eitrige oder blutige Flüssigkeit, die aus dem äußeren Gehörgang herausläuft. Ohrausfluss muss immer ärztlich abgeklärt und behandelt werden.

Ohrblutung, Otorrhagie, Blutung aus dem äußeren Gehörgang. Dazu kommt es z. B. durch Verletzungen nach Manipulation (z. B. Säuberung mit Wattestäbchen), im Rahmen

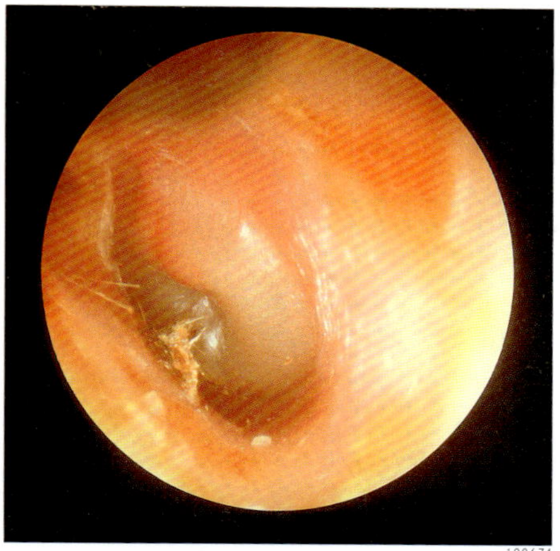
100674

Ohrkrankheiten. Vorwölbung des Trommelfells bei Mittelohrentzündung

von Entzündungen wie der Grippeotitis (→Mittelohrentzündung) oder infolge von Schädelverletzungen wie einem →Schädelbasisbruch.

Ohrendruck, Druckgefühl in den Ohren. Dies kann z.B. durch einen schnellen Luftdruckwechsel (→Barotrauma) oder →Ohrenkrankheiten auftreten.

Ohrenentzündung, entzündliche →Ohrenkrankheiten.

Ohrenheilkunde, Teil der →Hals-Nasen-Ohren-Heilkunde.

Ohrenkrankheiten, Erkrankungen des äußeren Ohres, Mittel- oder Innenohres, die sich durch Ohrenschmerzen, Ohrausfluss, Hörstörungen, Schwerhörigkeit, Ohrgeräusche und Schwindel und Gleichgewichtsstörungen zeigen können.

▪ **Äußeres Ohr** Das gutartige Othämatom ist ein durch Gewalteinwirkung (z.B. einen Schlag auf das Ohr) verursachter Bluterguss in der Ohrmuschel. Ohrfurunkel, Ohrmuschelperichondritis und Gehörgangsentzündung sind die häufigsten Infektionen des äußeren Ohres. Ein gutartiger Tumor ist z.B. der Gichtknoten, der sich am Ohrmuschelrand entwickelt. Alle Hauttumoren können sich am Ohr manifestieren. Zu den Fehlbildungen gehören z.B. das Fehlen oder die mangelhafte Ausbildung der Ohrmuschel (Anotie bzw. Mikrotie) oder des Gehörganges, stark abstehende Ohren, die Ohrfistel und der völlige Gehörgangsverschluss.

▪ **Mittelohr** Trommelfellverletzungen durch Schlag auf das Ohr oder Einführen eines Fremdkörpers können z.B. zu Schwerhörigkeit führen. Fremdkörper im Ohr sind typische Verletzung im Kindesalter, wenn beim Spielen kleine Gegenstände in das Ohr gesteckt werden. Der Fremdkörper sollte im Ohr gelassen und ein Arzt aufgesucht werden. Beim Versuch, den Fremdkörper mit der Pinzette zu entfernen, besteht die Gefahr, dass dieser noch weiter in den Gehörgang rutscht und Trommelfell und Gehörknöchelchenkette verletzt. Eine andere Ursache für Verletzungen des Mittelohrs sind Unfälle, bei denen es zum Bruch des Felsenbeins kommt (Schädelbasisbruch). Häufig sind die Mittelohrentzündung, Tubenkatarrh, Trommelfellentzündung und die Mastoiditis. Das Cholesteatom ist ein gutartiger Tumor des Mittelohrs. Fehlbildungen treten meist als Veränderungen der Gehörknöchelchen auf.

▪ **Innenohr** Die Lärmschwerhörigkeit entsteht z.B. durch zu laute Musik oder Explosionen nahe dem Ohr. Weiterhin kann das Innenohr durch Schädelbrüche in Mitleidenschaft gezogen werden. Innenohrentzündungen können durch eine fortgeleitete Mittelohrentzündung, bei Mumps oder anderen viralen Erkrankungen entstehen. Zu den Fehlbildungen gehört z.B. die genetisch bedingte Schwerhörigkeit.

Weitere Ohrenkrankheiten sind Ohr- und Gleichgewichtsnervenschädigung durch Nebenwirkungen von Medikamenten oder die Nervenentzündung (Neuronitis vestibularis), der Ohrenschmalzpfropf und die Ménière-Krankheit. Bösartige Ohrtumoren müssen meist durch eine Operation entfernt und je nach Krankheitszustand z.B. mit einer Chemo- oder Strahlentherapie weiterbehandelt werden.

▪ **Siehe auch**
→Cholesteatom · Entzündung · Gehörgangsentzündung · Glomustumoren · Hörstörungen · Hörsturz · Innenohrentzündung · Knalltrauma · Mastoiditis · Ménière-Krankheit · Mittelohrentzündung · Ohraus-

Ohrausfluss

Beschwerden	Wahrscheinliche Ursachen	Erste Maßnahmen
Eitriger Ohrausfluss, Ohrenschmerzen, evtl. Hörminderung, Fieber, Lymphknotenschwellung oder Schwellung und Druckschmerz hinter dem Ohr	durchgebrochene →Ohrfurunkel, →Mittelohrentzündung, Entzündung des Warzenfortsatzes (→Mastoiditis)	Arztbesuch. Eiter abfließen lassen, Gehörgang nicht mit Watte verschließen! Hinweis: Nach Durchbruch einer Mittelohrentzündung hat der Betroffene häufig wenig oder gar keine Schmerzen mehr
Wiederholt auftretender Ohrausfluss, oft stinkend, evtl. Hörminderung, meist schmerzlos	Chronische →Mittelohrentzündung, →Cholesteatom, Geschwulst im Ohr	Hals-Nasen-Ohren-Arzt aufsuchen
Bernsteinfarbener oder **blutiger Ohrausfluss**	Schwere Entzündung des Ohrs, Ausfluss von Liquor bei →Schädelbasisbruch oder anderen schweren Schädelverletzungen, →Ohrblutung	Nach Verletzung Betroffenen flach lagern. Sofort Notarzt rufen; ansonsten Arztbesuch

Ohrenschmerzen

Beschwerden	Wahrscheinliche Ursachen	Erste Maßnahmen
Heftige, oft klopfende Ohrenschmerzen, Schwerhörigkeit, Fieber, Erkältungszeichen, evtl. Ohrgeräusche	→Mittelohrentzündung	Arztbesuch. Bis dahin abschwellende Nasentropfen
Ohrenschmerzen, **Schmerzen beim Kauen und nach Druck auf den Gehörgang, eitriger Ausfluss aus dem Ohr,** evtl. Fieber, Lymphknotenschwellung oder Schwellung und Druckschmerz hinter dem Ohr, Hörminderung	→Gehörgangsentzündung, durchgebrochene →Ohrfurunkel oder chronische →Mittelohrentzündung, Entzündung des Warzenfortsatzes (→Mastoiditis)	Arztbesuch. Eiter abfließen lassen, Gehörgang nicht mit Watte verschließen!
Ohrenschmerzen, **Schmerzen beim Kauen, Schwellung der Ohrspeicheldrüse,** evtl. Fieber	→Mumps, →Abszess oder →Speichelstein der Ohrspeicheldrüse	Arztbesuch
Druck oder Stechen im Ohr, Hörminderung, evtl. im Rahmen einer Erkältung	Unterdruck im Mittelohr (z. B. im Flugzeug), →Tubenkatarrh	Bei anhaltenden Beschwerden Arztbesuch
Stechende Schmerzen in einem oder beiden Ohren, **Schwerhörigkeit,** z. B. nach sehr lautem Knall oder Ohrfeige	→Trommelfellverletzung	Hals-Nasen-Ohren-Arzt aufsuchen
Schmerzen und Juckreiz im Gehörgang	→Gehörgangsentzündung, Fremdkörper im Gehörgang	Arztbesuch

fluss · Ohrblutung · Ohrenschmerzen · Ohrfurunkel · Ohrgeräusche · Ohrmuschelperichondritis · Ohrtumoren · Othämatom · Otosklerose · Schwerhörigkeit · Schwindel und Gleichgewichtsstörungen · Taubheit · Trauma · Trommelfellentzündung · Trommelfellverletzung · Tubenkatarrh

Ohrenlaufen, →Ohrausfluss.

Ohrenmedikamente, Otologika, Medikamente, die lokal am Ohr, v. a. als Ohrentropfen, seltener als Salben, eingesetzt werden. Sie dienen der Behandlung von Schmerzen, Entzündungen und Ekzemen. Die verwendeten Wirkstoffe werden einzeln oder in Kombination eingesetzt. Nebenwirkungen sind seltene, auf die Auftragsstelle begrenzte Unverträglichkeitsreaktionen.

■ **Antiinfektive Wirkstoffe** Hierzu gehören örtlich anzuwendende →Antibiotika wie Chloramphenicol, Neomycin und Bacitracin und desinfizierende Zusätze wie Ethacridinlactat.

■ **Schmerzstillende Wirkstoffe** Bei Ohrenentzündungen, die oft sehr schmerzhaft sind, werden →Lokalanästhetika wie Lidocain, Procain oder Tetracain gegeben.

■ **Entzündungshemmende Wirkstoffe** Bei stark entzündlichen oder allergischen Erkrankungen werden →Kortikoide eingesetzt.

■ **Stoffe zur Auflösung von Ohrenschmalz** Um einen Ohrenschmalzpfropf aufzulösen, werden Docusat-Natrium oder ein Ölsäure-Polypeptid-Kondensat in Form von Ohrentropfen in den Gehörgang eingebracht und dieser mit Watte verschlossen. Nach etwa 5–10 Min. wird mit warmem Wasser nachgespült (→Ohrspülung).

Ohrenoperationen, chirurgische Eingriffe am äußerem Ohr, Mittelohr oder Innenohr. Neben in erster Linie kosmetischen Operationen wie der →Ohrplastik werden sie durchgeführt, um das Hörvermögen zu verbessern oder wiederherzustellen oder um teilweise lebensbedrohende Folgen bestimmter Erkrankungen (z. B. Mittelohrentzündung) zu verhindern bzw. zu beseitigen. Gängige Ohrenoperationen, die z. T. ambulant vorgenommen werden, sind die →Parazentese, die Steigbügelentfernung (→Stapesplastik), die →Tympanoplastik, im weitesten Sinne auch die →Mastoidektomie.

Ohrensausen, →Ohrgeräusche.

Ohrenschmalz, Zerumen, gelbliche oder bräunliche Absonderung aus dem Gehörgang, bestehend aus dem Sekret der Schweiß- und Talgdrüsen des äußeren Gehörganges, Hautschüppchen und eingedrungenem Schmutz. Das Ohrenschmalz dient dem Schutz und der Pflege des äußeren Gehörganges. Eine Ansammlung von Ohrenschmalz, die den Gehörgang verlegt, wird als **Ohrenschmalzpfropf** (Zeruminalpfropf, Cerumen obturans) bezeichnet. Er ist häufig Folge einer unsachgemäßen Ohrsäuberung mit Wattestäbchen. Sein typisches Krankheitszeichen ist eine zunehmende, jedoch meist als plötzlich auftretend empfundene Hörminderung. Der Ohrenschmalzpfropf kann durch eine →Ohrspülung oder mechanische Ausräumung vom Arzt entfernt werden.

Ohrenschmerzen, Otalgie, Schmerzen im Ohrbereich, die meist durch Erkrankungen des äußeren Ohres oder des Mittelohrs be-

Stress als Ursache der Ohrgeräusche

Stress ist eine der Hauptursachen für die Ohrgeräusche, die manchmal als so störend empfunden werden, dass sie zu einer Beeinträchtigung der Lebensqualität führen. Stressreize lösen eine Fülle von Reaktionen im Körper aus. So wird das Stresshormon Kortisol vermehrt ausgeschüttet. Kortisol verschlechtert die Fließeigenschaften des Blutes. Dadurch kann es in den kleinen Gefäßen des Innenohrs zu Gefäßverengungen oder -verschlüssen kommen. Diese wiederum können in der Folge zu einem Tinnitus oder auch einem Hörsturz führen. Ist Stress der Auslöser der Ohrgeräusche, so sollte man versuchen, diesen abzubauen bzw. Bewältigungsstrategien zu erlernen. Hier kann z. B. autogenes Training helfen.

dingt sind. Auch Schmerzen durch Erkrankungen anderer Organe können bis ins Ohr ausstrahlen, z. B. Kiefergelenks-, Mandel- oder Speicheldrüsenentzündungen sowie Tumoren im oberen Rachen.

Ohrenschwindel, →Schwindel und Gleichgewichtsstörungen.

Ohrenspekulum, →Ohrenspiegelung.

Ohrenspiegelung, Otoskopie, betrachtende Untersuchung des äußeren Gehörganges und des Trommelfells mit dem Otoskop (Ohrenspiegel: Lupe mit Ohrtrichter und Beleuchtung) oder mit einem Ohrmikroskop mit separatem Ohrenspekulum (Ohrtrichter) bei 6- bis 40-facher Vergrößerung. Letzteres ermöglicht die Mitbeobachtung über einen Monitor und eine Foto- oder Videodokumentation.

Ohrentropfen, →Ohrenmedikamente.

Ohrenuntersuchungen, Methoden zur Erkennung und Unterscheidung von Ohrenkrankheiten. Zu den Ohrenuntersuchungen gehören die →Ohrenspiegelung, die →Hörprüfung und die →Gleichgewichtsprüfungen.

Ohrfistel, angeborener Gang, der meist in Form eines winzigen Grübchens in der Umgebung der Ohrmuschel mündet und blind oder im Mittelohr endet.

Die Ohrfistel kann verkleben und sich entzünden. Sie sollte dann operativ entfernt werden.

Ohrfurunkel, Gehörgangsfurunkel, Otitis externa circumscripta, tief gehende, eitrige, einschmelzende Entzündung eines Haarbalges des äußeren Gehörganges.

■ **Ursache** Hervorgerufen wird das Ohrfurunkel durch Staphylokokken. Gefördert wird die Entzündung durch Manipulationen im Gehörgang, z. B. mit Wattestäbchen.

■ **Befund** Die Betroffenen klagen über starke Schmerzen. Der Gehörgang ist häufig zugeschwollen, die Lymphknoten der Umgebung sind vergrößert. Bei Druck auf den knorpeligen Vorsprung der Ohrmuschel tritt typischerweise Schmerz auf.

■ **Behandlung** In den Gehörgang werden mit Alkohol getränkte Mullstreifen eingelegt. Später wird mit Antibiotika- und Kortikoidsalben behandelt. Gegebenenfalls muss das Ohrfurunkel chirurgisch eröffnet, bei schwerem Verlauf müssen Antibiotikatabletten oder -infusionen verabreicht werden. In den meisten Fällen kann auf Schmerzmittel nicht verzichtet werden.

Ohrgeräusche, Ohrensausen, Tinnitus, rauschende, klingende oder pfeifende Geräusche im Ohr, die meist nur vom Betroffenen wahrnehmbar sind. Der Entstehungsmechanismus der Ohrgeräusche ist nicht immer zu klären. Als Ursache vom Herzschlag unabhängiger Ohrgeräusche kommen verschiedene Krankheiten infrage. Mit dem Herzschlag synchrone Ohrgeräusche finden sich z. B. bei Durchblutungsstörungen, bei krankhaften Ausweitungen arterieller Blutgefäße (Aneurysmen) oder bei Bluthochdruck. Es muss eine gründliche Untersuchung durch den Internisten oder Hals-Nasen-Ohren-Arzt erfolgen. Die Behandlung erfolgt entsprechend der Grunderkrankung. Bei Ohrgeräuschen ohne erkennbare Ursache oder erfolgloser Therapie sind psychologische Maßnahmen wie Entspannungs- und Gewöhnungstraining angeraten. Helfen kann auch der Kontakt zu einer Selbsthilfegruppe wie der Tinnitus-Liga.

Ohrkerze, circa 20 cm lange, hohle Bienenwachskerze, die in der Naturheilkunde zur Behandlung von Ohrgeräuschen und Kopfschmerzen sowie zur Ohrreinigung eingesetzt wird. Die Ohrkerze wird auf den äußeren Gehörgang aufgesetzt und am anderen Ende abgebrannt. Die Wirksamkeit ist nicht nachgewiesen und wird mit dem beim Abbrennen in der Kerze entstehenden Unterdruck erklärt. Bei Hörstörungen und Ohrgeräuschen sollte in jedem Fall der Arzt aufgesucht werden, da ein

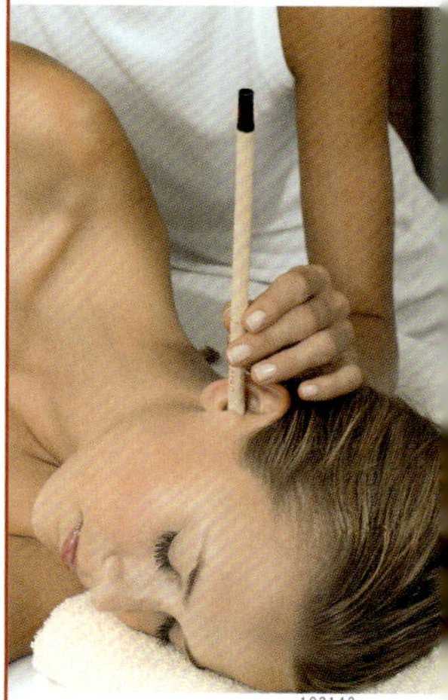

Ohrkerze.
Behandlung mit einer Ohrkerze.

Ohrgeräusche

Beschwerden	Wahrscheinliche Ursachen	Erste Maßnahmen
Plötzlich oder anfallsweise auftretende Ohrgeräusche		
Ohrgeräusche mit heftigem **Schwindel, Schwerhörigkeit,** Übelkeit, Erbrechen	→Ménière-Krankheit, →Innenohrentzündung	Arztbesuch
Ohrgeräusche und plötzlicher **Hörverlust**	→Hörsturz, Gefäßerkrankung	Sofortiger Arztbesuch
Ein- oder beidseitige Ohrgeräusche ohne Hörminderung	→Stress, psychische Belastung, Kieferfehlstellung	Arztbesuch
Ohrgeräusche und **Druckgefühl** im Ohr, evtl. Hörminderung	Blutdruckveränderungen, →Tubenkatarrh	Arztbesuch
Schleichend auftretende Ohrgeräusche		
Tiefes Ohrgeräusch mit Hörminderung	→Otosklerose	Hals-Nasen-Ohren-Arzt aufsuchen
Ohrgeräusche, **Hörminderung,** evtl. Schwindel, Kopfschmerzen	→Altersschwerhörigkeit, →HWS-Syndrom	Arztbesuch
Streng **einseitige Ohrgeräusche,** zunehmende **Hörminderung,** evtl. Schwindel	Tumor des Ohres oder des Gehirns, z. B. →Akustikusneurinom	Arztbesuch

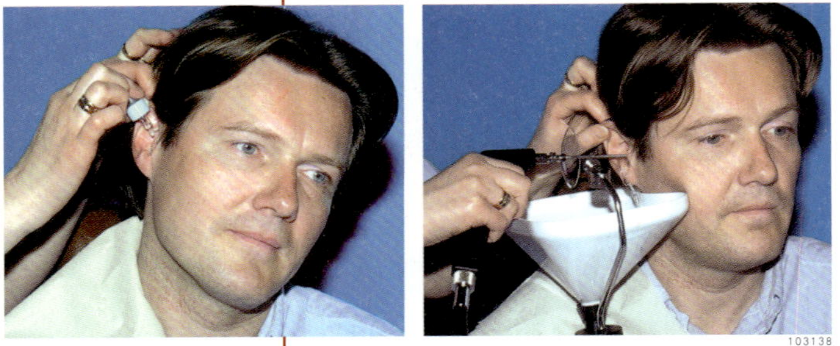

Ohrspülung. Zur Aufweichung des Ohrenschmalzpfropfes werden Ohrentropfen in den äußeren Gehörgang eingeträufelt (links). Anschließend wird der Gehörgang gespült (rechts).

Krankheitsbild vorliegen kann, das vom Arzt behandelt werden muss.

Ohrluftdusche, Politzer-Luftdusche, Luftdusche, Untersuchungsverfahren zur Überprüfung der Ohrtrompetenfunktion.

■ **Durchführung** Das Ansatzstück eines Gummiballons (Politzer-Ballon) wird auf ein Nasenloch aufgesetzt, das andere Nasenloch zugehalten. Der zu Untersuchende muss nun einen K-Laut sprechen (»Kuckuck«) oder schlucken, wobei sich die →Ohrtrompete (Tube) öffnet und der Nasen-Rachen-Raum verschlossen wird. Beim Gesunden kann nun die Luft, die beim Zusammendrücken des Ballons in die Nase gelangt, über die Ohrtrompete ins Mittelohr einströmen. Mittels eines Schlauches, der den Gehörgang des zu Untersuchenden mit dem des Arztes verbindet, kann das Einströmen als Durchblasegeräusch überprüft werden. Ist die Ohrtrompete wie z. B. beim →Tubenkatarrh verlegt, kann keine Luft ins Mittelohr gelangen.

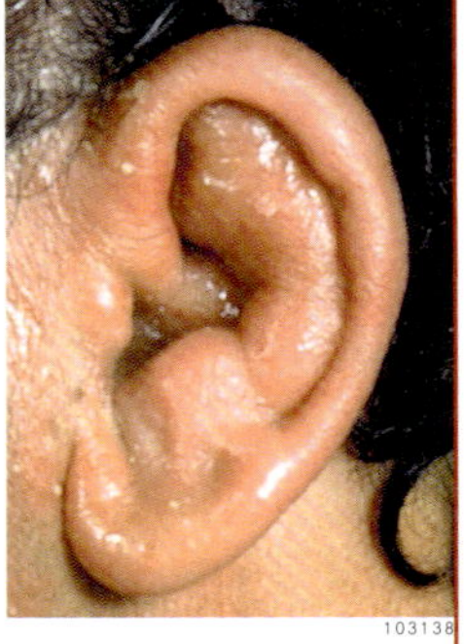

Ohrmuschelperichondritis. Die Knorpelhautentzündung der Ohrmuschel ist mit einer hochroten, teigigen und schmerzhaften Schwellung verbunden.

Ohrmuschel, Concha auricularis, Auricula, Teil des äußeren Ohres, der in den äußeren Gehörgang überleitet. Die durch Knorpel gestützte, bei den einzelnen Menschen unterschiedlich ausgebildete Ohrmuschel dient dem Schallauffang. Charakteristische Teile der Ohrmuschel sind der Tragus, ein vor dem Gehörgang gelegener, mit Haut überzogener knorpeliger Vorsprung, mit dem gegenüberliegenden Antitragus sowie der bogenförmige äußere Rand der Ohrmuschel, genannt Helix, mit dem parallel dazu verlaufenden Bogenwulst, der Anthelix. Zu den angeborenen Fehlbildungen gehören die übergroße Ohrmuschel (Makrotie), die zu kleine und die fehlende Ohrmuschel (Mikrotie bzw. Anotie).

Ohrmuschelperi|chondritis, Entzündung der Ohrmuschelknorpelhaut. Sie entsteht nach Verletzungen, aber auch als Komplikation nach Ohroperationen. Die Ohrmuschel ist schmerzhaft geschwollen und gerötet. Behandelt wird mit Alkoholumschlägen sowie Verbänden mit antibiotischen und kortikoidhaltigen Salben. Sehr häufig muss frühzeitig mit der Gabe von Antibiotika in Form von Infusionen begonnen werden. Bei fortschreitender Entzündung kann es zur Zerstörung des Ohrmuschelknorpels kommen, der dann operativ entfernt werden muss.

Ohrplastik, operativer Ersatz oder Korrektur von angeborenen oder verletzungsbedingten Formfehlern der Ohrmuschel. Zum Ersatz wird entweder ein Kunststoffohr **(Epithese)** verwandt oder aus Haut und Rippenknorpel des Betroffenen ein neues Ohr modelliert.

Ohrspeicheldrüse, →Speicheldrüse.

Ohrspülung, Reinigungsverfahren des äußeren Gehörganges, um z. B. Fremdkörper oder Ohrenschmalzpfröpfe zu entfernen. Durch Ziehen an der Ohrmuschel wird der äußere Gehörgang gestreckt und in diesen mithilfe einer Spritze wiederholt warmes Wasser eingebracht. Beim Vorliegen eines Ohrenschmalzpfropfes wird dieser zuvor mit speziellen Ohrentropfen aufgeweicht. Da die Spülung durch die Erregung des Gleichgewichtsorgans Schwindel und Übelkeit hervorrufen kann, sollte sie nur im Sitzen oder Liegen durchgeführt werden. Wegen der Entzündungsgefahr für das Mittelohr darf eine Ohrspülung keinesfalls bei einem bestehenden Trommelfelldefekt durchgeführt werden.

Ohrthermometer, ein →Fieberthermometer.

Ohrtrompete, eustachische Röhre, Tuba auditiva, Tube, Verbindungsgang zwischen Mittelohr und Rachen. Die Ohrtrompete wird bei jedem Schluckakt automatisch geöffnet und bewirkt einen Luftdruckausgleich zwischen Mittelohr und äußerem →Ohr. Aus dem Nasenrachenraum können Krankheitskeime über die Ohrtrompete in die Paukenhöhle gelangen und dort eine akute Mittelohrentzündung hervorrufen.

Ohrtumoren, sämtliche Geschwülste des äußeren Ohrs, Mittelohrs und Innenohrs.

■ **Äußeres Ohr** Die Geschwülste der Ohrmuschel und des äußeren Gehörganges entsprechen denen der übrigen äußeren Haut. Zu den gutartigen Tumoren gehören z. B. →Grützbeutel, Gichtknoten, Blutschwamm (→Hämangiom) oder das →Muttermal. Bösartige Tumoren sind insbesondere das →Basaliom, das allerdings keine Metastasen streut, das Plattenepithelkarzinom (→Karzinom) und das maligne →Melanom.

■ **Mittelohr** Gutartige, gefäßreiche →Glomustumoren können vom Mittelohr aus in den äußeren Gehörgang oder ins Schädelinnere einwachsen und sollten deshalb rechtzeitig chirurgisch entfernt werden. Typische Krankheitszeichen sind ein pulsabhängiges Ohrgeräusch und zunehmende Schwerhörigkeit. Gleichgewichtsstörungen und Störungen der Hirnnerven sind möglich. Ein bösartiges Plattenepithelkarzinom tritt im Mittelohr selten auf. Blutiger Ohrausfluss und eine Hörstörung können den ersten Hinweis geben. Die Behandlung besteht in der operativen Entfernung.

■ **Innenohr** Häufigste Geschwulst des Innenohrs ist das →Akustikusneurinom.

GEO Dossier Die Kunst der Ärzte

■ **Klinikalltag** Seite 994

Mediziner in Not

Von Hania Luczak (Text) und Andreas Reeg (Fotos)

■ **Anästhesie** Seite 1012

Der Sieg über die Schmerzen

Von Jens Schröder (Text)

■ **Neuroprothetik** Seite 1024

Auf dem Weg zum Techno sapiens

Von Stefan Klein (Text) und George Steinmetz (Fotos)

■ **Künstliche Gewebe** Seite 1044

Im Labor der Organ-Designer

Von Ute Eberle (Text)

■ **Andreas Vesalius, Anatomiepionier** Seite 1054

Von den Leichen lernen

Von Christina Schneider (Text)

■ **Stammzelltherapie** Seite 1058

Geboren zum Lebenretten

Von Lisa Belkin (Text)

■ **Orthopädie** Seite 1070

Das Gerüst des Lebens

Von Wolfgang Michal (Text) und Franz Killmeyer (Fotos)

■ **William Beaumont, Gastroenterologe** Seite 1086

Das Fenster zum Magen

Von Jens Kiefer und Tobias Schnettler (Text)

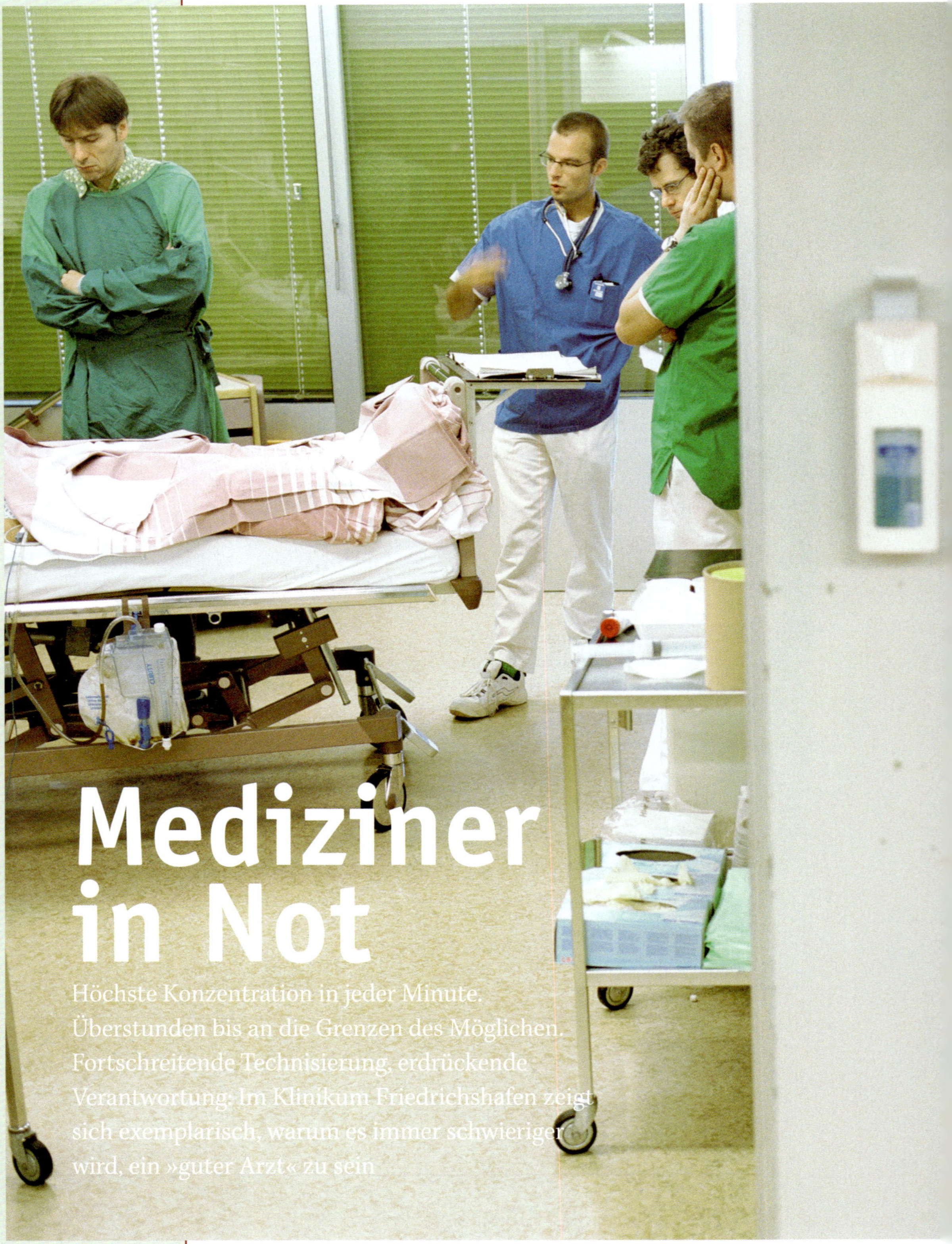

Mediziner in Not

Höchste Konzentration in jeder Minute. Überstunden bis an die Grenzen des Möglichen. Fortschreitende Technisierung, erdrückende Verantwortung: Im Klinikum Friedrichshafen zeigt sich exemplarisch, warum es immer schwieriger wird, ein »guter Arzt« zu sein

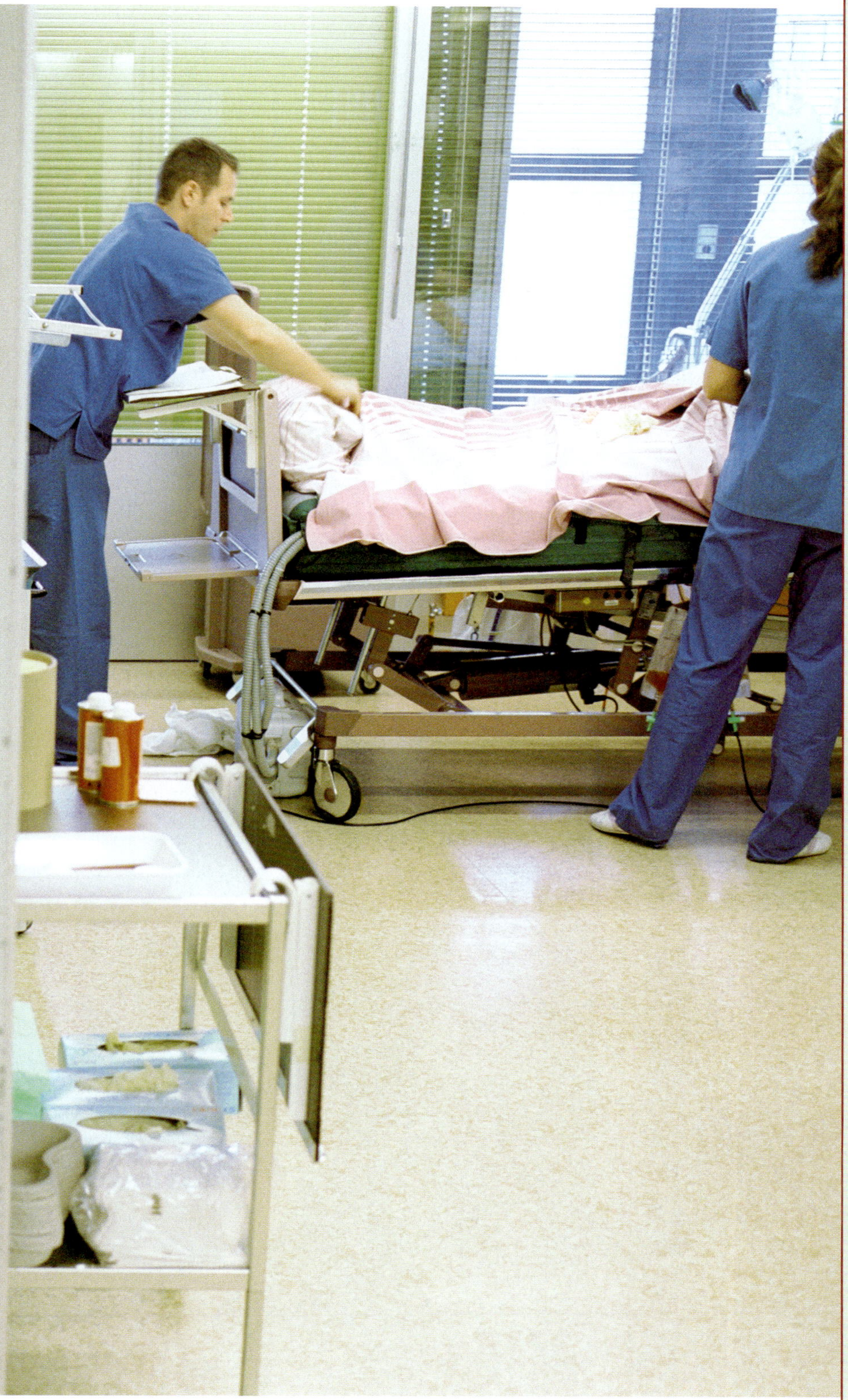

Momentaufnahme aus einem ganz normalen deutschen **Krankenhaus:** Ein »guter Arzt« ist nur, wer auch effizient und schnell arbeitet – für Visiten bleibt da nur wenig Zeit

Text:
Hania Luczak
Fotos:
Andreas Reeg

Ein Arzt ist tot, unerwartet gestorben, auf der Straße zusammengebrochen. Im Notarztwagen ins Krankenhaus, ins Klinikum Friedrichshafen, wo er selbst als Oberarzt der Kinderabteilung sein halbes Leben lang Neugeborene in Brutkästen gelegt, Kleinkinder künstlich ernährt und Heranwachsenden nach schweren Unfällen eine zweite Chance gegeben hat. Dann lag er da, Intensivstation, Lungenembolie, ein Mann mittleren Alters, Vater zweier kleiner Kinder, es war ein Sonntagnachmittag.

Alles haben sie versucht. Doch sie konnten ihn nicht retten, seine Kollegen, manche davon seine Freunde, und jetzt stehen sie in der überfüllten Kapelle des Klinikums, im Gang drängen sich Mütter mit ihren Sprösslingen, Schwestern und Pfleger und die ärztlichen Kollegen, manche in Weiß, manche in Grün, in Blau, die Trauerfeier hat soeben begonnen. Fragen des Seelsorgers in die Stille, warum, wohin, Fragen ohne Antworten. Er hat Zeugnis abgelegt für das Gute in der Medizin, sagt der Prediger. Das weiche Schnaufen eines schlafenden Säuglings klingt wie eine Bestätigung.

Tagesdienst für die **Internistin:** mal die Intensivstation, mal die Abteilung, in der sie mit geriatrischen Patienten arbeitet. Der »Halbgott in Weiß« wird hier schnell schmutzig, sagt sie

Ein bewegender Moment in der Geschichte der Klinik, die gerade ihr 30-jähriges Bestehen gefeiert hat. Kein ungetrübtes Jubiläum. Bei der Feier mit Ochs am Spieß, der Kinderarzt war noch dabei, hat die Band »Yesterday« gespielt, als wollte sie alte Zeiten beschwören. Zeiten, als die unerbittliche Logik des Geldes für ein Krankenhaus noch nicht galt. Als der Platz des Arztes noch am Bett des Kranken war, und nicht immer häufiger am Schreibtisch. Als die technischen Grenzen des Handelns noch halbwegs

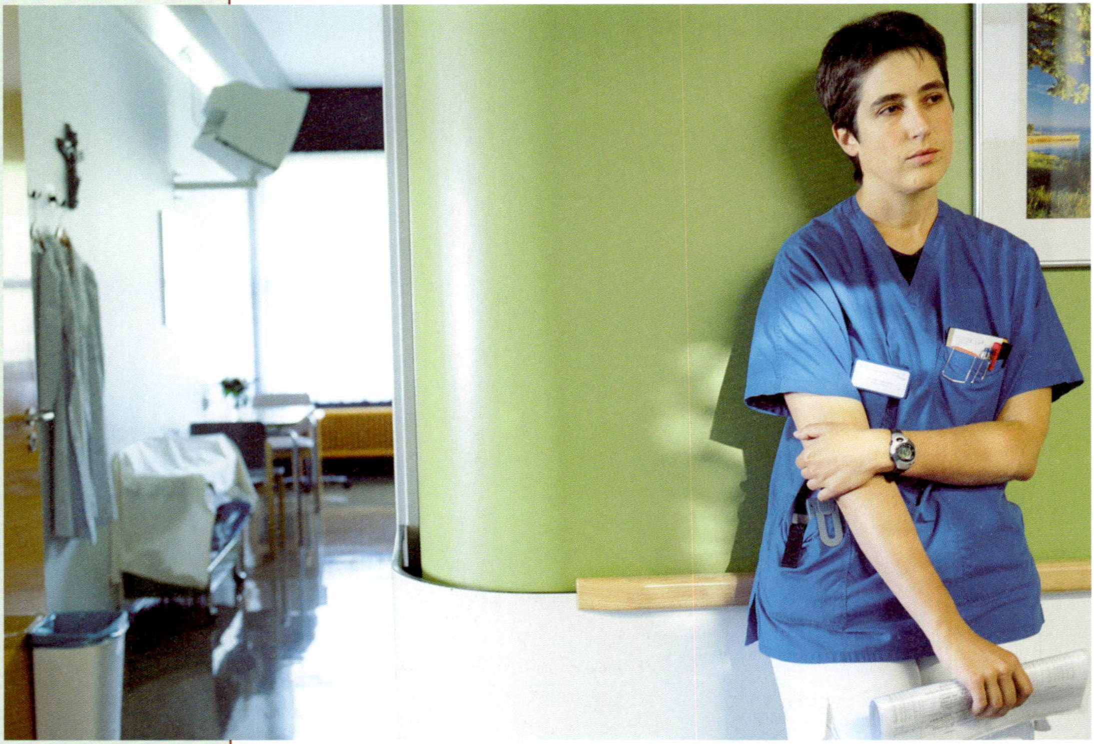

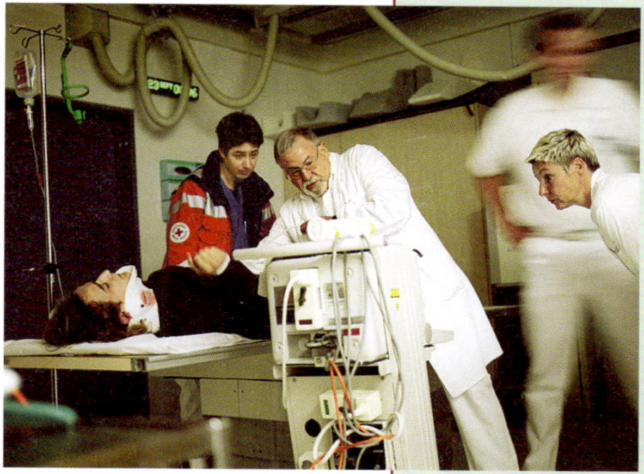

Ein Unfallopfer wird eingeliefert: Die Internistin mit roter Jacke muss im Nachteinsatz auch als **Notärztin** aushelfen

überschaubar waren und der Fortschritt den vielgestaltigen Exorzismus des Todes noch nicht in die heutige Enge ethischer Entscheidungen getrieben hatte.

Nicht nur wissenchaftlich kompetent sei er gewesen, sagt nach der Trauerfeier der Chef des Verstorbenen, Udo Radlow, sondern begnadet mit dem Blick für Kranke, idealistisch und rebellisch, ja geradezu kämpferisch, wenn es um seine Patienten ging. Jetzt wird er ganz besonders fehlen, da zu allen alltäglichen Kämpfen noch das Ringen um die Existenz der Kinderklinik beginnt. Denn sie ist gefährdet – aus wirtschaftlichen Gründen. Wenn es ganz schlimm kommt, steht das Krankenhaus auf dem Spiel, ja das ganze bisherige System. Und damit auch der traditionelle Arztberuf.

Klinikum Friedrichshafen. Eigentlich ein angenehmer Ort, umgeben von Wäldern, keine zehn Minuten vom Zentrum der Stadt am Bodensee entfernt. Ein Krankenhaus jenseits der prominenten Universitätskliniken. Modernisierter 1970er-Jahre-Bau, vier Stockwerke, Markisen in Gelborange,

Die Quadratur des Kreises: Mit weniger Geld sollen Ärzte noch mehr leisten

die dem Licht hinter den großen Fenstern eine Farbe der Zuversicht geben. Eine große Drehtür, die Menschen ins Foyer befördert – Gesunde mit Sorgen in den Gesichtern, Gebrechliche in Rollstühlen, Patienten mit Verbänden, Krücken, Morgenmänteln. Und alle suchen hier eines: den guten Arzt.

Doch genau das, ein guter Arzt zu sein, wird immer schwieriger, sagt Kinderarzt Radlow. Immer mehr gelten Gradmesser, die mit klinischer Heilkunst wenig zu tun haben: Effizienz, Rationalisierung, Wirtschaftlichkeit – und trotzdem bleibt die Pflicht, der Wunsch, auf höchstem Niveau zu behandeln und zu heilen. Noch nie sah sich die Medizin so in die Zange genommen.

Die junge Internistin Inga Leins hat bis zuletzt um das Leben ihres Kollegen gerungen. Schließlich starb er unter ihren Händen. Jetzt spricht die 33-Jährige von einem »einschneidenden Ereignis« in ihrem Leben, in ihrer Laufbahn. Einen Augenblick der Besinnung habe sie erlebt und sich gefragt: Was soll aus mir werden? Sie, die so gern mit Patienten ein Schwätzle in tiefstem Schwäbisch hält, hätte auch sagen können: aus uns.

»Operiert euch doch selbst!«, steht auf den Transparenten, die Klinikärzte auf Demonstrationen vor sich her tragen – eine so noch nie gesehene Kampfansage der »Sklaven in Weiß«, die bemerkt haben, dass sie im Ringen um ihre Rolle in die Defensive geraten sind. Das Arztsein – ob in der eigenen Praxis oder im Krankenhaus – wird immer mehr zu dem Zwang, die Quadratur des Kreises zu vollbringen und mit weniger Geld mehr zu leisten. Doch es geht nicht nur ums Geld. Wir führen einen Vielfrontenkrieg, sagt Inga Leins, und schon ist sie wieder fort, irgendwohin befohlen von ihrem Funkgerät.

Tage, Nächte, die Atemlosigkeit des Klinikalltags: Die junge Ärztin hastet vorbei, die rote Notarztjacke über der Schulter, blass und übernächtigt. Der Sonntag stecke ihr noch in den Knochen. Auch die letzte Nacht war anstrengend, das Übliche. Oberschenkelbruch einer 90-Jährigen, »in dem Alter eine Katastrophe«, Teenager nach Motorradunfall, Hochschwangere mit schweren Blutungen, »liegt schon im OP«. Nur die »Zug-Leiche« eines Selbstmörders war für Inga Leins ein erstes Mal.

Frühchen Adrian wiegt 1 460 Gramm – und sein Leben kostet 40 148,98 Euro

Ein ganz normales Krankenhaus eben, eingerichtet für die medizinische Zentralversorgung im schwäbischen Bodenseegebiet, ausgestattet mit allen Disziplinen ärztlicher Kunst. Ein mittleres Haus, 430 Betten, 91 Ärzte, 238 Schwestern und Pfleger, 43 Verwaltungsangestellte, 15 000 stationäre, 18 000 ambulante Patienten pro Jahr. Und in den roten Zahlen. Wie viele der noch rund 2 200 Krankenhäuser Deutschlands, nachdem mehr als 130 in den vergangenen zehn Jahren schließen mussten. So kreisen auch hier die Gespräche immer wieder um die Frage: Was soll aus uns werden?

Vom Foyer geht gleich neben Kiosk und Friseur eine Glastür ab. Dahinter Donald Duck und kleine schwarze Raben auf Wände, Fenster und Türen geklebt. Kommen Sie in unsere Abteilung, solange es sie noch gibt, hat Kinderarzt Radlow gesagt, der nicht wie ein Kämpfer wirkt, eher wie ein scheuer Intellektueller, »bei uns herrscht Endzeitstimmung«.

Die Kinderstation. Fünf kaum handgroße Brustkörbe in Brutkästen zucken, unermüdlich angetrieben durch die Luft aus der Maschine, Zwillinge und Drillinge, die um ihr winziges Leben ringen. Und nun ist noch ein Säugling angekündigt, eben erst im zweiten Stock in einer Notoperation aus dem Leib seiner Mutter geholt, viel zu früh – »rohes Ei« nennen sie das hier.

Und das gerade jetzt, da die Station schon überfüllt ist – und nach dem Verlust des erfahrenen Oberarztes ohnehin in einer unguten Situation. Im Laufschritt schieben Schwestern einen weißen Metallkasten vor sich her. Drinnen der Säugling, bereits intubiert und beatmet. Er braucht Hochintensivmedizin und spezialisierte Ärzte, und das so schnell wie möglich. Doch wenn es nach dem Urteil von Wirtschaftsprüfern geht, die vom Stadtrat in die Klinik berufen wurden, dann können solche Fälle, weil unökonomisch, hier bald nicht mehr behandelt werden.

Chefarzt Radlow hat entschieden, sich der Herausforderung zu stellen, nicht zuletzt im Andenken an den toten Kollegen. In seiner ruhigen Art berichtet er von der Studie der Consultingfirma. »Erlösorientierter Planungsbedarf« werde in deren Sprache genannt, um was es dabei gehe. Die Zahlen sind ernüchternd, sie legen nahe, die Kinderklinik zu schließen: zu wenig Gewinn, zu viel Aufwand, zu viel Platzbedarf, da Mütter häufig mit einziehen, und vor allem zu viele Mitarbeiter: Neun Ärzte arbeiten hier in Diensten rund um die Uhr, 5,5 dürften es nach Erlöslage nur sein.

HOCHKONZENTRATION AUF 18 QUADRATMETERN. Zwei Ärzte, zwei Schwestern geben all ihre Kraft für ein zerbrechliches, 27 Wochen altes Leben. »Liegt bei euch noch irgendwo 'ne Lunge?«, ruft jemand und tastet nach dem Beatmungsschlauch. Vorbereitung eines Brutkastens. Überwachungsgeräte werden gestapelt, Kabel entwirrt. Auf der Waage ein weißes Tuchknäuel, kaum als Mensch zu erkennen, Flecken von Blut. »1 460 Gramm brutto!«, ruft die Schwester und schält das schmierige Etwas aus dem Tuch. Adrian, so heißt der Kleinstmensch, keine zwei Handlängen groß, hat seine wohligwarme Plexiglas-Heimstatt gefunden. Medizinisch ohne Alternative, ökonomisch fragwürdig, wenn das Ganze zählt und nicht der Einzelne. Kostenfaktor Kind. Der Fall Adrian wird 40 148,98 Euro verschlingen.

Gewiss, räumt Radlow ein, das Wachstumspotenzial der Abteilung sei begrenzt, da die Kinderzahl abnehme. So argumentieren Gesundheitspolitiker, die erwägen, solche Abteilungen zu schließen. Wenn diese Pläne aber Wirklichkeit werden, hält Radlow dagegen, wird es in Deutschland nur noch »Inselpädiatrien« in ganz großen Häusern geben. Die Eltern müssten von

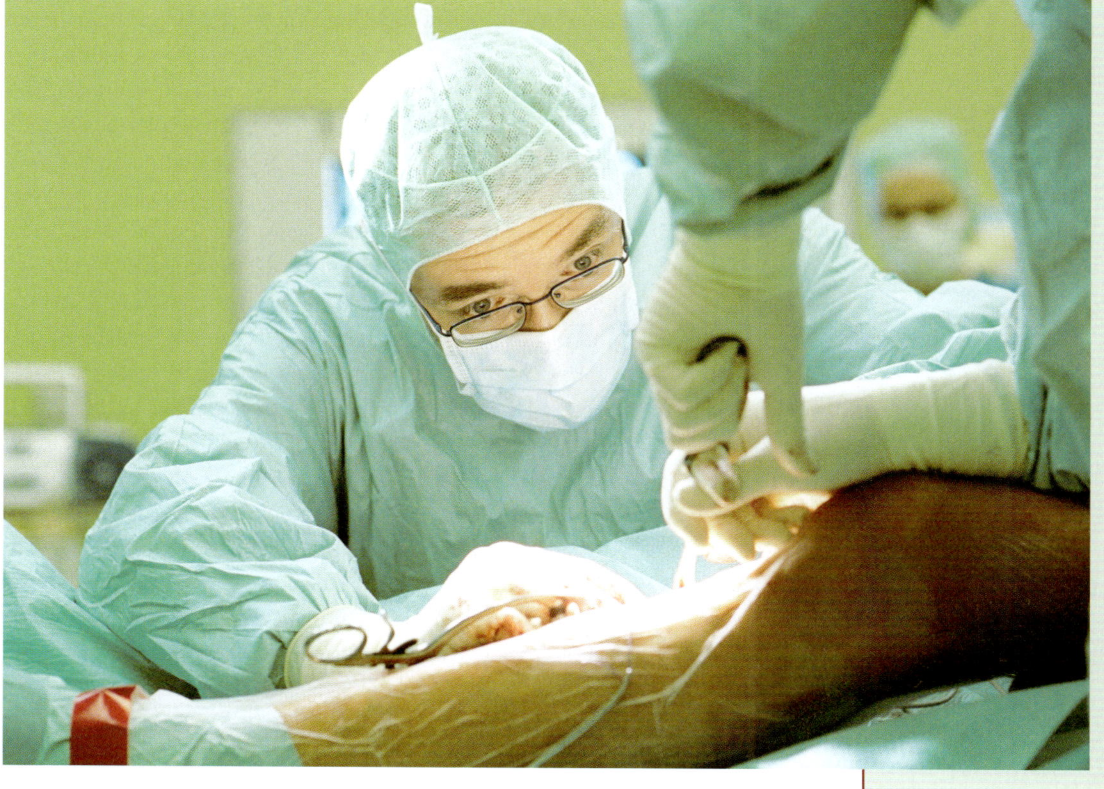

Der gute **Chirurg** braucht Geduld, sagt der Mediziner nach acht Stunden ununterbrochenen »Kunststopfens« an einer Beinarterie. Für alle im Team gilt: Rückenschmerzen, Hunger und Durst ignorieren, den OP-Saal nicht verlassen, damit dieser steril bleibt

weither anreisen, um einen Facharzt zu sehen. Notfallpatienten wie der Kleine und seine Mutter blieben im wahrsten Sinne des Wortes auf der Strecke. Ein weiter Weg vom ärztlichen Eid. Was für eine Niederlage einer Gesellschaft, sagt Radlow, den Wert von Kinderstationen auf Profit zu reduzieren.

DIE »SCHWÄRENDE FÄULNIS BEGANN mitten im Herzland der Medizin«, interpretiert der amerikanische Friedensnobelpreisträger Bernard Lown die Ursprünge der Misere. Ärzte ließen sich lange Zeit zu sehr durch finanzielle Anreize verführen. Folge: Eine Schar von Superspezialisten für jedes Wehwehchen, eine Vervielfachung sinnloser Prozeduren (Deutschland ist nach Japan Röntgenvizeweltmeister) und die Belastung der Patienten mit einer Fülle unnötiger chirurgischer Eingriffe (Beispiel: die sprunghaft angestiegene Zahl der Entfernung von Gallenblasen) trieb und treibt die Kosten in die Höhe.

Sorgenkind Kinderstation: kaum Privatpatienten, hohe Kosten, geringe Einnahmen – das sind Fakten, mit denen sich Pädiater quälen müssen. Ihre Stellen stehen bei Sanierungen ganz oben auf der Streichliste

Pharma- und Medizintechnikindustrie tun das Ihre dazu: mit überteuerten Medikamenten und Geräten in monströser Vielfalt. In Deutschland sind 30 000 verschreibungspflichtige Arzneien auf dem Markt, den Schweizern genügen etwa 4 300. Das Gesundheitssystem blutet aus und mit ihm der Berufsstand des Klinikarztes.

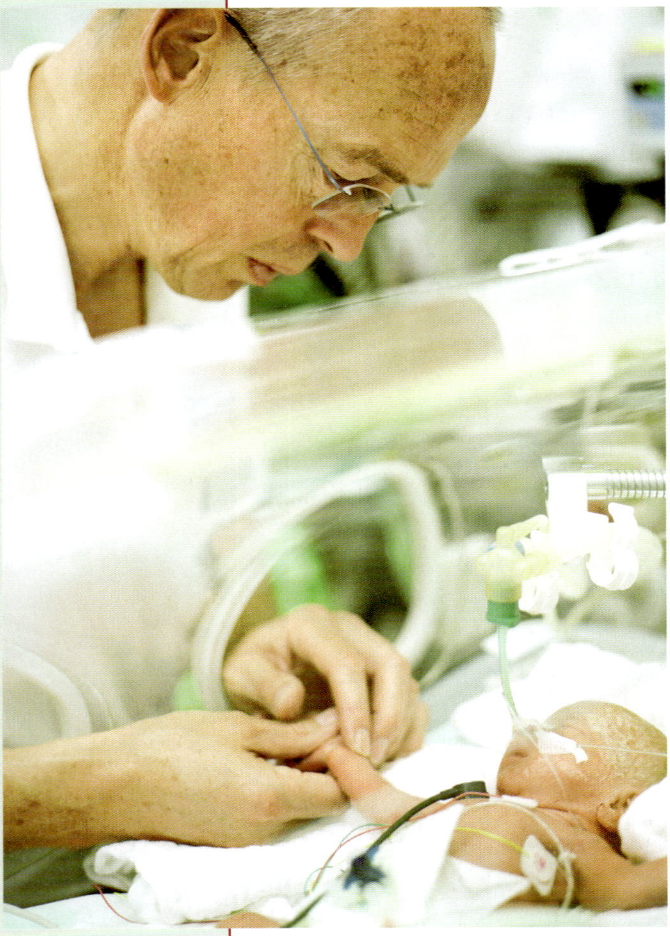

Geleitet vom wissenschaftlichen Fortschritt ebenso wie von Renditezielen, treibt der medizinisch-industrielle Komplex die Ärzte mit immer neuen Verfahren und Maschinen tiefer und tiefer in eine Klemme – auch wenn es vielfach nicht um bessere Heilung geht, sondern lediglich um mehr Behandlung oder um die Verlängerung des Sterbens. Und das kostet Geld, das an anderer Stelle eingespart werden muss. Wir sind ja nicht naiv, sagt Radlow, wir wissen längst, dass die paradiesischen Zustände vorbei sind. Schon lange wird hier jeder Cent umgedreht. So benutzen wir etwa keine feinen Infusionssysteme für Neugeborene mehr, sondern die billigen, en gros eingekauften Produkte für Erwachsene. Und vor allem: Wir haben die Bettenzahl reduziert und die durchschnittliche Liegezeit auf 4,3 Tage heruntergeschraubt, Frühchen inklusive, die oft Monate bleiben müssen. Leistungsverdichtung pur.

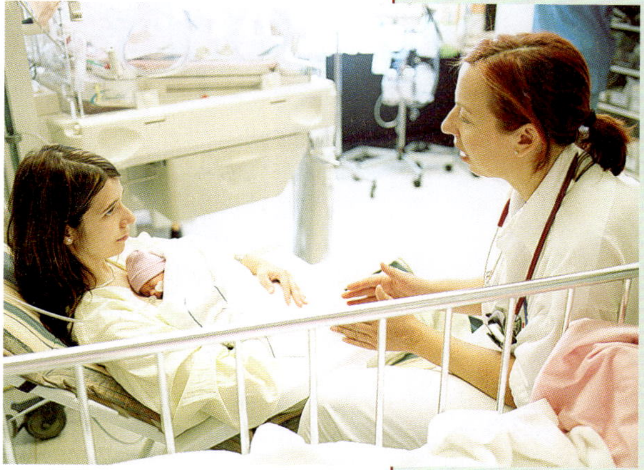

Beratungsgespräche für verunsicherte Mütter von Säuglingen? Nur unter Stress, denn zehn weitere Patienten warten

Was sollen wir denn noch tun, ohne den Patienten zu schaden?

Die Initialzündung für die massive Krise des deutschen Klinikwesens lieferte ein Gesetz von 2002. Es regelt die Kostenberechnung der Krankenhäuser über so genannte Fallpauschalen. Früher bekamen die Kliniken ihr Geld nach Länge der Verweildauer, weshalb sie Patienten auch gern mal über das Wochenende dabehielten. Nun hat jede Krankheit einen festen Preis, egal, wie lange der Kranke liegt. Jeder neue Fall bringt Geld. Also müssen immer mehr Menschen – angesichts der Überalterung nehmen die Patientenzahlen zu – immer schneller durch immer weniger Betten geschleust werden. Krankenhäuser, die nicht danach handeln, haben keine Chance.

Eine heilsame Kur für das System ist vonnöten, aber muss es dafür umgestürzt werden? Ja, sagen Wirtschaftsberater, der Wettbewerb solle die Verwerfungen in der Kliniklandschaft glätten – mit einem Umsatz von fast 65 Milliarden Euro und gut einer Million Beschäftigten ist sie einer der größten Dienstleistungssektoren Deutschlands. 47,6 Milliarden stammen aus den Kassen der gesetzlichen Krankenversicherungen, die damit rund ein Drittel ihrer Gelder für Klinikbehandlungen ausgeben.

Kapitalgeber lieben Hüft- und Kniezentren, schmähen aber Kinderkliniken

Trotz steigender Patientenzahlen sind die Etats der Häuser seit Jahren »gedeckelt«, um die Beiträge der Versicherten stabil zu halten. Verlierer dabei sind vor allem die »teuren« chronisch Kranken wie Diabetiker, Krebspatienten, Rheumatiker oder jene, die lange liegen müssen, wie der kleine Adrian. Wenn er es halbwegs schaffen sollte, wird er schnell nach Hause geschickt werden. Um Wochen früher als noch vor kurzem üblich.

Auch hier in Friedrichshafen haben sich private Krankenhausbetreiber vorgestellt. Ihr Rezept: Sie schließen entsprechend der Nachfrage unrentable Abteilungen und gründen neue, lukrativere Stationen, Hüft- oder Kniezentren etwa – spezialisiert auf die von den Kassen gut bezahlten Routineeingriffe. »Rosinenpicken« nennt das Detlev Jäger, der ärztliche Direktor des Klinikums Friedrichshafen. Auch die Gemeindevertreter befiel ein »Unbehagen«, wie Oberbürgermeister Josef Büchelmeier es ausdrückt. Am Profit orientierte Konzerne müssten eben Kosten-Nutzen-Kalkulationen betreiben und den Renditeerwartungen ihrer Kapitalgeber nachkommen – am liebsten zweistellig. Kann ein Krankenhaus das auf Dauer leisten?, fragt Büchelmeier. Und: Ist es denn dafür da? Deshalb hat man sich in Friedrichshafen, anders als in der Nachbarstadt Lindau, gegen den Verkauf und für eine abgefederte Variante entschieden.

Ich will den eigenen Leuten noch ins Gesicht sehen können, sagt der OB. Seit Juli 2005 arbeitet die Klinik als GmbH, rechtlich ein privatwirtschaftliches Unternehmen, Eigentümer bleibt aber die Gemeinde. Wir wollen keine gnadenlose Gewinnmaximierung, versichert Büchelmeier. Gesundheit sei nun mal keine Ware, die in Fabriken produziert werde. Doch auch wir sind keine Romantiker, fügt Büchelmeier hinzu, auch wir können uns kein Hätschelkrankenhaus leisten, auch wir wollen raus aus den roten Zahlen.

Das Krankenhaus, ein Organismus, der manchmal wirkt wie eine Maschine, obwohl er es nicht ist. Ein Organismus, der Qual und Rettung kennt, Macht und Ohnmacht, Segen und Fluch. Wie stärkt man das Immunsystem eines solchen Organismus? Ist Fasten die richtige Medizin? Oder gar der radikale Schnitt, mit dem unrentable Abteilungen wie vergiftete Gliedmaßen amputiert werden?

In Friedrichshafen soll Johannes Weindel die Antworten darauf geben, als neuer Geschäftsführer und damit Klinikchef das Krankenhaus im Wald wieder auf Vordermann bringen. Der 50-Jährige gilt den einen als »Messias«, als »Abwickler« den anderen. Der ehemalige Intensivpfleger, jetzt »Betriebswirt durch und durch«, nennt Patienten gern »Kunden« und spricht unaufgeregt von Rationalisierung, Effizienz, Einsparungen. Aber auch er sieht, wie viele seiner Kollegen, in der völligen Privatisierung »keinen Königsweg« für Kliniken.

Je nach Träger und Profiterwartung würden die Ärzte und Schwestern in privaten Häusern häufig »ausgepowert«. Warum genügen sechs Prozent Umsatzrendite nicht, fragt sich Weindel, wie er sie bei seinem letzten »Sanierungsfall«, dem Diakoniekrankenhaus Schwäbisch Hall, erwirtschaftet hat? Und das, obwohl er den Assistenzärzten eine Überstundenpauschale von mehreren hundert Euro zahlen und Stationssekretärinnen anstellen konnte, die den Medizinern zumindest einen Teil der Bürokratie abnehmen.

Öffentliche Häuser können genauso gut funktionieren wie private, davon ist Weindel überzeugt. Aber wir müssen von den Privaten lernen, lautet seine Devise. Das bedeutet etwa: Kooperationen mit anderen Kliniken, die Einbindung niedergelassener Ärzte in die Versorgung, das Hereinholen von Praxen ins Krankenhaus, eine straffere Organisation und das Zurückfahren ausufernder Diagnostik. Unser Vorteil, sagt der Geschäftsführer: Wir müssen keine Konzernzentralen befriedigen, wir können 100 Prozent unserer Gewinne wieder ins Haus investieren.

Auf der Station müht sich gerade eine Ärztin durch Stapel von Papier. Etwa 40 Prozent der Arbeitszeit verbringt sie am Schreibtisch. Wir werden es nicht mehr schaffen, wenn die Stelle des verstorbenen Kollegen nicht wieder besetzt wird. Und: Er war ein Vorbild, er hat immer erklärt, wir hätten den schönsten Part in der Medizin, weil wir vor unseren kleinen Patienten niederknien müssen. Das lehre uns, gute Ärzte zu sein.

Davon träumt im ersten Stock, Innere Medizin, auch Katrin Scherer, 28, seit 20 Monaten Assistenzärztin. Fachärztin will sie werden, Internistin, weil auf diesem Gebiet das Spektrum so faszinierend weit sei. Doch erst muss Scherer, wie nach einem ungeschriebenen Gesetz jeder junge Mediziner, durch die »Hölle«. Nur so lerne man sein Handwerk richtig, sagt der ärztliche Direktor Detlev Jäger. Auch er sei da durch.

DIE HÖLLE HEISST: BEREITSCHAFTSDIENST. Also verantwortlich sein für etwa 100 Patienten auf der Station plus alle Neuzugänge in der Nacht. Allein. Und dies, wenn man Pech hat, ein-, zweimal die Woche. Am Ende habe man oft 30 Stunden am Stück nicht geschlafen, sagt Katrin Scherer, fühle sich high wie beim Tauchen in tiefen Gewässern.

Es ist Samstagabend. Das Wetter ist umgeschlagen. Die Lichter der Sturmwarnung zucken über dem See. Guten Abend. Scherer, ich bin die diensthabende Ärztin: 28-mal wird Katrin Scherer mit diesem Satz in den folgenden Stunden auf Patienten zugehen, ihnen die Hand geben, sie untersuchen, aufnehmen oder wieder nach Hause schicken. Mindestens 56-mal wird sie die Treppen hinauf- und hinunterlaufen oder den Fahrstuhl nehmen – die Ambulanz für Patienten, die selbstständig kommen, befindet sich im Parterre, »liegend Kranke« bringen Notärzte zu Scherer in den ersten Stock. Und ebenso oft wird der Piepser ihren Dienst parzellieren. Bereitschaft – meist Arbeit im Akkord, Medizinmaschine.

Anästhesisten, verantwortlich für Intensivstationen, stehen unter besonderem Druck. Während der stundenlangen Überwachung narkotisierter Patienten müssen sie oft in Sekundenschnelle Entscheidungen treffen, die Leben oder Tod bedeuten können

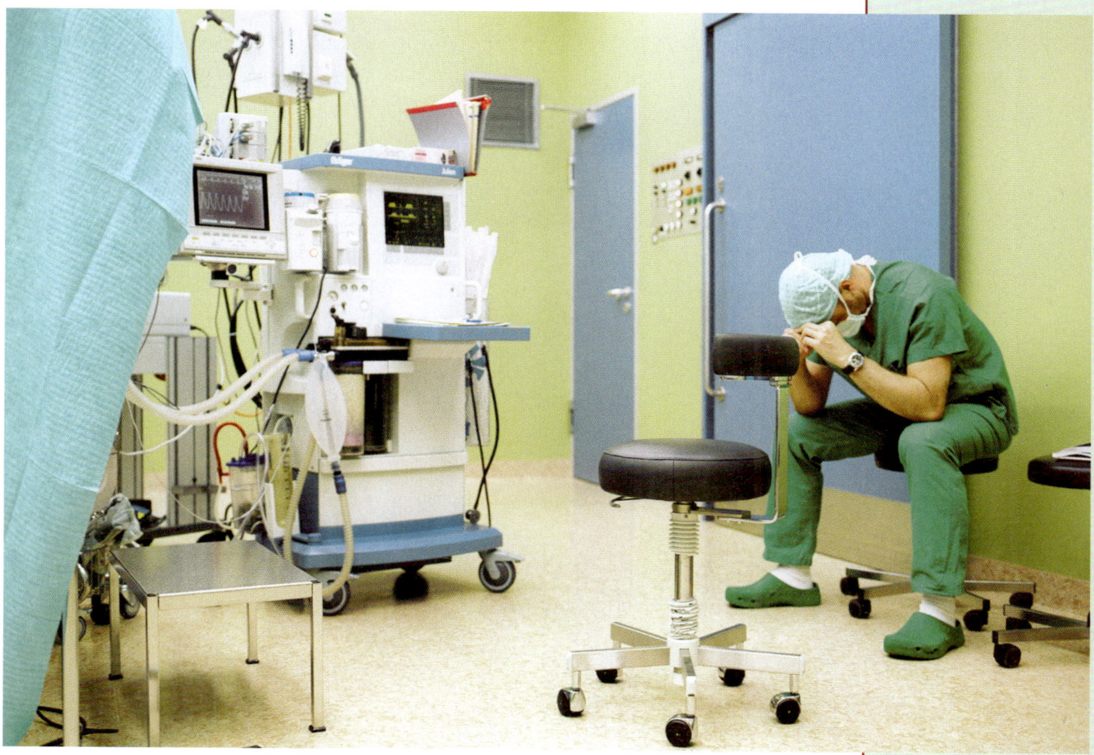

Piepser. Wenn man alles im Griff hat, sagt Scherer, kann es großen Spaß machen. Dann spürt sie die Attraktionen des Arztberufes: die Spannung, die aus der Herausforderung kommt, die Freude am Helfen, das Gefühl, etwas Großartiges zu tun. Gibt es einen sinnvolleren Beruf?, fragt Scherers Kollegin Inga Leins.

Frau Doktor, schauen Sie sich bitte die Pneumonie an. Im zweiten Stock kämpft eine weißhaarige Patientin mit schwerer Atemnot. Muss auf die Intensivstation, eine Lungenentzündung kann in diesem Alter tödlich sein. Dort werden Sie besser versorgt, schreit Scherer der schwerhörigen Dame ins Ohr und streicht ihr beruhigend über die Stirn. Rennt zum Telefon. War das letzte freie Bett auf der Intensiv. Wenn jetzt ein 40-Jähriger mit Herzinfarkt kommt, müssen wir entscheiden, wen wir retten. Die alte Dame oder ihn. Wie im Katastrophenfall.

Für viele Krankenhausärzte ist der Traumberuf zum Jobtrauma geworden

Piepser. In der Ambulanz krümmt sich ein Mann. Pilzvergiftung. Magenspülung. Frau Doktor, ruft eine Schwester, die Patientin hier wartet schon länger. Eine junge Frau, tränennasses Taschentuch. Scherer reicht ihr die Hand. Helfen Sie mir, es tut so weh. Blut im Urin. Blasenentzündung? Bauch abtasten – Berührung, das älteste und wirksamste Mittel

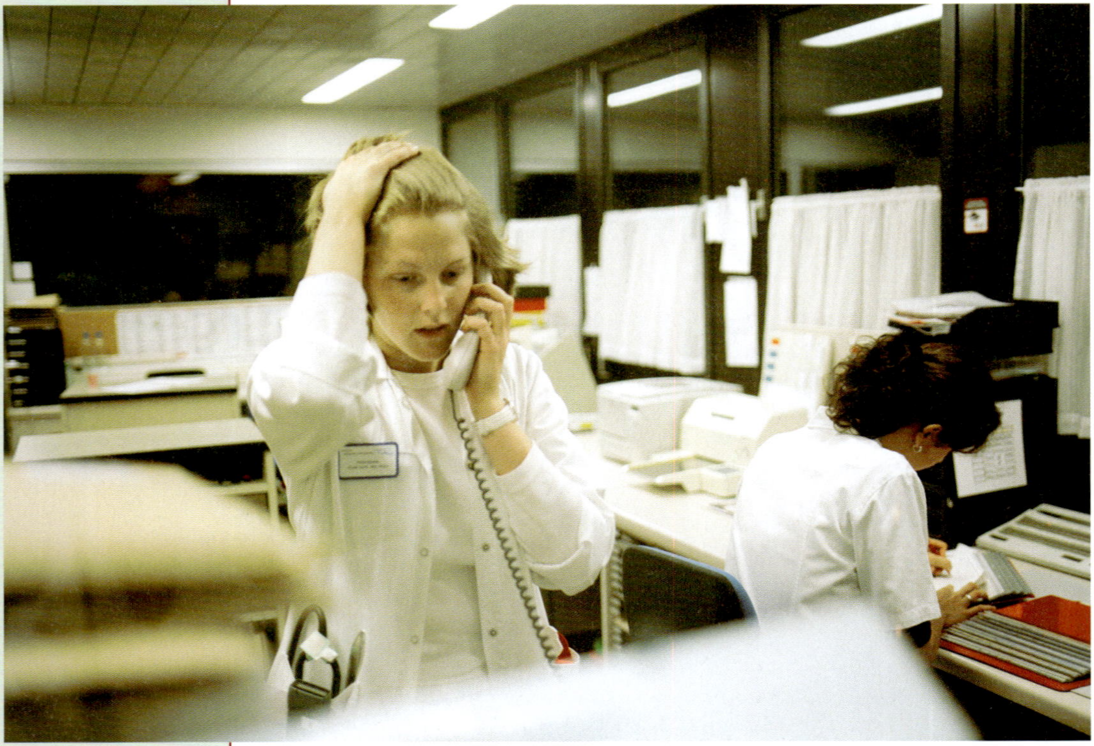

Es heißt »Bereitschaft«, es bedeutet Medizin im Akkord: **Nachtdienst in der Inneren Abteilung**, Verantwortung tragen für mehr als 100 Patienten plus Neuzugänge

ärztlichen Handelns, mit den Händen eindringen in die Intimität eines anderen.

Piepser. Nie kann man eine Arbeit gut zu Ende bringen, sagt Scherer. Schreiben im Stehen, Krankenakten anlegen. EKG und Laborergebnisse auswerten. Piepser. Hände desinfizieren. Es wartet ein Mann mit geschwollenem Gesicht. Allergie. Müssen wir anschauen, es droht immer ein Schock. Auf dem Weg schnell einen Schokoriegel essen.

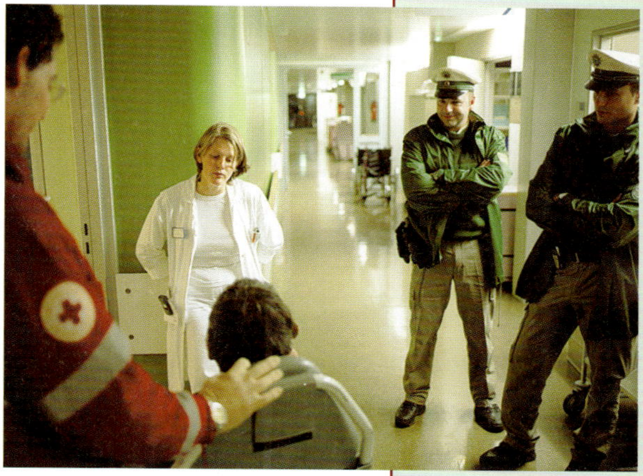

Alkohol oder Tabletten? Polizisten bringen jede Nacht **Problempatienten**, die oft nicht einmal mehr sagen können, wie viel sie von welchen Drogen eingenommen haben

Mit etwa 3000 Euro brutto im Monat muss sich Katrin Scherer begnügen – nach sechs Jahren Studium. Weitere sechs Jahre sind es bis zum spezialisierten Facharzt. Die einzige Möglichkeit, mehr zu verdienen: möglichst viele Nacht- und Notdienste schieben für ein paar Euro extra. Die Kliniken nutzen das aus. Katrin Scherer ist eine von fast 150000 Krankenhausärzten, deren Traumberuf mitunter zum »Jobtrauma« verkomme. So drückt das Frank Ulrich Montgomery aus, Vorsitzender des Marburger Bundes.

Aber wenn sich nicht schnell etwas ändert, wird den deutschen Kliniken der Nachwuchs ausgehen. Die Ärzteblätter stehen voller Anzeigen aus Skandinavien, Frankreich, England. Dort reißen sie sich um deutsche Mediziner, weil deren Ausbildung noch immer als exzellent gilt. Schon heute sind 5000 Arztstellen an den Kliniken in Deutschland unbesetzt. Gleichzeitig arbeiten bereits 6300 deutsche Klinikärzte im Ausland, wo die Gehälter bedeutend höher sind.

Ein weiteres Alarmsignal: Nach aufwendigem Studium kneift mittlerweile jeder dritte Mediziner vor der »Hölle« und nimmt stattdessen einen Job in Pharmaindustrie oder Verwaltung an.

Schreie aus Zimmer 14. Frau Glöckner, verstehen Sie mich? Katrin Scherer ruft. Die alte Frau wehrt sich, ballt die Fäuste. Schwerer Schlaganfall. Zwei Polizisten fahren einen Rollstuhl in den Gang. Ein Mann sitzt darin mit hängendem Kopf, auf dem Schoß Teddybär und Pilotenkoffer. Kundschaft, sagt Inga Leins, in dieser Nacht wieder in der roten Jacke des Notarztes: Den haben wir am Bahnhof neben den Gleisen gefunden.

Augenuntersuchung. Schnaps oder Tabletten?, fragt Scherer. Wollten Sie sich umbringen? Der Mann knurrt wie ein Tier, als die Polizisten seinen Koffer durchwühlen. Piepser. Scherer rennt zum Telefon. Ich habe jetzt keine Zeit. Kniet wieder. Reden Sie mit mir. Wie viel Alkohol? Piepser. Scherer muss zu einem anderen Fall. Trifft auf dem Weg die Kinderärztin: Sie will noch mal nach Adrian schauen. Im Treppenhaus die Schreie einer Gebärenden aus dem Kreißsaal im dritten Stock.

Eine Frau in der Aufnahme übergibt sich. Wie lange ist die Regel überfällig? Zwölf Tage? Sie sind schwanger, das ist alles. Diese »Banalfälle« sind am schlimmsten, sagt die Diensthabende, die rauben dir die letzte Zeit und den letzten Nerv. Die kommen nachts mit juckendem Ekzem und einer vermessenen Anspruchshaltung, während oben die Schwerstkranken liegen. Wer nicht aufpasst, dem geht das Gefühl für die Patienten verloren. Zuerst werden alle grau und dann irgendwann zum Feind.

Ideale schwinden. Es nützt nichts mehr, jahrelang Dreck zu fressen, um sich dann als Facharzt niederzulassen, sagen die jungen Ärzte. Praxisübernahmen sind kaum noch möglich. Oberarzt werden, als Facharzt die Zwischenstufe der Klinikhierarchie erklimmen – unter den heutigen Bedingungen kaum noch erträglich. Und es irgendwann bis zum Chefarzt bringen, einer Position, in der man dank seiner Privatpatienten noch sehr gut verdienen kann, etwa 20 000 Euro brutto im Monat – fast aussichtslos.

Fehler macht jeder. Aber bei Ärzten scheinen sie oft unverzeihlich

Die Chefärzte. Als es noch die Ärzteschwemme gab, haben nicht wenige von ihnen ein autoritäres Hierarchiesystem gepflegt. Erst der Ärztemangel hat auch Assistenten ein Druckmittel an die Hand gegeben. Aber selbst wenn sie nun auf die Straße gehen, um zu demonstrieren: Sie können nicht sicher sein, dass die Öffentlichkeit sie nicht alle miteinander in den Topf der Großverdiener schmeißt. Und das zehrt an ihnen. Wer weiß schon, dass in einer Klinik kaum einer an das Gehalt eines tüchtigen niedergelassenen Zahnarztes herankommt? Ein angemessenes Grundgehalt für alle Ärzte, gestaffelt nach Alter und Funktion, steht in weiter Ferne.

Eine Elite der Nation, die besten Abiturienten, die leistungsorientierten, naturwissenschaftlich geprägten Funktionierer, die Numerus clausus, schwere Prüfungen, endlose Praktika, jahrelanges Wandern von Job zu Job, unzählige Überstunden hinter sich haben – sie leben jetzt mit dem Gefühl, dass sie Einkommen, Prestige, Freizeit, Zukunft verlieren. Und Würde.

Im Fahrstuhl lehnt sich Katrin Scherer an die Wand, schließt die Augen. Es ist 23 Uhr, ihr Gesicht wirkt angestrengt, ist alles andere als das Gesicht einer Halbgöttin in Weiß. Bis zwei Uhr wird es so weitergehen. Dann Hoffnung auf Schlaf, zwei Stunden vielleicht, im spartanischen Bereitschaftszimmer, der Piepser neben der Liege. Dann kommen die Gedanken.

Fehler. Jeder macht sie. Vor allem, wenn er müde ist. Einem Mann mit starken Bauchschmerzen eine Schmerzmittelspritze verpassen und mit ansehen, wie der Patient das Bewusstsein verliert. Entsetzt feststellen: Medikament verwechselt, stattdessen starkes Schlafmittel verabreicht. Ging noch mal gut, aber das vergisst man nie, sagt ein älterer Kollege. Jeder hat hier so seine Geschichten. Einen Herzinfarkt nicht erkannt, obwohl man ein schlechtes Gefühl hatte.

Also Qualitätskontrolle. Durch die Industrialisierung der medizinischen Behandlung auf allen Ebenen verändern sich ärztliches Handeln und Selbstverständnis. Standards, Leitlinien, Algorithmen sollen die Arbeit der Ärzte überschaubar machen, Krankheiten und Therapiefolgen müssen genau aufgelistet werden. Bürokratie in Weiß. Die so genannte evidenzbasierte Medizin verspricht, den Wildwuchs der Behandlungsmethoden zu beenden und nur noch die wirksamste und dabei natürlich billigste Therapie gelten zu lassen. Sinnkrise oder Fortschritt?

Einerseits spricht nichts gegen das Ziel größerer Sicherheit für die Patienten, andererseits: Wo nur kalkulierbare Tätigkeiten zählen, ist die Heilkunst auf dem Weg, sich in Handwerk zu verwandeln; mehr und mehr verlieren Ärzte ihre Entscheidungssouveränität, überlassen sie Diagnosen und Therapien ganz den Expertensystemen.

Statt Zuwendung zum Patienten bleiben ihnen nur noch gut dokumentierte Verrichtungen. Statt Einsatz bis zum Letzten bleiben ihnen vielleicht nur Qualitätskontrolle und Medizin nach Rezept. Das trifft Praxisärzte ebenso wie Kliniker. Den Niedergelassenen zahlt die Kasse pro Arztgespräch ein mickriges Honorar. In den Kliniken tauchen Gespräche mit Patienten gar nicht mehr als Posten in den Abrechnungen auf.

WIR SIND KEINE HELDEN, sagt die junge Internistin Inga Leins, aber wir sind auch keine gefühllosen Technokraten. Alle Qualitätssicherung werde ohne den Geist des hippokratischen Eides nichts helfen, also ohne den Fürsorgegedanken, die Bereitschaft, fremde Sorgen zu eigenen zu machen.

Momente der Freude nach einem **Notfall-Kaiserschnitt.** Wenn alles klappt und man im eingespielten Team ein Leben retten kann, sagen sie, dann weiß man wieder, warum man diesen Beruf gewählt hat

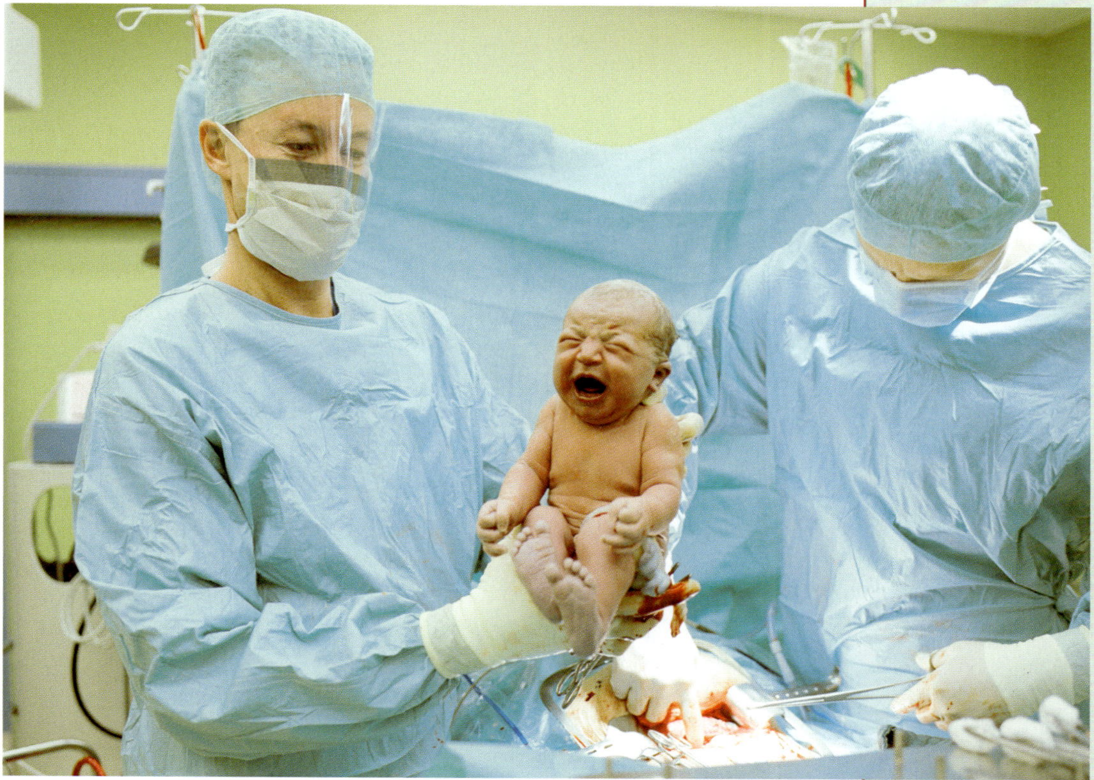

So wie sie der Kollege zeige, der in seiner Freizeit stundenlang herumtelefoniert, um einen Alkoholiker in einer Entzugsklinik unterzubringen. Oder der Anästhesist, der immer wieder still am Bett einer Patientin steht, weil er sich immer noch nicht erklären kann, wie eine banale Wunde am Arm aus der rüstigen 88-Jährigen ein dahinvegetierendes Etwas gemacht hat. Der all die sichtbaren und unsichtbaren Zeichen auszuloten versucht, mit denen Ärzte und Kranke miteinander kommunizieren.

Ein Feingefühl, ein Blick, ein Gespür. Eine Qualität, die man nicht wirklich messen kann – und auch nicht abrechnen. Ebenso wenig wie das Gute im guten Arzt. Dieser, so Christoph Bücheler, Anästhesist auf der Intensivstation, sollte vor allem eines können: Gegensätze aushalten, knallhart zupacken und manchmal passiv bleiben. Auch Nichtstun kann Handeln sein. Psychologen nennen das »Schwingungsfähigkeit«. Auch das braucht Kraft, muss ausgehalten werden.

So wie an jenem Sonntag, als der Kinderarzt starb. Inga Leins ist wieder zum Dienst eingeteilt, zweiter Stock, Intensivstation, 24 Stunden. Drei der vier vergangenen Wochenenden hat sie gearbeitet. Sonnenschein über dem See. Am besten, sie schaut nicht auf die Uhr. Vor ihr die Monitore, Lebensdaten aller Patienten. Alle Schwerkranken scheinen versorgt zu sein. Vier Schwestern und Pfleger tun ihre Arbeit.

Dann das Telefon. Ein Patient unter Reanimation ist auf dem Weg. Die Schiebetür geht auf. Das übliche Szenario. Ein Sanitäter drückt mit al-

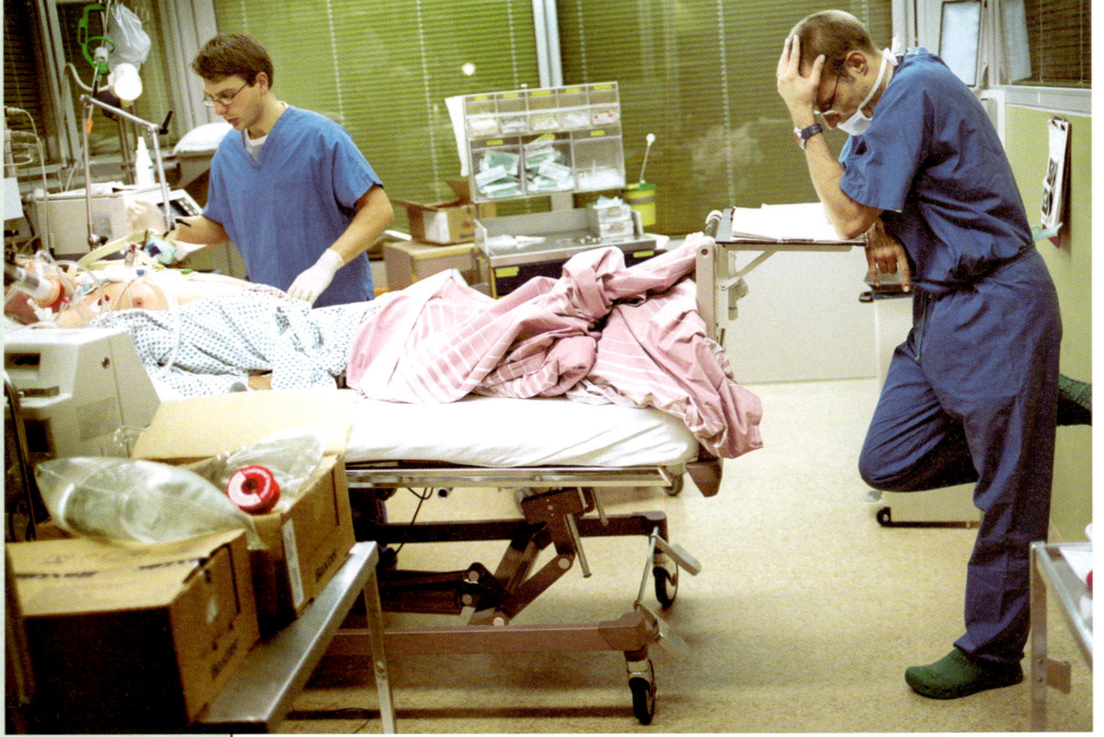

Intensivstation. Kontakt mit bewusstlosen Patienten aufnehmen, das sollte er können, der gute Arzt. Und: die Kraft haben, manchmal nicht gegen, sondern für den Tod zu kämpfen

ler Kraft auf den Brustkorb des Mannes auf der Trage. Ein anderer schiebt. Der Notarzt läuft neben dran. Als sie in dessen Gesicht schaut, weiß Inga Leins sofort, dass etwas anders ist. Eine Mischung aus Entsetzen und Traurigkeit. Normalerweise lächeln wenigstens die Augen des Sanitäters, wenn er sie sieht. Ich bring dir einen Kollegen, ruft er. Da hat sie ihn schon erkannt, wegen des grauen Bartes – »unser Urgestein aus der Kinderabteilung«, wie sie ihn im Haus oft liebevoll nennen. Der Notarzt spult Basisinformationen ab: auf der Straße gefunden, auf dem Bauch liegend. Kam-

Der Patient ist fast eine halbe Stunde ohne Kreislauf. Wir hören auf. Stille

merflimmern. Elektroschock. Anhaltende Nulllinie: Sein Herz steht still. Ich konnte ihn nicht wieder zurückholen. Die Stimme des Mannes ist rau.

Geh raus, sagt Inga Leins. Patient und Notarzt kennen sich gut, haben zusammen auf der Kinderabteilung gearbeitet. Waren immer mit viel Herzblut dabei – das überträgt sich.

Ein Pfleger übernimmt den Druck auf den Brustkorb. Der Patient blass, spitz, von der Trage ins Bett. Eins, zwei, drei. Ein eingespielter Tanz. Sie hält den Kopf. Schwestern und Pfleger, zwei auf jeder Seite. Die Ärztin übernimmt, drückt mit aller Gewalt rhythmisch auf den Brustkorb, einer holt Medikamente, einer zieht sie auf, einer kontrolliert die Beatmung, einer säubert den Körper. Feines Herzflimmern auf dem Monitor. Elektroschock. Patient bäumt sich auf. Nulllinie, Herz schlägt nicht. Ein anderer Pfleger übernimmt. Druck. Lunge abhören. Ultraschallgerät. Das Herz zeigt kein Zucken. Noch mal Adrenalin, alle drei Minuten. Blick auf die Uhr. 25 Minuten ohne Kreislauf. Sauerstoffmangel.

Verdacht auf Lungenembolie, Blutgerinnsel in den Lungengefäßen. Sollen wir die auflösen? Die Ärztin läuft raus. Telefon. Chefarzt ist zu Hause und sagt: Ja. Ich komme. Wieder ans Bett. Medikament in die Vene. Druck, Druck. Die Gesichter der Schwestern werden starr. Noch zehn Minuten, und dann hören wir auf, sagt die Ärztin. Druck. Druck. Der Kampf gegen den Tod, der immer ein wenig auch der eigene ist. Immer wieder der Blick auf die Uhr an der Wand. Endlos. Überwältigende Verantwortung – für eine einfache, schlecht bezahlte Angestellte. Kein Abteilungsleiter in irgendeiner Verwaltung, kein Chef eines Betriebes und auch keiner der fürstlich bezahlten Spitzenmanager muss so etwas je schultern.

Und dann: Wir hören auf. Inga Leins schaltet das Beatmungsgerät aus. Leere, Stille. Sie lassen die Arme hängen. Wenn man jemanden kennt, dann verändert sich die Perspektive, dann zerfällt der größte Schutzwall im Routinebetrieb: die Gnade der Anonymität. Leises Rauschen der Klimaanlage. Radiogemurmel aus der Teeküche.

Inga Leins geht hinaus und nimmt den Notarzt in die Arme. Er hätte das nicht gewollt, sagt sie, als Apalliker mit Hirnschaden an die Decke zu

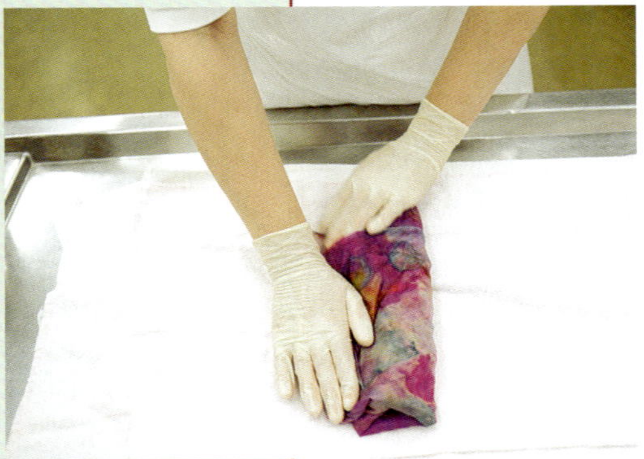

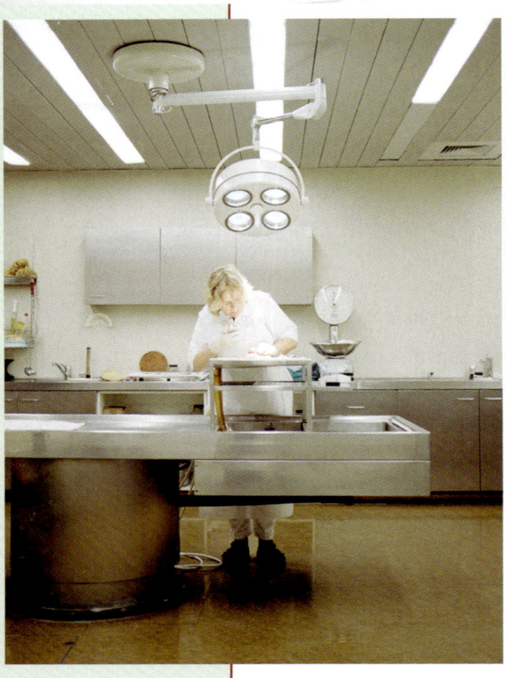

Eine Totgeburt, in ein Tuch gehüllt, ist in die **Pathologie** gebracht worden. Woran ist das Kind gestorben? »Wissenschaftliche Antworten« muss ein guter Arzt geben, sagt die Pathologin

starren. Das ist schlimmer als der Tod. Ich habe es nicht übers Herz gebracht, schon draußen aufzuhören, sagt der Notarzt, seine Frau war doch dabei.

Wenn es etwas gibt, das alle hier vereint, dann ist es eine Art immer währender Schuld, das Gefühl, nie genug oder vielleicht zu viel getan zu haben. Immer bleibt eine Restunsicherheit. Diese Empfindung des verdrängten Versagens lässt sie ihre alltägliche Leistung banalisieren und neutralisieren.

Das ist der große Graubereich, an dem jede noch so gute Gesundheitsreform vorbeizielt, -regelt und -deckelt. Dort, wo die Not der Ärzte nicht zu beziffern ist. Die Not des Gewissens, der Entscheidung, des moralischen Handelns. Die nimmt ihnen niemand ab.

WIR BRAUCHEN HILFE, wir müssen uns eingestehen, dass auch wir bedürftig sind, sagt Christoph Bücheler, der Anästhesist. Besonders da, wo sich Gesichter über Nahtote beugen, wo Ärzte gezwungen sind, nicht nur gegen, sondern auch manchmal für den Tod zu kämpfen.

Manchmal muss ein guter Arzt seine Patienten sterben lassen, sagt Inga Leins. Aber es gibt eine Kluft zwischen den Generationen. Bei den jüngeren Ärzten hat sich eine Bewusstseinsveränderung vollzogen. Das Allmachtsgehabe ist vorbei. Wir haben mehr Respekt vor dem Tod, sagt sie. Wir denken: Leben – nicht um jeden Preis. Ältere Kollegen haben noch gelernt: Leben um jeden Preis.

Doch wir brauchen Hilfe, sagt Inga Leins. Ethikkommissionen, Richter, Patientenverfügungen, aufgeklärte Angehörige und viele Diskussionen. Wir brauchen die Gesellschaft, die sich einig wird, wie wir vorzugehen haben. Die Welt da draußen darf uns mit den Entscheidungen nicht allein lassen. In Deutschland sterben 800 000 Menschen im Jahr, sagt die junge Ärztin, 400 000 von ihnen im Krankenhaus.

Der Chefarzt hat dem Anästhesisten ernst und schweigsam zugehört. Der alte Mann im Bett ist sein Patient. Das Einzige, was wir noch machen können, sagt er, ist, das Volumen zu erhöhen. Vielleicht verbessert die Flüssigkeitszufuhr die Durchblutung. Das sollten wir noch probieren.

Nach meiner Meinung ist das Volumenkonzept ausgeschöpft, entgegnet der Anästhesist. Was soll das auch bringen? Es wird ihn nicht retten. Der Chirurg schweigt. Und hört die Seelsorgerin sagen: Haben die Töchter denn nicht entschieden, dass sie das Leiden nicht verlängern wollen? Ich würde nicht wollen, dass meinem Vater das passiert. Der Chirurg: Aber wir sollten es versuchen. Die anderen schauen einander hilflos an. Im Kaffeeraum sagt eine Schwester leise: Mein Gott, der arme Mann, der verwest doch schon. Kampf unter Kollegen. Kampf für einen Tod.

Das alltägliche Drama. Wer setzt sich durch? Chirurgen würden ein Krankheitsbild oft gar nicht genau kennen, für sie gelte im OP der Einsatz bis zum Letzten, sagt der Anästhesist, die Aktion, das Handeln, das sei ihre Rolle in diesem Spiel. Wahrscheinlich müssen Chirurgen so sein, gibt er zu, offensiv, aggressiv. Sonst könnten sie ihre tägliche, oft Leben rettende Arbeit an offenen Leibern gar nicht leisten.

Der behandelnde Chirurg hat das letzte Wort. Doch am Steuerpult, wenn es darum geht, Leben zu verlängern oder zu beenden, stehen die Anästhesisten. Sie sind es, die mit ihrem Wissen und ihren technischen Möglichkeiten bei schwerstkranken Patienten unglaublich lange das Sterben aufhalten können. Oder eben nicht.

Wir geben für eine Stunde mehr Volumen, ordnet der Anästhesist an, länger nicht. Dann habe ich meine Pflicht gegenüber dem Chefarzt getan. Danach lassen wir der Krankheit ihren Lauf, wir wechseln den Filter des Dialysegeräts nicht mehr aus. Ein erträglicher Kompromiss. Der Patient wird ruhig einschlafen. Wir können ihn nicht retten.

Wir müssen maßvoll handeln, erklärt der Anästhesist sein Verhalten. Wir müssen nicht immer die ganze Hochleistungsmedizin abspulen, wie es unten bei den Kindern gemacht wird, die noch ein ganzes Leben vor sich haben.

Dort unten im Parterre steht Kinderarzt Radlow am Bett des Säuglings, dem seine Mutter den Namen Adrian gegeben hat. Der Winzling atmet selbstständig. Er wird es schaffen. Wir hier haben den schönsten Part in der Medizin, sagt der Arzt. Die meisten unserer Patienten verlassen uns geheilt. Er lacht und gibt dem kleinen Körper im Brutkasten einen Schubs. Manchmal muss man Adrian noch ans Atmen erinnern.

Ein Arzt ist tot. Ein neuer soll ihm folgen, die Oberarztstelle wieder besetzt werden. Doch wir werden es nicht leicht haben, sagt Radlow, überhaupt noch einen Nachfolger zu finden. **(2006)**

■ **Siehe auch A–Z-Teil**

→ Anästhesiologie · Chirurgie · Gesundheitswesen · Hippokratischer Eid · Intensivmedizin · Kinderheilkunde · Krankenhaus · Lungenembolie · Medizin · Narkose · Operation · Pathologie · Patientenverfügung · Schulmedizin · Sterben · Tod · Wiederbelebung

Hania Luczak, GEO-Redakteurin und promovierte Biochemikerin, und der Fotograf Andreas Reeg haben Wochen mit den Menschen im Klinikum Friedrichshafen verbracht. Ihr Dank und Respekt gilt den Ärzten, Schwestern und Pflegern, ohne deren Offenheit und Unterstützung diese Reportage nicht hätte entstehen können.

Text:
Jens Schröder

Der Sieg über die Schmerzen

Operationssäle sind Mitte des 19. Jahrhunderts Orte des Grauens: Selbst wer den Schmerz übersteht, stirbt oft am Schock. Bis ein Zahnarzt aus Boston zeigt, dass Patienten mithilfe einer Chemikalie selbst schlimmste Qualen einfach verschlafen

Sie nennen ihn den »Eisernen Grafen«, weil ihn die Schmerzensschreie seiner Patienten kalt zu lassen scheinen. In seinen Adern, so heißt es, fließe Eiswasser: John Collins Warren ist der erfahrenste Chirurg des Massachusetts General Hospital in Boston. Ein hagerer, aufrechter Mann von 67 Jahren, mit buschigen Augenbrauen und tief eingefurchten Gesichtszügen. Ein Anatomieprofessor von internationalem Ruf. An diesem winterlichen Vormittag zu Beginn des Jahres 1845 wird er einem 50-jährigen Mann einen Unterschenkel absägen.

Grelles Tageslicht strömt durch die verglaste Kuppel in den Operationssaal. Die hölzernen Ränge des kleinen Halbrundes sind gut gefüllt. Mediziner und Studenten wollen den berühmten Arzt bei der Arbeit beobachten.

Der mit rotem Plüsch bezogene Operationsstuhl steht in der Mitte des Raumes. Auf dem Tisch daneben: zwei Schüsseln, ein Krug mit Wasser. Leinentücher, die das Blut aufsaugen sollen. Der Schlauch zum Abbinden der Oberschenkelarterie. Ein Schwamm. In einer gläsernen Vitrine liegen verschiedene Zangen, Messer, Lanzetten. Eine Säge.

Um fünf Minuten vor zehn Uhr tragen Medizinstudenten den Patienten in das Auditorium. Als er die Instrumente erblickt, weiten sich seine Augen vor Furcht, doch er sagt kein Wort. Die Helfer legen den Mann auf den Stuhl, justieren die Kopfstütze.

Pünktlich betritt Warren den Saal, im langen Gehrock und mit schwarzer Krawatte. Er gibt seinen Assistenten das Zeichen, den Patienten mit den Lederriemen an den Sitz zu fesseln, seine Beine in Schlingen zu fixieren, die mit Eisenhaken an der Decke befestigt sind.

Es ist still unter der Kuppel, als Warren sein Amputationsmesser mit dem Knochengriff in die Hand nimmt. Nur das angstvolle Atmen des Patienten ist zu hören. Seine Augen fixieren die Klinge. Seine Muskeln verhärten sich. Dann schreit er. Blitzschnell hat Warren ihm das Messer tief in das unheilbar entzündete Bein gestoßen, Sehnen und Nerven, Adern und Muskelstränge zerschnitten. Der Mann will sich aufbäumen, schreit, kämpft gegen die

Riemen. Sein Gesicht färbt sich violett, verzerrt von Schmerz und Anstrengung. Der Ledergurt über seiner Brust zerreißt, zwei Helfer springen herbei und pressen den Oberkörper zurück in den Stuhl. Schweiß und Tränen rinnen über das Gesicht des Patienten. Als das Messer sich ein zweites Mal in seinen Schenkel senkt, wird er ohnmächtig.

Die Schreie sind verstummt. Das Murmeln im Saal wird nur noch vom raspelnden Geräusch der Säge begleitet, mit der Doktor Warren den Knochen des Bewusstlosen zertrennt.

Einer der Zuschauer verfolgt die lebensrettende Tortur mit besonderem Interesse: der 25 Jahre alte Dentist William Thomas Green Morton, der sich in Boston gerade einen Namen als Experte für Zahnersatz gemacht hat. Auch seine Patienten leiden Qualen. Vor allem, wenn er Wurzeln zieht, um Platz für jene künstlichen Zähne zu schaffen, die er aus gemahlenem

Ein hochwirksames Gemisch aus Gas und Luft, verabreicht mit einer Handpumpe: Bei den **frühen Inhalationsnarkosen** wird die richtige Dosis oft noch durch Versuch und Irrtum ermittelt

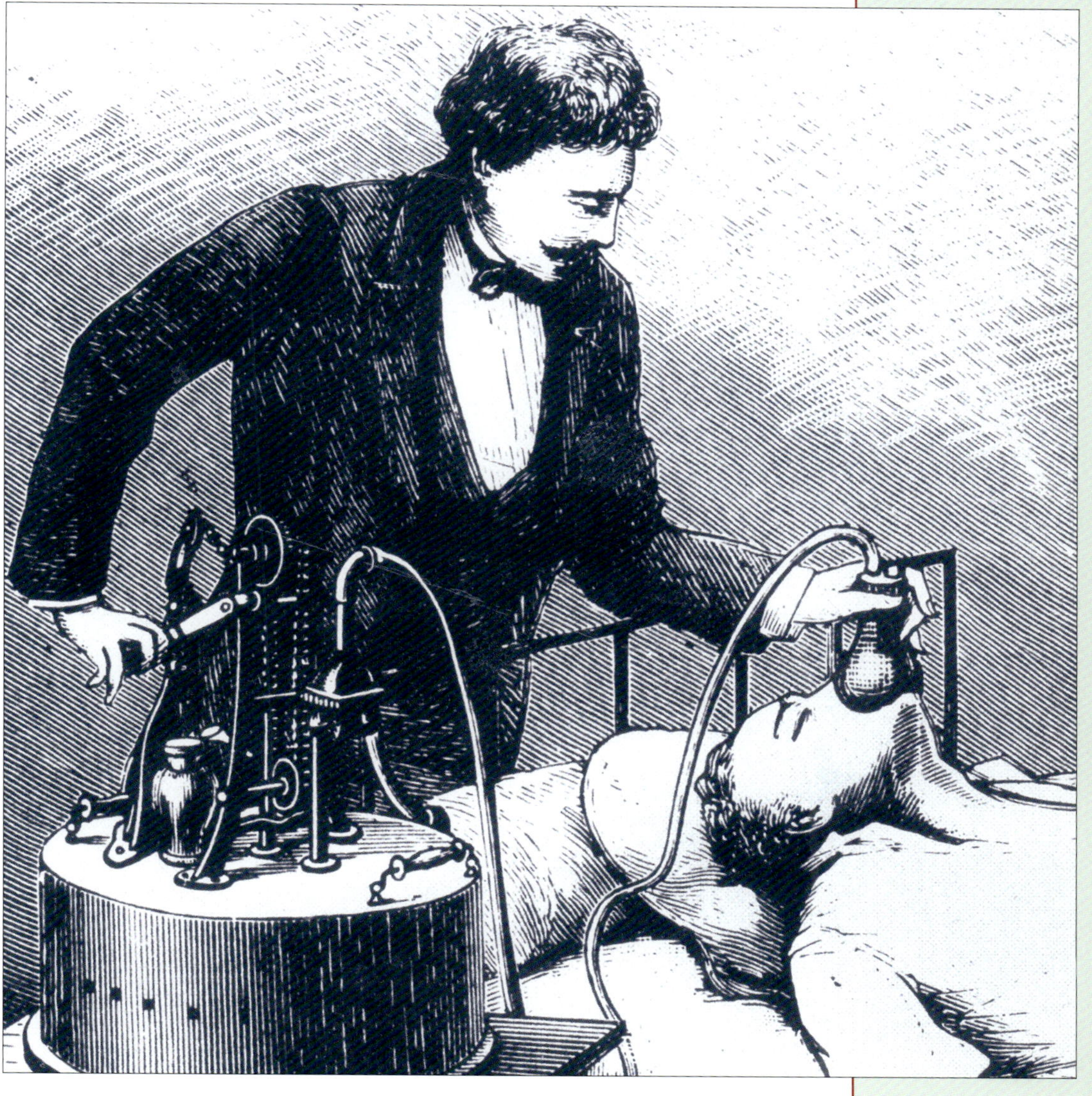

Feldspat modelliert. Das Interesse an seinen Ersatzgebissen ist groß. Doch wie viele Kunden würde er erst gewinnen, wenn er ihnen die Angst vor der Prozedur nehmen könnte? Der Schmerz droht Morton das große Geschäft zu verderben. Doktor Morton will die Pein besiegen. Er wird Versuche mit obskuren Substanzen machen, vor denen die Lehrbücher warnen.

»Der Mann wird sich bald erholen«, erklärt John Collins Warren seinem Publikum, während die Helfer den Amputierten aus dem Saal tragen. Es sei denn, der Wundbrand setze ein. Oder er sterbe in den nächsten Minuten am Schock.

Komplikationen sind eher die Regel als die Ausnahme: Während und nach einer größeren Operation sterben manchen Schätzungen zufolge mehr als die Hälfte der Patienten. Chirurgie ist ein riskantes Handwerk in der ersten Hälfte des 19. Jahrhunderts. Und: Jede Operation ist die Hölle.

Wie kann das sein? In einer Zeit, in der Menschen den Atlantik mit Dampfschiffen überqueren und Forscher die Bewegung von Lichtjahre entfernten Doppelsternsystemen analysieren und umfangreiche Nachrichten elektromagnetisch durch ein Kabel verschicken? Nie erträumte Fortschritte hat die Forschung seit Beginn des 19. Jahrhunderts möglich ge-

Narkosekenntnisse aus der Antike sind im 18. Jahrhundert bereits vergessen. Patienten, die nicht gnädige Ohnmacht umfasst, erleben die **Operation** – wie auf diesem flämischen Gemälde – bei vollem Bewusstsein

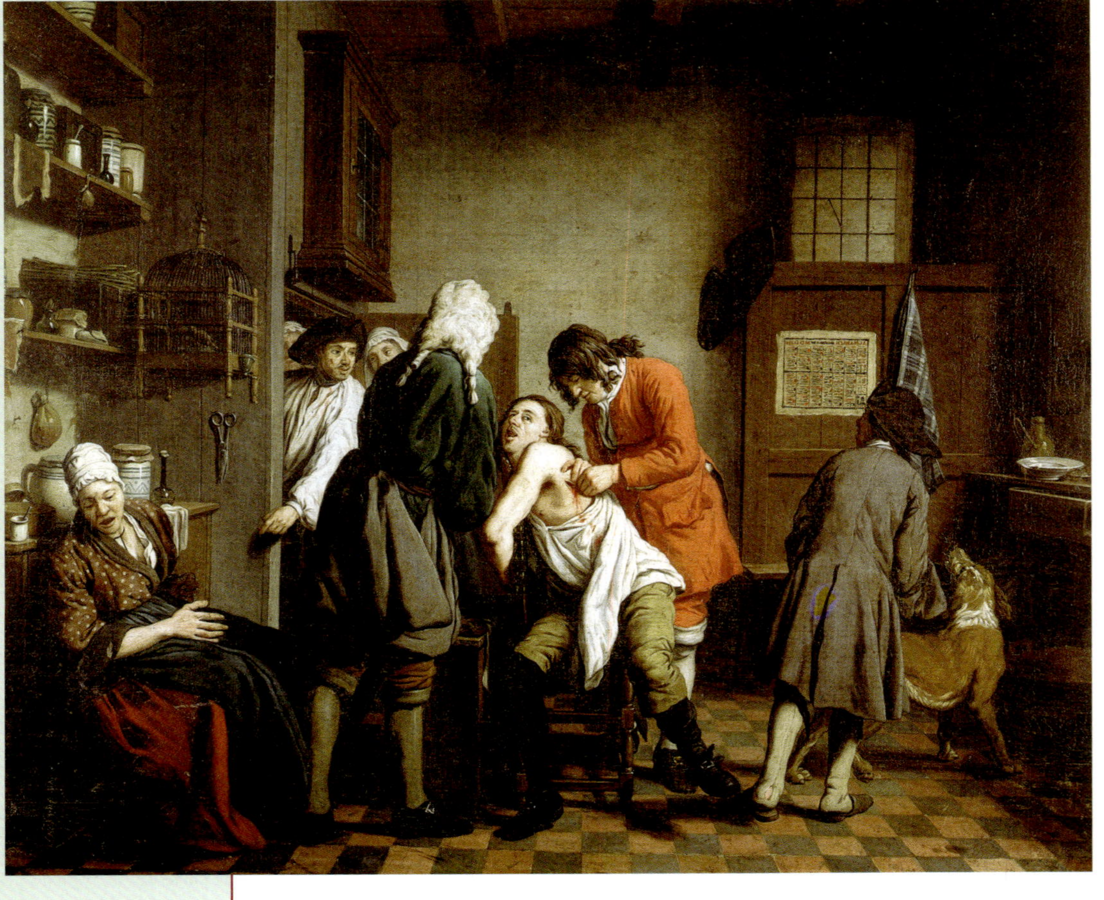

macht – doch ausgerechnet die Wissenschaft der Chirurgie hat sich seit der Antike kaum weiterentwickelt: Die Schmerzen der Patienten, ihre Panikattacken, ihre im Schock verkrampften Muskeln machen jede Verfeinerung der ärztlichen Kunst unmöglich.

Ein Eingriff im Brustkorb oder in der Bauchhöhle ist ohne Narkose undenkbar, eine Blinddarmentzündung meist tödlich. Die Chirurgie, so scheint es, wird für immer beschränkt sein auf das Entfernen von Geschwüren und Gliedmaßen, untrennbar verbunden mit Qual, mit Verzweiflung.

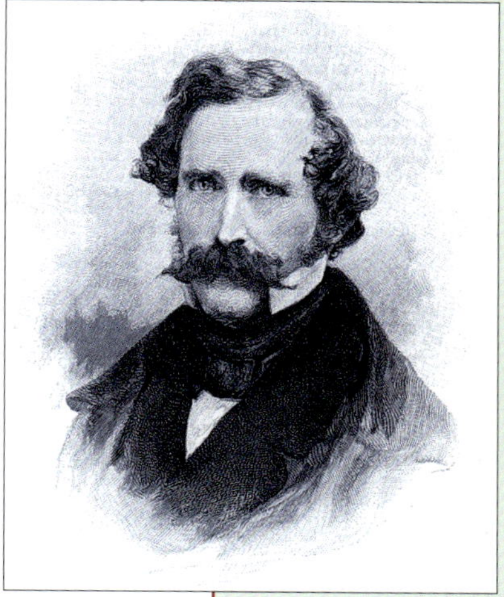

William T. G. Morton: Er betäubt Goldfische, seinen Hund, sich selbst. Dann erst wagt der junge Zahnarzt, die von ihm entdeckte Äthernarkose 1846 vor Medizinern zu präsentieren

Dabei haben sich die Chirurgen im Laufe der Jahrhunderte Ansehen erworben. Sie müssen sich nicht mehr von hochmütigen Ärzten als »Rasiermesser schwingende Spitzbuben« beschimpfen lassen; als angelernte Vertreter eines drittklassigen Handwerks, mit dessen Ausübung sich Dorfschmiede und Henker, Schweineschneider und Barbiere ein Zubrot verdienen.

Doch noch immer werden die Operateure vor allem an ihrer Geschwindigkeit gemessen. Die angesehensten unter ihnen versorgen lebensbedrohliche Leistenbrüche in wenigen Minuten, trennen Beine oder Arme in 30 Sekunden ab, damit der Patient nicht am Schock stirbt, bevor die Operation beendet ist. Napoleons Leibarzt soll während des Russlandfeldzugs an einem einzigen Tag mehr als 200 Gliedmaßen abgesägt haben.

Schmerz zu erdulden gilt als Zeichen der Frömmigkeit

Die Feinsinnigen unter den Ärzten stehen für dieses gnadenlose Handwerk nicht zur Verfügung. Sogar der »Eiserne Graf«, John Collins Warren, berichtet in einem seiner Bücher, wie wenig ihn seine jahrelange Routine gegen das herzerweichende Leid der Patienten abgehärtet habe. Und wie sehr er sich nach einem Mittel zur Linderung der Schmerzen sehne.

Dabei ist die Suche nach zuverlässigen Narkosemitteln so alt wie die Chirurgie selbst. Aber viele Methoden aus Antike und Mittelalter sind in der Neuzeit in Vergessenheit geraten – weil sie sich nicht bewährt haben. Oder weil sie dem moralischen Anspruch des jüdisch-christlichen Weltbildes zu widersprechen scheinen. Der Schmerz gilt als Zeichen der Sühne, sein Erdulden als Ausdruck von Frömmigkeit. So stammt das altdeutsche Wort Pein ebenso wie das englische *pain* vom lateinischen *poena* ab: Strafe. Auch unerträgliche Qualen, so verkünden die Prediger, lassen sich gottgefällig allenfalls mithilfe von Gebeten lindern.

Die medizinischen Werke der Antike und des Mittelalters erwähnen dagegen noch Bilsenkraut und Mohnkapseln; Rezepturen für *Spongia somnifera*, schlafspendende Schwämme, getränkt mit Efeuextrakt, Kellerhals und dem Saft von Tollkirschen und Schierlingsfrüchten. Und immer wieder

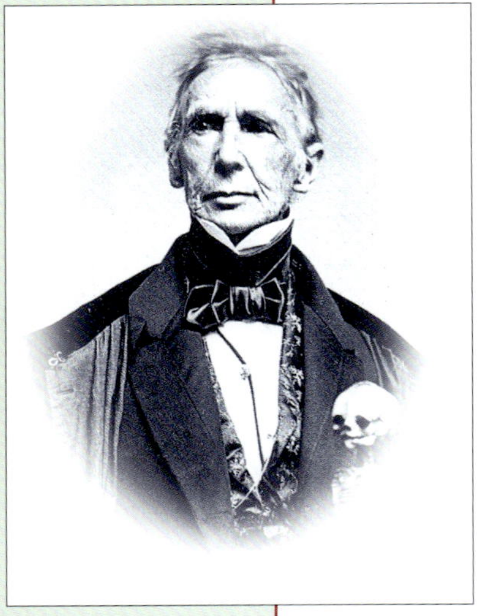

John C. Warren: Mit fast 70 Jahren setzt der amerikanische Starchirurg seinen Ruf aufs Spiel, indem er dem Zahnarzt William Morton erlaubt, einen Patienten vor einer Operation mit einer unbekannten Substanz zu betäuben

die Alraune, ein mythenumwobenes Nachschattengewächs, der Legende nach ein Zwitterwesen zwischen Mensch und Pflanze, dessen Wurzeln todbringende Schreie ausstoßen, wenn ein Mensch sie aus der Erde zieht – es sei denn, er erntet sie um Mitternacht und bindet dazu die Wurzel an den Schwanz eines »allschwarzen Hundes«.

Schon die Phöniker pflegten angeblich den Brauch, Jünglinge vor einer schmerzhaften Beschneidung bis zur Bewusstlosigkeit zu würgen – eine Methode, die auch am Ende des 18. Jahrhunderts noch angewendet wird. Ebenso wie Kinnhaken, Schädelhiebe, Quetschen der Nervenstränge mithilfe von Schraubzwingen, kurzzeitiges Aufhängen und exzessives Ausbluten der Patienten. Der deutsche Arzt Anton Mesmer bringt mit seiner Theorie des »Tierischen Magnetismus« sogar kurzzeitig eine Schmerzbekämpfung durch Hypnose in Mode, mit wenig Erfolg.

Doch im Grunde hat die abendländische Ärzteschaft vor den Qualen kapituliert. In den chirurgischen Lehrbüchern des 18. Jahrhunderts finden sich fast keine Hinweise zur Linderung von Schmerz. Viele Mediziner vermuten gar, er fördere auf mysteriöse Weise die Heilung, sei daher unverzichtbar. Und nehmen in Kauf, dass manche Patienten den langsamen Tod einem brutalen Eingriff vorziehen.

»Schmerzen bei Operationen zu vermeiden ist eine Schimäre«, so fasst der französische Arzt Alfred Velpeau im Jahr 1839 den Geist seiner Zeit zusammen. »Eine Schimäre, die man heute nicht weiterverfolgen darf.« Die Gesellschaft ist noch nicht reif für eine der größten Erfindungen in der Medizingeschichte.

Im März 1842 operiert ein amerikanischer Landarzt erstmals mit Narkose

Obwohl die Zutaten seit vielen Jahren zur Verfügung stehen. Der Äther ist Mitte des 19. Jahrhunderts wohl schon 300 Jahre bekannt. Die süßlich riechenden Dämpfe eines solchen Destillats aus Äthylalkohol und Schwefelsäure werden in geringer Dosierung längst zur Behandlung von Lungenleiden eingesetzt.

Auch die betäubende Wirkung des Stickoxiduls ist bereits entdeckt. Der britische Chemiker Humphry Davy hat sie im Jahre 1800 beschrieben – und prophezeit, dass dieses »Lachgas« sich bei Operationen als nützlich erweisen könnte. Doch nur ein einziger Satz in Davys einflussreichem Buch »Chemische und Philosophische Forschungen« ist dieser Vision einer schmerzfreien Chirurgie gewidmet. Jahrzehntelang greift niemand seinen Vorschlag auf, obwohl jeder Apotheker das Gas so einfach herstellen kann, dass es längst zur Droge unter Studenten geworden ist.

Und doch beginnt mit Davys unscheinbarer Bemerkung nach Einschätzung des Medizinhistorikers Ludwig Brandt »die Inkubationszeit der modernen Anästhesie«. Sie wird ein halbes Jahrhundert dauern: die mühsame Renaissance eines fast schon aufgegebenen Menschheitstraums.

Das bedeutet noch fast 50 Jahre voll unnötiger Schmerzen, auf der ganzen Welt – mit zwei Ausnahmen: In Hartford, Connecticut, beobachtet der Zahnarzt Horace Wells im Dezember 1844 einen Gaukler, der Freiwillige aus seinem Jahrmarktspublikum mit Lachgas berauscht. Der Dentist lässt sich die Methode von dem Schausteller erklären und narkotisiert danach mindestens zwölf Patienten erfolgreich mit Stickoxidul, bevor er ihnen Zähne zieht. Doch als er seine Entdeckung in Boston einem Fachpublikum vorführen will, macht er vermutlich einen Fehler bei der Dosierung. Oder sein primitiver Inhalator – aus einer tierischen Harnblase und einem hölzernen Mundstück – versagt. Der vermeintlich eingeschlafene Patient schreit auf, und Wells wird als Scharlatan aus dem Operationssaal gejagt. Sein Lachgas ist als Narkosemittel auf Jahre diskreditiert.

Doch zu dieser Zeit operiert längst ein anderer Mediziner Patienten unter Betäubung.

Ein unheimlicher Doktor ist das, der in dem Städtchen Jefferson, Georgia, 1841 in dem Holzhaus unter dem Maulbeerbaum eine Arztpraxis und einen Arzneiladen eröffnet hat. Manche im Ort halten Crawford W. Long für übereifrig, für rücksichtslos. Vielleicht sogar für ein wenig verrückt.

Generalprobe vor der ersten Präsentation: Am 30. September 1846 lässt William Morton etwas **Schwefeläther** auf ein Tuch träufeln, um damit seinen Patienten zu betäuben; dann zieht er ihm einen vereiterten Backenzahn. Der Patient spürt nichts

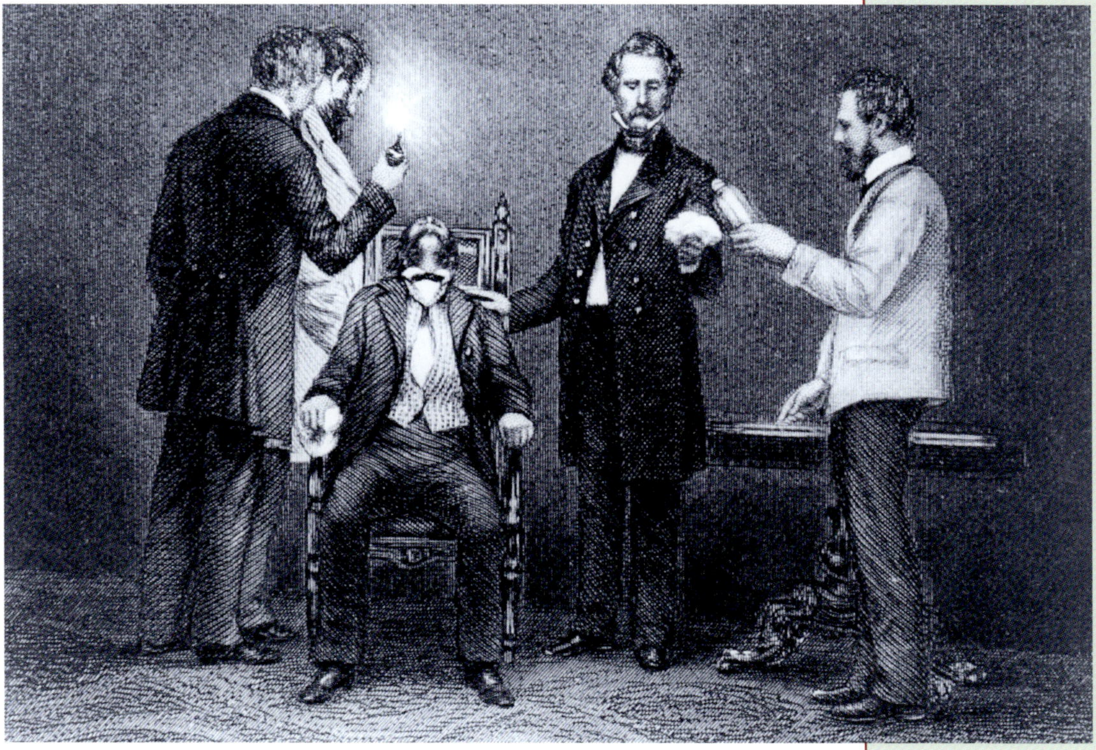

Dabei nimmt der 25-jährige Arzt seine Arbeit ernst. Reitet stundenlang durch die Nacht zu einer Gebärenden, überquert auf dem Weg zu seinen Patienten reißende Flüsse und schwankende Stege.

Abends aber sitzt der Landarzt oft mit den jungen Männern aus der Nachbarschaft zusammen und atmet berauschende Dämpfe ein. Eine neumodische Unsitte, die der Doktor aus der Stadt mitgebracht hat. Die jungen Leute taumeln umher, verletzen sich – und merken es nicht.

Angeblich versucht Long, die Droge auch seinen Patienten aufzuschwatzen, sie mit Sonderpreisen zu ködern, damit sie sich für seine Experimente hergeben. Seine Freunde warnen den Arzt vor dem Misstrauen der Landgemeinde. Sie fürchten, er könne eines Tages für ein Missgeschick gelyncht werden. Bald schon geht das Gerücht um, Doktor Long habe eine mysteriöse Medizin entdeckt, unter deren Einfluss er Menschen in Stücke schneiden könne, ohne dass sie etwas davon mitbekommen. Und das stimmt.

16. Oktober 1846, der **»Äthertag von Boston«**: Ein von William Morton betäubter Patient rührt sich nicht, als John Warren dessen Tumor entfernt. Der Chirurg kann es kaum fassen: »Gentlemen, dies ist kein Humbug!«

An einem Tag im März des Jahres 1842 lässt Crawford W. Long den 21-jährigen James M. Venable im Dampf des Schwefeläthers dämmern und schneidet ihm einen knapp anderthalb Zentimeter breiten Tumor aus dem Nacken: die erste einigermaßen schmerzfreie Operation der Welt.

Eine neue Ära der Heilkunst ist angebrochen. Ausgerechnet in Jefferson, Georgia. So weit entfernt von der Zivilisation, dass kaum jemand vom Sieg des Menschen über den Schmerz erfährt – weil dessen Bezwinger die Bedeutung seiner Errungenschaft völlig unterschätzt.

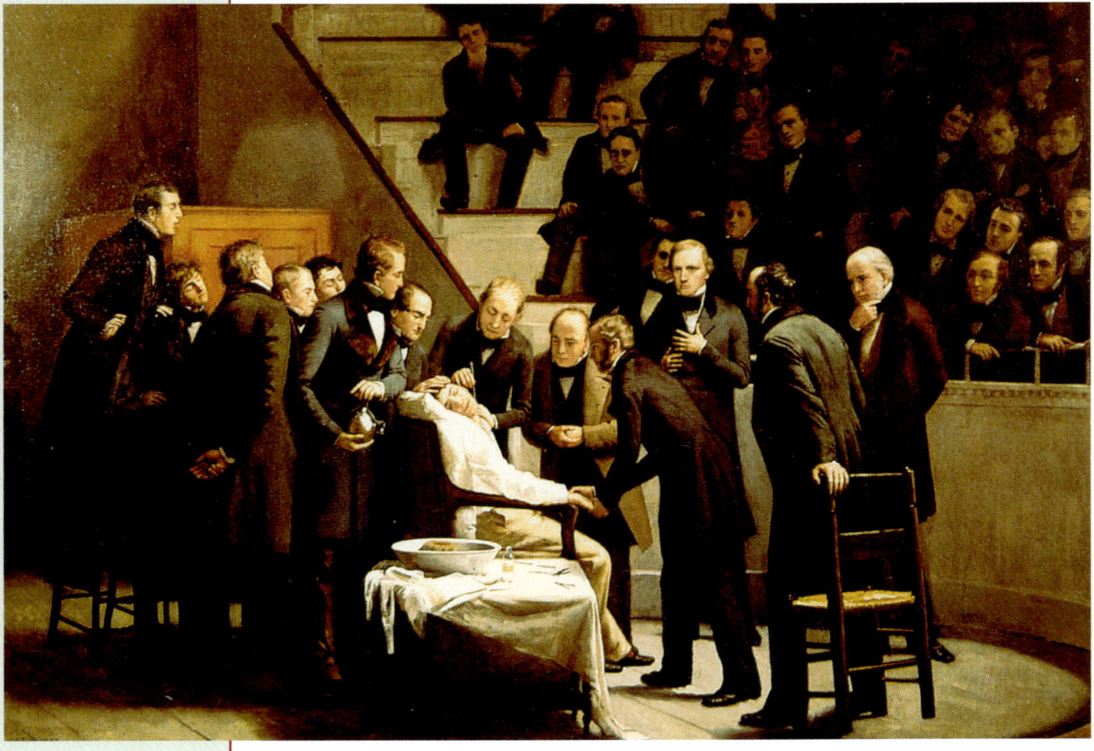

Knapp 1500 Kilometer entfernt, im mondänen Boston, plant der Zahnarzt William Morton seinen Sieg dagegen ganz bewusst. Er ahnt, dass der Moment jetzt günstig ist.

Das Zeitalter der Aufklärung hat bereits tiefe Spuren im Bewusstsein der westlichen Gesellschaft hinterlassen. Die Menschen glauben an das Prinzip von Ursache und Wirkung, betrachten ihre Welt als vernünftige, ergründbare Struktur – und nicht mehr nur als Spielball von himmlischen oder magischen Kräften.

In den USA besteht seit fast 70 Jahren die erste Demokratie der Erde – ein Erfolgsmodell, das das Weltbild einer ganzen Generation verändert hat. Jeder Mensch, so haben es die Philosophen vorgedacht, hat Wert und Würde; das Leben jedes Einzelnen gilt als schützenswert und kostbar. Jeder soll seine Talente frei entfalten können – ein Anspruch, der nur sinnvoll ist, wenn er auch ein Streben nach Freiheit von Leid und Kummer legitimiert. Auch von rational erklärbaren körperlichen Schmerzen.

Und nun sind es ausgerechnet die einflussreichen Dichter der englischen Romantik – etwa Percy B. Shelley oder Samuel T. Coleridge –, die den Schmerz über ihre Kunst auch zu einem emotionalen Leitthema der Zeit erheben: mit ihrer radikalen Hinwendung zum Individuum, zu Liebe und Mitgefühl, zu Lust und Leid, dem eigenen und dem ihrer literarischen Figuren.

Auf seiner Farm in West Needham bei Boston arbeitet Morton fieberhaft an seinen Studien. Er betäubt Goldfische mit Ätherdunst, lässt Würmer, Vögel und Insekten in Gläsern einschlafen. Beim Spaniel seines Vaters scheitert der Narkoseversuch – das Tier versucht ihn zu beißen. Immer

Doktor Morton braucht Testpatienten. Aber niemand traut sich

wieder presst sich Morton selbst ein mit Äther getränktes Taschentuch vor die Nase, um sich zu beweisen, dass jener Stoff für die Medizin geeignet ist, von dem die Fachbücher berichten, er habe in Tierversuchen zu Schlaganfällen und zum Tod geführt.

Kaum jemandem vertraut Morton sich an, aus Angst, ein anderer Forscher könne ihm zuvorkommen. Als er den berühmten Bostoner Chemiker Charles Jackson um einen Rat bei der Zusammensetzung des Äthers bittet, stellt er die Frage beiläufig und mit gespielter Naivität. Der argwöhnische Jackson soll nicht ahnen, wie weit Mortons Studien fortgeschritten sind.

Bei seinen Patienten will Morton das Risiko einer experimentellen Äthernarkose noch nicht eingehen. Er schickt seine Assistenten in die übelsten Gegenden der Stadt, um die »rohesten Lumpenkerle« mit fünf Dollar als Testpersonen zu gewinnen. Niemand traut sich. Mortons Helfer

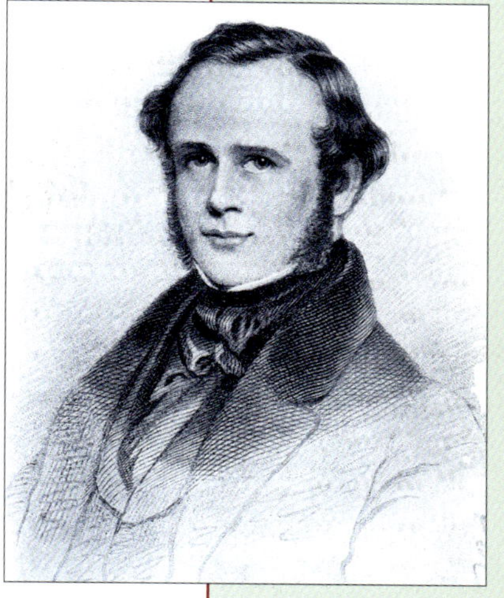

Horace Wells: Als der Zahnarzt aus Connecticut 1845 seine Betäubungsmethode mit Narkosegas vorführen will, schlägt die Droge nicht an. Wells wird als Scharlatan ausgebuht und arbeitet fortan als Vertreter für Duschbäder

stellen sich zur Verfügung – doch statt unter der Narkose einzuschlafen, werden sie streitsüchtig.

Am Abend des 30. September 1846 sitzt Morton entmutigt in seiner Praxis. Es ist neun Uhr. Die Türglocke klingelt. Ein Ladenbesitzer mit vereitertem Backenzahn bittet um Hilfe. Und er fürchtet die Schmerzen der Behandlung. Morton macht ihm ein Angebot – und operiert.

Die Narkose wirkt: Der gefürchtete Initialschrei des Patienten bleibt aus

Am nächsten Tag verbreitet die Bostoner Tagespresse die Nachricht von einer mysteriösen schmerzstillenden »Zubereitung«, deren Gebrauch bei Zahnextraktionen »nach Angaben eines Gentleman, der bei der Operation anwesend war«, völlig frei von Gefahr sei. »Die Erfindung stammt von Doktor Morton, Zahnarzt.«

Die Neuigkeit ist in der Welt. Und Morton braucht zwei Dinge: ein Patent; und einen Patienten, an dem er zeigen kann, dass sein Mittel auch für größere chirurgische Eingriffe taugt. Für das Patent sucht sich Morton einen Anwalt, der ihm die Inhalation von Äther zur Linderung von Schmerzen rechtlich schützen lässt.

Für den Patienten aber braucht er höheren Beistand: den von John Collins Warren, jenem Starchirurgen, der in seinen Anatomievorlesungen stets beteuert hat, dass es kein wirksames Narkotikum gebe. In dessen Operationssaal ein Jahr zuvor der glücklose Horace Wells nach seinem Lachgas-Fehlschlag ausgebuht worden ist. Jener unnahbare »Eiserne Graf«, der bei gefährlichen Experimenten einen Ruf zu verlieren hat – seinen eigenen und den des Massachusetts General Hospital, das sein Vater einst mitbegründete.

Warren steckt in einem moralischen Dilemma: Morton, der Entdecker, will das Geheimnis seiner Zubereitung noch immer nicht preisgeben, gibt ihr den Decknamen »Letheon« und mischt ihr manchmal zur Verwirrung roten Farbstoff oder sogar ein paar duftende Tropfen »Eau de Mille Fleurs« bei. Damit aber verstößt er gegen die Standesregeln der amerikanischen Ärzteschaft, die den Einsatz geheimer Arzneien untersagen.

Verwundete im US-Bürgerkrieg 1861–65: Schätzungen zufolge werden in Feldlazaretten 160 000 Männer unter Narkose operiert

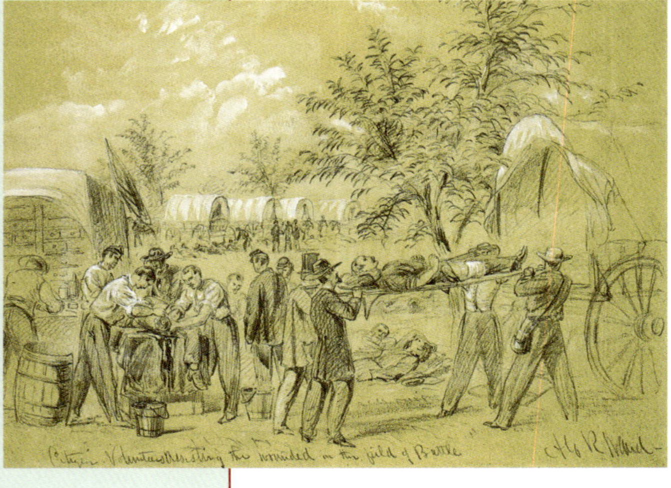

Fast ist es ein Wunder, dass Warren sich dennoch zu einer Demonstration überreden lässt.

Am 16. Oktober 1846, einem Freitag, ist der Operationssaal unter der Kuppel der Bostoner Klinik bis auf den letzten Platz gefüllt. Ärzte und Studenten wollen diesmal nicht nur die Kunst von John Collins Warren bewundern – sie hoffen auch, einen Hochstapler scheitern zu sehen.

Warren ist, wie immer, pünktlich. Sein Patient an diesem Tag, ein 20-jähriger Drucker mit einer großen Blutgefäßgeschwulst zwischen Unterkiefer und Kehlkopf, liegt auf dem Operationsstuhl bereit. Nur: William Morton ist nicht da. Gemeinsam mit einem Instrumentenbauer hat er in letzter Minute noch hastig Veränderungen an seinem Inhalator vorgenommen – einer Glaskugel mit einem äthergetränkten Meeresschwamm, einem Kupfermundstück und einem Lederventil, das die ausgeatmete Luft nach außen lenken soll.

Gegen Viertel nach zehn wird das Publikum unruhig, und auch Warren, berühmt für seine Schnelligkeit, verliert die Geduld. Er weist seine Helfer an, den Patienten festzuhalten. Da stürzt Morton durch die Tür. »Ihr Patient ist bereit, Herr Kollege«, empfängt ihn Warren kühl.

Morton lässt den jungen Mann vier oder fünf Minuten lang durch die Ätherkugel atmen. Die Augen des Patienten schließen sich, und er fällt in einen dämmrigen Halbschlaf. »Ihr Patient ist bereit, Dr. Warren«, sagt Morton. Der Chirurg beugt sich über den Hals des Druckers und schneidet hinein, zieht die Klinge acht Zentimeter durch das Fleisch. Ein wenig Blut spritzt aus den Adern.

Sonst geschieht – nichts.

Der gefürchtete »Initialschrei« beim Durchstoßen der Haut bleibt aus. Die Ärzte im Auditorium wagen es kaum, zu atmen. Warren schneidet Bindegewebe weg, sticht eine gebogene Nadel durch die Haut des Tumors, entfernt das Geschwür. Der Patient gibt ein paar unverständliche Laute von sich. Später wird er erklären, während der Operation nur ein stumpfes Kratzen auf der Haut gespürt zu haben, »wie mit einer Hacke«.

John Collins Warren wendet sich zu seinem Publikum und spricht, fassungslos, jene Worte, die manche später als größtes Understatement der Medizingeschichte bezeichnen werden: »Gentlemen, dies ist kein Humbug!«

Einer der anwesenden Ärzte findet angemessenere Worte: »Ich habe heute etwas gesehen, das um die Welt gehen wird.«

So schnell wie kaum eine Nachricht zuvor. In den Wochen nach dem Bostoner »Äthertag« bringen die neuen Dampfschiffe begeisterte Briefe von Augenzeugen über den Atlantik. Am 19. Dezember 1846 wird in London der erste Zahn unter der Wirkung von Ätherdampf und Brandy gezogen. Am 21. amputiert der legendäre Robert Liston erstmals ein Bein ohne Schmerzen für den Patienten. Einen Tag später testet ein französisches Ärzteteam das neue Mittel. In Erlangen werden zwischen Januar und März 1847 fast 100 Narkosen verabreicht und analysiert.

Binnen zwölf Monaten entstehen fast 50 Bücher zum Thema, in englischer, französischer, deutscher, spanischer und ungarischer Sprache. Die

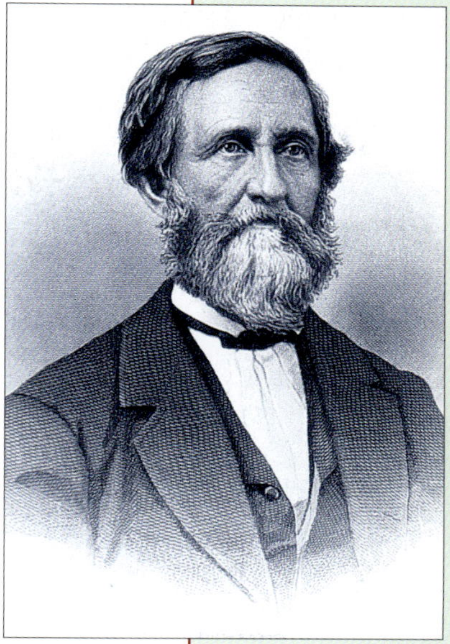

Crawford W. Long: Der Landarzt aus Georgia ist der eigentliche Pionier der Äthernarkose. Vier Jahre vor William Morton operiert er in seiner Dorfpraxis betäubte Patienten. Warum er die Bedeutung seiner Erfindung nicht erkennt, bleibt ein Rätsel

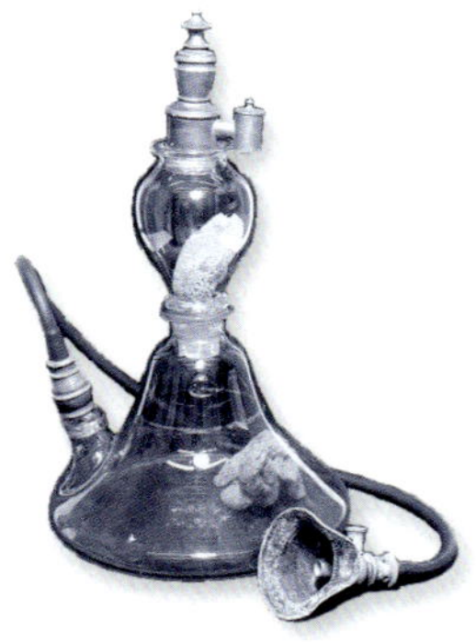

Glaskolben, Gummischlauch, Atemventil: Mithilfe des **»Squire's Mark I«-Inhalators** von 1846 dauert die erste schmerzfreie Beinamputation Großbritanniens nur 28 Sekunden

Presse feiert »eine Entdeckung in der Chirurgie«, die nicht nur den Patienten Schmerzen nimmt, sondern die auch den Operateuren schenkt, was sie für ihre Arbeit am nötigsten brauchen: Zeit und Ruhe. Und die außerdem die Voraussetzungen für eine nicht minder wichtige Neuerung schafft – die der keimfreien Operationen; an zappelnden Patienten wären sie undenkbar gewesen.

Schon bald benutzt die ganze Welt jenen Begriff, den Mortons Freund, der Arzt und Dichter Oliver Wendell Holmes, für die neue Errungenschaft ersonnen hat: Anästhesie. Ein Kunstwort, abgeleitet vom griechischen Begriff für Unempfindlichkeit.

Der große Durchbruch ist nicht unumstritten. Als »amerikanische Windbeutelei« wird die Narkose anfangs in Deutschland beschimpft. Der »Medical Examiner« aus Philadelphia warnt vor »einer Verbrüderung von Ärzten mit Quacksalbern«. Vor allem die Kirche wendet sich gegen die Anwendung der neuen Technik in der Geburtshilfe – denn steht nicht in der Bibel der Satz »Unter Schmerzen sollst du Kinder gebären«?

Erst im Jahre 1853 ebbt die Debatte um Narkose im Kreißsaal langsam ab, nachdem die englische Königin Victoria sich bei der Geburt des Prinzen Leopold mit Chloroform hat betäuben lassen und sich damit offen hinter die Reformer stellt. Ein Leipziger Klinikchef kleidet den neuen Fortschrittspragmatismus in einen Vergleich: Den Männern in den Fabriken habe die Dampfmaschine ihr »Arbeitstheil« erleichtert – da sei es nur billig, wenn man mit den neuen Narkosegasen auch den Frauen ihre Aufgaben angenehmer mache.

Die Pioniere des neuen medizinischen Zeitalters aber profitieren nicht von ihrer Leistung. William Morton muss hilflos zusehen, wie sein (umstrittenes) Patent schon nach Wochen überall auf der Welt unterlaufen wird – und damit jeden Wert verliert.

20 Jahre lang wird er um eine finanzielle Anerkennung für seinen Dienst an der Menschheit kämpfen, immer wieder persönlich in Washington jene 100 000 Dollar Preisgeld einfordern, die der Kongress für den Sieg gegen den Schmerz ausgelobt hat. Den Abgeordneten stellt er eine 1 000 Seiten starke Dokumentation über die Bedeutung seiner Arbeit zusammen.

Immer wieder wird er gelobt, ermutigt, vertröstet. Eine Entscheidung aber fällen die Politiker nie. Zum einen, weil der Chemiker Charles Jackson, den Morton für seine Hilfe zunächst als Mitinhaber des Patents hatte eintragen lassen, ihm die Erfindung inzwischen vehement streitig macht (so wie Jackson es einige Jahre zuvor mit Samuel Morse getan hatte, dessen Erfindung des Telegraphen er ebenfalls für sich beanspruchen wollte). Zum anderen, weil die Witwe von Horace Wells, dem glücklosen Lachgas-Pionier aus Connecticut, ihren Senator dazu bewegen kann, die Belohnung für Morton zu blockieren. Das Preisgeld bekommt am Ende niemand – weil die parlamentarische Diskussion darüber in den Wirren des amerikanischen Bürgerkrieges untergeht.

Morton ist verbittert und verarmt. Der Bezwinger des Schmerzes muss Feuerholz von seinem Landgrundstück in die Stadt bringen, um es gegen Essen und Kleidung für seine Familie einzutauschen – während seine Entdeckung den Soldaten beider Bürgerkriegsparteien täglich ungeheure Qualen erspart.

Wenigstens an diesem Triumph will Morton teilhaben und meldet sich freiwillig als Militärarzt. Eine Ambulanzkutsche bringt ihn nach Fredericksburg, wo nach einer der brutalsten Schlachten des Sezessionskrieges Tausende schwer verletzte Soldaten auf Hilfe warten. Zum ersten Mal seit Monaten verspürt Morton wieder jenen Enthusiasmus, der ihn während seiner Forschungsarbeit angetrieben hat.

Er anästhesiert 100 Verwundete am Tag. Vielleicht hat er geahnt, dass er seinen wahren Lohn nicht im Parlament bekommen kann. Sondern hier, in den Feldlazaretten von Fredericksburg, aus den Blicken der Gequälten und Verstümmelten.

***

Der eigentliche Vorreiter der Äthernarkose, der bescheidene Landarzt Crawford W. Long aus Georgia, hat seiner Erfindung über Jahre kaum Bedeutung beigemessen. Generationen von Medizinhistorikern haben über seine Rolle beim Sieg der Menschheit über den Schmerz gerätselt: Warum hat er seine Erfahrungen erst Jahre später veröffentlicht, nachdem er von Mortons Erfolg gehört haben musste? Hat er den Wert seiner Entdeckung nicht erkannt, weil er sie in seiner kleinen Praxis nur zwei-, dreimal pro Jahr anwenden konnte? Und: Haben die anderen »Erfinder« über verschlungene Wege von der Methode des Landarztes erfahren und seine Idee gestohlen?

Erst ab 1849 bemüht sich Long halbherzig um Anerkennung seiner Leistung. Viel erreicht er nicht: 1926 wird seine Statue in der Ehrenhalle des US-Kongresses aufgestellt. Gut 30 Jahre später wird aus dem Holz des Maulbeerbaums vor seiner Praxis ein zeremonieller Hammer für den Vorsitzenden der amerikanischen Anästhesistenvereinigung geschnitzt.

Als 1864 sein Heimatdorf von Truppen der Nordstaaten bedroht wird, bittet Doktor Long seine Tochter, ein Einweckglas mit seinem wertvollsten Besitz im Wald zu vergraben: zwei goldenen Uhren und ein paar zusammengerollten Papieren. Darunter eine Arztrechnung an den Patienten James Venable: Tumorentfernung und Schwefeläther, zwei Dollar. Zahlbar im März 1842. **(2006)**

■ **Siehe auch A–Z-Teil**

→ Amputation · Anästhesie · Anästhesiologie · Anästhetika · Äther · Chirurgie · Forschung · Lachgas · Leitungsanästhesie · Lokalanästhesie · Narkose · Narkosegas · Operation · Schmerz

GEO-Redakteur Jens Schröder hat sich unter anderem auf die Rekonstruktion historischer Ereignisse spezialisiert.

Auf dem Weg zum Techno sapiens

Was lange Zeit undenkbar war, wird in den Labors von Technikern und Medizinern Realität: Neurowissenschaftler rüsten Homo sapiens auf. Bisher dienen Hightechprothesen meist nur der »Reparatur« bei Behinderungen. Doch ihre Schöpfer haben auch die Perfektionierung menschlicher Sinnesleistungen im Visier

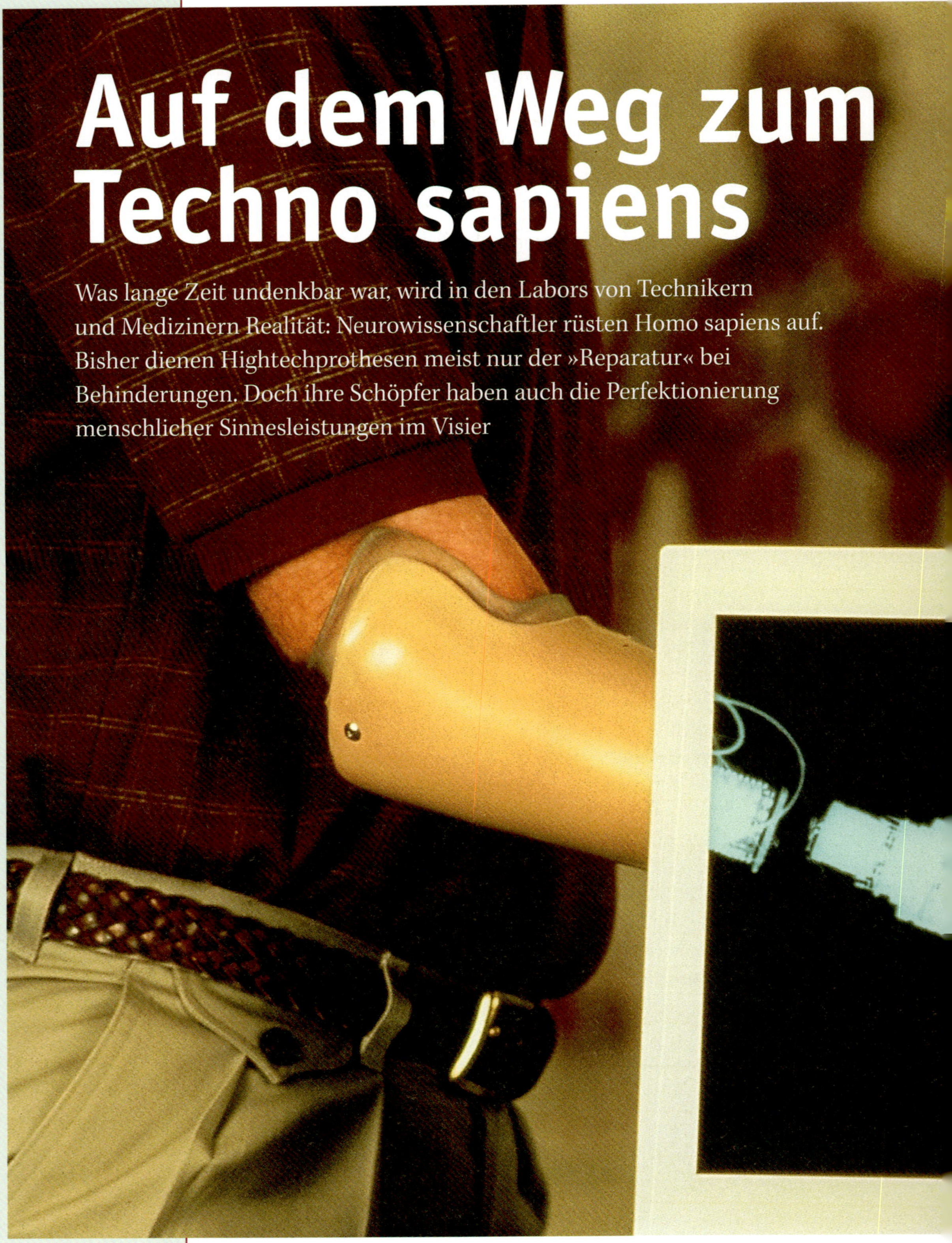

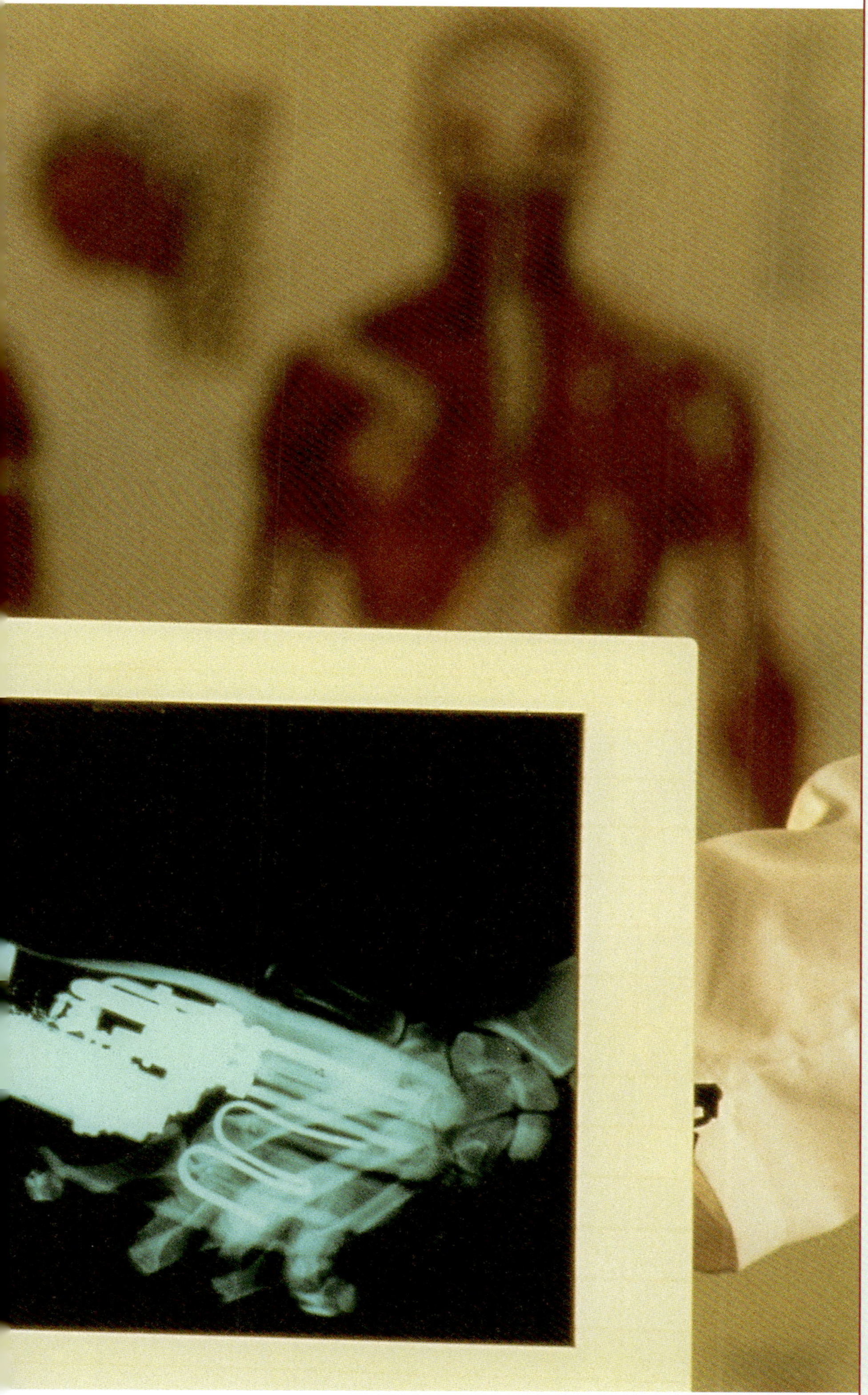

Willkommensgruß mit Symbolcharakter: Eine von Motoren und Prozessoren gesteuerte **Kunsthand** (links) ergreift ihr Ebenbild aus Fleisch und Blut. Was »echt« ist und was Ersatzteil, könnte für das menschliche Auge bald nur noch mithilfe von Röntgenbildern zu erkennen sein

Text:
Stefan Klein
Fotos:
George Steinmetz

Der schlaksige Ingenieur reicht dem Besucher die Hand. »Hi, I am Greg.« Die nicht mehr ganz glatte Haut eines Mannes in mittleren Jahren, Härchen auf dem Handrücken. Der Druck ist fest, etwas zu fest vielleicht. Sonderbar gleichmäßig greifen alle fünf Finger zu. Gregory Reynolds zieht die Hand zurück. Ein kaum hörbares Sirren – die Hand beginnt im Gelenk zu rotieren. Um 90 Grad. Um 180 Grad. Um 360 Grad, einmal ganz rundherum.

Solch eine Prothese sei sehr praktisch beim Hineindrehen von Schrauben, sagt Greg. Und er schraubt aus Leidenschaft. Schon fünf historische Rennwagen hat er seit seinem Unfall restauriert und mit ihnen etliche Rennen in Texas gewonnen. Statt eines Nummernschildes tragen die Oldtimer eine Tafel mit einem rasenden Rollstuhl.

Vor acht Jahren war Greg, beschäftigt auf einer Luftwaffenbasis in Oklahoma, beim Rasenmähen in ein leeres Schwimmbecken gestürzt. Den Mäher riss er mit in die Tiefe. Auf dem Grund das Pools erfasste das kreisende Messer seinen rechten Unterarm und riss ihn ab.

Als der Stummel verheilt war, erhielt der Patient seinen ersten Ersatz: eine Kunststoffhand, bräunlich überzogen. Die Prothese war ein feindliches Ding, gefühlstot und starr, als hätten sie ihm einen Gipsklumpen an den Unterarm geheftet. In Gregs Vorstellung aber lebte die alte Hand weiter. Er meinte, sie zu spüren und mit dem Phantom sogar noch greifen zu können.

Mithilfe von »Geistesblitzen« befiehlt Jim Jatich seiner gelähmten Hand, den Becher zu greifen und zu neigen – mit Erfolg. Ein Computer leitet die **Hirnströme** an Elektroden im Arm weiter. In die Handknochen implantierte Magneten geben dem Rechner Feedback, wie stark das Gelenk gebeugt ist

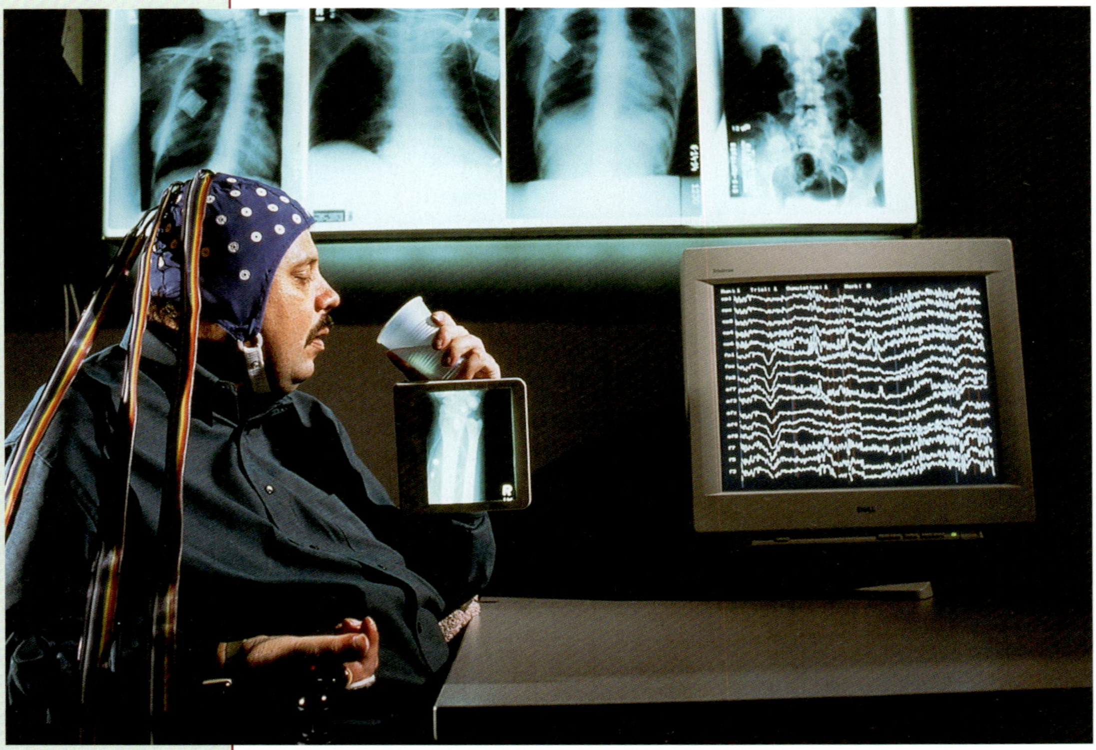

Heute sagt er: »Ich vermisse meine echte Hand nicht mehr.« Er hat nun wieder, was er sich nach dem Unfall erträumte – eine Hand, die sich rührt. Verpackt in eine Haut aus gerunzeltem Silikon, auf das die Prothetiker Härchen und sogar Fingerlinien gemalt haben, sind Stangen, Kabel, Gelenke. Elektromotoren aus Titan und Aluminium treiben die künstlichen Finger an. Sechs Mikroprozessoren, verborgen hinter einer Klappe im Unterarm, steuern jede Bewegung.

Neuerdings kann die künstliche Rechte sogar fühlen. Greg erprobt einen Sensor, der von der Zeigefingerspitze Signale für warm und kalt an

Techniker und Mediziner verbinden Organismen mit Motoren

seine Nerven überträgt. Gerät die Hand an einen heißen Topf, reißt er sie zurück. Auch diesen Reiz fühlt er, als lieferte ihn ein echtes Organ: »Die Prothese ist wie mit meinem Körper verschmolzen.«

Die Bewegungsbefehle gibt er über sein Nervensystem. Wenn er die Hand schließen will, spannt er Muskeln am Armstumpf an – so, wie er es auch mit einer gesunden Hand täte. Wie bei jedem Bewegungsimpuls fließt dabei ein elektrischer Strom aus dem Hirn in die Muskeln. Ein winziger Teil davon gelangt in die Haut, dorthin, wo der Armstumpf endet und die Prothese beginnt. Zwei Elektroden nehmen die Signale auf und leiten sie an die Prozessoren: Greg kommt es so vor, als bewegte er seine alte Hand aus Knochen und Blut.

Gregory Reynolds gehört zu einer Avantgarde von Menschen, die am eigenen Leib erfahren, dass die Grenze zwischen ihnen und einer Maschine verschwimmt. Seit Mary Shelley die Zeitgenossen im viktorianischen England mit ihren Geschichten über den künstlichen Menschen des Doktor Frankenstein erschreckte, bot keine Wissenschaftsutopie so viel Stoff für Albträume und Machtfantasien wie die vom halb technischen, halb natürlichen Wesen – und kaum eine Fortschrittsvision schien dermaßen absurd.

Nun aber wird, was lange undenkbar erschien, in den Labors von Medizinern und Technikern Realität: Dank neuer Operationstechniken und der Mikroelektronik gelingt es, Organismen und Motoren, Nervenzellen und Chips, Kohlenstoff und Silizium zu koppeln.

Herzpatienten waren die ersten, die eine Symbiose mit Elektronik eingingen – der Schrittmacher ersetzt seit den 1950er-Jahren den Nervenknoten am Herzmuskel. Nach diesem Vorbild begannen Ärzte, bald auch Gelähmte mit Zwerchfellstimulatoren für die Atmung zu versehen. Solche Geräte steuerten noch Körperfunktionen ohne bewusste Kontrolle; Gehirn und Rückenmark dagegen, die Basis von Wahrnehmung und Bewusstsein, waren für die Verbindung mit Technik tabu.

Doch der Bann um das Zentralnervensystem ist gebrochen. Neurochirurgen operieren seit ein paar Jahren Schmerzpatienten Kontakte ins

Rückenmark – 180 Stromstöße pro Sekunde in die Hinterstrangbahnen können Pein lindern. Taube bekommen elektrische Signale direkt ins Hirn eingespielt; ihr Hörnerv wird, fast schon ein Standardeingriff, an einen elektronischen Sprachprozessor gekoppelt.

Maschinen steuern Leib und Hirnfunktionen – und Hirnfunktionen steuern Maschinen: Seit 1996 nutzt Hans-Peter Salzmann, der unter einer fast vollständigen Muskellähmung leidet, seine Hirnströme, um mit seiner

Ärzte forschen bereits am Nervensystem, dem privatesten Teil des Menschen

Umwelt zu kommunizieren. Mithilfe seiner Vorstellungskraft steuert er über Elektroden den Cursor eines Computers und kann so Buchstaben wählen und zu Wörtern zusammenfügen. Mühselige 35 Sekunden dauert das pro Buchstabe im Schnitt – und ebnet Patienten wie ihm einen Weg aus dem Gefängnis des Schweigens.

Umgekehrt gehorchen die Gehirne von inzwischen Hunderten von Parkinson-Kranken Signalen aus einem Steuergerät. Ihnen wurden Elektroden in den Thalamus implantiert, ein Gebiet im Zwischenhirn, das Bewusstseinszustände wie Wachen und Schlaf regelt. Gelangen die elektrischen Impulse dorthin, beenden sie Tremoranfälle. Menschen, die ein

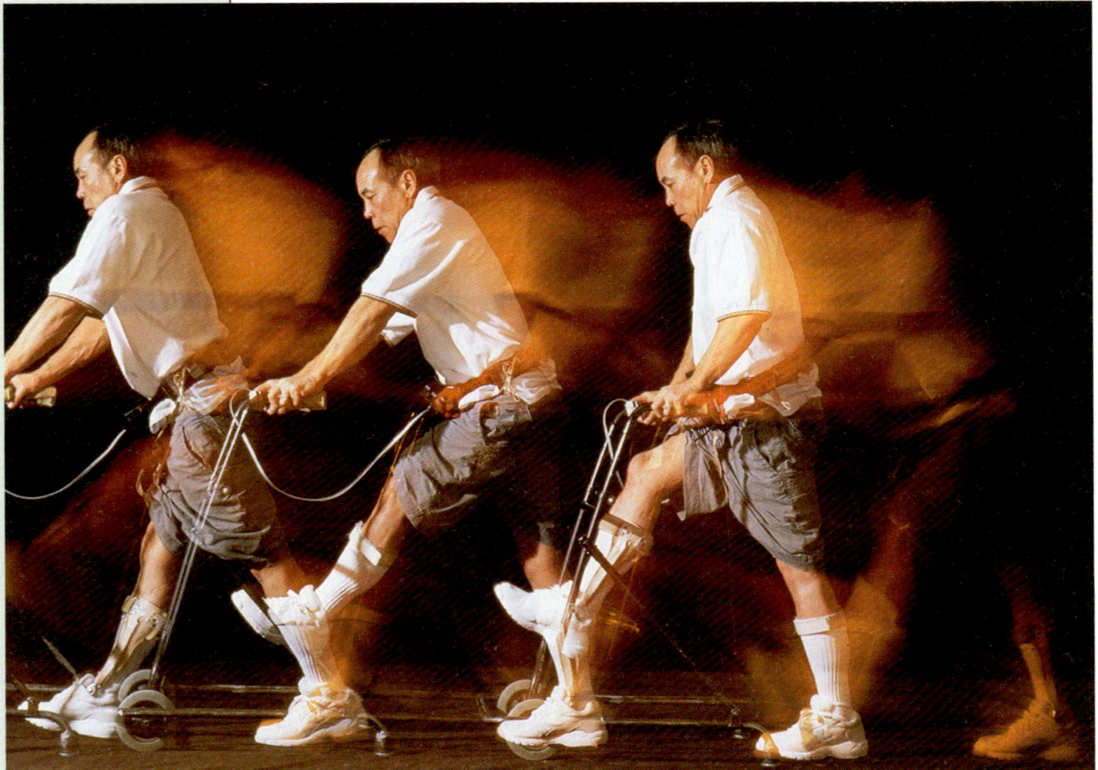

Vor sich ein **Gehgestell,** um den Bauch ein Gürtel mit Prozessoren, im Körper reichlich Elektronik – und ein starker Wille: So schafft Roland Lew die Flucht aus dem Rollstuhl

paar Sekunden zuvor keine Kontrolle über ihren Körper mehr hatten, verlassen ruhig schreitend den Raum. Gewöhnungseffekte und unerwünschte Wirkungen in anderen Hirnregionen können Erfolge allerdings torpedieren – so zeigte eine Parkinson-Patientin nach der Operation beim Anschalten der Elektroden Symptome einer starken Depression.

Dennoch erproben Ärzte, zum Beispiel am Karolinska-Institut in Stockholm, die Hirnimplantate seit neuestem an Patienten, die Zwänge plagen; sie berichten von »ermutigenden Verhaltensänderungen« auch hier. Geplant ist, die Therapie per Elektrostimulation künftig auch bei Schizophrenen und Menschen mit Angststörungen anzuwenden.

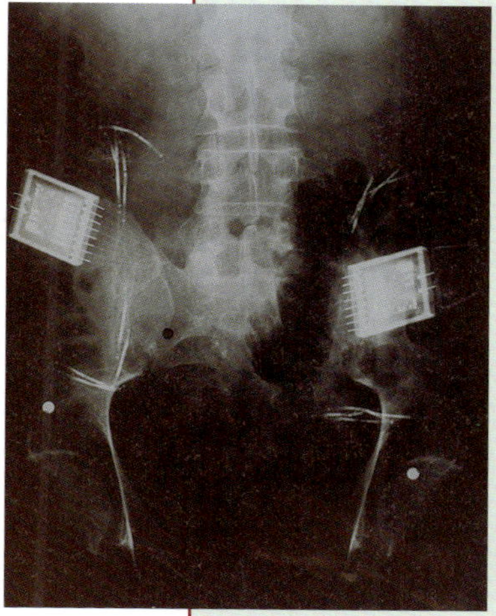

Im **Röntgenbild** sichtbar: Ein leistungsfähiger Computer setzt die Muskeln des Querschnittsgelähmten Roland Lew rhythmisch in Bewegung

So wird das Zentralnervensystem, der privateste Teil des Menschen, zur Außenwelt geöffnet. Wenn Elektroden im Kopf besser wirken als Psychopharmaka, kann das für die Patienten unbestreitbar ein Gewinn sein. Für alle anderen birgt die Entwicklung kaum übersehbare Folgen: Neuroimplantate stellen infrage, was es heißt, Mensch zu sein.

Je mehr die Technik sich weiterentwickelt, desto mehr steht zu erwarten, dass der Mensch mit eingepflanzter Elektronik sich dereinst nicht nur von seinen Gebrechen befreit, sondern auch seine Möglichkeiten erweitert – die Körper der Kranken als Experimentierfeld für die Verkabelung der Gesunden.

Wenn ein Gelähmter mit seinen Hirnströmen einen Computer bedienen kann, wieso sollte die übrige Menschheit es sich versagen, kraft ihrer Wünsche auf die Welt Einfluss zu nehmen? Allein durch Gedanken Briefe zu schreiben, Autos zu lenken oder Flugzeuge zu navigieren sind noch die alltäglichsten unter den sich aufdrängenden Fantasien.

Doch umgekehrt könnte es solche Technik womöglich erlauben, direkt auf das Gehirn einzuwirken. In Aussicht stehen Gefühle auf Knopfdruck, zu befürchten sind Gedankenkontrolle und ferngesteuerte Menschen.

Visionäre träumen von Chips, die Gedächtnis und Bewusstsein erweitern. Wenn heutige Trends sich fortsetzten, sei der Durchbruch bereits 2029 erreicht, rechnet der Bostoner Computerwissenschaftler Ray Kurzweil in seinem Buch »Homo s@piens« vor: Dann würden die Implantate so ausgereift sein, dass sie Kommunikation von Mensch zu Maschine und anders herum ganz zwanglos erlauben. Per Ankoppelung an das Nervensystem würden Mikroprozessoren dann Töne, Bilder, Gerüche und Gefühle ins Hirn einspielen können; die Schranken zwischen menschlicher und maschineller Intelligenz fielen.

Kurzweil sieht eine neue Körperöffnung für Information voraus. Menschen könnten sich damit direkt in die Computernetze einloggen. Die virtuelle Realität würde ihren Endsieg feiern: »Man kann dann in der Site der schweizerischen Handelskammer Skifahren gehen und dabei spüren, wie einem der kalte Schnee ins Gesicht spritzt. Man kann seinen Lieblingsstar

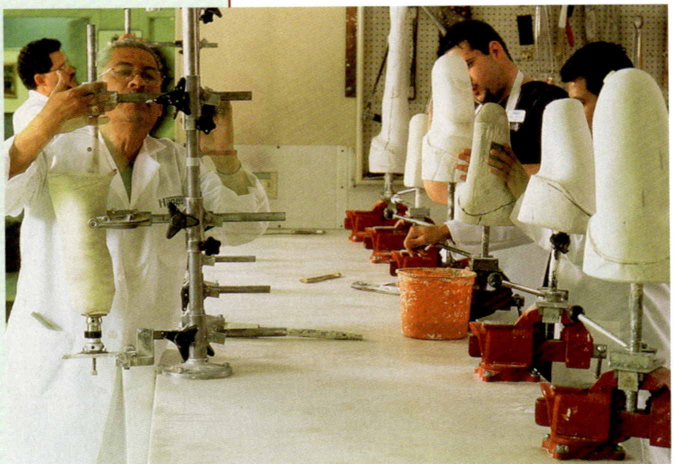

Ersatzteilwerkstatt für menschliche Gliedmaßen bei der Firma Hanger in Oklahoma City

in der Site von Columbia Pictures umarmen. Oder man kann sich eine Site von Penthouse aussuchen, um etwas intimer zu werden.«

Andere Zukunftsforscher diskutieren Ideen, die noch fantastischer anmuten: Mit Implantaten ließen sich Gehirne auch direkt verbinden – Gedankenübertragung per Datenleitung. Es entstünde ein Internet des menschlichen Geistes; alle Köpfe würden zu einem weltweiten Supergehirn zusammengeschaltet. Von der Vorstellung einer Person als Individuum bliebe nichts als ein schöner, romantischer Traum.

Wer solche Visionen als Hirngespinste einer Riege größenwahnsinniger Informatiker abtut, macht es sich zu leicht. Manches, was in den Think Tanks des digitalen Zeitalters heute ersonnen wird, wird sich als voreilig erweisen – doch die Überlegungen spiegeln das Potenzial der heutigen Forschung und die Richtung, in die Transplantationsmediziner streben. Mögen Chips in den höchsten Hirnzentren etwa noch Utopie sein, so ist der Einsatz von Neuroprothesen am und im Leib bereits Realität. Und das krempelt schon jetzt den Begriff des Menschen um, die Vorstellung davon, was es bedeutet, einen Körper zu haben.

»WAS GREGORY REYNOLDS ERLEBT, ist erst der Beginn«, sagt Kevin Carroll, Vizepräsident der Firma Hanger, die Reynolds' Arm hergestellt hat. Er will Beine aus dem Hightechkunststoff Kevlar schaffen, die sich bewegen wie echte; Arme mit Dampfsensoren, damit die Amputierten wieder feucht und trocken wahrnehmen; und Hände, die Signal geben, wenn man sie streichelt. Carroll setzt auf ein »Bewusstsein in der Prothese«, wie er es nennt.

Auf elektronischen Fußsohlen, die den Bodendruck »spüren«, laufen seine ersten beinamputierten Patienten bereits. Vier Elektroden melden den gemessenen Druck beim Aufsetzen dem Nervensystem an jener Stelle, wo die Prothese ansetzt.

Andere Patienten sind mit neuartigen Sprinterbeinen versorgt. Der 100-Meter-Rekord, aufgestellt von einem Amputierten mit hydraulischen Kniegelenken und einem halbmondförmigen Kohlefaserfußteil voll Spikes, liegt bei 12,86 Sekunden.

Auch Titanhände mit solch gelenkigen Fingern, dass Armamputierte damit Klavier spielen könnten wie Horowitz, ließen sich theoretisch konstruieren. »Nur sind die Kontakte, wie wir sie heute verwenden, nicht präzise genug, um derart ausgefeilte Prothesen zu steuern«, erklärt Carroll. »Der Strom verteilt sich zu sehr über die Haut. Man müsste die Nerven direkt anzapfen.«

Vor wenigen Jahren noch gehörten Hybride oder Cyborgs, Mischwesen aus Mensch und Maschine mit übermenschlichen Fähigkeiten, zu den schrillsten Utopien der Science-Fiction-Autoren: Gestalten vom Schlage des finsteren Star-Wars-Kämpfers Darth Vader, die mit ihrem Willen allein und

400 Elektroden stecken in Roland Lews Körper. Die meisten sind unbrauchbar

ohne die kleinste Leibesregung Motoren in Gang setzen. Ihre technischen Gliedmaßen empfinden sie als Teil ihrer selbst. Denn sie sind außerstande zu erkennen, welche Wahrnehmungen aus natürlichen Sinnesorganen stammen und welche ihnen Chips ins Gehirn hineinspielen. An den Synapsen, den Schaltstellen des Nervensystems, miteinander verkoppelt, haben sich der verkabelte Körper und die Technik symbiotisch vereinigt.

Mit all seinen Kabeln im Leib könnte der Radiologe Roland Lew solchen Fantasiegeschöpfen fast zum Vorbild gereichen. Er arbeitet am Veterans Hospital in Cleveland, Ohio, und ist seit einem Autounfall vor 19 Jahren von der Hüfte abwärts gelähmt. Lew hat den Ärzten seines Krankenhauses seinen Leib zur Verfügung gestellt, an ihm eine Technik zu erproben, die Gelähmte zum Laufen bringen soll.

»Ich empfand ein unbeschreibliches Glück, als ich nach all den Jahren im Rollstuhl erstmals wieder auf meinen Beinen stand und dem Arzt auf gleicher Höhe in die Augen sah«, sagt er. »Ich will, dass viele Gelähmte das erleben.«

400 Elektroden haben ihm die Kollegen in die Beine, in den Bauch, in die Hüften und in den Rücken gestochen. Tief in Lews Fleisch sitzen die Kontakte, neuere aus Platin und ältere aus Stahl, die allesamt die Muskeln wieder zur Bewegung anregen sollen. Leitungen, mit Teflon ummantelt und spiralig gewickelt wie Telefonschnüre, verbinden

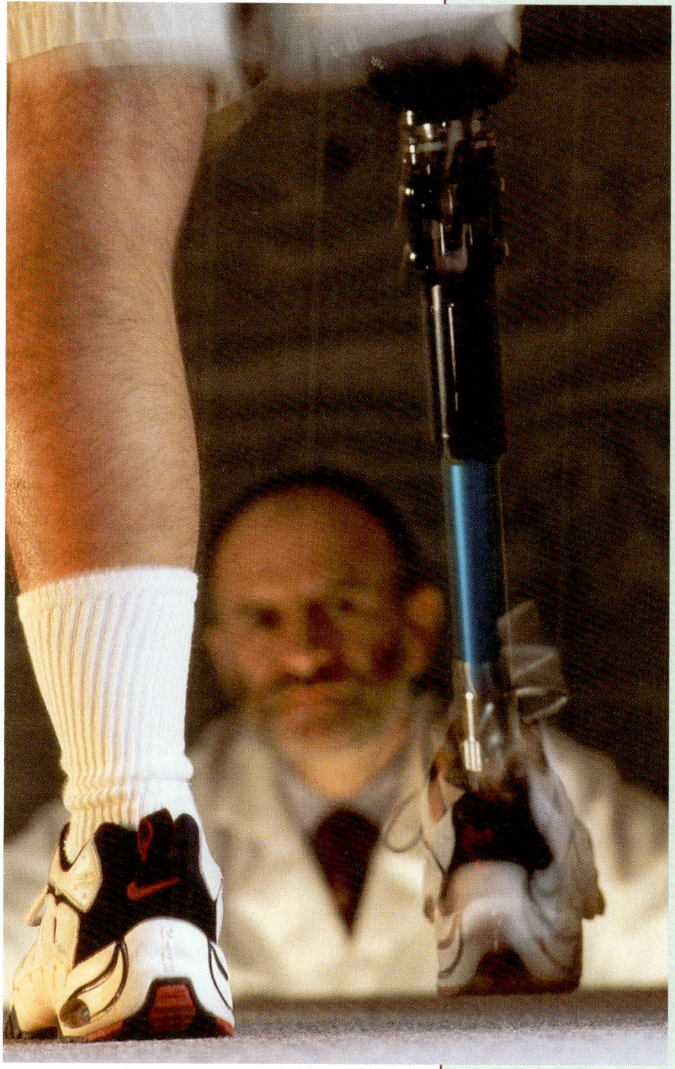

Der Polizist Craig Gavros testet eine **Prothese.** Sie passt sich den jeweiligen Bewegungen des Trägers an – bei langsamem Gehen gelenkig, versteift sie sich, sobald er sein Tempo steigert und losrennt

diese Sonden unter der Haut. Aus Lews beiden Oberschenkeln ragen Kabelstränge heraus, die in vielpolige Stecker münden.

Die meisten Verbindungen sind tot, denn 370 von Lews 400 Elektroden sind defekt: im Lauf der Zeit abgebrochen, abgehängt; oder einfach verrostet. Aber mit den Kontakten, die funktionieren, kann Lew – auf ein Gestell gestützt – gehen.

Die Beinstecker in ein Steuergerät am Gürtel geklinkt, drückt er einen Knopf. Wie ein Springteufel steigt er aus dem Rollstuhl empor: Lews Hüfte schießt nach vorne, die Beine strecken sich, und die Füße rammen sich in den Boden. Er steht.

Ein Blick auf das Display, noch ein Knopfdruck. Plötzlich beginnt Lew sich fortzubewegen, als hätte eine fremde Gewalt ihn erfasst. Links, rechts, links: Im programmierten Marschrhythmus klappen die Oberschenkel

Das Innere des Menschen ist für Technik die feindlichste Umgebung

nach oben, kicken die Knie, zucken die Waden. Fliegen, wie aufgescheuchte Vögel, die Füße in die Luft, mit ihrer Spitze nach außen gedreht. Ist ein Fuß wieder zu Boden geplumpst, rattert das nächste Bein los. Den Oberkörper steif nach vorne gebeugt, die Hände am Gehgestell, kämpft Lew um sein Gleichgewicht. Er beginnt zu keuchen. Nach ein paar hundert Metern sinkt er erschöpft in den Rollstuhl zurück.

»Waren das Ihre Bewegungen, Herr Lew?«

»Halb meine, halb die des Computers.«

Vom Stoffwechsel seiner Muskeln mit Energie gespeist, von Siliziumchips gesteuert, ist sein Unterleib Organismus und Technik zugleich: ein Hybrid. Lew kümmert es nicht, für sein Erleben sind diese Körperteile ohnehin tot. Bislang durchlaufen die Signale die Elektroden nur in eine Richtung: in Lews Körper hinein. Weil die Rückenmarksleitung zurück in den Kopf unterbrochen ist, fehlt bei einer Querschnittslähmung die Gleichgewichtsinformation, die das Gehirn normalerweise aus dem Kontrollieren der Muskeldehnung gewinnt.

Die Anfang 2000 in den USA als marktreif vorgestellte **»Dobelle-Brille«** leitet Signale einer ins Gestell integrierten Kamera direkt ins Sehzentrum des Gehirns. Der blinde Patient, der die dazugehörige Hardware bereits seit mehr als 20 Jahren im Kopf und am Körper trägt, nimmt damit allerdings nur einen kleinen Ausschnitt seiner Umwelt schemenhaft wahr

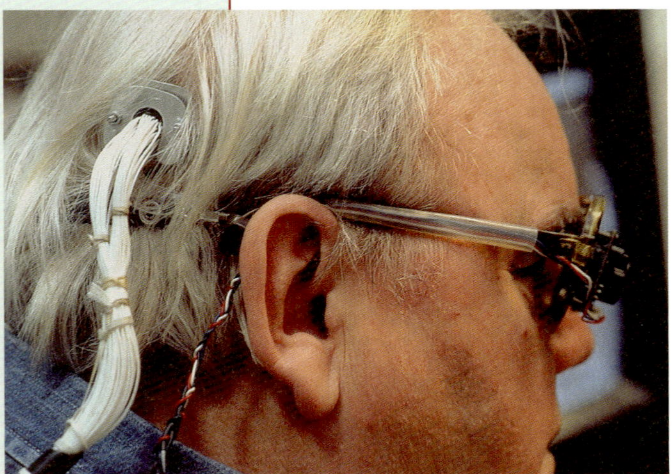

Aber ob in Cleveland oder in Montpellier, wo europäische Mediziner alternative Implantate erproben – spektakuläre Anfangserfolge lassen sich bisher selten langfristig halten. In der Vergangenheit sind viele Querschnittsgelähmte ernüchtert wieder in den Rollstuhl zurückgekehrt – weil die winzigen Elektroden nicht an ihrem Platz blieben oder Kontakte rissen.

Roland Lew konnte einst sogar Treppen steigen. In den zweiten Stock hinauf, wo ein Freund wohnte, kam er regelmäßig – bis zwei Elektroden im Rücken zersprangen. Seitdem hegt er einen Traum: »Ich werde nach Europa reisen. Ich werde Venedig besuchen und dort, von meinen Mikroprozessoren gesteuert, über die Brücken marschieren.«

Das Center für funktionelle Elektrostimulation in Cleveland, gefördert mit einem Millionenetat zur Versorgung der Vietnam-Veteranen, ist das größte seiner Art. Mehr als 50 Ärzte und Ingenieure forschen hier. An Robert Lew haben sie gelernt, wie maschinengesteuertes Gehen funktioniert: Welche der mehr als 40 Muskeln in jedem Bein unverzichtbar sind und welche die Bewegung nur etwas runder machen; welche Impulse die Muskeln besonders wirkungsvoll stimulieren; welche Stellkräfte beim Schritt im Sprunggelenk wirken. Und wie viele Kabel im Fleisch der Körper duldet.

»Das Innere des Menschen ist die feindlichste Umgebung für Technik, die man sich vorstellen kann«, sagt Hunter Peckham, Leiter des Zentrums. »Das Immunsystem bekämpft alles.« Häufig stößt der Körper das fremde Material ab. Und die Herausforderung, die Elektronik in den Leib zu schummeln, ist nicht die einzige. »Mechanisch ist der Mensch ein überaus kompliziertes System«, sagt Peckham. »Man muss es bis ins Letzte verstehen.« So blitzten die Forscher in ihren Labors Stehende, Schreitende, Laufende im Stroboskoplicht; ließen sie über Waageplatten im Boden marschieren; setzten sie auf Federwaagestühle, um Beinspannungen zu messen – bis das Spiel der Knochen und Muskeln zu einem riesigen Satz dynamischer Gleichungen eingekocht war. Aber jeder Muskel besteht wiederum aus Tausenden Fasern, die im gesunden Körper alle einzeln angesteuert werden.

Beim maschinengesteuerten Gehen müssen Elektroden diese Aufgabe übernehmen. Und was sind schon 30, was selbst 300 Kontakte gegen die fast unzähligen Nervenbahnen, die sich bis in jede Muskelfaser verästeln? »100 000 Nervenstränge sind allein in der Wirbelsäule am Gehen beteiligt«, sagt Peckham. »Schon deswegen wird ein intaktes Rückenmark vorerst unersetzlich sein.«

Um den Gelähmten eine zweitbeste Lösung zu bieten, hat Peckham Millionen Dollar an Risikokapital eingesammelt und eine Firma namens Neurocontrol gegründet. Die ersten Patienten testen das Produkt: eine Elektronik, die wie jene von Lew funktioniert, doch mit wenigen Drähten auskommt und fast völlig im Körper verschwindet. Den Gelähmten wurde eine Schaltung samt Mikrowellenantenne in den Bauch operiert. Diese empfängt von einer Steuerung außerhalb des Körpers Befehle und leitet sie an Beinelektroden. Mit einem solchen Gerät können die Implantierten dort, wo der Rollstuhl nicht hinkommt, Schritte tun.

Ein Vorläufermodell made in Cleveland ist schon auf dem Markt – es aktiviert regungslose Hände. Michael Veit, ein Kaufmann aus Hanau, un-

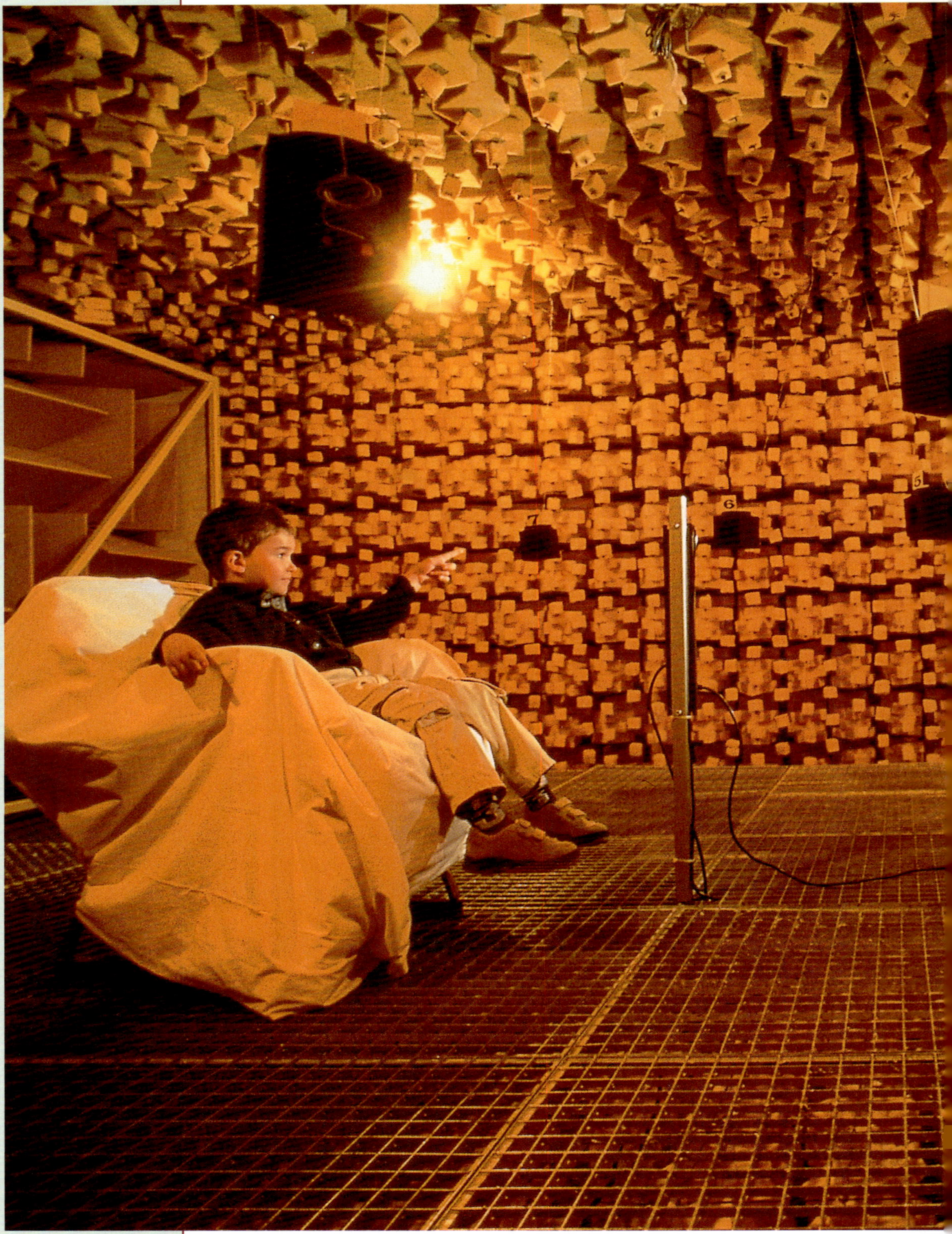

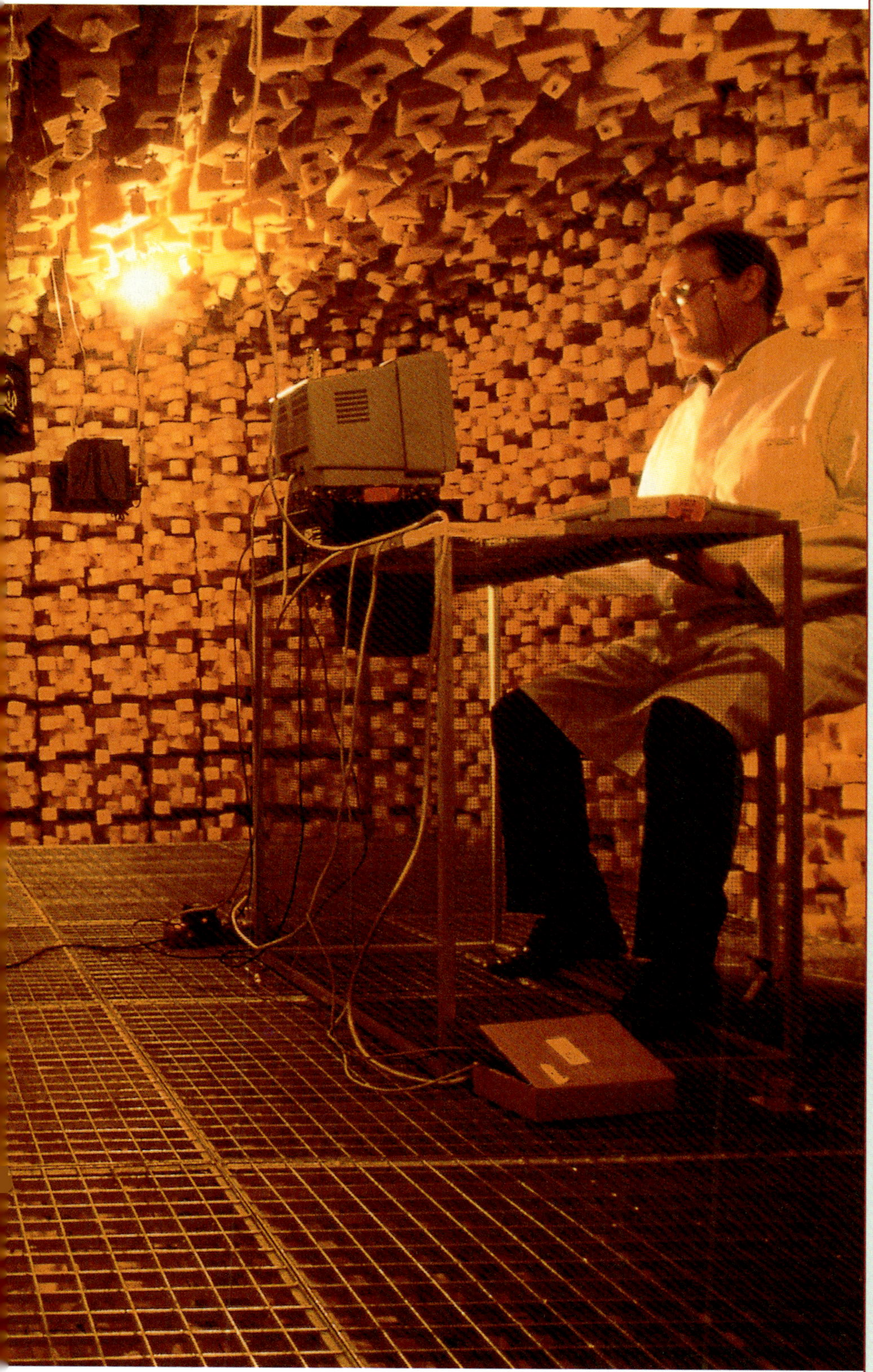

Dem taub geborenen Siebenjährigen wurde im Kleinkindalter am Universitätsklinikum Würzburg jeweils ein **Cochlea-Implantat** in beide Ohren eingesetzt. Hier wird im schalltoten Raum eine Fähigkeit, Geräuschreize richtig zu interpretieren, am Beispiel des Richtungshörens untersucht. So kann die Feinabstimmung zwischen Elektronik und Gehirn mit neuen Prozessoreinstellungen verbessert werden

terhalb seiner Schultern gelähmt, hat es sich im vergangenen Mai als erster Deutscher in der Universitätsklinik Heidelberg einsetzen lassen. »Ich hatte nichts zu verlieren«, sagt er. Sechs Stunden lang nähten ihm 1999 die Ärzte markstückgroße Kontakte in die Muskeln seines rechten Arms und des Daumens; in einer vielstündigen früheren Operation hatten sie schon zwei Muskeln und zwei Sehnen versetzt.

WARUM SICH NERVEN MIT CHIPS VERSTEHEN

Im Prinzip ist sie einfach, faktisch aber verzwickt – die Verbindung von Menschen und Maschinen

Alle Neuroprothesen kommunizieren mit dem Gehirn über elektrische Impulse. Dass diese Sprache von Maschine und Nervensystem gleichermaßen verstanden wird, weiß man schon seit den berühmten Experimenten des Italieners Luigi Galvani. Der verband 1786 Nerven von Froschschenkelmuskeln mit zwei verschiedenen Metallen. Durch den so erzeugten Strom brachte er sie zur Kontraktion.

Moderne Implantate können zerstörte Nervenleitungen überbrücken. Im Falle einer Hörprothese übernimmt zum Beispiel eine kleine Schar elektrischer Kontakte die Funktion der Härchen im Innenohr, den Hörnerv so zu stimulieren, dass das Gehirn die eingehenden Nervenimpulse als Geräusche interpretieren kann. Dass dafür statt Tausender Sinneshärchen wenige mit einem Mikrofon verbundene Elektroden ausreichen, liegt an der Leistungsfähigkeit des Gehirns: Das ist imstande, bereits aus sehr wenigen Daten eine recht gute Lautvorstellung zu erzeugen.

Voraussetzung sind allerdings chirurgische und computertechnische Hochleistungen. Die Schwierigkeiten beginnen damit, beim Einpflanzen der Elektroden die Nervenenden genau zu treffen. Außerdem gilt es, die angemessene Reizdosis zu übermitteln. Diesem Problem begegnen Neurochirurgen mit »lernfähigen« Mikroprozessoren, die Reiz und Reaktion so lange aufeinander abstimmen, bis das gewünschte Ergebnis erzielt wird.

Hat etwa der Träger eines Cochlea-Implantats den Eindruck, einen hohen Ton zu hören, wenn das Mikrofon wirklich einen hohen Ton signalisiert, justiert der Mikroprozessor den Impulseingang auf dieser Stufe. Eine solche Optimierung erfordert bei allen Neuroprothesen zu Anfang ein ständiges Training mit Rückmeldung des Patienten oder stellvertretend für ihn durch externe Sensoren. Bei komplizierteren Prothesen wie Gehmaschinen übersteigt die hierbei zu kontrollierende Datenmenge vielfach noch die Rechenleistung jedes Hightechprozessors – und weckt stets neuen Respekt vor der Leistung des gesunden Nervensystems.

Wegen seiner relativen Größe und seiner Reparaturanfälligkeit wird der für eine Prothese notwendige Prozessor meist außerhalb des Körpers untergebracht. Nur Tausendstelmillimeter dünn sind dagegen die Elektroden, die vom Prozessor angesprochen werden und den direkten Kontakt zu den Nervenenden herstellen müssen.

Das Gelingen dieser Verbindung entscheidet über Erfolg oder Misserfolg des Eingriffs, denn oft hat das Einbringen eines Fremdkörpers den Tod der Nervenzellen zur Folge. Dieses Problem erschwerte bisher die Entwicklung von Netzhaut-Implantaten, die Blinde sehend machen sollen. Damit sich das empfindliche Nervengewebe nicht auflöst, musste eine elektrisch leitende Mikrokontakt-Folie entwickelt werden.

Implantierte Elektroden helfen auch Parkinson-Patienten, indem sie überschüssige Hirnaktivität hemmen, die durch Dopaminmangel entsteht. Befürchtungen, die Tiefenhirnstimulation könne zu Gewöhnungseffekten führen, haben sich nicht bewahrheitet. Dafür klagen die Kranken des öfteren über psychische Veränderungen durch die Reizeingabe.

Ohne Chance auf Hilfe durch Neuroprothesen bleiben nicht nur Patienten, deren Nerven keine Andockstellen mehr bieten, sondern auch Erwachsene, die noch nie Sinneserfahrungen einer bestimmten Art gemacht haben. Ihnen fehlt die Grundlage, die ankommenden Reize zu interpretieren oder (wie bei Kindern) neue Nervenverknüpfungen zu bilden – die beste Neuroprothese bleibt somit nutzlos ohne die Erfahrung und aktive Mithilfe des Gehirns.

Veit nahm den Umbau seines Körpers mit Sarkasmus: »Jetzt lebe ich mit einer Ausstattung, die manchem Elektrogeschäft Ehre machen würde.« Er hat gut einen halben Meter Kabel im Arm und einen Mikrowellenempfänger in der Brust. Auf der Haut seiner Schulter sitzt ein Sender, am Schlüsselbein ist ein Schaltknüppel befestigt. Ein Computer am Rollstuhl steuert das Ganze.

Noch im Krankenhaus wurde die Elektronik in Veit zum ersten Mal angefunkt. Ganz langsam ballten sich die Finger seiner Rechten zur Faust

Der Patient denkt das Wort »hinunter«, schon ballt sich seine Hand zur Faust

und lösten sich wieder. Dann sah Veit, wie sein Daumen zum Zeigefinger wanderte, wie wenn man einen Stift greifen will. Nachdem die Fingerspitzen einander berührt hatten, bewegten sie sich wieder auseinander. So ging die Hand auf und zu, viele Stunden lang und ganz ohne sein Zutun. Der Computer hatte die Kontrolle seines Armes übernommen und war nun dabei, die Muskeln aufzubauen.

»Mir war elend«, berichtet Veit. »Ich hasste meinen Arzt. Ich kam mir vor wie ein Horrorfilm-Monster.«

Inzwischen steuert er das Gerät mit dem Schlüsselbeinknüppel selbst. Veit kann wieder Maschine schreiben, eine Gabel halten, ohne fremde Hilfe essen. »Und Sie ahnen nicht, was es bedeutet, sein Bier in der Kneipe nicht mehr mit dem Strohhalm trinken zu müssen.«

Aber das Wissen, dass nun etwas Fremdes in ihm arbeitet, quält ihn weiter. Nachts träumt er, ein Kabelbrand würde sich in seinem Körper entzünden.

Solche Anwandlungen des Ekels hat Jim Jatich längst hinter sich. Wie der Radiologe Lew seinen Unterleib, so hat er seine Arme den Forschern in Cleveland als lebendes Labor überlassen. Bereits 1986 erhielt er, nach einem Tauchunfall, an seiner Linken den ersten Handstimulator überhaupt. Seither rüsten die Wissenschaftler Jatichs beide Arme stetig mit Hightech auf. Zuletzt haben sie ihm die Knochen des linken Handgelenks aufgebohrt und darin Magneten und Sensoren eingebaut, welche die Handstellung den Mikroprozessoren melden. Das verschafft zwar nicht Jatich, doch wenigstens seiner Elektronik etwas Körpergefühl.

Seit neuestem steuert er die Neuroprothese mit seinen Gedanken. Er trägt eine Haube mit fünf Kontakten, welche die Hirnströme an seiner Kopfhaut aufnimmt und diese einem Computer zuführt. Erst haben die Forscher Jatich trainiert, einen Leuchtpunkt auf dem Bildschirm zu steuern: Wenn er an ein sinkendes Angelblei oder auch nur das Wort »hinab« dachte, erkannte der Rechner die entsprechenden Hirnpotenziale, und der Cursor bewegte sich in diese Richtung. Dann schlossen die Forscher die Vorrichtung an die Fernsteuerung an. Denkt Jatich nun »hinunter«, so ballt seine Hand sich zur Faust: »Hat man sich einmal daran gewöhnt, kommt die Bewegung wie von selbst.« Unangenehm, auch unkleidsam, sei nur diese Kappe mit all ihren Kabeln.

»In Zukunft wollen wir die Kontakte im Schädel anbringen«, erklärt Peckham, »direkt am Gehirn.« Aber es wäre nicht praktisch, auch den wartungsanfälligen Computer im Kopf zu versenken. Deswegen wollen die Forscher ihren Patienten zusätzlich zum Empfänger in der Brust noch einen Radiosender einbauen – unter den Skalp. Der Sender soll Kontakt zum Steuergerät am Rollstuhl aufnehmen. So arbeiten Peckhams Leute, die anfangs nur gelähmte Gliedmaßen bewegen wollten, sich in den Kern des Nervensys-

Der größte Erfolg der Neuroprothetik: Implantate mit dem Hirn zu koppeln

tems vor. Neuroprothesen im Kopf sollen Impulse an Geräte außerhalb des Körpers senden, welche die Muskeln steuern. Das Rückenmark wäre überbrückt; das Nervensystem bekäme am Gehirn einen künstlichen Ausgang und im Leib einen Eingang. Utopisch ist das keineswegs. Denn Signalübertragung in umgekehrter Richtung, ins Hirn hinein, ist inzwischen Routine.

Auch Köpfe mit Funkstation sind im Würzburger Universitätsklinikum schon zu besichtigen. Die Implantierten tragen an ihrem Hinterkopf ein kleines Gerät. Manchen kleben sogar zwei Scheiben zwischen den Haaren, eine links, eine rechts. Die Patienten, viele davon Kinder, sind taub; die Dinger neben ihren Ohren sind Sendespulen, die an einem Magneten im Schädelknochen haften und Signale an Chips im Kopf funken.

Dass sich Implantate ans Hirn koppeln lassen, gilt als größter Triumph der Neuroprothetik. Damit dringt die Elektronik in die Sinnenwelt vor. Außerhalb des Körpers sitzen, meist in einer zigarettenförmigen Büchse hinter dem Ohr, ein Mikrofon und ein Sprachprozessor. Dieser verwandelt Töne in elektrische Signale und schickt sie an die Sendespule. Die in den Kopf eingebaute Elektronik empfängt diese Impulse und führt sie dem Hörnerv zu; so wird das defekte Innenohr der Patienten ersetzt. Ist auch der Hörnerv zerstört, legen Neurochirurgen seit neuestem Kontakte auf den Hörkern im Hirnstamm.

In einer intakten Hörschnecke oder Cochlea sorgen rund 30 000 Nervenzellen dafür, dass Hörende ein über 20 000 Hertz reichendes Schallspektrum wahrnehmen können. In Cochlea-Implantaten stehen als Ersatz Mehrkanal-Elektroden zur Verfügung. Während das gesunde Ohr Frequenzunterschiede von 1 Hertz oder weniger registriert, teilen die Implantate das Hörspektrum in wenige, relativ breite Frequenzbänder auf. Dieser Nachteil lässt sich zwar zum Teil durch besonders schnelle Signalabgabe an den Hörnerv – 18 000 Pulse pro Sekunde – kompensieren. Dennoch klingen die Worte aus dem Chip anfangs bestenfalls wie die Stimme von Mickymaus – die Patienten müssen das Hören mit dem Sprachprozessor neu lernen. Aber das Gehirn passt sich an. Wenige Monate nach der Operation können manche Patienten mit dem Implantat sogar telefonieren.

Kinder, die taub auf die Welt kommen und mit der Neuroprothese hören und später sprechen lernen, empfinden ihre Chips als Teil ihrer selbst. Eine Würzburger Mutter erzählt, sie dürfe ihrem Fünfjährigen die Spulen erst vom Kopf nehmen, wenn er schlafe.

»Schon 20 000 Menschen leben mit solchen Schaltungen im Schädel«, berichtet der Würzburger Oberarzt Joachim Müller. Ein paar hundert Köpfe habe er selbst verkabelt. »Ein Eingriff dauert etwa eine Stunde.« Wer als Kind nie Sprache verstehen gelernt habe, dem sei allerdings später mit dem Implantat nur schwer zu helfen. »Aber weil wir die Elektronik seit neuestem schon kurz nach der Geburt einbauen«, sagt Müller, »müsste es in der heranwachsenden Generation eigentlich kaum Gehörlose mehr geben.«

Gebärdensprache könnte bald so vergessen sein wie heute Latein. Gehörlose sehen das mit gemischten Gefühlen. Lange haben sie um die Anerkennung ihrer Sprache kämpfen müssen, die für viele selbstverständliches Kommunikationsmittel und Teil der Identität geworden ist. »Die Implantate«, heißt es in einer Stellungnahme des deutschen Gehörlosen-Bundes, »bergen die Gefahr, die Gehörlosengemeinschaft zu zerstören.« Leicht wird allerdings übersehen, dass Implantatträger, wenn sie das Gerät abnehmen, nach wie vor taub sind.

»Intelligent« werden Prothesen durch die Kopplung mit Sensoren. **Elaine Browns neuer Fuß** registriert den Bodendruck. Die übermittelten Empfindungen sind so fein, dass sie sogar erlauben, mit dem Fremdkörper Gas- und Bremspedal im Auto zu bedienen

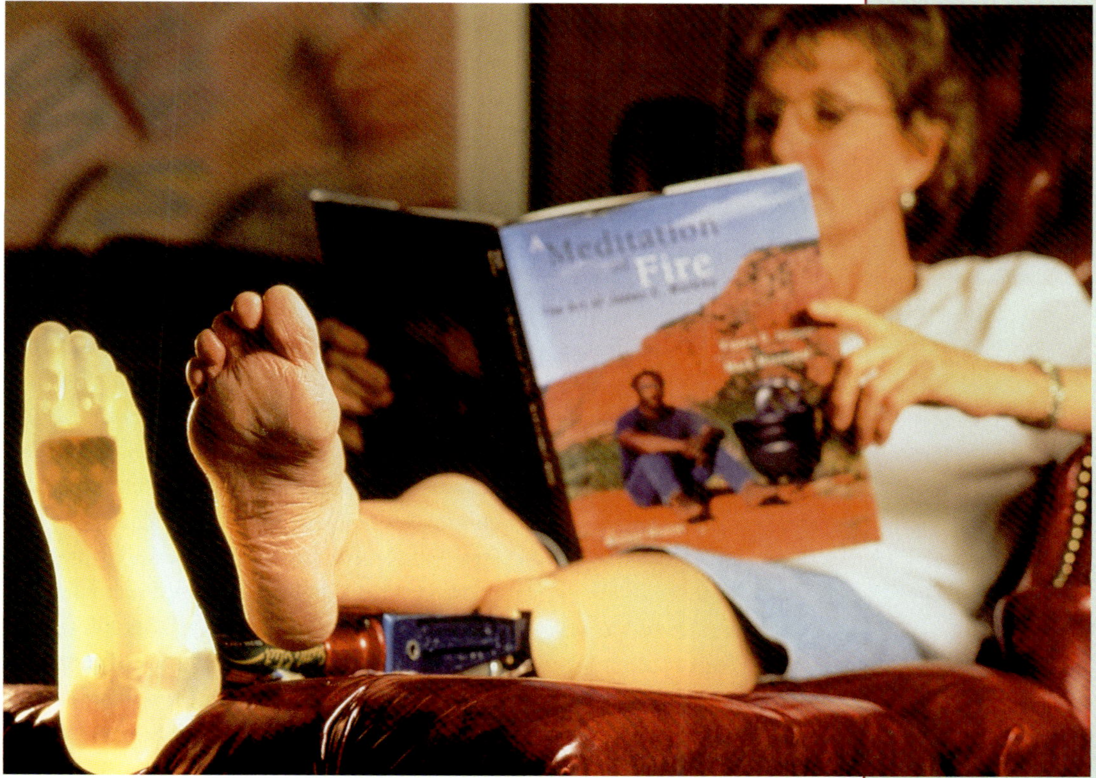

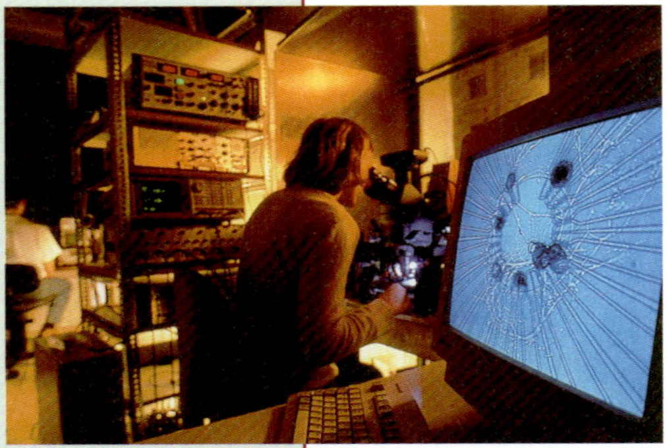

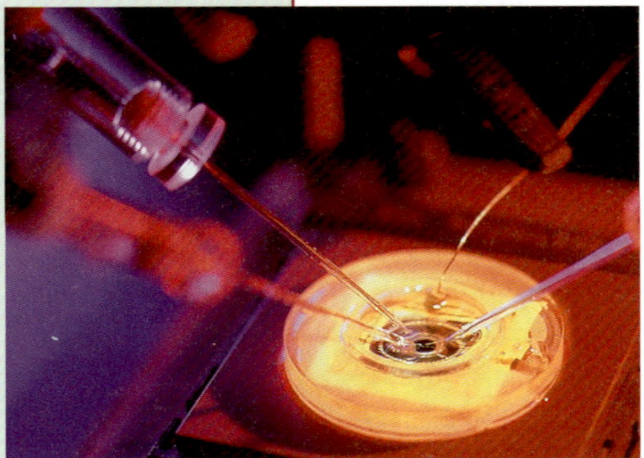

Der Monitor am Max-Planck-Institut für Biochemie zeigt stark vergrößert ein neuronales Netz aus sieben **miteinander verwachsenen Nervenzellen,** deren aktive Strukturen ringförmig in der Mitte angeordnet sind (oben). Um die Übertragungswege zu prüfen, werden **Glas-Mikroelektroden** in ausgesuchte Neuronen des Netzwerks eingestochen (unten)

Die Unruhe, die diese Patientengruppe erfasst hat, ist vermutlich nur ein leiser Vorgeschmack künftiger Diskussionen. Denn vor ähnlichen Fragen werden bald Gelähmte oder psychisch Kranke stehen. Und Verwerfungen in der Gesellschaft sind absehbar, sollten sich dereinst auch Gesunde Neurochips zur persönlichen Optimierung einbauen lassen.

MANCHEN WISSENSCHAFTLERN scheint dieser Schritt nur logisch: Direktkontakte, so träumen sie, würden das Gehirn aus seinem Verlies im Schädel befreien. Zwischen dem menschlichen Hirn mit seinen unglaublichen Leistungen und immer rechenstärkeren Computern steht das Nadelöhr der Sinnesorgane. Ganze 25 Töne pro Sekunde verarbeitet das menschliche Ohr, ungefähr ebenso viele Bilder das Auge – ein simples Glasfaserkabel bringt hunderttausendfach höhere Raten. Gehirn und Rechner aneinander zu koppeln, macht deswegen Hoffnung auf ungeahnte Höhenflüge des Geistes.

»Wozu sollen wir mühsam an der Entwicklung einer künstlichen Intelligenz arbeiten, wenn wir durch simple Ausnutzung unserer eigenen Ressourcen viel mehr zustande bringen?«, fragt einer der Gurus der Cyber-Gemeinde, Nicholas Negroponte vom Media Lab des Massachusetts Institute of Technology.

Wolle Homo sapiens die Zukunft bewältigen, komme er gar nicht umhin, die elektronische Aufrüstung seines Nervensystems schleunigst in Angriff zu nehmen, meint Peter Cochrane, Forschungsdirektor von British Telecom Laboratories und Inhaber eines Lehrstuhls für Wissenschaftsvermittlung an der Universität Bristol. »Die Welt ist heute schon zu komplex für unser Steinzeitgehirn. Wir brauchen Hilfe.«

Nach dieser Auffassung wird der Mensch in der Technosphäre aufgehen, die er geschaffen hat. Kevin Warwick, Professor für Kybernetik im englischen Reading, probt schon ein paar Schritte in seine Zukunft als Cyborg. Im Selbstversuch ließ er sich 1998 einen Chip in den Arm operieren, der ihn zum Glied eines Mensch-Maschine-Netzwerks verwandelte.

Der Schaltkreis war programmiert, mit den Geräten des Instituts in Zwiesprache zu treten. Türen öffneten sich auf Warwicks Wegen durch das Gebäude, Lampen veränderten ihre Helligkeit, synthetische Stimmen sprachen zu ihm. »Ich fühlte mich meinen Computern sehr nahe«, sagt Warwick.

Im kommenden Jahr will er sich noch intimer mit der Elektronik einlassen. Ärzte sollen ihm einen Chip in die Nähe des Schultergelenks einpflanzen und diesen an Nerven anschließen, die Information über Gefühle zwischen Körper und Gehirn übermitteln: die Signale für Angst, Schmerz, sexuelle Begierde. So hofft er Furcht und Trauer, Wohlbehagen und Lust in einem Computer abspeichern und sie bei Bedarf ins Bewusstsein zurückrufen zu können.

»Natürlich birgt diese Technik enorme Gefahren«, sagt Warwick. Wenn unsere Emotionen erst einmal auf Festplatten liegen, steht das Nervensystem bald aller Welt offen – und es ist mit der Intimität von Gedanken und Gefühlen vorbei. Und selbst wenn es gelänge, das Fernsteuern von Menschen zu überwinden – gegen elektronische Werbesendungen direkt in die Lustzentren des Hirns ließe sich wenig ausrichten. »Aber Fortschritt ohne Risiko«, sagt Warwick, »gab es noch nie.«

Ray Kurzweil, der Seher aus Boston, prophezeit denn auch eine Epoche veritabler Maschinenstürmerei, sobald sich die ersten Neurochips in den höheren Hirnzentren ausbreiten. Wie die Weber des 19. Jahrhunderts, bedroht in ihrer Existenz, Textilmaschinen zerstörten, so würden Cyberterroristen künftig Front gegen alles Elektronische machen. Doch die um ihre Individualität fürchtenden Menschen werden den Vormarsch der Implantate nicht aufhalten können: »Zu mächtig wird die Versuchung sein, die von den Chips ausgeht.«

Immer mehr Menschen werden sich laut Kurzweil nur noch per Gedankenübertragung von Hirn zu Hirn unterhalten. Wer da noch die Im-

Forscher wollen die Trennung zwischen Mensch und Elektronik niederreißen

plantation von Elektronik in seinen Schädel verweigere, fühle sich bald so isoliert wie ein Großstadtsingle ohne Telefon. Worte und Schrift würden nach kurzer Zeit so ungebräuchlich wie vielleicht schon demnächst die Gebärdensprache – und wenige Generationen später vergessen.

Viele Verheißungen sind unhaltbar.

Auf jeden Fall aber ist noch etliche Forschungsarbeit zu leisten. Peter Fromherz, Direktor am Max-Planck-Institut für Biochemie in Martinsried bei München, ist der prominenteste und zugleich radikalste Praktiker bei dem Versuch, die Trennung zwischen Mensch und Elektronik niederzureißen. Über baldige Erfolge äußert er sich allerdings skeptisch: »Da gibt es viel unhaltbares Gerede. Es werden Fakten mit Fiktionen vermischt.«

Das erste Ziel des Max-Planck-Forschers war ein Neurotransistor, eine Schaltung, die, wie er sagt, »die Wasserwelt des Gehirns mit der Siliziumwelt der Computer direkt verbindet«. Die heutigen, relativ groben Elektroden nämlich taugen nach seiner Meinung wenig für den subtilen Kontakt zu elektrischen Vorgängen im Hirn, die mit Erinnern und Denken verbunden sind. Wer auf das Innenleben des Hirns zugreifen wolle, müsse die Basis der neuronalen Datenverarbeitung – einzelne Nervenzellen oder kleine Gruppen von ihnen – erreichen.

Genau das ist dem Forscher gelungen. »Neuron talks to chip, and chip to nerve cell«, titelte die »New York Times« am 22. August 1995. Fromherz und Mitarbeiter hatten Nervenzellen von Blutegeln auf einem dafür gefertigten Siliziumchip anwachsen lassen. Wenn sie einen Strom durch den Schaltkeis jagten, sprangen die Nervenzellen sofort darauf an; umgekehrt änderte die Aktivität der Neuronen den elektrischen Zustand des Chips. Inzwischen funktionieren solche Experimente auch mit freipräparierten Hirnzellen von Ratten – allerdings erheblich schwächer. Denn Nervenzellen sind bei Ratten – wie beim Menschen – erheblich kleiner als bei Blutegeln.

Gehirn aus der Retorte: Auf Chips haben Forscher bereits Nerven verbunden

Fromherz' Institut ist das einzige auf der Welt, in dem ein Halbleiter-Reinraum und ein Genlabor Tür an Tür stoßen. Im Reinraum werden Chips produziert, die zu Rattenzellen passen; im Genlabor Rattenzellen, die zu Chips passen – die Nervenzellen der Tiere sollen verstärkt Kanäle für die Passage von Ionen ausbilden und so den Kontakt zur Elektronik verbessern. Sollten Neurochips einmal in Menschen eingebaut werden, so wäre eine genetische Manipulation ihrer Nervenzellen wohl ebenfalls eine Voraussetzung, meint Fromherz: »Technisch wäre das eher ein kleines – ethisch natürlich ein weit größeres Problem.«

Aber auch in der Aufrüstung des Hirns mit Mikroprozessoren läge nur ein schwacher Vorgeschmack auf die Möglichkeiten der Neurotechnik. Vor kurzem haben es Fromherz' Doktoranden geschafft, auf einem Chip planvoll Verbindungen zwischen einzelnen Nervenzellen zu züchten – die Keimzelle für ein halb elektronisches, halb organisches Gehirn aus der Retorte.

»Hochgerechnet« könnte ein solches Gebilde in ferner Zukunft die Stärken des menschlichen Geistes und die der Rechner vereinen, sagt Fromherz: »Es hätte vielleicht unsere Intuition, aber die Genauigkeit und Geschwindigkeit eines Computers.« Zusammen mit der elektronischen Großindustrie wird derzeit ein Schaltkreis entwickelt, in dem Tausende Nervenzellen mit einem Chip verbunden werden sollen.

Gemessen an den 100 Milliarden Neuronen im menschlichen Hirn wäre ein solches System freilich immer noch ein bescheidener Anfang – und lädt doch zu den kühnsten Spekulationen ein: Wären Neurochips eines fernen Tages dem Gehirn ebenbürtig, so könnten Menschen all ihre Erinnerungen, all ihre Eigenheiten auf solche Chips herunterladen lassen – die Persönlichkeit würde im Kunstgehirn dupliziert. Das Bewusstsein hätte sich von der »wet ware« des Körpers gelöst und in den Prozessoren Unterschlupf gefunden. Ein Tor zur Unsterblichkeit stünde offen.

Heute mag das alles unglaublich erscheinen. Und es ist gerade Fromherz, der vor Euphorie warnt: Was Autoren und Wissenschaftler so prophetisch ankündigten, sei heute noch reine Science-Fiction. Eine direkte Verbindung von Mensch und Maschine sei weder »für diese noch für die nächste Generation« überhaupt nur denkbar.

Doch die Menschheit ist auf dem Weg. Zu den Geschöpfen, deren Verschmelzung mit einer Maschine am weitesten fortgeschritten ist, gehören sechs Ratten in Philadelphia. Forscher hatten ihnen die Großhirnzentren, die für Bewegung zuständig sind, und zudem den Thalamus im Kleinhirn mit je drei Dutzend Stahlkontakten gepflastert.

Dann koppelte der Neurobiologe John Chapin, der Leiter des Experiments, die Ratten an einen Roboterarm, der Wasser spendete. Erst wurden die Tiere ohne Elektronik trainiert, den Roboter durch Drücken eines Hebels zu bedienen. Dann schaltete Chapin den Hebel ab und die Kontakte in den Köpfen zu. Zwar drückten die durstigen Ratten weiter den Hebel, doch was den Roboter nun in Gang setzte, waren ihre Hirnströme allein.

Auf seinen Oszilloskopen konnte Chapin sogar das Feuern einzelner Neuronen erkennen – die Ratten schienen wie aufgegangen in der Maschine. Unter den Steckern, von rosafarbenem Narbenfleisch umwachsen, waren ihre Köpfe kaum mehr zu sehen. Kabelstränge, die zur Käfigdecke führten, gaben den Tieren nur ein paar Schritte Bewegungsraum. Ihre Leiber sahen aus, als baumelten sie an den Haaren einer technischen Irokesenfrisur.

Doch der Eindruck, die Ratten seien Sklaven der Elektronik geworden, trog. Schnell begriffen sie, dass ihnen eine neue Macht zugewachsen war – dass ihre bloße Absicht genügte, damit der Roboter sie mit Wasser bediente. Von da an ließen sie den Hebel in Ruhe und begannen, die Maschine nur mit ihren Wünschen zu steuern. Der Roboter war zu einer Erweiterung ihres Körpers geworden: eine fünfte Pfote, deren Bewegung noch nicht einmal müde macht.

Chapin, der inzwischen mit Affen experimentiert, ist nicht ohne einen Anflug von Zweifel. Er selbst wolle keine Elektronik im Kopf, wenngleich die Rattenversuche zeigten, dass die Kopplung von Gehirn und Computer nicht unbedingt zum Nachteil des Hirns ausgehen müsse. »Nennen Sie es eine Abneigung aus Gefühl.« Aber ganz sicher, sagt Chapin, sei er sich nicht: »Wir waren doch überrascht, wie schnell sich der Organismus an die Verschmelzung mit einer Maschine gewöhnt.« **(2000)**

■**Siehe auch A–Z-Teil**

→ Amputation · Forschung · Gehirn · Herzschrittmacher · Hören · Lähmung · Nervensystem · Nervenzelle · Neurochirurgie · Parkinson-Krankheit · Prothese · Zentralnervensystem

Stefan Klein ist freier Wissenschaftsautor. Sein Bestseller »Die Glücksformel« ist als Taschenbuch bei Rowohlt erschienen. George Steinmetz ist einer der renommiertesten amerikanischen Fotografen – ein Künstler in Aufbau und Lichtsetzung bei wissenschaftlichen Themen. Ohne dieses besondere Talent wäre die Umsetzung der vorliegenden Geschichte kaum möglich gewesen. Bei der Recherche verblüffte ihn, wie primitiv selbst die ausgefeiltesten Prothesen im Vergleich zu unseren Körperfunktionen sind.

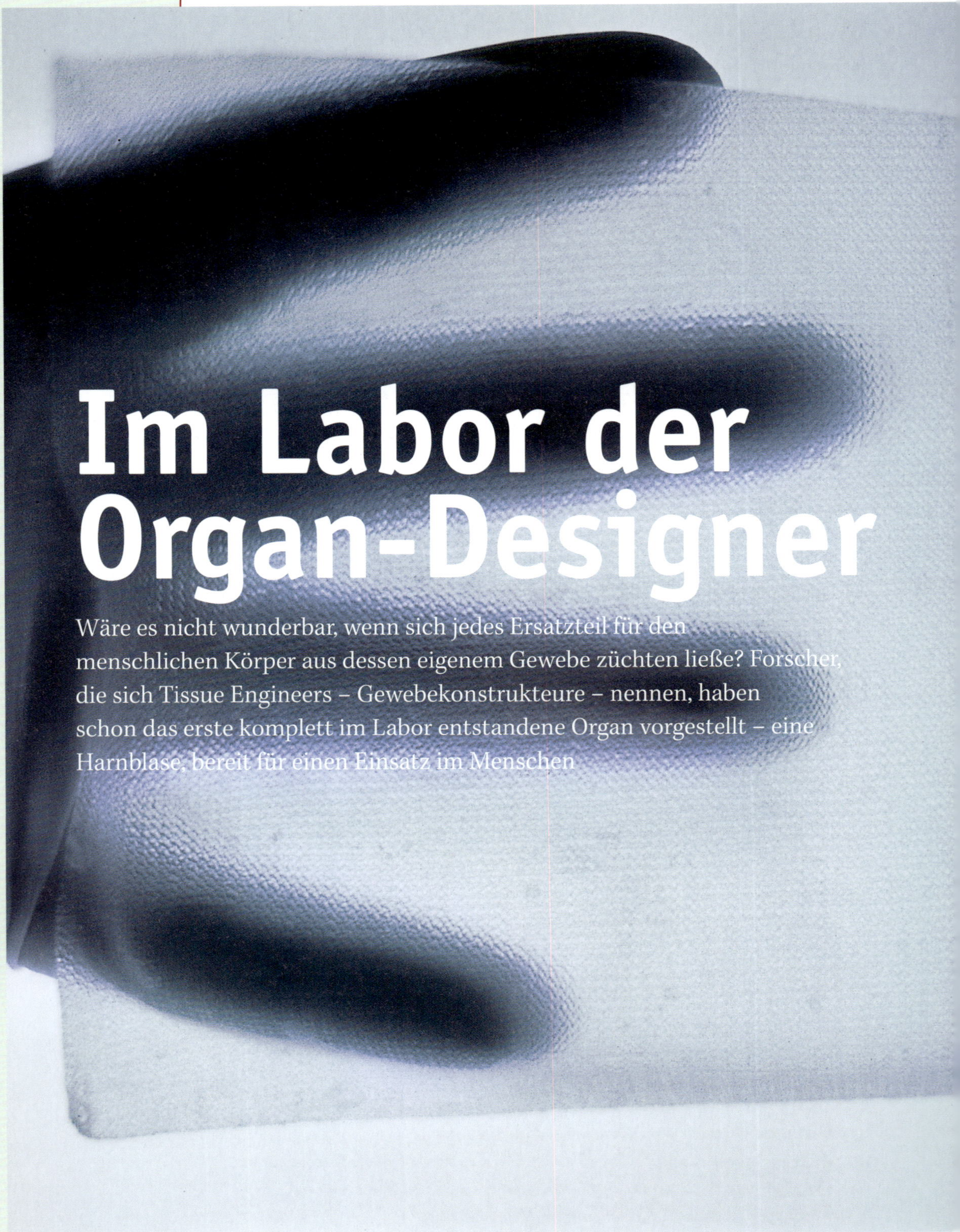

Im Labor der Organ-Designer

Wäre es nicht wunderbar, wenn sich jedes Ersatzteil für den menschlichen Körper aus dessen eigenem Gewebe züchten ließe? Forscher, die sich Tissue Engineers – Gewebekonstrukteure – nennen, haben schon das erste komplett im Labor entstandene Organ vorgestellt – eine Harnblase, bereit für einen Einsatz im Menschen

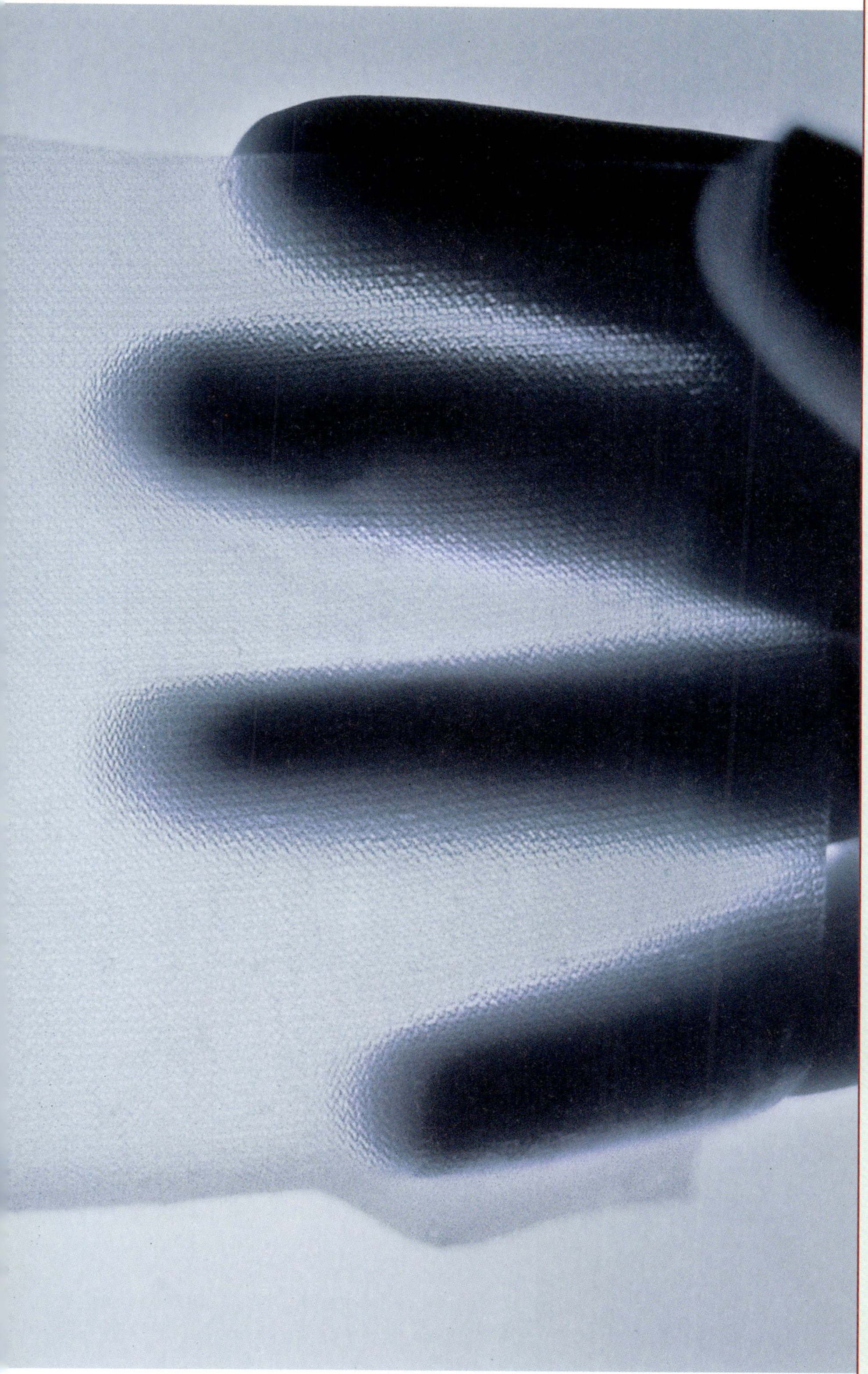

Die **Transplantation künstlicher Hautlappen,** die vor allem bei Brandwunden hilfreich sind, ist längst Krankenhausalltag. Gezüchtet werden sie aus kleinen unverletzten Hautstücken der Patienten, die in einer Nährlösung bis auf Postkartengröße heranwachsen

Text:
Ute Eberle

Die Laborantin füttert die Haut. Behutsam senkt sie eine Pipette in den Plastikbehälter mit der eiweißreichen Nährlösung. Nur ja nicht den hauchdünnen Zellfilm verletzen, der sich am Boden festklammert. Dann saugt sie die ausgezehrte, orangefarben schimmernde Flüssigkeit ab und gießt frische, kirschrote Nährlösung aus einem Glaskolben nach.

Ein weißer Schutzanzug hüllt die Laborantin vom Kopf bis zu den Zehen ein, nur die Augen sind zu sehen. Das »Häschenkostüm«, wie die Angestellten den Anzug nennen, soll verhindern, dass Keime die Zellkulturen verunreinigen. 47 weitere Behälter mit heranwachsender Haut hat die Mitarbeiterin des Biotech-Unternehmens Genzyme noch mit Nährstoffen zu versorgen – die letzte Hoffnung eines Brandopfers. Hier im Labor weiß man wenig von ihm, nur, dass es schwer verletzt irgendwo in einem Krankenhausbett mit dem Tode ringt, während seine Haut in Postkartengröße nachwächst.

»Am meisten zu tun haben wir nach Feiertagen«, sagt Jacqueline Wolfrum, eine Wissenschaftlerin mit laborfreundlichem Pagenschnitt, die durch die Produktionsanlage in Cambridge (Massachusetts) führt. »All die Grillpartys zum Unabhängigkeitstag und dann natürlich Weihnachten.« Die Firma Genzyme züchtet Oberhaut für Patienten, bei denen ein Großteil der Körperoberfläche verbrannt ist. Lange Zeit konnten Mediziner solch großflächige Wunden nur notdürftig verarzten und hoffen – oft vergebens. Heute schneiden sie ein Stück Haut von einer unverletzten Stelle, schicken es beispielsweise zu Genzyme und lassen dünne Hautlappen heranzüchten, die dem Patienten transplantiert werden.

Durch ein Sichtfenster beobachtet Wolfrum, wie die Laborantin die Behälter in einen Brutschrank zurückstellt. Das Transplantat muss noch ein paar Tage reifen, bevor es »geerntet« werden kann.

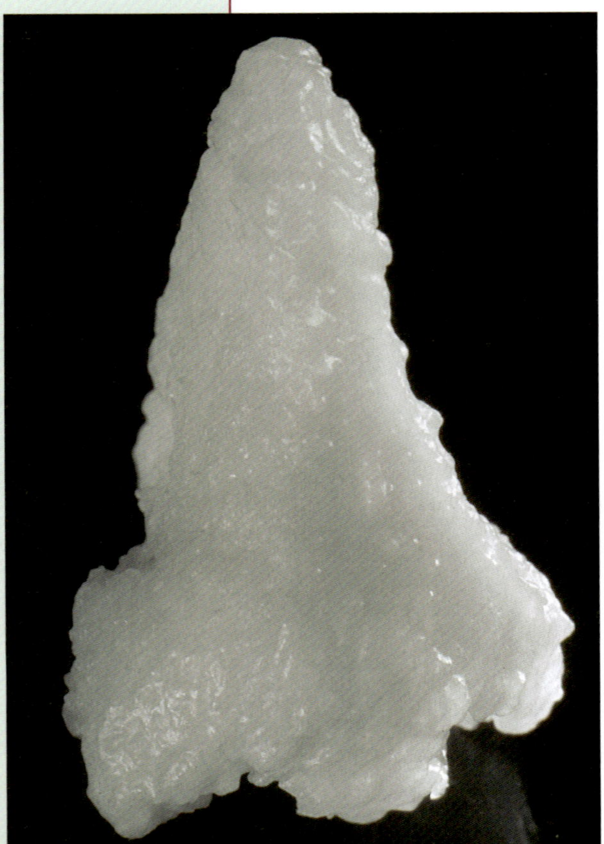

Die Form einer menschlichen Nase ist schon zu erkennen. Forscher am Massachusetts Institute of Technology in Boston besiedelten ein Gerüst aus Kunststoff mit **Knorpelzellen von Rindern** und vermehrten diese zwei Wochen in einer Nährlösung

Willkommen zur nächsten Stufe der menschlichen Evolution. Jahrmillionenlang musste Homo sapiens zusehen, wie Bäume neue Zweige treiben, wo der Sturm ihnen Äste geraubt hat; wie Molche verlorene Beine ersetzen oder Regenwürmer abgetrennte Schwanzglieder nachbilden. Der Mensch war in diesen Dingen ein Stümper, es reichte gerade für ein Holzbein oder ein metallenes Hüftgelenk. Doch getrieben von Durchbrüchen in Ingenieurskunst, Medizin und Biologie gelingt es Wissenschaftlern allmählich immer besser, auch für Menschen Ersatzteile aus körpereigenen Substanzen sprießen zu lassen. Die sind auch deshalb so willkommen, weil sie keine Abstoßungsreaktionen des Immunsystems hervorrufen.

Die Experten nennen sich Tissue Engineers oder, auf Deutsch, Gewebekonstrukteure, und sie revolutionieren die Medizin – gerade rechtzeitig für die vergreisenden Gesellschaften des Westens. Von ihrer Kunst, dem Tissue Engineering – dieser Sammelbegriff umfasst sowohl das Züchten von Organen als auch die Regeneration von Geweben im Körper selbst –, werden Wunderdinge erwartet: Abgenutzte Gelenke sollen sich verjüngen, erschlaffende Herzmuskeln wieder kräftig schlagen, Knochen nachwachsen und sogar Gehirne wieder besser funktionieren können.

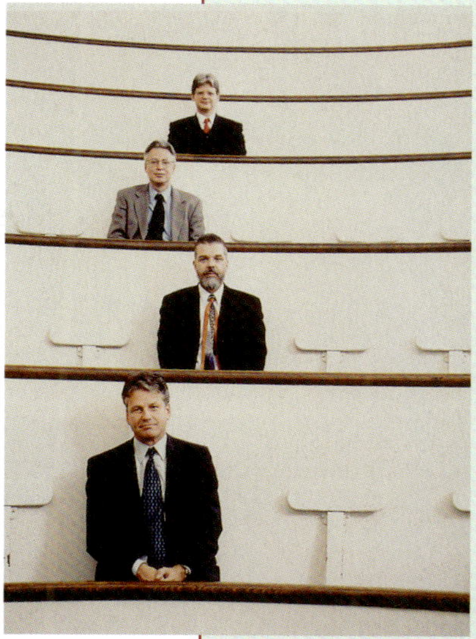

Die Brüder Jay, Chuck, Martin und Frank Vacanti (von unten) aus Boston gelten als **Pioniere des Tissue Engineering**; 1995 schockierten sie die Öffentlichkeit mit einer Maus, auf deren Rücken sie ein gezüchtetes Menschenohr transplantiert hatten

Was so einfach klingt, ist ein oft langwieriges Zuchtverfahren und von Zelltyp zu Zelltyp höchst unterschiedlich. Haut- und Darmzellen zum Beispiel vermehren sich schnell, Leberzellen eher langsam, Herzmuskelzellen gar nicht. Vor allem aber bedarf es der richtigen »Suppe«, wie Gewebezüchter das Gebräu aus Nährstoffen und Wachstumsfaktoren nennen, die den Starterzellen das Signal zur Teilung

Weltweit wachsen in Laboratorien Augenhornhäute, Harnröhren, Zähne

geben. Die Mischung der Nährlösung ist für jeden Zelltyp anders, und nicht für jeden Zelltyp ist sie bekannt: Füttert man etwa eine Knochenhautzelle mit einer falschen Nährlösung, kann daraus Fettgewebe werden.

Erstmals wurde die Öffentlichkeit 1995 auf das junge Forschungsgebiet aufmerksam – und sie war schockiert: Der amerikanische Gewebezüchter Chuck Vacanti hatte ein ohrenförmiges Polymergerüst gebastelt, es mit menschlichen Knorpelzellen überwuchern lassen und auf den Rücken einer Maus operiert, die er übermütig Auriculosaurus taufte, was so viel heißt wie »Ohrensaurier«. Bald krabbelte das Tierchen mit der obszön anmutenden Ohrmuschel weltweit über Bildschirme und Zeitschriftenseiten. Tierschützer waren entsetzt – doch die Forschungsgelder flossen.

Inzwischen haben Tissue Engineers enorme Erfolge erzielt. Neben gezüchteten Hautlappen und »Haut aus der Tube« – einem Gemisch aus Hautzellen und Fibrinkleber, das chronische Wunden heilen hilft –, hat vor allem künstlicher Knorpel bereits Einzug in den Krankenhausalltag gehalten, meist zur Reparatur unfallgeschädigter Knie. In Deutschland entnehmen speziell geschulte Ärzte in rund 50 »Kompetenzzentren« Patienten rosinengroße Knorpelproben, lassen die Substanz im Labor vermehren und implantieren das Ersatzgewebe in die Kniescheibe, wo es innerhalb eines Jahres so fest und stabil wird wie das vorhandene.

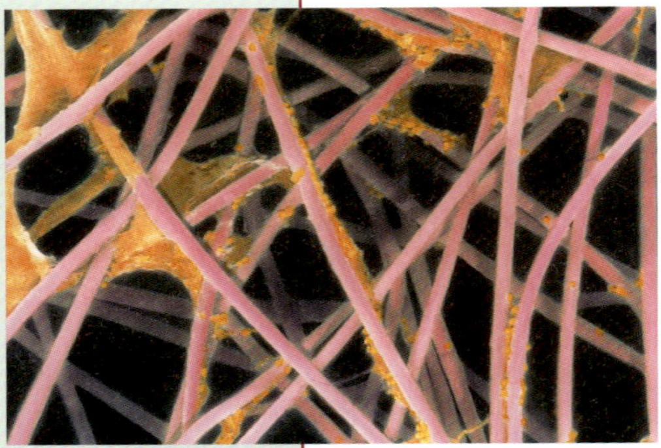

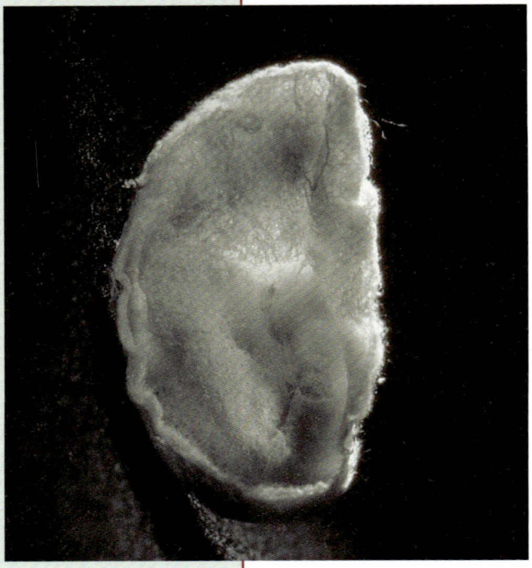

Das Elektronenmikroskop macht es sichtbar: Von Nährstoffen umspült, ist Knorpelgewebe (gelb) auf einem Kunststoffgerüst herangewachsen. Ein anatomisch korrekt nachgebautes **Gerüst aus speziellen Kunststofffasern** ist auch Voraussetzung für die Nachbildung eines menschlichen Ohres (unten)

In den USA lebt bereits ein Arbeiter mit einem laborgezüchteten Fingerknochen. Ein deutscher Metalldreher traut sich wieder ohne Pflaster auf die Straße, nachdem Gewebezüchter in Freiburg eine seit einem Unfall in einem Ohr klaffende Lücke geflickt haben. Ein baden-württembergischer Chirurg züchtet Bauchdeckengewebe, um damit Leistenbrüche zu reparieren, und eine amerikanische Nachwuchsforscherin lässt querschnittsgelähmte Ratten dank gezüchteter Nervenbahnen im Rückenmark wieder durch die Käfige trippeln. Weltweit reift in den Laboratorien – in unterschiedlichen Stadien der Perfektion – ein wahres Sammelsurium an Ersatzteilen aus körpereigenen Materialien heran: von der Augenhornhaut bis zur Harnröhre, von Adern (für Bypassoperationen) bis zu Zähnen.

Und die Gewebezüchter werden immer ehrgeiziger. Im Winter des Jahres 2000 stattete ein Team um den Freiburger Mediziner Dirk Schäfer erstmals einen Menschen mit einem gezüchteten Fingergelenk aus. Der 35-jährige Arbeiter – ein begeisterter Trompetenspieler – hatte bei einem Arbeitsunfall den Zeigefinger der rechten Hand verloren und sich das mittlere Gelenk seines Mittelfingers so schwer gequetscht, dass es, wie sonst üblich, hätte versteift werden sollen. Stattdessen entnahmen die Ärzte dem Mann Knorpel- und Knochenzellen, strichen sie auf anatomisch korrekt nachgebaute Polymergerüste und warteten, bis sie von Zellgewebe dicht überwuchert wurden. Schließlich setzte Schäfer Knochen wie Knorpel

Die Vision der Gewebekonstrukteure: Herzen und Harnblasen züchten

in einer dreistündigen Operation zu einem Gelenk zusammen und implantierte es dem Patienten. Der konnte bereits nach einem halben Jahr wieder Trompete spielen, und Schäfer wandte sich der nächsten Weltpremiere zu: einem kompletten Sprunggelenk aus dem Labor.

Doch so sehr derartige Ersatzteile beeindrucken – vielen Tissue Engineers gelten sie allenfalls als Aufwärmübung. Ihr Ziel ist die Züchtung kompletter Organe. Ein Prototyp lagert im Regal von Anthony Atala am Children's Hospital Boston, neben den gesammelten Bänden der Zeitschrift »Urology«: In einer Art Einmachglas schwimmt etwas Weißlich-Glibbriges, das aussieht wie ein riesiges pochiertes Ei. »Das erste vollständig im Labor entwickelte innere Organ«, sagt Chirurg Atala stolz und nimmt das Glas vorsichtig in die Hand. »Eine menschliche Harnblase.« Dass sie in Boston entwickelt wurde, ist kein Zufall. Die Ostküsten-Metropole und ihre Partnerstadt Cambridge gelten als die Geburtsstätten des Tissue Engineering. In Boston züchtete Eugene Bell 1979 die ersten Lappen Menschenhaut, und hier lebte auch die Maus Auriculosaurus.

Ganze Organe »bauen« zu können war schon von Anfang an der Traum der Gewebezüchter. Denn seit Gesetze Autofahrer zwingen, Gurte anzulegen, ist die Zahl junger, »brauchbarer« Organspender stark gesunken. In den USA warteten im Jahr 2001 knapp 80 000 Menschen auf eine Transplantation – und rund 5 600 starben, bevor sie eine Chance erhielten; in Deutschland hoffen vier von zehn Leberkranken vergebens auf ein Ersatzorgan.

Organe beruhen jedoch auf dem Zusammenspiel unterschiedlicher Zelltypen, und ihre Züchtung gilt deshalb als weit aufwendiger als etwa die eines Knorpels. Das ist etwa so, als ob man versuchte, ein perfektes Menü aus einem Spitzenrestaurant nachzukochen«, sagt Atala. »Man nimmt alle Zutaten und kocht los, aber es schmeckt ganz anders. Man fängt noch mal von vorn an, dann noch einmal – und erst ganz langsam wird es, wie es sein sollte.«

Atala züchtete zunächst winzige Bestandteile einer Blase, dann immer größere Stücke, und schließlich gelang ihm ein komplettes Organ. Der Chirurg testete das Verfahren zunächst an Hunden. Er entnahm den Tieren eine erbsengroße Probe aus der Blase, die sowohl Muskelzellen als auch Zellen der Innen- und Außenbeschichtung enthielt. Beide Zelltypen vermehrte er und strich sie auf blasenförmige Polymergerüste, die er den Tieren einpflanzte. Der Kunststoff löste sich allmählich auf, und ein paar Monate später war die Laborblase von einer natürlichen kaum mehr zu unterscheiden.

In Atalas Labor steht alles bereit für den Einsatz am Men-

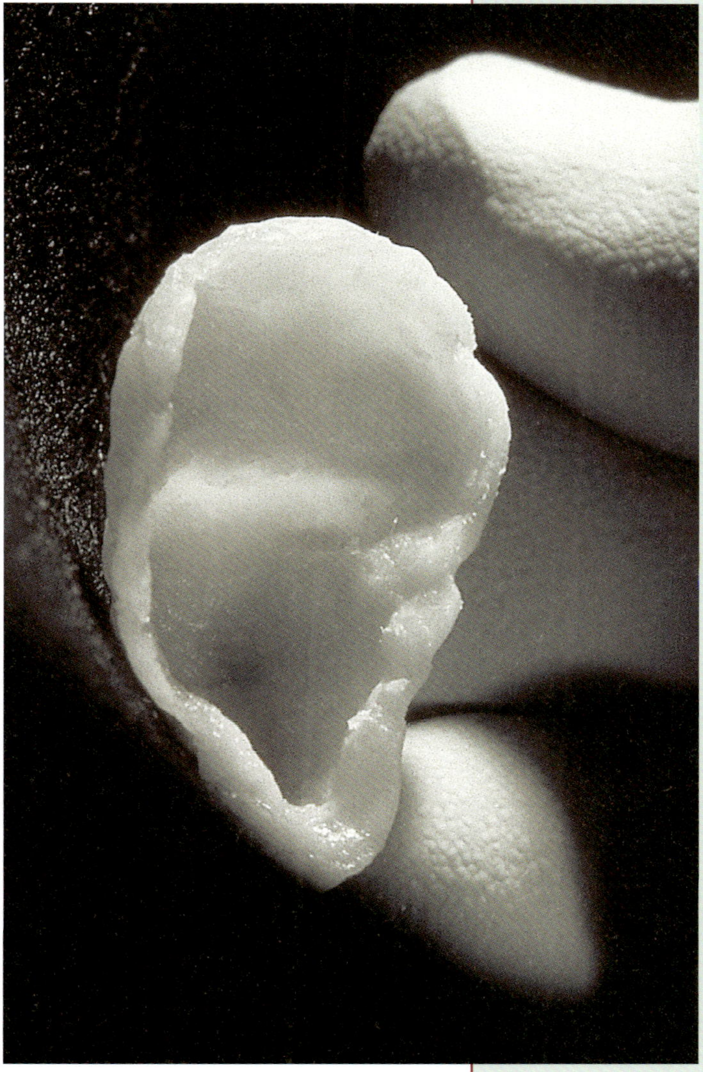

Ein wenig ausgefranst sieht es noch aus, dieses von Chuck Vacanti **gezüchtete Ohr.** Das Polymergerüst in seinem Inneren – das sich später auflösen wird – war bereits wenige Tage nach der Besiedelung mit Zellen überwuchert

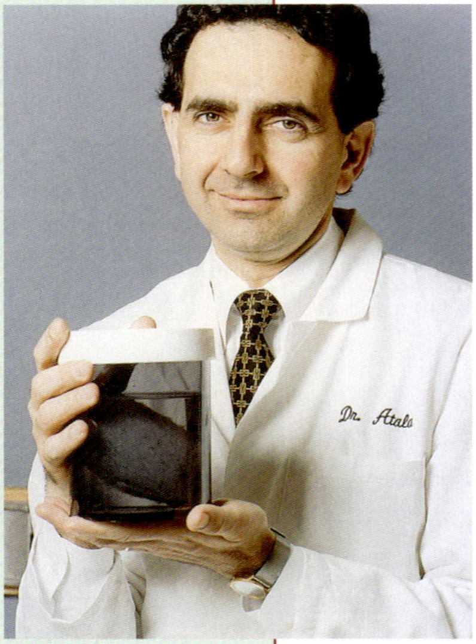

Den Traum der Gewebezüchter – die Herstellung eines kompletten Organs – hat als Erster **Anthony Atala** vom Kinderkrankenhaus Boston wahr gemacht: Im Glas schwimmt eine Harnblase

schen. »Wenn ein Kind eine Blase benötigt, etwa weil es missgebildet zur Welt gekommen ist, dann können wir mit dem Tomografen ein dreidimensionales Bild der Bauchhöhle anfertigen, dann ein Gerüst formen und in sechs Wochen eine passende Blase wachsen lassen.« Die würde zunächst unfertig eingepflanzt und lediglich mit den Zu- und Ableitungen verbunden. Mithilfe der so genannten Angiogenese – mit der auch Tumore für ihre Blutversorgung und ihr Wachstum sorgen – kann der Körper schließlich selbst die für das Blasengewebe erforderlichen Blutgefäße ausbilden.

Bislang ist es allerdings noch nicht gelungen, derart komplexe Organe wie ein Herz im Labor wachsen zu lassen. Auch Gewebeschichten von mehr als einem Zentimeter Dicke können noch nicht im Labor gezüchtet werden, denn dafür müsste das Gewebe mit Adern durchzogen sein, die es schon vor der Transplantation mit Sauerstoff und Nahrung versorgen – sonst stirbt es ab.

Manche Forscher umgehen das Problem, indem sie einzelne Bauteile – wie Herzklappen – züchten oder komplette Organfunktionen außerhalb des Körpers organisieren. Krankenhäuser in den USA und Europa, darunter die Berliner Charité, haben etwa eine »externe Leber« entwickelt. Dabei wird das Blut des Patienten durch eine waschmaschinengroße Anlage gepumpt, die mit Schweineleberzellen bestückt ist und das Blut entgiftet. So kann sich das Organ nach akutem Leberversagen – etwa infolge einer Pilzvergiftung – regenerieren; oder der Patient gewinnt Zeit, während er auf ein Transplantat wartet. Eine am Deutschen Zentrum für Biomaterialien und Organersatz in Stuttgart-Tübingen nach einem ähnlichen Prinzip konstruierte und sogar implantierbare Bauchspeicheldrüse soll Diabetikern schon bald die täglichen Insulinspritzen ersparen.

Für viele Gewebezüchter sind das jedoch Übergangslösungen für die Zeit, bis das Problem mit der Blutversorgung gelöst ist. Eine besonders ehrgeizige Strategie verfolgt das Tissue Engineering & Organ Fabrication Laboratory am Massachusetts General Hospital. Dort beschloss man: Wenn Organe nicht ohne Durchblutung wachsen, »dann bauen wir eben das Aderngeflecht zuerst«. Das Vorhaben erschien größenwahnsinnig, denn der weit überwiegende Teil des Blutkreislaufs besteht aus winzigen Äderchen, von denen zehn zusammen nicht dicker sind als ein menschliches Haar. Das Adernsystem der Leber etwa ähnelt einem Topfreiniger aus feinster Stahlwolle.

Doch mithilfe von Ingenieuren des Massachusetts Institute of Technology und eines so genannten 3-D-Druckers – dessen Technik ursprünglich für den Bau von Flugzeugmotoren entwickelt wurde – gelang es, winzige dreidimensionale Kanäle in ein Silikonplättchen zu pressen. Diese wurden so lange mit Zellmaterial, Nährstoffen, Wachstumsfaktoren und Blut durchspült, bis sich Adern bildeten.

Der Lohn der Mühe lässt sich in einem blauen Kasten bewundern, der in einem Winkel des Labors steht und der den Warnhinweis »Mensch« trägt. »In diesem Bioreaktor versuchen wir die Bedingungen im Körper so weit wie möglich nachzuahmen«, sagt Julie Fuchs vom Massachusetts General Hospital. Derzeit dient der Apparat dazu, ein Stück Zuchtleber samt Aderngeflecht am Leben zu erhalten. Das plastikummantelte, daumennagelgroße Gewebestück steckt im Zentrum eines Gewirrs aus Gummischläuchen, durch die ein Motor – das »Herz« – brummend Blut pumpt; eine »Lunge« aus Metall steuert Sauerstoff bei. Das unscheinbare, braune Etwas gilt seinen Entwicklern als erster Schritt hin zu einer vollständigen Ersatzleber.

Mehr als jedes zweite Brandopfer stirbt, bevor neue Haut gezüchtet ist

»Tissue Engineering ist einfach cool«, findet Julie Fuchs. Obwohl der Tag grau ist, hat sie sich eine Sonnenbrille ins Haar geschoben. Wie sie da so unbekittelt und modisch gekleidet am Labortisch lehnt, glaubt man sich fast in eine Strandbar versetzt – hätte nicht jemand ein Glas mit vier herrenlosen Ohren dort abgestellt, Teil einer Knorpeltestserie. Eigentlich ist die junge Frau Assistenzärztin in der Chirurgie, doch die Ausbildungsordnung sieht auch einen zweijährigen Forschungseinsatz vor. »Tissue Engineering ist eng mit der Chirurgie verknüpft«, sagt sie. »Und es kann so viele unserer Probleme lösen.« Noch stößt die Gewebezüchtung allerdings an manche Grenzen:

• Gewebe braucht Zeit, bis es herangewachsen ist – und eben die haben viele Patienten nicht. Knapp drei Wochen etwa dauert es, bis bei Genzyme Ersatzhaut herangereift ist. Mehr als jedes zweite schwer verletzte Brandopfer ist bis dahin gestorben. Prinzipiell ließe sich Gewebe auch auf Vorrat aus körper-

Bei Hunden tut diese **künstliche Harnblase** bereits ihren Dienst. Anthony Atala entnahm einer Hundeblase eine erbsengroße Probe, vermehrte die Zellen in einer Nährlösung und bestrich damit ein Polymergerüst; nach wenigen Wochen Wachstum war das Organ transplantierbar

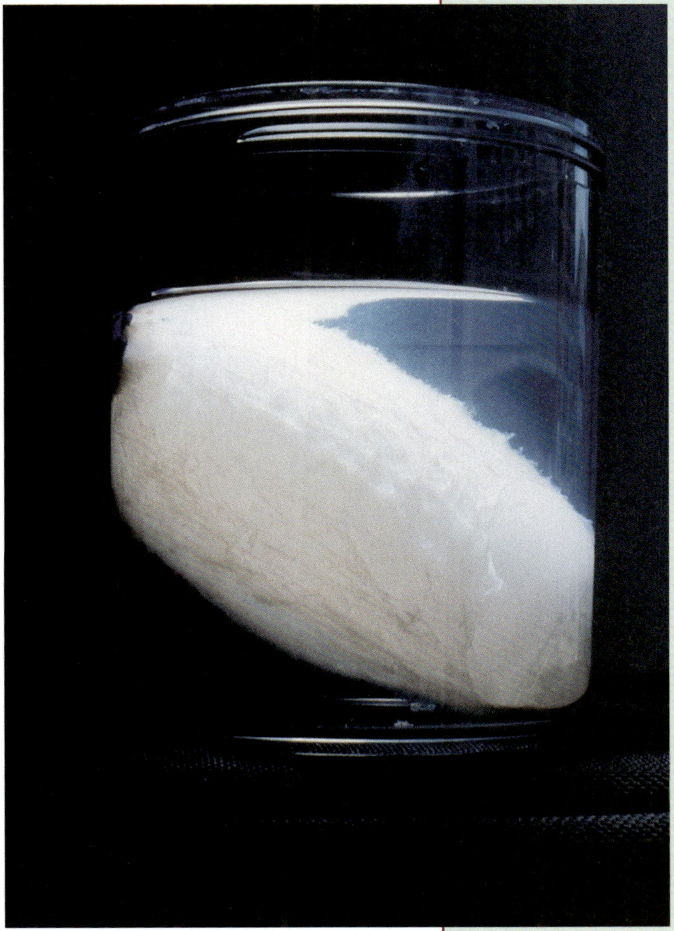

fremden Zellen produzieren. Doch die Empfänger müssten dann in den meisten Fällen lebenslang Immunsupressiva einnehmen.

- Körpereigene Stammzellen vermehren sich zwar fast von allein, doch es ist bislang kaum möglich, sie zu dem gewünschten Gewebe heranwachsen zu lassen. Das Problem ist ebenso wie bei der Züchtung ausgewachsener Organe die richtige »Nährsuppe«.
- Ist die Krankheit, die das eigene Gewebe zerstört hat, nicht kuriert, überlebt auch das Ersatzgewebe nicht lange. So sind etwa Knorpelimplantate im Knie bei rheumatoider Arthritis sinnlos, weil der Körper das neue Gewebe prompt wieder angreift.

Könnten defekte Körperteile einfach nachwachsen – wie bei Eidechsen?

- Verglichen mit natürlich gewachsenen Organen ist Laborgewebe noch immer zweitklassig. Kunsthaut etwa hat keine Haare, Poren oder Schweißdrüsen, der Patient muss also ständig aufpassen, dass er sich nicht zu sehr erhitzt. Und die Maus Auriculosaurus? Das Kunstohr auf ihrem Rücken wurde im Lauf der Monate immer flacher, weil der Knorpel der Hautspannung nicht standhielt.

Angesichts solcher Probleme hat die Zunft ihren Ansatz um eine neue Strategie erweitert: Es wird nicht mehr alles im Labor nachgebaut, sondern die Therapie setzt direkt im Körper an. »Dies läuft unter dem Begriff der regenerativen Medizin«, sagt der Gewebezüchter Björn Stark von der Universitätsklinik Freiburg. Eine Möglichkeit ist die Implantation neuer Zellen. In der neurochirurgischen Abteilung der Universität Pittsburgh ließen sich seit 1998 Schlaganfallpatienten probeweise Millionen lebender Zellen ins Gehirn spritzen, die das abgestorbene Gewebe ersetzen sollten. Die Vorläufer der Transplantate stammten von einem seltenen Tumor, den Ärzte vor mehr als zwei Jahrzehnten einem jungen Mann herausoperiert hatten. Zur Übertragung der Zellen bohrten Ärzte ein Loch in die Schädel der Patienten, arbeiteten sich mit einer langen Nadel zu den lahm gelegten Arealen vor und spritzten die Spenderzellen ein.

Da das Gehirn keinen Schmerz empfindet, konnten die Probanden bei vollem Bewusstsein bleiben; und da es keine Immunabwehr hat, die fremde Zellen abstößt, benötigten sie auch keine Antisupressiva. Ergebnis: Über die Hälfte

Eine besondere Herausforderung ist die **Züchtung von Blutgefäßen** (hier ein Modell). Am Massachusetts General Hospital gelang es bereits, Aderngeflechte im Labor nachwachsen zu lassen

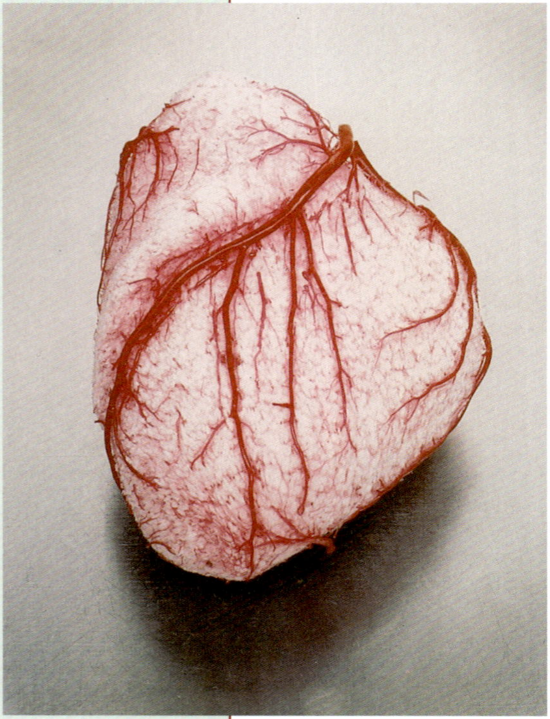

der Testpersonen fühlte sich besser und konnte gelähmte Glieder wieder bewegen. Ob der Erfolg von Dauer ist, muss sich erst erweisen.

Noch besser wäre es jedoch, wenn – so die Vision der Gewebezüchter – sich der Körper selber regenerieren würde, ähnlich einer Eidechse, deren Schwanz nachwächst. Das Potenzial dazu scheint auch im Menschen angelegt zu sein, selbst Erwachsene verfügen über eine Reserve an unentwickelten »Reparaturzellen« – an so genannten adulten Stammzellen und speziellen Vorläuferzellen in den Organen. Aktiviert werden könnten sie mithilfe von Signalmolekülen – Proteinen, die unreifen Zellen im Embryo signalisieren, zu welchem Gewebe sie sich entwickeln sollen.

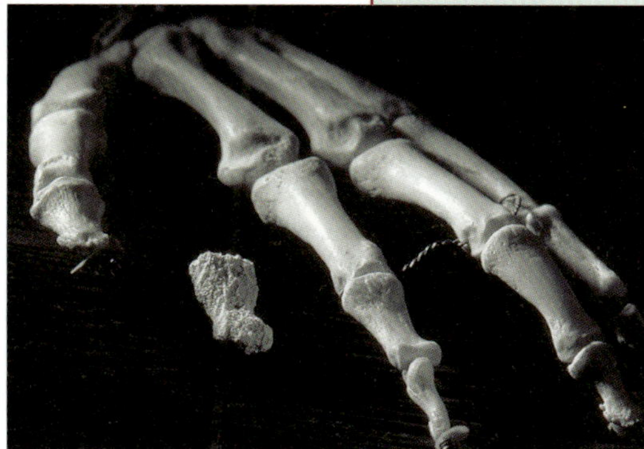

Aus einem porösen Stück Koralle haben Gewebekonstrukteure ein **Daumenendglied** geformt, mit Zellen besiedelt, einem Unfallopfer transplantiert und dann mit Haut umhüllt

Im Erwachsenenalter sind diese Signalmoleküle nicht mehr aktiv. Der kleinen amerikanischen Biotechnikfirma Curis gelang es jedoch, einen Signalstoff im Labor nachzubauen, der entscheidend am Knochenaufbau beteiligt ist. Die Forscher testeten ihr BMP7 an einer 91-jährigen Greisin, die seit 13 Jahren mit einem von Schienen und Nägeln zusammengehaltenen Oberarmknochen lebte, weil der Bruch nicht heilte. Nachdem Ärzte einen mit BMP7 angereicherten Kitt in die Fraktur gespachtelt hatten, wuchs tatsächlich neuer Knochen heran.

Vieles ist auch bei der Stammzelltechnik noch ungeklärt: etwa die Frage, ob es besser ist, die körpereigene Produktion von Signalmolekülen durch Genmanipulation zu stimulieren, oder die Stoffe im Labor zu produzieren – bis hin zu der Sorge, dass sich Proteine und Zellen als unkontrollierbar erweisen und zu Tumoren entarten könnten.

Die Vorstellung, dass per Gewebezucht Ersatzteile für den menschlichen Körper hergestellt werden, ist aufregend, vielversprechend, verstörend. »Viele Leute sehen uns als eine Art Frankenstein«, sagt Martin Vacanti, Gewebezüchter an der University of Massachusetts, »dabei ist das, was wir tun, nicht bizarrer als eine normale Wundheilung.«

Die junge Chirurgin Julie Fuchs verspürt schon mehr Ehrfurcht, wenn sie sieht, wie Zellen zu ganzen Organen heranwachsen: »Es ist einfach faszinierend, am Anfang ist da nichts und am Schluss – Leben.« **(2002)**

■ **Siehe auch A–Z-Teil**

→ Blutgefäße · Forschung · Gewebe · Gewebeverträglichkeit · Harnblase · Hautplastik · Herzklappenprothese · Implantat · Knorpel · Lebertransplantation · Organ · Schlaganfall · Stammzelle · Verbrennung · Zelle

Die Wissenschaftsjournalistin Ute Eberle fühlte sich bei ihren Recherchen mitunter in einen Science-Fiction-Film versetzt, so fantastisch kam ihr manche Kreation der Gewebezüchter vor.

Text:
Christina Schneider

Von den Leichen lernen

Gegen heftigen Widerstand bestreitet der Flame Andreas Vesalius antikeVorstellungen vom menschlichen Körper. 1543 veröffentlicht er über dessen Struktur den ersten verlässlichen Atlas und begründet damit die wissenschaftliche Anatomie

Andreas Vesalius alias Andries van Wesel (1514–1564), wie er sich in seinem Werk »Über den Aufbau des menschlichen Körpers« seinen Lesern vorstellt (Holzschnitt des Jan Stephan von Calcar)

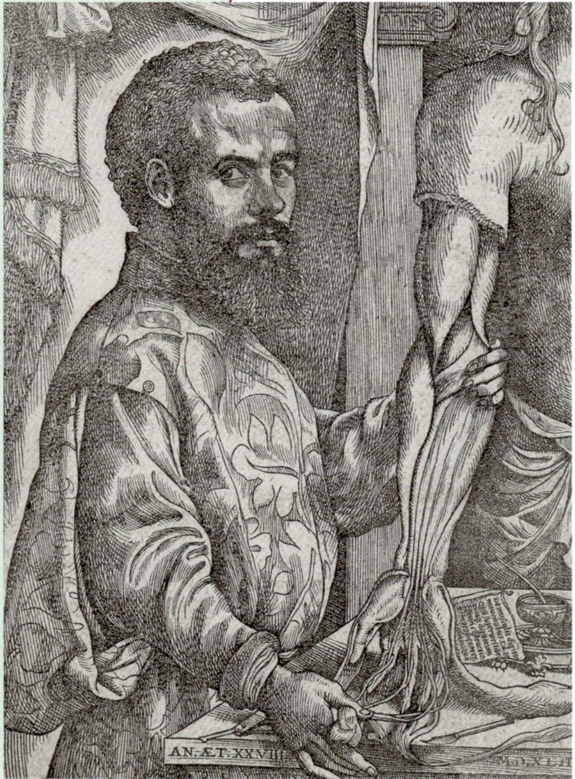

Die Franziskuskirche in Bologna ist voller Neugieriger. Vor dem Altar wird an diesem Tag, dem 15. Januar 1540, eine Leiche geöffnet – zwei Medizinprofessoren nehmen eine Sektion vor. Rund 200 Studenten, ältere Universitätsmitglieder, Angehörige des Klerus und interessierte Bürger sehen ihnen dabei von eigens errichteten Tribünen aus zu. In Kirchen ist Platz für viele Zuschauer, deshalb finden dort häufig öffentliche Sektionen statt.

Während der jüngere Professor, Andries van Wesel – oder Andreas Vesalius, kurz Vesal, wie er in der wissenschaftlichen Welt heißt –, die Leiche zerlegt, doziert sein ehrwürdiger Kollege Matteo Corti aus den Schriften des römischen Arztes Galen, der von 129 bis 199 n. Chr. gelebt hat. Auf dessen Thesen fußt auch noch im 16. Jahrhundert das ärztliche Wissen – auf Galens 15 Büchern vom Aufbau des menschlichen Körpers und vor allem auf der von ihm propagierten »Säftelehre«. Danach kommt es zu Krankheiten, wenn Blut, Schleim, schwarze und gelbe Galle im Ungleichgewicht sind. Durch Aderlässe, Schröpfen oder Erbrechen können sie wieder in Balance gebracht werden.

VESALIUS MACHT CORTI auf eine Entdeckung aufmerksam: Der gerade Bauchmuskel, der Rectus abdominis, sieht anders aus, als von Galen beschrieben. Corti meint, Vesalius müsse sich irren. Der aber protestiert: Es sei Galen, der sich getäuscht habe.

Was nimmt sich dieser junge Mann heraus, dass er den großen antiken Anatomen infrage stellt? Corti ist empört, und etliche

Zuschauer verlassen verärgert die Kirche. Dabei ist Vesalius, der sonst in Padua unterrichtet, eigens wegen seiner revolutionären Lehrmethoden von den Studenten der Universität Bologna eingeladen worden. So pflegt der 1514 in Brüssel geborene Professor die Leichen selbst zu sezieren – anders als die meisten seiner Kollegen, die vom Katheder aus die Schriften Galens interpretieren, während ein Prosektor dessen Lehren am geöffneten Leichnam zu belegen sucht.

Um Erkenntnisgewinn durch eigene Beobachtungen geht es dabei nicht, sondern um die Reproduktion überlieferter Lehrmeinungen. Schließlich beantwortet Galens Säftelehre nach Ansicht der Mediziner des 16. Jahrhunderts ja auch die meisten Fragen über den menschlichen Körper. Warum also nach Neuem forschen? Vesalius aber will selbst sehen, was Galen beschreibt. Er ist so fasziniert vom Aufbau des menschlichen Körpers, dass er das Sezieren nicht anderen überlassen mag. Als Student hat er daheim an der Universität Löwen und an der Pariser Sorbonne nur wenige Sektionen erleben können. Sie sind nicht verboten, aber die Anatomie gilt als nicht sehr angesehene Disziplin.

Andreas Vesalius hat sich zu helfen gewusst. Während seiner Zeit in Löwen trifft er beispielsweise vor den Toren der Stadt auf einen Scheiterhaufen mit den Gebeinen eines Hingerichteten. Vögel haben das restliche Fleisch von den Knochen und Sehnen genagt. Der Student beschließt, sich das Skelett anzueignen. Ein Freund steht Wache, während Vesalius es auseinander nimmt. Stück für Stück trägt er die Knochen dann in seine Wohnung und setzt sie dort wieder zusammen.

Schon bald nach Abschluss seines Studiums erhält Andreas Vesalius in Padua eine Professur. Dort hat er häufiger Gelegenheit, menschliche Kör-

Nur hingerichtete, von der Kirche ausgeschlossene Verbrecher dürfen seziert werden – offiziell

per zu inspizieren, und beginnt, den Schriften Galens immer mehr zu misstrauen – denn was er sieht, stimmt oft nicht mit dessen Thesen überein.

So findet Vesalius keine Poren in der Herzscheidewand, die das Blut hindurchlassen könnten – darauf aber stützt sich Galens Erklärung des Blutkreislaufs. Auch enthält eine Gebärmutter keineswegs »sieben Kammern«. Und weder besteht die Leber aus fünf Lappen, noch findet sich im Inneren des Herzens ein Knochen. Schließlich begreift Vesalius: Der antike Forscher hat vermutlich nur Tiere seziert und von deren Anatomie auf die des Menschen geschlossen. Für konservative Gelehrte klingen diese

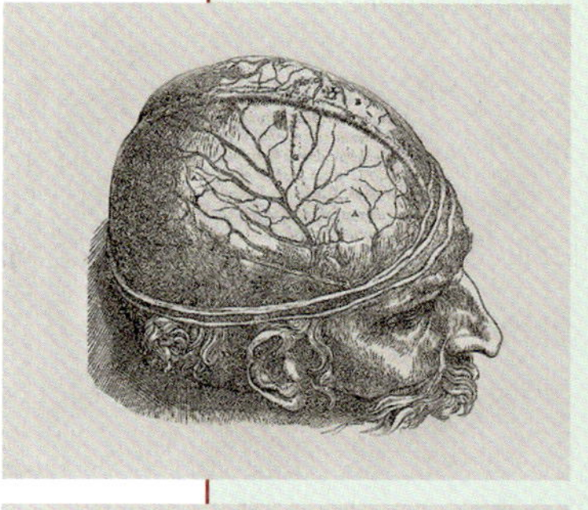

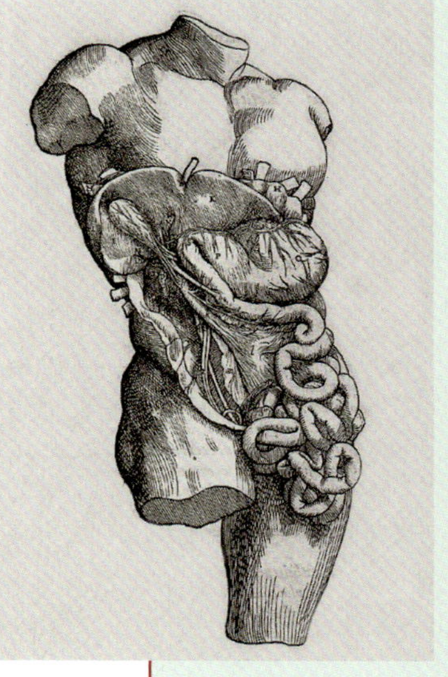

Kunstvoll und exakt zugleich präsentiert Vesalius in seinem Buch etwa das **Gefäßsystem des Gehirns** unter dem geöffneten Schädel oder die **Lage der Innereien** in einem geöffneten Torso

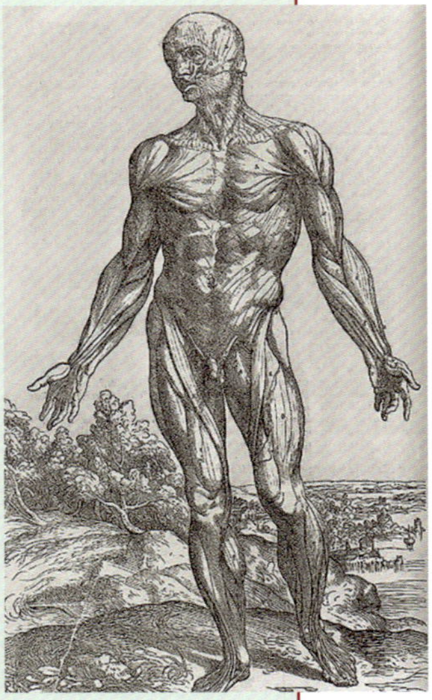

Die **Muskelstruktur eines Manneskörpers** – gemäß Vesalius' präzisen anatomischen Studien. Als Anregung für den Holzschnitt nutzte der Illustrator eine Zeichnung Tizians

Feststellungen geradezu ketzerisch. Doch der junge Mann bekommt auch Zuspruch und erhält in Padua sogar eine Gehaltserhöhung. 1539 veröffentlicht Vesalius seine »Tabulae anatomicae«. Sie enthalten detaillierte anatomische Zeichnungen entsprechend den bei seinen Sektionen gewonnenen Erkenntnissen und sind ausdrücklich für Medizinstudenten bestimmt – die ersten Lehrtafeln der Anatomie überhaupt.

Offiziell dürfen nur hingerichtete, von der Kirche aus der Gemeinschaft der Gläubigen ausgeschlossene Verbrecher seziert werden. Dem ehrgeizigen Forscher Vesalius reicht das nicht. In Padua bemüht er sich denn auch um ein gutes Verhältnis zum Strafrichter: Der stellt ihm die Körper Hingerichteter zur Verfügung und macht das Datum einer Exekution mitunter von den Bedürfnissen des Anatomen abhängig. Dennoch verfügt Vesalius über so wenig »Anschauungsmaterial«, dass seine Studenten für ihn Leichname aus Gräbern oder Friedhofskapellen stehlen und er selbst einmal eine Leiche wochenlang in seinem Schlafzimmer aufbewahrt.

1543 veröffentlicht Vesalius seine gesamten neuen Erkenntnisse in seinem Hauptwerk »De humani corporis fabrica libri septem« (»Sieben Bücher über den Aufbau des menschlichen Körpers«). Kunstvolle Holzschnitte, die Knochen, Muskeln, das System der Adern und die Lage der Organe zeigen, sind von ausführlichen Erklärungen begleitet.

Auch der Begründer der Anatomie macht Fehler: Er glaubt etwa, das Herz sei ein Anhängsel der Leber

Zwei revolutionäre Thesen vertritt Vesalius in seiner »Fabrica«: zum einen, dass Galen nicht mit allem Recht hat. Zum anderen, dass Analogieschlüsse vom Tier auf den Menschen nicht in jedem Fall hinreichen. Alles kann freilich auch Vesalius nicht erklären. So beschreibt er die Bauchspeicheldrüse als eine Art Polster für den Magen. Auch glaubt er wie Galen, das Blut werde von der Leber aus im Körper verteilt und dass das Herz ein Anhängsel der Leber sei.

Das erste anatomische Werk, das auf Beobachtungen fußt, wird ein großer Erfolg und in mehrere Sprachen übersetzt. Schon bald kursieren Plagiate in ganz Europa. Für mehr als ein Jahrhundert gibt die »Fabrica« die Norm für anatomische Abbildungen vor. Bis ins 18. Jahrhundert wird sie wieder und wieder neu aufgelegt. Weitere Pioniere der Anatomie bringen die Forschung voran – so der Engländer William Harvey, der 1628 als Erster den Blutkreislauf korrekt beschreibt.

Vesalius, der die »Fabrica« Kaiser Karl V. gewidmet hat, bemüht sich gleich nach ihrem Erscheinen um eine Audienz beim Herrscher. Und der bestimmt den 28-Jährigen zum Leibarzt des kaiserlichen Haushalts. Dieses Amt ist unkündbar und bedeutet das Aus für den Forscher Vesalius, der nun im Gefolge Karls durch Europa reisen muss. Aber auch nach Abdankung des Kaisers 1556 bleibt der Arzt dessen Familie treu: Er tritt in den Dienst von Karls einzigem Sohn, König Philipp II. von Spanien.

Acht Jahre später macht Andreas Vesalius sich auf zu einer Pilgerreise nach Jerusalem. 1564 geht er während der Rückfahrt auf der griechischen Insel Zakynthos an Land und stirbt dort an einer plötzlichen Krankheit – fern von jeder Universität, welcher der erste verlässliche Kartograf des menschlichen Körpers seinen Leichnam zu Studienzwecken hätte anvertrauen können. **(2005)**

■ **Siehe auch A–Z-Teil**

⟶ Aderlass · Anatomie · Bauchspeicheldrüse · Blutkreislauf · Gebärmutter · Humoralpathologie · Leber · Magen · Obduktion · Schröpfen · Skelett

Christina Schneider ist freie Journalistin in Hamburg.

Text:
Lisa Belkin

Geboren zum Lebenretten

Zwei Familien, zwei durch einen ererbten Gendefekt sterbenskranke Kinder und eine heikle Chance, sie zu retten: Mithilfe von künstlicher Befruchtung und Embryonenselektion wollten die Eltern gesunde Kinder zeugen und deren Stammzellen den kranken Geschwistern übertragen lassen …

Als Molly Nash am 4. Juli 1994 im Rose Medical Center in Denver, Colorado, geboren wurde, fehlten ihr beide Daumen, ihr rechter Arm war um ein Drittel kürzer als der linke, und ihr Herz hatte zwei Löcher. Überdies stellte sich später heraus, dass sie auf einem Ohr taub war. Noch aus dem Kreißsaal rief Mollys Mutter, die als Krankenschwester auf der Intensivstation für Neugeborene im Universitätskrankenhaus arbeitete, verzweifelt bei einer Kollegin an und bat sie, ihr ein Fachbuch über Missbildungen mitzubringen. Und darin stieß Lisa Nash schließlich auf das Bild eines Kindes, das an der Fanconi-Anämie leidet – es glich auffällig dem ihrer Tochter.

Bei dieser Anämie, die nach dem Schweizer Arzt Guido Fanconi benannt ist, kann das Knochenmark nicht genügend Blutkörperchen erzeugen, weil die blutbildenden Stammzellen geschädigt sind. Es kommt zu körperlichen Missbildungen und häufig auch zu einer Leukämie oder einer anderen Krebserkrankung. Bis vor kurzem erreichten betroffene Kinder selten das sechste Lebensjahr.

Die Krankheit wird rezessiv vererbt, was bedeutet, dass im Erbgut beider Eltern entsprechend mutierte Gene vorhanden sein müssen. Im Durchschnitt findet sich diese Mutation lediglich bei jedem 200. Amerikaner. Bei ethnischen Gruppen jedoch, deren Mitglieder vorwiegend untereinander zu heiraten pflegen wie etwa aschkenasische Juden – zu denen die Nashs gehören –, tritt dieser genetische Defekt bereits bei jedem 89. auf.

Als Henry Strongin-Goldberg am 25. Oktober 1995 im George Washington University Hospital in Washington das Licht der Welt erblickte, hatte er einen Herzfehler und an der rechten Hand einen zweiten Daumen. Seine Eltern waren niedergeschmettert – vor allem, als sie die Diagnose Fanconi-Anämie erfuhren und welche Auswirkungen diese Krankheit hat. Damals schrieb Laurie Strongin in ihr Tagebuch: »Ich möchte die Zeit nur ein bisschen zurückstellen. Dann könnte ich mich glücklich preisen, wenn es nur das Herz und der Daumen wären! Aber Fanconi-Anämie bedeutet: Selten. Tödlich. Henry.«

Laurie Strongin und Allen Goldberg, Aschkenasim wie die Nashs, waren Anfang 30, unerfahren und wussten wenig über die Fanconi-Anämie, aber sehr wohl, wie man medizinische Datenbanken durchforstet. Nach wenigen Tagen stießen sie auf Arleen Auerbach von der New Yorker Rockefeller University, die ein Verzeichnis von etwa 800 nordamerikanischen Fanconi-Kranken betreut. Die Expertin, mit der auch die Nashs bereits Kontakt aufgenommen hatten, konnte beiden Elternpaaren kaum Hoffnung machen. Denn die Kinder Molly und Henry litten unter dem Typ C der Fanconi-Anämie, einer der Untergruppen dieser Krankheit, die meist rasch zum Tode führt.

Bis zum Jahr 1982 halfen auch Knochenmarktransplantationen nicht, weil die Zellen der kleinen Patienten unter einer Chemotherapie und Bestrahlungen zerfallen wären. Doch mit beidem muss vor einer solchen Transplantation das körpereigene Immunsystem unterdrückt werden, damit der Körper das fremde Gewebe akzeptiert.

Dann aber fanden französische Mediziner heraus, dass das Chemotherapeutikum Cytoxan schon in geringer Dosis wirkte. Und als noch weit hilfreicher erwies sich, wenn sich ein Verwandter mit möglichst ähnlichem Immunsystem als Spender des Knochenmarks zur Verfügung stellte.

Maßgeblich für die Verträglichkeit des Transplantats ist das Humane Leukozyten-Antigen-System (HLA-System). Es besteht aus sechs an der

Henry Strongin-Goldberg (links) leidet an Fanconi-Anämie. Die Zeugung eines Geschwisters, das ihm geholfen hätte, misslang. Überlebt hat Henry dank dem Knochenmark eines fremden Spenders. **Molly Nash** ist ebenfalls mit Fanconi-Anämie geboren. Die Stammzellen ihres Brüderchens, das ihre Mutter daraufhin zur Welt brachte, wurden ihr erfolgreich transfundiert

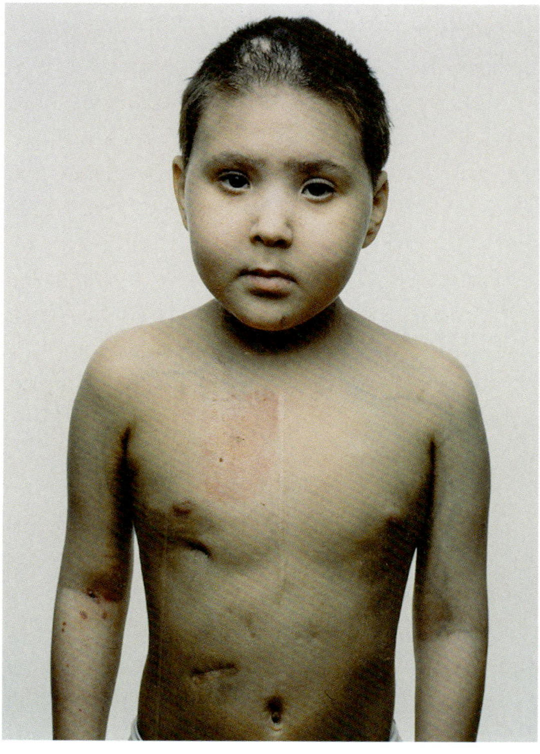

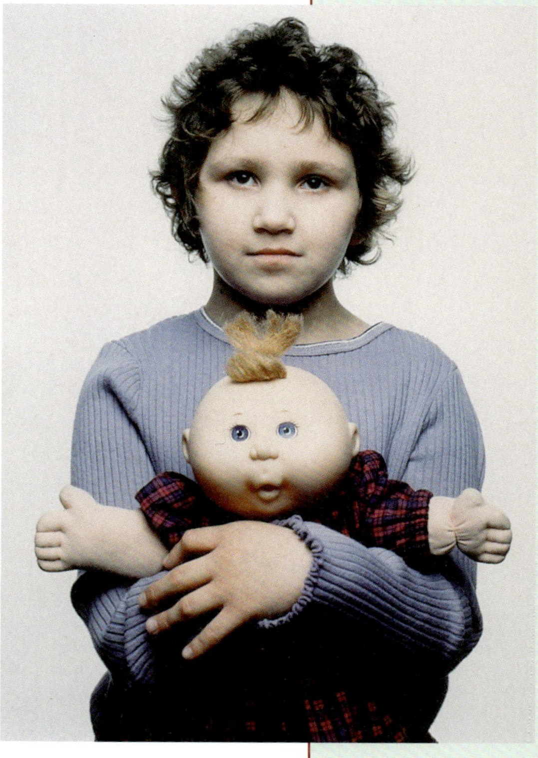

Oberfläche aller Zellen anhaftenden Eiweißstoffen, die dem Immunsystem signalisieren, was als körpereigen toleriert wird und was bekämpft werden muss. Besitzen Spender und Empfänger ein identisches HLA-System, so erhöht das die Chance auf eine erfolgreiche Knochenmarktransplantation. Und die Erfolgsquote ist noch höher, wenn Stammzellen aus dem Nabelschnur- und Plazentablut eines soeben geborenen Geschwisterkinds übertragen werden.

Beide Elternpaare, Lisa und Jack Nash wie auch Laurie Strongin und Allen Goldberg, nahmen sich vor, ihren kranken Kindern auf die bestmögliche Weise zu helfen – und das hieß, ein Geschwisterkind zu zeugen, das die Voraussetzungen für einen Transplantationserfolg mit sich bringt. Sie wussten von der Expertin Auerbach, dass nach der zehnten Schwangerschaftswoche ermittelt werden kann, ob der Fötus zu einem passenden Spender heranwächst. Manche der werdenden Mütter treiben dann ab, wenn sie erfahren, dass ihr Ungeborenes ebenfalls von Fanconi betroffen ist, einige freilich auch, wenn das Baby gesund, aber als Spender nicht geeignet ist. Und viele solcher Paare versuchen immer wieder aufs Neue, ein passendes Kind zu zeugen.

Für Henry und seine Familie waren **Krankenhäuser** lange Zeit eine zweite Heimat; unablässig musste sein Blutbild kontrolliert werden

Ein guter Arzt lernt von seinen Patienten – so auch John Wagner, Experte für Knochenmarktransplantation an der University of Minnesota in

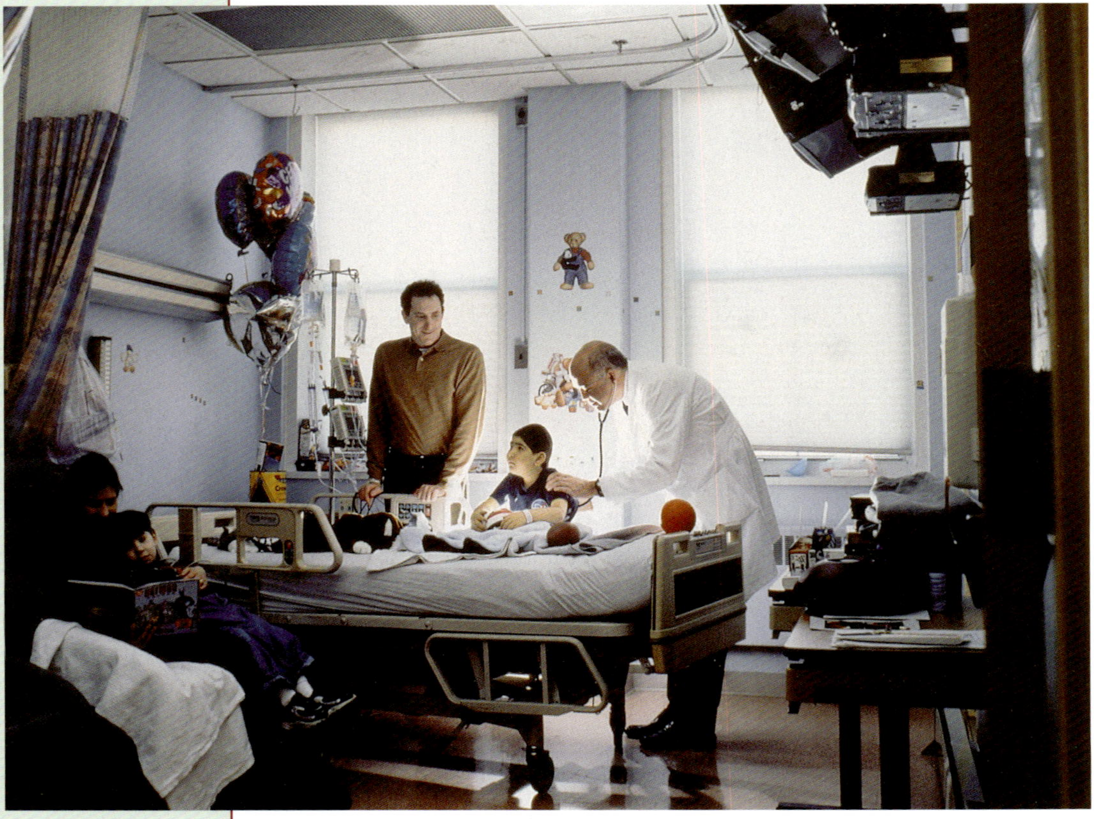

Minneapolis. Einige Jahre zuvor hatte ihn jemand angerufen, dessen Sohn an Thalassämie litt, einer ebenfalls erblichen Blutkrankheit. Der Vater erkundigte sich, ob dem Kind mit einer Nabelschnurblut-Übertragung von einem Geschwister zu helfen sei. »Erwarten Sie denn ein Kind mit identischen Genen?«, fragte Wagner. »Noch nicht«, sagte der Vater, »aber wir arbeiten daran.« Seine Frau und er wollten dabei die so genannte Präimplantationsdiagnostik (PID) einsetzen, eine Technik der genetischen Selektion befruchteter Eizellen, die in den USA – anders als etwa in Deutschland – erlaubt ist.

Voraussetzung für eine PID ist eine In-vitro-Fertilisation, eine künstliche Befruchtung: Dabei werden Ei- und Samenzellen in einer Petrischale vereinigt. Gelingt das und haben die auf diese Weise entstandenen Blastozyten das Achtzell-Stadium erreicht, so wird eine Zelle herausgelöst und

Ein Embryo als therapeutisches Reservoir für einen anderen Menschen?

das Erbgut in deren Kern auf genetische Anomalien untersucht, die als Auslöser bestimmter Krankheiten bekannt sind. Nur »gesunde« Blastozyten werden schließlich in die Gebärmutter eingepflanzt.

Wagner war fasziniert. Was jene Eltern vorhatten, war eine völlig neuartige Anwendung der PID – nicht deren Nutzung zur Verhütung schwerer Erbkrankheiten, sondern als Methode, einen perfekten Spender für ein krankes Kind zu finden. John Wagner rief den PID-Experten Mark Hughes in Washington an, der damals als Direktor des Instituts für Molekular- und Humangenetik der Georgetown University arbeitete und außerdem Mitglied eines Bundesausschusses war, der Richtlinien für den Gen-Check an Embryonen entwickeln sollte.

Hughes hatte schon erwogen, mit PID die HLA-Struktur einer Blastozyte zu bestimmen, um ein Spenderkind zu finden. Er hatte jedoch ethische Bedenken, weil mit dieser Methode nicht dem heranwachsenden Kind gedient wird, sondern, falls überhaupt, jemand ganz anderem – also ein Mensch gezielt als therapeutisches Reservoir für einen anderen Menschen bereitgestellt würde. Und könnte das, wenn so etwas erst einmal akzeptiert wäre, nicht viel weiter gehenden Wünschen Tür und Tor öffnen? Würden nicht Eltern die Blastozyten auf Augenfarbe und Intelligenz ihres künftigen Kindes testen lassen wollen? Oder wären Eltern davon abzuhalten, den Embryo soweit heranreifen zu lassen, bis Nabelschnurblut entnommen werden kann – und dann die Schwangerschaft zu beenden?

Andererseits ist eine solche Spende für ein Neugeborenes relativ harmlos; die Stammzellen werden der Plazenta und der Nabelschnur entnommen, nicht dem Baby selbst. Der Transplantationsmediziner John Wagner hielt deshalb eine PID-Untersuchung zum künftigen Nutzen von Fanconi-Kindern für moralisch vertretbar: »Eine Spende vom Knochenmark oder

Nabelschnurblut von Geschwister zu Geschwister ist durch nichts zu ersetzen. Nach einer Fremdspende schält sich oft die Haut der Patienten, und die Schleimhäute lösen sich ab. Das ist grauenhaft, weil man weiß, dass man als Arzt der Verursacher ist.«

Schließlich willigte Mark Hughes ein, ein Verfahren zur Untersuchung der HLA-Struktur per PID zu entwickeln. Seine Bedingungen: Die Mutter sollte jünger als 35 Jahre sein, weil ältere Frauen weniger Eier produzieren und damit die Wahrscheinlichkeit geringer wird, einen künftigen Spender herauszufinden. Und die betroffenen Eltern sollten unabhängig von ihrem kranken Kind den Wunsch nach weiteren Kindern haben.

Die Fanconi-Expertin Arleen Auerbach dachte sofort an die Paare Nash und Strongin-Goldberg und rief beide an. Ohne Zögern erklärten sich die

Die verzweifelten Eltern wissen: Es wird ein Glücksspiel werden

Nashs zur Teilnahme an dem Versuch bereit. Laurie Strongin hingegen hatte soeben erfahren, dass sie auf natürlichem Wege schwanger geworden war – und wollte das Kind auch zur Welt bringen, wenn es kein idealer Spender für Henry sein würde. »Gegebenenfalls versuchen wir es später auf Ihre Weise«, beschied sie Arleen Auerbach.

Im Dezember 1995 wurde Jack Strongin-Goldberg geboren – frei von Fanconi-Anämie. Sein HLA-System war jedoch so verschieden von dem seines kranken Bruders, wie es bei leiblichen Geschwistern nur möglich sein kann. Die Eltern hatten das bereits im dritten Schwangerschaftsmonat erfahren, und sie geben freimütig zu, dass sie damals sehr enttäuscht waren.

Für Anfang 1996 meldeten sie sich daraufhin bei Mark Hughes zur PID an, und sie wussten, es würde ein Glücksspiel werden: Die Chance, dass eine der Blastozyten gesund ist, liegt bei 75 Prozent; die Chance, dass eine Blastozyte zum perfekten Spender wird, steht bei 25 Prozent – und die Größe der Chance, dass Laurie Strongin nach dem Einsetzen des zuvor getesteten Embryos in ihre Gebärmutter tatsächlich schwanger wird und das Kind früh genug zur Welt kommt, um seinem Bruder noch mit Knochenmark oder Nabelschnurblut helfen zu können, die kennt Gott allein.

Zu der Zeit, als Jack geboren wurde, unterzog sich Lisa Nash bei Mark Hughes gerade der mit einer In-vitro-Fertilisation zusammenhängenden Prozedur. An dem Tag, als ihr Eizellen entnommen und in einer Petrischale mit Samenzellen ihres Mannes vereinigt wurden, titelte die »Washington Post«: »Gesundheitsbehörde kappt Verbindung zu Forscher, der mit Embryos experimentiert.« Hughes wurde unterstellt, staatliche Gelder für die Embryonenforschung einzusetzen, was der Kongress inzwischen verboten hatte. Hughes bestritt den Vorwurf, trat aber von seinem Posten an der Georgetown University zurück.

Die Nashs sahen sich in einer verzweifelten Lage. Die künstliche Befruchtung hatte nicht zu einer Schwangerschaft geführt, und der Zustand ihrer Tochter verschlechterte sich fortwährend. Die Löcher in Mollys Herz schlossen sich zwar von selbst, aber sie aß sehr wenig, wuchs kaum und war zudem ständig krank.

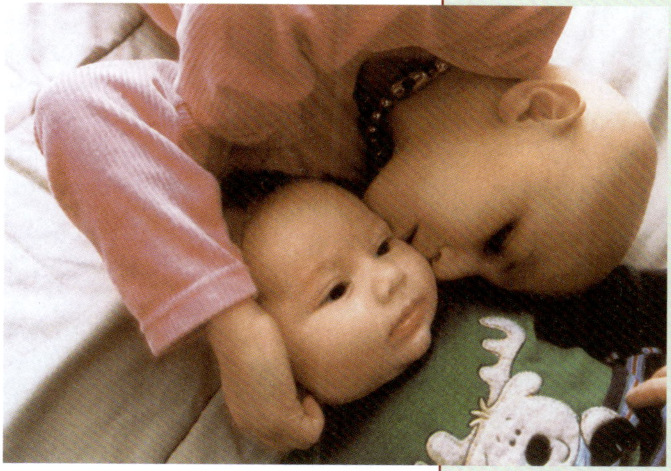

Molly Nash liebkost ihren Bruder. Die Eltern haben ihn Adam genannt, weil die Rettung seiner Schwester durch seine Stammzellen sie an das biblische Bild von der Erschaffung der Frau aus Adams Rippe erinnert

»Wir riefen zwei-, dreimal die Woche bei Hughes an«, sagte Jack Nash, »aber nie kam von ihm eine Antwort.« Erst nach einem Jahr erfuhren die beiden, dass der Wissenschaftler samt seiner Familie nach Michigan gezogen war und in einem privat finanzierten Labor an der Wayne State University School of Medicine nahe Detroit arbeitete. »Als wir Hughes endlich erreichten, erfuhren wir, dass er sich nicht nur um einen neuen Job hatte kümmern müssen, sondern auch um seine krebskranke Frau. Und schließlich müsse sein neues Labor erst aufgebaut werden. Trotzdem: Wir waren wütend.«

DIE STRONGIN-GOLDBERGS HINGEGEN, weltbejahender und von Grund auf optimistisch, brachten Hughes mehr Verständnis entgegen und machten sich dessen Sorgen zu eigen. Bis zum Frühjahr 1997 hatten sich die Familien Nash und Strongin-Goldberg nie getroffen. Doch dann fand in Portland im US-Staat Maine ein Treffen von Fanconi-Familien statt, bei dem sich Laurie Strongin und Lisa Nash zum ersten Mal die Hand gaben. Sechs Monate später waren die beiden Frauen enge Telefon-Freundinnen. Und so erfuhr Lisa Nash, dass Henry, inzwischen zwei Jahre alt, schon über seine Zukunft nachdachte. Etwa so: »Erst wird es mir besser gehen, dann sehr viel besser und am Ende super-duper-gut.«

Im Mai 1997 eröffnete Mark Hughes beiden Familien, er nähme seine Arbeit wieder auf, und im Januar 1998 erklärte er sich bereit für den ersten PID-Versuch bei Laurie Strongin. Als diese zuvor nach New York zu Zev Rosenwaks gefahren war, einem »Babymacher-Guru« an der In-vitro-Fertilisationsklinik des New York Weill Cornell Medical Center, ging es ihrem kranken Sohn Henry sehr schlecht. Die Zahl der für die Blutgerinnung wichtigen Thrombozyten (Blutplättchen) lag bei 71 000 je Kubikmilliliter Blut – normal sind 150 000 bis 450 000.

Zweieinhalb Wochen später – nach vielen Hormonspritzen, die die Produktion von Eizellen in Gang setzen sollten – streikte Laurie Strongins Körper; sie litt unter Migräne und Schüttelfrösten. In diesem Menstruationszyklus war somit keine künstliche Befruchtung mehr möglich. Die Zahl der Thrombozyten in Henrys Blut sank bedrohlich auf 31 000.

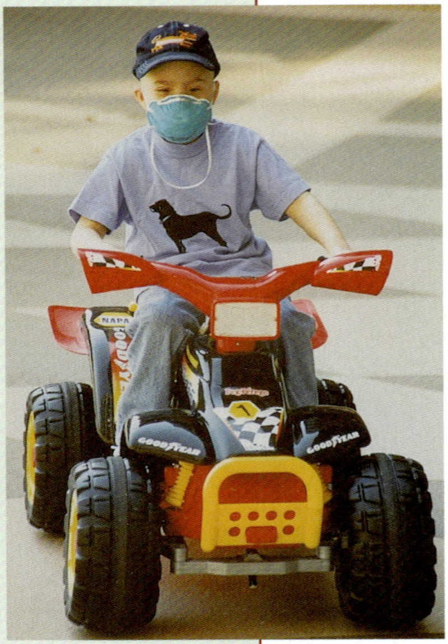

Damit sein geschwächtes Immunsystem nicht überfordert wurde, musste **Henry** lange einen Mundschutz tragen

Im Februar reiste Laurie Strongin erneut nach New York. Diesmal produzierte sie 24 Eier, von denen 21 reif genug waren für eine Fertilisation. Ihr Mann wollte die befruchteten, auf Trockeneis in einer Styroporbox verpackten Eizellen niemandem anders anvertrauen und flog selber damit nach Detroit. Am Flughafen übergab er sie Mark Hughes, während seine Frau in Rosenwaks' Klinik auf Nachricht wartete, wie viele der Eizellen nach dem Test implantierbar wären.

Doch Hughes musste sie enttäuschen: Die PID hatte ergeben, dass zwei der Blastozyten perfekt zu Henrys HLA-System gepasst hätten – doch beide enthielten Fanconi-Gene. Laurie Strongin schilderte ihre Enttäuschung telefonisch den Nashs, die immer noch nicht wussten, wann Hughes wieder für sie tätig werden würde. Aber die beiden nahmen Anteil an Lauries Kummer, wenn auch ein bisschen neidisch: »Hat Hughes vielleicht was gegen uns, und Molly muss darunter leiden?«, fragte Jack Nash. Er und seine Frau schickten immer wieder dringliche E-Mails an Hughes, denn auch bei Molly nahm die Zahl der Blutplättchen bedrohlich ab.

Im August 1998 teilte Hughes den Nashs schließlich mit, er könne ihnen nun doch nicht helfen, ihr Fall läge zu kompliziert. Zumal die Georgetown University ihm die Herausgabe der Untersuchungsdaten von Lisa verweigere, die er dort seinerzeit erhoben hatte. »Es tut mir leid. Sie müssen ohne mich weitermachen.« Die Strongin-Goldbergs bereiteten sich zu diesem Zeitpunkt gerade auf ihren dritten In-vitro-Fertilisationsversuch vor. Es entstanden 26 Eier, 21 davon waren befruchtungsfähig – und drei Blastozyten hatten das Potenzial für einen perfekten Spender. Die beiden sagten den Nashs diesmal nichts, denn sie glaubten, dass andere eine gute Nachricht bisweilen schwer ertragen.

Die Nashs machten tatsächlich ohne Hughes weiter. Sie hatten von einer Privatklinik in Chicago gehört, wo PID schon seit fast zehn Jahren praktiziert würde – bei Erbkrankheiten wie zystischer Fibrose oder dem Tay-Sachs-Syndrom. Lisa und Jack Nash fuhren dorthin und nahmen Molly mit in die Klinik, in der Hoffnung, angesichts ihres sichtbar geschwächten Kindes nicht abgewiesen zu werden.

Charles Strom, der Chef des genetischen Labors dieser Klinik, hatte schon ein Jahr zuvor – anlässlich eines Vortrags von Mark Hughes – vom Fall der Familie Nash gehört. Für ihn war dieser Fall wie maßgeschneidert. Denn er war bereits in der Lage, 35 Krankheiten per PID zu identifizieren, hatte sich aber nie um die Fanconi-Anämie gekümmert. »Dabei konnte ich mit meiner Ausrüstung Blastozyten ebenso gut wie auf genetische Defekte auch auf HLA untersuchen – und: Ich bin ja nicht nur Genetiker, sondern auch Kinderarzt, und ich leide darunter, Kinder sterben zu sehen.«

Aber Blastozyten auf Fanconi zu testen ist eine Sache – eine andere ist es, ob eine Frau mit dem Implantat tatsächlich schwanger wird. Im Januar 1999 produzierte Lisa Nash zwölf Eizellen, darunter zwei gesunde, die zu Molly gepasst hätten. Sie wurde sogar schwanger, erlitt aber eine Fehlgeburt. Im Juni produzierte sie nur vier Eier, eines davon hätte dem PID-Test zufolge gepasst, aber es kam zu keiner Schwangerschaft.

Immer wieder lässt sich Lisa Nash künstlich befruchten – vergeblich

Im September waren sechs von acht Blastozyten Fanconi-Träger, die einzige gesunde wurde Lisa Nash implantiert, aber auch diesmal wurde sie nicht schwanger.

Im Oktober reisten die Nashs nach Minneapolis zu Mollys Halbjahresuntersuchung bei John Wagner. Der Zustand des Mädchens war katastrophal, die Zahl der Thrombozyten auf unter 10 000 gefallen. »Sie haben für Ihre Tochter getan, was Sie konnten, aber jetzt müssen Sie aufhören«, sagte Wagner. »Wir müssen uns nun nach einem fremden Spender umsehen.«

Gleichwohl unternahmen die Nashs im Dezember einen letzten Versuch. »Ich konnte einfach nicht aufhören«, sagt Lisa, »ein Nein wäre für mich wie ein Todesurteil für Molly gewesen.« Da sie wusste, dass sie pro Menstruationszyklus normalerweise nur wenige Eier produziert, wandte sie sich an William

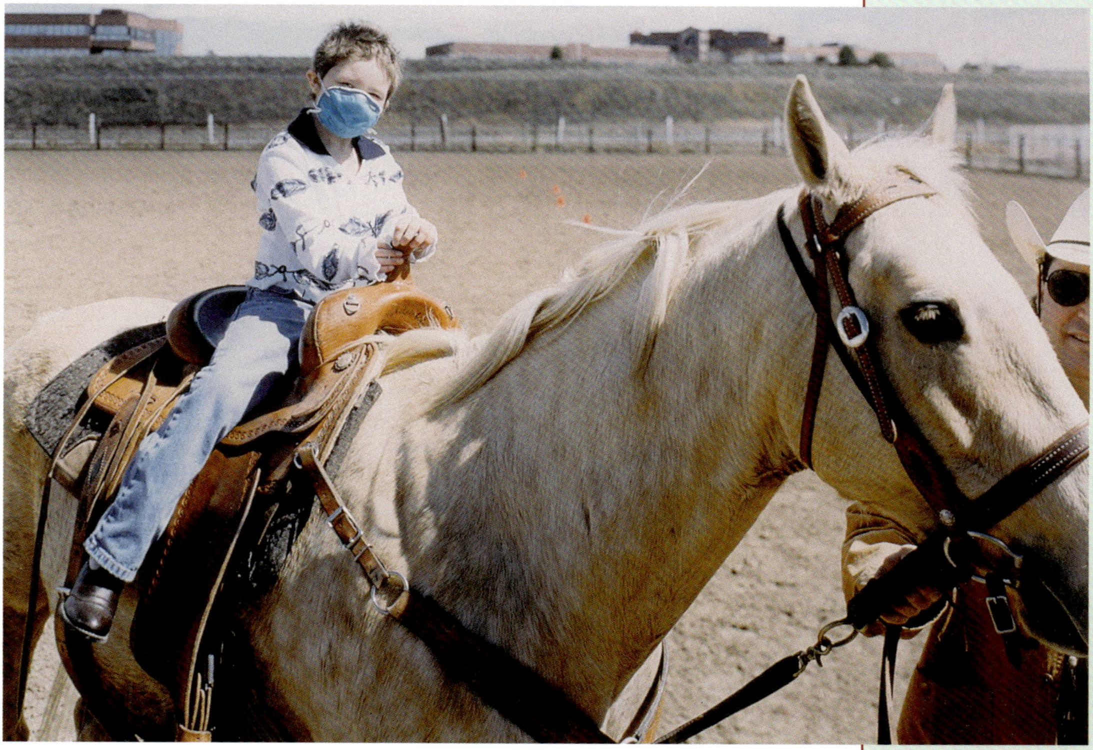

Auch **Molly** sollte sich nach der Zellspende ihres neugeborenen Bruders möglichst nicht infizieren; heute reitet sie und spielt sogar Fußball – ohne jeden Mundschutz

Schoolcraft, einen Spezialisten in Colorado, der den Ruf hatte, auch in schwierigen Fällen von Unfruchtbarkeit erfolgreich zu sein. Er verschrieb Lisa Nash eine spezielle Hormonkur – und entnahm ihr im Dezember 24 Eier. Zwei Tage lang träumten die Nashs von Zwillingen oder gar Drillingen.

Dann rief Charles Strom an und teilte ihnen mit, dass von den befruchteten Eiern nur ein einziges eine Chance für Molly böte und die Wahr-

Die Eltern ringen mit ihrer Entscheidung: jetzt wirklich aufgeben?

scheinlichkeit, dass dieses sich einniste, bei weniger als 30 Prozent läge. Dennoch ließ Lisa Nash es sich implantieren. »Man braucht ja nur eins, man braucht ja nur eins«, sagte sie sich, während sie neun Tage nach der Implantation zum Schwangerschaftstest bei Schoolcraft fuhr. Kaum saß sie wieder im Auto, klingelte ihr Mobiltelefon: »Mrs. Nash, Sie sind schwanger«, sagte die Schwester am anderen Ende.

Sieben Wochen später, im Februar 2000, lief Lisa Nash, während sie aus der Dusche kam, plötzlich Blut an den Beinen herunter. Eine Ultraschalluntersuchung ergab, dass sich ein Teil der Plazenta von der Uteruswand gelöst hatte – aber sie zeigte auch, dass da ein kleines Herz schlug. Der Schwangeren wurde strenge Bettruhe verordnet.

Im März wurde bei Molly eine beginnende Leukämie diagnostiziert – kurz darauf erreichte die Thrombozytenzahl gerade noch 3 000, das Kind benötigte Bluttransfusionen. Niemand konnte sagen, ob die Zeit bis zur Geburt des Geschwisters reichen würde. John Wagner intensivierte die Suche nach einem Knochenmarkspender. Der April, der Mai und auch der Juni vergingen. Immer wieder kam es bei Lisa Nash zu Blutungen, und sie kämpfte sich verbissen durch die Schwangerschaft. Zur selben Zeit rangen die Strongin-Goldbergs mit der Entscheidung, ob sie aufgeben oder durchhalten sollten. Ihr Optimismus war verflogen, keiner der In-vitro-Versuche hatte zu einer Schwangerschaft geführt.

Henry und sein Vater genießen ihr fast ganz normales Familienleben. Nur ab und zu noch benötigt der Junge eine Infusion mit immunitätsstärkenden Medikamenten

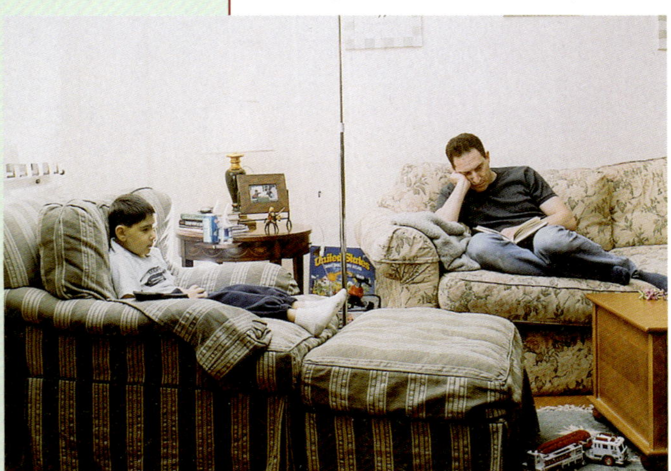

Im Februar 1999 – es war inzwischen der fünfte Versuch – produzierte Laurie Strongin 17 Eier, die Rosenwaks entnahm und befruchtete. Doch am selben Tag starb Mark Hughes' Frau. Aber dem Forscher lag der kleine Henry inzwischen fast ebenso sehr am Herzen wie dessen Eltern, und er versprach, im Labor zu sein. Wenige Tage später, am 11. Februar, flog Allen Goldberg mit 14 Blastozyten, die die Biopsie überlebt hatten, nach Detroit zu Hughes.

Dort war er zu Tränen gerührt. Ein Foto seines Sohnes hing an einer Wand, darunter die Frage: »Können wir Henrys Leben retten?« Kurze Zeit später rief Hughes an und sagte, dass einer der Embryonen passen würde. Er wurde Laurie Strongin implantiert. Schwanger wurde sie nicht.

Auch der sechste Versuch im Juni 1999 – von 28 Eiern waren zwei geeignet – führte nicht zu einer Schwangerschaft. Versuch Nummer sieben fand während des Wirbelsturms »Floyd« statt. Allen Goldberg fuhr die Box mit den befruchteten Eizellen durch das Auge des Orkans, fast 2000 Kilometer in 26 Stunden – und lieferte die Fracht um zwei Uhr nachts bei Hughes an. Seine Frau wurde schwanger, erlitt jedoch eine Fehlgeburt.

Im Februar 2000 befand sich Laurie Strongin gerade zum achten Versuch in der Klinik, als ihr Mann den kleinen Henry mit einer Lungenentzündung ins Krankenhaus einliefern musste. Trotzdem entschloss sich Laurie weiterzumachen. Henry erhielt Bluttransfusionen und Antibiotika. Laurie Strongin produzierte 21 Eier. Eines passte. Doch schwanger wurde sie nicht.

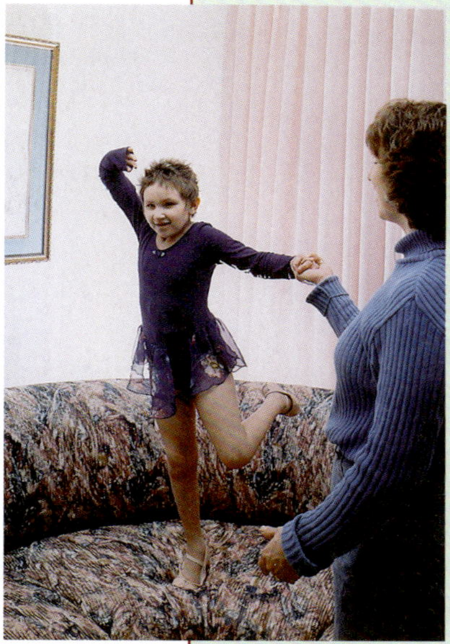

Molly und ihre Mutter üben für den Ballettunterricht. Nur wenn ihr Appetit allzu sehr nachlässt, muss das Mädchen per Magensonde ernährt werden

Im Verlauf dieser Jahre hatte sich die Technik der Knochenmarktransplantation enorm weiterentwickelt. John Wagners Erfahrungen zufolge lag die Chance eines Fanconi-Kranken, dank einer Transplantation mithilfe eines nicht verwandten Spenders zu überleben, nunmehr bei rund 50 Prozent – allerdings immer noch wenig im Vergleich zur 85-Prozent-Chance bei einer Übertragung von Nabelschnurblut eines Geschwisters.

Nach einem weiteren vergeblichen Versuch einer künstlichen Befruchtung empfahl Wagner Laurie Strongin dringend, damit aufzuhören. Und er hatte Recht. Sie musste sich nur Henry ansehen, der immer schwächer wurde und in den letzten Monaten Transfusionen mit Thrombozyten und roten Blutkörperchen erhalten hatte. Dennoch sah es so aus, dass er, wie seine Leidensgenossin Molly, schon bald eine Transplantation nicht mehr überleben würde: Die Zahl der Thrombozyten hatte sich bei ihm binnen zweieinhalb Jahren von 103000 auf weniger als 10000 verringert.

Im selben Zeitraum hatte Henrys Mutter 353 Hormongaben erhalten und 198 Eier produziert – erfolglos. »Wir haben alles gegeben«, schrieb Laurie Strongin in ihr Tagebuch, nachdem sich auch der letzte Schwangerschaftstest als negativ erwiesen hatte. »Wir hatten es mit den besten Ärzten der Welt zu tun. Wir haben gehofft und geglaubt, wir waren mutig, haben durchgehalten. Und trotzdem hat es nicht geklappt. Mein Glaube ist dennoch intakt, der Glaube an die Liebe und die Wissenschaft.«

Trotz allen medizinischen Fortschritts ist eine Knochenmarktransplantation ein Wagnis. Erst müssen die Ärzte ihre Patienten lebensgefährlich schwächen und dann ins Leben zurückbringen. Letztlich geht es darum, dem Kranken eine hellbraune Flüssigkeit, die Unkundige für rostiges

Wasser halten könnten, aus einem Plastikbeutel zu infundieren. Der Inhalt von Henrys Beutel stammte von einer anonymen Spenderin. Am Morgen des 6. Juli 2000 wurde das Transplantat nach Minneapolis eingeflogen. Henry lag in Zimmer 5 der Knochenmarktransplantations-Station des Fairview-University Medical Center, eine Schwester hängte den Beutel an den Galgen über sein Bett, setzte ihm eine Kanüle, und nach einer Viertelstunde war die Leben spendende Flüssigkeit in seinen Körper gelaufen.

Die Substanz im Beutel, die für Molly bestimmt war, hatte eine dramatischere Vorgeschichte. Zwar hatte Lisa Nash monatelang mit einer Frühgeburt rechnen müssen, doch schließlich brachte sie die Schwangerschaft in Chicago glücklich zu Ende. Die Geburt allerdings war schwer, am Abend des 29. August 2000 lag Lisa Nash in Charles Stroms Klinik schon 52 Stunden in Wehen. Die Gebärende wollte unbedingt durchhalten, weil sie wusste, dass bei einer normalen Geburt mehr Nabelschnurblut zu gewinnen ist. Schließlich musste das Baby doch per Kaiserschnitt geholt werden; Strom sammelte das Nabelschnurblut.

Lisa Nash hielt den soeben geborenen Adam und den Beutel mit der rettenden Flüssigkeit selig im Arm und sagte: »Gott hat Adam als sein Ebenbild geschaffen – und die Frau aus dessen Rippe, die voll Knochenmark ist. Das passt auf unsere Situation: Mit Adams Hilfe gibt Gott unserer Molly eine zweite Chance.«

Als der Säugling neun Tage alt war, flogen die Eltern mit ihm und seiner Schwester nach Minneapolis. Nicht weit von dem Zimmer in der Universitätsklinik, in dem der kleine Henry Strongin-Goldberg sich von den Strapazen der Transfusion erholte, verbrachte Molly die nächsten vier Monate. Bei ihr war manches anders als bei Henry, denn eine Abstoßungsreaktion war viel unwahrscheinlicher. Und so schwer es für ihre Eltern auch war, ihre Tochter leiden zu sehen, so konnten sie doch erleben, dass Molly sich erholte, dass sie nicht zu den acht Kindern gehörte, die während dieser Zeit auf der Transplantationsstation starben.

Dass Molly lebt, ist Lisa Nashs Argument gegenüber jenen, die PID als eine Technik verdammen, die der Natur ins Handwerk pfuscht. »Wir haben getan, was wir tun mussten, um unsere Tochter zu retten«, sagt sie. »Was soll daran falsch sein? Hätten nicht alle Eltern so gehandelt?«

Eben darin aber, sagen Ethiker, liegt das Problem: Eltern entschieden sich nicht nur für ein Leben, sondern möglicherweise auch gegen ein anderes. Hätten die Eltern, wäre es Molly noch schlechter gegangen, nicht womöglich die Schwangerschaft abgebrochen und der Leber des ungeborenen Adam Stammzellen entnehmen lassen? »Wir wissen, dass Menschen alles Mögliche tun, um das Leben ihrer Kinder zu retten«, sagt der Ethiker Jeffrey Kahn, »und jetzt lernen wir, was ›alles Mögliche‹ bedeuten kann.«

Für die Rechtsmedizinerin Susan Wolf von der University of Minnesota ist der Fall Nash typisch für die Reproduktionsmedizin. Diese »Multimilliarden-Dollar-Industrie« richte sich einzig und allein nach den Wünschen der zahlenden Kundschaft. Zwar erschiene es logisch in jedem einzelnen, isolierten Fall, die Eltern entscheiden zu lassen, doch prägten diese Entscheidungen ein Klima, in dem es Privatkliniken und Labors kaum mehr möglich ist, auch Nein zu sagen.

Dieser Ansicht stimmen auch John Wagner und Charles Strom zu. Man dürfe die Ärzte mit dem Problem nicht allein lassen, sonst würden diese sich künftig nicht mehr gegen jene wehren können, die nicht tödliche Herzkrankheiten oder Hautkrankheiten wie Lupus genetisch aussondern wollen. »Solange es keine klaren Regeln in diesen Dingen gibt, wird alles in den privaten Sektor abgedrängt, der kaum kontrollierbar ist. Wir als Gesellschaft müssen uns klar werden, was wir wollen.«

Inzwischen ist mehr als ein Jahr seit den ersten Gesprächen mit den Nashs und Strongin-Goldbergs vergangen. Bei Molly ist die Zahl der Thrombozyten auf 381 000 hochgeschossen, sie geht täglich zur Schule, ist voller Energie und muss keinen Mundschutz mehr tragen wie anfangs, als ihr noch schwaches Immunsystem nicht überfordert werden durfte. Sie ist bei den Pfadfindern, spielt Fußball, reitet und nimmt Ballettunterricht.

Molly weiß allerdings auch, dass sie immer ein wenig anders bleiben wird als die anderen, sie trägt eine Rückenstütze, um einer Wirbelsäulenverkrümmung vorzubeugen, und muss immer mal wieder per Magensonde ernährt werden, wenn ihr Appetit nachlässt. Ihren Bruder, sagt sie, mag sie sehr – wenn er nur nicht immer ihren Barbiepuppen die Köpfe abdrehte.

Henry ging es in den ersten Monaten nach der Transplantation viel schlechter, er erlitt als Folge der Unterdrückung seines Immunsystems eine fast tödliche Leberinfektion, nahm stark ab und musste wegen einer Wucherung im Gehirn operiert werden. Inzwischen aber geht Henry ebenfalls zur Schule und hat im ersten Halbjahr 2001 nur acht Tage gefehlt – weniger als der Durchschnitt seiner Klasse. Seine Eltern haben inzwischen die Knochenmarkspenderin getroffen und ihr Fotos von Henry gezeigt.

Die Nashs und die Strongin-Goldbergs wissen, dass ihre Kinder nicht von der Fanconi-Anämie geheilt und dass sie weiterhin anfällig für manche Komplikationen sind. Aber um ihr Leben müssen sie vorerst nicht mehr fürchten. »Heute ist es unsere größte Freude«, sagt Laurie Strongin, »dass die Kinder ein normales Leben führen können.« **(2002)**

■ **Siehe auch A–Z-Teil**

→ Erbkrankheiten · Fanconi-Anämie · Fortpflanzungsmedizin · HLA-System · In-vitro-Fertilisation · Knochenmarktransplantation · Präimplantationsdiagnostik · Stammzelle · Thrombozyten · Transplantatabstoßung

Lisa Belkin schreibt für die »New York Times« und hat das Schicksal der Familien Nash und Strongin-Goldberg über viele Monate verfolgt. Für sie war diese Reportage eine der emotional bewegendsten ihres Lebens.

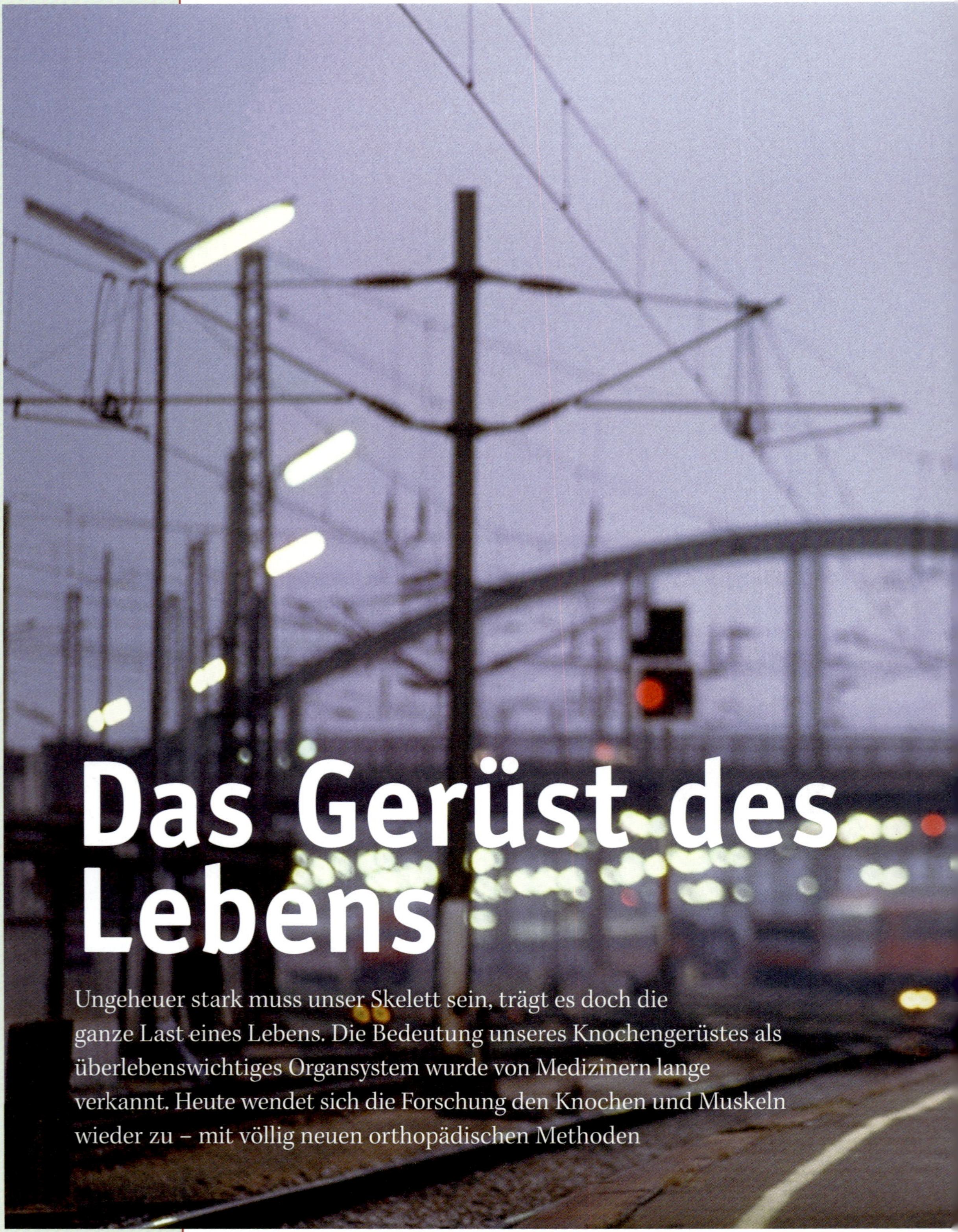

Das Gerüst des Lebens

Ungeheuer stark muss unser Skelett sein, trägt es doch die ganze Last eines Lebens. Die Bedeutung unseres Knochengerüstes als überlebenswichtiges Organsystem wurde von Medizinern lange verkannt. Heute wendet sich die Forschung den Knochen und Muskeln wieder zu – mit völlig neuen orthopädischen Methoden

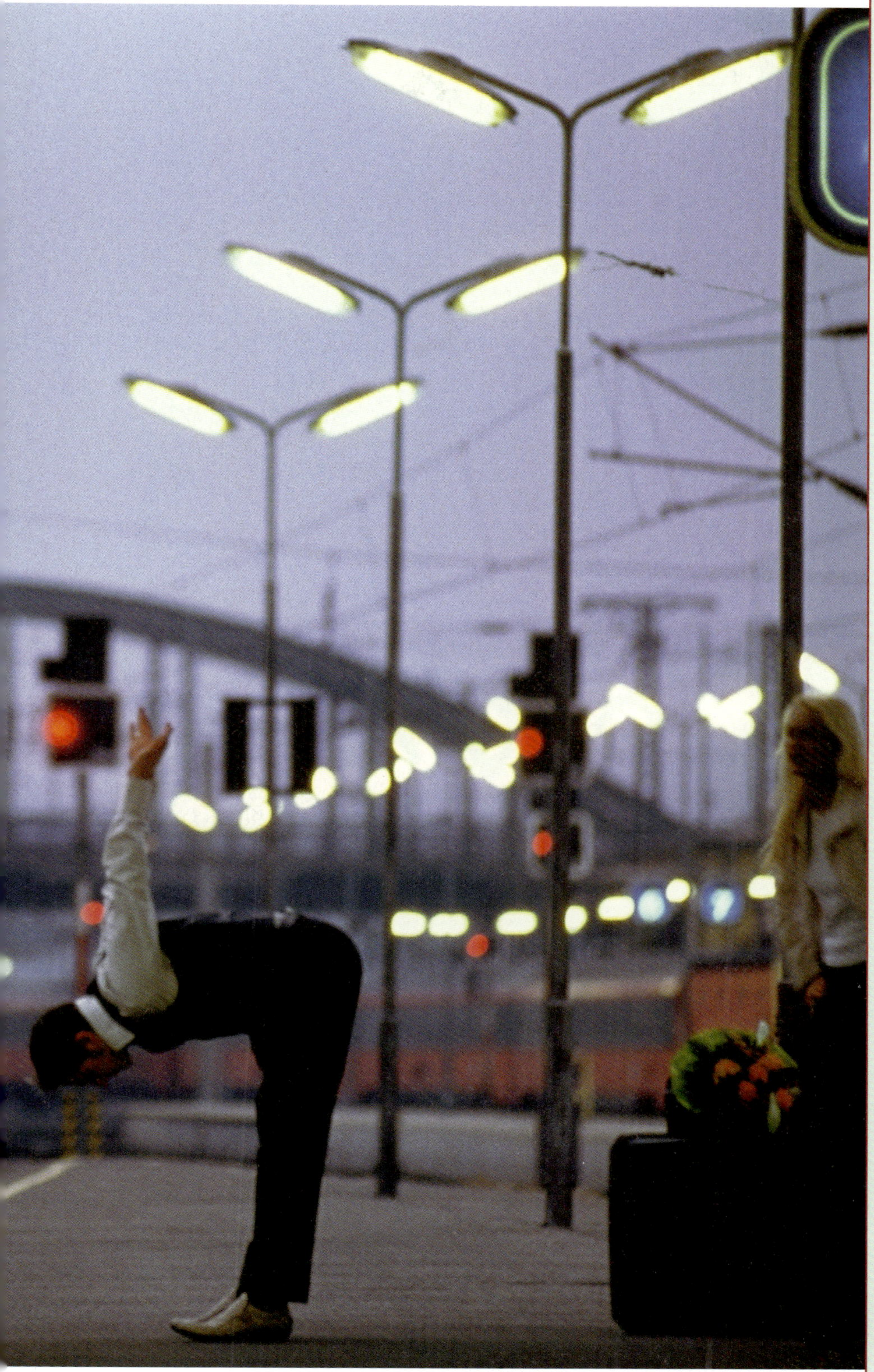

Muskelanspannung und -entspannung als kleines, **tägliches Fitnessprogramm:** Die Übung mit den hinter dem Rücken ineinander verhakten Daumen macht ruhig. In Beugestellung tief atmen, angespannte Zonen des Körpers wahrnehmen und spüren, wie die Spannung mit jedem Ausatmen nachlässt. Wieder aufrichten, die Daumen andersherum verhaken und die Übung wiederholen

Text:
Wolfgang Michal
Fotos:
Franz Killmeyer

Rücken durchdrücken empfiehlt sich in vielen Lebenslagen. Auch bei dieser **Streckübung:** Das Gewicht auf das vordere Bein, Fersen in den Boden stemmen, Bauch nach innen ziehen und Arme als Verlängerung des Rückgrats anheben. Mit Muskelspannung über den Kopf strecken – bis das Gefühl aufkommt, größer zu werden

Hätte ich doch bloß nicht das Handtuch aufgehoben! Es war aus irgendwelchen Gründen vom Haken gerutscht, und als ich sah, dass es am Boden lag, hätte ich tropfnass die Dusche verlassen und wieder ins Bett gehen sollen. Ein Tag, der so unerfreulich beginnt, kann eigentlich nur katastrophal enden.

Es war ein Kaltstart, Anfang April. Ich hatte verschlafen, und wenn ich das Flugzeug noch erreichen wollte, musste ich in 20 Minuten im Auto sitzen. Mein Aufwärmprogramm – eine heiße Dusche – fiel kärglich aus. Als ich die Tür aufschob, lag das Handtuch auf dem Boden. Ich beugte mich, und in diesem Moment schoss der Schmerz ein, riss blitzartig quer über den Rücken. Ich sackte ausweichend in die Knie, die Rückenmuskulatur verkrampfte. Mit letzter Kraft schaffte ich es zum Waschbecken, wo völlige Bewegungssperre eintrat. Seitlich verbogen hing ich am Beckenrand, konnte weder vor noch zurück. Der erste wütende Gedanke: Die nächsten Wochen kannst du vergessen. Der zweite: Warum ich? Der dritte: Was bist du für ein Idiot! Im Spiegel konnte ich sehen, wie sich die Gedanken zu einer Haltung verdichteten: Warum muss immer alles schief gehen!?

Der Punkt, der mich einschnappen liess, ist lokalisierbar. Er liegt zwischen dem untersten Lendenwirbel L5 und dem obersten Kreuzbeinwirbel S1. Es war der dritte Hexenschuss binnen eines Jahres. Ausgelöst von einer vertrockneten Bandscheibe, die den Druck, der auf den Wirbelgelenken lastet, nicht mehr ausreichend abfedern kann. Ein »pseudoradikuläres

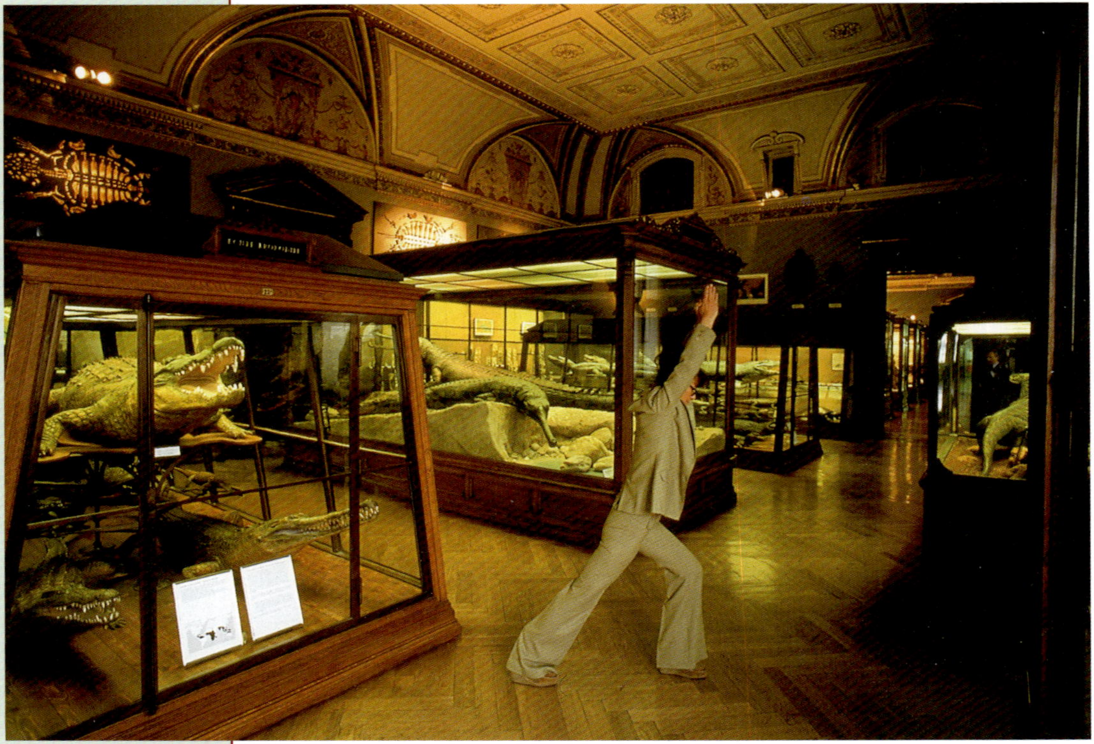

Syndrom«, mit heftig ziehenden Schmerzen, von der Kreuzbeingegend über die Innenseite des Oberschenkels und das Knie bis in den Fußknöchel.

L5–S1. Was Schmerzfreie für einen geschickten Schachzug halten mögen, bezeichnet in Wahrheit den wunden Punkt der Menschheit: die Stelle, an welcher der Affe durch Aufrichtung zum Menschen wurde. Seit dieser Zeit knickt unsere Wirbelsäule unmittelbar über dem heiligen Knochen, dem Kreuzbein, vertikal ab, anstatt – wie bei unseren vierbeinigen Vorfahren – den Rumpf horizontal zu überspannen. An diesem Karriereknick der

Wir leben im offiziellen »Jahrzehnt der Knochen und Gelenke«

Menschheit erreicht die Belastung ihren Höhepunkt: Hundert Kilopond im Stehen, 150 im Sitzen, 220 beim Aufheben eines Handtuchs. Doch ausgerechnet hier findet sich ein Gewebe, das evolutionsbiologisch, werkstofftechnisch und raumplanerisch einen Flop darstellt: die faserknorpelige lumbosakrale Bandscheibe, keilförmig eingequetscht, schlecht ernährt und malträtiert von Schub- und Scherkräften, die so stark sind, dass schon im Jugendalter der irreversible Abbauprozess beginnt. »Sein Bandscheibenproblem«, konstatiert der Bochumer Orthopäde Jürgen Krämer, »hat der Mensch in erster Linie dem aufrechten Gang zu verdanken.« In keinem anderen Organ treten so hohe Gewebsspannungen auf. Und zu allem Überfluss sind diese Stoßdämpfer von einem Geflecht hochsensibler Nervenäste umgeben, mit deren Hilfe das Zentralnervensystem unser Stehen und Gehen ausbalanciert. Bei mir ging wochenlang gar nichts.

Zwar hat das Rückgrat des Menschen vom Atlas, dem obersten Halswirbel, bis zum Kreuzbein, dem Sitz der Seele, 24 bewegliche Wirbel, doch mehr als 60 Prozent der bandscheibenbedingten Rückenschmerzen haben ihre Ursache in Veränderungen an den beiden untersten Segmenten L4–L5 und L5–S1. Ein dort eingeklemmter Ischiasnerv, eine Wirbelgelenksabnutzung, ein Hexenschuss ist für jährlich Hunderttausende die erste ernsthafte Erkrankung im Leben – und ein entsprechender Schock: Auf dem Höhepunkt ihrer Schaffenskraft sind sie zum ersten Mal hilflos! Bei den 30- bis 50-Jährigen ist die Wahrscheinlichkeit, einen Hexenschuss zu erleiden, am höchsten.

Die Weltgesundheitsorganisation der Vereinten Nationen beziffert die Zahl der Muskel-Skelett-Erkrankungen auf mehrere hundert Millionen weltweit. Das Tempo des Anstiegs verläuft so rasant, dass die WHO die Jahre 2000 bis 2010 zur »bone & joint decade«, zum »Jahrzehnt der Knochen und Gelenke«, ausgerufen hat. Nicht nur die Höhe der Kosten, welche die Volkswirtschaften inzwischen zu tragen haben, auch die unzureichende Erforschung von Knochen- und Muskelabbau, Arthrose und Arthritis, Rheuma und Wirbelsäulenleiden macht den Gesundheitsbehörden Sorgen. 20 Milliarden Euro geben allein die deutschen Kranken- und Rentenversicherungsträger jedes Jahr für die Behandlung solcher Krankheiten aus. Und weitere zehn Milliarden müssen für Arbeitsausfall dazugerechnet werden. Das Muskel-Skelett-System, lange Zeit als dienender »Apparat« für die edlen inneren Organe abgetan und von der medizinischen Rangordnung in die zweite Liga verbannt, gerät seit einigen Jahren ins Blickfeld der Forscher.

Die Aufwertung des »Halteapparates« zum überlebenswichtigen »Organsystem« ist weniger den Orthopäden zu verdanken als den Sportwissenschaftlern. Die Bewegungsexperten haben die verlorene Einheit von

Sportliche Betätigung ist in den Rang eines Allheilmittels aufgestiegen

Knochen, Gelenken und Muskeln wieder hergestellt, indem sie auf die zentrale Rolle der Muskeln als Aufbau-, Antriebs- und Erhaltungsorgan für den Gesamtorganismus hinwiesen. Die Muskeln sind es, die die Knochenarbeit für uns erledigen.

Dieter Felsenberg, der Leiter des Berliner »Zentrums für Muskel- und Knochenforschung« an der Benjamin-Franklin-Uniklinik, gehört zu den Wegbereitern dieser Sichtweise. Als Anhänger der Lehre von Julius Wolff, der 1892 das »Gesetz der Transformation der Knochen« formulierte, hat er in zahlreichen Studien bestätigt, dass Knochen einem einfachen biomechanischen Gesetz unterliegen: Sie wachsen und legen an Masse zu, wo sie belastet werden, und bauen ab, wo Beanspruchung fehlt.

Felsenberg ermittelte nicht nur eine eindeutige Korrelation zwischen Muskel- und Knochenmasse eines Menschen. Er erkannte die gleiche Wechselbeziehung zwischen der Muskelkraft und der Biegefestigkeit der Knochen: Während hohe Krafteinwirkungen kompaktes Knochengewebe wachsen lassen, begnügt sich das Skelett an Stellen, die weniger belastet werden, mit der Ausbildung einer leichten, schwammartigen Struktur.

Mit einer Studie, die den ersten bemannten Flug zum Mars medizinisch vorbereiten soll, will er seine Belastungstheorie bis zum Frühjahr 2004 erhärten. In Kooperation mit der Europäischen Weltraumagentur ESA testet der Wissenschaftler an 20 »terrestrischen Astronauten«, wie sich der Muskel- und Knochenabbau unter »simulierter Schwerelosigkeit« stoppen lässt.

Je vier Probanden legen sich dazu acht Wochen lang ins Bett und tun – gar nichts. Die Muskeln der Beine, des Beckens und des unteren Rumpfes, die den aufrechten Gang gewährleisten, werden im Weltraum nicht gebraucht. Astronauten könnten daher, nach sechsmonatigem Flug, beim Eintritt ins Schwerefeld unseres Nachbarplaneten zusammenbrechen.

Um diese Gefahr auszuschalten, betreiben die Hälfte der Berliner Probanden zwei Mal täglich ein etwa fünfminütiges Muskeltraining auf einem »Vibrator«, der so konstruiert ist, dass ein dreiminütiges Durchrütteln der Belastung eines 10 000-Meter-Laufs entspricht. Die anderen Test-»Astronauten« dürfen nicht trainieren.

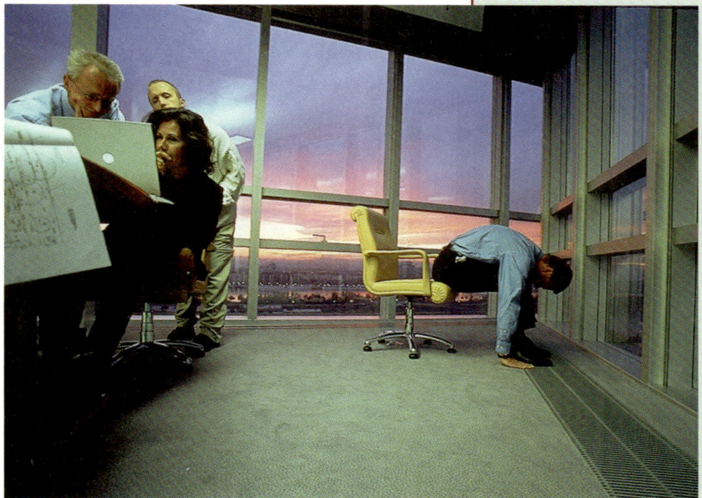

Bereits nach dem ersten Durchgang konnte Felsenberg feststellen, dass die Untrainierten zwischen 20 und 30 Prozent ihrer Muskelkraft verloren hatten, während die Trainierten sogar leicht zulegten. Ihre Knochendichte entwickelte sich entsprechend. Woraus das Felsenberg-Team schließt: Knochen, die uns beschwingt und aufrecht durch die Welt tragen sollen, brauchen vor allem Druck.

Der Schweizer Unternehmer Werner Kieser hat auf diese Erkenntnis ein ganzes Imperium gebaut. »Der Mensch wächst am Widerstand«, schreibt er in seinem Buch »Die Seele der Muskeln«, und: »Ein starker Rücken kennt keine Schmerzen.« In mittlerweile 128 Kraftstudios, die er unbarmherzig »Produktionsstätten für Magermasse« nennt, bietet der Muskelphilosoph Kreuzschmerzgeplagten eine gezielte »medizinische Kräftigungstherapie«. Bandscheibenoperationen, Spritzen, Physiotherapie und Rückenschulen hält er für unnütz. Alles, was der Mensch zum aufrechten Leben brauche, sei Muskelkraft.

Kiesers schonungslose Rückentherapie erlaubt dem »Patienten« keine Ausflüchte. Um stärker zu werden, müsse man seine Muskeln und Knochen für kurze Zeit höheren Widerständen aussetzen, als sie gewohnt sind. »Einer Trotzreaktion gleich, reagieren sie mit Gewebeaufbau.« Zu dieser Trotzreaktion war ich nach drei Hexenschüssen bereit.

Denn mit 49 Jahren stand ich an einem Wendepunkt. Und so wie ich wohl auch die alternde Gesellschaft, die seit dem Ende des Babybooms zunehmend »vergreist«. Sportliche Betätigung ist in den Rang eines Allheilmittels aufgestiegen; man kann Joggen und Radfahren einnehmen wie ein Medikament; es hilft gegen Herzinfarkt und Migräne, Hämorrhoiden und Nackenschmerzen. Vor die Wahl gestellt, zum Arzt zu gehen oder der neuen Fitnessformel »Sie sind selbst Ihr bester Arzt!« zu folgen, entschied ich mich für das Letztere.

ICH BEGANN MIT LIEGESTÜTZEN und Kniebeugen. Als ich das Gefühl hatte, einigermaßen fit zu sein, um mich unter die Kräftigen zu trauen, besuchte ich das Kieser-Studio in Hamburg-Eimsbüttel. Es waren wenig Leute da, es ging leise zu, und das gefiel mir. Die Atmosphäre hatte etwas Calvinistisches: Metallspinde, ein Trinkwasserspender, verwindungssteife graue Kraftmaschinen, sauber aufs Parkett geschraubt und streng nach Muskelgruppen geordnet, die hier trainiert werden konnten. Keine Rückzugsnischen, keine Bodybuilder-Billboards und nirgends die Aufforde-

Es ist ein Kreuz für die 30- bis 50-Jährigen, wenn ein Hexenschuss sie lahm legt, ausgerechnet auf der Höhe ihrer Schaffenskraft. **Kleine Auszeiten** können Wunder wirken: Auf der Stuhlkante sitzen, die Beine hüftbreit geöffnet, den Oberkörper auf die Schenkel legen, Arme hängen lassen, mit ruhigem Atem die Füße betrachten und dabei die Entkrampfung der Rückenmuskulatur genießen

rung, man möge seine Glykogenspeicher mit Powerkreatinen, Speed-Boostern, Mineraldrinks oder Proteinriegeln auffüllen.

Ich erzählte der anwesenden Ärztin, Ute Dorn, mein Problem und ließ mir an einem Wirbelsäulenmodell demonstrieren, dass 80 Prozent der chronischen Rückenschmerzen auf eine einzige Ursache zurückzuführen seien: auf die Vernachlässigung der tiefen Rückenstreckermuskulatur, der *Musculus-erector-spinae*-Gruppe, die man auch die Rumpf- oder Wirbelsäulenaufrichter nennt. Ihre langen Muskelfaserzüge verbinden die Dorn- und Querfortsätze unserer Wirbel und reichen vom Hinterhaupt bis zum Kreuzbein. Sie ummanteln das Rückgrat wie ein Korsett und geben ihm Halt. Gleichzeitig sorgen sie für die Biegsamkeit unserer Zentralachse und stützen den aufrechten Gang. Wenn diese Muskelzüge stark sind, werden die Bandscheiben entlastet. In der Regel aber sind sie schwach. Die autochthone Rückenmuskulatur, das »mächtigste Muskelsystem des Menschen«, ist überraschenderweise unterfordert. Nicht nur beim untrainierten Sesselhocker, auch beim austrainierten Weltrekordler.

Körperkontrolle und -stabilität lassen sich mit scheinbar ganz banalen Übungen trainieren: Gebeugte Knie- und Hüftgelenke; Bauch angespannt; ein Arm zieht mit leicht angewinkeltem Ellbogen schräg nach oben, einer nach unten; die Handflächen zeigen nach außen. Jetzt Spannung in der Körperdiagonalen erzeugen: Die Handrücken ziehen in Richtung Unterarm, die Handflächen drücken gegen einen imaginären Widerstand

Die Maschine, die das demonstriert und nach Kiesers Meinung das Maß aller Dinge ist, misst die Maximalkraft, die wir im Rücken haben: die »Lumbar-Extensions-Maschine«; ein Gerät, das seit Ende der 1980er-Jahre die Fitnessbewegung revolutionierte, weil es Trainingsbewegungen radikal einschränkte und normierte. Man kann auf dieser Maschine – oder besser in dieser Maschine – nur eine ganz bestimmte Bewegung ausführen. Und sie zwingt einen, in jeder Phase der Bewegung die gleiche Kraft auszuüben.

Es ist ungefähr so, als würde man in einen Schraubstock gespannt. Mein Becken wurde mithilfe eines Gurts über den Schenkeln, einer Rolle hinter dem Po, einem Kniepolster und einem Fußbrett fixiert. Das sollte verhindern, dass die Gesäß- und Oberschenkelmuskeln die Arbeit des Rückenstreckers klammheimlich übernehmen – was im normalen Leben offenbar der Fall ist.

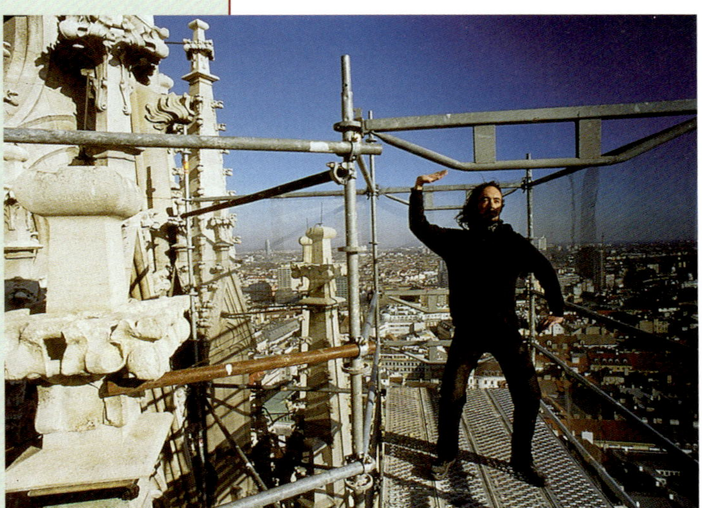

Nachdem der untere Teil meines Körpers in der Maschine befestigt war, forderte mich die Ärztin auf, den Oberkörper mit aller Kraft gegen einen Widerstand im Rücken zu drücken. Aufrecht und in sitzender Position lief der Test gut. Die roten Säulen auf dem Monitor zitterten sich über die Normlinie. Doch je mehr ich wie ein Taschenmesser zusammengeklappt wurde, desto größere Angst bekam ich, mir an der Stelle L5/S1 beim Aufrichten das Kreuz zu brechen. Dieses »Abbrechgefühl«, sagte Ute Dorn, würden viele äußern, die zum ersten Mal auf der Maschine säßen. Es könne aber wirklich nichts passieren. Das Testergebnis war bitter. »Muskuläre Dysbalancen mit erheblicher Schwäche in der Beugung«, notierte Ute Dorn, »insgesamt unterdurchschnittliches Kraftniveau.« Mein »persönliches Rückenprofil« brauchte eine deutliche Schärfung.

Muskeltraining: die billigste und wirksamste Methode gegen Rückenschmerzen

Da mir die Zeit fehlte, jede Woche 50 Kilometer in ein Studio zu fahren – ich lebe auf dem Land –, absolvierte ich von nun an jeden Morgen ein eisernes Privatprogramm. Ich hatte es mir aus Rückenschul- und Trainingsanleitungen zusammengestellt und exerzierte es mit großer Genauigkeit – auch wenn ich keine Lust dazu hatte oder müde war. Immer öfter führte ich die Übungen in übertriebenem Tempo aus, ruckartig, den Schmerz ignorierend. Es knackte im Knie. Egal. Ich wollte es hinter mich bringen. In Gedanken war ich längst am Computer, bei dem, was noch erledigt werden musste, während ich ächzte und zählte… 48, 49, 50. Weil kaum Fortschritte erkennbar waren, wurde ich ungehalten.

Da passierte es. Aus dem Liegen hob ich den Oberkörper zu schnell, die Rückenmuskulatur krampfte, der Schuss peitschte über den Rücken. Selbe Welle, selbe Stelle. Alles, was ich herausbrachte, war ein leises »Mist!«. Und obwohl ich genau wusste, dass Muskeltraining die billigste und wirksamste Methode zur Bekämpfung von Rückenschmerzen ist und alle befragten Experten diese Erkenntnis in seltener Einmütigkeit betonen, schien es in meinem Fall doch etwas zu einseitig zu sein.

Ich ging zum Orthopäden. Der Arzt machte – im Gegensatz zu mir – einen durchtrainierten Eindruck. Er war sehr beschäftigt. Bei 80 Patienten am Tag musste es fix gehen. Er prüfte die Beweglichkeit meiner Gelenke, drückte hier und da in die Muskulatur, begutachtete Haltung und Gangbild und machte eine spöttische Bemerkung über den Zustand meiner Muskeln. Dann klemmte er die Röntgenbilder in den Betrachter. »Hier«, sagte er, »zwischen L5 und S1 sehen Sie einen deutlich verminderten Bandscheibenzwischenraum. Die Wirbelgelenke sind abgenutzt. Im Dornfortsatz von L5 hat sich ein Spalt gebildet, der rechte Hüftkopf ist walzenförmig deformiert. Eine Cox-Arthrose zweiten Grades. Wenn ich Ihr Geburtsdatum nicht wüsste, würde ich Sie anhand der Bilder auf 60 schätzen.«

Das saß. Ich war praktisch Rentner! Vorgealtert. Eine Folge meiner angeborenen, zu spät diagnostizierten und schlecht verheilten »Hüftdysplasie beiderseits«. Diese Fehlbildung der Oberschenkelknochen hatte eine Kettenreaktion ausgelöst: Weil der rechte Schenkelhals nicht im richtigen Winkel zum Becken stand, stieß der Hüftkopf, anstatt in der Pfanne zu landen, auf den Pfannenerker. Das hatte eine Beinlängendifferenz mit leichtem Schiefstand des Beckens zur Folge. Und daraus resultierte eine Seitwärtskrümmung der Wirbelsäule, die zu einer ungleichmäßigen Belastung der untersten Bandscheiben führte. Mit den erwähnten Folgen.

Der Orthopäde schlug mir eine Korrekturosteotomie vor. »Wir sägen aus Ihrem rechten Oberschenkel einen Keil«, sagte er, »und verbessern dadurch die Stellung des Hüftkopfs zur Pfanne.« Die andere Möglichkeit sei, eine komplette Endoprothese einzusetzen, da gebe es jetzt wirklich gutes Material.

Ich fragte, ob mein Muskel-Skelett-System nicht bereits so an meine Unzulänglichkeiten gewöhnt sei, dass es durch eine radikale Umstellung

Ärzte interessieren sich mehr für Fehlstellungen als für Einstellungen

irritiert würde und zusätzliche Probleme mache. Der Orthopäde lächelte. Er hatte die Türklinke schon in der Hand. Ich müsse mir da keine Sorgen machen, sagte er, das sei heute eine Routineoperation.

Womit er Recht hat. Pro Jahr werden in Deutschland 180 000 Hüft- und 60 000 Knieprothesen eingesetzt. Hinzu kommen 60 000 Bandscheibenoperationen und 150 000 Kniespiegelungen. Das sind über 1 200 Operationen pro Tag. Was sollte da schief gehen?

Ich erbat mir Bedenkzeit und tat, was verunsicherte Patienten tun, wenn sie unters Messer sollen: Ich betrat eine medizinische Fachbuchhandlung. Doch die Orthopädieabteilung fristete ein Schattendasein. Es gab nur wenige Bücher, und die meisten davon druckten selbst in neuesten Auflagen uraltes Bildmaterial: schlechte Schwarz-Weiß-Fotos und Röntgenaufnahmen. Das Ganze wirkte düster und abschreckend.

Als ich die alten Bilder sah, die Kinder in ihren Spreizhöschen und Gipsverbänden, wie sie mit bandagierten Beinen, aufgehängt an Schnüren, mit Zugvorrichtungen an den Oberschenkeln, in teils grotesken Stellungen in ihren Krankenhausbettchen lagen, da erinnerte ich mich.

1956, im Alter von zwei Jahren, hatte ich genauso verpackt und verschnürt in einem »Halteapparat« im Krankenhaus Altdorf gehangen. Meine Eltern durften mich nicht besuchen. Sie standen draußen vor der Tür in einer Box, aus der sie mich sehen konnten – ich sie aber nicht. Meine Mutter erzählte mir später, ich hätte geschrien, weil ich nach Hause wollte. Deshalb hätten die Ärzte mich »ans Bett gefesselt«. Vermutlich aber waren es nur die Schnüre, die meine Hüftgelenke in die richtige Position ziehen sollten. Seither mache ich um Krankenhäuser einen Bogen.

Nach der »Extensionsreposition« saß ich zwei Jahre lang mit einem Spreizgips in einem extra umgebauten Kinderwagen. Weil der Gips die Haut wund scheuerte, musste ständig Puder in die Hose gekippt werden, was den Juckreiz kaum linderte. Dieser »schwarzen Orthopädie« habe ich meine Hüftkopfdeformierungen zu verdanken.

Als ich neun Jahre alt war, schickte mir das Krankenhaus eine Aufforderung zur Nachuntersuchung. Mit dem Ergebnis, dass ich vom Sportunterricht ausgeschlossen wurde. Obwohl ich bis dahin exzessiv Fußball gespielt hatte und im Sport beste Noten erhielt, saß ich von einem Tag auf den anderen auf der Strafbank. Von der Seitenlinie der Turnhalle aus musste ich zusehen, wie meine Mitschüler herumtobten. Manchmal rannte einer an mir vorbei und zischte: »Du faule Sau!«

Das waren meine Erfahrungen mit der real existierenden Orthopädie. Und vermutlich war das auch der Grund, warum ich den Orthopäden nicht fragte, was eine Korrekturosteotomie verbessern würde, sondern, was sie verschlechtern könnte. Aber meine erworbene Einstellung interessierte den Arzt nicht. Ihn interessierte nur die angeborene Fehlstellung – mit ihren Auswirkungen auf Wirbelsäule, Hüfte und Knie.

Auch sonst hat nie ein Arzt nach meiner »gefühlten« Vorgeschichte gefragt. Immer hatte ich den Eindruck, dass die Mediziner nichts hören wollten. Sie wollten ihre Diagnose stellen und sich nicht von Patienten »bevormunden« lassen. Die Orthopädie, so die Neurologin Mechthilde Kütemeyer, habe die einfühlende Anamnese verlernt. Sie hat sich – den Entwicklungen des 20. Jahrhunderts folgend – zu einer hocheffizienten »Ortho-Geriatrie« mit Hammer und Meißel und zur Unfallchirurgie verengt.

Zwei Weltkriege haben den Knochenexperten so viele Millionen Splitter und Brüche beschert, dass keine Zeit mehr blieb für Bedenken. Und danach sorgten Motorisierung, Sport und steigende Lebenserwartung für ständigen Nachschub: Zu den 25 Millionen Verletzten, die der Straßenverkehr seit 1945 forderte, kommen jährlich 1,5 Millionen Sportverletzungen und 300 000 sturzbedingte Frakturen bei alten Menschen. »In der Orthopädie«, so der Würzburger Osteologe Franz Jakob, »dirigiert der Operationsalltag das System.«

Der Knochenersatzindustrie hat das enormen Auftrieb verschafft. Wurden anfangs noch Elfenbein- und Plexiglasimplantate verwandt, oft mit entsprechend qualvollen Folgen für die Betroffenen, so gilt inzwischen die technische Qualität der Luft- und Raumfahrtindustrie als Maßstab. Auf dem Markt konkurrieren über 100 verschiedene Hüftendoprothesenmodelle. Wer ein gutes Krankenhaus und einen exzellenten Arzt erwischt, ein hochwertiges Implantat und ein erprobtes Verfahren, muss sich heute kein klobiges Eisen

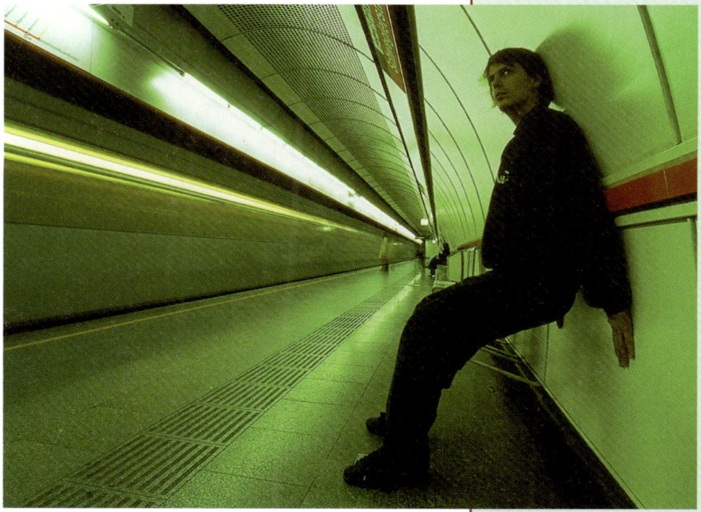

Ein sicherer Stand – das wäre für Millionen Skeletterkrankte schon eine befreiende Erfahrung. Denn eine **starke Beinmuskulatur** kann dem Rücken Last abnehmen. Übung dazu: Rücklings an der Wand entlang langsam nach unten in die Kniebeuge gleiten, bis die Oberschenkel fast waagerecht stehen; danach wieder hochgleiten, den Rücken entspannt halten, die Kraft aus den Beinen holen

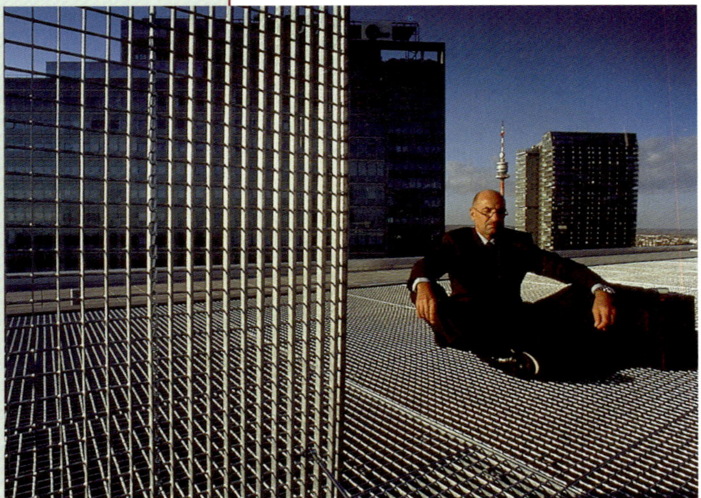

Verantwortung kann schwer auf den Schultern lasten, ohne die richtige **Methode zur Entspannung:** Mit geschlossenen Augen und in lockerer Haltung tief atmen, gedanklich den Körper durchwandern und jede Partie bewusst relaxen – eine von vielen Übungen, die nachweislich für Erholung sorgen und die Leistungskraft stärken

mehr in den Knochenschaft schlagen lassen – dem sägt ein computergesteuertes Fräsmesser so exakte Aussparungen, dass eine hydroxylapatitbeschichtete Titanprothese im Pressfit-Verfahren zementlos und millimetergenau im Schaft verankert werden kann. Implantatanbieter verschicken heute Hochglanzbroschüren mit Bildern von selbstbohrenden Lochschraubsystemen, selbstzentrierenden Bipolarköpfen, Biosphere-Schraubringen und Keramikinlays. Man glaubt, den Katalog eines gut sotierten Edelbaumarktes vor sich zu haben.

Auch die Operations- und Einspritztechniken haben sich enorm verbessert. Die offenen Eingriffe an Wirbelsäule, Hüfte und Knie mit ihren oft großflächigen Verletzungen gesunden Gewebes können heute vielfach ersetzt werden durch minimalinvasive Verfahren. Und die monitorüberwachte Infiltration von Medikamenten ins Zielgebiet ist inzwischen so gut dosierbar, dass Nebenwirkungen wie Lähmungen als beherrschbar gelten. Selbst der nächste Entwicklungssprung ist schon in Vorbereitung: der Ersatz künstlicher Bandscheiben, Knochen und Gelenke durch biologische Implantate.

Dabei wird versucht, Patienten körpereigene Stammzellen aus Knorpel oder Knochenmark zu entnehmen, diese auf maßgeschneiderte keramische Stützgerüste aufzubringen und durch Wachstumshormone so gezielt zu stimulieren, dass sich das Implantat passgenau in den vorhandenen Knochen- oder Knorpeldefekt »einheilt«. Haben sich genügend neue Zellen gebildet, sollen die Stützgerüste, die im so genannten Rapid-Prototyping-Verfahren am Computer geplant und mit dem Laser modelliert werden, im Körper des Patienten so rückstandslos abgebaut werden wie essbare Joghurtbecher.

EINE FANTASTISCHE VISION! Doch leider scheitern all die grandiosen Ideen vom perfekten Implantat und der Selbstheilung durch eingeschleuste Reparaturgene noch immer an einer unkalkulierbaren Größe: Der Mensch reagiert auf Vervollkommnung eher verhalten. Den Pionieren des »Tissue Engineering« ist es noch nicht gelungen, ein vergleichsweise einfaches, nicht durchblutetes Gewebe wie hyalinen Knorpel in ausreichender Qualität zu züchten. »Vielleicht«, sagt der Osteologe Franz Jakob, »sind Druck oder Hunger, die ein Gelenk in einem Individuum spürt, im Labor nicht zu imitieren.«

Ich, mit meiner bald 50-jährigen Verbiegungsgeschichte, konnte eben nicht abschnittsweise begradigt werden! In einem windschiefen Haus, dachte ich, haben lotrechte Fenster keinen Sinn. Da mein Becken, meine

Wirbelsäule, meine Kniegelenke nach einer Operation ganz neuen Belastungen ausgesetzt worden wären, hätte eine Korrekturosteotomie oder eine Endoprothese vermutlich eine Kettenreaktion ausgelöst. Und das hätte geheißen: Noch eine Operation, und noch eine, und noch eine. Nach Korrektureingriffen klagen Patienten nämlich nicht selten über neue Schmerzen – im bis dahin gesunden Bein. Und viele, die wegen eines Bandscheibenvorfalls operiert wurden, müssen bald schon wegen Schmerzen in benachbarten Wirbelsegmenten erneut unters Messer.

Der Bochumer Bandscheibenexperte Jürgen Krämer kennt solche Misserfolgsspiralen. Der Zustand der Patienten verschlechtert sich durch jede weitere Operation: »Mit etwas mehr operativer Zurückhaltung in diagnostisch unklaren Fällen könnte man sich so manches postoperative Desaster

Experten schätzen, dass 30 Prozent aller Rückenoperationen überflüssig sind

ersparen.« Vor allem die »mäßigen Ergebnisse nach der Operation von Protrusionen lumbaler Bandscheiben« – also von Bandscheibenvorwölbungen – rechtfertigten eine Ausnutzung aller konservativen Behandlungsmittel.

Seit einigen Jahren ist die orthopädische Chirurgie wegen solcher Erkenntnisse massiv unter Druck geraten. Ihre Erfolglosigkeit war nicht mehr zu übersehen. Vor allem in den USA und Skandinavien machten sich Wissenschaftler, Ärzte und Psychologen an eine schonungslose Bestandsaufnahme.

Auslöser der Debatte war die Studie einer Forschergruppe um Charles Burton zum »failed back surgery syndrome«, die sich auf fortbestehende Beschwerden nach Bandscheibenoperationen bezog. In dieser und einigen nachfolgenden Untersuchungen wurde das bis dahin maßgebende Selbstlob der Chirurgen, die 80 bis 90 Prozent ihrer Operationen für gelungen hielten, auf 40 bis 80 Prozent relativiert. »Überschießende« Narbenbildung nach der Operation, Operationsfehler und eingeschleppte Infektionen erwiesen sich neben Lockerungen und Unverträglichkeiten der Implantate als Hauptursachen fortbestehender Schmerzen.

Experten schätzen, dass etwa 30 Prozent der Patienten, die wegen Kreuzschmerzen operiert wurden, bei näherer Begutachtung ihrer persönlichen Hintergründe nie operiert worden wären. Denn die Wirbelsäule ist auch ein beliebtes Projektionsfeld für allerlei nebulöse »Schmerzsyndrome« und »Pseudodiagnosen«. Gesicherte Indikationen für Operationen gibt es nur wenige, Scheinindikationen wie »segmentale Instabilität« der Wirbelsäule wegen gelockerten Bandscheibengewebes oder Kapselspannungen in den Wirbelgelenken aber jede Menge. Als Beleg für die Willkür mancher Operationsentscheidung mag gelten, dass Bandscheiben-OPs in den USA im Verhältnis fünfmal häufiger vorgenommen werden als in Großbritannien.

Höhepunkt der orthopädischen Selbstkritik war das 1998 erschienene Werk des schottischen Chirurgen Gordon Waddell »The back pain revolution« – die Rückenschmerz-Revolution. Waddell nannte das Versagen der Rückentherapien »ein medizinisches Desaster«. Trotz allen Fortschritts könne die Zunft bei 90 Prozent aller Rückenschmerzen noch immer keine klare Diagnose liefern. Doch Waddell rechnete nicht nur mit seinem Berufsstand ab. Er kritisierte auch die therapiesüchtigen Patienten und beschrieb deren Verlangen, vom Arzt eine klar umschriebene Diagnose und eine ebenso klar definierte Therapie zu erhalten. Denn nur mit einer solchen könne ein Patient sein vages »Schmerzsyndrom« vor sich selbst und seiner Umgebung rechtfertigen. Nur eine beeindruckende Therapie, am besten eine Operation, erlaube in einer Leistungsgesellschaft die Krankschreibung.

Ebenso offensichtlich sei auf der anderen Seite das Bedürfnis des Arztes, aus einem unklaren Schmerzsyndrom eine imponierende Krankheit zu filtern, weil nur sie eine Behandlung rechtfertige, die von den Kassen bezahlt werde. Dieses »geniale« Modell zwischen Arzt und Patient funktioniere aber nur so lange, wie der Wohlfahrtsstaat in der Lage sei, beide Seiten zu alimentieren. Trocken verwies Waddell auf skandinavische Studien, die eine eindeutige Korrelation zwischen der Reduzierung der Kassenbudgets und dem Rückgang von Rückenschmerzen belegen. So ungeschminkt hatte das vor ihm noch niemand gesagt. Waddell leugnete dabei keineswegs, dass Erkrankungen der Bewegungsorgane oft extrem belastend sind und Kreuzschmerzen nur selten irgendwelchen Hirngespinsten neurotischer Patienten entspringen. Er wollte das Problem lediglich entdramatisieren – um nicht noch tiefer in die Operationsfalle zu tappen.

Bei Rückenschmerzen kann fast alles helfen – sogar Placebos

Waddells »Rückenschmerz-Revolution« trägt dazu bei, dass die Orthopädie von ihrer Operationshybris wieder auf den Boden der Tatsachen zurückfindet. Ernüchterung macht sich breit, und Ernüchterung macht bescheiden. Plötzlich werden Erkenntnisse wieder rezipiert, die man früher weggeschoben hatte. Der Bochumer Orthopädieprofessor Jürgen Krämer stellt etwa fest, dass Reihenuntersuchungen gezeigt hätten, dass 85 Prozent aller Menschen nicht symmetrisch gebaut seien, also Haltungsanomalien aufwiesen, die eine vorzeitige Bandscheibenabnutzung wahrscheinlich machen. Ungleiche Beinlängen, die zu seitlicher Wirbelsäulenverbiegung führen, seien ebenfalls bei der Hälfte aller Menschen nachweisbar.

Bekannt sei zudem, dass bis zu 90 Prozent der Rückenschmerzen unabhängig von der Art der Behandlung innerhalb von sechs Wochen abklingen. Rückenschmerztherapien – das ist der tiefere Grund für ihre Vielzahl – hätten eine der höchsten Placeboraten der Medizin. Das heißt, man kann einem Patienten im Grunde anbieten, was man will – in den meisten Fällen »hilft's«. Ebenso nachgewiesen ist, dass viele altersbedingte, im Röntgenbild dramatisch wirkende Verschleißerscheinungen der Wirbelsäule ohne besondere Schmerzen oder Einschränkungen verlaufen, ja, dass es nach dem 50. Lebensjahr aufgrund des nachlassenden Quelldrucks der Bandscheiben ganz von selbst zu einer »wohltätigen Teilversteifung der Wirbelsäule« kommt. In einer Kernspinuntersuchung von Menschen, die noch nie Rückenschmerzen hatten, wurde an der George-Washington-Universität festgestellt, dass 35 Prozent der jungen und nahezu alle älteren Personen vorgefallene oder degenerierte Bandscheiben hatten.

ALL DIES BELEGT, dass der neuralgische Punkt bei der Behandlung chronischer Rückenschmerzen in der Diagnose liegt. Und so kamen Ärzte und Psychologen, die jene Patienten betreuten, die über fortgesetzte Schmerzen nach Operationen klagten, zu dem Ergebnis, dass man die fatale Therapiekette »erst operieren, dann die Fehlschläge psychologisch betreuen« umkehren müsse. Der Kreislauf »unerträglicher Schmerz, hastige Diagnose, OP-Tisch, erneuter Schmerz« soll endlich durchbrochen werden.

Hintergrund dieser Forderung sind gut belegte Studien zur Korrelation von Depression und Rückenschmerzen. 80 bis 90 Prozent aller Patienten mit chronischen Rückenschmerzen weisen Symptome einer leichten Depression auf. Psychosomatiker beobachteten, dass diese Patienten, die meist unter familiärem oder beruflichem Stress stehen, dazu tendieren, psychische Konflikte körperlich zu »maskieren«. Sie bringen Schmerzen entweder übertrieben ängstlich oder hochdramatisch zum Ausdruck, meist nonverbal, durch schmerzverzerrte Gesichter oder gebrechliches Auftreten; sie fressen ihre Traurigkeit in sich hinein. Oder aber sie bagatellisieren den Schmerz, »bewahren Haltung«, geben sich aktiv, wollen in Konfliktsituationen »Rückgrat beweisen« und halten durch bis zum Umfallen. Charakteristisch für beide Varianten ist die Unfähigkeit, um Hilfe zu bitten.

Familientherapeuten stellen überdies fest, dass Rückenschmerzpatienten ihr Leben oft sehr einseitig gestalten. Während ihnen die eigene Leistung im Beruf unerhört wichtig erscheint, sind sie an Geselligkeit und Freundschaften desinteressiert. Es fehlt ihnen an jener Abwechslung zwischen Spannung und Entspannung, die für die Seele ebenso unerlässlich ist wie für die Bandscheiben.

Das Muskel-Skelett-System reagiert auf depressive Stimmung entweder mit Muskelabbau – bei denen, die sich verkriechen – oder mit Muskelhartspann – bei denen, die durchhalten. Der veränderte Muskeltonus führt meist dazu, dass sich die Schmerzen verstärken, was wiederum

Sich ein Leben lang krumm machen – das kann nicht gut gehen. Schon früh sollte die richtige **Hebetechnik** in Fleisch und Blut übergehen: nah ran an die Last, Beine in Grätschstellung, mit geradem, nach vorn geneigtem Rücken leicht in die Hocke gehen und die Beinkraft nutzen. Nie den Rumpf gegen das Gewicht verdrehen! Scherkräfte sind typische Auslöser für einen Bandscheibenvorfall

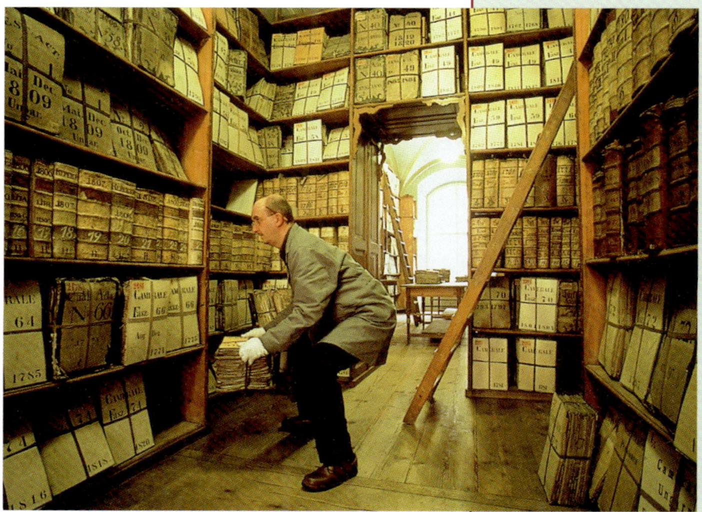

die Depressionen verschlimmert. Da Depressionen aber die Ausschüttung körpereigener Opiate blockieren, ist auch die Schmerzempfindlichkeit signifikant erhöht. Die Bochumer Psychologieprofessorin Monika Hasenbring nennt diesen Teufelskreis eine »maladaptive Schmerzbewältigung«.

In 20-jähriger Forschungsarbeit hat sie aus den Faktoren Stimmungslage, Stressverarbeitung und Schmerzbewältigung einen standardisierten Fragebogen entwickelt, der sowohl den Persönlichkeitstypus als auch die Verhaltensmuster von Rückenschmerzpatienten erfasst. Aufgabe des Tests ist es, Personen, die für die Chronifizierung von Rückenschmerzen besonders anfällig sind, zuverlässig zu identifizieren und aus dem Kreislauf – Schmerz, Diagnose, OP, neuer Schmerz – zu befreien. Unter dem Titel »Telemedizinisches Patienten Diagnose System« (TPDS) wird der Test seit Mai 2003 niedergelassenen Ärzten angeboten. Er ist so einfach, dass ihn jeder Patient selbstständig am Computer in der Praxis durchführen kann. Benötigt wird lediglich eine Tastatur mit den Zahlentasten 1 bis 10 und den Pfeiltasten »Vor« und »Zurück«.

Ich war ein wenig nervös, als ich mich einließ auf den Test, denn ich fürchtete, etwas Schlimmes würde über mich herauskommen. Vermutlich entspräche mein »Risikoprofil« dem Typus des hysterischen Hypochonders. Oder mein Schmerzverarbeitungsmuster würde mich als Zwangscharakter entlarven. Bei manchen Fragen neigte ich deshalb spontan zum Mogeln. Ich erzielte den Wert 14. Der Befund – ein DIN-A4-Blatt mit 18 »Haltungsnoten« zwischen 0,4 und 4,3 – ähnelte einem Schulzeugnis.

Vom Persönlichkeitstyp entsprach ich dem leicht depressiven Durchhalter. Ich sitze, in konstanter Haltung, stundenlang am Computer, selbst wenn ich Schmerzen habe. Meine Herangehensweise an Probleme ist fatalistisch. Ich erwarte das Schlimmste, hadere aber schon bei geringfügigen Widrigkeiten mit dem Schicksal. Meine Ansprüche sind höher als mein Leistungsvermögen. Ich kann nicht abschalten, und auf Stress reagiere ich mit unterdrückter Aggressivität, die in den Muskeln erstarrt. Meine Schmerzverarbeitung wechselt zwischen sarkastischem Bagatellisieren und bitterem Katastrophieren. Kurz: Ich gehörte zur Risikogruppe.

Monika Hasenbring empfahl mir, einen »multimodal« arbeitenden Arzt aufzusuchen, einen, der Krafttraining, Verhaltenstherapie, Entspannungsübungen und Berufsberatung miteinander verbindet. Jede eindimensionale Therapie würde bei mir versagen. Physiotherapie allein, sagt Jan Hildebrandt, sei zu passiv, Chirotherapie zu undurchsichtig, Rückenschule zu schonend, Training zu inkompetent, Psychotherapie zu abgehoben, Spritzen zu symptombezogen und die Reha-Kur zu weit weg. Ich sollte lernen, mit meinen körperlichen Einbrüchen besser umzugehen, meine Schmerzen flexibel »zu managen« und mit dem Rücken eine Art Dialog aufzunehmen. Ich sollte mich mit mir selbst arrangieren.

Die Experten nennen das Coping, Strategien der Schmerz- und Krankheitsbewältigung. Ziel des Coping ist es, die Adaptionsfähigkeit des Menschen an seine Abbauprozesse, aber auch seine Möglichkeiten zu fördern, körperlichen Verschleiß hinauszuschieben. Nicht teure Reparatur und Wiederherstellungswahn stehen im Mittelpunkt, sondern preiswertes und pragmatisches Zurechtkommen mit dem Gewordenen.

Ist das nun Weg-Psychologisieren eines Problems? Um die Krankenkassen zu entlasten? Oder müssen wir Schmerzgeplagten uns nicht doch allmählich etwas mehr auf uns selbst verlassen? Im Hamburger »Rückenzentrum Am Michel« arbeitet man bereits »multimodal«. »Ergebnisorientiertes Rückenmanagement« stand auf dem Faltblatt, das mir die Krankenkasse zusandte. Da musste ich hin.

Ich war beeindruckt. Die Praxis hatte die Ausmaße und die Atmosphäre eines Designerhotels. Lebensgroße Holzstatuen pointierten Leder, Chrom und Glas. Das Wartezimmer war leer. Der Arzt, Gerd Müller, wirkte, als käme er gerade vom Tennisplatz. Dieser Mann sollte mein Coach werden. Er strahlte einen angenehmen, fast leichtsinnigen Optimismus aus. »Wenn Sie zu mir kämen«, sagte Müller, »würde ich Sie positiv adaptieren.«

Das Konzept, das er mit dieser Formel verband, bestand darin, Belastung und Belastbarkeit eines Patienten herauszufinden und bestehende Dysbalancen schrittweise einander anzunähern. »Da reichen Röntgenbild und Maximalkraftmessung nicht aus«, sagte er. »Da müssen Sie die ganze Lebenssituation eines Menschen erfassen. Je breiter der Blick, desto eher findet man das Rädchen, an dem man drehen muss.«

»Bei uns wird viel gesabbelt«, erklärte Müller. Man müsse den Vorteil nutzen, zwischen Muskelentspannungsübung, Tai Chi und Krafttraining sich mit Kollegen und Patienten abstimmen zu können.

Nur Passives – Fango, Operation, Magnetfeld- oder Elektrosachen – reiche in der Regel nicht aus, »da fehlt der positive adaptive Reiz, der vom Körper kommen muss«. Den Körper herauszufordern, ohne ihn zu überfordern – das sei die Kunst. Doch die klassische Orthopädie werde dafür bezahlt, dass sie am passiven Patienten etwas anwende, statt die Eigenleistung zu fördern. Das mache träge. »Die klassische Orthopädie guckt nach den Schäden, wir gucken nach den Möglichkeiten.«

Vielleicht fasse ich doch noch Vertrauen zur Medizin. **(2004)**

■ **Siehe auch A–Z-Teil**

→ Alter · Arthritis · Arthroplastik · Bandscheibe · Bandscheibendegeneration · Bandscheibenvorfall · Chirotherapie · Hexenschuss · Hüftdysplasie · Ischiassyndrom · Knochenbildung · Muskelbeschwerden · Orthopädie · Osteoporose · Osteotomie · Physiotherapie · Rücken- und Nackenbeschwerden · Skelett · Skelettmuskulatur · Wirbelsäule

GEO-Autor Wolfgang Michal und Fotograf Franz Killmeyer hat diese Recherche vor Augen geführt, dass sie selbst zu den Prototypen der Rückenpatienten zählen. Michal verkrampft vor dem Schreibtisch, Killmeyer verspannt mit der schweren Fototasche über der Schulter.

Text:
Jens Kiefer und Tobias Schnettler

Das Fenster zum Magen

Ein Schuss – und ein Mann hat ein Loch im Bauch. Es wird ihn berühmt machen. Erst recht seinen Arzt, William Beaumont, der den Einblick in die Innereien des Patienten zu Experimenten über die Geheimnisse der Verdauung nutzt

Trapper leben gefährlich. Diese Erfahrung macht auch der 28-jährige Alexis St. Martin, als er am Morgen des 6. Juni 1822 den Laden der American Fur Company auf der kleinen Insel Mackinac im Westzipfel des Huronsees betritt. Aus der ungesicherten Schrotflinte eines Kollegen löst sich ein Schuss und trifft St. Martin aus weniger als einem Meter Entfernung in den Bauch.

Der herbeigerufene Militärarzt William Beaumont stellt fest: Zwerchfell und Magen des Verletzten sind zerrissen, Rippen zerbrochen, Teile von Magen und Lunge hängen aus der handtellergroßen Wunde, und aus dem Loch im Magen rinnen die Reste von St. Martins Frühstück. Beaumont reinigt die Wunde und gibt seinem Patienten keine 36 Stunden.

Doch der zähe junge Mann überlebt den starken Blutverlust und ein zehntägiges Fieber. Das Loch in Bauch und Magen bereitet ihm allerdings große Probleme. Über Wochen wird er mit Einläufen ernährt und die Bauchöffnung mit Kompressen abgebunden.

Nach und nach erholt sich St. Martin jedoch – die Öffnung im Bauch aber schließt sich nicht: Die Magenwände verwachsen mit der Muskulatur zwischen den Rippen, und es entsteht eine Fistel – eine Art Röhre, die aus dem Magen nach außen führt und mit Bandagen abgedeckt werden muss. Auf Dauer – denn Beaumont gelingt es nicht, die Öffnung zu schließen. Mit der Zeit aber bildet sich eine Falte der Bauchhaut heraus, die den Fistelausgang verdeckt und sich wie ein Deckel beiseite schieben lässt. Lebenslang lästig für St. Martin, für Beaumont aber ein Glücksfall.

Die Schusswunde im Bauch des Trappers Alexis St. Martin verheilt nur unvollständig. Es bildet sich darin eine Fistel, die seinem Arzt den Zugang zum Magen ermöglicht. Durch sie kann Dr. William Beaumont **Magensaft absaugen** und erstmals außerhalb des Körpers testen, wie Nahrung auf diese Flüssigkeit reagiert

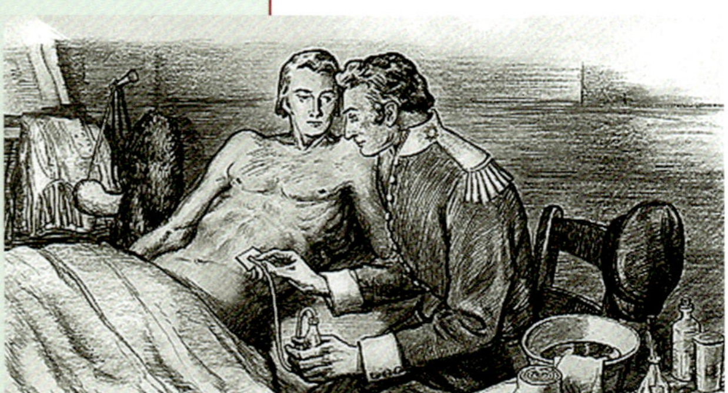

Denn der mittellose St. Martin verbringt, für seine alte Arbeit zu geschwächt, die nächsten zwei Jahre im Hause seines Arztes. Und Beaumont erkennt die Chance, die ihm die Verletzung seines Patienten bietet: Sie öffnet ihm

ein Fenster zu jenen Verdauungsvorgängen, die sich sonst im Verborgenen abspielen.

Zuvor hatten Mediziner ihr Wissen darüber meist daraus gewonnen, dass sie bestimmte Lebensmittel schlucken und auswürgen ließen. Beaumont kann jetzt weiter gehen. 1825 wird er nach Fort Niagara im US-Bundesstaat New York versetzt, nimmt St. Martin mit – und beginnt mit einer Serie von Experimenten. Der Arzt misst die Temperatur im Magen des Verletzten, bestimmt die Farbe der Magenwand und entnimmt Magensekret. Mehrmals täglich lässt er an Seidenfäden befestigte Nahrungsmittel – ein Stück Brot, etwas Kohl, einen Brocken gesalzenes Fleisch – in den Magen seines Patienten hinab und zieht sie wieder heraus, um zu sehen, was damit geschehen ist.

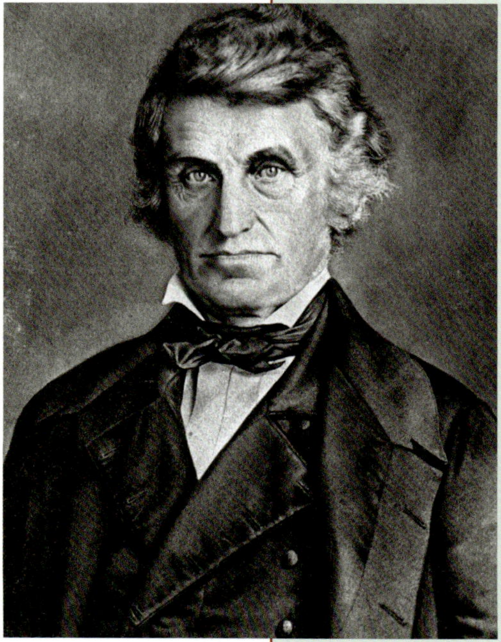

Dr. William Beaumont (1785–1853) untersucht mehrere Jahre lang die Vorgänge im Magen seines Patienten. Und kann als Erster experimentell beweisen, dass es sich bei der Verdauung um einen chemischen Prozess handelt

Schließlich kehrt Alexis St. Martin gegen den Wunsch Beaumonts in seine Heimat Kanada zurück. Dort arbeitet er trotz des Lochs im Bauch als Trapper und gründet eine Familie. Vier Jahre später gelingt es Beaumont, wieder Kontakt zu ihm aufzunehmen. Mittlerweile ist der Mann mit der Fistel sich des Marktwertes seiner kuriosen Verletzung bewusst – und lässt sich nur gegen Honorar auf weitere Experimente ein.

1829 BEGINNT BEAUMONT mit einer Versuchsreihe, deren Ergebnisse er vier Jahre später veröffentlicht. Darin beschreibt er die Verdauung als einen chemischen Prozess, der auf der Wirkung von Magensaft beruht: Beobachtungen, die einen grundsätzlichen Streit entscheiden.

Denn bereits in der Antike hatten Gelehrte sich Gedanken darüber gemacht, was mit der Nahrung im Körper geschieht. Der griechisch-römische Arzt Claudius Galenus (129–199 n. Chr.) sah im Magen eine Art Kochtopf, in dem jegliche Form von Nahrung zu »Chylus« umgewandelt werde, zu einem Brei, aus dem die Leber in einem weiteren Kochvorgang Blut herstelle.

Diese Ansicht blieb über viele Jahrhunderte unangefochten. Erst im 17. Jahrhundert entwickelten Gelehrte andere Vorstellungen von der Verdauung und zwar in zwei gegensätzlichen Schulen. Die einen sahen den Vorgang als rein mechanischen Zerkleinerungs- und Verflüssigungsprozess an, der mit dem Kauen beginne und durch die Magenbewegung (Peristaltik) fortgesetzt werde. Andere glaubten in Anlehnung an Galenus, im Magen werde die Nahrung durch Gärung in Speisebrei umgewandelt.

Neue Erkenntnisse veränderten im 18. Jahrhundert das Bild. Der französische Naturforscher René-Antoine Réaumur beobachtete, dass das von einem Bussard hervorgewürgte Gewölle weder Spuren von Fäulnis noch von Zerkleinerung aufwies – und doch war der Fleischanteil darin zersetzt. Der italienische Geistliche Lazzaro Spallanzani ließ 1778 Gänse an Fäden

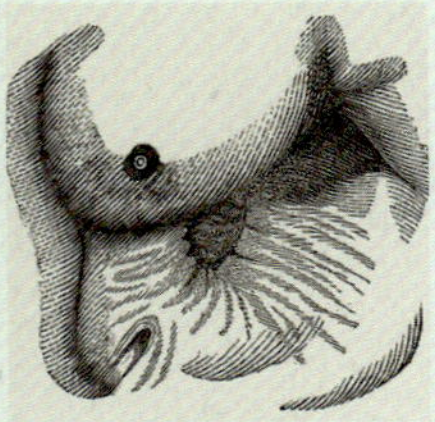

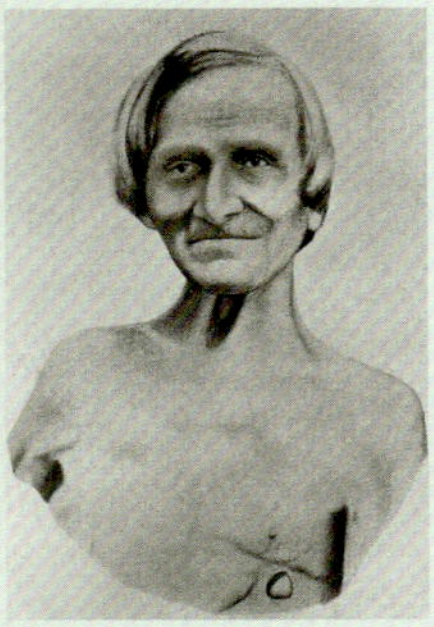

Beaumonts Studie von 1833: Unter St. Martins Brust ist die Bauchhaut vernarbt – bis auf eine offene Stelle, in der Fleisch von der Magenwand hochgewuchert ist. Gewöhnlich deckt allerdings ein Hautlappen diese Fistel ab. Trotz seiner Behinderung wird **Alexis St. Martin** 86 Jahre alt – das Bild unten zeigt ihn mit 81

befestigte Schwämme schlucken und zog sie, nachdem sie mit Magensaft getränkt waren, aus den Vögeln heraus. In diesen Saft legte er Fleischbrocken und Getreidekörner und stellte fest, dass sie sich auflösten.

Damit war bewiesen: Der Magensaft hat an der Zersetzung der Speisen einen entscheidenden Anteil. Doch Spallanzanis These überzeugte nicht alle. Zweifler bestanden darauf, dass aus Tierexperimenten gewonnene Erkenntnisse nicht auf Menschen übertragbar seien.

Erst William Beaumont gelingt es, diese Zweifel anhand der ungewöhnlichen Verletzung von Alexis St. Martin zu beseitigen. Er entnimmt seinem Patienten Magensaft und untersucht dessen Wirkung auf Speisen – beobachtet etwa, dass sich ein Schweineknochen innerhalb von drei Wochen in dem Saft auflöst. Und indem er die Wirkung von Magensaft und Speichel vergleicht, widerlegt Beaumont die Annahme, dass Magensaft nichts anderes sei als aus dem Rachen heruntergelaufener Speichel.

Beaumont bemerkt auch, dass Magensaft Nahrungsmittel weit schneller zersetzt als verdünnte Säure. Er schließt daraus, dass der Magensaft außer Säure noch etwas anderes enthalten muss. Aufgrund dieser Beobachtung macht sich der deutsche Physiologe Theodor Schwann auf die Suche und entdeckt 1836 das eiweißzersetzende Enzym Pepsin.

Doch auch Beaumont glaubt noch, dass Verdauung überwiegend im Magen stattfinde. Dass bereits der Speichel Stärke in Zucker zu spalten beginnt, entgeht ihm ebenso wie die Rolle des Darms, der den Speisebrei erst in dessen molekulare Bestandteile zerlegt und für den Körper aufnahmefähig macht. Immerhin sind Beaumonts akribischen Experimenten gültige Aussagen darüber zu verdanken, wie schnell der Magen unterschiedliche Lebensmittel – etwa gekochte oder rohe – zersetzt oder wie sich Genussmittel wie Tee, Kaffee und Alkohol auf das Organ auswirken. St. Martins Hang zur Trinkerei ermöglicht es dem Arzt sogar, Erkrankungen der Magenschleimhaut zu untersuchen: Durch das »Rohr« in den Magen wird er im Wortsinn zum Augenzeugen einer akuten Gastritis.

Mehr Experimente will Alexis St. Martin zunächst nicht mit sich machen lassen. Erst nach Beaumonts Tod reist er durch Amerika und präsentiert sein legendäres Loch vor wissenschaftlichen Gesellschaften.

Nachdem Alexis St. Martin 86-jährig gestorben ist, bestattet seine Familie ihn in einem nicht gekennzeichneten und besonders tiefen Grab – um zu verhindern, dass er auch nach seinem Tode noch von neugierigen Medizinern heimgesucht wird. William Beaumont, seinen bedeutenden Arzt, hat der Mann mit dem Loch im Magen um 27 Jahre überlebt. **(2005)**

■ **Siehe auch A–Z-Teil**

→ Innere Medizin · Magen · Magenmotorik · Pepsin · Speichel · Verdauung

Jens Kiefer und Tobias Schnettler arbeiten als freie Autoren in Hamburg.